疼痛医学精要

Essentials of Pain Medicine

Fourth Edition

主　编　Honorio T. Benzon, Srinivasa N. Raja, Spencer S. Liu,
　　　　Scott M. Fishman, Steven P. Cohen
副主编　Robert W. Hurley, Khalid Malik, Philip Peng
主　译　王祥瑞　程志祥
副主译　周华成　廖丽君　樊肖冲　宋　莉

上海科学技术出版社

图书在版编目（CIP）数据

疼痛医学精要 / （美）霍诺里奥 T. 本宗
（Honorio T. Benzon）等主编；王祥瑞，程志祥主译
. -- 上海 ：上海科学技术出版社，2022.8
书名原文：Essentials of Pain Medicine
（Fourth Edition）
ISBN 978-7-5478-5566-9

Ⅰ. ①疼… Ⅱ. ①霍… ②王… ③程… Ⅲ. ①疼痛—
诊疗 Ⅳ. ①R441.1

中国版本图书馆CIP数据核字（2021）第239333号

疼痛医学精要

主　编　Honorio T. Benzon，Srinivasa N. Raja，Spencer S. Liu，
　　　　Scott M. Fishman，Steven P. Cohen
主　译　王祥瑞　程志祥

上海世纪出版（集团）有限公司
上海科学技术出版社　　出版、发行
（上海市闵行区号景路 159 弄 A 座 9F - 10F）
邮政编码 201101　www.sstp.cn
上海雅昌艺术印刷有限公司印刷
开本 889×1194　1/16　印张 52.25
字数：1270 千字
2022 年 8 月第 1 版　2022 年 8 月第 1 次印刷
ISBN 978 - 7 - 5478 - 5566 - 9/R · 2429
定价：348.00 元

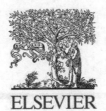

ELSEVIER

Elsevier（Singapore）Pte Ltd.
3 Killiney Road，#08-01 Winsland House I，Singapore 239519
Tel：(65) 6349-0200；Fax：(65) 6733-1817

致　谢

献给我的妻子 Juliet,感谢你的爱、理解和忠告。
献给我们的孩子和他们的配偶:Hazel 和 Paul、Hubert 和 Natalie。
献给我们的孙子孙女:Annalisa、Jonathan 和 Hunter。
献给我的联合编辑们、助理编辑们和其他贡献者,感谢他们的辛勤工作。
献给我在西北大学的前任和现任的同事们,与他们共事是一段愉快的旅程。

Honorio T. Benzon

献给我的妻子和最好的朋友 Geetha:感谢你长期的支持、巨大的牺牲以及对我教育活动的热情鼓励。
献给我的女儿 Pushpa 和 Meera:感谢你们用无限的爱和热烈的感情给我的生活带来快乐。
献给我在 Johns Hopkins 大学的同事和朋友:谢谢你们在精神上的激励,这使我们成为一个大家庭。

Srinivasa N. Raja

献给我的完美妻子 Roja、亲爱的女儿 Anais 以及我的父亲 Paul 和母亲 Grace Liu。

Spencer S. Liu

献给我的父母,感谢他们持续激励我的工作。
献给我在加州大学戴维斯分校疼痛医学中心的同事,他们让我的工作充满乐趣。
献给我的妻子和孩子们,他们给予我和我的工作非常多的支持。

Scott M Fishman

在爱的回忆中,我的父亲是我最大的支持者,引导我走上一条充满智慧和责任的路。
献给我的妻子 Karen,感谢她始终如一的耐心和支持。
献给我的母亲 Harriet,感谢她让我明白生命中什么是重要的。
献给我的孩子 Berklee、Zared 和 Seffrah,感谢他们带给我幸福和灵感。
献给我亲爱的同事们,为了捍卫我们的自由和生活方式,所有人都付出了一些,一些人付出了全部。

Steven P. Cohen

献给我的妻子和最好的朋友 Meredith,感谢她无尽的支持!
献给我的女儿 Alexandra,我的儿子 Sebastian 和 Gibson,他们给我巨大的快乐。
献给我的父母 Morrison 和 Brenda,我的姐姐 Erin,是他们一直让我脚踏实地。
献给我的导师 Donna Hammond 和 Chris Wu,感谢他们在培养我兴趣的同时,还会约束我。
献给我的合作者,感谢他们审阅文章中的每一个句子。

Robert W. Hurley

献给我的妻子 Bonnie,感谢她的爱和耐心。
献给我的儿子 Jahan,感谢他带给我快乐。
献给我的女儿 Zara,感谢她给我的生命带来活力。
同时缅怀我的父母。
献给 Benzon 博士,感谢他的友善和坚定的指导。

Khalid Malik

献给我的妻子 Carol,感谢她持续的支持、鼓励和理解。
献给我的孩子 Julia 和 Michael,他们使我充满喜悦和爱。
献给我的姐姐 Rita,是她不断提醒我要坚强和自信。

Philip Peng

内容提要

　　疼痛医学是一门新兴学科,疼痛的治疗手段已从单纯药物治疗转向多学科治疗,如影像学介入微创性神经治疗等。在中国,疼痛专科已被正式列入医疗建制,但不少医师对疼痛医学的理解仍停留在"疼痛只是一种症状"的旧观念上。深刻理解疼痛医学的理论知识,对疼痛疾病进行临床评估、诊断性检查并采取相应的个体化治疗措施,是疼痛科医师必须具备的能力。本书由美国疼痛医学领域的著名专家编写,全面地阐述了慢性疼痛和围手术期疼痛的理论和实践,旨在帮助临床工作者高效掌握疼痛医学的基础知识并将其应用于临床实践。

　　本书共 9 个部分,从基础到临床,从诊疗思路到治疗方法,从药物治疗到介入治疗,从具体治疗到综合管理,多层次、全方位地对疼痛医学进行了阐述;并重点讨论了局部麻醉药和神经阻滞技术,尤其是超声引导技术在疼痛治疗中的应用,为临床医师提供了一个容易理解、简洁、完整的疼痛医学概要。本书编写思路清晰,内容难易适中,并配有图表、要点等,帮助读者理解、掌握内容,实用性强。本书适用于临床医师尤其是疼痛科医师,也是一本很好的复习考试或疼痛管理实践的参考书。

译者名单

主　译

王祥瑞　同济大学附属东方医院
程志祥　南京医科大学第二附属医院

副主译

周华成　哈尔滨医科大学附属第四医院
廖丽君　同济大学附属东方医院
樊肖冲　郑州大学第一附属医院
宋　莉　四川大学华西医院

译　者（按姓氏笔画排序）

王　宁　南京脑科医院
王　劲　清华大学附属北京清华长庚医院
王　苑　上海交通大学医学院附属仁济医院
王　科　苏州市吴中人民医院
王小梅　上海交通大学医学院附属新华医院
王小嘉　四川大学华西医院
王江林　西南医科大学附属医院
王晓英　江西省九江市第一人民医院
王晓琳　中国人民解放军总医院第一医学中心
王祥瑞　同济大学附属东方医院
王清秀　同济大学附属东方医院
王筱婧　上海交通大学医学院附属仁济医院
文传兵　四川省人民医院
左　玮　九江市第一人民医院
石　英　中国人民解放军陆军军医大学西南医院
申　文　徐州医科大学附属医院

田文海	广西壮族自治区南溪山医院
白学慧	南通大学特种医学研究院
师存伟	青海大学附属医院
吕淞	海南医学院第二附属医院
朱丹	中国人民解放军陆军军医大学西南医院
朱倩	南通大学特种医学研究院
朱家丽	江苏省肿瘤医院
朱敏敏	南京医科大学附属无锡第二医院
任欢	郑州大学第一附属医院
任远	清华大学附属北京清华长庚医院
任长和	西南医科大学附属医院
仰嘉轩	苏州大学附属第二医院
刘昕	江苏省苏北人民医院
刘娜	吉林省人民医院
刘红军	中国人民解放军东部战区总医院
刘红菊	北京协和医院
祁学萍	青海大学附属医院
阮义峰	南京脑科医院
孙虎	海南医学院第二附属医院
孙岩军	东南大学附属中大医院
孙晓迪	南京医科大学第一附属医院
孙雪华	滨州医学院烟台附属医院
杨扬	江苏省肿瘤医院
李飞	南京医科大学
李君	北京大学人民医院
李静	南京大学医学院附属鼓楼医院
李文媛	南京医科大学第二附属医院
李双月	上海市虹口区江湾医院
李昌熙	江苏省苏北人民医院
李家谋	首都医科大学附属北京天坛医院
李彩娟	南京医科大学附属妇产医院
李瑞麒	深圳大学总医院
何振洲	复旦大学附属闵行医院
余威	广西壮族自治区南溪山医院
余珊子	中南大学湘雅三医院
邹玉	南通大学特种医学研究院
沈晓凤	南京医科大学附属妇产医院
宋阳	安徽医科大学第一附属医院
宋莉	四川大学华西医院
宋应豪	江苏省苏北人民医院
张琦	南京医科大学附属逸夫医院
张平安	苏州大学神经科学研究所

张静月	哈尔滨医科大学附属第一医院
张嘉航	哈尔滨医科大学附属第二医院
陆　军	南京脑科医院
陆丽娟	南京大学医学院附属鼓楼医院
陈小红	南通大学附属肿瘤医院
陈冬寅	南京医科大学
陈立平	徐州医科大学附属医院
陈亚军	天津医科大学总医院
陈浩飞	中国人民解放军东部战区总医院
陈惠裕	南京医科大学第二附属医院
陈富勇	深圳大学总医院
林福清	同济大学附属第十人民医院
欧册华	西南医科大学附属医院
金　童	同济大学附属第十人民医院
金　毅	中国人民解放军东部战区总医院
金晓红	苏州大学附属第一医院
周　昊	东南大学附属中大医院
周华成	哈尔滨医科大学附属第四医院
周晓凯	南京医科大学第一附属医院
周彩芹	武汉市第八医院
郑昊龙	中国人民解放军北部战区总医院
郑碧鑫	四川大学华西医院
孟　彧	兰州大学第二医院
孟　莹	上海交通大学医学院附属瑞金医院
赵延华	上海交通大学医学院附属仁济医院
胡　蓉	中南大学湘雅三医院
昝　志	中国人民解放军空军军医大学西京医院第九八六医院
袁　婷	南京江北人民医院
聂瑶瑶	江苏省中医院
夏　碧	同济大学附属东方医院
夏建华	上海市浦东新区人民医院
顾　珍	南京医科大学附属无锡第二医院
顾　楠	中国人民解放军空军军医大学西京医院
顾海波	浙江大学医学院附属第四医院
倪　勇	苏州大学附属第二医院
倪云成	中南大学湘雅三医院
皋德帅	南京医科大学附属逸夫医院
徐　成	新疆生产建设兵团第四师医院
徐　妍	南京医科大学第一附属医院
徐　培	南京医科大学第二附属医院
徐　漫	南京市第一医院
徐广银	苏州大学神经科学研究所

徐亚杰	南京市第一医院
徐清清	南京医科大学附属逸夫医院
徐蕴馨	南京医科大学上海东方临床医学院
高　照	东南大学附属中大医院
高永静	南通大学特种医学研究院
唐　敏	北京大学生命科学学院
唐宗湘	南京中医药大学
陶高见	南京大学医学院附属鼓楼医院
黄　明	中国人民解放军北部战区总医院
黄　莹	南京大学医学院附属鼓楼医院
曹　宏	包头市中心医院
曹汉忠	南通大学附属肿瘤医院
崔　剑	中国人民解放军陆军军医大学西南医院
符元元	南通大学特种医学研究院
彭　生	上海中医药大学附属龙华医院
蒋文臣	天津市第一中心医院
程志祥	南京医科大学第二附属医院
程祝强	中国人民解放军东部战区总医院
曾永芬	中国人民解放军东部战区总医院
谢　菡	南京大学医学院附属鼓楼医院
鲍红光	南京市第一医院
蔡振华	哈尔滨医科大学附属第二医院
管菁菁	江苏省苏北人民医院
廖丽君	同济大学附属东方医院
阚延鹏	同济大学附属第十人民医院
阚厚铭	南京医科大学附属逸夫医院
缪秀华	苏州大学附属张家港市第一人民医院
樊龙昌	华中科技大学同济医学院附属同济医院
樊肖冲	郑州大学第一附属医院
潘寅兵	南京医科大学第一附属医院
薛　明	同济大学附属东方医院
魏明怡	深圳大学总医院

作者名单

主编

Honorio T. Benzon, MD
Professor of Anesthesiology
Department of Anesthesiology
Northwestern University Feinberg School of Medicine
Chicago, Illinois

Srinivasa N. Raja, MD
Professor of Anesthesiology and Critical Care Medicine,
  and Neurology
Director of Pain Research
Division of Pain Medicine
Johns Hopkins University School of Medicine
Baltimore, Maryland

Spencer S. Liu, MD
Clinical Professor of Anesthesiology
Attending Anesthesiologist
Hospital for Special Surgery
Weill Cornell Medical College
New York, New York

Scott M. Fishman, MD
Professor of Anesthesiology and Pain Medicine
Chief
Division of Pain Medicine
Vice Chair
Department of Anesthesiology and Pain Medicine
Director
Center for Advancing Pain Relief
University of California, Davis School of Medicine
Sacramento, California

Steven P. Cohen, MD
Chief of Pain Medicine
Professor of Anesthesiology, Neurology and Physical
  Medicine & Rehabilitation
Johns Hopkins School of Medicine
Professor of Anesthesiology and Physical Medicine &
  Rehabilitation
Director of Pain Research
Walter Reed National Military Medical Center
Uniformed Services University of the Health Sciences
Bethesda, Maryland

副主编

Robert W. Hurley, MD, PhD
Professor
Department of Anesthesiology
Wake Forest School of Medicine
Executive Director
Pain Shared Service Line
Wake Forest Baptist Medical Center
Winston-Salem, North Carolina

Khalid Malik, MD, FRCS
Professor of Anesthesiology

University of Illinois Chicago
Chicago, Illinois

Philip Peng, MBBS, FRCPC, Founder (Pain Med)
Professor
Department of Anesthesia and Pain Management
University Health Network & Mount Sinai Hospital
University of Toronto
Toronto, Ontario

编写者

Samer Abdel-Aziz, MD
Division of Pain Medicine
Department of Anesthesiology
Medical College of Wisconsin
Milwaukee，Wisconsin
United States

Meredith C. B. Adams, MD, MS
Division of Pain Medicine
Department of Anesthesiology
Medical College of Wisconsin
Milwaukee，Wisconsin
United States

Moustafa Ahmed, MD
Assistant Professor of Anesthesia and
Critical Care
Department of Anesthesiology
UT Health-McGovern Medical School
Houston，Texas
United States

Abbas Al-Qamari, MD
Department of Anesthesiology
Northwestern University Feinberg School of Medicine
Chicago，Illinois
United States

Magdalena Anitescu, MD, PhD
Associate Professor
Anesthesia and Critical Care
University of Chicago Medical Center
Chicago，Illinois
United States

Juan Francisco Asenjo, MD, FRCPC
Professor of Anesthesia and Pain Management
McGill University Health Center
Montreal，Quebec
Canada

Michael Lynn Ault, MD, FCCP, FCCM
Associate Professor of Anesthesiology，Neurological Surgery，
  Surgery and Medical Education
Department of Anesthesiology
Chief and Fellowship Program Director
Section of Critical Care Medicine
Department of Anesthesiology
Northwestern University Feinberg School of Medicine
Medical Director
Cardiac Transplant Intensive Care Unit

Medical Director
Blood Gas Services and Emergency Response
Teams
Northwestern Memorial Hospital
Chicago，Illinois
United States

Jeanette Bauchat, MD, MS
Associate Professor
Department of Anesthesiology
Northwestern University Feinberg School of Medicine
Chicago，Illinois
United States

Rena Beckerly, MD, MBA
Visiting Associate Professor
University of Illinois
Chicago，Illinois
United States

Dawn Belvis, MD
Pediatric Anesthesiologist
Advocate Lutheran General Hospital
Park Ridge，Illinois
United States

Honorio T. Benzon, MD
Professor of Anesthesiology
Department of Anesthesiology
Northwestern University Feinberg School of Medicine
Chicago，Illinois
United States

Hubert A. Benzon, MD, MPH, FAAP
Assistant Professor of Anesthesiology
Department of Pediatric Anesthesiology
Ann & Robert H. Lurie Children's Hospital of Chicago
Chicago，Illinois
United States

Charles B. Berde, MD, PhD
Chief
Division of Pain Medicine
Professor of Pediatrics
Children's Hospital Boston
Boston，Massachusetts
United States

**Anuj Bhatia, MBBS, MD, FRCA, FFPMRCA, FIPP,
  FRCPC, EDRA, CIPS**
Associate Professor
University of Toronto

Staff
Department of Anesthesia and Pain
Management
University Health Network
Mount Sinai Hospital
Women's College Hospital
Toronto, Ontario
Canada

Sadiq Bhayani, MBBS, FRCA
Consultant Pain Medicine and Anesthesia
University Hospitals
Leicester NHS Trust
Leicester
United Kingdom

Mark C. Bicket, MD
Assistant Professor
Department of Anesthesiology and Critical
Care Medicine
Baltimore, Maryland
United States

Patrick K. Birmingham, MD, FAAP
Professor
Northwestern University Feinberg School of Medicine
Executive Vice-Chair
Department of Pediatric Anesthesiology
Chief
Division of Pain Medicine
Ann & Robert H. Lurie Children's Hospital of Chicago
Chicago, Illinois
United States

Jessica Boyette-Davis, PhD
Department of Pain Medicine
The University of Texas MD Anderson
Cancer Center
Houston, Texas
United States

Thomas H. Brannagan III, MD
Professor of Neurology
Director
Peripheral Neuropathy Center
Columbia University, College of Physicians and Surgeons
Co-Director
Electromyography Lab
New York, New York
United States

Chad Brummett, MD
Associate Professor of Anesthesiology
The University of Michigan

Ann Arbor, Michigan
United States

Alejandra Camacho-Soto, MD
Instructor of Neurology
Department of Neurology
Division of NeuroRehabilitation
Washington University in St. Louis School of Medicine
St. Louis, Missouri
United States

Kiran Chekka, MD
Partner
Multidisciplinary Pain Medicine
Premier Pain and Spine, LLC
Chicago, Illinois
United States

Sandy Christiansen, MD
Assistant Professor of Anesthesiology and Perioperative
    Medicine
Comprehensive Pain Center
Oregon Health & Science University
Portland, Oregon
United States

Brian A. Chung, MD
Assistant Professor
Anesthesiology
Northwestern University Feinberg School of Medicine
Chicago, Illinois
United States

Michael R. Clark, MD, MPH, MBA
Vice Chair
Clinical Affairs
Psychiatry and Behavioral Sciences
Johns Hopkins University School of Medicine
Director
Chronic Pain Treatment Program
Psychiatry and Behavioral Sciences
Johns Hopkins Hospital
Baltimore, Maryland
United States

Daniel J. Clauw, MD
Professor of Anesthesiology, Medicine (Rheumatology)
and Psychiatry
The University of Michigan
Ann Arbor, Michigan
United States

Marc Samuel Cohen, MS, MD
Anesthesiology

Montefiore Hospital
Bronx, New York
United States

Steven P. Cohen, MD
Chief of Pain Medicine
Professor of Anesthesiology, Neurology and Physical
    Medicine & Rehabilitation
Johns Hopkins School of Medicine
Professor of Anesthesiology and Physical Medicine &
    Rehabilitation
Director of Pain Research
Walter Reed National Military Medical Center
Uniformed Services University of the Health Sciences
Bethesda, Maryland
United States

Nikki Conlin, MD
Senior Instructor of Anesthesiology
The Johns Hopkins School of Medicine
Baltimore, Maryland
United States

Matthew Crooks, MD
Pain Management Specialist
Anesthesiology and Critical Care
Pinnacle Pain & Spine Consultants
Scottsdale, Arizona
United States

Miles Day, MD
Professor
Anesthesiology and Pain Medicine
Texas Tech University HSC
Lubbock, Texas
United States

Sheetal K. DeCaria, MD
Clinical Associate
Anesthesia and Pain Medicine
University of Chicago
Chicago, Illinois
United States

Timothy R. Deer, MD
The Center for Pain Relief, Inc.
Charleston, West Virginia
United States

Patrick M. Dougherty, PhD
Professor
Department of Pain Medicine
Division of Anesthesiology and Critical Care The University
    of Texas MD

Anderson Cancer Center
Houston, Texas
United States

Shravani Durbhakula, MD
Clinical Instructor, Anesthesiology & Pain Management
Johns Hopkins University
Baltimore, Maryland
United States

Robert H. Dworkin, PhD
Professor of Anesthesiology, Neurology, and Psychiatry
University of Rochester School of Medicine and Dentistry
Rochester, New York
United States

Robert R. Edwards, PhD
Clinical Psychologist
Associate Professor Department of Anesthesiology,
    Perioperative, and Pain Medicine
Brigham and Women's Hospital
Harvard Medical School
Boston, Massachusetts
United States

Nick Elbaridi, MD
Anesthesiology and Pain Medicine
Pain Management Center
Brigham and Women's Hospital
Boston, Massachusetts
United States

Sarah A. Endrizzi, MD
Clinical Assistant Professor
Department of Anesthesiology
Medical College of Wisconsin
Milwaukee, Wisconsin
United States

Michael Erdek, MD
Associate Professor of Anesthesiology and Critical Care
    Medicine
Associate Professor of Oncology
School of Medicine
Johns Hopkins University
Baltimore, Maryland
United States

F. Michael Ferrante, MD
Director
UCLA Comprehensive Pain Center
Professor of Clinical
Anesthesiology and Medicine
David Geffen School of Medicine at UCLA

Los Angeles, California
United States

Nanna Brix Finnerup, MD, PhD
Danish Pain Research Center
Department of Clinical Medicine
Aarhus University
Aarhus
Denmark

David Flamer, MD, FRCPC
Department of Anesthesiology and Pain Management
Mount Sinai Hospital and University Health Network
University of Toronto
Toronto, Ontario
Canada

Timothy J. Furnish, MD
Associate Clinical Professor
Pain Fellowship Director
Division of Pain Medicine
Department of Anesthesiology
UC San Diego School of Medicine
La Jolla, California
United States

Aaron M. Gilson, MS, MSSW, PhD
Senior Scientist
Research Program Manager
Pain & Policy Studies Group
Carbone Cancer Center
School of Medicine and Public Health University of
    Wisconsin-Madison
Madison, Wisconsin
United States

Michael Gofeld, MD
Associate Professor
University of Toronto & McMaster
University
Toronto, Ontario
Canada

Michael C. Grant, MD
Assistant Professor
Anesthesiology and Critical Care Medicine
The Johns Hopkins Hospital
Baltimore, Maryland
United States

Karina Gritsenko, MD
Department of Anesthesiology
Montefiore Medical Center
Bronx, New York

United States

Anthony Guarino, MD
Associate Professor
Anesthesiology
Washington University
St. Louis, Missouri
United States

Omar I. Halawa, MD
Pain Fellow
Division of Pain Medicine
Department of Anesthesiology
UC San Diego School of Medicine
La Jolla, California
United States

Charity Hale, PharmD
Pharmacy
University of California Davis Medical Center
Sacramento, California
Assistant Clinical Professor
Clinical Pharmacy
University of California, San Francisco
San Francisco, California
United States

Haroon Hameed, MD
Director of Neuromodulation
KURE Pain Management
Annapolis, Maryland
United States

Mariam Hameed, MD
Assistant Professor
Division of Pain Medicine
George Washington University
Washington, DC
United States

Michael C. Hanes, MD
Jacksonville Spine Center
Jacksonville, Florida
United States

Simon Haroutounian, MScPharm, PhD
Assistant Professor
Anesthesiology
Washington University
St. Louis, Missouri
United States

Jennifer Haythornthwaite, PhD
Professor

Psychiatry and Behavioral Sciences
Johns Hopkins University School of Medicine
Baltimore, Maryland
United States

Kimberly J. Henderson, MD, JD
Attending Physician
Department of Emergency Medicine
Beth Israel Mount Sinai Medical Center
New York, New York
United States

Gabriel A. Hernandez, MD
Senior Instructor
Anesthesiology and Critical Care Medicine
The Johns Hopkins Hospital
Baltimore, Maryland
United States

J. Gregory Hobelmann, MD, MPH
Attending Psychiatrist
Ashley Addiction Treatment
Adjunct Faculty
Psychiatry and Behavioral Sciences
Johns Hopkins University School of Medicine
Baltimore, Maryland
United States

Mark Holtsman, PharmD
Co-Director
Inpatient Pain Service
Pharmacy
University of California, Davis Medical
Center
Clinical Professor
Anesthesiology and Pain Medicine
University of California, Davis
Sacramento, California, Clinical Professor
Clinical Pharmacy
University of California, San Francisco
San Francisco, California
United States

Megan Hosey, PhD
Assistant Professor
Department of Physical Medicine and Rehabilitation
Johns Hopkins School of Medicine
Baltimore, Maryland
United States

Eric S. Hsu, MD
Clinical Professor
Anesthesiology
David Geffen School of Medicine at UCLA

Los Angeles, California
United States

Julie H. Huang-Lionnet, MD, MBA
Interventional and Cancer Pain Management
Department of Anesthesiology and Pain Medicine
Greenwich Hospital — Yale New Haven
Health
Greenwich, Connecticut
United States

Marc Alan Huntoon, MD
Professor of Anesthesiology
Virginia Commonwealth University
Director of Pain Management
VCU Neuroscience, Orthopaedic and Wellness Center
Richmond, Virginia
United States

Robert W. Hurley, MD, PhD
Professor
Department of Anesthesiology
Wake Forest School of Medicine Executive Director
Pain Shared Service Line
Wake Forest Baptist Medical Center
Winston-Salem, North Carolina
United States

Brian M. Ilfeld, MD, MS (Clinical Investigation)
Professor of Anesthesiology, In Residence
Director of Clinical Research
Division of Regional Anesthesia
University of California San Diego
San Diego, California
United States

Mohammed A. Issa, MD
Medical Director for Pain Medicine
Department of Anesthesiology, Perioperative, and Pain
  Medicine
Department of Psychiatry
Brigham and Women's Hospital/Brigham and Women's
  Faulkner Hospital
Clinical Instructor, Harvard Medical School
Boston, Massachusetts
United States

Michael B. Jacobs, MD, MPH
Walter Reed National Military
Medical Center
Uniformed Services University of the Health
Sciences
Bethesda, Maryland
United States

David E. Jamison, MD
Department of Anesthesiology
Walter Reed National Military Medical
Center
Department of Anesthesiology
Uniformed Services University of Health Sciences
Bethesda, Maryland
United States

Rafael Justiz, MD
Clinical Associate Professor in Anesthesiology
University of Oklahoma
Oklahoma Pain Physicians
Oklahoma City, Oklahoma
United States

Dost Khan, MD
Clinical Instructor
Department of Anesthesiology
Northwestern University Feinberg School of Medicine
Chicago, Illinois
United States

David J. Krodel, MD, MS
Assistant Professor
Northwestern University Feinberg School of Medicine
Attending Physician
Department of Pediatric Anesthesiology
Division of Pain Medicine
Ann & Robert H. Lurie Children's Hospital of Chicago
Chicago, Illinois
United States

Brian Lai, MD
Physician
Advanced Pain Medical Group, Inc.
West Hills, California
United States

Asimina Lazaridou, PhD
Department of Anesthesiology
Perioperative and Pain Medicine
Brigham and Women's Hospital
Harvard Medical School
Boston, Massachusetts
United States

Sheera F. Lerman, PhD
Postdoctoral Fellow
Department of Psychiatry and Behavioral
Sciences
Johns Hopkins University School of Medicine
Baltimore, Maryland
United States

Benjamin P. Liu, MD
Assistant Professor of Radiology
Section of Neuroradiology
Department of Radiology
Northwestern Memorial Hospital
Northwestern University Feinberg School of Medicine
Chicago, Illinois
United States

Spencer S. Liu, MD
Clinical Professor of Anesthesiology
Attending Anesthesiologist
Hospital for Special Surgery
Weill Cornell Medical College
New York, New York
United States

Britni L. Lookabaugh, MD
OhioHealth Hospice and Palliative Medicine
Columbus, Ohio
United States

Gagan Mahajan, MD
Professor
Anesthesiology and Pain Medicine
University of California, Davis
Sacramento, California
United States

Khalid Malik, MD, FRCS
Professor of Anesthesiology
University of Illinois Chicago
Chicago, Illinois
United States

Edward R. Mariano, MD, MAS (Clinical Research)
Chief
Anesthesiology and Perioperative Care
Service
Associate Chief of Staff for Inpatient Surgical
Services
VA Palo Alto Health Care System
Professor of Anesthesiology, Perioperative and Pain
    Medicine
Stanford University School of Medicine
Palo Alto, California
United States

Zwade Marshall, MD, MBA
Director of Medical Outcomes
Alliance Spine and Pain
Atlanta, Georgia
United States

James Mathews, MD
Professor Emeritus of Emergency Medicine
Northwestern University Feinberg School of Medicine
Department of Emergency Medicine
Chicago, Illinois
United States

Colin J. L. McCartney, MBChB, PhD, FRCA, FCARCSI, FRCPC
Chair of Anesthesiology
Department of Anesthesiology and Pain
Medicine
University of Ottawa
Ottawa, Ontario
Canada

Jessica Wolfman McWhorter, PhD, ABPP/RP
Rehabilitation Neuropsychologist
The Sandra and Malcolm Berman Brain & Spine Institute
   at Lifebridge Health
Sinai Hospital of Baltimore
Baltimore, Maryland
United States

Michael M. Minieka, MD
Assistant Professor of Clinical Neurology
Department of Neurology
Northwestern University Feinberg School of Medicine
Chicago, Illinois
United States

Arthur Moore, MD
Resident in Emergency Medicine
Northwestern University Feinberg School of Medicine
Department of Emergency Medicine
Chicago, Illinois
United States

Antoun Nader, MD
Professor of Anesthesiology and Orthopedic
Surgery
Anesthesiology
Northwestern University
Chicago, Illinois
United States

Samer Narouze, MD, PhD
Clinical Professor of Anesthesiology and Pain
Management
Ohio University
Clinical Professor of Neurological Surgery
Ohio State University
Chairman
Center for Pain Medicine

Western Reserve Hospital
Cuyahoga Falls, Ohio
United States

Ariana Nelson, MD
Assistant Professor
Anesthesiology and Perioperative Care
University of California-Irvine
Orange, California
United States

Andrea L. Nicol, MD, MSc
Assistant Professor
Anesthesiology
University of Kansas School of Medicine
Kansas City, Kansas
United States

Takashi Nishida, MD
Assistant Professor of Clinical Neurology
Department of Neurology
Northwestern University Feinberg School of Medicine
Chicago, Illinois
United States

Kent H. Nouri, MD
Department of Pain Medicine
The University of Texas MD Anderson
Cancer Center
Houston, Texas
United States

Uzondu Osuagwu, MD
The University of Texas Health
Medical School at Houston
Houston, Texas
United States

Judith A. Paice, PhD, RN
Director
Cancer Pain Program
Division Hematology/Oncology
Northwestern University Feinberg School of Medicine
Chicago, Illinois
United States

Philip Peng, MBBS, FRCPC, Founder (Pain Med)
Professor
Department of Anesthesia and Pain
Management
University Health Network & Mount Sinai Hospital
University of Toronto
Toronto, Ontario
Canada

Stacy Peterson, MD
Division of Pain Medicine
Department of Anesthesiology
Medical College of Wisconsin
Milwaukee, Wisconsin
United States

Jason E. Pope, MD
Napa Pain Institute
Napa, California, Assistant Professor
Vanderbilt University Medical Center
Nashville, Tennessee
United States

Heidi Prather, DO
Professor of Physical Medicine and Rehabilitation
Chief
Section of Physical Medicine and Rehabilitation
Department of Orthopaedic Surgery
Washington University School of Medicine St. Louis, Missouri
United States

Joel Press, MD
Professor of Clinical Rehabilitation Medicine
Weill Cornell Medical College
Physiatrist-in-Chief
Hospital for Special Surgery
New York, New York
United States

David A. Provenzano, MD
Pain Diagnostics and Interventional Care
Sewickley, Pennsylvania
United States

Rohit Rahangdale, MD
Assistant Professor of Anesthesiology
Northwestern University Feinberg School of Medicine
Chicago, Illinois
United States

Srinivasa N. Raja, MD
Professor of Anesthesiology and Critical Care
Medicine, and Neurology
Director of Pain Research
Division of Pain Medicine
Johns Hopkins University School of Medicine
Baltimore, Maryland
United States

James P. Rathmell, MD
Chief
Division of Pain Medicine
Massachusetts General Hospital

Associate Professor of Anesthesiology
Harvard Medical School
Boston, Massachusetts
United States

Ben A. Rich, JD, PhD
Emeritus Professor of Internal Medicine (Bioethics)
UC Davis School of Medicine
Sacramento, California
United States

Matthias Ringkamp, MD
Associate Professor
Department of Neurosurgery
Johns Hopkins University
Baltimore, Maryland
United States

W. Evan Rivers, DO
Assistant Professor
Department of Neurosurgery
Chief
Division of Physical Medicine and Rehabilitation
University of New Mexico
Albuquerque, New Mexico
United States

Meghan Rodes, MD
Assistant Professor
Anesthesiology
Northwestern University Feinberg School of Medicine
Chicago, Illinois
United States

Joshua Rosenow, MD, FAANS, FACS
Director of Functional Neurosurgery
Northwestern Memorial Hospital
Professor of Neurosurgery, Neurology, and Physical
   Medicine and Rehabilitation
Northwestern University Feinberg School of Medicine
Chicago, Illinois
United States

Jack M. Rozental, MD, PhD, MBA
Medical Director and Vice Chair
Department of Neurology
Feinberg School of Medicine
Chief
Neurology Service
Jesse Brown Veterans Affairs Medical Center
Chicago, Illinois
United States

Eric J. Russell, MD, FACR, FSIR
Professor and Chairman
Department of Radiology
Northwestern Memorial Hospital
Northwestern University Feinberg School of Medicine
Chicago, Illinois
United States

Leslie Rydberg, MD
Assistant Professor
Physical Medicine and Rehabilitation
Rehabilitation Institute of Chicago
Northwestern University Feinberg School of Medicine
Chicago, Illinois
United States

Kashif Saeed, MD
Division of Pain Medicine
Department of Anesthesiology
Medical College of Wisconsin
Milwaukee, Wisconsin
United States

Kenneth Schmader, MD
Director
Geriatric Research Education and Clinical
Center
Durham VA Medical Center
Professor of Medicine-Geriatrics
Duke University Medical Center
Durham, North Carolina
United States

Paul Scholten, MD
Assistant Professor
Department of Physical Medicine and Rehabilitation
Northwestern University Feinberg School of Medicine
Pain Management Center
Shirley Ryan AbilityLab
Chicago, Illinois
United States

Ravi D. Shah, MD
Assistant Professor of Anesthesiology
Department of Pediatric Anesthesiology
Ann & Robert H. Lurie Children's Hospital of Chicago
Chicago, Illinois
United States

Hariharan Shankar, MD
Professor
Anesthesiology
Medical College of Wisconsin
Staff Physician

Anesthesiology
Clement Zablocki VA Medical Center
Milwaukee, Wisconsin
United States

Samir Sheth, MD
Associate Professor
Anesthesiology and Pain Medicine
Director of Neuromodulation
Director of Student and Resident Training
University of California, Davis
Sacramento, California
United States

Ellen M. Soffin, MD, PhD
Assistant Professor of Anesthesiology
Department of Anesthesiology
Hospital for Special Surgery
Associate Director
Clinical Research
Department of Anesthesiology
Hospital for Special Surgery
Assistant Professor of Anesthesiology
Department of Anesthesiology
New York Presbyterian Hospital
New York, New York
United States

Gwendolyn A. Sowa, MD, PhD
Associate Professor Physical Medicine and Rehabilitation
University of Pittsburgh School of Medicine
Pittsburgh, Pennsylvania
United States

Eric M. Spitzer, MD
Clinical Instructor, Fellow in Neuroradiology
Department of Radiology
Northwestern Memorial Hospital
Northwestern University Feinberg School of Medicine
Chicago, Illinois
United States

Christina M. Spofford, MD, PhD
Associate Professor of Anesthesiology
Regional Anesthesia and Acute Pain Medicine
Fellowship Director
Medical College of Wisconsin
Milwaukee, Wisconsin
United States

Brett Stacey, MD
Professor
Anesthesiology & Pain Medicine
Medical Director

UW Center for Pain Relief
University of Washington
Seattle, Washington
United States

Steven P. Stanos, DO
Medical Director
Swedish Pain Services
Swedish Health System
Seattle, Washington
United States

Santhanam Suresh, MD, FAAP
Professor and Chair
Pediatric Anesthesia
Ann & Robert H. Lurie Children's Hospital of Chicago
Professor of Anesthesiology and Pediatrics
Northwestern University Feinberg School of Medicine
Chicago, Illinois
United States

Steven Tremblay, BScPT, MD, FRCPC
Department of Anesthesiology and Pain Medicine
University of Ottawa
Ottawa, Ontario
Canada

Luminita Tureanu, MD
Assistant Professor of Anesthesiology
Northwestern University Feinberg School of Medicine
Chicago, Illinois
United States

Jean Pierre Van Buyten, MD, PhD
Multidisciplinary Pain Center
AZ Nikolaas
Sint-Niklaas
Belgium

Murugusundaram Veeramani, MBBS
Clinical Instructor, Fellow in Neuroradiology
Department of Radiology
Northwestern Memorial Hospital
Northwestern University Feinberg School of Medicine
Chicago, Illinois
United States

Charles F. Von Gunten, MD, PhD
Vice President
Medical Affairs
Hospice and Palliative Care
OhioHealth
Editor-in-Chief
Journal of Palliative Medicine

Columbus, Ohio
United States

David Richard Walega, MD, MSCI
Chief
Division of Pain Medicine
Northwestern Medicine
Associate Professor
Anesthesiology
Northwestern University Feinberg School of Medicine
Chicago, Illinois
United States

Matthew T. Walker, MD
Professor and Vice Chairman
Department of Radiology
NorthShore University HealthSystem
University of Chicago
Evanston, Illinois
United States

Mark S. Wallace, MD
Professor of Clinical Anesthesiology
Chair of Division of Pain Medicine
Division of Pain Medicine
Department of Anesthesiology
UC San Diego School of Medicine
La Jolla, California
United States

Ajay D. Wasan, MD, MSc
Vice Chair for Pain Medicine
Department of Anesthesiology
University of Pittsburgh School of Medicine
Professor of Anesthesiology and Psychiatry
University of Pittsburgh
Pittsburgh, Pennsylvania
United States

Lynn R. Webster, MD
Vice President of Global Scientific Affairs
PRA Health Sciences
Salt Lake City, Utah
United States

Stephen T. Wegener, PhD
Professor
Physical Medicine and Rehabilitation
Johns Hopkins School of Medicine
Baltimore, Maryland
United States

Debra K. Weiner, MD
Staff Physician

Geriatric Research, Education and Clinical
Center
VA Pittsburgh Healthcare System
Professor
Medicine, Psychiatry, Anesthesiology
University of Pittsburgh School of Medicine
Pittsburgh, Pennsylvania
United States

Indy Wilkinson, MD
Pain Medicine Fellow
Johns Hopkins School of Medicine
Department of Anesthesiology and Critical
Care Medicine
Baltimore, Maryland
United States

Bryan S. Williams, MD, MPH
Metro Spine Pain Centers
Oxon Hill, Maryland
United States

Kayode Williams, MD, MBA, FFARCSI
Associate Professor and Vice Chair for System Integration
Anesthesiology and Critical Care Medicine
Johns Hopkins School of Medicine
Associate Professor
Johns Hopkins Carey Business School
Baltimore, Maryland
United States

Cynthia A. Wong, MD
Professor
Chair and DEO
Department of Anesthesia
University of Iowa Carver College of Medicine

Iowa City, Iowa
United States

Christopher L. Wu, MD
Professor of Anesthesiology
Department of Anesthesiology and Critical
Care Medicine
The Johns Hopkins University
Baltimore, Maryland
United States

Irene Wu, MD
Assistant Director
UCLA Comprehensive Pain Center
Assistant Clinical Professor
Department of Anesthesiology
UCLA David Geffen School of Medicine
Los Angeles, California
United States

Jiang Wu, MD
Assistant Professor of Anesthesiology & Pain
Medicine
Center for Pain Relief
UWMC Acute Pain Service
University of Washington
Seattle, Washington
United States

Sophy C. Zheng, MD
Assistant Professor
Department of Anesthesiology
Northwestern University Feinberg School of Medicine
Chicago, Illinois
United States

译者前言

《疼痛医学精要》经过全体译者的共同努力,终于完成翻译了。近 140 位译者中有疼痛医学领域经验丰富的老专家,也有在临床一线工作的临床医生以及研究生,尽管他们的日常工作很忙,但仍保质保量地按时完成了相关内容的翻译,在此表示衷心感谢。

本书共 9 篇,涉及疼痛学基础与临床,包括诊疗思路、治疗方法、药物治疗、介入治疗,以及疼痛临床综合管理,多层次、全方位地对疼痛医学进行了阐述;还包括了疼痛学的局部麻醉药、神经阻滞技术、超声引导技术,为临床医生提供了一个容易理解、简洁、完整的疼痛医学概要。本书翻译可能会存在不足之处,请读者批评指正。

本书英文原版 1999 年首次出版时是当时第一本疼痛学专著,并在 2005 年和 2011 年进行了两次修订,本书是其第四版。虽然疼痛医学的参考书数量不断增加,但本书作为权威专著,在国际上获得良好声誉,它在该领域的图书中一枝独秀,并一直保持其卓越品质,一直为住院医师、主治医师和临床医师提供权威可信的参考。

王祥瑞,程志祥

2022 年 7 月

前　言

　　本书第四版体现了疼痛医学专业领域的最新进展。所有章节均进行了修订,并增加了新章节,包括大麻素、TNF-α抑制剂、太极拳、背根神经节刺激、超声引导疼痛治疗以及介入治疗中的感染风险等内容。Samer Narouze博士退出了副主编的工作,我们感谢他过去和现在所做的贡献。我们的新副主编Philip Peng博士协助完成了有关超声和非传统疼痛治疗的章节。我们希望该版本能够延续以前版本的出色品质,这要感谢我们的编辑Angie Breckon女士的辛勤工作。

　　完成任何医学著作都具有挑战性,本书也不例外。目前,疼痛医学的教科书数量不断增加,编写本书似乎不再具有曾经的魅力,在一些机构中,本书章节也不再用作学术推广。但是作为专著,本书得到了非常好的评价,使它在该领域的图书中一枝独秀,也使我们总是能邀请到杰出的专业作者。总的来说,我们相信本书将继续在全球范围内培训实习医师,继续发挥对临床医师的培训作用。因此,我们感谢本书的作者,尽管他们的日常工作很繁忙,但仍提交了相关主题的权威且最新的综述。

　　第四版将是Benzon和Raja最后一次担任本书的主编。1998年,Benzon先生邀请Srinivasa Raja、David Borsook、Robert Molloy和Gary Strichartz共同担任主编,并说服了Michael Houston先生(现任Elsevier执行内容策划师),在Churchill-Livingstone出版了这本书。1999年首次出版时,本书是第一本疼痛医学专著。本书在2005年和2011年进行了两次修订,第三版被翻译成中文,使得本书读者范围更大。下一版将由Steven P. Cohen博士指导。因此,本书将保持其卓越品质,继续为住院医师、主治医师和临床医师提供权威可信的参考依据。

主编和副主编

目 录

第七篇 治疗性介入方法

第八篇 疼痛治疗介入技术

第九篇 疼痛医学中其他神经阻滞

第一篇
基本问题

SECTION I

BASIC CONSIDERATIONS

Chapter 1
第1章 疼痛信号传导过程解剖和生理

Matthias Ringkamp, MD；Patrick M. Dougherty, PhD；Srinivasa N. Raja, MD
翻译：徐 成 审校：周华成

疼痛是组织损伤的生理结果，对机体有重要的保护作用。在临床上通过对先天性疼痛不敏感的患者及麻风病患者的观察，明确证实疼痛的缺失会导致反复的损伤和残疾。然而，当组织未受到损伤而出现疼痛时，或组织损伤已痊愈而疼痛持续存在时，疼痛就成为了一种疾病。这种致残的慢性疼痛对个人的生活质量有极大的负性影响，给家庭和社会带来严重的经济负担。

国际疼痛研究协会（International Association for the Study of Pain）定义疼痛为"一种伴随现有的或潜在的组织损伤，或描述为类似于损伤产生的不愉快的感觉和情感体验"[1]*。这个定义认可疼痛不仅是一种感觉，而且与情感和认知反应相关，还认可疼痛强度和组织损伤的严重程度不是必然联系的。因此，对机体感受伤害性及非伤害性刺激的解剖基础和生理学机制的理解，为认识急性和慢性疼痛的产生机制提供了必不可少的背景知识，也为疼痛的药理学治疗提供了靶点。[a]

一、躯体感觉、伤害性感受和疼痛

躯体感觉是指物理刺激激活了神经底物所致触觉、压力觉和疼痛等知觉的生理过程。伤害性感受是通过潜在的或确切存在的组织损伤激活神经通路的生理过程。当刺激造成动物和人的回避和逃跑行为，或当刺激激活特定传入纤维（如伤害性感受器）则认定刺激是伤害性的。临床上，伤害性感受的程度通过组织损伤的证据来推断。相对于伤害性感

受，疼痛是一种知觉体验。尽管刺激诱发的传入神经通路的激活对于痛觉的产生有十分重要的作用，但其他的因素如组织和（或）神经损伤后躯体感觉加工的改变和心理因素，也会影响疼痛的感知。疼痛，特别是慢性疼痛的体验最终会导致患者极大的多因素痛苦，包括身体功能丧失、社会隔绝、家庭窘迫、信心丧失或精神损失。这一章简要概述了躯体对感觉刺激，特别是伤害性刺激产生反应的神经通路的解剖学基础和生理学机制，重点阐述了损伤后的可塑性改变。这部分知识是对疼痛患者进行评估和随后治疗的基础。

对外周刺激的感受处理依次包含四个过程：①转导；②传递；③调制；④感知（图 1.1）。转导发生在初级传入神经元的外周终端，在这里不同方式的刺激（如机械、热、化学或冷刺激）通过激活在轴突膜上表达的转导通道来引发启动电位。如果启动电位足够大，它将产生动作电位，并通过神经系统传递。传递系统有三个主要元件：位于背根神经节的外周感觉神经元是传递系统的第一级元件，可将外周末梢转导的脉冲传递至脊髓，其中枢端末梢在脊髓后角与次级神经元形成突触联系；脊髓神经元是传递系统的第二级元件，这些细胞的投射纤维终止于丘脑、脑干和间脑的多个结构；脑干的神经元和间脑构成了传递系统的第三级元件，其投射纤维传至多个皮质区。调制为疼痛传递通路的神经活性可能被改变的过程。调制的主要部位发生在脊髓的后角，多种神经递质系统参与这个水平的痛觉调制（将

---

* 2020 年新的疼痛定义为"疼痛是一种与实际或潜在的组织损伤相关的不愉快的感觉和情绪情感体验，或与此相似的经历"（译者注）

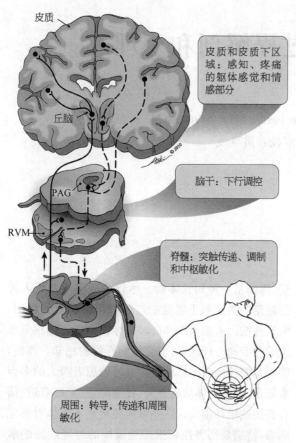

皮质

皮质和皮质下区域：感知、疼痛的躯体感觉和情感部分

丘脑

脑干：下行调控

PAG

RVM

脊髓：突触传递、调制和中枢敏化

周围：转导，传递和周围敏化

图1.1 疼痛信号机制的原理，包括转导、传递、调制和疼痛的感知，以及上行传入和下行调控通路。PAG，中脑导水管周围灰质；RVM，延髓头端腹内侧区

在第2章中讨论）。在多数情况下，对痛觉信号的调制可致伤害性刺激疼痛传导通路效能降低，如应激所致的镇痛。然而，在某些情况下，调制也会导致疼痛信号的增强。感知是伤害性感受处理的最后阶段，躯体感觉传导通路的神经元活动通过此阶段产生疼痛的主观感受。一般认为这个过程由初级和次级躯体感觉与边缘皮质协同激活产生。

二、外周机制

总的来说，躯体感觉开始于初级传入神经元的激活。这些神经元是周围神经系统的一部分，其胞体位于背根神经节，神经元外周轴突从背根神经节伸入目标组织（皮肤、肌肉、关节），中央轴突投射到脊髓。初级传入纤维依据传导速度和受激活的刺激分类。我们对包括伤害性感受器在内的初级传入纤维生理学的大部分知识的了解都来自对皮肤传入纤维（即那些支配皮肤的传入纤维）的研究。关于皮肤传入纤维的许多主要发现可延伸到支配其他周围组织的初级传入纤维。皮肤传入纤维可划分为3组初级传入纤维[2,3]。传导最快的纤维（>20 m/s）是大直径的有髓Aβ纤维。这些传入神经由非伤害性感受刺激激活，并诱发轻触觉、压觉和毛发运动。伤害性神经元的突触主要为细的有髓Aδ纤维和无髓鞘的C纤维，传输速度分别在2~20 m/s和2 m/s以下。很多伤害性感受器具备对强热、冷、机械和化学刺激反应的能力（即它们对不同的刺激形态有反应，因此是"多觉的"）。Aδ和C纤维伤害性感受器的功能并不相同，C纤维为主要的周围神经传入（>75%）纤维。从人类的C纤维记录可以看出，C纤维的活化与持续的烧灼感相关。对比而言，Aδ纤维传导更快，产生锐痛、剧痛和针刺痛。两种类型传入纤维被联合激活，如皮肤被强烈、短暂的热刺激会导致双重的疼痛感[4]：Aδ纤维传递快速出现的第一疼痛感觉——刺痛，而C纤维介导缓慢出现的烧灼样第二疼痛感觉。Aδ纤维和C纤维伤害性感受器同时编码和传递包括强度、部位和伤害性刺激持续时间等信号至中枢神经系统（central nervous system，CNS）。尽管多觉型伤害性感受器是最常见的类型，但伤害性感受器是一个功能独特且重要的亚组，其对机械刺激不敏感。这些对机械刺激不敏感的伤害性感受器（mechanically insensitive nociceptors，MIA）很可能是化学伤害性感受器，这些传入纤维的传递信号被认为对于引起和维持中枢敏化至关重要。

伤害性传入纤维可以进一步依据细胞表面分子（如受体、糖缀合物）的表达、储存释放的分子（如肽类）把包含的酶分成不同的亚型。虽然没有一个细胞标记物对外周靶组织有完全的特异性，但是被特定标记物标记的背根神经节细胞阳性百分比确实在多个靶组织中有显著不同。如几乎所有的内脏传入纤维是肽能的，但是皮肤传入纤维中仅有大约一半是肽能的[5]，而肌肉的传入纤维仅有一小部分是非肽能的［由结合加纳籽提取物（Griffonia simplicifolia）[6]的植物同工凝集素B4（isolectin B4，IB4）识别］[7,8]。类似的，肽能和非肽能传入的中枢投射区也不同，肽能的纤维主要投射至板层Ⅰ和板层Ⅱ的外侧，而结合IB4（非肽能）的传入纤维主要投射至板层Ⅱ的内侧（如Silverman和Kruger[6]，Woodbury等[9]）。大多数肽能神经元表达酪氨酸激酶受体A（tyrosine kinase receptor A，trk A），提示其生存依赖于神经生长因子（nerve growth factor, NGF）[10-12]。而大多数 IB4 阳性的背根神经节细胞不表达 trk A，但表达胶质细胞源性神经营养因子（glial cell-derived neurotrophic factor, GDNF）家族受体之一（GDNFRa1 - 4）和酪氨酸激酶受体 Ret[13,14]。肽能和非肽能神经元表达的受体及其介导的信号途径也有显著差异，所以显示出对特定刺激的敏感性不同。因此，P2X3 受体主要表达于 IB4 阳性的神经元，其可通过 ATP 介导伤害性感受器的兴奋性[15]。相反，介导对热、辣椒素和氢离子反应的香草酸受体 1（vanilloid receptor 1, VR1/TRPV1），在小鼠 IB4 阳性细胞中表达很少[16]，因此，IB4 阳性神经元比 IB4 阴性神经元对这些刺激更不敏感[16-18]。各种肽类和受体在疼痛传导中的作用将在第 2 章具体讨论。另一类主要表达于小的初级传入神经元的受体是 Mas 相关 G 蛋白偶联受体（mas-related G protein-coupled receptors, Mrgprs）。在小鼠中，不同的 Mrgprs 在不重叠的神经元群体中表达，其中一些与介导特定行为有关。比如，MrgprD 神经元被认为可介导对机械刺激的伤害性感受行为，而表达 MrgprA3 的神经元中的神经活动通过引起抓挠行为来对致痒刺激进行反应。在包括伤害性感受器的初级传入神经纤维中，刺激强度的信号由一组初级传入纤维的动作电位的数量编码，刺激强度和脉冲的数量大致呈单一关系。伤害性感受器对不同刺激的敏感性不固定，在病理条件下会发生很大变化。例如，在炎症过程中释放的介质可以显著降低激活的阈值并增强对阈上刺激的反应。伤害性感受传入纤维的这种周围敏感化是导致受伤部位疼痛增加的主要原因。除了来自损伤部位的原发性痛觉过敏外，增加的疼痛反应还可以从周围区域引起。这种所谓的继发性痛觉过敏涉及位于中枢神经系统中的机制，并导致中枢神经元敏感化（即中枢敏化）。

电压门控性钠通道对于中枢和周围神经元中动作电位的产生和传导至关重要。不同的通道亚型（Nav1.1～1.9）大致分为河鲀毒素（tetrodotoxin, TTX）敏感型和 TTX 不敏感型。在这些通道中，TTX 敏感型的 Nav1.7 亚型和 TTX 不敏感的亚型（Nav1.8、Nav1.9）在伤害性感受和疼痛方面引起了很大关注。因此，编码 Nav1.7 的基因（SCN9A）的功能丧失性突变会导致先天性无痛症（congenital

insensitivity to pain, CIP）[19]和嗅觉缺失[20]。相反，同一基因的功能获得性突变可导致患者产生严重的自发性疼痛，如遗传性红斑性肢痛症（inherited erythromelalgia, IEM）或严重阵发性疼痛病（有关综述，请参见 Dib-Hajj 等[21]）。在患有小纤维神经病的患者中也观察到 Nav1.7 的功能获得性突变[22]。Nav1.7 不仅仅表达于初级传入纤维，在交感神经纤维和嗅觉上皮中也有表达；与此相反，TTX 不敏感亚型 Nav1.8 和 Nav1.9 似乎在伤害性感受传入纤维中选择性表达。与 Nav1.7 相似，已发现 Nav1.8 中的功能获得性突变可导致疼痛性周围神经病[23]，相反，Nav1.9 的功能获得性突变则导致先天性无痛症[24]。应注意 Nav1.7、Nav1.8 和 Nav1.9 在通道特性上有显著性差异，并且它们对细胞兴奋性和动作电位的产生也有不同的作用（有关综述，请参见 Dib-Hajj 等[25]）。

三、脊髓机制

体表信号感觉神经处理的第一级突触位于脊髓后角或脊髓脑干结合部的背柱核[26]。面部躯体感觉的初级整合则位于三叉神经脊束核（痛觉或温度觉）或脑桥三叉神经感觉主核。伤害性感受和非伤害性感受纤维将感觉信号传递至它们的初级目标，但正常情况下，背柱核和三叉神经感觉主核仅选择性地接受与轻触觉有关的、粗的、有髓 Aβ 纤维来源的传入信号，而脊髓后角和三叉神经脊束核则接受 Aδ 和 C 痛觉纤维的传入信号。这种躯体感觉处理模式的差别是对患者通过神经系统检查来进行神经病变定位诊断的基础。

伤害性初级传入纤维以一种高度有序的方式止于同侧的脊髓后角[27,28]。Rexed[29]首次发现猫的脊髓后角在解剖上有一系列的分层（图 1.2）。无髓鞘 C 纤维止于外层（板层Ⅰ和Ⅱ的外侧），而细的、有髓 Aδ 纤维止于板层Ⅰ和板层Ⅲ～Ⅴ。粗的、有髓纤维 Aβ 止于脊髓后角的板层Ⅲ～Ⅴ。板层Ⅰ也被称为边缘核，板层Ⅱ被称为 Rolando 胶状质。

脊髓和脊髓三叉神经核的伤害性感受二级投射神经元主要分为两种类型：广动力域（wide dynamic range, WDR）神经元和伤害性特异（nociceptive-specific, NS）神经元。WDR 神经元特异性地集中于脊髓后角的深层（Ⅲ～Ⅴ层）。它们接受低阈值 Aβ 纤维和痛觉 Aδ 和 C 纤维的传入信号，因此可以同

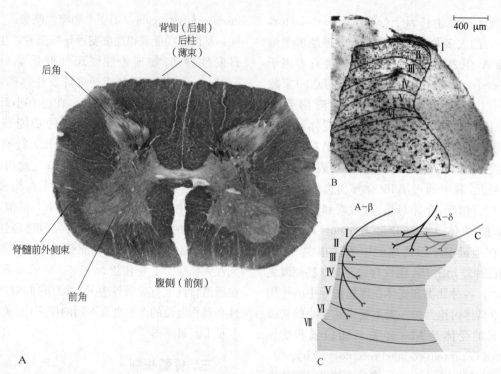

图1.2 脊髓后角的组织学切面和示意图。A. 人类腰椎管标记显示主要脊髓躯体感觉结构之间的关系。B. 大鼠脊髓。外侧的粗线显示脊髓灰质的边界，内部粗线显示Rexed的板层边界。这些边界由每个区域的组织学特征界定，由后角边缘的数字识别。C. 非人类的灵长类脊髓后角的初级传入形式。粗的有髓Aβ纤维自背根的背部分出，穿过后角中部并终止于Ⅲ～Ⅴ板层。传递伤害性信号的、细的、有髓Aδ纤维和C纤维自背根的腹侧分出，穿过后角侧方，大部分终止于后角表层（Ⅰ和Ⅱ）

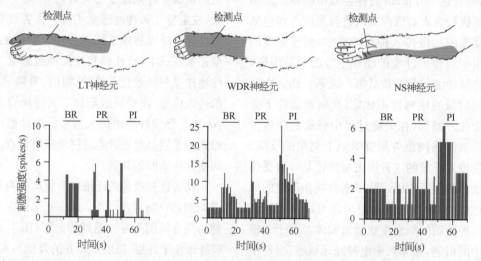

图1.3 速率直方图显示低阈值（low threshold，LT）、广动力域和伤害性特异的初级脊髓丘脑束神经元的反应。这些细胞的反应由一系列不同等级强度的机械刺激在每个细胞的感受野的多个位点诱发。每种刺激实施的时间和位置由直方图顶部的线和标签标示。毛刷刺激使用软骆驼毛刷（图中BR），大动脉夹用来制造非伤害性压力（图中PR），用小动脉夹产生伤害性夹痛（图中PI）。中图显示WDR细胞对刺激的反应可由刺激强度来分级。右图显示NS神经元除最强烈的刺激外，对其他刺激无显著反应。左图显示LT神经元仅对非伤害性的毛刷刺激有反应（对动脉夹夹上和取下的过程有短暂的反应，这是因为在这个过程中有触觉刺激）。后肢图显示每个神经元的感受野位置（阴影部）及每个机械刺激实施的皮肤位点（检测点）

时被非伤害性和伤害性刺激所激活。但是WDR细胞对刺激的反应是分级的，伤害性刺激比非伤害性刺激可以诱发更为剧烈的反应。脊髓WDR投射神经元（即轴突终止于脊髓上靶区域的神经元）可以自

发除极（在猴子中频率大约为11 Hz），其活动因非伤害性（毛刷刷皮肤后平均频率大约为25 Hz）和伤害性机械刺激（小动脉夹夹皮肤后平均频率大约为50 Hz）而增强（图1.3）。

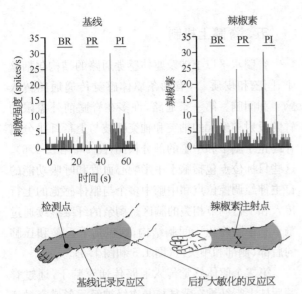

图 1.4 速率直方图显示广动力域脊髓丘脑束神经元的背景活动和皮内注射辣椒素产生敏感化前后对后肢机械性刺激的反应。左图显示对机械刺激反应的基线，右图显示注射辣椒素后对机械刺激的反应。腿部图的圆点显示机械刺激作用的位点，X 点显示辣椒素注射的位点。蓝色区域代表基线记录的反应区域，紫色区域代表辣椒素注射后扩大的反应区域。BR，毛刷刺激；PI，伤害性夹痛；PR，非伤害性压力

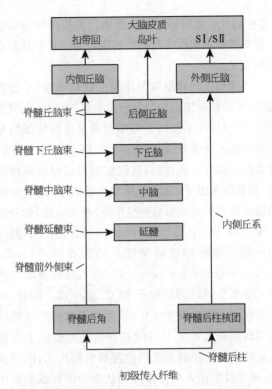

图 1.5 中枢伤害性通路的概述。每个框代表伤害性刺激处理和（或）应答的独立解剖位置。线表示每个解剖位置之间的相互联系

与 WDR 神经元相比，NS 投射神经元在生理条件下只对伤害性刺激有反应。大多数 NS 神经元位于脊髓后角的外层（Ⅰ层及外侧的Ⅱ层）。这些细胞与 WDR 细胞相比，自发活性更低，平均频率为 3～5 Hz。NS 细胞对于伤害性刺激的除极频率与 WDR 细胞相当，平均约为 50 Hz（图 1.4）。

WDR 和 NS 二级神经元细胞的轴突在胞体所在水平附近越过中线，在对侧脊髓的前外侧索集合上行，到达脑干和间脑（图 1.5）。WDR 细胞的传导速度通常比 NS 细胞快（大约为 30 m/s vs. 12 m/s）。另外，NS 细胞的轴突大多起源于脊髓后角的Ⅰ层，WDR 细胞大多起源于Ⅲ～Ⅴ层。它们在前外侧索走行的位置也稍有不同，在脊髓的前外侧索，NS 细胞轴突位于背侧内侧区，而 WDR 细胞轴突更集中于腹外侧区。

四、脊髓调节

伤害性刺激传入在脊髓水平的调节概念在 Melzack 和 Wall 提出闸门控制学说后得到加强[30]。这个理论指出低阈值 Aβ 纤维伴随的传入信号可抑制 WDR 细胞对伤害性刺激的反应。这个理论可以解释为什么经皮电刺激可以缓解疼痛。进一步的研究表明脊髓内的神经元可以释放过量的神经递质，其在伤害性刺激的调节中发挥重要作用。与此同时，从脑干不同部位传入至脊髓后角的信号可以调节周围神经的信号传入和中间细胞元的信号传出[31,32]。位于脊髓层面的局部细胞网络的调节和下行调节系统可以增强或抑制脊髓伤害性神经元的信号传出。脊髓兴奋系统和抑制系统的相互作用决定了什么样信号被传递到更高级的中枢神经系统（CNS）。

中枢敏化是在某种情况下观察到一种特殊类型的脊髓调节[33]。在这种现象中伤害性系统的传递能力会发生变化，即神经可塑性改变。足够强度和时间的伤害性刺激（如手术切口）可导致神经可塑性的形成，这种刺激的疼痛信号神经元的编码可能得到放大。中枢神经系统可塑性的一个典型例子是 wind-up 现象，以 0.5～1 Hz 的频率重复刺激 C 纤维可导致连续刺激所致去极化的进行性增强[34]。除了以上刺激所致的去极化增强外，致敏的脊髓神经元表现为感受野扩大和自发除极率增高。WDR 神经元比 NS 神经元更易敏化。但敏化的 NS 神经元常获得新的对非伤害性刺激的反应，因而被重新归类为 WDR 细胞。中枢敏化的神经化学基础将在第

2章中讨论。更好地理解中枢敏化的药理学和其他类型的神经可塑性将对新的镇痛药物的研发具有重大的意义。

不同形式的脊髓调节作用由胶质细胞（小胶质细胞、星形胶质细胞和少突胶质细胞）执行。小胶质细胞、中枢神经系统的巨噬细胞和星形胶质细胞在不同的损害后被激活，包括神经损伤、炎症或长期阿片类药物治疗。激活后，这些细胞可以释放多种物质，包括细胞因子、炎症介质和生长因子，这些物质随后可以多种方式影响神经功能（有关综述，请参见Ji等[35]和Tiwari等[36]）。例如，在神经损伤后，激活的小胶质细胞释放脑源性神经营养因子（brain-derived neurotrophic factor，BDNF），导致板层 I 神经元中氯化钾协同转运子 KCC2 的下调。因此，跨膜阴离子梯度会发生变化，从而使正常的抑制性输入变成兴奋性[37]。尽管动物研究已经提供了大量的证据表明神经胶质在慢性疼痛中的作用，但应注意，神经胶质在人类慢性疼痛状态中的贡献和作用尚不清楚。

五、脊髓上机制

脊髓水平以上涉及躯体感觉通路的结构包括脑干、间脑和皮质[38]，有两条躯体感觉传递通路传入脑干和间脑。第一条通路，许多在脊髓前外象限的脊髓投射神经元的轴突和轴突侧枝与上行纤维分离并终止于脑干和中脑的部分核团（图1.5和图1.6）。这些目标位点包括脑干中影响心血管和呼吸功能的自主神经调控位点和中脑中多个与躯体感觉的上行传入和下行调节相关的脑区。剩余的纤维继续通过脑干和中脑终止于间脑结构，这包括下丘脑和丘脑的后部、侧部和中央区（图1.5和图1.6）。

第二个躯体感觉传入通路传递至脑干，通过脊髓后柱上行纤维在背柱核与次级神经元形成突触连接。背柱核传入由位于中间的传递下肢突触的薄束核和位于侧方的传递上肢突触的楔束核的纤维组成。躯体主要由这两个核团区代表。与此相对，面部感觉的传入由脑干第 V 对脑神经起始部的三叉神经感觉主核处理。背柱核的第二级神经元轴突穿过

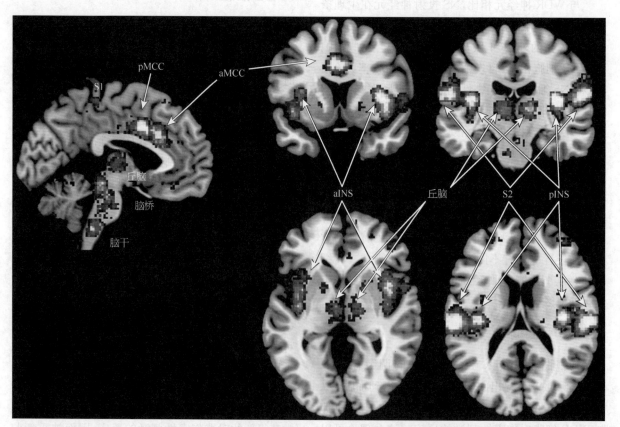

图1.6　根据影像学研究，涉及疼痛信号传导的大脑区域。在 Neurosynth. org 上创建的 420 项包含"疼痛"一词 fMRI 研究的荟萃分析反向推理统计图。a/pINS，前/后脑岛；a/pMCC，前/后中扣带皮质；S1/2，初级/次级体感皮质（David A. Seminowicz 博士提供）

中线,构成了脑干对侧的内侧丘系。这些纤维上行穿过脑干和中脑,并接受三叉神经功能相关纤维,继续提供第二条躯体感觉传入至间脑,终止于丘脑腹后外侧(ventral posterior lateral,VPL)核(躯体传入)和腹后内侧(ventral posterior medial,VPM)核(面部传入)。

大脑皮质的躯体感觉传入包括来自丘脑 VPL 和 VPM 区躯体感觉的中继神经元的第三级投射,以及来自脑干和中脑的第三级或更高级的投射神经元[39,40]。一些投射具有高度组织性和特异性。例如,VPL 区的核心细胞接收从后柱-内侧丘系纤维的传入投射至 SⅠ和 SⅡ的皮质区;丘脑外侧后部区的神经元接收从前外侧系统的传入投射至 SⅡ和皮质的后岛区,而丘脑内侧核最后投射至扣带回前部;类似的,中脑臂旁核的躯体感觉中继神经元特异的投射至新皮质的杏仁核。另一方面,第三级纤维其他至皮质的投射是很弥散的,如脑干网状激活系统细胞接收从脊髓网束的躯体感觉的传入,传出至广泛的新皮质。

除伤害性感受加工、调制的周围和脊髓机制以外,还有数个皮质区与急性和慢性疼痛状态相关。尽管被统称为"疼痛矩阵(pain matrix)"的确切脑区一直是争论的焦点,在急性和慢性疼痛状态时,这些初级、次级躯体感觉皮质、岛叶、前扣带回皮质、前额叶和丘脑的数个核团,在影像学研究中始终显示活化状态(图 1.6)。此外,药物诱导的镇痛已被证明对这些脑区有影响。"疼痛矩阵"进一步被分类,一类为外侧通路,此通路编码疼痛知觉的感觉识别方面;另一类为内侧通路,编码疼痛知觉的情感因素。与疼痛情感传递相关的大脑结构需要编码疼痛引起的不快和厌恶情绪,这对自我保护有重要意义。一个案例研究显示,数名单侧岛叶皮质缺血损伤的患者显示出疼痛示意不能,对其全身多处疼痛刺激后缺乏情感反应或产生不恰当的情感反应,而且这些患者无法学习对疼痛刺激的恰当的逃避或保护反应[41]。另一个皮质结构对疼痛作用的例子是镇痛的安慰剂效应。先前的研究显示安慰剂效应至少部分由内源性阿片系统活化所介导,疼痛矩阵中的结构有大量高表达的 μ-阿片受体[42,43]。利用正电子发射计算机断层扫描和 μ-阿片受体放射性示踪剂[¹¹C]卡芬太尼的研究表明,安慰剂介导了内源性阿片系统的活化,此阿片系统主要位于脑内疼痛矩阵结构,如前

扣带回、前额叶皮质、岛叶、内侧丘脑、杏仁核和中脑导水管周围灰质(periaqueductal gray,PAG)[44,45]。

六、伤害性感受的脊髓上调制

许多研究表明躯体感觉信号的可塑性和调制发生在脑干、中脑和间脑水平。例如,背柱核神经元的可塑性反应已经在大鼠和猴子中通过辣椒素皮内注射得到证实。同样地,随着急性炎症的发展和随后传入神经阻滞,丘脑神经元改变了它们的自发放电模式,表现为剧烈增加的暴发式放电。脑干中缝背核的上行调制也同样影响丘脑神经元的信号传递。

伤害性感受的脊髓上水平的下行调制已经是公认的现象,对脊髓后角神经元既有抑制作用又有易化作用。下行调制对于急性疼痛的衰减很重要,下行易化已被证实与慢性疼痛状态的建立和维持相关。有许多不同的位点和通路参与痛觉的下行调制,其中大多数的解剖学结构都同时具有抑制和易化作用,因而突显出此现象的复杂性。最有特点的通路为 PAG 和延髓头端腹内侧区(rostral ventromedial medulla,RVM)通路。PAG 和 RVM 区接受来自多种皮质和边缘系统(如前扣带回、杏仁核和前额叶)的下行纤维,参与处理疼痛的情感因素。这些脑区活动性增加可导致易化或抑制疼痛效应,并依赖于 PAG 和 RVM 区[46,47]。PAG 区几乎没有直接投射到脊髓的纤维,而有投射至 RVM 区的纤维,而 RVM 可发送抑制性和兴奋性脉冲到脊髓后角表面和深层的伤害性纤维和 WDR 神经元。

据推测,RVM 通过不同类型的神经元(称为"ON"和"OFF"细胞)可以在脊髓后角产生易化和抑制效果[48]。这些截然不同的细胞类型具有截然不同的功能特征。OFF 细胞除伤害性传入外皆表现为强直活化,可被镇痛药(如吗啡)激活。相反,ON 细胞在伤害性传入过程中更活跃,可被吗啡抑制[48-50]。所以,大家普遍认为 OFF 细胞是下行抑制的必要结构。

尽管 ON 细胞在下行易化中的作用的证据仍存在争议,但一些研究显示 RVM 区的 ON 细胞活化诱发痛觉过敏。例如,胆囊收缩素(cholecystokinin,CCK)直接注射至 RVM 区可诱导机械和热痛觉过敏,且直接注射 CCK 可优先激活 ON 细胞[51,52]。此外,在慢性痛模型中,ON 细胞是活化的,OFF 细胞是抑制的[53,54]。ON 细胞活化的下行易化作用被认

为通过上调脊髓的强啡肽来诱导痛觉过敏,后者与初级传入神经元中,可导致中枢敏化和慢性疼痛的兴奋性神经递质释放增加相关[55]。ON 细胞活化和随后脊髓的级联放大的易化效应也与阿片诱发的痛觉过敏相关(慢性阿片暴露所致)[56,57]。

研究表明除神经元的功能改变外,小胶质细胞和星形胶质细胞也有可能在中枢敏化过程中起重要作用。其他参与神经病理性疼痛发生的中枢神经可塑性改变包括脊髓或撕裂损伤后可能发生的去传入所致的神经活动性增加、粗纤维传入抑制缺失、初级传入的中枢连接重组和调节机制兴奋性下行。中枢和一定程度的外周敏化被认为是神经病理性疼痛中很常见的痛觉超敏(allodynia,非伤害性刺激诱发疼痛反应)和痛觉过敏(hyperalgesia,普通的伤害性刺激的痛觉感受加强)的罪魁祸首。

◆ 要 点 ◆

● 伤害性刺激诱发疼痛的过程分为四个阶段:转导、传递、调制和感知。

● 周围伤害性感受器对强热、冷、机械或化学刺激起反应,并编码伤害性刺激的强度、位置和持续时间。

● 后角在解剖上由板层组成。无髓鞘的 C 纤维终止于 Rexed 板层Ⅰ和Ⅱ,粗的有髓纤维终止于板层Ⅲ~Ⅴ。

● 二级伤害性感受脊髓和脊髓三叉投射神经元有两种类型:广动力域(WDR)神经元和伤害性特异(NS)神经元。WDR 细胞同时接收 Aβ 纤维和伤害性(C 和 Aδ)纤维传入。

● 躯体感觉系统包含两个主要信号通路。前外侧系统是初级痛觉信号通路,相反,脊髓后柱-内侧丘系系统主要为非伤害性刺激的高速、离散的信号通路。

● 部分皮质区,也就是"疼痛矩阵",与急性和慢性疼痛状态相关。这些区域包括初级和次级躯体感受皮质、岛叶、前扣带回、前额叶、杏仁核和丘脑的数个核团。

● 伤害性感受脊髓上水平的下行调制可对脊髓后角神经元活化产生抑制和易化的双重效果。下行调节可能对急性疼痛的衰减有重要作用,而下行易化活动与慢性疼痛状态的确立和维持相关。

● 上行和下行信号系统的任何水平或者所有水平发生紊乱均会导致慢性疼痛的产生。

参考文献

请于 ExpertConsult.com 在线访问参考文献。

第2章 躯体感觉和疼痛处理的神经化学机制

Kent H. Nouri, MD；Uzondu Osuagwu, MD；Jessica Boyette-Davis, PhD；

Matthias Ringkamp, MD；Srinivasa N. Raja, MD；Patrick M. Dougherty, PhD

翻译：夏 碧 薛 明 审校：王清秀 周华成

躯体感觉处理的神经化学相关专业知识为临床医师提供了必要的信息，临床医师可借此通过两种方式控制疼痛的发生：一是通过控制外周伤害性感受器传递损伤相关信号的部位；二是调控通过中枢神经系统的信号传导。

一、痛觉转导的神经化学物质

在组织损伤后，皮肤会释放大量化学物质，这些物质直接激活伤害性感受器或增加其兴奋性。如图2.1所示，有许多介质常被简单地称为"炎性汤"。

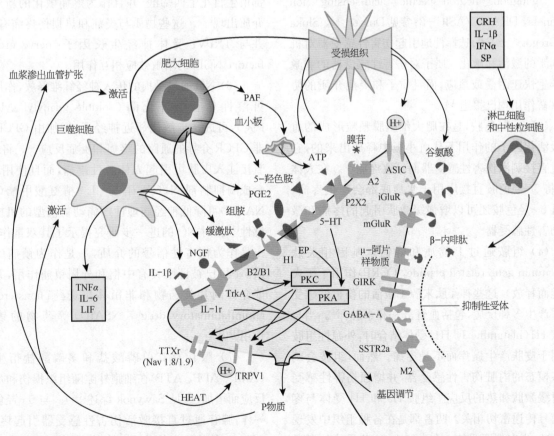

图2.1 外周感觉神经末梢躯体感觉处理的神经化学物质。5-HT，5-羟色胺受体；A2，腺苷受体A2；ASIC，酸敏感离子通道；ATP，腺苷三磷酸；B2/B1，缓激肽受体B2/B1；CRH，促肾上腺皮质激素释放激素；EP，类花生酸受体；GABA，γ-氨基丁酸；GIRK，G蛋白偶联内向整流钾通道；H1，组胺H1受体；IFN，干扰素；iGluR，离子型谷氨酸受体；IL，白细胞介素；LIF，白血病抑制因子；M2，毒蕈碱受体M2；mGluR，代谢型谷氨酸受体；NGF，神经生长因子；P2X2，ATP激活离子通道；PAF，血小板活化因子；PGE2，前列腺素E2；PKA，蛋白激酶A；PKC，蛋白激酶C；SSTR，生长抑素受体；TNF，肿瘤坏死因子；TrkA，原肌球蛋白受体激酶A；TRPV1，瞬时感受器电位香草酸受体1；TTXr，抗河鲀毒素（通道）

1. 炎性汤

以下是这种汤的关键"成分"。

(1) 缓激肽,是一种有效的血管舒张肽,通过作用于两个 G 蛋白偶联受体(G protein-coupled receptors, GPCR),在炎性疼痛和痛觉过敏中起关键作用:结构型 B2 受体和 B1 受体在组织损伤后表达增加(参见 Petho 和 Reeh[1] 综述)。在损伤后,缓激肽由激肽原释放,通过激活无髓鞘和有髓鞘的伤害性感受器在人体中产生急性疼痛。缓激肽还通过激活磷脂酶 C(phospholipase C, PLC)、蛋白激酶 C(protein kinase C, PKC),产生类花生酸和一氧化氮(nitric oxide, NO),以及调节瞬时感受器香草酸受体 1(transient receptor potential vanilloid 1, TRPV1)的电位,使伤害性感受器敏化,从而在人体内产生短暂的热痛觉过敏[2]。

(2) 低 pH(游离 H^+ 过多),炎症组织的低 pH 也与炎症相关疼痛及痛觉过敏有关。低 pH 通过开放背根神经节神经元特异性酸敏感离子通道(dorsal root ganglion neuron-specific acid-sensing ion channels, DRASIC/ASIC-3;参见 Dussor[3] 及 Sluka 和 Gregory[4] 综述)选择性地引起伤害性感受器对机械刺激的激活和敏化。质子对伤害性感受器的刺激不产生快速耐受或适应,而且质子和炎症介质的协同兴奋作用均已报道[3,4]。

(3) 5-羟色胺,是在肥大细胞脱颗粒形成的血小板活化因子的作用下从血小板中释放出来的,它通过直接刺激伤害性感受器而导致疼痛[5]。在人体中,将 5-羟色胺直接应用于水疱底部会产生疼痛,并且 5-羟色胺还可以增强缓激肽引起的疼痛和激活伤害性感受器[5]。

(4) 组胺通过 P 物质和降钙素基因相关肽(calcitonin gene-related peptide, CGRP)作用于肥大细胞而释放。这些神经肽来源于激活的伤害性感受器并产生多种反应,包括血管舒张和水肿[6-8]。当与组胺 H1(histamine 1, H1)受体结合时,外源性组胺作用于皮肤产生瘙痒而不是疼痛。然而,组胺会刺激多模态的内脏伤害性感受器,并增强伤害性感受器对缓激肽和热的反应。组胺 H3 和 H4 受体与疼痛信号传递密切相关。两者都是在各种组织中发现的 Gi/o 蛋白偶联受体。在脊髓中,这些受体的激活减弱了伤害性信号的传递。具体地说,已经有人提出 H3 受体激动剂对治疗神经病理性疼痛具有潜在的益处[6]。在小鼠神经损伤模型中,激活 H4 受体可以减轻疼痛。阐明其作用和药物靶点的进一步研究正在进行中[9]。

(5) 类花生酸是花生四烯酸代谢物的一个大家族,包括前列腺素、血栓素和白三烯。类花生酸直接激活关节的传入神经,并使其与皮肤和内脏的传入神经对自然刺激和其他内源性化学物质变得敏感(参见 Noguchi 和 Okubo[10] 以及 Chen 等[11] 综述)。前列腺素由结构型酶环氧合酶-1(cyclo-oxygenase-1, COX-1)和诱导型酶环氧合酶-2(COX-2)合成,可降低伤害性感受器中抗河鲀毒素钠离子电流的激活阈值,增加细胞内环磷酸腺苷(cyclic AMP, cAMP)的水平,以及增加感觉神经元的兴奋性。白三烯是脂氧合酶途径的代谢产物,由巨噬细胞和肥大细胞释放,通过作用于 GPCR 和作为细胞因子产生细胞的趋化因子,引起痛觉过敏和对机械刺激的敏化,并导致初级传入纤维的进一步敏化。

氧化亚油酸代谢产物是类花生酸的近亲,它们都衍生自花生四烯酸,并且作为疼痛敏化的新外周介质出现[12]。这些物质与炎症和热损伤疼痛有关,并与 TRPV1 受体神经生长因子(nerve growth factor, NGF)的增敏效应相互作用。

(6) NO 通过受损的传入神经纤维释放,作用于可溶性鸟苷酸环化酶(soluble guanylyl cylase, sGC),可进一步敏化邻近神经元,增加由 GPCR 和非 GPCR 介导的通路的疼痛和炎症反应[1]。将 NO 直接注入皮肤可引起人体急性疼痛,而且使用 NO 合成酶抑制剂 N(G)-硝基-L-精氨酸甲酯(L-NAME)可降低神经病理性疼痛动物模型的机械敏感性[1]。对 NO 的进一步研究揭示了其双重作用:一是作为伤害性信号的介质,一是作为镇痛的介质。NO 已被证明具有中枢和外周镇痛作用,并可能介导阿片类药物和非甾体抗炎药(nonsteroidal antiinflammatory drugs, NSAID)等药物的镇痛作用[13,14]。

(7) 腺苷及其单磷酸盐和多磷酸盐衍生物(AMP、ADP、ATP)在细胞外隙随组织损伤和炎症反应而增加(参见 Sawynok 综述[15])。与 5-羟色胺一样,腺苷通过直接激活伤害性感受器引起疼痛。ATP 也会引起人体疼痛,并激活健康人皮肤上的 C-伤害性感受器,但不会使 C 纤维对机械或热刺激变得敏感。我们认为,ATP 通过嘌呤能受体 P2X3

和异聚体 P2X2/P2X3 受体(稍后讨论)激活正常皮肤的伤害性神经元[15]。

(8) 细胞因子[例如白细胞介素-1β(interleukin-1β，IL-1β)、肿瘤坏死因子 α(tumor necrosis factor α，TNFα)、IL-6]由多种细胞释放，如巨噬细胞、小胶质细胞、星形胶质细胞、Schwann 细胞，以调节炎症细胞的反应(参见 Ji 等[16]，Tiwari 等[17] 和 Clark 等[18]综述)和疼痛的信号传递。细胞因子大致可分为促炎细胞因子和抗炎细胞因子，其中促炎细胞因子与不同的疼痛综合征关系更大。IL-1β 和 TNFα 直接刺激和敏化热、机械刺激的伤害性传入纤维，而 IL-6 与其可溶性 IL-6 受体结合也使热伤害性感受器处于敏感状态。临床研究表明，疼痛关节滑液中的 TNFα 水平升高，用抗 TNFα 抗体治疗可改善类风湿关节炎的伴随症状，也包括疼痛。Schwann 细胞表达特定细胞因子的受体，如 TNF、干扰素(interferon，IFN)、IL-1 和 IL-6。这些受体的激活会引发一系列的下游效应，包括髓鞘合成的下调、NGF 受体表达的增加、去分化和增殖。被激活的 Schwann 细胞随后开始合成和释放促炎细胞因子并影响邻近的 Schwann 细胞，从而关闭一个可能加剧和维持疼痛的正反馈回路。IL-18 是 IL-1 家族成员之一，在神经病理性疼痛中起重要作用；脊髓中 IL-18 的抑制也能减轻大鼠骨癌疼痛[19]。相反，抗炎细胞因子 IL-10 在神经病理性疼痛和炎性疼痛中都表现出镇痛作用[20]。

此外，趋化因子是趋化细胞因子的一个子集，在持续疼痛的发展中起作用[18]。背根神经节(dorsal root ganglion，DRG)神经元共表达趋化因子和阿片样物质受体，激活趋化因子可以增强或阻止阿片样物质的镇痛作用，甚至提高其耐受性[21]。神经损伤后，单核细胞趋化蛋白 1(monocyte chemoattractant protein 1，MCP1)及其受体 CCR2 在初级传入纤维和 DRG 细胞中上调，在对照组动物中注射 MCP1 可造成机械性触诱发痛[22]。此外，缺乏 CCR2 受体的小鼠对神经病理性疼痛的敏感性更低[23]。

(9) 兴奋性氨基酸(excitatory amino acid，EAA)受体在伤害性感觉调节中起重要作用。EAA 受体存在于 DRG 细胞和初级传入纤维的突触前末端(参见 Miller 等综述[24])。在外周注射谷氨酸可通过与无髓鞘轴突上的离子通道型受体(离子型谷氨酸受体，ionotropic glutamate Receptors，iGluR)、

代谢型 G 蛋白偶联(G protein-coupled metabotropic，mGlu)1 型和 5 型受体(分别为 mGluR1 和 mGluR5)结合从而激活伤害性感受器。在 DRG 中，标记为 mGluR5 的神经元也表达伤害性神经元特有的 TRPV1。

(10) 神经生长因子(NGF)可能通过直接和间接机制导致炎性疼痛。炎症介质，如细胞因子，可增加炎症组织中 NGF 的产生(参见 Mizumura 和 Murase[25] 及 Lewin 等[26]综述)。反过来，NGF 刺激肥大细胞释放组胺和 5-羟色胺，使初级传入纤维敏化。此外，NGF 本身可能直接敏化伤害性感受器并且可以改变 Aδ 纤维的分布，这样使得更多的纤维拥有伤害性感受器的属性。NGF 直接作用于初级传入纤维的外周末梢，可引起热痛觉过敏。NGF 与炎症诱导的伤害性感受器反应特性的改变有关，如伤害感受器持续活动发生率增加、神经纤维最大活动频率的增加，以及 DRG 神经元动作电位的改变。NGF 诱导的痛觉过敏可能是通过作用于河鲀毒素不敏感性钠离子通道 Nav1.8 和增强 VR1 受体的反应来介导的。

(11) 蛋白酶，如凝血酶、胰蛋白酶和类胰蛋白酶，在传统上不被认为是炎性汤的一部分，但由于其对蛋白酶激活受体(proteinase-activated receptors，PAR)的作用，作为疼痛和炎症反应的介质，蛋白酶正受到越来越多的关注[27,28]。PAR 共有四种类型，其中 PAR1 和 PAR2 与疼痛和炎症反应密切相关。这两种受体都位于神经纤维末梢的周围，通过凝血酶激活 PAR1，从而导致组胺、P 物质、CGRP 和细胞因子的释放。胰蛋白酶和类胰蛋白酶激活 PAR2 可引起一系列炎症反应(包括前列腺素和缓激肽的释放)，从而进一步敏化无髓鞘的初级传入纤维。激活这些受体的净效应是增加对机械和热刺激的敏感性。中性粒细胞弹性蛋白酶激活 PAR2 和 TRPV4，导致伤害性感受器过度兴奋和炎症反应[29]。

(12) 基质金属蛋白酶(matrix metalloproteinases，MMP)是肽链内切酶的一个大家族，直到最近才发现其与疼痛有关。MMP-2，也可能是 MMP-9，被认为与糖尿病神经病变有关。MMPs 充当巨噬细胞的趋化因子，将细胞因子 TNFα 转换为活化形式。在损伤发生后，小胶质细胞释放 MMPs，至少有一种 MMP(即 MMP-3)在 DRG 细胞中是上调的[30]。使用 MMP-3 抑制剂米诺环素可防止化疗引起的超

敏反应。此外,研究发现,使用其他 MMP 抑制剂,可减少 MMP 介导的髓鞘碱性蛋白质降解,减少巨噬细胞浸润,随后降低机械敏感性[31]。目前,MMP 相关疼痛发生的机制和受体尚未得到充分探索,关于这一蛋白质家族的研究已取得一些进展,MMP-9 和 MMP-2 的独特作用也已得到证明,包括:①在神经病理性疼痛的早期发展阶段,神经损伤后 MMP-9 短暂上调;②MMP-2 的稳定上调导致神经病理性疼痛的维持;③在神经损伤的早期和晚期阶段,MMP-9/MMP-1 诱导了 IL-1β 的裂解[32]。也有一些观点认为,脊髓中 MMP-9 的上调与慢性阿片类药物戒断综合征有关[33]。

2. 外周抗痛觉过敏机制介质

与前面讨论的介质不同,也有许多介质被释放到炎症或损伤组织中,起到限制疼痛传递的作用。

(1) 阿片样物质,也是炎症汤的组成成分(参见 Stein 综述[34,35])。传入纤维的外周末梢含有阿片样物质受体,但在炎症过程中受体数量增加。此外,炎症细胞,如巨噬细胞、单核细胞和淋巴细胞,可被炎症组织中 IL-1β 和促肾上腺皮质激素释放激素(corticotropin-releasing hormone, CRH)诱导,释放更多内源性阿片样物质。外周内源性阿片样物质也可能被内皮素-1(endothelin-1, ET-1)激活,ET-1 是一种强效血管活性肽,在组织损伤后由上皮细胞合成并释放[36]。矛盾的是,ET-1 可以通过激活伤害性感受器上的 ET_A 受体来触发疼痛,也可以通过对 ET_B 受体的作用来镇痛。ET-1 激活角质细胞中 ET_B 受体,从而导致 β-内啡肽的释放和镇痛,该镇痛作用通过与 G 蛋白偶联的内向整流钾通道(G protein-coupled inward rectifying potassium channels, GIRK)相关的外周 μ 和 κ 阿片受体调节。

(2) 乙酰胆碱(acetylcholine, Ach)来源于非神经元释放到损伤组织中,并通过对烟碱或毒蕈碱受体的作用来调节疼痛。非特异性的烟碱激动剂对 C 伤害性感受器有微弱的兴奋作用,可致轻微的热敏痛而不改变机械痛,但最近有报道称 α-5 和 α-9 亚基选择性激动剂可产生镇痛作用[37,38]。相反,毒蕈碱激动剂使 C 伤害性感受器对机械刺激和热刺激不敏感。M2 受体靶向缺失的小鼠显示出伤害性感受神经对伤害性刺激反应增强的现象(参见 Fiorino 和 Garcia-Guzman 综述[39]),这表明该受体具有紧张性抑制作用。

(3) γ-氨基丁酸(gamma-aminobutyric acid, GABA)可能与 Ach 的双峰作用类似,在疼痛传递中起外周作用。GABA A 型($GABA_A$)受体位于无髓鞘的初级传入纤维上,低剂量的激动剂(蝇蕈醇)激动这些受体可减轻疼痛,而高剂量则增强疼痛。DRG 细胞和背角中的中枢端也发现了 $GABA_A$ 受体,GABA 拮抗剂直接应用于 DRG 细胞可降低神经病理性疼痛动物模型的痛觉超敏[40]。

(4) 生长抑素(somatostatin, SST)是一种与胃肠道(gastrointestinal, GI)系统相关的肽类物质,也与镇痛相关。其 2a 型受体(Type 2a receptors, SSTR2a)存在于大约 10% 支配大鼠无毛皮肤的无髓鞘初级传入纤维中,足底注射 SST 受体激动剂奥曲肽可减轻福尔马林注射后的 II 期反应(参见 Malcangio 综述[41])。此外,奥曲肽可降低 CMHs 对热刺激的反应,减弱由缓激肽致敏的伤害性感受器的热反应。SST 还能抑制胆囊收缩素(cholecystokinin, CCK)的释放,而 CCK 已被证明能够引起疼痛。SST 激动剂的外周效应可能是通过直接作用于初级传入纤维或通过其抗炎作用介导的。SSTR4 也被认为是一个可能的治疗靶点。研究表明,SSTR4-δ-阿片受体复合物具有不同功能,在神经元细胞中,这种复合物的激活可对 cAMP/蛋白激酶 A(protein kinase A, PKA)诱导的伤害性感受有较大抑制作用[42]。

(5) 血管紧张素 II 受体 2(angiotensin II type 2 receptor, AT_2R)是一个最近报道的潜在镇痛靶点(参见 Rice 和 Smith[43] 及 Smith 和 Muralidharan[44] 综述)。血管紧张素 II 是肾素-血管紧张素系统的主要效应物,由肺中的血管紧张素 I 通过血管紧张素转换酶产生,而血管紧张素 I 则由血管紧张素原通过肾素转化而来。血紧张素 II 受体 1 在调节血压方面有着众所周知的作用,而 AT_2R 的生理作用仍不明确。在 DRG 神经元中发现的血管紧张素 II 和 AT_2R 可能在调节感觉信号中起作用,更多的研究表明它在肽能神经元和较大的 DRG 神经元中都有兴奋作用。AT_2R 拮抗剂在后来的实验动物中被证明具有镇痛性,这随后在一项对带状疱疹后神经痛患者 II a 期双盲、安慰剂对照研究中得到了验证。

3. 外周第二信使通路

炎症与一系列化学介质的释放有关。这些介质如前面主要讨论的那样,可能通过直接激活伤害性感受器来产生疼痛。然而,它们也可能在感觉神经元中产生更持久的变化,例如 DRG 细胞中效应基因的早期翻译后变化,甚至更持久的转录依赖性变化。翻译后早期的变化包括伤害性感受器外周末端的传感器分子(如 TRPV1 受体)和电压门控离子通道(如钠通道)的磷酸化(外周敏化)。这些变化的一个经典例子发生在 VR,即 TRPV1(也称为 VR1)。这种受体存在于初级传入纤维的一个亚群中,该亚群可被辣椒素、热刺激和质子激活。炎症介质,如缓激肽和 NGF,降低了 DRG 神经元中 TRPV1 介导的热诱导电流的阈值,增加了对辣椒素有反应的 DRG 细胞的比例。这些变化是通过 PKC 的 PLC 依赖性磷酸化、PKA 的磷酸化、膜磷脂及磷脂酰肌醇-4-5-二磷酸(PIP2)的水解而产生的[45,46]。PKA 和 PKC 还可以通过调节抗河鲀毒素不敏感性钠离子电流的活性来诱导伤害性感受器对热的短期敏感性[47]。此外,在初级传入纤维炎症反应后,各种转录因子活动增加,包括 cAMP 反应元件结合蛋白(cAMP response element-binding protein,CREB)和丝裂原活化蛋白激酶(mitogen-activated protein kinase,MAPK),尤其是细胞外信号调节激酶(extracellular

signal-regulated kinases,ERK)、c-Jun 氨基末端激酶(c-Jun amino-terminal kinases,JNK),以及 p38 酶在内的各种转录因子活性的增加,在 TRPV1 中产生更长期的变化[48,49]。此外,这些信号级联反应可能通过激活背根神经节神经元上的 Toll 样受体来参与介导化疗和外周炎症相关的痛觉过敏[50-53]。

二、痛觉传导的神经化学机制

如前一章所述,脊髓前外侧和脊髓背内侧丘系通路将伤害性信号从脊髓传递到脊髓以上部位,这些通路的差异由构成神经元的解剖学和生理学决定。然而,与脊髓前外侧和脊髓背内侧丘系在解剖学和生理学上的差异不同,两者在躯体感觉处理的神经化学上非常相似。这两种系统都涉及三类递质:兴奋性神经递质、抑制性神经递质和神经肽,它们存在于三个解剖区:感觉传入端、局部回路端和下行(或上行)调节回路端(图 2.2)。

1. 兴奋性神经递质

(1)谷氨酸和天冬氨酸是整个躯体感觉系统突触中的主要兴奋性神经递质。因此,在初级传入神经纤维和脊髓神经元之间、脊髓神经元和丘脑神经元之间的传输等依赖于躯体感觉系统中谷氨酸和天

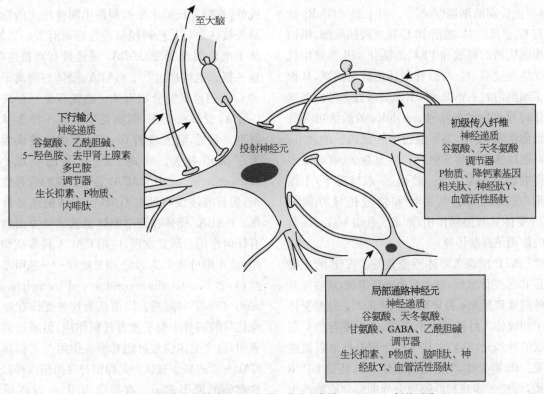

图 2.2 脊髓后角躯体感觉处理的神经化学示意图。GABA,γ-氨基丁酸

冬氨酸的四种受体类型[54,55]。这些受体是以最能激活它们的合成激动剂命名的,包括 N-甲基-D-天冬氨酸(N-methyl-d-aspartate, NMDA)、红藻氨酸、[R, S]-α-氨基-3-羟基-5-甲氧异噁唑-4-丙酸([R, S]-α-amino-3-hydroxy-5-methlyisoxazole-4-propionic acid, AMPA)受体和亲代谢性受体。后 3 种通常统称为非 NMDA 受体。AMPA 和红藻氨酸受体门控钠通道介导所有形式和强度刺激的大多数快速突触传入信号。NMDA 受体只能通过强烈的和(或)长时间的、足以清除通常堵塞通道孔隙的镁离子躯体感觉刺激来激活。NMDA 受体的持续激活导致背角神经元的敏化,包括感受野增加、激活阈值降低及去极化时间延长。多种因素影响 NMDA 受体相关敏化。例如,缓激肽的释放导致脊髓中星形胶质细胞和神经元释放的谷氨酸增加,谷氨酸激活 NMDA 受体,增强中枢敏化。

除了神经元释放谷氨酸外,活化的神经胶质细胞也能释放谷氨酸。在某些疼痛情况下,如化疗引起的神经病变,神经胶质的谷氨酸转运蛋白 GLAST 和 GLT-1 被下调,导致脊髓谷氨酸的再摄取减少,随后谷氨酸外溢至突触外受体位点[56]。

代谢型谷氨酸受体(metabotropic glutamate receptors, mGluRs)是一个 G 蛋白家族的相关位点,参与更长期的细胞变化[57]。当 I 组 mGluRs 被激活与 $G_{q/11}$ 偶联时,激活 PLC 释放磷酸肌醇,继而导致细胞质钙的释放和 PKC 的活化。II 和 III 组代谢型受体通过 G_i/G_o 与腺苷酸环化酶负偶联,从而降低了细胞内的 cAMP 和 PKA 的活性。考虑到这些受体转导机制的复杂性,mGluRs 的激活可导致多种细胞激酶、受体、离子通道和转录因子的调节,从而对躯体感觉和疼痛处理产生复杂的、有时是多变的影响也就不足为奇。然而,一般情况下,I 组 mGluRs 在促进细胞兴奋性和信号传导方面与 NMDA 受体具有协同作用,而 II、III 组 mGluRs 最常见的作用是抑制传导。

(2) ATP 也调节躯体感觉传导。ATP 的主要受体是 P2X 受体家族,它由 7 个亚基组成,这些亚基以 6 种同聚和至少 4 种异聚亚型组成[58]。这些受体存在于初级传入纤维的中枢末端,支配着背角 V 层和 II 层的神经元,它们在其中的作用是增加谷氨酸的释放。P2 类受体,无论是离子性 P2X 还是 GPCR P2Y 类,均进一步在神经胶质介导的痛觉敏感性中发挥独特的作用。ATP 与小胶质细胞上 P2 受体的结合改变了这些细胞的表型,包括 P2 和细胞因子受体的表达增加。这些正在激活的小胶质细胞开始分泌炎症介质,如细胞因子、NGF 和 NO,这些因素有助于维持疼痛和炎症[59]。为了支持这些研究结果,研究人员发现,在疼痛动物模型中,缺乏 $P2X_4$ 或 $P2X_7$ 的小鼠对机械和热刺激的敏感性降低。由于 $P2X_2/P2X_3$ 在头颈部肿瘤神经纤维上的表达,ATP 可能在该种肿瘤的疼痛感觉中起主要作用[60]。

2. 抑制性神经递质

(1) 甘氨酸和 GABA 是躯体感觉系统中主要的抑制性神经递质(参见 Prescott 综述[61])。甘氨酸是脊髓水平主要的抑制性氨基酸,而 GABA 在更高水平上占主导地位。甘氨酸有两个受体位点,一个是氯化物连接的士的宁敏感受体,另一个是 NMDA 谷氨酸受体上的士的宁不敏感调节位点。GABA 存在于脊髓 I、II、III 层的局部回路神经元中。目前已经发现了三种 GABA 受体。$GABA_A$ 受体与氯离子通道相连,并由巴比妥类药物、苯二氮䓬类药物和乙醇调节。选择性 $GABA_A$ 激动剂包括蝇蕈醇,选择性拮抗剂包括加巴嗪。$GABA_A$ 调节粗的有髓鞘纤维和 C-纤维伤害性感受器之间的连接被认为是皮内注射刺激性辣椒素后产生触诱发痛的机制[62]。此外,脊髓和丘脑水平抑制性中间神经元的选择性缺失被认为与某些神经病理性疼痛有关。另外,氯离子电位的改变使 $GABA_A$ 通道具有兴奋性功能,这一概念也被提出[63]。$GABA_B$ 受体与钾离子载体和 G 蛋白连接复合物有关。巴氯芬是一种选择性 $GABA_B$ 受体激动剂,而法克罗芬是一种选择性拮抗剂。最后,新发现的 $GABA_C$ 受体也被认为与钾离子通道有关。顺式-4-氨基巴豆酸(cis-4-aminocrotonic acid, CACA)是该位点的选择性激动剂,但目前还没有针对 $GABA_C$ 受体的选择性拮抗剂。$GABA_C$ 受体在调节躯体感觉信号方面似乎没有任何作用。研究发现,应用 CACA 具有抗伤害作用,此作用可被 1,2,5,6-四氢吡啶-4-基甲基次膦酸(1,2,5,6-tetrahydropyridine-4-yl methylphosphinic acid, TPMPA)阻断。以前认为这些受体在躯体感觉信号的调节中似乎没有任何作用,但最近的研究表明,这个受体位点可能有潜在作用[64]。抑制脊髓 GABA 能的减少被认为是周围神经损伤后神经病理性疼痛的原因之一。有报道表明,通过皮质前体

GABA 能中间神经元椎管内移植修复脊髓 GABA 能信号，能够逆转小鼠的神经病理性疼痛行为[65]。

（2）去甲肾上腺素是另一种丰富的抑制性神经递质，在脑干向背角的下行投射中尤为重要[66]。去甲肾上腺素对脊髓的抑制作用是双重的，通过直接激活抑制性 GABA 能中间神经元和抑制兴奋性中间神经元发挥作用[67]。肾上腺素能受体包括两大类，分别称为 α 受体和 β 受体，每一类受体又有几种亚型。α2-肾上腺素能受体是在脊髓后角中发现的主要受体形式，它对感觉信号的处理有抑制作用。然而，值得注意的是，神经系统损伤后去甲肾上腺素的功能可能会从抑制疼痛、镇痛的作用逆转为促进和（或）维持持续的慢性疼痛状态。

（3）5-羟色胺也在脊髓后角的下行通道中表达，主要来源于中脑中缝核[66]。5-羟色胺（5-HT）受体亚型有多种，包括 5-HT 1、2 和 3 受体，每一种受体又有几个亚型。由于哪一种亚型介导了 5-羟色胺的镇痛特性的争论，人们对 5-羟色胺作为疼痛治疗的临床有效靶点的兴趣已逐渐减弱。在某种程度上，这种争议可能是因为某些 5-羟色胺受体亚型实际上促进了痛觉感受，而另一些则抑制了痛觉感受。如果能开发出更有选择性的工具来分析其药理学特征，5-羟色胺可能会重新成为一个潜在的临床靶点。5-羟色胺和去甲肾上腺素再摄取抑制剂，如度洛西汀和阿米替林，已用于治疗各种疼痛，成功率各不相同。大量的文献进一步证明了去甲肾上腺素和 5-羟色胺的抑制和抗伤害性感受作用，这些文献表明许多调节这两种神经递质的抗抑郁药物，包括度洛西汀和阿米替林，在人类和动物疼痛模型中都有镇痛作用。目前，人们认为其镇痛作用是由激活 α1-肾上腺素能受体和 5-HT2 受体实现的[68]，从而促进疼痛信号下行抑制。

（4）腺苷是脊髓水平另一种重要的抑制性神经递质[15]，至少有两种类型的腺苷受体，称为 A1 和 A2 位点。腺苷占领这些位点导致 G 蛋白介导的靶细胞中 cAMP 水平改变。然而，cAMP 合成的升高或降低在不同条件下均有报道。腺苷可能调节部分由脑干去甲肾上腺素投射到脊髓产生的镇痛作用，在神经病理性疼痛的情况下，腺苷似乎具有特别强的镇痛作用。进一步的研究也表明，腺苷 A1 受体（A1R）在疼痛信号传递中起作用。这种受体的激活被认为是通过激活钾离子（K^+）通道产生突触后抑制，从而引起神经细胞膜的超极化。研究结果已经证明，缺乏这种 A1 受体的小鼠对不同的疼痛刺激有更强烈的疼痛反应[69]。

（5）乙酰胆碱是另一种在脊髓后角水平介导抗伤害性感受的神经递质[70]。刺激迷走神经可以抑制疼痛的传导，这种作用很可能是由 Ach 介导的。Ach 还可能促进 α2-肾上腺素能受体激动剂可乐定产生的镇痛作用。以前认为 Ach 的镇痛作用是由毒蕈碱受体亚型而不是烟碱受体亚型介导的。有研究表明，几种烟碱受体亚型在多种疼痛状态中发挥作用，然而它们的疗效往往受到副作用的限制。结果表明，同时应用 ABT-594（一种抗痛觉超敏烟碱 Ach 受体激动剂）与 NS-9283（一种 α4β2 烟碱 Ach 受体亚型的正性别构调节物）会导致镇痛作用增强而不伴随副作用增强。许多其他烟碱受体亚型正被确认是潜在的疼痛治疗靶点[71]。

3. 神经肽

除了前面讨论的兴奋性和抑制性神经递质外，还有多种神经肽参与了躯体感觉信息的信号传递。虽然其中一些化合物可以被归类为兴奋性化合物，而另一些可被归类为抑制性化合物，但这些化合物与神经递质的作用截然不同，我们已经把它们单独分为一部分。递质作用的开始和终止非常迅速，与之不同的是，神经肽在释放后往往起效更缓慢并具有更长的作用时间。

（1）P 物质和神经激肽 A 在躯体感觉系统中充当兴奋性神经肽[72]。这些肽的受体包括神经激肽 1 和 2 位点，它们均与细胞内钙离子水平的升高有关，这可能是通过磷酸肌醇的释放导致的。这两种肽可能存在于脊髓后角和丘脑的固有神经元中，但更集中在初级传入纤维中。在脊髓水平，这些肽类仅在施加足以使 C 感受器产生持续放电的伤害性刺激后释放，虽然一些小的有髓（Aδ）纤维也可能含有 P 物质。这些肽往往遍布整个后角，可能作用于离释放位点有一定距离的多个突触，而不作为突触递质发出信号并进行信号传递。有研究表明，特定形式的刺激（如机械刺激和热刺激）可能与一种肽或另一种肽的选择性释放有关，但这种说法尚未得到证实。通过 P 物质和（或）神经激肽 A 激活神经激肽 1 和（或）2 受体被认为是皮肤损伤后痛觉敏化所必需的关键步骤。进一步提出了神经激肽受体参与敏化作用的机制是通过易化 EAA 神经递质的突触作用实现的。

(2) 降钙素基因相关肽(CGRP)与 P 物质一样,主要由细的、无髓鞘的初级传入纤维表达,也见于 DRG 细胞和脊髓的浅层[72]。CGRP 和 P 物质的合成和释放都由另一种兴奋性肽——神经肽 Y 来增强。脊髓释放 CGRP 对广动力域神经元具有兴奋作用,CGRP 拮抗剂 CGRP8-37 可逆转这一活性。一些研究表明鞘内注射 CGRP 可产生机械性超敏反应,但应注意的是,其他研究人员未能重复这一发现。有趣的是,脑内释放 CGRP 的作用似乎与外周和脊髓释放的作用相反,这种肽在 PAG 内的释放产生镇痛作用。

(3) 胆囊收缩素(CCK)是一种激素肽,通常参与消化,然而,它也参与疼痛的维持。有学者认为,这一作用是通过延髓头端腹内侧网状结构区的伤害性输出的下行易化来实现的[73],而其他一些学者认为,CCK 阻断了 PAG 的内源性阿片肽的下行镇痛作用[74]。联合使用 CCK 拮抗剂和传统的外源性阿片类药物可增强镇痛效果,甚至逆转阿片类药物耐受。CCK 也可以引起腰椎脊髓中前列腺素 E2(PGE2)和 5-羟色胺的释放,这两者分别可被萘普生和昂丹司琼减弱[75]。要更好地理解 CCK 拮抗剂的作用机制和治疗作用,还需要继续进行相关研究。

(4) 生长抑素(SST)在脊髓水平与脑啡肽和强啡肽一起被列为抑制性神经肽。这些肽类既存在于背角的固有神经元,也存在于从各种脑干核降至脊髓后角的纤维中。内啡肽是另一类抑制性神经肽。阿片肽受体类型包括 μ、δ 和 κ 受体亚型,这些受体存在于躯体感觉系统的所有层面。这些受体与细胞内 cAMP 和钾离子水平的调节有关。还有一个重要的协调功能联系,即维持 μ-阿片受体和 $\alpha2$-肾上腺素能受体之间的联系,但尚未充分应用于临床。

(5) 大麻素存在于周围神经系统和中枢神经系统,并在抑制疼痛中发挥作用。在这一点上,中枢神经系统内的 CB1 受体似乎是一个药物干预的可能靶点。CB1 受体激动剂 Sativex 对减轻神经病理性疼痛非常有效,但具有镇静的副作用。CB1 受体在 DRG 中高表达,其在这一水平的激活减少了与疼痛传导有关的神经递质的释放,减弱了机械超敏反应和热超敏反应[76]。Agarwal 等研究表明,外周痛觉伤害性感受神经元中 CB1 受体的特异性缺失导致内源性大麻素和系统用药的大麻素的抗痛觉过敏作

用大幅降低[77]。CT3 降低了中枢神经系统的生物利用度,因此副作用更少,但仍能有效产生镇痛作用。最近的研究集中在 CB2 受体的潜在作用上,因为该受体的激活具有较少的副作用。研究表明,CB2 受体的激动剂 AM1710 可减少小鼠模型中由紫杉醇引起的痛觉超敏。此外,在敲除 CB2 受体的小鼠身上没有观察到同样的效果[78]。另一项研究表明,CB2 激动剂 JWH133 能够减轻骨关节炎相关疼痛模型的疼痛反应[79]。

(6) 过氧化物酶体增殖物激活受体(peroxisome proliferator-activated receptors,PPAR),是目前讨论的受体中只局限于存在细胞表面的受体;然而,PPAR 代表充当转录因子的一类核受体[80,81]。在这个家族中,存在三种不同的亚型(PPARα、PPARβ/δ、PPARγ),它们位于不同组织,发挥不同功能。其中,PPARγ 在减弱炎症的作用中研究最广泛。罗格列酮已被证明可能通过作用于 PPARγ 受体以减少 MCP-1 及其受体 CCR2 在 DRG 中的表达来调节神经病理性疼痛[82]。这一系列的研究表明,PPAR 可能会提供一种减轻疼痛的新方法。如前所述,试图将这些受体激动剂用作镇痛药的未来研究必须克服增加肥胖和体液潴留的严重副作用的发生率[83]。PPAR,如 PPARγ 位于大脑和脊髓中。虽然目前还不清楚这些受体是如何在损伤后被激活的,但一旦被激活,它们就会调节炎症物质的水平(如 P 物质、CGRP 和细胞因子)。反过来,这些物质和其他因素的调节可以抑制炎症和疼痛。

4. 中枢信号传递和第二信使系统

在中枢神经系统中,各种离子的移动及细胞内酶和代谢产物的活性是生物电信号传递的关键。这些因素的改变可以大大减弱或增强信号传递,并最终影响躯体感觉。离子移动依赖于形成离子通道并充当第二信使酶的蛋白质。这些蛋白质的作用可以被多种药物阻断,其中许多已被研究并作为公认的止痛药。然而,由于离子通道和第二信使存在于所有的神经元件中,化合物在这些靶点的作用对疼痛回路不具有特异性。因此,这些药物常常出现副作用,从而限制了它们的效用。在中枢神经系统中,疼痛信号的传递涉及四个离子通道,分别是钠、钙、钾和氯离子通道。

(1) 钠离子通道是神经冲动在整个神经系统中传导的关键,因为这些通道的开放是神经细胞膜去

极化的初始事件;并且在背角,神经元的钠离子电流至少由三种类型的河鲀毒素敏感的通道调节[84,85]。局麻药利多卡因和布比卡因在物理上阻断钠离子通道,阻止钠离子在膜上的运动。在 20 世纪 90 年代,局部药的长时间注射用于临床术后镇痛变得普遍,而在医院外,持续的椎管内局麻药注射用于治疗癌性疼痛和慢性非癌性疼痛。然而,副作用是常见的,包括尿潴留、感觉迟钝、轻瘫/步态障碍、直立性低血压、呼吸过缓和呼吸困难[84]。钠离子通道亚型的研究为疼痛的缓解提供了新的手段。Nav1.7 和 Nav1.8 亚型均在中枢神经系统和周围神经系统中表达,并且在外周伤害性感受器的动作电位的生成中至关重要。临床上,Nav1.7 通道缺失或无功能的患者会先天性对痛觉不敏感,而这种亚型的过度活跃与某些慢性疼痛相关。抗惊厥药卡马西平可能通过抑制 Nav1.7 产生镇痛作用。此外,缺乏 Nav1.8 的小鼠疼痛反应减弱,而 Nav1.8 选择性阻滞剂 A-803467 减轻了动物的神经病理性疼痛和炎性疼痛。Nav1.9 亚型也参与了疼痛的传导[86]。有证据表明,Nav1.9 可能在三叉神经继发性疼痛的发展中起作用。这些亚型中的每一种都被发现含有产生功能获得突变的基因,从而导致疼痛信号的传导[87]。因此,目前的研究集中在基因组学,其可作为治疗干预的基础(参见 Waxman[88] 和 Moldovan 等[89]综述)。

(2) 钾离子通道是神经元动作电位的第二个主要阳离子通道。钾离子通道有四类,其中电压门控通道和内向整流通道与疼痛密切相关[90-92]。电压门控钾通道的开放允许神经元正电流外向流出,例如在动作电位后的复极化过程中。阻断这些通道最初会延长动作电位的产生,然而,持续的阻断会阻止复极化,最终导致无法产生动作电位。内向整流钾通道建立并调节静息膜电位。有证据表明,钾离子通道有可能成为治疗疼痛的靶点。已发现 NO 可以激活 ATP 敏感钾离子通道[K(ATP)],有助于维持神经病理性疼痛,尽管尚未发现这种作用的确切机制。使用钾通道阻滞剂瑞替加滨可逆转动物模型中手术引起的神经病理性疼痛。双孔钾离子(two-pore potassium, K2P)通道已成为潜在的治疗靶点,这组钾离子通道有许多不同的成员,例如,TRESK 和 TREK 亚型已被证明在伤害性感受中起作用。研究表明,敲除 K2P 后小鼠的热伤害性感受器沉默[91]。Li 和 Toyoda 还介绍了几种 K2P 通道在疼痛信号传

递中的作用,以及在开发新疗法中的潜力[92]。

(3) 钙离子并不直接参与动作电位的传递,但是,是突触去极化后神经递质的释放所必需的[90,93]。在背角神经元中,已被识别至少四种不同类型的钙通道,L 型、N 型、T 型和 P 型。L 型钙离子通道的化学拮抗剂较多,而 N-型钙离子通道被僧袍芋螺的毒素阻断。P 型通道在浦肯野细胞中尤为普遍,并且对漏斗网蜘蛛的毒素非常敏感。T 型通道参与神经元兴奋性和起搏点活性的调节,并可被某些 ω 型芋螺毒素阻断。已显示动物体内 N 型、L 型、T 型和 P 型钙通道,以及人体内 L 型和 N 型钙通道均具有镇痛作用[94]。

(4) 氯离子也是信号传递的主要因素,已经发现了三种主要的氯离子通道。第一类是配体门控氯通道,包括 GABAA 和甘氨酸受体,这些通道在背角神经元中很常见[95]。第二类是电压门控氯通道,在脊髓水平上可能也很常见[96]。最后一类氯离子通道是由 cAMP 激活的,可能只包括囊性纤维化跨膜调节因子[97]。氯离子电流的激活通常会导致神经元的超极化,而这些超极化电流的易化是许多抗抑郁药物作用机制的基础。然而,初级传入纤维末端上的 GABAA 受体与氯离子通道相连,该通道允许氯离子流出,而不是正常的流入,从而产生初级传入纤维末端去极化的净效应。氯离子通道拮抗剂,如荷苞牡丹碱和士的宁并不是用来缓解疼痛,而是产生一种以明显阿片类药物难治的触诱发痛为特征的实验性疼痛状态[63,95]。这些化合物也会加剧神经收缩损伤的解剖学后果。最近研究较多的是一组称为"钙激活氯离子通道(calciumactivated chloride channels, CACC)"。顾名思义,这些通道被细胞内钙离子的增加而激活,从而导致氯离子电导的增加。Pineda-Farias 表明,CACC 亚型 anoctamin-1 和 bestrophin-1 可能在神经病理性疼痛中起作用。他们特别指出,接受 L5/L6 脊髓神经结扎的大鼠,anoctamin-1 的 mRNA 表达增加[98]。Cho 等也研究了 anoctamin-1 的活性,证明它可能具有热感受器的功能,可以检测热信号并介导伤害性信号;敲除 Ano-1 可减少伤害性感受[99]。

最后,第二信使系统在疼痛敏感性的作用已经在许多研究中得到验证。在神经损伤和足底注射福尔马林后,发现膜结合的 PKC 水平升高[100]。脊髓输注佛波酯激活 PKC,可增加动物足底注射福尔马

林后的行为学反应,并增加灵长类脊髓丘脑束神经元的自发性和诱发性活动。相反,PKC 拮抗剂可减少神经损伤后、足底注射福尔马林后、椎管内注射 NMDA 后及皮内注射辣椒素后的疼痛行为。同样地,抑制 PLC 或磷脂酶 A(为释放 PKC 的辅因子所必需),可分别可减少足底注射福尔马林和酵母聚糖后的痛觉过敏。进一步的证据来自以下发现:PKC 缺陷的动物在神经损伤后疼痛较轻,PKA 缺陷的动物对福尔马林、辣椒素和后爪炎症的反应较小[101]。

基于大量的研究,许多第二信使系统可能成为临床疼痛治疗的靶点。然而,这些系统目前在疼痛管理中的作用是通过与 G 蛋白相连的表面受体相互作用的多种药物作用间接实现的[102]。与 GS 相关的受体(与 βγαS 亚基相关受体)包括 β1-肾上腺素能、多巴胺能 1 型和腺苷 2 型受体。那些激活 Gq,12(βγαq,12)的受体包括 5-羟色胺 2c、α1-肾上腺素能、组胺、血栓素 A2、代谢型谷氨酸和毒蕈碱的 1 型、3 型和 5 型受体。最后,与 GI-(βγαi)相关的受体包括腺苷 1、5-羟色胺 1B、GABAB、毒蕈碱 2、μ-阿片受体、δ-阿片受体、κ-阿片受体。与 GS 和 Gq,12 相关的神经递质受体,通常会增加疼痛传递,而与 GI 相关的受体则抑制疼痛信号的传递。

三、总结

在整个神经系统中,许多相互关联的因素会导致疼痛。在外周,缓激肽、细胞因子和第二信使通路等介质彼此促进的机制,导致伤害性感受传递至脊髓的信号增加。在脊髓内,许多上述元素可以将急性疼痛转化为慢性疼痛。这种转变可能通过基因调控、受体表达、神经胶质细胞激活和中枢敏化的改变而实现。人们已经尝试通过干预许多与疼痛有关的化学介质来减轻疼痛,并取得了不同程度的成功。未来的研究将继续扩展我们对疼痛神经化学机制的认识,并增加缓解疼痛的方法。

◆ 要 点 ◆

● EAA 中谷氨酸和天冬氨酸是躯体感觉系统中关键的兴奋性神经递质。

● EAA 受体的四种类型分别是 NMDA、AMPA、红藻氨酸和代谢型受体。

● GABA 和甘氨酸是关键的抑制性神经递质。

● P 物质是躯体感觉系统中关键的兴奋性神经肽。

● 脑啡肽和 SST 是躯体感觉系统中关键的抑制性神经肽。

● 周围神经系统和中枢神经系统的潜在新靶点包括钠离子通道亚型、腺苷、乙酰胆碱、大麻素受体和第二信使系统。

参考文献

请于 ExpertConsult.com 在线访问参考文献。

Chapter 3

第 3 章 分类：疼痛的定义和慢性疼痛综合征

Kiran Chekka, MD; Honorio T. Benzon, MD

翻译：陈亚军　审校：周华成

（1）急性疼痛：因组织损伤或组织潜在损伤而激活伤害性感受器引起的疼痛。急性疼痛通常在组织损伤修复后消失。

（2）痛觉超敏：对正常情况下的无痛刺激感到疼痛。

（3）痛觉缺失：对引起疼痛的常见刺激缺乏疼痛反应。

（4）感觉缺失：全部感官功能的缺失。

（5）痛性感觉缺失：在某些感觉缺失的部位和区域出现的疼痛。

（6）Budapest 标准：利用患者的病史和体格检查结果，制定的经验和统计衍生标准，以客观地诊断复杂性区域疼痛综合征（complex regional pain syndrome, CRPS）。

（7）腕管综合征：由于正中神经在腕管受到卡压，致手部疼痛，发作时间通常在晚上。疼痛的性质为针刺痛、蜇刺样痛、烧灼痛或者酸痛。可能有第一个到第三个手指指尖的感觉减退，Tinel 征阳性，罕见有鱼际肌的萎缩。神经传导研究显示通过腕管的神经传导延迟。该综合征是由于走行在腕骨和屈肌韧带之间的正中神经受压所致（屈肌支持）。

（8）中枢性疼痛：由中枢躯体感觉神经系统的病变或疾病引起的疼痛。中枢性疼痛通常表现为对温度和伤害性刺激的感觉异常。

（9）慢性疼痛：疼痛持续超过急性疾病的病程或损伤愈合的合理时间，或与慢性病理过程相关，导致持续性疼痛或疼痛间隔数月或数年复发。一些研究者认为慢性疼痛应该定义为持续时间≥6 个月的疼痛。

（10）跛行疼痛：由血管功能不全引起的下肢痉

挛性或持续性疼痛，多因行走或活动引起。需要和神经源性跛行鉴别，后者症状类似，但病因是严重的中央椎管狭窄。

（11）复杂性区域疼痛综合征（CRPS, Budapest 标准定义）：在时间或程度上似乎与任何已知创伤或其他病变的通常病程不相符的一系列疼痛状况，其特征是持续性的区域疼痛［自发和（或）引发］。疼痛是区域性的（没有特定的神经节段或皮区分布），通常以肢体远端为主，具有明显的感觉、运动、汗腺分泌、血管舒缩和（或）营养的异常表现。该综合征会随时间逐步进展[1]。国际疼痛学会（International Association for the Study of Pain, IASP）和 Budapest 标准关于 CRPS 的定义比较如表所示（表 3.1 和表 3.2）[2,3]。

（12）综合疼痛中心：该中心致力于以多学科和多形式相结合的方式全方位研究慢性疼痛综合征。

（13）肘管综合征：尺神经在纤维骨性隧道处受到卡压，该纤维骨性隧道位于鹰嘴和肱骨内上髁之

表 3.1　IASP 关于 CRPS 的诊断标准[2,3]

存在初始的伤害性事件或制动性损伤

存在与最初伤害不成比例的持续性疼痛、痛觉超敏或痛觉过敏

疼痛区域有水肿、皮肤血流改变或汗腺分泌异常的表现（症状或体征）

排除其他可以引起疼痛和功能障碍的疾病

CRPS Ⅰ 型：没有"主要神经损伤"诊断为 CRPSI

CRPS Ⅱ 型：存在"主要神经损伤"

注：CRPS，复杂性区域疼痛综合征；ISAP，国际疼痛学会。

021

表 3.2　CRPS 的 Budapest 标准[1]

要做出临床诊断，必须符合以下标准。
- 与初始伤害性事件不相称的持续性疼痛
- 以下四组症状中，其中三组至少报告一个症状
(1) 感觉：感觉过敏和(或)痛觉超敏的报告
(2) 血管运动：温度不对称和(或)肤色变化和(或)肤色不对称的报告
(3) 汗腺分泌/水肿：水肿和(或)出汗变化和(或)出汗不对称的报告
(4) 运动/营养：活动受限和(或)运动功能障碍(虚弱、震颤、肌张力障碍)和(或)营养变化(头发、指甲、皮肤)的报告
- 以下四组体征中，其中 2 组以上至少显示一个体征
(1) 感觉：痛觉过敏(针刺)和(或)痛觉超敏[轻触和(或)温度变化和(或)按压和(或)关节运动]的证据
(2) 血管运动：温度不对称(>1℃)和(或)肤色变化和(或)肤色不对称的证据
(3) 汗腺分泌/水肿：水肿和(或)出汗变化和(或)出汗不对称的证据
(4) 运动/营养：活动受限和(或)运动功能障碍(虚弱、震颤、肌张力障碍)和(或)营养变化(头发、指甲、皮肤)的证据
- 没有其他诊断可以更好地解释这些症状和体征

出于研究目的，诊断标准应在所有四个症状类别中至少一个症状，并在两个或多个体征类别中至少有一个体征(在评估时观察到)

间的滑车沟内。肌筋膜覆盖纤维骨性隧道的凹槽，导致神经受到卡压。在尺神经分布区有疼痛、麻木和感觉异常，有时伴有无力和萎缩。肘部的 Tinel 征阳性。测量神经传导速度显示尺神经通过肘部时传导速度减慢。手部固有肌肉可以显示去神经的迹象。可能需要手术解除神经卡压或移开尺神经。

(14) 去传入神经痛：由于中枢神经系统的感觉传入缺失所致的疼痛，常见于周围神经损害，例如臂丛撕裂或者中枢神经系统的病理性改变。

(15) 残疾：失去以标准或正常方式执行特定任务的能力。

(16) 椎间盘源性疼痛：由椎间盘本身而非压迫邻近神经引起的持续性腰背部钝痛，起因是伤害性感受器在椎间盘的内向生长。特征是疼痛集中在脊柱中轴区域并因站立会加重。磁共振成像对诊断有帮助(有特征性的"高信号表现")，椎间盘造影可以确定病变的脊柱节段。

(17) 感觉迟钝：一种异常激发的令人不愉快的感觉，无论是自发或诱发引起的。

(18) Eagle 综合征(茎突综合征)：伸长或移位

的茎突和(或)茎突韧带的钙化干扰邻近解剖结构而产生疼痛，该区域的创伤可引起疼痛加剧。

一、纤维肌痛

美国风湿病学院(American College of Rheumatology，ACR)在 1990 年提出了最初的纤维肌痛(fibromyalgia)的诊断标准。该标准包括：在全身广泛性疼痛的基础上，体格检查 18 个已确定的解剖位点中至少 11 个位点存在压痛(压痛点)(广泛疼痛是指躯体轴性疼痛、左右侧躯体疼痛，以及上肢和下肢疼痛)[4]。实际上，大多数医师在诊断纤维肌痛患者时并没有寻找触发点，即使做了，通常也并不规范。认识到这一缺陷后，并随着对该疾病的进一步认识，ACR 在 2010 年提出了一个新的标准(表 3.3)[5]。新的诊断标准不再要求寻找压痛点，以弥漫疼痛指数(widespread pain index，WPI)≥7 分和症状严重程度评分(symptom severity，SS)≥5 分取代了压痛点数量的体格检查(或者 WPI 3～6 分并且 SS≥9 分)(表 3.3)。

(1) 痛觉过敏：对正常的疼痛刺激反应过度。

(2) 感觉过敏：对刺激的敏感性增加，除外特殊感觉。

(3) 痛觉过度：一种疼痛综合征，以对刺激的反应增加为特征，特别是重复刺激，同时疼痛阈值也增加。

(4) 痛觉减退：对正常的疼痛刺激的敏感度减低。

(5) 感觉减退：对刺激的敏感度减弱，除外特殊感觉。

(6) 肱骨外上髁炎(网球肘)：由于腕部伸肌肌腱拉伤或部分撕裂致肘外上髁处疼痛。疼痛可放射到侧前臂或上臂。抓握、手腕旋后及重复背屈时肘部疼痛。查体显示在肱骨上髁远端大约 5 cm 处腕伸肌肌腱压痛。

(7) 定向模式疼痛中心：为一系列慢性疼痛疾病提供特定治疗设备的医疗机构。例如，一个介入中心可以进行神经阻滞，同时为背痛、颈部痛、复杂区域疼痛综合征及其他综合征提供治疗手段。

(8) 多学科疼痛管理：来自多学科的专家(物理治疗、心理学、康复医学、麻醉学，以及其他学科)为一组慢性疼痛患者(通常大约 10 个患者)提供治疗。中心通常较大，因为其患者群需要进行耗时的多学

表 3.3　ACR 关于纤维肌痛的诊断标准[5]

标准

诊断纤维肌痛需要同时满足 3 条：
- 弥漫性疼痛指数（WPI）≥7 分且症状严重度评分（SS）≥5 分，或 WPI 3～6 分且 SS≥9 分
- 患者的症状持续在相似程度至少 3 个月
- 没有其他可以解释疼痛的疾病

确认

- WPI：记录患者过去 1 周疼痛部位的数量。患者有多少部位有疼痛？分数为 0～19。

左肩部	左髋部	左颌部	上背部
右肩部	右髋部	右颌部	下背部
左上臂	左大腿	胸部	颈部
右上臂	右大腿	腹部	
左前臂	左小腿		
右前臂	右小腿		

- SS：
  (1) 疲劳
  (2) 睡醒后萎靡不振
  (3) 认知障碍
  对于上述三种症状中的每一个，请使用以下标准评估过去 1 周中的严重程度：
  0＝无问题
  1＝轻微或轻度问题，一般为轻度或间歇性
  2＝中等，相当大的问题，经常出现和（或）处于中等水平
  3＝严重：普遍，持续，生活困扰的问题
  根据患者所具有的躯体症状的数量评分[a]
  0＝无
  1＝很少
  2＝中等
  3＝大量

SS 分数是三种症状的严重程度（疲劳、睡醒后萎靡不振、认知障碍）加上一般躯体症状的程度（严重性）的总和。最终分数为 0～12

注：[a] 可考虑的躯体症状：肌肉疼痛、肠易激综合征、疲劳、思考或记忆问题、肌肉无力、头痛、腹部疼痛/痉挛、麻木/刺痛、头晕、失眠、抑郁、便秘、Raynaud 现象、荨麻疹/瘢痕、耳鸣、呕吐、胃灼热、口腔溃疡、味觉丧失/改变、癫痫发作、眼睛干燥、呼吸短促、食欲不振、皮疹、太阳光敏感、听力困难、易擦伤、脱发、尿频、尿痛和膀胱痉挛。

科评估和治疗。

（9）神经痛：一根神经或多根神经分布区的疼痛。

（10）神经炎：一根或多根神经的炎症（除非炎症存在否则不能使用该术语）。

（11）神经病理性疼痛：由周围神经系统或中枢神经系统的原发病变或功能障碍引起的疼痛。

1）中枢神经病理性疼痛：中枢神经系统损害导致的疼痛，这些包括丘脑疼痛综合征、卒中后疼痛和后脊髓束损伤痛。

2）周围神经病理性疼痛：周围神经系统的病灶或功能障碍导致的疼痛。例如疱疹后神经痛（postherpetic neuralgia，PHN），痛性糖尿病性神经病变（painful diabetic neuropathy，PDN）和复杂区域疼痛综合征（complex regional pain Syndrome，CRPS）。

（12）神经病：一种神经功能障碍或神经病理变化，可能涉及单根神经（单神经病）、多根神经（多发性单神经病），或者是双侧或对称性发病（多发性神经病）。

（13）伤害性疼痛：伤害性感受传入纤维的激活引起的疼痛。这种类型的疼痛满足疼痛传导的标准（例如，传导到脊髓、丘脑，进而到大脑皮质）。

（14）躯体痛：沿着感觉神经纤维的疼痛，该疼痛通常离散且剧烈。

（15）内脏痛：沿着交感神经纤维的疼痛，该疼痛分散且不易定位。

（16）伤害性感受器：对伤害性刺激或长时间后会变得有害的刺激尤其敏感的受体。

（17）伤害性刺激：一种对身体组织有实际或潜在破坏性的刺激。

（18）疼痛：一种与实际或潜在的组织损伤或损伤描述相关的不愉快的感觉和情绪体验。

二、心源性疼痛

- 妄想或幻觉：心源性疼痛，患者把它归因于一个特定的妄想。

- 癔病、转换或疑病症：在缺乏器质性病因或者妄想原因或者紧张机制情况下，将疼痛归因于患者的思维过程、情绪状态或者个性。

- 抑郁相关性疼痛：疼痛出现在抑郁病程中，并非出现在抑郁之前，并且除外其他原因。

（1）疼痛阈值：受试者能分辨的最小疼痛程度。

（2）痛觉耐受限：受试者可以忍受疼痛的最大程度。

（3）感觉异常：一种自发的或诱发的异常感觉（注：感觉异常是一种不正常的感觉，它并非不愉快，而感觉迟钝是一种不愉快的异常感觉。感觉迟钝并不包括所有异常感觉，而仅仅包括那些不愉快的异常感觉）。

（4）周围神经病：广泛或局灶的周围神经病变引起肢体持续或间断的烧灼痛、酸痛或者刺痛。

（5）幻痛：被手术切除的肢体或部分肢体的疼痛。

（6）梨状肌综合征：由梨状肌筋膜损害所致的臀部或大腿后部的疼痛，或者坐骨神经或其他神经在坐骨大孔内受到梨状肌压迫引起的腿后部及足部疼痛，也可能是这些原因的共同作用。

（7）富血小板血浆：一种用于各种疼痛综合征的自体血小板的浓缩注射剂，尽管其使用数据有限。

（8）开胸术后疼痛综合征：在胸廓切开术后沿着术后瘢痕持续至少2个月的疼痛。在手术切口的区域有疼痛的感觉。沿着手术切口瘢痕可能有感觉丧失和压痛。可能存在继发于神经瘤的触发点，该触发点注射治疗有效。

（9）神经根性疼痛：由脊神经或脊神经根的伤害性感受传入纤维的异位激活或其他神经病理机制引起的肢体或躯干的疼痛。疼痛常呈撕裂样痛并沿着窄带分布。病因包括影响脊神经和背根神经节的解剖病变，比如椎间盘突出症和椎管狭窄。

（10）神经根病变：由脊神经轴索或脊神经根传导阻滞导致的感觉和（或）运动动能客观丧失。症状包括受累神经分布区的麻木和无力。神经系统检查和诊断测试可证实为神经源性病变（注：神经根性疼痛与神经根病变并不等同。前者是异位冲动引起的一种症状。后者与传导阻滞引起的客观神经体征有关。两者可以同时存在并且可能是由相同的病变引起）。

（11）Raynaud病：由寒冷或情绪刺激引起的四肢动脉血管收缩，进而导致偶发的刺痛、烧灼痛。

（12）Raynaud现象：发病与Raynaud病相似，但是与其他一个或更多疾病过程相关。全身性或血管性疾病，如胶原病、闭塞性动脉硬化、神经损伤和职业性创伤，都可能导致Raynaud现象。

（13）牵涉痛：身体某个部位感受到疼痛，而该部位在躯体上并非疼痛真正起源的部位。

（14）敏化：伤害性神经元对其正常传入的反应性增强和（或）对正常阈值以下传入的反应的募集。敏化可以与感受野刺激阈值的降低、对阈上刺激的反应增加、自发放电和（或）感受野大小的增加有关。敏化可发生在周围神经系统（外周敏化）或中枢神经系统（中枢敏化）。

（15）躯体的：源于希腊单词"身体"。躯体感觉输入是指来自身体的所有组织包括皮肤、内脏、肌肉和关节的感觉信号的传入，但是它通常表示除内脏之外的身体组织感觉信号传入。

（16）残端痛：残肢的疼痛，发生在截肢的部位。

（17）痛苦：与威胁人的健康事件相关的严重痛苦状态，其与疼痛相关性不确定。

（18）症状疼痛中心：一个专门为特定慢性疼痛综合征患者提供全面详尽医疗护理的中心。如纤维肌痛诊所和背部疼痛中心。

（19）跗管综合征：胫后神经通过跗管的纤维性通道时受到刺激，导致足部神经性疼痛。

（20）胸廓出口综合征：颈根部、头部和肩部的疼痛，由于臂丛神经被增生的斜角肌或胸肌、先天的索带、创伤后纤维化、颈肋或索带，或畸形的第一肋压迫，导致疼痛顺着手臂向手放射。

参考文献

请于 ExpertConsult.com 在线访问参考文献。

临床评估与诊断性检查

SECTION II

CLINICAL EVALUATION AND DIAGNOSTIC EXAMINATIONS

第二篇

第 4 章　疼痛患者体格检查

Paul Scholten，MD；Kiran Chekka，MD；Honorio T. Benzon，MD

翻译：孟　彧　审校：周华成

疼痛患者的体格检查是重要的诊断工具，其重要性仅次于疼痛病史。体格检查的目的包括进一步培养患者的信任感，深入了解疼痛对患者机体功能影响的程度，最终确定潜在的疼痛发生机制和其他神经肌肉骨骼的紊乱。为了使复杂的体格检查变得简单、明确，应建立一套符合逻辑的、系统性的检查方法（表 4.1）。疼痛体格检查是一项全面的神经肌肉骨骼评估，从观察一般状态和检查精神状态开始。然后，是视诊、触诊、关节活动度（range-of-motion，ROM）评估，以及力量、感觉和反射的测试。最后，对受影响的身体区域进行诱发试验。本章详细介绍了这些组成部分，但不需要对每个关节或肢体进行详尽的评估，相反，应通过病史充分确定患者的主诉，以便有效地对受影响区域进行体格检查。

对检查区域的深入了解和理解对于整合感觉、运动和反射的检查结果，并得出关于病变定位和性质的有意义的结论是至关重要的。适当的诊断检查，可以进一步缩小体格检查结论时确定的鉴别诊断范围。

一、一般观察

体格检查应始于患者走进诊室的时刻。通过观察患者的行为举止、协调性、人际交往能力和步态，可以观察到他们的精神、情感和身体状况。在不显眼的环境（如候诊室）中进行的早期观察可以与在正式场合中收集到的信息进行对比。特别是，慢性疼痛患者经常表现出一些行为，这些行为向他人传达了他们正在经历的疼痛和痛苦，比如紧张、坐立不安、叹息声、步态改变、缺乏眼神交流，以及使用不必要的辅助设备。任何前后矛盾的步态或行为都应该被记录下来。

根据医师的偏好由于医师的喜爱和感知损伤的程度，步态评估可以作为一般观察的非正式部分进行，也可以在神经学检查的运动部分进行更正式的评估。一般来说，步行周期分为两个主要阶段：支撑相和摆动相。根据定义，支撑相是步行周期中肢体接触地面的部分，摆动相是肢体与地面没有接触点的部分。虽然有许多关于正常步态和病理步态的详细描述，但对定向疼痛体格检查，初级目标只是简单地将步态模式归类为正常或异常。疼痛医师应识别出的一种特殊类型的异常步态——止痛步态，其特征是避免在导致疼痛的肢体或关节上承重。这导致受累肢体站立时间减少。其他异常的非疼痛步态模式可能是由平衡不良、神经系统缺陷或肌肉骨骼疾病（提要 4.1）。步态分析应包括观察步态支撑的基础宽度、步幅、步频、骨盆运动和倾斜。因为大多

表 4.1　神经肌肉骨骼检查的组成

查体	观察
视诊	皮肤标记、对称性、温度、创伤、肌肉体积
触诊/叩诊	压痛、肿块、触发点、脉搏 Tinel 征、骨折
活动度	描述活动度、运动受限的原因
肌力	0～5 级
感觉	检测感觉功能的增强或丧失，并根据皮节神经对比周围神经的分布来描述结果
反射	0～4 级
诱发试验	在恰当的区域检查，以进一步缩小鉴别诊断

提要 4.1　步态异常类型
止痛步态：由于疼痛避免患肢负重（例如站立状态时间短）。出现于根源性疼痛或下肢疼痛的患者，如髋或膝骨关节炎或患肢的其他创伤
共济失调步态：行走不稳定、不协调，分腿站立，双侧脚向外伸出，先脚跟着地，然后脚趾轻拍两下着地
慌张步态：弯腰、僵硬的姿势，头/颈部向前弯曲。见于帕金森病、一氧化碳中毒，以及使用氟哌啶醇、氯丙嗪等抗精神病药物
剪刀步态：两腿交叉，慢慢地小步向前走。见于 CVA、SCI、脊髓空洞症、MS、肝衰竭、脊髓型颈椎病、脑性瘫痪
痉挛步态：指中央病变或头部损伤
跨阈步态：由足下垂引起，而脚趾擦地。见于腰椎HNP、腓骨萎缩、腓骨神经病或多神经病、Guillain-Barré综合征、MS、SCI、脊髓灰质炎
跳马：补偿性策略为消除前进中不能缩短的下肢影响，如在髋关节屈曲、膝关节屈曲或踝背屈无力的情况下，需要抬起支撑肢体的脚趾，以便摆动肢体能够离开地面
回旋：当肢体的功能长度不能像通常的髋屈曲、膝关节屈曲或踝关节背屈那样缩短时，摆动肢体以半圆形的弧线前进，以产生额外的间距
蹒跚步态：鸭步。肌营养不良、臀中肌无力、脊髓肌肉萎缩、髋关节问题
注：CVA，脑血管意外；HNP，髓核突出；MS，多发性硬化；SCI，脊髓损伤。

数步态异常并不特定于特殊的病理，所以需要进一步的研究来发现其病因[1]。

一般评估还应包括生命体征的测量，因为它们提供了患者一般健康状态的客观指标，如果异常（发烧，未控制的高血压），可能是干预的相对禁忌证。

二、精神状态检查

通过了解既往史，培养信任和对认知的基本洞察力是确定心理状态检查详细程度的关键。表4.2描述了基本的精神检查。一般精神状态的描述包括患者的意识水平、机敏，对人、地点和时间的定位，对

表4.2　简要的精神状态检查

对人、地点和日期的定位
对物体的命名能力（如钢笔、手表）
1分钟和5分钟的瞬时记忆，重复三样物体的名称
连续7秒的计算能力；若患者拒绝，让他们逆序拼写单词"world"
认知缺陷，失语症

检查者的态度[2]。精神状态恶化的迹象应与患者的病史相关联，或提示寻找潜在的病理。检查者应特别警惕未确诊的抑郁症的迹象，这通常与慢性疼痛有关。

三、视诊

完成一般观察和精神状态检查后，应注意神经肌肉骨骼检查。首先要检查患病部位。在患病部位不但要注意创伤的迹象包括红斑、肿胀、挫伤、周围关节积液或撕裂伤，也要关注受累躯体既往损伤的证据，如瘢痕。此外，医师应注意皮疹、感染、疱疹样病变、水肿、肌肉运动改变、皮肤变色和毛发生长异常的证据。手术瘢痕的观察也很重要，特别是在颈椎、胸椎或腰椎，它们的存在可能表明脊柱手术史，这是某些干预措施的相对禁忌证。肌肉结构的检查应着重于对体积和对称性的评估，并应关注萎缩、肥大、肌束震颤或肿块。肥大提示过度使用，而萎缩和肌束震颤可能提示下运动神经元障碍。除了观察检查外，对于可疑的交感神经持续性疼痛病例，还应测量周围皮肤温度。

对头部和面部的检查应与身体其他部位的检查一样，并应始终包括口腔，因为如果只检查外部结构，口腔内的病变可能会遗漏，而这些病变往往对应面部远处的疼痛。此外，后续的检查应注意和调查面部不对称的情况，以更好地阐明潜在的病因。

当颈椎、肩膀或上背部是疑似病变区域时，检查应集中于确定可能导致患者症状的异常姿势，如前凸的头部或圆肩，因为在物理治疗中，这些可能适用于身体姿势的纠正。同样，当怀疑下背部、臀部或骶骨有病变时，应识别异常的骨盆倾斜度、倾斜或旋转。更进一步，对于内翻或外翻畸形，应评估髋关节、膝关节和踝关节的对齐情况，这些畸形使骨组织和软组织结构处于异常压力下，容易发生慢性疾病，如骨关节炎或肌腱病。对于脊柱，检查的重点应放在冠状面和矢状面是否存在异常弯曲，如颈胸段脊柱后凸增加，腰段脊柱前凸增加或减少，脊柱任何节段的脊柱侧凸。例如，脊柱前凸的减少或功能性脊柱侧凸可能意味着严重的椎旁肌肉痉挛，而腰椎前凸的扩大可能意味着腹部肌肉组织的弱化或脊髓栓系。通常，全面的检查和触诊可以确定和评估曲度，除非患者非常肥胖。

在每个区域,都应考虑观察到异常弯曲引起的力学改变并结合病史进行临床解释,以便对患者症状进行鉴别诊断。在胸部检查中,脊柱和胸廓本质上是一个单元,将负荷和转矩传递到腰骶棘。因为负荷是共同分担且这个区域活动性不大,没有创伤、手术和先天性缺陷的情况下,临床上显著的胸部退行性改变并不常见。视诊时,胸椎后凸或脊柱侧凸是判断胸椎是否对齐,以及是否可能压迫神经或胸内压迫的重要指标。腰椎比胸椎受到的限制少,在这个区域可以观察到较大的曲度。

四、触诊

对浅表结构进行触诊,有助于进一步缩小患者疼痛的病因。淋巴结、离散触发点和脂肪瘤看起来非常相似,但可以通过触诊进行鉴别。特定结构的触诊压痛表明疼痛来源。例如,大转子触诊触痛可能提示转子滑囊炎。痛觉超敏、感觉迟钝痛觉过敏,或其他感觉障碍的患者通常无法忍受这部分检查。当患者能够耐受时,应该以系统、全面的方式,用标准压力从疼痛最轻到最重的区域进行触诊。这样就可以对正常组织进行评估,并与疼痛区域比较。触诊的目的是识别和描述皮下肿块、水肿和肌肉挛缩,评估脉搏,并定位肌筋膜触发点。谨记,除非疼痛是双侧性,否则大多数患者都可以触诊对侧结构作为对照。

特定结构的叩诊也揭示了相关的有用信息,但像触诊一样,取决于患者是否能忍受。敲击骨结构时出现疼痛可能提示骨折、脓肿或感染。棘突的叩诊常用于确定椎体骨折是疼痛的真正原因还是偶然发现的磁共振成像(MRI)影像。感觉神经上的叩诊疼痛,或 Tinel 征,提示神经卡压或神经瘤的存在。用这种技术测试的特定神经将在诱发试验一章中讨论。

面部触诊对于识别鼻窦上的肿块或肿瘤很重要。面部唯一的大关节是颞下颌关节(temporomandibular joint,TMJ),当患者主诉该区域疼痛或功能障碍时,颞下颌关节肯定有脱臼或冻结,应予以触诊以检查可能的骨不对称。头痛患者评估时应进行详细的面部检查,以确定是不是牵涉痛(眶上神经痛、鼻窦头痛或 TMJ 综合征继发头痛)[3,4]。

颈部和躯干区域的触诊可以识别肌肉痉挛、肌筋膜触发点、增大的淋巴结、枕神经卡压和提示小关

节病的脊柱后方附件上的疼痛。上肢触诊应识别大体感觉变化和脉搏对称性。

胸部触诊应主要侧重于排除肋骨和脊柱骨折。腹壁触诊可以区分浅表疼痛和深部疼痛。深层触诊可以检测出与腹主动脉瘤相关的搏动性肿块,表现为下胸椎背痛。

腰椎触诊从识别骨标志开始,特别是髂嵴。连接髂嵴的水平线大致为 L4~L5 水平。中线触诊的严重触痛可能伴随棘上韧带或棘间韧带断裂。此外,椎体的位置可为腰椎疼痛的病因提供重要线索。例如,椎间盘源性腰痛几乎总是与中线压痛相关且大多数病例与椎旁压痛相关,而关节源性疼痛通常与椎旁压痛相关,很少与中线压痛相关。相反,骶髂关节疼痛是主要与位于 L5 以下的单侧疼痛有关[5]。腰部常见的骨痛来源包括小关节、骶髂关节和尾骨。对于梨状肌综合征或尾骨痛,直肠指检是一种有价值的诊断方法。软组织触诊对评估棘旁肌张力、触发点的定位,以及肿块或脂肪瘤的存在非常重要。

五、活动度

关节活动度测试非常重要,其有助于识别软组织限制、关节活动度功能限制缺陷,以及可能是特定损伤风险因素的活动过度和松弛。主动活动度由患者自己的努力而产生,而被动活动度是由检查者通过弧形运动移动部分躯体而产生。活动度取决于身体的部位或关节。例如,肩部的运动包括屈曲、伸展、外展、内收和内外旋转。每个动作的活动度根据身体部分主动或被动运动及所报告的限制原因,以最大运动程度来描述。或者未正式测量移动角度时,将活动度分为增加、正常、轻度、中度或严重受限会有所帮助。重要的是活动度也可能比预期的大。关节、结缔组织或韧带松弛可导致超常的关节活动度,而疼痛和结构异常(狭窄、关节炎)可限制关节活动度。

张力,即当患者放松时,医师通过预期的关节活动操纵关节时所感觉到的阻力感,被描述为肌张力低下和肌张力过高。肌张力低下是被动运动时表现为低于正常预期肌肉阻力的张力,是由于中枢或外周的 α 或 γ 运动单元活动的抑制。在多发性神经病、肌病和某些脊髓损伤中可以看到肌张力低下。肌张力过高是关节被动运动时表现为高于预期正常阻力的张力,分为痉挛和强直。痉挛被定义为随着

表 4.3　改良 Ashworth 量表

分值	临床表现
0	没有肌张力增加
1	患侧肢体在被动屈曲或伸展到终末端时有轻微的阻力或出现突然卡住或释放
1+	肌张力轻度的增加,表现为整个运动范围的后 50% 范围出现突然卡住,然后在关节活动范围的后 50% 均呈现最小的阻力
2	大范围活动时肌张力增加较为明显,但受累的部位容易移动
3	肌张力明显增加,被动运动困难
4	弯曲或伸展时受累部位局部僵直

关节运动而产生的速度依赖性肌张力增加。痉挛是由于脊髓反射弧的兴奋或网状脊髓束或红核脊髓束的下行抑制的控制丧失。痉挛通常出现在大脑和脊髓损伤、脑卒中和多发性硬化之后。通常使用改良的 Ashworth 量表进行评估(表 4.3)。肌张力的普遍增加是锥体外系疾病的特征,病因是黑质纹状体系统的损伤。

在头部,当测试 TMJ 时,重要的是要注意主动运动或活动度测试过程中的捻发音。在颈部,正常的颈部活动关节弯曲 0~60°,背伸 0~25°,双侧侧弯 0~25°,以及双侧横向旋转 0~80°[4]。任何活动度的减少都应与报告的限制原因一起记录。正常腰椎关节屈曲 0~90°,背伸 0~30°,双侧侧弯 0~25°和双侧横向旋转 0~60°[4,6]。第 24 章提供了对限制活动和疼痛的可能原因的回顾。一般来说,屈曲时的疼痛提示可能存在椎间盘损伤,而伸展时的疼痛则表明存在椎管狭窄、关节僵硬或肌筋膜疼痛。

面部、颈部和腰部区域的其余检查是基于运动、感觉和反射检查,最好综合的全面检查。面部定向检查主要基于脑神经测试,其详细步骤见表 4.4。表 4.5 列出了 C4~T1 神经根的适当测试,表 4.6 提供了 L2~S1 神经根的概述[4,6]。

六、肌力

识别运动功能的缺陷,然后将其与已知的运动神经分布图进行比较,可以帮助识别神经病变。通常,可进行独立自主肌肉力量的测试其肌力分级为

表 4.4　脑神经检查:脑神经功能和检查方法概要

脑神经	功能	检查方法
Ⅰ. 嗅神经	嗅觉	用咖啡、薄荷等靠近每侧的鼻孔,如果有单侧嗅觉功能障碍要考虑额叶底部肿瘤
Ⅱ. 视神经	视觉	评估视神经盘、视觉灵敏度;让被检者说出在中央和外周视觉象限的手指个数;直接和间接对光反射;注意 Marcus-Gunn 瞳孔(瞳孔异常扩大)
Ⅲ、Ⅳ、Ⅵ. 动眼、滑车和展神经	眼外肌	瞳孔大小;8 个主要方向追踪物体(外展、外展/上升、上升、内收/上升、内收/下降、下降、外展/下降);注意复视(病变侧最明显);瞳孔调节反射;注意 Horner 瞳孔(瞳孔缩小、上睑下垂、额部皮肤无汗)
Ⅴ. 三叉神经:运动和感觉	面部感觉、咬肌	用棉签或细针刺激三叉神经的三个分支;注意观察双侧前额的神经分布(周围损害不累及前额,中枢神经系统损害累及前额)注意肌肉萎缩、下颌向病变侧偏斜
Ⅵ. 面神经	面部表情肌	皱额、紧闭眼、微笑、抿唇、鼓腮;角膜反射
Ⅷ. 前庭蜗神经(听觉)	听觉、平衡觉	使用音叉进行两侧比较;Rinne 试验:气导、骨导对比试验(阴性骨导＞气导);Weber 试验检查感音性耳聋
Ⅸ. 舌咽神经	上抬软腭;舌后 1/3 味觉;舌后部、咽部、中耳和硬脑膜的感觉	软腭上抬则无损伤;检查咽反射
Ⅹ. 迷走神经	咽、喉部肌肉	检查声带麻痹,声音嘶哑或者鼻音
Ⅺ. 副神经	喉部肌肉、胸锁乳突肌、斜方肌	耸肩、胸锁乳突肌肌力
Ⅻ. 舌下神经	舌内肌	伸舌;舌偏向病变侧

表 4.5 颈部神经根检查

神经根水平	神经	测试肌肉	体位	运动	感觉	反射
C4	肩胛背神经	肩胛提肌	坐位	耸肩	肩部	无
C5	肌皮神经（C5～C6）	肱二头肌	前臂完全旋后，屈肘90°	患者试图进一步抗阻力屈曲	前臂外侧、第一和第二个手指	肱二头肌反射
C6	桡神经（C5～C6）	桡侧腕长、短伸肌	屈肘45°，伸腕	保持抗阻力伸展	中指	肱桡肌反射
C7	桡神经（C6～C8）	肱三头肌	肩部轻微外展，肘微曲	抗阻力前臂伸展	中指	肱三头肌反射
C8	骨间前神经（正中神经）（C7～C8）	指深屈肌	MCP和PIP手指伸展，DIP手指屈曲	维持DIP抗阻力屈曲	第四、第五个手指尺侧、前臂内侧	无
T1	尺神经，深支（C8～T1）	骨间背侧肌	患者所有手指的伸展	检查者把患者手指并拢，嘱患者去对抗	上臂内侧	无

注：DIP，远端指间关节；MCP，掌指关节；PIP，近端指间关节。

表 4.6 腰部神经根检查

神经根水平	神经	受检肌肉	部位	运动	感觉	反射
L2	股神经（L2～L4）	腰大肌、髂肌	髋膝关节屈曲90°	大腿和髋关节屈曲90°	大腿上部的前部	膝反射
L3	股神经（L2～L4）	股四头肌	仰卧位，屈髋、屈膝90°	抗阻力伸膝	大腿下部的前部	膝反射
L4	腓深神经（L4～L5）	胫前肌	踝关节背屈	抗阻力保持张力	内胫内踝	膝反射[a]
L5	腓深神经（L4～L5）	跨长伸肌	跨趾背伸	抗阻力保持背伸	第一、二脚趾之间皮肤	腿内侧肌群反射
S1	胫神经（S1～S2）	腓肠肌、比目鱼肌	踝跖屈（伸膝检查腓肠肌，屈膝检查比目鱼肌）	抗足底表面阻力维持足底屈曲	外侧踝	跟腱反射

注：[a]膝反射主要继发于L4。

0～5 级（5 级为正常力量）。表 4.7 描述了标准肌肉力量分级系统。这种测试依赖于被检查者的努力，疼痛患者可能无法用尽全力。如果怀疑肌肉无力的"隐藏"部分，应记录在案，因为经典的评分系统可能会高估虚弱的程度。比较两侧肌肉群可以发现更细微的缺陷。即使两侧的肌肉力量都是 5/5，优势肢体的相对虚弱也能暗示病理情况。例如，右手占优势的患者右手握力较弱（相对于左手），可能提示右侧神经根病变或腕管综合征。与远端肌肉无力相反，近端肌肉无力多提示有肌病，而远端肌肉无力更大可能提示有多发性神经病。单一神经支配肌肉无力表示周围神经损伤或神经根病变（如果一个神经根为给定肌肉提供所有运动神经支配）[4,7,8]。此外，用于评估腰骶段神经的两个补充测试是测试 L4～

表 4.7 肌力分级标准

肌力	描述
0级	无活动
1级	轻微运动，无关节活动
2级	去除重力的全活动度
3级	可抵抗重力的全活动度
4级	可抵抗重力的全活动度，且部分抗阻力
5级（正常）	可抵抗重力的全活动度且完全抗阻力

L5 功能的足跟行走（背屈）和测试 S1～S2 完整性的足趾行走（足底屈曲）。区分疼痛引起的无力和真正的神经源性无力非常重要（通常伴有深层腱反射减弱或肌肉萎缩）。

七、感觉

理解感觉变化的基本机制，无论是导致功能的丧失还是获得，对于解释检查结果至关重要。感觉测试的一个主要目标是确定哪些纤维、神经元类型或神经束参与了每个患者特定疼痛的传递。理论上，当神经系统受到损害时，预期患者会丧失功能；然而，临床上有时观察到的是功能的增强，其中神经传递增加，导致神经性疼痛。

为了更好地解释检查结果，了解疼痛信号的传递是很重要的。传统意义上来说，疼痛始于外周伤害性感受器的激活。根据伤害性刺激的类型，伤害性感受器分为三大类：机械伤害性感受器对夹痛和针刺有反应，热伤害感受器对大于 45 ℃ 的温度有反应，多觉型伤害性感受器对机械、热和化学伤害性刺激有同样的反应。伤害性感受器被激活后，生成的冲动通过 Aδ 和 C 纤维传送到中枢神经系统（central nervous system，CNS）。Aδ 纤维负责"快速"或立即感觉到的疼痛，而 C 纤维则负责"缓慢"的疼痛。快痛是通过小的有髓 Aδ 纤维以 2～30 m/s 的速度传递，通常被认为是尖锐的、闪痛。慢痛通过更小的无髓鞘 C 纤维以低于 2 m/s 的速度传播，其特征是一种钝性、定位模糊的灼痛。患者对症状的描述有助于阐明被激活的疼痛纤维类型。例如，钝性、弥漫性、非局灶性疼痛更提示 C 纤维的激活。

感觉变化应用标准术语来描述，以形成一个更广泛使用的症状记录。感觉过敏是一种与所施加的刺激不成比例的感觉。感觉过敏可进一步分为痛觉过敏和痛觉超敏。痛觉过敏是对轻度伤害性刺激（如针刺）的严重反应。痛觉超敏是对非外界刺激（如轻触、皮肤上的织物）的疼痛感觉。痛觉超敏是许多神经病理性疼痛状态的体征，其分布通常是非皮节分布，应记录在案。

如果在最初的大体感觉检查中发现了缺陷，应尽可能使用对侧作为对照对累及区域进行更深入的查体。C 纤维可以用疼痛刺激（针刺）和温热来测试。Aδ 纤维用针刺和冷敷进行测试。

在检查过程中需要注意的一种状态是感觉分离，在这种状态下，患者在疼痛和温度感觉完好的同一区域出现精细触觉和本体感觉的丧失。患者可能会报告在某个区域有针刺感，但无法感觉到细微的触摸或本体感觉。这一系列症状（或者相反——完整的个体感觉和精细的触觉，伴随着温度觉和痛觉消失）可能源于脊髓水平神经纤维的中断损伤。这些症状可以用脊髓中各个神经束的解剖位置来解释。例如，后柱包含传递本体感觉和轻触觉的通路，而前外侧索携带脊髓丘脑束（疼痛、温度）和运动神经束。脊髓空洞症会导致进行性脊髓病，表现为中央高颈髓综合征，伴有斗篷或披肩分布的感觉障碍，以及颈部、肩部和手臂肌肉萎缩。

通过轻触、振动和关节位置来检查 Aβ 纤维。振动测试是用一个 128 Hz 的音叉进行测试，当与关节位置测试联合时，临床价值更大。孤立振动感觉减少是一种潜意识大纤维（Aβ）神经病的早期迹象，如果合并位置感觉障碍，提示脊髓后柱疾病或周围神经疾病。失去图像感觉或无法识别患者手掌或小腿上数字轮廓也提示脊柱后柱疾病。无法感知孤立关节位置提示顶叶功能障碍或周围神经损伤[9,10]。

损伤在解剖学上可分为中枢神经（脑和脊髓）、脊神经根（皮神经）和周围神经损伤。将个体患者的相对于经典皮节的感觉缺陷和已知的周围皮神经图（图 4.1 和图 4.2）仔细对比，可以让医师识别潜在的致病性损伤。神经皮节最精确，远端（指端）可变性最小。通过与已建立的神经分布图形进行比较，对首先区分中央和周围病变，再精确定位病变的解剖位置（表 4.8）至关重要，而无需昂贵的侵入性测试和成像。

尽管还没有被完全证实和接受，定量感觉测试（quantitative sensory testing，QST）有助于病情复杂的患者诊断，目前 QST 主要用于研究。QST 包括使用计算机引导的精确测量的感官刺激，然后客观地记录反应（即，当患者感到疼痛时会按下按钮，计算机记录患者的疼痛阈值达到了何种刺激水平）。尽管设备昂贵且技术费时，QST 可提高评分人员之间的可信度，并创建易于复制和比较的测试。

八、反射和共济运动

深反射（肌牵张反射）也可帮助临床医师定位神经病变。与运动和感觉检查类似，不同的脊髓水平存在不同的反射。表 4.9 列出了最常测试的反射。

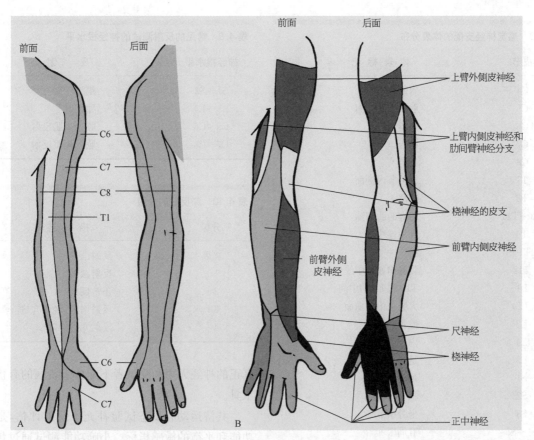

图 4.1 A. 颈神经根的皮肤分布。B. 上肢周围神经的皮肤分布。（引自 Wedel DJ. Nerve blocks. In：Miller RD，ed. Anesthesia. 4th ed. New York：Churchill Livingstone；1994：1537.）

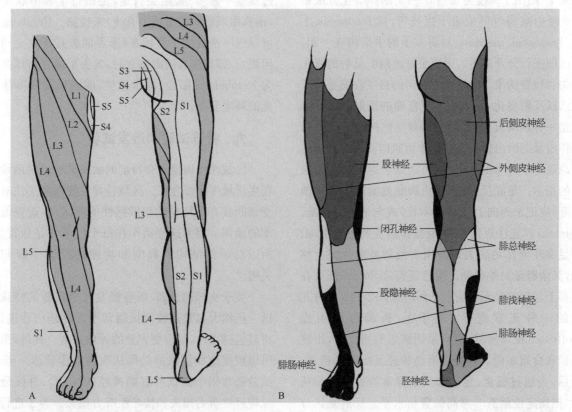

图 4.2 A. 腰骶神经的皮肤分布。B. 下肢周围神经的皮肤分布。（引自 Wedel DJ. Nerve blocks. In：Miller RD，ed. Anesthesia. 8th ed. Philadelphia：Saunders，2015.）

表4.8 感觉神经支配的体表分布

皮节	体表标记
C4	肩部
C5	肘关节外侧面
C6	拇指
C7	中指
C8	小指
T1	肘关节内侧面
T2	腋窝
T3~T11	相应的肋间隙
T4	乳头连线
T10	脐
T12	腹股沟韧带中线处
L1	T12 和 L2 的中间
L2	大腿正中的前面
L3	股骨内侧髁
L4	内踝
L5	足背
S1	足跟外侧
S2	腘窝中线处
S3	坐骨结节
S4~S5	肛周区

表4.10 给出了深度腱反射 0～4＋的标准化分级系统。反射减弱时可采用干扰技巧,如 Jendrassik 手法(Jendrassik maneuver)(将双手的手指钩在一起,并试图强行分开双手),可以更好地阐明反射的真正丧失和检查伪象。未测试的肌肉的自主收缩导致了欠活跃反射易化,可以提供更精确的反射评估。阵挛是一种四级反射,其特征是对突然持续的肌肉拉伸作出反应时出现有节奏的单相肌肉收缩。阵挛并不总是一个异常的体征,也可能是上运动神经元疾病的指示。足底反射试验(由脚底侧面的尖锐刺激引起)应记录为向上(Babinski 征)或向下的大脚趾。Babinski 首先注意到,在患有锥体病变的患者中,沿着足部外侧在足底表面的用力刮划是踇趾向上移动,其余脚趾向外扇动。现已证实,Babinski 征可在许多上运动神经元疾病中见到,也是 12～18 个月儿童的一种正常变异。在手上,医师可以引出 Hoffmann 征,轻弹第三或第四指末节指骨时,出现拇指和食指屈曲。这是上运动神经元疾病的指示。最后,当通过感觉、运动和反射异常检查联合确认后,损伤定位就有非常高的置信水平。反射是区分

表4.9 常见的反射测试的神经根水平

神经根水平	反射
S1~S2	跟腱反射
L3~L4	膝反射
C5~C6	肱二头肌反射
C7~C8	肱三头肌反射

表4.10 深反射的分级

分级	描述
0 级	反射消失
1＋	反射减弱
2＋	正常反射
3＋	反射增强,轻度亢进
4＋	反射亢进伴阵挛

真正的神经无力和受试者不配合或装病的有价值的工具。

共济运动和步态试验补充了反射评估,是小脑功能和平衡的敏感指标。小脑功能测试通过传统的指鼻试验和跟-膝-胫试验来检测。平衡状态可以通过观察平常步态、足尖行走,足跟行走和串联步态(由脚跟顺着脚尖着地走直线)来检测。Romberg 征可以进一步检测平衡状态(患者两脚并拢站立同时闭眼)。即当患者闭眼站立时,失去平衡左右摇摆即为 Romberg 征阳性,提示感觉、前庭功能或本体感觉的轻度受损。

九、特殊试验和激发试验

区域性疼痛检查有特定的激发试验以辅助诊断很多区域疼痛综合征。区域特异性使医师关注对病变诊断具有高特异性和敏感性的测试,并避免低效率的动作。因为这些动作在每个区域都是独特的,所以对局部结构的解剖和功能的详细了解非常关键[11]。

关于头部和面部,需要提及几个重要的特殊测试。虽然大多数这些测试通常不在疼痛门诊进行,将其包括在内,可以更完整的评估患者。此外,患者可以根据这些测试的结果从头痛门诊转诊。Rinne 试验通常用于测试前庭蜗神经(CN Ⅷ),并区分感觉神经性听力损失和传导性听力损失。为了进行测

试,将振动音叉的底座放在乳突(骨传导)上。当声音不再通过骨传导时,振动音叉被重新定位在距离外耳道 2.54 cm 的地方(空气传导)。在正常情况下,应该在这个新位置听到声音。如果患者在被测侧已知听力损失,并且在乳突音调消失后,在外耳道听到音调(气导>骨导),则表明感觉神经性听力损失;而如果没有听到音调(骨导>气导),则表明传导性听力损失。Weber 试验通常也用于测试听力损失,当听力损失是单侧时最有帮助。在这个测试中,振动音叉的底座放在前额的中间,患者被要求报告声音在哪个耳朵里听得更响。在正常患者中,双耳听到的声音是一样的。在已知听力损失的患者中,如果受影响的耳朵听到音叉的声音更大,则认为该耳朵有传导性听力损失;如果未受影响的耳朵更好地听到音叉,则对侧耳朵有感觉神经性听力损失。除了脑神经测试的特殊测试外,一个重要的面部叩击测试是 Chvostek 试验,当叩击下颌角,出现咬肌痉挛时,属于阳性,提示低钙血症。此外,枕骨突起上的 Tinel 征可能是枕骨神经痛的标志。

关于颈椎,有几种临床上有帮助的测试。牵引试验是一种评估颈椎牵引对患者疼痛感觉影响的动作。患者的头稍微向上抬起,减少颈椎的负荷。这种运动可以使椎间孔变宽,减轻由神经引起的压迫椎间孔狭窄。相比之下,颈椎挤压试验是对头部的向下压力,导致颈椎压缩和椎孔变窄。Spurling 试验是轻轻地轴向增加颈椎负荷,同时伸展颈部,并将头部向患侧旋转;如果该试验引起同侧神经根症状,则认为是阳性的,表明椎间孔狭窄。Valsalva 手法也可能有助于解释颈椎的病理变化,该动作会导致鞘内压力增加,由于突出的椎间盘或肿瘤的存在,这种压迫导致的疼痛会加重。

在一定程度上,肩部有许多疼痛的肌肉骨骼疾病可以根据几种有帮助的激发试验进行鉴别。落臂试验(drop arm test)有助于识别肩袖撕裂的存在。在本试验中,肩袖功能障碍的患者将无法将手臂保持在外展姿势。全层肩袖撕裂很可能是三个阳性结果的结合:关节活动度测试疼痛弧征、手臂下垂征和外旋无力。肩袖撞击的其他有帮助的试验是Neer、Hawkins 和"空罐"(empty can)试验。Neer 试验是在患者处于舒适的站立姿势时进行的,被测手臂放在身体一侧,肘部完全伸展。检查者被动内旋转手臂,保持拇指向下,同时将肩膀弯曲 90°至头

顶位置。如果肩部前侧或外侧出现疼痛,则认为是阳性。Hawkins 试验是在患者处于舒适坐姿的情况下进行的,测试中手臂的位置与肩部和肘部弯曲90°。用一只手稳定肩部,检查者用另一只手被动地通过关节的活动度旋转肩部,或者直到患者主诉疼痛。肩部上侧和外侧疼痛表明测试呈阳性。空罐试验更具体地针对冈上肌病变,通过将被检查者的肩部置于 90°屈曲、大约 30°外展和拇指向下完全内旋的位置来进行,就像清空饮料罐一样。检查者用一只手稳定肩胛骨,并向手臂施加向下的力,由患者抵抗。肩膀的明显疼痛或表现无力是阳性结果。Yerguson 试验检查肱二头肌腱在肱骨结节间沟内的完整性。在这个动作中,患者屈曲肘部。检查者抓住患者的肘部和手腕,并试图在患者抗拒动作时向外转动手臂,肌腱的不稳定性表现为肌腱区域存在疼痛。

更远端的上肢、肘部和腕部的检查也能提供有用的信息。肱骨外上髁炎(网球肘)患者可通过Cozen 试验重现症状。在这个测试中,患者的前臂在肘部屈曲 90°时固定,前臂内旋,手呈放射状偏斜。然后,患者主动地伸展手腕,而检查者试图抵抗这种运动。患者肱骨外上髁疼痛的再现为阳性结果。在肘部,敲击尺骨鹰嘴和肱骨内髁之间的沟,在尺神经分布区引起疼痛或麻木,可诱发尺神经 Tinel 征阳性。叩击腕管引出正中神经 Tinel 征阳性,提示腕管综合征。同样,当屈曲患者的手腕并将手背放置在一起 1 分钟时,Phalen 征、感觉异常或手指疼痛也可能表明腕管水平的正中神经功能障碍。

腰椎区域的多项激发试验在第 24 章加以介绍。大多数试验针对椎间盘和神经根、小关节、骶髂关节、髋关节和梨状肌的病变。最常进行的神经根刺激试验是直腿抬高试验,这是神经根病变特有的试验,患者仰卧时,髋关节被动屈曲 30°～70°,当膝盖完全伸直时疼痛向膝盖远端放射。此试验是通过牵拉神经激发腰神经根症状,并在踝关节背屈时加重。坐位直腿抬高试验(slumped seat test)与直腿抬高试验类似。对于关节面介导的疼痛,关节面负荷疼痛不是一个可靠的标准[12]。Patrick 试验[FABER——屈曲(flexion)、外展(abduction)和外旋(external rotation)]、Gaenslen 试验、Yeoman 试验和后外侧剪切试验(posterior shear test)有助于识别骶髂关节病变。如果患者表现出上述试验中的至少三种,应考虑骶髂关节功能障碍。Patrick 试验引发腹

股沟疼痛,也可能提示髋关节内病变。梨状肌综合征的测试包括 Pace 征和 Freiberg 征,在第 67 章中有梨状肌综合征的详细描述。鞘内病变的常规检查包括脑膜刺激的 Kernig 试验和鞘内病变的 Milgram 测试。在 Kernig 试验中,检查者将仰卧患者的臀部弯曲 90°,然后伸展膝盖,如果诱发疼痛,测试结果为阳性。Milgram 测试为患者仰卧,双腿离检查台几厘米,膝盖完全伸展。如果这能持续 30 秒,基本排除鞘内病变[13]。

激发试验,由其本身特性所决定,需要患者的坦诚合作和努力。如果缺少患者的参与、缺少异常的疼痛行为或为了继发性获益(因患病而获得其他权益或利益),试验的可靠性就会大打折扣。Hoover 试验和 Waddell 征可以帮助识别装病的患者。Hoover 试验可以用于区分真正的腿轻瘫和由于游离转换障碍、诈病,或做作性障碍导致的心因性无力。试验中,患者仰卧,检查者的手掌放在患者的每个足跟下方,以评估向下的力。患者试图通过主动弯曲髋关节,伸直膝盖,将无力或受影响的肢体抬离桌面。当患者做出诚实的努力时,对侧肢体会在臀部伸展,检查者将能够检测到向下的力。如果感觉不到向下的力量,应怀疑是心理因素导致疼痛[14]。尽管尚有争议,Waddell 征仍然可以作为衡量患者疼痛行为的手段,而且可以提示背部疼痛为非器质性。Waddell 征有 5 种体征,出现 3 种或以上的阳性体征强烈提示患者的疼痛为非器质性。这五个体征或测试包括:①压痛评估;②刺激测试评估;③注意力分散测试评估;④局部障碍评估;⑤过度反应。压痛是由表面刺激引起的深度或弥漫性非创伤性疼痛,通常是轻微的皮肤滚动或挤压。刺激测试是基于患者可能认为会加重疼痛但已知不会加重疑似疼痛起源的刺激动作。腰椎疼痛的两个例子是当向下按压肩部或头部时;或者身体旋转,头部和肩部成一直线以模拟患者的腰椎旋转,而不实际旋转腰椎。注意力分散测试是以一种明显的和不太明显的非标准方式对激发性动作的结果进行重复和比较。一个例子是坐姿和仰卧直腿抬高试验,另一个是正式的腰椎屈曲测试和在任务中观察到的腰椎活动度,比如从地板上捡起掉落的物体。如果结果相反,这被认为是一个阳性的体征。局部障碍包括运动无力和感觉缺陷,不能局限于单一或合理的神经解剖结构组合。例子包括非皮节的感觉变化或完全肢体无力。最后,过度反应包括不相称的语言和面部表情、非常规的解剖学动作和姿势,以及对检查的不当反应[4,14]。

十、总结

体检的重要性仅次于疼痛病史。除了建立患者的信任,补充体格检查还应印证病史中的主诉和提供信息以确认或拒绝对症状提出的解释(体格检查体征的汇总见表 4.11)。通常,进行简单而彻底的体格检查,可以避免昂贵的影像检查和痛苦的侵入性试验。为了获得对患者症状有意义的理解,体格检查应该基于解剖学和生理学原则。在对患者的健康状况进行简短的整体评估后,疼痛检查应集中在受累及的区域,并以结构化的模式持续进行。在证实性体检结果和适当的激发试验的支持下,医师会对诊断工作有高度的信心。最后,符合这些标准的体格检查是在疼痛患者中建立正确诊断的宝贵组成部分。

表 4.11　体格检查体征

标志	定义/性能测试	可能的原因/意义
肌张力低下	对被动操作的正常预期的肌肉阻力减少	多发性神经病、肌病和某些脊髓病变
肌张力过高	关节被动操作的正常阻力大于预期,分为痉挛和强直	
痉挛	关节运动张力呈速度依赖性增加	大脑和脊髓损伤、脑卒中、多发性硬化
强直	全身肌肉张力增加	锥体外系疾病
Tinel 征	感觉神经叩诊时的疼痛	神经卡压或神经瘤
Jendrassik 手法	将双手的手指扣在一起,在诱发深层肌腱反射过程中试图强行分开双手	多发性神经病、肌病和某些脊髓病变
Babinski 征	足底反射测试引起的大脚趾上翘(对脚底外侧的强烈刺激引起)	常见的有许多上运动神经元疾病,在 12~18 个月大的儿童中也有的正常变异

（续表）

标志	定义/性能测试	可能的原因/意义
Hoffmann 征	轻弹第三或第四指末节指骨时拇指和食指屈曲	上运动神经元疾病
Romberg 试验	患者双脚并拢，双眼紧闭。阳性结果为闭眼时，身体摇晃，失去平衡	平衡试验，提示感觉、前庭或本体感觉系统的轻度损伤
Rinne 试验	振动音叉的底座放在乳突上（骨传导）。当听不到通过骨传导过来的声音时，将音叉移置外耳道口外侧 2.54 cm 处（空气传导）。应该在这个新的位置听到声音	检测前庭耳蜗神经（CN Ⅷ），区分感觉神经性听力损失和传导性听力损失。如果患者已知测试侧听力损失，且在乳突处声音消失后，在外耳道能够听到声音（空气传导＞骨传导）提示感觉神经性听力损失；如果没有听到声音（骨传导＞空气传导）则提示传导性听力损失
Weber 试验	振动音叉的底部放在前额的中间，患者被要求报告在哪个耳朵里听到的声音更大。在正常患者中，双耳都能听到同样的声音	在已知听力损失的患者中，如果受影响的耳朵听音叉声音更大，则认为该耳朵存在传导性听力损失；如果未受影响的耳朵听音叉声音更好，则对侧耳朵存在感觉神经性听力损失
Chvostek 试验	叩击下颌角出现咬肌痉挛为阳性	低钙血症
Spurling 试验	伸展颈部并向患侧旋转头部，轻轻轴向增加颈椎负荷	引起同侧神经根症状为阳性，提示椎间孔狭窄
落臂试验	患者试图保持手臂外展的姿势	肩袖功能障碍的患者不能保持手臂外展的姿势
Neer 试验	患者以舒适的姿势站立，将被测试手臂放在身体一侧，肘部完全伸展。检查者被动内旋手臂，保持拇指向下，同时弯曲肩膀 90° 到头顶位置	如果肩上方或侧方有疼痛报告，则认为肩袖撞击为阳性
Hawkins 试验	患者以舒适的坐姿坐着，测试手臂的位置为肩部和肘部弯曲 90°。用一只手稳定肩膀，检查者用另一只手被动地内旋肩膀，直到他们的活动范围结束或直到患者报告疼痛	肩部上部和侧面的疼痛表明肩袖撞击试验呈阳性
空罐试验	将被检查者的肩膀置于 90° 屈曲，约 30° 外展和完全内旋的位置，拇指向下，就像倒空饮料罐一样。检查者用一只手固定肩胛骨，并对手臂施加向下的力，患者对抗此力量	肩部疼痛或无力被认为是冈上肌病理学的阳性检查
Yerguson 试验	患者屈曲肘部。检查者抓住患者的肘部和手腕，并试图在患者抗拒动作时将手臂向外旋转	肱骨骨沟的肌腱区域出现疼痛提示肱二头肌腱的不稳定性
Cozen 试验	患者前臂外侧稳定，肘关节 90° 屈曲，前臂内旋，手呈放射状偏斜。然后，患者在检查者施加相反力量情况下主动地伸展手腕	患者再现肱骨外上髁疼痛认为是肱骨外上髁炎（网球肘）的阳性检测
坐位直腿抬高试验	与直腿抬高相似，但患者是坐着的。髋被动屈曲 30°～70°，在膝关节完全伸展时出现疼痛并向膝关节远端放射。踝关节背屈时加重疼痛	神经根刺激试验
Kernig 试验	检查者将仰卧患者的臀部弯曲 90°，然后伸展膝盖	存在疼痛被认为是脑膜刺激阳性
Milgram 试验	患者仰卧，双腿离检查台几厘米远，膝盖完全伸直。如果这种情况能持续 30 秒，鞘内病变基本排除	如果持续 30 秒，鞘内病变基本排除
Hoover 试验	患者仰卧，检查者的手掌置于患者的每个足跟下，以评估向下的力量。患者试图把无力的（受影响的）肢体从桌子上抬起来。当患者做出诚实的努力时，对侧肢体将延伸至髋部，检查者将能够检测到向下的力量。如果感觉不到向下的力量，则怀疑可能是心理原因导致疼痛	区分真正的腿轻瘫与心因性无力，例如，游离转换障碍、诈病或做作性障碍

注：试验不是按字母顺序排列，而是根据主题或位置分组。Patrick FABER 试验、Gaenslen 试验、Yeoman 试验和后外侧剪切试验在骶髂关节综合征一章中讨论。在关于梨状肌综合征的章节中解释了 Pace 征和 Freiberg 征。参见正文的 Waddell 征，其阳性提示背痛来源于非器质性。

◆ 要 点 ◆

● 疼痛体格检查是一项全面的神经肌肉骨骼评估，从一般观察和精神状态检查开始，随后是视诊、触诊、活动度评估，以及力量、感觉和反射的试验。最后，对受累身体区域行激发性动作。

● 体格检查应始于患者走进诊室的时刻。观察患者的行为举止、协调性、人际交往能力和步态可以深入了解他们精神、情感和身体状况。

● 步态主要分为两种：支撑相和摆动相。支撑相是步态周期中肢体与地面接触的部分，摆动相是肢体与地面没有接触点的部分。止痛步态，其特征是避免在受累的肢体或关节上负重引起疼痛。

● 一般精神状态的描述包括患者的意识水平、机敏，对人、地点和时间的定位，以及对检查者的态度。

● 张力，患者放松状态下，医师通过预期的关节活动度（ROM）操纵关节时所感受到的阻力感，用肌张力低下和肌张力过高来描述。肌张力过高（Hypertonia）是指关节被动运动的正常阻力大于预期，分为痉挛和强直。

● 与远端肌无力相反，近端肌无力提示肌病，而远端肌无力更大可能提示多发性神经病。

● Aδ 纤维负责"快速"或立即感觉到的疼痛，而 C 纤维负责"缓慢"的痛。

● 区域性疼痛检查有特定的激发试验，以帮助诊断很多区域疼痛综合征。头部和面部、颈椎、腰椎和四肢的一些特殊和激发试验已有阐述。

● 对于 Waddell 征来说，出现 3 个或 3 个以上的阳性体征强烈提示患者疼痛是非器质性原因。这 5 种体征或试验包括：①触痛评估；②刺激试验；③注意力分散试验；④局部障碍；⑤过度反应。

参考文献

请于 ExpertConsult.com 在线访问参考文献。

第 5 章 疼痛评估

Asimina Lazaridou, PhD；Nick Elbaridi, MD；Robert R. Edwards, PhD；Charles B. Berde, MD, PhD

翻译：王小嘉　文传兵　审校：周华成

一、概述

疼痛的确切定义，是一种内在的、主观的感受，不能由其他人直接观察到或采用生理学或生物学的标志来进行测定。因此，疼痛的评估主要依靠自述评估（在多数情况下是唯一的方法）。尽管疼痛或其他观念的自述评估容易产生一些偏倚，人类疼痛研究领域的专家学者已经对做了大量的努力自述评估方法学进行检验和改进[1]。本章目的在于提供这些研究的概要性回顾，批判性地评价各种疼痛评估工具，从而帮助临床医师和研究者选择最佳的疼痛评估方法，以适用于他们的临床应用或科研。

二、疼痛检测方法的挑战

疼痛的评估需要有效的、可靠的，并可以沟通（采用语言、手势等）的检测工具。然而，即使符合这些基本要求，仍存在着很多其他的挑战，例如，疼痛检测的具体时间窗是多少？疼痛自身的特性使然，大多数疼痛状态是相当多变的，有时不能清楚地定量当前或近期疼痛的强度分级（患者的整体疼痛经历）[2]。许多分级量表是询问当前或过去数周内的疼痛情况，但也有量表询问更长时间以前的疼痛情况，这样会产生更多的记忆偏倚。另外，疼痛是一种多维的感觉，包括感觉和相关的情感成分（需要独立地进行评价）。总体上说，以下所描述的多数疼痛自述评估工具适用于相对短的和近期内的疼痛强度分级（如上周）。

在疼痛评估中，让医务人员通过客观征象或者量表去验证患者的主观疼痛强度非常具有挑战性[3]。虽然临床医师接受过培训，在每次接诊时都会询问患者的疼痛分级，并将其记录为患者的生命体征。但是，正如最近医学界所评论的那样，在鼓励以患者为中心的医疗机构里，那些客观方法可能会导致医师过度开具镇痛药物[4]。疼痛的评估应该是多方面的，如果采用功能性能力评估方法（functional capacity evaluations，FCE）可能让患者从中获益[5]。FCE 的内容通常包括人体基本数据测量、活动度测试、静态力量强度测试、心血管耐力、肌肉运动、姿势保持和运动活动度测试等。FCE 可用于整体情况的评价，也可用于人体特定部位功能评估，其结果可以用标准测试和标准参照测试来进行分析。此外，为了排除体力状态对评估的影响，保证评估结果的可靠性与准确性，FCE 还包括有体能测试[6]。如果受试者的体力水平处于峰值，功能性能力评估的结果就能够较为真实地反映出受试者当日的功能情况；反之，如果体力水平较差，评估结果则表示受试者的最低能力。

三、疼痛自述评估量表的类型

评估急性疼痛、慢性疼痛强度的量表有许多种。多种不同类型的量表被广泛用于科研和临床，其有效性也在使用中得到了验证。三个最常用的定量评估疼痛强度的量表分别是语言分级评分法（verbal rating scales，VRS）、数字分级评分法（numerical rating scales，NRS）和视觉模拟评分法（visual analog scales，VAS）[7]。

（一）语言分级评分法

VRS 通常由一系列形容词（或短语）所组成，顺

表 5.1　疼痛强度评估的 VRS

无	0
轻度	1
中度	2
严重	3
极重	4

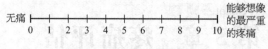

图 5.1　疼痛强度评估的 NRS

序从最轻的程度（或不适）到最严重的程度（或不适）。一个好的 VRS 应该尽可能大涵盖的疼痛体验范围（例如，从"无痛"到"最严重程度的疼痛"）。让患者选择最符合自己疼痛水平的形容词或短语。有几十个 VRS 已经得到验证和应用，表 5.1 是最常用的 VRS。

通常，根据每个形容词或短语的分级给它们赋值（如表 5.1 中的 0～4 分），并计算出 VRS 的评分。VRS 的优势包括简洁、易应用和评分、表面效度好（能够直接地、准确地检测出他们想要检测的目标，如疼痛强度）。另外，由于易理解，VRS 的依从率优于其他量表，尤其是对于一些特殊人群，如老年人。在一些研究中，VRS 已经显示出良好的可靠性（如较短一段时期内的一致性）。VRS 的有效性也已经被反复地证实，这些量表的评分与其他疼痛强度和疼痛行为的自述检测方法呈正相关[8]。

尽管 VRS 本身有着诸多的优势，但也有一些缺点。基于此，部分研究者并不愿意推荐这些量表。首先，检测量表的评分被假定为与形容词之间的疼痛强度间距一致。也就是说，疼痛从"无"到"轻度"之间和从"中度"到"严重"之间的定量关系是相等的。这种假设缺乏检测，通常可能是不准确的。VRS 本身的这种特性使它难以解释和分析其得出的数据。其次，为了恰当地使用 VRS，患者必须熟悉量表中所采用的所有词语，必须能够找到一个准确描述其疼痛状态的词语。一些关于疼痛评估的综述显示，VRS 除了用于既往疼痛情况的研究以外，较少用于疼痛治疗效果的研究。

（二）数字分级评分法

数字分级评分法通常由一系列数字来代表所有可能的疼痛强度。通常患者用 0～10、0～20 或 0～100 来评定他们的疼痛强度[9]。0 代表"无痛"，而 10、20 或 100 则代表疼痛的另一个极端（如"能够想像的最严重的疼痛""不能再疼的疼痛""最严重的疼痛"），如图 5.1 所示。像语言分级评分法一样，NRS

的有效性也已经得到了证实。NRS 同其他评估方法呈正相关，对疼痛治疗效果的敏感性较好。NRS 可采用口头或书面形式进行，简单易懂，易于实施和量化。NRS 的主要缺点是，在统计学上不能得出定性的比例，也就是说，在量表上数量相等的间隔（如 1～3 之间的差异与 7～9 之间的差异）并不能代表相等的疼痛强度变化。多数 NRS 疼痛评估的另一个局限是，当选择量表最严重疼痛端的主诉时，不同受试者对相同疼痛的评分会不同。例如，男性和女性对"最严重的疼痛"的描述是不同的，这一点可以显著的影响那些关于性别差异对疼痛反应的研究。

（三）视觉模拟评分法

VAS 由一条直线组成，通常 10 cm 长，直线两端均做文字标记，和 NRS 类似（如最左侧为"无痛"，最右侧为"能够想像的最严重的疼痛"）。患者在直线上标出和自己疼痛强度分级相当的点[8]。这条线可以呈水平的或垂直的，当然首选水平直线（图 5.2）。最近的版本包括机械 VAS 评估，它在一个水平的 VAS 的尺子上加一个滑动的标记，这样在尺子的背面可以很容易地读出标记位置的疼痛评分，每一个放置的位置都有对应的分值。VAS 常被推荐作为评估疼痛强度的方法。大量的研究证实了 VAS 的有效性，且 VAS 对于疼痛治疗效果评估的敏感性好。尽管 VAS 和 VRS、NRS 相比，在分级评分方面敏感性差异很小，但是大多数研究还是显示 VAS 明显优于 VRS 或 NRS[10]。另外，VAS 评分和疼痛行为相关，VAS 评分确实显示了按比例评分的特性。VAS 确实也有一些局限性。对于存在感知-运动障碍的患者，实施 VAS 评估存在困难，这种情况在慢性疼痛状态的患者中非常常见。另外，VAS 常采用一个尺子来得出评分（评分通过尺子上的厘米或毫米刻度得出），这使得分更加耗时和增加额外的偏倚或错误。最后，相对其他的评分量表，在认知功能缺

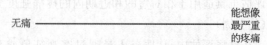

图 5.2　疼痛强度评估的 VAS

陷和年长的受试者中,采用 VAS 会有较高的未完成率。

(四) McGill 疼痛问卷

McGill 疼痛问卷(McGill pain questionnaire, MPQ)和它的缩简版(简明版 MPQ)是应用最广泛的疼痛评估方法之一。一般来说,MPQ 被认为是一个多维的疼痛质量的检测方法,同时,它还产生了疼痛体验几个维度的数字指标[11]。研究者们提出了三个维度的疼痛体验:感觉-分辨、情感-动机和认知-评价。MPQ 的创建就是为了评估疼痛的这些方面。它由 20 组语言描述符组成,以程度从最低到最高的顺序排列。这些描述符分别评估感觉(10 组)、情感(5 组)、评价(1 组)和各种疼痛的其他维度(4 组)。患者选取描述他们疼痛的词语,这些被选择的词语再转换成疼痛的等级评定指数,根据患者指定

的所有词语的分级值,计算出合计值和所选择的词语总数[11,12]。另外,MPQ 包含疼痛强度评估的 VRS[如现时疼痛强度(present pain intensity, PPI)],强度顺序从"轻度"到"极度痛苦"。

更常应用的简明版 MPQ 由 15 个代表性的词语组成,包括原版 MPQ 中的感觉分类(11 项)和情感分类(4 项)。每一项描述都分成 0("无")到 3("严重")四个强度级别。PPI 连同 VAS 一起也包含在量表内(图 5.3)。简明版和原版密切相关,可以区别不同的疼痛状态,在老年人中比应用原版容易。

(五) 疼痛缓解的评估

对缓解疼痛的治疗措施的研究通常包括对治疗前、后的疼痛强度和治疗后缓解情况的评估。对疼痛缓解程度的评估常采用 VAS、VRS 进行分级评估(如"无缓解""轻度缓解""中度缓解""完全缓解"),

	无	轻度	中度	严重
跳痛	0) ____	1) ____	2) ____	3) ____
闪电样疼痛	0) ____	1) ____	2) ____	3) ____
刺痛	0) ____	1) ____	2) ____	3) ____
锐痛	0) ____	1) ____	2) ____	3) ____
绞痛	0) ____	1) ____	2) ____	3) ____
咬痛	0) ____	1) ____	2) ____	3) ____
烧灼痛	0) ____	1) ____	2) ____	3) ____
酸痛	0) ____	1) ____	2) ____	3) ____
坠胀痛	0) ____	1) ____	2) ____	3) ____
触痛	0) ____	1) ____	2) ____	3) ____
爆炸样痛	0) ____	1) ____	2) ____	3) ____
疲惫耗竭感	0) ____	1) ____	2) ____	3) ____
厌恶感	0) ____	1) ____	2) ____	3) ____
恐惧感	0) ____	1) ____	2) ____	3) ____
折磨-惩罚感	0) ____	1) ____	2) ____	3) ____

用以下两个表格评估你的疼痛程度。在这条线上做标记,标出你的疼痛程度落在"无疼"和"最严重的疼痛"之间的哪个点上,然后在第二个表上勾选合适的数字。第一个表的直线两端分别标记为无痛和最严重的疼痛,在第二个表中勾选恰当的分级数值。

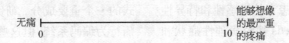

无痛 0 ————————————→ 10 能够想像的最严重的疼痛

勾选如下最符合您疼痛现状的选项

0 无痛
1 轻度疼痛
2 难受
3 痛苦不安
4 极其痛苦

图 5.3 简版 MPQ(改编自 Melzack R. The short from McGill Pain Questionnaire. pain 1987;30:191-197.)

或采用 NRS 评估疼痛缓解的百分比。虽然 VRS 在应用及结果解释上要比其他的量表更为简单，但是很多研究表明，VAS 和 VRS 表现出了很高的相关性，并且治疗后的效应量也很相近[13]。尽管在概念上颇具吸引力，疼痛缓解检测的有效性也已经被证实，但它同时存在着诸多问题。例如，当对连续疼痛分级（如治疗前和治疗后比较）进行分析显示疼痛强度增高时，不少人却报告疼痛中度或完全缓解。一项研究显示，尽管疼痛早期的平均疼痛分级增加 28%，但是进行 VAS 检测时，大约 90% 的患者报告疼痛一定程度上缓解。这一现象（如过度报告缓解程度）看起来要部分归因于对过去疼痛强度的回忆偏差，评估分级要高于以往的实际分级。

（六）临床试验中的多维评定

尽管对镇痛试验结果评定的建议的全面探讨超出了本章的范围，临床试验的疼痛方法、检测、评定的倡议（the initiative on methods, measurement, and pain assessment in clinical trials, IMMPACT）已经就此发表了一系列的文章。有兴趣的读者可以查阅 IMMPACT 项目的意见书（如 Dworkin 等所著文章）。总之，参与这一项目的一组专家已经回顾了疼痛强度、躯体功能、情绪功能和其他疼痛相关预后领域的评估方法，并为疼痛治疗临床试验结果指标的选择提出了建议。

（七）其他相关事项

（1）区分不同的疼痛类型：神经病理性疼痛自评量表的发展引起了广泛的关注。实际上，MPQ 就是在这种背景下产生的，近年来数个用于区别神经病理性疼痛和伤害性疼痛的筛选工具的可靠性已经得到了证实。疼痛 DETECT 评估系统依赖于一系列关于症状的自述报告问题，设计用于检测伴腰背疼痛患者的神经病理性疼痛，经数千位患者参与的大规模研究证实了评估系统的有效性，据报道评估系统识别神经病理性腰背痛患者的敏感性和特异性均较好。其他调查表，如 Leeds 神经病理性症状和体征评分（Leeds assessment of neuropathic symptoms and signs, LANSS）和神经病理性疼痛调查问卷（neuropathic pain questionnaire, NPQ）也被作为研究神经病理性疼痛存在的指征。虽然在这个领域一些可靠性研究的结果良好，但是几个持续存在的问题始终困扰着研究者。首先，神经病理性疼痛的定义表明必须存在神经系统的损伤或功能紊乱，这在慢性疼痛的患者常常很难得到确认，这就导致诊断"金标准"存在问题，因而调查表的诊断准确性也难以检测。其次，多项研究强烈推荐经典"神经病理性"的支持症状（如闪电样痛、麻木、刺痛等）明显受患者其他特征的影响（如情绪苦恼），这提示广泛众多的因素均可能导致自我报告中存在神经病理性疼痛。

（2）疼痛日记：在疼痛治疗试验中，为减少记忆偏倚（这种记忆偏倚会影响总体回顾性疼痛分级的可靠性），疼痛日记逐渐成为评估疼痛相关症状的标准[14]。参与者通常被要求每天一次或多次完成疼痛和相关症状的评估，一般持续 1~2 周。因为疼痛报告可能每天都会有很大变化，和疼痛的回顾性评估相比，叠加的疼痛分级（平均值）被证实能更可靠和敏感地反映治疗效果。总体上，近期的研究倾向于电子日记；与用纸、笔记的日记相比，电子日记（如采用 PDA、手机或类似的设备记录的日记）被一再证明在患者的依从性和满意度方面具有优势。电子日记的数个特征能够同时增强它的可靠性，包括自动生成日记的日期和时间、自动拒绝错误数据。疼痛示意图也可用于评估疼痛，这一方法要求患者在疼痛出现时，将疼痛部位、疼痛类型等信息画在人体模型图上。这种绘制疼痛示意图的方法一目了然，非常有助于临床医师总结患者的疼痛性质，并且能够动态的追踪患者疼痛的变化。目前，一种新型的旨在获取患者疼痛特征的 3D 绘制工具已经投入使用，用以替代传统的 2D 疼痛示意图。

四、行为学观察

尽管从定义上来说疼痛是一种个人的和主观的体验，但是对于其他人来说它的外在表现通常是明显的。处于疼痛中的人可以通过发音、面部表情、姿势和动作来表达他们的不适。这些言语的和非言语的行为被命名为疼痛行为，这些行为是疼痛行为模式的一个重要成分。研究者们已经建立了许多的疼痛行为编码系统，但这些系统很多只针对特定的疼痛状况。例如，骨关节炎（osteoarthritis, OA）疼痛行为编码系统[15]评估骨性关节炎患者在执行规定动作任务时的体位、活动和特异的疼痛行为（如保护性、摩擦性、屈曲性行为）。疼痛的行为评估对确认患者的躯体功能状态（如执行动作的数量）、分析加重疼痛表现的因素（如受到其他人的关怀）或评估不能用语言表达的个体疼痛是有价值的。一项综述表明,尽管疼痛行为与疼痛自述报告呈中度相关,但这些检测方法不能相互替换[16]。有趣的是与急性疼痛相比,慢性疼痛的患者疼痛报告和疼痛行为的一致性要低,不出所料,当同时记录行为观察和语言报告时,一致性最高。

近期许多行为观察研究关注于反应疼痛的面部表情。目前为止,研究者们已经建立起了一些观测系统,以一种相对客观的方法来评估疼痛相关的面部表情。早期研究采用面部动作编码系统(facial action coding system,FACS)来刻画成人对一系列疼痛诱导试验做出反应时的面部表情[17]。研究发现许多面部表情因素(如提上唇、张口、闭眼)和疼痛分级相关,相同的动作和疼痛之间保持着一致性,这样的例子很多,这些是存在潜在的"疼痛表情"集概念的支持证据。的确,在中年人、老年人、儿童、新生儿中,分别已经发现在面部表情和疼痛之间存在显著的相关性。这些疼痛相关面部表情的共通性提示,当患者不能利用语言进行交流时,它可能成为关键的评估工具,如在非常小的幼儿或存在语言交流障碍的人群中。

然而,对于智力障碍的人群来说,行为学疼痛指标很难反映出他们的疼痛程度,更不能反映出某些疼痛的特征性。最近的一项综述指出,目前有 14 个行为学分类用于反映疼痛。但同时我们认为,现有的评估工具很难区分异常的行为学表现究竟来源于恐惧、焦虑还是疼痛本身。如何解决上述问题对疼痛诊疗至关重要,是未来研究的重点。

五、试验性的疼痛评定

在可控的状态下施行标准的伤害性刺激已经成为疼痛领域的一个重要分支学科。通常有数种伤害性刺激模式用于诱发疼痛(如热、机械性、电、化学、缺血性刺激);能够检测的代表性参数包括疼痛阈值、疼痛耐受力,以及采用 NRS、VAS、VRS 评估的阈上伤害性刺激分级。试验性疼痛评定的临床相关性正在逐步建立;定量感觉测试可用于慢性疼痛患者的亚型,确定慢性疼痛的发生机制,并对术后疼痛进行前瞻性预测[18]。

六、功能神经影像

在过去的 10～15 年,疼痛处理过程的人类脑部

影像检查已经吸引了相当多的研究者的注意。功能神经影像检查方法,如功能性磁共振成像(functional magnetic resonance imaging,fMRI)和正电子发射断层摄影(positron emission tomography,PET),可以提供非侵袭性的方法来检测脑部(近来,也进行脊髓检测)的疼痛处理过程。大多数的研究是基于脑部对急性疼痛刺激(常以健康受试者为试验对象)反应的检测;在疼痛发作前和间歇期分别检测脑部活动,两个时期的差异被认为是疼痛相关的脑部神经生理学过程的指标。功能神经影像学检查,费用较高,且必须具备复杂的、昂贵的设备,因此,它近期不可能成为临床常规评估的一部分。尽管如此,这些脑部影像学研究已经迅速地加深我们对疼痛相关信息的中枢神经系统处理过程的理解,在数个疼痛评估的关键领域中,功能神经影像检测方法大有前途[19]。疼痛评估包括:完善基于机制的疼痛综合征分类,在有交流或认知缺陷的患者中评估疼痛处理的异常,研究止痛药物的药物代谢动力学和药效学特性,识别中枢神经系统中可以作为止痛药物治疗靶点的疼痛处理功能异常区,最后是革新临床前药物研制。临床前药物研制应用是目前研究的热点,许多专家建议使用功能神经影像检测方法作为主要的临床前工具,在健康志愿者中研究各种假定的镇痛剂对疼痛相关脑区激活的效果。

最近的研究试图将功能磁性共振成像和支持向量机(support vector machine,SVM)结合起来,以产生疼痛体验的大脑信号[20]。这种尝试具有广阔的前景,它将有助于我们深入理解不同大脑区域在介导疼痛过程中错综复杂的相互作用关系。功能神经影像技术的其他应用包括开发神经反馈技术的潜能,此前,实时-功能性磁共振成像(real time fMRI,rt-fMRI)神经反馈技术已经用于慢性疼痛的研究。当然,我们仍然需要进一步的研究及更多的临床试验。未来,如果能将实时-功能性磁共振成像神经反馈技术和机器学习分类器技术(machine-learning classifiers)(MVPA)* 联合起来,患者个体化的识别时空定制脑图,将会提高实时神经反馈的效果[21,22]。然而,由于磁共振的技术需要昂贵的设备,并且伪影会影响数据的特异性和敏感性,导致这一技术经常被委婉地拒绝。这也就限制了该技术在日常疼痛评

---

* MVPA,multivoxel pattern analysis,多体素模式分析(译者注)

估中的使用。

七、特殊群体

(一) 儿童

对于医疗专家而言,儿童的疼痛评估显然存在着很多挑战。许多家长可能会认为儿童自己提供的疼痛信息不可靠(不准确的)[23,24]。事实上,许多专门用于儿童的疼痛评估工具已经建立起来,其有效性也已得到验证;另外,已经发现,与影响成人疼痛相类似的因素(如组织损害的存在和程度、情绪状态、外界的反应等)同样与儿童的疼痛相关。

目前,已经开发了十多种婴儿行为疼痛评定量表。虽然经常很难证实这些量表的有效性,但是许多量表已经显示了始终如一的可靠性。例如,其中一个较常应用的评估工具是新生婴儿疼痛量表(neonatal infant pain scale, NIPS)[25],这个量表有 6 个疼痛相关行为的存在和强度:面部表情、哭泣、呼吸、手臂活动、腿部活动、觉醒状态。年龄较大的儿童可以更容易地自述感受和情绪体验,研究者指出直接提问(例如,今天你的疼痛怎么样了?),尽管临床上是有帮助的,但容易受到偏倚和需求特征的影响。研究者们已经制定了针对儿童不同年龄段的标准化的疼痛评估量表,一些是针对特定族裔群体的[26,27]。例如,其中的 FACES 量表和 Oucher 量表,这种量表不需要语言,可以用于幼儿。* 疼痛温度计已经被广泛应用,它由一个垂直的 NRS 重叠在 VAS 之上组成,形状类似于温度计;而对于 6 岁以上的儿童,标准 VAS 是一种有效可靠的疼痛测量方法[24,26]。

(二) 认知功能受损的患者

许多研究指出,使用 MPQ(选择较少的词组)评估的老年患者疼痛程度偏低,即使 NRS 或者 VRS 的评分结果显示患者存在疼痛。这些发现提示 MPQ 的评估结果可能会因年龄的不同而存在差异。所以当该量表用于老年人群时可能需要谨慎。

最近的研究结果表明,在认知完整和认知受损的老年人样本中,VRS 的评估方法失败率最低,而 VAS 的失败率最高。因此,推荐在有老年受试者参与的疼痛相关研究中,至少应包括 VRS 来评估疼痛强度。此外,一些研究建议,对认知功能受损的患者,使用行为学疼痛指标可能更合适。原因是这些患者在标准的自述疼痛评估中,可能会报告一个相对较弱的疼痛强度;而在疼痛行为学评分上显示其真实的数值。其他可用于认知功能受损患者的疼痛评估工具有 FACS[28]、活动-观察-行为-强度-痴呆患者疼痛评估量表(mobilization-observation-behavior-intensity-dementia pain scale)、认证护理助理工具(certified nursing assistant tool)、老年疼痛护理评估(elderly pain caring assessment)、老年痴呆疼痛评估量表(pain assessment in advanced dementia scale)[29]。这些评估工具大部分关注患者的面部表情、发音、运动行为、社会行为,以及情绪变化。只有在老年痴呆早期,认知功能轻度下降而交流沟通能力基本完整时,疼痛自述评估量表才有使用的可能。

八、用科技进行疼痛评估

使用基于疼痛评估的电子设备获取实时数据是该领域最具前景的方法。许多可移动设备,如平板电脑和智能手机,能够:①轻松收集疼痛报告;②可以实现患者个体化;③将疼痛报告与时间对应;④数据易于导出至安全电子数据库,方便查找及数据分析。与自述疼痛评估相比,电子平台具有减少人为误差和回忆偏倚的优点,能够提高患者的依从性和配合度[30]。通过疼痛应用程序(app),患者可以输入疼痛事件并进行保存,这一点与疼痛日记相似。疼痛分级应用程序让患者输入每日疼痛程度(通常使用 VAS),以及疼痛性质(如放射样疼痛、烧灼样疼痛、瘙痒等)。电子疼痛评估的另外一个特点是 3D 疼痛图形程序,即让患者更准确地标记疼痛部位和疼痛程度。例如,"疼痛仪"是最近开发的一种手机应用程序,它包括四种评估疼痛程度的量表:面部疼痛量表修订版(faces pain scale-revised, FPS-R)、数字评分量表(numerical rating scale, NRS-11)、颜色模拟量表(colored analogue scale, CAS)和 VAS[31]。总结起来,如果既想满足患者需求,又要收集循证数据,那么进一步开发那些多层面、有效、可靠的疼痛评估应用程序将是重要的一步。

九、跨文化的疼痛评估

研究证实,其他一些影响疼痛体验与疼痛报告

---

* 详见第 34 章,儿科术后疼痛(译者注)

的因素包括：文化差异、个人生活经历与社会经历等。当患者的母语和医师使用的语言不同时，评估疼痛并提供好的医疗服务变得尤为困难。这种语言的差异可能解释了为什么少数人群存在疼痛预后不良的风险。例如，一名来自亚洲的患者在经历疼痛时面部表情通常比较镇定，这与他们坚强的文化价值观有直接关系。在他们看来，表现出端庄的仪态很重要，而公开的抱怨疼痛则是社交能力差的表现。

在美国，有关文化差异影响疼痛评估的研究，大多对比的是非洲裔美国人和非西班牙裔白种人。研究证实，社会文化多样性的差异，如患者的家庭观念、宗教信仰等都会影响疼痛的评估。

十、总结和推荐

疼痛评估是疼痛诊疗的重要步骤。任何疼痛研究至少应该包括一种自述报告评估，而同时应用多种疼痛评估或者是多维评估方法（如简明版 MPQ，它包含有语言描述和 VAS）通常是有益的。一篇关于广泛癌性疼痛综述表明，单项的 VAS、VRS 和 NRS 均显示良好的有效性和可靠性，结论是在这些检测措施中，没有一项是始终优秀的。无论如何，我们可以建议，在老年或认知功能受限的受试者中，与 VAS 相比，采用 VRS 或 NRS 显然更为恰当。疼痛缓解的评估应该采用连续的分级评估（如从治疗前到治疗后的变化），而不是采用回顾性的记录。为减少因回忆而产生的记忆偏倚和获得更为精确的每天的疼痛症状变化，疼痛日记可能是特别有效的方式。行为学观察、疼痛试验评估和心理生理评估都是有用的，均是对疼痛反应潜在信息的辅助评估，但是没有一项能够替代疼痛体验的自述报告。婴儿是例外，对于他们采用行为或面部反应编码是目前对疼痛评估的金标准。对于稍年长的儿童，可能会应用绘图量表如 FACES 量表或 Oucher 量表；而在 6 岁或以上的儿童，VAS 可能是最佳选择。最后，大量研究表明医疗服务人员，无论多么专业，均不能可靠地判断患者的疼痛状态。他们的估计都是不准确的，存在低估疼痛强度的系统误差。这一章节，我们介绍了很多种疼痛评估量表，为致力于疼痛诊疗的医师提供了疼痛评估所必备的知识。在评价量表的选择上，应该尽可能全面的了解相关量表的特征、优势，以及局限性。

◆ 要 点 ◆

● 疼痛是一种主观的、个人的、内在的体验。疼痛评估没有单一的最佳工具，应该根据研究的需求或者临床的具体情况来选择疼痛评估工具。

● 对于疼痛，目前没有"客观的"检测方法，研究证实许多自述报告疼痛评估工具是有效并且可靠的。

● 与传统的视觉模拟评分法（VAS）相比，数字分级评分法（NRS）似乎更适合用于疼痛评估。

● 针对特定人群（如儿童、认知功能受损的患者）应该选择特殊的疼痛评估量表。

● 以心理生理学、行为学和基于功能神经影像学的评估方法不能替代受试者的自述疼痛体验。

● 疼痛不是生理功能及生存质量的同义词，建议使用其他的工具去评估这些重要的方面。

参考文献

请于 ExpertConsult. com 在线访问参考文献。

第6章 心理评估与测试

Sheera F. Lerman, PhD; Jennifer Haythornthwaite, PhD

翻译：刘 娜 审校：周华成

慢性疼痛是一种多方面的、主观的感受,其最好的理解是生理、心理和环境变量之间复杂的相互作用。已有大量的研究结果表明认知、情感和社会因素在慢性疼痛的病因和疼痛迁延中起着作用[1]。因此,对慢性疼痛患者的全面评估通常包括心理评估,可以显著提高对患者的整体了解并有助于提高治疗疗效。本章概述了慢性疼痛的心理评估的关键组成部分,即临床访谈,包括行为观察及标准化评估工具的使用。

一、临床访谈

虽然已有定式临床访谈,但大多数医师选择进行半定式访谈,它涉及个人认知、医疗、教育、社会经历、职业和精神病史等多个方面。访谈包括对精神状态的评估,以明确该受试者是否具有足够完好无损的认知能力,可以参加评估和之后的治疗。如果受试者有认知障碍,则应进一步行认知功能检查或者转诊进行全面的神经心理评估。如有可能,医师可以采用受试者身边重要的人员或其家庭成员提供的相关信息。作为临床访谈的一部分,心理医师也将收集有关该患者的疼痛病史和疼痛经历等多方面的信息。

由于疼痛经历的主观性,以及针对慢性疼痛患者具有规范性数据的标准化测试工具相对有限,临床访谈是心理评估的基石。一些患有慢性疼痛的个体可能不愿参加心理评估,缘于考虑心理评估与精神病相关的特点或担心测试者可能认为疼痛是基于心理的。咨询医师或其他测试者通过告知患者心理评估是疼痛全面管理的常规组成部分,来减少患者

的顾虑。进行心理评估的医师可以通过在开始访谈时着重关注患者的疼痛感受及疼痛对日常生活和机体功能的影响来获得患者的信任。一旦获得了患者的信任,就更容易进一步进行认知、社会和心理方面的访谈,包括涉及慢性疼痛的认知-情感可变因素的访谈[2]。慢性疼痛患者常有抑郁和焦虑症状,这些症状与认知密切相关,使患者更易受到疼痛和痛苦的影响[3]。访谈的一个重要目的是识别任何可能加剧疼痛或使治疗复杂化的精神疾病,例如,精神病、物质依赖或人格障碍。此外,评估患者的睡眠状况也很有价值,尤其是询问患者是否有入睡困难或者维持睡眠困难的问题,以及是否有影响日常机体功能的严重疲劳或嗜睡状况出现。最后,观察疼痛行为可以提供患者全部的疼痛经历、应对,以及与疼痛相关的失能等重要信息。疼痛行为在访谈过程中均会被记录下来,例如,有耐性坚持完成访谈的能力、口头抱怨和其他声音(如呼噜声和呻吟声)、面部表情(如扮鬼脸、畏缩神情),以及身体姿势(如在改变姿势时需额外用力、以扭曲的方式移动)。

二、标准化测试

心理医师在对疼痛患者进行全面评估中所做的一个重要贡献是具有使用标准化测试工具的专长,可以提供相对于标准样本的个体功能数据。本章介绍了主要的评估内容及常用的评估工具(疼痛评估收录在本书的其他章节中)。重要的评估内容包括与疼痛相关的失能和行为、心理功能和睡眠,以及与疼痛相关的信念、认知和各种行为。

(一) 多维工具

当临床医师没必要或没有机会应用一系列评估工具时，多维测量工具可用于评估疼痛及其情绪和行为相关性。其中应用和研究最广泛的评估工具之一是多维疼痛量表（multidimensional pain inventory, MPI; 56 项）（提要 6.1）[4]。多维量表可评估疼痛的社会心理、认知和行为方面，包括：疼痛的严重程度和干扰因素；活动水平，包括家务劳动和工作；疼痛对家庭关系和社会活动的影响；配偶或伙伴对特定疼痛的支持；感知的生活控制；负面情感。MPI 的重要价值在于可评估疼痛的多重维度、相对简洁，以及已被证实的对疗效反应的灵敏度。此外，MPI 提供了"功能失调""人际关系紧张"和"适应的

提要 6.1　选定的测量工具	
疼痛的行为方面	**测量工具**
多维的	多维疼痛量表
失能和行为	简明疼痛量表
	疼痛失能指数
	Roland-Morris 失能问卷
	慢性失能指数
	Oswestry 腰痛失能问卷
睡眠	Pittsburgh 睡眠质量指数
	失眠严重指数
抑郁	流行病学研究中心抑郁量表
	患者健康问卷抑郁模块
焦虑	广泛性焦虑障碍量表
	医院焦虑抑郁量表
	疼痛焦虑症状量表
心理病理学	90 项症状清单-修订版
	Minnesota 多相人格量表
应对	应对策略问卷
	慢性疼痛应对量表
信念、态度和期望	疼痛态度调查表-修订版
	疼痛信念与感知量表
灾难化	疼痛灾难化量表
	应对策略问卷（灾难化分量表）
运动恐惧	Tampa 运动恐惧症量表
	恐惧-回避信念问卷
自我效能感	疼痛自我效能感问卷
	慢性疼痛自我效能感量表
	关节炎自我效能感量表
控制源	疼痛控制源
接受	慢性疼痛接受问卷

应对者"等个体功能的总体分类。但是，对这些分类的有效性、实用性和特异性的研究结果并不一致[5,6]。

(二) 与疼痛相关的失能和行为

有一些已验证的问卷可用来评估一个人的感知障碍。简明疼痛量表（brief pain inventory）（BPI; 11 项）是用来评估癌症患者的疼痛严重程度和与疼痛相关的治疗疗效[7]。之后的研究将其应用扩展到了非癌症患者的评估，包括异质性疼痛状况[8]、骨关节炎[9]和神经病理性疼痛[10]。该量表使用最广泛的版本是 11 分数字分级评分法从七个方面评估疼痛相关的影响：日常活动、情绪、行走能力、日常工作（包括外出工作和家务劳动）、与他人的关系、生活兴趣和睡眠（其中 0 为"无影响"，10 为"完全影响"）。BPI 已被用来评估止痛药在各种慢性疼痛中的应用疗效[9]，并可以显现出相关治疗后的变化。与 BPI 格式相似的疼痛失能指数（pain disability index）（PDI; 7 项）[11]，提供了 BPI 的替代方案。它从七个方面来评估因疼痛而导致的失能：亲属/家庭、休闲活动、社会活动、职业、性行为、自理和生命支持活动。每个项目的评分为 11 分（0 为"无失能"，10 为"完全失能"），并对得分进行汇总。PDI 也可用于疼痛治疗效果的评估[12]。

参照疾病影响简况（sickness impact profile, SIP）制定的 Roland-Morris 失能问卷（Roland-Morris disability questionnaire）（24 项）[13]，主要用于慢性腰痛患者的评估。该问卷已成为背痛研究文献中标准评估工具之一[14,15]。尽管该问卷最初主要是用于评估腰痛患者的功能，目前一些研究者也应用这个相对简短的问卷通过多学科计划来评估异质性疼痛患者的功能。其他常用的评估工具有慢性失能指数（chronic disability index）（9 项），通过选择回答"是"或"否"来完成评估，它涵盖了对于背痛患者来说难以完成的 9 个日常动作，如走路、睡觉、穿鞋等[16]。还有一个常用的评估工具是 Oswestry 腰痛失能问卷（Oswestry low back pain disability questionnaire）（10 项），一个简短的问卷，采用百分数计分的方法，评估疼痛导致患者活动受限的程度。其评分也可以反映出治疗疗效[17]。

(三) 睡眠

睡眠障碍在慢性疼痛患者中很常见，并且已知是疼痛发展和加剧的危险因素。有许多经过验证的

评估工具可用来评估睡眠障碍的严重程度,如失眠。Pittsburgh 睡眠质量指数(Pittsburgh sleep quality index)(19 项)[18]是一种广泛应用且有效的睡眠质量评估工具。该评估工具用于评估近一个月睡眠状况的七方面内容,包括主观睡眠质量、入睡时间、睡眠时间、睡眠效率、睡眠障碍、催眠药物使用情况,以及日间功能障碍程度。失眠严重指数(insomnia severity index)(7 项)[19]用于评估持续性睡眠障碍的严重程度,内容包括入睡困难、睡眠维持困难和早醒,以及相关的困扰,采用 Likert 五分量表(five-point Likert scale)进行评分。

这些睡眠质量的评估方法为回顾性评估,因此容易产生偏倚和误差。每晚睡前和每天晨醒后完成的睡眠日记可以提供更准确的信息。理想情况下,应该收集至少一周的日记,内容包括就寝时间、入睡所需时间、每晚觉醒次数、最初入睡后在深夜中觉醒时间长度、最后觉醒时间,以及起床时间。这些内容可以帮助判断主要问题是发生在入睡前、睡眠中、晨醒时,或者是睡眠不足还是不规律的睡眠习惯。还可以据此请患者为自己的睡眠质量评分,0 分("质量差")至 10 分("质量优")。

(四)心理功能和情绪困扰

疼痛患者的功能失能程度与躯体障碍的程度没有显著的相关性[20]。生物-心理-社会疼痛模式研究表明,这种差异与心理、社会和情境变量因素有关,并与生理因素相互作用来决定个体的疼痛经历和失能程度。因此,心理功能的评估,特别是对负面情绪(如抑郁和焦虑),以及负面认知的评估,是疼痛评估中不可缺少的一部分。

针对抑郁症状有几个常用的标准化评估工具。流行病学研究中心抑郁量表(The Center for Epidemiological Studies Depression Scale)(CES-D;20 项)[21]最初是用于普通人群流行病学研究的。该量表要求受访者报告近一周他们经历每种症状的频次,每条项目有 4 级评分。CES-D 是简洁且有效的心理测量工具,但也因其可能高估了疼痛人群中抑郁的患病率和严重程度而受到批判[22]。患者健康问卷抑郁模块(The Patient Health Questionnaire Depression Module)(PHQ-9;9 项)[23]是较新的量表,采用《精神障碍诊断和统计手册》(*Diagnostic and Statistical Manual of Mental Disorders*,DSM)中的标准,用于抑郁症的诊断;使用 2 周的时间范围;可评估抑郁症疑似患者,也可以追踪评估抑郁症状严重程度。PHQ-9 对于慢性疼痛人群抑郁的评估具有显著的敏感性、特异性和准确性[24]。

焦虑是一种消极的情感体验,可以加剧疼痛并使康复复杂化。尽管焦虑在慢性疼痛中具有重要意义,但在该人群中对焦虑评估标准化工具的研究却很少。广泛性焦虑症量表(The Generalized Anxiety Disorder Scale)(GAD-7;7 项)是用于筛查和评估普通人群焦虑严重程度的简短有效的量表。焦虑的常见症状每项分为 4 级,0("根本没有")至 3("几乎每天")[25]。医院焦虑抑郁量表(The Hospital Anxiety and Depression Scale)(HADS;14 项)[26]是用于临床患者中抑郁和焦虑的筛查工具。它通常用于慢性疼痛患者,并提供了具有良好心理评估特性的抑郁和焦虑的分量表[27]。一个专用于疼痛患者焦虑评估的量表是疼痛焦虑症状量表(The Pain Anxiety Symptoms Scale)(PASS;40 项和 20 项版本)[28]。PASS 采用 6 级评分制,要求受访者对他们出现焦虑的多个方面(包括躯体、认知、恐惧和逃避/回避问题)的频度进行评分。

90 项症状检核表修订版(The Symptom Checklist-90-Revised)(SCL-90-R;90 项)[29]用于评估慢性疼痛患者的心理疾病。SCL-90-R 可评估心理障碍的九个方面内容,并提供了三种综合的评估方法。该问卷主要关注患者的症状,而降低了患者出现抵抗的可能性,因此十分利于应用。但是,它不能证明预测疗效的有效性。

当临床医师需要对可能影响疼痛患者功能的精神疾病和个体变量因素进行更广泛的评估时,还可以应用其他评估工具。Minnesota 多相人格量表(The Minnesota Multiphasic Personality Inventory,MMPI)[30]及其修订版 MMPI-2 是评估心理疾病和个体变量因素应用及研究最广泛的工具。3 个核心量表评估患者的反应和动机;10 个临床量表关注身体症状、抑郁、防御策略、叛逆和反社会倾向、多疑、担心和焦虑,以及古怪的思维;此外,分量表可评估更特定的症状、特性和行为,包括愤怒、家庭问题、社会疏离感、成瘾倾向和消极治疗指标。

(五)与疼痛相关的信念、认知和行为

患者对自身疼痛的信念和想法会极大地影响他们的日常功能和生活质量。通常,这些积极或消极的认知可带来风险或增强有效地适应慢性疼痛的日

常生活的适应能力,干扰疼痛对情绪、社会关系和生活其他方面的影响。

应对是一个术语,通常指人们用来缓解压力和疼痛的各种策略、方法和行为,无论其是否成功[31]。一些特定疼痛的应对策略,例如,疼痛的灾难化(稍后讨论)与许多不良预后持续相关[2],而心理干预可以改进这些策略。下面介绍几种评估疼痛应对的工具。应对策略问卷(The Coping Strategies Questionnaire)(50 项)[32]可评估患者在经历疼痛时采取多种认知和行为应对策略的程度,包括转移注意力、重新解释疼痛感、应对自我陈述、忽略疼痛、祈祷或期望、增加活动量、感知对疼痛控制的程度。慢性疼痛应对量表(The Chronic Pain Coping Inventory)(65 项)[33]侧重于应对的行为策略,可能会激励也可能会阻碍多学科疼痛治疗计划,包括保护、休息、寻求帮助、放松、持之以恒、运动/伸展、寻求社会支持、应对自我陈述和药物使用。

1. 消极信念和认知

消极认知是个人对状况的感知和思考习惯性的不良适应方式,可能会导致一系列负面情绪和行为。在疼痛患者中,例如包括疼痛的过度关注、对剧烈疼痛的可怕预测,或认为任何程度的疼痛都意味着组织损伤或再损伤,应不惜一切代价去避免。资料表明对疼痛和伤害的强烈预感或对疼痛的消极想法,被称为灾难化[34],可导致与恐惧相关的活动回避和增加与疼痛相关的功能障碍[35]。这些恐惧可产生负面的恶性循环导致持久性制动(如卧床)和功能限制(如与工作有关的失能)[36-38]。

有几种工具可用来评估关于疼痛的各种信念、态度和期望,包括一些多维工具。疼痛态度调查表-修订版(The Survey of Pain Attitudes — Revised)(57 项)[33]可评估六种针对疼痛的态度,包括对疼痛控制的认知、失能和危害,关于疼痛药物的观念,情绪在其疼痛经历中的作用,以及期望其他人更支持他们对疼痛的关注。疼痛信念与感知量表(The Pain Beliefs and Perceptions Inventory)(16 项)[39]用于评估疼痛相关信念的三个维度:对疼痛及其持久性的期望、疼痛的性质及其症状、围绕疼痛的自责。

灾难化是对疼痛的负面认知和情感反应,也是疼痛文献中研究最广泛的心理建构之一。横向研究和纵向研究均显示疼痛相关灾难化与疼痛、失能和悲观情绪有关,也与住院时间延长、镇痛药的使用和

治疗结果相关[40,41]。针对灾难化最常用的评估工具是疼痛灾难化量表(pain catastrophizing scale)(13 项)[42]旨在评估个体关注疼痛的思想倾向及夸大疼痛刺激的重要意义。它包含三个分量表:放大、沉思和无助。应对策略问卷——灾难化分量表(The Coping Strategies Questionnaire)(6 项)[32]也很常用,主要用于评估与疼痛有关的无助感。两种问卷都已在各种疼痛人群中得到广泛使用和验证。

慢性疼痛患者,由于疼痛反复出现,患者对可能引起疼痛的动作或事情产生条件性恐惧反应。运动恐惧症是对因身体活动可能引起疼痛和再损伤的过度恐惧,它可导致患者制动,使疼痛相关的功能障碍加重或持续不能缓解,并减少参与有意义的日常活动[43]。Tampa 运动恐惧症量表(Tampa scale of kinesiophobia)(17 个项目)[44]用于评估对可能因身体活动而加重疼痛的过度恐惧。同样,恐惧-回避信念问卷(The Fear-avoidance Beliefs Questionnaire)(16 项)[45]用于评估关于日常活动及特定工作活动引起伤害的风险信念。

2. 积极的信念和认知

自我效能感是个体在遇到障碍或消极经历的情况下仍坚持活动的信心。在患有疼痛的情况下,相信仍可以不在乎疼痛及其活动后果而继续日常生活[46]。自我效能感与继发于疼痛的抑郁、失能和治疗中获益始终相关[47]。一些调查问卷可用于评估慢性疼痛患者自我效能感。疼痛自我效能感问卷(The Pain Self-efficacy Questionnaire)(10 项)[46]是已被广泛使用且经过验证的量表,用于评估患者虽有疼痛但仍可以进行各种活动的信心水平(0 为"完全不能",6 为"完全可以")。慢性疼痛自我效能感量表(The Chronic Pain Self-efficacy Scale)(22 项)[48]也是一种常用且有效的量表,包括三个分量表:疼痛自我效能、身体机能和应对。对患者应对疼痛和其他症状的能力,以及从事各种活动的能力进行评估,采用 Likert 10 分量表(10-point Likert scale)进行评分(1 分为"非常不确定",10 分为"非常确定")。关节炎自我效能感量表(The Arthritis Self-efficacy Scale)(有 20 项、11 项和 8 项的版本)[49]是广泛使用的测量关节炎患者自我效能的量表之一。评估患者应对关节炎引起疼痛和失能的能力,采用 Likert 10 分量表进行评分(1 分为"非常不确定",10 分为"非常确定")。

控制源是指个体对自己影响生活结果能力的信念。慢性疼痛的控制源是指患者认为他们可以影响或改善其疼痛强度和影响程度。为此,改编自健康控制源量表(The Health Locus of Control Scale)(54项)的疼痛控制源量表(The Pain Locus of Control Scale)(18项)[50],可能有助于预测疼痛的治疗结果[51]。

当控制疼痛做出的努力失败或出现问题时,另一种方法是接受。接受疼痛(以及与疼痛相关的痛苦)是一种能够不加判断地接受当下思想和情绪变化的能力。这种方法与第三代行为疗法中的注重实现有价值的目标和活动相结合,第三代行为疗法称为接纳与承诺疗法[52]。慢性疼痛接受问卷(chronic pain acceptance questionnaire)(有20项和8项的版本)是经过验证的量表,用于评估接受的两个维度:疼痛情况下的活动参与度及心甘情愿经历疼痛[53,54]。

三、专题

(一)疼痛介入手术术前评估

包括手术植入的脊髓刺激器(spinal cord stimulators, SCS)在内的用于治疗慢性或顽固性疼痛的介入手术方法越来越多。然而,疼痛介入专家发现,尽管介入治疗符合手术适应证,但仍有大量患者无法从这些介入治疗中受益,这一结果引起了人们对心理社会因素如何影响预后的关注[55]。

1998年,欧洲国际疼痛研究协会(International Association for the Study of Pain, IASP)联合会发表了关于神经调控治疗疼痛的专家共识[56],该共识明确了SCS植入的社会心理排除标准(提要6.2):①严重的精神疾病(精神病发作期、重度抑郁、疑病症和躯体化障碍);②对治疗的依从性差和(或)对治疗认识不足;③缺乏适当的社会支持;④药物和酒精滥用;⑤觅药行为。由于这些都是相对陈旧的标准,因此建议仅为参考,而不是排除标准。其他建议包括要评估患者的认知障碍,因其削弱理解或管理可植入设备的能力,还要评估患者对疼痛治疗不切实际的期望、出现自杀意图、严重的睡眠障碍、人格障碍,以及与疼痛相关的主诉[57]。但是,上述标准的任何一项都不能作为SCS手术永久性的排除标准,指南推荐了需要额外评估和干预的内容,以此最大限度地降低并发症的风险,以及最大限度地获得良好的临床疗效。因此,越来越多的介入前心理评估

提要6.2 脊髓电刺激植入术前的心理评估

排除标准
严重的精神疾病
对治疗的依从性差和(或)对治疗认识不足
缺乏适当的社会支持
药物和酒精滥用
觅药行为
其他注意事项
认知缺陷削弱理解或管理可植入设备的能力
对缓解疼痛不切实际的期望
严重睡眠障碍
自杀倾向
疼痛相关主诉

已被纳入SCS和相关程序的治疗计划中,并且美国的许多第三方支付者要求在SCS之前进行心理评估。这些评估具有多个目标,包括:①筛查严重的精神疾病和认知障碍;②评估治疗期望和干预术后护理和康复的能力;③建议处理影响疗效的心理社会因素;④与患者沟通说明手术过程及患者在获得最佳疗效中可以发挥的作用;⑤识别个体利于康复的心理优势。值得注意的是,对于手术患者的选择,不管是躯体的还是心理的标准都有些不精确,并且心理评估的预测效能相对复杂。有关手术详细的讨论在他处讲述[58-60]。

(二)自杀

患有慢性疼痛的人有自杀意图和行为的风险更高[61-63]。普遍存在于慢性疼痛患者中的精神疾病如抑郁,也增加了自杀的风险。尽管患者有关生命的结束和死亡的想法是常见的,尤其是长期患有慢性疾病的患者,但要区分有这些想法还是有自杀的想法是很重要的,包括希望自己死亡和结束自己生命、制定具体计划或有完成计划的方法。在一般人群中,有许多因素可以增加个体的自杀风险,例如过去的自杀意图、自杀的家族史、缺乏社会支持,以及获得自杀的方法(如获得武器或药物)。对于慢性疼痛患者,其他危险因素包括伴有抑郁、长时间剧烈疼痛、失眠、强烈的灾难化,以及无助感[64]。在评估自杀风险时,重要的是要考虑这些因素并根据自杀风险水平决定适当的治疗方案(自杀风险评估综合构架,参见McDowell等[65])。

抑郁评估工具如PHQ-9包含评估自杀倾向的

1 个项目。有许多问卷可用于补充这个评估工具，旨在特别关注自杀意图和行为。P4 筛查器（P4 screener）（4 项）[66]用于筛查有伤害自己想法的患者。它基于对问题的回答来评估自杀风险的水平，问题包括过去自杀意图、目前计划、自杀企图的可能性及预防因素等。它已在初级保健和肿瘤治疗的医学人群中得到验证。另一种筛查工具是自杀行为问卷-修订本（The Suicide Behaviors Questionnaire — revised）（4 项）[67]，用于评估终身自杀意图、自杀意图发生频率、威胁程度，以及将来自杀意图和行为的可能性。该问卷具有良好的敏感性和特异性，并已验证了一般人群的临界值。

（三）物质和阿片类药物滥用

在慢性疼痛患者中，酒精/物质的使用和处方阿片类药物的滥用率很高，因此，综合评估应包括筛查酒精、物质和处方阿片类药物的使用。对于酒精使用的筛查，两个常用的评估工具是 CAGE 和 AUDIT。CAGE（4 项）[68]是使用最广泛的，以口头提问方式进行评估，包括以下几个问题：①您是否曾经尝试过减少酒精或药品的使用？②当人们评论您饮酒或用药时，您是否会感到气愤？③你是否对自己在饮酒或用药时所做的事情感到内疚？④早晨您是否需要靠饮酒来提神？对这些问题中的两个或更多个的肯定回答表明存在物质滥用。酒精使用失能识别测试（The Alcohol Use Disorders Identification Test，AUDIT）（10 项）[69]是世界卫生组织制定的一种筛查工具，用于评估酒精消耗和相关的问题行为。它可以由临床医师来实施，也可以作为自我报告调查问卷进行自我评估，评分 8 分或以上表示有害饮酒。

酒精和物质滥用的评估在慢性疼痛治疗中非常重要，因为存在物质滥用的个体阿片类药物滥用的风险也会增加[70]。阿片类药物是治疗急性和慢性疼痛的常用工具。但是，使用这些药物，尤其是长期使用，可能引起患者和提供者对药物的关注，导致潜在滥用。阿片类药物精确的滥用率一直难以估计，但是在初级保健机构中阿片类药物依赖的患病率高达 26%[71]，在疼痛诊所中则高达 14%[72]。出于对阿片类药物成瘾的担忧，医师不愿再开阿片类药物，这可能导致疼痛治疗不足。疼痛控制不良，反过来可能会促使患者的觅药行为，这种行为被称为假性成瘾，因为它不是阿片滥用的真实信号，它只是反映

出了疼痛缓解不足[73]。然而，阿片类止痛药存在成瘾的风险，找到一个可以充分镇痛而使成瘾风险降到最低的用药剂量是医师面临的一个挑战。如果出现可疑的成瘾行为，如超剂量使用止痛药或要求提早给药，则医师必须评估这些行为是不是药物滥用的表现。最近发布的 CDC 指南旨在解决阿片类药物滥用日益严重的问题，并建议进行风险评估，同时与患者就阿片类药物治疗的风险和实际益处进行持续性讨论[74]。

理想情况下，在开始使用阿片类药物之前，应先评估患者发生与药物相关的异常行为（与规定医疗方案不同的行为），以及滥用或误用药物的风险水平。这些可以通过患者访谈、问卷调查和实验室检测进行评估，但是，评估过程并不精确，需要结合临床判断。疼痛患者筛查和阿片类药物评估（修订版）（The Screener and Opiate Assessment of Patients with Pain — Revised，SOAPP‐R）（24 项）是一项自我报告调查问卷，旨在评估药物滥用和与药物相关的异常行为的风险。SOAPP‐R 在许多针对慢性疼痛患者的研究中已经得到验证，并且是针对慢性疼痛患者滥用阿片类药物应用最广泛的筛查工具之一[75]。另一种筛查工具是阿片类药物风险工具（The Opioid Risk Tool）（5 项），是利用风险因素如家庭和个人药物滥用史、年龄和精神状况来计算风险评分。其在确定哪些慢性疼痛患者存在阿片类药物滥用风险方面，具有良好的敏感性和特异性[76]。目前，阿片类药物滥用评估（The Opioid Misuse Measure）（17 项）[77]是一项用于监测患者在阿片类药物治疗期间与药物相关的异常行为的工具。患者对自己出现不同行为的频率进行评估，这些行为涉及六个方面，例如，中毒体征和症状、情绪波动、成瘾和有问题的药物治疗行为。虽然验证研究表明这些评估工具有望识别阿片类药物治疗中的可疑使用，但它们尚未发展成为监测阿片类药物滥用的可靠工具。

提要 6.1 给出了先前讨论的评估工具清单。

（四）夸大症状和诈病

怀疑某些疼痛患者的主诉和行为超出了该患者躯体疾病应有的表现，对临床医师来说，这种情况并不少见。当怀疑夸大症状时，要考虑到这可能是由于与内在的心理过程或环境因素有关的一系列原因导致的，这些因素塑造了个体对疼痛的表现及反应。

尽管没有一种评估工具可以明确地证实夸大症状或诈病,但可以使用多种策略,包括行为观察和标准化测试,其中包括:①查体结果与患者陈述之间的不一致;②过度受损表现;③缺乏损害的特异性体征;④非器质性查体结果;⑤来自心理学测试的证据。一些研究者提醒,行为不一致有可能误认为夸大症状,因为疼痛的个体通常会表现出某些行为不一致[78]。心理测试包括有效的临床量表 MMPI‑2[79] 及认知反应方式的测试[80-82]有助于识别出夸大症状或诈病的患者。

四、总结

为慢性疼痛患者制定有效治疗计划之前,有必要进行综合的、多学科的评估,包括对心理、行为和社会因素的评估。心理评估包括临床访谈和使用可靠有效的评估工具。有效的心理评估应该提供一个对患者及其医疗服务提供者都有价值的个体方案和具体建议。

◆ 要 点 ◆

● 将心理评估列为疼痛综合管理的常规组成部分,有助于减少患者对心理评估可能出现的羞耻感。

● 心理评估包括临床访谈以及使用标准化的自我报告量表和调查问卷。

● 评估的关键内容包括与疼痛相关的失能和行为、负面情绪(如抑郁和焦虑)、精神病理学、与疼痛相关的认知和信念、应对策略、睡眠障碍、自杀风险和物质滥用。

● 考虑疼痛介入治疗时,建议进行专业的心理咨询,包括评估、教育,如有必要则进行干预。

● 慢性疼痛患者自杀意图和行为的风险更高,应将其专业评估列为疼痛管理的一部分。

● 作为长期阿片类药物治疗的一部分,阿片类药物误用和滥用风险的心理评估可以为患者及其供药者提供有价值的信息,以此解决成瘾问题并提高对治疗的切实期望。

参考文献

请于 ExpertConsult.com 在线访问参考文献。

第 7 章 《精神障碍诊断和统计手册》与疼痛管理

Meghan Rodes，MD

翻译：刘 娜 校对：周华成

一、简介

自《疼痛医学精要》第三版发行以来，2013 年出版了第五版《精神障碍诊断和统计手册》(以下简称 DSM - V)。鉴于本章中涉及精神病学诊断和疼痛相关疾病之间的关系，诊断术语发生了显著变化。先前被归类于躯体形式障碍(例如躯体化障碍、疼痛障碍、疑病症等)已被重新组织和分类，目前被归类于躯体症状和相关障碍。这一类别现在包括躯体症状障碍、疾病焦虑障碍、转换障碍(功能神经性症状障碍)、影响其他健康状况的心理因素、做作性障碍、其他特定的躯体症状和相关障碍，以及非特异的躯体症状和相关障碍，而疼痛障碍仅在 DSM - Ⅳ 中出现，在 DSM - V 中不再出现。这些诊断根据是否存在与严重的痛苦和功能障碍相关的躯体症状进行分组。这些患者通常是去初级保健机构或疼痛专家那里就诊，而不是就诊于精神科医师或心理医师，重组诊断对未经精神病学培训的临床医师是十分有益的。躯体形式障碍一词通常会使诊断者感到困惑，因为这组诊断之间存在太多重叠。因此，DSM - V 的作者减少了这一组的诊断数量，并去除了许多子诊断。在 DSM - Ⅳ 中，侧重于无法解释的医学症状；而 DSM - V 则认为躯体症状和障碍实际上可能伴随着医学诊断出的躯体疾病，精神疾病可能与诊断出的躯体疾病同时存在。依靠排除性诊断作出精神疾病诊断一直存在困难，此外，仅仅因无法做出躯体疾病的医学诊断而做出精神疾病诊断是不恰当的。缺乏医学诊断常常会引起患者消极的想法，患者可能会觉得自己没有被理解或相信。同样，

DSM - V 试图通过关注存在的阳性症状来改变这一点："但是，无法用医学解释的症状仍然是转换障碍和假孕的一个关键特征(假孕：一种错误的妊娠观念，与客观妊娠体征和症状相关，被归类为'其他特定躯体症状及相关障碍')，因为在这两种疾病中可以明确证明其症状与医学病理生理学检查不一致[1]。"考虑实际个体对这些疾病的影响很重要，包括个体对疼痛的敏感性(例如，纤维肌痛)、既往的生活经历(尤其是各种心理创伤的经历)、再度获益和(或)关于躯体不适主诉和疼痛的文化差异。在本章中，我们将介绍与疼痛管理相关的躯体症状和相关障碍，包括躯体症状障碍、转换障碍、做作性障碍，以及诈病。

二、躯体症状障碍

在 DSM - Ⅳ 中，躯体形式症状障碍的患者可能被归类为躯体化障碍(常常令人困惑的诊断)、疑病症或疼痛障碍。不幸的是，不希望的和不愉快的身体体验可能是日常生活的常见特征，在任何给定的一周内，多达 $60\%\sim80\%$ 的一般人群会出现一种或多种躯体症状[2]。典型的症状通常包括疼痛、疲劳、恶心、失衡、肌张力障碍、呼吸困难和(或)感觉异常。对于绝大多数人来说，这些症状都是短暂的。而一小部分人会决定选择去就医，尤其是这种症状持续存在、症状加重或引起功能障碍，或者感到恐惧，害怕患有其他严重的疾病。

对于有多种症状的患者，必须全面地询问病史和进行体格检查，至少应包括个人和家庭精神病史、社会经历、目前的用药，以及实验室或影像学检

查结果。对于临床医师来说,患者的症状可能数不胜数,但通常缺乏客观的查体结果和典型的实验室检查结果。尽管如此,仍然有必要排除可能表现为不典型症状的一般躯体疾病。在疼痛管理中,患者表现出的不仅仅是典型的背部和颈部疼痛(这已经变得越来越普遍)疼痛医师要么能够自如地诊断和治疗这些其他类型的疼痛患者;要么制定转诊计划,转诊给在该疾病领域具有专业知识的其他医师。

DSM-V 对躯体症状障碍的诊断更加强调阳性症状的存在(通常是令人不愉快或令人痛苦的症状,以及由此产生的异常行为),而不是对患者的主诉缺乏医学上的解释。这个诊断区别于其他诊断的特征是有思维和行为失常的阳性症状表现,而不只是仅有患者不适主诉。根据 *DSM-V* 诊断标准,躯体症状障碍患者通常会出现多种令人痛苦或严重干扰日常生活的症状(标准 A),尽管疼痛本身就足以满足这个标准。这类患者通常对躯体症状有过激的想法、感觉或行为,表现为对症状严重程度不成比例的和持续的思考、对健康或症状持续高度的焦虑,或对这些症状投入了过多的时间和精力(标准 B)。坚持为其功能性症状寻找医学原因的患者,除了需要面临介入性诊断和不必要的手术风险外,事实是这些检查很少能缓解患者的担忧,而这些不必要的花费会使有限的医疗资源更趋紧张。患者不必有一直持续的同一主诉,但必须有慢性症状(标准 C)。如果主要的主诉是疼痛,则应明确说明躯体症状障碍以疼痛为主,这在 *DSM-Ⅳ* 中被归类为疼痛障碍。表7.1列出了躯体症状障碍的诊断标准。

根据 *DSM-V*,对躯体症状障碍的鉴别诊断还应包括:

- 抑郁障碍——情绪低落尤为突出。
- 惊恐障碍——更为严重。
- 广泛性焦虑症——患者担心很多事情,但不常担心疾病。
- 疾病焦虑障碍——轻微躯体不适引起对健康担忧。
- 转换障碍——主诉是功能丧失而不是相关的痛苦。
- 无法识别的器质性疾病。
- 物质滥用。
- 认知功能障碍。

TABLE 7.1 Somatic Symptom Disorder

Diagnostic Criteria

A. One or more somatic symptoms that are distressing or result in significant disruption of daily life.
B. Excessive thoughts, feelings, or behaviors related to the somatic symptoms or associated health concerns as manifested by at least one of the following:
  1. Disproportionate and persistent thoughts about the seriousness of one's symptoms
  2. Persistently high level of anxiety about health or symptoms
  3. Excessive time and energy devoted to these symptoms or health concerns
C. Although any one somatic symptom may not be continuously present, the state of being symptomatic is persistent (typically more than 6 months).

Specify if:

  With predominant pain (previously pain disorder): This specifier is for individuals whose somatic symptoms predominantly involve pain.

Specify if:

  Persistent: A persistent course is characterized by severe symptoms, marked impairment, and long duration (more than 6 months).

Specify current severity:

  Mild: Only one of the symptoms specified in Criterion B is fulfilled.
  Moderate: Two or more of the symptoms specified in Criterion B are fulfilled.
  Severe: Two or more of the symptoms specified in Criterion B are fulfilled; plus there are multiple somatic complaints (or one very severe somatic symptom).

Modified from American Psychiatric Association. Diagnostic and Statistical Manual of Mental Disorders. *5th ed. Arlington, VA: American Psychiatric Association; 2013.*

躯体症状障碍女性比男性更多见(与躯体化障碍相同),成年人的患病率可能为 $5\% \sim 7\%$[3]。

三、转换障碍(功能神经性症状障碍)

转换障碍的特点是存在与神经病理生理学不相符的神经系统症状。可能有一种或几种症状,通常涉及感觉或运动功能。运动障碍症状包括协调或平衡障碍、瘫痪、失音症、吞咽困难和(或)尿潴留。感觉障碍症状包括触觉或痛觉缺失、复视、失明、失聪和(或)幻觉。症状还可能包括癫痫发作或抽搐或无反应发作。患者出现的症状似乎不合情理,这可能与其文化程度显著相关。典型的转换症状与解剖结构和生理机制也不相符,而是遵循个体对疾病的构想。例如,"瘫痪"时无法完成特定动作或移动整个身体,但与运动神经支配损伤表现不一致,对拮抗肌可能有未被认识的力量,而肌张力正常、腱反射正常。同时,肌电图(EMG)、视觉和听觉诱发电位、眼底检查、肺功能测定和钡餐检查均正常。只有完善彻底的医学检查,排除病因学、神经病学及一般躯体疾病之后,才可以做出转换障碍的诊断。反复进行检查,更换检查者或使用分散注意力的技巧可能有

TABLE 7.2 Conversion Disorder (Functional Neurological Symptom Disorder)

Diagnostic Criteria

A. One or more symptoms of altered voluntary motor or sensory function.
B. Clinical findings provide evidence of incompatibility between the symptom and recognized neurological or medical conditions.
C. The symptom or deficit is not better explained by another medical or mental disorder.
D. The symptom of deficit causes clinically significant distress or impairment in social, occupational, or other important areas of functioning or warrants medical evaluation.

Modified from American Psychiatric Association. Diagnostic and Statistical Manual of Mental Disorders. 5th ed. Arlington, VA: American Psychiatric Association; 2013.

助于发现某些假的症状。例如 Hoover 征,当一侧无力髋部由伸展状态恢复到正常状态时,对侧髋部抗阻力屈曲;踝关节跖屈无力的患者可以用脚尖行走;或者当患者被要求用不颤抖的手模仿检查者的动作时,功能性震颤发生改变或波及未受影响的肢体上[4,5]。对于心因性的癫痫发作,可能存在闭目且抵抗睁开[6]。患者可能因肢体废用而导致肢体真正的残疾。转换障碍的病因学诊断可能需要数年才能明确;因此,定期重新评估诊断很重要。神经系统疾病的存在并不妨碍转换障碍的诊断,并且多达 1/3 具有转换障碍症状的患者当前或过往患有神经系统疾病。如果器质性疾病的严重程度不能完全解释患者的症状,则可以在存在神经系统疾病的情况下作出转换障碍的诊断。表 7.2 列出了转换障碍的诊断标准。患者可能存在外伤或应激病史,但不是转换障碍诊断的必要条件;可能会出现分离症状,尤其是在急性发作期。患有转换障碍的患者可能有或没有佯装症状,但这不是该疾病诊断标准的一部分(与 *DSM - V* 相同)。

依据 *DSM - V*,转换障碍的鉴别诊断包括:

- 器质性神经系统疾病。

- 躯体症状障碍——症状并非明显与病理生理不相符,同时,患者的思想和行为异常且过度。

- 做作性障碍和诈病——需要确凿证据证明装病(做作性障碍)或额外获益(诈病)。

据估计,每年转换障碍的发病率为 2~5/100,000[7,8]。女性转换障碍的发病率是男性的 2~3 倍。男性的转换障碍与反社会人格障碍之间有一定的联系。据报道,转换障碍在农村人口、社会地位较低的个体以及对医学知识和心理知识知之甚少的个体中更为常见。与良好预后相关的因素包括急性发作、发病时存在应激、发病后及时治疗以及高智商。瘫痪、失音

和失明的症状提示预后良好,而震颤和癫痫发作则提示预后差。

四、做作性障碍

做作性障碍(也被称为 Munchausen 综合征)主要特征是人为产生躯体或心理症状。诊断需要证明患者在没有明显获益(如资金、患者角色、再度获益)的情况下故意捏造症状。表 7.3 列出了做作性障碍的诊断标准。患者的表现包括报告虚假症状、篡改医疗记录、伪造实验室检查结果、摄入物质引起躯体异常、自残或伤害他人导致就医。患者可能会抱怨不存在的症状,人为产生客观症状(例如,加热皮肤以形成红斑,服用精神药物来暗示精神障碍)或夸大先前已确诊疾病的症状。可以提示该诊断的病史包括:多次住院史或就诊史、拥有医学知识、模糊且无法证实的病史、青年时期的慢性疾病、人际关系紧张,以及住院后少有探视者、合并人格障碍、物质滥用障碍。

TABLE 7.3 Factitious Disorder

Diagnostic Criteria

Factitious disorder imposed on self

A. Falsification of physical or psychological signs or symptoms, or induction of injury or disease, associated with identified deception.
B. The individual presents himself or herself to others as ill, impaired, or injured.
C. The deceptive behavior is evident, even in the absence of obvious external rewards.
D. The behavior is not better explained by another mental disorder, such as delusional disorder or another psychotic disorder.

Factitious disorder imposed on another (previously factitious disorder by proxy)

A. Falsification of physical or psychological signs or symptoms, or induction of injury or disease, in another, associated with identified deception.
B. The individual presents another individual (victim) to others as ill, impaired, or injured.
C. The deceptive behavior is evident, even in the absence of obvious external rewards.
D. The behavior is not better explained by another mental disorder, such as delusional disorder or another psychotic disorder.

Note: The perpetrator, not the victim, receives this diagnosis.

Modified from American Psychiatric Association. Diagnostic and Statistical Manual of Mental Disorders. 5th ed. Arlington, VA: American Psychiatric Association; 2013.

做作性障碍的鉴别诊断包括躯体症状和相关障碍疾病谱中的其他障碍,但主要区分因素是明确是否存在有意欺骗或伪造症状。做作性障碍的患病率目前不明。

五、诈病

诈病不属于精神类疾病。在 *DSM - IV* 中,诈病

归类在躯体形式障碍一章,在 DSM-V 中有一个 V 代码,归类在"其他疾病,可能引起临床兴趣"这一章(未被归于躯体症状和相关障碍)。DSM-IV 定义诈病为:"在逃避服兵役、逃避工作、获得经济补偿、逃避刑事起诉或获得药品等外在动机的驱使下,故意制造虚假的或严重夸大身体或心理的症状[9]。"Resnick 进一步将诈病分为三种类型,第一种是纯粹的诈病行为,患者伪造根本不存在的症状;第二种是部分诈病行为,患者将确实存在的症状夸大[10];最后一种是错误的归咎,患者试图将真实的症状归咎于无关的事件。例如,一个患者可能在家修理东西过程中弄伤了手,但试图将此伤害归咎于一周后发生的机动车事故。此外,诈病的病例还包括父母为了外在利益(如社会福利)而为其子女捏造疾病,建议使用"代理诈病"来描述这种情况。提示诈病诊断的线索包括以下内容:当前正处于医学或法律鉴定中、个体主诉的症状与客观检查结果存在明显的不相符、诊疗过程中依从性差,以及存在反社会型人格障碍。在寻求补偿的慢性疼痛患者中,诈病的发病率估计为 25%~50%。诈病极难诊断,据得克萨斯州保险部的估计,这给健康保险行业造成了总计 1 500 亿美元的损失[11]。佯装疾病通常可以领取伤残赔偿金。2011 年,医疗法庭案件中诈病的费用估计为 200.2 亿美元[12]。

成功识别诈病患者仍然很困难。有些人主张在体检中寻找不一致的地方和使用 Waddell 征检查(表 7.4)[13,14]。尽管 Waddell 征预测性较差,无法区别器质性疼痛和非器质性疼痛。术语"疼痛行为"可用于描述患者对疼痛反应的诸多方面,但"体征"仅用于描述患者对检查的反应[15]。其他帮助诊断诈病的建议包括检查跛行患者的鞋子磨损是否不均匀,检查声称无法工作的患者的手有无老茧或损伤,或观察声称晕厥或跌倒的患者有没有相应部位的损伤。表 7.5 总结了针对诈病患者进行查体的内容,并建议了进行这些检查时的相对强度[16]。在缺乏诈病客观诊断依据的情况下,应对患者进行心理测试,包括明尼苏达多相人格测试量表或 90 项症状清单-修订版,有助于发现病史中夸张和不一致之处[17]。

六、致谢

作者向 Jason L. Hennes,MD 致谢,感谢他对上一版章节的贡献。

表 7.4 Waddell 征

评分:统计阳性体征,三个或以上有临床意义,仅有一个阳性体征可忽略。多个阳性体征的患者需要进一步详细评估,包括心理评估。

分 类	体 征
压痛 如果与躯体疾病有关,则压痛通常局限于病变的骨骼或神经肌肉	**浅表:** 皮肤柔软,可以轻捏腰部皮肤 **非解剖学分布:** 可感受到广泛的深压痛,不局限于一个组织,通常延伸到胸椎、骶椎或骨盆
模拟检查 这些检查是使患者觉得正在进行特定的体格检查,但实际医师并没有真正进行,模拟可引起疼痛的检查动作而非真正进行了这个检查	**轴向负重:** 检查者的手在站立的患者头上垂直下压时产生腰痛 **旋转:** 患者双脚并拢站立、放松状态下被动地在同一平面内旋转肩膀和骨盆,出现背部疼痛
分散患者注意力 常规检查过程中显示出的阳性体征,分散患者注意力后再进行该体征的检查	**直腿抬高:** 与常规检查相比,在分散患者注意力时再次行直腿抬高检查,非器质性疾病引起的背部疼痛出现显著改善
局部干扰 涉及相邻的广泛区域,如膝盖以下的腿,整个下肢,或四分之一的身体或半身	**肌力减弱:** 常规检查部分肌群肌力表现为齿轮样、"打软",而局部神经病学无法解释 **感觉:** 对轻触、针刺的感觉减弱,有时呈"袜套样"减退,与神经在体表的分布范围不符
过度反应	检查时表现出不相符的语音表达、面部表情、肌肉紧张和震颤、崩溃或出汗

注:引自 Waddell G,McCulloch JA,Kummel E,Venner RM. Nonorganic physical signs in low back pain. Spine(Phila Pa 1976)1980;5(2):117-125.

表 7.5 诈病的检查方法

检查方法	症状	说明	证据/结果	推荐强度
Mcbride	伴有神经根性症状的背痛	单腿站立,屈曲患侧下肢抬高至胸部,拒绝或出现疼痛=非器质性	未发表研究	C(专家意见)
Mankopf	背痛	向非惯用手的第 2 根手指的中指骨施加 1700 g 的压力,真正的疼痛会使心率增加	与器质性疼痛无关	C(小型无定论的诊断性病例对照研究)
Waddell	背痛	3 个或以上的阳性体征,与较差的治疗结果相关,与二次获益无关	无法区分器质性或非器质性	C(来自系统性评价)
Hoover	下肢瘫	环握患侧足跟,嘱患者下压患侧下肢,抬高对侧下肢,如果患侧足跟向下的压力没有改变提示真正的下肢瘫	提示非器质性瘫	C(从使用张力计的小型诊断性病例对照研究中推断得出)
展肌	下肢瘫	嘱患者抗阻力外展患侧下肢,如果对侧肢体外展提示真正的下肢瘫	提示非器质性瘫	C(小型低质量的病例对照研究)
手臂下落	上肢瘫	握住患者患侧手抬高至其脸部上方后松开,如果患侧手下落可避开脸部提示非器质性上肢瘫	未发表研究	C(专家意见)
中线分割	感觉缺失	针刺面部测试痛觉,痛觉缺失在面部中线提示非器质性病变	非常弱地支持非器质性原因	C(小型诊断性病例对照研究)

注:引自 Greer S, Chambliss L, Mackler L. What physical exam techniques are useful to detect malingering? J Fam Pract 2005;54: 719-722.

◆ 要 点 ◆

● 相比 *DSM-Ⅳ*，*DSM-Ⅴ* 中针对躯体障碍疾病的诊断术语发生了显著变化。

● 躯体症状和相关障碍与常见的躯体症状相似,均伴有明显的困扰和功能障碍。

● *DSM-Ⅴ* 对躯体症状障碍的诊断更加强调阳性症状的存在(通常是不愉快的或令人痛苦的症状,以及由此产生的异常行为),而不是缺乏针对患者主诉的医学解释。

● 有相当数量的慢性疼痛患者可能符合以疼痛为主的躯体症状障碍的诊断标准,在之前被称为疼痛障碍。

● 转换障碍的诊断要求症状(通常涉及自主运动或感觉功能的损伤)不能用神经系统疾病来解释,并且存在与神经系统疾病不相符的临床表现。

● 做作性障碍是在没有外来获益的情况下伪造自己或他人的身体或心理症状(例如,欺骗是为了患者角色,而不同于诈病为了额外获益)。

● 对于躯体症状和相关障碍及诈病,相关的卫生保健系统医疗支出巨大。

参考文献

请于 ExpertConsult.com 在线访问参考文献。

第8章 疼痛的神经生理检查

Takashi Nishida, MD; Michael M. Minieka, MD; Leslie Rydberg, MD
翻译：陈富勇　李瑞麒　审校：周华成

恰当地应用电生理检查，是评估疼痛患者有用的工具。了解每项检查的适应证和局限性，对于准确诊断和后续治疗是绝对有必要的。

电生理检查是中枢神经系统和周围神经系统受累的一个非常敏感的指标，但它并不能直接提示其受累的原因。例如，电生理检查可以诊断神经根病，但它不能明确神经根病变是不是由骨赘、突出的椎间盘或糖尿病引起。本章介绍了常规的电生理检查，如肌电图检查（electromyography，EMG）和短潜伏期躯体感觉诱发电位（short latency somatosensory evoked potentials，SLSEP）；以及较新的技术，包括定量感觉测试（quantitative sensory testing，QST）、激光诱发电位（laser evoked potentials，LEP）和接触性热痛诱发电位（contact heat evoked potentials，CHEP）。侵入性检查如微神经电图（microneurography），这里将不做讨论。

交感神经系统在疼痛产生中的作用十分复杂并且存在争议；但是自主神经功能的检查对疼痛的评估也是很重要的，因为它提供了小神经纤维受累的客观指标，或为治疗手段提供依据，如交感神经阻滞术。最常被转诊到自主神经实验室的患者就是那些患有痛性周围神经病变的患者，如糖尿病多发神经病变，和所谓的复杂性区域疼痛综合征/反射性交感神经营养不良综合征（complex regional pain syndrome/reflex sympathetic dystrophy，CRPS/RSD）。基于准确性、可重复性和易操作性，本章讨论了催汗功能测试，如皮肤交感反应（sympathetic skin response，SSR）和定量排汗试验（quantitative sweat test）。其他有关自主神经的定量检测，如检测肾上腺素能功能（Valsalva 动作，直立倾斜试验）和检测心迷走功能（深呼吸时心率变异性），不在本章节讨论范围之内。

最后，尽管存在争议，对伤害性反射[如瞬目反射、咬肌抑制反射（masseter inhibitory reflex，MIR）]和屈肌反射在评估神经性疼痛的作用方面也将作简要的讨论。

一、肌电图检查和神经传导检查[1,2]

严格来说，肌电图检查仅是指利用针刺电极插入肌肉的检查。然而，通常的肌电图检查包括针电极肌电图检查和神经传导检查（nerve conduction studies，NCS）。EMG/NCS 在评价周围神经系统功能时极为有用。确实，在肌电图检查实验室中最常见的三种疾病——周围神经疾病、腕管综合征和腰骶神经根病变——均会引起疼痛。EMG/NCS 可以明确病变的解剖部位（前角细胞、脊神经根、神经丛、神经、神经肌肉接头处或肌肉）、受累神经元或神经纤维的类型（运动、感觉或自主神经）、病理改变的性质（脱髓鞘或轴突变性）、病程（急性、亚急性或慢性），以及病变的严重程度。该数据在临床上与疼痛管理相关，它可以确认疾病的病理生理，协助预后评估并指导治疗方案（最佳注射部位/水平）。

（一）神经传导检查

通过最大强度电刺激周围神经，记录其运动神经的复合肌肉动作电位（compound muscle action potential，CMAP）、感觉神经动作电位（sensory nerve action potential，SNAP）。动作电位的波幅和动作电位从刺激到出现反应的时间也会被记录。潜

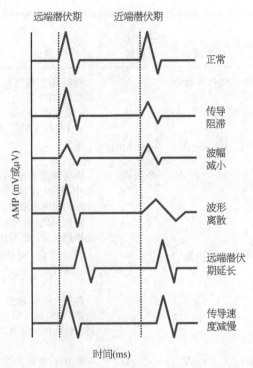

图 8.1 从神经传导速度研究中获得的正常和病理性表现的示意图

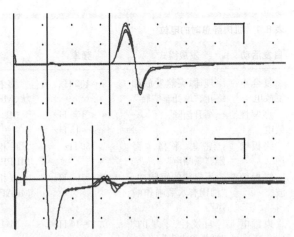

图 8.2 刺激胫神经的 H 反射（上图），时间标 10 ms，波幅标 5 mV。刺激正中神经的 F 反射（下图），时间标 10 ms，波幅标 1 mV

伏期是指从开始刺激到出现反应的间隔时间，单位为 ms。传导速度等于同一神经近端和远端两个不同刺激点的距离（mm）除以两点间潜伏期时间差（ms）。以此计算出的传导速度，单位为 m/s，表示两个刺激点之间最快的神经纤维传导速度。但需要注意的是，如果病变局限在小神经纤维，如 Aδ 和 C 神经纤维，肌电图检查结果可能是正常的。

CMAP 的波幅是基线至负向波峰的幅度，单位为 mV；SNAP 的波幅是第一个正相波峰至负相波峰的幅度，单位为 μV。大多数实验室都对主要的运动和感觉神经设定了自己的参考值，各实验室间会有细微的差别。温度下降会延长远端潜伏期，降低传导速度，并增大 CMAP 和 SNAP 的波幅。年龄也对 NCS 有影响，儿童直到 4 岁 NCS 才能达到成人标准；而 60 岁以后的成人，会按照每 10 年 1～2 m/s 的速度下降。对 CMAP 和 SNAP 的波形进行分析有助于鉴别正常与异常的神经功能（图 8.1）。当同一神经的远端和近端被刺激时，动作电位的波幅应该是相似的。当一个运动神经的远端和近端刺激之间的反应波幅下降超过了 20％～50％，说明这两个刺激点之间存在异常传导阻滞。目前许多实验室通过计算机描记动作电位并计算出动作电位曲线下的面

积，当面积减少超过 20％～40％时，表明存在传导阻滞。当从近端到远端的刺激反应波幅显著下降，而曲线下的面积没有减少，并且时限显著延长（＞15％）时，这表明动作电位组成部分相对去同步化，从而导致波形离散，这是由于每根神经纤维的传导速度不同所致；这也表明近端和远端的刺激部位之间存在神经病理学改变。

H 反射在电生理上相当于肌牵张反射。次强刺激感觉神经时，由于运动神经元的反射被激活，会记录到一个迟发的运动反应。成人 H 反射最易通过刺激胫神经在比目鱼肌上获得，而刺激正中神经从桡侧腕屈肌上获得则不太容易。胫神经的 H 反射检测有助于定位 S1 神经根病。

F 波是指经超强刺激运动神经后，肌肉的一种迟发反应。F 波表示的是刺激沿着运动通路到达脊髓，然后从脊髓折返放电的反应。因此，F 波有助于检测运动神经的近端部分（图 8.2）。遗憾的是，刺激并获得 F 波的方法以及对异常模式的判定尚没有达成共识。

（二）肌电图检查

肌肉的电活动可以使用一次性针电极来检测。针电极检查要按照严格的步骤进行。检查者观察针电极插入肌肉时的电活动（插入电位）、维持在肌肉松弛状态时的电活动（自发活动），以及不同程度的肌肉随意收缩时的电活动。从视、听两方面进行电活动评估，特定的电活动有特定的波形和特有的声音。观察过程是由肌电图师在检查过程中完成，因此针电极肌电图检查的结果取决于检查者的经验。

表8.1 肌肉静息时的电位

自发活动	发放模式	频率	波形	波幅	时限	意义
复合重复放电	规律、突然发放和终止、"摩托车空转"	5～100 Hz	多相或锯齿状、MFAP	100 μV～1 mV	—	神经源性(慢性)、肌源性(营养不良)
痉挛性放电	渐升渐降	• <150 Hz • 4～15 Hz	MUAP	—	—	• 缺血性、↑Na • ↓Ca、↓Mg、↑K
终板噪声	密集、平稳、"海螺""嘶嘶声"	>150 Hz	单相(负波)、MEPP	10～20 μV	0.5～1 ms	正常
终板棘波	不规律的短脉冲、"油锅有水噼啪作响声"	50～100 Hz	双相(负-正)、MFAP	100～300 μV	2～4 ms	在去神经支配的肌肉中减少，在神经再支配的肌肉中增多
束颤电位	自发性、零星的、"纸板敲击声"	0.1～10 Hz	MUAP	>1 mV	>5 ms	正常、神经源性(运动神经元病)、肌源性
纤颤电位	规律、"铁皮屋顶上水滴声""钟表滴答声"	1～50 Hz	双相(正-负)、MFAP	<1 mV	<5 ms	神经源性、NMJ缺陷、肌源性
肌颤搐放电	半规律、"部队行军声"	• 2～60 Hz简短地 • 1～5 Hz持续地	MUAP	—	—	四肢(卡压、辐射)、面部(MS、脑干肿瘤、特发性面神经麻痹)
肌强直放电	逐渐增大和衰减、"飞机俯冲声"	20～80 Hz	• 双相(正-负) • 正向MFAP	• <1 mV • <1 mV	• <5 ms • 5～20 ms	肌源性(肌强直综合征)、↑K、软骨营养不良性肌强直(Schwartz-Jampel综合征)
神经性肌强直放电	突然开始和终止、衰减、"乒乓声"	150～300 Hz	MUAP	—	—	Isaac综合征、僵人综合征、手足搐搦
正锐波	规律	1～50 Hz	双相(正-负)、MFAP	<1 mV	10～100 ms	与纤颤相同
神经进针性放电	不规律	30～100 Hz	MUAP	—	<200 ms	—

注：MFAP，肌纤维动作电位；MUAP，运动单位动作电位；MEPP，微终板电位；NMJ，神经肌肉接头。

插入肌肉时的电活动，也被称为损伤电位，是由针电极的插入导致肌肉纤维的机械损伤而引起的。插入电活动增多包括非持续性纤颤电位和正锐波。肌肉在静息状态时应该没有电活动。静息状态的肌肉出现自发活动通常提示病理改变。各种自发性电活动的类型和意义归纳在表8.1中，一些实例见图8.3。

当肌肉收缩时，会观察到运动单位动作电位(motor unit action potentials，MUAP)。MUAP是一个运动单位内肌纤维动作电位总和。随着肌肉随意收缩的增强，单个运动单位的电活动更频繁，同时更多的运动单位被募集。"起始频率率"用于描述维持在最低的肌肉随意收缩时单个MUAP的起始频率(通常<10 Hz)。募集频率被定义为当第二个MUAP被募集时的第一个MUAP的频率(通常<15 Hz)。在神经源性病变时会出现MUAP减少(高募集频

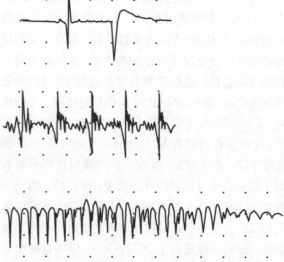

图8.3 自发活动。纤颤电位和正相波(上图)，复合重复放电(中图)；时间标10 ms，波幅标100 μV。肌强直放电(下图)，时间标20 ms，波幅标200 μV

表 8.2　EMG 在神经源性和肌源性病变中的表现

EMG	正常	神经源性(轴突)	NMJ 缺陷	肌源性
插入电位	N	↑	↑	↑
自发活动	—	+	+	+
MUAP 波幅	0.1~5 mV	↑	↓	↓
时限	3~15 ms	↑	↓	↓
波相	<5	↑	↑	↑
稳定性	N	N	多变	N
募集	N	↓	N	↑

注：EMG，肌电图检查；MUAP，运动单位动作电位；N，正常；NMJ，神经肌肉接头。

率)。但是，在肌源性或神经肌肉接头病变时，MUAPS 会增多(低募集频率)。当肌肉最大收缩时，会看见一个由互相重叠的运动单位的动作电位组成的干扰相。MUAP 依据波幅、持续时间、相数和稳定性等指标进行 MUAP 分析。针电极的种类、运动单位相应区域内针的位置、年龄、温度、受检肌肉均会影响 MUAP 的形态。大而持续时间长的多相电位提示失神经或神经移植术后。小而持续时间短的多相电位可在肌源性病变中出现。神经源性病变和肌源性病变的 EMG 表现总结在表 8.2。

当进行 EMG/NCS 检查时，检查者需谨记如下几个问题。

1. 定位诊断：病变部位在哪里？

EMG/NCS 对造成疼痛的病变进行解剖定位非常有用。例如，足部烧灼感可由弥漫性周围神经病(如糖尿病)、术后神经丛损伤，或由于椎管狭窄引起的腰骶神经根病变所致。上述疾病都有各自不同的表现，可以通过 EMG/NCS 进行定位从而明确诊断。通常情况下，神经传导的改变，不论是远端潜伏期延长，还是传导速度减低，都提示在刺激部位和记录部位之间存在病变。然而，在运动或感觉神经元到远端的任何部位发生损伤都可能出现异常小波幅。对代表不同神经和神经根的肌肉进行针电极检查可以进一步确定病变的部位。以足部烧灼感为例，让我们看看不同病因的 EMG/NCS 的表现。

(1) 周围神经病：神经传导速度(nerve conduction velocity, NCV)可以定位周围神经病(通常为远端对称性)并确定潜在的病理生理学改变[轴突和(或)脱髓鞘以及运动和(或)感觉受累]，这可以帮助临床医师诊断出潜在的病因。NCV 还可以帮助判断疾病的严重程度(运动/轴突受累程度较高和手部异常通常提示病情更严重)。肌电图检查结果依赖于运动神经受累的严重程度，远端肌肉比近端肌肉可以更早发现异常，并且检查结果通常是正常的，除非神经病很严重。

(2) 手腕正中神经病：NCS 可用于将异常定位到特定的神经(正中神经)和特定的位置(腕部)。在腕管综合征(carpal tunnel syndrome, CTS)的患者中，潜在的病理生理学改变是脱髓鞘，这首先影响感觉纤维。随着病情的进展将涉及运动纤维，并将导致轴突改变。Robinson 描述的综合感觉指数可以用来提高通过 NCS 诊断 CTS 的敏感性。

(3) 神经根病变：感觉神经 NCV 对于将病变定位到神经根水平至关重要。神经根损伤位于神经节前位置时 SNAP 正常。这在电诊断研究的临床解释中至关重要，因为 EMG/NCV 仅能检测到影响运动纤维的神经根病变(仅引起疼痛/感觉结果的神经根病变可能具有正常的 EMG 结果)。EMG 可以将病变定位在特定的神经根或多个神经根。典型的异常模式包括来源于同一神经根的不同周围神经支配的肌肉变化(例如，L5 神经根病变合并胫前肌和臀中肌异常)。由背侧支支配的椎旁肌通常表现为异常。EMG 异常首先出现在相应的椎旁肌中，因为它们靠近损伤部位。接下来，在受累神经根的特定肌节分布区内的近端肌肉和远端肌肉中依次发现异常。基于 EMG/NCV 的定位诊断归纳于表 8.3。

表 8.3　基于 EMG 和 NCV 检查的解剖定位

病变	运动神经传导	感觉神经传导	RNS	EMG
背根神经节(感觉神经元病)	N	N，↓波幅	N	N
前角细胞(运动神经元病)	N，↓波幅	N	N/Abn	Abn
根(神经根病变)	N，↓波幅	N	N	Abn
丛(神经丛病变)	N，↓波幅	N，↓波幅	N	Abn
神经(神经病)	Abn	Abn	N	Abn
NMJ 缺陷	N，↓波幅	N	Abn	Abn
肌肉(肌病)	N，↓波幅	N	N/Abn	Abn

注：Abn，异常；EMG，肌电图检查；N，正常；NCV，神经传导速度；NMJ，神经肌肉接头；RNS，重复神经刺激。

2. 病理生理学：是轴突病变还是脱髓鞘的病变？

根据EMG/NCS结果可以相对容易的鉴别出是轴突病变还是脱髓鞘病变。如果损伤发生在细胞体或轴突，轴突变性后检查神经会出现低波幅的CAMP和SNAP。如果损伤发生在髓鞘，就会导致脱髓鞘，进而导致传导速度减慢和潜伏期延长。

在脱髓鞘疾病进程中也会出现传导阻滞或者神经信号转变的局部衰减，局灶性脱髓鞘的另外一个表现是波形离散。传导阻滞或者波形离散前文已经叙述过。

在大多数周围神经病中，脱髓鞘和轴突损伤都会发生，但是，描述原发性病理过程对明确病因和评估病变的程度十分重要。脱髓鞘神经病可进一步分为节段性（获得性）、均一性（遗传性）。对于前者，单条有髓纤维不均匀的缓慢脱髓鞘导致传导阻滞和波形离散。对于后者，因为所有有髓纤维均匀一致地受累，所以潜伏期延长和传导速度减慢为主要表现。表8.4总结了脱髓鞘和轴突病变的EMG/NCS特征。

3. 神经纤维类型：病变是运动神经、感觉神经还是自主神经？

NCS分别检测运动和感觉神经功能。许多周围神经病变都会影响运动和感觉神经。在远端感觉或运动神经病变中，肌电图的波幅和传导速度均为异常。在背根神经节或前角细胞受累时，NCS检查显示SNAP或CMAP的波幅变小，而速度通常是正常的。常规的EMG/NCS检查并不能检测自主神经系统的完整性。自主神经的检测将另作讨论。

4. 分布：病灶是局灶的、多灶的或弥漫性的？

通过明确病变的分布，可以将神经病进一步分为单神经病、多灶性神经病和多神经病。局灶病变，如腕管综合征，异常仅限于正中神经的远侧段。如果相同的神经在两侧肢体受损程度不对称，或者同侧肢体的某一神经受损程度超过了其他神经，即提示为多灶性神经病。在典型的多神经病中，四肢的运动和感觉神经会均匀、对称性受累；然而在较轻的病例中，下肢末梢感觉神经的异常会更显著（长度相关）。

5. 病程：损伤有多长时间？

在轴突损伤后，远端神经会发生 Wallerian 变性。在最初的2～3天，损伤远端的运动神经传导是正常的。然后，CMAP的波幅会逐渐下降，在7天左右达到最低点。损伤5～6天时，远端的SNAP的波幅不受影响，但在10～11天，波幅会降到最低点。轴突运动神经损伤后，肌电图检查的表现会慢慢发生改变。最初，插入电位增加。在神经损伤的1～4周内，正锐波和纤颤电位可能不会出现，这取决于损伤部位和被检肌肉之间的距离[4]。异常的自发活动在3～6个月内会逐渐消失。因此，在神经损伤后的1～4周内，或损伤后的3～6个月后，针电极检查可能不会监测到正锐波或者纤颤电位。神经损伤的3～6个月后，由于去神经或神经部分再生，可出现大波幅、长时程多相MUAP。表8.5总结了在轴突

表8.4 脱髓鞘病变和轴突病变的NCS及EMG特征

	NCV	EMG
脱髓鞘病变	• 潜伏期延长，大于正常的13% • NCV减慢，小于正常的70% • 传导阻滞 • 波形离散	• 正常的插入电位，没有自发活动 • 募集减少，伴有传导阻滞 • MUAP形态正常
轴突病变	• 潜伏期正常 • NCV减慢，大于正常的70% • CMAP/SNAP波幅减小	• 插入电位及自发活动增多 • 募集减少 • 波幅变大，时限延长，多相，伴有神经再生 • 卫星电位

注：CMAP，复合肌肉动作电位；SNAP，感觉神经动作电位；MUAP，运动单位动作电位；EMG，肌电图检查；NCV，神经传导速度。

表8.5 轴突损伤后NCV和EMG表现的时间顺序

	NCV	EMG
0～1周	↓波幅，近端	↓募集
1～2周	↓波幅，近端及远端	↓募集 ↑插入电位
2～3周	↓波幅，近端及远端	↓募集 ↑纤颤电位
1～3个月	↑波幅	↑纤颤电位 ↓波幅，↑时长，↑时相
3～6个月	↑波幅	↑募集 ↓波幅，↑时长，↑时相

注：EMG，肌电图；NVC，神经传导速度。

损伤后,EMG/NCS 的不同时间段的表现。

6. 严重程度和预后: 病情轻重? [3]

如果及时地做 EMG/NCS 检查,可以明确病变的严重程度。按顺序测定后,同一神经受损侧与对侧的 CMAP 和(或)SNAP 波幅差就提示了病变的严重程度和预后。如果在病变 4 周内受累及肌肉的自发电活动稀少,提示肌肉功能的恢复会很好。除了神经失用外,MUAP 的募集率降低说明病变十分严重。一般来说,轴突损伤相比于脱髓鞘病预后更差。

二、定量感觉测试[5]

定量感觉测试(quantitative sensory testing, QST)可定量检测大、小纤维功能障碍。通过对皮肤施以不同强度的各种刺激来询问患者何时感受到该刺激。一份共识报告定义了"感觉检测阈值"为"在 50% 的时间内可检测到的最小刺激。"通过增大或减小预定水平的刺激强度,"出现"和"消失"的阈值得以确定。常检测的感觉类型有振动觉和温度觉(包括温觉、冷觉、热痛觉和冷痛觉)(图 8.4)。振动觉阈值体现的是大的有髓纤维的功能,而温觉、热痛觉以及冷痛觉的阈值反映的是无髓 C 纤维的功能,冷觉阈值测量的是小的有髓 Aδ 纤维的功能[3]。

QST 不仅能检测周围神经纤维的功能,也能检测中枢神经通路的功能。振动觉是通过后索传导,温度觉是通过脊髓丘脑束传导。其正常值取决于检测的方法、感觉类型和部位。感觉检测阈值随着年龄的增长而增长,因此,检测结果应与年龄相匹配的参考值进行比较。

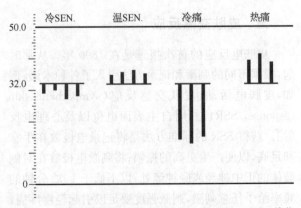

图 8.4 正常人温度觉 QST 检测实例。纵坐标:温度,单位为℃;实心条代表每项实验。SEN, sensation, 感觉

QST 可以用来检测在 NCS 检查中可能遗漏的微小感觉功能变化。热检测阈值(感觉减退或感觉过敏)和温度热痛阈值(痛觉减退或痛觉过敏)可以升高或降低已经在许多痛性神经病中报道。冷或热痛觉过敏是复杂区域疼痛综合征的一个特征。热痛觉过敏常见于红斑性肢痛症和 ABC 综合征(angry backfiring C nociceptor, ABC)。冷感觉减退(cold hypoesthesia)、冷痛觉过敏(cold hyperalgesia)和肢体寒冷(cold limb)是 CCC 综合征的特征,而热感觉减退和痛觉过敏(痛性感觉缺失)是疱疹后神经痛的典型表现。

QST 有助于及早发现病变。序贯检测可监测疾病的进展和治疗效果。但 QST 并不客观,它依赖于患者的配合。QST 不能对病变进行定位,因为它测试的是从神经末梢到皮质的整个感觉通路的完整性。

三、短潜伏期躯体感觉诱发电位[6,7]

传统的感觉 NCS 检测评估的是背根神经节远端的病变,而躯体感觉诱发电位(somatosensory evoked potential, SSEP)是对整条感觉传导通路进行定量检测。通常,混合神经被反复刺激,如腕关节的正中神经或踝关节的胫神经,然后其感觉传导通路上的反应被记录下来。这些反应结果会被平均以提高信号的信噪比。因为其反应波幅较小,故对皮区内的皮肤或皮神经(如桡神经浅支或腓肠神经)的刺激价值有限。增加刺激强度和延长刺激时程才能引出一个最佳的反应。

该类刺激的传导路径是:通过 Ⅰa 和 Ⅱ 型感觉纤维传入,经过背根神经节(Ⅰ级神经元),后索、薄束核和楔束核(Ⅱ级神经元),对侧内侧丘,丘脑腹后外侧核(Ⅲ级神经元),到达感觉皮质。在临床上,中枢神经系统和周围神经系统的脊髓背柱通路损伤时,触压觉和位置运动觉都会受影响。刺激后,以通过本身的极性(负极或者正极)和潜伏期的平均峰值(ms)对每一个可识别成分进行标记。刺激正中神经后有助于定位的固定电位包括:EP(Erb's 点)、N13(颈髓的背柱)、P14(内侧丘系下部)、N18(丘脑)和 N20(感觉皮质)。刺激胫神经后的固定电位包括:PF(腘窝)、LP(腰电位)、P31(尾内侧丘系)、N34(丘脑)和 P37(感觉皮质)(图 8.5)。了解这些峰值的来源有助于病灶的定位诊断。年龄、温度、肢体长

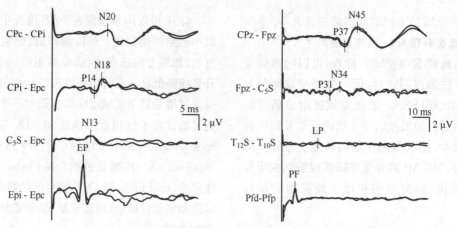

图 8.5　正常人正中神经(左)和胫神经(右)躯体感觉诱发电位。CPc,对外侧中央顶骨;CPi,同侧中央顶骨;CPz,中线中央顶骨;CS,颈椎;EP,Erb's 潜伏期;EPc,对侧 Erb's 点;EPi,同侧 Erb's 点;Fpz,中线额极;LP,腰椎潜伏期;TS,胸椎;PF,腘窝;Pfd,腘窝远端;Pfp,腘窝近端

表 8.6　基于 SSEP 的定位诊断

SSEP	异常表现	病变
正中神经	● 缺乏 EP	正中神经~臂丛
	P14	臂丛以上
	N20	延髓以上
	● EP~P14,	臂丛~延髓
	P14~N20 延长	延髓~感觉皮质
胫神经	● 缺乏 LP	胫神经~马尾
	P37	腰段脊髓以上
	● LP~P37 延长	脊髓~感觉皮质

注:EP,Erb's 电位;LP,腰椎潜伏期;SSEP,躯体感觉诱发电位。

度、药物、注意力水平,以及睡眠可能会影响潜伏期及波幅。因此,每个实验室都有其自己的标准值。儿童约在 8 岁时达到成人的标准。SSEP 异常的标准包括任何固有波形的消失和波峰间期的延长。例如,N18、N20 缺失或 P14~N20 间期延长都提示病变位于延髓和感觉皮质之间。表 8.6 总结了一些典型的 SSEP 的表现和相应的定位。绝对潜伏期是一个不太可靠的指标,因为它随肢体长度的变化而变化。一些人认为低于一半的两侧波幅可能是异常的。将 SSEP 应用于疼痛患者时,仅限于协助明确在周围或中枢感觉传导路径中是否存在结构性或压迫性病变。

四、激光诱发电位和接触性热痛诱发电位[7,8]

CO_2 激光刺激器可以用来产生疼痛相关的脑部电位。激光刺激能迅速产生热辐射,并激活 Aδ 和 C

伤害性感受器。每 6~10 s 发出 20~40 次激光刺激。在刺激手背皮肤后 220~340 ms 的诱发电位晚成分,由 Aδ 纤维介导;在 800~1 000 ms 间的超晚成分由 C 纤维介导;二者均在顶点(C_z)达到最大振幅(10~50 μV)。激光诱发电位(laser evoked potential,LEP)给神经病理性疼痛患者的痛觉和温觉传导通路提供了一个客观评估的手段。在累及脊髓丘脑束的神经病理性疼痛,如小纤维神经病的病变中,SSEP 通常是正常的,而 LEP 是异常的。但由于 LEP 的技术难以掌握且易导致皮肤灼伤和色素沉着,在大多数实验室均未开展。最近,接触性热痛诱发电位(contact heat evoked potential,CHEP)的出现弥补了 LEP 的不足,它能够利用天然热辐射,以 50 ℃/s 的速度升温。利用 CHEP 所获得的潜伏期与波幅均能与 LEP 的结果相媲美。此项技术易于操作且无副作用,相信在未来一定会成为评估伤害性刺激传导功能异常的标准化的方法。

五、皮肤交感反应[9]

皮肤电反应的首次报道是在 1890 年。从那时起,根据不同的刺激和记录方法引入了各种术语[例如,皮肤电活动、皮肤交感反应(sympathetic skin response, SSR)、外周自主表面电位以及心理电反射]。获得 SSR 的标准方法是将记录电极放在手掌和足底,以便产生更高的振幅;将刺激电极放在对侧肢体的正中神经或胫神经处,以不低于 1 次/分钟的频率给予任意刺激,刺激强度要足以引起轻度疼痛;最少应记录 5 ~ 10 次的反应。在正常个体中,60%~100% 的时间可以获得 SSR。SSR 通常是三

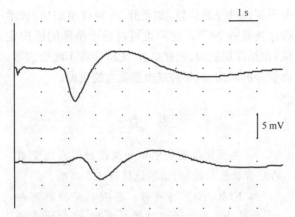

图8.6 同时记录电刺激手掌(上)和足底(下)后的正常皮肤交感反应(SSR)

相波,第一个是小的负相波,接着是大的正相波,随后是长的负相波(图8.6);波形是单相或双相的,其第一个波为正或负相波;需测量波峰间的最大波幅和平均潜伏期。可通过减少刺激频率、增加刺激强度和(或)改变刺激的部位或模式来减少波幅和潜伏期的变异性。皮温下降、注意力降低、药物(特别是抗胆碱药)、年龄和生活习惯均会减弱反应程度。手部的正常振幅大于1 mV,而足部的大于0.2 mV。手掌的平均潜伏期是1.4 s±0.1 s,足底为1.9 s±0.1 s。SSR的检测结果也会因汗腺活动所致表皮电阻变化而改变。感觉传入取决于刺激类型(如电击、噪声、视觉刺激和深呼吸):电刺激后,感觉通过大的有髓纤维传入,而传出经由交感神经传导路径。后者起自下丘脑后部,经由脊髓下降到中间外侧细胞柱(T1~L2)和椎旁神经节,然后通过小的无髓纤维到达汗腺。因此,电刺激后,因神经病而受损的大的有髓纤维会出现异常的SSR。

波幅下降或反应消失常提示交感神经反射弧异常,且病变可能在中枢或周围,亦可能是神经节前的或节后的。某些研究人员认为两侧波幅差异超过50%是异常的。在糖尿病、尿毒症、淀粉样变性神经病变中,SSR的结果与自主神经系统的症状密切相关。一般来说,轴突神经病变的SSR表现为异常。例外的是伴有突出的植物神经受损表现的脱髓鞘病变,如Guillain-Barré综合征。一些研究报道CRPS/RSD患者SSR检测结果异常,而一些研究则认为没有。在交感神经阻滞或交感神经切除术后,SSR的波幅会即刻消失或减小。SSR在卡压性神经病变和神经根病变中通常是正常的。颈部磁刺激诱发的

SSR会绕过传入支,直接刺激节后纤维。这种方法习惯的可能性较小,因此波幅和潜伏期出现波动的情况较少。

六、定量泌汗测试[10]

这是一个灵敏的、可重复的、定量的用于测试泌汗功能的方法。一个多格室的可塑的"汗细胞"被紧紧地固定在皮肤上。外腔室填充有乙酰胆碱溶液,干燥的空气通过测量湿度变化的仪器(发汗测定器)不断地流向内腔室。对其直接施加直流电,然后在刺激前、刺激间和刺激后连续测量内层格室中的水含量。该试验的基础是,外室下汗腺的轴突末端可以由乙酰胆碱离子导入激活;继而冲动向心性传导至分叉点,然后至内室下的轴突末端远端;在那里乙酰胆碱被释放,从而引发出汗反应。使用"轴突反射"这一名词并不恰当,因为只有节后交感神经催汗轴突被认为参与了这一过程。刺激诱发后有1~2 min的潜伏期,而后当持续刺激时,出汗量会迅速增多。然后刺激停止,出汗量会在5 min内恢复到刺激前的基线水平(图8.7)。曲线下面积表示的是出汗量,单位为$\mu L/cm^2$,其正常值根据检查的场所、性别以及受试者的年龄而有所变化。四肢远端、男性、年轻患者往往出汗较多。测试反应较小或缺失时,表示存在神经节后障碍。检查结果正常并不能排除神经节前受累。过度、持续的出汗也认为是不正常的。对比两侧肢体,如果两侧的不对称超过25%,也认为是不正常的。

泌汗实验的异常与CRPS/RSD相关疼痛的症状密切相关,其病理生理机制还不明确;较低的发汗阈值或者由于发汗轴突的失神经超敏反应而增加的发汗频率,会引起汗腺兴奋。

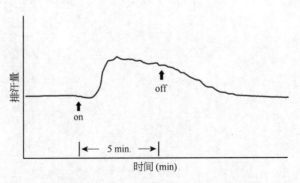

图8.7 正常的定量催汗轴突反射试验。On, off,刺激开始和结束

七、伤害性反射[8,11]

瞬目反射通过电刺激三叉神经眶上支完成。从眼轮匝肌得到同侧 R1 电位（10～13 ms）和双侧 R2 电位（30～41 ms）。咬肌抑制反射（masseter inhibitory reflex，MIR）是在紧咬牙齿、双侧咬肌充分紧张时，刺激颏神经来获得。此时正在描记的肌电活动被两个静止期中断，早期潜伏期为 10～15 ms 的潜伏期，晚期则为 40～50 ms。据报道，上述三叉神经反射在三叉神经痛中是正常的，但在由神经病、多发性硬化、桥小脑角肿瘤等所引起的面部疼痛中是异常的，尽管它的传入路径至少部分是由非伤害性纤维介导。屈曲反射或退避反射是由神经或皮肤的疼痛刺激所获得。刺激腓肠神经记录的股二头肌短头的 RⅢ 屈曲反射（80～90 ms）被发现有助于评估止痛药的疗效。

八、超声辅助技术[12,13]

由于科技的进步、医师培训的增加、超声技术良好的安全性，超声诊断被越来越多的应用在神经肌肉骨骼病理学检查中。超声可用于肌肉和神经的直接成像及神经卡压的定位，也可以作为 EMG/NCV 的辅助技术。理论上，超声可用于在解剖困难的情况下定位神经的位置，如肥胖、神经移植病史、技术存在挑战的 NCV。超声也可以辅助精确的肌肉定位，包括深层肌肉、肥胖患者、无反应或不配合患者、血管旁的肌肉、毗邻肺或腹部器官的肌肉。

◆ 要 点 ◆

● 电生理检查是中枢和周围神经系统受累的非常敏感的指标，但不能提示潜在疾病。

● EMG/NCS 检查可以鉴别病变的解剖部位、受累神经元或神经纤维的类型、病理改变的性质和病变的严重程度。

● 在 QST 检测中，冷阈值可以检测 Aδ 纤维的功能，而温阈值、热痛阈值和冷痛阈值可以反映 C 纤维的功能。

● SSEP 提供了一种定量的方法来研究由Ⅰa 和Ⅱ型感觉传入介导的整个感觉途径。

● LEP 和 CHEP 可以检测 Aδ 纤维和 C 纤维的功能。CHEP 有望成为一个标准的神经生理检测方法。

● SSR 和定量泌汗测试的作用有限，但有助于评估痛性糖尿病神经病变或 CRPS/RSD。

● 伤害性反射的电生理检测作用极为有限。

参考文献

请于 ExpertConsult.com 在线访问参考文献。

第9章　脊柱的解剖、影像及常见痛性退变性疾病的病理

Benjamin P. Liu, MD；Matthew T. Walker, MD；Eric M. Spitzer, MD；
Murugusundaram Veeramani, MBBS；Eric J. Russell, MD, FACR, FSIR
翻译：王　劲　任　远　审校：李家谋　周华成

一、解剖

（一）脊柱

通常脊柱是由 7 块颈椎、12 块胸椎、5 块腰椎及 5 块融合的骶椎组成。脊柱的终末部分为尾椎，数目不恒定，多为 4 块。除两个颈椎（C1、C2）及骶尾椎的形态特殊外，其余每块椎骨的形态大致相同。

第 1 颈椎（C1）也叫寰椎，由一个前弓、一个后弓和一对侧块组成（图 9.1A）。侧块上方与枕骨髁相关节，下与第 2 颈椎（C2）椎体相关节（图 9.1B）。C1 没有椎体，与相邻节段无椎间盘分隔。第 2 颈椎

（C2）又称枢椎，该椎体特征性的向上延伸形成"齿突"，与 C1 前弓后缘相关节，使头部可以做旋转运动（图 9.1B）。钩突是第 3~7 颈椎（C3~C7）所特有的，是椎体上终板背外侧缘的突起，与上位椎体形成关节（图 9.2）[1]。

典型的颈椎、胸椎和腰椎是由一个位于前方的椎体，成对椎弓根、关节突和椎板，以及一个位于背侧正中的棘突所构成（图 9.3）。椎弓根将椎体与后部结构连接起来。关节突由峡部和上、下关节突构成。自第 3 颈椎（C3）至第 5 腰椎（L5），每节段主要由后方的上、下关节突使相邻椎骨彼此相连。下位

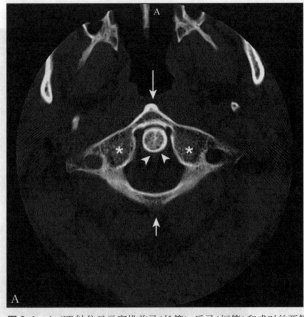
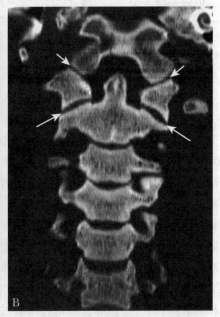

图 9.1　A. CT 轴位显示寰椎前弓（长箭）、后弓（短箭）和成对的两侧块（星形标记）。齿状突顶端（箭头）与寰椎前弓相关节。B. 颈椎 CT 冠状位重建示两侧枕骨髁与寰椎侧块上关节面构成的枕关节（箭头），寰椎侧块下关节面与枢椎上关节面构成寰枢关节（长箭）

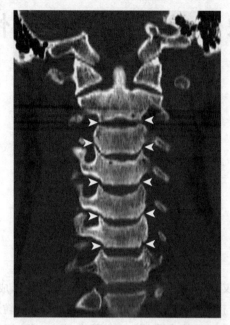

图9.2 颈椎CT冠状位重建示钩突和钩椎关节（箭头）

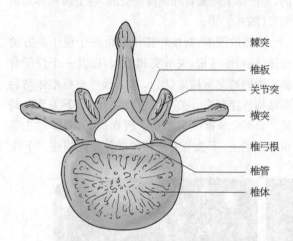

图9.3 椎骨的典型形态轴位示意图

棘突
椎板
关节突
横突
椎弓根
椎管
椎体

椎骨上关节突是关节突关节的下面，而上位椎骨的下关节突是关节突关节的上面。而C1与C2椎骨的"上关节突"和C1椎骨的"下关节突"都更形象地称为关节面，但它们并没有像其他椎节那样在形态上延伸形成关节突。两侧椎板向后正中延伸融合，形成棘突根部。棘突排列在椎骨背侧，成为后方韧带结构的附着点。椎弓根、关节突和椎板形成闭合的椎管，以保护椎管中的内容物，尤其是脊髓和神经根。横突大小不等，从颈椎至腰椎由短变长。中间颈椎有横突孔，其内有椎动脉及其内容物通过。在胸椎和腰椎，横突为肌肉附着点，以稳定和保护脊柱和其内容物。

（二）关节

从颅底至腰骶交界处，有六种类型的滑膜关节，包括寰枕关节、寰枢关节、钩椎关节、肋椎关节、肋横突关节、关节突关节[2]。寰枕关节是由两侧突起的枕骨髁与C1侧块的上关节凹构成（图9.1B）。寰枢关节由寰椎侧块的下关节面与枢椎的上关节面构成（图9.1B）。齿突腹侧与寰椎前弓后面的关节面以及齿突背侧与寰椎横韧带构成寰枢正中关节，为一个滑膜关节。钩椎关节（又称Luschka关节）仅存在于C2以下的颈椎。骨性钩突是C3～C7椎体上终板背外侧缘，与上位椎体相关节，从而形成了C2～C3至C6～C7钩椎关节（图9.2）。Luschka关节同时具有软骨和滑膜结构特点，若发生退变，可导致椎间孔狭窄甚至中央椎管狭窄[1,3]。肋椎关节、肋横突关节，如字面意思，分别是由肋骨与胸椎椎体及横突形成的关节（图9.4）。

关节突关节在脊柱中最常见，是相邻椎骨的上、下关节突构成的关节。关节面（即相对于下述的关节腔）覆盖软骨，能使脊柱作弯曲运动，并对剪切力提供一定的保护作用。该类关节由滑膜和疏松的关节囊韧带包裹形成[4]。在颈椎，外侧有一厚纤维囊，其下形成突出的小的滑囊隐窝。在腰椎，厚纤维囊沿着关节突关节的后缘包裹，其下滑囊隐窝位于关节囊尾侧延伸处，是关节腔介入的常用部位[5,6]。关节突关节的神经支配的详细讨论超出了本章节的范

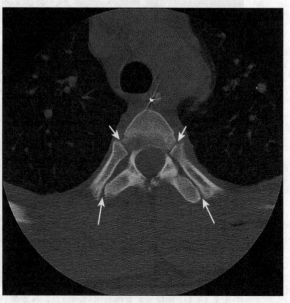

图9.4 中段胸椎CT轴位像示：肋横突关节（长箭）和肋椎关节（短箭）

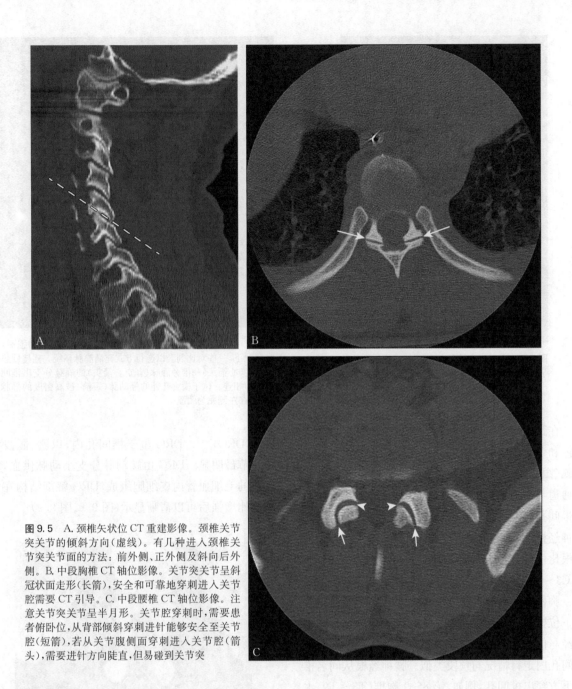

图 9.5 A. 颈椎矢状位 CT 重建影像。颈椎关节突关节的倾斜方向(虚线)。有几种进入颈椎关节突关节面的方法:前外侧、正外侧及斜向后外侧。B. 中段胸椎 CT 轴位影像。关节突关节呈斜冠状面走形(长箭),安全和可靠地穿刺进入关节腔需要 CT 引导。C. 中段腰椎 CT 轴位影像。注意关节突关节呈半月形。关节腔穿刺时,需要患者俯卧位,从背部倾斜穿刺进针能够安全至关节腔(短箭),若从关节腹侧面穿刺进入关节腔(箭头),需要进针方向陡直,但易碰到关节突

畴。一般来说,关节突关节由脊神经背根成对的内侧支双重支配[7,8],故治疗疼痛性关节突关节时需对两个脊神经背根内侧支做神经毁损术。了解不同关节突关节的走行对于计划介入治疗非常重要。在矢状位上,颈椎的关节突关节斜向后下方与横截面形成倾角(图 9.5A);胸椎关节突关节的走向呈冠状位,限制了在经皮穿刺进入关节腔(图 9.5B);在腰椎,关节突关节后缘朝向斜矢状面而其前缘朝向斜冠状面,形成一个半月形结构(图 9.5C)。故在透视引导下,矢状位小角度倾斜可进入关

节腔[9]。

(三) 横突孔、椎间孔和神经根

横突孔仅出现在 C1~C7。横突孔由神经突起向后与退化的肋骨成分向前融合形成[10,11]。横突孔内走行椎动脉、椎静脉丛、交感神经链和脂肪组织。横突孔多呈圆形或卵圆形,其大小常常反映穿过的椎动脉的粗细[12]。椎动脉常从 C6 水平横突孔进入,但也可从高到 C3 横突孔进入。在矢状位上,腹侧的椎动脉距离邻近出口神经根仅数毫米(图 9.6)。

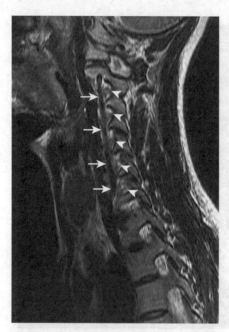

图9.6　通过横突孔的斜矢状位影像。椎动脉呈线样流空的低信号（短箭）。注意椎动脉紧邻出口脊神经根（箭头）腹侧

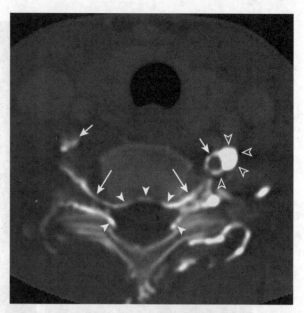

图9.7　下颈椎CT轴位影像。颈部CT给予造影剂增强后，通常情况下，一些对比剂会以逆行方式充满静脉系统。连接硬膜外间隙（实心箭头）和椎旁静脉丛（空心箭头）的静脉分支出椎间孔（长箭）相连。位于横突孔外的椎动脉（短箭）被高密度的静脉丛环绕，在左侧尤为明显

在颈椎，椎间孔向前外侧倾斜，由椎弓根、钩突、椎体和上关节突围成。出口颈神经位于椎间孔的下后侧（图9.6）。连接硬膜外静脉丛、椎管内前纵静脉通道与横突孔内的椎体周围静脉丛的小孔静脉穿过椎间孔（图9.7）[13]。颈神经根共有八对，第一对颈神经根从颅底和第1颈椎之间穿出。因此，颈神经根比位于其下方的颈椎序数高1个节段。例如，从C3～C4椎间孔穿出的为C4颈神经根。

胸椎椎间孔相对固定，由椎弓根、椎体、椎间盘和下位椎体上关节突围成。与颈神经根相比，胸椎神经与位于上方的关节突关系更为密切。小静脉在椎间孔内走行情况与颈段类似。胸神经根从同名椎骨下方穿出椎间孔，例如，第8～9胸椎（T8～T9）水平，T8胸神经根穿出。

与胸椎类似，腰椎椎间孔亦由椎弓根、椎体、椎间盘和上关节突围成。腰神经根与水平面呈45°向外下方走行，贴同序数椎弓根内侧和下缘穿出椎间孔（图9.8）。腰神经根计数与胸神经根相同，即腰神经根从对应序数腰椎椎间孔下方穿出，例如，L4～L5椎间孔穿出L4腰神经根。

整个脊柱，出口脊神经是由位于腹侧较小的运动支和位于背侧较大的感觉支组成。背根包含一个大小5～15 mm的背根神经节（dorsal root gang-lion, DRG）[14]。DRG位于椎间孔内，以腰、骶段脊神经节最明显。DRG由腰动脉分支小动脉供血，由有孔的毛细血管内皮细胞组成，DRG解剖结构在常规对比增强后可以清晰显示（图9.8、图9.9）[15]。

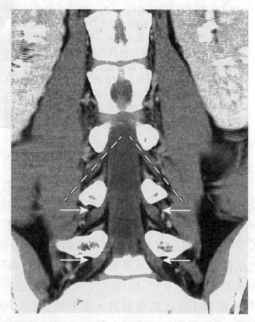

图9.8　CT增强冠状位重建影像。注意出口腰神经根走行方向（虚线），与椎管、椎间孔的位置关系。增强后背根神经节（长箭）清晰显示

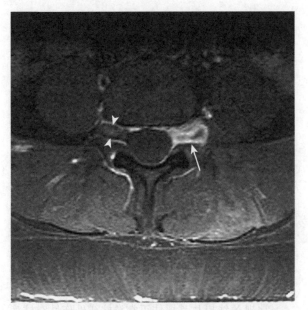

图 9.9　T₁WI 压脂增强 MRI 轴位像。左侧椎间孔见一椭圆形周边强化病灶(箭头)是游离椎间盘碎片。右侧椎间孔见一正常强化的背根神经节(长箭)

当在做胸腰段经椎间孔或神经节周围介入治疗时,需特别注意避免对腰大动脉(Adamkiewicz 动脉)造成损伤而导致并发症[16]。该动脉由椎间孔进入椎管,主要供应下 2/3 段脊髓的血供。但该动脉在解剖学上变异较大,从 T9 到 L1,常从左侧椎间孔进入椎管,也可以从 T5 到 L4 右侧椎间孔进入椎

管。该动脉通常走行于椎间孔腹侧的内上方(图 9.10)[17]。提高硬膜外激素注射安全性的技术最近已有报道[16]。

(四)椎间盘

椎间盘位于上下椎体之间,椎间盘高度约占椎体高度的 20%～35%。颈椎、腰椎椎间盘较厚,其前部厚于后部,这有助于形成颈椎、腰椎前凸弯曲。椎间盘主要作用是缓冲外力对脊柱的纵向压力,也可增加脊柱一定的运动幅度。椎间盘由三部分构成:髓核、纤维环和软骨终板[18,19]。髓核含有 Ⅱ 型胶原蛋白、透明质酸和糖胺聚糖,这些成分使椎间盘具有很好的抗压能力,在 MRI 成像上具有特征的信号。纤维环是由外层致密纤维带和内层纤维软骨构成。纤维环外层纤维又称 Sharpey 纤维,这些纤维插入椎体的骨突内。软骨终板为透明软骨,与椎体终板紧密相贴。椎间盘血供是通过软骨终板的小滋养管营养椎间盘[20,21]。

(五)韧带

脊柱韧带提供稳定性,允许做前屈、后伸和旋转运动。脊柱主要有五种韧带:前纵韧带(anterior longitudinal ligament,ALL)、后纵韧带(posterior longitudinal ligament,PLL)、黄韧带、棘间韧带和棘上韧带。ALL、PLL 分别走行于椎体前、后缘(图 9.11)[22]。ALL 附着于椎体和椎间盘,PLL 主要附

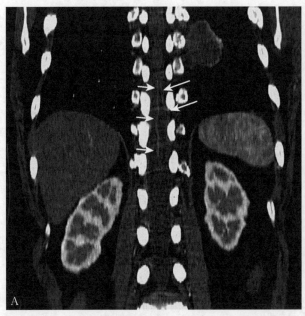

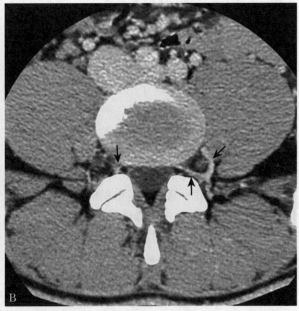

图 9.10　A. 主动脉冠状位增强 CT 重建影像。脊髓表面高密度线状结构是脊髓前动脉(短箭),Adamkiewicz 动脉(长箭)从 T10～T11 椎间孔进入髓内。B. 中段腰椎轴位增强 CT 扫描像示椎间孔内、外侧走行的静脉结构(短箭)

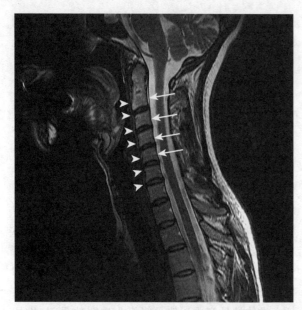

图 9.11 颈椎矢状位 T_2WI 影像。与椎体腹侧和椎间盘平行的线状低信号结构为前纵韧带（箭头）。与椎间盘背侧平行的线样低信号结构为后纵韧带（长箭）

着于椎间盘纤维环，但与椎体后缘结合较疏松。黄韧带走行于椎管内，连结相邻椎弓板间的韧带，并参与了椎管后部的构成。棘间韧带走行于相邻棘突之间，而棘上韧带走行于各棘突尖之上。

此外，还有一些特殊的韧带位于颅颈交界区，包括寰枕韧带、齿突尖韧带、覆膜、横韧带和交叉韧带[23]。这些韧带在颅颈交界区可提供稳定性和灵活性。本章不再详述上述韧带。

二、影像概述

（一）常规放射线检查（X线）

传统的 X 线平片反映了 X 线束穿过人体不同密度的组织结构后的衰减程度。例如，骨皮质密度高，X 线完全衰减；心脏是软组织，X 线部分衰减；肺内主要是空气，X 线只有很小部分衰减。常规 X 线平片具有快捷、价廉、易操作和良好的空间分辨率特点。脊柱 X 线平片可获取很多重要信息，包括脊柱排列方式、骨结构及钙化。通过脊柱的负重直立位和过伸、过屈动力 X 线平片，可反映脊柱急性或慢性的稳定性和不稳定性。这是当前通过压力相关成像方式最常用的方法。椎体椎间孔狭窄或脊椎滑脱可以采用斜位摄片来诊断。脊柱骨折、关节脱位也通过平片诊断，但灵敏度不高，不如计算机断层扫描（CT）显示的细节更容易鉴别，虽然 CT 远远优于 X

线平片对软组织的成像评估，但是 X 线平片也可以用于椎间盘退行性改变的诊断，如椎间盘变性（真空征）和椎间盘塌陷。

标准正侧位片（如颈椎张口位显示齿状突）是诊断的常规摄片体位（图 9.12A～C、图 9.13A 和 B、图 9.14A～C）。颈、腰椎正斜位片，可评估小关节、关节突、椎间孔病变（图 9.12D 和 E、图 9.14D 和 E）。当脊椎前移或脊椎滑脱时，或伴有骨折和（或）韧带断裂时，过伸、过屈位可以显示运动异常。过伸、过屈位可通过 X 线直接实时观察。

平片可以检测全身系统性疾病的相关变化，如强直性脊柱炎、弥漫性骨质硬化或骨破坏（图 9.15）。此外，X 线平片在诊断脊柱侧弯、后突畸形具有整体观价值，其他检查手段无法替代。

常规 X 线摄片是评估正常脊柱或外伤性脊柱病变最简单、最经济和最有效的方法。侧位片，可用三条纵向曲线来评估脊柱序列是否正常（图 9.16）。前、后脊柱线沿着前、后纵韧带走行。椎板线沿着椎板深面黄韧带走行。正位片，通过棘突的尖端作垂直线作为评估脊柱是否侧弯的标准（图 9.17）。垂直线与椎弓根距离是否对称用来评估脊柱有无旋转。X 线平片容易显示硬件植入物故障，如螺钉松动和断棒。由于射线束硬化伪影影响图像质量，CT 诊断内固定折断比较困难。

（二）脊髓造影和脊髓造影后 CT 扫描

脊髓造影是通过向脊髓蛛网膜下腔内注射非离子、水溶性碘造影剂来评估椎管内病变的放射技术。造影可以显示脊髓和神经根，在常规 X 片上它们表现为高密度对比剂充盈缺损。若出现碘对比剂柱硬膜外压迹，通常代表椎间盘异常、黄韧带肥厚或关节突肥大等退行性改变。脊髓造影亦可诊断椎管狭窄、神经根压迫、神经根肥厚和蛛网膜炎（图 9.18）。脊髓造影后应行 CT 扫描，以便更好了解椎管内容物及其周围结构的解剖关系。

脊髓造影是有创性检查技术，其使用率下降，逐渐被具有高空间分辨率和对比度分辨率的 CT 和磁共振成像（magnetic resonate imaging，MRI）所替代。脊髓造影并发症与腰椎穿刺（lumbar puncture，LP）和药物注射直接相关，包括体位性头痛、造影剂相关性癫痫和感染等。腰椎穿刺最常见并发症是体位性头痛[24]，如果头痛保守治疗无效，可行硬膜外血液补丁治疗[25]。鞘内注射造影剂诱发癫痫比较

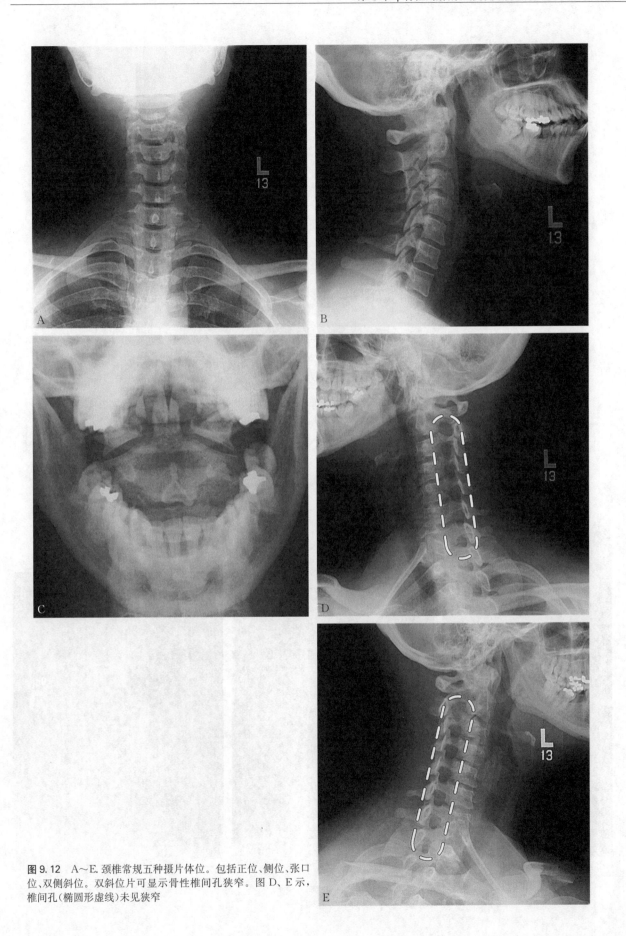

图 9.12 A～E. 颈椎常规五种摄片体位。包括正位、侧位、张口位、双侧斜位。双斜位片可显示骨性椎间孔狭窄。图 D、E 示，椎间孔（椭圆形虚线）未见狭窄

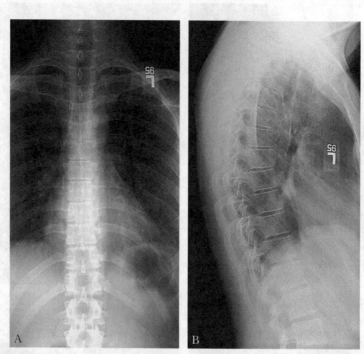

图 9.13 A、B 示,标准的胸椎正位片、侧位片

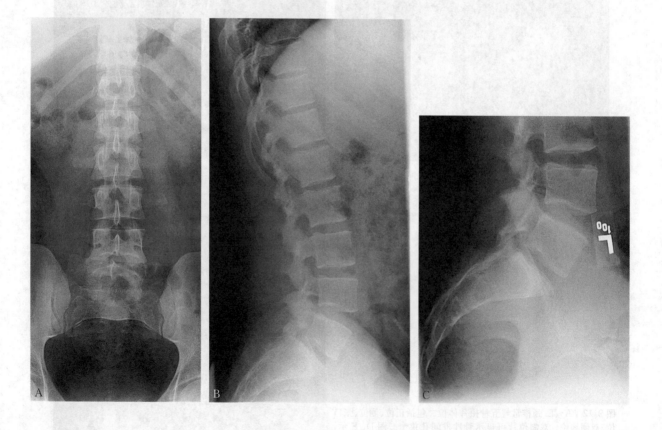

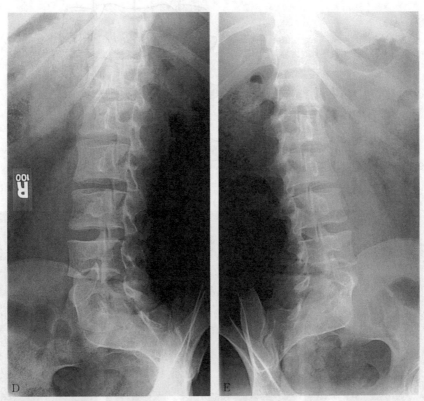

图 9.14 A～E. 腰椎常规五种摄片体位，正位、侧位、腰骶关节的椎管向下视野侧位片和双斜位片

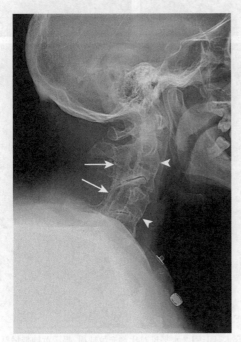

图 9.15 颈椎侧位片示强直性脊柱炎，包括小关节强直（长箭）和椎体融合（箭头）

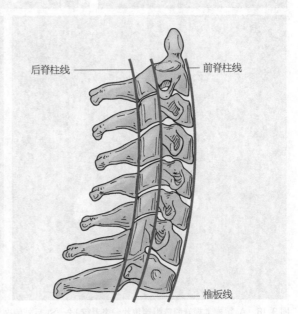

图 9.16 颈椎侧位图显示椎板线及前、后脊柱线

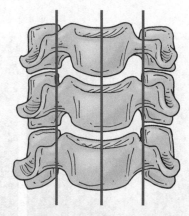

图 9.17　颈椎正位图,显示正常排列的棘突

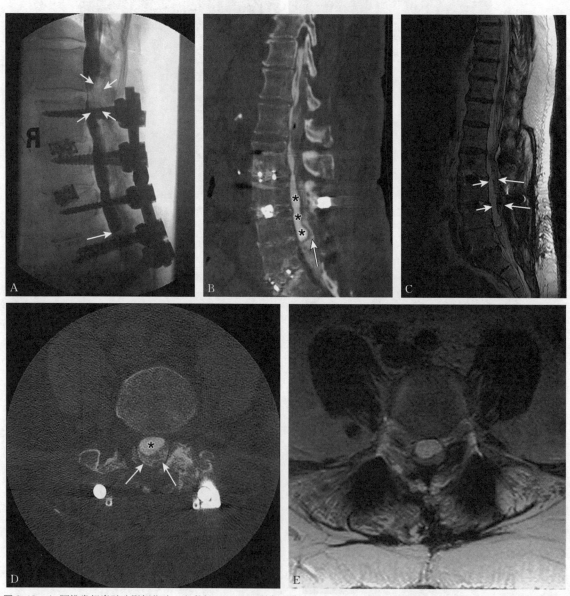

图 9.18　A. 腰椎常规脊髓造影侧位片。患者行 L2~S1 后外侧融合术,L1~L2 水平见对比剂充盈缺损,提示黄韧带增厚(短箭),L4~L5 水平见蛛网膜下腔有分隔缺损,提示蛛网膜炎(长箭)。B. CT 矢状面重建示,蛛网膜下腔腹侧高密度对比剂聚集(星形标记)和背侧稍低密度对比剂聚集(长箭),该征象提示蛛网膜炎。C. MRI 矢状位 T_2WI 示,硬膜囊背侧神经根(长箭)和条块状脑脊液分隔(短箭)。D. CT 脊髓造影轴位像示,脊神经根(长箭)向周边位移、聚集,对比剂向腹侧聚集(星形标记)。E. MRI – T_2WI 轴位像显示影像征象与 CT 一致

罕见,但癫痫发作阈值可被某些药物降低,包括许多抗抑郁药[26]。一般情况下,进行脊髓造影的患者,需进行癫痫发作阈值的药物筛选试验。若患者行CT或MRI检查因禁忌证而无法进行,模棱两可或因手术器械的伪影而受限时,脊髓造影是解决问题的主要检查手段。

(三) 计算机断层扫描(CT)

CT是一种比平片对X线衰减更敏感的X线检查技术。CT可更好地显示骨性解剖结构,并具有较高的空间分辨率。最新一代的CT扫描仪采用滑环技术(螺旋采集)、多排探测器系统和高速旋转,并可多方位重建最佳脊柱图像。低剂量扫描软件可大大减少患者辐射剂量,如通过实时调整管电流(mA),根据不同患者的不同扫描层厚改变相应管电流的大小。由于螺旋扫描可以获得重叠的数据,因此,可进行多平面重组(multiplanar reformation,MPR)和容积再现(volume rendering,VR)。

与传统X线一样,CT成像是基于X射线的不同衰减,不仅可以区别骨与软组织,还可以区别不同密度的骨和软组织结构。CT可以识别不同放射线密度的韧带、椎间盘和脑脊液(cerebrospinal fluid,CSF),可以鉴别椎间盘突出症和韧带损伤(图9.19)。另外CT可显现细微的骨质硬化和骨质破坏。根据组织结构的不同,应用窗口技术,可清楚显示

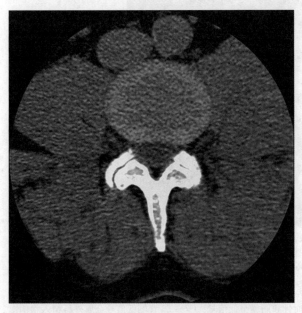

图9.19 CT图像显示骨和软组织的密度差异。脂肪密度低,在CT上呈低密度区。脑脊液较黄韧带密度低,黄韧带密度与椎间盘与肌肉密度相似,骨皮质密度在人体组织中密度最高

示感兴趣的组织类型。通过静脉注射碘对比剂可显示血管结构,如硬膜外静脉丛、邻近的动脉,或者显示异常的软组织增强灶(肿瘤、炎症和感染)。

一些外科植入金属器材,如脊柱钢板、椎弓根螺钉、椎板钢丝(钩)、椎间盘或椎体固定器材,会产生伪影,严重影响CT图像质量的诊断价值。即便这个问题会随着CT扫描设备的更新和后处理技术的提高而改善,例如,使用迭代重建技术减少CT金属伪影[27]。这种情况下常规X平片和脊髓造影可能仍是最好的诊断成像方式。与几年前相比,CT发展到256层和320层,空间分辨率明显提高。双源CT扫描的出现,使区分软组织、骨化组织和金属结构的衰减得到了显著的提高。但CT的辐射量高于X线平片几倍,因此,在敏感人群,如儿童、孕妇和青少年,需要进行相应的辐射防护。

(四) 磁共振成像(MRI)

磁共振成像是利用梯度场和射频脉冲来检测人体组织内普遍存在的氢原子(氢质子)的位置和种类。磁共振成像无电离辐射损伤,但也有风险,包括能量沉积效应、电子/金属植入物和对胎儿未知或无法量化的风险[28-32]。磁共振成像具有软组织分辨率高和多方位直接成像功能的优点,是诊断脊柱疾病常用、有效的检查方法。它对不同的软组织结构具有良好的分辨率,如骨髓、肌肉、韧带、椎间盘和神经根。MRI可清楚显示硬膜外、髓外硬膜内和髓内病变。MRI评价骨髓质病变有优势,如骨髓水肿、骨髓替代(如转移性疾病和骨髓瘤)。但MRI在识别骨皮质、骨硬化病变、骨赘上不如CT敏感。

常规MRI扫描序列包括矢状位和横轴位的T_1和T_2加权成像。T_1加权可良好地显示解剖结构。一般来说,T_1高信号代表脂肪(如骨髓脂肪、皮下脂肪),而低信号代表液体(如脑脊液、骨髓水肿和正常髓核)(图9.20A)。T_2加权像上脂肪组织没有T_1上亮,但液体呈高信号(图9.20B)。软组织如肌肉、脊髓在T_1加权和T_2加权呈中等信号。短反转时间反转恢复序列(short-tau inversion recovery sequence,STIR)是脂肪抑制序列T_2加权序列显示微量液体非常敏感(图9.20C)。这些序列在检测外伤后水肿、恶性肿瘤和感染非常有帮助[33]。梯度回波序列(Gradient recalled echo,GRE)T_2加权像对出血、钙化敏感,并在脊柱创伤中评估脊髓非常有价值(图9.20D)[34,35]。如果评估脊柱侧弯可

以选择冠状位 T_1 或 T_2 加权像（图 9.20E），以便更好地评估弯曲程度。

在颈椎，薄层轴位二维或三维 GRE T_2WI 用于进一步的评估中央管和椎间孔狭窄。由于受到磁敏感伪影的影响，骨赘所致的狭窄程度在 GRE T_2WI 可被高估。腰椎检查可选择使用横轴位质子密度加权像和 T_2 加权像。颈椎 GRE T_2WI 轴位像、胸椎和腰椎自旋回波 T_2WI 轴位像类似于"脊髓造影"的效果，即高信号脑脊液包绕硬膜囊内中等信号脊髓和神经根（图 9.21）。

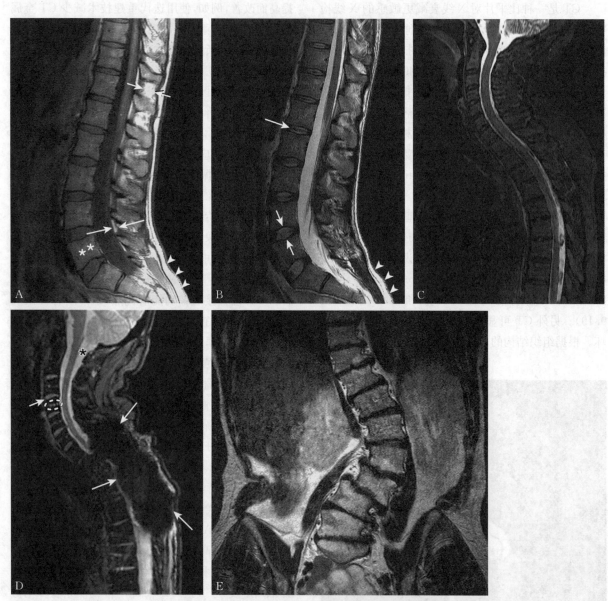

图 9.20 A. 腰椎矢状位 T_1 加权像。脂肪呈高信号，如皮下脂肪（箭头）、棘突间脂肪（短箭）、硬膜外腔脂肪（长箭）和骨髓内脂肪（星形标记）。椎间盘信号较椎体骨髓信号低。除骨皮质外，脑脊液较其他组织信号低。B. 矢状位 T_2 加权像。脑脊液呈高信号（白色），脂肪呈高信号（箭头），但没有 T_1WI 像上亮。正常椎间盘因含水成分较多呈高信号（短箭）。在许多椎间盘髓核内见水平走行的低信号，属正常表现，如 L1~L2（长箭）。C. STIR 序列是一种在 T_2 加权加上脂肪抑制技术序列，脑脊液呈高信号，但脂肪已经"脱落"呈低信号。该序列对椎体或软组织水肿敏感。D. GRE 序列是一种快速 T_2 加权序列，该序列容易受磁场不均匀性影响，如血液、钙和金属。该图像显示椎间盘（短箭）、脑脊液（星形标记）、椎体静脉丛（虚线椭圆）呈高信号，而骨和筋膜呈低信号。C7~T5 背侧低信号金属外科植入物伪影（长箭）。E. 冠状位 T_2 加权像示，此序列可以辅助评估脊柱侧弯畸形程度

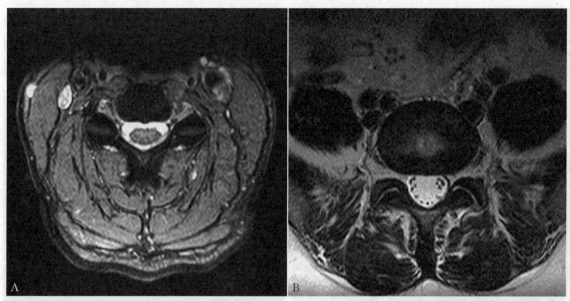

图 9.21 A. 颈椎 T_2 加权 GRE 序列类似"脊髓造影"效果。该序列受流动伪影的影响小,而受磁敏感伪影的影响大,后者会高估骨赘所引起的椎间孔或椎管狭窄程度。B. 腰椎脑脊液搏动减弱,因此几乎没有影响。通过常规或快速自旋回波序列 T_2WI 可实现"脊髓造影"效果

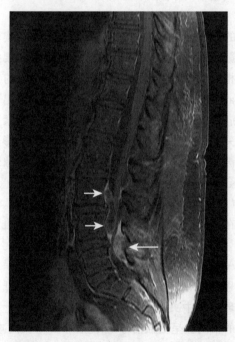

图 9.22 矢状位增强脂肪饱和 T_1WI 影像。腹侧(短箭)和背侧(长箭)硬膜外脓肿

矢状位和横轴位 T_1WI 钆对比剂增强前、增强后图像,可用于评价感染、多发性硬化、髓内肿瘤、转移性疾病和术后瘢痕等病变。若加上脂肪抑制技术可以更好地显示病理性强化的脊髓区域,尤其是骨髓和椎旁区域。联合对比增强和脂肪抑制技术可提高疾病诊断的敏感性,如骨髓炎/椎间盘炎、硬脊膜外脓肿或肿瘤、脑膜炎、软脑膜恶性肿瘤和神经根周围瘢痕(图 9.22)。

按照磁共振检查的设备要求,脊柱的磁共振检查一般都采取仰卧位。直立式磁共振成像通常会增加运动伪影并使分辨率降低,除了脊柱的直立式承重成像外,很少用到这种成像方式。另外,脊柱的屈伸磁共振成像可以在大多数的现代磁共振成像仪中实现,它可显示椎管狭窄随体位的动态变化(图 9.23)[36,37]。

遗憾的是,有些患者不能做磁共振检查。最常见的是患者有幽闭恐惧症,通常需要轻、中度的镇静,偶尔需要麻醉科协助。另外可选择开放式磁共振成像仪替代,但场强低,代价是空间分辨率差、信噪比小和选择扫描序列少[38]。现代的"封闭式"磁共振成像仪的检查舱的直径变宽变短,使幽闭恐惧症这个问题越来越少。磁共振检查绝对禁忌证是由于高磁场强度所致的,如心脏起搏、金属异物和特殊的金属外科植入物不能行 MRI 检查。在磁场作用下,一些心脏起搏器可能无法工作,或重新编程,或其导线被磁场移位[39]。金属异物或外科植入物,如脑动脉瘤夹和心脏人工瓣膜,在磁场的作用下会发生移位而导致灾难性的后果。全面的分析参考资料可有效评估哪些植入物可安全地放入磁共振的磁场

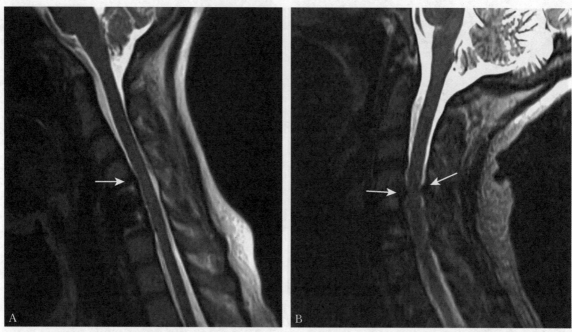

图9.23　A.屈曲位颈椎矢状位MR T$_2$WI示在C5～C6脊柱前路融合上方C4～C5椎间盘水平无明显狭窄(长箭),然而,狭窄的动态变化可能因体位而出现。B.在过伸位,椎间盘和黄韧带膨出增加(长箭),导致C4～C5椎管狭窄加重

中[40]。专业的磁共振成像中心可能能够给带有心脏起搏器、金属异物或金属外科植入物的患者使用,但这一过程需遵循严格的条件准则[41,42]。如果患者有心脏植入装置,心内科医师有必要在患者行磁共振成像之前评估这个装置,并且在检查过程中由放射科和心内科的医师一起进行监督。另外,金属植入物会产生严重的伪影和扭曲图像质量,导致检查失去诊断意义。

三、椎间盘退行性疾病

(一)概述

椎间盘源性疼痛是指由椎间盘本身引起的腰痛。椎间盘退行性疾病是一个病理过程,不仅仅与年龄有关,还有一些不确定的病因会引起急性或慢性腰痛[43,44]。Brinjikji等人最近的一项荟萃分析显示脊柱退行性变的影像学表现在无症状个体中也占很高比例,且随年龄增长而增加,因此这些影像学表现必须在结合患者的临床情况下慎重解释[45]。X线平片椎间盘退行性疾病常见的征象包括:椎间隙狭窄、椎间盘真空征、终板硬化和骨赘形成(图9.24 A)[46,47]。CT扫描较X线能更早显示椎间盘变性过程(图9.24B)。MRI具有软组织分辨力高和多方位直接成像功能,是评估椎间盘退行性病变的首选方法,很多研究致力于探索MRI表现与潜在症状严重

程度的相关性。另一方面,椎间盘造影激发实验通过造影后的CT成像,可确定椎间盘源性的腰痛程度和相关的临床症状。在椎间盘源性背痛的评估中,Bartynski发现在椎间盘造影激发实验中出现明显疼痛的椎间盘,其边缘形状与内部结构的紊乱显著相关[48-50]。尽管椎间盘退行性疾病不同的影像学特征被分别讨论,但椎间盘退行性疾病的影像表现常常会重叠出现。

(二)椎间盘脱水和变窄

在T$_1$加权像中,富含水分和不含水分的椎间盘差别不明显,因此,椎间盘呈均匀等信号(图9.25A)。富含水分的椎间盘在T$_2$加权像上呈明亮高信号(图9.25B)[51]。在T$_2$加权像上显示低信号纤维环绕着中央高信号髓核。在T$_2$加权像上富含水分的椎间盘呈更强信号,会随着年龄增长而减低,但比骨髓的高信号呈较高信号。椎间盘退行性变会导致椎间盘加速失水的病理过程,这造成椎间盘信号显著减低,甚至消失(图9.24B～D)。偶尔,退变的椎间盘可在椎间盘内出现气体聚集(氮气),这种征象在平片、CT和MRI上均可见[52]。在MRI的T$_1$和T$_2$加权像上"椎间盘真空征"是由于质子缺失而呈典型低信号。莫名其妙的是,椎间盘真空征偶尔充满液体在T$_2$加权像上呈高信号。

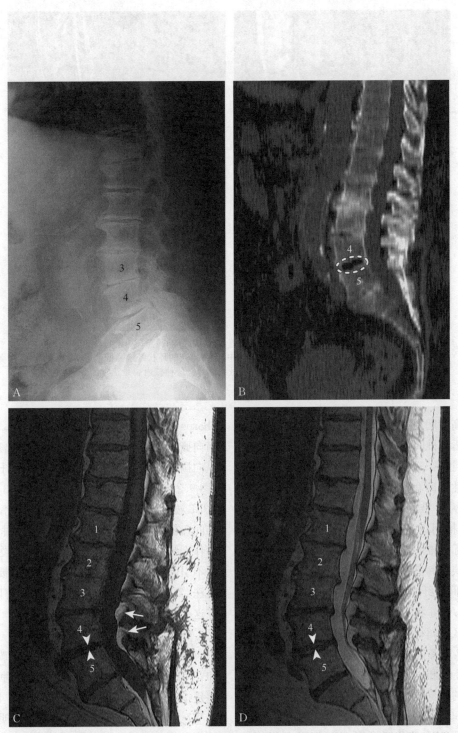

图 9.24 A. X 线平片示椎间盘退行性变的表现包括：椎间隙变窄、椎间盘真空征、终板硬化和骨赘形成。B. 腹部 CT 平扫矢状位重建，显示 X 线平片相同的表现，L4～L5 椎间盘真空征（虚线椭圆）。C. 同一个患者的矢状位 T_1WI 影像示典型的椎间盘退行性改变。L4～L5 椎间盘真空征呈低信号（箭头）。L3～L4 和 L4～L5 背侧硬膜外间隙（箭头）较宽，是硬膜外激素注射较好的靶点。D. T_2WI 示，弥漫性椎间盘变性，L2～L3 椎间隙完全消失，除 L5～S1 椎间盘外，余椎间盘均突出，导致腹侧蛛网膜下腔凹陷，L4～L5 椎间盘真空征呈线性低信号（箭头），比 CT 图像上显示的小

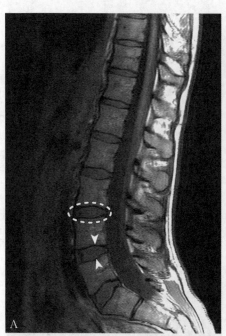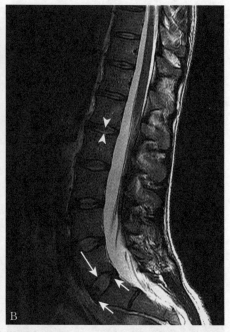

图 9.25 A. 在 T_1 加权像上，正常椎间盘呈均匀等信号（虚线椭圆）。标出椎间盘上下边缘的黑色信号（箭头）代表相邻椎体的皮质。B. 在 T_2 加权像中，紧密排列的环状纤维为低信号（短箭）。除了中央线性的核内裂（箭头），含水量多的髓核（长箭）呈高信号。这种核内裂是正常的表现，不应该被误解为局灶性脱水

椎间盘高度用同一个患者的其他椎间隙的高度进行对比分析。椎间盘高度根据与正常高度减少的比例，可分为正常、轻度、中度和重度减低。一项研究将年轻男性椎间盘高度和中年男性进行比较，发现年轻健康男性椎间盘高度比中年男性要低[53]。因此，单一的椎间盘高度测量值不能作为椎间盘退行性变的指标。椎间盘高度减少的主要意义是反映相应椎间孔狭窄和潜在神经根压迫。

（三）椎间盘纤维环撕裂、破裂

1992 年 April 和 Bogduk 报道，纤维环内中线后方的高信号区域，该区域与中央高信号髓核分界清楚，这与 LBP 患者椎间盘造影阳性结果相一致[54]。在 T_2 加权像上，椎间盘后侧或后外侧的线性高信号代表纤维环的纵向同心裂隙，该裂隙从髓核延伸至纤维环外 1/3[55]。在 T_1 加权增强后成像可见上述的高信号区域，这与炎症因子（肉芽组织形成）有关。纤维环变性可分为三种类型，包括同心裂隙、横向撕裂和纵向撕裂[47,56]。同心裂隙是由于纤维环内黏液物质的沉积导致胶原蛋白纤维分层[57]。在 T_2 加权像上裂隙呈高信号，并与椎间盘后缘相平行（图 9.26）。横向撕裂在 T_2 上呈小片状高信号，位于

Sharpey 纤维和椎体隆起的交界处[57]。同心裂隙和横向撕裂说明椎间盘变性，但不一定出现临床症状。纵向撕裂是纤维环全层的中断，表示纤维环的破裂（图 9.27）[57]。纤维环外侧和后侧 1/3 及后纵韧带（PLL）处有丰富的痛觉神经末梢，因此，这种破裂是椎间盘源性腰痛的根本原因[19]。这种特性解释了为什么纵向撕裂可产生疼痛，而同心裂隙和横向撕裂不引起疼痛。随着 2014 年修订版"腰椎间盘的命名法（2.0 版）"的发布，比起撕裂，人们更喜欢用裂隙这个词[56]。

（四）软骨下骨髓改变

椎体终板退行性变被称为 Modic 改变，根据 T_1 和 T_2 加权像上的信号特点可分为 3 种类型[58]。Ⅰ型是指椎体终板及邻近骨髓在 T_1WI 上呈低信号，T_2WI 上呈高信号，（图 9.28A、B），说明纤维血管化骨髓变性。Ⅰ型 Modic 改变，一般强化不明显（图 9.28C）。

Ⅱ型改变是指在 T_1WI 呈高信号，T_2WI 呈稍高或等信号，说明脂肪替代骨髓（图 9.29）。Ⅲ型改变是指在 T_1WI、T_2WI 上均呈低信号，说明软骨下骨质硬化（图 9.30）。

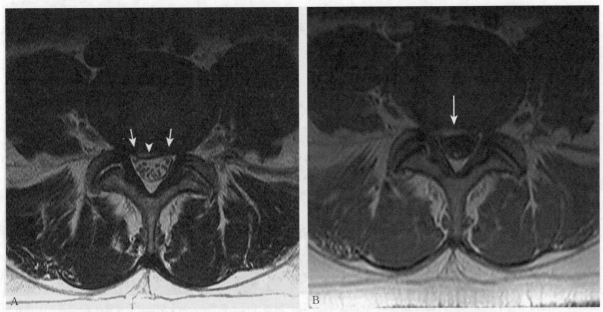

图 9.26 A. L4～L5 轴位 T$_2$WI。中央偏右突起（短箭）压迫硬膜囊腹侧，与背侧椎间盘后缘平行的线形高信号（箭头），表示黏液物质沉积于同心裂隙或撕裂中。B. 增强后 T$_1$WI，不同类型的纤维环撕裂均可见强化（长箭），这种强化说明存在着修复过程，如肉芽组织形成

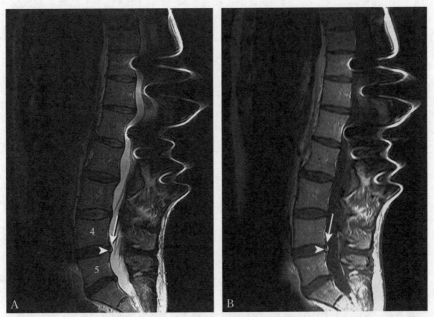

图 9.27 A、B. 在 L4～L5 水平，显示背侧同心环状裂隙和撕裂（长箭）和纵向撕裂（箭头），T$_1$ 矢状位增强后可见这些撕裂强化

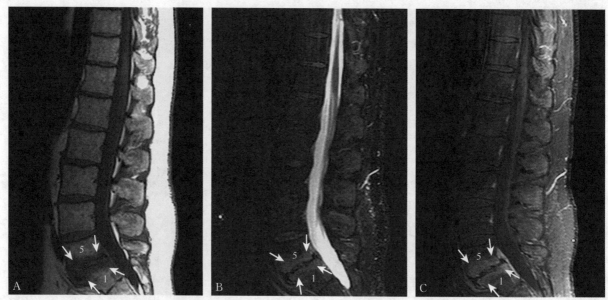

图 9.28 矢状位 $T_1WI(A)$、STIR(B)、脂肪饱和 T_1WI 增强(C)示,L5~S1 水平可见典型 Modic I 型软骨下骨髓改变(短箭),上述信号改变和增强方式与早期骨髓炎表现相似

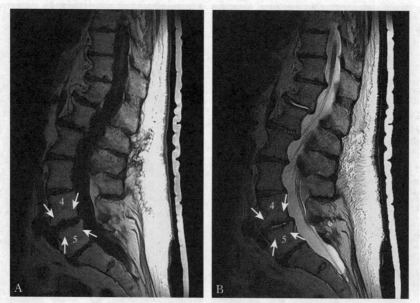

图 9.29 矢状位 $T_1WI(A)$、$T_2WI(B)$示,L4~L5 水平可见典型 Modic II 型改变。两个序列终板均呈高信号(短箭),说明局灶性脂肪代替骨髓

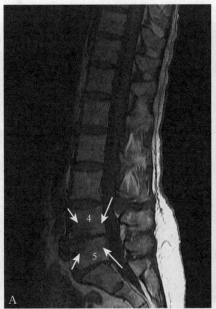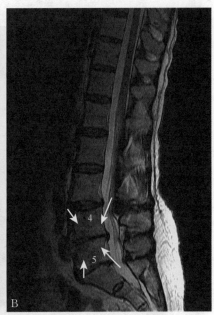

图 9.30 矢状位 $T_1WI(A)$、$T_2WI(B)$示，L4～L5 水平沿腹侧终板约 1/2 长度可见 Modic Ⅲ 型改变（短箭）。有趣的是，另沿终板背侧长度约 1/2 可见 Modic Ⅱ 型改变（长箭）

有研究表明，软骨下骨髓改变是椎体终板发生的一种化学炎性反应，它是由于椎间盘退行性变产生的有毒物质的扩散反应[59,60]。因此，Modic 改变可作为椎间盘源性 LBP 的次要征象。Braithwaite 等发现，软骨下骨髓改变特异性高，但敏感性低，这限制了 Modic 改变在诊断 LBP 患者病因中的价值[61]。另有研究者发现 Modic 改变与椎间盘造影激发试验之间无明显相关性[62]。

四、椎间盘突出

（一）概述

为了规范正常和病理情况下腰椎的报告，北美脊柱外科协会（North American Spin Society，NASS）、美国神经放射学会（American Society of Neuroradiology，ASNR）和美国脊柱放射学会（American Society of Spine Radiology，ASSR）联合制订了通用术语，来统一描述椎间盘病变的病理过程[63]。这篇文章首次发表于 2001 年，随后修订的"腰椎间盘的命名法（2.0 版）"于 2014 年发表[56]。

MRI 软组织分辨率高，是评价椎间盘突出首选的影像学检查方法。CT 在显示骨质异常方面有优势，当患者不能耐受或不能接受 MRI 检查时，可作为次选的检查方法。当患者有 MRI 检查禁忌证，同时 CT 平扫检查不能明确诊断临床疾病时，可以选择使用 CT 脊髓造影。

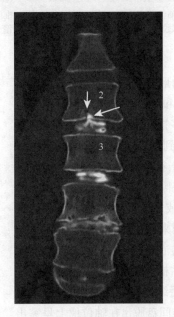

图 9.31 椎间盘造影术后 CT 影像。L2～L5 椎间盘造影后冠状位 CT 重建影像。L2 椎体下终板见 Schmorl 结节，周围见硬化边缘（短箭）。L2～L3 椎间盘造影可见许莫结节（椎体内椎间盘突出）对比增强（长箭）

（二）椎间盘轮廓

椎间盘突出表现为椎间盘局限性地突出于正常椎间隙轮廓之外。当椎间盘向四周弥漫性对称性膨出超过椎体边缘的 50%～100% 时，被称为"环形膨出"，这不被认为是椎间盘突出。或者说，椎间盘局部突出是指椎间盘突出于椎体终板但不超过椎间盘轮廓的 50%，若范围小于 25% 时，称为"局灶性突出"，若范围为 25%～50% 时称"广基性突出"。若局灶性的椎间盘突出突入相邻椎体的终板，被称为 Schmorl 结节（图 9.31）。

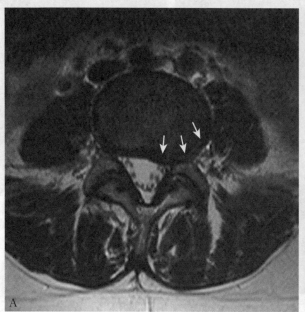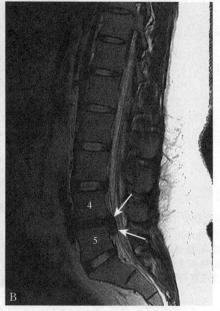

图9.32　A. MRI轴位T₂WI示，左侧广基底旁矢状位、椎间孔性和远外侧突出（短箭），在形态学上与椎间盘突出一致。B. MRI旁矢状位T₂WI示，L4～L5椎间盘脱出（长箭）。椎间盘内容物挤压后纵韧带，并从间盘层面向尾端移位6mm

根据椎间盘突出的形状和椎间盘超出椎体终板边缘的关系，用"突出"和"脱出"这两个术语来描述椎间盘。椎间盘突出多指一个局灶性间盘突出，基底部宽度超出基底部到间盘最远点的距离（9.32A）。脱出的椎间盘是指存在椎间盘突出，然而间盘碎片基底部到顶点的距离超出基底部的宽度（图9.32B）。椎间盘游离或完全脱出是指椎间盘髓核完全与椎间盘分离。用来描述椎间盘突出的术语与患者产生的症状和最佳治疗方法无相关性。

矢状位可很好评估椎间盘向上或向下的移位。椎间盘向后脱出易被后纵韧带阻挡而向下移位，偶尔也可以向上移位。椎间盘脱出在轴位像上呈突出表现，但在矢状位上呈移位的脱出容易被识别。外科医师可以通过测量突出的间盘与上、下椎体终板后缘的距离，来描述移位的程度。由于后纵韧带附着于椎体终板后部中线处，移位的部分常位于一侧。大多数游离的椎间盘组织位于腹侧间隙，但也有报道椎间盘突出偶尔可突入椎管背侧硬膜外腔[64]或突入硬膜囊内（见"椎管内小关节突囊肿"章节）。

（三）椎间盘突出位置

使用解剖学标志来描述椎间盘突出的位置，可保证准确、一致的分类标准[65]。通过特殊的解剖学标志，可画出不同的矢状线及矢状旁线，在轴位椎间盘水平图像上可被分为四个"区域"。"中央区域"是指位于椎间盘后正中，关节突内侧之间的区域。如果椎间盘偏向一侧可以采用左、右旁正中区来描述。"关节下区域"是指位于关节突内侧面与同侧椎弓根内侧面之间区域。"椎间孔区域"是指位于椎弓根内侧和外侧的旁矢状线之间区域。"椎间孔外侧区域"是指椎弓根外侧旁矢状线之外区域。

需要注意，"侧隐窝"区域是指位于椎弓根内侧缘、椎间盘下方及椎体上终板，是关节下区域的一部分而非全部（图9.33）。严格来说，椎间盘突出是直接向后突出而并非突出到侧隐窝，当椎间盘向上或向下活动时才到达侧隐窝。例如，L3～L4椎间盘向后突出可到进入L4侧隐窝并累及位于L4椎弓根下方的L4神经根。

在矢状位图像上，椎间盘突出的位置在上、下方向上可根据解剖学标志分为不同的水平。椎弓根上水平指从高于椎弓根到上位椎体终板处的区域。椎弓根水平是指位于上、下椎弓根边缘之间的区域。椎弓根下水平是指低于椎弓根水平到下位椎体终板的区域。

根据椎间盘突出的位置，它可压迫邻近的神经根。在颈椎，中央或旁中央椎间盘突出会影响下位节段神经根而不是同水平的神经根。例如，C3～

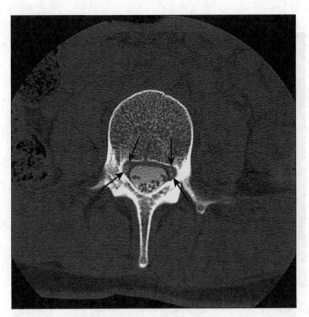

图9.33 中段腰椎椎脊髓造影后CT轴位图像示，侧隐窝（长箭）位于两侧椎弓根内侧缘的内侧，内含传出神经根。本影像中，传出神经根鞘造影后呈白色

C4椎间盘向右旁中央突出，最可能压迫下位节段C5右侧神经根。椎间孔型椎间盘异常多影响同一水平的传出神经根。例如，C3～C4右侧椎间孔型椎间盘突出可能压迫C4右侧神经根。在胸椎和腰椎，神经根的编号不同（传出神经根与上一水平椎体编号一致）。例如，T3～T4或L3～L4椎间盘向右旁中央突出可能分别压迫下位节段右侧T4神经根或L4右侧神经根。T3～T4或L3～L4右侧椎间孔型椎间盘突出可能压迫右侧T3或L4出口神经根。

神经压迫的程度可以根据椎间盘突出引起的脊髓、神经根或神经节的圆形或椭圆形的正常形态改变进行分级。轻度压迫是指保存了75%～99%的正常形态，中度及重度压迫分别指保存了50%～74%和小于50%正常形态。

五、关节突关节

（一）概述

关节突关节是引起LBP的另外一种潜在原因。由于引起LBP的原因很多，从临床上或影像上很难把关节突关节分离出来作为患者疼痛的主要原因。关节突关节综合征是一个有争议的诊断，指与解剖学相关的小关节退变引起的局限性疼痛或牵涉痛[66,67]。

（二）影像学

关节突关节病变包括：关节突增生肥大并骨赘形成、软骨下硬化、骨髓水肿、关节间隙狭窄或增宽、关节积液和关节周围软组织水肿[68]。骨赘和软骨下硬化在T_1和T_2加权像均呈低信号。骨髓和关节周围软组织水肿在T_1加权像呈低信号，在T_2加权像呈高信号（图9.34A、B）。脂肪抑制T_2加权像对骨髓和软组织水肿尤其敏感。关节间隙可以变窄，当小关节不稳定或发生异常运动时，关节间隙可以增宽。关节间隙中存在少量的滑液，但在增宽的关节间隙内常可见积液（图9.34C）。小关节病变是由于骨、小关节异常而引起继发性疼痛，并能引起神经根在侧隐窝处或在出椎间孔处受压迫。CT扫描可以明确诊断小关节突骨性关节炎，但对骨髓水肿和关节周围水肿识别有限。在颈椎，CT很容易识别细小的骨质硬化和骨赘，但MRI对这些变化有时很难识别，有时反而会过度评估，尤其在GRE序列。平片可以识别关节面退化，包括骨质增生硬化和肥厚，但敏感性较差。

六、椎管内小关节囊肿

（一）概述

椎管内小关节囊肿起源于小关节，是包裹着液性成分、边界光滑的圆形结构。小关节炎性改变和脊柱不稳定性是造成小关节组织突出并伴随囊肿形成的原因[69,70]。囊肿壁最内层可含有滑膜上皮细胞（滑膜囊肿）或者包裹黏液样物质的纤维壁（腱鞘囊肿）[71]。在影像学上，两种类型的囊肿表现相同。滑膜囊肿和腱鞘囊肿的治疗（减压）和预后大致相同，在临床上区分它们无明显意义。据推测，腱鞘囊肿代表了已经变性并且与关节突不相连的滑膜囊肿[72]。为了简单起见，下面的讨论将把所有的关节面囊肿看作滑膜囊肿。

滑膜囊肿多靠近相邻的退变小关节。它们常出现在小关节的背侧面，突出到软组织但不压迫任何神经结构。这些囊肿也可以出现在腹侧面，突出到椎间孔、侧隐窝或椎管外侧。根据不同的位置，滑膜囊肿可以压迫出口神经根（椎间孔）或下行的神经根（侧隐窝或椎管外侧）。滑膜囊肿也可以产生内源性疼痛，因为其内壁经常是痛觉滑膜。

（二）影像学

在CT图像上，单纯性滑膜囊肿与脑脊液呈等

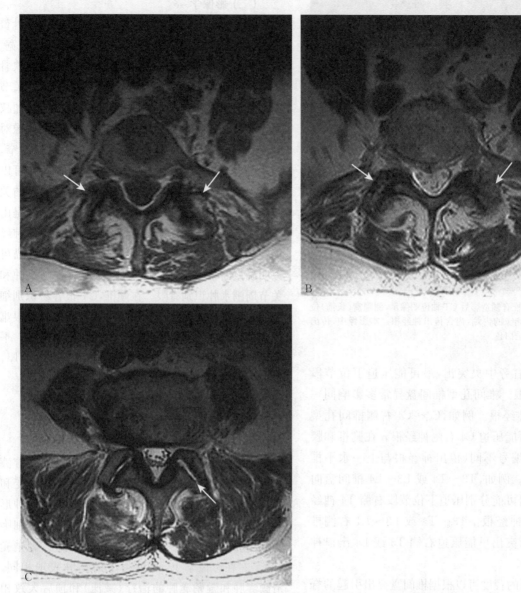

图 9.34　MRI 轴位 $T_1WI(A)$ 和 $T_2WI(B)$ 示，L5～S1 水平关节突关节退变，包括关节间隙变窄、骨质增生和软骨下硬化（长箭）。C. 轴位 T_2WI 显示典型的小关节间隙积液（长箭）

密度，位于退变的小关节附近，囊壁偶见钙化（图 9.35A、B）[73]。当囊肿中含有蛋白类物质或血液时可能与邻近的肌肉或韧带呈等密度。CT 也可以清楚显示关节囊旁的气体，它常提示滑膜囊肿。CT 脊髓造影术可以清楚地显示椎管内蛛网膜下腔，这有利于更好地显示椎管内或椎间孔滑膜囊肿占位效应或狭窄程度。

典型滑膜囊肿 MRI 表现呈长 T_1 和长 T_2，与脑脊液信号一致（图 9.35C、D）[74]。若滑膜囊肿含有蛋白成分或出血，在 T_1WI 呈高信号。当囊肿急性出血时，可以引起体积迅速增大，导致疼痛和神经根病变。滑膜囊肿的囊壁常由坚韧的纤维成分组成，其囊壁可部分或完全钙化。钙化的程度可以预测经皮减压的潜在成功率。滑膜囊肿周边强化很常见，不应误认为是一个侵袭性特征（图 9.35E）。

小关节旁囊肿需要与椎间盘突出进行鉴别[64]。正确诊断的关键是识别病变位于小关节附近，并且伴有相应的小关节退变，或者 MRI 短期内随访能够显示椎间盘碎片变化，但滑膜囊肿无明显变化。治疗方案包括保守治疗、经皮减压术或手术切除，所有治疗方法均有明显的效果[75,76]。

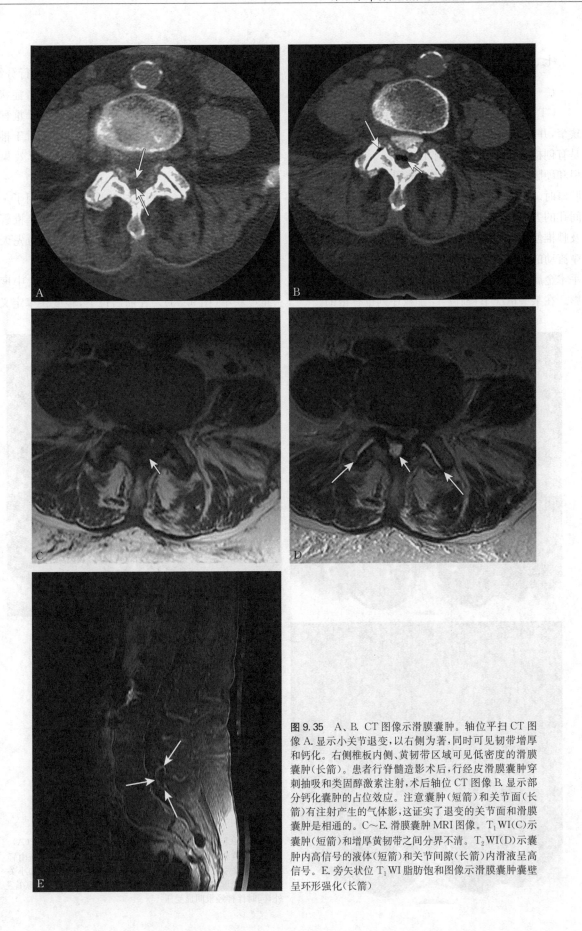

图 9.35 A、B. CT 图像示滑膜囊肿。轴位平扫 CT 图像 A. 显示小关节退变,以右侧为著,同时可见韧带增厚和钙化。右侧椎板内侧、黄韧带区域可见低密度的滑膜囊肿(长箭)。患者行脊髓造影术后,行经皮滑膜囊肿穿刺抽吸和类固醇激素注射,术后轴位 CT 图像 B. 显示部分钙化囊肿的占位效应。注意囊肿(短箭)和关节面(长箭)有注射产生的气体影,这证实了退变的关节面和滑膜囊肿是相通的。C~E. 滑膜囊肿 MRI 图像。T_1WI(C)示囊肿(短箭)和增厚黄韧带之间分界不清。T_2WI(D)示囊肿内高信号的液体(短箭)和关节间隙(长箭)内滑液呈高信号。E. 旁矢状位 T_1WI 脂肪饱和图像示滑膜囊肿囊壁呈环形强化(长箭)

七、椎管狭窄

(一)概述

CT 能有效地评估由脊柱骨质异常引起的椎管狭窄,并能显示椎间盘膨出或突出。CT 脊髓造影术是有创检查,需行腰椎穿刺,但有利于清楚显示神经根和硬膜囊轮廓,尤其当伴有椎间盘异常和黄韧带肥厚时。MRI 是一种非侵入性技术评估椎管和椎间孔的方法,在颈椎使用轴位 GRE T_2 加权像,胸椎及腰椎使用常规或快速自旋回波 T_2 加权像,其椎管中流动的脑脊液不会产生明显伪影。如果存在外科手术金属植入物,常规 T_2 加权像能够减少磁敏感伪影。在某些情况下,轴位 T_1 加权序列也有帮助。

(二)椎管狭窄分级

尽管有很多种方法可以对椎管狭窄进行分级,但目前没有一种单独可靠的技术来预测患者症状和外科手术预后效果。同样,腰椎管狭窄的严重程度分级的可靠性也广受质疑[77]。因此,如果对于椎管狭窄分级意见不统一,很难解释验证治疗效果的研究。

Renfrew 在一大型脊柱成像实践中使用了一种分级方法,在前后径上比较同一患者的狭窄椎管和相邻正常椎管的大小[78]。椎管狭窄可能为先天发育性,因此,对固有椎管直径也进行了评估。

根据狭窄的程度不同分为 3 类:轻度、中度和重度狭窄(图 9.36)。在前后位上,轻度狭窄定义为

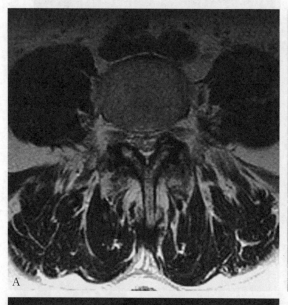
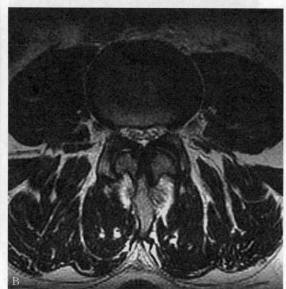
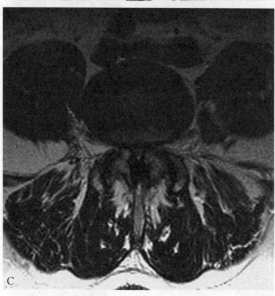

图 9.36 在同一个患者中,轴位 T_2WI 示:轻度椎管狭窄(A)、中度椎管狭窄(B)和重度椎管狭窄(C)。轻度椎管狭窄是由轻度退行性变所致。中度狭窄是由椎间盘膨出、韧带肥厚和小关节退行性变形成的"三联症"所致。重度狭窄,除了"三联症"外,同时伴神经根明显受压

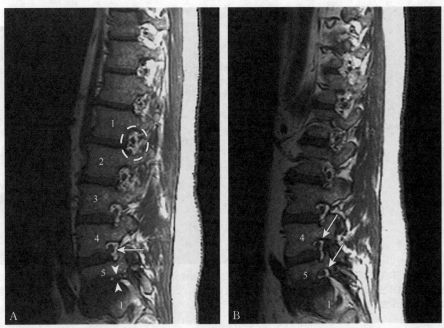

图9.37　旁矢状位 T_1WI(A)示轻度和重度椎间孔狭窄，T_1WI(B)示中度椎间孔狭窄。图A示轻度狭窄位于L4～L5(长箭)，重度狭窄位于L5～S1。重度狭窄是由椎间盘高度压缩、椎间盘膨出和椎体边缘及上关节突骨赘形成所致，伴有神经根受压改变(箭头)。L1～L2显示正常椎间孔形态(虚线椭圆形)。图B示，中度狭窄位于L4～L5和L5～S1，继发性退行性变所致(长箭)。在L4～L5水平可见L4神经根早期受累及

正常椎管前后径的75%～99%，中度和重度狭窄分别为50%～74%和小于50%。前后位分级是相对的，另外根据椎管先天发育的程度和神经根周围空间的大小，狭窄可以进行向上或向下分级。

椎间孔狭窄也可利用同样的方法进行分级。椎间孔大小可通过前后位和上下位进行评估。根据变窄的程度，椎间孔狭窄程度可以通过上下位、前后位或两者结合起来进行评价。轻度椎间孔狭窄常由椎间盘膨出或上关节突肥厚所致的椎间孔下部狭窄。中度椎间孔狭窄是指沿着部分神经根的脂肪减少和部分神经根移位。重度椎间孔狭窄是指椎间孔内脂肪组织消失和神经根明显移位和(或)神经根明显受压。上述改变在MRI矢状位 T_1 加权上显示的敏感性高(图9.37)。

八、脊柱滑脱和脊柱前移

(一)概述

脊柱滑脱指位于上下关节突之间峡部的不连续性。目前病因仍不确定，多认为与慢性微损伤导致的应力反应或断裂有关，常发生于腰椎[79]。脊柱滑脱多为双侧性，以L5椎体最常见。脊柱滑脱极少发

生于颈椎和胸椎，可能与这些部位发育异常而非创伤所致有关(图9.38)。当双侧椎弓峡部断裂时，椎体可向前滑脱。腰椎承受的轴向压力大和薄弱部分最明显，这将导致脊柱前移。轻度和中度脊柱前移通常不会造成椎管狭窄，相反会导致椎管扩大。重度脊柱前移在前后位上将拉长椎管，而在矢状位上引起椎管狭窄。不同程度的移位将引起椎间孔狭窄和神经根受压。

(二)影像学

CT诊断脊柱滑脱具有优势，能在不同平面显示峡部硬化和骨质断裂，并能评估骨性椎管或椎间孔狭窄的程度。MRI可以显示相似的表现，但有时峡部骨质断裂则显示不清(图9.39A、B)。MRI可以精确地显示脊柱滑脱和脊柱前移以及椎间孔狭窄和神经根受压征象(图9.39C)。MRI也证实了椎弓峡部断裂区软骨的过度生长，这也可能导致骨性椎管或椎间孔的狭窄。平片可简单明确显示脊柱前移，斜位摄片容易显示脊柱滑脱。对于骨质细节的显示，平片可以作为MRI有效的补充，但大多数影像医师更倾向于选择CT检查。

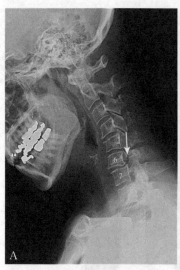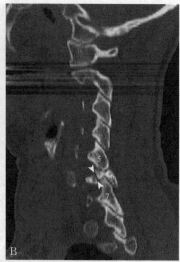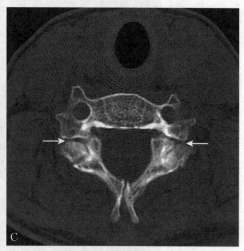

图 9.38　颈椎侧位片（A）、CT 矢状位重建（B）、CT 轴位（C）示先天发育性颈椎脊柱滑脱。平片示颈椎生理曲度反弓，C6 相对于 C7 向前移位，C6 脊柱滑脱（长箭）。CT 矢状位重建示 C6 椎弓峡部骨质断裂（箭头）。CT 轴位示双侧关节突之间峡部骨质断裂（长箭），断裂边缘的骨质硬化提示病变的慢性过程

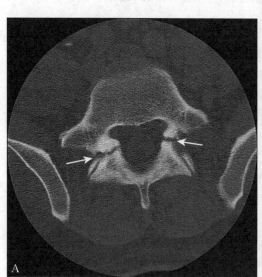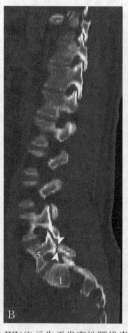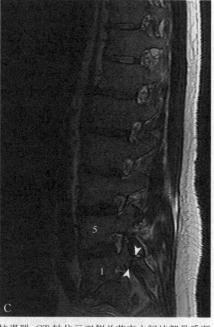

图 9.39　CT 轴位（A）、CT 矢状位重建（B）、MRI 矢状位 T_2WI（C）示先天发育性腰椎脊柱滑脱，CT 轴位示双侧关节突之间峡部骨质断裂和周围骨质硬化（长箭），CT 矢状位重建示 L5 单侧椎弓峡部骨质断裂（箭头），矢状位 MRI 亦可清楚显示峡部骨质断裂（箭头）

九、骨质疏松性椎体压缩性骨折

（一）概述

在老年人群中，骨质疏松性压缩性骨折是引起严重背部疼痛的一个主要原因，尤其是老年女性。良性骨质疏松性压缩性骨折并不一定都与外伤有关，它可表现为急性发作进行性背部疼痛，严重影响老年人的活动和生活质量。压缩性骨折多发生于中部胸段和上部腰段，这两处的轴向负荷大。骨痛来源于机械性损伤、轴向压力改变和炎症刺激了骨间膜和骨膜的痛觉 C 神经纤维[80]。椎体高度变扁，常伴随椎体前柱前部楔形改变。椎体上、下终板骨碎片可突入椎管，可导致椎管狭窄和脊髓受压。椎体压缩程度可各不相同，轻度压缩可仅沿着终板，而重

度压缩椎体高度可几乎完全消失。无论椎体压缩程度如何，任何急性压缩性骨折都会引起患者明显疼痛。良性骨质疏松性压缩性骨折，骨折和水肿常局限于椎体，并不延伸至椎弓根或椎体后部其他结构。若急性压缩性畸形伴随椎旁血肿，可形成类似肿块样结构，但良性压缩性骨折不引起侵蚀性硬膜外或椎旁肿块。一旦椎体后部结构出现水肿或肿块，须考虑病理性压缩性骨折可能。另外，良性骨折时椎体后部通常平直，而病理骨折时椎体后部常见向后突起的边界[81]。

椎体骨水泥植入椎体成形术和椎体后凸成形术已被广泛用于缓解患者疼痛和提高生活质量。椎体成形术是指经皮穿刺将套管针穿过椎弓根引导至骨折椎体的前 1/3 处，向椎体内注入聚甲基丙烯酸甲酯（polymethylmethacrylate，PMMA）。椎体后凸成形术类似椎体成形术，在此基础上，在椎体内使用球囊扩张技术，可部分恢复椎体高度，并在椎体内形成一个可供骨水泥沉积的空腔。这两种方法均可显著有效地缓解患者的疼痛，术后并发症的风险大致相同[82]。研究表明，椎体成形术方法在恢复椎体高度上，亦可达到椎体后凸成形术水平，但前者费用较低[83-86]。近年来，虽然在骨水泥植入是否能有效缓解疼痛的问题上存在争议，但椎体成形术和椎体后凸成形术在缓解患者疼痛和提高生活质量上的有效

性已得到了广泛认可[87-90]。最近的一项随机对照试验验证了椎体成形术治疗严重疼痛和持续时间少于 6 周的压缩性骨折的有效性[91]。

（二）影像学

X 射线平片侧位片可明确椎体压缩性改变，通常作为首选检查方法。虽然 CT 重建图像对椎体内骨折线具有良好的分辨力，还可以帮助确定进入椎管中央的骨碎片的数量，但 CT 检查不能提供骨折以外的其他信息。另外，X 射线和 CT 检查诊断骨折的敏感性不如 MRI 高。MRI 在诊断急性压缩骨折时敏感性高，尤其在 T_2 加权脂肪抑制像呈高信号和 T_1 加权像显示低信号水肿（图 9.40）。另外，MRI 的 T_1 和 T_2 加权像可见清楚显示骨折线均呈低信号，而慢性愈合的压缩骨折不会出现水肿信号的变化。此外，当急性压缩改变椎体高度改变的不明显时，平片诊断困难，但 MRI 可通过骨折周围水肿诊断急性骨折。

十、总结

脊柱的影像学检查是诊断患者疼痛来源和精确确定脊髓病理节段的重要工具。理解脊柱的 X 射线平片、CT 和 MRI 的能力应该有助于疼痛科医师为患者决定合适的干预措施。在这一章中，我们努力促进这种适当的治疗。

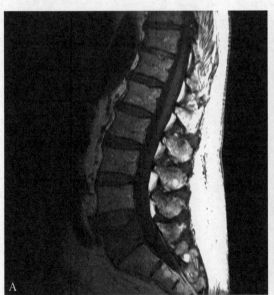
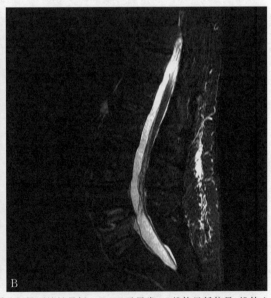

图 9.40 矢状位 T_1WI(A)、STIR 序列(B)示，典型的 L5 骨质疏松性压缩性骨折。T_1WI 示异常 L5 椎体呈低信号，椎体上终板压缩约 20%，椎体后缘皮质轻度后凸。短时反转恢复序列（压脂 T_2WI）示 L5 椎体呈弥漫性高信号，与 T_1WI 呈低信号相对应。骨髓信号的变化与骨折产生的水肿、炎症及骨小梁中断位移相关。椎体上终板前缘下方曲线状高信号表示骨折裂缝中液体聚集

◆ 要 点 ◆

● Adamkiewicz 动脉是脊髓下 2/3 的主要供应动脉,通过椎间孔进入椎管。虽然它通常从 T9～L1 的左侧进入椎管,但也可以从 T5～L4 的任何一侧进入。

● 在创伤性和非创伤性情况下,常规放射学都是评估脊柱排列和结构的最简单和最有效的方法。平片能很容易地看到植入物异常,如螺钉松动和断棒。

● 脊髓造影术使用显著减少,因为其操作时有相对的侵入性,同时其他非侵入性成像工具,包括 CT 和 MRI,具有良好的空间分辨率和对比度。

● CT 提供了最好的骨性结构评估,并具有良好的空间分辨率。

● 在同一患者中,椎间盘高度是相对于其他椎间水平来解释的。

● 纤维环后部中线高信号区与髓核中央高信号区不连续,是腰痛患者椎间盘造影阳性的有力预测因子。

● 根据 T_1 和 T_2 加权信号特征,提示椎体终板和邻近骨髓退行性疾病的 Modic 型变化可分为三种类型。

● 使用解剖标志来描述椎间盘突出的位置提供了一个精确和一致的分类。

● 尽管有各种各样的方法来给椎管狭窄程度分级,但没有一种技术被证明在预测症状或良好的手术结果方面是可靠的。

● 脊柱滑脱是指关节柱的关节间部的不连续性。它可能与慢性微创伤导致应力型反应或骨折有关。

● 良性骨折的椎体后缘通常是平直的,而病理性骨折的椎体后缘通常是凸出的。

● 尽管最近关于骨水泥增强缓解疼痛的有效性存在争议,椎体成形术和后凸成形术仍然被认为是一种能够立即缓解疼痛和改善生活质量的治疗方法。

十一、致谢

在此非常感谢 Rita Jarmon 和 David Botos 为本章内容提供的帮助。

参考文献

请于 ExpertConsult.com 在线访问参考文献。

第 10 章 失能评定

David Richard Walega，MD，MSCI

翻译：金晓红　审校：周华成

美国疾病控制与预防中心报道，近 1/5 的美国人被评定为失能，且其比例随着年龄、低识字率和低教育水平而增加。关节炎、背部或脊椎相关问题是自我评定导致失能的最普遍原因[1]。随着美国人口老龄化，与之相关的公众健康问题日益增加，由失能问题产生的医疗费用每年超过 4 000 亿美元。在美国，每年有超过 700 万人被评定为失能，这一工作许多是由疼痛医学领域的医师进行的。

不管是否参加过培训、有怎样的专业背景或从事什么专科，医师都需要对他们的患者的失能及损伤情况给出评定、意见或专科建议[2]。而失能的评定过程充满了主观偏向，失能的评定也会给医师带来伦理方面的问题。医师作为"治疗者"，目的是最大程度地让患者维持健康、恢复健康及功能康复。但一旦做出失能的评定，医师会转而专注患者的经济利益和医疗资源，其角色与"治疗者"并不一致。对某些医师而言，失能评定会造成不适或不安，特别是当医师和患者的意见不同，或由此引发司法诉讼时。

失能评定通常不属于医学教育部分，在美国的大多数州，医师做这些评定不需要正式的培训或认证[3]。因此，许多医师缺乏评定失能的经验或培训：如怎样进行一个独立的医疗评估（independent medical evaluation，IME），如何评估患者是否具有重返工作岗位的能力，以及如何评估患者有能力完成何种活动。理论上，失能评定应该是一个清晰、不带偏见和客观的过程。损伤、功能限制和工作受限应该与组织损伤、器官功能障碍或认知功能障碍的客观证据相关联。而且这些证据应当具有可复制

性、高度的一致同意度。对疼痛专科医师来说，掌握失能评定的专业基础很重要。

失能（disability）是一个人能够完成特定任务、功能或活动时生理或认知能力的改变，与个体特征和环境高度相关。失能在很大程度上受教育、年龄、社会和文化因素，以及职业机会和培训的影响，也具有环境相关性和主观性。目前尚无公认的失能评定方法。事实上，对失能的定义在美国，政府福利计划、个人失能保险公司、各州劳动者赔偿委员会和其他机构之间差别很大。

相反，损伤（impairment）是一个客观术语，定义为身体任何部位、器官功能或器官系统、认知和心理功能的丧失、失用或紊乱。损伤可以是暂时性的，或永久性的，可经检测或医师评估来反复衡量。残障（handicap）是用来描述失能的法律或社会政策术语。

损伤分级或整体损伤分级是对患者伤残程度的客观评定，应反映伤残在特定医疗状况下的严重程度和对日常生活或职业能力的影响。例如，钢琴演奏家的意外手指截肢造成的损伤比同样意外截指的卡车司机要大得多。通过验证的，基于证据的方法对衡量此类损伤十分重要。

失能等级可以使用美国医学会（American Medical Association，AMA）的《永久性失能评估指南》来评定，该指南目前已更新至第六版[4]。旧版本因缺乏合理性和可靠性而被认为是存在缺陷，新版本旨在成为一个更准确的工具，作为损伤评级的一个必要部分来衡量功能丧失程度，并对特定伤害或疾病过程造成的日常生活和功能限制提供更优的评估标准。总体而言，损伤等级定义了伤害或疾病对

表 10.1　美国医学会指南中的损伤功能等级分类

功能等级	损　伤
0	剧烈活动后无症状
1	剧烈活动后有症状；正常活动后无症状；个体能独立完成
2	正常活动后有症状；个体能独立完成
3	轻度活动后有症状；个体能部分独立完成
4	静息时有症状；个体完全不能独立活动

注：引自 Rondinelli RD, Genovese E, Katz RT, et al. Guides to the Evaluation of Permanent Impairment. 6th ed. American Medical Association；2008.

一个人自理能力、体力劳动、维持家庭和健康、应急管理、照顾孩子或家属，以及独立沟通、社交、旅行和工作的能力的影响。伤害越严重，对个体的影响越大，整体的损伤评级就越高。多数情况下，如果在 12 个月内情况没有明显变化，则认为损伤是永久性的。当伤害或疾病严重程度高，或涉及多种伤害或疾病时，使用指南来评定损伤等级仍然是一个复杂的过程。

这一体系是合理的、系统的、公正的。与以前使用"表格法"和"运动范围法"计算损伤等级的指南版本不同，其损伤等级是基于解剖丧失或通过体检或诊断结果来评估的，新指南则使用"基于诊断的损伤模型"，以多维方法提供更个体化的损伤评估[5]。

通常，任何伤害或疾病的损伤等级定义为 0～4 级，如表 10.1 所示。损伤等级或百分比（无损伤、轻度损伤、中度损伤、重度损伤、极重度损伤）以患者的病史、临床表现、体格检查、诊断性或实验室检查结果、既往功能史和依从治疗所需负担为依据进行评定。针对每个器官系统或身体区域，指南都提供了临床实例和算法供临床医师遵循。

例如，一个 20 岁的女性，在一所日间护理中心工作时由于托举一个学走路的孩子导致腰部损伤。她接受了一期为期 3 周的保守治疗后，仍抱怨搬重物时有轻微的非放射性腰痛，体格检查正常，影像检查正常。她的损伤等级评定为 0，因为她经历了轻度的外伤、接受了短期治疗、体格检查无阳性发现、机体功能完好，仍能完全独立工作和自我照顾。

相比之下，一个具有更复杂和更严重的疼痛、体格检查异常，以及长期功能受限的患者将获得更高

的损伤评级。例如，一名 52 岁的男性司机因一场车祸功能受损，车祸中他的车与挡土墙相撞。他患有 L4～L5 和 L5～S1 椎间盘突出症，两个节段需要行椎板切除，并植入器械进行两个节段的脊柱后路融合。历经 1 年的最大医疗康复（maximal medical improvement，MMI）后，体格检查发现他有一侧足下垂，右侧 L4、L5 和 S1 皮节感觉丧失，肌电图证实他的右侧 L5 和 S1 存在神经根病变。通过康复和力量训练以及一年的治疗，他的疼痛和功能并没有得到改善，他通过口服多种药物控制静息和任何活动中疼痛。除了拐杖外，他还必须在左脚踝上使用矫正器才能行走，而且由于右腿和脚的虚弱，他不能开车。一份疼痛残疾问卷证实他的功能受限在多个领域，且都属于极其严重。根据患者信息和指南中脊柱和骨盆章节的图、表格和方程，该患者的损伤等级在 4 级范围内，即相当于 25%～33% 的人体机能损伤。然后，通过考虑损伤类别中的功能损伤、体格检查结果和本例特定情况下的客观发现，将该损伤评定调整为分级类别中的一个等级（A、B、C、D 或 E；A 为最低等级，E 为最严重等级）。当前案例中，考虑到所列领域中的高度严重性，净调整为 2 进行计算，其转换等级为 E 级。

请注意，疼痛失能问卷更多地用于科研[6]。用于背部残疾和功能损害的其他问卷包括疼痛残疾指数、Oswestry 腰痛问卷、Roland-Morris 腰痛和失能问卷、Quebec 腰痛失能量表和 Waddell 失能指数[7-11]。虽然对不同的问卷进行了比较[12]，但它不在本章阐述范围。

该指南概述了评定体系的系统方法，它随着更严重的伤害程度和疾病过程而越发复杂。此外，多器官或身体区域的损伤是通过将损伤值加在一起来计算的，其过程的复杂性超出了本章的论述范围。尽管该指南的更新想让它变得准确、可靠、无偏倚和可重复，但这种修正后的损伤评级方法并未经过严格的试验测试或验证[13]。尽管如此，由于它是美国唯一可用的基于证据和同行评审的损伤评定工具，该指南也许是计算损伤评级的最佳参考。

损伤等级评定被用于计算损害赔偿金和其他货币补偿方案。必须注意的是，在患者达到 MMI（即所有潜在的康复、修复和治疗都已完成，明确损伤是永久性的，不太可能在随后的 1 年内发生重大变化）之前，不应做出损伤等级评定。

一、失能计划

美国社会保障局（The Social Security Administration，SSA）是一个管理两项联邦权益保障计划的政府机构：《社会保障法》第 2 条（社会安全性伤残保险）和第 16 条（补充保险收益）。《社会保障法》将残疾定义为"医学上确定的身体或精神损害而无法从事任何实质性有酬活动，这种损害预计可导致死亡，或已经持续、或将会持续不少于 12 个月"[14]。失能是基于就业和医疗问题之间的相互作用的关系。在这种情况下，医师的职责是记录正在申请政府津贴患者的医疗情况，并从医学角度明确损伤和功能受限情况。蓝皮书列出了损伤目录（治疗医师用），绿皮书（咨询医师用）内容则是用以进行失能评定的SSA 指南[14]。在对患者的伤残判定过程中，SSA 要求医师提供办公笔记、诊断测试结果或书面陈述。通常，一位患者会有一个以上的损伤或失能原因。对那些不是由单一特定医疗问题导致严重失能的患者，"医疗等同"是被认可的，即多种损伤导致的功能限制累加，等同于单个严重损伤导致的结果。还可以评估残余功能容量（residual functional capacity，RFC）的降低。RFC 包括一个人每天 8 小时的常规工作时间中可以坐、站或走的比例，可以举起和搬运的重量，能够完成这些任务的频次，以及对工作的认知和心理需求；同时也包含个人的视觉和听觉能力。评定者参考治疗医师和咨询医师的评估结果，以及申请者的年龄、受教育程度和既往工作经验，需要判定一个个体是否能够久坐，是否具备轻、中、重或非常繁重的岗位工作的能力。例如，久坐工作者要求具有能够坐 6 小时，站立/行走 2 小时，一次举起不超过 10 磅（4.54 kg）重量物体的能力。而轻和中等量工作者分别需要具备站立/行走 6 小时和举重不超过 20 磅（9.07 kg）或 50 磅（22.68 kg）物体的能力[14]。

劳动者补偿计划旨在为受伤者提供及时和适当的医疗，使其恢复到受伤前的状态，并能够重返工作岗位和从事有偿劳动。这些项目的资金和管理因地而异。工作相关的伤残包括四类：短暂性部分残疾、短暂性完全残疾、永久性部分残疾、永久性完全残疾。工作相关的损伤可以是精神上的，也可以是身体上的。个人补偿福利的期限和范围由索赔人所属类别决定，可能包括医疗费用、工资补偿和货币结算。通常，伤者可能因受伤损失工资而获得金钱上的补偿，也可能根据损伤的严重程度和持续时间而获得短期或长期的医疗照护。经治医师在协调和支持伤者的医疗护理，以及评估损伤和残疾等方面同样发挥重要作用。

短期和长期伤残保险计划是一类私人保险政策，它为因伤或因病致残的投保人提供临时的或永久的补偿。这些政策通常是员工福利计划的一部分，但可以私人购买。其通常不包括医疗费用。在这些私人项目中，失能被定义为无法完成特定职业所需的大部分活动。保险补偿受益期限、资格和限定将因政策而变化。

二、失能评定

IME 是由训练有素的医师对患者进行的综合评估。与传统的医患关系不同，IME 的评估中医师不提供医疗服务，也不与接受评估者建立治疗关系。IME 的目的是客观评估损伤，以及评估随后的失能对患者在各个领域的功能造成的影响，包括自我照护、工作、休闲或娱乐活动。评估医师审查患者已接受的治疗，并进行全面的检查，审查相关诊断测试和流程报告，然后对患者当前的临床状态、相关诊断，以及是否得到了最大程度医疗康复（MMI）发表评述。IME 报告应说明损伤的原因，损伤与失能发生的关系，还应识别和描述任何解剖、生理或心理的损伤，及这些损伤的持久性。功能受限是指由于特定的损伤而引发的缺乏在正常人类活动范围内进行活动的能力，应该在 IME 报告中具体说明。例如，由于腰椎间盘突出而无法提起超过 25 磅（11.34 kg）的重物，或由于缺氧性脑损伤而无法自理。虽然有证据表明 1%～10% 的慢性疼痛患者存在装病[15]，但在 IME 报告中经常出现明显的疼痛行为造成的失能。IME 报告还应说明患者的可信度。失能评估和损伤评级机制见美国医学会《永久性残损评定指南》。表 10.2 列出了 IME 报告的重要内容。

与 IME 不同，功能能力评估（functional capacity evaluation，FCE）和工作能力评估（work capacity evaluation，WCE）是对患者功能的衡量，通常由物理治疗师或职业治疗师完成。前者包括实时常规评估患者端坐、站立、弯曲行走、伸展、托举和攀爬的耐受限度，最好由受过培训且不带偏见的评估员执行。这里特别强调举重和负重能力的评估，其结果在很

表 10.2　一份独立医疗评估的内容组成

- 病史叙述
- 当前临床状况
- 体格检查和诊断研究结果
- 致伤原因及其与岗位工作的关系
- 最佳医疗康复评估
- 相关诊断
- 损伤和功能限制情况
- 损伤和限制的持久性
- 工作任务分析
- 执行特定工作任务能力的评估

大程度上取决于患者的动机和努力,并且对于检查者来说也是主观的,尤其是对慢性疼痛患者。相应的,WCE 模拟特定的工作环境,以及人在模拟环境中正常工作的能力,以此预测受伤患者返回工作场所后的工作能力。与需要重型设备、工具或车辆的技术密集型工作相比,WCE 更容易完成对久坐或轻型工作能力的评估。

三、疼痛临床中的伤残管理

由于疼痛或致残性疾病的性质,疼痛专科医师必须平衡伤残评定与患者和疾病管理评估之间的关系。强调积极的患者管理是很重要的,尤其对于复发性疼痛综合征而言[16]。在医患关系中,应尽早明确患者的残疾和功能情况。当功能仍然存在受限时要做连续再评估。疼痛管理内容应包括残疾风险评估、患者教育和社会心理支持,以及改善治疗计划的具体预期[17]。导致失能持续存在的危险因素包括

不服从治疗,不参加物理治疗或复健,拒绝或无法重返工作岗位,不遵从减肥、运动锻炼和戒烟建议,以及患者存在敌意、愤怒和破坏性行为[18]。但是,如果过分强调没有器质性表现就是诈病、癔症或者病前状态也受到质疑[19]。失能综合征是一组功能失调和事与愿违的态度与信念。随着时间推移,它使个体去适应作为残疾人的角色。患者的失能情况越明显,多学科的疼痛管理路径就越重要,也更强调功能恢复和最大化技能应对的必要性。

当为一个既定患者制定治疗和康复目标时,医师通常会对受伤后的恢复时间和重返工作时机比较宽容。然而,当对持续存在功能障碍的新患者做评估时,医师可能会有更高水平的活动或任务的要求。小题大做、恐惧规避心理和其他行为适应不良应当由疼痛专科医师来识别和评定,因为这些预示着慢性疼痛的存在和随之产生的长期失能。

◆ 要　点 ◆

- 失能是一个模糊的术语,用来描述无法完成特定的任务或功能;
- 损伤是由于伤害或疾病而导致的客观功能丧失;
- 疼痛专家需要了解失能术语,以便对疼痛患者的失能和损伤进行客观、独立的评估;
- 医师在损伤等级评定中应使用有效的、循证的方法。

参考文献

请于 ExpertConsult.com 在线访问参考文献。

第三篇
围手术期疼痛管理

SECTION **III**

PERIOPERATIVE PAIN MANAGEMENT

第 11 章　预防性镇痛

Christina M. Spofford, MD, PhD；Robert W. Hurley, MD, PhD

翻译：师存伟　祁雪萍　审校：周华成

围术期麻醉医师的目标之一是在手术过程中提供足够的镇痛，以便手术可以最高标准完成，且给患者带来尽可能少的不利影响。这个目标包括防止术中疼痛，以及短期（急性）和长期（慢性/持续）术后疼痛。在过去的三十年中，医学界为此目的已采取许多策略；不幸的是，术后疼痛的患病率仍然是个问题，至少一半的患者在出院时仍存在中度到重度的疼痛[1]。尽管在基础科学实验室和临床试验中进行了许多术后疼痛的研究，但仍然没有"最佳"方法。造成这一结果的影响因素众多，包括临床试验研究设计，对外科损伤基础神经生理学了解不够，用于描述症状和现象的术语的语义以及对术后疼痛的概念理解。

一、术语

预防性镇痛：预防性镇痛通常被定义为一种抗伤害性治疗，以减轻伤害之前、之中和之后高强度伤害性刺激引起的疼痛。预防性镇痛的目的是减弱周围神经系统产生的传入信号，这种传入信号可以改变外周或中枢感觉过程。这种传入信号输入，如果不加以检查，可能引起中枢敏化和随后的慢性术后疼痛。伤害性刺激有两个阶段：初级阶段，伤害性刺激与手术损伤本身（切割、收回、拉伸等）有关；第二阶段，持续的伤害性刺激由化学物质的释放而产生，包括受损组织中的炎症介质（图 11.1）。第二阶段可在术中开始，并可延长至术后恢复期（图 11.1）。术后恢复期的持续时间和疼痛的严重程度取决于许多因素，包括手术的类型和范围、患者的免疫和营养状况、基础心理情况，以及相关的医疗并发症，如先前存在的疼痛和用于治疗疼痛的药物。处理和治疗损伤的这两个阶段的重要性已在文献中得到证实，并促进了从"先发制人"到"预防性"镇痛的演变。

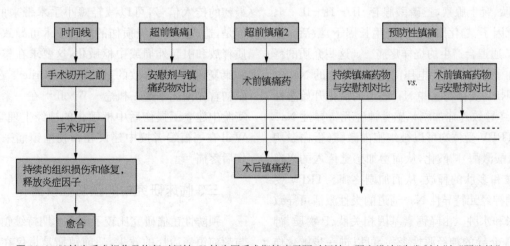

图 11.1　Y 轴为手术损伤及恢复时间轴，X 轴为围手术期镇痛干预时间轴。研究设计"先发制人"与"预防性"镇痛的差异

在理解伤害性通路的病理生理学方面已经取得了许多进展。内科医师和基础科学研究人员都对作用于外周并激活初级伤害性传入的伤害性介质，以及那些在脊髓和大脑水平起中心作用的介质有了更深入的了解。我们现在认识到，组织损伤引起周围传入神经元和脊髓的改变，这两种改变都有助于延长兴奋性。这种超敏状态可持续数天至数月，并导致急性和慢性手术后疼痛，这一过程称为外周和中枢敏化（详见第1章和第2章）。

二、预防性镇痛的病理生理学

损伤后敏化

周围和中枢神经系统（CNS）在手术损伤后均可发生敏化。各部分在术后疼痛中的相对作用仍是一个争议的问题。然而，在组织损伤后，基因表达发生改变[2]并释放炎症介质来激活外周的伤害性传入信号，这些传入信号的持续活化，增强了患者对于进一步刺激的反应。炎症介质可以激活并增强伤害性感受器的敏感性，从而改变伤害性传入信号的感受阈值。持续激活也会导致初级传入神经本身的神经生理学特性的改变。外周敏化指以上这些过程的总和。

细胞水平发生的许多事件都与外周敏化有关。无髓鞘C纤维上的瞬时受体电位香草酸（transient receptor potential vanilloid，TRPV）受体是非选择性阳离子通道。已知TRPV受体在外周敏化中发挥重要作用，因此成为新型镇痛药物的主要靶点。这些受体被反复的热刺激、酸性环境以及术后愈合过程的组织中发现的各种介质（前列腺素E2、5-羟色胺、缓激肽、肾上腺素，三磷酸腺苷、IL-1α、IL-6、肿瘤坏死因子、趋化因子和神经生长因子）激活。激活TRPV通道会产生灼烧样疼痛[3]。这些介质的释放也增加了感觉神经元电压门控钠通道上的Na^+电流[4]。TRPV受体与这些Na^+通道的活化开始恶性循环，最终导致疼痛加剧。感觉神经元特异性Na^+通道和TRPV受体均可以被细胞内激酶（蛋白激酶C或酪氨酸激酶）磷酸化，从而增加感觉传入的兴奋性氨基酸和多肽的释放，从而加剧疼痛。TRPV受体和感觉神经元特异性Na^+通道的炎性激活可导致血管扩张和水肿。由降钙素基因相关肽、P物质、神经激肽A介导的神经源性炎症，可以进一步敏化伤害性传入信号，导致痛觉超敏或痛觉过敏[5,6]。

由于手术损伤，中枢神经系统、脊髓和脊髓以上结构也会发生敏化和重塑。组织损伤后，例如切开皮肤、筋膜和肌肉，Aδ和C神经纤维的一部分会自发性活化[7]，并激活脊髓的二级神经元。反过来，这些神经元释放的兴奋性神经递质增强了脊髓神经元的反应幅度，降低对进一步刺激的反应阈值。因此，脊髓后角神经元对特定刺激的反应——无论是有害的（痛觉过敏）和（或）无害的（痛觉超敏）——会发生改变，感知疼痛刺激的强度和持续时间均增加。损伤还会导致脊髓后角神经元的改变。这些神经元对非伤害性刺激的反应就好像它们是伤害性刺激（痛觉异常），而对伤害性刺激的反应性会增强（痛觉过敏），但它们也开始对原始感受区域以外的刺激（次级部位）产生反应。有证据表明，损伤后的C纤维输入也会导致在脊髓水平上对Aβ纤维传递有反应的神经元与对Aδ和C纤维传递有反应的神经元之间形成解剖联系。动物研究表明，组织损伤后Aβ纤维开始产生并释放正常情况下仅存在于C纤维中的P物质，导致疼痛敏化[8]。中枢敏化在时间上可分为两个不同的阶段。早期超敏反应由谷氨酸能受体的磷酸化和离子通道性能的改变而诱发。第二阶段（持续时间更长）涉及转录水平改变，导致可引起长期痛觉超敏反应的新生蛋白质合成增加[9]。

创伤和手术切后形成的中枢和（或）外周敏化可导致疼痛放大，或明显强于预期的术后疼痛幅度。因此，可通过短期的止痛治疗预防中枢敏化的形成，减少的术后和创伤性疼痛，加速康复。长期来看，还可以减轻慢性疼痛，改善患者的恢复质量和整体功能。从理论上讲，通过镇痛来阻断手术切口产生的最初的传入信号，可以减轻短小手术带来的疼痛。但是，造成严重组织损伤的外科手术可导致炎性介质释放和引起外周或中枢敏化，这要求在整个损伤和康复期间采取有效的镇痛措施。Crile[10]在21世纪初首先阐述了这一概念。Woolf[11]在一系列动物实验中建立了损伤后中枢敏化的神经生理学基础，Wall在一篇编者按中建议在损伤前镇痛来减少损伤后疼痛[12]。

三、临床研究中的预防性镇痛

预防性镇痛研究比较了围手术期持续镇痛治疗与超前镇痛治疗的效果，超前镇痛是指仅在术前给予或不给予镇痛治疗。

研究人员进行了许多研究和荟萃分析,以确定术前积极镇痛是否影响术后疼痛评分或术后慢性疼痛的发生率。有趣的是,在一项大型研究中[13],使用非甾体抗炎药(NSAID)、静脉阿片类药物、静脉氯胺酮、外周局麻药物和骶管镇痛用缓解于术后疼痛的超前镇痛组,对术后疼痛缓解没有益处。但是NMDA受体阻断剂右美沙芬,确实显示出了超前镇痛作用。单次剂量的硬膜外镇痛研究表明存在一定的作用,但在大多数研究中,改善并不显著。持续硬膜外镇痛在统计学上改善了疼痛评分,但不支持超前镇痛比手术开始后进行的镇痛有更多益处[14]。这些研究大多不支持超前镇痛的概念,尽管有些研究确实发现了预防性镇痛的作用。

最新的一个荟萃分析采用了更为严格的Cochrane协作组织纳入标准,发现硬膜外镇痛、伤口局部麻醉药浸润和全身应用NSAID具有明显预防作用,但阿片类药物或全身NMDA受体拮抗剂的结果却不确定(图11.2)[15]。随后又进行了一项随机对照研究,结果表明在腰椎手术围手术期使用帕瑞昔布可减少术后阿片类药物用量,降低疼痛评分,提高患者对镇痛方案的满意度[16]。塞来昔布在整形、门诊、耳鼻喉手术中也有类似的结果[17-19]。但另一项采用NSAID或COX-2抑制剂进行围术期镇痛的随机、对照试验荟萃分析结果表明,使用非选择性NSAID可以降低术后疼痛评分,而单独使用COX-2抑制剂无此作用[20]。COX-2抑制剂可减少术后吗啡消耗量,但也与肾功能衰竭风险增加有关联(已报道73例)。此外,在使用氯胺酮和COX-2抑制剂的研究中,未发现显著差异;然而,三个采用静脉或肌内注射右美沙芬和COX-2抑制剂的试验中,术后无论是疼痛强度还是补救镇痛药的使用均有减少。

尽管有Ong和同事的研究结果,近年来NMDA拮抗剂氯胺酮的使用量却在增加,它的主要优点可能与其调节阿片类药物引起的痛觉过敏有关。阿片类药物引起痛觉过敏的减少,与术后疼痛评分和阿片类药物用量的降低有关[21,22]。有趣的是,在不使用阿片药物作为麻醉药的情况下,术前单次推注氯胺酮对术后疼痛并无益处[23]。

加巴喷丁类药物在围手术期预防性镇痛中越来越受欢迎[24]。尽管这些药物在各种手术的早期试验中有阳性结果,研究人员仍对加巴喷丁作为预防

性镇痛药物进行了新的评价并进行了荟萃回归分析。在Doleman及其同事的最新分析中[25],纳入了133个随机对照试验,其中术前加巴喷丁与安慰剂进行了对比研究。分析结果显示加巴喷丁减少了8.44 mg的吗啡当量消耗量(7.26~9.62,$P <$ 0.001)。研究还指出,加巴喷丁在前24小时内可轻度降低疼痛评分,在术后1小时效果最好(11分疼痛评分中,疼痛评分平均降低1.68分)。这些结果虽然有效,但可能由于研究设计不足,不如既往的报道可靠[25]。虽然加巴喷丁和普瑞巴林副作用少,但术前使用它们会影响麻醉计划,因为它们一直被证明会导致术后镇静。一项研究观察到加巴喷丁用于神经外科的试验导致气管插管时间延长[26]。因此,麻醉医师要调整术前或术中给予患者的镇静和(或)全身麻醉药物的常用剂量非常关键。

区域麻醉广泛用于术中和术后的麻醉和镇痛。Barrevd和他的同事对2005—2012年间局部麻醉药物用于镇痛的研究进行了系统性回顾[27]。回顾包括周围神经阻滞镇痛和静脉注射利多卡因,但不包括腰麻或硬膜外麻醉/镇痛。这篇综述的结果支持使用局麻药物作为预防性镇痛技术。周围神经阻滞为上肢和下肢手术提供了比静脉局部麻醉更好的镇痛效果。目前尚不清楚周围神经阻滞的可靠效果是否与局麻药物全身吸收及随后的中枢神经系统效应有关。

实验数据和临床试验阳性结果强力支持预防性镇痛是一种有效的临床手段。在一项检验超前镇痛或预防性镇痛方法的临床试验系统回顾性分析中,Katz[28]报道了预防性镇痛的镇痛作用,发现使用预防性镇痛策略时不存在镇痛作用。当伤害性刺激被完全阻断并延长至术后期间,可观察到最大的临床收益。最新的临床前研究和临床研究的大量证据表明,中枢敏化和持续性手术切口疼痛主要是由贯穿围手术期的一连串敏化的外周痛觉传导纤维的传入刺激来维持[29],并一直延续到术后恢复期。通过防止中枢敏化和周围传入信号引起的中枢敏化延长,预防性镇痛和强化的多模式镇痛措施联合,理论上可以减少手术和创伤后的急性术后疼痛/痛觉过敏和慢性疼痛[30-32]。

四、预防性镇痛面临的挑战

手术切口产生的并不是单一的、一过性的伤害

PAIN SCORES

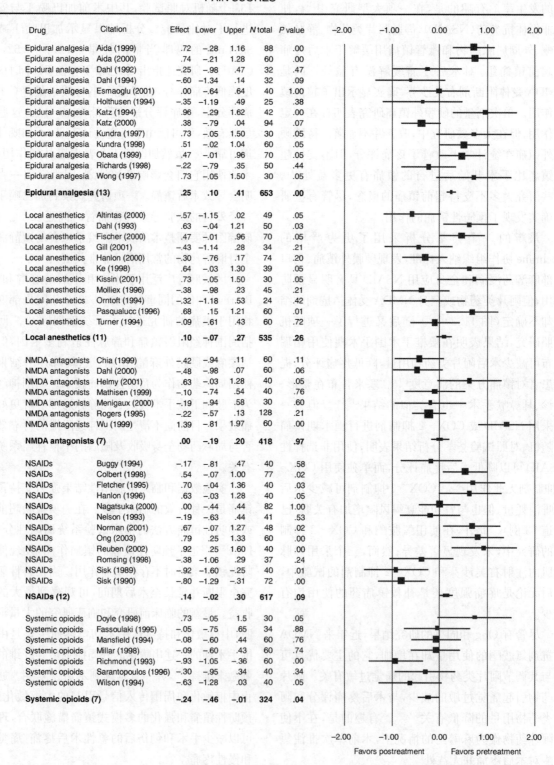

Drug	Citation	Effect	Lower	Upper	N total	P value
Epidural analgesia	Aida (1999)	.72	−.28	1.16	88	.00
Epidural analgesia	Aida (2000)	.74	−.21	1.28	60	.00
Epidural analgesia	Dahl (1992)	−.25	−.98	.47	32	.47
Epidural analgesia	Dahl (1994)	−.60	−1.34	.14	32	.09
Epidural analgesia	Esmaoglu (2001)	.00	−.64	.64	40	1.00
Epidural analgesia	Holthusen (1994)	−.35	−1.19	.49	25	.38
Epidural analgesia	Katz (1994)	.96	−.29	1.62	42	.00
Epidural analgesia	Katz (2000)	.38	−.79	.04	94	.07
Epidural analgesia	Kundra (1997)	.73	−.05	1.50	30	.05
Epidural analgesia	Kundra (1998)	.51	−.02	1.04	60	.05
Epidural analgesia	Obata (1999)	.47	−.01	.96	70	.05
Epidural analgesia	Richards (1998)	−.22	−.79	.35	50	.44
Epidural analgesia	Wong (1997)	.73	−.05	1.50	30	.05
Epidural analgesia (13)		**.25**	**.10**	**.41**	**653**	**.00**
Local anesthetics	Altintas (2000)	−.57	−1.15	.02	49	.05
Local anesthetics	Dahl (1993)	.63	−.04	1.21	50	.03
Local anesthetics	Fischer (2000)	.47	−.01	.96	70	.05
Local anesthetics	Gill (2001)	−.43	−1.14	.28	34	.21
Local anesthetics	Hanlon (2000)	−.30	−.76	.17	74	.20
Local anesthetics	Ke (1998)	.64	−.03	1.30	39	.05
Local anesthetics	Kissin (2001)	.73	−.05	1.50	30	.05
Local anesthetics	Molliex (1996)	−.38	−.98	.23	45	.21
Local anesthetics	Orntoft (1994)	−.32	−1.18	.53	24	.42
Local anesthetics	Pasqualucc (1996)	.68	.15	1.21	60	.01
Local anesthetics	Turner (1994)	−.09	−.61	.43	60	.72
Local anesthetics (11)		**.10**	**−.07**	**.27**	**535**	**.26**
NMDA antagonists	Chia (1999)	−.42	−.94	.11	60	.11
NMDA antagonists	Dahl (2000)	−.48	−.98	.07	60	.06
NMDA antagonists	Helmy (2001)	.63	−.03	1.28	40	.05
NMDA antagonists	Mathisen (1999)	−.10	−.74	.54	40	.76
NMDA antagonists	Menigaux (2000)	−.19	−.94	.58	30	.60
NMDA antagonists	Rogers (1995)	−.22	−.57	.13	128	.21
NMDA antagonists	Wu (1999)	1.39	−.81	1.97	60	.00
NMDA antagonists (7)		**.00**	**−.19**	**.20**	**418**	**.97**
NSAIDs	Buggy (1994)	−.17	−.81	.47	40	.58
NSAIDs	Colbert (1998)	.54	−.07	1.00	77	.02
NSAIDs	Fletcher (1995)	.70	−.04	1.36	40	.03
NSAIDs	Hanlon (1996)	.63	−.03	1.28	40	.05
NSAIDs	Nagatsuka (2000)	.00	−.44	.44	82	1.00
NSAIDs	Nelson (1993)	−.19	−.63	.44	41	.53
NSAIDs	Norman (2001)	.67	−.07	1.27	48	.02
NSAIDs	Ong (2003)	.79	.25	1.33	60	.00
NSAIDs	Reuben (2002)	.92	.25	1.60	40	.00
NSAIDs	Romsing (1998)	−.38	−1.06	.29	37	.24
NSAIDs	Sisk (1989)	−.92	−1.60	−.25	40	.01
NSAIDs	Sisk (1990)	−.80	−1.29	−.31	72	.00
NSAIDs (12)		**.14**	**−.02**	**.30**	**617**	**.09**
Systemic opioids	Doyle (1998)	.73	−.05	1.5	30	.05
Systemic opioids	Fassoulaki (1995)	−.05	−.75	.65	34	.88
Systemic opioids	Mansfield (1994)	−.08	−.60	.44	60	.76
Systemic opioids	Millar (1998)	−.09	−.60	.43	60	.74
Systemic opioids	Richmond (1993)	−.93	−1.05	−.36	60	.00
Systemic opioids	Sarantopoulos (1996)	−.30	−.95	.34	40	.34
Systemic opioids	Wilson (1994)	−.63	−1.28	.03	40	.05
Systemic opioids (7)		**−.24**	**−.46**	**−.01**	**324**	**.04**

图 11.2 疼痛评分。中间线两侧的方框在左侧代表研究结果有利于治疗后；在右侧代表支持超前镇痛的预处理。（引自 Ong CK，Lirk P，Seymour RA，Jenkins BJ. The efficacy of preemptive analgesia for acute postoperative pain management: a metaanalysis. Anesth Analg 2005;100: 757−773）

性刺激,而是 C 纤维和 Aδ 纤维向脊髓的持续传入。因此单次的切皮前镇痛干预不太可能在整个术后恢复期阻断这种伤害,伤害性刺激得以到达脊髓并导致中枢敏化。同样,手术切口引起的炎症反应(直接释放的介质或损伤组织中能够产生介质的诱导基因)也会在手术后一个相当长的时间内引起中枢敏化。难点在于预测伤害性炎症状态的持续时间,以及哪些患者将继续发展为慢性术后疼痛。显然,手术技术、患者自身状态,以及其他因素在这一过程中发挥作用,使得比较研究变得困难。

这些研究中采取的单次干预和持续干预方法的多样性干扰了预防性镇痛效果的研究。第一,医学文献的不足,包括许多综述和荟萃分析,似乎并没有观察每种镇痛方法在其原研究中的效果;第二,许多研究使用了术前用药和术中镇痛辅助用药,也包括一氧化二氮,所有这些都具有众所周知的镇痛作用,导致很难发现试验组和对照组之间的显著差异。第三,没有完全客观的标准来衡量疼痛。视觉模拟评分法、数字分级评分法和阿片药物消耗量,在临床试验中经常被用作结果的判断指标。疼痛等级评分虽然由患者自述,但可信度高,可系统地的作为疼痛的指标。阿片类药物用量实际上是疼痛强度的反映,但并不是一个可靠的指标,因为它深受各种心理因素影响,包括焦虑程度、情绪、文化信仰、既往阿片类用药情况和康复期望值。第四,在临床试验中超前镇痛并不是一个有效的手段,尽管采取了镇痛措施,仍然很难完全阻止伤害性刺激传入脊髓。研究人员将血浆皮质醇水平作为应激反应的指标,以判断手术过程中是否达到了完全神经阻滞。Kehlet 和同事的研究结果表明,下腹部手术时,只有阻滞节段达到从 T4 到 S5 时方可防止皮质醇水平升高[33]。最后,这些不理想的研究结果可能与缺乏针对各亚组的综合分析有关,包括药物、给药方法和手术类型等。通常认为外科手术也是一种同样的损伤,但有越来越多的证据表明,镇痛也许需要根据手术类型不同而变化[34]。这种亚组分析的方法,虽然合理,但将需要收集更多的数据,才能评估每一种用药方案对每一种具体手术的镇痛疗效。

五、未来展望

为了彻底治疗术后疼痛,还有一些问题需要进一步探究,包括:手术后疼痛由哪些部分组成?它们各自在手术后疼痛中起到什么作用?手术损伤在这方面是最重要的,包括伤害性传入纤维的撕裂和挤压,其次是炎症反应。损伤的继发效应(包括外周敏化和中枢敏化)变得越来越明显。然而,有一种成分还没有被清楚地阐明,那就是最常用的术中止痛药,阿片类药物。长期阿片类药物治疗与痛阈下降有关,因此要求阿片用量不断增加[35];术中阿片药物使用与术后痛觉过敏有关,即一种被称为阿片类药物诱导的痛觉过敏的现象[21]。这就带来如下问题:非阿片类辅助镇痛药的超前镇痛或预防性镇痛作用,是由于其本身内在的超前镇痛特点,还是因为一种没有痛觉过敏副作用的药物代替了另一种可引起痛觉过敏的药物?在一项研究中,氯胺酮能够减少术中使用阿片药物患者术后的阿片药物需要量;这一结果可以被解释为氯胺酮减少了阿片药物引起的痛觉过敏[21];但相同的结果也可解释为氯胺酮具有的超前镇痛/预防性镇痛作用。

六、总结

随着患者自控静脉镇痛的发展,以及周围神经和硬膜外导管给予局麻药的更广泛使用,术后疼痛管理得到了极大的改善。然而,更合乎逻辑的方法仍然是在疼痛产生前就阻断疼痛的发展,这也是超前镇痛和预防性镇痛理论上的许诺。不幸的是,至今仍然未能确定最佳的药物和给药方法。虽然在帮助了解哪些患者更有可能在手术后出现慢性疼痛方面取得了进展,但目前还没有明确有效的工具来完全预测这一点。尽管有这样的限制,在整个围手术期治疗高危患者的计划正在制订中,并取得了良好的成功[36]。神经可塑性已得到公认,尽管目前尚未完全阐明。通过更多的研究,对这一过程有了更好的理解,更多关于超前镇痛效果的研究将继续进行。人们普遍认为最有效的办法是完全阻断传入刺激,联合采取多种模式镇痛方法。这可能是真的,然而数据并不完全支持这一假说。但在进一步数据出现之前,专家小组建议使用术前患者教育和预期的描述,术中使用包括持续区域性麻醉、对乙酰氨基酚、非甾体抗炎药、加巴喷丁类镇痛药在内的多模式镇痛药,以及术后与疼痛专家的协作护理[37]。尽管数据不一致,但预防性镇痛可能为疼痛医学领域带来的革命性变化,因此这仍然是极具吸引力和探索性的领域。

◆ 要 点 ◆

- 慢性术后疼痛由外周和中枢敏化引起。
- 兴奋性氨基酸——谷氨酸作用于 NMDA 受体。
- 预防性镇痛的概念是指在高强度伤害性刺激（切口）的全过程，使用抗伤害性治疗减弱外周或中枢的感觉过程。
- 第一阶段，伤害性刺激与外科损伤有关，第二阶段，持续的伤害性刺激与化学介质的释放有关，包括受损组织释放的炎性介质。第二阶段可从术中一直延续到术后恢复期。
- 虽然有几项实验研究支持预防性镇痛的概念，但人类临床研究却得到了不一致的、有争议的结果。
- 预防性镇痛试验中已经测试过的治疗方法包括：NSAID、阿片类药物、氯胺酮、外周局部麻醉药、静脉局麻药物、骶管和硬膜外镇痛、右美沙芬和加巴喷丁类药物。

参考文献

请于 ExpertConsult.com 在线访问参考文献。

Chapter 12 第 12 章 围手术期非阿片类药物静脉输注用于术后疼痛管理

Hubert A. Benzon, MD, MPH, FAAP; Ravi D. Shah, MD; Honorio T. Benzon, MD

翻译：陈小红　审校：曹汉忠　周华成

阿片类药物是最常用的围手术期镇痛药物。然而，阿片类药物使用过程中会伴随一些副作用，如恶心、呕吐、便秘和呼吸抑制。许多研究已证实围手术期注射非阿片类镇痛药不仅可以减轻术后疼痛，而且可以减少术后阿片类镇痛药用量。非阿片类镇痛药包括氯胺酮、利多卡因、纳洛酮和镁。此外，短效β-肾上腺素能受体阻滞剂艾司洛尔和α2-肾上腺素受体激动剂右美托咪定也可作为辅助用药用来减少术后阿片类药物的用量。本章将讨论氯胺酮、利多卡因、纳洛酮、艾司洛尔、α2-肾上腺素受体激动剂和镁输注镇痛的研究成果，并对其在围手术期疼痛管理中的临床适用性给出建议。

一、氯胺酮

氯胺酮是一种非竞争性 N-甲基-D-天冬氨酸（N-methyl-D-aspartate，NMDA）谷氨酸受体拮抗剂和钠通道阻滞剂[1]。通常使用的是氯胺酮的外消旋体，它包含有 S(+) 和 R(−) 两种异构体。S(+) 异构体与 NMDA 受体的亲和力是 R(−) 异构体的四倍。氯胺酮的半减期是 80～180 分钟，它的代谢物去甲氯胺酮的半减期更长，药效是母体化合物的三分之一[2]。早期的研究表明氯胺酮在低的亚麻醉剂量下具有镇痛作用[3-7]。氯胺酮发挥镇痛作用的血浆浓度为 100～150 ng/mL[8]。

氯胺酮作为镇痛药有很多特性，而且没有阿片类药物的副作用。氯胺酮在神经系统功能正常的情况下不抑制心血管功能[9]，不抑制喉部保护性反射，与阿片类药物相比通气抑制发生率低[10]，甚至可能刺激呼吸[11]。然而，氯胺酮也有并发症，包括

术后不适[12]、代谢产物的蓄积[13]、易产生耐药[14]、心血管兴奋和致幻作用[15-16]。临床医师最担心并发症的是致幻作用，但很少有研究正式评估这些副作用[4-7]。

有随机对照临床研究证实了围术期静脉输注氯胺酮的有益作用。在一项关于颈椎和腰椎手术患者的研究中发现，与注射生理盐水或氯胺酮单次注射量相同但维持量较小[单次注射量 1 mg/kg，维持量 42 µg/(kg·h)]的患者相比，氯胺酮[单次注射量 1 mg/kg，维持量 83 µg/(kg·h)]组疼痛评分降低、镇痛药的需求减少、且满意度更高[17]。在腹部大手术的患者中也得到了同样的结论。围手术期静脉输注氯胺酮[单次注射量 0.5 mg/kg，维持量 2 µg/(kg·min)]持续静脉输注至术后 48 小时的患者，与静脉输注生理盐水或只在术中接受同等剂量氯胺酮的患者相比，疼痛评分较低，吗啡用量较少[18]。为了更好地评估氯胺酮单次注射量对静脉输注的影响，研究人员[19]在开腹妇科手术患者中使用氯胺酮的单次注射量和维持量，与手术切皮时或缝合时单次静脉注射氯胺酮进行了对比。他们发现，接受氯胺酮单次注射量和维持量输注的患者，吗啡消耗量和疼痛评分均较低。氯胺酮输注也减少了剖宫产术脊髓麻醉患者术后阿片类药物的消耗[20]。

在使用瑞芬太尼和丙泊酚的全凭静脉麻醉中，没有发现氯胺酮的优势。这可能与研究者术中大量使用阿片类药物有关。一项综述（评估了 4 700 多名患者）比较了氯胺酮减轻疼痛和术后阿片类药物消耗方面的效果，特别是上腹部、胸部和大型骨科手术[22]，尽管阿片类药物的用量较少，但 32 个治疗组

中有 25 个组（78％）在术后某个时间点的疼痛程度低于安慰剂组。

围手术期氯胺酮静脉输注似乎不能预防截肢后疼痛[23]。先单次静脉注射 0.5 mg/kg 氯胺酮，然后以 0.5 mg/(kg·h) 的速度持续输注 72 小时，不能有效减少吗啡用量或残端痛觉超敏的发生率。在 6 个月的随访中，氯胺酮组的幻肢痛和残肢痛发生率均为 47％，而对照组（生理盐水组）为 71％ 和 35％，两组间差异无统计学意义，因此研究人员得出结论，静脉输注氯胺酮并不能显著降低急性中枢敏化或截肢后疼痛的发生率和严重程度[23]。

结直肠手术患者在硬膜外镇痛时复合静脉输注氯胺酮，可减少患者自控镇痛（patient-controlled analgesia，PCA）吗啡的需求量，并减少痛觉过敏区域[24]。另一组研究人员发现开胸术后在硬膜外镇痛时复合静脉输注低剂量氯胺酮[0.05 mg/(kg·h)，约 3 mg/h] 的镇痛效果较好[25]。在此研究中，接受氯胺酮输注的患者术后 3 个月时疼痛减轻，服用的镇痛药减少。由此可见，输注氯胺酮似乎对硬膜外镇痛有益。这种氯胺酮在预防术后慢性疼痛方面的有益作用没有在其他研究中得到证实[26-27]。在一项研究中，与生理盐水相比，氯胺酮[单次注射量 1 mg/kg，术中维持 1 mg/(kg·h)，术后 1 mg/kg 维持 24 小时] 联合胸膜内注射罗哌卡因可改善术后即刻痛[26]。然而，在术后 4 个月，两组的镇痛药物摄入和神经病理性疼痛评分相似。在另一项研究中，氯胺酮组与对照组在术后 3 个月和 6 个月出现中、重度开胸后疼痛综合征的发生率相似[27]。

氯胺酮输注对阿片类药物耐受患者似乎有益。Loftus 等一项早期研究显示，接受背部手术的患者，静脉输注氯胺酮[单次注射量 0.5 mg/kg，术中维持 10 μg/(kg·min)]，在术后 48 小时内，阿片类药物的用量减少[28]。后来的一项研究表明，将氯胺酮[0.2 mg/(kg·h)] 添加到二氢吗啡酮静脉 PCA 中，可显著降低阿片类药物依赖患者的"平均"疼痛评分[29]。值得注意的是，氯胺酮组与对照组之间疼痛评分"最低"和"最差"，以及术后阿片类药物的使用情况并无差异。

大多数研究表明，使用低剂量氯胺酮注射液不会增加副作用。Zakine 等[18] 在他们的研究中没有观察到噩梦、妄想、睡眠紊乱或精神障碍。氯胺酮输注组与对照组睡眠障碍和精神运动表现相似。在一

项定量系统综述中，Laskowski 和同事发现幻觉和噩梦在氯胺酮中更为常见，但镇静作用则不常见[22]，他们注意到氯胺酮对疼痛有效时，术后恶心和呕吐的症状也减轻。

氯胺酮输注的研究涉及少数患者数量少、氯胺酮输注方案不同、给药途径不同，以及临床实际情况存在巨大差异[22,30-34]。大多数随机对照研究显示低剂量氯胺酮输注是有益的。Wang 等[35] 最近进行了一项回顾和荟萃分析，包含 36 个随机对照试验的 2 502 名符合条件的患者，结果表明，在吗啡或吗啡 PCA 中添加氯胺酮会降低术后 6～72 小时疼痛强度、术后 24～72 小时吗啡用量，以及术后恶心呕吐的发生率。没有足够的数据来证明伴随任何重大的不良事件，如幻觉。

综上所述，氯胺酮输注可改善硬膜外镇痛的效果。当术中使用适量或大量的阿片类药物且采用全凭静脉麻醉时，氯胺酮输注似乎没有任何效果。术后 PCA 时复合氯胺酮输注，可以减轻疼痛强度、阿片类药物的消耗和副作用，发挥有益的作用。静脉注射氯胺酮可作为阿片类药物耐受患者的辅助用药，或用于术后慢性疼痛发生率较高的患者，如开胸手术、腹股沟疝或乳房切除术。

二、利多卡因

利多卡因具有外周和中枢作用，适用于缓解疼痛。它可减少化学性腹膜炎动物模型[36]白蛋白外渗，抑制白细胞迁移和代谢活化[37]。利多卡因通过降低脊髓 C 纤维诱发活动来调节脊髓后角神经元的反应[38]和抑制脊髓突触传递[39]。临床上，局麻药输注已用于神经病理性疼痛[40,41]和烧伤疼痛的治疗[42]。

研究显示静脉注射利多卡因在腹部手术中的有益作用。在一项随机、双盲、安慰剂对照的研究中，Cassuto 等[43] 发现了低剂量利多卡因输注在胆囊切除术患者中的镇痛效果。研究人员在单次静脉注射 100 mg 利多卡因后，以 2 mg/min 的速度注射利多卡因，从术前 30 分钟开始持续至术后 24 小时。与生理盐水组相比，利多卡因组术后第 1 天疼痛评分明显降低，术后两天哌替啶用量明显减少。其他随机对照研究也发现可以降低术后疼痛评分，减少阿片类药物的消耗，肠功能恢复快，并缩短住院时间[44-46]。Groudine 等[44] 比较了利多卡因和生理盐

水在根治性前列腺切除术中的作用。利多卡因组在诱导前给予 1.5 mg/kg 的利多卡因作为单次注射量,术中分别给予 3 mg/min 或 2 mg/min(体重<70 kg 者)持续至术后 1 小时。研究发现两组患者镇痛药物用量相同。然而,注射利多卡因的患者疼痛评分较低,排便时间恢复较快(62±13 小时 vs. 74±16 小时),住院时间较短(4 天 vs. 5 天)。在接受腹部大手术的患者中,Koppert 等[45]先给予 1.5 mg/kg 利多卡因作为单次负荷量(大于 10 分钟),接着按 1.5 mg/(kg·h)从术前 30 分钟持续泵注至术后 1 小时。与对照组相比,在 72 小时内利多卡因输注组疼痛评分较低,吗啡用量较少(130 mg vs. 159 mg),排便恢复更快[45]。术后第 3 天,阿片药物节约效应最明显。因此,研究人员认为利多卡因输注可能具有真正的预防性镇痛作用。在另一项对腹腔镜结肠切除术患者的研究中[46],在麻醉诱导时给患者注射 1.5 mg/kg 的利多卡因,术中按 2 mg/(kg·h)的速度持续输注,术后按 1.33 mg/(kg·h)的速度输注 24 小时。利多卡因组患者首次排尿时间(17 小时 vs. 28 小时)、排便时间(28 小时 vs. 51 小时)、出院时间(2 天 vs. 3 天)与对照组相比明显缩短。此外,利多卡因输注也能显著降低术后疼痛、疲劳评分和阿片类药物消耗量。

Peng 等[47]最近的一项试验表明,利多卡因静脉注射在开颅手术中有良好的疗效。在 94 例接受幕上开颅手术的患者中,试验组单次静脉注射利多卡因(1.5 mg/kg),然后在手术期间持续静脉输注 2 mg/(kg·h),对照组注射生理盐水。与对照组相比,利多卡因组轻度疼痛发生率较低,离开麻醉后护理单元(postanesthesia care unit, PACU)时的数字分级评分法(numerical rating scale, NRS)评分为 0 分的患者数量较多。他们还观察到术中血压、心率和 BIS 评分没有差异。然而,这些数据是一项临床试验的次要结果,其主要结果实际上是神经心理结果(有趣的是两组之间差异无统计学意义)。此外,仅在 PACU 中评估了疼痛,在住院期间没有再评估。

有两项着眼于利多卡因输注减轻疼痛以及对炎症标志物和免疫反应影响的研究。其中一项随机研究显示,子宫切除术的患者在术后 8 小时内,无论是在休息还是在咳嗽时,疼痛均有减轻[48]。然而,利多卡因静脉注射组和生理盐水静脉注射组在术后 12～72 小时内的疼痛评分差异无统计学意义。作者注意到静脉注射生理盐水组体外产生的 IL-1ra 和 IL-6 较少,淋巴细胞对植物血凝素 M 的增殖反应维持较好,这表明利多卡因能够减少手术引起的免疫改变。另一项研究没有发现疼痛评分降低,但显示利多卡因输注用于结直肠手术患者的其他有益效果。另一组研究人员[49]单次静脉注射利多卡因 1.5 mg/kg,然后以 2 mg/min 持续输注至术后 4 小时。结果发现,利多卡因组和生理盐水组的疼痛评分相同。但利多卡因组肠功能恢复时间较短,住院时间缩短 1 天。作者还注意到血浆 IL-6、IL-8、补体 C3a 和 IL-1ra 水平显著降低,CD11b、P-选择素和血小板白细胞聚集的表达也显著降低。该研究结果表明,静脉注射利多卡因有改善手术后炎症反应的作用。

在接受全髋关节置换术或冠状动脉旁路移植术的患者中,静脉输注利多卡因没有类似的疗效。在一项随机、双盲、安慰剂对照的研究中,在手术切皮前 30 分钟单次静脉注射利多卡因 1.5 mg/kg(>10 分钟),然后以 1.5 mg/(kg·h)输注至手术结束后 1 小时[50]。利多卡因组与对照组在术后疼痛评分和阿片类药物用量方面差异无统计学意义(术后 24 小时内吗啡用量分别为 17 mg 和 15 mg),髋关节屈曲方面差异亦无统计学意义。在接受冠状动脉旁路移植术的患者中,低剂量利多卡因输注对减少术后芬太尼、咪达唑仑或丙泊酚的补充需求方面(追加量)也无效[51]。在本研究中,利多卡因输注并没有缩短拔管时间、ICU 停留时间或住院时间。鉴于目前所做的研究很少,需要更多的研究来证实利多卡因输注在这些手术中是否真的无效。

利多卡因输注[单次注射量 1.5 mg/kg,维持量 2 mg/(kg·h)]在门诊手术患者中的研究初步表明可减少术中阿片类药物的用量,减少疼痛评分[52]。De Oliveira 等研究发现,围手术期利多卡因输注不仅减少了术后疼痛和阿片类药物的消耗,还提高了门诊妇科腹腔镜手术患者术后恢复的整体质量。利多卡因组比生理盐水组的患者更快达到出院标准[53]。

静脉注射利多卡因不如硬膜外镇痛有效。在结肠手术患者中,利多卡因静脉镇痛在缓解疼痛和减少细胞因子激增方面不如胸段硬膜外镇痛。Kuo 等[54]的研究表明,在 72 小时的观察研究期间,与静脉注射利多卡因相比,胸段硬膜外镇痛缓解疼痛效果更好,阿片类药物消耗减少,肠功能恢复早,细胞因子产生少。与对照组相比,利多卡因组的患者疼痛确实得到了减轻,细胞因子的释放减少。

一项随机、非盲的研究比较了输注利多卡因与硬膜外镇痛在开放结肠切除术患者中的效果[55]。静脉注射利多卡因组输注 1~2 mg/min(<70 kg 的患者 1 mg/min,≥70 千克患者 2 mg/min),而硬膜外镇痛组给予 0.125% 布比卡因 10 mL/h 和二氢吗啡酮 6 μg/mL。在手术结束后 1 小时内开始输注,并持续至肠功能恢复或术后第 5 天。平均疼痛评分(硬膜外组 VAS 为 2.2,静脉注射利多卡因组 VAS 为 3.1)两组差异无统计学意义,而静脉注射利多卡因组阿片类药物消耗量有增加趋势。两组间肠功能恢复或住院时间差异也无统计学意义[55]。值得注意的是,利多卡因静脉注射组里的两名慢性疼痛患者被剔除,其中一名患者随后不得不接受硬膜外麻醉以"进一步的疼痛治疗"。

两篇荟萃分析报告显示围手术期注射利多卡因的益处。早期的一篇包含 8 项试验的荟萃分析显示,利多卡因输注后,患者的康复情况得到改善,住院时间缩短[56]。术后 24 小时疼痛减轻,恶心呕吐发生率降低,肠梗阻时间缩短,这些都说明患者的恢复得到了改善。利多卡因静脉注射缩短肠梗阻时间的能力不仅表现在临床上(如首次排出气体和粪便),而且还表现在不透射线标记物和腹部连续的 X 射线平片上[57]。另一篇荟萃分析评估了超过 1 700 名患者[58],结果显示在术后 6 小时,静脉注射利多卡因可以减轻静息痛[加权平均差(WMD)8.70,95% 可信区间(CI)16.19~1.21]、咳嗽痛(WMD 11.19,95% CI 17.73~4.65)和运动痛(WMD 9.56,95% CI 17.3~1.80)。静脉注射利多卡因还降低了吗啡需求量(WMD 8.44 mg,95% CI 11.32~5.56)、第一次排气的时间(WMD 7.62 小时,95% CI 10.78~4.45)、第一次排便的时间(WMD 10.71 小时,95% CI 16.14~5.28)、恶心/呕吐(风险比 RR = 0.71,95% CI 0.57~0.90)和住院时间(WMD 0.17 天,95% CI 0.41~0.07)。故作者得出结论:利多卡因输注对腹部手术有益。

利多卡因在腹部手术围手术期的有益作用可能与其抑制术中炎症的能力有关。静脉注射利多卡因可降低促炎细胞因子的水平,防止可引起临床痛觉

过敏的外周和中枢敏化形成[59]。

已经证实围手术期全身性使用利多卡因可以减少乳房切除术后疼痛综合征的发生[60]。效果非常显著,但研究的样本量较小(36 名受试者)。还需要更大样本量的随机试验,以驳斥或证实利多卡因是减少术后慢性疼痛的有效干预手段。

围手术期注射氯胺酮与利多卡因的效果比较结果见表 12.1。可以看出在腹部手术中两种药物均有益处。氯胺酮输注在脊柱外科手术中有益但全凭

表 12.1　围术期静脉输注氯胺酮和利多卡因的效果

	氯胺酮	利多卡因
单次静脉输注量	0.5~1 mg/kg	100 mg~1.5 mg/kg
通常的持续量	40~100 μg/(kg·h)	2~3 mg/min(体重<70 kg,2 mg/min)
联合硬膜外镇痛的持续量	0.05(大约 3 mg/h)~0.25 mg/(kg·h)	
效果		
腹部手术	有益	有益
盆腔手术:妇产科、泌尿外科	有益	有益
脊柱手术	有益	
全髋关节置换术		无益
冠状动脉旁路移植术		无益
全凭静脉麻醉(TIVA)	没有额外益处	
联合患者自控硬膜外镇痛(PCEA)	有额外益处	
与 PCEA 比较		一项双盲研究[52]显示作用很小,但一随机抽样的未用盲法的研究认为疼痛评分改善没有统计学意义,而利多卡因组阿片类药物消耗量有增多趋势[53]

注:Reprinted with permission from Benzon HT. Perioperative non-opioid infusions for postoperative pain management. In: Benzon HT, Raja SN, Liu SS, Fishman FM, Cohen SP, eds. Essentials of Pain Medicine and Regional Anesthesia. 3rd ed. New York: Elsevier Churchill Livingstone; 2011: 206–211.

静脉麻醉中没有。静脉输注利多卡因在全髋关节置换术和冠状动脉旁路移植术的患者中似乎无效。值得注意的是,一项随机盲法研究显示,与硬膜外镇痛相比,静脉注射利多卡因的效果较差。

三、纳洛酮

纳洛酮为纯 μ 受体拮抗剂。在硬膜外[61,62]和鞘内[63,64]使用了阿片类药物后,静脉注射纳洛酮可降低恶心、呕吐、呼吸抑制和尿潴留的发生率。它的使用有可能逆转阿片类药物镇痛作用[65]。纳洛酮以 $10\,\mu g/(kg \cdot h)$ 输注可缩短硬膜外吗啡或芬太尼镇痛的持续时间和降低镇痛效果[61,62]。纳洛酮 $1\,\mu g/(kg \cdot h)$ 输注可削弱腰椎椎板切除术后鞘内注射二乙酰吗啡患者的镇痛作用[64]。在一项回顾性研究中,对根治性前列腺切除术的患者,鞘内给予吗啡 $0.8 \sim 1.7\,mg$,并静脉注射纳洛酮 $5\,\mu g/(kg \cdot h)$,可获得良好的镇痛效果,且副作用发生率低且程度轻微[66]。

鉴于纳洛酮输注能降低神经轴突阿片类药物副作用的发生率,研究人员观察了纳洛酮输注对吗啡 PCA 的影响[67]。在一项随机、双盲的研究中,60 名子宫切除术的患者分为三组,PCA 中吗啡均为 $1\,mg/mL$,另外分别加有:①生理盐水输注;②低剂量的纳洛酮[$0.25\,\mu g/(kg \cdot h)$]输注;③高剂量纳洛酮[$1\,\mu g/(kg \cdot h)$][67]。研究人员发现,与安慰剂相比,两种剂量的纳洛酮在减少恶心呕吐和瘙痒的发生率方面同样有效。尽管低剂量组的累积吗啡用量($42.3 \pm 24.1\,mg$)明显低于安慰剂组($59.1 \pm 27.4\,mg$)或大剂量组($64.7 \pm 33\,mg$),但三组间的疼痛评分差异无统计学意义。三组均无呼吸抑制发生,镇静评分、呼吸频率、血流动力学参数、止吐药使用差异无统计学意义[67]。另一组研究人员[68]观察了 90 例子宫切除患者,这些患者输注低剂量纳洛酮 24 小时。结果显示,与对照组(生理盐水组)相比,纳洛酮能显著减少术后 24 小时内吗啡的用量,为 19.5[标准差(SD)3.4 mg $vs.$ 27.5(SD 5.9)mg]。此外,纳洛酮组恶心和呕吐的发生率和严重程度显著降低,这与之前的研究结果相似[68]。

纳洛酮对疼痛的剂量依赖效应使其具有改善术后镇痛的能力。小剂量纳洛酮对大鼠产生镇痛作用,而大剂量的纳洛酮可引起痛觉过敏[69]。另一项研究也表明纳洛酮最初以剂量依赖的方式产生镇痛作用,在此基础上增加剂量会引起痛觉过敏[70]。其他研究者也发现纳洛酮的这种双相或双调节作用[71-73]。纳洛酮的镇痛机制可能与释放内啡肽或取代与镇痛无关的受体部位的内啡肽有关[74]。阿片受体活性增强是另一种可能,尽管这种上调现象已经在延长纳洛酮输注(7 天)时间和动物身上得到证实[75,76]。高剂量时,纳洛酮可阻断被释放的或移位的内啡肽在突触后受体的作用。

纳洛酮经静脉自控镇痛(IV PCA)给药没有额外的益处[77-79],其原因是间断给药与持续输注给药的药代动力学不同。纳洛酮的 α 半减期为 4 分钟,β 半减期为 $55 \sim 60$ 分钟[80,81];因此持续输注时血浆药物浓度恒定,从而产生更稳定的效果。

目前静脉输注纳洛酮的适应证是控制神经轴阿片类药物的副作用。Gan 等[67]和 Movafegh 等[68]的研究显示,低剂量纳洛酮可减少阿片类药物消耗,但类似研究非常少。纳洛酮在术后镇痛方面的临床应用有待于在不同手术中进行更多的对照研究。

四、镁

镁是第二常见的细胞内离子,在维持机体功能方面起着至关重要的作用。镁是酶、神经传递和细胞信号传导功能的重要组成部分[82]。动物研究表明,镁是 NMDA 受体的拮抗剂,可以减少疼痛的感觉和持续时间[83]。饮食摄入是人体镁的主要来源,长期限制饮食和不可预知的手术室时间安排是围手术期低镁血症的重要原因[84]。围手术期静脉输液也可能导致低镁。

全身用镁对术后镇痛的影响已经在许多外科手术中得到了验证。有两项研究观察静脉注射镁对腹部大手术患者术后疼痛的影响[85,86]。两项研究均使用硫酸镁(50 mg/kg)作为负荷量,并在术后维持。一项研究仅观察了 40 名患者,没有发现节约阿片作用[85]。相反,另一项研究观察了 48 名患者,发现对照组在术后第 1 天的吗啡消耗量明显高于镁组($52 \pm 4\,mg\ vs.\ 30 \pm 3\,mg$)[86]。

与安慰剂组比较,接受镁治疗的经腹全子宫切除患者术后疼痛评分较低,术后镇痛药累积消耗减少[87]。脊柱手术是另一种围手术期镁剂输入可以改善术后镇痛的手术[88]。对于门诊手术患者,全身镁的使用能否减轻术后疼痛还有待研究。一项研究[89]观察了 200 例在全身麻醉下行门诊髂腹股沟疝修补术或静脉曲张手术的患者,在麻醉诱导后随机静脉给予硫酸镁 4 g 或生理盐水。两组患者术后阿片类药物消耗量和疼痛评分差异无统计学意义。然而,本研究中的患者同时进行了多模式镇痛,静脉曲张手术的患者使用了双氯芬酸 100 mg 直肠镇痛,疝气修补术的患者术后进行了髂腹股沟-髂腹下神经阻滞。截至本文撰写之时,围手术期镁是输注否有助于减少门诊手术的术后疼痛仍有待研究。

De Oliveira 等进行了一项荟萃分析来定量评估围手术期镁输注对术后疼痛的影响[90]。作者对 20 个随机临床试验进行了评估,超过 1 200 名受试者被纳入了他们最终的分析。在大多数研究中,初始给予负荷量 30～50 mg/kg,术中维持 10～15 mg/(kg·h)。镁对术后早期静息痛总体影响较小,用 0～10 分的数字评分量表评分,结果为 0.74(99% CI 1.08～0.48)。与生理盐水相比,镁对晚期静息痛(24 小时)的总体影响也较小,结果为 0.36(99% CI 0.63～0.09)。相比之下,与生理盐水相比,镁的节阿片效果显著,结果为 10.52 mg(99% CI 13.50～7.54)静脉吗啡当量。在进行亚组分析后,作者得出结论,术中和术后应用镁比单纯术中应用镁具有更大的镇痛效果。荟萃分析中没有一项研究报告与围手术期高水平镁有关的镁中毒症状或体征。

最近一项关于行扁桃体切除术的儿童静脉注射镁的研究,结果接受镁治疗的患者没有益处。Benzon 等进行了一项随机双盲安慰剂对照试验,研究对象是接受扁桃体切除术的 3～10 岁儿童[91]。试验组先使用负荷量注射镁 30 mg/kg(>15 分钟),然后以 10 mg/(kg·h)持续输注,对照组给予等量生理盐水。观察指标有术后面部、腿部、活动、哭泣、可安慰性(face, legs, activity, cry, consolability, FLACC)评分和阿片类药物的消耗量,他们发现术后 90 分钟内疼痛评分和麻醉药物的使用量方面没有差异。

总体而言,镁输注似乎是减少术后阿片类药物需求的一个有前途的策略。无毒性报道也使它成为一个安全的选择。然而,还需要更多的研究来探讨全身镁治疗在门诊手术中的镇痛作用。

五、艾司洛尔

艾司洛尔是一种心脏选择性 β1 肾上腺素能受体阻滞剂,常用于麻醉中治疗术中快速心律失常或减弱各种刺激(如插管、手术刺激和拔管)引起的肾上腺素能反应。这种药起效快,作用时间短[92]。艾司洛尔在酯-甲基侧链上被血浆酯酶快速水解,这是该药物作用时间短的基础。艾司洛尔的消除半减期约为 9 分钟[93]。

多位研究者研究了艾司洛尔输注对术后疼痛的影响,大多数研究显示了良好的镇痛效果。1991 年,艾司洛尔首次作为阿片类镇痛药物的替代品用于门诊关节镜手术[94]。研究者比较了艾司洛尔和阿芬太尼对丙泊酚- N_2O -阿曲库铵麻醉的辅助镇痛作用,并得出结论:对于门诊关节镜手术的患者,艾司洛尔可以代替阿芬太尼作为辅助镇痛药物。不使用阿芬太尼并没有减少门诊患者术后恶心和呕吐的发生率。

有项研究比较了子宫切除术患者围手术期应用艾司洛尔与生理盐水的效果[95]。围手术期应用艾司洛尔可减少术中吸入麻醉剂和芬太尼的用量,降低了血流动力学反应,并减少了术后 3 日内吗啡消耗量(相当于 17 mg 静脉吗啡当量)。另一项研究比较了艾司洛尔与间断给予芬太尼或持续给予瑞芬太尼对门诊胆囊切除术患者术后节阿片作用、副作用和出院时间的影响[96]。根据这些研究结果,研究者得出结论,术中静脉输注艾司洛尔可显著减少术后芬太尼和昂丹司琼的使用量,并有助于早期出院。还有一项研究证实了艾司洛尔在腹腔镜阑尾切除术中的镇痛作用[97]。

通过对 67 项随机对照试验的系统评价,对围手术期注射艾司洛尔的安全性进行了研究[98]。对于低风险患者,使用不影响血流动力学剂量的艾司洛尔镇痛是安全、有效的。然而对于高风险患者,艾司洛尔围手术期的安全性和有效性还有待进一步研究。

综上所述,艾司洛尔输注似乎是一种有效改善术后疼痛的方法。在门诊手术人群中的随机研究结果尤其令人鼓舞。

六、α2-肾上腺素受体激动剂

α2-肾上腺素受体激动剂常被用作麻醉的辅助用药,因为它们具有良好的特性,包括抗焦虑、镇静和催眠作用[99]。α2-肾上腺素受体激动剂也有镇痛作用,因为它们能激动中枢神经系统和脊髓的 α2-肾上腺素能受体。也有研究表明,全身使用 α2-肾上腺素受体激动剂增强了阿片类药物的镇痛作用[100]。全身使用可乐定有节约阿片作用和止吐作用，但由于存在低血压和心动过缓等副作用，常规用于临床静脉输注受到限制[101]。围手术期常用的另一种 α2-肾上腺素受体激动剂是右美托咪定，静脉输注通常以 1 μg/kg 的负荷量开始（＞10 分钟），维持量为 0.2～1.0 μg/(kg·h)[102]。

最初研究右美托咪定输注对术后镇痛影响，是在腹腔镜输卵管结扎术患者中进行的[103]。根据结果，作者得出结论：静脉注射右美托咪定可减轻疼痛，减少阿片类药物的用量，但同时也伴随着镇静和心动过缓的发生率增高。另一项研究也发现右美托咪定对住院大手术有节约阿片作用[104]。随后的一项研究评估了右美托咪定输注对经腹子宫切除术患者疼痛的影响[105]。在这项研究中，50 名女性被随机分为两组。一组（n＝25）在麻醉诱导期间静脉注射 1 μg/kg 右美托咪定负荷量，随后在整个手术过程中以 0.5 μg/(kg·h) 的速率持续输注。作者发现，腹部手术中持续静脉输注右美托咪定可提供有效的术后镇痛，并减少术后吗啡需要量，而不增加副作用的发生率。

Blaudszun 等进行了一项随机研究的荟萃分析，包含 1792 名患者，发现与安慰剂组（4.1 mg 静脉注射吗啡当量，95% CI 6.0～2.2 mg）比较，右美托咪定具有节约阿片作用[106]。然而，右美托咪定增加了术后心动过缓的风险（造成伤害的人数为 3 人）。

总之，右美托咪定是一种很有应用前景的围手术期镇痛药，可降低术后阿片类药物的用量。尽管它会导致心动过缓，但不会增加副作用的发生率。

七、总结

术前多种非阿片类药物输注可用于减轻术后疼痛。氯胺酮输注是阿片类药物依赖患者的重要辅助用药，利多卡因输注不仅降低了腹部手术围手术期阿片类药物的用量，而且缩短了肠道恢复时间。艾司洛尔和右美托咪定输注具有节约阿片作用，并且已经得到证实，同时对手术刺激心血管反应增强的患者也有潜在优势。镁可能也是一个不错的选择，但仍缺乏令人信服的证据表明患者的预后得到改善。低剂量纳洛酮输注的广泛应用也有待进一步研究。最后，这些围手术期非阿片类药物对术后慢性疼痛发生率的影响需要进一步研究。

◆ 要 点 ◆

● 已经证实氯胺酮输注是控制阿片类药物依赖患者围手术期疼痛的有效辅助用药。

● 利多卡因输注对腹部手术有效，对全髋关节手术无效。它可以促进术后肠功能恢复。

● 虽然低剂量纳洛酮输注能有效减少术后阿片类药物的消耗，但还需要进一步的研究来阐明其在不同手术中的作用，以及是否降低了阿片类药物的镇痛作用。

● 术中及术后应用镁可能有节约阿片作用。多项研究报告没有全身毒性的迹象。

● 艾司洛尔注射液是一种有效的辅助用药，可减少麻醉药用量、降低有害手术刺激引起的急性血流动力学反应。艾司洛尔还可以减少门诊手术患者术后对阿片类药物的需求，并减少阿片类药物的副作用（如术后恶心和呕吐）。

● 右美托咪定注射液作为一种辅助用药可减少麻醉药和阿片类药物的需求，然而，它可能导致心动过缓和镇静。

参考文献

请于 ExpertConsult.com 在线访问参考文献。

第 13 章 患者自控镇痛

Ellen M. Soffin, MD, PhD; Spencer S. Liu, MD

翻译：陈小红　审校：曹汉忠　周华成

患者自控镇痛（patient-controlled analgesia，PCA）已经成为临床疼痛治疗的标准技术。PCA 系统允许患者自行给予预先设定剂量的镇痛药物，并记录患者在过去 1～24 小时内的使用信息。这些信息有助于针对患者个体化镇痛需求和使用方式优化药物输注。

现代 PCA 装置通常包括医师设置的参数（负荷剂量、单次追加量、锁定时间、背景输注速率、1～4 小时最大限量）。患者可通过按压自控键触发给药，从而控制单次追加量的给药时间。而最新的设备允许调节以 μg、mg 和 mL 为单位输注药液，从而减少了机器程序错误的可能性。最佳的镇痛有效性和安全性取决于设置的单次追加量足以提供充分的镇痛且副作用最小。锁定时间是指即使患者按压自控键也没有药物输注的这段时间。尽管在锁定时间内无药物输注，但按压频率的统计有助于评估患者的舒适度。理论上，锁定时间小于药物作用的峰时间，可能导致镇痛药物过量。而即使应用阿片类药物，5～10 分钟也是最理想的锁定时间[1-2]。

本章详细介绍了 PCA 的风险和益处，几种 PCA 模式的推荐给药方案，以及 PCA 在特殊临床人群中的应用。

一、患者自控镇痛：安全性和有效性

（一）患者自控镇痛的优点

PCA 是目前最流行的术后镇痛方法之一。数据显示，PCA 可提高患者满意度[3-6]、增强对疼痛的控制能力[3,5,6]，并有利于术后恢复[7]。研究证实 PCA 泵比间断肌内注射（intramuscular，IM）[8]或静脉注射（intravenous，IV）[9]更有效。且既避免 IM 注射（痛）[10]，又可快速治疗疼痛，无需护士参与给予镇痛药物[11]。

由于每个需求剂量都很容易提供，可频繁使用小剂量的单次量。理论上如果使用得当，经过 3～4 小时，镇痛剂滴注可以产生稳定的血药浓度，避免相关的波峰和波谷。PCA 不仅可避免阿片药物使用不足而造成的康复不良、胸廓扩张受限、运动受限，也可避免过高的药物峰浓度导致的呼吸抑制和镇静状态[12]。

关于 PCA 与肌内注射阿片类药物镇痛效果的比较研究中，两项早期荟萃分析的结果是相互矛盾的。一项研究表明[13]，与 IM 镇痛相比，PCA 镇痛患者满意度高、疼痛评分低，但总阿片类药物消耗量和术后住院时间没有差异。另一项研究[4]表明，尽管患者对 PCA 的满意度更高，但在缓解疼痛方面，与非 PCA 方法相比，差异无统计学意义。最近的荟萃分析讨论了 PCA 的有效性和安全性[5,6]，得出结论：总体而言，有中到低级别的证据表明，PCA 较非 PCA 提供了更好的镇痛效果和更高的患者满意度，但接受 PCA 治疗时使用的镇痛药物总量更高。使用 PCA 的患者瘙痒发生率增加，其他副作用发生率无差异。其他研究也表明恶心呕吐、镇静、皮肤瘙痒的发生率，以及肠功能恢复无差异，这提示虽然 PCA 和非 PCA 镇痛阿片类药物用量不同，但相对来说是无关紧要的[9,14,15]。鉴于 PCA 日渐流行，下面这个结果有点使人惊讶：如果能真正根据需求给予合适剂量和间隔时间的镇痛药物，无论什么镇痛方法都可以取得良好的镇痛效果。在很多情况下，

PCA 是达到这些疗效的最好方法。

（二）患者自控镇痛的缺点

PCA 的劣势可限制其使用和效果。最常见有镇痛不足或副作用的发生，患者的不信任或担心药物过量或成瘾[10,11]，以及理解和（或）使用 PCA 存在困难[7]。Chumbley 等研究表明，22% 的患者担心成瘾，30% 的患者担心用药过量[10]，高于 Kluger 和 Owen 报道的 4% 和 11%[11]。然而在之前的研究中，43% 的患者术前未接受 PCA 的宣教，而在最近的研究中，所有的患者术前都接受关于疼痛管理和 PCA 的宣教。在最近的一项前瞻性研究中[7]，49% 的患者不确定按 PCA 自控键时是否会给药，其中 22% 的患者认为这种不确定性加剧了他们的疼痛。这些发现不受患者是否接受 PCA 宣教的影响。

反复过度使用 PCA，将 PCA 自控键误认为呼叫护士按钮，家属、访客或未经授权的护士按压 PCA 自控键，都可能会导致镇静状态和呼吸抑制[16]。可能因单次量、浓度、背景输注量和（或）非计划的背景量输注参数设置不当而发生操作者错误。不规范的工作流程可能发生注射器使用或镇痛药物混合错误。医院内标准的工作流程和药物浓度可能会减少程序错误的发生[17,18]。新的 PCA 泵设计时考虑到人为因素，明显减少了编程时间和编程错误率[19]。

PCA 可能发生机器故障，偶尔造成药物过度输注[20,21]。尽管如此，荟萃分析已证实 PCA 的安全性。与传统肌肉和静脉给药相比，PCA 镇静过度和呼吸抑制发生率和严重程度没有明显差异[3]。

（三）患者自控镇痛的安全性

PCA 的安全使用要求患者能够自控给予镇痛药物。血浆阿片类药物浓度的增加通常在导致呼吸抑制前先引起镇静，而镇静则会影响患者自控 PCA 的能力。护理人员和患者家属都必须明白只有患者本人可以按压自控按钮。理论上，患者、护士和家属都应接受 PCA 使用宣教。并不是每个患者都适合使用 PCA，患者必须合作、理解 PCA 的概念，并且能够按 PCA 自控键。PCA 可能不适用于非常年幼的儿童，或某些身心缺陷的患者。而如果患者的年龄、发育水平或肌肉力量影响对 PCA 的使用，可采用护士控制镇痛（nurse controlled analgesia，NCA）。而且，NCA 是儿科 ICU 中一种安全有效的镇痛给药方法[22]。总之，由于患者之间的药代动力学和药效动力学差异，需要对传统 PCA 进行个体化设置[12]。

联合委员会发布的哨兵事件警报（sentinel event alerts）中至少有两个的主题是设备连接错误而导致用药途径错误。哨兵事件警报 36♯列举了 9 例管路连接错误的案例[23]，涉及 7 名成人和 2 名婴儿，其中 8 例患者死亡，1 例患者功能永久性丧失。这些病例包括硬膜外 PCA 泵错连到外周静脉的情况；值得注意的是，不是所有患者都导致不良后果，所以这些事件的发生次数比报告的更频繁。哨兵事件警报 53♯的更新中，建议侧重于 PCA 泵的重新设计，而不是改变临床实践以防止错误连接[24]。联合委员会特别建议在开发过程中采用新的连接标准，使具有不同功能的输注装置在运行时无法（错误）连接。

（四）急性疼痛服务的重要性

由受过 PCA 良好教育的医师和护士组成的急性疼痛服务（implementation of an acute pain service，APS）小组也可以提高 PCA 的安全性和有效性。与外科人员管理 PCA 组比较，APS 管理组的患者副作用明显减少，对镇痛不足和副作用的发生更能及时作出 PCA 剂量的调整、撤离 PCA 后更易过渡到口服阿片镇痛药而不需要肌注镇痛药[25]。这表明 APS 更容易为患者制定适合的 PCA。PCA 的某些优点可能与由有相关知识的临床医师使用 PCA 并对镇痛药的监管有关。

二、患者自控镇痛的种类

（一）患者静脉自控镇痛

许多阿片类药物在静脉 PCA（IV PCA）中有效使用。一些纯 μ 受体激动剂是 IV PCA 首选[26]。理想的用于 IV PCA 的阿片类药物起效快、效果好、间隔时间内没有明显的药物和代谢产物蓄积[12]。吗啡、二氢吗啡酮、芬太尼几乎符合上述标准，且已在以阿片药物为基础的 IV PCA 中广泛应用。相反，哌替啶一般不适合用于 IV PCA，因为其活性代谢产物去甲哌替啶会产生蓄积并引起 CNS 兴奋，包括谵妄、震颤、肌阵挛和癫痫发作[27]。然而，在某些情况下，哌替啶可能是一个合适的镇痛药物。最近关于哌替啶 PCA[28]的安全性和有效性研究表明其 CNS 毒性发生率为 2%，推荐的最大安全剂量为每天 10 mg/kg，连续使用不超过 3 天，且患者应无肝肾功能障碍，并需要仔细评估和监测。所有的阿片类药物都有相似的副作用，尽管存在严重程度上的差

表 13.1　用于 IV PCA 阿片药物的单次量和锁定时间

药物	单次量	锁定时间（分钟）
芬太尼	15～50 μg	3～10
二氢吗啡酮	0.1～0.5 mg	5～15
哌替啶	5～15 mg	5～15
吗啡	0.5～3 mg	5～20
羟吗啡酮	0.2～0.8 mg	5～15
瑞芬太尼（分娩）	0.5 μg/kg	2
舒芬太尼	3～10 μg	5～10

异。患者的临床病史和住院情况影响 IV PCA 阿片类药物的选择，应用不同的阿片类药物，患者间的疼痛评分和副作用没有明显差异[26,29,30]。因此，无论使用哪种阿片类药物，患者对 IV PCA 都是满意的。表 13.1 列出了药物使用的单次量、锁定时间及基本的输液参数。

出于安全方面的考虑，对阿片类药物敏感的患者很少使用 IV PCA 背景量[31,32]。持续背景剂量输注增加了呼吸抑制的风险[33-35]。如果患者保持安静，仍以某一背景输注速率持续输注阿片类药物可能会导致呼吸抑制。持续输注阿片类药物提供了稳定的血药浓度并改善了镇痛效果[32]。然而，其他研究者发现增加背景输注速率并不能减轻疼痛、疲劳和焦虑[31,36]，也无法改善患者的睡眠质量。且对于使用背景剂量输注的患者，其镇痛泵实际按压次数、有效按压次数，以及阿片类药物总用量无明显差异。此外，程序设计错误导致的副作用，大多数发生于设有背景剂量的输注期间[35]。然而，对于阿片类药物耐受且用量大的患者，可以设定相当于患者通常需求量的背景输注量[12]。背景输注的使用需要高度警惕并加强对患者监护。

在 IV PCA 中添加氯胺酮（N-methyl-D-aspartate，NMDA 受体拮抗剂）可以增强某些情况下的镇痛效果。氯胺酮可作为 PCA 的辅助药物，从生物学上主要有以下原因：阿片类药物耐受性的早期发展与NMDA 受体的激活有关[37,38]，而氯胺酮可改善阿片类药物耐受性。此外，NMDA 受体拮抗剂本身具有镇痛作用，既能（直接）控制疼痛，又有（间接）节约阿片作用。在脊柱和臀部手术术后 IV PCA 吗啡和氯胺酮最优比是 1∶1，锁定时间 8 分钟[39]。然而有两项研究显示氯胺酮作为 IV PCA 的辅助用药没有改

善疼痛或其潜在药效被高发的副作用所掩盖，而且也无节约阿片作用[40,41]。对于术后易出现恶心、呕吐的脊柱大手术患者，PCA 方案包含背景输注量、按需给予芬太尼/氯胺酮/昂丹司琼，尽管氯胺酮- PCA 组的芬太尼总消耗量降低，疼痛评分相似，但其恶心的严重程度明显增加。临床上也要考虑氯胺酮可能引起幻觉和认知功能损害。

可乐定是一种 α2 -肾上腺素受体激动剂并有镇痛作用。对下腹部手术的女性患者，在吗啡 PCA 中添加可乐定可减少恶心、呕吐的发生[43]。然而，其他研究没有发现 IV PCA 中添加可乐定的益处[44]。

右美托咪定是一种强效、高选择性的 α2 -肾上腺素受体激动剂，具有镇痛、抗焦虑和镇静作用，但其对呼吸功能无影响[45]。围手术期输注右美托咪定可提高镇痛效果，减少阿片类药物的消耗，减少术后恶心呕吐的发生[46]。迄今为止，有一项研究探讨了在含吗啡的 IV PCA 中加入右美托咪定的镇痛效果，对照组 PCA 中吗啡 1 mg/mL，试验组吗啡 1 mg/mL 加右美托咪定 5 μg/mL，两组单次量均为 1 mL，锁定时间 5 分钟，无背景输注量。结果显示：试验组镇痛效果更佳，吗啡用量明显减少，恶心程度也较轻，而且没有过度镇静或明显的血流动力学变化。

（二）非静脉自控镇痛

PCA 的核心理念是患者按需给药、自主管理。IV PCA 是最常用的镇痛药物输注路径，另两个常用的输注路径是硬膜外患者自控镇痛（patient-controlled epidural analgesia，PCEA）和周围神经置管患者自控镇痛（peripheral nerve catheter patient-controlled analgesia，PNC PCA）。

1. 硬膜外患者自控镇痛

在很多情况下，硬膜外镇痛优于 IV PCA。一项荟萃分析证实所有类型的外科手术和疼痛评估中，硬膜外镇痛包括 PCEA 的术后镇痛效果优于 IV PCA[47]。此外，一篇关于硬膜外镇痛和全身阿片类药物镇痛效果比较的系统综述进一步证实该观点[48]。

术后硬膜外镇痛对高危患者或高风险手术患者的镇痛效果更明显。局麻药物联合阿片类药物应用于硬膜外镇痛较单独硬膜外或全身应用阿片类药物的镇痛效果好，且可改善愈后[49,50]，而且单纯应用局麻药物行硬膜外镇痛可能导致过度运动阻滞。尽管关于这方面的研究很多，但理想的 PCEA 镇痛方案

表 13.2　患者自控硬膜外镇痛的起始建议方案

手术部位	药物和浓度	背景输注量(mL/h)	单次量(mL)	锁定时间(分钟)
产科(分娩)	0.025% 布比卡因 + 10 μg/mL 芬太尼	3	3	10
产科(分娩)	0.08% 罗哌卡因 + 2 μg/mL 芬太尼	5	5	10
• 腹部 • 下肢(腰椎硬膜外)	0.0625% 布比卡因 + 5 μg/mL 芬太尼	4	4	10
子宫切除术	0.125% 布比卡因 + 5 μg/mL 芬太尼 ± 0.75 μg/mL 可乐定 (NB:极限量 30 mL/4 h)	4	3	10
髋关节或膝关节手术	0.06% 布比卡因 + 10 μg/mL 二氢吗啡酮	4	4	10
髋关节或膝关节手术	0.06% 布比卡因 + 1 μg/mL 可乐定	4	4	10

注:引自 Hospital for Special Surgery, Heitmiller ES, Schwengel DA. Johns Hopkins Anesthesiology Handbook, Elsevier Heath Sciences, 2009, pp 406-410.

或参数设置目前仍存在争议。与 IV PCA 比较,PCEA 常规使用背景输注量,可维持持续的节段性感觉神经阻滞,但可能增加低血压和运动神经阻滞的发生率。将可乐定(2 μg/mL)添加到罗哌卡因-芬太尼 PCEA 中,可减少全膝关节置换术阿片药物的用量,且不影响血流动力学[51]。同样,可乐定(10~20 μg/h)添加到布比卡因-芬太尼 PCEA 中,呈剂量依赖性改善静息状态的镇痛效果,同时产生了剂量依赖性血压下降、脉率减慢,以及血管加压药需求量增加[52]。可乐定和局麻药物用于 PCEA 可避免阿片类药物相关的副作用,如呕吐和皮肤瘙痒。为了更容易过渡到口服镇痛药物,PCEA 设置的参数可以逐渐减量而不是突然停止,例如,可以在停 PCEA 前 6 小时停止其背景剂量输注。

除了提供更好的疼痛控制外,硬膜外镇痛还可减少心肺并发症,减少血栓栓塞,改善精神状态,促进早期胃肠功能恢复,增强功能锻炼能力,提高健康相关的生活质量并使患者早日出院[53-56]。一项大数据研究进一步证实,椎管内麻醉或椎管内麻醉联合全身麻醉的患者病死率较低,且椎管内麻醉患者的输血需求最低[57]。与常规全身阿片类药物术后镇痛相比,乳房切除术或前列腺切除术后行椎管旁或硬膜外镇痛的患者,癌症复发和转移也可能较低[58,59]。最近对 14 个有关癌症的前瞻性和回顾性研究的荟萃分析显示,与采用阿片类药物镇痛的全身麻醉相比,硬膜外镇痛与患者总生存率呈正相关,

无复发生存率差异无统计学意义[60]。

PCEA 的潜在益处必须与置管相关的潜在风险(包括硬膜外血肿、感染或神经损伤)进行权衡[26]。特别是用强效抗凝药物预防血栓可能会限制 PCEA 的使用[61]。根据手术指征建议进行 PCEA 的起始方案如表 13.2 所示。

2. 周围神经置管患者自控镇痛

神经阻滞技术逐渐普遍应用到术后镇痛的管理中(特别是整形外科)。许多常见的神经阻滞,包括臂丛神经、坐骨神经、股神经阻滞,适合周围神经置管镇痛,以期延长镇痛时间。上下肢周围神经阻滞可改善术后镇痛和提高患者满意度[63],尽管感染和神经并发症很少,但还是可能发生。神经阻滞与椎管内阻滞比较,不必担心抗凝药对周围神经阻滞的影响;与布比卡因比较,罗哌卡因很少引起完全的运动和感觉神经阻滞[64]。PNC PCA 常用的局麻药物浓度为 0.2%~0.3% 罗哌卡因、0.12%~0.25% 布比卡因(表 13.3)。没有必要将阿片类药物用于 PNC PCA,因为周围神经用阿片类药物可能增加副作用而不提高镇痛效果[65,66]。在罗哌卡因 PNC PCA 中添加可乐定不改善镇痛效果[67]。

PNC PCA 常持续输注局麻药,镇痛效果较单次给药更好。低剂量持续输注辅以患者自控的单次量,可达到相同镇痛效果且局麻药的消耗量降低[68]。在中等疼痛的肩部手术,通过肌间沟置管输注 0.2% 的罗哌卡因,把背景量从 8 mL/h 减少到 4 mL/h,镇痛

表 13.3　PNC PCA 方案

导管	外科手术	PCA 方案	背景输注量(mL/h)	单次量(mL)	锁定时间(min)
肌间沟或锁骨下	旋转套修复术、手外科	0.2%罗哌卡因	6～8	2～4	20
臀下、腘窝坐骨神经	足部、踝关节手术	0.2%罗哌卡因	5～8	3～5	20～60

注：引自 Hospital for Special Surgery.

效果相似,但暴发痛和睡眠紊乱的发生率升高[69]。

三、特殊情况

PCA 不仅可用于成人术后镇痛的管理,还可用于分娩镇痛、小儿术后镇痛和癌痛的管理。

(一)分娩镇痛

分娩镇痛最常用的镇痛方式是硬膜外镇痛,而 PCEA 是一种安全、高效的分娩镇痛方法。一项多中心随机对照试验发现 IV PCA 和 PCEA 有相同的剖腹产率和阴道助产率[70],IV PCA 组患者止吐药使用率高,容易发生镇静,新生儿使用纳洛酮和复苏率高(52% vs. 31%),而 PCEA 组患者疼痛得到更好的改善,对镇痛效果满意。硬膜外输注混合液和 PCEA 方案的最佳选择仍存在争议。一项荟萃分析比较了持续硬膜外输注(continuous epidural infusion, CEI)和无背景输注的 PCEA,发现不设定背景输注的 PCEA 组产妇要求麻醉医师镇痛干预少、局麻药物用量少、运动神经阻滞少[62]。增加 PCEA 背景输注速率可进一步改善分娩镇痛。与有背景输注的 PCEA 比较,仅按需给药的 PCEA 产妇暴发痛发生率高、疼痛评分高、镇痛有效时间短、满意度低[71]。

尽管 PCEA 在控制分娩疼痛中有绝对优势,但有些产妇不愿接受或因临床条件限制无法行硬膜外镇痛时,就要考虑应用 IV PCA。而阿片类药物可能导致新生儿镇静或呼吸抑制,一些医师于产妇宫颈口开全时停止 IV PCA,以减少阿片类药物对胎儿的影响。与静脉注射阿片类药物比较,IV PCA 有利于分娩过程中镇痛剂的滴注,能更好地满足不同产妇对镇痛剂的需求。因此,IV PCA(和间断肌注比较)能更好地缓解疼痛,减轻镇静作用,减少呼吸抑制和恶心的发生[57]。与肌注比较,IV PCA 用于分娩镇痛时脐带血阿片类药物浓度较低(说明通过胎盘的药物减少),大多数情况下不会引起明显的胎儿抑制[72,73]。在分娩镇痛中,IV PCA 使用短效阿片类药物(如芬太尼、阿芬太尼、瑞芬太尼)可减少新生儿呼吸抑制[73,74]。

(二)儿科镇痛

PCA 可安全有效地减轻青少年和儿童的疼痛。在儿科成功实施 PCA 的决定因素是患者理解 PCA 使用基本原理的能力。因此,小于 4 岁儿童不适合用 PCA。4～6 岁儿童在护理人员和父母的鼓励下可以使用 PCA,但成功率较低。大于 7 岁儿童常可以独立使用 PCA。一些研究者提倡较小的儿童可在父母的帮助下使用 PCA,当然,这必须要对父母实施正规教育,并需要护理人员的密切观察。但是,总的来说父母控制的镇痛绕过了 PCA 的基本安全体系,术后不鼓励使用。背景量阿片类药物输注已成功应用于儿科患者的术后镇痛,但一些研究发现这增加了低氧血症的风险[75]。临床中必须持续输注阿片类药物时,必定要考虑监测呼吸抑制的方法,如脉搏血氧饱和度。儿科患者需谨慎使用持续输注外,使用具有呼吸抑制作用的药物时也应高度警惕。儿童静脉、硬膜外和 PNC PCA 的剂量如表 13.4～表 13.6 所示。

(三)癌症患者的自控镇痛

对于成人和儿童住院患者来说,患者自控镇痛是有效的多模式癌痛管理方法之一。治疗癌性疼痛的麻醉药品剂量通常要超过术后镇痛剂量。因此,

表 13.4　小儿 IV PCA 经典方案

药物	单次量(μg/kg)	锁定时间(分钟)
吗啡	10～20	7～15
二氢吗啡酮	5～15	15
芬太尼	0.5～2	7～15

注：所有的患者在开始使用 PCA 前要先给予负荷量。根据负荷量、年龄、健康状况和对阿片类药物耐受性,调整单次量、锁定时间和极限量。使用最低有效浓度。定期评估患者和疼痛控制情况,必要时调整参数设置。

表 13.5　小儿 PNC PCA 建议方案

药物	背景输注量 [mL/(kg·h)]	单次量 (mL/kg)	锁定时间 (分钟)	每小时极限量 [mL/(kg·h)]
0.06% 布比卡因 + 10 μg/mL 二氢吗啡酮	0.1～0.3	0.1	最小 10 分钟	最大 0.4

注：引自 Hospital for Special Surgery.

表 13.6　小儿 PCEA 建议方案

药物	背景输注量 [mL/(kg·h)]	每小时极限量 [mL/(kg·h)]
0.2% 罗哌卡因	0.1～0.2	1.25 注：最大安全剂量相当于 2.5 mL/(kg·h)

注：引自 Hospital for Special Surgery.

与术后镇痛相比，癌性疼痛管理中使用阿片类药物背景输注很有价值，应该鼓励[76]。对于中、重度癌痛的患者，静脉注射给药是至关重要的镇痛途径。一项研究表明，改变阿片类药物的给药方式，包括应用 PCA 输注阿片类药物，是治疗顽固性癌性疼痛的重要策略[77]。此外，在 PCA 中使用美沙酮，虽然在术后镇痛中不提倡，但也是治疗顽固性癌性疼痛的一种有效方法[78]。

(四) 阻塞性睡眠呼吸暂停患者的自控镇痛

阻塞性睡眠呼吸暂停 (obstructive sleep apnea, OSA) 患者的疼痛管理策略强调使用多模式镇痛，手术伤口的长效局麻药浸润、区域阻滞，并尽量减少使用镇静剂和阿片类药物[79]。多项研究表明，阿片类药物会加重 OSA 患者的中枢性和阻塞性事件，增加呼吸抑制和呼吸衰竭风险[80,81]。慢性阿片类药物治疗患者 (6 个月或以上) 也会增加这种风险[82]。

目前的建议是，对于已知或疑似 OSA 的患者，应谨慎使用 IV PCA[79,83]。如果使用 IV PCA，则不建议设置背景量，因为背景量会增加呼吸抑制的风险[81,84]。

使用包含阿片类药物的 EPCA 同样与 OSA 患者的呼吸抑制有关。最近一项包含 121 名患者的荟萃分析显示，主要心肺并发症 (包括 3 例死亡、1 例心肺骤停和 2 例严重呼吸抑制) 的发生率为 4.1%[85]。其中 5 例发生于持续芬太尼硬膜外镇痛

患者。作者指出，迄今为止，所有的研究都是小规模的、低质量的证据，且从现有数据很难确定硬膜外阿片类药物镇痛的 OSA 患者的心肺并发症的真实发生率。

阿片类药物 PCA 术后镇痛的 OSA 患者应连续监测脉搏血氧饱和度[79]。合适的监测环境仍有争议：尽管一些证据支持在恢复室或 ICU 监测[86]，但是最新的 ASA 实践指南指出，这些文献不足以为监测环境或监测时间提供指导[79]。最后，患者应准备吸氧装置以防止缺氧的发生，而家用持续气道正压通气 (continuous positive airway pressure, CPAP) 治疗应在住院期间持续进行。

◆要　点◆

● PCA 是一种可编程的药物输注系统，患者可通过按压自控键自行给予预设剂量的镇痛药物，提高了患者的满意度。

● 安全使用 PCA 需要患者自己控制镇痛药物的输注。阿片类药物的血药浓度增加，通常在导致呼吸抑制前会产生镇静作用，而镇静则影响了患者控制 PCA 的能力。

● 静脉 PCA 理想的阿片类药物应起效快、疗效高以及作用时间短。吗啡、芬太尼和二氢吗啡酮符合这些标准。

● 阿片类药物敏感患者术后 IV PCA 不应设定背景输注剂量，因为持续静脉输注阿片类药物增加了呼吸抑制的风险且并不改善镇痛效果。背景量输注常用于癌痛和阿片类药物耐受的患者。

● 推荐在分娩镇痛时常规使用 PCEA。IV PCA 可用于分娩镇痛，但镇痛效果较差，可能会抑制新生儿的呼吸和神经状态。

- 与 IV PCA 相比，PCEA 可为各种外科手术提供更优的术后镇痛效果，且副作用发生率降低。但也要考虑放置导管带来的风险。

- PNC PCA 可能是一种理想的术后镇痛方式，有利于骨科和整形手术后的康复。

- 大多数 7 岁以上的儿童能够理解和安全地使用 PCA。3～5 岁以下的儿童或有精神或身体缺陷的患者，可能无法有效地使用 PCA。

- 含阿片类药物的 PCA 会增加 OSA 患者呼吸抑制的风险。应避免持续阿片类药物输注，持续输注应监测患者脉搏血氧饱和度和持续家用 CPAP。

参考文献

请于 ExpertConsult.com 在线访问参考文献。

第 14 章 鞘内吗啡术后镇痛

Nikki Conlin, MD；Michael C. Grant, MD；Christopher L. Wu, MD

翻译：王筱婧　审校：何振洲　周华成

自从 1979 年首次应用鞘内吗啡进行镇痛以来，鞘内使用阿片类药物进行镇痛已成为当前常规的临床麻醉治疗手段。许多已发表的学术和临床研究报告描述了鞘内阿片类药物的使用情况。此外，通过对人体和动物实验研究，阐明了鞘内阿片类药物的作用机制、副作用、剂量反应药理学、与辅助药物之间的相互作用和广泛的外科患者的临床应用情况。鞘内阿片类药物主要用于术后镇痛，包括妇产科手术、脊柱与关节手术、胸外科手术、血管外科手术、心脏手术、小儿外科手术、泌尿外科手术和腹部手术等。

一、鞘内阿片类药物作用机制

伤害性信号由多个传入神经元传递，在疼痛传递中发挥着重要的作用，包括小的无髓神经元和细神经元（各自的 C 纤维和 Aδ 纤维）。一旦被激活，它们就会释放出兴奋性物质（如 P 物质），并最终有助于感知疼痛。小的无髓神经纤维中枢端位于脊髓后角灰质第 Ⅰ、Ⅱ 和 Ⅲ 层。阿片受体存在于脊髓后角灰质第 Ⅰ、Ⅱ 和 Ⅴ 层，这为脑脊液中注射阿片类药物的作用靶点提供了解剖学基础。鞘内注射入脑脊液的吗啡阻断了通过突触前 γ-氨基丁酸（GABA）和突触后甘氨酸介导的 P 物质传递。

各种阿片类药物起效时间、作用持续时间、副作用和药理学特点见表 14.1。脂溶性（相对于水溶性）是影响起效和作用持续时间的关键性因素。高脂溶性药物（如芬太尼和舒芬太尼）起效快，但鞘内使用时作用时间较短，因为很快就分布到脊髓中，高脂溶性阿片类药物注射后不久在脑脊液中就很难再检测到。这可能就导致了脊髓节段性镇痛，而大脑中药物浓度较低，降低呼吸抑制延迟的风险（如注射后 12～24 小时）。相反的，水溶性阿片类药物如吗啡，起效较慢，作用时间较长，注射后较长时间也能在脑脊液中检测到。吗啡在脑脊液中保留时间较长，可逆行回流到达脑干和呼吸中枢，从而比其他脂溶性药物更容易出现延迟性的呼吸抑制。

这些普遍特性中的一个例外是鞘内使用哌替啶，同时表现出了局麻药特性和阿片类受体结合特性，可单独在手术麻醉中使用。鞘内注射哌替啶产生的脊髓镇痛达到了传统局麻药物的效果。尽管哌

表 14.1　鞘内阿片类药物的特性

阿片类药物	油水分配系数[a]	成人鞘内常用量	起效时间（分钟）	作用时间（分钟）
吗啡	1.4	0.05～0.6 mg	30～60	480～1 440
哌替啶	39	10～100 mg	2～12	60～400
芬太尼	816	10～50 μg	5～10	30～120
舒芬太尼	1727	2.5～12.5 μg	3～6	60～180

注：[a] 数值大小反映脂溶性高低。

表 14.2　鞘内吗啡应用的优点

作用时间长
小剂量即可达到镇痛效果
几乎检测不到血管内吸收
易于鞘内置管
血流动力学改变很小
无运动阻滞
无感觉缺失

表 14.3　鞘内阿片类药物副作用

常见副作用	少见副作用
轻度呼吸抑制	呼吸骤停
瘙痒	全身肌肉强直
镇静	眼球震颤
恶心	癫痫发作
呕吐	肌阵挛
尿潴留	痛觉过敏
	神经毒性
	水潴留

替啶脂溶性较芬太尼差,但镇痛起效时间与芬太尼相似,而作用时间较芬太尼长。哌替啶作用时间较吗啡短,但从脑脊液中清除率比吗啡快 4 倍[1]。

二、鞘内阿片类药物的优点

与其他静脉/硬膜外阿片类药物或神经轴索局麻药物相比,鞘内阿片类药物应用有很多优点(表14.2)。鞘内阿片类药物剂量通常是静脉或硬膜外给药的一小部分。特别是吗啡,其血清浓度几乎检测不到,因此,在达到最大镇痛效果的同时,药物的全身反应却有把握控制到很低。与静脉或硬膜外阿片类药物给药相比,吗啡等水溶性阿片类药物作用时间长[2]。单次鞘内吗啡给药 0.1～0.5 mg 能镇痛15～24 小时[3,4]。鞘内吗啡在一些临床方面具有应用价值,例如,鞘内比硬膜外阿片类药物给药具有优势,手术结束时即可拔除硬膜外导管,术后立即可以进行抗凝治疗。

与神经系统给予局麻药不同,鞘内注射阿片类药物不会引起不利的血流动力学变化。另外,阿片类药物不会导致运动阻滞或感觉丧失,患者可以早期下床活动[5]。鞘内阿片类药物可节约局麻药,因为鞘内或硬膜外给药仅需较低剂量,就能达到满意的镇痛效果[6]。

三、鞘内阿片类药物的副作用

阿片类药物的使用常伴随着一系列副作用(表14.3),大部分副作用具有剂量依赖性,且鞘内给药比其他给药途径更常见,多数药物副作用是通过与阿片受体作用介导。

最让人担心的副作用是呼吸抑制,鞘内吗啡的临床应用始于 20 世纪 80 年代,并伴随着呼吸抑制高发病率。呼吸抑制高发病率与大剂量吗啡(最高达 20 mg)使用有关[7]。大剂量用药导致呼吸抑制

的发生率更高,剂量和呼吸抑制之间的相关性易被注意到。鞘内应用吗啡少于 0.4 mg 时出现明显呼吸抑制一般不常见[6]。然而,比规定剂量更小的剂量鞘内应用吗啡出现呼吸抑制仍有零星报道[8,9]。

鞘内阿片类药物的呼吸抑制发病率难以量化,目前文献报道似乎低于 1%[10]。事实上,无论是何种给药途径,阿片类药物的呼吸抑制发病率低于1%。一项脊髓麻醉的荟萃分析表明,鞘内吗啡没有增加呼吸系统的整体风险;但是,相对于低剂量鞘内吗啡而言,高剂量的鞘内吗啡应用与呼吸抑制的发生频率具有相关性[11]。此外,在全身麻醉的基础上鞘内应用吗啡似乎具有更高的呼吸抑制风险[比值比为 7.86,95% 可信区间(CI)为:1.54～40.3][12]。

呼吸抑制通常出现在脂溶性阿片类药物给药后数分钟至数小时内。未见报道。水溶性阿片类药物(如吗啡)给药后出现早期呼吸抑制(定义为数分钟内),对于吗啡,鞘内给药后延迟呼吸抑制通常发生在给药后 6～12 小时,但也有报道在给药后 19 小时出现了呼吸抑制[13]。鞘内吗啡给药后,即使在"正常"脉搏血氧饱和度及呼吸频率下,也可能出现严重通气不足。镇静可能是反映呼吸抑制的指标之一,但只有动脉血气分析能可靠地识别高碳酸血症。吸氧可以防止低氧血症,但可能不能纠正病因;甚至因消除了低血氧浓度刺激的驱动作用,吸氧可能加重通气不足、高碳酸血症,尤其是当气道阻塞时(如阻塞性睡眠呼吸暂停)更容易出现。

呼吸抑制的风险随着全身阿片类药物或镇静剂的复合应用、年龄的增加、缺乏阿片类药物耐受性(阿片类药物原发耐受状态)、肥胖、睡眠呼吸暂停等因素而增加[3]。当水溶性阿片类药物随着脑脊液循环,与延髓腹侧阿片受体结合后,呼吸抑制就发生

了。纳洛酮已被有效地用于治疗鞘内阿片类药物呼吸抑制，因纳洛酮半减期相对较短，需要多次给药或持续输注。长效阿片类拮抗剂已被用于治疗和预防呼吸抑制。

术后鞘内阿片类药物应用存在呼吸抑制风险，因此患者离开麻醉监护室后是否需要到重症监护病房进行监测存在争议。脂溶性阿片类药物发生延迟性呼吸抑制的可能性较低，而水溶性阿片类药物延迟性呼吸抑制的发生率更高，这已促使一些机构要求对鞘内吗啡给药的所有患者进行监控。另外，对监护病床的要求本身阻止了部分可能获益的患者使用鞘内阿片药物镇痛。鞘内在接受鞘内阿片类药物后，存在睡眠呼吸暂停、镇静和肺部疾病并发症及精神状态的变化的患者均应接受密切监测。鞘内吗啡不应用于门诊手术。对于阿片类药物耐受的患者可以接受鞘内吗啡较高剂量。神经轴索阿片类药物给药的预防、监测和呼吸抑制管理的指南已公开发表[14]。

鞘内阿片类药物最常见的副作用是瘙痒[13]。与对照组比较，鞘内吗啡高剂量组比低剂量组瘙痒风险明显增加（吗啡用量<0.3 mg：RR 1.8，95% CI 1.4～2.2；吗啡用量>0.3 mg：RR 5.0，95% CI 2.9～8.6）[11]。瘙痒通常出现在三叉神经支配的颜面部，也可出现在全身。鞘内阿片类药物诱发的瘙痒可能是由于药物随脑脊液循环，与延髓表面三叉神经核阿片受体结合有关，但是确切的机制尚不清楚[13]。瘙痒在各种报道中发病率为20%～100%，可能存在剂量依赖性[5,13,15]。由于研究方法的不同，很难评估不同阿片类药物瘙痒发病率的差异，但是，吗啡比芬太尼瘙痒发病率高[13]。产科患者人群瘙痒的发病率最高[13,15]。尽管具有较高的发病率，但极少数患者需要治疗，因为通常只有经过临床医师提示才会注意到药物副作用。这种瘙痒并没有被组胺介导，也不是药物的全身吸收导致的，抗组胺治疗的效果微乎其微，但其镇静作用可以减轻部分患者的症状。阿片受体拮抗剂，如纳洛酮和阿片受体激动剂-拮抗剂可有效地治疗皮肤瘙痒[13,16]。小剂量静脉注射纳洛酮可有效地减轻瘙痒，但一般不降低鞘内阿片类药物的镇痛效果。恩丹西酮可能是一种有效治疗脊髓或硬膜外吗啡瘙痒的药物[17]。鞘内应用吗啡镇痛后预防性静脉注射昂丹司琼 0.1 mg/kg 可减少皮肤瘙痒的发生率[17]。

恶心和呕吐也是鞘内阿片类药物应用很常见且令人困扰的副作用。虽然其发病率较瘙痒低，却更需要治疗。鞘内阿片类药物应用后恶心发病率约20%～40%[13]。虽然其发生机制和全身吸收无关，但发病率与静脉和硬膜外给药相当，通常给药后4小时内出现，鞘内吗啡给药时似乎更容易出现[13]。许多研究显示恶心、呕吐发病率与给药剂量呈轻度相关性，而也有研究显示无相关性。可能的机制是阿片类药物在脑脊液循环中与脑干后部阿片受体的作用。一项荟萃分析表明，鞘内吗啡给药导致的恶心和呕吐与剂量无关。与安慰剂相比，小于 0.3 mg 低剂量鞘内吗啡应用与恶心和呕吐的风险发生率增加有关（恶心的风险相关性为 RR=1.4，95% CI 1.1～1.7；呕吐的风险相关性为 RR=3.1，95% CI 1.5～6.4）；然而，相比于低剂量而言，大于 0.3 mg 高剂量鞘内吗啡并没有增加恶心（RR 1.2，95% CI 0.9～1.6）或呕吐（RR 1.3，95% CI 0.9～1.9）的风险[11]。纳洛酮通常能有效地治疗鞘内阿片类药物导致的恶心和呕吐。长效阿片类药物拮抗剂在治疗恶心方面可能没那么有效，但如果预防给药可能有一定的作用[18,19]。

鞘内阿片类药物比等效剂量静脉给药更易出现尿潴留。尿潴留的发病率差异很大，但男性更为多见[11]。鞘内阿片类药物导致尿潴留与剂量无关，但鞘内吗啡给药可能更易出现，可能与骶部副交感神经系统的阿片受体受抑制有关，导致逼尿肌松弛，膀胱容量增加[13]。纳洛酮对可能尿潴留有效，但必要时可能需要膀胱插管导尿[13]。

镇静是鞘内阿片类药物剂量依赖性的副作用，所有阿片类药物都具有这种副作用。当鞘内阿片类药物出现镇静时，需要评估是否存在呼吸抑制[3,13]。鞘内、静脉和硬膜外不同给药途径镇静发病率的差异，没有明确记载，但无论是哪种给药途径镇静似乎都很常见。阿片受体拮抗剂能有效降低镇静程度。长期使用阿片类药物和继发性的药物耐受可能会降低镇静的发生率。

有文献报道鞘内阿片类药物存在很多其他罕见的副作用，如鞘内芬太尼镇痛时，剖宫产手术后新生儿发生全身肌肉强直[20]。肌强直和肌阵挛性不是由阿片受体介导，在成人中也有报道[13]。眼球震颤、复视和眼睑痉挛亦有报道[9]。也有报道鞘内吗啡推注后出现癫痫发作[21]。在动物实验中大剂量鞘内应用吗啡与痛觉过敏相关[13]。

四、鞘内阿片类药物对术后镇痛的临床应用

在近二十年,已经有许多关于鞘内阿片类药物术后疼痛管理的病例报告、随机临床试验和剂量反应性研究,包括产科、骨科、腹部外科、儿科和心脏手术。绝大多数试验评估了鞘内吗啡的持久镇痛作用。脂溶性阿片类药物在术后镇痛中具有重要的作用,然而其作用时间相对较短,可能会限制鞘内单剂量在术后镇痛中的应用。

鞘内阿片类药物在产科术后镇痛(不包括分娩镇痛)比其他患者人群研究更多。一般情况下,使用较低剂量的水溶性阿片类药物,其提供有效的术后镇痛效果和引起较少的副作用(表14.4)。Milner

等研究表明,0.1 mg与0.2 mg鞘内吗啡镇痛效果相当,但恶心和呕吐发生率明显减少[22]。在比较0.1 mg、0.2 mg和0.3 mg鞘内吗啡镇痛效果的研究中,Sarvela等得出结论,0.1 mg鞘内吗啡对剖宫产术后镇痛效果较好[15]。舒芬太尼(10 μg)能提高并延长剖宫产时术中镇痛效果,但增加了低血压和瘙痒的发生率。最近研究发现μ阿片受体的遗传变异,这可能部分解释了鞘内阿片类药物用于分娩镇痛时产生的效果差异[23]。

下肢矫形患者常存在剧烈术后疼痛,因此区域麻醉和鞘内阿片类药物镇痛是其理想的治疗选择。应用布比卡因进行腰麻的患者,联合0.3 mg鞘内吗啡能显著减少疼痛。在接受布比卡因腰麻行膝关节置换术术后镇痛中,患者自控静脉吗啡镇痛(PCA)与对照组相比,低氧血症或呼吸暂停无显著差异[24]。

表14.4　鞘内吗啡剂量反应研究

研究(作者,年份)	研究群体(n)	试验设计	试验剂量(mg)	最佳剂量(mg)
Jacobson等,1988	骨科手术(33)	双盲,随机对照试验	0、0.3、1、2.5	0.3～1
oezaart等,1999	骨科手术(60)	双盲,随机对照试验	0.2、0.3、0.4	0.3
Kirson等,1989	泌尿外科手术(10)	双盲,随机对照试验	0、0.1、0.2	0.1
Sarma和Bostrom,1993	妇科手术(80)	双盲,随机对照试验	0、0.1、0.3、0.5	0.3
Yamaguchi等,1990	腹部手术(139)	随机对照试验	0、0.04、0.06、0.08、0.10、0.12、0.15、0.20	0.06～0.12
Jiang等,1991	剖腹产手术(63)	随机对照试验	0、0.025、0.05、0.075、0.1、0.125	0.075～0.125
Milner等,1996	剖腹产手术(50)	随机对照试验	0.1、0.2	0.1
Kelly等,1998[a]	剖腹产手术(80)	随机对照试验	0、0.125、0.25、0.375	—
Palmer等,1999	剖腹产手术(108)	双盲,随机对照试验	0、0.025、0.05、0.075、0.1、0.2、0.3、0.4、0.5	0.1
Sarvela等,2002	剖腹产手术(150)	双盲,随机对照试验	0.1、0.2	0.1
Demiraran等,2008	矫形手术(60)	随机对照试验	0、0.16	0.16

注:[a]二乙酰吗啡(海洛因)。研究:Boezaart AP, Eksteen JA, Spuy GV, Rossouw P, Knipe M. Intrathecal morphine. Double-blind evaluation of optimal dosage for analgesia after major lumbar spinal surgery. Spine 1999;24:1131-1137; Demiraran Y, Yucel I, Akcali GE, et al. Adding intrathecal morphine to unilateral spinal anesthesia results in better pain relief following knee arthroscopy. J Anesth 2008;22(4):367-372; Jacobson L, Chabal C, Brody MC. A dose-response study of intrathecal morphine: efficacy, duration, optimal dose, and side effects. Anesth Analg 1988;67:1082-1088; Jiang CJ, Liu CC, Wu TJ, et al. Mini-dose intrathecal morphine for post-cesarean section analgesia. Ma Zui Xue Za Zhi 1991;29:683-689; Kelly MC, Cara-bine UA, Mirakhur RK. Intrathecal diamorphine for analgesia after caesarean section. A dose finding study and assessment of side-effects. Anaesthesia 1998;53:231-237; Kirson LE, Goldman JM, Slover RB. Low-dose intrathecal morphine for post operative pain control in patients undergoing transurethral resection of the prostate. Anesthesiology 1989;71:192-195; Milner AR, Bogod DG, Harwood RJ. Intrathecal administration of morphine for elective caesarean section. A comparison between 0.1 mg and 0.2 mg. Anaesthesia 1996;51:871-873; Palmer CM, Emerson S, Volgoropolous D, et al. Dose-response relationship of intrathecal morphine for postcesarean analgesia. Anesthesiology 1999;90:437-444; Sarma VJ, Bostrom UV. Intrathecal morphine for the relief of post-hysterectomy pain — a double-blind, dose-response study. Acta Anaesthesiol Scand 1993;37:223-227; Sarvela J, Halonen P, Soikkeli A, et al. A double-blinded, randomized comparison of intrathecal and epidural morphine for elective cesarean delivery. Anesth Analg 2002;95:436-440; Yamaguchi H, Watanabe S, Motokawa K, et al. Intrathecal morphine dose-response data for pain relief after cholecystectomy. Anesth Analg 1990;70:168-171.

一项剂量反应性研究表明：在较大的脊柱外科手术中，鞘内运用 0.3～0.4 mg 的吗啡较 0.2 mg 的吗啡具有更好的镇痛效果[25]，尽管在 0.4 mg 吗啡研究组动脉血中二氧化碳分压较其他组为高，但没有发现明显呼吸抑制的临床征象。在脊柱融合手术中，高剂量的鞘内吗啡（10～20）$\mu g/kg$ 具有良好的镇痛效果，而无明显呼吸抑制副作用[25]。鞘内吗啡 20 $\mu g/kg$ 镇痛更持久，需要较少额外镇痛，亦很少出现呼吸系统并发症[48]。另一项研究还表明，骨科手术中 0.2 mg 鞘内吗啡能达到 48 小时镇痛，而不需要额外全身阿片类药物给药[26]。鞘内吗啡显然能减少骨科手术额外阿片类药物的需求，但最佳剂量尚不清楚。对于阿片类药物耐受，高剂量可能是可以接受的，而剂量小于 0.3 mg 可能是未使用阿片类药物的理想剂量。

鞘内阿片类药物也被用于心脏手术。虽然鞘内吗啡已被证实在冠状动脉旁路移植术（coronary artery bypass grafting，CABG）中具有镇痛效果，但完全肝素化患者担心出血等并发症，这可能会限制这项技术的开展。许多研究表明，鞘内阿片类药物应用于 CABG，术后未出现硬膜外血肿。在非体外循环的 CABG 中，与静脉 PCA 吗啡相比，5 $\mu g/kg$ 鞘内吗啡单次给药后镇痛作用更强，超过 24 小时的镇痛作用，但鞘内吗啡拔管时间显著延长[27]。Alhashemi 等也发现，较大鞘内吗啡剂量（0.5 mg）延长了拔管时间，但提高了镇痛效果[28]。他们得出结论鞘内吗啡最佳剂量是 250 μg，具有较好的术后镇痛而又不会延迟拔管。有其他研究表明，心脏手术中鞘内吗啡（7 $\mu g/kg$）镇痛患者可以较早拔管，并可能降低的重症监护病房住院时间[29]。

很多文献描述了鞘内阿片类药物在儿童中的应用。值得注意的是，通常成人标准剂量在儿童可能会超量。一项剂量依赖性研究在 9～19 岁儿童脊柱融合手术中应用 0、2 或 5 $\mu g/kg$ 鞘内吗啡，两个鞘内吗啡组术后镇痛效果好[30]，2 $\mu g/kg$ 和 5 $\mu g/kg$ 鞘内吗啡具有相似镇痛效果和副作用。虽然需要在儿科患者中进行更多的剂量反应性研究，但鞘内吗啡剂量小于 10 $\mu g/kg$ 已被证明在 6 个月及 6 个月以上儿童中安全有效。

与全身阿片类药物给药相比，在心血管手术和胸部手术中，鞘内阿片类药物的联合用药具有更好的镇痛作用。与静脉 PCA 吗啡相比，20 μg 芬太尼联合 0.2 mg 吗啡或 50 μg 舒芬太尼联合 0.5 mg 吗啡均能改善镇痛效果，除了尿潴留增多外，很少有其他副作用[2,4]。尽管与鞘内阿片类药物相比，硬膜外局麻药和阿片类药物联合用药可能降低开胸术后肺部并发症[31]，但在硬膜外导管不能维持的情况下，鞘内阿片类药物给药可能是一个很好的选择。

鞘内阿片类药物已被证实在腹部手术中具有非常好的镇痛作用。在随后的研究中得到证实，低剂量鞘内吗啡（0.075～0.1 mg）能提供足够的术后镇痛[32]。至少有一项研究曾指出，鞘内吗啡（0.3 mg）和静脉 PCA 联合用药，在老年较大的结直肠手术中，可减轻术后即刻疼痛和减少吗啡非胃肠道用药量[33]。

五、鞘内阿片类药物的辅助用药

很多已发表的研究显示，鞘内阿片类药物和其他药物联合使用，在减少副作用同时可以明显提高镇痛效果。大部分辅助药物为不与阿片受体结合的局麻药。其他辅助药物的使用，可以减轻或防止鞘内阿片类药物使用的副作用，同时还有不同程度的镇痛作用。

α2 受体激动剂可乐定与鞘内阿片类药物或局麻药联用可以提高镇痛效果。可乐定通过几种机制增加布比卡因脊髓镇痛的感觉和运动阻滞的持续时间。α2 肾上腺素能受体激动剂鞘内给药，可以激活脊髓后角下行的去甲肾上腺素能通路而提高疼痛阈值。可乐定和阿片类药物联合使用可产生协同镇痛作用在临床资料中尚无法确定。另一项研究鞘内吗啡联合可乐定口服给药，镇痛效果亦未见改善[34]。大量研究表明，15～30 μg 较低低剂量与大剂量鞘内可乐定相比，可能产生同样的镇痛效果，但其镇静、低血压和心动过缓等副作用明显降低。联合鞘内吗啡时，鞘内可乐定能减少阿片类药物的使用并增加首次镇痛时间，但也增加了低血压发生率[35]。鞘内右美托咪啶可用于镇痛[36,37]，可乐定和右美托咪啶可能在脊髓内产生协同镇痛作用[38]。最后，镁剂可被用作鞘内注射辅助剂，鞘内注射镁剂可以延长腰麻持续时间而不改变血压[39]。

六、总结

鞘内阿片类药物已成为一种安全而有效的术后镇痛方法。不通过血液循环的鞘内水溶性阿片类药物可产生持久的镇痛效果,不伴有血流动力学效应和运动阻滞,使之成为一些患者的最佳治疗选择。鞘内阿片类药物给药后,应评估患者的副作用,包括恶心、呕吐、瘙痒、呼吸抑制、尿潴留和镇静。这些副作用可以应用现有的药物很容易地进行处理。各种各样的手术为鞘内阿片类药物这种治疗方式的使用提供了许多机会。这当然在许多患者中并非理想治疗方法,但使用恰当时,患者显著受益。

◆ 要 点 ◆

● 鞘内阿片类药物药理性质体现在阿片类药物水溶性和脂溶性上的差异,脂溶性阿片类药物(芬太尼和舒芬太尼)起效快、作用时间短;而水溶性阿片类药物(吗啡)起效较慢、作用时间长

(以及一些副作用,如呼吸延迟抑制)。

● 和其他阿片类药物给药途径一样,鞘内给药也可出现阿片类药物相关并发症,如恶心、呕吐、瘙痒、镇静和呼吸抑制。临床相关剂量的IT阿片类药物引起呼吸抑制的发生率不高于其他途径。鞘内阿片类药物给药后患者应常规进行监测,但是否需要在重症监护病房进行类似术后的监测仍存在争论。

● 迟发性呼吸抑制在水溶性阿片类药物使用中更容易出现,但目前临床常用剂量下,该并发症的发病率非常低,远低于一二十年前的发病率。下列因素可能和鞘内阿片类药物产生呼吸抑制副作用相关:以前未接触过阿片类药物的状态、同时使用全身性阿片类药物或镇静剂、年龄、睡眠或阻塞性睡眠呼吸暂停等[59]。

参考文献

请于 ExpertConsult. com 在线访问参考文献。

第 15 章 硬膜外阿片类药物术后镇痛

Gabriel A. Hernandez, MD；Michael C. Grant, MD；Christopher L. Wu, MD

翻译：周彩芹　审校：樊龙昌　周华成

阿片类药物通常用于治疗术后疼痛,最常通过静脉途径(intravenous,IV);其次见于硬膜外单次注射或持续输注镇痛。麻醉医师在硬膜外使用阿片类药物时,应根据患者不同的临床状况和每种药物独特的药物药代动力学特点,选择合适的药物及剂量。尽管硬膜外阿片类给药存在副作用,但也有很多的优势。硬膜外阿片类药物广泛用于神经阻滞麻醉和术后镇痛的辅助作用。

一、硬膜外阿片类药物药理学

阿片类药物硬膜外给药时,药物会弥散至硬膜外腔周围组织,包括硬膜外脂肪和静脉,不再与阿片受体结合产生镇痛作用。阿片类药物经硬膜外给药通常通过两种机制产生镇痛:脑脊液(cerebrospinal fluid,CSF)途径和脊髓上中枢或全身镇痛。有些硬膜外阿片类药物被吸收到血浆中通过血液循环再分布到脑干产生脊髓上中枢介导的镇痛,而另一些阿片类药物必须通过脊髓脊膜扩散到脑脊液,产生脊髓介导的镇痛。脊膜的理化性质和阿片类药物之间的相互作用复杂,阿片类物质通过脊膜的渗透性受诸多因素的影响,包括脂溶性等[1]。一旦进入脑脊液后,阿片类药物作用于脊髓后角第Ⅱ层的阿片受体,通过突触前减少传入神经递质的释放和脊髓后角神经元突触后超极化,发挥镇痛效果。脂溶性是决定硬膜外阿片药物镇痛和副作用的重要药理特性之一。硬膜外阿片类药物单次注射后,相对于水溶性阿片药物(如氢吗啡酮、吗啡)而言,脂溶性阿片药物(如芬太尼、舒芬太尼)具有起效快,持续作用时间较短的特性。此外,硬膜外阿片类药物的脂溶性程度决定其副作用的大小。脂溶性高的阿片药物从脑脊液中清除相对较快,从而降低了延迟性呼吸抑制(给药后12~24小时)的发生,而延迟性呼吸抑制在水溶性阿片类药物中更为普遍。

与鞘内给药不同,硬膜外阿片类药物不能持续产生镇痛作用,鞘内阿片类药物可直接作用于脊髓后角和鞘内吸收再分布而产生持续镇痛的效果。脂溶性阿片类药物通过脊髓或脊髓上机制产生镇痛作用的程度仍有争议[1,2]。一般认为脂溶性阿片类药物主要通过全身吸收和再分配至脑干阿片受体来产生镇痛作用,但也有资料提示硬膜外给予芬太尼用于分娩镇痛可产生选择性脊髓镇痛作用[1,3]。硬膜外使用脂溶性阿片类药物出现的全身性再分配在长时间持续输注时尤为明显。另外,研究认为水溶性阿片类药物主要在鞘内发挥镇痛作用[4,5]。水溶性阿片类药物经硬膜外注射后能穿透硬脊膜进入脑脊液,在相应节段脑脊液内产生选择性的阿片类药物会滞留在脑脊液中产生脊髓镇痛作用,并通过脑脊液向头侧或吻侧弥散而作用于脑干。亲水性阿片类物质向脑干的头端扩散可能与面部瘙痒、恶心和镇静有关[6]。

二、硬膜外阿片类药物单次注射

作为单一镇痛药使用于硬膜外,阿片类药物单次给药即可提供有效的术后镇痛。尽管在这方面它们可单独使用,但多项研究表明,与局部麻醉药联合使用时镇痛更有效。相对于水溶性而言,镇痛持续时间和副作用主要取决于脂溶性程度。与脂溶性高的芬太尼和舒芬太尼相比,水溶性较高的吗啡和氢吗啡酮镇痛持续时间更长。鉴于脂溶性和水溶性阿片类药物的药代动力学差异,临床医师应根据不同外科手术类型,选择镇痛效果好而副作用少的镇痛药物。例如,单次注射一种亲水的阿片类药物如吗啡,通常可提供12~18小时的镇痛,对于术后有适当监护的住院患者来说,这将有利于术后镇痛。而对门诊手术,更多推荐脂溶性阿片类药物,因其镇痛作用起效更快,作用时间更短。

脂溶性和水溶性阿片类药物在单次给药后都能发挥有效的术后镇痛。相对于静脉多次给药,芬太尼硬膜外单次给药能达到很好的镇痛效果,通过观察发现术后20小时血糖、血浆皮质醇水平均较低,提示芬太尼硬膜外给药能抑制患者术后生理性反应、激素变化与代谢反应。脂溶性阿片类药物如芬太尼硬膜外单次给药后,术后镇痛起效快(5~10分钟起效),但作用时间相对较短(最长4小时)。硬膜外芬太尼(剂量通常是50~100 μg)至少10 mL无防腐剂生理盐水稀释给药,起效更快,作用时间更长。硬膜外单次给予水溶性阿片类药物,如吗啡起效缓慢,但术后镇痛窗口期较长,这对某些手术非常有用,包括剖宫产和腹部大血管手术。脂溶性和水溶性阿片药物联合单次硬膜外给药,可同时发挥脂溶性阿片药物起效快,水溶性阿片药物镇痛时间长的特性。

硬膜外镇痛也非常方便,因为手术开始前即行镇痛,可阻止伤害性刺激反馈回路的启动,从而发挥预防性镇痛的作用[7]。如果硬膜外穿刺平面与手术切口部位不一致(如上胸段硬膜外置管用于下腹部手术),可采用水溶性阿片类药物(无论单次注射还是连续输注),阿片类药物进入硬膜外腔后通过脑脊液发挥作用,将会取得非常好的镇痛效果。硬膜外阿片类药物常用剂量见表15.1。老年和胸段置管的患者,硬膜外吗啡用药需减量,以避免呼吸抑制和其他副作用。

三、硬膜外阿片类药物持续输注

单次硬膜外注射阿片类药物与持续输注的主要区别在于:当单纯使用硬膜外阿片类药物用于术后镇痛时,一般不会引起运动阻滞或因交感神经阻滞致低血压,而这在硬膜外应用局部麻醉药的患者中经常见到[8]。此外,与单次给药的原理类似,持续硬膜外输注脂溶性阿片类药物(芬太尼、舒芬太尼)和

表 15.1　硬膜外阿片类药物常用剂量[a]

	单次剂量
芬太尼	50~100 μg
舒芬太尼	10~50 μg
阿芬太尼	0.5~1 mg
吗啡	1~5 mg
海洛因	4~6 mg
氢吗啡酮	0.5~1 mg
哌替啶	20~60 mg
美沙酮	4~8 mg

注:[a]硬膜外阿片类药物为单独使用常用剂量,老年人和颈胸段硬膜外为较低剂量。

水溶性阿片类药物(吗啡、氢吗啡酮)间也存在着重要的临床差异。尽管脂溶性阿片类药物硬膜外连续输注镇痛的确切作用部位(脊髓/脊髓上位中枢或全身)尚未能阐明,但已知脂溶性阿片类药物主要是通过脊髓上位中枢或全身机制产生镇痛作用。在这些试验中,接受芬太尼静脉或硬膜外注射的患者在血浆浓度、副作用或疼痛评分方面均无差异。硬膜外连续注射脂溶性阿片类药物的总体优势是最小的[1]。

另外,持续硬膜外输注水溶性阿片类药物通过结合脊髓中的阿片受体从而产生镇痛作用。硬膜外导管置入位置与手术部位不一致,或因副作用(如低血压和运动阻滞)限制了硬膜外单用局麻药镇痛的情况下,硬膜外连续输注亲水性阿片类药物提供的术后疼痛控制与单次注射一样有效。与全身使用阿片类药物或硬膜外间断性推注吗啡相比,持续硬膜外输注吗啡的镇痛效果更好。

临床工作中,硬膜外阿片类药物与局麻药联用比单独应用阿片类药物更为常见。联合用药比局单独使用麻药或阿片类药物具有更好的镇痛效果,尽管副作用的发生率可能会降低,也可能不会降低[6,9]。麻醉医师和临床医师对阿片类药物的选择也各不相同:多数会选择使用脂溶性阿片类药物(如芬太尼2~5 μg/mL或舒芬太尼0.5~1 μg/mL)作为硬膜外自控镇痛(patient-controlled epidural analgesia, PCEA)药物的一部分,可快速取得有效的滴注剂量;然而,有些医师选用水溶性阿片类药物(如吗啡0.05~0.1 mg/mL或氢吗啡酮0.01~0.05 mg/mL)与局麻药联合应用,也能提供有效的

硬膜外术后镇痛[8]。

四、硬膜外阿片类药物副作用

阿片类药物硬膜外给药和全身用药同样会出现呼吸抑制、瘙痒、恶心、呕吐等副作用。脂溶性和水溶性阿片类药物的副作用各有不同，而且严重程度呈剂量依赖性。与局麻药经硬膜外腔给药不同，硬膜外阿片类药物很少直接引起低血压；而且与全身给药相比，对心率或平均动脉血压几乎没有影响[10]。尤其值得注意的是，在将这些副作用归因于硬膜外阿片类药物的使用之前，必须考虑是否由其他因素引发，如低血容量和出血引起的低血压等。另外，非常重要的一点就是，对所有硬膜外阿片类药物持续输注的患者应开长期医嘱（standing orders）和护理单（nursing protocols），来监测神经功能状态（如感觉和运动功能）和副作用，并通知临床医师关键参数。

（一）呼吸抑制

硬膜外阿片类药物的呼吸抑制发生风险并不比全身用药高，一般报道为 $0.1\% \sim 0.9\%$ [11,12]。尽管如此，它仍然是最令人担忧的副作用之一，特别是对于老年患者、合并潜在的肺部疾病或呼吸功能储备减少、开胸手术术后，和（或）使用全身性阿片类药物、镇静剂的患者。

硬膜外脂溶性和水溶性阿片类药物发生呼吸抑制的状况有所不同。应用脂溶性阿片类药物导致的呼吸抑制往往出现在早期（通常在给药后 2～4 小时以内），而不是晚期（给药 2～4 小时以上）。脂溶性阿片类药物通过硬膜外静脉丛吸收分布至大脑和呼吸中枢，因此，亲脂性阿片类药物引起的呼吸抑制的发生和缓解相对较快。相反，硬膜外给予水溶性阿片类（如吗啡）给药后呼吸抑制的出现通常较脂溶性药物慢。硬膜外水溶性阿片类药物主要通过相对较慢的脑脊液头侧回流传递到大脑，而不像脂溶性阿片类药物那样更快的全身吸收和再分布。水溶性阿片类药物的向头侧扩散通常发生在给药后 12 小时内，因此呼吸抑制也发生较慢，通常为给药后 6～12 小时。纳洛酮（0.1～0.4 mg 剂量递增使用）通常能有效地逆转呼吸抑制，然而，当纳洛酮持续作用时间短于呼吸抑制时间时，则需要纳洛酮持续输注 0.5～5 $\mu g/(kg \cdot h)$。关于"中枢阿片类药物使用发生呼吸抑制的预防、监测和管理的临床指南"也已发布[13]。

（二）恶心和呕吐

阿片类药物导致恶心、呕吐的生理学机制是其作用于延髓背侧化学感受器（延脑呕吐中枢）的阿片受体而产生。单次硬膜外阿片给药致恶心、呕吐的发生率为 $20\% \sim 50\%$，而连续硬膜外阿片给药致恶心、呕吐总的发生率为 $45\% \sim 80\%$ [6,14-16]。应用硬膜外水溶性阿片类药物出现恶心、呕吐反应，与阿片类药物 CSF 内逆向扩散作用于延髓背侧中间的脑最后区有关[6]。采用纳洛酮、氟哌利多、甲氧氯普胺、地塞米松和东莨菪碱透皮贴，甚至小剂量丙泊酚均可治疗硬膜外阿片类药物所致恶心、呕吐反应[17]。

（三）瘙痒

应用硬膜外阿片类药物诱发瘙痒的机制尚无定论，而阿片类药物向头侧扩散，可能与延髓"瘙痒中心"的活化、与三叉神经核或神经根阿片受体相互作用、三叉神经和上段颈髓感觉调节系统的改变相关。值得注意的是，阿片类药物诱发的瘙痒似乎与外周组胺释放无关[6]。硬膜外应用阿片药物瘙痒率高达 60%，而静脉全身用药仅为 $15\% \sim 18\%$ [18,19]。系统性研究显示，硬膜外阿片类药物诱发瘙痒是否具有剂量依赖性缺乏循证医学依据，但也有研究支持两者之间存在关系。尽管不能确定这种量效关系[18]，但能肯定的是，纳洛酮、纳曲酮、纳布啡和氟哌利多对硬膜外阿片类药物诱导的瘙痒治疗很有效[19]。有趣的是，多项研究表明硬膜外阿片样瘙痒的严重程度与人的阿片受体基因 A118G 多态性有关[20]。使用硬膜外吗啡进行剖宫产术后镇痛的患者，与具有同源显性等位基因或杂合基因型的个体相比，具有 A118G 基因多态性同源隐性等位基因型的个体，阿片类镇痛药引起的瘙痒严重程度明显降低。

（四）尿潴留

与硬膜外阿片类药物相关尿潴留，源于脊髓阿片受体激活，导致逼尿肌收缩功能的增加[6]。与阿片类药物全身给药的尿潴留发生率仅有 18% 相比，硬膜外阿片相关尿潴留发生率相当高（$70\% \sim 80\%$）[6,21,22]。尿潴留的发生似乎不具有剂量依赖性。小剂量纳洛酮能有效治疗硬膜外阿片诱发的尿潴留，但却降低了镇痛效果。

五、患者疗效与硬膜外吗啡

以局麻药为基础的硬膜外麻醉镇痛技术可能降

低了围手术期发病率和死亡率[23]。局部麻醉药硬膜外给药镇痛和生理学获益,可能是由于药物部分甚至完全抑制了患者围手术期的病理生理学改变。尽管硬膜外吗啡使用比全身阿片类药物具有更强的镇痛效果,但与局部麻醉药不同,硬膜外阿片类药物镇痛治疗通常仅能部分减轻围手术期病理生理学改变。因此,与硬膜外局麻药镇痛相比,硬膜外吗啡对患者的益处并不明显。

硬膜外吗啡给药可以改善围手术期应激反应,但较局麻药物而言,其改善程度较轻。与局麻药不同的是,硬膜外使用吗啡时,伤害性信号仍可在中枢神经系统进行传递。由于不能完全抑制神经内分泌应激反应,硬膜外阿片类药物的使用不能持续地阻止患者围手术期皮质醇、肾上腺素与血糖的增高,却可降低去甲肾上腺素的水平。尽管硬膜外吗啡仅能部分抑制围手术期病理生理学反应,但有研究表明,与全身阿片给药相比,围手术期硬膜外应用吗啡可改善患者预后(表 15.2、表 15.3)。局麻药和阿片类

表 15.2　硬膜外吗啡和全身阿片给药术后镇痛的预后

研究(作者,年份)	研究人群(n)	试验设计	有效率(硬膜外 $vs.$ 全身吗啡给药)
Ali 等,2010	腹部手术/胸部手术(60)	随机对照试验	硬膜外阿片镇痛提高术后康复质量
Bauer 等,2007	胸部手术(94)	随机对照试验	胸段硬膜外镇痛改善术后肺 FVC、FEV1($P<0.001$、$P=0.003$)
Steinberg 等,2002	腹部手术(41)	随机对照试验	硬膜外吗啡镇痛改善肠功能的恢复
Park 等,2001	腹部手术(1021)	随机对照试验	22% $vs.$ 37%[a]
Tsui 等,1997	腹部-胸部手术	随机对照试验	硬膜外吗啡镇痛可改善肺脏(EA:13% $vs.$ 25%;$P=0.002$)和心血管结局(EA:21% $vs.$ 43%;$P<0.001$),缩短住院时间(EA:22±20 天 $vs.$ 30±37 天;$P=0.005$)
Major 等,1996	腹部手术(65)	观察性研究	硬膜外镇痛改善心血管($P=0.0002$)/肺脏简介($P=0.019$),ICU 住院日缩短($P=0.024$)
Liu 等,1995	腹部手术(54)	随机对照试验	硬膜外和全身性阿片类药物在胃肠道功能恢复方面无差异
Beattie 等,1993	混合术式(55)	随机对照试验	硬膜外镇痛减少心血管缺血(EA:17.2% $vs.$ 50%;$P=0.01$)、减轻快速性心律失常(EA:20.7% $vs.$ 50%;$P<0.05$)
Her 等,1990	腹部手术(49)	观察性研究	硬膜外镇痛改善通气支持($P=0.0002$)、呼吸衰竭($P=0.018$);缩短 ICU 住院日(EA:2.7 天 $vs.$ 3.8 天;$P=0.003$)
Hasenbos 等,1987	胸部手术(129)	随机对照试验	硬膜外吗啡给药降低肺部并发症(EA:12.1% $vs.$ 38%)
Rawal,1984	腹部手术	随机对照试验	硬膜外吗啡镇痛可降低肺部并发症(EA:13% $vs.$ 40%),促进胃肠道功能恢复(EA:56.7±3.1 小时 $vs.$ 75.1±3.1 小时;$P<0.05$),缩短住院日(EA:7±0.5 天 $vs.$ 9±0.6 天;$P<0.05$)

注:[a]数据所代表的是一个亚组(主动脉瘤修复)的研究,整体数据没有差异,发病率为合并数据。研究:Ali M, Winter DC, Hanly AM, O'Hagan C, Keaveny J, Broe P. Prospective, randomized, controlled trial of thoracic epidural or patient-controlled opiate analgesia on perioperative quality of life. Br J Anaesth. 2010;104: 292-297; Bauer C, Hentz JG, Ducrocq X, et al. Lung function after lobectomy: a randomized, double-blinded trial comparing thoracic epidural ropivacaine/sufentanil and intravenous morphine for patient-controlled analgesia. Anesth Analg. 2007;105: 238 - 244; Beattie WS, Buckley DN, Forrest JB. Epidural morphine reduces the risk of postoperative myocardial ischaemia in patients with cardiac risk factors. Can J Anaesth 1993;40: 532-541; Hasenbos M, van Egmond J, Gielen M, Crul JF. Post-operative analgesia by high thoracic epidural versus intramuscular nicomorphine after thoracotomy: Ⅲ. The effects of pre- and post-operative analgesia on morbidity. Acta Anaesthesiol Scand 1987;31: 608 - 615; Her C, Kizelshteyn G, Walker V, Hayes D, Lees DE. Combined epidural and general anesthesia for abdominal aortic surgery. J Cardiothorac Anesth 1990;4: 552 - 557; Liu SS, Carpenter RL, Mackey DC, et al. Effects of perioperative analgesic technique on rate of recovery after colon surgery. Anesthesiology 1995;83: 757 - 765; Major CP Jr, Greer MS, Russell WL, Roe SM. Postoperative pulmonary complications and morbidity after abdominal aneurysmectomy: a comparison of postoperative epidural versus parenteral opioid analgesia. Am Surg 1996; 62: 45 - 51; Park WY, Thompson JS, Lee KK. Effect of epidural anesthesia and analgesia on perioperative outcome: a randomized, controlled Veterans Affairs cooperative study. Ann Surg 2001;234: 560 - 569; Rawal N, Sjostrand V, Christoffersson E, Dahlström B, Arvill A, Rydman H. Comparison of intramuscular and epidural morphine for postoperative analgesia in the grossly obese: influence on postoperative ambulation and pulmonary function. Anesth Analg 1984;63: 583 - 592; Tsui SL, Law S, Fok M, et al. Postoperative analgesia reduces mortality and morbidity after esophagectomy. Am J Surg 1997;173: 472 - 478.

表 15.3 硬膜外阿片类药物研究荟萃分析

作者,年份	研究人群	例数(n)	主要发现	评论
Youssef 等,2014	混合术式(骨科、腹部、胸部、剖宫产)	1513(24 RCT)	与芬太尼相比,吗啡 PONV 发生率高($OR=1.91$;$95\%\ CI\ 1.14\sim3.18$;$P=0.014$),或许还有瘙痒($OR=1.64$;$95\%\ CI\ 0.98\sim2.76$;$P=0.162$) 阿片类药物的总消耗量仅在比较吗啡和芬太尼的试验中有所不同,吗啡组的患者所需吗啡当量减少 1.2 mg($95\%\ CI\ 0.27\sim2.18$)	24 项研究中有 19 项比较了以下两种阿片类药物:吗啡、芬太尼或舒芬太尼 采用 VAS 疼痛评估硬膜外阿片类药物镇痛效果,结果相似
Sumida 等,2009	混合术式	3 RCT	缓释硬膜外吗啡镇痛与静脉自控镇痛相比,呼吸抑制发生率显著升高($OR=5.80$;$95\%\ CI\ 1.05\sim31.93$;$P=0.04$)	—
Mhuircheartaigh RJ 等,2009	混合术式(骨科 366 例、腹部 474 例、剖宫产 73 例)	970(5 RCT)	与硬膜外安慰剂相比,使用硬膜外吗啡可减少术后 IV PCA 阿片药物的总消耗量。硬膜外使用缓释型吗啡的术后疼痛评分更低,而 IV PCA 阿片类药物用量更少。无论使用何种剂型吗啡,IV PCA＋硬膜外吗啡组出现中度或重度瘙痒的副作用远多于 IV PCA＋安慰剂组	有关髋关节手术的临床研究将 IV PCA＋硬膜外缓释型吗啡与 IV PCA＋安慰剂进行比较,涉及的受试者往往是老年人;而腹部手术和剖宫产手术研究却使用硫酸吗啡 5 mg 作为对照,而非安慰剂

注:CI,可信区间;IV,静脉注射;OR,优势率;PCA,患者自控镇痛;PONV,术后恶心呕吐;RCT,随机对照研究;VAS,视觉模拟评分法。

研究:Youssef N, Orlov D, Alie T, et al. What epidural opioid results in the best analgesia outcomes and fewest side effects after surgery?: a meta-analysis of randomized controlled trials. Anesth Analg 2014;119:965-977; Sumida S, Lesley MR, Hanna MN, Murphy JD, Kumar K, Wu CL. Meta-analysis of the effect of extended-release epidural morphine versus intravenous patient-controlled analgesia on respiratory depression. J Opioid Manag 2009;5:301-305; Mhuircheartaigh RJ, Moore RA, McQuay HJ. Analysis of individual patient data from clinical trials: epidural morphine for postoperative pain. Br J Anaesth 2009;103:874-881.

药物的混合使用可以降低单用阿片类药物所致呼吸抑制、嗜睡和瘙痒的风险,同时也可降低单用局麻药引起的低血压和运动阻滞的发生率。

六、总结

硬膜外给予阿片类药物是可实施的术后镇痛方法,其镇痛特性和副作用因具体的硬膜外阿片类药物的使用而不同[24]。硬膜外阿片类药物的脂溶性是其临床镇痛效果和副作用的主要决定因素。水溶性阿片类单次给药可产生较长时间的镇痛效果,这对可监测的住院手术人群来说是完美的选择,而脂溶性阿片类药物在术后镇痛维持时间较短。即使硬膜外置管部位和切口位置不相符,单用水溶性阿片药物连续给药也可获得很好的术后镇痛效果。然而单用脂溶性阿片类药物持续输注却难以产生选择性的脊髓节段性镇痛效果;但因其可以快速滴注,脂溶性阿片类药物输注通常是硬膜外自控镇痛局麻药-

阿片药物组合的一部分。研究表明,水溶性阿片类药物硬膜外镇痛可改善患者尤其是高危患者的预后。

◆ 要 点 ◆

● 和鞘内阿片类药物类似,硬膜外阿片类药物使用存在水溶性和脂溶性的差异:脂溶性阿片类药物(芬太尼、舒芬太尼)起效快、作用时间短;而水溶性阿片类药物(吗啡、氢吗啡酮)起效较慢、作用时间长,同样发生延迟性呼吸抑制等并发症的时间也相应延长。

● 硬膜外给予阿片类药物,与全身给药一样会出现呼吸抑制、瘙痒、恶心、呕吐等并发症。其中一些副作用表现为剂量依赖性;然而,硬膜外脂溶性和水溶性阿片类药物的副作用差异甚微。硬膜外和全身阿片类给药的呼吸抑制发生率相似。某些特定人群硬膜外使用阿片类药物出现呼吸抑制的风险较高。

● 临床医师应综合考虑脂溶性和水溶性阿片类药物的镇痛效果和副作用，制定个体化治疗方案（如门诊手术应避免使用长效水溶性阿片类药物如吗啡）。

● 硬膜外吗啡仅能部分减弱围手术期的病理生理反应，而局麻药则不同，可完全抑制这些反应。然而，多项研究表明，围手术期使用硬膜外吗啡（与全身性阿片类药物相比）可能会改善患者的预后，如降低心血管、肺部并发症，甚至降低病死率。

参考文献

请于 ExpertConsult.com 在线访问参考文献。

第 16 章 连续周围神经阻滞

Brian M. Ilfeld, MD, MS; Edward R. Mariano, MD MAS

翻译：徐亚杰　徐　漫　审校：鲍红光　周华成

一、概述

连续周围神经阻滞（continuous peripheral nerve block，CPNB）也称为"周围神经局麻药输注"，即在支配手术区域的神经旁直接经皮穿刺置入导管（图 16.1），而不是在手术切口部位直接放置导管。这类准确定位穿刺能够提供相应部位的有效镇痛，具有副作用小的优点。CPNB 于 1946 年被首次提出，当时采用软木塞固定穿刺针的方法实现了对臂丛神经分支的"连续"锁骨上阻滞[1]。

二、CPNB 适应证

与其他任何一种镇痛方式一样，连续周围神经阻滞也存在固有风险（见下列相关并发症章节）。CPNB 通常用于术后 24 小时后仍然有中度以上疼痛，且通过口服镇痛药物难以解除疼痛的患者。使用 CPNB 后手术的轻度疼痛可以减少阿片类药物的需求量并降低其相关副作用。然而，并非所有患者都愿意或能够接受置管及泵注系统带来的额外负担，因此选择合适的患者对于安全实施 CPNB 至关重要，尤其是在流动的环境中。目前，尽管有关于在特定外科手术中使用不同导管位置的建议[2]，但很少有公开发表的数据明确阐明此类问题[3]。通常，

● 腋窝、锁骨下和锁骨上臂丛神经置管用于手、腕、前臂和肘部手术[4]；

● 肌间沟臂丛神经置管用于肩部和肱骨近端手术[5]；

● 胸椎旁置管用于乳房和胸部手术[6,7]；

● 腰大肌间沟置管用于髋关节手术[8,9]；

● 髂筋膜、股神经或腰大肌间沟置管用于膝或大腿部位手术[10]；

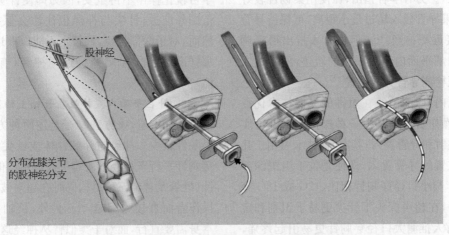

图 16.1　导管置入股神经周围以提供连续周围神经阻滞

● 腘窝或坐骨神经置管用于小腿、踝及足部手术[11]。

而作者更推荐肌间沟臂丛神经置管用于肩部和肱骨近端手术[5],锁骨下臂丛神经置管用于上肢远端手术[4],腹横肌平面置管用于腹股沟和下腹部手术[12],股神经置管用于膝关节手术,腘窝或坐骨神经阻滞用于小腿及足部手术[13]。

三、设备和技术

(一)超声引导下置管技术

对于超声引导技术,神经走行在超声波束范围之内称为"长轴",而只看到神经横截面称为"短轴"[14,15]。穿刺针长轴位于二维超声波束内称为"平面内"技术,而穿刺针与二维超声波束呈一定角度穿刺称为"平面外"技术[16]。

1. 针在平面内、神经在短轴上的显像技术

此为最常用的单次周围神经阻滞方法,因为直视下更易于判断并区分穿刺针、神经与周围组织。当穿刺针长轴位于二维超声波束平面内时,穿刺针尖位置与靶神经的相对关系更易判断。通过穿刺针注入首剂量局麻药可观察其扩散情况,必要时还可调整针尖位置。然而,当导管通过穿刺针置入时,有可能绕过与穿刺针垂直的靶神经而导致操作失败[17],尽管有一定的解剖位置允许导管通过并留置在神经周围[18,19]。因此有些临床工作者指出,CPNB操作时导管越过针尖即可,或者先将导管越过穿刺针向前推进,然后在拔除穿刺针后撤导管,使导管口与原始针尖保持最小距离(<2 cm)[20](尽管其他人认为初学者操作时可能出现由于穿刺针撤出导致导管移位的现象)。另有学者指出,在使用柔韧性较好的导管时,如果导管插入超过最小距离,可保持导管尖端尽可能接近靶神经[21]。但也有人指出可以调整穿刺针方向从平面内至更平行的轨迹,随后置入刺激导管以便检测导管尖端位置[22]。

针在平面内、周围神经在短轴的显像技术优点众多。首先,操作者只需掌握一种操作技术即可实现单次穿刺注射和导管置入;其次,该技术可用于几乎所有解剖位置的导管置入,即便是位于组织深部的靶神经[23]。与小口径穿刺针相比,17G或18G穿刺针刚性更好,在超声探头下针尖更易于识别和定位[24]。尽管有人推测大口径穿刺针更易引起疼痛,但七项前瞻性研究表明,预先用25～27G穿刺针头

用利多卡因对穿刺路径进行局麻后,导管插入时平均疼痛评分为0～2分(10分为可以想象到的疼痛极限)[20,23,25-30]。另外,临床操作时需要权衡大口径穿刺针的潜在优点(穿刺针刚性较好可提高穿刺成功率、降低穿刺次数,易于保持针体在超声平面内以便观察,减少因针尖显像不清晰导致的操作失误引起的损伤)和相对缺点(增加患者不适,引起组织及血管损伤)。

针在平面内、周围神经在短轴的显像技术也存在一定缺点。与使用神经刺激器时穿刺针与神经平行穿刺的传统方法相比,这一方法要求穿刺位点应以神经位置为据;且要求操作者保持穿刺针位于超声波平面内[31];在行深部神经阻滞时,穿刺针尖端不易显像[32,33];以及前文论述,导管尖端可绕过穿刺针指引的靶神经[17]。使用柔韧性较好的导管可最大程度减少上述问题,但操作时导管有时不易越过穿刺针尖端。

2. 针在平面外、神经在短轴上的显像技术

该方法具有众多潜在优点。其操作方法类似于临床工作中常见的传统神经刺激器(及血管通路建立)所采用的针道-神经平行穿刺技术,由于穿刺针与靶神经走行平行,即便导管超出针尖1 cm,理论上导管仍可与靶神经非常接近[20,25]。然而,这项技术较难分辨穿刺过程中前进的针尖[20,34],因而增加了误入神经、血管、腹膜、胸膜,甚至脑膜的可能性[35]。操作者可借助组织活动和注射液体所致局部膨胀的"水定位"方法来判断针尖位置(使用或不使用彩色多普勒)[34,36]。有学者提出,对于浅表位置(如肌间沟或股部)的导管置入,严格的针与神经垂直定位对于可视化操作不再重要,因为即使针尖在超声波束范围外前进,针尖与神经也往往会保持相对接近。然而,对于深部神经,该技术不能像上述平面内方法那样准确引导穿刺针接近靶神经(有时几乎不可能)[32,33]。

3. 针在平面内、神经在长轴上的显像技术

表面上看,该方法具有上述两种方法的优点且局限性较少。神经与穿刺针体或针尖走行、导管经穿刺针平行于神经置入均可被观察。但要保持穿刺针、导管及神经三种结构同时在超声波束平面内,对操作者而言较为困难[37]。另外,长轴显像时,神经本身需要直行,而对于类似臂丛神经这样分支众多、走向复杂的神经阻滞,此方法需要操作者的经验。

目前,该技术临床应用病例鲜有报道[37,38]。

由于篇幅有限,我们无法讨论与超声相关的其他问题,如传感器的选择、神经刺激器的联合应用(某类患者的重要工具)[39]、导管尖端定位的多种方法[40]等。总之,鲜有关于不同导管放置方法的临床研究。

(二)刺激性导管与非刺激性导管

据报道,多达 40％ 的导管在置入时移位[41]。临床上有多种技术和设备可用于引导导管置入。一种常见的技术是利用神经刺激器通过绝缘针来定位目标神经,然后通过穿刺针注射单次负荷剂量的局麻药以提供手术区域阻滞,随后置入"非刺激"导管[42]。这种技术虽然能提供满意的阻滞效果,却不能保证导管的准确放置。超声引导下,直接观察到导管尖端越过针尖 1 cm,随后撤回穿刺针,操作者可以连续观察导管尖端位置以确保导管不脱落。如果没用超声设备,可先置入导管,经导管注射单次负荷剂量的局麻药,以避免导管尖端错位,据报道此方法失败率为 1％～8％。此外,为提高首次放置成功率,现已开发出向其尖端输送电流的导管[43]。这类导管能在局麻药注入之前提供有关导管尖端与目标神经位置关系的反馈。尽管有证据表明可通电导管能提高导管置入位置的准确性,但对下肢的益处较小[44-47]。这三项研究中的非刺激性导管尖端均超过针尖 4～10 cm,这大大增加了导管尖端至神经距离增大的风险,也降低了局麻药输注的有效性[48]。确定神经周围输注的最佳设备仍需要进一步研究。

四、输注管理

目前,行连续周围神经阻滞时最适宜的局麻药物尚未有定论。大多数文献报道的神经周围注射药物包括布比卡因(0.1％～0.25％)或罗哌卡因(0.1％～0.4％)[49],也有关于左布比卡因和一些短效局麻药用于连续周围神经阻滞的报道[13]。影响 CPNB 效果的主要因素是否与局麻药物的浓度和容积,或者简单地说与总药物量有关,但目前尚不明确。有证据表明,在连续股神经和后腰丛阻滞中,局麻药浓度和容积对阻滞效果没有影响,提示局麻药剂量(总量)是影响阻滞效果的主要决定因素[8,50]。目前,还没有关于局麻药中添加佐剂对 CPNB 有益的报道[51-53]。此外,已有肾上腺素和阿片类药物复合局麻药的应用研究,但还没有足够的证据明确添加肾上腺素的安全性和添加阿片类药物的效果[54-59]。

许多因素可影响最佳方案的制定,包括手术种类、导管位置、物理治疗方案和特殊局麻药的应用。对于导致术后中度及以上疼痛的手术,给予背景剂量的药物可减轻疼痛、改善患者睡眠质量[60-62]。为患者提供自我管理局麻药用量的能力将增加围术期收益,如改善镇痛、减少阿片类药物的用量、降低背景输注速率,从而对使用限定容量局麻药输注泵的非卧床患者,最大限度地降低肢体无力的风险,并最大限度地延长输注时间[60-62]。遗憾地是,由于不确定因素(如导管类型、放置位置及手术类型)的影响,还没有充分的理论依据推荐最佳的基本参数,如背景输注速度、负荷剂量、锁定时间等。在前瞻性研究数据分析发表前,临床医师需了解研究人员已报告使用以下长效局麻药物进行镇痛,即基础速率 4～8 mL/h,负荷量 2～5 mL,锁定时间 20～60 分钟。

新的输注泵的出现使得可重复管理自动注射负荷剂量这一技术得以发展。最初的报告表明使用这一技术可改善镇痛效果[63,64];然而,随后基于志愿者展开的试验结果似乎并不支持这一结论[65,66]。因此,仍然需要更多的研究证实,特别是涉及收肌管、锁骨上和腹横肌平面阻滞时,通过导管给予负荷量也许可以改善局部麻醉药物的扩散并产生有益效果。

剂量问题对下肢 CPNB 阻滞效果尤为重要。尽管抑制疼痛纤维是术后 CPNB 的主要目标,但目前可供临床使用的局麻药也可抑制传入神经(如与疼痛无关的感觉和本体感觉)和传出神经(如运动)的信号传导[67],导致出现副作用,如肌无力等[49]。越来越多的研究证实,下肢 CPNB 可能增加患者跌倒的风险[68,69],但由于这种(可能的)罕见并发症既无法设计也不易察觉,周围神经阻滞时局麻药输注到何种程度会导致这种情况的发生仍不清楚。尽管如此,在外科学和麻醉学文献中都强调了周围神经阻滞期间患者跌倒的发生[68-72]。在更多研究数据获取前,操作者应考虑采取措施将跌倒风险降至最低,包括减少局麻药的剂量/总量;在不降低镇痛效果的前提下间歇性减少输注药物患者自控剂量及背景量[73],尽管并不是在全部情况下[60];在行走期间通过使用膝关节固定器和助行器/拐杖[74],指导理疗师、护士及外科医师对可能由 CPNB 导致肌无力的患者采取必要的防治措施。

此外,收肌管(位于大腿中段三分之一处,深至缝匠肌的腱膜隧道)内神经周围注药相对于导管毗邻股神经来说,能显著降低股四头肌肌无力的出现[75]。这很可能是因为收肌管内仅有一根神经支配股四头肌,这与股神经完全支配股四头肌相反。然而,有数据表明,与股神经阻滞比较,收肌管阻滞镇痛效果稍差[76,77];但是考虑到股四头肌肌力减弱可能会增加跌倒风险,风险效益比可能更倾向于使用收肌管阻滞[78]。

五、潜在风险和并发症

两项最大的、涉及2100多名患者的前瞻性调查表明,CPNB相关并发症的发生率非常低[79],至多与单次注射镇痛药物的并发症发生率相当[80,81]。其他前瞻性研究结果提示两者并发症发生率相似[82,83]。

CPNB最常见的并发症是"二次阻滞失败",其发生率在0～50%[84]。这种并发症的发生可能与许多因素有关,包括操作者的经验、设备、技术及患者因素,以及患者体质。尽管目前缺乏确定性的研究资料,但通过超声引导穿刺能提高置管成功率[23,27,29,30,85,86]。超声引导也可降低其他风险的发生率,如误穿血管(据报道使用神经刺激器引导误穿血管的发生率为0～11%)[23,87]、神经轴索周围导管置入、血管及神经内置管[88]。颈部血肿导致持久的Horner综合征是一种罕见的并发症,但已有报道[89]。尽管血肿可能需要数周才能恢复(Horner综合征需数月),但医师和患者可放松心态,多例报告

提示血肿清除术后患者神经功能可完全恢复。

神经损伤是单次注射和CPNB后公认的并发症,可能与穿刺损伤和(或)局麻药/辅助药物的神经毒性有关。一项前瞻性人体临床试验研究表明,周围神经置管连续输注罗哌卡因(0.2%)造成的神经损伤发生率较单次注药并无增加[79,80,90,91]。但也有证据显示糖尿病患者局部麻醉药物使用导致神经损伤的风险增加[92]。

CPNB中最常见的并发症是由于疏忽导致的导管移位(0～50%)。必须尽最大努力以最佳方式固定导管,以使患者利益最大化(图16.2)。具体措施包括:使用无菌液体黏合剂(如苯甲酰苯基甲醇)、无菌胶布(如创可贴)、或者通过胶带或特殊装置(如导管固定装置)固定导管集线器及皮下隧道(图16.3),也可应用2-氰基丙烯酸酯胶(瞬干胶)[93]。综合应用上述方法,研究者报道,输注5天以上导管原位率为95%～100%[3]。输注期间其他并发症,包括膈神经阻滞和肌间沟CPNB时出现同侧膈肌功能障碍、局麻药毒性反应(非常罕见)及感染。虽然报道的炎症发生率(3%～4%)[81,94,95]和导管细菌定植率(6%～57%)似乎很高[96,97],但临床相关感染发生率极低(发病率0%～3%)[98,99];但大多数报告<1%[79,80,90,91,96]。除少数病例外,感染在10天内完全消退;即使最坏的情况,也没有因为感染而造成永久性损伤[81,98,100]。CPNB还有一些其他潜在并发症,如导管打结(置管不能超过穿刺针尖端5cm)[101]、固位(Arrow Stimucath套件)[61]和剪切(除非特殊设计,否则不能经针拔管)[90,102]。

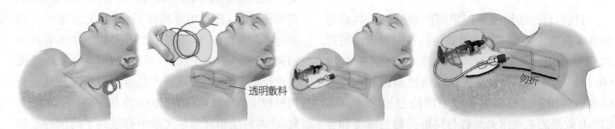

图16.2　固定前斜角肌间沟神经周围导管以提供连续周围神经阻滞

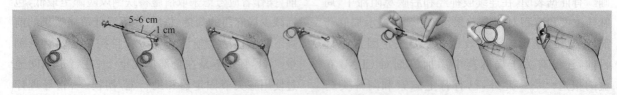

图16.3　穿刺股神经刺激导管以提供连续周围神经阻滞

六、总结

越来越多的证据表明临床上使用 CPNB 有诸多益处。然而，由于现代相关技术快速发展，具有指导意义的参考数据较少。未来前瞻性研究需要确定理想的 CPNB 导管设计、置管技术、置管途径、输注药物、输注方案、药效持续时间及真实的并发症发生率。只有通过各种前瞻性研究的比较，才能揭示 CPNB 相对优点及缺点，促进应用连续周围神经阻滞技术科学的发展。

◆ 要 点 ◆

● CPNB 通常用于预计术后 24 小时后有中度以上疼痛，且通过口服镇痛药物难以解除疼痛的患者。

● 作者推荐肌间沟臂丛神经置管用于肩部和肱骨近端手术，锁骨下臂丛神经置管用于上肢远端手术，经腹横肌平面置管用于腹股沟和下腹部手术，股神经置管用于膝关节手术，腘窝或坐骨神经阻滞用于小腿及足部手术。

● 针在平面内、神经在短轴的显像技术优点众多。该技术可用于单次穿刺注射，也可用于导管置入，并且几乎所有解剖部位的导管置入均可用此方法，即便是位于组织深部的靶神经。

● 针在平面内、神经在短轴方法的缺点包括：进针点需另行选择；始终要保持穿刺针在超声波平面内；行深部神经阻滞导管尖端不易显像；由于进针方向与神经垂直，导管尖端可能绕过目标神经。

● 目前，行连续周围神经阻滞时最适宜的局麻药物尚未有定论。

● 抑制疼痛纤维是术后 CPNB 的主要目标。目前可供临床使用的局麻药也可抑制传入神经（如与疼痛无关的感觉和本体感觉）和传出神经（如运动）的信号传导，导致副作用如肌无力等的出现。

● 从业者应考虑采取措施以最大限度降低患者摔跤的风险，包括：最小化局麻药的剂量和总量，限定输注药物患者自控负荷剂量，行走期间使用膝关节固定器和助行器/拐杖，指导理疗师、护士及外科医师对可能由 CPNB 导致肌无力的患者采取必要的防治措施。

参考文献

请于 ExpertConsult.com 在线访问参考文献。

第 17 章 儿科术后疼痛

David J. Krodel, MD, MS; Patrick K. Birmingham, MD, FAAP
翻译：陆 军 审校：王 宁 周华成

自 20 世纪 90 年代初以来，在历史上一直被低估和治疗不足的儿童疼痛管理已得到显著改善。疼痛评估的进展，儿童阿片类和非阿片类镇痛药的药理学研究，以及医师指导的基于医院的急性疼痛服务已成为该发展的重要因素[1-4]。

一、儿童与成人解剖生理上的差异

若想了解在儿科患者，特别是新生儿群体中，如何使用镇痛剂，就必须认识到人体发育成熟过程中机体结构与核心器官功能的变化[5,6]。

对于一个足月新生儿来说，体内总水分量占体重的 80%。到了两岁时，细胞外液量相应性减少，这个数值降至 60%。相对成人而言，婴儿期的细胞外液量及体内总水分量的储备较大，所以对水溶性药物来说它们的体积分布较大。新生儿的骨骼肌质量与脂肪存储量较少，因此与肌肉和脂肪中不活跃部位结合的药物量减少；到了婴儿期，随着骨骼肌及脂肪量的增加，这种储存量增加。

婴儿与儿童的心排出量都相对高于成人，而且是优先灌注到血管丰富的器官如大脑等，使得药物浓度在血液与这类器官之间迅速达成平衡。在婴儿期的早期阶段，由于血脑屏障的不成熟导致更多的水溶性药物通过，如吗啡，大脑的血流量增加和通过血脑屏障的药物增加的共同作用会导致中枢神经系统(CNS)药物浓度升高，并且在较低的血浆浓度下会产生更多的副作用。婴儿的肝与肾的血流量也高于成人。随着肾小球滤过功能，肾小管功能及肝脏代谢酶系统功能的日趋完善，1 周岁时，这些功能已接近成人水平。重要器官的血液流量增加就会加快药物的代谢与排除。

相比成人来说，新生儿期人血清白蛋白和 α1 酸性糖蛋白(α1 acid glycoprotein, AAG)从数量及药物结合能力上都低于成人。这可能也会造成血液中非蛋白结合的药物相对增加，从而即便是在较低血药浓度状况下，也会产生更大的药效和毒性反应。这导致新生儿和幼儿的局部麻醉药推荐剂量较低，尽管新生儿在持续输注局部麻醉剂时具有急性增加 AAG 水平的能力。大约到了出生后 6 个月，这种与成人比较下的人血清白蛋白在数量上及药物结合能力上的差异才会消失。

尽管阿片受体在新生儿中的功能可能与成人不同，在妊娠晚期，神经递质及痛觉传导所必需的外周和中枢通路是完整并具备功能。在成人身上体现出来的由疼痛造成的心肺功能、激素水平及代谢方面的变化也被证实发生在新生儿身上。

新生儿和婴儿的脊髓和硬脊膜分别伸延到 L3 和 S3 水平，当满一周岁时，脊髓伸延至成人水平即 L1 和 S1 椎体。由于脊髓延伸至相对低的椎骨层面，从理论上说，在婴儿中腰或上腰部进针危险较大。进针穿刺时用的体表标记线，髂后上棘连线，在新生儿与脊柱交界线是 S1 水平，而在成人，则是 L4 或 L5 水平。在硬膜外间隙内，与成人相比，婴儿具有更少量和更松散的脂肪组织，部分解释了为什么婴幼儿患者在骶椎基底部置入硬膜外导管可以较容易插入至腰椎或达到胸椎的水平。

二、疼痛评估

由于发育年龄和其他因素，儿童患者可能无法

表 17.1　年龄与疼痛强度的比较

年龄	自我报告评估	行为评估	生理评估
出生～3 岁	无可用的评估	首要的	第二重要
3～6 岁	提供专门的适合发展的量表	如果没有自我评估,是最基本的	第二重要
＞6 岁	首要的	第二重要	—

注：引自 McGrath PJ, Beyer J, Cleeland C, et al. Report of the Subcommittee on Assessment and Methodologic Issues in the Management of Pain in Childhood Cancer. Pediatrics 86：816, 1990.

或不愿意说出或量化类似于成人患者的疼痛。针对婴幼儿生长发育的特点,专家们基于婴幼儿的自我报告、行为和(或)生理测量(表 17.1),并已在研究方案中进行了测试、验证和应用(表 17.2),建立了一系列适用于婴幼儿的疼痛评估量表。当儿童生长到 8～10 岁时,便能够用成人的标准对疼痛进行数字评分或者视觉模拟评分[7,8]。针对只有 3 岁的幼儿患者,专家们为他们建立了特殊的自我报告评分(图 17.1)[9]。对于 3 岁以下或生长发育障碍的患儿,运用了行为学及生理学检测来评估疼痛(表 17.3)[10,11]。

表 17.2　儿科患者术后疼痛研究的检测工具

检测工具	痛域评估
行为评分	术后疼痛
Beyer oucher 评分系统	术后疼痛
东安大略儿童医院疼痛评分	术后疼痛
婴幼儿术后疼痛评分	术后疼痛
舒适疼痛评分	术后疼痛
CRIES Scale 疼痛评分	术后疼痛
与面部、腿动作、哭泣和可安慰性相关的疼痛评分(FLACC、rFLACC)	术后疼痛,认知障碍
非沟通儿童疼痛检查表-术后版	术后疼痛,非语言性,发育延迟
客观疼痛不适评分	术后疼痛
客观疼痛评分	术后疼痛
客观儿科疼痛评分	术后疼痛
观察性疼痛评分	术后疼痛
父母亲测定儿童术后疼痛的评分	术后疼痛
面部表情疼痛评分	术后疼痛

注：CRIES Scale,哭泣、需要血氧饱和度低于95％、增加生命体征、表情、失眠评分量表;FLACC,面部、腿部、活动、哭泣、可安慰性评分。在 Honorio T. Benzon, MD. 的协助下创建的表格。

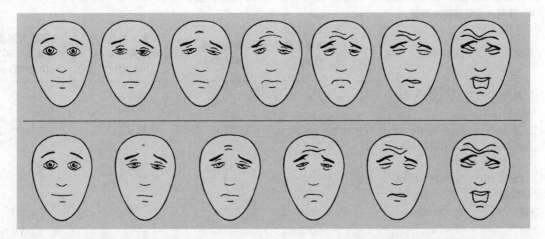

图 17.1　上部：面部表情疼痛评分(Bieri, et al. 1990),0～6 分。下部：面部表情疼痛评分修订版,分别为 0-2-4-6-8-10(或 0-1-2-3-4-5)。指导："这些面部表情显示疼痛严重程度。(指着最左侧面部)这张是无痛。(从左指向右)这些面部表情显示越来越痛,(指着最右边面孔)到这一张是最痛。请指出自己的疼痛程度(现在)。"(引自 Hicks CL, von Baeyer CL, Spafford PA, van Korlaar I, Goodenough B. The faces pain scale — revised：toward a common metric in pediatric pain measurement. Pain 2001;93：173 - 183.)

表 17.3 面部、下肢、活动、哭泣和可安慰性评分修订版（FLACC评分）

类别	0分	1分	2分
面部	无特别表情或微笑	偶尔痛苦表情或皱眉、离群、无兴趣	频繁至持续皱眉、牙关紧闭、面颊抖动
腿部	正常姿势或放松状态	不舒服、烦躁不安、紧张	踢腿或拉直腿
活动	静躺，正常姿势，肢体活动自由	尖叫、来回移动、紧张	身体弓形、强直或痉挛抽搐
哭闹	不哭（清醒状态或入睡）	呻吟与呜咽、有时会有疼痛诉说	持续哭闹、尖叫或呜咽、频繁哀怨
可安慰性	满足的，放松的	在偶尔的抚摸、拥抱、交谈或者分散注意力后可安定下来	难以安抚和安慰

注：五项评分类别的每一项评分是0～2分，总分范围为0～10分。2020年密歇根大学修订版（rFLACC）在五项评分类别基础上另外增加了的描述项以帮助对发育障碍的儿童疼痛评估。

三、非阿片类镇痛剂

（一）对乙酰氨基酚

在儿科患者中单独使用对乙酰氨基酚（又名扑热息痛）或者和其他镇痛药联合使用是很常见的镇痛疗法[12]。此药一般经直肠给药，常用于婴幼儿在围手术期不能使用口服药的情况下。由于直肠给药吸收缓慢和不确定性，直肠给药可能需要较高的初始剂量（表17.4）[13]。在切皮前插入栓剂似乎并不会显著改变对乙酰氨基酚的药代动力学，并且可能导致术后早期更及时的镇痛。有研究表明对于扁桃体摘除的术后镇痛来说，大剂量经肛门塞入对乙酰氨基酚的疗效等同于静脉注射酮洛酸，这样在儿童门诊手术后就可以减少阿片类药物使用量。静脉注射对乙酰氨基酚对于不能口服的患者也是一个合适的选择。此途径的血液浓度比直肠给药更可靠。

对乙酰氨基酚的剂量在早产儿与足月新生儿群体中还没有明确的定论。尽管在药物清除方式上有着与年龄相关的差异，总体上来说基于小数据的研究表明该药物的清除方式在新生儿、儿童与成人之间相似。剂量依赖性肝毒性是对乙酰氨基酚最严重的急性副作用。与成人相比，急性肝毒性在儿童群体中少见，而且相对不会致命。

（二）非甾体抗炎药

非甾体抗炎药也是在儿童群体中广泛使用的药物。有研究表明，对于小儿外科患者，静脉注射、肌内注射或经肛门塞入非甾体抗炎药都能够减低术后疼痛评分及减少镇痛药的用药剂量。静脉注射酮洛

表 17.4 非阿片类镇痛药物剂量

药物	剂量(mg/kg)	单剂量总量 (mg)	用药间隔时间(h)	日最大剂量 （患者体重<60 kg）(mg/kg)	一日最大剂量 （患者体重≥60 kg）(mg/kg)
对乙酰氨基酚[a]（口服）	10～15 mg/kg	650～1 000 mg	4	75～100	4 000
对乙酰氨基酚[a, b]（直肠给药）	35～40 mg/kg 初始剂量；20 mg/kg 后期剂量	未定论	6	75～100	4 000
对乙酰氨基酚[a]（静脉给药）	10～15 mg/kg	650～1 000 mg	4～6	75～100	4 000
布洛芬	6～10 mg/kg	400～600 mg	6	40	2 400
萘普生	5～6 mg/kg	250～375 mg	12	24	1 000
酮咯酸	0.3～0.5 mg/kg IV	15 mg<50 kg 30 mg>60 kg	6	2(IV)	120
曲马多	1～2 mg/kg	100 mg	6	8	400

注：[a]新生儿和婴儿的剂量不确定，但约为上述推荐剂量的50%。
[b]没有24小时内药物蓄积证据。
剂量范围是近似值，可能因患者个体评估而异。

酸在儿童患者广泛使用,此药的安全报告良好。由非甾体抗炎药造成的出血倾向究竟有多少临床意义仍处于模棱两可的争议之中,这就导致了在一些可能术后出血的患者中可能避免使用。尤其是扁桃体切除术后出血的荟萃分析显示,酮咯酸明显增加了术后出血风险,但其他非甾体抗炎药不增加出血风险[14]。非甾体抗炎药减少了扁桃体切除术后呕吐的危险性(可能是由于减少阿片类药物的使用)。出血倾向、肾功能损伤以及胃炎这类副作用多数出现在长期使用非甾体抗炎药或者同时患有并存疾病的患者中。动物实验报告显示,非甾体抗炎药在骨科手术后会抑制新骨生成,但它的临床意义仍不明确,但是儿童骨科手术后骨不连的问题比成人要小。因作用机制不同,对乙酰氨基酚与非甾体抗炎药常联合使用,两者的副作用似乎没有叠加。

(三)阿司匹林(乙酰水杨酸)

阿斯匹林不用于婴儿和儿童术后镇痛是因为其与 Reye 综合征密切相关[15]。Reye 综合征是一种急性、暴发性和潜在致命的肝性脑病,发生于儿童患有感冒或水痘样疾病后,服用了含有阿司匹林成分的药物。

(四)右美托咪定

右美托咪定是一种强效的 α2 激动剂,具有较强的镇静和镇痛作用。单次剂量给药可能有助于降低麻醉苏醒期小儿的躁动,这可能是由于它的镇静作用,但增加镇痛也可能发挥作用[16]。

(五)加巴喷丁类

加巴喷丁和普瑞巴林在神经性疼痛(如糖尿病性神经病)和其他慢性疼痛(如纤维性肌痛)中具有其他抗癫痫发作的活性和镇痛作用。在成人和青少年特发性脊柱侧凸患者接受脊柱融合术后,这些药物可以减少痛苦的手术后阿片类药物的消耗。然而,对于其他青少年手术人群的益处尚有争议[17-19]。

四、阿片类药物镇痛

口服、肠外和硬膜外阿片类药物广泛应用于婴儿和儿童,以优化术后舒适度。口服氢可酮(常常与对乙酰氨基酚合用)通常用于 6 个月以上儿童的术后镇痛。可待因是由细胞色素 P450(CYP)2D6 代谢的吗啡前体药物,在所谓的"慢代谢者"中与镇痛效果差相关,在"超快速代谢者"中与致命的呼吸抑制作用相关[20]。基于 CYP2D6 基因型的不可预测的效应和副作用(以及 6 个月以下婴儿的不成熟),

表 17.5 口服阿片类镇痛药物剂量指南

药物	相对于吗啡效能	常规起始剂量(mg/kg)	常规剂量(mg)(若体重>60 kg)	间隔时间(h)
吗啡	1	0.3	15~20	3~4
氢可酮	1~1.5	0.1~0.2	5~10	4~6
羟考酮	1~1.5	0.1~0.2	5~10	4~6
氢吗啡酮	5~7	0.04~0.08	2~4	3~4
美沙酮	1	0.1~0.2	10	6~12

注:药物剂量是估计值。

更可预测的阿片类药物可能是首选[21]。在已知代谢不良或快速的患者和 6 个月以下的婴儿中,应避免使用由 CYP2D6 代谢的其他阿片类药物,如羟考酮、氢可酮和曲马多。尽管除了曲马多外,没有临床证据表明这些药物的疗效或副作用在上述人群中存在差异。不经 CYP2D6 代谢的药物,如吗啡、二氢吗啡酮、美沙酮、芬太尼、丁丙诺啡和羟吗啡酮可能更合适用于上述人群(表 17.5)。正在进行的 CYP 基因分型研究可能会更好地指导将来的处方。静脉和经皮芬太尼也可以适当剂量用于儿童。

此外,可能需要根据其他患者特征调整阿片类药物的剂量,尤其是阻塞性睡眠呼吸暂停(OSA)或睡眠呼吸障碍(SDB),OSA/SDB 患者的阿片类药物剂量应减少约 50%,以避免出现呼吸暂停/低氧事件,尤其要注意扁桃体切除术后的患者[22]。

对于住院患者,某些患者仍需按需给予肠胃外阿片类药物,但自 20 世纪 90 年代初以来,患者自控镇痛(PCA)应用越来越广泛。硬膜外阿片类药物也用于儿科人群。

(一)患者自控镇痛

患者控制的镇痛(patient-controlled analgesia,PCA)可用于 5~6 岁的儿童患者,吗啡是最常用和研究的阿片类药物,而氢吗啡酮(hydromorphone)和芬太尼是最常用的替代品(表 17.6)。与疼痛时给药肌内注射阿片药物相比较,患者自控镇痛法(PCA)对儿童患者镇痛是安全的,可提供更有效的镇痛,患者更满意[23]。在适当的监测下,无论是否持续输注阿片类药物,PCA 均可安全使用[24]。PCA 持续输注阿片类药物似乎可以增加睡眠、镇静作用和阿片类药物总消耗量,但尚未证明这种方法可以可靠地改善疼痛评分[25-27]。

表 17.6 患者自控镇痛参数

吗啡类药物的选择	吗啡	氢吗啡酮	芬太尼
负荷剂量 （给药时间不小于 1～5 分钟）	0.05～0.10 mg/kg	5～10 μg/kg	0.5～2.0 μg/kg
需求剂量	0.01～0.02 mg/kg	2～4 μg/kg	0.2～0.4 μg/kg
锁定时间	5～15 分钟	5～15 分钟	5～15 分钟
1 小时限量（可选）	0.10～0.20 mg/kg	30～40 μg/kg	3～4 μg/kg
连续输入（可选）	0.01～0.02 mg/(kg·h)	2～3 μg/(kg·h)	0.2～0.4 μg/(kg·h)

注：剂量为近似值，阿片类药物和实际参数的选择取决于对个别患者的评估。Adapted from Birmingham PK. Recent advances in acute pain management. Curr Probl Pediatr 1995;25：99 - 112.

（二）家长/护士辅助镇痛

患者自控的镇痛疗法已扩展到允许父母或者护士辅助镇痛（经代理人授权的 PCA 或 PCA - P），在某些情况下，由于患者年龄、生长发育障碍，或者生理缺陷而不愿意或者不能够操作自控镇痛泵的键钮。必须要谨慎使用这项技术，因其消除了 PCA 的一个安全特性，意即理论上患者不太可能自我过量[28]。PCA - P 已安全用于术后镇痛、肿瘤疼痛和其他疾病（如黏膜炎）[29]。尽管不像 PCA - P 那样普遍，家长/护士控制硬膜外镇痛（PCEA - P）通过硬膜外给药辅助镇痛的方式在剂量上可以更为灵活地达到镇痛效果。

（三）持续静脉输液

持续性静脉输注阿片类药物可以单独使用（或与 PCA 联合）以减轻儿科术后疼痛。与给予吗啡的成人相比，新生儿和早产儿的消除半减期更长，血浆清除率更低，而且吗啡的血药浓度有明显的个体差异。在给定剂量下，新生儿和早产儿体内吗啡的血药浓度较高且维持时间较长，大约 6～12 个月时，吗啡及芬太尼的药物代谢近乎接近成人；此后不久，儿童的血浆清除率增加、消除半减期缩短。吗啡持续性静脉输注速率与患者的年龄范围的数据总结见表 17.7。

五、区域镇痛

（一）"单次"骶管注射

一个最广泛使用的儿科区域术后镇痛技术是"单次"骶管注射（sing-shot caudal，SSC）。易于触及的标志物和相对容易的尾部阻滞插入与成人。这种方法被广泛使用的部分原因是与成人相比较，婴儿和儿童的解剖标志易于触及，且骶管阻滞穿刺相对容易。SSC 用于婴幼儿到 8～10 岁的儿童，从腰骶至下胸椎平面的中等程度的术后疼痛。浓度 0.125%～0.25% 的布比卡因是最常用和研究最多的用于 SSC 的局麻药。骶管 0.5～1.5 mL/kg，可分别提供上腰椎到下胸椎的水平的区域镇痛。通常容

TABLE 17.7 Continuous Intravenous Morphine Infusion for Postoperative Analgesia in Infants and Children

Age Range of Subjects (Estimated Gestational Age at Birth)	Infusion (μg/kg/h)	Comments	Number of Subjects
1–18 days (32–40 weeks)	15	Some patients mechanically ventilated	20
1–49 days (35–41 weeks)	6–40	Some patients mechanically ventilated; seizures at 32 and 40 μg/kg/h; recommend rate of 15 μg/kg/h	12
3 months–12 years	14–21	Less total morphine than with time-contingent IM morphine	20
<1–14 years	10–40	Spontaneously ventilating	121
14 months–17 years	10–30	Postoperative cardiac; able to wean from mechanical ventilation	44
1–15 years	20	Superior to IM morphine	20
1–16 years	10–40	Superior to IM morphine	46
3–22 years	20–40	Cerebral palsy patients	55

IM, *Intramuscular.*

Adapted from Birmingham PK, Hall SC. Drug infusions in pediatric anesthesia. In Fragen RF, ed. Drug Infusions in Anesthesiology. 2nd ed. Philadelphia: Lippincott-Raven; 1996:193–224.

表 17.8　儿科硬膜外麻醉用药剂量指南

药物	初始剂量	药剂浓度	药剂上限值
布比卡因	≤2.5～3 mg/kg	0.0625%～0.1%	≤0.4～0.5 mg/(kg·h)
罗哌卡因	≤2.5～3 mg/kg	0.1%～0.2%	≤0.4～0.5 mg/(kg·h)
芬太尼	1～2 μg/kg	2～5 μg/mL	0.5～2 μg/(kg·h)
吗啡	10～30 μg/kg	5～10 μg/mL	1～5 μg/(kg·h)
氢吗啡酮	2～6 μg/kg	2～5 μg/mL	1～2.5 μg/(kg·h)
可乐定	1～2 μg/kg	0.5～1 μg/mL	0.1～0.5 μg/(kg·h)

量上限为 20 mL。布比卡因的最大推荐剂量为 2.5～3.0 mg/kg，婴幼儿早期推荐剂量上限为 1.25 mg/kg。尽管一些作者认为试验剂量可酌情进行，但 0.1 mL/kg（最大 3 mL）的局部麻醉剂和 1∶200 000 肾上腺素（5 μg/kg）的试验剂量可以用来确认针头或导管位置正确。给予试验剂量 60 秒内，如果心电图 T 波振幅增加 25%，心率增加 10 次/分，或者收缩压增加 10%，即被认为是测试阳性。目前仍不清楚，在手术开始时和手术结束时给予局部阻滞麻醉，何者更能延长术后镇痛[30]。

尽管通常单独使用，但布比卡因在硬膜外可以与芬太尼、吗啡、α2 肾上腺素激动剂可乐定或者其他药物联合使用，以延长镇痛时间和（或）镇痛强度。硬膜外使用吗啡后，可在长达 22 小时后出现迟发性呼吸抑制。小于 1 岁的儿童和已经给予肠外阿片类药物的儿童有更大的风险。

（二）持续硬膜外输注

硬膜外局部麻醉药输注（加或不加阿片类药物或 α2 肾上腺素激动剂）已经用于婴幼儿术后镇痛治疗。布比卡因、芬太尼、吗啡和可乐定的单次注射和持续性输入推荐剂量见表 17.8。在新生儿或小于 3～6 个月的婴儿组，通常推荐低剂量持续输注。这是因为在这个年龄群体中，药物与血清蛋白结合率低，因此药物的自由分子增加。正因为这种药动学的差异会导致药物的血浆浓度增加及半减期延长。其他阿片类替代药物，如有激活与拮抗混合效应的药物，可以尽量减少临床副作用。作为一个基本原则，要想达到最佳的镇痛效果，就是要把镇痛导管放在或者接近于需要阻滞的神经节段。在婴幼儿，可将硬膜外导管从尾椎置入至腰椎或者胸椎平面。婴儿和儿童不能或不愿意配合，硬膜外穿刺和置管常规在全麻诱导后进行。患儿全身麻醉下，周围神经

和轴索阻滞的安全性已经得到证实[31]。患者控制的硬膜外镇痛已被成功地应用于年仅 5 岁的儿童[32]。

这些是近似的剂量范围。选择的实际剂量取决于个别患者的评估 3～6 个月以下婴儿局麻药或吗啡类药物的初始剂量和每小时的输注速率都要减量 30%～50%。

（三）周围神经阻滞

周围神经及躯干神经阻滞在儿科术后镇痛方面正扮演着越来越重要的角色[33]，这些主要在超声引导下实施。越来越多使用髂腹股沟/髂腹下、腹直肌鞘、腹横肌平面（transverse abdominus plane，TAP）、头部和颈部，以及上下肢阻滞和置管，为合适的患者提供镇痛。多中心数据库研究已在很大程度上证明了在全身麻醉下，以及更常见的超声引导下实施这些阻滞的安全性[30,34]。

六、总结

儿科的基本宗旨是针对儿科术后疼痛治疗，必须相信儿童不仅只是成人的缩小版。与成人比较，儿童不仅是神经、肾脏和肝脏生理学上的差异会影响小儿药理学，也是儿童及其护理者对疼痛的社会心理解释的差异，以及护理者和医疗专业人员对疼痛程度评估能力的差异。这就需要有一种独特的方法来控制儿童的术后疼痛。这些挑战突出了儿科术后疼痛管理的普遍原则，如强调用非阿片类药物辅助剂和局部麻醉，以尽量减少阿片类药物的使用。术后疼痛管理的其他原则也发生重大变化，一个例子是目前广泛接受的全身麻醉下局部麻醉管理，以最大限度地提高操作的安全性。另一个是在发育障碍的患者中使用代理（护士和父母）进行 PCA 的使用。需要进一步地研究了解哪些成人术后疼痛控制

疗法可以安全有效地应用于儿童。

◆ 要　点 ◆

● 由于解剖学及生理学上的差异,新生儿及4～6个月的婴儿,有必要减低硬膜外局麻药量及阿片类药物的静脉用药剂量。

● 婴儿及儿童不能自我描述或报告疼痛的状况,可以用行为学或者生理学的方法来测评疼痛的强度。

● 阿司匹林不是儿童术后镇痛的常规药物,因其与Reye综合征(一种可能致命的肝性脑病)有关。

● 在全麻诱导后,单次注射或者放置导管的硬膜外阻滞已被广泛应用于婴幼儿的术后镇痛。

● 静脉或硬膜外的自控镇痛方法可以用于5～6岁儿童的术后疼痛。

● 如患儿不能够或不愿意自己控制静脉或硬膜外镇痛泵按钮,可在特定情况下应用护士或家长辅助的镇痛。

参考文献

请于ExpertConsult.com在线访问参考文献。

第 18 章　慢性术后疼痛

Colin J. L. McCartney, MBChB, PhD, FRCA, FCARCSI, FRCPC; Steven Tremblay, BScPT, MD, FRCPC

翻译：阮义峰　审校：王　宁　周华成

在北美每年要做 4 000 万台手术,最保守的估计其中 10%～15% 的手术患者在一年后患上慢性疼痛[1]。实际上,Gan 等[2] 最近在美国进行的一项发病率、患者满意度和术后疼痛的全国性调查显示,有 74% 的患者术后出院后出现中度至重度疼痛。Gan 等[2] 还证明,与十年前的 58% 相比,80% 的被调查人群担心术后疼痛,这说明术后疼痛是一个日益受到关注的问题。这是一种无声的流行病,它正以毁灭性的比例袭向那些病患群体。患者们不仅遭受术后慢性肢体的疼痛而且还遭受由这种灾难随之而来的情感上的伤害。这对整个社会是一种巨大的经济负担,这种经济负担包括生产力的丧失,以及治疗患者疼痛的费用。近年来的研究对问题的严重程度给出了更好的定义,已有一些可能预测慢性术后疼痛发生的因素,以及预防慢性疼痛的方法。此外,将来更好的研究成果将会揭示慢性疼痛产生的遗传学基础,使我们在不同类型的手术前更好地为患者提供咨询,阐明慢性疼痛与不同类型手术的关系,进而针对疼痛做更加有效的治疗,以减少疼痛发病率。在这一章节中,将会讨论慢性术后疼痛 (chronic postsurgical pain, CPSP)问题的范围,以及其形成相关因素、典型表现、遗传因素和可能的预防措施。

一、什么是慢性术后疼痛

没有一个正确的定义,就不可能清楚地阐明问题的实质内容。只有很少的几篇文章运用前后一致的定义来探讨术后慢性疼痛的流行病学。这种缺失导致不同研究中对慢性疼痛的估计存在很大的差异,并减缓了这一领域知识获取的进展。Macrae 和 Crombie 等在最初的关于术后慢性疼痛的文章中指出它的定义应包括[1]：

(1) 疼痛症状确是发生在手术以后；

(2) 疼痛症状必须持续至少两个月；

(3) 其他原因造成的疼痛必须排除在外(如恶性肿瘤复发或感染)；

(4) 假如这种疼痛症状是术前疾病的延续,这种状况必须深入调查并且尽力排除。

这是定义 CPSP 的第一个有价值的尝试,未来的研究将受益于此。在最近的《英国麻醉学杂志》(*BJA*)的社论中,Werner 等[3] 根据最新的数据[4,5] 提出了修订后的标准(表 18.1),该标准更符合国际疼痛研究协会(international association for the study

---

表 18.1　关于持久性术后疼痛的现行和拟议标准

- 当前标准
  - 疼痛应该是在外科手术后产生
  - 疼痛至少持续 2 个月
  - 应该排除造成疼痛的其他原因,如持续恶性肿瘤(癌症手术后)或慢性感染
  - 特别应该探索先前存在的问题导致疼痛持续的可能性,并尝试排除
- 建议的更新标准
  - 手术后发生的疼痛或手术后的疼痛强度加剧
  - 疼痛至少持续 3～6 个月,并且显著影响生活质量
  - 疼痛是术后急性疼痛的延续,或发生于一段无症状期后
  - 疼痛可局限在手术区域,拓展至手术累及神经的支配区域,也可牵涉至皮肤(在深部躯体或内脏组织手术后)
  - 应该排除引起疼痛的其他原因,例如,癌症手术中的感染或持续的恶性肿瘤

表 18.2 不同手术部位术后慢性疼痛的发病率

研究者	手术类型	纳入研究的患者	随访	慢性疼痛发病率
Nikolajsenet 等[6]	截肢	60	1 年	幻肢痛 70%
Richardsonet 等[7]	截肢	52	6 个月	幻肢痛 78.8%
Jensen 等[8]	截肢	58	2 年	幻肢痛 59%
Tasmuthet 等[9]	乳房手术	93	1 年	13%～33%
Nikolajsenet 等[6]	剖腹产	220	1 年	瘢痕痛 12.3%
Aasvanget 等[10]	疝气修补	694	1 年	56.6%
Nikolajsenet 等[11]	髋关节置换术	1 048	12～18 个月期间发病率	12.1%中等至重度疼痛
Borlyet 等[12]	开腹式胆囊摘除术	80	1 年	26%
Meyersonet 等[13]	胸骨切开(开胸手术)	318	1 年	28%
Katzet 等[14]	开胸手术	23	18 个月	52%
Pertunnenet 等[15]	开胸手术	67	1 年	61%
Gotodaet 等[16]	开胸手术	91	1 年	41%

of pain, IASP)的定义。IASP 的定义指出,疼痛必须持续"超过正常愈合时间"。但是,该定义的一个明显问题是某些类型的 CPSP 与术前存在的疼痛状况(如幻肢痛)有关。但是,将来使用一致的 CPSP 定义将极大地帮助准确描述问题的严重程度,从而使我们能够更好地集中精力于最需要关注的领域。

(一)术后慢性疼痛的流行病学

术后慢性疼痛的发病率因手术部位而异(表 18.2),但是绝大多数的报告一致认为术后一年慢性疼痛的发病率至少为 10%。在过去的十年里,一些高质量的综述突出强调了术后慢性疼痛。Crombie、Davies 和 Macrae[1] 报告指出,在英国北部疼痛诊所就诊的 5 000 多个患者的自我问卷调查中,有 22.5%患者表明他们的疼痛由手术造成的。尤其是腹部、肛门、会阴部和性器官的疼痛与手术相关。Perkins 和 Kehlets[17] 回顾了手术后慢性疼痛的证据,发现幻肢痛的发病率是 30%～81%,50%以上的胸科手术患者有慢性开胸后疼痛,全乳房切除后疼痛综合征发病率是 11%～57%,幻乳痛发病率是 13%～24%,乳房术后手臂及肩部疼痛的发病率是 12%～51%。胆囊切除术后慢性疼痛较为常见(3%～56%),腹股沟疝修补术后慢性疼痛的发病率是 11.5%。Joris 等[18] 最近还进行了一项回顾性分析,显示结直肠手术后 CPSP 的发生率可高达 17%。

在过去的 15 年中,尽管在提供急性疼痛控制方法方面有所改进,但手术后慢性疼痛的发生率并没

有显著改善。腹股沟疝修补术[19]、乳房外科手术[20]、胸外科手术[21]和髋关节外科手术[11]的研究表明,非常保守的估计,大约有 10%的患者在进行多种类型的手术后仍会遭受慢性疼痛。如前所述,这一数字严重低于真实发生率,近期的文献也证明了这一点,即真实发生率接近 40%。

(二)术后慢性疼痛相关的因素

我们将可能造成术后慢性疼痛的有关因素列表于 18.3。目前还不清楚是否所有这些因素都与慢性疼痛的发展有因果关系(而不是关联)。这些因素可被划分为术前、术中与术后因素。术前因素包括中度至重度的慢性疼痛、重复多次的手术以及心理因素。术中因素包括在不常使用的手术中心、手术入路(开腹或者腹腔镜),以及术中神经损伤。术后因素包括急性疼痛(中度至重度)、放射治疗以及化疗的神经毒性。

表 18.3 术后慢性疼痛形成的相关因素

术前因素	术中因素	术后因素
中度至重度疼痛持续超过 1 个月	有神经损伤危险的手术入路	中度至重度急性疼痛
重复多次手术	非腹腔镜技术	兼有神经毒性的化疗
心理因素影响	手术在不常使用的手术中心	手术区域放疗

在最近的一项多中心前瞻性观察性试验中,多因素分析发现整形外科手术、术前疼痛和严重疼痛的时间百分比是危险因素[23]。实际上,在这项研究中,作者指出:"剧烈疼痛的时间百分比增加10%与CPSP发生率增加30%相关。"[23]

1. 术前因素

术前疼痛:在很多类型手术中,术前存在疼痛是造成急性或慢性术后疼痛的一个一致性因素。这一点对麻醉医师来说是十分注重的,因为我们经常是对患者实施高质量的术后镇痛治疗的主要倡导者。术前疼痛的存在是造成术后早期急性疼痛发生的危险因素,这种疼痛可在术后几天、几周或几个月发生[24]。严重急性术后疼痛慢性术后疼痛生成更为强化的因素。Kalkman等[19]研究了预测术后严重急性疼痛的术前因素,发现了严重疼痛的独立预测因素,包括术前疼痛、女性、年轻人、手术切口大小和手术类型。Thomas等[20]研究了髋关节和膝关节置换术,以及脊椎减压术的患者,也发现严重术后疼痛的预测因素包括术前疼痛、女性、年轻人。CPSP发生的一个非常一致的因素是术前和术后的剧烈疼痛,或者两者兼有。没有一个诱因能够比疼痛本身更能诱发CPSP。

以下几个因素可以用来解释术前及严重的急性术后疼痛对预测术后慢性疼痛之间有着密切联系的原因[10]:

(1)术前阿片类药物耐受导致术后阿片类镇痛药物的需求低估和用量不足。

(2)术中神经损伤以及相关的中枢神经系统的改变,如中枢敏化和痛觉上扬(wind-up)。

(3)手术区域内痛觉感受器致敏。

(4)损伤的初级传入神经纤维和完整的伤害性Aδ传入纤维的芽生侧支的术后异位电活动,此种这种芽生侧支与受损的传入纤维供应的区域相邻。

(5)手术引起的中枢敏化,并在愈合过程中由手术部位进一步输入维持。

(6)正常抑制性控制系统伤害性传入信号减少引起的中枢神经系统(可塑性)结构变化,从而导致疼痛中枢敏化及疼痛记忆形成。

(7)迄今为止,尚未确定的疼痛基因可能会增加发生严重急性和慢性术后疼痛的风险。

(8)心理上和情感上的因素,如情感麻木和灾难化。

(9)社会与环境的因素,如受到家属或社会的关切照顾。

(10)随时间变化的反应偏倚——有些人群总会倾向于报告比其他人更多的疼痛感觉。

(11)文献发表偏倚,即术前和术后疼痛之间存在显著关系的研究结果被发表,而阴性结果被拒绝且未被发表。

2. 心理社会因素与CPSP

一些慢性术后疼痛的心理预测指标已被确定,包括术前焦虑[25]、内向型性格、灾难化认知缺乏、社会支持、截肢一周内的社会支持与关怀反应、在6个月和9个月情感麻木评分较高[265]、手术恐惧,以及心理脆弱性[27]。为了进一步支持这一观点,Pinto等[28]在对子宫切除术后疼痛的前瞻性研究中证实,术前和术后焦虑,灾难性疼痛和情绪疾病在CPSP中具有预测作用。疼痛的灾难化与不现实的信念有关,即当前的状况将导致可能出现的最严重的痛苦。Lewis等[29]在他们的系统评价和荟萃分析中证明,即使术前疼痛是导致患者CPSP的主要因素,疼痛灾难化和精神疾病的存在也是全膝关节置换术后持续性疼痛的重要预测指标。在疼痛文献中一致地发现,没有灾难化的慢性疼痛患者的术后生活要比有灾难化的慢性疼痛患者的术后生活好。但在预测有CPSP风险的患者时发现相反的结果,这有点自相矛盾,可能是收集数据的方法的一种假象[30]。

此外,值得一提的是患者的配偶,或是患者情感生活的重要的人无意中过于热情的关爱强化了患者对疼痛的消极态度,致使疼痛发生频率增加。举例来说,配偶出于关爱,当患者需要鼓励多做床下活动时,却让患者休息不活动,这就强化了患者面对疼痛的消极态度。结果这种过于殷勤的关爱实际上增加了疼痛的症状,进而增加了由疼痛所致的残疾的可能性。想要进一步了解这个问题可以查看由Katz和Seltzer发表的文章[24]。

3. 术中因素

有3个主要的手术因素会影响到术后慢性疼痛的发病率。

(1)外科医师的经验。外科医师的经验会影响术后的发病率。Tasmuth等[9]研究了乳腺癌手术后的患者,发现患者在低手术量的手术机构接受手术后产生的术后慢性疼痛的发病率比高手术量机构要高。然而,其他研究却得出了模棱两可的结果。

Courtney 等[31]的研究结果显示外科医师的级别与疝气修补术后的重度疼痛之间没有相关性。

（2）避免术中神经损伤。许多基础科学研究已成功地证明动物在被实施神经损伤之后的行为表现与神经性疼痛患者的症状相似。由此看来，在手术中尽量减少患者神经损伤完全是有道理的。许多CPSP综合征发生在重要神经结构周围的手术后，例如，腹股沟疝修补术后的疼痛（与髂腹股沟和髂腹下神经有关）、腋窝淋巴结清扫术（与肋间臂神经有关），以及开胸术后疼痛（与肋间神经有关）。当神经损伤以后，它会发出一个持久的、高频率的突发电活动[32,33]。这种电活动传至中枢神经系统，随后广泛地激发神经元突触后 NMDA 受体兴奋，导致对抑制性中间神经元的兴奋性破坏[30]，使痛觉通道去抑制化，最终增加术后疼痛。避免术中神经损伤是一项有效的预防术后疼痛的措施，应尽可能地实施。

（3）尽可能使用微创外科技术。尽管手术的大小与CPSP的发病率并无相应关系，但是手术的种类，以及手术方法会影响CPSP。Wallace 及其同事研究了不同类型乳房手术术后慢性疼痛的发病率，他们发现全乳房切除术后的慢性疼痛发病率（53%）远高于乳房缩小手术（22%）[34]。多项研究表明，与开腹手术相比，使用腹腔镜技术行腹股沟疝修补术明显减少了CPSP发病率[10,35]。在开放性疝修补术中，使用轻型网片似乎与减少CPSP有关[36]，而且不会增加术后并发症。不幸的是，Garcia-Torado 等[37]在其研究文献中集中讨论了在开胸手术中预防CPSP的最适当手术方法，这些研究表明，在开胸手术后疼痛的预防方面，几乎没有科学证据。进一步的研究察外科技术和预防CPSP将有助于指导患者治疗。

4. 遗传因素

疼痛遗传学的研究目前还处于摇篮时代，当前还没有研究报告提供易患慢性术后疼痛的基因学数据。只有屈指可数文献报道可识别的人类基因多态性与慢性疼痛有关，包括儿茶酚-O-甲基转移酶（encoding catechol-O-methyl transferase, COMT）和5-羟色胺转运的基因编码（5-HTTLPR），它们与以下一系疾病有显著关系，如偏头痛的严重程度[38]、灼口综合征[39]、肠易激综合征和纤维肌痛。外阴痛患者中的 IL-1 受体拮抗剂编码（encoding receptor agonist, IL1RN）和黑皮质素-1受体的编码（encoding the melanocortin-1 receptor, MC1R）、

Crohn 病患者中的 IL23R，以及 GCH1（GTP 环水解酶1编码，是一种四氢生物蝶呤催化酶和 BH4 的催化酶，BH4 是儿茶酚胺、血清素和一氧化氮产生的必要辅助因子），这些因子与椎间盘切除术后持续性神经根痛有关。最近的研究，包括系统评价[40]研究阿片类受体的基因编码（OPRM1），试图探索OPRM1 与阿片类药物的敏感性、副作用和疼痛程度之间的关系。仅有 7% 的患者具有基因变异，因此作者结论认为临床上仅有很少的变异可以用药理基因学解释。Montes 等[41]对腹股沟疝修补术、子宫切除术和开胸术患者的多中心队列研究中证实，遗传因素知识的不确定性需要我们继续依靠临床因素来确定CPSP的可能性。尽管目前有证据显示其他基因与慢性疼痛之间存在联系，但以任何方式将基因分型的信息纳入预测慢性疼痛患者能力的计划为时过早。Clarke 等[43]在最近的一篇评论文章中声称，分析患者的 DNA 序列、血液和唾液中不同的疼痛生物标志物，以及他们对药物的镇痛反应，将有助于我们更好地了解CPSP的病理生理，并帮助开发预测算法，以帮助患者甚至在手术前确定罹患CPSP的可能性。他们继续指出，CPSP可能受遗传决定因素的影响为50%。这些知识将使我们能够开发以个性化机制为基础的疼痛治疗方案[43]。遗传因素与术后慢性疼痛的关系的研究具有广阔的前景，然而在其用于临床实践之前需要做大量的工作。

二、术后慢性疼痛的预防

在最近对全膝关节置换术后 CPSP 预测和治疗的随机试验的系统综述中，Beswick 等[44]强调了我们仍然缺乏证据表明有预测和管理该患者人群慢性手术后疼痛的能力。鉴于 10%～34% 的患者会经历慢性手术后疼痛，我们必须考虑为该人群和其他患者人群开发循证护理。我们知道的与慢性术后疼痛产生有关的因素中，有一些在围手术期是由麻醉医师和外科医师直接控制的。一些研究表明，术后严重的急性疼痛与慢性疼痛的发生率增加有关。在一项具有里程碑意义的研究中，Katz 等[14]追踪测评了患者侧位开胸手术后 18 个月，发现 52% 的患者报告有慢性疼痛。在众多因素中，早期严重的术后疼痛是唯一可以预示长期术后疼痛发生的因素。在一项对接受择期手术的创伤患者的研究中，术后第 4 天急性疼痛加剧与术后慢性疼痛相关[45]。Iohom

等[46]最近关于乳腺癌手术的患者多模式疼痛治疗的研究中，证实了严重的术后疼痛与随后的 CPSP 之间的关系。

严重的急性疼痛和随后的慢性疼痛之间的关系更令人担忧，因为这意味着很多的患者将会受到中度至严重程度的术后疼痛的折磨[47]。力图充分地预防与治疗严重的急性疼痛可以减少术后慢性疼痛的发生率。Puolakka 等[48]对膝关节置换术后的疼痛进行了研究，并证明如果患者在术后第一周有中度或者严重疼痛，与同期轻度疼痛患者相比，进展为慢性疼痛的风险高达 10 倍。此外，此外，避免术中神经损伤的能力和微创手术技术似乎都减少了发生 CPSP 的机会。

（一）预防性镇痛

如果说术后严重的急性疼痛可以诱发术后慢性疼痛，那么预防术后急性疼痛将会有助于减少 CPSP 的发生率。在麻醉及急性镇痛领域，发生疼痛后再实施镇痛的治疗方式慢慢地已被预防性镇痛方式所取代。尽管这一措施的主要目的是用来减轻急性疼痛，但减少向慢性疼痛转变的次要目标也是一个重要的动机。Crile[49]最初提出了手术造成中枢痛觉激活会加剧急性术后疼痛的构想，这个构想后来被 Wall[50]所倡导，并且他还提出了预防性的术前镇痛能够阻止手术造成的中枢敏化，从而减轻术后急性疼痛的强度。随后他试图验证"超前镇痛"这一概念受到一个过于热心的尝试定义限制，该定义试图证明切口前的干预优于切口后的相同干预[51]。这个定义是错误的，因为手术创伤造成的痛觉敏化贯穿于整个手术中及手术后若干小时甚至几天。根据这个定义，随后的荟萃分析[52]显示超前镇痛没有任何益处，也就不足为奇了。最近，一个更具临床意义的专用术语——"预防性镇痛"已经产生了[53]。预防性镇痛就是在术前和术后数小时或数天内，用各种不同的镇痛药物作用于不同位点（多模式镇痛）阻断伤害性传入信号。成功的预防性镇痛可在数小时、数天或数周内减轻或消除术后疼痛症，这种镇痛疗效持续的时间远远超过了原先传统镇痛疗法[54]。一些研究已经检验了包括预防性镇痛在内的最佳镇痛方法，并证明了这些方法的益处，以下各节将根据干预的类型对其进行描述。

（二）局部麻醉技术

多项大型研究结果显示硬膜外镇痛为早期围手术期间急性疼痛的治疗起了重要的镇痛作用，尤其是对于腹部和胸部大手术[36]。但是在防止急性术后疼痛转变为慢性术后疼痛方面显得不太有效，几个研究的结果不一。Andreae 等[55]在他们的系统回顾和荟萃分析中，汇总了 23 个 RCT 的数据，并强烈支持硬膜外镇痛和椎旁阻滞用于开胸和乳房切除术患者的疼痛控制。每 4 或 5 位患者中就有 1 位预防了慢性术后疼痛（CPSP）。Lavand' homme 等[56]比较了在 4 组腹部大手术患者中硬膜外或静脉使用局麻药、阿片类药物或可乐定的镇痛情况。所有患者都在手术切皮之前接受氯安酮的单次注射及低剂量点滴并贯穿整个手术。单纯静脉用药组在静息与运动状态下的疼痛评分都高于其他对照组。与硬膜外组的患者相比，在单纯静脉用药组患者的术后慢性疼痛的发病率显著升高，在术后 6 个月是 48%，12 个月是 28%。

Gottschalk 等[57]观察了根治性前列腺切除术后患者，随机分为硬膜外布比卡因和芬太尼组与硬膜外生理盐水组，然后给予患者自控的硬膜外术后镇痛。在住院期间，两组患者都在手术切皮之前开始镇痛治疗，两组患者的术后急性疼痛发生率都明显减低，术后慢性疼痛发病率在 9.5 周（尽管没用 3.5～5.5 周为参数）也显著减小。

Obata 等就开胸患者进行分组比较[58]，两组分别为手术切皮前接受硬膜外甲哌卡因组和手术结束后立即接受硬膜外甲哌卡因组。在术后 3～6 个月进行评估，发现患者在手术切皮前接受硬膜外甲哌卡因治疗的术后疼痛率明显降低。Sentürk 等[59]在开胸的患者中对硬膜外镇痛与静脉给药镇痛进行对照，发现硬膜外给药组患者的术后慢性疼痛发病率及疼痛程度大幅度减低。但是，Ochroch 等[60]将患者随机分组，硬膜外布比卡因组和硬膜外芬太尼组，无论是在手术切皮前给药或关胸之后给药，两组之间在术后 48 周比较慢性疼痛无任何差异。

硬膜外镇痛用来防止慢性幻肢痛的效果较差。尽管早期认为硬膜外镇痛对防止截肢后疼痛有益，但 Nikolajsen 等[6]通过一项更精确的研究未能发现其益处。尽管周围神经阻滞能够明显减轻急性术后疼痛，迄今为止，单独使用周围神经阻滞来降低术后慢性疼痛发病率的效果仍然令人失望。McCartney 等[61]随机将 100 名做上肢手术的门诊患者随机分为腋窝阻滞组和全身麻醉组，尽管围手术期结果显著改善，但是术后 2 周的疼痛发病率相同。然而，Iohom 等[46]在乳腺癌患者中比较了多模式镇痛疗法，包括椎旁置管和静脉给予环氧合酶 2（COX2）抑制剂（帕瑞昔布），随后口服塞来昔布；与传统治疗法（术后双氯芬酸）的效果相比，发现置入椎旁神经阻滞导管组的患者术后急性疼痛明显减少，并且慢性疼痛的发病率在术后 2～3 个月时是 0%，而传统治疗组是 85%。

Richebé 等[62]在最近的评论中指出，临床研究表明，使用区域麻醉可以减少术中使用阿片类药物、急性痛觉过敏以及手术后出现慢性疼痛的风险[56,63,64]。他们对一项研究发表了评论，这项研究观察了坐骨神经阻滞的使用，以及手术后持续性中枢性疼痛敏化的进展[63]。在这项研究中，动物在手术前接受了坐骨神经阻滞，然后对动物进行下肢手术，连续输注局部麻醉药，结果降低了中枢敏化。一个新的实验包括全身麻醉过程中术中使用芬太尼，芬太尼抵消了坐骨神经阻滞带来的中枢敏化减少的好处。该模型支持阿片类药物增强中枢性疼痛敏感性的假设[62]。因此，周围神经阻滞可通过减少术中阿片类药物的使用来帮助预防中枢性痛觉敏化。

（三）NMDA 受体拮抗剂

NMDA 受体在急性超敏疼痛及慢性术后疼痛的生成方面扮演一个重要的角色。多项研究证明 NMDA 受体拮抗剂有益于防治术后疼痛。McCartney 等[54]在这个领域做了系统综述，确认氯安酮和右美沙芬均能够在临床作用时间（5 个半减期）之外提供镇痛作用。长时程镇痛的益处存在争议。Katz 等[65]观察了全身麻醉下行根治性前列腺切除术的男患，术前或手术切皮后静脉用芬太尼和低剂量氯安酮的短期和长期的功效，其对照组是术后疼痛的标准治疗静脉给予芬太尼。尽管术后第 3 天在术前用药组中每小时芬太尼所需剂量减少了，但是两组患者疼痛评分没有区别。遗憾的是，两组患者术后 2 周～6 个月期间，疼痛症状没有区别。Schley 等[66]将两组单侧上肢截肢患者进行对照[45]，一组是仅有连续性的臂丛阻滞，另一组是臂丛阻滞加上术后每日接受 NMDA 拮抗剂美金刚治疗。除改善了急性疼痛控制外，美金刚组术后 4 周～6 个月中（但不是 12 个月）慢性幻肢痛显著减少。Remerand 等[67]研究了全麻下全髋关节置换术后患

者疼痛的问题，随机分为两组患者，一组接受术前单剂量注射氯安酮然后 24 h 氯安酮静脉连续点滴，另一组做对照。术后第 30 天时，氯安酮组对双拐或步行架的需求减少。到了术后 30～180 天时，氯安酮组的患者手术侧髋关节静息时呈严重疼痛的人数明显减少（$P = 0.008$）。然而 Sen 等[68]也比较了氯胺酮、加巴喷丁和安慰剂对子宫切除术患者的影响，发现在氯安酮和加吧喷丁两组中，尽管阿片类药物的消耗量减少，但随访发现仅加巴喷丁组切口痛的发生率在 1、3 和 6 个月减低。Cochrane 研究小组在对预防成人手术后慢性疼痛的药物治疗的综述中，发现了 40 多种不同药物治疗的 RCT，包括静脉和口服氯胺酮，口服加巴喷丁/普瑞巴林、阿米替林、非甾体抗炎药（NSAID），静注类固醇、芬太尼、利多卡因和吸入一氧化二氮[69]。荟萃分析显示，氯胺酮治疗后，术后慢性疼痛的发生率在统计学上显著降低（图 18.1），但加巴喷丁、普瑞巴林、NSAID、类固醇、芬太尼、利多卡因或美西律都没有这样的功效。

（四）加巴喷丁和普瑞巴林

加巴喷丁和普瑞巴林均与钙通道 α2δ 单位结合，这是一个多模式镇痛的有效成分，可以减少阿片类药的用量及减少急性术后疼痛。加巴喷丁可以增加海马神经元的抑制电流[3]。多项研究也探讨了它们对慢性术后疼痛的作用。Fassoulaki 等[70]将 50 名接受乳腺癌手术的患者随机分为多模式镇痛组（包括使用加巴喷丁）或安慰剂对照组。术后 3 个月（而不是 6 个月），多模式镇痛的患者腋部疼痛（4% vs. 45%）、手臂疼痛（23% vs. 59%）的发生率，以及镇痛剂的使用量（0% vs. 23%）较对照组均明显降低。

Brogly 等[71]随机将 50 例全麻下甲状腺摘除患者分组研究，比较术后加巴喷丁 1 200 mg 与安慰剂的功效。所有患者在诱导后都接受了双侧颈丛浅神经阻滞。尽管在术后急性疼痛上无明显区别（效果可能被颈丛浅神经阻滞掩盖），但加巴喷丁组术后 6 个月神经性疼痛发病率明显减低（4.3% vs. 29.2%）。

Buvanendran 等[72]研究了全膝关节置换术前和术后持续 14 天的围手术期口服普瑞巴林的效果。口服普瑞巴林患者在术后的急性疼痛及 3～6 个月期间的神经痛均减少。然而，Fassoulaki 等[73]的一项早期随机研究中把乳房切除术患者分三组，加巴

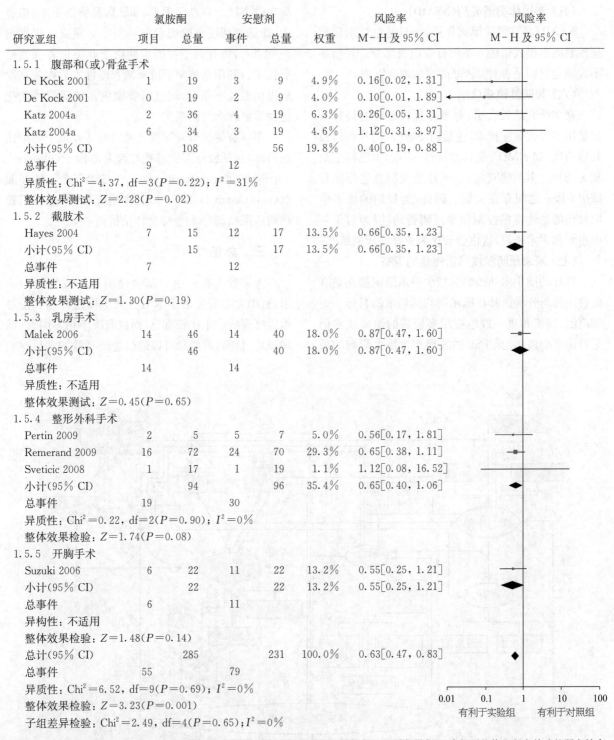

图 18.1　比较森林图：I,氯胺酮与安慰剂比较;结果,术后 6 个月时疼痛发生率为 1.5(所有研究)。当把平均值和所有单独的研究结合在一起时,菱形图代表的是点估计和置信区间

喷丁组、美西律组和安慰剂组,结果发现各组急性疼痛控制良好,但在术后 3 个月时三个组无显著差别。尽管如此,Humble 等[74]对围手术期干预减少截肢、乳房切除术和开胸手术相关的急性、慢性疼痛的证据进行了系统的回顾,证明恰当使用加巴喷丁类药物、抗抑郁药、局部麻醉药对术中和术后疼痛进行控制,以及区域麻醉可能会减轻急性和慢性疼痛的严重程度。

（五）非甾体类消炎药（NSAID）

NSAID 具有强效镇痛作用，而且是急性术后疼痛控制的多模式镇痛方案的有效组成部分。目前还不太确定它们是否对 CPSP 的发病率有影响。

（六）预防性镇痛总结

众多研究结果表明，对患者急性镇痛的最好方法是用多模式镇痛技术，包括局部麻醉、阿片类以及其他药物，如 NMDA 受体拮抗剂和（或）加巴喷丁及相关药物。多项研究显示，更好地控制急性疼痛和减少 CPSP 之间存在关联。因此，为我们的患者争取最佳的急性疼痛控制似乎是明智的，因为对于一些患者和手术来说，这也会转化为更好的长期结果。

（七）未来预防慢性术后疼痛的策略

良好的围手术期镇痛和减少手术组织损伤是麻醉科医师与外科医师在围术期共同追求的目标。更加广泛、持续和更一致地应用多模式的镇痛技术仍是目前麻醉医师对 CPSP 的发展产生重大影响的最

简单的方法。在高危手术（如乳房及胸部手术）患者中，筛选心理性危险因素的预测十分重要。识别出高危患者，将有利于在围术期给予此类患者强效镇痛技术。利用遗传学手段来筛查慢性术后疼痛高发病患仍然是不明确，而且需要做更多的研究才能把这种镇痛理念付诸现实。

多项有趣的研究工程已经启动并着重于新型镇痛目标，包括胶质细胞源性神经营养因子（glial-cell-line-derived neurotrophic factor，GDNF）[75]，神经激肽（neurokinin 1，NK-1）受体拮抗剂[76]，电压门控钠通道阻断剂[77]和嘌呤受体拮抗剂[78]。

三、总结

大多数人在一生中都会经历这样或那样的手术，有很大部分患者手术后会产生慢性疼痛。慢性术后疼痛的产生比较常见，而且取决于很多因素（图18.2）。目前，麻醉师可以通过提供有效的术后疼痛

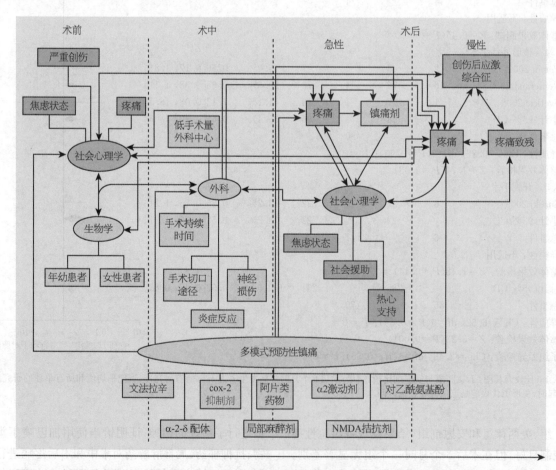

图18.2 术后慢性疼痛的示意图显示了术前、术中和术后的相关因素。（引自 Katz J，Seltzer Z：Transition from acute to chronic postsurgical pain：risk factors and protective factors. Expert Rev Neurother 9：723-744,2009.）

治疗来发挥作用,包括至少两种形式的多模式镇痛,这种镇痛最好在手术切口前开始。其他的因素,包括避免术中神经损伤及使用微创技术,都可以减少慢性术后疼痛的产生。患者心理及遗传因素是难以控制,但对此类因素的进一步探索将有助于对慢性术后疼痛危险因素的评估,并采用积极和(或)新颖的治疗方法预防和治疗术后慢性疼痛。

◆ 要 点 ◆

● 术后慢性疼痛是常见病。

● 危险因素包括术前原有的疼痛,心理社会因素、年龄、性别及遗传易感性。

● 慢性术后疼痛可以用以下诸手段预防,包括精良的外科手术(术中避免神经损伤及运用微创技术),以及从术前启动积极的多模式强效镇痛。

● 未来的策略包括在所有的手术患者中更一致地使用多模式镇痛,并运用心理及遗传学手段筛查高危患者。

参考文献

请于 ExpertConsult.com 在线访问参考文献。

第四篇
慢性疼痛综合征

SECTION IV

CHRONIC PAIN SYNDROMES

第 19 章 偏头痛和三叉自主神经性头痛

Jack M. Rozental，MD，PhD，MBA

翻译：宋　阳　审校：周华成

一、偏头痛

（一）流行病学

偏头痛是一种非常常见的良性头痛综合征，有时被称为血管性头痛。大约 2/3 的偏头痛发生于女性。北美流行病学调查显示 12%～17.6% 的女性，4%～6% 的男性罹患偏头痛。青春期前，偏头痛在男女中患病率相同；青春期或青春期后女性发病率明显增加。在女性中，40 岁之前患病率上升，40 岁之后下降，至更年期迅速下降。在患有严重偏头痛的患者中，大约有 25% 的患者每月发作 4 次或更多。超过 80% 的严重偏头痛患者出现头痛相关活动障碍，导致其工作效率下降甚至不能工作。在美国每年因偏头痛发作引起的生产损失超过 200 亿美元。虽然偏头痛的病因尚未清楚，但是一级亲属中有偏头痛患者的个体患偏头痛的风险较一般人群高 50%。然而，遗传因素在所有偏头痛中占比不超过 50%[1-4]。

（二）病理生理学

头部引起疼痛的组织结构包括：静脉窦、脑膜和大脑动脉、基底脑膜，肌肉，皮肤以及第 V、IX、X 脑神经。源于三叉神经节的无髓鞘神经纤维丛（即第 V 脑神经），它支配脑和脑膜动脉、静脉窦以及硬脑膜，该神经丛被称为三叉神经血管系统。起源于 L1～L3 背根神经节的类似神经纤维丛支配位于颅后窝内的相应结构。三叉神经血管系统的神经元内含有：P 物质，它是初级感觉神经元的主要伤害性神经递质之一；降钙素基因相关肽（calcitonin gene-related peptide，CGRP），它可以引发血管扩张，静脉

注射于敏感个体时可以诱发头痛；神经激肽 A，它在结构和功能上与 P 物质类似。当三叉神经节受到刺激后可以逆向激活三叉神经血管系统，进而释放神经递质到它们支配的血管周围，引发血管扩张、血浆外渗或所谓的无菌性神经源性炎症。渗出的血浆蛋白刺激三叉神经末梢，使得伤害性信号顺向传递至三叉神经节。这种无菌性神经源性炎症将最终导致颅内和颅周的疼痛。神经源性炎症可以被 5 - HT$_{1D}$ 和 5 - HT$_{1B}$ 亚型受体的激动剂所阻断，目前用来终止急性偏头痛发作的主要药物就是 5 - HT$_{1D/1B}$ 受体激动剂。这些受体激动剂可以通过抑制三叉神经末梢和对血管的作用来减轻神经源性炎症，其血管收缩作用可能与镇痛作用有关。这类受体激动剂包括：麦角碱类如麦角胺、双氢麦角碱（dihydroergotamine，DHE）和曲谱坦类（舒马曲谱坦等）。通过相似机制，刺激头部的疼痛相关组织可以激活三叉神经脊束核尾侧亚核和上颈髓背角内的神经元[5-7]。

因此，刺激三叉神经节，通过逆向释放神经递质导致颅内和颅外血流增加。刺激中缝背核（中脑内的一种血清素能核）也可以增加颅内血流。蓝斑核是中枢去甲肾上腺素的主要来源，刺激蓝斑核却可以引起颅内血流减少。

脊髓和脑干内的中间神经元是疼痛下行调控系统的一部分，以脑啡肽和 γ - 氨基丁酸（γ-aminobutyric acid，GABA）作为神经递质。中脑中缝区域内的血清素上行通路通过三叉神经丘脑束将疼痛刺激传递至丘脑腹后内侧核（ventroposteromedial，VPM）。内源性疼痛下行调控系统起源于中脑导水管周围灰质，它的主要中继结构之一是延髓中缝核。

通过这些中继结构,疼痛下行调控系统与三叉神经脊束核,以及1到3颈髓的背角相联系。刺激中脑导水管周围灰质可产生头痛。这个疼痛调节系统中的主要神经递质包括去甲肾上腺素、血清素和脑啡肽[5,6]。

在有先兆偏头痛患者中,其大脑皮质,特别是枕叶皮质是过度兴奋的。引起这种过度兴奋的原因仍不明了,可能与细胞内镁离子浓度降低,脑内线粒体功能障碍或钙通道异常有关。偏头痛先兆开始表现为皮质神经元兴奋波,伴血流增多,后表现为以2～6 mm/min(与先兆发展速度类似)的速度传递的皮质扩散性抑制波和血流降低。血流降低阶段,血流量仍高于缺血阈值。不论是神经元扩散性兴奋/血流增多区域,或是扩散性抑制/血流减少区域,均与脑血管支配区域不相一致。所以偏头痛伴随的脑血流变化是由神经而不是血管本身产生的[8]。三叉神经血管系统可能由来自被激活皮质的多突触通路或是直接通过与先兆相同机制被激活[5]。先兆通常先于头痛发生,有时伴随头痛一起出现。皮质神经扩散性抑制和血流减少也可以出现在无先兆偏头痛中。

越来越多的证据表明多巴胺在偏头痛及其相关综合征的病理生理机制中起着重要作用[9]。多巴胺受体的超敏反应可能是导致恶心、呕吐、低血压以及头晕的原因,这些症状经常伴随偏头痛发作,有时也可以表现为偏头痛发作时的主要特征。应用小剂量多巴胺或是多巴胺受体激动剂可以引起这些反应,尤其在偏头痛患者中。止吐药大多为多巴胺受体阻滞剂(特别是阻滞D2受体),对于治疗这些反应通常是有效的,有时治疗偏头痛发作也有效。

(三)诊断

偏头痛的诊断需结合临床病史和神经系统检查(表19.1)。典型的偏头痛表现为反复发作的中度至重度头痛,持续2～72小时,有搏动感,日常体力活动可加重头痛,伴有恶心、呕吐、畏光、畏声或畏嗅。偏头痛的主要亚型包括有先兆偏头痛和无先兆偏头痛。最常见的偏头痛先兆是视觉先兆,例如,亮点、暗点、管状视野或锯齿线(城垛样光谱)。其他常见先兆包括单个肢体或偏侧肢体的麻木或感觉异常。先兆之后(或伴随先兆)出现的是渐强的头痛,经常为偏侧或眼球后头痛,可能表现为带有冲击感,搏动性,压迫感,爆炸感,针刺感或是钳夹感的疼

表19.1 国际头痛协会偏头痛的诊断标准

无先兆偏头痛

至少有5次头痛发作
如果未治疗,头痛持续4～72小时
具有以下特征,至少2项,但没有无力症状:
  单侧性
  搏动性
  中到重度头痛
  日常活动可以加重头痛
具有以下特征,至少1项:
  畏声
  畏光
  恶心
  呕吐

有先兆偏头痛

至少有2次头痛发作,并且也符合无先兆偏头痛的特点
头痛通常在先兆后出现,但也可以伴随先兆出现,如果不治疗,头痛持续4～72小时
先兆具有以下可逆性症状(持续4～60分钟)中至少1项,但没有无力症状:
  阳性或阴性视觉症状,如闪光、暗点、视力模糊、锯齿线,同向偏盲
  阳性或阴性感觉症状,如刺痛或麻木

基底型偏头痛

至少有2次偏头痛发作,并且伴有可逆性、定位于脑干或双侧大脑半球的先兆,但没有无力症状。
症状包括:
  构音障碍
  头晕或眩晕
  双侧视觉症状,包括暂时失明
  复视
  眼球震颤
  共济失调
  意识水平下降
  双侧感觉异常
  耳鸣伴或不伴听力下降

不伴有头痛的先兆

至少有2次不伴有头痛的典型先兆症状,且在1小时内消退,如视觉、感觉或语言障碍,不伴有无力症状

偏瘫型偏头痛

至少有2次偏头痛发作,伴有可逆性运动无力先兆,持续1小时至数日
且具有以下1项:
  阳性或阴性视觉症状
  阳性或阴性感觉症状
  语言障碍或构音障碍
常伴有典型基底型偏头痛的症状
如果有至少1个一级或二级亲属有偏头痛先兆,包括运动无力,即为与神经元钙通道基因突变相关的家族性偏瘫型偏头痛
如果没有一级或二级亲属有偏头痛先兆,包括运动无力,即为散发性偏瘫型偏头痛

注:引自 Headache Classifcation Committee of the International Headache Society（IHS）．The International Classifcation of Headache Disorders，3rd edition．Cephalalgia 2013；33：629－808．

痛[10]。偏头痛先兆，特别是视觉先兆，偶尔可以不伴疼痛而单独出现，这被称为偏头痛等位发作。典型的头痛阶段持续 30 分钟至 1 天。头痛偶尔难以控制则可以持续 1 周甚至更长时间，被称为偏头痛持续状态。偏头痛患者患脑卒中的风险似乎较普通人群有轻微升高，特别是女性有先兆偏头痛患者。而偏头痛患者中合并脑卒中的绝对人数仍然很低，从流行病学角度看，年龄超过 40 岁或 50 岁的女性患者患脑卒中的风险较高[11-14]。

先兆起源于脑干或是双侧大脑半球的偏头痛称为基底型偏头痛[15]。典型基底型偏头痛的先兆可以表现为双侧视野缺失或失明。伴随先兆或独立出现的症状可能有眩晕、构音障碍、复视、耳鸣、步态不稳、意识减退、双侧感觉异常或主观的运动症状（不伴有客观的运动减弱）；有时会有明显的恶心、呕吐。有些患者可能有一些其他的先兆症状，如吞咽困难，它可能类似于短暂性脑缺血发作（transient ischemic attack, TIA）或脑卒中样的表现，或是预示一个不断进展的严重神经系统病变。

有些患者会出现严重的头痛，有时被描述成有爆炸感，并且与劳动相关，称为劳力型偏头痛。劳力型偏头痛可以被重体力活动诱发，如高强度工作或运动、举重物或是性行为（后者在男性患者中更常见）[16]。另外，伴有眼肌麻痹（通常累及动眼神经，包括瞳孔扩大）的重度眼部头痛不再被称为"眼肌麻痹型偏头痛"。眼肌麻痹可以持续数小时至数月，现在被认为是炎症性神经炎或是 Tolosa-Hunt 综合征[10]（即痛性眼肌麻痹）。痛性眼肌麻痹的表现多样，需要仔细评估[17]。

结合典型的病史和合理的临床判断，偏头痛即可被诊断。偶尔，临床医师需谨慎的排除可能引发头痛的其他病因，如果不加以诊断和治疗，这些病因可能导致不良后果。一些可引发头痛的其他病因包括伴或不伴有蛛网膜下腔出血的颅内动脉瘤、伴或不伴有出血的血管畸形、静脉血栓形成、中枢神经系统感染、占位性病变、颅内压增高、血管夹层和动脉炎等[10,17,18]。

（四）治疗

偏头痛的治疗分为发作期治疗（在头痛出现后治疗）或预防用药（每日给药以减少偏头痛发作频率或降低头痛程度）。

1. 急性偏头痛（顿挫疗法）

以下药物对急性偏头痛发作有效（顿挫疗法）。

（1）曲谱坦类药物[19]［舒马曲坦（商品名：imitrex）、利扎曲坦（商品名：maxalt）、左米曲坦（商品名：zomig）、夫罗曲坦（商品名：frova）、依来曲坦（商品名：relpax）、那拉曲坦（商品名：amerge）等］是 5 - $HT_{1D/1B}$ 受体激动剂。这些药物有各种各样的剂型，例如，舒马曲坦可以放在自动注射器里、做成片剂、做成鼻喷雾剂，截至今年又有了鼻喷粉末剂型；利扎曲坦和佐米曲坦可以做成片剂或口腔崩解片；佐米曲坦还可以做成鼻喷雾剂。总的来说，注射剂起效更快，其次是鼻喷雾剂、口腔崩解片以及需要吞咽的片剂。这些不同的药物剂型可以适应不同患者的需求。伴有明显恶心和呕吐的偏头痛患者，或是需要及时恢复工作的偏头痛患者可能更喜欢注射给药或是鼻喷雾剂。口腔崩解片同样适用于伴有明显恶心和呕吐的偏头痛患者。大约 60%～80% 的患者使用首剂曲谱坦类药物后头痛可显著缓解，但是大约三分之一的患者头痛缓解后会再次发作。2～24 小时后再次使用同样曲谱坦类药物可以显著缓解头痛。曲普坦类第 2 次使用后的 24 小时内不能再使用该类药物。曲谱坦类药物不能与其他具有血管收缩作用的药物（如其他曲谱坦类药物、麦角胺、二氢麦角胺、或甲异丙烯胺）在 24 小时内叠加使用。停止使用单胺氧化酶抑制剂后 2 周内不宜使用曲谱坦类药物。曲谱坦类药物不宜应用于患有缺血性心脏病患者，其他心脏疾病或未控制的高血压病患者。应避免给伴有复杂先兆，如语言障碍或意识模糊患者，以及基底型偏头痛患者使用曲谱坦类药物。曲谱坦类药物的主要副作用包括胸部压迫感、潮红、刺痛、头晕，以及躁动不安。这些症状通常会在 1 小时内缓解。怀孕期间应避免使用血管收缩药物，尽管几项基于人群的大型研究未能确定在怀孕期间使用曲普坦类药物（主要是舒马曲普坦或那拉普曲坦）是否会导致出生缺陷或妊娠相关并发症概率增加。尽管每种曲谱坦类药物都有独特的药代动力学特性，但临床使用上几乎没有差别。这就是说，不同的剂型使得治疗个体化。当患者使用某一种曲谱坦类药物疗效不佳或是出现严重副反应，换用其他曲谱坦类药物可能有效或可以耐受。例如，患者使用某一种曲谱坦类药物数小时后疼痛再度出现，则可以尝试换用半减期较长的药物（如夫罗曲坦、那拉曲坦）。

（2）酒石酸麦角胺是一种具有 5 - HT 受体激动

作用的老药,它治疗偏头痛同样很有效[17,20]。在刚开始出现头痛或先兆阶段服用 1~2 片,后每 30 分钟服用 1 片直到头痛消失。每次头痛期间服用总量不超过 5 片,每周服用总量不超过 10 片。若服用过量,含有麦角胺的制剂可能导致血管痉挛并且引发呕吐。

(3) 甲异丙烯胺(异美汀)是另一种老的但有效的 5-HT 受体激动剂和拟交感活性药物(血管收缩剂)[17,20]。异美汀含有氯醛比林,氯醛比林是一种温和的镇静催眠药物,与水合氯醛类似。在刚开始出现头痛或先兆阶段服用 1~2 粒,后每小时服用 1 粒直到头痛消失。每次头痛期间服用总量不超过 5 粒,每周服用总量不超过 10 粒。与麦角胺相比,异美汀具有较少的血管痉挛并发症。麦角胺和甲异丙烯胺应避免在怀孕期间使用,而基底型偏头痛是其相对禁忌证。

(4) 单独使用含有布他比妥的制剂(例如,Fioricet 含有对乙酰氨基酚、咖啡因,或 fiorinal 含有阿司匹林和咖啡因)或与一种血管收缩药物(一种曲谱坦类药物、麦角胺或甲异丙烯胺)联合应用均有效。根据需要每 4 小时服用 1~2 片。含有巴比妥的制剂可以引起嗜睡,且过度使用可导致依赖[17,20]。

(5) 含有麻醉剂的制剂,如含有可待因、氢吗啡酮、或氢可酮(与阿司匹林或对乙酰氨基酚的合剂)的制剂使用的太过于频繁,尤其在急诊室,它们应该作为药物治疗的最后手段。麻醉剂可以阻断阿片受体从而缓解疼痛,然而它们并没有阻断 5-羟色胺受体,所以不能打断偏头痛的病理生理机制。鉴于频繁使用麻醉剂可以引发短期和长期并发症,故应该尽量少用。

(6) 止吐剂,如丙氯拉嗪、氯丙嗪、或甲氧氯普胺,因其对 5-羟色胺受体有作用,故对治疗偏头痛有效。且其有拮抗多巴胺 D2 受体的作用,有助于控制伴随的胃肠道症状,这使其成为优秀的辅助用药[17,20,21]。

(7) 双氢麦角胺(dihydroergotamine, DHE),一般是肠胃外给药,也可以制成 4 mg/mL 的鼻喷雾剂。经静脉或肌内注射途径给药,24 h 内给药剂量不宜超过 2~3 mg。给药超过 1 天或数天,静脉注射 DHE 仍然是治疗偏头痛状态的首选药物。作为一种血管收缩剂,怀孕期间应避免使用这种药物,基底型偏头痛是其相对禁忌证[17,20]。

(8) 非甾体抗炎药(nonsteroidal anti-inflammatory drugs, NSAID)对轻到中度偏头痛有效。肌内注射的酮咯酸以及吲哚美辛栓可能特别有效。有些轻度头痛或头痛持续时间不长的患者对非处方止痛药反应良好[17,20]。阿司匹林,特别是与乙酰氨基酚和咖啡因(excedrin)的合剂,仍然是一种有效和便宜的非处方药[22]。最近 FDA 批准 cambia(双氯芬酸合并碳酸氢钾)为偏头痛的治疗用药,其有效性可能归功于它的快速胃肠吸收。cambia 在起效和控制症状方面与曲谱坦类药物一样有效。对于血管收缩剂禁用的患者或副作用难以忍受的患者,可以考虑使用此药物。

(9) 在限定的时间内及严格医疗监督下使用皮质类固醇有时有效;事实上,短疗程使用类固醇已经被证明可以减少偏头痛的复发和发作频率。皮质类固醇可以单独使用或与其他药物合用,用来治疗顽固性偏头痛(偏头痛持续状态)。短期或长期使用类固醇可引起其他显著潜在病变[17,20]。

2. 长期使用的药物

长期使用(在一段较长时间内平均每月至少使用 10 次)任何曲谱坦类药物、非甾体抗炎药、对乙酰氨基酚、布他比妥、麻醉剂、麦角胺、双氢麦角胺和甲异丙烯胺等,可导致药物过度使用、症状反弹或头痛综合征[18,23-26]。应避免以超过每周 2 次的频率长期使用这些药物。预防性治疗通常对症状反弹无效。治疗药物过度使用性头痛需要停用所用止痛药物(包括曲谱坦类药物、麦角胺类等)。对于经常服用麻醉剂或巴比妥类药物的患者,应缓慢停用。停用止痛药物常导致暂时性的疼痛加剧,可以持续数天。在药物生理洗脱期,患者可能仍有频繁头痛,持续至少 2 周。患者需要继续停用止痛药 10~12 周。这段时间内偶尔会出现阵发性偏头痛,医师需要做出判断并予以治疗。如果患者每周至少使用止痛药 2 次,那么需要为其提供预防用药方案。

3. 预防性治疗

以下这些药物可作为预防用药:

(1) β 受体阻滞剂,如普萘洛尔、美托洛尔、阿替洛尔、噻吗洛尔和纳多洛尔,通常作为一线预防用药。普萘洛尔和噻吗洛尔是 FDA 批准的偏头痛预防用药[2,27]。在健康人群中,可以以每天一次每次 60~80 mg 长效普萘洛尔开始治疗,剂量可以依据需要做出调整。副反应包括心动过缓或低血压引发的头晕、疲倦、抑郁、哮喘或慢性阻塞性肺病患者病情恶化、胃肠道不适、掩盖糖尿病患者低血糖症状,以及多梦等。

(2) 抗惊厥药物,如丙戊酸钠(德巴金和德巴金缓释片)和卡马西平,已经作为偏头痛预防用药使用了很长时间[2,28]。丙戊酸钠和托吡酯(妥泰)已被FDA批准用于偏头痛预防用药;根据现有证据,卡马西平仅被归类为"可能有效"。丙戊酸钠缓释片的起始剂量为每天 500 mg,剂量应依据需要以 2～4 周为间隔进行调整。丙戊酸钠可以引发体重增加、头发脱落、震颤、腹部不适以及易淤青等副作用。托吡酯的常见副作用包括精神错乱和感觉异常。托吡酯的另一个副作用是体重减轻,这使得其越来越受欢迎。此外,托吡酯是一种碳酸酐酶抑制剂,已报道可用于治疗特发性颅内压增高(旧称假性脑瘤)。

(3) 抗抑郁药,特别是阿米替林(起始剂量为睡前 10～25 mg)和文拉法辛(起始剂量为晨起 37.5 mg),是有效的预防用药[2,17,20]。大多数对阿米替林有反应的患者通常是在睡前服用 25～200 mg;其他三环类抗抑郁药,如去甲替林、丙咪嗪或地昔帕明的疗效尚未确定。三环类抗抑郁药可以诱导睡眠,可能作为治疗偏头痛的机制之一。三环类抗抑郁药的主要副作用与其抗胆碱能作用相关,可以引起口干、白天嗜睡、头晕、尿潴留、青光眼、心律失常和光敏。没有足够的证据推荐使用选择性 5 - HT 再摄取抑制剂(specific serotonin reuptake inhibitors, SSRI)和其他 5 - HT 与去甲肾上腺素再摄取抑制剂(serotonin norepinephrine reuptake inhibitors, SNRI)。使用曲普坦类药物是抗抑郁药物的相对禁忌证,因为可能引发 5-羟色胺过度激活(5-羟色胺综合征),尽管这种并发症的发生率很低,除非患者口服大剂量的抗抑郁药物。偏头痛和抑郁症之间有着密切关联(抑郁症患者易患偏头痛,偏头痛是抑郁症发病的危险因素之一),这使得抗抑郁药物成为偏头痛预防用药的较好选择。

(4) candasertan(一种血管紧张素受体阻断剂)或者赖诺普利[一种血管紧张素转化酶(ACE)阻断剂]偶尔用作偏头痛预防用药[2,17,20]。钙通道阻滞剂,如维拉帕米,有时也作为偏头痛预防用药。没有足够证据支持在偏头痛患者中使用钙通道阻滞剂,如维拉帕米(尽管证实对丛集性头痛有效)。证据也

不支持加巴喷丁、拉莫三嗪或奥卡西平作为预防性偏头痛用药。

(5) A 型肉毒毒素(botox)个体化注射于颅周肌肉(7 个特定部位 31 次注射)增加一些慢性偏头痛患者的无头痛天数[29]。药物被批准用于治疗每次发作持续时间 4 小时或更多,每个月发作天数等于或大于 15 天的头痛患者。治疗后的症状改善也可延迟到 2 周,而效果也可持续到注射后 90 天。

4. 补充和替代模式

许多慢性头痛的患者使用补充和替代模式(complementary and alternative modalities, CAM)。可能有一些原因,其中包括患者不满意许多传统药物的疗效,或者副作用、成本,而且替代药物无须处方也可获得。值得注意的是,作为替代药物,这些化合物没有经过严格的临床试验,并且他们的生产、质控和商标不受 FDA 监管。在这一点上,一些同样不可控的研究发现许多制剂含有或不含有标签上成分。需要特别注意的是蜂斗菜(petasites),它已经通过了两个小型 A 级别试验证实对偏头痛预防有效[30,31];然而研究使用的是不含吡咯烷生物碱(pirrolizidine alkaloids, PA)特别纯化的蜂斗菜制剂,PA 具有高度肝毒性可能致癌。试验结束后,对纯化方法进行了改进,后续的制剂没有经过 PA 含量的严格分析。在多次报道了轻微到严重的肝毒性损伤之后,一些欧洲国家已经将蜂斗菜从他们的市场上移除。替代品可以在适当的环境下服用,包括柠檬酸镁或氧化镁 400 mg/d、核黄素(维生素 B2)400 mg/d、辅酶 Q10 150～300 mg/d,以及使用经皮神经刺激器(TENS)。

(五) 自我保健事项

以下是可以最大限度减少偏头痛发作的自我保健事项[2]:

(1) 如果患者饮用含咖啡因的饮料(咖啡、茶、碳酸饮料、可可饮料),每日总的咖啡因摄入量应限制在 400 mg 以下(以避免咖啡因中毒),且包括周末,休假和节假日等日子(以避免咖啡因戒断性头痛)。

(2) 富含酪胺(酪氨酸的代谢产物,通常是发酵或腐烂物的产物)的食物被认为是偏头痛发作的诱因,应避免食用。富含酪胺的食物包括巧克力、陈年奶酪、酸奶、酸奶油、酱油、鸡肝、香蕉、鳄梨、坚果和酵母提取物(包括啤酒)等。

（3）避免食用富含硝酸盐的食物，其舒张血管的作用可以诱发偏头痛。富含硝酸盐的食物包括加工的肉制品（热狗、香肠、腊肉、火腿、咸牛肉），以及罐头、熏肉、老肉。

（4）有些患者对某些食物添加剂敏感，如味精，在餐馆里经常使用，加入烧制食品、包装食品或是罐头食品中作为增味剂；另一个是阿斯巴甜糖（nutrasweet），这些物质中含有兴奋性神经递质谷氨酸。

（5）许多偏头痛患者对酒精饮料敏感，尤其是陈年的酒，如啤酒、葡萄酒和一些烈酒[17,20]，因为乙醇有扩张血管的作用。

（6）偏头痛其他较为常见诱因包括：使用新药物[16]、应激状态、应激后状态、缺乏休息或睡眠习惯改变、过敏以及未规律预防用药。在头痛发作期间或是发作间期，患者要避免脱水。如果强光是头痛期间或头痛之间的刺激物时，在户外应戴上至少能阻隔 85％ 的入射阳光（以及 100％ 的紫外线）的太阳镜。

（7）三叉自主神经性头痛（trigeminal autonomic cephalalgias，TAC）：丛集性头痛、阵发性偏头痛和伴结膜充血与流泪的短暂单侧神经痛样头痛（short-lasting unilateral neuralgiform headache with conjunctival injection and tearing，SUNCT）。

二、三叉自主神经性头痛

TAC 是一组包含 3 种头痛的疾病，共同特点为三叉神经第一支分布区域的疼痛合并同一区域明显的自主神经症状。分别为：丛集性头痛、半侧头痛（阵发性半侧头痛和持续性半侧头痛）和 SUNCT。这些头痛可以通过患者性别、发作频率以及发作持续时间（表 19.2）来鉴别。另外，它们均可有眼球发红、流泪、肿胀、瞳孔缩小或上睑下垂等表现，还可有额头出汗和流鼻涕等症状[10]。

表 19.2　三叉自主神经性头痛

类型	男：女	频率	持续时间
丛集性头痛	5.5:1	1 次或数次/天	15～90 分钟
半侧头痛	1:3	30 次/天	5～45 分钟
SUNCT	8:1	180 次/天	5～60 秒

注：引自 Headache Classification Committee of the International Headache Society（IHS）. The international classification of headache disorders, 3rd edition. Cephalalgia 2013;33: 629-808.

丛集性头痛持续时间最长，并有昼夜周期性，但相对发作不频繁，如每年一次。SUNCT 持续时间最短，但发作频率高。阵发性半侧头痛的持续时间和发作频率中等，半侧头痛持续状态表现为持续性疼痛并且阵发性加重[32,33]。

（一）丛集性头痛

与偏头痛不同，丛集性头痛主要影响男性，患病率约 0.1％～0.3％，家族遗传史不常见，多数发病年龄在 20～40 岁。

1. 病理生理学

丛集性头痛的病理生理机制尚不清楚。一些研究人员认为，丛集性头痛位于一个连续的头痛链中，其中一端为严重的丛集性和严重偏头痛，另一端则为紧张性头痛。因此至少在某种程度上，大多数慢性反复发作性头痛综合征的潜在发病机制是相同的。丛集性头痛的一些临床特征，似乎反映了局部血管活性现象，这也支持了神经源性炎症参与此类头痛的病理生理过程[5,33]。

2. 诊断

丛集性头痛诊断依赖提示性病史及正常的神经系统检查。通常情况下是一种剧烈的、持续 15～90 分钟、能够唤醒患者的疼痛。疼痛一般是位于单侧眶周，包括太阳穴、额头和脸颊（三叉神经第一支分布区）。同时伴有流泪、结膜充血、鼻塞、上睑下垂（伴或不伴有眼睑水肿）和病变同侧瞳孔缩小。在一个丛集发作期间，头痛可在 24 小时内单次或多次发作，并出现昼夜周期性，持续时间往往相同。与偏头痛患者希望寻求一个黑暗、安静的环境不同的是，丛集性头痛患者倾向于行走、尖叫或者出现烦躁不安；恶心和呕吐并不常见。一次丛集性发作可能会持续数天或数月[10]。酒精可诱导其发作。

3. 治疗

总的来讲，用于治疗偏头痛的药物对丛集性头痛的治疗有效，但对终止急性丛集性头痛发作作用有限，因为丛集性头痛发作通常会在药物发挥作用前结束[32]。因此，丛集性头痛最佳治疗是早期运用预防药物中断其发作。目前中断丛集性发作的药物（用于预防偏头痛的药物）的主要缺陷是起效缓慢，大多数药物在服用初始剂量的 2～4 周后起效，随后的剂量调整也需要类似的时间间隔。

4. 中断丛集性发作

以下的药物对中断丛集性发作有效。

（1）钙通道阻滞剂是常用的处方，如维拉帕米[34]。维拉帕米通常需要较高的剂量（120～480 mg/d）才能起效。

（2）抗惊厥药，如丙戊酸（丙戊酸钠和丙戊酸钠缓释片）和卡马西平，可以有效终止丛集性发作。丙戊酸钠缓释片通常的起始剂量为 500 mg/d，2～6 周后根据需要调整剂量。丙戊酸可导致体重增加、脱发、震颤和腹部不适。

（3）碳酸锂对丛集性头痛患者有效，事实上，丛集性头痛仍然是锂剂治疗的主要适应证。

（4）抗抑郁药有时也会用来终止丛集性发作，尤其是睡前服用起始剂量的阿米替林 10～25 mg，但缺乏较好的证据支持他们的作用。三环类抗抑郁药物可以诱导睡眠，这可能是终止丛集性发作的机制之一。三环类抗抑郁药的主要副作用与它们的抗胆碱作用有关，包括口干、嗜睡、头晕、尿潴留、青光眼、心律失常和光敏。

（5）β-受体阻滞剂也经常用于治疗丛集性发作，如普萘洛尔、美托洛尔、阿替洛尔、噻吗洛尔和纳多洛尔。对于大多数健康人来说，长效普萘洛尔首剂量可以从 60～80 mg/d 开始，并且可以根据需要进行剂量调整。副作用包括由心动过缓或低血压引起的头晕、疲劳、抑郁、哮喘或慢性阻塞性肺疾病症状加重、胃肠道不适、掩盖糖尿病患者低血糖症状和多梦。

（6）糖皮质激素在终止丛集性发作中作为辅助药物，应与其他预防性药物同时使用。糖皮质激素需要在有限的时间内在严格的医疗监督下使用。短期和长期使用类固醇都会带来潜在的显著性并发症。

（7）鉴于丛集性头痛发作的规律以及昼夜可预测性，我们可以在丛集性发作前数小时（如睡前）服用药物，包括麦角胺、异丙嗪、曲坦类或非甾体抗炎药。短期服用这些药物可以延缓头痛的发生，直至其他预防性药物起效。

（8）在非甾体抗炎药中，吲哚美辛似乎比其他药物有效。它也可以作为预防性用药以阻止头痛的发生。吲哚美服用剂量可达 150 mg/d，但容易刺激胃黏膜。其他一些 NSAID 可能对轻度头痛患者有效。一般来说，口服药物往往在头痛快结束时起效。

（9）对于慢性丛集性头痛，同侧枕神经阻滞或蝶腭神经节阻滞可作为有效的辅助治疗方式来帮助打破这种疼痛循环。

5. 急性丛集性头痛的治疗

以下是治疗急性头痛的方法。

如上所述，口服药物的起效时间往往在头痛快结束的时候。所以，吸入氧气仍是急性丛集性头痛的标准治疗方法[35]。一旦头痛发作，应通过非呼吸式面罩以 12 L/min 的浓度持续吸入氧气 15 分钟，经短暂的间隔后可重复吸入。患者应遵医嘱备有家庭氧气。

此阶段使用肠外或鼻用曲坦类药物是否有效目前还不清楚，特别是对于头痛持续时间较长的患者。

（二）阵发性偏侧头痛

阵发性偏头痛在女性中更加频繁。该综合征包括频繁的、不断的、单侧头痛，表现为每天发作从数次至 20 次以上，每次发作持续 5～45 分钟。该疼痛为跳痛或钻痛，位于一侧头部、眼部及太阳穴周围（三叉神经第一支支配区域）。类似于丛集性头痛，疼痛发作时伴有植物神经的现象：眼睛发红和流泪、眼睑肿胀、鼻塞和（或）流鼻涕[10,36]，有时可见上睑下垂。患者常静静地坐着。吲哚美辛能显著终止发作是偏头痛的特征之一，剂量可高达 150 mg/d，只要患者能忍受，可长时间应用。吲哚美辛联合质子泵抑制剂可能会降低胃刺激。

（三）伴结膜充血短暂性单侧神经性头痛

SUNCT 是一种罕见的头痛，几乎只发生在男性。一般系发生于眼睛或太阳穴周围阵发性的刺痛、跳痛或灼痛，持续 5 秒～5 分钟，频率可高达 30 次/小时（平均 5～6 次/小时）。该头痛发作时也一样伴随着三叉神经第一支区域的自主神经现象：眼睛发红和流泪、眼睑肿胀、鼻塞或流鼻涕[10]。该头痛往往对大多数镇痛药治疗无效，但可能对抗惊厥药物包括拉莫三嗪和奥卡西平的预防性治疗有效。自主神经头痛的累及范围和三叉神经第一支分布区相同，可以将其与三叉神经痛鉴别出来。

◆ 要 点 ◆

● 女性偏头痛的发病率持续增加直到 40 岁。

● 每天摄入超过 400 mg 的咖啡因会使人患上慢性偏头痛。

- 基底型偏头痛可出现意识状态改变。
- 血管收缩药禁用于基底型偏头痛,如曲坦类。
- 过度使用镇痛药(超过 10 天/月)可导致慢性每日性头痛。
- 三叉神经自主性头痛包括丛集性头痛、偏侧头痛和 SUNCT。
- 丛集性发作最好立即吸入氧气治疗,并预防使用丙戊酸或维拉帕米。
- 吲哚美辛对阵发性或持续性偏侧头痛治疗效果明显。

参考文献

请于 ExpertConsult.com 在线访问参考文献。

第 20 章　紧张型头痛、慢性紧张型头痛和其他慢性头痛

Jack M. Rozental，MD，PhD，MBA

翻译：王晓琳　审校：周华成

一、流行病学

紧张型头痛（tension-type headache，TTH）是最常见，也是最难进行分类的头痛类型[1]。有各种各样含糊不清的专业名称曾用来描述这类头痛或此类综合征。头痛影响 90% 以上的人群，其中有约 15% 为偏头痛或血管性头痛，剩余的 70% 为各种类型的 TTH[2]。此外，几乎所有偏头痛、丛集性头痛、三叉神经痛和其他反复发作性头痛综合征的患者都伴有 TTH[3-5]。

二、诊断

（一）紧张型头痛和慢性每日头痛

TTH 表现为钝痛，与偏头痛或丛集性头痛相比，头痛程度轻、部位不局限。TTH 通常持续数小时至一天，也可能持续数天或数周。严重的 TTH 可有畏光、畏声、恶心、偶尔呕吐。在 TTH 患者中，常见颈部放射痛，患者经常诉"颈部有硬结"，但神经系统检查是正常的[6]。

TTH 主要分为伴有颅周肌肉障碍的紧张型头痛、不伴有颅周肌肉障碍的紧张型头痛和慢性紧张型头痛（chronic tension-type headache，CTTH）（伴或不伴有颅周肌肉障碍）。伴颅周肌肉障碍者表现为相关肌肉触痛、肌电图（EMG）提示肌电活动增加，或二者兼有。不伴颅周肌肉障碍 TTH 的缺乏上述特征。CTTH，之前又称慢性每日头痛，诊断标准为在 6 个月以上的头痛，发作频率平均为 15 天/月或 180 次/年[6]。纤维肌痛和肌筋膜疼痛综合征往往伴频发头痛或慢性每日头痛（chronic daily headaches，CDH）。

（二）镇痛药物过量性头痛

慢性每日头痛可以发生在任何头痛类型的患者，特别是紧张型头痛或发作性偏头痛患者中，表现为日常头痛发作的短暂性加剧，频率增加。患者开始时定期（一般 10 次/月甚至更多）服用止痛剂（如非甾体抗炎药、对乙酰氨基酚、阿司匹林、布他比妥、麻醉剂、麦角衍生物、曲坦类药物），逐渐发展为药物过量性或反弹性头痛[7-10]。医师不建议患者长期、大于 2 次/周的镇痛剂服用。如果患者确实需要每周至少两次服用镇痛药，那医师应该向患者提供预防治疗方案。

青少年（头痛诊断时的年龄在 12～14 周岁）CDH 的原因和预后可能与成人不同。其中许多患儿有个人或家族性偏头痛病史。在长达 8 年的随访中，发现 40% 患者 1 年后仍存在 CDH，25% 的患者 2 年后仍有 CDH，12% 的患者 8 年后仍有 CDH。在不采取任何医疗干预条件下，大多数 CDH 青少年患者在成年后会转变为发作性偏头痛和发作性 TTH 患者。

药物过量性头痛（medication overuse headache，MOH）的主要治疗措施是完全停用镇痛剂至少 2 个月。最有可能在这段时间结束时没有头痛的患者是偏头痛（减少 67%）和 TTH 合并偏头痛的患者（减少 37%）；但 TTH 患者停药后只减少了发作时的疼痛强度，头痛频率似乎无改变。在停药后最初数天至 2 周是患者最痛苦的时间段，经常伴发剧烈的反弹性头痛，可对症使用止吐药及补充水分，鼓励患者要有耐心。在此期间使用类固醇类药物无效。

MOH 的一个特征是除非停用镇痛药物，否则针对头痛的预防性用药往往无效（或者效果不佳）。对于那些规律使用麻醉药或巴比妥类药物的 MOH 患者，应有计划地、逐渐减少药物的使用，并处理好可能出现的戒断症状。

对于特别严重、持续不缓解或不常见的头痛，要考虑其他可能的病因，在适当的时候要全面排查原因[1,3,6,11]。例如，老年人新近发生的持续性头痛无论是否伴有典型的病史和体征，都应该考虑颞动脉炎。这些患者应立即检查红细胞沉降率或敏感 C 反应蛋白（sensitive c-reactive protein，s-CRP），考虑使用皮质类固醇药物治疗并行颞动脉活检。另外，我们还要考虑到感染性脑膜炎、动脉瘤前哨出血、未确诊的颅内血管畸形、硬脑膜下血肿、急性脑积水、静脉血栓形成、动脉夹层等病因。特发性颅内高压（以前称为大脑假性肿瘤）常见于年轻超重女性，临床表现为慢性头痛、查体正常、头颅影像正常和视乳头水肿，尽管其中部分患者没有视乳头水肿[6,12]。当腰穿提示脑脊液正常但压力增高（至少在 20~25 cmH$_2$O）即可作出诊断。因此，当临床判断提示该病时，需要完善必要的影像学检查、腰穿和其他实验室检查。

三、紧张型头痛的病理生理学

TTH 和 CTTH 的病理生理基础仍不清楚。一些研究者认为 TTH、偏头痛及丛集性头痛属于同种生理现象，只是严重的偏头痛和丛集性头痛在一端，而 TTH 在另一端。在这种假设下，大多数的慢性、复发性头痛在一定程度上有类似的潜在机制[13-15]。TTH 的肌肉收缩理论认为头痛是源于颈部或颅周肌肉长时间收缩或痉挛，但这种理论缺乏客观数据支持。大多数头痛、偏头痛或紧张型头痛患者伴有颅周肌疼痛或压痛，但正常人也会有。在头痛发作期，头痛程度加重往往伴随颅周肌肉压痛加重。但是，头痛与颅周肌肉压痛的关系并不明确。头痛期间的肌肉压痛加重可能代表相应部位皮肤的痛觉超敏。

虽然大部分颈部痛性疾病都伴有头痛，但颈源性疾病和头痛之间的关系仍不清楚。表现为头痛的颈部疼痛可来源于椎间盘、棘间韧带、关节突关节、骨膜、颈椎旁肌、颈动脉，椎动脉等结构和 C1、C2 和 C3 神经根的刺激。上三个颈神经根后支向颈部、头皮、三叉神经、颅后窝的脑膜和动脉提供感觉神经支配。枕骨大孔区的病变也可以产生头痛，如 Chiari I 畸形、Dandy-Walker 综合征、寰枢关节脱位（如类风湿关节炎）、骨 Paget 病和颅底凹陷症。

治疗

同其他类型的头痛，治疗 TTH 和 CTTH 的策略包括终止发作和预防发作的治疗。

1. 终止治疗策略

对于偶发的 TTH，非处方（over-the-counter，OTC）镇痛药足以治疗。虽然 OTC 镇痛药安全性尚可，但因其种类不断增加，普通百姓缺乏正确选择和使用这些药物的认知。大多数人都是根据自身经验或被市场营销影响（"适合紧张型头痛""适合鼻窦痛""缓解各种症状""PM"服用等）来选择药物。其中一些 OTC 镇痛药物是复合制剂（如阿司匹林＋对乙酰氨基酚），并可能含有咖啡因。镇痛药，如阿司匹林、对乙酰氨基酚和布洛芬，复合咖啡因可以增强镇痛效能。剧烈的头痛可能需要镇痛药（阿司匹林、对乙酰氨基酚或布洛芬）与可待因或布他比妥（含或不含咖啡因）联合应用。偶尔使用含有可待因或布他比妥的镇痛药可以获得更强的镇痛效果，同时不增加副作用或药物依赖的风险。

无论是单独使用还是与可待因、布他比妥或咖啡因联合应用，当阿司匹林和对乙酰氨基酚不能有效控制头痛时，就需要我们在不同的 NSAIDs 类药物中以一定的次序试用并找到合适的剂量，以寻求对症的药物。据报道在治疗头痛时，尤其是偏头痛，吲哚美辛比其他 NSAID 类药物更有效（参见 19 章）。有时缓解患者压力或针灸治疗有效（任何考虑针灸的人都应确定医师具有相应的从业资格，且坚持每次治疗使用新的，而非消毒后的针头），但适用的患者尚不能预测。NSAID 类药物主要包括以下类型：

- 羧酸类——包括阿司匹林（一种乙酰乙酸）、双水杨酯和三水杨酸胆碱镁（非乙酰乙酸）。
- 丙酸类——布洛芬、萘普生、酮洛芬和非诺洛芬。
- 芳基和杂环酸类——吲哚美辛、双氯芬酸、舒林酸和托美丁。
- 芬那酸类——甲芬那酸和甲氯芬那酯。
- 烯醇酸类——吡罗昔康和苯基丁氮酮。
- 吡咯并吡咯——酮咯酸。
- 环氧合酶-2（COX-2）抑制剂——塞来昔布。

2. 预防治疗策略

幸运的是许多偏头痛预防性药物对 CTTH 和 TTH 也有效。它反映出这两种疾病可能拥有共同的发病机制。

（1）抗抑郁药物特别是阿米替林或去甲替林，睡前服用起始剂量 10～25 mg 能起到有效的预防作用[16]。通常 25～200 mg 的三环类抗抑郁药（阿米替林、去甲替林、丙咪嗪、或地昔帕明）对大多数患者有效，个别患者可能需要更大的剂量。三环类抗抑郁药能帮助改善睡眠，这可能是他们起效的机制之一。三环类药物的主要副作用与抗胆碱作用有关，包括口干、嗜睡、头晕、尿潴留、青光眼、心律失常、光敏、体重增加等。对三环类药物无效或者不能耐受的患者可以尝试特异性 5-羟色胺再摄取抑制剂（specific serotonin reuptake inhibiters，SSRI）和特异性 5-羟色胺/去甲肾上腺素再摄取抑制剂（specific serotonin-norepinephrine reuptake inhibitors，SNRI）。SSRI 和 SNRI 的主要副作用包括神经过敏、震颤、胃肠道不适、性欲下降、偶尔头痛。需要注意的是，对使用曲普坦类药物的患者，该类药物存在相对禁忌，因为可引起 5-羟色胺过度刺激导致 5-羟色胺综合征。

（2）β受体阻滞剂有时可以获得有效的预防效果，如普萘洛尔、美托洛尔、阿替洛尔、噻吗洛尔和纳多洛尔[17]。对大多数既往健康的患者来说，长效药物普萘洛尔可以从首剂量 60～80 mg/d 开始，并根据需要调整。副作用包括因心动过缓或低血压导致的头晕和疲劳、抑郁、哮喘或慢性阻塞性肺病加重、胃肠道不适、糖尿病患者出现迟发性低血糖和多梦。

（3）抗惊厥药物，如丙戊酸（丙戊酸钠和丙戊酸钠缓释片），可用于预防频繁发作的 TTH[18]。通常丙戊酸钠缓释片的起始剂量为 500 mg/d，每 2～6 周进行剂量调整。作者通常以 500 mg 为增量调整，并推荐使用缓释制剂（extended release，ER）维持每天一次的需求量。丙戊酸可导致体重增加、脱发、震颤和腹部不适。

（4）虽然肉毒素治疗饱受争议，颅周肌肉或触痛点内注射肉毒素能明显减少 CTTH 患者头痛发作天数。需注意与肉毒素治疗慢性偏头痛的适应证不同（见 19 章），且保险几乎没有，因此治疗费用较大。

TTH 和 CTTH 治疗用药见表 20.1。

表 20.1　紧张型头痛和慢性紧张型头痛药物

解救药物
- 非处方止痛药
- 单成分镇痛药：阿司匹林、布洛芬、萘普生、对乙酰氨基酚
- 复方镇痛药：阿司匹林、复合对乙酰氨基酚和咖啡因

处方止痛药
- 最常用 NSAID：吲哚美辛、双氯芬酸、酮咯酸
- 含布他比妥制剂（含或不含咖啡因）
- 含可待因制剂（含或不含咖啡因）

预防治疗
- 抗抑郁药：阿米替林、去甲替林、丙米嗪、地西帕明、文拉法辛
- β受体阻滞剂：普萘洛尔、美托洛尔、阿替洛尔、噻吗洛尔、纳多洛尔
- 抗惊厥药：丙戊酸钠、托吡酯
- 肉毒杆菌毒素注射

注：NSAID，非甾体抗炎药物。

四、其他慢性头痛类型

（一）"窦性"头痛

"窦性头痛"是患者常见主诉[3-5,19,20]。通过完善各种诊断性检查后仍不能确诊慢性鼻窦炎，患者往往已经应用一次以上疗程的抗生素、抗组胺药、减充血剂、鼻部类固醇、止痛药治疗，头痛仍未缓解。这些患者几乎无一例外地使用多种非处方药自我治疗，这些药物标签上一般都会有"鼻窦"和"缓解"等字样，可能是抗组胺、缓解充血和镇痛的复合制剂（有或没有咖啡因）。这些都不是真正的窦性头痛，其中很多患者在就诊时有一定程度的药物过量性头痛或未经诊断的轻中度偏头痛。在诊断上容易出现混淆的是许多患者抱怨眶周疼痛，可能伴鼻塞。因此患者会将疼痛归咎于邻近的鼻窦。真正的窦性疼痛是由于急性阻塞（如上呼吸道感染或某些解剖异常）致鼻窦的排泄功能障碍继发细菌滋生、黏膜发炎、压力积聚在鼻窦而产生的，常伴有脓性分泌物、发热和鼻窦的局部压痛。需要注意的区别是鼻窦或鼻腔炎症可以诱发偏头痛的发作。其余一些所谓的"窦性头痛"可能是多因素所致的 TTH 或者 CTTH，但表现为轻度的偏头痛，同时通过三叉神经介导的副交感神经激活产生局部疼痛或鼻窦压力增高和流涕[3-5,19,20]。这类头痛患者在护理方面需要多方配合及协调，以便头痛的各种潜在问题得到适当的处理和治疗。

（二）睡眠障碍

越来越多的研究认为习惯性打鼾是慢性每日头

痛的病因[21]。睡眠呼吸紊乱,如睡眠呼吸暂停所致低氧血症和高碳酸血症(引起脑血管扩张)可引发头痛。伴或不伴睡眠呼吸暂停的打鼾会扰乱睡眠结构或中断睡眠,二者均可导致头痛。如果病史中提及打鼾、夜间反复觉醒,或者睡眠性阵发性腿部活动,诊断性多导睡眠图将提供宝贵的信息。提示阵发性腿部活动病史后,应该检查血清中的铁蛋白水平,至少在 40 ng/mL,否则应给予铁剂补充。单纯治疗睡眠障碍可能无法完全缓解头痛,但可以部分缓解。睡眠性头痛是另一种将患者从快速眼动睡眠中唤醒的反复发作性的头痛综合征[22]。该病发病年龄一般在 50 岁之后,女性患者是男性的两倍,通常在入睡后 2～4 小时发作,持续约 30～60 分钟。这种头痛对睡前吲哚美辛、或锂剂或咖啡因治疗反应最好。

(三) 创伤后头痛

创伤后头痛经常发生在轻-中度闭合性颅脑损伤或挥鞭伤(颈部快速的屈曲和伸展)后,可不伴有意识障碍。除头痛外还可伴随其他症状如颈肩部疼痛、头晕、认知障碍、睡眠障碍、情绪障碍和(或)人格障碍。创伤综合征一般发生在伤后 2 周内,如果症状持续少于 8 周则是急性的,超过 8 周则是慢性的,但这种区别是人为规定的。这些后遗症反映了潜在的脑损伤,与头部、面部、下巴和颈部的创伤和损伤有关。这类头痛的治疗符合前面提到的一般处理原则,但需要考虑增加物理疗法,并识别和治疗可能的枕神经或眶上神经神经痛。C2～C3 关节突周围损

伤可致枕神经痛(也称为"颈源性"头痛),常见于挥鞭伤。颈部疼痛、感觉异常或感觉迟钝经常放散到枕部头皮。在查体中可发现沿 C2 神经背侧支走行区有触痛或叩击痛,尤其是斜方肌头端止点周围、枕突外侧。枕神经痛采用神经传导阻滞治疗,可加用神经病理性疼痛治疗药物,如加巴喷丁。

创伤还可能导致慢性脑脊髓液漏(chronic cerebrospinal fluid,CSF)和伴随的 CSF 低颅压及慢性低颅压头痛(见 21 章)。这种头痛的患者脑脊液开放压力常低于 90 mmH_2O,通常症状在坐位或站立时出现,而卧位时缓解。大多数创伤后脑脊液漏出现在颈胸交界处。治疗方法与腰穿后头痛相似。

◆ 要 点 ◆

● 慢性每日头痛常是由于过量使用镇痛药引起的,超过 10 次/月。

● 预防性用药对药物过量性头痛一般无效。

● "窦性头痛"少见,考虑这个诊断的患者需要排除药物过量性头痛或轻型偏头痛伴副交感神经激活症状。

● 睡眠呼吸障碍可以引起头痛,尤其是那些头痛醒来的患者。

● 创伤后头痛可出现枕神经痛和慢性 CSF 漏所致的 CSF 低颅压性头痛。

参考文献

请于 ExpertConsult.com 在线访问参考文献。

第 21 章 硬膜穿刺后头痛与自发性低颅压

Samer Abdel-Aziz，MD；Honorio T. Benzon，MD；Robert W. Hurley，MD，PhD

翻译：王晓琳　审校：周华成

一、脑膜穿刺后头痛

硬膜穿刺后头痛（postdural puncture headache，PDPH）由 August Bier 在 1898 年最先描述，是一种在腰椎麻醉后出现的立位或坐位加重而卧位减轻的剧烈头痛。Bier 推测头痛是由于麻醉过程中脑脊液的丢失引起[1]。鉴于脑脊液由蛛网膜和硬脑膜包裹，Harrington 等提出用脑膜穿刺后头痛（meningeal puncture headache，MPH）这个术语更准确。而最常用的仍是 PDPH[2]。脑膜穿刺后出现的立位双侧头痛是 PDPH 的特征性症状。若没有立位相关疼痛则应该寻找头痛的其他原因，将 MPH 作为排除诊断。典型的头痛位于枕部和（或）额部，通常为双侧。可伴有颈项强直、恶心、呕吐、畏光、复视、头皮感觉异常、上下肢疼痛，包括耳鸣和听力下降等听力改变及精神状态改变[3,4]。非感染性的蛛网膜炎临床常表现为尿便失禁、失明、硬膜下血肿、脑内出血和癫痫发作[5,6]。一般头痛发生在脑膜穿刺后 24～48 小时内，也有不少在 7 天之内发病的病例报道。此外，Reamy 报道了一例产妇在硬膜穿刺后 12 天才出现 MPH[7]。头痛症状大多数在 7 天内缓解，但在极少数情况下，也可以持续数月[8]。个别病例的头痛表现并不典型，Liu 等报道了两例卧位头痛加重而立位头痛改善的 MPH[9]。McGrady 和 Freshwater 报道了一例表现为颈后疼痛而头不痛的病例[10]。

（一）病理生理学

MPH 的病理生理学机制尚未完全清楚，但目前主要有以下几种假说：其中一个是基于 Monro-Kellie 规则，另一个则是基于机械牵引原理。两种假说都认为脑脊液（CSF）通过已知或可能的脑膜破口泄漏，且泄漏的速度大于脑脊液生成的速度。Monro-Kellie 规则指出在完好无损的颅腔，其内的脑组织、脑脊液、脑血容量三者的总量保持恒定。因此，当脑脊液丢失时，血管代偿性扩张引起静脉血容量增加，导致头痛的发生[8,9]。成年人平均的鞘内脑脊液总量为 150 mL，生成率是 500 mL/d[8]。另一假说认为脑膜刺破后的脑脊液漏导致脑脊液压力降低，削弱其对脑组织的支撑，引发了头痛[11]。靠近头端的腰椎穿刺可以减少脑膜穿刺部位的静水压，此现象解释了为什么在颈椎平面穿刺后 MPH 并不常发生[8]。脑脊液的非代偿性丢失导致蛛网膜下腔内脑脊液不足，经常出现蛛网膜下腔压力降低。正常脑脊液开放压力在卧位时是 70～180 mmH$_2$O[9]。正常人也有脑脊液低压偏低的情况（脑脊液压力<60 mmH$_2$O），因蛛网膜下腔压力的降低和头痛的发生并不一致[12,13]，其意义尚不清楚。MPH 的发生与脑脊液外漏的量也不是呈正相关的[14]。Raskin 指出头痛的发生可能与脑脊液容量的突然改变有关，脑脊液容量的突然减少和颅内静脉结构内外压力差的变化引起了静脉扩张[15,16]。机械牵引假说认为脑脊液总量的减少，尤其是脊髓段内脑脊液的减少，可使脑组织下沉牵拉颅内痛敏结构，并引起脑血管扩张，从而引发头痛。颅内痛敏结构有硬脑膜、脑神经和桥静脉。三叉神经的眼支是额部疼痛感觉传入的分支，支配桥静脉和硬脑膜。除了产生疼痛，桥静脉受牵拉可导致硬脑膜撕裂，从而引起潜在的硬膜下出血[17]。颅后窝结构受舌咽神经和迷走神经支配，二者将疼痛传入枕区。迷走神经受牵拉可刺激延髓

的化学感受器,引起恶心与呕吐。最后,上颈段颈神经受牵拉可表现为枕部、颈部以及肩部的疼痛与僵硬。Schabel 等人报道了一例脑膜穿刺后手臂疼痛的患者在行硬膜外血补丁(epidural blood patch,EBP)治疗后疼痛缓解的病例[18]。除了疼痛,低颅压引起外展神经受牵拉,可引起外直肌瘫痪,出现复视。复视通常出现在脑膜穿刺后 4～10 天,可持续 3 周。完全的恢复一般需要 2 周到 8 月,虽然永久性损害罕见报道[19]。视觉异常的另一种可能机制是视交叉受到挤压,颅内低压患者的 MRI 可见到相应改变[20]。最后,低颅压引起的脑干挤压和缺血可导致动眼神经和滑车神经麻痹[21]。而 Monro-Kellie 假说提出的因脑组织、脑脊液和脑血容量三者的总量是恒定的,脑脊液容量的减少通过颅内血流量的增加予以代偿。根据 Monro-Kellie 规则,脑血容量增加引起的脑血管扩张,激活了三叉神经血管系统产生的头痛,类似偏头痛发作机制。传入信号通过三叉丘脑束投射至丘脑,并将痛觉传递到三叉神经的眼支和第 1、2、3 颈神经根。MRI 增强扫描观察到 MPH 患者继发于硬脑膜静脉扩张的脑膜增厚现象支持这一假说[22]。低颅压可能是一个次要原因,因为并非所有典型的 MPH 患者都有低颅压[12]。

(二)蛛网膜在脑脊液漏发病机制中的作用

Reina 等证实硬脑膜是由 78～82 层多方向走形的纤维交织重叠而成的,因此造成一个平行或横穿硬脑膜纤维的洞是不可能的[23]。早在 1938 年,Weed 提出蛛网膜可能是硬脑膜和脑脊液之间的一道屏障[24]。1967 年,Waggener 和 Beggs 根据电子显微镜观察结果,提出蛛网膜是脑脊液不能透过的生理屏障[23]。但 Nabeshima 等在电子显微镜中观察到只有蛛网膜的最外层细胞才存在类似脑的毛细血管内皮间的紧密连接,硬脑膜细胞则没有紧密连接[24]。根据这些解剖学研究结果,单纯脑膜穿刺获取脑脊液并引起脑脊液漏的概念是不正确的。Bernards 和 Hill 研究三层脑膜组织的渗透性时发现蛛网膜才是阻止脑脊液扩散的主要屏障[26]。尽管麻醉医师在提及硬膜穿刺后头痛这个概念时也涵盖蛛网膜,仍应该重视蛛网膜刺破在脑脊液漏出中的重要性。

(三)脑膜和外伤性反应

在神经外科的经验中,通常小的脑膜穿孔需要直接或采用人工合成的或生物的脑膜材料移植材料

来闭合。如果不闭合可能导致局部粘连、持续性脑脊液漏并增加了感染风险。最初,脑膜闭合被认为是由硬脑膜切缘的成纤维细胞增殖完成,然而在 1959 年,Keener 发现是切缘周围组织的成纤维细胞增殖和血凝块促进了脑膜修复。他的研究表明,软脑膜或蛛网膜的损伤和血凝块的存在促进了硬脑膜修复[27]。因此,小心放置在蛛网膜下腔的穿刺针因对邻近组织的创伤小,可能不会促进硬脑膜的实质性愈合。

(四)诊断

依据国际头痛疾病分类对 MPH 的诊断进行描述。主要基于脑脊膜穿刺或可能的脑脊膜穿刺病史,坐位或立位使头痛在 15 分钟内加剧、平卧使头痛在 15 分钟内缓解或消失,至少伴随下列症状之一:颈强直、耳鸣、听觉减退、畏光、恶心。头痛发生的时间存在争议,可在 1 天内发生,也可在 12 天后才发生。这有别于气颅相关性头痛,后者是意外脑膜穿刺和注入空气后即刻发生的头痛[28]。这些因素在很大程度上可明确 MPH 的诊断,MPH 可伴随如上所述的多种症状和体征。由于 MPH 的诊断主要依据穿刺病史和体格检查,需要注意一些关键症状和体征可能提示的伴随颅内病变。其中最重要的症状是头痛模式的改变。例如,如果头痛与体位不再相关,或呈持续性,或局限于单侧,或出现新发的恶心和呕吐,提示需要进一步的检查[29]。另一个重要的改变是新增神经系统症状,包括意识障碍、癫痫、运动和(或)感觉系统的障碍。出现这些症状和体征时则必须进行神经病学咨询和额外的诊断研究。根据目前已有的病例报道,临床表现改变的 MPH 需要与颅内出血、感染、子痫和脑静脉血栓形成进行鉴别诊断。

(五)发生率

MPH 的发病率范围很广,从 1%～63%[30]。对其影响最大的是穿刺针的大小、穿刺针尖的设计和穿刺时穿刺针的斜面方向[31]。穿刺针越细,MPH 的发生率就越低。一项对尸体硬脑膜样本的研究发现,使用 22G 针头时的平均渗漏量是 25G 针头的 6 倍[32]。另一项研究表明用 22G Quincke 针穿刺 MPH 的发生率为 11%,而用 25G 铅笔头针穿刺时的发生率为 7%,尽管这项研究的一个明显缺陷是存在两个独立变量[33]。需要强调的是在硬膜外麻醉期间很多无意的硬膜刺破都是因为使用了 17～

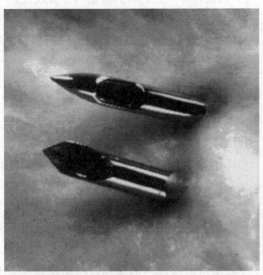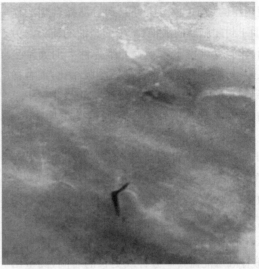

图 21.1 两种类型的穿刺针尖:"非创伤性 Sprotte 针头"(上)和"创伤性 Quincke 针头"(下)相同直径(左)的针。如右图所示,非创伤性针头导致硬脑膜膜缺损(上)比创伤性针头(下)小。理论上,硬膜较小缺损的腰椎穿刺后头痛的发生率低。[引自 Strupp M, Schueler O, Straube A, Von Stuckrad-Barre S, Brandt T: "Atraumatic" Sprotte needle reduces the incidence of postlumbar puncture headaches. Neurology. 57(12): 2310－2312,2001.]

18G 切割式 Tuohy 穿刺针。Angle 等在一项体外研究中对比硬膜外穿刺针的粗细与脑脊液漏的关系,发现 20G Tuohy 针穿刺后脑脊液漏的发生率低于 17G Tuohy 针[34]。穿刺针尖的设计对降低 MPH 发生率的影响可能更大[35]。穿刺针针尖设计成切割斜面,如 Quincke 型,或有铅笔尖式,如 Whitacre 型。许多研究表明,非切割式铅笔尖穿刺针(Whitacre 型)MPH 发病率较低[32,36-38]。使用 20～22G 切割针的 MPH 发病率为 36%,而 22G 非切割铅笔尖针的发病率小于 2%[35]。与细口径切割式针尖穿刺针相比,粗口径的钝头穿刺针发生 MPH 的概率更低。一项研究表明用 27G Quincke 针穿刺时 MPH 的发生率为 2.7%,而用 25G Whitacre 针穿刺时 MPH 的发生率为 1.2%[39]。造成这种差异的机制可能是钝头穿刺针仅仅分开脑膜纤维而没有破坏纤维的连续性,而切割式针尖穿刺针却切断了脑膜纤维。电子显微镜显示钝头穿刺针在硬脑膜上造成的是不规则的裂孔,而切割式针尖穿刺针则造成的是清晰的切孔[35](图 21.1、图 21.2)。如前所述,钝头穿刺增加了局部炎症反应促进裂孔闭合。影响漏出的脑脊液量和 MPH 发生率的另一个可能因素是脑膜穿刺时穿刺针斜面的方向。在一项体外研究中,Cruickshank 和 Hopkinson 发现穿刺时如果穿刺针斜面与脊髓长轴平行可使脑脊液漏的发生率降低 21%[40]。在一项对 1558 名产妇研究中,Norris 等人

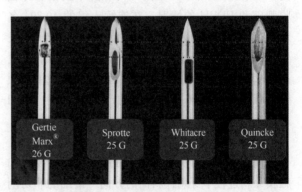

图 21.2 四种类型的脊椎穿刺针尖。Gertie Marx、Sprotte 和 Whitacre 是非切割针,而 Quincke 是切割针。[引自 Arendt K, Demaerschalk BM, Wingerchuk DM, Camann W: Atraumatic lumbar puncture needles: after all these years, are we still missing the point? Neurologist. 15(1): 17－20,2009.]

比较了脊髓硬膜外置管时选择平行或垂直进针对脑膜穿刺和 MPH 发生率的影响。尽管两组脑膜刺破的发生率相似,但在平行进针组患者 MPH 的强度和硬膜外血补片的需要量显著降低[41]。Richman 等发现平行进针比垂直进针的 MPH 发生率显著降低,分别为 10.9% 和 25.8%[31]。我们从电子显微镜中观察到硬脑膜是一种呈网状排列胶原,这些缺乏特定的方向。然而蛛网膜细胞平行于脊髓长轴排列,这也解释了为什么平行进针时 MPH 的发生率是降低的。

（六）危险因素

MPH 的独立危险因素包括女性、妊娠、20～50

岁年龄人群,低体重指数[42]。肥胖患者发病率低是由于腹内压的增加,腹内压可起到腹部黏合剂的作用,有助于封闭脑膜的缺损,减少脑脊液的流失。另一方面,年轻女性由于硬脑膜纤维弹性大而面临更大的风险,与老年患者弹性低的硬脑膜相比,前者往往保持脑膜缺损。过去认为MPH在低龄儿童中是罕见的,但目前已证明所有年龄段的儿童中MPH的发生率是一致的[33,44]。Vercauteren等提出神经科医师和神经放射科医师行诊断性脑膜穿刺后MPH的发生率更高[45],这很可能是由于使用了较大号的穿刺针和缺乏操作经验。诊断性腰穿需要用20G或22G针头,以便在合理的较短的时间内测量颅内压并收集脑脊液。当针头小于22G时,收集2 mL脑脊液可能需要6分钟或更长的时间,测量出的颅内压准确性可能会降低[46]。脑膜穿刺前就有头痛和MPH病史的患者,穿刺后MPH的发生率更高。Singh等统计了5年内产科麻醉中发生意外脑膜刺破和PDPH的情况。在连续入组的40 894名产妇中,脑膜被刺破的发生率为0.73%,MPH的发生率为0.49%[47]。然而,在已报道研究中发病率更高,在1%~2.6%间[39]。Choi等发现在分娩中行硬膜外麻醉而脑膜被意外刺破的产妇中,发生MPH超过50%[48]。

(七)预防

预防MPH取决于穿刺针的粗细、针尖设计和脑膜穿刺过程中穿刺针斜面的方向。最细的非切割针尖穿刺针,与脊髓长轴平行进针将最大程度减少MPH发生率。在硬膜外置管意外刺破脑膜的情况下,鞘内留置导管可降低MPH的发生率。在一项已知用18G Tuohy穿刺针行蛛网膜下腔穿刺的比较研究中,Ayad等人发现在穿刺部位鞘内置管可以降低MPH的发生率,从单纯硬膜外置管组的81%到分娩后取出组鞘内置管的31%,再到分娩后保留鞘内置管24小时组的3%。因此,作者建议鞘内置管24小时以降低MPH的发生率[49]。Van de Velde等总结了大量研究结果后,指出使用鞘内置管时MPH的发生率为51%,使用硬膜外置管时MPH的发生率为66%,EBP的需求率分别为33%和59%。然而,这项分析结合了回顾性和前瞻性研究的数据,这些研究中有一些功效不足和没有随机化[50]。在北美执业产科麻醉师中进行的一项调查显示,出现意外脑膜刺破中75%将导管放在硬膜外,25%放在鞘

内;然而,76%的人认为,将鞘内导管放置24小时可以降低头痛的发生率[51]。另一项对澳大利亚产科麻醉师调查显示,在分娩过程中使用硬膜外麻醉发生脑膜刺破时,64%的医师会取出Tuohy针并重新定位。这一决定背后最常见的原因是担心鞘内置管的安全性,尤其是错误使用的风险。

其他的预防性措施包括预防性采用硬膜外血贴片(EBP)和硬膜外注射生理盐水以及补液。在一个小样本研究中,Charsley和Abram发现鞘内注射10 mL生理盐水可降低MPH的发生率[53]。尽管预防性应用EBP十分常见,但其降低MPH发生率的证据尚不足[54]。现有的关于预防性应用EBP的研究受到样本量少的限制[55,56]。其他的限制包括一些综述里指出的注入的血贴片的血液量[57]。在量化的系统性综述中,包括5个非随机对照试验(non-RCT)和4个随机对照试验(RCT),Apfel等发现预防性EBP后头痛的相对危险度(RR)分别为0.48和0.32,但由于研究之间存在异质性和阳性结果的小规模非随机对照试验的发表偏倚,建议采用大样本多中心RCT来确定最佳方式[58]。

(八)治疗

一旦依据病史、体格检查和诊断性检查明确MPH的诊断后,就应该开始进行治疗。考虑到85% MPH通常持续不超过5天且很少有并发症,选择治疗方法时的应注意权衡利弊[59]。MPH的初始治疗一般采取保守治疗,卧床休息可减轻MPH的症状但并没有明确的治疗益处。Thoennissen等荟萃分析未能证明,脑膜刺破后卧床休息比立即活动更能降低MPH发病率[60]。大量补液治疗十分常见,尽管目前还没有研究证实其治疗效果。据报道,对MPH治疗有效的药物包括甲基黄嘌呤、咖啡因、茶碱、舒马曲坦、促肾上腺皮质激素和糖皮质激素[2]。咖啡因是一种强效中枢神经系统兴奋剂,可以引起脑血管收缩,是MPH治疗应用最广泛的药物。咖啡因的用法包括口服和静滴,口服剂量为一次300 mg,静脉用药则为500 mg咖啡因加入500~1000 mL的生理盐水中静滴超过2小时滴完。如果需要,静脉用药可在2~4小时重复一次[61]。尽管咖啡因安全有效,但仍有报道因使用咖啡因而导致癫痫发作、焦虑状态和心律失常。现有的文献似乎不支持咖啡因作为MPH的治疗药物[2]。有癫痫病史的患者和有妊高症的产妇禁用咖啡因。鉴于咖啡因

疗效短暂且没有解决潜在的病理状态,常常需要重复使用[62]。茶碱是另一种有效治疗 MPH 的脑血管收缩剂,但临床使用并不广泛且文献未证实其治疗作用。其他治疗药物,如 5 - HT 受体激动剂(舒马曲坦)和促肾上腺皮质激素,在临床使用不多且对严重的 MPH 无效。然而,Bussone 等在一项非随机研究中发现,夫罗曲普坦有助于预防诊断性腰椎穿刺患者的 MPH[3]。最近的研究表明,普瑞巴林和加巴喷丁等药物可能有助于 MPH 的治疗。一项随机对照试验比较了 40 名腰椎麻醉或腰椎穿刺后出现 MPH 的患者使用普瑞巴林和安慰剂治疗 5 天的情况,发现接受普瑞巴林治疗组在治疗第二天后疼痛评分显著降低,对双氯芬酸需求量也降低[63]。另一项随机对照试验对 42 例 MPH 患者使用加巴喷丁与麦角胺/咖啡因进行比较,发现加巴喷丁显著减少疼痛、恶心和呕吐[64]。然而,仍需要更多的研究来证实这些药物的有效性。

当药物治疗和其他无创性治疗不能缓解患者症状或者患者症状较重不能自然缓解时,可以应用有创性的治疗。硬膜外治疗包括注入生理盐水、胶体、纤维蛋白胶和血液[2]。MPH 治疗的金标准是硬膜外血贴片疗法(EBP)。可供选择的硬膜外填充血制品种类很多,然而最常用和标准的治疗仍是硬膜外自体血贴片疗法。该治疗方法可使大部分患者的症状得到完全缓解,未完全缓解的患者则可减轻头痛的严重程度并使他们回归日常活动。EBP 治疗禁忌证同脊髓和硬膜外手术的禁忌证[3]。首先是基于一般或特殊理由的患者拒绝。对于担心输血的患者来说,可以使用其他贴补材料。其次,必须评估患者的凝血状态以降低硬膜外血肿发生的风险[66]。最后,败血症患者、发热患者或穿刺部位皮肤存在局部感染的患者,因为有可能把细菌带入硬膜外腔,不建议行 EBP 治疗。对 HIV 阳性患者行 EBP 的顾虑毫无道理,因为 HIV 阳性患者的病毒在病程早期就已通过血脑屏障[67]。EBP 的作用机制存在争议,可能通过两种独立的机制起效。最初的早期效应在几分钟内发生,可以把硬膜向脊髓挤压及减少硬膜内腔容量。向硬膜外腔注入的血液可以纵向传播并向周围扩散包围整个硬膜囊。硬脊膜内体积的减少使脑脊液向头部流动,进而重新起到对大脑组织的支撑作用,并减少了对痛觉敏感结构的牵拉。据 Monro-Kellie 规则,颅内脑脊液量的增加会减少脑血管的

扩张和脑血容量。由于这种早期效应,患者经常报告 EBP 后迅速缓解。然而,Beards 等通过 MRI 证实 EBP 治疗 7 小时之后,血补片的压缩效应就不存在了,之后的更持久的效应可能是形成凝胶塞封住了硬脊膜/蛛网膜的裂孔。此效应可以防止脑脊液进一步丢失并重新产生脑脊液恢复到正常范围。凝胶塞在这里起到了一个过渡作用直到硬脊膜/蛛网膜上的裂孔获得永久性的修复。第二个治疗效应存在很大变数,可以解释为什么 EBP 治疗可以早期缓解,但总体治疗仍然失败。Dubost 等对 MPH 后行 EBP 治疗的患者测量能够反映颅内压的视神经鞘直径(optic nerve sheet diameter, ONSD),发现 EBP 后 ONSD 增大的患者治疗成功,而 EBP 后 ONSD 不增大的患者治疗失败。ONSD 是颅内压的替代指标,这项研究表明颅内压的持续升高与 EBP 的成功相关[68]。

导致 EBP 疗法失败的风险因素包括脑膜刺破后 24 小时内行 EBP、自体血用量过少和操作过程中局麻药在硬膜外腔残留。Ong 和 Blanche 等没有发现 EBP 疗法对将来行硬膜外麻醉的明确影响[69,70]。

EBP 操作技术早在 1960 年由 Gormley 首先描述,其内容十分简单且基于单次硬膜外麻醉的操作技术[71]。它通常需要两个人操作,一个人负责定位硬膜外腔,另一个人负责采集血液。在定位和采集血液过程中,无菌操作是非常重要的。在整个过程中患者可以坐位或者卧位,取决于硬膜外间隙定位的难易和患者对直立位的耐受程度。根据 15 mL 血液在硬膜外腔会优先向头侧扩散 6 个节段,向尾侧扩散 3 个节段或一个脊髓节段 1.6 mL 血液的原则,我们可以有指导性的选择操作平面[72]。故通常选择在疑为硬脊膜裂孔位置的下方进行定位操作。Colonna-Romano 和 Linton 报道了一例在腰椎平面行 EBP 成功治疗 C6～C7 平面脑膜穿刺后的 MPH[73]。这可能与蛛网膜下腔压力的增高和由此产生的脑血管收缩及脑腺苷受体失活有关。越接近尾部的平面操作越减少直接压迫脊髓的风险。虽然使用过不同的血贴片血量,但理想的目标用量是 20 mL[74],这是在患者能忍受的情况下最被广泛接受和使用的量。如果患者抱怨背部或腿部疼痛难忍或注射时阻力大,可以减少量。Chen 等发现在硬膜外腔注射 7.5 mL 自体血可与 15 mL 自体血对 MPH 的止痛效果相媲美,且可减少注射过程中引起的神

经根痛[75]。行 EBP 后,患者应该保持仰卧位双腿轻微抬高,这时可以适当进行静脉补液支持治疗。在一个小样本研究中,Martin 等发现行 EBP 后卧床 2 小时的患者可以获得 100% 头痛缓解而只卧床 30 分钟的患者则获得 60% 的缓解[76]。尽管 EBP 早期绝大部分患者会有缓解,但长期缓解率在 61%~75% 之间[77]。除自体血之外,可供选择的脑膜外贴片材料还包括硬膜外纤维蛋白胶和硬膜外低分子右旋糖酐[78]。虽然这两种材料已经成功运用于临床,与自体血相比,费用和安全方面的问题限制了使用。除了硬膜外血贴片疗法,还可以选择硬膜外生理盐水注射或输液。硬膜外注射或输入生理盐水治疗还未被证实是一种有效的替代方法,因为成功率低,常常需要更多的干预,在硬膜外间隙盐水比自体血更容易被吸收。在一项 RCT 研究中,AL-metwalli 研究了硬膜外注射吗啡预防意外脑膜刺破后 MPH 的效果。干预组给予硬膜外注射 3 mg 吗啡(溶于 10 mL 生理盐水),24 小时重复注射,对照组接受硬膜外注射 10 mL 生理盐水,24 小时后重复注射。MPH 的发病率吗啡注射组为 12%,生理盐水注射组 48%。吗啡注射组对治疗性 EBP 需求也减少[79]。作为最后手段可以考虑手术修补撕裂脑膜。这是一种侵入性的手术,通常用于严重慢性 MPH 且对多次 EBP 治疗无反应的病例。

EBP 疗法的并发症十分罕见。其最常见的并发症是操作后出现的轻微腰痛和神经根痛,疼痛可在几天后自然缓解,也可以使用非甾体抗炎药(NSAID)治疗[80]。其他可能的并发症包括硬膜外血肿、感染,以及可能与血液意外注入硬膜下/蛛网膜下腔有关的蛛网膜炎。有两个病例报告,在 EBP 治疗后出现了面神经麻痹,最终自然缓解[59]。Mokri 报道了一例行 EBP 治疗后出现有症状性高颅压的病例[82]。

(九) 脑膜穿刺后头痛的总结

MPH 及其处理在麻醉领域已被广为熟知与认可。体位性头痛提示 MPH。有硬膜穿刺史或可能的硬膜损伤史,加上特异性的症状,MPH 的诊断是非常简单的。虽然 MPH 是非致命性的,但具有很高的发病率,需认真对待。因为头痛能在 5~7 天内逐渐缓解,治疗应从保守方案开始,效果不佳者可以采取标准 EBP 治疗。需要外科修复的慢性 MPH 患者非常罕见。

二、自发性低颅内压

自发性低颅内压(spontaneous intracranial hypotension,SIH)最早于 20 世纪初描述,是一种症状类似脑膜刺破后头痛但没有任何脑膜刺破病史的综合征。发病率在 5/100 000 人每年。女性是男性的两倍,发病年龄高峰在 40~50 岁。

(一) 自发性低颅内压的临床症状

通常会在跌倒、外伤、挥鞭伤、剧烈咳嗽后发生体位性头痛的患者中怀疑此综合征。虽然典型的表现是体位性头痛,头痛也可以是非位置的,甚至是相反的(卧位时明显)[84]。头痛可以是渐进性的或暴发样的,也可以表现为劳累性、间歇性,或下午、夜间头痛。头痛是大脑失去浮力而向下移位,包括脑膜在内的疼痛敏感结构受到牵拉。另一个机制是痛敏结构颅内静脉的代偿性扩张。其他常见的症状是颈部疼痛或僵硬、恶心和呕吐。其他症状包括视力模糊、耳鸣、眩晕和畏光。耳鸣是继发于异常的脑脊液压力向外淋巴液传递[85],而视力和平衡异常则是视神经和前庭蜗神经被牵拉所致。高泌乳素血症和溢乳是垂体柄变形的结果[86]。脊柱症状包括背痛和神经根病,可能是脑脊液漏导致神经根或脊髓受压所致。尽管一些专家认为标准过于严格[88],国际头痛疾病分类已经公布了 SIH 的诊断标准(表21.1)[87]。SIH 的鉴别诊断包括原发性和继发性头痛。应考虑的继发性头痛包括蛛网膜下腔出血、颈动脉/椎动脉夹层、脑静脉窦血栓形成、良性颅内低

表 21.1 国际头痛学会自发性低颅内压诊断标准

1. 弥漫性和(或)钝性头痛,在坐或站后 15 分钟内恶化,符合标准 D,并伴有下列情况之一:
   (1) 颈部僵硬
   (2) 耳鸣
   (3) 听力下降
   (4) 畏光
   (5) 恶心
2. 至少以下之一:
   (1) 磁共振成像显示脑脊液压力低(如脑膜强化)
   (2) 常规脊髓造影显示脑脊液漏
   (3) 坐位脑脊液压力 <60 mmH$_2$O
3. 无脑膜穿刺史或其他脑脊液瘘原因
4. 脑膜外血补丁疗法后 72 小时头痛缓解

注:引自 Headache Classification Subcommittee of the International Headache Society. The International Classification of Headache Disorders, 2nd ed. Cephalalgia. 24(Suppl 1): 1 - 160, 2004.

血压、外伤后头痛和脑膜炎[83]。

SIH 公认的病因是脑脊液通过脊膜上薄弱点如脑膜憩室，或神经根袖、神经束膜囊肿（tarlov cysts）上小的撕裂发生外漏。其他解剖异常包括椎体赘生骨刺[89,90]和穿透硬脑膜的突出或退行性椎间盘病变[91]。症状发展通常由跌倒、外伤或运动引起。SIH 可能与全身性结缔组织疾病相关[83,92]，这些疾病包括 Marfan 综合征、Ehlers-Danlos 综合征 Ⅱ 型、常染色体显性多囊肾病、孤立性关节活动过度、关节活动过度伴筋膜变薄，以及自发性视网膜剥离。

（二）自发性低颅内压的诊断

诊断性腰椎穿刺提示脑脊液压力低和头颅磁共振见脑膜强化可确诊为 SIH。诊断性腰椎穿刺常显示 CSF 压力低于 60 mmH₂O（参考范围在 65～195 mmH₂O）。偶有患者腰穿无脑脊液流出，需要回抽。脑脊液蛋白、红细胞和白细胞计数通常增高。头部核磁显示脑膜强化、硬膜下积液、小脑扁桃体下移和垂体异常（增大或充血）[83,89]。Schievink 提出 SIH 的五个特征性改变：①硬膜下积液；②脑膜强化；③静脉结构充血；④垂体充血；⑤颅内脑结构整体下陷（mnemonic：SEEPS）[83]。低颅压并硬膜下积液的患者脑膜强化明显增厚。SIH、硬膜下积液与硬膜下血肿之间的关系已受到关注[93-95]。SIH 患者的脊柱 MRI 通常提示硬膜外或椎旁积液和硬膜下移[96]。有意思的是即使是头痛症状在治疗后得到改善，脑膜强化也会缓慢下降，可能需要 3～5 个月脑膜变化才会消退。

放射性核素脑池造影术（radionuclide cisternography，RC）曾被认为是确诊 SIH 综合征的验证性试验。但是脑池造影很少能显示脑脊液漏口的位置。SIH 也可以间接的通过注射的染料缺乏上升性显影、脑脊液中的放射性同位素快速消失（4 小时内），以及放射性同位素提前出现在膀胱中得以证实。放射性同位素从脑膜上的破口漏入硬膜外腔，被硬膜外血管吸收进入体循环通过肾脏排泄。注射后放射性同位素在 2.5 小时内出现在膀胱中可视为提前出现，且有报告显示早在注射后 45～90 分钟内就可在膀胱中见到放射性同位素，但是，脑池造影通常不能明确脑脊液泄漏的部位。这是因为注射放射性同位素以后需要多次采集患者图像，放射性同位素可能在采集图像的间隔期内发生了泄漏。放射性脑池造影术的缺点还包括空间分辨率较差、侵入

性，以及放射性同位素可能从针道溢出导致结果判定偏差。由于这些原因，目前认为 RC 在 SIH 的诊断中作用有限[97,98]。

CT 脊髓造影术（computed tomography myelography，CTM）和鞘内钆 MRI 脊髓造影术（intrathecal gadolinium magnetic resonance myelography，Gd-MRM）可以显示脑脊液漏口的部位。目前认为在 SIH 的诊断中 CTM 可以很好地显示漏液位置和漏液量[83]。与 RC 相比，CTM 具有更好的定位能力，显示出更多细节。标准 CTM 用于定位缓慢的脑脊液漏，脑脊液被限制在一、两个椎体水平，而动态 CTM 通过间歇性注射造影剂，注射后扫描，可以用于疑似泄漏迅速且扩散到几个椎体水平的患者[99]。泄漏的位置可在颈胸[83]、胸椎[100]、胸腰段[101]，或腰骶水平[97]。Gd-MRM 对小而缓慢的泄露具有比 CTM 更高的灵敏度，但实施过程更为复杂。

（三）自发性低颅内压的治疗

许多患者对保守治疗反应不错，包括卧床休息、多饮水、类固醇、口服或静脉给予咖啡因和腹带的使用。保守治疗失败时可以考虑 EBP。虽然 EBP 治疗 SIH 的疗效似乎不如 MPH，但这是治疗慢性 SIH 的首选方法。成功率低的原因包括注射部位远离漏口、多发的脑脊液漏口，以及少见的脊髓前侧或者神经根袖套漏口。

在没有 CTM 明确漏口位置的情况下，大多数疼痛科医师选择胸腰段注射血液以覆盖上腰椎和下胸椎水平。注射后，患者保持 Trendelenburg 位置 30～60 分钟[83]。如无效，可以在腰部重复注射。Ferrante 等[103]报告了 42 例腰椎盲法多次 EBP 治疗效果，治疗方案是：①在 EBP 前、中、后 24 小时保持 30°的 Trendelenburg 位置；②术前 18 和 6 小时给予乙酰唑胺 250 mg；③术后 2 周内停止剧烈运动。延长 Trendelenburg 体位时间可以促进 EBP 后的血液向头端扩散；术后维持此位置 24 小时为非必需。乙酰唑胺是碳酸酐酶抑制剂可以减少脑脊液的产生，从而减少脑脊液漏的发生率，有利于脑膜闭合。乙酰唑胺的使用纯粹是理论上的，未得到临床证实。

有报道采用多节段 EBP 覆盖多个脑脊液漏口[104]。Ihara 等[105]进行了 4 次 EBP，2 个在上胸部，1 次在下胸部，还有 1 次在腰部。Benzon 等[106]进行了 3 次胸部的 EBP，前两个血贴通过中线注射，第 3 个通过左旁正中入路注射，因为在此侧发现了几个

漏口。两个以上的 EBP 可能没有必要。如果一次或两次 EBP 无效，最好在行下一次 EBP 之前行 CTM 明确漏口的椎体水平和漏口的侧别[106]。虽然有成功经椎间孔 EBP 的报道[107]，但应该将其作为最后手段，因为有压迫或者阻塞神经根伴行的根动脉导致节段性脊髓缺血和瘫痪的可能[108]。

用纤维蛋白胶[109]或者自体血液[110]作为硬膜外补片均有报道。纤维蛋白胶可引起过敏反应和病毒感染[111,112]。如果多次 EBP 无效而患者病情恶化时，可以考虑手术干预[83,89]。SIH 的手术具有挑战性，应密切随访。因为有些患者可能会出现复发性脑脊液漏。

治疗成功后的头痛复发是由于脑脊液漏的复发。如果头痛的性质变化，需要考虑短暂性反弹的颅内高压[82]或硬脑膜静脉窦血栓[113]。

（四）自发性低颅内压的总结

SIH 的症状与 MPH 相同，尽管既往无脑膜穿刺病史。腰穿提示脑脊液压力低和 MRI 显示脑膜强化可以诊断。CTM 用于确诊并可明确脑脊液漏口部位。如果保守治疗无效，可能需要多次 EBP 治疗。

● 要 点 ●

（一）脑膜穿刺后头痛

● MPH 的重要组成部分是脑膜（硬脑膜/蛛网膜）刺破史和体位相关的双侧头痛。

● 硬脊膜/蛛网膜刺破后头痛的发生并不直接与脑脊液漏出的量或蛛网膜下腔的压力相关。头痛可能继发于突然的脑脊液量的变化及随后发生的脑血管扩张。

● MPH 时患者可能会出现颅内的病理性改变。症状和体征包括明显的非体位性头痛和头痛模式的变化，以及严重的恶心与呕吐。

● 预防 MPH 主要在于穿刺针的选择，重点注意穿刺针的粗细和针尖的设计。非切割针尖的最细穿刺针头直径与 MPH 的最低风险相关。

● MPH 发生后 24 小时内的初始治疗应该

是以药物为主的保守治疗。大约有 85% 的患者可以在 5 天内自愈。

● EBP 疗法使头痛获得早期且快速的缓解，来源于硬脊膜周围受到的挤压和硬膜内腔容积的减少。脊髓蛛网膜下腔的脑脊液向头端移动并重新支撑起脑组织，进而减少对颅内痛敏结构的牵拉以及缓解脑血管的扩张。实施 EBP 疗法获得的持久缓解来源于硬脊膜/蛛网膜裂孔的闭合。

● 咖啡因和茶碱可以阻断脑内腺苷受体引起脑血管收缩。行 EBP 疗法后引起的蛛网膜下腔压力的急剧升高使得腺苷受体失活从而缓解头痛。

（二）自发性低颅内压

● 自发性低颅内压（SIH）的临床表现与脑膜刺破后头痛类似，不同的是前者没有脑膜刺破的病史。

● SIH 的病因是脑脊液从脑脊膜上的薄弱点，如脑膜憩室或神经根袖、神经束膜囊肿上的小撕裂漏出。其他可能相关的解剖异常有椎间盘突出和椎体骨赘。

● SIH 的特征包括体位性头痛（缺乏脑膜穿刺病史），诊断性腰穿提示低颅压和 MRI 表现为脑膜强化。

● 症状包括体位性头痛，颈部僵硬，视觉、听觉和平衡障碍，背痛，甚至神经根病。

● 尽管经典的表现是体位性头痛，但头痛也可以表现为非体位性或间歇性。可以是渐进性加重或突然发作。

● CTM 是 SIH 的首选诊断方法，因其较 RC 可以更好地显示脑脊液漏的位置并提供更多的细节。Gd-MRM 比 CTM 更敏感，但操作也更复杂。

● 硬膜外血贴片疗法（EBP）是 SIH 的首选治疗。当有多处脑脊液漏时，可能需要行多次 EBP。

● 虽然纤维蛋白胶可以作为贴片注入硬膜外腔，但缺乏足够的文献或者经验支持其常规应用。

● 如果保守治疗和多次 EBP 无效，如果发现结构异常或者局灶性脑脊液漏，可采用手术修补。

参考文献

请于 ExpertConsult. com. 在线访问参考文献。

第 22 章 颈源性头痛

Samer Narouze，MD，PhD

翻译：陈富勇　魏明怡　审校：周华成

一、概述

颈源性头痛最初定义是由颈部运动或对压痛点施加压力诱发,伴有颈椎活动范围受限的单侧头痛。头痛性质是非丛集性与非搏动性的,起源于颈部并向枕部、颞部及额部扩散[1-3]。然而,这些临床表现不足以精确的诊断颈源性头痛,有时仅根据临床描述很难区分是颈源性头痛、偏头痛还是紧张型头痛[4-6]。

对支配颈椎结构的神经的诊断性阻滞或向受累的关节腔内注入局部麻醉药观察其反应,目前认为是诊断颈源性头痛的主要标准[7]。而且,颈源性头痛可以是单侧或双侧的[7]。这些临床特征促使国际头痛学会(international headache society，IHS)为颈源性头痛的诊断制定新的诊断标准。最近,国际头痛疾病分类(第 3 版)(ICHD-3)已发布[8]。

二、诊断标准

(1) 所有的头痛都需满足标准 C。

(2) 临床、实验室和(或)影像学证据证实存在可引起头痛的颈椎或颈部软组织的紊乱或病变。

(3) 起因证明至少有下列中的两种。

1) 头痛的发生与颈椎紊乱或出现病变有时间关系。

2) 头痛的缓解及消失与颈椎紊乱或病变的好转有平行关系。

3) 颈椎活动范围受限,以及刺激性检查能明显加重头痛。

4) 颈椎结构或其支配神经的诊断性阻滞后头痛消失。

(4) ICHD-3 中其他诊断不能更好地解释。

三、病因

颈源性头痛是由上位 3 个颈脊神经支配的颈椎结构引起的牵涉痛。因此,颈源性头痛可能的来源及鉴别诊断是:寰枕关节、寰枢关节、C2～C3 椎间盘、C2～C3 关节突关节、颈部后上方及椎旁肌肉、斜方肌和胸锁乳突肌、椎管和颅后窝硬膜、颈脊神经和神经根,以及椎动脉[9]。

四、神经解剖学和神经生理学

三叉神经脊束核尾侧延伸到上位 3、4 颈髓节段背角的外板层。这就是俗称的三叉颈神经核,它同时接收来自三叉神经,以及上位 3 个颈脊神经的传入纤维。这些传入纤维的会聚是产生颈部-三叉神经支配区牵涉痛的原因。因此,起源于上颈段颈脊神经支配的颈部结构的疼痛可以表现在三叉神经的支配区域,如眼眶和额颞顶区域。Bartsch 和 Goadsby 的研究表明,枕大神经的伤害性刺激会增加幕上传入神经的中枢兴奋性[10],反之亦然,刺激硬脑膜也会增加三叉颈神经核神经元对颈部刺激信号传入的反应[11]。

五、颈源性头痛常见的来源

在这一章节,我们将讨论颈源性头痛常见原因的临床表现,以及如何提出一个准确的诊断及治疗计划(图 22.1)[12]。

(一)寰枢关节

寰枢外侧关节由 C2 前支支配,是引起颈源性头

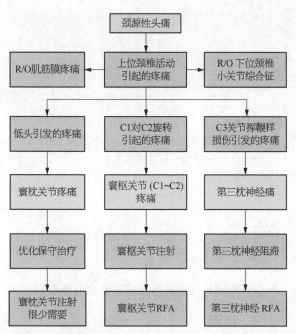

图 22.1　颈源性头痛的诊断与治疗流程图。RFA，射频消融术。（许可转载自 Narouze S，editor：Interventional Management of Head and Face Pain：Nerve Blocks and Beyond，New York：Springer，2014.）

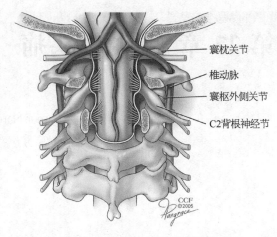

图 22.2　寰枢关节和寰枕关节与椎动脉的关系。（经 Cleveland 诊所许可转载）

痛的并不少见的原因，约占枕部头痛患者的 16%[13]。在人类志愿者中，使用造影剂扩张寰枢外侧关节会引发枕部疼痛[13]。

临床表现提示起源于寰枢外侧关节的疼痛包括枕部或枕下疼痛、枕下区域或 C1 横突的局限性压痛、C1 对 C2 的疼痛性旋转受限和 C1 被动旋转的诱发痛。这些临床表现仅仅表明寰枢外侧关节是枕部头痛的一个可能来源；然而，它们不是特异性的，因此不能单独用于建立诊断[9]。建立明确诊断的唯一方法是在关节内注射局部麻醉剂进行诊断性阻滞[12]。

寰枢外侧关节疼痛的病理通常是骨性或外伤性关节炎[14,15]。同样，影像学上骨性关节炎并不意味着关节一定是疼痛；而且，如果没有发现异常也并不能排除关节来源的疼痛。

寰枢外侧关节疼痛没有保守治疗。然而，关节腔内类固醇注射可短期有效缓解起源于寰枢外侧关节的疼痛[16,17]。长期有效的疼痛缓解需行寰枢外侧关节融合术[18,19]。

寰枢关节腔内注射有可能发生严重的并发症，所以熟悉关节与周围血管和神经结构的解剖关系是关键（图 22.2）。椎动脉于寰枢关节的外侧穿过 C2

和 C1 横突孔，然后穿过寰枕关节的内后侧向内侧弯曲到达枕骨大孔（见图 22.2）。C2 背根神经节和神经根及其包绕的硬脑膜袖套穿过寰枢关节的后侧中部。因此，寰枢关节注射时，针头应指向关节后外侧。这将避免损伤内侧的 C2 神经根及外侧的椎动脉（图 22.3～图 22.5）[12,17]。因为可能存在解剖变异，一定要注意避免药物注射进血管。由于负压抽吸试验并不可靠，最好在注射局麻药前在数字减影实时引导下注射造影剂。在寰枢关节注射时，如果针头指向偏内，可能发生 C2 硬脑膜的误穿，发生脑脊液漏或局部麻醉剂向高段颈髓蔓延。如果针头指向更内侧，脊髓损伤和脊髓空洞症是潜在的严重并发症。

（二）C2～C3 关节突关节和第三枕神经性头痛

C2～C3 的关节突关节由第三枕神经（C3 后支的内侧浅支）支配[20]。来自这个关节的头痛，又称第三枕神经性头痛，在颈椎挥鞭样损伤后呈现颈源性头痛的患者中占 27%[21]。C2～C3 关节压痛仅是提示性体征，精准的诊断性第三枕神经阻滞（occipital nerve block，ONB）是确诊的必要条件。

早期报道显示第三枕神经的射频神经毁损术是无效的[22]。然而，随着射频技术的改进，88% 的第三枕神经性头痛患者可获得完全缓解（图 22.6）[23]。在一项研究中，C2～C3 关节突关节内注射类固醇也有效[24]。在另一方面，Barnsley 等人报道关节内注射类固醇治疗对来自颈椎关节突关节的慢性疼痛无效[25]。

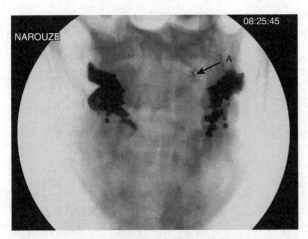

图 22.3 前后位片显示在隧道视图中穿刺针在寰枢外侧关节的外侧部。（经俄亥俄州的疼痛和头痛学会许可转载）

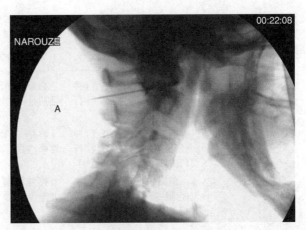

图 22.5 侧位片显示在寰枢外侧关节内的针尖和造影剂。（经俄亥俄州的疼痛和头痛学会许可转载）

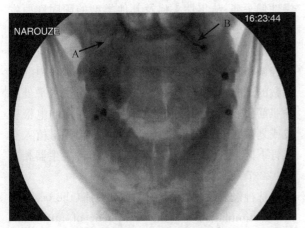

图 22.4 （A)寰枢外侧关节。(B)寰枢外侧关节内的针尖和造影剂。（经俄亥俄州的疼痛和头痛学会许可转载）

第三枕神经松解术

第三枕神经是 C3 后支的内侧浅支,从 C2～C3 关节突关节的外侧面穿过并支配该关节。同时第三枕神经支配头半棘肌的一部分,其皮支支配枕部下面一小片区域的皮肤[20]。

第三枕神经射频松解术被证明能有效治疗来自 C2～C3 关节的头痛。因为其解剖变异,第三枕神经毁损不全是最常见的副作用[22]。三针技术可以覆盖第三枕神经从关节外侧到关节上面或下面走行的所有变异,同时射频针间距不超过一个电极毁损宽度进行连续毁损,明显改善了治疗效果(见图 22.6)[23]。

对于这种特殊的阻滞,痛性感觉缺失尚未见报道。然而,在神经的皮肤分布区感觉麻木非常常见,而麻木区域边缘的感觉迟钝及超敏反应的发生率可

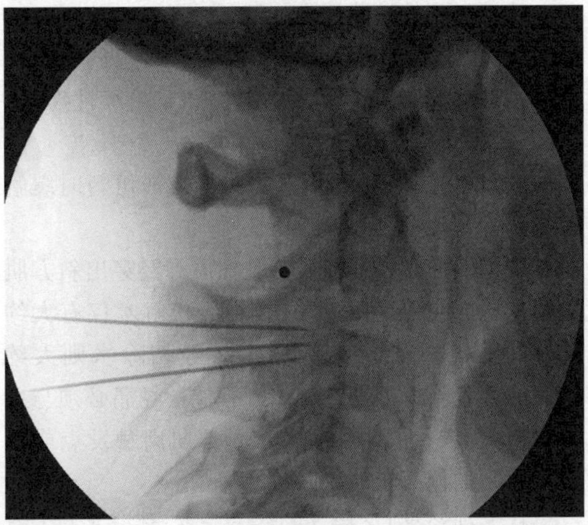

图 22.6 侧位片显示三根射频针恰当地放置在 C2～C3 关节线上、上方和下方。（经俄亥俄州的疼痛和头痛学会许可转载）

达 50%。这些都是暂时的并发症,通常只会持续几天到几周[22,23]。据报道大多数患者术后出现一过性的共济失调,是因为第三枕神经切断后,头半棘肌部分去神经支配,从而干扰颈部的紧张性反射。大多数患者可依靠视觉克服这种感觉[22,23]。非第三枕神经阻滞特有的其他可能并发症,包括感染、血肿形成,以及针尖位置不正确导致的椎动脉或颈神经根损伤。

(三) 枕神经痛

根据国际头痛疾病分类(international classification of headache disorders, ICHD),枕神经痛在脑神经痛下单独编码[8]。由于其与颈源性头痛密切相关,列入本章讨论。

表 22.1　枕神经痛脉冲射频治疗的前瞻性研究

作者	研究、患者数目	评价方法	结果	结论
Vanelderen 等[33]	前瞻性,19 名患者,神经阻滞效果良好后行 PRF,6 个月 F/U	疼痛 VAS 评分,生活质量,药物治疗评分	疼痛评分均值及药物治疗评分分别下降了 3.6 和 8 分	PRF 可治疗 ON
Choi 等[34]	前瞻性,10 名患者,神经阻滞效果良好后行 PRF,F/U 均值 7.5 个月	疼痛 VAS 评分,总疼痛指数	疼痛 VAS 评分和总疼痛指数分别下降 6 和 192 分	PRF 对 ON 有效
Huang 等[35]	前瞻性,102 名患者,神经阻滞效果良好后行 PRF	疼痛缓解 50% 以上并至少持续 3 个月	52 名患者(51%)缓解≥50%	5 个患者出现暂时性疼痛加重;1 个患者出现耳朵及面颊后方新发疼痛,3 周后缓解

注:ON,枕神经痛;PRF,脉冲射频;VAS,视觉模拟评分。研究中无明显并发症。

枕神经痛的诊断标准如下:

(1) 在枕大、枕小、和(或)第三枕神经的分布区的阵发性刺痛;在发作间歇期伴或不伴持续性疼痛。

(2) 受累神经有压痛。

(3) 使用局部麻醉剂进行神经阻滞可暂时缓解疼痛。

枕神经痛曾长期被认为是枕大神经穿出斜方肌时受卡压的结果。不过,外科神经松解术仅有大约 80% 的患者获得短期缓解,而神经切除术则大约 70% 的患者获得短期缓解[26,27]。枕神经痛必须与来自寰枢关节、上关节突关节和颈部肌肉触发点或附着点引起的枕部牵涉痛区分开来[8]。

枕大神经是 C2 后支的终末分支,部分来自 C3;而枕小神经是 C3 的后支的分支,部分来自 C2。在某些情况下,C2 和 C3 节段性神经阻滞可能是诊断的必要条件[28]。神经冷冻、射频消融和更永久的神经破坏疗法,例如 C1～C3 背根切断术(dorsal rhizotomy)和 C1～C3 的部分后根切断术(partial posterior rhizotomy)效果不尽一致[29-32]。近年来,脉冲射频(pulsed radiofrequency,PRF)治疗难治性枕神经痛的研究越来越受到重视。到目前为止,有两项前瞻性研究和一项回顾性多中心研究显示结果较好(表 22.1)[33-35]。然而,缺乏随机对照研究及靶点和影像引导的技术差异限制了该治疗方式的广泛应用。

枕神经刺激术

不同于其他的神经破坏疗法,经皮枕神经刺激术(occipital nerve stimulation,ONS)是一种潜在的微创、低风险和可逆性的方法,用来治疗枕神经痛、慢性偏头痛、丛集性头痛及其他类型的顽固性原发性头痛[36-38]。正电子发射断层扫描(PET)研究显示,慢性偏头痛患者枕神经电刺激治疗时相应中枢神经调节区域的脑血流增加[39]。经皮周围神经电刺激的试验是将皮下电极置于 C1 或项线水平处的颈肌筋膜表面。如果有效,可以使用同样的电极引线或划桨式外科电极进行永久性植入,并与植入至锁骨下区、腹部、协腹部或上臀部的脉冲发生器相连(图 22.7～图 22.9)。

枕神经刺激术治疗顽固性偏头痛(the occipital nerve stimulation for the treatment of intractable migraine,ONSTIM)的临床研究,探讨了 ONS 的安全性和有效性(表 22.2)[40]。这是一项多中心前瞻性随机单盲对照的可行性研究,对 ONB 效果良好的

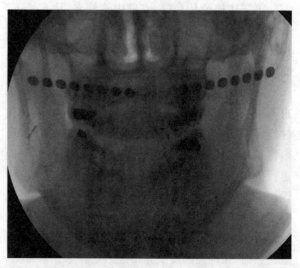

图 22.7　前后位片显示双侧枕部外科电极。(经俄亥俄州的疼痛和头痛学会许可转载)

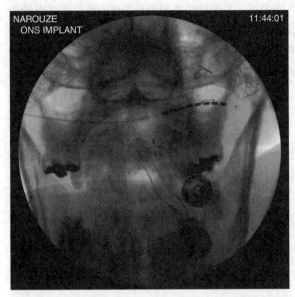

图 22.8　前后位片显示右枕部经皮穿刺电极。(经俄亥俄州的疼痛和头痛学会许可转载)

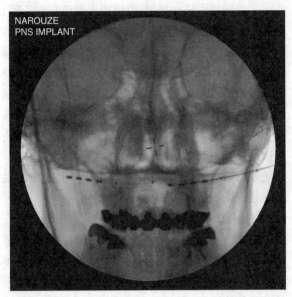

图 22.9　前后位片显示双侧枕部自锚定电极。(经俄亥俄州的疼痛和头痛学会许可转载)

表 22.2　枕神经电刺激治疗慢性偏头痛的随机研究

作者	研究、患者数目	评价方法	结果	结论
Saper 等[40]	随机、盲法、对照、多中心、可行性研究；(AS-28 名患者)(PS-16 名患者)，或(MM-17 名患者)组	有效定义为每月减少≥50%的天数，平均总疼痛强度较基线减少≥3个点。以及 POMS 和 SF-36 评分	三个月的有效率分别如下，AS 为 39%，PS 为 6%，MM 为 0%。66%的 AS 和 25%的 PS 对治疗表示满意	可行性为 ONS 治疗慢性偏头痛提供希望
Silberstein 等[41]	随机、盲法、对照、多中心研究(有效，$n=105$ 或虚假，$n=52$)	在 12 周时，有效的百分比(≥50%缓解)	有效率的百分比没有差异；减轻 30%的患者百分比有显著差异；在头痛天数、偏头痛相关残疾和疼痛直接缓解情况方面存在显著差异	疼痛、头痛天数和偏头痛相关的残疾显著减少。副作用多为植入部位疼痛

注：AS,可调节刺激；MM,药物治疗；ONS,枕神经电刺激；POMS,情绪状态问卷；PS,预设刺激。

患者被随机(2∶1∶1)分为三组：可调节刺激(AS)、预设刺激(PS)或药物治疗(MM)。那些对 ONB 没有反应的作为对照组(AG)。来自 9 个中心的 110 名患者被纳入研究,66 名受试者在研究期间完成了 3 个月随访日记数据。3 个月时,头痛的天数/月数减少率分别为 27.0%(AS),8.8%(PS)($P=0.132$),4.4%(MM)($P=0.058$),39.9%(AG)($P=0.566$)。总有效率分别为 39%(AS),6%(PS)($P=0.032$),0%(MM)($P=0.003$)及 40%(AG)($P=1.000$)。

最近,对慢性偏头痛(chronic migraine,CM)患者进行了另一项前瞻性、多中心、双盲、对照的 ONS 研究[41]。来自 15 个中心的 157 名患者被随机(2∶1)纳入并接受刺激试验,然后植入设备并真实刺激 12 周($n=105$),或植入设备但虚假刺激 12 周($n=52$)。12 周后受试者知情并随访 1 年(见表 22.2)。日常 VAS 评分降低 30%的患者比例有显著差异($P=0.01$)。12 周时所有评估均有显著性组间差异($P<0.01$)。

ONS 最常见的并发症是电极移位。各种锚固技术被用来提高导线的稳定性,但是问题仍然存在[38]。

一项回顾性研究报道,电极置入术后6个月和1年,电极移位的发生率分别是33%和60%[42]。ONSTIM研究报告了24%的受试者发生电极移位[40]。自锚定电极(如翼状电极)的使用前景看好[37]。一组12例患者中,只有一个患者出现几毫米的电极移位,但刺激模式几乎没有变化,也没有影响疗效[43]。在平均13个月的随访期间,12名患者均未因电极移位而需要二次手术。尽管这通常需要全系统取出,与脊髓电刺激不同,伤口裂开和感染的发病率较低。

(四)C2神经痛

C2神经痛是一种特殊类型的枕部神经痛,它是由影响C2神经根或背根神经节的病变引起的,如神经瘤、脑膜瘤或异常血管[44,45]。C2神经根位于寰枢关节的外侧后方;因此这个关节紊乱或炎症可能导致神经根的刺激或卡压[46]。C2神经痛表现为间歇性枕部刺痛,伴有流泪、睫状充血、流涕。通过选择性C2神经根阻滞可缓解疼痛是诊断的关键。对药物治疗和(或)热凝治疗反应差的C2神经痛,可试行减压或C2背根神经节切除术[9]。

(五)颈肌筋膜疼痛

位于后颈部肌肉的触发点,尤其是斜方肌、胸锁乳突肌和头夹肌,被认为是引起头痛的原因[47,48]。根据国际头痛疾病分类(ICHD)的第三版,与颈肌筋膜压痛相关的头痛被归类为与颅周压痛有关的阵发性或慢性紧张型头痛[8]。

此外,这些痛点通常覆盖在关节突关节上,因此很难与来源于关节突关节的疼痛区分[9]。在治疗肌筋膜疼痛方面,针刺疗法对肌筋膜疼痛的治疗效果不优于安慰剂[49]。肉毒素的使用是有争议的,在偏头痛和慢性每日头痛的肉毒素治疗是有效的;然而肉毒素对肌筋膜疼痛和颈源性头痛的疗效仍存在争议[50-52]。

(六)颈椎间盘源性疼痛

C2~C3激发的椎间盘造影术(但不是在更低的水平)可以复制颈源性头痛[53]。有研究显示射频毁损术提供了数月的疼痛缓解[54]。然而由于潜在的严重并发症,颈椎间盘介入治疗并不常见。

六、总结

综上所述,颈源性头痛是头痛治疗中最有争议和挑战性的领域之一。通常联合使用物理治疗、药物治疗、心理治疗(生物反馈放松疗法)、替代医学(针灸),以及谨慎使用介入性疼痛治疗的多学科综合治疗方法,患者可获得最大受益。

◆ 要 点 ◆

● 颈源性头痛是由上位颈脊神经支配的颈部结构引起的牵涉性疼痛。

● 寰枢外侧关节由C2前支配,是引起颈源性头痛的常见原因。由其引起的头痛约占枕部头痛患者的16%。

● C2~C3关节突关节受第三枕神经支配。由这个关节引起的疼痛(称为第三枕神经性头痛)在颈椎挥鞭样损伤后的颈源性头痛患者中占27%。

● 第三枕神经射频松解术是治疗C2~C3关节性头痛的有效方法。

● 枕神经痛分布于枕大、枕小、和(或)第三枕神经支配区,是一种发作性刺痛,发作间期有或无持续性疼痛。

● 枕神经痛必须与来自寰枢关节疼痛、上关节突关节疼痛及来自颈部肌肉的压痛点或其穿行处的疼痛相鉴别。

● ONS在顽固性头痛的治疗中显示出良好的效果。

参考文献

请于ExpertConsult.com在线访问参考文献。

第 23 章 口面部疼痛

Samer Narouze，MD，PhD；Jason E. Pope，MD

翻译：陈立平　审校：申　文　周华成

一、概述

口面部疼痛的发生率和流行率在普通人群中非常高。重点应该放在正确的诊断和治疗而不是对症处理上。每个病症都将根据国际头痛分类(ICHD-3)的分类和诊断标准进行描述。本章节回顾了疾病的病理生理学、临床表现和治疗(包括药物和介入治疗)。

ICHD-3 标准对头痛和口面部疼痛进行了系统的分类，并将其分成三类：原发性头痛、继发性头痛，以及含中枢性和原发性面痛在内的脑神经痛(表 23.1)[1]。

表 23.1　ICHD-3 分类条目

第一部分：原发性头痛

(1) 偏头痛
(2) 紧张性头痛
(3) 丛集性头痛和其他三叉神经自主神经性头痛
(4) 其他原发性头痛

第二部分：继发性头痛

(5) 继发于头和(或)颈部创伤的头痛
(6) 继发于头部或颈部血管性疾病的头痛
(7) 继发于颅内非血管性疾病的头痛
(8) 继发于某种物质的或物质戒断性头痛
(9) 继发于感染的头痛
(10) 继发于内环境紊乱的头痛
(11) 继发于头颅、颈部、眼、耳、鼻、鼻窦、牙、口腔或其他面部或颈部构造性疾病的头痛或面痛
(12) 继发于精神障碍的头痛

第三部分：痛性脑神经病和其他头面痛

(13) 痛性脑神经病和其他面痛
(14) 其他头痛疾患

我们将重点关注 ICHD-3 的 11 和 13 条。然而，在考虑常见口面部疼痛的诊断之前，有必要对评估头痛和口面部疼痛的病史和体格检查的关键组成部分进行简要评估。针对患者疼痛采取循序渐进的系统分析方法非常重要。这就需要对 ICHD-3 标准有一个基本的了解。应当指出的是，一个来自三级神经病学医院的调查表明，连续就诊的 97 名患者中有 29% 的患者可能无法用 ICHD-3 标准进行分类[2]。

合理的体格检查应当包括全面的神经系统评估(包括步态、旋前肌偏移、闭目难立征、反射试验；Hoffman 征和 Babinski 征)，心脏和颈动脉听诊，眼底检查，颈部活动范围(活动度检查包括寰枢关节和寰枕关节)，包括肌筋膜疼痛和扳机点详细的骨骼肌功能评估，根性激惹征象(压头试验)、颈椎小关节检查和非器质性疼痛的 Waddell 征(如触痛、刺激试验、干扰试验、局部功能障碍和过度反应)。表 23.2 和表 23.3 分别列出需要进行影像学评估的警示症状和体征[3]。

二、解剖学和病理生理学

三叉神经系统是面部的痛觉和触觉，以及咀嚼肌运动功能的中继系统。三叉神经系统是一个跨越中脑到脊髓的双侧结构，由四个核组成：中脑核、感觉主核、三叉神经(cranial nerve, CN)Ⅴ脊束核和运动核。三叉神经系统核的尾侧部分被称为三叉神经脊束核，由 3 个部分组成，从头侧至尾侧依次是吻侧亚核、板间亚核、尾侧亚核。尾侧亚核和脊髓后角在结构和功能上非常相似，并向下延伸到第二和第

表 23.2 需要进一步检查的具有"危险信号"症状和体征的头痛

突然发生的头痛（雷击性头痛）

发热、皮疹、和（或）颈部强直有关的头痛

视乳头水肿（视神经头肿胀）

头晕、站立不稳、构音障碍、乏力或者感觉异常（麻木或者刺痛），尤其是严重的、持续的和首次发生的偏头痛前兆或者以前有过神经性偏头痛且持续时间超过 1 个小时

出现意识模糊、嗜睡或意识丧失

头痛是由劳累、咳嗽、弯腰或性活动引起

头痛逐步恶化和（或）治疗无效

既往头痛特征和伴随症状发生了显著改变

头痛伴持续性或剧烈呕吐

50 岁以上患者的头痛与动脉炎或者颅内肿瘤高风险相关。原因不明的体重减轻、出汗、发热、肌肉痛、关节痛和跛行，是巨细胞（颞）动脉炎的典型伴随症状

艾滋病患者或者癌症患者出现头痛

经常光顾急诊或接受紧急治疗

每天或几乎每天使用止痛药或需要高于推荐剂量的镇痛药来控制头痛症状

表 23.3 神经影像学在头痛诊疗中的适应证

急症

雷击性头痛伴有神经功能缺失

头痛伴意识状态改变或癫痫发作

干预治疗史（怀疑有减少颅内顺应性的局限性病灶、假性脑膜炎）

常规

雷击性头痛不伴局限性神经缺失

头痛的特征发生改变（严重程度，位置转移，恶化）

头痛伴有神经功能缺损或异常（平衡失调、旋前肌变异、乏力、视乳头水肿）

头痛发生在免疫功能低下或者癌症的患者

表 23.4 继发于面和颅结构疾病的头面痛

ICHD-3	诊断
11	继发于颅、颈、眼、耳、鼻、鼻窦、牙、口或其他面、颈部结构异常的头面痛
11.1	继发于颅骨疾病的头痛
11.2	继发于颈部疾病的头痛
11.2.1	颈源性头痛
11.2.2	继发于咽后肌腱炎的头痛
11.2.3	继发于头颈肌张力障碍的头痛
11.3	继发于眼部疾病的头痛
11.3.1	继发于急性青光眼的头痛
11.3.2	继发于屈光不正的头痛
11.3.3	继发于隐性斜视或显性斜视（潜在的或持久的斜视）的头痛
11.3.4	继发于眼部炎性疾病的头痛
11.4	继发于耳部疾病的头痛
11.5	继发于鼻或鼻窦疾病的头痛
11.6	继发于牙齿或下颌疾病的头痛
11.7	继发于颞下颌关节紊乱（tempromandibular disorder, TMD）的头痛
11.8	继发于茎突舌骨韧带炎的头面痛
11.9	继发于颅、颈、眼、耳、鼻、鼻窦、牙、口或其他面、颈部其他结构异常的头面痛

痛的投射……在三叉神经核团和上颈髓之间重叠……形成一列细胞直到 C4 后角"[5]。因此，与公认的头痛病灶不同的是，三叉神经颈髓复合体与 Goadsby 所描述的假设相互作用，似乎为各种头痛疾病引入了潜在的神经调节/消融的位点（表 23.4）。

三、颅骨疾病引起的头痛

诊断标准包括头面部一个或多个区域的疼痛，并经临床、实验室或者影像学证据表明颅骨内病变是造成头痛的有效证据。疼痛的来源必须在时间上和位置上与颅骨病变相对应，并在成功治疗颅骨病变后头痛缓解。除骨髓炎、多发性骨髓瘤和 Paget 病外，多数颅骨病变并不会产生疼痛。

四、颈部疾病引起的头痛

这一系列的病症包括从颈部结构放散至头部和（或）面部疼痛。诊断标准基于"被普遍接受的导致头痛的原因"的例外情况。

（一）颈源性头痛

颈源性头痛是由于颈椎或颈部软组织的紊乱或

三颈椎水平。初级传入突触在尾侧核同侧，二级神经元交叉连接对侧脊髓丘脑束。三叉神经通路被称为腹侧三叉神经丘脑束，终止于丘脑的腹后内侧核。

三叉神经颈髓复合体附近的核团激活可以解释不同头痛相关的先兆和症状，包括激活广动力神经元、突触传递，或紧邻三叉神经复合体结构（孤束核、疑核、或迷走神经背核）。

Goadsby 证明了三叉神经颈髓的会聚机制。他使用电刺激成年猴子的上矢状窦，发现 C1 和 C2 的脊髓后角浅层的 C-fos 表达增加，而在 C3 却没有表达[4]。

Anthony 在诊察枕部疼痛的患者后总结出："疼

病变引起的头面部疼痛。（参阅第 22 章）

（二）咽后肌腱炎

咽后肌腱炎（也称作颈长肌腱炎）是颈后部单侧或双侧非搏动性疼痛，可放射至枕部或整个头部，在成人可见上颈椎前部大于 7 mm 厚的软组织肿块。疼痛多在颈部伸展时加重，而颈部旋转或吞咽时疼痛不常见。上三个颈椎的横突是触痛点。疼痛常在抗炎治疗后两周内得到缓解。影像学检查可以用于排除颈动脉夹层，有时需要在 CT 引导下从肿胀的椎体周围组织中抽吸无固定形状的钙化物质做活检[6]。

急性咽后肌腱炎通常发生在 30～60 岁，表现为颈部疼痛、吞咽痛、发热三联症。通常行保守治疗，包括非甾体抗炎药（NSAID）或短期糖皮质激素治疗，大多数情况下是自限性疾病[7,8]。

（三）头颈肌张力障碍

头颈肌张力障碍（craniocervical dystonia, CCD）是颈后部肌肉痉挛或张力性疼痛，可放射至枕部或整个头部，常伴有肌肉过度活动导致的头颈姿势异常。疼痛可因肌肉收缩、活动、外力和持续某一姿势而加重。疼痛可以在成功治疗潜在肌肉亢进的三个月内缓解。这些肌张力障碍包括舌咽肌张力失常、痉挛性斜颈、下颌肌张力失常或舌肌张力失常[9]。

据估计每 100 000 人中约有 1.1～6.1 人患有 CCD，每年发病率为 1.1/10 万[10,11]。病理生理学研究认为 CCD 患者的多巴胺信号有功能缺陷。治疗上包括物理治疗、肌肉松弛剂应用，以及肉毒毒素注射。

五、继发于鼻窦炎的头痛

这是继发性的额部疼痛，常发生在一处或多处如面部、耳部、牙，伴有临床、影像学、内镜或实验室检查诊断的急性鼻窦炎（图 23.1）。临床原因包括

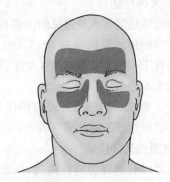

图 23.1　鼻旁窦

鼻腔积脓、鼻塞、新出现的嗅觉减退/丧失和（或）发热。这种头面部疼痛必须伴随急性鼻窦炎，且必须在鼻窦炎症状缓解或成功治疗后 7 日内疼痛减轻。鼻中隔偏曲、鼻甲肥大、鼻窦黏膜萎缩不被认为是此种头痛的病因。慢性鼻窦炎不是头痛或面部疼痛的原因，除非有潜在的急性加重。

六、继发于牙齿、下颌或相关结构疾病的头痛

牙齿、下颌或相关结构疾病常导致牙痛、面痛，但很少引起头痛。牙齿的疼痛可能会引起弥散性头痛，如智齿感染或创伤性刺激导致的牙周炎和冠周炎。这种疼痛在时间上和位置上与牙、颌骨疾病有关，并常在成功治疗病因 3 个月内缓解。

急性牙周伤害性疼痛可给予休息（减少机械性刺激）、非甾体抗炎药、局部麻醉药和镇痛药。慢性牙周疾病是导致牙及牙周锚定骨破坏的免疫介导的炎症反应[13]。

通常情况下，口腔内损伤为自限性，常在数周内得到缓解。如果症状持续存在，需要牙科及耳鼻喉科会诊。常见的导致疼痛的黏膜相关性疾病见表 23.5。

七、源于颞下颌关节紊乱的头面痛

这是一种从颞下颌关节（temporomandibular joint, TMJ）放散到头面部一个或多个区域的反复发作性疼痛。它是由关节运动、咀嚼、活动范围减少或不规则，以及颞下颌关节压痛诱发，在有效治疗颞下颌关节紊乱后 3 个月内消失。这些颞下颌关节疾病包括关节盘移位、骨关节炎、关节运动过度、类风湿关节炎，可同时伴随肌筋膜疼痛和头痛。

颞下颌关节是双髁突关节，对咀嚼和发音非常重要。这个关节的特别之处是关节表面覆盖着纤维软骨，而不是透明软骨。纤维软骨盘位于髁突和关节窝之间，把关节腔分为上、下两个腔隙[15]。

关节囊内的病变包括类风湿关节炎、骨关节炎、关节盘移位（图 23.2）。关节囊外的病变包括咀嚼肌筋膜疼痛（图 23.3）。颞下颌关节疼痛也可以继发于磨牙导致的肌筋膜紧张、牙齿磨损关节囊炎及粘连形成。

放射学检查对颞下颌关节紊乱通常没有什么帮助。然而，当保守治疗（夹板）失败，症状持续严重

表 23.5　口腔疼痛的常见口腔内病因[14]

类别	病因
感染	疱疹性口炎 带状疱疹 念珠菌病 急性坏死性龈口炎
免疫/自身免疫	过敏反应(牙膏、漱口水、局部用药) 糜烂性扁平苔藓 良性黏膜类天疱疮 口疮性口炎、口疮病变 多形性红斑 移植物抗宿主病
外伤性和医源性损伤	人为的、意外的(烧伤:化学、日光、热) 自我伤害行为(强迫的行为) 医源性(化疗、放疗)
肿瘤	鳞状细胞癌 黏液表皮样癌 腺样囊性癌 颅内肿瘤
神经病学	灼口综合征和舌痛 神经痛 病毒感染后神经痛 外伤后神经痛 运动失调和张力失常
营养和代谢	维生素缺乏(B12、叶酸) 矿物质缺乏(铁) 糖尿病性神经病 吸收不良综合征
其他	继发于内在和外在因素的口腔干燥症 食管或口腔恶性肿瘤导致的疼痛 继发于食管反流的黏膜炎 血管性水肿

注:引自 Adapted from Mehta NR, Scrivani SJ, Maciewicz R. Dental and facial pain. In Benzon HT, et al. editors: Raj's practical management of pain, ed 4, Philadelphia, 2008, Mosby/Elsevier, pp 505－528.

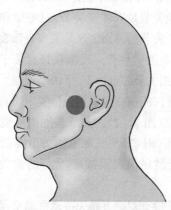

图 23.2　颞下颌关节疾病

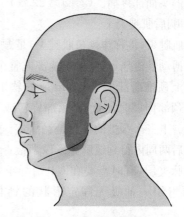

图 23.3　颞下颌肌群疾病

时,可能需要牙根尖周围的 X 线、CT 或 MRI 检查,但是 MRI 的检查结果不能作为治疗依据,因为无症状患者也可能有关节盘移位的证据。

颞下颌关节紊乱的治疗包括针对继发原因的治疗如感染、缓解躯体症状(应激、焦虑)、停止夜间磨牙、关节锻炼,以及药物治疗(肌肉松弛剂、神经病理性疼痛的治疗药物、抗炎止痛药)。在某些病例中可能需要注射局麻药/类固醇激素和(或)肉毒毒素[16-18]。对于解剖结构改变且保守治疗无效的患者,可考虑手术治疗[15]。手术治疗包括半月板软骨部分或全部切除、关节盘修复、粘连松解、灌洗,以及在罕见的情况下全关节置换术[15,19]。颞下颌关节全关节置换的疗效并不理想。

八、脑神经痛和中枢神经原因导致的头面部疼痛

这种头面部疼痛是最常见的严重疼痛疾病的病因,代表性疾病是三叉神经痛。表 23.6 列出了导致脑神经痛的一系列疼痛性疾病,我们重点关注引起口腔和面部疼痛的疾病。

(一) 三叉神经痛

三叉神经痛是老年人最常见的面部神经病理性疼痛。三叉神经痛的发病率是 4～5/100 000 人,美国每年大约有 15 000 例新发病例,女性患者人数是男性患者的 1.5 倍[20,21]。

ICHD－3 测试版将三叉神经痛描述为"典型三叉神经痛"或"痛性三叉神经病"(表 23.6)。

(二) 典型三叉神经痛

这种类型以前被称为痛性抽搐、原发性三叉神经痛和特发性三叉神经痛。

表 23.6　脑神经原因导致的继发性头痛和中枢性原因导致的面部疼痛

ICHD-3	诊　断
13	疼痛性脑神经病变或者其他面部疼痛
13.1	三叉神经痛
13.1.1	典型三叉神经痛
13.1.1.1	典型三叉神经痛,纯发作性
13.1.1.2	典型三叉神经痛伴持续性面痛
13.1.2	痛性三叉神经病
13.1.2.1	源于带状疱疹的痛性三叉神经病
13.1.2.2	带状疱疹后三叉神经痛
13.1.2.3	创伤后痛性三叉神经病
13.1.2.4	源于多发性硬化(multiple sclerosis, MS)的痛性三叉神经病
13.1.2.5	源于占位性损害的痛性三叉神经病
13.1.2.6	源于其他疾病的痛性三叉神经病
13.2	舌咽神经痛
13.3	中间神经(面神经)痛
13.4	枕神经痛
13.5	视神经炎
13.6	源于缺血性眼动神经麻痹的头痛
13.7	Tolosa-Hunt 综合征
13.8	三叉神经交感-眼交感神经(Raeder)综合征
13.9	复发性痛性眼肌麻痹神经病
13.10	灼口综合征(burning mouth syndrome, BMS)
13.11	特发性面部持续性疼痛(persistent idiopathic facial pain, PIFP)
13.12	中枢性神经病理性疼痛
13.12.1	源于多发性硬化的中枢性神经病理性疼痛
13.12.2	卒中后中枢性痛(central poststroke pain, CPSP)

1. 病理生理学

典型三叉神经痛是由神经血管压迫引起的,最常见的是小脑上动脉。颅后窝探查和磁共振成像(MRI)显示,大多数患者的三叉神经根受到扭曲或变异血管的压迫。应通过影像学检查以排除继发性原因。如果发现血管压迫以外的致病性病变,那么三叉神经痛就是继发性的,或者说是"痛性三叉神经病"。

2. 描述

典型的三叉神经痛是一种单侧疾病,以短暂的电击样疼痛为特征,骤发骤止,局限于三叉神经的一个或多个分支的分布。疼痛通常由一些琐碎的刺激引起,包括洗脸、刮胡子、吸烟、说话和刷牙(触发因素)。鼻唇部和(或)下巴的小区域可能特别容易出现疼痛(触发区域)。三叉神经痛也常常是自发的。疼痛通常会在不同时期缓解。

3. 诊断标准

(1) 符合"(2)"和"(3)"标准的单侧面部疼痛发作至少 3 次。

(2) 发生在三叉神经的一个或多个分支,不向三叉神经外的区域放射。

(3) 疼痛至少符合下列 4 项中的 3 项。

1) 反复发作的阵发性疼痛,持续时间从 1 秒到 2 分钟不等;

2) 重度疼痛;

3) 性质为电击样、射击样、针刺样或刀刺样;

4) 非伤害性刺激诱发患侧面部出现疼痛。

(4) 临床上没有明显的神经损伤。

(5) ICHD-3 中的其他诊断不能更好地解释。

4. 临床表现

(1) 典型三叉神经痛通常从第二或第三支(V2～V3)开始,累及面颊和下颌。只有不到 5% 的患者累及到第一支(V1)。V1 受累常提示带状疱疹后神经痛。

(2) 疼痛严格为单侧,右侧的发生概率与左侧之比是 3:2。疼痛极少累及双侧,如果出现这种情况,特别是年轻女性,必须考虑中枢性病变,比如多发性硬化。

(3) 疼痛发作后,通常会有一段不应期,刺激不能诱发疼痛发作。疼痛经常引起患侧面部肌肉痉挛(痛性抽搐)。

(4) 典型三叉神经痛患者在神经病学检查上基本是正常的。这与继发性三叉神经痛患者不同,后者存在一些神经缺陷。在这种情况下,三叉神经痛是另一种疾病的症状,如多发性硬化症或桥小脑角肿瘤。

(5) 可能会出现轻微的自主神经症状,如流泪和(或)眼睛发红。

(6) 两次发作之间,大多数患者都没有症状。然而,典型三叉神经痛的一个亚型,可伴随着持续性的面部疼痛,受累区域有长期的背景痛。这被称为"非典型三叉神经痛"或"2 型三叉神经痛"。这种类型的三叉神经痛(trigeminal neuralgia, TN)对保守治疗和神经外科干预反应很差。

表 23.7 三叉神经痛的干预治疗

● 手术途径	
微血管减压（microvascular decompression，MVD）	把密切接触三叉神经根进入区的血管用惰性海绵凝固或使其与神经分离[25]
● 经皮途径	
伽玛刀	立体定向放射治疗：大剂量的射线照射一小段三叉神经从而非选择性的毁损神经[26]
经皮球囊压迫	压迫导致局部缺血。由于角膜反射基本保持完整，可能更适合三叉神经第1支疼痛[27,28]
经皮甘油注射毁损	X线引导下，注射预定剂量的甘油行神经毁损[29]
	主要适用于身体耐受较差、不适合进行微血管减压的老年患者，疗效可能没有微血管减压术好，但是并发症和死亡率较低[22]
经皮射频热凝术	虽然看起来比常用的热射频消融更安全，但其疗效在一项随机对照研究中受到质疑[30]
脉冲射频消融	
● 神经调控	
半月神经节神经调控	据报道，刺激可经颞下开颅术[31]或经皮途径[32]

5. 典型三叉神经痛的治疗

三叉神经痛的治疗集中在预防和遏制治疗，已有文献综述系统的介绍相关治疗方法[22-24]。药物治疗对三叉神经痛有效，应该于介入治疗措施之前就开始使用。一般来说，在保守治疗无效后，MRI证实有血管压迫的年轻患者可以考虑微血管减压术。年老的患者或者没有血管压迫证据的患者可以采用伽马刀和射频消融术。保守治疗包括抗抑郁药和抗癫痫药。一线药物有卡马西平或者奥卡西平，二线药物有巴氯芬。其他的治疗神经病理性疼痛的药物也可以尝试，但是疗效不确切[22]。干预治疗包括通过手术和经皮途径的减压、消融和神经调节治疗（表23.7）。

（三）舌咽神经痛

舌咽神经痛是较少见的面部疼痛综合征，特征性表现为耳部、舌根部、扁桃体窝及下颌角部位短暂严重的、尖锐的、刀刺样疼痛。通常是单侧疼痛，持续时间从几秒到2分钟不等，可由吞咽、讲话、咳嗽、咀嚼、打呵欠触发。发病率是三叉神经痛的0.2%～1.3%，通常在60岁后发作[20]。疼痛沿着舌咽神经的耳支和咽支分布，与迷走神经的耳支和咽支伴行。大约2%的患者在疼痛发作时失去意识。如果发现确定的病因，那么这种神经痛就是继发性的，称为"症状性舌咽神经痛"[33]。

舌咽神经源自脑干，经颅底下行，从颈静脉孔出颅。它的神经纤维来自孤束核、疑核、下泌涎核。其分支包括鼓膜支、茎突咽神经、扁桃体分支、颈动脉窦分支、舌神经，以及与迷走神经之间的交通支。

血管压迫神经根被认为是舌咽神经痛发病的病理生理机制，通常来自小脑后动脉的微血管压迫[34]。以药物保守治疗为主，包括抗癫痫药和镇痛药。保守治疗无效的顽固性病例可采用手术或经皮穿刺治疗，包括神经毁损和神经阻滞。

（四）中间神经痛（膝状神经痛，Ramsay-Hunt综合征）

这是比较罕见的神经痛，以中耳道短暂发作的阵发性疼痛为特征，不伴器质性损害，持续几秒到几分钟不等。可同时伴有唾液、泪腺分泌异常及味觉的异常，通常与带状疱疹紧密相关。Ramsay-Hunt综合征（Ramsay-Hunt syndrome，RHS）的典型病例表现为耳疱疹、同侧面瘫及前庭/耳蜗症状三联征。中间神经痛通常发生在50岁以后[34]。

中间神经是面神经（第Ⅶ脑神经）的一部分，位于面神经的运动根和前庭蜗神经（第Ⅷ脑神经）之间。其包括支配外耳道、口底和上腭、鼻黏膜的感觉神经，并提供舌前部2/3的味觉和面神经的副交感神经纤维（上泌涎核）。中间神经在面神经管内膝状神经节处与面神经运动支相会合。

保守治疗包括使用神经病理性疼痛药物，治疗带状疱疹（如果怀疑RHS）或手术减压[35]。

（五）喉上神经痛

喉上神经痛特征性表现是喉外侧、下颌下区、耳下部的阵发性严重疼痛，持续数秒到数分钟，通常可由吞咽、大声说话或转头诱发。其扳机点位于同侧舌骨或舌甲膜的侧面，可通过喉上神经阻滞、消融和（或）喉上神经切除来缓解。

喉上神经是迷走神经（第Ⅹ脑神经）的终末支，同时接受来自颈上神经节的交感纤维。分为内侧和外侧喉上神经（支配环甲肌）。喉返神经支配其余的喉部肌肉，尤其是外展肌，喉返神经损伤可导致声带麻痹(一侧损伤导致同侧声带内收),双侧损伤可导致呼吸道梗阻。

(六) 鼻睫神经痛(Charlin 神经痛)

这是一种从鼻孔向鼻内侧/前额部放射的短暂的针刺样疼痛。每次发作持续数秒钟至数小时。疼痛可通过触摸同侧鼻孔诱发,并可通过阻滞鼻睫神经来缓解疼痛。

鼻睫神经是眼神经(V1)的分支之一,经由外直肌进入眼眶,并在上直肌和上斜肌向下方斜行延伸至眼眶内侧壁。其终末分支包括筛后神经、长睫状神经、滑车下神经、睫状神经节的交通支和筛前神经。

(七) 眶上神经痛

眶上神经痛是指眶上神经(眼神经 V1 的终末支)支配的前额及眶上区域阵发性或持续性疼痛。眶上神经痛可由按压眶上切迹诱发或者加重,眶上神经阻滞后疼痛缓解可确诊此病。

九、其他的终末支神经痛

面部疼痛的病因通常源于三叉神经外周分支的神经炎,但是鼻睫神经和眶上神经除外。疼痛以三叉神经终末支分布的区域阵发性或持续性疼痛为特征。受累神经通常有压痛,且神经阻滞通常有效。三叉神经的终末支包括眶下神经、舌神经、牙槽神经或颏神经(图 23.4)。

(一) 枕神经痛

枕神经痛是指枕大神经、枕小神经及第 3 枕神经分布区域的阵发性针刺样剧痛,可同时伴有相应

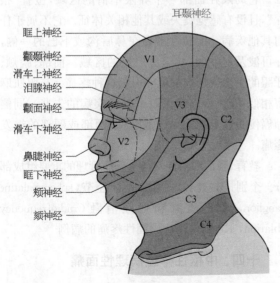

图 23.4 头和颈外侧皮节

神经的感觉异常、感觉迟钝或压痛。详情参见第 22 章。

(二) 结构性病变压迫、刺激或扭曲脑神经或上段颈部神经根引起的持续性疼痛

此类疾病是神经损伤导致的面部疼痛或头痛,主要源于介导疼痛的传入纤维的直接损害。疼痛通常是持续性或刺痛,位于脑部感觉神经分布的区域。在减压或解除受累神经的刺激或扭曲后,症状会消失。从另一方面来说,涉及耳朵周围的面痛可能提示迷走神经周围的肺癌侵袭。

(三) 视神经炎

视神经炎表现为一侧或双侧眼球后的疼痛,并伴有中央或靠近中央的暗点导致的中央视力受损。视神经炎的病因不是压迫,而是视神经(CNⅡ)的炎症。疼痛开始到视力损害之间一般间隔不到一个月,而且疼痛是自限性的,通常 4 周内消退。如果疼痛的症状先于视力损害多于 4 周,那么称为"疑似视神经炎"。视神经炎通常是多发硬化的临床症状。

(四) 糖尿病性视神经病变

本病是指糖尿病患者的眼部和前额疼痛,并伴有一个或多个眼或脑神经区域的麻痹。疼痛通常集中在眼部周围,持续大约 2 小时。脑神经麻痹最常受累的神经是第 3 脑神经(动眼神经),其次是第 4 脑神经(滑车神经)和第 6 脑神经(外展神经)。典型的糖尿病性视神经病变发生在疼痛开始后的 7 天内,没有其他病因解释。排除其他导致脑神经麻痹的病因很重要,包括感染、脑梗、脑出血或脑肿瘤。因此,适当的影像学和活检是有必要的。

十、缘于带状疱疹的头面痛

带状疱疹可以引起头面部疼痛。一般在疱疹性皮疹出现前 7 天内出现疼痛,疼痛分布区与疱疹性神经炎一致。通常情况下,疼痛会在三个月内缓解。带状疱疹中约 10% 的患者会累及三叉神经,其中眼神经(V1)最常受累(80% 的情况下)(图 23.5)。相反,原发性三叉神经痛通常会累及 V2/V3 的分布区域。面部疱疹性病变并不局限于三叉神经系统,它还可以累及膝状神经节(导致外耳道附近的皮疹)。因此,眼神经疱疹可以与第三、第四和第六脑神经麻痹相关。带状疱疹也可能是一个更加凶险疾病的先兆,因为它发生在 10% 淋巴瘤患者和 25% Hodgkin 病患者中。

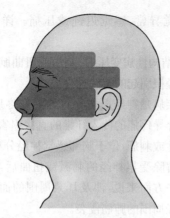

图 23.5　急性和带状疱疹后遗神经痛

疱疹后神经痛（postherpetic neuralgia, PHN）是指皮肤出疹后，在受累神经分布区内疼痛持续三个月以上。带状疱疹病毒感染率随着年龄的增长而增加，每年总发病率约为 3.4/1 000 人，其中 65 岁以上老年人的发病率超过 10/1 000[36]。同样，50% 的 60 岁以上带状疱疹患者备受疼痛的折磨，并且随着年龄的增加，疼痛的发生率也在增加[37]。

急性带状疱疹的病理生理学与水痘-带状疱疹病毒的复制有关，同时病毒可在背根或神经节内，以及沿着周围感觉神经扩散。它可以向包括脊髓在内的相邻结构进行局部传播。特征性的皮节分布与神经系统解剖或功能的破坏相关。背根神经节的坏死、神经组织中病毒的存在及脊髓后角的萎缩是 PHN 的病理特征。虽然中枢敏化可能与去神经传入、肾上腺素能受体激活、突触前抑制减弱有关，但 PHN 的确切病理机制仍不清楚[38-40]。

疱疹性疼痛的治疗包括使用抗病毒药物。在治疗急性带状疱疹方面，更高生物利用度的药物伐昔洛韦和泛昔洛韦比阿昔洛韦更有效[41]。类固醇激素的疗效是不明确的。治疗神经病理性疼痛的药物包括抗惊厥药（加巴喷丁、普瑞巴林）和抗抑郁药（阿米替林、去甲替林）。其他常用的药物包括局部药物（利多卡因贴剂）、辣椒素、阿片类药物和 NMDA 拮抗剂。有关该主题更详细的讨论，请参阅第 28 章和第 49 章。

交感神经阻滞（如星状神经节阻滞）可能是有效的，特别是在第一年进行[42]。在极端情况下，一些患者可能需手术治疗，包括脊髓丘脑外侧束切断术、神经根切断术、交感神经切断术、三叉神经切断术、中脑束切断术、三叉神经半月节后根切断术或岩浅大神经切断术[43]。

十一、Tolosa-Hunt 综合征

这种综合征是以发作性眼眶疼痛为特点，并伴有第三、第四、第六脑神经的一处或多处麻痹，这种麻痹可自行缓解。通常它具有消长过程。如果不及时治疗，单侧眼眶疼痛能持续数周。影像学检查可发现肉芽肿或通过活检进行证实。这是一种痛性眼肌麻痹，起病 2 周内出现疼痛和麻痹，通常在皮质类固醇治疗后的 72 小时内缓解。此外，它也可以累及三叉神经、面神经、视神经和听神经。重要的是要仔细排除其他病因导致的痛性眼肌麻痹，包括炎症（血管炎、结节病）、感染（脑膜炎）和内分泌疾病（糖尿病）。当然，病因也可能是癌症（疼痛源于占位效应），或原发性头痛（偏头痛）。

十二、灼口综合征

该病以口腔内烧灼感为主要特征，不伴全身疾患或牙科疾病。口腔疼痛常持续数日，且常持续一整天。相关症状包括主观干燥、口腔感觉异常，以及味觉改变[44]。该病主要影响女性，30%～50% 的患者可自行改善。

十三、持续性特发性面部疼痛（非典型面痛）

这种面痛可每天都会发作，并且一天中大部分时间都有疼痛存在，但没有任何其他脑神经痛的特征。它局限在面部一个界限不清的区域，位置"很深"，且没有感觉丧失或其他相关体征。它不属于任何其他疾病。疼痛常出现在鼻唇沟或下巴的一侧，并可波及上下颌，甚至更广泛的区域。面部、脸颊、牙龈的手术或创伤都可能引起这种疼痛。与眼肌麻痹相似，非典型面痛可以是其他疾病的先兆。同侧肺癌侵犯迷走神经可引起耳朵、面部或颞部的继发疼痛。

教育、咨询和精神支持是疾病管理的重要组成部分。个别报告建议采用蝶腭神经节（sphenopalatine ganglion, SPG）阻滞和射频消融（radiofrequency ablation, RFA）来治疗顽固性疼痛的病例[45]。

十四、中枢性神经病理性面痛

中枢性神经病理性面痛包括痛性感觉缺失、中

枢性脑卒中后疼痛、源于多发性硬化症的面痛、持续性特发性面痛、灼口综合征。尽管中枢性神经病理性面痛的病理生理机制尚不清楚,但可能涉及两个过程:神经炎所致神经感受痛阈的降低或"脱抑制"导致的抑制减少。

该病的特征是疼痛主诉会有很大的不同。疼痛可以表现为痉挛样、紧缩样、压迫样或电击样/刀刺样疼痛。可能有针刺感或感觉异常。体格检查可发现触诱发痛。触发刺激包括极端的温度和情绪困扰。

(一) 痛性感觉缺失

痛性感觉缺失是一种痛性麻木或感觉迟钝,常表现在三叉神经的一个分支,或枕神经分布区域。它是由相关神经或其中枢连接的损伤而引起,其特征为神经分布区域持续性疼痛并伴有感觉缺失。它往往是由枕神经或三叉神经节切断术或热凝术的手术创伤所引起。据报道,在三叉神经痛的治疗中,甘油化学性神经根切断术和射频神经根切断术后分别有 1.6% 和 3% 病例出现痛性感觉缺失[22,46,47]。

(二) 源于多发性硬化症的面痛

该病特点是单侧或双侧面部疼痛,伴有或不伴有与多发性硬化患者脑桥或三叉神经丘脑通路脱髓鞘病变相关的感觉异常。年轻患者,发病部位左右侧可以变换的三叉神经痛患者,需要警惕多发性硬化症。三叉神经痛在多发性硬化(multiple sclerosis, MS)患者中发生的概率为 1%~2%[48]。

(三) 中枢性脑卒中后疼痛

中枢性脑卒中后疼痛是一种单侧疼痛与感觉障碍,通常与同侧面部针刺、触摸和温度觉丧失有关。患者通常有脑卒中的病史,并有影像学上的表现。疼痛和感觉障碍出现在脑卒中后 6 个月内,通常是持续性的,多归因于三叉神经丘脑通路、丘脑或丘脑皮质投射的损伤。它可能会影响到同侧或对侧躯干和四肢。据估计中枢性脑卒中后疼痛在脑卒中患者中的发病率为 8%~11%[49]。

十五、总结

口腔及面部疼痛有可能是一项艰巨而复杂的诊断过程。然而,通过仔细的病史采集和细致的检查,就可以制定出合理的治疗方案。病因和复杂的相互关系影响着临床表现,需要多学科的协作,以及适当的专科会诊,这些是成功治疗的关键。

◆ 要 点 ◆

● 诊断指导治疗:一种规范的诊疗路径对于治疗头面部疼痛是必需的。准确的诊断需要熟识 ICHD-3 诊断标准,并逐步排查原发性和继发性头痛。

● 对于病史和体格检查中发现的危险信号,需要进一步检查。

● 治疗以预防和缓解症状为主。干预治疗的适当时机需要根据疼痛对患者影响的严重程度来衡量。

参考文献

请于 ExpertConsult.com 在线访问参考文献。

第 24 章 腰痛疾病概述

Khalid Malik，MD，FRCS；Ariana Nelson，MD
翻译：陈立平　审校：申　文　周华成

一、流行病学

腰痛(low back pain，LBP)是世界范围内导致常年残疾生活的首要原因[1]。在美国，LBP 是导致生产力下降、工人索赔和早期社会保障残疾福利的最常见原因。每年近 50% 的成年人会出现严重和致残性的 LBP，在大多数情况下，腰痛发作会持续很长时间[2]。因此，控制不佳的 LBP 是寻求急诊和初级保健医师治疗的最常见目的之一。LBP 的经济影响是巨大的，包括治疗的直接成本和工资损失、残疾福利和诉讼费用的间接成本。仅在美国，LBP 每年的总费用就超过 1 000 亿美元[3,4]。此外，近几十年来，与腰痛相关的费用大幅增加，主要原因是提供了新的昂贵的治疗方法，诉讼费用和支付的残疾津贴呈指数增长。尽管有广泛的治疗选择和这一普遍的和致残的健康问题所产生的巨大费用，但 LBP 往往得不到很好的控制，因此仍然是患者和治疗提供者沮丧的一个重要来源。导致这种不满的一个主要原因是引起 LBP 的各种症状经常同时出现，这使得对医师来说，对某一特定或一组病因的诊断非常具有挑战性。用于诊断 LBP 综合征的体格检查和影像学检查的敏感性和特异性较低，常常无法确定疼痛的确切来源。此外，尽管有许多治疗 LBP 的方法，但它们并不总是有效的，很少改变疾病的进程。

二、解剖

大部分 LBP 起源于脊柱和相邻的椎旁肌肉系统，因此，对脊柱解剖学、力学和生理学的基本了解对疼痛科医师来说至关重要。脊柱由 7 个颈椎、12 个胸椎、5 个腰椎、5 个骶椎和 3～5 个尾椎组成。除骶骨和尾骨通常融合外，两个相邻的椎体(vertebral bodies，VB)和中间的椎间盘(inter-vertebral disc，IVD)组成一个椎体运动节段。在前方，相邻椎体运动节段呈线性排列构成了脊柱的连续体。脊柱的其余部分由椎弓组成，包括棘突、椎板、后方黄韧带、椎弓根、小关节和侧方椎间孔等。椎弓构成椎管，椎管内容纳着硬膜囊(硬膜的融合层)和蛛网膜(包裹着脊髓和马尾神经根)。脊髓的最下端称为脊髓圆锥，是纤维终丝的起始处，它延伸到硬脊膜尾端，并将脊髓固定在硬膜囊内。脊髓一般终止于 L1～L2 椎体水平，而硬膜囊向下延伸，通常终止于 S2～S4 水平。除了通过椎间盘连接椎体之外，每个相邻的椎体在后侧通过成对的称为关节突(小平面)关节的滑膜关节相连。脊柱的各个组成部分也能连接强有力的躯干肌肉和脊柱韧带：黄韧带和前后纵韧带。一对巨大的滑膜纤维关节，即骶髂关节，接受从脊柱传递来的巨大力量，并将压力平均分配到双侧下肢。

椎体主要由松质骨组成，外面被覆一层薄的皮质骨。椎间盘由外层的纤维环(annulus fibrosus，AF)、内部的髓核(nucleus pulposus，NP)、软骨终板共同组成。纤维环和髓核的区别在脊柱的下段水平最为明显，越往头端越小，且随着年龄的增长，逐渐消失。NP 和 AF 主要由丰富的细胞间基质组成，只有稀疏的细胞分布。NP 的细胞为成簇分布，类似软骨细胞的软骨样细胞，而 AF 的细胞则具有纤维样细胞特征[5]。髓核与纤维环的细胞基质成分也存在明显的不同。髓核呈凝胶样，主要由高浓度的水和蛋白多糖组成，纤维环则是胶原蛋白，排列在交错的

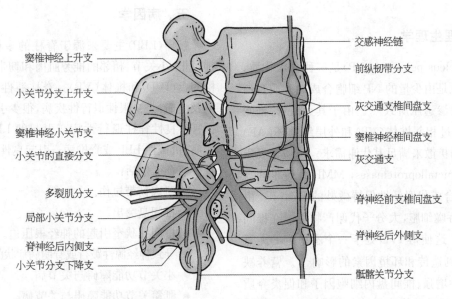

窦椎神经上升支

小关节分支上升支

窦椎神经小关节支

小关节的直接分支

多裂肌分支

局部小关节分支

脊神经后内侧支

小关节分支下降支

交感神经链

前纵韧带分支

灰交通支椎间盘支

窦椎神经椎间盘支

灰交通支

脊神经前支椎间盘支

脊神经后外侧支

骶髂关节分支

图 24.1　腰椎节段性神经支配（引自 SV：Anatomy as related to function and pain. Symposium on evaluation and care of lumbar spine problems. Orthop Clin North Am. 14：475－489,1983.）

板层中。这些板层在椎间盘前部密度增加,并牢固地附着在每个相邻椎体的整个边缘。尽管椎体的松质骨和椎管内血管密布,但纤维环和内层三分之二的髓核几乎无血管。椎体软骨终板也没有血管,是分离 VB 血管结构和 IVD 的屏障。像隔离带一样将有血液供应的椎体和椎间盘分离开来。

椎间盘和神经管内容物的神经支配主要来自沿着前纵韧带(anterior longitudinal ligament,ALL)和后纵韧带(posterior longitudinal ligament,PLL)分布的神经丛(图 24.1)[6]。沿着 ALL 的神经丛主要来自灰交通支分支,而沿 PLL 神经丛主要接受的传入纤维主要来自窦椎神经的输入和小部分灰交通支分支。在每个椎间盘水平,窦椎神经来源于穿出椎间孔的相应节段的脊神经,在走行中返回椎管内壁,并接受灰交通支的支配。后纵韧带神经丛支配硬脊膜前侧和椎间盘后缘。灰交通支从交感神经链分出,在离开椎间孔后很快与脊髓节段神经汇合,沿椎体下三分之一前行。其与交感神经干相连,然后分为外侧支和前支,支配相应节段椎间盘纤维环的外侧和前侧。与脊神经前支分离后,脊神经后支很快分出脊神经后内侧支及后外侧支。脊神经后内侧支支配脊柱背部大部分,如脊柱小关节、椎弓根及棘突。因此,纤维环具有多种复杂的神经支配来源,包括窦椎神经、节段性脊神经、灰交通支及交感神经干。携带脊髓成分信号的传出神经很少遵循单一的

通路,而是在脊髓内广泛分支并经历神经元间会聚[7]。当与脊柱中丰富的自主神经相结合时,就会导致脊柱源性疼痛,尤其是椎间盘源性疼痛,定位不够精确。尽管脊柱运动节段的所有成分均可导致疼痛的发生,但大多数疼痛的感受器分布于脊柱韧带、椎旁肌肉、脊柱椎体骨膜、小关节,以及纤维环的外三分之一[8]。

三、脊柱力学

脊柱的灵活性和极大的活动范围(range of motion,ROM)几乎完全取决于椎间盘的累积可塑性。然而,单个椎间盘在隔离状态下仅具有中等可塑性,而且髓核几乎无弹性。施加在脊柱上巨大的压力由椎体和椎间盘直接承担[9]。由于髓核的不可压缩性和纤维环张力的均匀分布,正常椎间盘可以承受施加在其上的巨大压力,而不会造成创伤性损伤[10]。退变椎间盘的病理生理变化改变了其生物力学特性,导致其收缩并失去可塑性。椎间盘力学的这些改变增加了相邻椎体运动节段的应力,并在小关节、骶髂关节和椎旁肌肉或韧带这几个相邻结构中导致活动异常、骨质增生和退行性改变[11]。小关节和黄韧带的肥大和椎间盘的膨出导致椎管和椎间孔的狭窄,进而导致神经受压而引起疼痛[12]。一个椎间盘的退变也会加速其相邻椎间盘的退变。虽然这种退变很常见,但其存在与否与患者的症状关

系不大[13]。

四、病理生理学

髓核(nucleus pulposus, NP)是一种含水物质,其不可压缩性是由少量的 NP 细胞合成的基质蛋白多糖所产生的渗透压所致[14]。由于其无血管,椎间盘(IVD)仅通过相邻椎体(VB)和外层纤维环(AF)毛细血管床的扩散来满足其代谢需求。基质金属蛋白酶(matrix metalloproteinases, MMP)促进椎间盘分解代谢,与合成代谢活性保持微妙的平衡[15]。由于 IVD 缺乏吞噬细胞,大分子代谢产物逐渐在椎间盘内积聚[16]。这使得 IVD 处于一个不稳定的无氧环境中,易受到遗传和环境因素的影响[17]。营养缺乏、MMP 活性增强、椎间盘内细胞因子和促炎介质浓度增加都会导致功能障碍和有活性的 NP 细胞群减少[18,19]。NP 细胞合成代谢活性降低可导致蛋白多糖、渗透压和水分含量降低,从而导致 NP 静水压降低。以上影响 NP 的因素也可以影响 AF,其细胞功能障碍和丢失可以导致 AF 胶原的丧失。静水压的下降可导致 NP 松弛,使得 AF 直接承受压力。随着胶原的减少,最终可能导致 AF 的破坏,撕裂和裂缝逐渐从边缘延伸到 NP[20]。这些撕裂的 AF 逐渐被肉芽组织浸润,这些肉芽组织高度血管化、神经支配丰富,单核细胞浸润丰富。然后,这些细胞释放神经生长因子,有助于神经生长和加速 IVD 退行性变。这些神经纤维包括伴随新生血管形成的血管调节神经和游离神经末梢,这些神经末梢富含 P 物质,在性质上可能具有伤害性。包括伴随新生血管形成的血管调节神经和游离神经末梢富含 P 物质,可能具有伤害性。被破坏的椎间盘内的高浓度促炎性介质也能使得神经末梢敏感,维持被破坏椎间盘内的疼痛和痛觉过敏状态。撕裂的 AF 可导致椎间盘突出或椎间盘物质隐匿性渗漏,可引起邻近结构的炎症,特别是脊髓神经根。这可能会引起受影响神经根局部、更多是神经分布区远处的疼痛,引起神经皮节分布区的疼痛,称为神经根疼痛。炎症介质穿过椎体终板漏入 VB 可引起炎症,随后导致邻近 VB 内新骨形成和硬化。这些炎性改变在影像学上可见,整体上被称为 Modic 改变。目前尚不清楚 Modic 改变是否是疼痛的真正病因,或者仅仅是退行性脊柱不适应调节的可见表现[21]。

五、病因学

腰痛(LBP)主要来源于脊柱的多种成分,如脊神经根、小关节、相邻的椎旁肌肉和韧带、骶髂关节、椎间盘(IVD)和椎体(VB)。脊柱源性 LBP 通常不危及生命,是自限性退行性疾病,很少引起神经系统损害。良性脊柱退行性病变引起的 LBP 曾被称为腰痛、机械性 LBP 或脊椎病。引起良性 LBP 的常见脊柱综合征包括:

- 肌肉韧带拉伤。
- 椎间盘突出。
- 椎间孔狭窄引起的神经根压迫。
- 导致神经源性跛行或脊髓病症状的椎管狭窄。
- 小关节功能障碍与关节病。
- 骶髂关节功能障碍与关节病。
- 肌筋膜疼痛综合征。
- 退行性椎间盘疾病、椎间盘源性疼痛、椎间盘内破裂。
- 脊椎前移(与相邻椎体相比,病变椎体移位)。
- 脊椎滑脱(关节间部缺损,无椎体滑脱)。
- 脊柱不稳(相邻椎体之间的异常运动)。
- 导致脊柱错位的脊柱状况,如脊柱后凸或脊柱侧凸。
- 脊柱起源的 LBP 很少来自非退化性疾病。这种非机械性 LBP 可能是多种病理条件的结果,例如,脊柱或其神经内容物原发性或转移性肿瘤。
- 感染性疾病,如椎体骨髓炎、化脓性椎间盘炎、椎旁脓肿或硬膜外脓肿。
- 非感染性炎症性脊柱疾病,如强直性脊柱炎、Reiter 综合征、银屑病性脊柱炎、炎症性肠病。
- 创伤性或病理性骨折,如椎体压缩性骨折和脱位。
- 脊柱代谢紊乱性疾病,如 Paget 病。
- 其他情况,如 Scheuermann 病、骨软骨病和血管瘤。

LBP 也可以来自邻近甚至远处的器官,特别是腹膜后结构。然而,脊柱外和内脏病因的慢性 LBP 并不常见,并且很容易通过与各种疾病过程相关的其他症状和脊柱主动活动度(ROM)时缺乏局部压痛或疼痛,而与常见的脊柱来源的 LBP 区别开来。内脏来源的 LBP 的多种病因包括:

- 盆腔内脏疾病,如前列腺炎、子宫内膜异位症或盆腔炎。

● 肾脏疾病,如肾结石、肾盂肾炎或肾周脓肿等。

● 血管疾病,如腹主动脉瘤等。

● 胃肠道疾病,如胰腺炎、胆囊炎或肠穿孔。

总之,相对较不常见的非退化性和非脊柱性 LBP,也被称为继发性或非机械性 LBP,通常是迅速进展的,常引起神经系统损害,可能危及生命。

LBP 通常也被分为特异性或非特异性 LBP(表24.1)。可以推断,特异性 LBP 可归因于明确的病因,但非特异性 LBP 无明确的病因。不幸的是,大约 90% 的 LBP 患者被诊断为非特异性 LBP[22]。这一概率的原因包括同时存在各种 LBP 综合征,源于脊柱结构疼痛的相似和模糊的解剖定位,以及可能在有症状和无症状个体中显示相似异常的诊断成像技术。

表 24.1　腰痛的病因学

机械性脊柱疼痛
(1) 肌肉韧带拉伤或扭伤
(2) 椎间盘突出
(3) 椎孔狭窄引起神经根压迫症状
(4) 椎管狭窄引起神经源性跛行或脊髓病症状
(5) 小关节功能障碍和关节病
(6) 骶髂关节功能障碍和关节病
(7) 肌筋膜疼痛综合征
(8) 退行性椎间盘疾病、椎间盘源性疼痛、椎间盘内破裂
(9) 脊椎前移(椎体相对于相邻椎体的位移)
(10) 脊椎滑脱(关节间部缺损,无椎体滑脱)
(11) 脊柱不稳(相邻椎体间的异常运动)
(12) 脊柱疾病引起的弯曲,如脊柱后凸或脊柱侧凸
非机械性脊柱疼痛
(1) 原发性或转移性脊柱肿瘤或其神经占位性病变
(2) 感染性疾病,如椎体骨髓炎、化脓性椎间盘炎、椎旁脓肿或硬膜外脓肿
(3) 非感染性炎症性脊柱疾病,如强直性脊柱炎、Reiter 综合征、银屑病性脊柱炎、炎症性肠病
(4) 创伤性或病理性骨折,如椎体压缩性骨折和脱位
(5) 脊柱代谢紊乱性疾病,如 Paget 病
(6) 其他情况,如 Scheuermann 病、骨软骨病和血管瘤
牵涉性或内脏性脊柱痛
(1) 盆腔脏器疾病,如前列腺炎、子宫内膜异位症或盆腔炎
(2) 肾脏疾病,如肾结石、肾盂肾炎或肾周脓肿
(3) 血管疾病,如腹主动脉瘤
(4) 胃肠道疾病,如胰腺炎、胆囊炎或肠穿孔

根据症状持续时间将 LBP 分为三类。LBP 的症状持续少于 4 周时为急性,持续超过 12 周时为亚急性,症状超过 3 个月时为慢性。大多数急性 LBP 是自限的,并在几天到几周内自行缓解。亚急性 LBP 通常也由退行性疾病引起,如椎间盘突出或小关节病加重,这些疾病也有自限的倾向,但可能需要治疗来缓解临床症状。然而,慢性腰痛可进一步分为持续性或复发性,且通常对治疗不敏感[23,24]。据估计,近 30% 的急性腰痛患者会发展为慢性腰痛。此外,慢性腰痛还可能伴有抑郁症、行为障碍、药物滥用、残疾和再度获益问题等多种疾病,这些疾病可能使慢性腰痛难以治疗。随着 LBP 持续时间的增加,重返工作岗位的可能性降低。因 LBP 而休 6 个月以上病假的患者重返工作岗位的比率仅为 50%;如果休假时间超过一年,这一比率将下降至 25%,如果休假时间超过 2 年,这一比率将降至 5% 以下[25]。因此,慢性 LBP 对患者个人及其家庭,以及整个社会构成了重大负担。

六、危险因素

与 LBP 相关的危险因素分为三大类:生物力学、心理社会和个人因素。生物力学危险因素是由脊柱负荷决定的,通常包括物理压力和患者需要完成的体力任务的不对称性等参数[26,27]。心理社会危险因素与心理压力有关,通常与工作满意度、责任感和多样性有关[28,29]。已经认可的个人危险因素包括身体、家庭、心理、人体测量(如肥胖),以及性别相关因素[30,31]。以下因素也与 LBP 的发生有关:

● 职业所致的体力或精神压力增加[32]。

● 吸烟[33,34]。

● 脊柱畸形[35]。

● 椎体终板损伤[36]。

● 遗传倾向[37]。

● 外周血管疾病[38]。

● 肥胖[39]。

七、临床评估

尽管诊断复杂繁琐,致病因素众多,但是大部分 LBP 来源于良性自限性病变,症状往往在 1～3 个月内缓解[40]。综合全面的病史及详细的体格检查是诊断各类 LBP 的重要环节。

表 24.2　腰痛患者的病情评估

- 疼痛的部位和辐射：
  - （1）中轴（躯干）疼痛
  - （2）外周皮区痛
    - 1）被称为神经根病或神经根炎
    - 2）通常多发生于下肢
- 疼痛的性质
  - （1）在无任何指导的情况下让患者描述疼痛 疼痛是什么感觉
  - （2）可以使用标准化评估工具进行正式评估 简易的 McGill 疼痛问卷[41]由于其简洁可行而常用于临床
- 疼痛的自然病史，如持续性疼痛、时轻时重、还是随着时间进展逐渐加重
- 疼痛的发生因素，如外伤史
- 疼痛加重或缓解的因素
- 任何全身性的症状，如发热、精神萎靡、体重减轻
- 具有"危险信号"的疼痛特点，如夜间痛、骨骼压痛、晨僵和跛行病史
- 神经系统症状，如麻木、刺痛和乏力
- 肠道或膀胱功能障碍
  - （1）尿潴留
  - （2）大小便失禁
- 既往治疗史和疗效
- 患者的年龄
- 既往病史及手术史
- 评估可能影响患者疼痛的社会和心理因素
- 疼痛对患者日常生活及睡眠的影响，这是比主观疼痛评分更加可靠的残疾指标

（一）病史

LBP 患者的详细病史需包括以下几点（表 24.2）。

- 疼痛的部位和范围：
  - （1）中轴（躯干）疼痛。
  - （2）外周皮区痛。
  - 1）被称为神经根病或神经根炎。
  - 2）通常多发生于下肢。
- 疼痛的性质：
  - （1）在无任何指导的情况下让患者描述疼痛。疼痛是什么感觉？
  - （2）可以使用标准化评估工具进行正式评估。

简易的 McGill 疼痛问卷[41]由于其简洁可行而常用于临床。

- 疼痛的自然病史，如持续性疼痛，时轻时重，还是随着时间进展逐渐加重。
- 疼痛的发生因素，如外伤史。
- 疼痛加重或缓解的因素。
- 任何全身性的症状，如发热、精神萎靡、体重减轻。
- 具有"危险信号"的疼痛特点，如夜间痛、骨骼压痛、晨僵和跛行病史。
- 神经系统症状，如麻木、刺痛和乏力。
- 肠道或膀胱功能障碍：
  - （1）尿潴留。
  - （2）大小便失禁。
- 既往治疗史和疗效。
- 患者的年龄。
- 既往病史及手术史。
- 评估可能影响患者疼痛的社会和心理因素。
- 疼痛对患者日常生活（activities of daily living，ADL）及睡眠的影响，这是比主观疼痛评分更可靠的残疾指标。

（二）体格检查

对于所有腰痛的患者，都需要进行全面的体格检查和详细的神经系统检查。特殊的脊柱检查应该包括：

- 步态评估。
- 脊柱的活动范围和活动度，特别是疼痛时脊柱的活动范围和活动度。
- 触诊检查脊柱局部及椎旁压痛。
- 各种 LBP 综合征的临床诊断的特殊测试，包括神经根刺激征、小关节综合征和骶髂关节功能障碍，详情请见在本书中讨论这些综合征的不同章节。

（三）患者临床评估中的"危险信号"（表 24.3）

LBP 患病率较高，大多数病例可自行缓解，严重的情况很少见，在一些无症状的患者中也会有异常的发现，因而不推荐进行过多的诊断性检查。这种做法可能导致不恰当的诊断、过度的财务影响，以及糟糕的治疗效果[42]。因此，美国的卫生保健和研究机构（agency for health care policy and research，AHCPR）推出指南来识别可能威胁生命或神经系统功能的临床特征或"危险信号"，提示可能出现的如骨折、肿瘤、感染等情况。识别这些明显的临床特征是必要的，因为它们的存在需要进一步的诊断性检查去排除严重病变或确认良性病变。然而，尽管仔细评估了这些特征性的"危险信号"，仍然有可能存在一些恶性脊柱病变没有被发现。一般情况下，良性机械性 LBP 患者的疼痛主要与脊柱运动，如坐、屈曲、负重或扭曲有关，并且疼痛在平躺或夜间时可减轻，同时可在几天或数周后缓解。当出现这些"危

表 24.3　患者临床评估中的"危险信号"

年龄	小于 20 岁或大于 50 岁的患者需要警惕
症状持续时间	症状持续 3 个月以上表明病因并不严重
外伤史	有严重外伤或轻微外伤史的老年患者，或病情严重的患者
存在全身性症状	发热、寒战、全身乏力、盗汗以及不明原因的消瘦
存在系统性疾病	癌症病史、近期的细菌感染史、静脉吸毒、免疫抑制、器官移植和皮质类固醇的使用
不能缓解的疼痛	通过休息、平卧及应用镇痛药疼痛不能缓解，以及夜间痛
马尾综合征的存在	由巨大的中央型椎间盘突出，或少见的由脊柱转移瘤、血肿、硬膜外脓肿、外伤性压迫、急性横贯性脊髓炎或腹主动脉夹层引起。症状包括双侧，但往往不对称，包括下肢神经根性疼痛和乏力、步态障碍、腹部不适和溢出性尿失禁。体格检查显示神经系统异常、鞍区麻痹、肛门括约肌张力下降和尿潴留。诊断必须依靠整个脊柱影像学检查。治疗方法是紧急手术减压

险信号"时我们要小心的排除一些良性诊断，如肌肉扭伤或韧带拉伤。如果临床医师仓促给出良性诊断，就可能延误对由恶性病因引起的腰痛患者进行适当检查，导致发病率和死亡率的增加。以下是特征性"危险信号"列表。

● 年龄：年龄小于 20 或大于 50 岁。年轻患者先天性或发育异常性疾病的发病率较高，而老年患者发生肿瘤、病理性骨折、严重感染和危及生命的脊柱外病变的可能性更大。

● 症状持续时间：症状持续 3 个月以上，没有出现任何其他相关的"危险信号"，表明病因不太严重。

● 外伤史：有重大创伤或轻微创伤史的老年患者，或病情严重的患者，可能提示存在创伤性脊髓损伤。

● 存在全身性症状：如发热、寒战、全身乏力、盗汗和不明原因的消瘦等情况提示可能存在更严重的腰痛病因。

● 存在系统性疾病：有癌症病史、近期细菌感染史、静脉吸毒、免疫抑制、器官移植和正在使用皮质类固醇的患者罹患病理性骨折、硬膜外和椎体的

脓肿及脊柱转移瘤的风险较高。

● 不能缓解的疼痛：良性病因的疼痛通常可以通过休息和平卧得到缓解，尤其是在晚上，但是由严重的病理性状态所导致的疼痛通常不缓解，夜间甚至可以加重，对休息和止痛药反应欠佳。

● 马尾神经综合征（cauda equina syndrome，CES）的存在：这种综合征是由于脊髓或马尾神经根的急性压迫引起。CES 的典型病因是出现巨大的中央型椎间盘突出或在椎管狭窄的基础上较小的椎间盘突出[43,44]。极少情况下，CES 也可能由脊柱转移瘤、血肿、硬膜外脓肿、创伤性压迫、急性横贯性脊髓炎或腹主动脉夹层引起[45]。典型的症状包括双侧，但往往不对称，下肢神经根性疼痛和乏力，步态障碍，尿潴留引起的腹部不适或溢出性尿失禁。除了神经系统检查的阳性结果外，患者的体格检查一般显示为鞍区麻痹、臀部和会阴感觉减退、肛门括约肌张力减弱和尿潴留。考虑到其他任何节段脊柱损伤都有可能有此相似症状，CES 必须借助整个脊柱的影像学检查来作出诊断[46]。CES 是罕见的神经外科急症之一，需要紧急手术减压来减少永久性的神经功能障碍。

八、诊断性检查

最常用的诊断 LBP 的检查就是影像学检查，通常在有症状和无症状的个体中都能发现异常[47,48]。因此，有必要将影像学检查与患者的临床表现联系起来。如前所述，如果不加选择地进行诊断性检查，那么诊断可能与患者的实际临床表现不符。此外，由于 LBP 综合征通常是自限性的，并且临床病史中没有"危险信号"的 LBP 患者基本是良性的，因此不推荐对病程小于 4~6 周的 LBP 患者进行诊断性检查[49]。有选择地进行这些检查，通过避免不适当的诊断和治疗，从而避免不良结果的发生。除了用于特殊腰痛症状的诊断，诊断性检查也可用于确定 LBP 患者手术部位或微创干预疼痛的位置。

以下是常见的用于 LBP 诊断的检查方法。

X 线平片：X 线平片允许用于脊柱骨性解剖的评估。它可以可靠地诊断病理性脊柱病变如骨折、畸形、移行椎、脊椎前移和脊椎滑脱。X 线平片可看到细微的脊柱异常，如腰椎前凸变直、椎间盘间隙变窄、关节炎性改变、脊柱终板的骨化和异常的脊柱活动范围或脊柱的不稳定性，经常也会在无症状的个

体遇到[50,51]。因此,在无症状患者中脊柱 X 线异常有较高的发生率[52]。脊柱 X 线平片的主要缺点是无法显示软组织结构及异常,如椎间盘突出、神经受压和软组织肿瘤。因此,即使存在显著的椎管内软组织病变,脊柱 X 射线表现仍然正常。传统上,脊柱 X 线平片是评估 LBP 患者最早的影像学检查方法,主要是因为它们使用广泛,易于操作且价格低廉。因此,虽然不推荐常规使用脊柱 X 线摄片技术[53],但对于临床病史中存在"危险信号"的患者,脊柱 X 线片往往是最初的筛选检查。

传统的 X 线平片包括前后位(AP)、侧位和斜位片。在前后位影像上,正常的脊柱形态可见棘突垂直对齐,侧块形成光滑起伏的边缘和基本一致的椎间盘间隙。棘突错位提示旋转异常,如单侧关节突错位或脊柱侧弯。腰椎的前后位 X 线影像应包括整个骨盆,可以对髋臼、股骨头和低位胸椎进行评估,因为 T12 和 L2 之间椎体骨折的发生率高。侧位片提供了椎体、关节突、脊柱前凸弧度、椎间隙高度、脊椎前移更好的影像。椎间隙高度降低是相对非特异性变化,可能提示椎间盘退变、椎间隙感染或手术后的变化。斜位片,以倾斜的 X 线球管旋转拍摄,提供了椎间孔和椎弓峡部的增强影像。这些图像可以更好地显示椎间孔异常和脊椎滑脱。过伸过屈位片通常用于评估脊柱的不稳定性,以作为引起慢性疼痛的一种原因,尤其是脊柱融合手术后。然而,这些影像也可以用于创伤患者来评估韧带损伤。当用于诊断韧带损伤时,过伸过屈位检查仅限于那些其他 X 线片正常,神经系统功能正常,且能够及时辨别伴随脊柱移动而出现疼痛或神经系统症状的患者。如果患者不满足这些标准,那么很可能无法避免严重的神经损伤。

骨显像:骨显像通过扫描放射性化合物,如锝-99m 磷酸酸盐或镓-67 柠檬酸盐,创建图像。因此,X 线平片、计算机断层和磁共振扫描揭示了形态学改变,骨显像检测骨的生化进程。而且当临床所见怀疑是脊柱骨髓炎、肿瘤或隐匿性骨折时是有价值的。典型的原发性脊柱良性肿瘤,如骨样骨瘤、骨母细胞瘤、动脉瘤样骨囊肿和骨软骨瘤,在骨显像上显示为活跃的病变。骨性脊柱转移瘤通常表现为示踪剂摄取增加,并呈不对称分散的多发病灶。偶尔,侵袭性骨肿瘤,如多发性骨髓瘤,可能无法调动成骨细胞的反应,并可能产生阴性骨扫描图像。另外,在严重脊柱转移的罕见病例中,示踪剂摄取量普遍增加也可能会导致骨扫描呈假阴性。解剖上,超过一半(52%)的脊柱转移发生在腰椎,而 36% 发生在胸椎,只有 12% 发生在颈椎[54]。脊柱骨肿瘤病变位置也很重要;累及椎弓根的病变通常是恶性的,而小关节的病变更倾向于良性的,椎体和棘突病变是良性或恶性的概率相等。骨显像加上单光子发射计算机断层显像(single-photon emission computed tomography, SPECT)提供了脊柱三维图像和肿瘤位置的增强分区图。SPECT 已经用于区分良、恶性骨肿瘤[55,56]。

计算机断层扫描:计算机断层扫描(computed tomography, CT)使用放射影像学资料生成扫描区域的连续、重叠的轴向图像。成像数据也可以重新格式化,以构造任何需要的平面视图。脊柱 CT 在轴位平面上评估脊柱的细节是最有用的,尤其是关节面和侧隐窝。它在诊断骨折,累及脊柱的肿瘤,并在显示一个骨性结构与另一个骨性结构的相对位置,如部分或完全错位和椎体滑脱时是最有价值的。脊柱 CT 的软组织结构分辨率不如磁共振成像(magnetic resonance imaging, MRI)。脊柱 CT 不能可靠地区分疝出的椎间盘和硬膜外瘢痕组织或各类椎管内病变,如脊髓或神经根的肿瘤。因此,不推荐常规使用脊柱 CT 诊断椎管内软组织病变[57]。然而,当 CT 与脊髓造影相结合时,其诊断质量可与 MRI 相媲美,并且当存在 MRI 检查禁忌时可用这种检查替代(图 24.2)。辐射暴露是 CT 检查的一个重大危害,限制了它的使用频率。与传统 CT 相比,螺旋 CT 减少了暴露时间、辐射危害和运动伪影。

磁共振成像(MRI):在 MRI 扫描器中形成的强大磁场重新以特定的方向排列水分子或质子(身体的主要组成部分)。然后通过射频消融(radiofrequency, RF)波的短暂暴发被传输到组织中,产生的电磁场改变了质子排列。射频脉冲的停止导致质子自旋衰减到原始状态,并以光子形式释放能量,释放的能量由磁共振成像扫描仪检测并解释。各种不同组织的质子以不同的速度恢复到平衡状态,因此产生各种软组织的图像。通过改变各种扫描器序列的时限,如回波时间(the echo time, T_E)和重复时间(the repetition time, T_R),各种身体不同组织之间的对比度可被改变。T_2 加权像使用自旋回波(spin echo, SE)序列,拥有长 T_E 和长 T_R 间隔,因此含水组织呈白色,而脂肪丰富的或无水组织

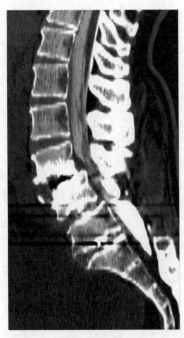

图 24.2 CT 造影矢状位片显示广泛椎间盘退变,以及 L4～L5 和 L5～S1 水平硬膜囊受压

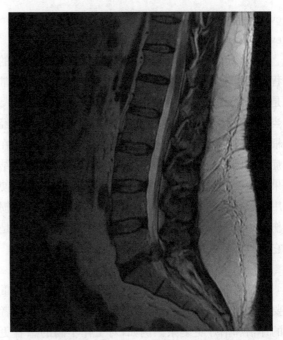

图 24.3 矢状位 T_2 加权像显示 L5～S1 椎间盘退变和椎间盘突出。同一患者的轴向 T_2 加权像显示椎间盘突出

呈黑色(图 24.3)。与之相反,T_1 加权像使用梯度回波(gradient echo,GRE)序列,拥有短 T_E 和短 T_R 序列,T_1 加权像的组织对比度和 T_2 加权图像相反。脑脊液在 T_1 加权像上显示为黑色,在 T_2 加权像上显示为白色。在 T_2 加权图像上,健康的椎间盘含水量高,因此看起来比纤维环更亮。

MRI 目前仍被认为是脊柱成像的金标准。MRI 可以更清晰地区分各种不同软组织之间差异,并且整体的软组织之间分辨率也更优。MRI 可以提供椎管、神经孔、神经根,以及椎间盘的大小和形状的良好图像。MRI 还可以在不同平面上对整个脊柱进行评估。磁共振造影剂,如钆和锰,是原子量较高的元素,具有顺磁性,可提高组织分辨率。顺磁性是这些元素的一种实用特性,因为当材料置于外部施加的磁场(如磁共振机器)中时,材料中会产生内部磁场。当需要对各种不同软组织进行进一步鉴别时,如诊断恶性肿瘤或在既往有脊柱手术史的患者中区别瘢痕组织或复发的椎间盘突出,可使用对比增强 MRI。造影剂的加入使结构间的差别更大,并提高了恶性肿瘤的诊断。用于 CT 的不透射线造影剂主要是碘或钡。MRI 对骨转移的敏感性和特异性分别为 95% 和 90%[54],明显优于 X 线平片,骨破坏达到 50%～70% 时 X 线平片才能够检测到[58]。

目前所知,磁共振成像没有生物学效应,因此非常安全,但也有一些局限性。与 CT 或 X 线(XR)成像相比,MRI 需要更长的检查时间,对于患有幽闭恐惧症的患者来说可能是禁忌。可使用镇静剂,以确保患者在检查期间保持舒适和不动,或者现在存在"开放"的 MRI 扫描仪。这些可以减轻幽闭恐惧症的症状,但与常规 MRI 相比,图像质量明显降低。铁磁性植入物是磁共振检查的绝对禁忌证,如心脏起搏器、颅内动脉瘤夹、机械心脏瓣膜、眼内异物,或许多脊髓刺激器的导线。磁力的作用可能会剧烈地移动任何植入的金属,造成潜在的致命伤害。脊柱手术中使用的稳定装置可能会产生伪影,使脊柱 MRI 失效,但并非绝对禁忌证。与其他脊柱成像方式类似,脊柱 MRI 可经常发现无症状个体的表现。

(一)电诊断研究

电诊断研究包括以下内容:

肌电图(electromygraphy,EMG):检测自发的或诱发的骨骼肌电活动。

神经传导速度(nerve conduction studies,NCV):评估运动和感觉神经的传导能力。

诱发电位:研究从不同的神经系统位置所诱发的脑电活动,如躯体感觉诱发电位(somatosensory-evoked potentials，SSEP）和运动诱发电位（motor-evoked potentials，MEP）。

电诊断研究在定位病理损害,确定神经损伤的程度,预测病程的恢复,判断所观察到的影像学异常是否可能是患者症状的来源等方面是有用的[59]。当临床评估不确定时,这些测试有助于区分是神经根性还是周围神经性病变。但是 EMG 或 NCV 在症状病因方面提供的信息较少,并且异常的检测结果需要在受损后数周才能形成。SSEP 和 MEP 的使用一般仅限于识别脊柱外科手术中的术中神经损伤。相较于脊柱成像,电诊断显得不那么敏感,但是它们具有更大的特异性[60]。

（二）心理测试

筛查非生理因素在 LBP 患者的治疗中至关重要。心理、职业和社会经济因素可能会使 LBP 患者的评估和治疗更复杂。例如,对工作不满的患者更容易发生 LBP,并且有更严重的自然疼痛史[61]。同样,患有情感障碍(如抑郁症)和有药物滥用史的患者也更容易患上慢性疼痛性疾病。未解决的诉讼和残疾问题也可能对慢性腰痛患者的治疗和前景产生不利影响。

（三）其他的诊断性试验

当怀疑非退行性病变(如肿瘤、感染、风湿性疾病)是腰痛的原因时,多种其他诊断性实验室检查被证明是有用的。其中就包括全血细胞计数(complete blood count，CBC)、尿液分析(urine analysis，UA)、红细胞沉降率(erythrocyte sedimentation rate，ESR)、C-反应蛋白(C-reactive protein，CRP)、类风湿因子(rheumatoid factor，RF)、抗核抗体(antinuclear antibodies，ANA)、人类白细胞抗原(human leukocyte antigen，HLA-B27)。

九、治疗

（一）无创治疗

以下是治疗腰痛的各种无创治疗方法(表24.4)。

1. 休息

严格卧床休息历来是急性腰痛的主要治疗方法。但是,最新的证据表明,长期卧床对于腰痛患者是有害的[62],并且不推荐卧床休息时间超过一周[63]。此外,继续日常活动和早期恢复工作,可以减少慢性残疾和缩短缺勤工作的时间[64,65]。

表 24.4　腰痛的治疗

无创治疗	
休息	
药物治疗	（1）非甾体抗炎药 （2）麻醉性镇痛药 （3）肌肉松弛剂 （4）糖皮质激素 （5）降钙素
物理治疗	（1）健身操、人体工程学、姿势感知,以及日常生活活动锻炼 （2）强化运动和伸展运动 （3）有组织的功能锻炼计划 （4）保健按摩 （5）关节活动和操作 （6）机械牵引 （7）肌肉电刺激 （8）经皮神经电刺激（TENS） （9）应用表皮和深部的热疗 （10）冷冻疗法 （11）工作强化治疗
针灸	
脊柱推拿	
生物反馈	
微创介入治疗	
注射治疗	（1）硬膜外类固醇药物注射 （2）小关节注射 （3）骶髂关节注射 （4）触发痛点注射
神经消融技术	（1）射频消融 （2）化学性神经毁损冷冻消融 （3）冷冻消融
经皮椎间盘治疗	（1）经皮穿刺减压术 （2）椎间盘内电热疗法 （3）椎间盘生物治疗 （4）基于干细胞的治疗
脊柱手术治疗	
椎间盘减压术	（1）椎间盘切除 （2）微创椎间盘切除术 （3）内镜下椎间盘切除术 （4）骨性椎管狭窄减压术
脊柱融合	（1）前路融合 （2）后路融合 （3）环形融合 （4）经椎间孔腰椎椎间融合
椎间盘置换	（1）SB Charite Ⅲ （2）ProDisc （3）Maverick （4）Flexcor

2. 药物治疗

● 非甾体抗炎药（NSAID）：这些药物通常被认为可以在短时间内有效的缓解急性腰痛，但是关于最有效的非甾体抗炎药治疗腰痛的数据还没有定论[67]。尽管普遍建议使用非甾体抗炎药作为一线治疗，但对使用非甾体抗炎药治疗慢性腰痛缺乏证据支持。非甾体抗炎药可逆地抑制 COX-1 和 COX-2，从而抑制保护性肾前列腺素的产生，可在易感患者中引起临床可察觉的急性肾损伤。长期使用非甾体抗炎药也会使静脉血栓栓塞的发生风险增加 1.80 倍，尽管尚未阐明这种现象的病理生理学原因[68]。

● 阿片类药物：短期使用阿片类药物可以缓解急性腰痛或慢性腰痛的急性加重[69]。阿片类药物在治疗慢性腰痛方面并不比对乙酰氨基酚或非甾体抗炎药更有效，因此对于需要长期使用阿片类镇痛药的病例应及时的重新评估[70]。长期使用阿片类药物会导致耐受和成瘾，也会增加发病率和死亡率。近年来，处方类阿片药物使用造成的全世界死亡率稳步上升，这不能归因于报道的增多，因为同一来源指出，非法药物造成的意外死亡有所减少[71]。

● 肌肉松弛药：已证明使用肌肉松弛药可以适度减轻 LBP 患者的疼痛、肌肉紧张和运动障碍[72]。

● 糖皮质激素：这些通常是口服药，或非口服药，常用于治疗急性椎间盘突出。尽管如此，文献中支持这种做法的证据寥寥无几[73,74]。

● 降钙素：该药物对 Paget 病引起的椎管狭窄所致的疼痛具有一定的疗效[75]。

3. 物理治疗

在腰痛管理中使用的物理疗法和康复治疗包括以下几个方面[76]。

● 健身操、人体工程学、姿势感知，以及日常生活活动锻炼。

● 强化运动和伸展运动。

● 有组织的功能锻炼计划。

● 按摩治疗。

● 关节活动和按摩。

● 机械牵引。

● 生物反馈。

● 肌肉电刺激。

● 经皮神经电刺激（transcutaneous electrical nerve stimulation，TENS）。

● 表层和深部热疗的应用。

● 冷冻疗法。

● 工作强化治疗。

各种物理治疗的目标包括以下几个。

● 缓解疼痛。

● 减少肌肉痉挛。

● 增加脊柱运动范围（ROM）。

● 增强力量。

● 纠正姿势。

● 改善功能状态。

尽管各种物理疗法在腰痛治疗中的作用并不完全清楚，但是有证据显示全身性锻炼对治疗是有益的。以椎旁肌群为目标的力量性锻炼和促进体重减低的全身性锻炼，对于缓解腰痛，促进重返工作岗位，恢复日常生活和减少手术干预具有明显得益处[77]。在被动物理治疗（physical therapy，PT）技术（如热疗、治疗性按摩、机械性牵引、治疗性超声波和 TENS）实际应用期间，许多患者都说有治疗效果。然而，没有证据表明这些方法治疗 LBP 的时间越长，就会带来越持久的临床改善[78]。

4. 针灸

通过对 11 个针刺治疗非特异性腰痛的随机对照试验进行分析，得出以下结论：①随机对照试验的总体方法学质量较低；②没有一项试验明确评价针灸的价值；③尽管有相当的证据表明针灸的疗效，但与扳机点注射和经皮神经电刺激的疗效相当；④与未进行治疗组相比，没有证据表明针灸治疗更有效；⑤有限的证据表明针灸的疗效高于安慰剂组和假手术组[73]，因此并不推荐常规使用针灸治疗 LBP[79,80]。

5. 脊柱推拿

脊柱推拿治疗急慢性腰痛的疗效已经通过几项随机对照试验和荟萃分析进行了评估。总的说来，这些研究的结果表明，尽管推拿对于治疗急性腰痛可能具有一定的疗效，但是与传统治疗相比，没有统计学数据和临床研究显示脊柱推拿对于慢性 LBP 具有优势[81-83]。

6. 生物反馈

从广义上讲，生物反馈是一个过程，在这个过程中，患者可以通过暴露于外部刺激时的条件反射来学习控制自主过程，如心率或感知伤害性刺激。在慢性疼痛中，最常用的方法是监测患者的生理肌肉活动(经常使用肌电图)，并通过视觉或听觉信号向患者传达收缩或放松的状态。通过这种方式，患者可以训练疼痛或痉挛的肌肉群，以便在指令下放松。生物反馈治疗急性腰痛的研究很少，但现有的研究表明生物反馈对慢性腰痛患者疗效有限[84]。

(二)微创介入治疗

腰痛的治疗存在多种微创治疗方法(见表24.4)，包括一系列诊断和治疗性局部麻醉药和类固醇注射(见图24.4)，其注射靶点可能是脊神经根、小关节、骶髂关节，以及各肌肉和韧带。如果这些神经部位的诊断性注射可以短期缓解疼痛，那么可以采用神经消融技术来达到长期的效果。神经消融目前最常用的方法是射频热凝，但也可以使用化学神经毁损术或冷冻消融。这些神经消融方式主要以节段性脊神经背支的内侧支和外侧支为靶点，治疗小关节和骶髂关节介导的疼痛，较少情况下，以背根神经节为靶点治疗神经根性疼痛。近年来，一些用于治疗椎间盘突出/退变和椎管狭窄症的微创技术得到了发展。临床医师对这些方法的支持程度取决于每种方法所宣称和证明的有效性。这些技术包括通过各种专有技术对椎间盘进行热凝，如椎间盘内热凝疗法(intradiscal electro thermal therapy, IDET)和椎间盘双针成形术。椎间盘突出的经皮减压术可以采用热凝(射频或激光)或机械性髓核切除术。通常情况下，热凝术可以更好地控制疼痛，因为据称它们还可以消除支配椎间盘的感觉纤维[85]。以干细胞为基础的治疗在早期转化研究中显示出有良好的效果。尽管它们不可能完全修复椎间盘的解剖结构，但单凭细胞疗法本身就具有恢复生物功能的潜力。因此，椎间盘再生作为一种全新的退行性椎间盘疾病治疗技术，具有巨大的潜力，是一个迅速发展的研究领域[86]。

(三)外科治疗

大部分外科手术是用于缓解腰痛的，包含神经减压和(或)脊柱融合。然而，人工椎间盘置换术是最近发展起来的一种越来越受欢迎的替代手术。

1. 椎间盘减压术

椎间盘减压手术主要用来治疗椎间盘突出的患者，包括持续的根性疼痛症状，直腿抬高试验(＋)，同时影像学资料证实椎间盘突出的存在。手术减压的目标取决于患者的症状结合影像学上的明确病变。自从1934年Mixter和Barr[87]的经典文章发表以来，经典的椎间盘切除手术就开始广为流行。手术包括椎板切除术或椎板切开术、黄韧带松解术、椎间盘突出碎片取出术和切除非突出椎间盘组织的垂直纤维环切开术，各术式之间存在微小的差别。20世纪70年代末，微创椎间盘切除术作为一种微创技术得到普及，它可以使患者更快地康复，更早地重返工作岗位[88]。最近，微创内窥镜下椎间盘切除术已经在临床上开展，仅需要通过管状牵开器进行有限暴露。对于老年人，神经根压迫的症状常常是局部退变的结果，涉及椎间盘、关节突关节和局部韧带。这些退变包括椎间盘膨出和突出、小关节和韧带的增生肥厚、骨质增生和脊椎前移。外科减压治疗通常包括针对椎间孔、椎管和侧隐窝骨性增生的减压。许多此类病例中，特别是在脊椎前移者和关节突关节切除超过50%的患者，需要进行椎体融合手术以避增强脊柱的稳定性。

2. 脊柱融合

脊柱融合术已经进行了一个多世纪，尽管结果各不相同，但从1997年到2010年，在美国进行的融合术数量增加了一倍多。脊柱融合术的常见适应证包括脊柱畸形、脊椎前移、脊椎滑脱、减压手术导致的脊柱不稳，以及多种原因导致的机械性LBP，如椎间盘退行性疾病和椎间盘源性疼痛。在脊柱融合手术中，产生疼痛的功能失调的脊柱运动单元(包括病

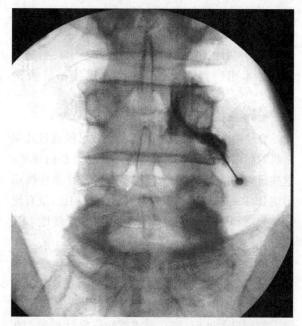

图24.4 右侧L4～L5经椎间孔注射类固醇的透视图像。类固醇注射前注射造影剂，显示位置正确，并沿L4神经根鞘回流

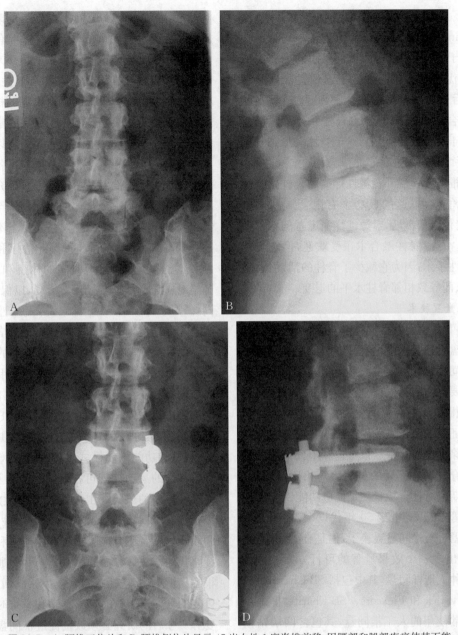

图 24.5　A. 腰椎正位片和 B. 腰椎侧位片显示 47 岁女性 1 度脊椎前移,因腰部和腿部疼痛使其不能活动,非手术治疗无效。C、D. 术后放射线片显示,后路减压植骨融合术后 1 年融合稳定。注意横向的稳健融合质量桥接过程。患者没有疼痛感,已经恢复到全部活动水平,包括可以进行铁人三项和滑雪

变的椎间盘和退变的小关节)可能被切除,同时需要使用各种机械融合装置维持脊柱的稳定性,包括椎弓根螺钉、椎弓根固定板和椎间融合器(图 24.5)。脊柱骨融合是通过在有血管的组织床中使用骨移植物来实现的。脊柱成骨所需的关键要素包括能够转化为成骨细胞的前体细胞、作为新骨形成支架的骨传导材料,以及促进祖细胞分化为成骨细胞的骨诱导生长因子[90]。自体骨移植是成骨材料的金标准,

它包含了三个基本要素。然而,自体骨移植也存在局限性,包括可移植骨获取相关的并发症和可供移植的骨组织的数量有限。这些限制因素促进了其他成骨材料的使用,包括骨移植填充物、脱钙骨基质、碳酸钙、磷酸三钙,以及骨移植替代物和骨诱导替代物,如重组人类骨形成蛋白(recombinant human bone morphogenic protein,BMP)[91]。脊柱融合手术可以经后方、侧后方、前方或联合环状(360°)的入

路手术方式。最近,一种通过椎间孔进行的腰椎融合(transforaminal lumbar interbody fusion,TLIF)技术被应用于临床,它具有通过低风险的后路完成环状融合的优势[92]。椎体融合手术的实际融合率是不同的,后外侧融合术的融合率为80%,而环状融合术的融合率可达97%[93]。脊柱融合手术结果的差异取决于所治疗的疾病。对于脊柱畸形和脊椎前移患者,手术的效果总体上是满意的[94,95]。然而,针对退行性椎间盘疾病和盘源性疼痛的脊柱融合治疗仍然存有争议,报道的成功率有限[96]。相对来说,当切除责任椎间盘后,盘源性疼痛患者的治疗效果更加显著。尽管脊柱融合术很受欢迎,但它仍然是一种挽救性手术,因为它减少了脊柱的活动性,增加了应力,从而导致相邻脊柱水平的退变。

3. 椎间盘置换术

椎间盘置换术是为了避免脊柱融合手术的缺点。在椎间盘置换手术中,生物椎间盘被手术切除,并被人工椎间盘取代。与脊柱融合术相比,椎间盘置换术的主要优点包括保留脊柱活动度和减少邻近节段退变。椎间盘置换术的主要指征是经MRI和椎间盘造影证实的可伴发顽固性致残性腰痛的椎间盘疾病。排除标准包括神经根压迫和小关节或骶髂关节病。与脊柱融合术后的长期康复相比,椎间盘置换术后早期进行性脊柱运动是促进功能恢复的一个特点。尽管自从20世纪50年代以来,临床上就已经开始提倡进行椎间盘置换了,但是直到20世纪80年代初才出现一个效果显著的可行方案。目前市场上有多种人造椎间盘,其中包括SB Charite Ⅲ、ProDisc、Maverick 和 Flexcore。SB Charite Ⅲ是目前临床上最常使用的人工椎间盘,其包含两层钴铬合金的终板,中间是一个可以滑动的聚乙烯核心。在手术时终板通过锯齿固定在椎体上,最终通过自生骨固定。人工椎间盘置换的生物力学研究显示脊柱前屈、背伸和扭转的范围较之增加,但是侧屈时仍相对受限。随机对照试验和设计良好的多中心前瞻性试验证明,对于符合严格选择标准的患者,全椎间盘置换是有价值的。椎间盘置换假体比融合器耐用,减少邻近节段退变,翻修率低[97]。

十、总结

LBP往往是由多个同时存在的疼痛病因共同引起。所以,特异性疼痛综合征的诊断最终很难确定。

此外,无症状者可以出现阳性结果,同时许多患有腰痛的患者却没有明确的发现,所以现有的诊断性检查经常不能准确的诊断出患者的疼痛来源。目前的治疗方法也往往缺乏特异性和有效性,因此也不能辅助诊断。大多数腰椎间盘突出症的根本原因是椎间盘内的退行性变,但椎间盘置换治疗尚不适用于临床。由于缺乏针对症状的合理解释以及治疗效果欠佳,慢性LBP患者经常会出现各种各样的心理社会问题。对于慢性LBP的患者来说,充分理解自身疼痛的性质并有一个合理的治疗期望至关重要。急性LBP通常具有自然缓解的病程,当不伴有进行性神经缺陷或"危险信号"时,保守治疗和对症治疗就足够了。这可能包括短时间的休息和止痛药,但医师绝对应强调尽早恢复正常活动,以保持功能状态。同样,对于许多LBP患者来说,侵入性脊柱手术最适合那些通过保守治疗未能改善的患者。由于存在巨大的风险、高昂的费用和相对较高的不良结果发生率,必须仔细权衡进行侵入性脊柱手术的决策与潜在的益处。在推荐特定治疗方案之前,必须对每个患者进行个体评估。此外,慢性LBP常伴有心理社会问题,最好采用多学科方法治疗,并增加心理社会、康复和功能恢复模式。一种旨在增加脊柱强度和柔韧性的运动计划可在所有患者中引入,以降低复发性腰痛的风险。由于缺乏再生性疗法,有必要识别加速椎间盘退变和可能导致慢性LBP的行为和职业。患者还应接受预防脊髓损伤和尽量减少持续恶化的方法等方面的教育。一些普通的预防措施很容易被采用,包括减肥、多运动、戒烟、避免过度或重复的脊柱压力、在坐姿、驾驶和举重时保持适当的姿势。今后的研究必须鼓励促进椎间盘疾病的早期发现,并开发能够促进椎间盘再生的治疗方法。

◆ 要 点 ◆

● 脊柱疼痛在普通人群中普遍存在,是导致生产力丧失、医疗索赔和早期社会保障残疾的最常见的医疗原因。

● 急性脊柱源性疼痛通常是自限性的,而慢性脊柱源性疼痛通常病程较长,反复发作,而且常常伴发社会心理、行为问题、药物滥用,以及残疾相关的问题。

- 椎间盘细胞存活在艰苦的厌氧环境中，并易受遗传和环境因素的影响。
- 椎间盘内结构的变化可能改变椎间盘的力学，进而引起整个脊柱运动功能和邻近椎体结构的退行性改变，如小关节。
- 脊柱源性疼痛的起源多种多样，可源于一系列脊柱纵行结构以及脊柱的邻近结构。
- 脊柱各个结构部分的神经支配错综复杂，脊柱疼痛的空间位置定位通常模糊不清。
- 由良性退行性疾病引起的随处可见的脊柱疼痛必须与许多罕见、但往往危险的病理疾病相鉴别。

- 脊柱疼痛症状的诊断往往是通过多种缺乏敏感性和特异性的诊断试验来艰难完成。
- 由于其高发病率和自愈性，只有在对脊柱疼痛患者进行临床评估时发现"危险信号"时，才应通过诊断试验进一步确定其特征。
- 在不伴有进行性神经损伤或没有"危险信号"出现时，急性脊柱疼痛只需要进行对症治疗，而慢性脊柱疼痛最好需要多学科的共同治疗。
- 侵入性脊柱手术只适用于一小部分保守治疗效果不好的慢性顽固性脊柱疼痛患者。

参考文献

请于 ExpertConsult.com 在线访问参考文献。

第 25 章 肌筋膜疼痛综合征

Andrea L. Nicol, MD, MSc; Matthew Crooks, MD; Eric S. Hsu, MD; F. Michael Ferrante, MD

翻译：周　昊　孙岩军　审校：周华成

肌筋膜疼痛（myofascial pain，MP）是一种软组织疼痛综合征，症状是局部疼痛，以及由扳机点（trigger points，TrP）产生的牵涉痛。William Osler 时代的术语肌肉风湿逐渐被非关节性风湿症替代，最近又被新术语软组织疼痛综合征（soft tissue pain syndromes，STP）所取代[1]。局部 STP 包括滑囊炎（肩峰下、鹰嘴、转子、髌前、鹅足滑囊）、腱鞘炎（肱二头肌、冈上肌、髌下、跟腱）和韧带附着端病（肱骨外上髁炎、内上髁炎）。区域性 STP 包括肌筋膜疼痛综合征（myofascial pain syndrome，MPS）（涉及躯干及四肢肌肉的 MPS）、肌筋膜疼痛功能障碍综合征（涉及面部肌肉的 MPS），以及复杂区域疼痛综合征（Ⅰ型、Ⅱ型）。全身性的 STP 包括纤维肌痛综合征（fibromyalgia syndrome，FMS）、慢性疲劳综合征（类似 FMS 的广泛躯体疼痛）和关节过度活动综合征。区域性 STP，如 MP 局限于身体特定区域或象限。

产生 MP 的 TrP 是指骨骼肌的局部疼痛区域，这些区域存在对指压极为敏感的紧绷带。TrP 有活化和潜在两种状态：前者表现出局部疼痛；后者并无症状，仅在体格检查深部触诊时可能引起疼痛。在 45%～55% 的健康成年人的肩带肌群中存在着潜在 TrP[2]。

MP 可以独立于其他引发疼痛的原因而单独发生（原发性 MP）[3]。当然，MP 经常与其他急慢性肌肉骨骼疼痛并存或由其引发，包括：①头颈痛（颞下颌关节紊乱病、颈椎间盘退行性疾病、颈椎小关节病、颈椎过度屈伸损伤引起的颈痛、颈肩综合征、颈源性和慢性紧张型头痛）。②胸腰背部疼痛（椎间盘退变性疾病、脊柱后凸畸形、脊柱侧弯、腰椎小关节病）。③骨盆疼痛。④上、下肢疼痛。MP 最佳的治疗方案是多模式治疗，包括注射、物理治疗、姿势或人体工程学矫正，以及潜在肌肉骨骼疼痛诱因治疗。

一、患病率

由于缺乏公认的诊断标准，确定可靠的 MPS 患病率并不容易。目前流行病学研究发表较少，在普通医疗诊所和疼痛管理中心，报道的 MPS 患病率在肌肉骨骼疼痛患者中占 20%～95% 不等。Skootsky 及其同事在大学附属医院内科患者中进行了一项旨在评估 MPS 患病率的研究[4]，他们从最初筛选的 201 名患者中选出有肌肉骨骼疼痛的 54 人，并对那些疼痛情况可能与 MPS 相关的患者进行了仔细的 TrP 检查。在这项研究中，所采用的 MPS 的诊断标准为：对 TrP 进行标准化时长的指压后局部疼痛加剧，并且其牵涉痛与已知的牵涉区相符。最终 16 名患者被诊断为 MPS，他们占最初筛选的 201 人的 8%，占有肌肉骨骼疼痛症状患者的 30%。最近，Chen 和 Nizar[5] 进行的一项研究报告，慢性背痛患者的 MPS 患病率为 63.5%（$n=80/126$），其中 MPS 的诊断采用以下标准：存在扳机点、可复制的疼痛、绷紧带、牵涉痛和惊跳反应。有趣的是，在其报告中显示，与原发性 MPS 不同的是，大多数的 MPS（81.2%）是继发于其他肌肉骨骼或内科疾病。

MPS 通常存在于特定的患者群体中，相较于一般的患者群，MPS 在患有慢性紧张型头痛[6]、颞下颌关节紊乱病、面颌区疼痛[7,8]，以及挥鞭伤后综合征[9]的患者中更常见。一项横断面研究调查了 111 名有慢性背痛的老年患者及 20 名没有疼痛症状的老年患者[10]。通过临床病史和体格检查进行评估，发现 MPS 的生物力学及软组织病理学在老年慢性腰痛患者（90%）中明显高于无疼痛的 MPS 患者（10%）。关于 MPS 危险因素的可用数据有限；然而，据报道 MPS 患者在女性的发病率高于男性[5,11]。

二、病理生理学

尽管对于 MPS 的病因仍有许多不明之处，但近年来关于其病理生理学的诸多理论已经有了长足的发展。潜在的生物力学及姿势因素有可能与许多因素共同作用，如神经病学因素（如神经根病）、包括抑郁和焦虑在内的心理学因素、激素与营养失衡。这些因素（部分或全部）很可能会引起自主神经失调，最终导致中枢敏化，进而放大 MPS 的相关症状。在应激过度的扳机点 TrP 上能够发现血管活性介质、疼痛产生相关的神经递质，以及炎症介质（缓激肽、去甲肾上腺素、血清素、降钙素基因相关肽、P 物质、肿瘤坏死因子 α、白介素 1 - B）[12-14]。这些物质敏化疼痛感受器，引起包括牵涉痛及局部抽搐反应（local twitch response，LTR）在内的 MP 的感官体验。

对于 MP 的运动反应现象，人们猜测是由于乙酰胆碱（acetylcholine，Ach）释放过量，导致终板功能失调，进而引起肌肉紧绷带的形成。Ach 的过度释放引起终板膜去极化增加，导致肌肉持续收缩。在犬及人类的研究项目中，人们已经发现 TrP 处肌小节最大化收缩的相关证据[15]。ACh 释放的增加、肌节收缩和致敏感化物质的释放，这三者之间有可能存在一个正反馈循环。在一项对下丘脑-垂体-肾上腺皮质及交感神经-肾上腺-脊髓系统的研究中发现，在施加压力下，MP 患者皮质醇、肾上腺素和去甲肾上腺素的血浆浓度都要明显高于健康人对照组[16]。

在 MPS 患者的肌肉紧绷带内存在高静息张力和过度收缩的肌纤维。长期发展会引起局部能量消耗增加，局部组织缺血和灌注不足。缺血引发血管活性介质的释放又进一步导致 Ach 释放的增加，加重局部缺血，使外周疼痛感受器敏化而致疼痛。在对神经肌肉接头的电生理研究中，TrP 处发现有反常的自发电活动，伴随着由 Ach 过度释放引起的终板噪音[17]。这种自发电活动由两部分组成，约 50 μV 连续性小振幅背景电活动和 $100 \sim 700$ μV 间断性大振幅高峰电活动。相较于正常组织，TrP 更容易产生自发电活动，且呈现出异常模式。因此，这种自发的电活动与正常的微终板电位并不相同。TrP 处的这种异常的电活动被认为与 Ach 的过度释放直接相关。

TrP 点异常电活动在临床上表现为 LTR，目前认为这由节段性脊髓反射介导[18]。对 TrP 点进行快速强烈的扣诊或是针刺会引起紧绷带肌肉的小幅度快速收缩。LTR 发生的部位称为"感觉部位"，已经发现其在组织结构上与感觉感受器相关[19]。"活动部位（active locus）"是记录自发电活动的位置，其波形与已报道的运动神经肌肉终板噪音相似。将二者结合来看，感觉部位、活动部位分别相当于疼痛受体感受器与运动神经肌肉终板，并且分布贯穿于肌肉之中。在这些结构排列并高度集中的地方，我们观察了肌筋膜 TrP（提要 25.1）。

在 MP 紧绷带中释放的血管活性介质能够敏化外周疼痛神经纤维，如骨骼肌中发现的疼痛神经纤维。在敏化状态下，疼痛感受器会自发放电，对疼痛刺激的阈值下降，甚至对非疼痛刺激也会放电[20]。随时间推移，这种异常增高的外周刺激输入会使中枢神经处于敏化状态[21]。

提要 25.1　肌筋膜触发点的公认诊断特征

病史
- 局部疼痛
- 肌肉突然超负荷时诱发
- 短时间内持续肌肉收缩诱发
- 反复活动诱发（随着压力增加，症状增多）

体格检查
- 紧绷带
- 局部肌肉压痛
- 压力引起的牵涉痛
- 如果活动增加，压力引发的疼痛可反复发生

其他临床症状
- 局部抽搐反应—确定的，难以诱发
- 特殊的肌筋膜扳机点经治疗可迅速缓解绷紧带
- 主要的/附加的肌筋膜扳机点

Simons DG: Review of enigmatic MTrPs as a common cause of enigmatic musculoskeletal pain and dysfunction. *J Electromyogr Kinesiol*. 14: 95 - 107, 2004.

三、诊断

在一项对 403 名美国疼痛协会临床医师的调查中,88.5％的人认为 MPS 是一种确实存在的临床疾病,81％的人认为 MPS 不同于纤维肌痛综合征(FMS)[22]。详尽的问诊及体格检查仍然是保证诊断准确的基础。MPS 最常见的表现包括以下诊断标准:身体局部疼痛和僵硬,受影响肌肉出现局部活动受限,紧绷带处引发的抽搐反应,由 TrP 向牵涉部位的牵涉性疼痛,以及对 TrP 局麻后症状的缓解[23]。MPS 可能在伤后及慢性劳损伴随反复微创后发生,也有可能没有明确的诱因。异常的身体力学或体位异常会引发或是进一步加剧这些问题。疼痛的性质为强度可变的深部"疼痛",疼痛局限于特定的解剖区域。典型的牵涉性疼痛与特殊的肌肉有关,尽管这些牵涉模式通常不可靠[24]。

为了得到可靠的结果,正规的关乎 MP 和 TrP 体格检查的临床实践训练十分重要[1]。另外,必要的肌肉骨骼检查的目的是鉴别可能引发继发性 MPS 的骨科或神经功能紊乱。尽管 MP 没有广泛认可的诊断标准,但体格检查的结果仍有助于确立诊断。当给予一个刺激后,特异的 TP 点的发现,可以帮助 MPS 的诊断[9]。活动性 TrP 可以通过触诊来识别,触诊时手指轻轻地垂直按压肌肉纤维。TrP 表现为骨骼肌中肌肉的紧绷带,对这些点进行触诊,会引出不随意肌肉的收缩即抽搐反应或"跳动"现象。这些痛性 TrP 限制了受累肌肉群被动活动的幅度。尽管这些发现被认为是诊断的标准[25-27],但研究者发现在盲法研究中检查医师的检查结果很难达成一贯的统一[28-30]。这种不一致可能是目前缺乏标准化的检查手法,以及对检查结果不同的理解造成的。不同的肌肉解剖结构、锻炼程度,以及去适应作用同样会造成这种不一致。体格检查时,可重复性最高的诊断包括:对受影响肌肉 TrP 点的发现,疼痛牵涉到牵涉区,以及体检时复制患者的惯常疼痛。

MP 的鉴别诊断应该包括:①骨骼肌肉及神经功能紊乱,如关节炎、腰椎退变性椎间盘病、神经根病、滑囊炎、肌腱炎;②自身免疫或传染性病因;③代谢和内分泌功能障碍,包括甲状腺功能减退;④精神疾病,包括抑郁和焦虑;⑤纤维肌痛。有假设认为 MPS 是 FMS 演进过程中的一部分。尽管表面上二

表 25.1　肌筋膜疼痛综合征与纤维肌痛综合征的临床区别

临床特征	肌筋膜痛	纤维肌痛
疼痛类型	局部或区域	普遍
分布范围(至少)	一块肌肉	11 个压痛点
肌肉痉挛	+++	++
扳机点	局部、区域	不典型
压痛点	不典型	常见、广泛
绷紧带	++	－
抽搐反应	++	－
牵涉性痛	+++	－
疲乏	+	++++
睡眠紊乱	+++	++++
感觉异常	局部	末梢
头痛	牵涉性头痛	源于枕部
肠易激症	不典型	+++
肿胀感	+	++

注:加号的数量反映了相关性以及对临床特征的影响。引自 McMabon SB, Koltzenburg M, editors: Wall and Melzack's Textbook of Pain, ed. 5, Philadelphia: Elsevier, 2006, pp 669-681.

者有许多相似之处,但一些有充分证据的研究反对 MPS 与 FMS 之间存在联系(表 25.1)。MPS 患者并没有 FMS 患者中广泛存在的高敏压痛点。此外,FMS 的压痛点并不会像 MPS 中的 TrP 一样向牵涉区发散牵涉痛。MPS 中 TrP 可以与 FMS 中的广泛存在痛点同时存在。

与 MPS 相关的常见肌肉群可以按解剖学或按肌肉可能引起疼痛的区域进行分类。MPS 的常见区域包括头颈、肩部、胸部、腹部、下背部、骨盆/髋部、膝和踝/足。提要 25.2 列出了在这些区域中每块可能导致疼痛的肌肉。

四、治疗

(一) 物理方式

MPS 的治疗适合使用综合多模式的治疗方法,目标是教育患者、减轻疼痛以及恢复功能。这就需要临床医师多了解、多掌握,系统地调整治疗方案。MP 的发病常常涉及姿势不正常、反复微创伤及肌纤维缩短,因此合理的治疗方案中指导针对性物理治疗应该起到重要作用。另外,在治疗方案中经常用到符合人体工程学及行为的矫正,尽管表明其有显著疗效的临床证据很少。

提要 25.2 涉及区域 MPS 的肌肉

头颈
- 后颈部

头夹肌、颈夹肌、头半棘肌、颈半棘肌
- 上斜方肌
- 肩胛提肌
- 面部肌肉

(1) 颞肌

(2) 咬肌

肩部
- 斜方肌
- 冈上肌
- 冈下肌
- 肩胛下肌
- 大小圆肌
- 背阔肌
- 肩胛提肌
- 后锯肌
- 三角肌
- 胸大肌、胸小肌

胸部
- 胸大肌、胸小肌
- 腹斜肌
- 肋间肌
- 前锯肌

腹部
- 前锯肌
- 腹斜肌
- 腹直肌

背部
- 腰大肌
- 腰方肌
- 椎旁肌

(1) 髂肋肌

(2) 胸最长肌

(3) 多裂肌
- 腹斜肌

骨盆/髋部
- 腹肌
- 腰大肌
- 腰方肌
- 梨状肌
- 耻骨肌
- 半腱肌
- 闭孔肌
- 孖肌

膝部
- 股中间肌、股外侧肌
- 腘绳肌
- 腓肠肌

踝/足部
- 腓肠肌
- 比目鱼肌
- 胫骨前肌
- 腓骨长肌、腓骨短肌
- 腿部长屈肌和伸肌
- 足内侧肌

有指导的牵拉已经被证明有助于减轻 MP,这与 MPS 肌节缩短相吻合。Travell 及 Sirnons 描述了喷射挥发性冷却剂后,肌肉群被动的拉伸方法[2]。局部使用挥发性冷却剂的突然降温可减少由肌肉牵拉引起的不适,从而能耐受高强度的伸展。由于这种方法的显著效果,Travell 及 Sirnons 将它称为治疗 TrP 疼痛"单一的最有效的方法",有计划的、分步骤的物理疗法加上训练有素的专业人员能够将这些技术与肌肉强化、姿势调整、放松技巧和按摩有效地融合在一起。

Gam 及其同伴在一项随机对照试验(randomized controlled trial, RCT)中研究了超声、按摩和锻炼对于颈肩部 MP 患者的作用[31]。超声组中疼痛的降低虽然没有相对的差异,但 TrP 数量却有所下降,尽管下降的并不多。在另一项对肌筋膜 TrP 进行超声治疗的 RCT 中,Srbely 等发现,超声 1、3、5 分钟对于冈下肌及臀中肌疼痛的压力阈值有明显的镇痛作用,但 10、15 分钟后疗效消失[32]。

另外一些研究证明了辅助疗法、手动疗法、运动疗法的作用,但这些研究的方法学质量有一定缺陷[33]。作为综合疗法的一部分,针刺、经皮神经电刺激(transcutaneous electrical nerve stimulation, TENS)及激光疗法也许对病情顽固的患者有一定作用。值得注意的是(尽管有争议)传统的针灸穴位有可能与临床的 TrP 位置相符合[34]。Melzack 等报道了肌筋膜 TrP 与传统穴位在解剖学上 100% 一致,临床疼痛上 71% 一致[35]。我们还需要更多的研究(尤其是 RCT)才能得出针刺、TENS 以及激光疗法对于治疗 MPS 作用的明确结论。目前,证据的总和是相互矛盾或还不够充分[36]。

(二) 药物疗法

系统的药物治疗对于综合治疗计划往往是一种有效的补充。尽管很少有 RCT 支持其功效,但非甾体抗炎药(anti-inflammatory drugs, NSAID)及抗抑郁药已经被应用于缓解 TrP 相关的疼痛。NSAID 能够缓解症状,但会引起长期副作用,包括心血管疾病发病率及死亡率、胃炎和肾功能不全。目前缺乏 RCT 详细的证据来证明 NSAID 在 MPS 中的有效性。但是,其他疼痛(关节炎、纤维肌痛)的实验数据被用来指导 MPS 的治疗。在一项对 77 名急诊室患者的研究中,布洛芬对急性肌筋膜牵拉有效,能够显著减轻疼痛,但该效应在加入肌松药环苯扎林后并没有明显改善[37]。有研究将三环类抗抑郁药阿米替林用于慢性紧张性头痛的患者,实验采用双盲安慰剂对照的交叉研究,结果显示阿米替林相比于安慰剂明显减轻了肌筋膜压痛及头痛强度[38]。

肌松药在 MP 中被广泛用来减缓肌肉痉挛、减轻疼痛,改善由 MPS 疼痛引起的睡眠障碍。在一篇综述中,α2 肾上腺素激动剂替扎尼定被用于改善患者颈部及背部疼痛。然而,目前缺乏评估肌松药疗法风险-收益比率的 RCT[39]。

全身性阿片类药物(包括混合阿片类止痛药,如曲马多)被广泛应用,尤其是当保守的药物治疗对患者无效时。临床试验证明曲马多能够减轻纤维肌痛患者的疼痛及主要症状,但却不能减轻局部疼痛综合征,如 MPS[40]。阿片类药物在 MPS 中的作用尚缺乏证据,但其长期使用的副作用却很受人们关注。随着时间推移,耐受的出现使得药效下降,往往导致剂量的递增。长期使用以及剂量的递增会带来阿片类药物诱发的痛觉过敏的风险[一种由天冬氨酸(N-methyl-D-aspartate,NMDA)介导的中枢敏化现象],其特点是随着阿片类止痛药剂量的增加疼痛的程度也逐步增加(往往是不知不觉的)[41]。除了胃肠蠕动减慢、恶心、镇静、呼吸抑制、瘙痒及烦躁这些副作用,阿片类药物还能造成体内激素水平改变,通过影响下丘脑-垂体-肾上腺轴和下丘脑-垂体-性腺轴引起骨质减少。近些年,阿片类药物不当的使用(包括滥用、成瘾和分遣)已经成为一个社会问题,这需要负责的医师在阿片类药物知情同意协议的指导下开药及监督其使用。

对于一部分合适的 MP 患者,利多卡因贴剂可能是一种有效的无创的治疗方法。一项 MPS 患者的 RCT 中,60 名患者接受了利多卡因贴剂、安慰剂贴剂及 TrP 点局部麻醉剂注射[42],其中利多卡因贴剂组和注射组患者的主观疼痛相关症状明显缓解,痛阈值也相应地显著增高;安慰剂贴剂组两种指标都没有明显改变,且利多卡因贴剂比注射给患者带来更少的不适。

(三)扳机点注射

扳机点注射(trigger point injection,TPI)是一种广泛应用的介入性治疗,在体格检查确定 TrP 之后,针头被引导刺入 TrP。TPI 运用一系列的注射,并与有指导的理疗共同组成一个综合的治疗计划。TPI 在一系列的注射中得到最好的利用,是包括指

导性、结构化、物理治疗在内的综合治疗计划的一部分。首先采用 TPI 来减轻患者疼痛,使患者能够耐受理疗或牵拉,从而使物理方法及整套方案更加有效[43]。生理盐水、皮质类固醇、局部麻醉剂包括利多卡因和布比卡因、A 型肉毒毒素(BoNT - A),以及干针疗法都已经被研究并且付诸应用。直接针刺 TrP 刺激 LTR,可达到立竿见影的效果[44]。目前有很好的证据证明不同注射疗法以及注射药物与干针疗法之间没有明显的优劣之分[45]。在系统性分析了 23 项随机对照试验后,Cummings 与 White 认为 TPI 所引发的疗效都有可能仅仅是由针刺本身造成,而与任何注射的物质无关,因为"湿"针与"干"针在疗效上并没有差异[45]。这篇综述还提到,生理盐水 TPI 达到的疼痛减轻的程度与局部麻醉剂 TPI 相同。尽管在局麻药注射时添加皮质类固醇制剂是常用做法,但并没有可靠证据显示这种做法的效果要强于单纯的局部麻醉剂 TPI。虽然 TPI 被广泛应用于 MP,但目前对于注射点数量、注射频率、注射用药的种类及用量并没有一致的意见。我们仍需要做许多比较研究来对比不同 TPI 疗效的差异,及其对于减轻远期疼痛的潜在益处。

(四)肉毒毒素

A 型肉毒毒素(BoNT - A)是一种抑制中枢敏化的镇痛剂,它通过抑制运动神经肌肉终板内 ACh 的释放达到使肌肉长期持久松弛的作用[46]。商业化制备的 BoNT - A 价格昂贵,应由训练有素的医师小心使用。虽然这种治疗是很有前途的,但随机对照试验的结果却有好有坏,并且多系统评价得出结论,当前支持使用 BoNT 治疗 MPS 的临床证据尚无定论。Ferrante 等发现在颈胸部的 MP 中,疼痛 TrP 直接注射 BoNT - A 的效果与安慰剂相比没有显著地提高[47]。他们认为,尽管临床医师主观的将 BoNT - A 注射作为对 MP 的一种疗法(考虑到它类似于 TPI),但毒素的使用是有不同于针灸疗法或局部麻醉剂的特性的(如毒素是通过筋膜层面扩散开的),必须考虑到毒素剂量、注射容量、注射肌肉的选择、姿势的关系和异常,以及注射技巧的影响。Harden 等[48]发现与安慰剂比较,BoNT - A 注射能够在短期(12 周)内减轻慢性紧张性头痛的 MP。Graboski 等[49]发现对 MPS 患者进行 TrP 注射 BoNT - A 与注射 0.5%的布比卡因相比,它们的效果没有明显的差异,尽管二者都能将疼痛降低至基

线水平之下。Venancio 等[50]将 45 名 MP 患者随机分为三组,分别给予干针疗法、0.25% 利多卡因 TPI 和 BoNT - A TPI,连续评估 12 周,结果显示三种疗法都有治疗效果,但 BoNT - A 注射后最少使用抢救药物,以及更少地发生注射后的局部痛觉过敏[50]。Nicol 等[51]研究表明使用"痛点"和模式注射技术代替 TrP 注射,直接将药物注射入疼痛的肌肉群,结果显示平均数字疼痛评分降低,每周头痛次数减少,总体活动和睡眠生活质量指标改善。Benecke 等[52]和 Miller 等[53]的研究中也观察到了类似的阳性结果,其研究中颈部 MP 患者采用 BoNT - A 固定位置注射技术。

关于肉毒毒素用于 MP 治疗的新理论已不再强调 TrP 点本身的注射,而是关注于患者的选择,这些患者显著的特点是同时具备颈部 MPS、头痛和痉挛性斜颈。联想到痉挛性斜颈(伴或不伴有头痛)的治疗,人们假设肉毒毒素疗法能够有益于患有颈臂综合征 MPS 的患者。肉毒毒素结合恢复性及康复性理疗,可能有助于患者恢复异常的生物力学和姿势畸形[54]。

五、总结

MP 广泛存在于许多具有局部肌肉骨骼疼痛的患者中。MPS 的挑战性在于其潜在的生物力学、神经学和心理学因素的复杂相互作用,需要机敏和训练有素的临床医师进行早期诊断和有效治疗。目前的数据显示,MPS 患者的预后情况似乎比某些患有肌肉骨骼疾病(如椎间盘突出)的患者更糟糕[55],MPS 往往更难以治疗。当患者由于疼痛的限制而不能主动地参与到功能恢复计划中时,就应该考虑采用综合治疗。多学科的治疗包括:心理辅导、放松技巧、生物反馈治疗、认知行为治疗,以及除标准的医疗评估和管理之外的补充和替代医学。对于挥鞭伤及其他 MPS[56],综合治疗在疾病早期的运用能够有效地缩短病程,增加应对能力,提高生活满意

度。如果疼痛持续存在,评估 MPS 是否合并有肌肉骨骼或神经病变十分重要。认真、仔细的临床医师应努力查明和消除产生疼痛的任何诱因。然而,尽管拥有丰富的临床经验及许多成功的案例,在 MP 方面我们仍需要设计更合理的短期、长期预后研究来评估传统及新兴治疗方案的有效性和治疗效率。

◆ 要 点 ◆

● MPS 是一种局部 STP,涉及躯干及四肢肌肉。

● 尽管 MP 可能累及全身,但其仍然不同于纤维肌痛。

● 扳机点应激过度的位点中包含有血管活性介质、产生疼痛的神经递质及炎性介质。

● 目前认为运动终板功能失调主要是由于 ACh 过度的释放引起,造成肌肉持续收缩,形成紧绷带。

● 临床上扳机点异常电活动表现为 LTR,可能源于节段性脊髓反射介导。对扳机点进行快速强烈的扣诊或针刺会引起肌肉紧绷带的小幅度快速收缩。

● 体格检查的体征包括受累肌肉内 TrP 点、病变区域牵涉痛以及日常疼痛症状复制。

● 尽早诊断和使用综合多方法治疗才是最理想的。

● 喷射挥发性冷却剂后被动的拉伸肌肉是一种证据充分的有效疗法。

● 尽管有证据证明 TPI 对 MP 有效,但却没有证据证明不同注射技术之间及药物注射与干针疗法之间的优劣。

● 注射肉毒毒素是一种新型的疗法,可以考虑用于病情顽固的 MP,尽管目前尚缺乏其功效的证据。

参考文献

请于 ExpertConsult.com 在线访问参考文献。

第 26 章 纤维肌痛和中枢性疼痛状态

Chad Brummett，MD；Daniel J. Clauw，MD

翻译：周　昊　孙岩军　审校：周华成

一、流行病学

纤维肌痛（fibromyalgia，FM）通常被认为是一种独立的疾病，仅次于骨关节炎的第二大常见"风湿性"疾病。根据所使用的诊断标准，FM 的患病率范围为 2%～8%[1-3]。可出现于包括儿童在内的任何年龄段。在不同国家、文化和种族中 FM 有着相对一致的发病率。并无证据表明其在"工业化"国家和文化中存在上升趋势[2]。

发生纤维肌痛的个体几乎都会于身体各个部位存在伴随终生的慢性疼痛。大多数最终发展为肌纤维痛的人从人生的早期开始就在多个身体部位出现疼痛。慢性肌肉骨骼疼痛（区域性或广泛性）的患病率约为 30%；因此，如果一个人一生中在多个身体部位都患有慢性疼痛，则他（她）将表现出"疼痛倾向表型"，这是慢性疼痛患者病史的重要组成部分。通常从儿童期或青春期开始，最终发展为纤维肌痛的个体更容易出现头痛、痛经、颞下颌关节疾病（temporomandibular joint disorder，TMJD）、慢性疲劳、肠易激综合征（irritable bowel syndrome，IBS）和其他功能性胃肠道（gastrointestinal，GI）疾病、间质性膀胱炎/膀胱疼痛综合征、子宫内膜异位症和其他区域性疼痛综合征（尤其是背部和颈部疼痛）[4,5]。实际上，从一名医务工作者的角度来说，通常认为新的急性或亚急性疼痛发作实际上只是在长期反复慢性疼痛基础上新发的一个区域性表现[6]。因此，许多疼痛领域的专家开始意识到，最好将这些"中枢性"疼痛状态视为一种终生疾病，随着时间的推移疼痛会在不同的身体部位出现[7-9]。

纤维肌痛患者除了具有较高可能性的终生慢性疼痛病史外，通常还具有很强相关性的慢性痛家族史。纤维肌痛患者的一级亲属患这种疾病的可能性是对照组家庭成员的 8 倍，并且他们其他慢性疼痛状态的发生率也很高[10]。许多慢性疼痛都具有强烈的家族易感性，最近关于遗传因素在慢性疼痛状态中发挥重要影响的研究呈暴发式增长[9,11]。迄今已发现的许多基因会增加或减少慢性疼痛状态发生率或疼痛敏感性，这些基因通常参与调节神经递质的分解与结合，这些神经递质往往会增加疼痛敏感性（如谷氨酸）或降低疼痛敏感性[5-羟色胺、去甲肾上腺素、γ-氨基丁酸（GABA）]。实际上，疼痛敏感性是多基因决定的，并且不同的个体疼痛敏感性的增加是由于多种不同神经递质的失衡或活性改变造成的，这似乎可以部分解释许多止痛药中出现的"U 形曲线"，即它们要么效果很好，要么根本不起作用。两项研究表明，在罹患 FM 或相关疼痛状况（如 IBS 和头痛）的风险中，约有 50% 是遗传性的，而 50% 是环境性的[12]。

最有可能触发 FM 的环境因素是各种类型的"应激源"，通常是那些与维持数周的急性疼痛相关的应激源。心理压力只是其中一种。FM 或类似疾病可由某些类型的感染[13]（如 Epstein-Barr 病毒，Lyme 病，Q 热，病毒性肝炎）、创伤[14]（机动车碰撞）和参与战争引发[15]。

在其他慢性疼痛情况下，如骨关节炎、类风湿关节炎和狼疮，FM 通常也被视为合并症。患有这些已确定的风湿病的个体中约有 20%～30% 符合 FM 的标准。这种现象以前被称为"继发性纤维肌痛"，但是由于这种现象非常普遍,并且可能发生在几乎所有慢性疼痛人群的子集中,我们更倾向于使用另一种更流行的术语即这些人将他们的疼痛"中枢化"。尽管外周伤害性感受传入可能会导致这些患者的部分或甚至大部分疼痛,但叠加的中枢神经系统(CNS)因素也可能会加剧疼痛并导致其他合并症,如疲劳、记忆力问题以及睡眠和情绪障碍[16]。有时也使用"中枢敏化"一词来描述这种现象,但是许多人认为这个特定术语应保留给以此命名的原发脊髓机制,而不是我们现在认识到的通过多种不同的脊髓和脊髓上机制来产生的更普遍现象[9,17]。无论我们用什么术语来命名这种现象,识别它的重要性都越来越大。因为新出现的证据表明,目前最适用于外周疼痛、伤害性疼痛的疗法(如 NSAID、阿片类药物、注射剂和手术)在这些患者中不太能起效[18,19]。

FM,尤其是"原发"性的,与早年生活和当前的压力十分相关,而且许多都存在终生的精神病病史,如抑郁症或焦虑症[20]。通常在三级医疗机构或难治的个体中会发现更多的精神心理疾病。FM 和精神疾病之间的这种双向关系可能部分源于以下事实:两组疾病都有共同的触发因素(如早期生活压力或创伤),以及病理生理学因素(即影响疼痛传播的大多数相同神经递质也会影响情绪、记忆、疲劳、睡眠)。发生 FM 的其他潜在风险因素包括睡眠不足、肥胖、缺乏运动或工作、生活满意度差。同样,在 FM 和其他慢性疼痛状态中,诸如灾难性(疼痛非常严重并伴有不良的预后的感觉)或害怕运动等认知因素已被证明是不良的预后因素。

二、病理生理学

中枢疼痛、中枢敏化或 FM 的生理特征是存在增强的中枢性疼痛。此现象最初是发现于 FM 中(并且仍然可以在临床上看到),该类患者触诊时存在广泛性的疼痛。此现象的术语是弥漫性痛觉过敏(对正常的疼痛刺激表现出过度敏感的疼痛表现)和(或)异常性疼痛(正常的无痛刺激可以引起疼痛)。在没有发现涉及"周围"组织的广泛性炎症的情况下,这种现象提示是中枢神经系统(即脊髓和大脑)引起了疼痛的加剧。在 1990 年首次发布 FM 原始标准时,要求个体除了存在慢性广泛性疼痛之外还需具有一定数量的压痛点(11 个或更多),才将广泛

压痛的特征纳入诊断标准[21]。随后使用更复杂的实验疼痛测试方法进行的研究表明,患有 FM 的患者在身体各处都很敏感,而不仅仅是在被认为是"敏感点"的 18 个区域[22,23]。随后的实验疼痛测试研究确定了可能导致 FM 疼痛放大的多种潜在机制,包括下行镇痛途径[24,25]的活性降低,以及所有感觉刺激(不仅仅是疼痛)的处理过程中的广泛性增加[26,27]。

这些关于 FM 个体弥漫性疼痛的初步观察结果导致了随后的功能、化学和结构性脑神经影像学研究,这些研究是最好的"客观"证据,证明 FM 以及相关的疼痛放大综合征的疼痛是"真实的"[28]。这些方法,如功能磁共振成像(fMRI)清楚地表明,当 FM 个体受到轻度的压力或热刺激时,大多数人会感觉为"触摸"而不是"疼痛",但他们会感到疼痛,并且在参与疼痛处理的脑区具有类似的大脑激活模式[29,30]。fMRI 也已被证明可用于确定共病的心理因素如何影响 FM 中的疼痛处理。例如,在患有不同程度共病抑郁的 FM 患者中,作者发现前脑岛和杏仁核的活化与抑郁症状相关,与此吻合的是这些"内侧"、额叶前脑区域正是参与了情感或动机方面的疼痛处理(与不愉悦感更加相关,而不是痛觉强度)[31]。但是,通常认为更外侧结构中神经元活性程度与疼痛的"感觉"处理有关(即疼痛所在部位以及强度)与抑郁症状水平、是否存在抑郁症无关,与疼痛领域中的大量证据相一致,即疼痛和抑郁症在很大程度上是独立的,但是存在相互重叠的生理过程。

使用 fMRI 的最新进展是查看大脑区域彼此"连接"的程度,即同时激活(或失活)[32]。静止状态分析的优势在于它是一扇进入与慢性持续性自发性疼痛相关的大脑变化的窗口。研究表明,在 FM 患者中参与上调疼痛传递的大脑区域与通常不参与疼痛的神经网络(如默认模式网络)之间的连接性增加,并且这种过度连接的程度与正在发生的疼痛严重程度有关[33,34]。另一个小组的研究表明,在疼痛刺激过程中,关键的对抗伤害性感受区域(如脑干-下行镇痛途径的起源)与他们先前认定的 FM 中潜在的疼痛抑制功能失调的来源之间的连通性降低[35,36]。

除此以外,一些其他的成像技术已经被用来识别某些神经递质的异常,这些异常可能会"驱动"FM

和其他慢性疼痛疾病中出现的疼痛放大现象。Wood 和同事使用正电子发射断层扫描（positron emission tomography, PET）来证明多巴胺能活性减弱可能在 FM 的疼痛传递中起作用，Harris 和同事发现了 μ 阿片受体的生物利用性降低的证据（可能是由于内源性阿片释放的增加）[37,38]。后来的发现以及先前的研究表明，FM 患者脑脊髓液（cerebrospinal fluid, CSF）中内源性阿片类物质的增加已被证明是阿片类镇痛药似乎对 FM 无效的原因。

其他研究小组使用质子光谱法[质子磁共振波谱（H-MRS）]探测其他神经递质。几组研究表明，在 FM 患者疼痛处理区域（如脑岛），人体主要的兴奋性神经递质谷氨酸的浓度有所增加[39]。FM 患者的 CSF 中也发现了这一现象[40]。Harris 和他的同事很好地证明了普瑞巴林和加巴喷丁可能通过降低谷氨酸能活性而在 FM 中起到部分作用[41]。其研究表明，在后脑岛突中谷氨酸前体水平最高的 FM 个体最有可能对普瑞巴林产生反应[42]。当普瑞巴林改善这些患者的症状时，功能磁共振成像和连接性检查结果均正常化，均表明该神经递质在某些患者的 FM 发病机理中起关键作用。这项研究的一个更重要的发现是在后脑岛中谷氨酸基线水平正常或较低的 FM 患者对普瑞巴林没有反应，即使该药物也进一步降低了这些患者的谷氨酸水平。这有助于我们理解为什么不存在某一种中枢神经系统镇痛药可以对每一位患有 CNS 疼痛的患者均发挥作用。

相反，最近人们已使用 H-MRS 证明人体中主要的抑制性神经递质之一 GABA[43] 的低含量，这可能解释了诸如 γ-羟基丁酸酯等药物在 FM 中的功效[44]。这一发现可能从生物学角度解释了低乙醇摄入量的 FM 患者相较于无或高乙醇摄入的 FM 患者，症状较少且各项功能更好[45]。乙醇是一种 GABA 激动剂和镇痛剂，对于镇痛作用和某些有益的心血管作用，可能呈 U 形曲线。兴奋性神经递质和抑制性神经递质之间的这些不平衡在脑部结构中并未被广泛地认知，似乎仅限于已知参与多感觉加工[46,47] 的脑部区域（如脑岛），这种情况与当下世界性问题：感觉的高反应性相一致，部分归因于 FM 的病理生理及相关情况[48,49]。

尽管大多数人认为 FM 的核心症状很可能是中枢神经系统的变化所致，但外周因素在 FM 的发病机理和治疗中同样也起着重要作用。例如，中枢敏化过程的某些要素可能由于持续的伤害性传入而恶化或驱动。因此，可能有许多患有 FM 的患者同时患有其他合并症，导致持续的外周伤害性传入（如肌筋膜疼痛、骨关节炎、肥胖），某些减少中枢致敏性外周伤害传入的疗法可能对这些患者有益。Affaitati 等一项短期研究表明了这一点，该研究表明，治疗这些常见的合并症可以改善 FM 中广泛的疼痛和敏感[50]。

关于在 FM 中发现表皮内神经纤维密度降低（即小纤维神经病变）的意义，目前也存在争议。毫无疑问，这已经被许多研究组证实[51-53]，但是作者认为这是在许多其他疼痛和非疼痛状态下观察到的非特异性发现，因此目前尚不清楚这是否在 FM 发病机理中起作用或进行此类测试对治疗是否有帮助[54]。

三、纤维肌痛的诊断

1990 年美国风湿病学院关于 FM 的标准从未打算用作临床实践中的严格诊断标准。许多明显患有 FM 的人整个身体没有疼痛，或者没有 11 个压痛点。而且，疼痛和压痛贯穿整个人群，因此无法区分有症状的人和患有"疾病"的人[55]。

出于这个和许多其他原因，替代的 2010（必须由医疗保健提供者执行）及 2011（完全可自我操作）FM 标准可能是诊断或认识 FM 的首选方式[56-58]。这些标准的调查报告是完全患者自我报告的，且可在一页纸上进行，其中包含一张人体图，该图由 19 个区域（每个区域占总分 31 分中的 1 分）[59]，关于疲劳、睡眠障碍、记忆障碍是否存在及严重程度的调查（每个得分 0～3），以及肠易激、头痛和情绪问题（每个 1 分）。当通过多个"分割点"进行评估时，该方法可以像旧标准一样大致地将大多数相同的患者识别出来（除更多男性外）[57,58]。但是，当我们将 FM 患者个体情况作为有关疼痛敏感度的连续过程上的某一点考虑时，可以作为连续性评估（即"纤维肌肉组织痛"程度或疼痛中枢化程度）的度量。这对几乎所有正在经历疼痛的风湿病患者的诊断和治疗都非常有用[60]。

在最近的几项研究中，这种纤维肌肉组织痛或亚综合征 FM 的概念已显示出非常重要的临床意义。在 Brummett 及其同事进行的研究中，对拟进行下肢关节置换或子宫切除术的患者在手术前完成了全面的自我评估。该小组假设，根据 2011 年 FM

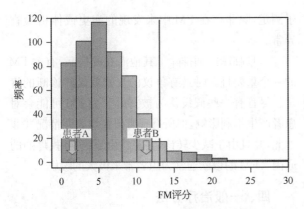

图 26.1 纤维肌痛的分布。调整后,与局部疼痛且无躯体症状的患者 A 相比,患者 B 在住院的前 48 小时需要多使用 80 mg 口服吗啡当量(OME),并且在 6 个月时疼痛改善的可能性将降低 5 倍[18,61]。[引自 Brummett CM, Urquhart AG, Hassett AL, et al. Characteristics of fibromyalgia independently predict poorer long-term analgesic outcomes following total knee and hip arthroplasty. Arthritis Rheumatol. 67(5):1386-1394,2015; Brummett CM, Janda AM, Schueller CM, et al. Survey criteria for fibromyalgia independently predict increased postoperative opioid consumption after lower-extremity joint arthroplasty: a prospective, observational cohort study. Anesthesiology. 119(6):1434-1443,2013.]

调查标准,获得较高 FM 评分的患者在围术期将对阿片类药物及手术的反应性降低,直至最终无痛。同样,该评估的得分是 0~31 分,通常将 13 分作为 FM 的诊断起始点。这些研究表明,从 0~31 分,每增加 1 分,个体在术后 24~48 小时内就需要增加 7~9 mg 口服吗啡当量来控制疼痛,在关节置换术后改善的可能性减少 15%~20%[18,19,61]。这些结果是独立风险因素,不依赖于术前的许多特征,包括年龄、性别、焦虑、抑郁、灾难化和使用阿片类药物。更重要的是,对阿片类药物和手术的无反应性,这一研究结果呈线性、等量增长,并且从远低于 FM 诊断阈值的个体,直到超过该阈值的个体中均可以看到。图 26.1 显示了两个不同的骨关节炎患者,但他们均不符合 FM 的标准,并且处在 FM 连续发展过程的不同部位。该图还显示了此二人在阿片类药物反应性和关节置换术后疼痛改善的显著差异。这些数据表明,这种纤维肌肉组织痛的量度可以作为个体正在经历的疼痛中枢化程度的体现,并有助于确定个体在围手术期或其他情况下是否会对外周止痛方案(如手术或阿片类药物)的反应较差。

在临床实践中,对于患有多灶性疼痛且不能以局部损伤或炎症解释的患者,临床医师应考虑其是否患有 FM。在大多数情况下,肌肉骨骼疼痛是最突出的特征,但是由于整个人体的疼痛传导都被放大,疼痛可能会在任何地方发生,慢性头痛、喉咙痛、内脏疼痛和感觉症状在 FM 患者中非常普遍。如前所述,对慢性疼痛史终生的记录特别有帮助,因为刚接触临床医师的患者通常会描述最新的疼痛部位。如果临床医师认识到同一个患者一生中大部分时间都会在不同的身体部位遭受慢性疼痛,则他们(很可能)就不会对其进行手术或注射治疗。

疼痛是 FM 的标志性特征,专注于疼痛的特征可以帮助我们将其与其他疾病区分开。FM 的疼痛通常是弥散性的或多灶性的,忽大忽小,并且时常自发地转移。"中枢性疼痛"的这些特征与"周围性"疼痛完全不同,后者的疼痛的位置和触发因素通常更稳定且可预测。患有 FM 或神经源性疼痛的患者在触摸或穿着紧身衣服时可能会抱怨不适,并且可能会出现伴随疼痛的感觉异常。

"中枢化"疼痛的另一个标志性特征是它所伴随的表现。除疼痛外,患者通常还会存在许多其他躯体症状。这些症状通常可分为两类:①由控制疼痛过程的同一神经递质控制的 CNS 起源症状;②由于普遍的感觉超敏反应引起的症状。在第一类中,疲劳、记忆障碍,以及睡眠和情绪障碍在 FM 和其他中枢性疼痛状态中都很常见。这些症状至少部分是由于某些与 FM 病理生理学相同的神经递质异常所致,当患者使用改变这些神经递质的药物治疗后,其中一些症状通常会随着疼痛而改善。由于普遍的高反应性引起的第二种症状通常使临床医师质疑 FM 患者主诉的真实性。这就导致了"症状的泛阳性",常将这些患者定义为"躯体化患者"。躯体化越来越多地被理解为感觉高反应性[62]。如果临床医师能认识到所有的感觉经历都可以由大脑区域异常所解释的(如脑岛在 FM 和其他中枢性疼痛状态下过度活跃),则可以更好地理解全身的这些感觉症状。

尽管对于 FM 患者而言,体格检查通常并无明显体征,但有助于评估弥漫性压痛,并且临床上,可以通过多种方式进行,而不仅仅是痛点计数。例如,患有 FM 的人对血压袖带的充气更敏感[63]。另一种评估总体疼痛阈值同时又可获得其他有价值的诊断信息的方法是评估所有慢性疼痛患者手部和手臂的疼痛阈值。快速检查是通过在每只手的几个指间(inter phalangeal, IP)关节以及相邻指骨上施加稳定的压力,然后在更近端的前臂肌肉上(包括外上髁区域)施加稳定的压力来进行触诊。这是评估总体疼痛阈值并获得有关患者的其他诊断信息的一种方法。如果患者在其中多个区域或在前臂的肌肉中感到压痛,则他们很可能存在广泛性压痛(即中枢痛阈值较低)。但是,如果患者仅在 IP 关节上压痛而无其他区域压痛,特别是如果这些关节上有肿胀,则应该更关注全身性自身免疫性疾病,而如果压痛仅限于骨骼,那么这很可能是代谢性骨病的症状或其引起的骨膜炎(如甲状旁腺功能亢进)。

除了用于鉴别诊断,实验室检查通常对诊断帮助不大。诊断检查的强度可以部分由患者出现症状的时间长短决定。如果患者的症状持续了数年,则需要进行最少的检查,而对于症状急性或亚急性发作的患者,应采用更激进的策略。简单检查应限于全血细胞计数和常规血清化学检查,以及甲状腺刺激激素(thyroid-stimulating hormone,TSH)和红细胞沉降率(erythrocyte sedimentation rate,ESR)和(或)C 反应蛋白。通常应避免进行血清学检查,如抗核抗体(antinuclear antibody,ANA)和类风湿因子测定,除非存在 FM 中未发现的病史或体格检查异常。

一旦临床医师排除了其他潜在的疾病,有关 FM 的一个重要且有时具有争议的步骤就是对诊断的肯定。尽管有一些假设认为被"标记"为 FM 可能会对患者产生不利影响,但所有现有研究均表明情况并非如此,并且由于减少转诊、实验性诊断或"寻找疼痛的原因",FM 的诊断通常为患者带来极大的缓解[64]。

四、一般治疗方法

所有被诊断患有 FM 之类疾病的患者都应首先接受有关这种疾病的基础教育。临床医师可以现场宣教(如通过宣教护士或其他相关的专业人员)或通过网站和视频以电子方式(参见下文)宣教。这种教育应该强调患者在治疗中发挥积极作用非常重要,并且一些最有效的疗法往往是非药物疗法,如运动、改善睡眠和减轻压力。大多数患者需要某种药物和非药物疗法的组合,才能在症状和功能上取得有意义的改善。表 26.1 概述了所有针对 FM 患者的循证治疗。

表 26.1 纤维肌痛的循证治疗

治疗	成本	细节	证据水平	副作用	临床要点
一般建议					
患者教育[107]	低	包含多模式的自我管理原则	1,A		初次诊断后,要进行几次随访(或单独的教育)来向患者解释病情并设定治疗预期
非药物疗法					
分级运动[108]	低	有氧运动已得到充分的研究,力量训练和拉伸运动同样很有价值	1,A	执行速度过快时,易导致症状恶化	告知患者"从低强度开始,循序渐进" 对于许多患者来说,开始训练之前,增加每日的"活动"量更有效
认知行为治疗(CBT)[109]	低	基于疼痛的 CBT 已被证明在一对一、小组以及互联网的情况下有效	1,A	CBT 本身没有明显的副作用,但当患者将其视为"心理"干预措施时,接受度通常很低	网络治疗越来越被人们接受,并且更适合工作人群
补充和替代医学(CAM)疗法[110]	可变	大多数 CAM 疗法尚未经过严格研究	1,A	一般安全	越来越多的证据表明,太极拳、瑜伽、浴疗法和针灸等 CAM 治疗可能有效 让患者自己选择将哪些 CAM 疗法纳入积极的治疗计划中可以提高自我效能

（续表）

治疗	成本	细节	证据水平	副作用	临床要点
中枢神经系统神经刺激疗法[111]		几种不同类型的中枢神经系统神经刺激疗法已被证明对 FM 和其他慢性疼痛状态有效		头痛	随着我们对最佳刺激靶点和"剂量"的深入了解，这些治疗方法将不断完善
药物治疗		药物治疗最好根据主要症状进行选择，并以低剂量开始，缓慢增加剂量	5 级共识		一些从业人员发现，在开始非药物治疗之前，让患者接受有助于改善症状的药物治疗方案可以帮助改善患者的依从性
三环类药物[66,112]		去甲替林 10～70 mg qhs 环苯扎林 5～20 mg qhs	1, A	口干、体重增加、便秘、"眩晕无力"或麻木感	有效时，它们可以改善多种症状，包括疼痛，睡眠，肠和膀胱症状 睡前几个小时服用这些药物改善副作用
5-羟色胺去甲肾上腺素再摄取抑制剂[112]	度洛西汀较通用，米那普仑不是	度洛西汀每日 30～120 mg 米那普仑每日 100～200 mg	1, A	恶心、心悸、头痛、疲劳、心动过速、高血压	告知患者短暂的恶心，与食物同服和缓慢增加剂量可增加耐受性 米那普仑的去甲肾上腺素能效可能比度洛西汀稍强，因此可能对疲劳和记忆力问题更有帮助，但也更可能引起 HTN
加巴喷丁类[113]	加巴喷丁是通用的，普瑞巴林不是	加巴喷丁 800～2 400 mg/d，分次服用 普瑞巴林最高 600 mg/d，分次服用	1, A	镇静、体重增加、头晕	睡前给予大部分或全部剂量可能会增加耐受性
γ-羟基丁酸酯[44]	可用于治疗发作性睡病、猝倒	GHB 4.5～6.0 g 每晚，分次服用	1, A	镇静、呼吸抑制和死亡	● 证明有效，但出于安全考虑未经美国 FDA 批准
小剂量纳曲酮[94]	低	4.5 mg/d	2 个小型单中心 RCT		
大麻素[89]	NA	纳比隆 0.5 mg 口服 qhs～1.0 mg bid	1, A	镇静、头晕、口干	● 美国尚无合成大麻素被批准用于治疗疼痛
替扎尼定[92]	低	替扎尼定 4～8 mg 每 6 小时	1 个小型 RCT	镇静、头晕	● 无长期安全数据
恶泼西汀[78]	NA	恶泼西汀 4·或 8 mg/d	2 个 RCT	高血压、心动过速、尿潴留	● 在美国不可用
选择性 5-羟色胺再摄取抑制剂（SSRI）[112]	应该在 FM 中使用的 SSRI（请参阅要点）都是通用的	氟西汀，舍曲林，帕罗西汀	1, A	恶心、性功能障碍、体重增加、睡眠障碍	● 高龄，选择性较低的 SSRI 可能会改善疼痛，尤其是大剂量去甲肾上腺素能效应强的药物 ● 较新的 SSRI（西酞普兰，依西酞普兰，去甲文拉法辛）作为镇痛药效果不佳或无效
非甾体抗炎药		● 没有疗效证据 ● 可能有助于治疗"周围疼痛"合并症	5, D	胃肠道、肾脏和心脏的副作用	● 最短的时间内使用最低的剂量以减少副作用

（续表）

治疗	成本	细节	证据水平	副作用	临床要点
阿片类药物		• 曲马多含或不含对乙酰氨基酚 50～100 mg 每 6 小时 • 对于更强的阿片类，无有效性证据	5，D	镇静、成瘾、耐受性、阿片类药物引起的痛觉过敏	• 越来越多的证据表明，阿片类药物在治疗慢性疼痛方面比以前想象的要差，而且其风险/收益比率低于其他种类的镇痛药

注：CNS，中枢神经系统；GHB，γ-羟基丁酸酯；HTN，高血压。引自 Clauw DJ：Fibromyalgia：a clinical review. J Am Med Assoc. 311 (15)：1547‐1555,2014.

（一）药物治疗

FM 的大多数临床试验都涉及某一类抗抑郁药。尽管最近的一些研究集中在选择性 5-羟色胺再摄取抑制剂（SSRI）和"非典型抗抑郁药"上，包括双重再摄取抑制剂和单胺氧化酶抑制剂（monoamine oxidase inhibitors, MAOI）[65]。但关于最古老的三环类抗抑郁药（tricyclic antidepressants, TCA）的试验研究最多。

1. 三环类抗抑郁药

FM 最常研究的药物疗法是低剂量的三环化合物。大多数 TCA 通过直接阻断 5-羟色胺和（或）去甲肾上腺素各自的再摄取来提高其浓度。几项随机对照试验支持了 TCA 在治疗与 FM 相关的疼痛、睡眠不足和疲劳症状方面的有效性，尤其是阿米替林和环苯扎林[66]。耐受性可能是个问题，但可以从一开始就采取低剂量加以改善（如 10 mg 阿米替林或 5 mg 环苯扎林），在就寝前几个小时给药，并逐渐缓慢增加剂量。最近发现，极低剂量的环苯扎林对具有特定睡眠结构的 FM 患者群相当有效，副作用似乎比一些较高剂量的早期研究中所见更少[67]。

2. 5-羟色胺和去甲肾上腺素再摄取抑制剂

新型抗抑郁药在副作用方面具有更好的表现，在 FM 中被经常使用，特别是 SSRI。SSRI 中氟西汀、西酞普兰和帕罗西汀均已在随机、安慰剂对照试验中进行了评估[68-72]。通常，FM 中 SSRI 的研究结果与其他疼痛情况研究中的结果相近。较新的"高选择性"5-羟色胺再摄取抑制剂，如西酞普兰，似乎不如较老的 SSRI 有效，后者在高剂量时具有一定的去甲肾上腺素活性[73]。

TCA 和大剂量的某些"SSRI"（如氟西汀和舍曲林）具有最均衡的再摄取抑制作用，是效果最好的镇痛药，因此许多人得出结论认为，双重受体抑制剂，

如 5-羟色胺- NE 和 NE‐5-羟色胺再摄取抑制剂[5-羟色胺去甲肾上腺素再摄取抑制剂（SNRI）和去甲肾上腺素选择性再摄取抑制剂（NSRI）]，可能比单纯 5-羟色胺能药物更有效[73]。这些药物在药理学上与某些 TCA 相似，在抑制 5-羟色胺和 NE 的再摄取方面具有相似之处，但与 TCA 不同的是它们通常在其他受体系统上没有明显的活性。这种选择性可减少副作用并提高耐受性。第一个可用的 SNRI，文拉法辛（venlafaxine）研究数据支持其用于神经性疼痛治疗，回顾性试验数据表明，该化合物在预防偏头痛和紧张性头痛方面也有效[74]。两项关于 FM 的研究，其结果存在冲突，其中运用较高剂量药物的研究显示出了疗效[75]。

两种新的 SNRI（度洛西汀和米那普仑）近期已进行了多中心试验，并显示出对多个结果变量有效，并且它们现在都已在美国获准用于 FM 的治疗[76,77]。这些药物的总体疗效概况大致相似，研究普遍发现在疼痛、整体改善、身体功能、疲劳程度和报告的身体损害程度等方面有适度的改善（尽管未在所有研究中达到统计学意义）。对于这两种化合物，这些作用似乎都与药物对情绪的作用无关，这表明，此类药物在 FM 中的镇痛作用和其他积极作用不仅仅是因为其抗抑郁作用。如果与食物一起服用，这两种药物的耐受性都更好，但需要告知患者可能会在服用早期出现恶心，通常会在一周左右的时间里消失，如未消失则应停药。度洛西汀的最大允许剂量为 60 mg/d，但在试验中以最大 120 mg 的剂量进行了研究，结果表明是安全的。同样，米那普仑的初始剂量为 100 mg，但有些患者增加至 200 mg 后症状改善。高血压可能是服用米那普仑存在的一个问题，因为其去甲肾上腺素能效应更强。此外，它更可能助于缓解疲劳等症状。

研究还对选择性去甲肾上腺素再摄取抑制剂恶泼西汀进行了试验,并显示出对 FM 有效[78]。这为去甲肾上腺素再摄取活性在镇痛作用中可能比 5-羟色胺再摄取活性更重要增加了新的证据。

3. 抗癫痫药

已显示出几类抗癫痫药可有效治疗各种慢性疼痛状况,包括疱疹后神经痛和糖尿病性疼痛神经病变[79]。普瑞巴林和加巴喷丁具有相同的作用机制与 α-2-δ 钙通道的亚基结合,并且都被批准用于治疗神经性疼痛和其他几种适应证。几项研究表明,普瑞巴林与 FM 中的安慰剂相比具有抗疼痛、睡眠障碍和疲劳的功效,这使其成为美国首个获准在这种情况下使用的药物[80]。加吧喷丁对于 FM 具有类似的疗效和副作用[81]。从低剂量开始并在睡前服用三分之二或全部剂量,可以显著提高这些药物的耐受性。普瑞巴林的最大批准剂量为 450 mg,但在试验中,以高达 600 mg 的剂量对其进行了研究,结果显示该方法安全有效。对于大多数患者,止痛所需的加巴喷丁的剂量通常为 1 800~2 400 mg/d。另一种抗癫痫药氯硝西泮已显示出治疗颞下颌功能紊乱和相关颌骨疼痛的功效,并且可用于治疗不宁腿综合征[79],其对 FM 可能具有治疗价值。长期使用苯二氮䓬类药物的风险可能超过潜在的益处。但是,另外两种药物可能通过抵消 FM 中谷氨酸能活性增加而起作用,它们是美金刚和氯胺酮,两者的疗效都有一些的证据支持[82,83]。

4. 联合疗法

多年以来,将多种辅助止痛药组合使用已经很普遍了。最近一项研究表明,度洛西汀和普瑞巴林联合运用在治疗 FM 时优于单独使用两种药物[84]。该组合改善了疼痛,并改善了纤维肌痛影响问卷、SF-36 和医学成果研究(medical outcome study, MOS)的睡眠评分。这与之前的数据一致,表明具有不同作用机制的疗法组合可有效治疗神经性疼痛[85]。

5. 其他中枢神经系统作用药物

镇静催眠药物被广泛用于治疗 FM 患者。几个关于使用某些非苯二氮䓬类催眠药治疗 FM 的研究已经发表,如佐匹克隆和唑吡坦。这些研究表明,尽管这些药物对疼痛没有明显影响,但它们可以改善 FM 患者的睡眠,并可能改善疲劳。

另一方面,最近显示具有强大镇静特性的

GABA 前体 γ-羟基丁酸酯(又名羟丁酸钠)在改善 FM 患者的疲劳、疼痛和睡眠结构方面非常有效[86]。但是,由于该剂具有滥用的可能性,属于受管制物,并且出于安全考虑未得到美国食品和药物管理局(FDA)的批准。但是,这些研究与显示低 GABA 的 H-MRS 共同提示其他毒性较小的 GABA 激动剂可能在治疗 FM 中起重要作用。

大麻素是另一类在慢性疼痛状态人们重新产生兴趣的药物。两项关于大麻素的随机对照试验(RCT)(均为萘比隆)均得出结论该药有效(一项针对疼痛和睡眠的研究,另一项针对低剂量队睡眠影响的研究)[87,88]。这不足为奇,因为人们越来越认识到这类药物可能在神经源性疼痛中具有有效用[89]。

普拉克索是一种针对帕金森氏病的多巴胺激动剂,已显示出可用于治疗周期性腿部运动障碍[90]。一项研究表明,该化合物可改善 FM 患者的疼痛和睡眠,但该药物与其他多巴胺激动剂的治疗效果尚未得到重复验证[91]。因此,此类药物可能最适合有其他适应证的患者使用,如合并不安腿综合征的患者。

替扎尼定是中枢性 α2 肾上腺素能激动剂,由 FDA 批准可用于治疗与多发性硬化症和中风相关的肌肉痉挛。文献表明,该药物可用于治疗多种慢性疼痛,包括慢性每日头痛和腰痛。最近的一项试验报告表明,其对 FM 中的几个参数都起到了显著改善,包括睡眠、疼痛和生活质量测评[92]。

6. 经典镇痛药

缺少足够的随机对照临床试验支持阿片类药物治疗 FM,并且该领域中的大多数人(包括作者)都没有发现这类药物有效。曲马多是具有某些阿片类药物活性(弱 μ 激动剂活性)与 5-羟色胺/NE 再摄取抑制结合的化合物。这种药物无论是单独作用还是与对乙酰氨基酚结合运用于 FM,都确实表现出了一定的治疗作用[90]。

除引用的先前研究外,机制研究显示为什么阿片类药物可能对 FM 无效(即 PET 证据表明阿片类药物受体的有效性降低,以及内啡肽的 CSF 高水平);同一小组最近进行的功能和化学成像研究显示出一个甚至更重要的潜在问题。在这些研究中,FM 的天然状态可能类似于阿片类药物引起的痛觉过敏,受体占用率最低的区域是痛觉过敏最严重的区域。因此,至少在一部分个体中,阿片类药物可能会使这些患者的痛觉过敏症状恶化而不是有所改善[93]。先前提到的临床研究也支持这一观点,表明阿片类药物拮抗剂如纳曲酮可能对 FM 有效[94]。如果要将阿片类药物用于难治性患者,那么混合阿片拮抗剂作用(如丁丙诺啡)、去甲肾上腺素再摄取抑制(他喷他多)或 N-甲基-天冬氨酸(NMDA)受体阻断(美沙酮)的阿片类药物比单纯 μ 受体激动剂要好,但这完全是推测。尽管不建议使用阿片类药物治疗 FM,但研究表明,许多 FM 患者都开了阿片类药物[95]。

许多 FM 患者使用非甾体抗炎药(NSAID)和对乙酰氨基酚。尽管许多研究未能证实其在 FM 中作为镇痛药的有效性,但有限的证据表明,当使用 NSAID 和其他药物联合治疗时,患者的镇痛作用可能会增强。这种现象可能是由于并发的"外周"疼痛(如由于组织损伤或炎症;如骨关节炎、类风湿性关节炎)引起的,并且/或者这些合并的周围疼痛产生者可能加重"中枢"疼痛。

(二) 神经刺激疗法

多种神经刺激疗法可有效治疗肌肉骨骼疼痛。一段时间以来,经皮神经电刺激(transcutaneous electrical nerve stimulation, TENS)被用于治疗肌肉骨骼疼痛[96,97]。常规 TENS(conventional TENS, C-TENS)是低强度、高频率刺激。疼痛缓解是即时但短暂的。类似于针灸的 TENS(acupuncture-like TENS, AlTENS)以较低的频率和较高的强度(有时引起不适)治疗,通常比 C-TENS 具有更持久的作用。这些神经刺激疗法有望成为对外周/伤害性感受性起源的疼痛最有帮助的方法。

目前有一种新的神经刺激疗法,通过刺激中枢神经系统调节中枢神经系统疼痛的传递,可能对"中枢"疼痛更有效。已经开发和测试了许多这样的疗法,其中许多疗法在几种疼痛状态下显示出一定的功效。这些方法包括非侵入性技术,如重复经颅磁刺激(repetitive transcranial magnetic stimulation, rTMS)、经颅直流电刺激(transcranial direct current stimulation, tDCS)和非侵入性刺激脑结构的新方法[98,99]。尽管迄今为止,有关这些疗法的研究结果在某些方面尚不一致,但已经出现了一种趋势表明这些治疗方法除对单纯的外周疼痛有效外,可能是对中枢性疼痛最有效的方法,并且刺激参数可使信号传递到比典型 rTMS 和 tDCS 更深的脑皮质组织中。其他更具侵入性的技术也显示出了在难治性疼痛状态下的潜力,如脊髓刺激、脑深部刺激和迷走神经刺激。

(三) 非药物疗法

研究最深入的两种非药物疗法是认知行为疗法和运动疗法。两种疗法均已显示出对 FM 以及多种其他医学病症的治疗有效性[100,101]。这两种疗法均可带来持续的改善(例如＞1 年),且当患者具有较高依从性时治疗效果非常明显。

对于锻炼,重要的是"低强度开始,循序渐进"。许多 FM 和其他慢性疼痛患者久坐不动,在这些人中,重要的是如何让身体更加活跃,而不是经典的"锻炼"。关于运动,几乎所有类型(有氧运动、伸展运动、强化运动)都可以有所帮助。最重要的是,患者必须认识到他们必须变得更加活跃,然后再开始进行非常缓和的运动(如步行)。

认知行为疗法的要素很多,但最近引起人们越来越多关注的一项重点是使用行为措施来治疗诸如 FM 之类的睡眠障碍[102]。越来越多的临床前和临床研究表明睡眠在疼痛进展中的重要性。

有一个免费的网站(www.fibroguide.com)允许患者通过网络而不是面对面的去接受这些行为干预措施,并且该网站已在 RCT 中进行了测试,并被证明是有效的[103]。这样"便捷"的选择对许多患者都将发挥很好的作用,而对于其他患有更严重的心理或精神病合并症的患者,可以采取强度更高的治疗(即团体治疗或一对一治疗)。最近一项研究表明,在标准认知行为疗法(cognitive behavioral therapy, CBT)中增加情绪披露可能对部分已获得显著改善的患者有好处[104]。

自我管理的患者和医疗保健提供者已经探索了补充和替代疗法。与其他疾病一样,很少有对照试验来提倡其普遍使用。扳机点注射、整脊疗法、针灸和肌筋膜松解疗法是更常用的方法,可实现不同程度的治疗效果。两项针关于针刺的随机假对照试验表明,两组之间没有差异[105,106]。没有研究常规护理对照组。有证据表明使用替代疗法可以使患者对自己的疾病有更好的控制感。在这种控制感伴有临床状态改善的情况下,医患之间可以共同决定使用这些疗法的具体方案。

五、总结

FM 是许多中枢性疼痛疾病之一,其特征是广泛的身体疼痛及合并症状,如思考困难和头痛。尽管该诊断在医学界引起争议已有一段时间,但它是研究最深入的疼痛状况之一,有绝大多数证据表明该病存在中枢神经系统疼痛的改变。治疗应包括对患者进行教育,并酌情结合药物、行为疗法、生活方式改变和补充治疗。

◆ 要 点 ◆

● FM 是典型的中枢性疼痛状况,其特征是广泛的身体疼痛和合并症,如疲劳、睡眠和记忆障碍。

● FM 患者的中枢神经系统神经递质中,疼痛上调递质水平较高(如谷氨酸),而疼痛下调递质水平较低(如去甲肾上腺素和 GABA),内源性阿片类药物反常增加(这可以解释为什么该疾病对阿片类药物没有反应)。

● 心理合并症在 FM 患者中更为常见,但不能解释感觉异常或疼痛症状。

● 可以将"纤维肌痛"的程度视为将患者置于连续的,由外周的局限性疼痛变为中枢性或广泛性疼痛的连续性过程上的点,而不是将 FM 视为全或无的诊断。纤维肌痛程度较高的个体对急性或伤害性疼痛(即手术、阿片类药物)有效疗法的反应性较差,而对在 CNS 中起作用的药物和非药物疗法的反应性较好。

● 不推荐使用阿片类药物治疗 FM。

● 优先选择用于解决已知中枢神经系统病变的药物,如三环类药物、5-羟色胺、去甲肾上腺素再摄取抑制剂和加巴喷丁类药物。

● 非药物疗法可能非常有效,尤其是通过睡眠卫生或认知行为疗法来促进活动/锻炼并改善睡眠。

● 尽管疼痛和并发症可能会持续存在,但许多接受适当治疗的 FM 患者可以正常和功能性的生活。

参考文献

请于 ExpertConsult.com 在线访问参考文献。

第 27 章 复杂性区域疼痛综合征

Kayode Williams，MD，MBA，FFARCSI；Anthony Guarino，MD；Srinivasa N. Raja，MD

翻译：缪秀华　审校：廖丽君

文献中充满着对复杂性区域疼痛综合征（complex regional pain syndrome，CRPS）早期描述的历史记载，这是该主题上的出版物的一部分。简要重申这一历史记录有助于强调这一发现的重要性，并强调临床医师和研究人员在推进该发现向前发展时所面临的挑战。复杂性区域疼痛综合征（CRPS）分为 1 型和 2 型[之前分别被称为反射性交感神经萎缩（reflex sympathetic dystrophy，RSD）和灼性神经痛]。Weir Mitchell 在 19 世纪时首次报道，当时他观察到内战士兵由于枪伤导致周围神经损伤而产生持续灼痛，他称之为灼性神经痛。近半个世纪后，Sudeck 在 1900 年观察到肌肉萎缩和骨质疏松是四肢感染的并发症。影像学改变开始于手或脚的小块骨头和前臂或胫骨远端干骺端斑片状的骨质疏松；被称为 Sudeck 营养不良。大约 50 年后的 1947 年，埃文斯提出了"反射性交感神经萎缩"这个术语，以反映外周交感神经系统参与的异常活动。

1994 年，国际疼痛研究协会（international association for the study of pain，IASP）在奥兰多召开会议，确定 CRPS/RSD 患者的临床诊断标准。该病存在不同的症状和体征，从而导致医师难以确定是否在治疗同一种疾病，所以需要达成共识。此外，缺乏反射机制和营养不良存在的证据。CRPS 包括了患者在病程中伴有不同程度的交感神经系统参与，因此又被称为交感神经依赖的疼痛（sympathetically mediated pain，SMP）或非交感神经依赖的疼痛（sympathetically independent pain，SIP）（表 27.1）。

表 27.1　国际疼痛研究协会制定的 CRPS 1 型与 CRPS 2 型诊断标准

CRPS 1 型（反射交感性萎缩）[a]	CRPS 2 型（灼痛）[b]
存在刺激诱因，四肢固定制动	神经损伤后存在持续性疼痛、痛觉超敏或痛觉过敏，这种疼痛并不一定局限于受伤的神经分布
持续性疼痛、痛觉超敏或疼痛过敏的程度与诱发原因不相称	某些浮肿的迹象，皮肤血流量的变化，或在疼痛部位汗腺分泌异常
某些浮肿的迹象，皮肤血流量的变化，或在疼痛部位汗腺分泌异常	诊断去除其他导致同样程度的疼痛，以及功能性障碍的疾病
诊断去除其他导致同样程度的疼痛，以及功能性障碍的疾病	—

注：[a] 必须符合第 2～4 准则。
[b] 必须符合全部 3 条准则。
引自：Stanton-Hicks M：Complex regional pain syndrome. Anesthesiol Clin North Am. 21：733-744，2003.

2004 年，一组研究人员在布达佩斯开会，制定了 CRPS 的诊断标准（table-Budapest 共识组标准）。该小组认可了 CRPS 的亚型分组（1 和 2），此外还批准了一个从早期 IASP 诊断标准修改发展而来的编纂标准[1]。IASP 在 2012 年批准了布达佩斯或新的 IASP 标准，以帮助促进进一步的研究，从而认识到缺乏强有力的证据来证明 CRPS 治疗的有效性[2,3]。

一、流行病学

关于 CRPS 的流行病学数据或结果研究很少，这反映了对这组患者的体征和症状缺乏普遍共识。

炎症介质对 CRPS 临床表现的作用越来越受到关注。流行病学研究表明，CRPS 患者往往也有哮喘和偏头痛病史[4,5]。在这两种疾病中，神经肽可能在疾病的病理生理学中起重要作用[6]。虽然 CRPS 的真实发病率尚不清楚，但两项流行病学研究的结果表明，该疾病的人均年发病率为(5.46~26.6)/100 000 人/年[7,8]。女性比男性更常见，随年龄增长比例为 2∶3~3∶1。Veldman 等对 829 名患者进行了一项前瞻性研究，其中 76％为女性，患者的年龄在 9~85 岁(中位年龄为 42 岁)，只有 12 名患者小于 14 岁[9]。Allen 和他的同事回顾了一个三级疼痛中心的 134 位患者流行病学数据[10]，他们发现患者在就诊前 CRPS 症状已平均持续了 30 个月，在转诊到三级中心之前平均看了 4.8 名医师，其中 17％的患者已经提起过诉讼，54％的患者有与 CRPS 相关的人员索赔。本研究还调查了 CRPS 患者受伤时的职业类型。服务行业的人，如餐馆员工和警察，几乎是其他行业的两倍，这可能与工作相关的体力活动有关。其他已经确定的相关特征包括在病情发展时社会压力的存在[11]。尽管有这一发现，但还没有发现特定的心理因素或个性特征使一个人易于发生 CRPS。

在一项基于网络 CRPS 流行病学调查中，Sharma 和他的同事调查了 1 359 名受试者，以检验包括社会人口因素在内的多个变量(风险因素)[12]。作者的结论是，CRPS 通常发生在年轻女性中，通常由工伤或手术引起。研究还表明，CRPS 与睡眠障碍、功能障碍和自杀意念有关。deMos 等研究了关于长期损害的程度及范围对疾病结果的影响[13]。在一项平均 5.8 年的回顾性分析中，102 例 CRPS 患者与发生 CRPS 而有相似损伤的对照患者进行了比较。16％的 CRPS 患者报告 CRPS 持续进展，31％的患者无工作能力，预后最差者为上肢受累者。作者推断，虽然严重的结果是罕见的，大多数 CRPS 患者在发病 2 年后或更久出现持续性损害。

考虑到 CRPS 患者长期预后信息的缺乏，一个网络 CRPS-UK 登记系统已经开发出来，可供有诊断和管理 CRPS 患者经验的中心使用[14]。

二、病理生理学

CRPS 1 型和 2 型的区别仅在于存在(2 型)或不存在(1 型)神经损伤的证据。疼痛是该疾病的特征，通常表现为自发性疼痛，并伴有痛觉过敏和痛觉超敏。相关症状包括血管收缩引起皮温改变、汗腺分泌异常、水肿和被动性运动障碍加上萎缩的变化。2 型 CRPS 发生在明确的神经损伤后，而 1 型 CRPS 发生在轻微或严重损伤后，受累肢体的神经几乎或没有明显损伤。

关于 CRPS 的病理生理学，在文献中仍有相当多的争论。现有的框架侧重于外周和中枢神经生物学的变化。这种概念上的区分可以包括损害后皮肤神经支配的变化，从而引起与炎症介质释放、交感神经系统受累，以及最终通过皮质重组引起的中枢敏化相关的外周敏化[15]。

(一)外周传入机制

有证据表明炎症在 CRPS 的形成和维持中起着重要的作用。最近的研究表明，在 CRPS 患者中与炎症相关的两种神经肽水平升高；包括降钙素相关基因肽和 P 物质[16]。这一推论由以下观察支持：鉴于血管紧张素转换酶参与神经肽的代谢，使用血管紧张素转换酶抑制剂后 CRPS 的风险增加[17]。此外，细胞因子在外周产生的作用也引起研究者的兴趣。一项对 CRPS 患者的独立研究表明，骨折患者患肢皮肤活检和水泡中的促炎细胞因子增加，如肿瘤坏死因子 α 水平(TNF α)和白介素 6(IL-6)[18,19]。除此之外，有证据表明，在 CRPS 早期阶段(3 个月内)，促炎性细胞因子 TNF α、IL-1 和 IL-8 的血清受体增加，相反，抗炎性细胞因子，包括 IL-4、IL-10 和转化生长因子 β1(TGF β1)表达降低[20-22]。有趣的是，研究发现 CRPS 患者患肢的皮肤水泡类胰蛋白酶表达水平明显高于正常肢。鉴于胰蛋白酶是肥大细胞活化的标志，推测肥大细胞可能参与了细胞因子的释放[23]。

另一项旨在阐明外周机制的研究包括末梢血管舒张药(如 NO)与血管收缩药(如内皮素-1)之间的失衡。Groeneweg 等研究发现，CRPS 患者患肢的水泡中，一氧化氮水平低于健肢，而内皮素-1 水平高于未患肢。这种失衡被认为是细胞因子对一氧化氮的抑制和对内皮素-1 的诱导[24]。细胞因子也刺激平滑肌诱导一氧化氮合酶，导致肌肉中一氧化氮的产生和过氧亚硝基(ONOO)最终形成(可影响内皮细胞完整性)。炎症细胞因子的释放、周围血管收缩剂和血管舒张剂失衡导致的缺氧及自由基的形成，将引发更为严重的周围伤害性刺激。外周伤害性感受器的这种强效慢性激活可能是 CRPS 致敏和感觉异常的原因。

（二）损害后皮肤的神经支配变化

目前的证据支持这样一种假设，即一定程度的神经损伤甚至是轻微的损伤，均能引发 CRPS[25]。Oaklander 等在 2006 年证明了持续的微小末梢神经损伤（minimal distal nerve injury, MDNI），尤其对疼痛和功能有关的末梢小直径轴突的变性应是 CRPS 1 型症状的诱因。作者发现，在患肢表皮的神经密度比对侧肢体表皮的神经密度低（平均低 29%）。在骨关节炎等非 CRPS 疾病中，没有发现类似的轴突密度变化。在一项确定 CRPS 1 型患者中是否存在神经损伤的客观证据的研究中[26]，Albrecht 等在 2006 年检测了两名 CRPS 患者截肢的皮肤样本，利用免疫荧光技术检测神经损伤的证据。他们发现患 CRPS 肢体的 C 纤维和 Aβ 纤维密度增加；此外，还观察到毛囊和汗腺周围神经的异常。这些变化与 CRPS 发病之间的因果关系尚不清楚[26]。

（三）外周敏化

外周敏化是指组织创伤而引起的伤害性感受器的持续激活。组织损伤后，损伤区域初级传入纤维释放缓激肽和 P 物质等神经肽，对伤害性感受器持续刺激，降低其对机械刺激和热刺激的阈值。这些神经生理变化可能是 CRPS 痛觉过敏和痛觉超敏的原因。此外，局部痛觉过敏局限于患肢，而未见于对侧未受累肢[27]。对 24 例 CRPS 1 型患者的感觉损害程度的检查显示，多达一半的患者在受累侧或同侧上象限出现针刺和温度感觉过敏[28]。这些患者表现出痛觉过敏、机械刺激痛觉超敏和运动损伤。这些变化提示在这组患者中，CRPS 患者的病理生理学中发生了更广泛的感觉系统异常。

不能用疼痛导致的运动恐惧来解释的运动范围缩小，表明运动系统也可能受到了影响，这在 CRPS 患者中很常见。也有文献记载在受累和未受累的肢体存在严重的肌张力障碍，表现为手指、手腕、肘部弯曲和足底脚趾弯曲[29]。鞘内给予巴氯芬对肌张力障碍疗效表明，γ-氨基丁酸（GABA）介导的机制可能在 CRPS 肌张力障碍的发生中起作用。

（四）中枢敏化

中枢敏化发生的机制类似于外周敏化。与神经损伤相关的伤害性感受器持续刺激导致脊髓内伤害性神经元活动增强[30]。中枢敏化与神经介质释放有关，如缓激肽、P 物质和脊髓内的兴奋性神经递质，如谷氨酸受体 N-甲基-D-天冬氨酸（NMDA）、α-氨基-3-羟基-5-甲基-4-异噁唑丙酸（AMPA）和神经激肽-1 受体。这种活动导致对非伤害性刺激（痛觉超敏）和伤害性刺激（痛觉过敏）的反应增强。与未受影响的对侧肢体或其他肢体相比，CRPS 患者对重复刺激引起的效应增强明显增加[31]。这些发现提示中枢敏化可能是 CRPS 相关症状持续存在的一种机制。

报告表明，CRPS 患者随后可能会发生皮质重组，表现为感觉定位和激活模式的改变[32-34]。这些变化已经可以使用功能磁共振成像观察到，并可以解释一些已经注意到的感觉障碍。这些变化包括触觉辨别和牵涉性感觉的改变，以及身体习惯感知的改变（见下文皮质重组）[35-39]。

（五）交感神经介导的疼痛

有迹象表明，周围交感神经或肾上腺素能神经元与初级传入神经元之间存在相互作用，这是 CRPS 1 型患者的交感神经介导的疼痛（sympathetically mediated pain, SMP）潜在机制的一部分。CRPS 患者皮内注射肾上腺素可导致已经被交感神经阻滞缓解的痛觉超敏和自发性疼痛的复发，提示在某些患者中存在外周肾上腺素受体的介导机制[40]。自发性疼痛也可以被 α 肾上腺素能阻滞剂酚妥拉明阻滞[41]。这也提示，深部躯体组织的交感神经支配与皮肤神经支配同等重要，这也是 CRPS 急性期的交感传入偶合的决定因素[42]。

（六）炎症介质

如前所述，炎症机制是 CRPS 急性期变化的重要原因。这可能通过经典的级联反应，组织损伤后肥大细胞和淋巴细胞释放促炎细胞因子（IL-1β、IL-2、IL-6 和 TNFα），或是神经源性炎症引起细胞因子和神经肽的释放[包括 P 物质、降钙素基因相关肽（CGRP）][15]。神经肽可增加组织通透性，引起血管舒张，引起温暖型 CRPS 和水肿。P 物质和 TNFα 在 CRPS 可以引起破骨细胞活力增加，加重骨质疏松症。此外，CGRP 还能增加 CRPS 患者的毛发生长和汗腺活动[16,43]。

（七）皮质重组

近年来，功能磁共振成像（fMRI）和 SPECT 以及基于脑电图（electroencephalography, EEG）和脑磁图（magnetoencephalography, MEG）的成像技术研究表明，中枢神经系统（CNS）在 CRPS 发病机制中起着重要作用[44,45]。中枢神经系统的躯体感觉和运动网络的皮质重组可能导致触觉和伤害性刺激的中枢处理和大脑运动组织的改变[46]。例如，Maihofner 等[47]观察到在触觉刺激患侧手后，患侧磁场强度增强，大拇指和小指在对侧大脑皮质 S1 投射区的距离缩短。此外，他们还观察到，受影响手的皮质 S1 投射区向嘴唇投射区移近，并且发现皮质重组的数量和 CRPS 疼痛程度，以及机械痛觉过敏相关。Maihofner 等发现，在同一组患者接受治疗 1 年或更长时间的随访研究中，随着临床症状的改善，皮质重组恢复正常，提示 S1 重组与慢性疼痛之间存在关系[48]。皮质代表区域的变化不仅可以解释疼痛，而且可以解释疾病过程中出现的其他一些临床特征。以恢复受损的神经功能为目标的神经康复策略，如镜像疗法，正在研究中。

三、临床特点

自 1994 年国际疼痛研究协会（IASP）发布 CRPS 诊断标准（表 27.1）以来，在根据内部和外部验证研究进一步完善诊断标准方面取得了重大进展。这在 2007 年的《布达佩斯共识》（Budapest Consensus）中达成共识，对诊断标准进行了改进，包括更严格的临床诊断和研究标准[49,50]。除了将血管舒缩性体征和症状从舒缩性范畴中分离出来外，还将运动和萎缩体征和症状包括进来，这在不丧失敏感性的情况下提高了特异性（表 27.2、表 27.3）[50]。

CRPS 1 和 CRPS 2 的区别在于是否存在可定义的神经损伤（仅在 CRPS 2 中）。两种情况的体征和症状在临床上难以区分，包括感觉改变、水肿、血管舒缩和汗腺分泌异常。疼痛是 CRPS 1 和 CRPS 2 的主要特征，81% 的患者符合 CRPS 的疼痛标准。对于 CRPS 1 型，疼痛和相关的临床体征和症状通常与诱发事件不成比例。这种疼痛通常被描述为一种深部的放射性的灼热痛，并伴有痛觉超敏或痛觉过敏。86.9% 的患者出现血管舒缩异常，52.9% 的 CRPS 患者出现包括多汗症/少汗症在内的汗腺分泌改变，运动恐惧症和运动无力分别占 74.6% 和 79.7%[51]。

四、诊断

CRPS 类型 1 和 2 的诊断标准以患者的症状和体征为基础（表 27.2）。目前修订的诊断标准是为

表 27.2　CRPS 临床诊断准则

该综合征的定义：
　　CRPS 描述的一系列疼痛症状是一种持续的（自发或诱发）区域性疼痛，在时间与程度上似乎与任何已知的创伤或其他病变都不符合。这种疼痛是区域性的（不是在一个具体的神经领域或者皮质分布），并且主要有末梢异常的感觉、运动、汗腺分泌、血管收缩或者萎缩。随着时间的推移，该症状会发生一系列的变化

做出临床诊断，必须遵守以下细则：

- 持续性疼痛，这种疼痛程度与任何诱因是不相称的
- 必须报告在以下四个类别中的三个类别中至少有一种症状
  (1) 感觉，有痛觉过敏和（或）痛觉超敏的报告
  (2) 血管收缩，报告显示体温异常和（或）皮肤颜色改变和（或）皮肤颜色不对称
  (3) 分泌汗的运动神经/浮肿，有浮肿的迹象和（或）出汗异常和（或）出汗不对称
  (4) 运动神经/萎缩，报告显示关节活动度降低和（或）运动功能障碍（虚弱、发抖、肌张力异常）和（或）萎缩变化（头发、指甲、皮肤）
- 在诊断时必须在以下类别中有两条或者更多的类别中至少呈现出一种信号
  (1) 感觉，有痛觉过敏的迹象（对于针刺）和（或）痛觉超敏[针对轻微的触碰和（或）温度的感觉和（或）身体的重压和（或）关节运动]
  (2) 血管收缩，温度异常的迹象（<1℃）和（或）肤色改变和（或）不对称
  (3) 分泌汗的运动神经/浮肿：有浮肿的迹象和（或）出汗异常和（或）出汗不对称
  (4) 运动神经/营养：有关节活动度降低和（或）运动功能障碍（虚弱、发抖、肌张力异常）
- 没有其他诊断结论可以更好地解释那些体征和症状

注：以研究为目的，诊断结论规定应该在四种症状种类中至少呈现出一种症状，并且在两个甚至更多的信号（诊断观察）中至少呈现出一种信号。

表 27.3　诊断标准总结

提议的诊断标准	敏感性	特异性
2 个阳性体征类别和 2 个阳性症状类别	0.94	0.36
2 个阳性体征类别和 3 个阳性症状类别	0.85	0.69
2 个阳性体征类别和 4 个阳性症状类别	0.70	0.94
3 个阳性体征类别和 2 个阳性症状类别	0.76	0.81
3 个阳性体征类别和 3 个阳性症状类别	0.70	0.83
3 个阳性体征类别和 4 个阳性症状类别	0.86	0.75

注：引自 Harden N, Bruehl S, Stanton-Hicks M, et al: Proposed new diagnostic criteria for complex regional pain syndrome. Pain Med. 8：326-331,2007.

增强先前诊断标准的特异性和敏感性而开发[50]。内外部验证 IASP 标准，建议患者应该证明至少有一个以下类别的症状：感官（感觉过敏——对感官

刺激敏感性增加)、血管舒缩变化(温度异常,包括皮肤和颜色变化)、汗腺分泌异常(液体潴留——出汗异常、水肿),或运动(运动范围减少、无力、震颤、运动障碍,或忽略)。此外,在对患者进行体格检查时,应注意上述四类中至少两类的体征。完整的病史和体格检查,包括神经和血管的检查,将有助于区别于其他与 CRPS 相似的疾病。包括神经系统疾病,如严重的糖尿病性神经痛、卡压综合征、椎间盘源性疾病和胸廓出口综合征。此外,要注意鉴别诊断血管性疾病,包括深静脉血栓形成、蜂窝织炎、血管机能不全、淋巴水肿和红斑肢痛症[11]。

目前,还没有一种诊断测试被认为是针对 CRPS 的金标准或客观标准。下面的测试有助于诊断,但即使阴性结果也不一定排除 CRPS 的可能性。

(一) 定量感觉测试

利用标准化的温度、温热痛和振动阈值的心理生理测试来评估粗纤维、有髓小纤维和无髓小传入纤维的功能。在 CRPS 患者中存在下列可能的异常:静态和动态的痛觉超敏、针刺相关的痛觉超敏、机械刺激和热刺激相关的痛觉过敏,以及重复刺激引起的短暂性疼痛增加。由于 CRPS 还没有特定的感觉模式,对症状和随时间变化的评估,可能提供一个跟踪治疗的工具。

(二) 自主神经功能测试

自主神经功能测试包括红外测温和热成像、定量轴突运动反射测试(quantitative sudomotor axon reflex test,QSART)、温度调节发汗测试(thermoregulatory sweat test,TST)和激光多普勒流量测量。这些测试的限制是,大多数需要特殊的设备和设置,影响临床应用。此外,这些检测中的异常对 CRPS 诊断的特异性或治疗有效性的评估的作用尚不明确。

(三) 温度测量法

使用红外测温和红外热像仪来评估身体两侧皮肤温度的细微差异,敏感性为 76%,特异性为 100%[52]。该测试的临床应用依赖于在测量过程中维持体温的调节。这在大多数临床情况下是很难做到的。因此,测量应在可以控制体温调节的条件下进行,以检测两侧的差异,从而提高测试的准确性。温度上升或下降取决于疾病的病程。在发病早期,患肢可能表现出较高的温度,而在疾病的较长期阶段,患侧温度可能比未患侧低[52]。

(四) 血管异常

对于病程少于 4 个月的患者,可以使用多普勒血流测量法评估血管反射程度。患肢可表现出较高的灌流[53]。病程小于 15 个月的患者,皮肤灌注或高或低,而平均病程为 28 个月的患者,患肢显示灌注较低,最终温度较低。

(五) 肢体萎缩改变

三相骨扫描的价值在于能够检测远端骨摄取的病理性延迟,如掌指骨或掌骨。尽管其特异性受到了质疑,但被认为是高度敏感的。X 线骨密度测定法也被报道对 CRPS 诊断有很高的敏感性和特异性。这些试验在临床实践中易于实施,增加了实用性。据报道,这些变化大多发生在疾病发生的第一年。

五、治疗

诊断标准的改进和对 CRPS 病理生理学的进一步了解,将有助于开展以病理机制为基础的新的临床治疗试验。目前,仅有少数循证治疗方法可用;治疗通常基于其他神经性疼痛治疗的证据。治疗理念仍然以多模式药物治疗(表 27.4)和多学科协同方法为核心,以有效控制疼痛、功能恢复和增强心理健康为关键要素(图 27.1)[15,54]。

(一) 药物治疗

1. 非甾体抗炎药(NSAID)

虽然 NSAID 在 CRPS 治疗中尚未被广泛研究,但临床经验表明 NSAID 可以缓解轻度至中度疼痛。非甾体抗炎药在一项回顾性研究中被证明是有价值的,该研究检查了酮咯酸静脉区域麻醉(intravenous regional anesthesia,IVRA)的效用;这项研究显示,高达 69% 的患者获得疼痛的部分或完全缓解[55]。

2. 抗抑郁药

抗抑郁药已经被广泛用于治疗神经性疼痛。选择性去甲肾上腺素阻断剂如阿米替林或选择性 5-羟色胺阻滞剂(地昔帕明),可能通过调节去甲肾上腺素能和 5-羟色胺能的下行通路发挥它们的作用。这些药物通常的剂量范围是 10～75 mg(每晚口服)[56]。选择性 5-羟色胺再摄取抑制剂还没有被证明比其他药物更有效。选择性去甲肾上腺素和选择性 5-羟色胺再摄取抑制剂度洛西汀已被证明对糖尿病性神经痛有效[57]。这些药物在夜间服用时具

表 27.4   CRPS 中的药理学药物综述

药物	剂量	频次	常见副作用
抗抑郁药			
阿米替林	10～75 mg/d	一天一次（夜间）	镇静、抗胆碱能反应
去甲替林	10～75 mg	一天一次（夜间）	镇静、抗胆碱能反应
地昔帕明	10～75 mg/d	一天一次（夜间）	弱镇静/抗胆碱能反应
文拉法辛	37.5～340 mg/d	一天两次～一天三次	—
抗癫痫药			
加巴喷丁	900～3 600 mg/d	一天三次	嗜睡、记忆缺损、颤抖
普瑞巴林	150～600 mg/d	一天两次～一天三次	眩晕、嗜睡、周围水肿
卡马西平	100～1 000 mg/d	一天两次～一天四次	共济失调、镇静、恶心、肝功能损害、皮疹、骨髓损害
阿片类药物			
吗啡	15～60 mg	一天两次～一天三次	恶心、呕吐、便秘、镇静、瘙痒
羟考酮	10～60 mg	一天两次～一天三次	同吗啡
美沙酮	5～20 mg	一天两次～一天三次	同吗啡

注：CRPS复杂性区域疼痛综合征。引自 Williams KA, Hurley RW, Lin EE, et al. Neuropathic pain syndromes(CRPS, PHN, PDN). In Benzon HT, Rathmell JP, Wu CL, Turk DC, Argoff CE, editors: Raj's Practical Management of pain, ed 4, New York: Mosby, 2008, pp 427-431.

有改善睡眠质量、改善情绪和镇静的作用。大于 65 岁的患者应慎用三环类抗抑郁药，因为它可能会对心脏产生毒性。

3. 抗惊厥药

加巴喷丁和普瑞巴林已被证明对糖尿病性神经痛和带状疱疹后神经痛（postherpetic neuralgia，PHN）有效[58,59]。也证实了加巴喷丁对 CRPS 患者的镇痛作用。美国食品和药物管理局（FDA）已经批准卡马西平用于三叉神经痛，并可以考虑作为 CRPS 的二线选择。与卡马西平类似的奥卡西平没有肝脏和骨髓毒性副作用，可作为替代药物使用。

4. 阿片类

关于口服阿片类药物治疗 CRPS 或其他神经性疼痛的长期研究甚少。在一项随机的安慰剂对照试验中，Raja 等证明尽管阿片类药物镇痛效果仅稍优于三环类抗抑郁药，PHN 患者更倾向选择阿片类药物（54%）而不是三环类抗抑郁药物（30%）[56]。阿片类药物目前被认为是治疗神经性疼痛的三线药物，因为存在潜在的副作用，所以只能作为多模式药物治疗方案的一部分使用，特别是在其他单一药物不能提供最佳镇痛效果的情况下[60]。

5. 氯胺酮

NMDA 拮抗剂氯胺酮已经被麻醉医师使用了几十年。可能的作用机制包括增强中枢下行通路抑制作用和中枢神经系统抗炎作用[61]。最近，有许多报告表明传统治疗难以有效的 CRPS 患者，辅以小剂量的氯胺酮治疗有效。一项随机安慰剂对照试验表明，静脉注射氯胺酮[0.35 mg/(kg·h)，最多 25 mg/h，持续 4 小时，10 天]可显著减轻疼痛[62]。一些研究报告了短时间内的强效镇痛[63]，更有另一些研究显示氯胺酮有长达 3 个月的镇痛效果[64,65]。在注射过程中使用苯二氮平类药物可以抑制预期的精神方面的副作用。系统回顾表明，研究质量是中等的，总体证明氯胺酮治疗效果的证据薄弱。一项基于 3 个随机对照试验和荟萃分析的低质量的 Cochrane 综述发现，一个疗程的氯胺酮可能有效缓解与 CRPS 相关的疼痛[2]。另一项 beta 分析推断氯胺酮不能产生显著的疼痛缓解[66]，而最近的一项系统综述明确，只有微弱的证据表明氯胺酮对 CRPS 的疗效。这些报告表明氯胺酮对 CRPS 患者的作用尚需更明确的研究[67,68]。

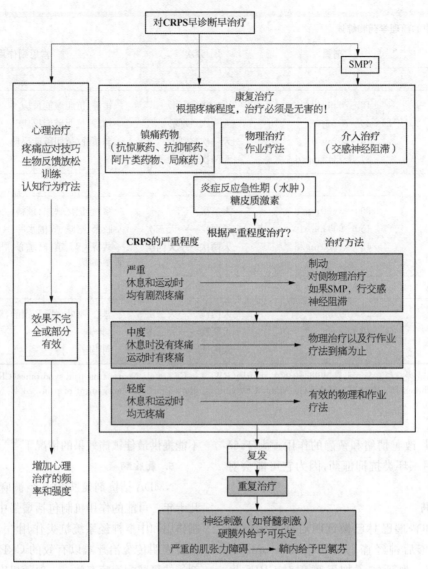

图 27.1　治疗方法。CRPS,复杂性区域疼痛综合征;SMP,交感神经痛。(修改自 Stanton-Hicks M: Complex regional pain syndrome, Anesthesiol Clin North Am. 21: 733-744, 2003.)

6. 骨靶向药物: 降钙素和双磷酸盐

(1) 降钙素:尽管降钙素等钙调节药物在 CRPS 中的作用机制尚不清楚,但降钙素喷剂已被建议用于缓解 CRPS 患者的疼痛。其镇痛属性来自 β 内啡肽的释放,因此降钙素受到广泛关注。然而,在一项 CRPS 患者的盲法试验中,给予降钙素药并没有任何缓解[69,70]。

(2) 双膦酸盐:5 个随机对照试验,以及一些开放性研究表明,静脉注射双膦酸盐(如氯膦酸盐、阿仑膦酸盐、帕米膦酸盐、尼里膦酸盐)可以减轻 CRPS 患者的疼痛和肿胀,以及增加运动范围[68,71]。beta 分析建议应该考虑在 CRPS 1 型患者早期使用双磷

酸盐[72]。由于双磷酸盐可以抑制破骨细胞,可以用来缓解骨骼相关疾病引起的疼痛,如 Paget 病、骨髓瘤和骨转移性疾病。由于增强的破骨细胞介导的骨吸收尚未在 CRPS 中得到明确的证实,其在该综合征中的作用机制尚不清楚。据推测,双膦酸盐可减少组织酸中毒和降低初级传入神经和巨噬细胞神经肽的释放[71]。

(二) 新疗法

自由基清除剂已被作为可能的治疗选择进行探索。安慰剂对照试验发现,外用 50% 的二甲亚砜(dimethyl sulfoxide, DMSO)和口服 N-乙酰半胱氨酸对 CRPS 1 型患者有效[73]。封闭性桡骨骨折需要

内固定的患者,使用天然的抗氧化剂,维生素 C 可以有效降低 CRPS 的发生[74]。

静脉注射镁剂也进行了相关研究。虽然对急性期 CRPS 1 型患者的初步开放研究是有效,但随后的安慰剂对照试验未能证明镁剂和安慰剂之间的显著差异[75]。

1. 纳曲酮

这种胶质细胞调制剂可以拮抗 Toll 样受体 4,并抑制小胶质细胞活化。它是一种中枢活性的免疫调节剂,低剂量时不会拮抗 μ 阿片受体。低剂量纳曲酮(4.5 mg)在病例报告中已显示出疗效[76,77]。纳曲酮在其他中枢神经介导的疾病中也显示有效[78]。支持其应用的临床资料尚处于初步阶段;因此,在被广泛应用之前,还需要进行更多的研究。

2. 免疫球蛋白

IVIG 被认为是一种治疗难治性 CRPS 的新方法[79,80]。最好的证据来自一项双盲、安慰剂对照的交叉试验,13 名患者随机接受 IVIG 0.5 g/kg 或生理盐水[81]。在 0～10 分疼痛评定量表中,IVIG 组的平均疼痛强度降低了 1.55。

(三) 介入治疗

1. 静脉局麻 (IVRA)

目前还没有强有力的证据支持使用 IVRA 对 CRPS 患者有抗交感作用。已经使用了几种药物,包括胍乙啶、利血平、氟哌利多、酮舍林、阿托品和利多卡因-甲泼尼龙[70]。两项小样本的研究结果提示局麻药联合溴苄胺或肉毒素可分别增加 IVRA 和腰交感神经阻滞的镇痛时间。丙胺卡因和胍乙啶与安慰剂比较时,4 次阻滞后无差异,而布比卡因阻滞星状神经节与胍乙啶局部阻滞,两种治疗都有效果。

2. 交感神经阻滞

交感神经阻滞已被用来作为诊断工具,以确定神经性疼痛是交感依赖性的(SMP)或非交感依赖性(SIP)。Price 等评估了局麻药与生理盐水在交感神经阻滞中的诊断和治疗价值。他们证明两组对疼痛和机械性痛觉超敏(持续数小时)的影响是相似的;然而,局麻药组在局麻药作用时间(3～5 天)外仍有持续的效益[82]。他们认为即刻效应可能是一种非特异性的机制。交感神经阻滞有效的患者,可以有持久的疼痛缓解,这有助于区分 SMP 和 SIP。最终,交感神经阻滞有效是因为其镇痛作用,它允许以脱敏等方式实施强化治疗,帮助患肢恢复功能。

3. 鞘内巴氯芬

CRPS 可导致常规治疗无效的肌张力障碍,巴氯芬(GABA B 型受体激动剂)可抑制感觉传入脊髓,已被证明对一些肌张力障碍患者有效。因此,巴氯芬被尝试作为与肌张力障碍相关的 CRPS 治疗选择。鞘内巴氯芬治疗被成功用于 7 例对苯二氮䓬类药物、左旋多巴、抗癫痫药物、肉毒杆菌毒素、甘露醇、外科/化学交感神经阻滞术和口服巴氯芬无效的 CRPS 患者。在治疗的前 6 个月,观察到患者的肌张力障碍长期改善,全身剧烈疼痛、尖锐疼痛、钝痛和深部疼痛均有显著改善[83,84]。CRPS 的鞘内巴氯芬治疗需要进一步的研究。

4. 脊髓电刺激

越来越多的证据支持脊髓电刺激(spinal cord stimulation,SCS)对传统治疗无效的 CRPS 患者有效[85-89]。因为 CRPS 病理生理学定义未明,SCS 缓解疼痛的机制仍然是难以捉摸的。还未解决的问题包括刺激参数的确定、刺激模式、成功的 SCS 试验的标准,以及 SCS 对疾病自然过程的影响。曾有一个成人病例报告和一个 11～14 岁的女性病例系列报告显示,SCS 可以使 CRPS 症状完全缓解,并且可以持续干预后 1～8 年[90,91]。在一项对 CRPS 1 型患者的 5 年随访中,Kemler 等报道,随机化试验患者接受 SCS(脊髓电刺激)＋PT(理疗)或单独的 PT(理疗)的结果。作者发现,在植入后的前 2 年,SCS＋PT 患者疼痛有更大程度的减轻[92]。然而,在之后 3 年随访和随后的时间,SCS＋PT 组与单独 PT 组相比,在疼痛缓解和其他各种判断标准中有相似的结果。然而,在 SCS＋PT 组的亚组分析中,比单独 PT 组对治疗的整体感知效果明显。对临床和成本效益文献的系统回顾中,Taylor 等发现 SCS 的有效性和节省成本方面:CRPS 1 型为 A 级和 2 型为 D 级[93]。

5. 功能恢复

功能恢复是 CRPS 治疗成功的标志。多学科协同可以达到最佳治疗效果。通过早期的脱敏过程和理疗师帮助下的肌肉运动、弹性训练,可克服与典型的 CRPS 相关的运动恐惧。康复师可以在康复的后期介入,以帮助患者回归社会和参加娱乐活动,而这在疾病的发展过程中可能被忽视了[89,94]。

6. 运动抽象

运动图像程序(motor imagery program,MIP)使用镜框设备识别肢体侧移、想象运动和镜像运动。

在一项随机对照研究中,包括手腕骨折后上肢CRPS的患者,患者接受常规治疗或MIP。6～12周后,患者接受6次完整治疗之后,MIP组患者明显疼痛和肿胀减轻。这种治疗方式是有前途的,但需要进一步的研究[95,96]。最近的Cochrane综述推断,渐进性的运动想象和镜像治疗可能对CRPS 1型患者的疼痛和功能改善具有临床意义;然而,支持证据的质量被认为是很低的[97]。

7. 心理疗法

抑郁和焦虑常见于慢性疼痛患者。由于与疾病的病因、病程和治疗相关的不确定性,在CRPS中这些症状更明显。因为长期担心这种疾病会毫无征兆地进行和复发,在这些患者中存在着发展成创伤后应激障碍的风险。建立认知-行为疗法是最有效的心理干预手段,可以长期减少儿童和成人CRPS患者的心理症状。

◆ 要 点 ◆

● CRPS这个术语已经取代了之前的反射性交感神经萎缩和灼性神经痛,因为它更好地代表了多种临床表现和多种病理生理。患者可能有不同程度的交感神经系统参与维持疼痛,因此,术语SMP或SIP被用来描述疼痛的机制。

● 缺乏关于CRPS的流行病学数据和纵向结果研究,反映了缺乏基于证据的病程预测因素。

● CRPS 1型和2型因神经损伤证据的存在(2型)或缺失(1型)而在病因上有所不同。疼痛是该疾病的特征,通常表现为自发性疼痛,并伴有痛觉过敏和痛觉超敏。相关症状包括血管舒缩和肌肉运动障碍、主动和(或)被动运动障碍和萎缩。

● CRPS的病理生理学仍然没有明确。外周敏化和中枢敏化和神经免疫机制被认为在CRPS中起重要作用。

● 基于共识的CRPS 1型和2型的诊断标准是根据四组不同的症状和体征制定的(表27.2)。CRPS是一种临床诊断,没有客观的诊断试验被认为是CRPS的金标准。

● 治疗方法仍然集中于多学科多模式团队协作,包括有效控制疼痛的药物、介入和神经调节治疗(表27.4)、功能康复和增强心理健康(图27.1)等关键要素。

参考文献

请于ExpertConsult.com在线访问参考文献。

第 28 章　带状疱疹和带状疱疹后神经痛

Kenneth Schmader, MD; Robert H. Dworkin, PhD

翻译：缪秀华　审校：廖丽君

本章概述带状疱疹和带状疱疹后神经痛的流行病学、自然病史、病理生理学及其治疗与预防措施。带状疱疹是一种病毒感染，大多数患者伴有急性疼痛。这种带状疱疹相关疼痛在很多患者中不能完全消退，从而导致了一种称为带状疱疹后神经痛的慢性周围神经病理性疼痛。

一、带状疱疹

（一）带状疱疹的流行病学

原发性水痘感染后，水痘带状疱疹病毒（varicella-zoster virus，VZV）在整个神经系统的感觉神经节中潜伏。带状疱疹病毒的重新激活，可以从单一的背根神经节或脑神经节扩展到相应的皮区和相应节段的神经组织。带状疱疹是神经系统相关疾病中发病率最高的疾病，在美国每年大约有 100万人发病，高达 20%～30% 的人口在一生中，以及到 85 岁时高达 50% 的人口曾经患过此病[1,2]。据报道，首次带状疱疹发作之后的 8 年，复发的可能性是 5.7%[3]。

带状疱疹的一个基本流行病学特征是随着年龄的增长发病率显著增加。带状疱疹的患病率从 50～60 岁开始增加，并且在 80 岁以上的人群中显著增加。美国的一项回顾性数据研究表明，40～49岁人群带状疱疹发病率为 2.1/1 000，50～59 岁人群为 4.2/1 000，60～69 岁人群为 6.0/1 000，70～79 岁人群为 8.6/1 000，80 岁及以上人群为 10.7/1 000[2]。

在细胞免疫抑制的患者中，带状疱疹的发病率也显著增加。包括 Hodgkin 病、非 Hodgkin 淋巴瘤、白血病、器官移植（特别是骨髓移植）、人类免疫缺陷病毒（human immunodeficiency virus，HIV）感染、系统性红斑狼疮、类风湿关节炎，以及服用免疫抑制药物（包括肿瘤坏死因子抑制剂）[4,5]。白种人、女性和身体创伤是带状疱疹的其他危险因素[4,6,7]。

在水疱期带状疱疹患者可能通过直接接触或者空气传播，引起血清抗体阴性患者发生初次感染，如未接种水痘疫苗或对疫苗反应不足的儿童，以及在医疗机构中易受感染的医务人员。这些人随后可能引起水痘或者带状疱疹的发作。而在潜伏期的带状疱疹患者几乎不会引起其他人水痘或者带状疱疹的发作。

（二）带状疱疹的自然病史

带状疱疹疼痛的表现是多样性的。大多数患者皮肤疼痛发生在特征性的单侧皮疹之前[8,9]。几乎在所有病例中，这种前驱症状在出疹前几天开始，但是部分患者在前驱疼痛后 7 到 100 多天才出现皮疹[10]。胸部皮区是带状疱疹最常见的感染部位，占所有病例的 50%～70%；脑神经（尤其是三叉神经的眼支）、颈部和腰部皮区各占 10%～20%；骶部皮区占 2%～8%。皮疹几天后变成水疱，然后结痂，通常在 2～4 周后脱落[4]。

大多数患者受累皮区疼痛伴发疱疹。那些没有典型疼痛前驱症状的患者，通常在皮疹出现时或稍后开始感到疼痛（图 28.1）。带状疱疹诱发的急性疼痛被描述为灼热痛、深部疼痛、刺痛及瘙痒感。一部分患者可能会出现重度疼痛，尤其是那些三叉神经受累的患者。严重的带状疱疹急性疼痛影响患者日常活动能力，需要伴有相应的治疗措施[11,12]。

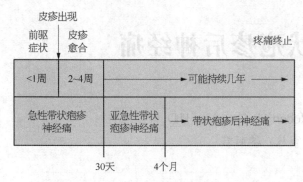

图 28.1　带状疱疹感染患者的疼痛时间分布情况

也有报道,没有皮疹的皮区疼痛指的是有持续的神经根性疼痛,但无皮疹的患者。在该类患者脑脊液中发现有 VZV 病毒 DNA,为这类症状提供了证据[13]。

除急性疼痛外,带状疱疹的并发症还包括神经系统紊乱、眼部、皮肤和内脏的并发症。神经系统并发症包括运动神经病变、多发性脑神经炎、横贯性脊髓炎、脑膜脑炎、脑血管炎和眼部疱疹后伴发脑卒中。眼科并发症包括角膜炎、葡萄膜炎、虹膜睫状体炎、全眼球炎和青光眼。老年人和免疫抑制的患者,患带状疱疹并发症的风险更大。

(三) 带状疱疹的治疗

带状疱疹治疗的主要目标是缓解急性疼痛和防止带状疱疹后神经痛的发生。带状疱疹患者抗病毒治疗包括阿昔洛韦、泛昔洛韦、伐昔洛韦、溴夫定(仅在某些欧洲国家可以使用)可以抑制病毒复制,减少病毒排出的持续时间,促进疱疹愈合,降低急性疼痛程度和持续时间[5]。尽管在某些抗病毒治疗临床试验中,疼痛持续时间有所缩短,但是随机对照试验和荟萃分析的结果相互矛盾,在抗病毒治疗是否可以预防 PHN 的发生上出现了不一致的结论,部分原因是 PHN 的定义和研究设计不同。因此,基于减轻急性疼痛和缩短疼痛持续时间,抗病毒治疗被推荐作为 50 岁以上带状疱疹患者的首选治疗[14]。泛昔洛韦(7 天,每日 3 次,每次 500 mg)、伐昔洛韦(7 天,每日 3 次,每次 1 g)和溴夫定(7 天,每天 125 mg)比阿昔洛韦(7～10 天,每日 5 次,每次 800 mg)给药更方便且血液中的抗病毒活性更高。

一些患者不能通过抗病毒治疗和简单的止痛药来充分控制他们的急性疼痛。那么,除了目前的抗病毒治疗之外,怎样才能进一步减少急性疼痛和慢性疼痛的风险?皮质类固醇、阿片类药物、加巴喷丁和神经阻滞已被研究或认为可以实现这个目标。随机临床对照试验表明,和单纯抗病毒治疗相比,加用皮质类固醇可减轻急性疼痛;但在减轻慢性疼痛方面,其作用并不显著[15,16]。这些试验的证据表明皮质类固醇不能预防 PHN。

对患有带状疱疹的老年人进行羟考酮、加巴喷丁或安慰剂的临床对照试验显示,羟考酮比安慰剂更能显著减轻疼痛,而不是加巴喷丁[17]。这个试验没有专注于分析 PHN,目前没有其他对照控制的临床试验比较阿片类药物或加巴喷丁在带状疱疹急性期使用时对 PHN 的影响。仅有一项交叉研究显示,900 mg 加巴喷丁的单次剂量比安慰剂能更好地缓解疼痛[18]。

关于神经阻滞,对口服抗病毒药物的带状疱疹患者的临床对照试验表明硬膜外注射类固醇和局部麻醉剂在缓解第一个月内的急性疼痛上明显优于常规治疗,但没有降低 PHN 的风险[19]。在带状疱疹期间多次硬膜外注射,连续硬膜外注入或反复椎旁注射麻醉剂和类固醇可降低 PHN 的风险或减少疼痛持续时间。虽然多次硬膜外注射或连续硬膜外注射药物治疗多数情况不太可行,但这些数据表明,积极镇痛对治疗带状疱疹和持续的中重度疼痛是有效的[20]。

即使将抗病毒治疗与镇痛剂或皮质类固醇治疗相联合不能降低带状疱疹患者发生 PHN 的风险,有效缓解急性疼痛也是一个重要的治疗目标。对于中度至重度疼痛的患者,建议使用强阿片类镇痛药(如羟考酮)联合抗病毒治疗。如果带状疱疹患者的中度至重度疼痛对阿片类镇痛药和抗病毒治疗没有及时反应,那么可以考虑添加皮质类固醇。抗病毒药物联合口服镇痛药物和(或)皮质类固醇不能充分控制疼痛的患者,建议转疼痛专科或疼痛中心评估神经阻滞的可行性[14]。

(四) 带状疱疹的预防

美国疾病控制与预防中心(centers for disease control and prevention, CDC)的免疫实践咨询委员会(advisory committee on immunization practices, ACIP)建议 60 岁及以上具有免疫能力的成年人使用减毒带状疱疹活疫苗来预防带状疱疹和 PHN。该建议是基于带状疱疹预防研究的结果[4],这是一项针对 60 岁以上人群的大型安慰剂对照试验[21]。在这项研究中,接种带状疱疹疫苗发病率从每年

11.12/1 000 降至 5.42/1 000，PHN 发生率从每年 1.38/1 000 降至 0.46/1 000，并且减少了 61.1% 的 PNH 疼痛程度（以持续时间来衡量疼痛的严重程度）。带状疱疹疫苗能预防带状疱疹的时间尚不清楚，但最近的研究表明，活疫苗对带状疱疹和疼痛的缓解作用可持续至接种后第 8 年，但可能不会超过 10 年[22,23]。在 50～59 岁人群中进行的带状疱疹活疫苗大规模随机安慰剂对照试验中，预防带状疱疹的疫苗效力为 69.8%[24]。美国食品和药物管理局（FDA）批准活疫苗用于 50 岁以上有免疫能力的成年人。然而，ACIP 仍然保留建议 60 岁及以上年龄人群接种疫苗，因为带状疱疹疫苗接种能最大限度地减少 60 岁及以上成年人带状疱疹及其并发症的发生[25]。

在一项名为"50 岁以上成人带状疱疹疗效研究"的多组随机安慰剂对照试验中，对最近开发的一种含有 VZV 糖蛋白 E 和 AS01b 辅助系统的亚单位带状疱疹疫苗进行了疗效测试。干预措施是两次肌内注射疫苗或安慰剂，其间间隔两个月。结果显示，该疫苗降低了 97.2% 的带状疱疹发病率，具有足够的安全性[26]。这种疫苗还没有得到 FDA 的许可，但看起来是我们治疗带状疱疹的一个令人兴奋的成果。

二、带状疱疹后神经痛

（一）流行病学和自然病史

带状疱疹后神经痛（postherpetic neuralgia，PHN）的定义已被临床医师和研究者应用：疱疹愈合后，疼痛持续至少 6 个月。但现有研究的结果表明，与带状疱疹相关的疼痛可分三个阶段：急性疱疹神经痛伴随着疱疹和疱疹发生后疼痛持续大约 30 天，亚急性疱疹神经痛持续时间为疱疹发生后的 30～120 天，PHN 持续至少 120 天（图 28.1）[27-29]。虽然这为 PHN 的研究提供了一个有效的定义，但在治疗疱疹愈合后持续疼痛的患者时，可能没有必要区分亚急性疱疹性神经痛和 PHN。

因为带状疱疹患者疼痛的比例随着时间的推移而下降，所以对发展为 PHN 的患者比例估计取决于它的定义。在对英国全科医学研究数据库中 27 225 名带状疱疹（HZ）患者的队列分析中，13.7% 的患者在 HZ 诊断后至少 3 个月出现了 PHN[30]。在这些患者中，58.5% 的患者有中至重度疼痛。在对美国

明尼苏达州奥姆斯特德县成年居民进行的一项以人口为基础的研究中，18% 的患者出现了 PHN，即与带状疱疹相关的疼痛持续至少 90 天[2]。在 79 岁及以上的人群中，有 33% 的人患有 PHN。据估计，美国的 PHN 病例数量为 50 万～100 万。

PHN 是一种慢性疼痛综合征，可持续数年，造成严重痛苦并降低生活质量。与其他慢性疼痛综合征一样，患者由于持续的疼痛而导致抑郁和其他心理困扰，以及身体困扰、工作和生活障碍。有证据表明，PHN 的疼痛是不连续的，疼痛-缓解的间隔不定[31]。事实上，PHN 甚至可以在没有急性疼痛的带状疱疹患者身上发生[32]。

多项研究针对带状疱疹和 PHN 疼痛程度进行对比[33-35]。尖锐的刺痛感在带状疱疹患者中常见，而灼热痛在 PHN 中更为常见。研究者注意到两组患者都选择"敏感"这个词来描述痛觉超敏（即通常不会引起疼痛的刺激导致了疼痛）。这些形容词在 PHN 研究中用来区分三种不同类型的疼痛：持续性搏动样疼痛或灼热痛、间歇性剧痛或枪击样疼痛和痛觉超敏。

研究表明高龄是 PHN 发生最确切的危险因素。在英国全科医学研究数据库研究中，PHN 发病率不仅随着年龄的增长而升高，而且中度至重度疼痛患者的发病率也随着年龄的增长而升高，从 50～54 岁 46% 的发病率上升至 80～85 岁 68%[30]。此外，PHN 的持续时间随着疼痛的严重程度而增加。对于皮疹出现 3 个月后出现严重疼痛的个体，PHN 的平均持续时间为 12.5 个月。许多独立研究报告指出更严重的急性疼痛患者更有可能患 PHN[29]。大多数带状疱疹患者在疱疹出现前有疼痛的前驱症状，一些研究发现，这类患者比没有前驱症状的患者更容易发生 PHN。另外，有多项研究证实，带状疱疹的严重程度和持续时间是发生 PHN 的附加危险因素。

（二）病理生理学

除了年龄和心理社会因素外，严重的感染已经确定是 PHN 的危险因素，更严重的带状疱疹感染伴随着更大的神经损伤，而这种神经损伤也是 PHN 的主要诱因[36]。然而，这种损伤的性质和它引起 PHN 持续疼痛的具体机制仍不清楚。PHN 的病理生理学的有限知识来源于对神经病理学、感觉功能障碍和药物反应的研究。目前有相当多的共识认为，不

同的外周和中枢机制导致了 PHN,而 PHN 所致的不同类型的疼痛,可能是有不同的发生机制。这提示 PHN 患者可能存在不同的病理生理学上的亚群,涉及多种机制[37,38]。

Watson 和他的同事们对死亡前患有 PHN 的患者、有带状疱疹病史,以及在皮疹愈合后没有持续疼痛的患者进行了一系列的尸检研究[31]。在这组研究中,PHN 患者的患侧(而非健侧)有背角萎缩和感觉神经节的病理性改变,但无持续性疼痛的 PHN 患者没有这种改变。使用皮肤组织活检发现 PHN 患者的患侧受影响皮区表皮神经纤维密度降低,而健侧未受影响[39-40]。值得注意的是,在尸检研究和皮肤活检研究中,PHN 患者仅有患侧的病理性改变,而无持续性疼痛的带状疱疹患者则无病理性特征。

Rowbotham、Fields 和 Petersen 开展了一系列关于感觉功能障碍和药理学反应的重要研究来阐明 PHN 的病理生理学改变[37,38,41,42]。有明显痛觉超敏的患者,有相对正常的感觉功能评估热刺激阈值,并且在利多卡因局部浸润后,比原发性持续疼痛患者更容易缓解疼痛。作者推断,至少有两种不同的机制导致 PHN,并提出 PHN 中的痛觉超敏机制是初级传入痛觉感受器在被 VZV 损伤,但仍与中枢保持联系的情况下的异常活动。这些"易激"伤害感受器的活动可能引发并维持中枢敏化,在这种状态下,非疼痛性机械刺激经粗纤维传入神经可导致痛觉超敏。

与痛觉超敏的患者相比,发生持续疼痛的 PHN 患者在疼痛最严重的区域有感觉丧失。这表明,PHN 持续疼痛的机制不同于痛觉超敏,可能涉及中枢结构和功能的改变伴随神经元去极化。这些可能涉及突触的异常联系而引发的脊髓结构重组,以及背角神经元异常兴奋导致的传入功能异常。在一项神经病理性疼痛(包括 PHN)患者中比较奥卡西平和安慰剂的临床试验中,按病毒易激和非易激疼痛对参与者进行分类,结果表明,在易激疼痛组让一名神经性疼痛患者缓解超过 50%所需治疗的数量为 3.9(95%可信区间 2.3~12),在另一组为 13(95%可信区间 5.3~∞)[43]。

(三) 治疗

5%利多卡因贴剂、加巴喷丁、普瑞巴林、三环类抗抑郁药、阿片类镇痛药、曲马多和高浓度辣椒素贴剂的疗效已在 PHN 患者的随机对照试验结果中得到证实[44-51]。根据研究,这些药物在临床上能显著减轻 30%~60%患者的疼痛。用药的最初的选择应该是根据不良反应概况、药物间的相互作用的可能性、患者基础疾病和治疗偏好而定,特别是没有重复的数据表明一种药物优于另一种药物[44]。一般来说,5%的利多卡因贴剂、加巴喷丁和普瑞巴林可以被认为是 PHN 的一线治疗。对经常患有 PHN 的老年患者,使用三环类抗抑郁药、阿片类镇痛药、曲马多和大剂量辣椒素贴剂需要更谨慎。

1. 5% 利多卡因贴剂

5%利多卡因贴剂的治疗包括每天最多使用 3 片,最长能贴 12 小时,直接应用于 PHN 和痛觉超敏患者的最疼痛区域,尤其是明显受累的皮肤区域[53,54]。5%利多卡因不可以用于有疱疹的患者,也通常不用于有开放性损害的患者,因为贴剂的有些成分不是无菌的。重要的是,患者使用 5%利多卡因贴剂是否获得满意的缓解,通常在 2~3 周内就可判断,不需要长时间的剂量调整。唯一的副作用是轻度的皮肤反应(如红斑、水疱)。虽然系统吸收量很小,但如果患者服用抗 I 型心律失常药仍需密切关注。

2. 加巴喷丁

为了减少不良反应和增加患者对治疗的依从性,加巴喷丁应从低剂量开始——睡前服用 100~300 mg,或 100 mg/次,3 次/天,然后逐步调整,每次增加 100 mg(3 次/天),直至不能耐受为止。由于加巴喷丁吸收的差异性,最终剂量应该由可接受的疼痛缓解水平或无法在几周内解决的不可接受的副作用决定。加巴喷丁的不良反应包括嗜睡、头晕和轻微的外周水肿,这需要监测和可能的剂量调整,但通常不中止治疗[55,56]。加巴喷丁可能会导致或加剧老年人的步态和平衡问题,以及认知障碍。剂量调整对肾功能不全患者是必要的。加巴喷丁通常具有良好的耐受性、安全性,且没有与其他药物的相互作用,这使其区别于治疗 PHN 的其他口服药物。

3. 普瑞巴林

普瑞巴林的结构与加巴喷丁相似[57]。普瑞巴林初始剂量应以 100~150 mg/d,分 2~3 次服用。年老体弱的患者可能需要较低的初始剂量。根据临床反应和任何不良反应,可在 1 周内将剂量增加到 300 mg/d,分 2~3 次服药。如果患者没有足够镇痛效果,可以考虑服用 600 mg/d(分 2~3 次服用)的最大剂量,但会增加副作用风险。头晕、嗜睡、周围水肿、弱视、口干和步态障碍是最常见的药物不良反应[57]。

4. 三环类抗抑郁药

为了减少不良反应的可能性,三环类抗抑郁药应该以低剂量(睡前 10～25 mg)开始,然后在耐受的情况下缓慢增加。通常 TCA 用于镇痛的剂量比抗抑郁用的剂量要低,但是这些没有控制性证据。最终,TCA 至少应该增加到 75～150 mg/d 的剂量。当剂量增加到超过 100～150 mg 时,应监测血浆浓度水平和心电图(EKG)。无论选择哪种三环类抗抑郁药,患者都必须了解治疗的基本原理,特别是该药具有镇痛作用,且已被证明与抗抑郁作用无关。阿米替林广泛用于 PHN,然而,阿米替林在老年患者中耐受性差,禁止使用[58]。在比较老年 PHN 患者两种不同治疗方法的少数随机对照双盲试验中,去甲曲林与阿米替林的疗效相当,但耐受性更好[59]。根据本研究的结果,去甲曲林被认为是治疗老年 PHN 的首选 TCA。

尽管 TCA 对 PHN 有很好的疗效,但基于其心脏毒性和副作用,在治疗老年 PHN 患者时需要慎重考虑[60]。口干是最常见的副作用,便秘、出汗、头晕、视力障碍和嗜睡也经常发生。对于有心血管疾病、青光眼、尿潴留和自主神经病变病史的患者,必须非常谨慎地使用所有的 TCA。特别是 40 岁以上的患者,在开始 TCA 治疗前,建议进行心电图筛查以检查心脏传导异常。TCA 可能会有自杀倾向的风险或导致意外死亡,TCA 可能会导致老年人平衡问题和认知障碍。TCA 可以阻断某些特定降压药物的作用和通过 P450 2D6 产生代谢药物的相互作用(IC 型抗心律失常药)。所有选择性 5-羟色胺再摄取抑制剂(selective serotonin reuptake inhibitors,SSRI)类药物均可抑制 P450 D26,因此在同时使用 TCA 和 SSRI 类药物时必须谨慎,以防止 TCA 血浆浓度中毒。

此外,缺乏选择性 5-羟色胺再摄取抑制剂(如氟西汀、帕罗西汀)或去甲肾上腺素再摄取抑制剂(如度洛西汀、文拉法辛)治疗 PHN 的随机对照试验发表;因此,目前尚不清楚这类抗抑郁药物对 PHN 是否有效。然而,考虑到 TCA 抑制 5-羟色胺和去甲肾上腺素的再摄取,并且在 PHN 中有良好的疗效,可以预测选择性 5-羟色胺和去甲肾上腺素再摄取抑制剂对 PHN 也有疗效。

5. 阿片类镇痛药

有多种短效或长效的阿片镇痛药可以使用,治疗可以从短效阿片类开始,每 4 小时给予相当于 5～15 mg 的吗啡剂量[61,62]。1～2 周的治疗后,每日总剂量可以转换为等效剂量的长效阿片类止痛药(例如,吗啡羟考酮缓释片、羟吗啡酮或他喷他多、芬太尼透皮贴剂、左啡诺和美沙酮)患者根据需要继续服用短效药。在使用阿片类药物治疗 PHN 时,考虑到对长期使用阿片类药物的风险/效益比的担忧,以及每日剂量超过 100 mg 吗啡或等效剂量时,应考虑疼痛专家评估。

阿片类镇痛药最常见的不良反应是便秘、过度镇静和恶心;此外,老年患者有可能发生认知障碍和行动障碍。在有药物滥用或自杀企图史的患者,阿片类药物需非常谨慎地使用,因为过量服用可能导致意外死亡或自杀。患者虽然通常能达到一个稳定的剂量,但仍可能会发生镇痛药的耐受(如随着时间的推移,镇痛作用的减少)。所有的患者都会发生生理性依赖(如突然停药或快速减少剂量会有戒断症状),建议一定不能突然中断用药。没有药物滥用史的患者发生药物滥用的风险尚不清楚。

6. 曲马多

曲马多是一种去甲肾上腺素和 5-羟色胺再摄取抑制剂,是 μ 阿片受体激动剂[63]。曲马多应开始从低剂量 50 mg,1 次/天或 2 次/天开始,然后在耐受的情况下,每 3～7 天增加 50～100 mg/d。曲马多的最大用量为 400 mg/d;在 75 岁以上的患者中,曲马多的最大剂量应降低,如 300 mg/d,分次服用。

曲马多的副作用包括头晕、恶心、便秘、嗜睡和直立性低血压。当剂量迅速增加并同时服用具有类似副作用的其他药物时,这种情况更容易发生。有癫痫发作史,或同时服用抗抑郁药、阿片类药物或其他可降低癫痫发作阈值药物的患者服用曲马多癫痫发作的风险增加。如果曲马多与其他含 5-羟色胺的药物同时使用,特别是选择性 5-羟色胺再摄取抑制剂(SSRI)和单胺氧化酶抑制剂,可能会出现 5-羟色胺综合征。曲马多可能引起或加重老年患者的认知功能障碍,有肝、肾功能障碍患者的用药剂量需要调整。曲马多的滥用虽然很少,但仍有发生。

7. 高浓度的辣椒素贴剂

高浓度辣椒素贴片的使用应由专业机构中接受过贴片正确应用培训的人员进行[64]。由于辣椒素浓度高,可雾化吸入,可导致咳嗽或打喷嚏;或进入黏膜或眼睛,引起刺激。在局部麻醉后,将贴片贴在最疼痛的部位 1 小时,然后移除。根据贴剂的镇痛作用,可以每 3 个月重复一次。不良反应包括操作过程中的急性疼痛,通常是短暂皮肤应用部位反应(如红斑)和短暂的血压升高。

8. 顺序服药和联合用药

有数个临床试验显示,按照对 PHN 的疗效直接进行了各种药物间的比较[59,62,65-67]。这些比较,不仅能够直接确定在治疗效果、安全性和耐受性上是否有用药造成的变化,也能够用一种药物的治疗效果来评估其他药物的疗效,以指导同样病患的治疗。例如,在最近的一项 3 周期的安慰剂对照交叉试验中,阿片类镇痛药和 TCA 的治疗反应是不相关的,这表明当患者对其中一种药物没有反应时,他们可能仍然对另一种药物有反应[62]。

PHN 的联合药物治疗是临床常见的治疗方法。其效益在联合用药产生的叠加和协同效应的试验研究中接受检验。在一项为期 5 周的双盲交叉试验中,糖尿病多发性神经炎或 PHN 患者被随机分到不同治疗组:安慰剂组(劳拉西泮)、缓释吗啡组、加巴喷丁组和加巴喷丁与吗啡联合组[65]。治疗前平均疼痛评分(0~10)为 5.72。在最大耐受剂量下,安慰剂组的疼痛评分为 4.49,加巴喷丁组为 4.15,吗啡组为 3.70,加巴喷丁与吗啡联用组为 3.06($P <$ 0.05,联合组对安慰剂组、加巴喷丁组、吗啡组)。单独 PHN 的疗效未见报道。便秘、过度镇静和口干是最常见的不良反应。在一项为期 6 周的双盲交叉试验中,糖尿病多发性神经炎或 PHN 患者被随机分为三组,分别接受每日口服加巴喷丁、去甲曲林或联合治疗[66]。治疗前平均疼痛强度为 5.4(0~10 分)。对于 PHN 患者,联合治疗的疼痛缓解(均值 2.5,CI 1.4~3.6)比单纯使用去甲曲林(均值 2.9,CI 1.7~4.0)或加巴喷丁(均值 3.4,CI 2.2~4.5)有效,但药物治疗的总体效果无明显差别($P =$ 0.054),可能是由于样本量较小。最常见的不良事件是继发于去甲曲林的口干。在评价去甲曲林-吗啡联合用药时,与单独用药相比,包括 PHN 在内的神经性疼痛患者被随机分组接受为期 6 周的双盲交叉试验,两组随机接受口服去甲替林或吗啡,另一组接受联合用药[67]。治疗前平均每日疼痛(0~10)为 5.3。在最大耐受剂量下,联合用药组的平均日疼痛

为 2.6,而去甲曲林组为 3.1($P = 0.046$),吗啡组为 3.4($P = 0.002$)。联合治疗可导致 43% 的中重度便秘,与之相比,吗啡组为 46%($P = 0.82$),去甲曲林组为 5%($P < 0.0001$)。联合治疗可导致 58% 的中度至重度口干,而去甲曲林组为 49%($P = 0.84$),吗啡组为 13%($P < 0.0001$)。嗜睡也是最常见的不良反应之一。

这些结果表明,联合治疗可能比单一用药对 PHN 患者提供更有效的疼痛缓解。但是联合治疗时随着药物数量的增加,不良反应的风险也会增加。

9. 非药物治疗

相当多的 PHN 患者在单独或联合用药时都不会对药物产生效应。对于这些患者,有大量的替代治疗值得考虑,并且应尽早转诊到疼痛控制中心。

无创治疗包括冷敷、经皮神经电刺激(transcutaneous electrical nerve stimulation, TENS)、经皮神经电刺激(percutaneous electrical nerve stimulation, PENS)、心理治疗和针灸。这些干预措施几乎没有风险,可能对某些患者有用,但它们是否对 PHN 患者有效尚不清楚,需要在临床对照试验中进行测试。一些 PHN 患者除了神经性疼痛外,还伴有肌筋膜疼痛[68]。肌筋膜病理学改变是指肌肉的绷紧(即一组从触发点延伸至肌肉附着点的紧张肌纤维)和感染区域存在触诱发点(即骨骼肌中一个在压迫时疼痛的超激点)。这些患者很适合进行 PENS 的试验。

当患者无法从无创性治疗方法中获得足够的缓解时,可以考虑采用有创治疗。有创治疗包括外周和中枢神经阻滞、中枢神经系统(CNS)给药、脊髓电刺激和神经外科技术[20]。神经阻滞技术包括感觉神经、神经丛和交感神经阻滞,硬膜外和硬膜内阻滞,应用类似利多卡因的药物和(或)皮质类固醇。许多 PHN 患者注意到最初疼痛通过神经阻滞得到缓解,但很少有患者得到持久的缓解。一项研究检查了鞘内注射甲泼尼龙对 PHN 患者的影响,该研究因其显著的疗效而备受关注[69]。然而,复制这些结果的尝试并没有成功,而且甲泼尼龙的鞘内给药未获 FDA 批准,而众所周知,鞘内给类固醇的风险包括神经并发症和粘连性蛛网膜炎[70,71]。中枢神经系统给药试图将药物(如吗啡)尽可能靠近受影响的皮区对应的脊髓中枢痛觉感受器。脊髓电刺激需要将电极植入胸或腰硬膜外腔,并放置经皮电刺激器。

这些干预措施代表了缓解疼痛的合理方法,但它们尚未在对照试验中被证明有效,部分原因是此类试验的设计和实施很困难,而且存在风险,尤其是对老年患者。一般来说,这些干预措施在 PHN 治疗中作用有限,那些其他治疗均失败并有持续致残性疼痛的患者可考虑使用。

最后需强调的是,目前可用的药物和介入式治疗很少会完全缓解 PHN,其提高生活质量的证据也是有限的。因此,对 PHN 患者来说,药物和介入性治疗,应被视为综合性治疗方法的组成部分,还包括各种非药物治疗,如心理咨询[72]。

◆ 要 点 ◆

● 带状疱疹是由在初次感染水痘后,在感觉神经节中潜伏的带状疱疹病毒重新激活引起的。

● 带状疱疹特有的单侧皮区水疱在 2～4 周内痊愈,大多数患者伴有疼痛。

● 年龄越大,患带状疱疹的风险越大,因为年龄越大,VZV 特异性细胞免疫功能下降。

● 对带状疱疹患者使用阿昔洛韦、溴夫定、泛昔洛韦或伐昔洛韦进行抗病毒治疗可抑制病毒复制,并减少病毒分离的持续时间、加速疱疹愈合和缩短疼痛时间。

● 抗病毒治疗联合阿片类或皮质激素,可进一步缓解带状疱疹患者的中度至重度急性疼痛。

● 周围神经、交感神经和硬膜外神经阻滞给予局部麻醉药和(或)皮质类固醇似乎能缓解带状疱疹患者的急性疼痛,但它们在预防 PHN 中的作用是不确定的,缺乏随机安慰剂对照试验。

● PHN 指带状疱疹痊愈后持续的疼痛。这种周围神经性疼痛会导致严重的痛苦和残疾,并可持续数年。

● PHN 确定的危险因素包括年龄较大,更严重的急性疼痛,更严重的带状疱疹,和疱疹出现前有前驱疼痛。

● 不同的外周和中枢机制导致了 PHN,并且 PHN 所引起不同类型的疼痛具有不同的机制,并且对治疗的反应可能不同。

● 加巴喷丁、高浓度辣椒素贴剂、5% 利多卡因贴剂、普瑞巴林、曲马多、TCA、阿片类镇痛药的疗效已在 PHN 患者的随机对照试验结果中得到证实,这些药物提供了一种基于证据的治疗方法。联合用药,如阿片类药物-加巴喷丁、去甲替林-加巴喷丁、阿片类药物-去甲替林可能比单独应用更有效。

参考文献

请于 ExpertConsult. com 在线访问参考文献。

第 29 章 截肢后疼痛

Michael B. Jacobs, MD, MPH; Srinivasa N. Raja, MD; Steven P. Cohen, MD

翻译：徐　妍　孙晓迪　潘寅兵　审校：廖丽君

肢体截除后可出现一些伴有或不伴有疼痛的后遗症状，如幻觉、伸缩现象、幻肢痛和残端痛。早在Weir Mitchell 之前有几位医师就报道了这种截肢后异常感觉和疼痛的现象，"幻肢（phantom limb）"一词，业内公认是 Weir Mitchell 最早提出，用来描述他在美国南北内战士兵身上观察到的症状[1]。这些临床表现在性质、频率、强度和持续时间呈现多样性，却有一共同点即多出现在截肢后的患者中。由于病因复杂及多种共病的存在，截肢患者疼痛相关症状的处理常需采取个性化和多学科的方法。

一、定义与流行病学

截至 2005 年，美国截肢率至少为 160 万即 1/190；预估到 2050 年截肢率增高至 360 万即 1/120[2]。42% 的截肢是大的肢体（不仅限于手指和脚趾）。血管性疾病（82%）和创伤（16%）是截肢最常见的原因，其中血管性疾病是肢体截肢（包括下肢截肢）的首要因素，而工业事故（尤其是涉及手指的事故）是导致上肢截肢的主要因素。其他病因包括原发、转移性肿瘤，以及先天异常等，为少见病因（<2%）[3]。据估计，创伤相关的截肢患者中，多肢截肢的发生率为 7.3%；血管功能不全的截肢患者在患侧截肢 4 年后，对侧截肢的风险为 27%～44%[4]。截肢后 6 个月以上的截肢后疼痛（postamputation pain，PAP）最常见的来源是幻肢痛和残肢痛（residual limb pain，RLP）[5,6]。此外，下肢截肢患者也有很高风险出现背部疼痛和其他肌肉骨骼疾病（如关节痛和滑囊炎）[5]。

（一）幻觉

幻觉是发生在创伤或手术截肢后，身体缺失部位发生的一种非痛的感觉。约 90% 的截肢患者在术后 6 个月内出现幻觉[7]。三分之一的患者在术后 24 小时就会出现幻觉。身体部位的切除并不是出现幻觉的必要条件。有文献报道：患者在保留上肢的臂丛神经切除术后出现了上肢幻觉[8]。切除身体的其他部分，如舌头、膀胱、直肠、乳房和生殖器同样也会出现幻觉。

幻觉的表现形式是多样的，包括运动觉、本体错觉（kinesthetic perceptions）和刺激感觉（exteroceptive perceptions）。运动觉是指截除肢体的运动感觉，如切除脚趾的屈曲和伸展运动。本体错觉是指对截除肢体在大小或解剖位置的感觉上发生了改变（如感觉手或脚发生扭曲）。刺激感觉包括感觉异常、麻刺感觉、触摸感觉、压力感觉、痒感觉，以及冷、热、湿的感觉。完全截瘫的患者和四肢瘫痪的患者也可能有幻觉。幻觉常出现在运动肢体，如手或脚，这可能与肢体末梢神经分布广泛，以及其在相应的大脑皮质代表区较大有关系。

（二）伸缩现象

幻肢还可能出现"伸缩现象"：患者感觉幻肢部分渐进性缩短，从而出现幻肢的远端向近端靠拢的幻觉。出现这种现象之初，患者常有真切的幻觉，而作出使用幻肢触摸物体或行走的动作。随着时间延长，远端肢体的幻觉不再清晰，患者对上臂或前臂的幻觉逐渐丧失，出现了手越来越接近残端幻觉。这一现象很常见，发生在多达三分之二的截肢患者身上[9]。

（三）幻痛

幻痛，通常被称为幻肢痛（phantom limb pain，PLP），是指缺失或失去神经支配的身体部位出现异常感觉或不适体验。据报道,截肢术后 6 个月 79% 患者发生 PLP[9],约 60% 的患者在术后两年仍有明显的 PLP[6]。幻痛在疼痛性质、持续时间、发作频率和疼痛程度均呈多样性,可以表现为锐痛、钝痛、烧灼痛、挤压痛、束带感、枪击痛、电击样疼痛,也有可能出现间歇性震颤或伴 PLP 发作的残端肌肉痉挛样疼痛。

一项纳入了 58 例截肢手术患者的前瞻性研究中,Jensen 团队观察到术后最初的 6 个月里 PLP 的描述是不断变化的[7]。特征性的变化是开始时整个幻肢,或至少幻肢的近端多表现为刺激样疼痛(刀割或刺痛),到后来的远端幻肢本体感受样疼痛(挤压痛或烧灼痛)。截肢术后 24 小时内,47% 的患者诉有幻痛;术后 4 天则高达 83%。研究还表明,在术后最初的 6 个月里,患者疼痛的发作频率、持续时间和疼痛程度逐渐呈下降趋势,但此后这些特征均无明显改变。其实 PLP 有时也有自愈可能。与其他病理性神经痛相似,持续时间超过 6 个月的 PLP 治疗起来比较棘手。

PLP 的发生率与患者年龄、性别、身体状况和截肢的病因无明显相关性。截肢前幻肢疼痛似乎是增加截肢术后幻痛发生率的一个因素。一项纳入 56 名下肢截除患者的前瞻性研究中,Nikolajsen 团队注意到:术前患肢疼痛可显著增加一周后的残肢痛(RLP)和幻肢痛(PLP)的发生率,以及术后 3 个月的 PLP。约 42% 患者 3 个月的 PLP 与患肢截断时的疼痛相似[10]。PLP 和幻觉之间的联系,以及 PLP 和 RLP 的关系在截除上肢的患者中同样得到证实。

(四) 残肢痛

残肢痛(residual limb pain,RLP),是指截肢术后,局限于残余肢体的疼痛。既往的纵向研究报道截肢 2 年后,RLP 发生率约为 20%[6]。而近期有随访时间更长的研究显示残肢痛(RLP)发病率为 56%~74%[5,11]。RLP 常继发于局部病理改变,如感染、局部皮肤软组织或骨质的破损、异体骨化(在创伤性截肢中出现比例大于 50%),以及局部缺血。按疼痛病理过程可分成下列几大类:术后疼痛、神经性疼痛、假肢源性疼痛、关节源性疼痛、缺血性疼痛、牵涉痛、交感神经相关性疼痛和残端组织异常导致的疼痛(如粘连的瘢痕组织)[12]。RLP 可以表现为浅表的皮肤痛(局限在切口瘢痕处)、残端深部的疼痛和整个残肢的疼痛。典型的 RLP 常在使用假肢时出现,因其压迫或牵拉残端诱发疼痛,这与 PLP 有着明显的不同。这一因素会极大地限制下肢截肢者的功能。残肢痛的诊治常包括一份详细的病史、体格检查,以及对假肢的评估。残端骨源性疼痛和牵涉痛是步态异常和非对称负重体位的继发表现,导致相邻关节和(或)腰髂棘结构过度受力,常出现关节滑囊炎、骨性关节炎、骶髂关节炎、盘源性和面源性疼痛,以及腰骶神经根性疼痛等相关病变。

二、特殊人群

(一) 乳房切除术后的幻觉现象

美国每年有超过 10 万例乳房切除手术,近期的研究表明乳房切除患者中有 14%~48% 的人产生幻觉[13,14]。多数患者的幻觉呈间歇性,每两到四周发作一次。乳房切除术的幻痛发病率为 0%~23%[13],低于截肢手术的幻肢痛发生率。究其原因可能与乳房的皮质投射区较小,以及乳房缺乏相应的肌肉运动感官刺激相关。幻觉常在手术后 3~6 个月内出现,1 年后开始消退[14]。幻痛局限在整个乳房或在乳头周围。与截肢手术相比,乳房手术前疼痛和术后幻痛或幻觉之间的关联度较少。然而,乳房切除前后疼痛的部位和特征有着惊人的相似,截肢术后也存在此现象。乳房切除后的第一个月内,幻痛和术前乳房疼痛有更显著联系。总体而言,乳房术后疼痛呈高发状态,区别"幻痛"还是手术后其他原因的疼痛(如肋间臂神经痛和神经瘤),需要临床医师通过详细的病史询问和体格检查作出鉴别诊断。

(二) 受伤的军人

自 9·11 事件以来,美军在军事冲突中,更加重视创伤性截肢及其并发症的处理。截至 2015 年 6 月,美国国防部报告称,自 2001 年 9 月以来,有 1645 人遭受了严重的肢体丧失,其中大约 17% 为上肢截肢,30% 为多肢截肢[4,15]。这些伤害大多数与爆炸伤有关,因此,许多患者伴有合并症,如创伤性脑损伤、创伤后应激紊乱、周围神经损伤、骨折和软组织损伤。研究表明,患有创伤后应激和创伤性脑损伤的人群中,慢性疼痛的患病率高于无此类症状的人群。

军事人员独特的肢体毁损原因及其存在的截肢相关合并症,给疼痛管理带来了挑战,应注意与其他 PAP 患者群体有所不同。在一项关于 30 名军事人员在战斗或训练期间遭受创伤性截肢的研究中,PLP 的患病率相似(77%),但 RLP 高于先前的报道

(87%)。此外,在数值评定量表上测量的平均疼痛强度(3.3)和最严重疼痛强度(5.4)低于其他截肢患者[16]。

三、截肢后疼痛的病理生理学和机制

有证据表明幻觉现象是周围、脊髓和脊髓上机制改变后相互作用的结果。

幻觉现象的脊髓上机制涉及截肢后体感皮质的重组。Ramachandran 及其同事的研究表明,在上肢截肢者中,短暂性皮肤应用部位反应(如红斑)和短暂性血压升高觉[17]。对上肢截肢患者功能磁共振成像(MRI)的研究表明,体感皮质中的嘴部表征向先前由手臂和手部表示的区域移动(即皮质重组)[18]。同时证实了去传入区大小和 PLP 强度之间存在很强的相关性[19]。

幻觉现象的脊髓机制可能与传入神经损伤后脊髓后角的功能改变有关。传入信号输入的丢失会导致脑干网状区域的冲动减少,而这通常会对感觉传导产生抑制作用[20]。随着截肢肢体感觉传入的抑制作用缺失,背角神经元的自发性电活动增加,具体表现为"感觉性癫痫样释放"[6,12]。此外,与皮质重组过程类似,"脊髓重组"过程发生在相邻的神经纤维。这些神经纤维在脊髓的某些区域建立连接,这些区域不再接受传入信号的输入[21]。有几条证据支持幻肢痛的脊髓机制。包括①抗惊厥药和脊髓胶质毁损是治疗幻肢痛的有效方法[21];②新患腰椎间盘突出症的下肢截肢患者和带状疱疹感染后的上肢

截肢患者均出现幻肢痛,且硬膜外类固醇注射治疗均有效[22];③脊髓镇痛可诱发幻肢痛[23];④在一个特殊病例中,长期存在的幻肢痛随着由脊髓肿瘤而引发的马尾综合征的发展而消失,并在减压后复发[24]。

支持幻肢痛周围神经机制的证据包括:神经切断的近端有神经自发性活动,一些幻肢痛患者的残端就存在上述病理改变,以及在残端的疼痛部位注射局部麻醉药后,幻肢痛得到缓解。在截肢过程中,周围神经横断会引发轴突再生,最终导致残肢末端的神经瘤或神经纤维集合。神经瘤的传入纤维可能出现异位电活动增加,机械刺激敏感性增加,对儿茶酚胺敏感性增加。随着神经瘤中电压敏感性钠离子通道表达上升,钾离子通道表达下降,以及新的神经感受器表达,改变了受损神经元的兴奋性并增加传入信号的输入[26]。Tinel 征阳性(轻叩受损神经或神经瘤,触发幻肢或残端疼痛)是症状性神经瘤体检的典型特征。受损神经元可以产生新的、无功能性的连接(假突触),导致传入脊髓的信号增加。上述改变可导致自发疼痛;它们有助于解释患者在情绪低落和(或)暴露在寒冷中时,由于交感神经系统活跃和循环内儿茶酚胺增加,而引起疼痛加剧的原因[27]。

PAP 很可能是上述机制和其他尚未阐明的机制共同作用的结果,因为迄今为止的治疗只能使 PAP 得到一定程度的缓解。然而,我们对周围、脊髓和脊髓上生理之间相互作用的理解是机械治疗方法的基础。幻肢痛发展相关的因素详见图 29.1。

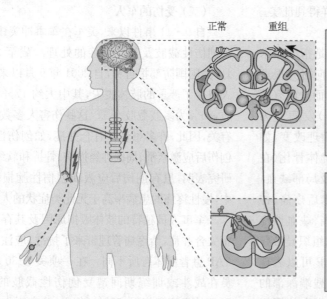

正常　　重组

中枢变化
· 中断屏蔽
· 芽生
· 常规去抑制
· 投射区重塑
· 神经元以及神经元功能丧失
· 去神经支配
· 神经元和神经胶质活性改变
· 感觉-运动和感觉-感觉矛盾

外周变化
· 神经元和轴突的结构改变
· 异位性冲动
· 神经元间接触的传递
· 交感-传入耦合
· 下行和上行系统的传递
· 离子通道以及信号转换的改变
· 无髓鞘纤维选择性丧失

图 29.1 截肢后疼痛的可能机制

四、评估

处理 PAP 的第一步是试图找到具体的病因，其目的是建立治疗策略。检查和触诊残肢是否有皮肤破损、压疮、感染、骨异常（如骨刺、异位骨化）、局部缺血（如窒息综合征、颜色或温度改变）或者肿块。局部的软组织压痛，特别是当 Tinel 征阳性时，能复制疼痛症状，可能提示神经瘤。影像（如 X 线、CT、MRI，以及更常规的超声检查）和实验室检查（如全血细胞计数、红细胞沉降率、C 反应蛋白）可以支持或排除病史和体格检查中发现的问题。

当患者在使用假肢时出现疼痛加重，甚至出现幻肢痛或幻觉时，经验丰富的假肢专家调整不适的假肢就显得非常重要。另外，步态改变和身体机能改变可能会导致骨骼肌肉疼痛。矫正步态和身体姿势的物理和职业疗法，对由此引起关节炎或相关部位的疼痛是有帮助的。

五、治疗

截肢不仅影响患者的身体机能，还可能对患者的身体、精神、社交都产生影响。因此，采用个体化和多学科综合方式更可能成功治疗 PAP。很少有特别关注 PAP 的对照实验，关于 PAP 的治疗策略通常要从相关条件中推断出来。经过适当的评估缩小鉴别诊断后，治疗可能包括药物治疗，物理治疗，补充、替代治疗，心理治疗，介入治疗，以及手术治疗。

（一）药物治疗

针对 PAP 大多数药物治疗的选择要从其他情况的治疗中推断。对于治疗躯体痛，可以使用对乙酰氨基酚、非甾体抗炎药和（或）阿片类药物。神经性疼痛更可能对辅助镇痛药物产生反应，例如三环类抗抑郁药（如去甲替林），抗惊厥药（如加巴喷丁），或者选择性去甲肾上腺素再摄取抑制剂（如度洛西汀）。表 29.1 总结了现有的随机对照试验的结果特别是 PAP 的药物治疗试验结果，并对其中部分进行了讨论。

三环类抗抑郁药主要通过抑制 5-羟色胺和去甲肾上腺素再摄取，部分通过钠离子通道、α-肾上腺素能、N-甲基-D-天冬氨酸（NMDA）和乙酰胆碱能阻断剂起作用。曲马多，一种 μ 阿片类部分激动剂，有类似于三环类的 5-羟色胺能和去甲肾上腺素能效应。一项阿米替林（55 mg/d）或曲马多

（450 mg/d）与安慰剂的随机对照交叉试验发现，这两种药在治疗 PLP 和 RLP 方面均有效[28]。但是，Robinson 的一项研究比较了阿米替林和活性安慰剂（苯托品）治疗 PLP 的疗效，发现两者没有差异[29]。

抗惊厥药加巴喷丁和普瑞巴林被认为是通过抑制电压门控钙通道 α-2-δ 亚基产生效应，引起兴奋性神经递质释放减少和脊髓灰质后角神经信号传导减弱。在一项加巴喷丁对照安慰剂的随机对照交叉试验中，加巴喷丁耐受性良好，并且与显著 PLP 减少相关，睡眠、情绪和活动没有改变[30]。一项类似的加巴喷丁与安慰剂治疗 PLP 或 RLP 的随机对照交叉试验发现，疼痛评分的主要结果没有显著差异[31]。然而，这项研究的参与者称，在治疗中应用加巴喷丁与安慰剂相比，"有意义的疼痛"在统计学上显著减少，并且他们注意到利大于弊。在另一项由 Nikolajsen 进行的随机、安慰剂对照试验中，截肢术后 30 天予加巴喷丁并没有减少短期或长期 PAP 的发生率[32]。关于神经性疼痛的对照研究表明：加巴喷丁和去甲替林、加巴喷丁和吗啡的联合治疗也许会比起单独使用产生超强的镇痛作用，但这点尚未对 PAP 开展研究[33]。

N-甲基-D-天冬氨酸（NMDA）拮抗剂阻断一系列的反应，引起后角广泛动态神经元产生致敏反应。对癌症患者进行的一项 PAP 的试验显示：与输注生理盐水相比，45 分钟输注低剂量氯胺酮使疼痛程度、疼痛暴发和压力-疼痛阈值显著降低[34]。最近的一项研究发现：在各种病因 PAP 的患者中，以 0.4 mg/（kg·h）计量在 48 小时内输注氯胺酮，与安慰剂相比更有效；而氯胺酮联合降钙素并不优于单独使用氯胺酮[35]。此外，一个小型安慰剂对照交叉试验表明口服右美沙芬有效[36]，但美金刚胺在治疗 PLP 方面没有发现有效[37-39]。综上所述，使用氯胺酮的证据比其他 NMDA 拮抗剂更强，但其作用时间短，不良反应（如幻觉、意识改变、情绪变化）发生率高限制了其有效性。

降钙素的主要作用是抑制外周刺激引起的神经元放电，这引起了人们对其应用于 PAP 的兴趣。然而研究还是模棱两可的。一项对照试验显示：单次输注降钙素会引起 13 例患者中 8 例 1 年内疼痛强度降低[40]。然而，随后在 NMDA 拮抗剂的讨论中引用一项类似的研究发现，与安慰剂相比，降钙素是无效的。

表 29.1　评估截肢后疼痛药物治疗的随机对照试验

试验	样本	治疗/安慰剂	持续性[a]	不良事件	随访	效果[b]
抗抑郁药						
Robinson 等[29]	39	● 口服阿米替林 10 mg/d 滴注至最高 125 mg/d ● 口服苯托品 0.5 mg/d	>3 月	口干、头晕	6 周	−
Wilder-Smith 等[28]	94	● 口服阿米替林(avg 55 mg/d) ● 口服曲马多(avg 200 mg/d) ● 安慰剂	10～16 年	恶心、疲劳、头晕、便秘、头痛(曲马多更常见)	1 个月	+
抗惊厥药						
Bone 等[30]	19	● 口服加巴喷丁滴注至 2 400 mg/d ● 安慰剂	>6 个月	嗜睡、头晕、头痛、恶心	6 周	+
Smith 等[31]	24	● 口服加巴喷丁滴注至 3 600 mg/d ● 安慰剂	>6 个月	未描述	6 周	−
Nikolajsen 等[32]	46	● 口服加巴喷丁 2 400 mg/d ● 安慰剂	POD ♯ 1 (预防)	恶心、胃痛、疲劳、精神错乱、噩梦、瘙痒、共济失调	6 个月	−
NMDA 拮抗剂						
Nikolajse 等[34]	11	● 静脉注射氯胺酮 0.5 mg/(kg·45 min) ● 安慰剂	平均 4 年	烦躁、情绪高涨、不适	45 分钟	+
Eichenberger 等[35]	20	● 静脉注射氯胺酮 0.4 mg/(kg·1 h) ● 静脉注射降钙素 200 IU×1 小时 ● 组合氯胺酮/降钙素 ● 安慰剂	平均 12 年	意识丧失、轻度视幻觉、听觉障碍(均与氯胺酮有关);面部潮红(降钙素)	48 小时	+
Ben Abraham 等[36]	10	● 口服右美沙芬 120 mg/d×10 d ● 口服右美沙芬 180 mg/d×10 d ● 安慰剂	平均 4.8 个月	没有报告	10 天	+
Maier 等[37]	36	● 口服美金刚胺 30 mg/d×3 周 ● 安慰剂	>12 个月	眩晕、疲劳、头痛、恶心、躁动、兴奋、抽筋	3 周	−
Schwenkreis 等[85]	16	● 口服美金刚胺 30 mg/d ● 安慰剂	>12 个月	未描述	3 周	−
Wiech 等[39]	8	● 口服美金刚胺 30 mg/d×4 周 ● 安慰剂	慢性	疲劳、躁动、头晕、恶心、头痛	30 天	−
降钙素						
Jaeger 和 Maier[40]	21	● 静脉注射降钙素 200 IU×20 min ● 盐水注入	截肢后 0～7 天	头痛、眩晕、恶心、呕吐、幻觉增强、嗜睡、潮热	1 年	+
Eichenberger 等[35]	20	● 静脉注射氯胺酮 0.4 mg/(kg·h) ● 静脉注射降钙素 200 IU×1 h ● 组合氯胺酮/降钙素 ● 安慰剂	平均 12 年	意识丧失、轻度视幻觉、听觉障碍(均与氯胺酮有关);面部潮红(降钙素)	48 小时	+

（续表）

试验	样本	治疗/安慰剂	持续性[a]	不良事件	随访	效果[b]
阿片类药物						
Huse 等[43]	12	• 口服吗啡达 300 mg/d • 安慰剂	慢性	便秘	4 周	＋
Wu 等[41]	32	• 静脉注射吗啡 0.2 mg/(kg·40 min) • 静脉注射利多卡因 4 mg/(kg·40 min) • 静脉注射苯海拉明 40 mg（安慰剂）	＞6 个月	镇静	30 分钟	＋
Wilder-Smith 等[28]	94	• 口服阿米替林（平均 55 mg/d） • 口服曲马多（平均 200 mg/d） • 安慰剂	10～16 年	恶心、疲劳、头晕、便秘、头痛（曲马多更常见）	1 个月	＋
Wu 等[42]	56	• 口服吗啡（180 mg/d） • 口服美西律（1 200 mg/d）	＞6 个月	便秘、恶心、嗜睡、头晕（吗啡更常见）	6 周	＋（仅吗啡）

注：[a]自截肢或出现截肢后疼痛以来的时间。

　　[b]与对照组相比，研究药物的研究效果具有显著统计学性（＋）或不具有（－）。

NMDA，N-甲基-D-天冬氨酸。

钠离子通道拮抗剂已被研究应用于神经性和躯体性疼痛。在 Wu 等双盲研究中发现对于 PLP 和 RLP 静脉注射吗啡比安慰剂更有效，但静脉注射利多卡因与安慰剂对比只对于 RLP 更有效[41]。在 60 例患者的随访研究中，口服吗啡而不是美西律（一种口服利多卡因类似物）在 6 周时可显著缓解疼痛[42]。

阿片类药物在治疗 PAP 中可能是有效的，因为它们有多重作用位点，包括抑制脊髓后角疼痛信号通路，以及在脊髓上水平降低与疼痛相关的皮质重组程度。静脉和口服阿片类药物治疗持续 6 周证实对 PAP 有效，但与非阿片类药物治疗非癌性疼痛相比，阿片类药物在减轻长期疼痛、改善功能和增加疗效方面尚未得到令人信服的证明。此外，阿片类药物治疗的风险在患有精神疾病的个体中增加，而精神疾病往往伴随着严重的肢体损伤。在一个小型病例系列中，研究人员表明在口服吗啡的 PLP 患者中，2/3 的人皮质重组的情况减少，这表明一些特定条件的患者也许会从中受益[43]。

（二）预防性镇痛

术前硬膜外麻醉的疗效仍不明确，现有的相关研究意见相左。表 29.2 提供了预防截肢后疼痛的前瞻性对照研究结果。有研究显示术前 72 小时联合使用布比卡因和吗啡的硬膜外麻醉，可以减少下肢截肢术后 1 年的幻肢痛发生率[44]。类似的结果也有报道，下肢截除术前 24～48 小时硬膜外持续给予布比卡因、海洛因和可乐定，直至术后 72 小时，可减少术后 1 年幻肢痛的发生率[45]。然而，一项大样本、随机、双盲并设置安慰剂对照组的研究，对比了术前 18 小时给予吗啡和布比卡因的硬膜外麻醉和口服或肌注吗啡，并未得出上述相似的结论[46]。此外，一项随机、对照的研究对比了硬膜外给予氯胺酮-布比卡因和布比卡因-生理盐水，也未能证明两组之间的显著差异[47]。

最近，针对各种硬膜外麻醉和患者自控镇痛方案进行了一次随机、双盲、并设置安慰剂对照试验[48]。在该研究中，截肢术前 48 小时硬膜外持续给予布比卡因和芬太尼，直至术后 48 小时，在 6 个月时显著减轻了 PLP；采用阿片类药物的患者自控镇痛方案的效果不太明显。总体而言，围手术期镇痛的研究表明，时机选择对于预防 PLP 可能至关重要，在截肢术前 24 小时以上开始麻醉，相比接受未达最佳术后疼痛管理标准的对照组，更有可能产生积极的效果。

对于神经周围麻醉，证明其效果绝佳的证据也很有限。一项针对共计 416 名患者进行的七项研究的系统回顾和数据分析表明，神经周围麻醉减少了术后阿片类药物的消耗，但并未改善术后疼痛评分、住院死亡率、PLP 或 RLP[49]。

（三）物理和职业疗法

截肢前和截肢术后的全面理疗和（或）职业疗法计划为患者的功能恢复和并发症（包括疼痛）预防奠

表 29.2　评估硬膜外麻醉在预防幻肢痛中作用的前瞻性研究

试验	样本	治疗方法	随机化[a]	盲法[a]	术前[b]	术前小时	术中[b]	术后[b]	效果[c]
Bath 等[44]	25	• 硬膜外布比卡因、吗啡 • 阿片类药物、对乙酰氨基酚、右丙肾上腺素、乙酰水杨酸	−	−	+	72	+	−	+
Jahangiri 等[45]	24	• 围手术期硬膜外布比卡因、可乐定、海洛因 • 按需阿片类药物	−	−	+	24~48	+	−	+
Schug 等[86]	23	• 围手术期硬膜外布比卡因、芬太尼 • 术中硬膜外布比卡因、芬太尼 • 全麻术后全身阿片类药物	−	−	+	24	+	+	+（仅♯1与♯3）
Nikolajsen 等[46]	60	• 硬膜外布比卡因、吗啡 • 硬膜外盐水、口服或肌内吗啡	+	+	+	18	+	+	+
Lambert 等[87]	30	• 硬膜外布比卡因和地吗啡 • 神经周围布比卡因	+	+	−	24	+	+	+
Wilson 等[47]	53	• 硬膜外氯胺酮/布比卡因 • 硬膜外布比卡因	+	+	−	0	+	+	+
Karanikolas 等[48]	65	• 硬膜外麻醉和镇痛 • 术前静脉 PCA、术后硬膜外麻醉和镇痛 • 围手术期静脉 PCA 和硬膜外麻醉 • 围手术期静脉 PCA 和全身麻醉 • 常规麻醉和镇痛	+	+	−	48	+	+	+

注：[a] 受雇（＋）或未受雇（−）的研究患者的随机化和盲法。

　　[b] 术前/术中/术后硬膜外输注开始（＋）或不开始（−）。

　　[c] 研究显示，与对照相比，研究药物具有显著统计学意义研究效果（＋）或不具有（−）。

　　PCA，患者自控镇痛。

定了基础。理想情况下，受过训练的患者可以制定自我治疗策略如穿着加压服以缓解残肢水肿，多做范围活动以防止关节挛缩，以及制定适应策略以进行日常生活活动。假体的正确使用对于预防和治疗 PLP 非常重要，因此，与康复团队的假体专家密切沟通，有助于恢复正常的步态和肢体运动。特别是，肌电假体的使用减少了上肢截肢者的中枢皮质重组[50]；在下肢截肢者中，戴假肢时站立和行走的能力可能使感觉和运动输入正常化，因此也使皮质重组减少[51]。

（四）补充性和替代性疗法及模式

各种治疗技术和方法已经运用于 PAP 的治疗研究。有报告建议经皮神经电刺激（TENS）可以减轻 PAP，治疗依据的是疼痛传递的闸门控制理论，即对外周主要粗神经进行刺激从而抑制来自次级纤维发出的疼痛信号，但是患者并不能长期获益[52]。一项无创肢体覆盖物的研究认为能够阻断可能增强 PLP 的高频电磁场，但在设置安慰剂的随机对照试验中没有显示出疗效[53]。

针灸可能通过调节疼痛认知和情感感知而发挥作用，已被证明对许多慢性疼痛病症包括神经性疼痛有效[54]。中医认为，PLP 是痰浊瘀血阻滞经络，日久心肝心虚、脑失荣养、神魄失调的结果。非随机研究显示，与常规护理相比运用针灸疗法可使 PLP 有所改善。

1996 年，Ramachandran 和他的同事们引入了镜像疗法。多项研究表明，镜像疗法能够通过利用大脑处理视觉刺激要优先于本体感受和体表感觉这一特点来减轻幻肢疼痛[55,56]。具体做法是将镜子放置在完整肢体一侧，造成一种截肢部分仍然存在且可运动的假象。视觉信号激发了感觉体验，从而增强了脊髓和皮质的活跃度（图 29.2）。Chan 等一项随

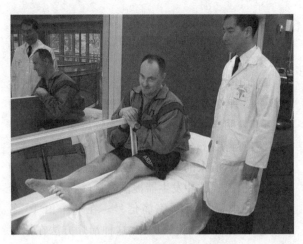

图 29.2 镜像疗法

机交叉研究中,22 名患有下肢 PLP 的患者分别接受镜像治疗、反射镜治疗或心理可视化治疗。经过为期 4 周每天 15 分钟的治疗后,镜像治疗组的所有患者均报告疼痛减轻,取得了明显高于其他组的疗效[55]。此外,在改为镜像治疗的患者中,89％的患者也报告了 PLP 显著缓解。这种简单而又无创的治疗模式不仅用于治疗截肢后疼痛而且也用于预防 PAP[57]。

心理想象和幻肢运动是两种试图改变和逆转皮质重组的治疗技术。心理想象即治疗师指导患者进行一系列想象的练习,将幻肢视为身体的真实部分。幻肢矫形技术包括完整肢体和幻肢的运动。作为被称为 SantaLucia 截肢者神经康复幻肢缓解干预方案的一部分,这些技术有时也与肌肉放松疗法相结合。最近的一项随机对照试验招募了 51 名 PLP 和(或)RLP 患者,对比研究了为期 4 周的理疗配合心理想象、幻肢运动和仅采取理疗配合肌肉放松治疗的治疗效果[58]。1 个月后,与对照组相比,联合治疗技术组显示患者的平均疼痛和最严重疼痛程度显著降低。

针对初级运动皮质的神经刺激方法已证明是治疗慢性神经病理性疼痛的有效方法。其作用机制涉及运动皮质刺激(motor cortex stimulation,MCS),可能通过激活丘脑和丘脑下核来调节疼痛。重复经颅磁刺激(repetitive transcranial magnetic stimulation,rTMS)是利用施加在头皮上的时变电流来产生磁场,该磁场反过来感应出电场,该电场可以在脑组织内产生二次电流。随机对照试验表明,高频的 rTMS 对神经性疼痛治疗有效[59]。一项招募了 27 名上肢和下肢截肢患者的对照试验表明,5 天的

rTMS 可以在长达 2 个月的时间内有效缓解 PLP[60]。经颅直流电刺激(transcranial direct current stimulation,tDCS)类似于 rTMS,但该技术空间分辨率较低且会导致更广泛的刺激传播。一项随机双盲交叉试验评估了 8 例 PLP 的患者的 tDCS 疗效[61],研究表明,与假治疗组相比,5 天的 tDCS 治疗可在 1 周后显著减轻 PLP。

(五)心理治疗

对幻痛的心理干预包括行为认知疗法、催眠疗法、生物反馈疗法和支持治疗。这些干预手段促进患者接受并顺应身体外形的变化,适应慢性疼痛,以及减少引起疼痛的压力、悲伤和愤怒。

在 PAP 的治疗中虽然没有对照试验,但是行为认知疗法(cognitive-behavioral therapy,CBT)在慢性疼痛的治疗中是有用的。对于催眠疗法,一项对 20 名患者进行 6 个月 PLP 或 RLP 治疗的随机对照试验显示,进行 3 次催眠可以降低总体疼痛评分[62]。对于其他心理治疗,比如引导想象(创造有助于促进放松和治疗的意象)和生物反馈疗法(对自主生理过程的学习控制)缺少证据。

尽管缺乏严密的研究证明心理治疗对 PAP 的有效性,但心理健康咨询师对协助护理患有截肢相关并发症(包括疼痛)的患者是非常有价值的。

(六)介入治疗

如果保守治疗失败,可以考虑介入治疗。局部注射治疗常用于 PAP 诊断和潜在治疗。区域神经阻滞或注射局部麻醉剂可以提供及时止痛,但是疗效通常很短暂。在一项小型随机对照试验中,PAP 患者残肢压痛的区域注射 A 型肉毒杆菌素(250～300 单位)或利多卡因和长效地塞米松[63]。这两种治疗在随访的 6 个月都极大地改善了 RLP,但对 PLP 没有效果。一个小病例系列研究发现神经周围注射依那西普(肿瘤坏死因子抑制剂)对 RLP 持续时间少于 1 年的患者有效[64]。

慢性疼痛中常观察到自主神经功能障碍,通过交感神经阻滞缓解的疾病被归类为交感神经持续性疼痛(sympathetically maintained pain,SMP)。在一项观察研究中,对 17 名截肢者进行了交感神经阻滞[27]。结果,50％的患者术后疼痛明显减轻,提示 SMP 在 PLP 中起作用,在 RLP 中作用较小,但长期受益并不常见。

截肢性神经瘤引起的 PLP 或 RLP 已通用射频

或冷冻神经松解术治疗,尽管注射局部麻醉药后症状会相应减轻,但证据仅限于病例系列[65,66]。传统射频(conventional radiofrequency, CRF)治疗引起热凝使神经纤维变性,对治疗小关节或骶髂关节介导的背痛等疾病有效,但从理论上讲,周围神经治疗存在神经炎和神经瘤形成的风险。脉冲射频(pulsed radiofrequency, PRF)疗法是一种替代疗法,使用较低的温度和电磁辐射脉冲来破坏神经信号而不使纤维变性,从而降低与 CRF 相关的风险。一个病例系列描述了 4 例上肢或下肢 RLP 和 PLP 的患者,PRF(成功诊断局部麻醉阻滞后)明显改善,包括平均疼痛、用药需求和活动性/假体使用情况[66]。其他病例系列也记录了背根神经节 PRF 对 PAP 的改善(如下肢截肢患者的 L5 或 S1)[67,68]。冷冻神经松解术也可使神经纤维变性,但需冷敷。在 5 例 PLP 患者治疗 2 年后,3 例报告疼痛缓解 90% 以上,2 例报告疼痛缓解 20%~40%[65]。

脊髓刺激器(spinal cord stimulators, SCS)可在脊髓和脊髓上水平发挥作用,以取代背角失去的传入信号输入并增强下行疼痛抑制。目前还没有 PAP 患者的对照试验,但病例系列已记录了 RLP 和 PLP 的改善。Broggi 等人报道 26 例患者中有 23 例对 SCS 治疗 PAP 满意[69]。2001 年,19 例患者报告术后 PLP 改善 80%,但只有 6 例获得满意的长期疗效[70]。最近的一个病例系列发现,在 2003—2006 年 4 例植入 SCS 的 PLP 患者中,3 例在 15~66 个月的随访中对结果满意[71]。

针对周围疼痛机制的其他神经调节疗法也得到了应用。周围神经刺激(peripheral nerve stimulation, PNS)是指在周围神经损伤处或附近放置一根刺激导线。Rauck 等人报道了经皮放置 PNS 用于下肢 PAP 的情况[72]。14 名患者中,9 名完成了家庭试验;4 周后,他们报道 PAP 下降,生活质量"改善"。Eldabe 等报道 8 例在刺激背根神经节 14 个月后 PLP 平均疼痛减轻 50%[73]。

(七)手术治疗

通常,只有在确定了特定的可纠正的病理后,才需要手术治疗。突出的骨头、骨质增生、伤口感染、伤口愈合不良是手术的明显适应证。在恒压下或关节附近导致反复牵引的神经瘤可以通过切除神经瘤并重新定位骨骼或肌肉中的神经末梢来治疗。同样,外科手术治疗异位骨化可能会有所帮助。据报

道,63% 的创伤性大肢体截肢都发生了异位骨化[74]。选择性周围神经阻滞可作为神经瘤切除成功的预后指标。

高频电神经阻滞是治疗神经瘤和其他周围性 PAP 的一种新方法。这种治疗的基础是基于动物研究,其表明连续的高频交流电导致运动、感觉和自主神经传导阻滞,使 PAP 成为研究的理想对象[75]。实际上,手术植入的电极连接到神经瘤邻近的靶神经,并由植入式脉冲发生器提供能量,该脉冲发生器产生高频电流来阻断疼痛信号。在一个由 10 名 RLP 患者组成的试验病例中,这种治疗方法在治疗 90 天后显示出明显的疼痛缓解、功能改善和用药减少[76]。

一项针对接受靶向肌肉神经支配术(targeted muscle reinnervation, TMR)患者的回顾性研究表明,截肢神经的近端健康端与其他可重新用于控制肌电假体的肌肉相连,结果显示 15 例 RLP 患者中有 14 例术后症状消失[77]。需要进一步的研究来检验 TMR 作为截肢神经瘤治疗选择的长期潜力。

颅内神经刺激主要用于运动障碍的治疗,但也用于治疗其他疾病,包括慢性疼痛[78]。感觉丘脑或导水管周围和脑室周围灰质的深部脑刺激(deep brain stimulation, DBS)已证明对 PAP 有一定益处。Boccard 等随访 85 例接受 DBS 治疗的神经病理性疼痛患者,包括 9 例截肢患者[79]。在该队列中,68% 患者在随访 28 个月后报告疼痛明显改善,其中截肢组为 89%。在另一个队列中,12 名患者(包括 5 名截肢者和 7 名臂丛撕脱伤患者)在 1 年后接受 DBS 治疗[80],疼痛评分下降了 69%,截肢组表现出最大的益处,疼痛下降了 90%,功能也得到了改善。荟萃分析显示,周围神经病变或 PLP 患者 DBS 疼痛缓解率为 60%~75%[81]。

另一种类型的颅内神经调节 MCS 已成功用于治疗面部神经性疼痛和中枢性疼痛状态如脊髓损伤和中风后疼痛,但对 PAP 的疗效较差。Carroll 等随访 10 例慢性神经性疼痛患者,其中 3 例有 PAP[82],这三个患者中有 2 例报告持续 23 个月的 MCS 后 PLP 明显改善。DBS 和 MCS 的并发症包括颅内出血、感染、永久性神经功能缺损、癫痫发作和死亡[78]。

背根进入区(dorsal root entry zone, DREZ)损伤对撕脱伤患者很有帮助,但有关 PAP 患者却没有

进一步充分的研究[83,84]。

六、总结

随着血管因素和肿瘤因素截肢患者预期寿命的延长,以及创伤后截肢患者的生存率增加,PAP 的治疗任重道远。大肢体截除后,患者出现持续性疼痛的比例非常高,据最新统计,残端痛和幻肢痛的累积发病率超过 50%。PAP 的治疗受众多因素困扰,如截肢患者常伴随高发的精神心理改变、PAP 的病理生理机制未能明确而导致药物治疗效果欠佳、相关的临床研究较少和涉及中枢机制的疼痛总体治疗成功率偏低。目前 PAP 最佳方案应是多途径联合治疗,这包括可能情况下的超前镇痛、心理治疗、教育与康复、复合药物治疗,以及有指征时,进行干预治疗。

◆ 要 点 ◆

● 在美国,肢体丢失的患病率预计将从 2005 年的 160 万上升到 2050 年的 360 万。最常见的病因是血管性疾病(82%)和创伤性疾病(16%)。

● PAP 最常见的来源是幻肢痛和 RLP。

● 幻觉现象尚未完全解释清楚,目前认为是截肢后躯体皮质重组(脊髓上机制)、去传入后脊髓后角功能改变(脊髓机制)和切断神经末端自发神经元活动(外周机制)共同作用的结果。这些可能的机制构成了机械治疗方法的基础。

● 随机对照试验的结果显示 PAP 的药理治疗效果不一,但这些患者通常使用常见的神经病理性痛药物。

● 围手术期镇痛的研究表明,手术时机对预防幻肢痛可能至关重要,截肢前 24 小时以上开始治疗的患者获益最大。

● 辅助治疗如镜像治疗、心理治疗和无创 MCS 可能对 PAP 有益。

● 众所周知,心理治疗有助于控制慢性疼痛,但对 PAP 的研究还不够深入。对于复杂患者的跨学科护理,精神卫生提供者的参与可能是有价值的。

● 据报道,神经瘤注射、射频、冷冻神经松解术、PNS 和脊髓刺激等介入治疗对 PAP 有益,但其效果仅限于病例系列。

● PAP 的手术治疗可能包括颅内神经刺激、周围神经调节疗法或神经瘤切除和异位骨化。

参考文献

请于 ExpertConsult.com 在线访问参考文献。

第 30 章 中枢性疼痛

Julie H. Huang-Lionnet, MD, MBA; Chad Brummett, MD; Srinivasa N. Raja, MD

翻译：周晓凯 孙晓迪 潘寅兵 审校：廖丽君

中枢性疼痛是指各种中枢神经系统（central nervous system, CNS）失调相关的疼痛。尽管这些病变或失调在本质上千差万别，但探究其诱发疼痛的核心机制及治疗方法，仍可发现诸多因素紧密相连。国际疼痛研究协会（the international association for the study of pain, IASP）将中枢性疼痛定义为"中枢神经系统原发性病变或功能失调所引发的疼痛"。经典研究认为中枢性疼痛的失调包括卒中后、脊髓损伤（spinal cord injury, SCI）、外伤性脑损伤，以及多发性硬化（multiple sclerosis, MS）[1]。中枢性疼痛往往难以治疗且很少能够完全缓解。在这一章中，我们将讨论脑源性和脊髓源性的中枢性疼痛的临床表现、病理生理，以及治疗选择。

一、中枢性疼痛的流行病学特征

脑源性的中枢性疼痛首要病因为脑卒中。IASP 指出，卒中后疼痛的几种常见的亚型，包括中枢性卒中后疼痛（central poststroke pain, CPSP）、痉挛性疼痛、肩部疼痛、复杂区域疼痛综合征（complex regional pain syndrome, CRPS）和头痛[2]。除了多发性硬化患者以外，经典研究描述的中枢性疼痛的失调（脑卒中、SCI 等）多见于男性。与年长者更易受到卒中后疼痛影响不同的是，SCI 疼痛及 MS 疼痛更倾向于影响年轻患者[3]。通常认为，卒中后疼痛的诊断和治疗存在不足。最近报告的卒中后疼痛患病率差异显著，数值波动于 10%~55%之间[2]。

1906 年，两位法国神经学家首次将这种卒中后疼痛描述为"丘脑痛综合征"；为了表达对他们的敬意，又被称为"Dejerine-Roussy 综合征"[4]。Dejerine-Roussy 综合征例数占 CPSP 总数的 1/3。首批关于 Dejerine-Roussy 综合征的尸检研究显示，许多 Dejerine-Roussy 综合征患者都有丘脑以外的病变，这些发现结果已被现代成像技术所证实并扩充。引起疼痛的病变部位由脊髓后角的第一突触或三叉神经核延伸至大脑皮质，主要病因起源于血管病变，占脑源性中枢性疼痛中的 90%（幕上占 78%，幕下占 12%）（图 30.1）。与出血性卒中相比，缺血性卒中与卒中后疼痛的关系更密切。50%~75% 的

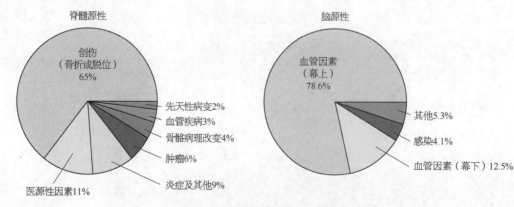

图 30.1 中枢性疼痛状态的病因

卒中后疼痛的病例伴有丘脑外的病变[6,7]。慢性卒中后疼痛更常见于丘脑及脑干病变患者[5]。除与脑卒中的类型及定位相关外，其他已报道的 CPSP 高危因素包括女性、高龄脑卒中发作、饮酒、外周血管疾病、他汀类药物的使用、抑郁、肌张力增高和痉挛、上肢运动减少和感觉缺失[5]。

SCI 疼痛有许多中枢性疼痛的亚型被列入国际脊髓损伤疼痛（international spinal cord injury pain, ISCIP）中。其中，1 级为伤害感受性、神经病理性及其他疼痛（如纤维肌痛），2 级为肌骨疼痛、内脏疼痛、其他伤害感受性疼痛、SCI 相关疼痛、SCI 同平面疼痛、SCI 平面以下的疼痛和其他神经病理性疼痛，3 级为已知的疼痛来源（如马尾病变、脊髓损伤、开胸术后疼痛、痉挛相关疼痛、便秘及压力性溃疡）[8-10]。该分类已被列入国际脊髓损伤数据集——疼痛基础数据集（international spinal cord injury pain basic data sets, ISCIPBDS），用以标准化全世界 SCI 疼痛的收集和报告[11]。脊髓源性的中枢性疼痛主要由创伤导致（图 30.1）。此外，脊髓肿瘤以及脊髓脱髓鞘病变也可引起脊髓源性的中枢性疼痛。据报道，在 SCI 患者中，中枢性疼痛的发病率在 34%～94% 之间[12,13]，而在 MS 患者中大约只有 29%[14,15]。

中枢性疼痛在 CNS 慢性退行性病变的患者中也相当普遍。例如，约 10% 的帕金森患者可能伴有包括疼痛在内的感官上的并发症[16,17]；癫痫能表现为疼痛性发作。此外，与侵犯大多数 CNS 的病理过程不同的是，临床医师无法根据病变部位预测中枢性疼痛的发生。多数中枢性疼痛患者保有对于触觉、振动的感知能力，以及关节运动功能，这佐证了中枢性疼痛涉及脊髓丘脑束（spinothalamic tract, STT）及其丘脑皮质投射的观点。据报道，病变部位位于脊髓、延髓以及丘脑腹侧部，其中枢性疼痛的发生率最高。

二、分类学

ISCIP 分类是由 IASP 的一个专门工作小组制定（表 30.1）[9,10,18,19]。如前所述，SCI 疼痛大致分为伤害感受性及神经病理性两类，又根据涉及的解剖结构、疼痛的部位及病因的不同继而进行第二、第三级的子分类。伤害感受性疼痛本质上可能是肌肉骨骼疼痛或者内脏疼痛，前者可能继发于局部瘫痪而导致的特定部位肢体过度代偿性使用，或是由于骨关节的继发性改变造成。神经病理性疼痛通常出现在感觉异常的区域，根据疼痛部位细分为同平面（神经根型或中央型）、平面以上、平面以下疼痛，以便于判定引发疼痛的病变部位[20]。据报道，91% 的 SCI 患者在损伤 2 周后出现疼痛，6 个月时比例降至 64%。在损伤后 2 周，出现同平面的神经病理性疼痛的比例为 38%，并在伤后 6 个月时保持不变。而损伤后 2 周，14% 的患者出现平面以下的神经病理

表 30.1　脊髓损伤疼痛的分类

初级分类（第一级）	初级体系（第二级）	特定的结构和病理（第三级）
伤害感受性	骨骼肌肉源性	骨、关节、肌肉外伤或炎症 力学不稳定 肌痉挛 继发性过度使用症候群
	内脏源性	肾结石、肠道功能障碍、括约肌功能障碍 反射障碍性头痛
神经病理性	平面以上	抗压单神经病 复杂区域疼痛综合征
	同平面	神经根受压（包括马尾） 脊髓空洞症 脊髓外伤/缺血 脊髓髓质束根外伤
	平面以下	脊髓外伤/缺血

注：Taxonomy of Spinal Cord Injury Pain Spinal Cord Injury Pain: Assessment, Mechanisms, Management, Yezierski, Burchiel, Taxonomy and Epidemiology of Spinal Cord Injury Pain, Siddal, Yezierski, Loeser. 2002 IASP Press. This table bas been reproduced with permission of the International Association for the Study of Pain® (IASP). The table may not be reproduced for any other purpose without permission.

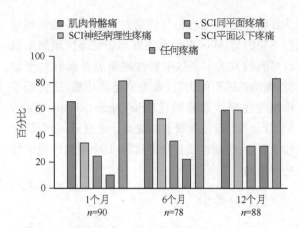

图 30.2 脊髓损伤后疼痛。脊髓损伤后出现急、慢性疼痛是常见的。据报道,疼痛的类型似乎是随时间变化而改变;然而,肌肉骨骼性疼痛仍最常见。神经病理性疼痛的患病率随着时间推移而增加,可见于损伤的同平面或平面以下[引自 Finnerup NB, Norrbrink C, Trok K, et al. Phenotypes and predictors of pain following traumatic spinal cord injury: a prospective study. J Pain 2014;15(1): 40–48.]

表 30.2　神经病理性疼痛的评级系统

评价每个患者的标准:
* 疼痛有着明确的神经解剖学上的合理分布[a]
* 有暗示相关损伤或疾病影响外周或中枢躯体感觉系统的病史[b]
* 有至少一个确证试验显示明确的神经解剖学上的合理分布[c]
* 有至少一个确证试验显示相关的损伤或疾病[d]

注:[a]与外围神经支配区域相对应或与 CNS 的体表分布相一致。
[b]据报道,疑似的损伤或疾病与疼痛相关联,包括典型病情发展的时序关系。
[c]作为神经检查的一部分,这些检查证实了阴性或阳性神经体征的存在与疼痛的分布相一致。临床感官检查可能会辅以实验室检查和客观测试来揭示亚临床的异常征象。
[d]作为神经检查的一部分,这些检查证实了疑似的损伤或疾病的诊断。这些确证测试取决于导致神经病理性疼痛的损伤或疾病。神经病理性疼痛存在的确定性分级:明确的神经病理性疼痛,都具备(1~4);很可能的神经病理性疼痛,1 和 2,加上 3 或 4;可能的神经病理性疼痛,1 和 2,3 或 4 没有明确证据。

性疼痛,在伤后 6 个月时增加至 19%。图 30.2 描述了 1 年时间内,SCI 导致疼痛的发生率和类型[21]。疼痛可以是自发性的或刺激诱发的。纵向研究表明,同平面的疼痛发作较早,而脊髓损伤后平面以下疼痛的发作需要长达数月至数年的发展期[21,22]。

中枢性疼痛失调是多种类型的"神经病理性疼痛"之一。神经病理性疼痛的定义和诊断经过全世界范围内的研究人员详细探讨,IASP 将其定义概括为"躯体感觉神经系统病变或疾病引起的疼痛"。现如今,一些专家认为应将中枢性神经病理性疼痛与周围性神经病理性疼痛区别开来[23]。表 30.2 展示了新版神经病理性疼痛评级系统[23,24]。尽管开展了大量的问卷调查和标准化的自主报告措施以诊断神经病理性疼痛,但上述评级系统仍需结合体格检查。

三、病理生理机制

中枢性疼痛很可能是中枢性疼痛传导通路受到刺激及损害后产生的病理生理变化,引发并维持中枢性疼痛可能的病理生理机制复杂且尚不清楚(供审核,见于 Finnerup[1,8])。CNS 损伤可能引起解剖、神经化学性、炎性或毒性兴奋性改变,从而造成中枢神经系统的激活和异常兴奋。

谷氨酸、γ-氨基丁酸(gamma-aminobutyric, GABA)、去甲肾上腺素、5-羟色胺、组织胺和乙酰胆碱在内的一些神经递质参与了疼痛传导通路中伤害性传入信号的处理。通过去甲肾上腺素能、血清素能、胆碱能等神经递质激动丘脑网状和传导细胞,使信号传递从节律性暴发到单峰冲动的转变。类似地,谷氨酸等兴奋性氨基酸释放到脊髓损伤区域内可引发神经元兴奋性异常增高。脊髓 P 物质和胆囊收缩素(cholecystokinin, CCK)可通过影响电压门控的钠离子、钙离子通道而发挥作用。钾离子通道则在静息状态下,膜电位与控制神经元兴奋性时发挥至关重要的作用。

SCI 的中枢性疼痛可能是脊髓上区去神经信号传入引发的可塑性变化,以及脊髓疼痛源的异常传入信号共同引起(图 30.3)[25,26],中枢性神经系统的变化包括神经元兴奋性异常升高。SCI 发生后,N-甲基-D-天冬氨酸受体(N-methyl-D-aspartate receptor, NMDA)的激活诱发了细胞内的级联反应,导致神经元活性/兴奋性上调,出现自发性和诱发性的神经元超活化/兴奋性异常升高,产生异常的疼痛感知。此外,电压敏感性钠离子通道的变化也有助于神经细胞膜兴奋性的改变。其他重要机制可能还有内源性抑制物的丢失,包括 GABA 能递质、阿片样物质的减少,以及单胺能的抑制。兴奋毒性或缺血性 SCI 模型超敏性的广动力神经元(wide dynamic range, WDR)揭示了类似于周围神经损伤后的中枢敏化的变化。类似于癫痫,SCI 引起一部分神经元超活化,另一部分则对此混乱的活化做出反应。现在看来,这一群体的数量必须达到一定的临界阈限,患者才会感受到自发性疼痛[27]。

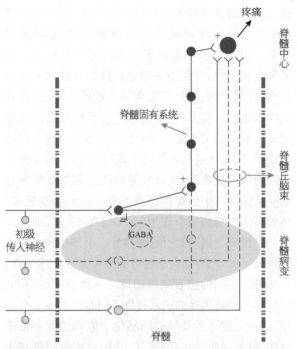

图 30.3 设想的脊髓损伤源性的中枢性疼痛机制。两种机制使得初级传入纤维的信号输入扭曲。脊髓损伤以下的脊髓丘脑束投射神经元可能损伤，并引起包括丘脑在内的高级神经元的传入神经阻滞过度兴奋作用。因兴奋毒性变化及损伤平面受损的GABA能神经元的抑制解除，脊髓损伤部位的脊髓后角次级神经元可能变得兴奋性过度增高。脊髓病变端二级神经元的异常输入信号可传播通过脊髓固有系统传到传入神经阻滞的丘脑神经元，从而导致损伤平面以下区域的疼痛。（引自 Finnerup NB, Jensen TS: Spinal cord injury pain — mechanisms and treatment. Eur J Neurol. 11: 73 - 82, 2004.）

功能成像技术的发展丰富了我们对于多种疼痛状态下脑变化的理解[28]。已知健康人群中枢的谷氨酸水平在疼痛状态下会反应性增高[29]，且纤维肌痛患者中枢的谷氨酸增高水平直接与疼痛刺激相关[30]，其前脑多巴胺和阿片受体利用率下降。另外，证据显示，卒中后疼痛患者其疼痛处理区的阿片类物质结合力下降[31]。可以推想，兴奋与抑制机制的不平衡性，在某种程度上能够解释中枢性疼痛。有趣的是，慢性疼痛患者其灰质成分是减少的[32]。至于灰质的变化是在疼痛发生前就已出现，或是损伤后退变导致，亦或是兴奋性神经递质（即谷氨酸）的炎症反应所引发的，目前尚不明确；不过，在一例周围神经损伤的大鼠模型中发现，额叶皮质减少的多少与伴发的焦虑相关。根据先前在截肢患者中的发现[34]，完全性脊髓损伤患者会完成与疼痛强度相关的躯体感觉皮质的伤后重组[33]。

包括中枢性疼痛在内的多种疼痛状态均与感觉传导通路的改变及下行抑制机制受损相关。Craig及其同事的研究表示，在正常情况下，冷感觉在STT的传导通路可抑制前脑对于伤害感受性刺激在STT传导的响应[35]；因而，中枢性疼痛状态的一些表现可以用此传导通路的受损来解释。他们猜测，中枢性疼痛的出现，需要脊髓丘脑皮质传导通路的脊髓后角Ⅰ层病变足够大才能产生对侧的感觉症状。这里假设中枢性疼痛是因正常感觉处理的综合控制受到破坏而造成的一种解除现象。温度敏感性的破坏导致冷感觉诱导的疼痛抑制丢失，以及因而产生的冷感觉诱发烧灼样疼痛的抑制解除。Craig及其同事认为，丘脑腹内侧后核（ventromedial posterior, VMPo）起着至关重要的作用。然而，灵长类动物的调查研究结果强烈支持起自脊髓后角Ⅰ层和脊髓后角深层至对侧腹后外侧核（ventral posterior lateral, VPL）的脊髓丘脑皮质传导通路的存在，通路延伸至SⅠ躯体感觉皮质的Ⅰ区。类似的传导通路可激活SⅡ皮质神经元，因为存在腹后外侧和腹后下侧到SⅡ及SⅠ~SⅡ的直接投射[36]。

脊髓丘脑皮质传导通路的病变能引起脊髓及脑各个神经元的异常放电。因STT的内（兴奋）、外（抑制）侧束的平衡紊乱，这种神经元异常放电能够产生因伤害性传入信号而造成的错误感觉，这也许可以解释为什么部分损伤的患者比完全性脊髓和丘脑损伤的患者更容易发生疼痛。严重的中枢神经系统病变伴有上行性感觉传导系统的完全性损伤似乎不会引起中枢性疼痛症候群，而轻、中度或重度上行传导系统前外侧的破坏伴有脊柱/内侧丘系的部分性或完全性功能保留则更易引起中枢性疼痛症候群。此外，即使是处于缓解期，感觉迟钝及疼痛也可因大纤维/脊柱/内侧丘系系统的额外传入信号而诱发；一旦连接建立，可能不会被额外的去传入信号中断。

感官刺激作用于已被先前传入信号改变后的神经系统，这种"记忆"极大地影响到疼痛行为。这种记忆并不是由病变发展所激活，这一事实能解释一些患者中枢性疼痛的长时间延迟发作。这种记忆是由NMDA受体及其对钙离子通道活性的影响所介导，长时间的强化作用对其形成至关重要。因此，中枢性疼痛通常在病变出现数周至数个月后逐步发展起来，出现涉及脊髓丘脑传导通路的感觉改变，尤其是温度感知的变化。

小神经胶质细胞在中枢性疼痛中所发挥的作用

是一块非常吸引人的研究领域。小神经胶质细胞是脑和脊髓的巨噬细胞，在发生损伤或感染时释放炎症介质，炎症介质活化及随后的炎症反应被认为是促成进一步炎症反应及星型胶质细胞活化恶性循环的原因[1]。针对参与这种小胶质细胞和星形细胞激活的细胞因子、趋化因子及炎症介质的治疗方法的探索愈发火热[26]。

四、临床表现

据报道，中枢神经病理性疼痛常在中枢神经系统病变后数天至数周才出现，表现为一种持续的触摸痛或神经痛，有可能合并触发痛。尽管许多工具及测试被推荐应用于中枢性疼痛的诊断，但是正是由于中枢性疼痛失调的类型和临床表现的多变性，没有哪一项诊断既敏感又特异。疼痛的性质可表现为烧灼痛、酸痛、枪击样痛、针刺样痛以及酸麻痛。这种疼痛的不适感通常是持续的，但程度时轻时重，身体部分可深可浅。只有在少数患者，疼痛呈间歇性和每天发作。非痛性的触觉、温度觉、振动觉、听觉、视觉和嗅觉，以及内脏刺激即可诱发或加剧自发性疼痛，焦虑和（或）恐惧亦可加剧的疼痛症状。在临床实践中，部分中枢性疼痛患者能够表现出最显著的症状。典型的 Dejerine-Roussy 综合征患者有快速的患侧逆行性偏瘫痪，以及触觉、温度觉和痛觉的感觉缺失。偏瘫侧肢体也常出现痛觉超敏、痛觉过敏和严重的自发性阵痛，这些患者也能表现出偏身共济失调、偏身立体感知功能障碍、手足徐动症样运动。中枢性疼痛患者有可能表现出上述任何一种或所有特征表现，这取决于病变的基本位置。丘脑病变患者的感觉检查系统征象包括了所谓的丘脑中线分裂引发的感觉缺失和疼痛感。任何原因引起的中枢性疼痛均伴随迟发性的痛觉过敏，这一事实支持了多突触应答这一假说。脑干及丘脑上部病变的疼痛强度为中等，分别为平均 61 mm 和 50 mm（基于 100 mm 视觉模拟评分法），而丘脑病变的疼痛强度剧烈（平均 79 mm）[37]。为了制定明确的治疗步骤以及进一步的科学研究工作计划，现已制定出多种标准化策略，从不同方面对神经病理性疼痛进行评估。

有自发性或诱发的感觉迟钝、感觉过敏或感觉异常病史的患者应进行简明扼要的床边检查，这可能对区分中枢性神经病理性疼痛的不同表型有帮助。一项基于 ISCIPBDS 框架的前瞻性研究表明，

感官测试的早期超敏反应是后期平面以下（而不是同平面）中枢性神经病理性疼痛发作的预测因素[38]。疼痛部位局部的感官测试通常表现出反常的痛觉减退（痛性刺激的敏感性降低），且患者感到疼痛的部位常表现对温度刺激的敏感性降低，尤其是冷刺激。事实上，疼痛的强度似乎也与温度感觉的丧失程度相关。温度感觉失常的测定可以通过冷的金属工具、冰或是氯乙烷喷雾剂来完成，触觉测定可以通过棉花检测，而针刺觉的测定需与对侧进行对照。慢性卒中后疼痛患者拥有完整的振动感觉。患者可能表现为感应作用（mitempfindung），即身体的一个区域受到刺激引起身体另一个部位同时感觉到刺激感的现象；这些患者可能也存在异位感觉，即一侧身体受到的感官刺激却被另一侧身体所感知。能够感受到烧灼痛的一部分患者同时也失去了对于冷、暖的温度感觉及敏锐的感觉。能够感受到枪击样痛、针刺样痛、钝痛的患者，其触觉痛觉超敏是主要表现。尽管许多患者的感觉功能紊乱几乎总能在体格检查中呈现出来，但其临床表现少或轻微。定量感觉测试将有可能揭示感觉阈限下，出现左右两侧不对称的冷、暖、热痛觉。

自主神经系统功能丧失的检测对于脊髓损伤患者可能至关重要。病变位于第 6 胸椎水平（内脏流出道）之上常常伴有自主神经反射失调，这种自主神经反射失调由感觉传入（如膀胱充盈）而引发的突发性血压剧烈升高、心率加速或减缓，以及剧烈头痛。脊髓损伤患者，如需进行低于脊髓损伤平面的手术，术前必须进行泌尿系统检查和胃肠系统检查（即膀胱镜和结肠镜检查），这是因为内脏在手术过程中易受到刺激而诱发自主神经反射失调，需要格外谨慎。尽管患者可能对于其手术区感觉缺失，但强烈的刺激仍可引发血流动力学不稳定，并发症包括有癫痫发作及脑出血等。

五、继发于脊髓损伤的中枢性疼痛实验模型

在大鼠的实验性模型中，我们已经获得了关于脊髓损伤后中枢性疼痛机制，以及相关药物对疼痛行为学表现潜在作用的有趣见解。由 Wiesenfeld-Hallin 牵头的 Stockholm 工作小组开发了光化学诱导的脊髓缺血模型[39]，而 Yezierski 等开发了兴奋毒性脊髓损伤模型[13]。脊髓白质及灰质同时存在病

变的大鼠产生瞬时抗吗啡的触觉痛觉超敏敏感,却能够对全身 GABA - B 受体激动剂巴氯芬有反应,并能够通过预先给予 NMDA 拮抗剂 MK - 810 而预防触摸痛。鞘内给予吗啡和可乐定能够减轻痛觉超敏,而注射 CCK - B 拮抗剂同样也能够减少痛觉超敏。

六、治疗方式

中枢性疼痛的治疗是复杂的,需要对于患者疼痛及治疗目的进行全面的评估。中枢性疼痛患者的治疗中,很重要的一点就是明确并不断回顾治疗目的。必须告知并定期提醒患者,疼痛是不可能完全消除的。因此,治疗的合理目标是在不产生过多副作用的前提下,改善功能并减轻疼痛。此外,对中枢性疼痛症候群中多个组成都有治疗策略也是至关重要的;因而,伴随着大多数慢性疼痛和机体功能丧失出现的多种心理症状也必须被治疗。中枢性疼痛的有效治疗选择有药物疗法、行为疗法、物理疗法、神经调制、其他介入疗法以及神经外科消融术。表 30.3 展示了基于 Que 等提出的脊髓损伤治疗策略修改后的治疗步骤[40]。

表 30.3　中枢性疼痛治疗策略

步骤 1　明确问题

明确存在的问题和潜在不良后遗症
确定疼痛的生物、心理因素及其对个体疼痛经历的影响
明确疼痛对于患者功能的影响
明确患者对引起中枢性疼痛的疾患(脊髓损伤、脑卒中、多发性硬化)的适应程度
明确中枢性疼痛潜在疼痛和失调的额外后果的风险和(或)存在褥疮、肌萎缩、药物副作用

步骤 2　为患者及治疗医师明确合理的目标/目的

疼痛缓解/减轻
治疗痉挛—减低频率和(或)强度
增强运动耐量和功能改善
实现独立生活
回归工作

步骤 3　构建多学科方法

药理治疗	介入治疗	物理疗法和职业疗法	社会心理疗法
一线用药	特定的条件	结构化疗法和家庭练习	精神治疗
AED(加巴喷丁和普瑞巴林)	有限的证据	姿势再训练	药物治疗
	主要用于难治性患者	痉挛治疗	心理咨询
二线用药	神经调制	肠道/膀胱治疗管理	CBT
TCA	SCS	支撑和设备以帮助家庭和工作功能	疼痛应对技巧
SNRI	DBS	家庭/工作重新改造	放松
AED 联合应用	MCS	语言疗法	家庭支持和教育
三线用药	鞘内疗法		
阿片类药物	巴氯芬		
SSRI	吗啡		
	可乐定		
四线药物	齐考诺肽		
氯胺酮输注	针刺疗法		
利多卡因输注	消融疗法(DREZ、脊髓索离断术)		

注:中枢疼痛的治疗需要对于疼痛和患者潜在失调的仔细评估。理解目标并设立期望值对于构建合适的多学科治疗方案是必要的。AED,抗癫痫药物;CBT,认知行为疗法;DBS,脑深部电电刺激;DREZ,脊髓背侧神经根入髓区毁损术;MCS,运动皮质电刺激;SCS,脊髓激;SNRI,5-羟色胺和去甲肾上腺素再摄取抑制剂;SSRI,选择性 5-羟色胺再摄取抑制剂;TCA,三环类抗抑郁药。引自 Que JC, Siddall PJ, Cousins MJ: Pain management in a patient with intractable spinal cord injury pain: a case report and literature review. Anesth Analg. 105:1462 - 1473,2007.

（一）药物疗法

1. 抗抑郁药

药物疗法是以渐近性协同治疗为准则，该疗法以抗抑郁药为基石，其可能通过调节丘脑作用于蓝斑去甲肾上腺素能神经元和中缝背侧 5-羟色胺激活细胞的猝发性活动而发挥作用[41]。阿米替林通常对于中枢性卒中后的控制及脊髓损伤的疼痛是有效的[42]，然而一些研究却显示是无效的[43]。阿米替林的有效部分源于其对阻止去甲肾上腺素及 5-羟色胺的再摄取的作用。三环类抗抑郁药（tricyclic antidepressants，TCA）应以 50～100 mg/d 的量调整，此剂量下三环类抗抑郁药的血浆浓度不足可能提示需给予更高剂量。一个小样本实验性研究发现，在发生丘脑卒中时，给予阿米替林并不能改变慢性卒中后疼痛发生的时间或其潜在发生可能[44]。类似地，对照试验的结果也不支持阿米替林的使用对于脊髓源性的慢性中枢性疼痛的治疗有效性[43]。虽然阿米替林是在中枢性疼痛中研究最多的一种三环类抗抑郁药，但是去甲替林已被证明是具有类似于阿米替林镇痛功效，且更少的副作用药物[45]。据报道，简单的镇痛药，如非甾体抗炎药（nonsteroidal anti-inflammatory drugs，NSAID）、对乙酰氨基酚[26]及解痉药（如苯二氮䓬类）的药物组合，是控制中枢性疼痛中常见的、持续的、烧灼样、触摸痛的不错方案[46]。

已有部分关于 5-羟色胺/去甲肾上腺素受体再摄取抑制剂（serotonin-norepinephrine reuptake inhibitors，SNRI）治疗中枢性疼痛的随机双盲对照研究。其中一项关于度洛西汀治疗脑卒中后或脊髓损伤患者疗效的研究显示，与安慰剂组相比，治疗组在 8 周后的平均疼痛评分呈下降趋势，且动态触诱发痛及冷触诱发痛改善明显。然而，疼痛强度、触觉及压力相关疼痛或其他指标（SF-36、疼痛残疾指数和 ED-5D）[47]未发现明显差异。在另一项关于度洛西汀治疗 MS 患者中枢性疼痛疗效的研究中，尽管治疗组有更高的继发于不良事件的停药率，但仍在统计上显示出了比安慰剂组更大的疼痛改善[48]。一项关于缓释文拉法辛治疗 SCI 的中枢性疼痛及抑郁的研究显示，虽然未观察到对于神经病理性疼痛有显著作用，但对于伤害感受性疼痛强度的临床缓解和干预作用明显[49]。这些初步研究结果表明，SNRI 可能是治疗中枢性疼痛有效的辅助药物。

2. 抗惊厥药

抗癫痫药（antiepileptic drugs，AED）对于神经病理性疼痛的治疗是有效的。目前，最常用的 AED 为加巴喷丁和普瑞巴林，两者均对中枢性疼痛的治疗有效，但尚无两者疗效直接比较的研究结果[50]。Parsons 等对继发于 SCI 的神经病理性疼痛患者的安慰剂对照实验进行了综合分析，结果显示在普瑞巴林 12～16 周的治疗期后，神经病理性疼痛较安慰剂组有明显改善[51]。Cardenas 等通过一项安慰剂随机对照研究为普瑞巴林有效性提供了 I 类证据，在经过普瑞巴林 16 周治疗期治疗继发于 SCI 的中枢性神经病理性疼痛后，根据病程校正后的疼痛平均改变较安慰剂组明显改善[52]。然而，一项随机、双盲、安慰剂对照的多中心研究显示，关于普瑞巴林治疗卒中后中枢性疼痛的疗效，并未观察到在主要疗效终点（每日疼痛评分表中的平均疼痛评分）普瑞巴林组较安慰剂组有显著改善。然而，在睡眠、焦虑、临床总体印象（clinician global impression，CGIC）的次要终点上，普瑞巴林治疗组取得了明显改善[53]。

Gilron 等研究显示[54]，对于神经病理性疼痛合并糖尿病神经病变及带状疱疹后遗神经痛的治疗，TCA 与加巴喷丁联合使用较两者单独使用疗效更好。一组对照研究结果显示，卒中后疼痛患者予以拉莫三嗪 200 mg/d 治疗，疼痛评分从 7 分降至 5 分（10 分数字等级量表）[55]。相较于没有诱发性疼痛的患者，拉莫三嗪对于在疼痛最显著部位周围，有着严重感觉倒错的患者似乎更加有效。然而，这项试验没能显示拉莫三嗪对于完全性脊髓损伤患者的自发性与诱发性疼痛的效用[56]。Chiou-Tan 和他的同事发现，美西律对于脊髓源性中枢性疼痛的治疗是无效的[57]。

最近的两项随机、双盲、安慰剂对照实验研究了左乙拉西坦的疗效，但却未能证明该药物对于中枢性疼痛有显著的益处。一项关于 MS 患者中枢性疼痛的研究显示，6 周的治疗未能带来结果的差异[58]。第二项关于中枢性卒中后疼痛的研究显示，与安慰剂相比，并未发现其镇痛作用，反而增加戒断反应及副作用的发生[59]。

3. 阿片类药物

尽管阿片类药物对于一些患者的治疗是有效的，但是其仍不属一线治疗药物。对阿片类药物试验性治疗有效者,可能会被予以长效阿片类药物进行治疗,如缓释剂型或透皮制剂。在一项对照研究中,高剂量(0.75 mg)治疗期间神经性疼痛减轻的幅度明显大于低剂量的 μ 激动剂左啡烷[60],但是,中风后出现中枢性疼痛的患者报告获益的可能性最小。另一个对照试验显示,静脉输注吗啡能够引发对中枢性神经病理性疼痛症候群部分组成的镇痛作用,但是仅有一小部分患者能够从长期的阿片类药物治疗中受益[61]。吗啡能够显著降低毛刷诱发的痛觉超敏的强度,但却对其他刺激引起的疼痛(即静态机械性、温度的痛觉超敏/痛觉过敏)无效。

4. Na 通道阻滞剂

利多卡因全身给药(5 mg/kg 静脉注射超过 30 分钟)的疗效评估是通过一组双盲、安慰剂对照的交叉试验进行的,研究对象包括 16 位自发性疼痛和诱发性疼痛(痛觉超敏和痛觉过敏)的患者,分别为慢性卒中后疼痛($n=6$)或脊髓损伤疼痛($n=10$)[62]。通过利多卡因全身给药的方式,能够引发中枢神经系统损伤所引起疼痛的一部分有选择性地显著降低。所观察到的利多卡因全身给药后,优先选择性抗痛觉过敏及抗痛觉超敏的作用表明,其在这些诱发疼痛的机制上有选择性的中枢作用。

5. N-甲基-D-天冬氨酸受体拮抗剂

还有很多其他非传统的中枢性疼痛治疗药物已在研究,其他的神经病理性疼痛状态虽可能限制药物的实用价值,但却能进一步推进科学研究。自 1960 年以来,氯胺酮的有效性已然被发掘,但是由于其所具有的副作用及潜在的成瘾性,限制了其在围手术期以外的使用[63]。一些研究报告指出,氯胺酮之所以能够在中枢性疼痛中发挥作用,原因可能在于其独特的 NMDA 拮抗特性,此特性对于中枢性疼痛的表现形式具有重要意义[64,65],但其最优的给药方式、给药剂量、持续时间和实用性仍不明确。

6. 大麻类

难治性的中枢性疼痛中另一个有趣的领域即为大麻类药物的使用[66]。尽管大麻目前仍属受控制的物质,但是美国的一些州已经允许使用医用大麻。在一组随机双盲对照研究中,以大麻为基本组成的药物经口腔黏膜吸收的喷雾剂型对比安慰剂组,发现能够明显改善疼痛和睡眠障碍[67]。在一项四氢大麻酚/大麻二醇(tetrahydrocannabinol/cannabidiol,THC/CBD)口腔黏膜喷雾治疗 MS 引发神经病理性疼痛疗效的Ⅲ阶段安慰剂对照研究中,主要终点(治疗失败的时间)是在第一阶段的双盲实验中大量安慰剂组的疗效反馈模糊。在随机撤药的第二阶段,在主要终点和次要终点(NRS 评分和睡眠质量)上,THC/CBD 喷雾组较安慰剂差异有统计学意义。这项研究中两个阶段结果的矛盾,表明需要更多的研究探索 THC/CBD 喷雾剂治疗中枢性神经病理性疼痛的疗效[68]。目前的研究集中在选择性大麻受体激动剂上,以减少其不良的精神影响。

(二)行为疗法

推动一般心理活动的行为包括注意力分散技术和物理疗法,其似乎也能对中枢性疼痛状态的缓解中发挥作用。外周感觉信号传入和脑部额框区的激活抑制了特异性及非特异性疼痛传导通路。Haythornthwaite 和他的同事基于对一系列病例报告的详尽研究,认为生物反馈疗法、催眠和认知行为干预都有益于神经病理性疼痛的治疗[69]。

(三)物理疗法和职业疗法

物理疗法是有益的,但是如针灸、超声波和按摩在内的疗法并对中枢性疼痛状态的长期治疗无效,而经皮神经电刺激疗法(taneous electrical nerve stimulation,TENS)则能够为卒中后以及不完全脊髓损伤后的中枢性疼痛提供长期疗效[70]。患者因中枢性疼痛引发的功能受限或障碍,能够很大程度地受益于职业疗法,使得他们在家庭或工作环境中更好地活动[40]。一些患者需要物理支架或是一些辅助设备,这些将为患者提供更大的独立性并使他们心理上更加受益。

(四)神经调制

作为更具侵入性和更昂贵的一种中枢性疼痛的治疗模式,神经调制能够有效地治疗严格适应证的患者。现已证明电针在治疗慢性疼痛方面能够提供潜在获益,但是需要进一步的研究以阐明其潜在作用机制。一项随机研究发现,电针治疗可显著降低复发性 MS 患者的疼痛、抑郁,改善患者生活质量[71]。

对于脊髓损伤患者,脊髓电刺激(spinal cord stimulation,SCS),也被称为脊髓背柱电刺激,通常是比脑深部电刺激和运动皮质电刺激(motor cortex stimulation,MCX)更好的一种选择,这是因为脊髓电刺激是安全、可逆,操作相对简单的。损伤平面以上的脊髓背柱应仍有功能,以保证感觉异常的产生。麻木区域有疼痛以及不完全性脊髓损伤患者都不是神经调制治疗合适候选人。在试验中,疼痛缓解程度超过50%的患者可以考虑永久装置。脊髓电刺激治疗无效的患者,丘脑触觉传导核的脑深部电刺激(deep brain stimulation, DBS)或丘系辐射可能有作用。Bendok和Levy的研究数据显示,产生感觉异常的DBS能够缓解神经病理性疼痛[72]。脑室周围/中脑导水管周围的灰质(periventricular gray/periaqueductal gray, PVG/PAG)的DBS适合于伤害感受性疼痛。

源自Tasker和他的同事的研究数据说明,对于脑源性中枢性疼痛,脑部电刺激能够缓解53%患者的持续性触摸痛及25%患者的诱发痛,但是脑部电刺激对于神经痛没有任何作用[73]。部分神经痛有时对于神经外科消融术有所反应。在SCS试验性治疗中,尽管患者可能会报告疼痛有所缓解,但是SCS对于治疗脑源性中枢性疼痛没有任何帮助。产生感觉异常的DBS和MCS适合于疼痛的持续状态。对于那些伴有痛觉超敏或是痛觉过敏的患者,PVG/PAG的DBS效果似乎不错。一项随机、对照、交叉的DBS实验结果显示,帕金森病患者的主观热痛阈值明显提高,而疼痛引起的脑部躯体感觉皮质活动明显减少[74]。

电刺激运动皮质为中枢性疼痛的神经调制提供了一个新目标。Yamamoto和他的同事得到的结论是,使用硫美妥和氯胺酮而不是吗啡缓解疼痛的患者,对于MCS的效果反应最好[75]。Canaevo和他的同事推论出,MCS能够控制自发性和诱发性疼痛,而不能控制无痛性的感觉异常[76]。对MCS反应良好的患者也能够对经颅磁刺激有所反应。Raslan等进行了一项回顾性研究,在11例MCS系统植入术后的三叉神经痛或三叉神经去传入痛患者中,8例患者在术后6个月获得了满意的疼痛控制(疼痛缓解>50%);随访持续至术后33个月,其中5例获得了长期疼痛控制[77]。

七、其他介入疗法

(一)鞘内泵

鞘内泵常用来治疗众多的疼痛以及肌痉挛[78]。鞘内药物的使用常会带来诸如时间、成本,以及发生

额外严重并发症的潜在风险等问题[78,79],最常用的鞘内药物是阿片类药物(吗啡、氢吗啡酮和芬太尼)、可乐定和布比卡因。可乐定与吗啡联合用来治疗SCI疼痛的效果优于其中任一种单独使用的效果[80]。齐考诺肽,一种非阿片类鞘内药物,是通过美国食品药品管理局批准用于慢性疼痛治疗的合成型锥形蜗牛毒素。齐考诺肽是为数不多的疗效经过随机对照试验证明过的鞘内药物之一[81]。然而,它的副作用也很明显[82],且一部分专业人士也在质疑其在疼痛治疗中的作用。

巴氯芬,一种GABA受体激动剂,具有抗伤害感受性作用,其在中枢性神经痛的动物模型内进行鞘内用药能够有效减少痛觉超敏[83]。精心设计的临床研究结果表明,巴氯芬鞘内注射治疗CRPS是有效的,而复杂区域疼痛综合征与本章所讨论的中枢性疼痛具有许多共同属性[84]。巴氯芬鞘内注射在治疗疼痛、痉挛以及多种类型的中枢性疼痛,包括卒中后疼痛、脊髓损伤及多发性硬化的疼痛等很有帮助[84,85]。巴氯芬鞘内注射可以是从单次注射到持续的鞘内导管注射。一旦鞘内泵置入体内,每日的注射剂量逐步调整直到起效。与其他所有鞘内泵相同,也存在与注射药物无关的泵潜在机械故障并发症,因而需要密切观察和定期随访[84]。

(二)神经外科消融术

神经外科消融术在中枢性疼痛的部分神经痛的治疗中发挥重要作用,经皮射频背侧神经根消融术是治疗单侧神经根疼痛症候群的一种选择。消融手术包括脊髓索离断术、索带切除术及脊髓背侧神经根入髓区(dorsal root entry zone, DREZ)毁损术。脊髓索离断术和索带切除术的目的在于中断脊髓丘脑束。索带切除术虽是最简单的破坏性操作,但却能使完全性损伤的患者受益。但大多数患者不能接受,因为这浇灭了他们对于脊髓功能最终恢复的希望。经皮/开放的脊髓索离断术能够达到与索带切除术相同的结果,面向不完全性损伤患者提议,但其存在加剧膀胱功能障碍和诱发同侧肢体局部瘫痪的风险。DREZ手术对于脊髓源性的中枢性疼痛中的神经痛及触发痛组成同样有效。Nashold和他的同事认为,这一过程对于末端痛(疼痛开始于损伤平面,并向远端扩展)的缓解最有帮助[86]。延伸广泛的疼痛,沿骶骨分布的疼痛、远距离分布的疼痛、主诉为虚幻或弥漫的烧灼样疼痛对于DREZ手术效

果欠佳。尽管这一过程保存了未来脊髓功能恢复的可能,也避免了肢体局部瘫痪的风险,但手术可能妨碍了残余的膀胱功能,需要进行一次椎板切除手术,这对主诊医师的医疗技术水平有较高的要求。

在过去,外科医师还试图通过脊髓索离断术、三叉神经的 DREZ 手术、内侧丘脑切开术,以及中脑神经束切断术来缓解脊髓源性的中枢性疼痛。大脑皮质的破坏性操作过程仅在历史记录中有所记载。

八、未来发展方向

正在进行和未来的研究将有助于我们把包括中枢性疼痛在内的疼痛作为一种疾病来探究其病理生理机制。在不久的将来,神经调制似乎蕴含着巨大的希望。以慢性疼痛相关神经递质变化为靶向的新型非阿片类镇痛药物将很可能带来益处,特别是能够调节中枢谷氨酸盐水平以及小神经胶质细胞活化的药物治疗,可能对于治疗神经病理性疼痛患者尤为有效。疼痛相关遗传因子的研究进展,也使得损伤(即脊髓损伤)后处于慢性中枢性疼痛风险中的患者有希望能够及早发现,但早期发现以及积极治疗是否能够改善预后尚未明确。尽管如此,药物基因组学领域发展迅猛,使得基于每个患者的基因组成及疼痛状况提供"个体化镇痛"成为可能。

◆ 要 点 ◆

- 中枢性疼痛是 SCI 和脑卒中的常见后遗症。
- 中枢性疼痛的病理生理机制尚未被理解。包括谷氨酸盐、GABA、去甲肾上腺素在内的一些神经递质发生变化。
- 动物模型强烈支持脊髓丘脑皮质通路的参与,但人类的确切通路尚不清楚。
- 临床前研究有助于确定神经元超兴奋性的一系列潜在细胞和分子机制,这可能是中枢疼痛状态的潜在治疗靶点。
- 中枢性疼痛的三个组成部分(持续性触摸痛、间歇性神经痛和触发痛)都必须治疗。脑源性的中枢性疼痛,持续的触发痛组成占据主导地位;而脊髓源性的中枢性疼痛,占据主导地位的却是持续的神经痛成分。
- 一个多学科交叉的治疗方案被推荐。中枢性疼痛控制不佳会有很高的自杀风险,因此心理支持至关重要。
- 药物治疗应以三环类抗抑郁药开始。
- 药物治疗第二步应考虑将膜稳定剂与三环类抗抑郁药物联合应用。
- 小剂量阿片类药物在部分患者的治疗上可能获得良好效果,但不能作为一线用药。
- 上述更多的治疗方法应在难治性病例中被考虑到,其中包括神经调制、鞘内注射疗法,以及神经外科毁损法。

参考文献

请于 ExpertConsult.com 在线访问参考文献。

第 31 章 盆腔痛

Karina Gritsenko，MD；Marc Samuel Cohen，MS，MD

翻译：徐清清　张　琦　程志祥　审校：廖丽君

慢性盆腔痛（chronic pelvic pain，CPP）是导致盆腔疼痛的主要原因，是指发生在脐以下的、与月经周期无关的疼痛，并且迁延 6 个月以上。它会导致功能残疾，需要长期的药物与介入性治疗[1]。

CPP 代表一种不同的疼痛，一种不同的患者，以及一个不一定直接或容易解决的问题。由于疾病的慢性性质，疼痛的诱发因素可能消失了，但神经系统的变化仍在继续；因此，疼痛本身就成了疾病。每一位疼痛医师所面临的慢性盆腔痛成为骨盆疼痛的主要问题。

一、流行病学

CPP 是一种流行病，约占妇女总人口的 2%～25%，估计每年在美国花费 8.815 亿美元[2-5]。基层医疗机构显示 1/7 的人患过不同表现形式的CPP[6]。Jamieson 最近的一项数据统计显示，基层医疗机构内就诊的育龄期妇女中，39%的人群存在盆腔疼痛[7]。而在所有医疗机构中的育龄期妇女中，有 14.7%～24%的患者有盆腔痛[6]，尤其多见于26～30 岁的女性[8,9]。在推荐给妇科医师的患者中，有 10%是盆腔疼痛[8,10]。在这些人中，大约 20%的人最终会接受子宫切除，40%的人会接受腹腔镜手术[11,12]。大多数患有慢性疼痛的女性都会出现1～5 年的慢性疼痛，但 CPP 可能是一个终生的难题[13]。

尽管大多数盆腔疼痛的问题通常都是围绕着女性，男性也可能被诊断为慢性盆腔痛。男性慢性盆腔痛最常见的是包含慢性非细菌性前列腺炎、慢性睾丸痛和前列腺痛。此外，男性盆腔痛还可见于其他疾病，为男性特有的盆腔痛诱发因素，包括泌尿功能障碍和肠易激综合征[14]。慢性前列腺炎/慢性盆腔疼痛综合征（chronic prostatitis/chronic pelvic pain syndrome，CP/CPPS）是一个严重的问题，占所有泌尿外科就诊的 9%和 1%的初级保健访问，每年门诊量可达两百万，这对美国来说是一个巨大的医疗负担[15,16]。一项对 51 529 名男性进行的研究发现，50 岁以下男性的慢性前列腺炎/慢性盆腔疼痛综合征（CP/CPPS）患病率为 3.2%[15]。从国际层面上来说，其他一些国家也报道了慢性盆腔痛在男性与女性间的发病率近似。在英国，慢性盆腔痛的发病率与偏头痛、背痛、哮喘的发病率近似[17]。这些数字不仅限于医疗条件和个人后果，还包括纯粹的经济学。流行病学研究表明，CPP 状况会影响正常人，并严重影响日常生活质量和劳动生产率[6,17]。

（一）人口分布

在最近编译的来自纽约威尔·康奈尔大学长老会骨盆疼痛患者的临床数据显示：骨盆疼痛患者以劳动力居多：22%为专业人员，18%为文员，9%为体力劳动者，4%为学生[13]。同时，人们注意到，报告说 15%的 18～50 岁的职业妇女因骨盆疼痛而损失带薪工作的时间[6]。在威尔·康奈尔纽约长老会受 CPP 影响的妇女社会地位分类中，48%的妇女已婚，23%单身，9%离婚，9%同居，4%分居，2%丧偶[13]。虽然类似的数据对男性来说并不容易获得，但 CPP 已经被证明是一个重要的社会心理成分。与患者配偶相比，患者通常叙述生活质量降低、抑郁、焦虑和灾难化[18]。

（二）癌症疼痛

癌症患者中有盆腔疼痛的是一类特殊的患者，值得特别关注。他们可能遭受与癌症负荷、放疗、化疗和手术有关的疼痛。他们能体验到各种方式的疼痛，包括躯体、交感、内脏和神经病理性疼痛。与伤害性疼痛和内脏疼痛相比，交感和神经性疼痛症状对阿片类药物治疗的反应较小。因此，这些患者的治疗变得越来越复杂。

1986 年，世卫组织为癌症疼痛患者建立了一种阶梯式方法，彻底改变了 70%～90% 癌症疼痛患者的镇痛护理[19]。该方法强调了一种逐步的方法，从非阿片类药物开始，根据患者的临床情况发展为更强的药物，辅助药物包括抗抑郁药、抗惊厥药、外用药物、非甾体抗炎药（NSAID）、抗焦虑药和皮质类固醇。进一步的治疗方法包括注射疗法、脊髓麻醉、神经增强和更持久的神经松解阻滞。这类患者只会简单地提及，因为典型的治疗途径和治疗目标对于癌症患者是不同的，并且常常受到预期寿命、耐受性和肿瘤生长的影响。

二、盆腔疼痛鉴别和病因学

CPP 的诊断可能是一个挑战，30%～50% 的 CPP 患者被归类为"慢性盆腔疼痛，无明显病理学表现"[20]。例如，即使是有经验的临床医师也很难识别 CPP 中的疼痛模式，并且接受诊断性腹腔镜检查的妇女中有多达三分之一的人仍未确诊[21,22]。因此，诊断和随后的适当治疗并不总是一个简单的算法。在评估骨盆疼痛患者时，从多学科方面评估这些患者是很重要的。这些患者的诊断和管理都需要好的整合以及对所有盆腔器官系统和其他系统，包括肌肉骨骼系统、神经系统和精神系统的良好知识。其中相当一部分患者可能有各种相关问题，包括膀胱或肠功能障碍、性功能障碍和其他全身或体质症状。其他相关问题，如抑郁、焦虑和吸毒，也可能共存。

三、病因学

慢性盆腔疼痛是一个模糊的诊断，任何器官系统都会引起疼痛，因此，一个全面的检查系统对于患者疼痛的评估来说是十分必要的，不论它是以系统为基础的检查还是以性别为基础的检查，详见表31.1 和表 31.2。

表31.1　盆腔疼痛的性别特征区分

女性	男性
感染、子宫内膜异位症、痛经（原发级：月经、排卵疼；继发级：肌瘤、子宫内膜异位、IUD）、性交困难、单神经病、肌筋膜疼痛、外阴炎、膀胱炎、卵巢残余综合征、交感神经介导疼痛、盆腔充血、盆腔纤维化、盆腔神经性张力障碍、特发性盆腔痛	慢性前列腺炎和前列腺痛、睾丸痛、间质性膀胱炎、输尿管梗阻
肠易激综合征和其他 GI 功能紊乱	IBS 和其他 GI 功能紊乱
性虐待/身体虐待	性虐待/身体虐待
精神疾患	精神疾患
癌症疼痛	癌症疼痛

注：GI，胃肠道；IBS，肠易激综合征；IUD，宫内节育器。

表31.2　盆腔疼痛的器官特异性原因

生殖系统	内脏：子宫、卵巢、膀胱、尿道
	躯干：皮肤、外阴、阴道阴蒂、阴道
血管	盆腔静脉扩张理论
肌肉皮肤	韧带结构、肌肉（梨状肌、腰方肌、骶髂关节、关节、闭孔内肌、耻骨尾骨肌）骨骼（反射痛）、肌筋膜综合征、盆底肌张力/痉挛
脊髓	退行性骨关节病、椎间盘突出症、颈椎病、脊髓/骶骨肿瘤
神经系统	神经痛/皮神经卡压（在下部的手术瘢痕腹部）、髂腹下、髂腹股沟、生殖股、股外侧皮神经、带状疱疹（带状疱疹感染）、脊柱相关神经压迫
胃肠道	肠易激综合征、腹部腹型偏头痛、癫痛、便秘
泌尿系统	膀胱功能障碍、慢性（无菌）前列腺炎、慢性睾丸痛和前列腺痛
心理（心理/性）	焦虑、抑郁、躯体化、物理或性虐待、吸毒成瘾、依赖、家庭问题、性功能障碍

四、理论

如 CPP 的广泛差异所示，每种疾病的病理生理学解释不在本章的范围内；然而，下面是一些众所周知的机制的例子。

（一）血管假说

血管假说，最早由 Taylor 在 1949 年提出，并近期由 Beard 于 1984 年更新,它提供了研究 CPP 病理的一个线索,并认为在血液流动明显减少的情况会导致盆腔疼痛[23-25]。盆腔疼痛的女性患者中,盆腔静脉瓣关闭不全的占 10%,其中高达 60% 会发展为盆腔淤血综合征(pelvic congestion syndrome,PCS)。通过对静脉曲张的扩张治疗,患者能降低疼痛感[26,27]。具体方法如泡沫硬化剂治疗,随后在静脉起始端 1 cm 内进行线圈栓塞。根据记载,每日口服 30~50 mg 的醋酸甲羟孕酮能帮助病情好转[28,29],除此之外,Foong 在 2000 年的研究中发现,由于充血而引起的外周血管反应,在健康无痛女性和患有 CPP 女性中有很大的不同[30]。在抑制卵巢的活动后,周围性血管反应性能和盆腔静脉充血现象也都趋于正常[29]。一些观察研究显示,对于那些在激素疗法后充血现象能明显消除的患者,她们的疼痛感也能随之降低。正常卵巢功能的改变可能引起因盆腔充血、静脉血压升高的女性发生外周血流量的变化。

(二)改变刺激过程或器官功能

有假设认为存在刺激处理的重置或器官功能的重组,使得机能会有异常。Rapkin 在 1995 年独立发现,在女性 CPP 患者中可存在着通过脊髓和大脑进一步的刺激处理,并且这种情况在其他慢性疼痛疾病中也会出现[31,32]。事实上,未被发现的肠易激综合征存在于超过一半的妇科疾病就诊患者中[17]。内脏传入纤维有可能像躯体受体一样出现功能变化[33]。这也引出个问题:CPP 能代表盆腔的 CRPS(复杂的局部疼痛综合征)么? 这必须要进行更多的研究来确定。

五、病史记录和体格检查

有许多 CPP 病因潜伏在各种器官系统中,全面的病史和身体检查对于评估、诊断和治疗盆腔疼痛问题是至为重要的。

(一)病史

病史必须包括对全身状况的系统评估,包括胃肠道、骨骼肌、血管、泌尿生殖系统、神经系统和精神评估(表 31.3)。

(二)体格检查

检查必须针对患者的特殊需要,特别是腹部检查、骨盆检查、肌肉骨骼检查、神经检查和精神评估。本文将集中深入地描述对肌肉骨骼和神经系统的评价,同时腹部和盆腔检查也是体格检查中不能遗漏的。

表 31.3　病史的评估	
发病模式	过去认为的有效的和有毒性的药物
刺激反应	与月经周期的关系
性质(烧灼感、疼痛、钝痛、锐痛、抽痛)	失禁
持续时间与疾病进程	孕期
持续或间歇性发作	性行为
加重因素(体位、进食、排尿、排便、屏气)	突然地体重增加或体重减轻
减轻的因素	乳腺癌或内分泌失调、卵巢癌家族史、子宫或乳腺癌

1. 腹部评估

腹部检查是体格检查的核心部分,这对盆腔疼痛的评估尤为重要。听诊是否存在杂音,判断是否存在脏器肿大以及四象限触诊都是腹部查体的重要组成部分。

2. 盆腔评估

盆腔检查是评估盆腔疼痛的一个重要的部分。一个有经验的医师应进行全面的妇科、泌尿系统和盆腔的检查。

3. 骨骼肌肉评估

肌肉骨骼检查所有的器官系统都是重要的,Baker 在 1993 曾提出,"骨骼肌肉功能失调在许多情况下可能是导致出现 CPP 的主要因素。"[34]此外,"……盆底肌肉和盆腔器官之间的协调是保持正常运作和盆腔器官完整性所必不可少的。骨盆肌肉功能的异常可能是疼痛的来源,必须进行评估。"[35]有几种方法可以帮助识别其病理学。下面列出了一些选择。

(1)单腿站立试验(trendelenburg 征):单腿站立时,对侧髋关节下垂表明髋部肌肉无力。这可能表明臀中肌或核心肌无力。

(2)"4"字试验(forced faber test):当仰卧时,在髋关节外展、屈曲和向外旋转时的疼痛表明疼痛源于骨盆腰带或髋关节。检查者在操作过程中对膝盖和对侧髂前上棘施加压力。

(3)骨盆后疼痛激发试验(P4 试验):患者仰卧时髋关节弯曲 90°,同侧髋关节阳性,表明疼痛源于骨盆腰带或髋关节。

(4)盆底肌肉压痛:指触阴道外侧壁时引起的疼痛表示肌筋膜疼痛。

表 31.4 神经肌肉骨骼检查

肌肉	神经支配	表现部位	症状
髂腰肌	L1~L4	下腹部、腹沟部、大腿前部、腰部、躯干侧方	髋关节伸展和负重引起疼痛,特别是在脚跟触地时
梨状肌	L5~S3	臀部、盆底、腰背部	站立、行走或者坐着都会感到疼痛
腰方肌	T12~L3	下腹部、躯干前侧部、大腿前部、臀部和骶髂关节侧	站立或行走时外侧腰疼
骶髂关节	L4~S3	大腿后侧的臀部、盆底、腰背部	站立或行走时腰疼,弯腰时可能受影响
闭孔内肌	L3~S2	骨盆底、臀部、大腿后侧和尾骨	盆底下坠感
耻尾肌	S1~S4	盆腔底、直肠、阴道、臀部	坐着或性交时感到疼痛

（5）盆底肌肉力量：如果患者在数字阴道检查中至少 5 秒不能抬起和保持盆底收缩，则对盆底内部肌肉进行阳性测试，这表明盆底内部肌肉力量薄弱。

（6）步调：患者在坐姿时外展双腿抵抗阻力，提示梨状肌综合征。

（7）Freiberg 手法：患者仰卧，用力内旋腿，引起疼痛，提示有 priformis 综合征，结果发现，用盆底肌触诊和"4"字试验鉴别 CPP 的特异性达 100%[36]。

4. 神经系统评估

神经系统检查是盆腔疼痛全面评估、鉴别的一个基本的组成部分，下面是一个清晰的图表，它允许医师进行评估和解释概括了对下胸段、腰段和骶段神经功能进行全面体检的方法和它们之间的相互关系（神经骨骼肌肉系统检查见表 31.4）。

5. 精神评估

精神检查患者体检中经常被忽视的一项重要的体检项目就是对精神的评估。当器质性疾病被除外，或者精神障碍被怀疑时，需要对心理、社会关系或性心理进行彻底的检查和询问。精神病史的充分评估包括评估是否存在抑郁状态、焦虑障碍、躯体症状，是否有过身体虐待或性虐待、药物滥用或依赖，患者的家庭状况、婚姻或性问题等。在病因不明的慢性盆腔痛患者中，30%~50% 的患者遭受过身体虐待或性虐待。在 15 岁之前遭受过性侵犯与 CPP 的发生与发展有关[35,37]。

（三）慢性盆腔痛的表现形式

CPP 是一种常见的疾病，因其病因不明，病史复杂并缺少有效的治疗方法，对医务人员来说是一个重大的挑战。为了有效地治疗患者，识别疼痛的类型是绝对必要的。

（1）伤害性疼痛：由刺激特定的疼痛感受器被激活而产生，这些感受器能对损伤细胞释放的热、冷、振动、拉伸和化学刺激作出反应，对阿片类药物治疗反应良好。例如，擦伤时的疼痛。

（2）躯体痛：肌肉骨骼系统，锐痛并且可以精确定位，并能够经常被复制的疼痛。例如，盆底功能障碍。

（3）内脏痛：体腔的内部器官通常是钝的，位置模糊，辐射远离受影响的器官。慢性胰腺炎属于这种类型。

（4）非伤害性疼痛：发生于外周和中枢神经系统内，不存在特异性受体。疼痛是由神经细胞功能障碍引起的，对阿片类药物的反应较小，对抗抑郁药、抗惊厥药、N-甲基-D-天冬氨酸（NMDA）拮抗剂和局部辣椒素的反应较大。

（5）神经病变：从神经内部表现为过敏、刺痛、麻木、虚弱、灼烧、射击。糖尿病神经病变或腰神经根病变是典型的例子。

（6）交感神经：交感神经系统过度活跃。慢性局部疼痛综合征就是一个典型的例子。此外，疼痛机制可能重叠，患者可能会出现复杂的重叠疼痛。"内脏躯体会聚现象"（指来自内脏的疼痛）的发生机制是支配内脏的神经与躯体支配神经汇聚于同一个脊髓节段，有时很难区别疼痛是来源于内脏还是来源于躯体（疼痛的类别和它们的来源见表 31.5）[38,39]。

表 31.5 疼痛种类

疼痛类别	传导
伤害性疼痛/躯体疼痛	Aδ 和 C 纤维传入
内脏疼痛	实质性或空腔脏器
交感性疼痛	神经或肢体损伤后，弥散性烧灼感、痛觉超敏，反复刺激后引发痛觉过敏、排汗功能障碍、血循环受损
神经性病理性疼痛	尖锐撕裂痛

六、医疗/药物治疗

由于引起骨盆痛的原因的多样性,治疗的方法需要因病而异。不同类型的药物利用不同的机制来治疗不同的盆腔疼痛,联合用药可能成功地对一些CPP患者产生缓解疼痛的疗效。与任何诊断和治疗一样,药物治疗必须结合医学的艺术和科学,以及有效性和患者满意度的平衡,以及适当的副作用分析。

(一) 非甾体抗炎药

NSAID(如布洛芬和萘普生)常用于CPP的疼痛控制。这些药物通过抑制环氧化酶(cyclooxygenase, COX)来抑制前列腺素的释放,在痛经和子宫内膜异位症等CPP常见病因的病理生理学中起到炎症介质的作用。有几项一致的声明建议将其作为经验性疼痛疗法的一部分使用,而且它们在检查开始时也可能有用[40-43]。它们的使用受到患者合并症、药物相互作用和禁忌证的限制。例如,对于有凝血或血小板功能障碍、消化性溃疡病或肾功能不全的患者,应避免使用非甾体抗炎药。

(二) 对乙酰氨基酚

对乙酰氨基酚是一种具有中枢镇痛机制的退热药。虽然在轻度疼痛的情况下使用是合理的,但很少有可靠的证据支持在CPP中使用该药[42,44]。

(三) 阿片类药物

阿片类药物是疼痛医学中常见的一种治疗方法,但它有许多副作用,包括恶心、呕吐、呼吸抑制、耐受性和滥用的可能性。阿片类药物很少用于慢性疼痛。在可能的情况下,应该避免使用麻醉剂,所有其他治疗方法都应该尝试过,但都失败了[45-47]。阿片类药物可能对特定人群有益,如缓解性和急性疼痛患者;因此,本章对它们的讨论有限。

(四) 口服避孕药、促性腺激素释放激素类似物、达那唑

口服避孕药(oral contraceptives, OCP)如雌激素和黄体酮或黄体酮只适用于节育、激素调节和CPP。OCP解决与排卵、子宫内膜异位症和经前烦躁症(premenstrual dysphoric disorder, PMDD)相关的周期性盆腔痛。通过激素调节来阻止排卵,这些CPP的病因可以得到治疗,特别是与NSAID联合治疗;然而,有几项研究报道单用孕激素可使子宫内膜异位症相关疼痛减轻或缓解80%以上[45]。OCP可能是有好处的,因为与其他大多数激素干预措施相比,它可以无限期地持续下去,宫内节育器(intrauterine devices, IUD)还具有维持骨密度(尤其是左炔诺孕酮)的额外好处,寿命长达5年,月经规律性降低[48-50]。

使用促性腺激素释放激素(gonadotropin-relasing hormone, GnRH)类似物可导致卵巢抑制和子宫内膜基质的低雌激素环境,从而抑制与子宫内膜增生相关的炎症。GnRH类似物已经被研究用于子宫内膜异位症,子宫内膜异位症是CPP最常见的病因之一。与达那唑和强迫症相比,减少症状的益处相似。有一些发现表明,如果与芳香化酶抑制剂联合使用,疗效会提高[51,52]。GnRH类似物仍然作为二线方案使用,因为其副作用与卵巢抑制和终止治疗后较高的CPP发生率有关[40,48]。

达那唑是一种口服雄激素,是19-去甲睾酮的衍生物。它能减少垂体中促性腺激素的释放,从而减缓黄体生成激素的激增,并以与GnRH激动剂类似的方式防止子宫内膜增生。此外,达那唑能增加睾酮的循环水平,这会导致不良的副作用的发生。GnRH类似物由于其更有利的副作用而在很大程度上取代了其用途。此外,不建议使用超过6个月[41]。

(五) 抗抑郁药

抗抑郁药在治疗慢性疼痛中的作用已经有了很好的帮助。与CPP治疗中使用的其他药物一样,这些药物不仅提供镇痛,而且还为慢性疼痛的治疗提供了其他潜在的心理机制。抗抑郁药的镇痛作用被认为是通过抑制5-羟色胺(5-HT)和去甲肾上腺素(norepinephrine, NE)的再摄取来介导的,导致下行抑制性脊髓通路张力增加,同时上行伤害性传递减少[53-57]。这些机制背后的病理生理学仍未完全阐明。目前尚不清楚5-HT或NE的增加是否是镇痛的主导力量。最近的研究表明,三环类抗抑郁药(TCA)和文拉法辛[5-HT和NE再摄取抑制剂,5-羟色胺-去甲肾上腺素再摄取抑制剂(SNRI)]同样有效;然而,选择性5-羟色胺再摄取抑制剂(SSRI)的疗效证据有限[54,58-61]。这些药物也可能增强阿片类镇痛剂的作用[62]。虽然已有研究表明TCA在神经病理性疼痛中的作用,但缺乏研究明确表明TCA在CPP中的作用[42]。鉴于大多数研究集中于神经病理性疼痛,而不是解剖位置或特定病因,

这些发现很可能是概括性的。镇痛作用发生在没有抑郁症的情况下,其剂量低于用于抑郁症的剂量,且起病早于抗抑郁作用所需的剂量(即一周内),这表明其机制是不同的[53,54]。

有人提出了以下问题:抗抑郁药对抑郁人群和非抑郁人群的镇痛效果有差异吗?通过多项研究,表明抑郁症是一个混杂因素。事实上,当使用抗抑郁药进行镇痛导向试验时,抑郁症患者被排除在外,结果仍然显示出强大的镇痛作用。另外,包括抑郁症患者的试验很少,如果有的话,在抑郁症患者中显示出更高的应答率。分析表明,观察到的50%～90%的疼痛改善是由于直接的镇痛作用,而不是改善情绪的间接作用[53-57]。

多种机制可以解释慢性疼痛和抑郁之间的某些重叠。5-HT和NE在两种疾病中均起重要作用。对于抑郁症,作用于5-HT或NE的药物同样有效。对于疼痛,同时使用5-HT和NE的药物优于选择性药剂。慢性疼痛和抑郁之间确实存在双向关系,大多数证据支持慢性疼痛导致抑郁,后者在疼痛反应和药物治疗反应中几乎没有作用[35-37]。具有5-HT和NE再摄取抑制作用的阿片类激动剂曲马多和坦多尔分别显示出希望,特别是考虑到最近在镇痛方面单胺系统的发现;然而,这些药物太新,无法提出正式的建议[42]。

(六)抗惊厥药

最初于1960年由瑞士巴塞尔的化学家Walter Schindler合成,卡马西平(carbamazepine,CBZ)成为抗癫痫的原型。它于1962年首次作为治疗三叉神经痛的药物上市,后来于1965年被批准为抗惊厥药。早在20世纪60年代,癫痫和神经病理性疼痛模型在病理生理学上的相似性证明了抗惊厥药物在神经病理性疼痛疾病的症状治疗中的应用是合理的[55,56]。

卡马西平(CBZ)改变了钠离子的电导。虽然有证据表明它在神经病理性疼痛中的作用,但这种药物比起那些副作用较少的新药在很大程度上已经不受青睐了[63,64]。最近关于这个话题的系统综述质疑了CBZ对神经性疼痛的疗效[56]。最近,γ-氨基丁酸(GABA)类似物加巴喷丁和普瑞巴林调节电压门控钙通道,已被系统地综述,并发现对神经性疼痛有效[42,56]。加巴喷丁具有良好的耐受性、易滴注,比CBZ具有更少的相互作用,副作用尚可,被认为是神

经性疼痛的一种极好的治疗方法。2005年的一项研究提供了为期两年的前瞻性随机对照试验,将加巴喷丁与阿米替林和联合治疗进行比较。试验结果表明,以视觉模拟评分为主要指标,加巴喷丁单独或联合阿米替林治疗女性CPP优于阿米替林。这一证据在最近的一次Cochrane审查中再次得到了确认[66,67]。单用抗惊厥药组的副作用也较低。新的证据表明加巴喷丁与多奈哌齐(aricept)合用可提高疗效[68,69]。

最近,2010年对抗惊厥治疗的系统回顾表明,抗惊厥药不能被视为三叉神经痛以外疼痛综合征的循证一线治疗[70]。令人惊讶的是,Cochrane协作最近收回了这篇文章;然而,最新版本仍然支持这一结论[56]。在尝试其他干预措施之前,抗惊厥治疗可以适当地停止[42,56,71]。

其他抗惊厥药物,如拉莫三嗪、奥卡西平、托吡酯、拉科塞米、氯硝西泮、苯妥英钠和丙戊酸钠,也有学者对此进行了研究,但收效甚微[56]。

(七)有前景的疗法

已经进行了随机对照试验,以评估其他潜在的药物治疗在CPP中的疗效。总体而言,文献有限,但前景看好,许多新的潜在干预措施即将出现。齐考诺肽(ziconotide)是一种N型钙通道抑制剂,来源于芋螺毒素(conotoxin),一种由大锥蜗牛(conus magnus)产生的肽。它是一种防止P物质和其他伤害性介质释放的新型药物[72]。它最近被批准用于鞘内给药治疗慢性疼痛。EMA401是血管紧张素Ⅱ 2型受体的竞争性拮抗剂,已知该受体介导伤害性反应,在神经病理性疼痛中起作用。由于其在慢性疼痛中的作用,目前正在进行二期临床试验[73,74]。Nav1.7通道是一种钠通道,已知存在于伤害性神经元中。在心肌或中枢神经系统(CNS)中未见;因此,它们的潜在安全界限远高于传统的局麻药。此外,一些选择性的Nav1.7受体阻滞剂正处于Ⅱ期临床开发阶段,包括福那哌、雷沙三嗪和雷非那胺[75-77]。这些药物在慢性疼痛中显示出明显的疗效证据,并且可能在CPP中起作用;然而,这一具体的适应证尚待探索。

Tanezumab是一种针对神经生长因子的单克隆抗体,作为一种疼痛辅助物开发。它已经历了第二阶段的试验,特别是在CPP条件下的使用。一项研究其在慢性非细菌性前列腺炎中作用的试验需要

更多的人群来证明其疗效,但初步证据是有希望的。第二项关于间质性膀胱炎的研究因安全考虑而提前终止;然而,一些Ⅲ期试验已经完成,显示了其在关节炎患者中的安全性。考虑到特定于CPP的潜在作用,该药物是一种令人兴奋的可能性[78,79]。

七、手术止痛药

(一) 介入治疗

介入治疗可用于诊断和治疗。不幸的是,诊断性神经阻滞很难解释,误诊是常见的。因此,对所使用的解剖定向疗法有一个清晰的认识是很重要的(表31.6)。

如果神经阻滞暂时使症状缓解,则可以应用脉冲射频神经调节或神经毁损术来达到长期缓解疼痛的目的。通常,这些更持久的介入表明更倾向于癌症疼痛。可用于定向介入治疗的简化版本见以下算法,按侵入性级别排序(图31.1)。

与任何干预措施一样,必须适当注意安全和无

表 31.6　盆腔结构及相关神经阻滞的神经支配

盆腔器官	脊神经支配	交感神经和周围神经
输卵管、子宫下段、输尿管的上部、膀胱、阑尾、阔韧带、近端大肠	T9~T12, L1	腹神经丛、腹下神经丛
腹壁	T12~L1, L1~L2	髂腹股沟、生殖股
子宫下段部分、输尿管和膀胱、阴道、直肠、结肠、宫骶韧带	S2~S4	下腹下丛、腹股沟、生殖股
低位阴道、外阴、会阴	S2~S4	奇神经节、阴部、生殖股、腹股沟

菌,还需要有熟练的护士,并配备适当的监测和复苏设备。另外,选用适合的阻滞针头、神经定位设备,以及成像设备(即X-射线图像增强器、超声或CT)也都是非常重要的[42]。

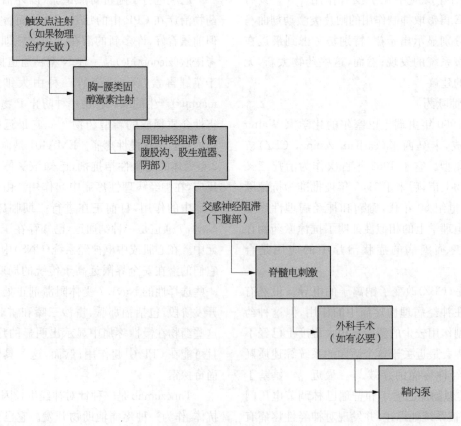

图 31.1　疼痛介入治疗流程图

1. 触发点注射

肌筋膜盆腔痛(myofascial pelvic pain, MFPP)是常见病,占 CPP 发病率的 $14\%\sim78\%$[21,80,81]。触发点注射(trigger point injections)有望成为治疗肌筋膜疼痛的有效方法:局部麻醉剂、生理盐水、肉毒杆菌毒素 A(botox)甚至干针都被采用[82]。一些应用包括提肛肌触发点注射在 CPP 中显示阳性结果[83]。触发点注射也曾在慢性前列腺炎中尝试,结果令人满意;然而,缺乏文献说服力[84]。触发点注射带来了一些挑战,包括依赖于临床经验的成功率、众所周知的难以进行物理诊断的疼痛模式,以及一线医疗护理者通常忽视的肌面盆腔痛(MFPP)。此外,触发点干预也与间质性膀胱炎和尿道综合征患者的疼痛和排尿症状,以及神经源性膀胱炎症病灶有关[85,86]。

利用触发点进行研究的一个特别活跃的领域是研究肉毒杆菌毒素 A。肉毒杆菌素在医疗保健中的作用因其在化妆品中的应用而广为人知;然而,肉毒杆菌素作为一种有效的慢性疼痛药物也很有用。例如,一项初步研究表明,肉毒杆菌毒素能有效治疗女性 CPP 和相关的盆底肌肉痉挛[87]。一些元分析已经对其有效性进行了调查,有些结果显示出了积极的结果;而大多数元分析报告的数据有限,并且对于正式的建议来说存在太多的异质性[88-91]。在一项比较肉毒杆菌和布比卡因触发点注射治疗肌筋膜疼痛的研究中,相较于安慰剂两种治疗方法有相似成功率;然而,应该指出的是,布比卡因仍然是一种更具成本效益的治疗方法。目前,肉毒杆菌素仍然是治疗 CPP 的非标签药物;目前正在评估这一适应证,以获得美国食品和药物管理局(FDA)的批准[92]。

2. 硬膜外类固醇和小关节注射

硬膜外类固醇和小关节注射(epidural steroid and facet joint injections)是针对特定皮区疼痛而进行的一种介入治疗,尤指神经根病。尾侧硬膜外介入治疗在 CPP 中尤其重要。与 MFPP 相似,神经根性疼痛常被忽视,并与间质性膀胱炎和排尿功能障碍混淆[86]。使用这种方法的证据缺乏大规模随机对照试验(RCT);然而,案例研究和小型随机对照试验确实报告了它的成功[86,93,94]。需要更大规模的研究来提高这些结论的效力,如果怀疑是神经根型 CPP,类似的局部麻醉剂注射可以作为强有力的诊断工具。

3. 周围神经阻滞

与硬膜外阻滞和小关节病一样,向周围神经注射局麻药可以通过识别特定的神经支配来诊断 CPP。神经阻滞在急性疼痛环境中有很好的描述;然而,它们在慢性疼痛中的作用是一个活跃的研究领域,最近才在主要的系统综述中产生积极的结果,即使如此,关于特定神经阻滞的大多数数据存在于较小的试验或病例报告中[95,96]。下面列出了特定的神经阻滞,并提供了建议使用的证据。

(1)髂腹股沟/髂腹下/生殖股神经阻滞:可能有助于 CPP 的治疗,并在术后持续疼痛和会阴神经痛的文献中有所描述[95-99]。

(2)阴部神经阻滞和浸润:可用于子宫内膜异位症、盆腔粘连、阴部神经痛和慢性前列腺炎的治疗。新一代的 RCT 显示了这种特殊适应证的疗效[100-106]。

(3)尾/骶神经:尾端阻滞在间质性膀胱炎中是有效的[107]。总的来说,在尾间隙注射局麻药并没有进行 CPP 的测试,而且缺乏证据表明这种适应证可以提出正式的建议。

4. 交感神经阻滞与神经消融

交感神经的神经消融可采用不同的技术,包括热凝(射频消融)、冷冻消融或注射化学药物(乙醇、高渗盐水、苯酚)。有几个与临床相关的解剖交感神经部位,即腰交感神经、腹下丛和奇神经节阻滞。腹下丛可分为上腹下丛和下腹下丛。上腹下丛位于腹膜后 L3~S1,靠近骶髂静脉分叉处。下腹下丛位于 S2~S4 椎体腹侧的骶前组织[108]。奇神经节位于腹膜后腰骶交感神经链末端(略低于骶尾交界处)并供应骨盆的扩张结构。由训练有素的介入性疼痛医师实施腰交感神经、腹下丛和奇神经节传导阻滞可能有助于 CPP 的诊断和治疗。然而,并发症是可能并且导致进一步的疼痛功能障碍,包括可能的神经瘤形成、神经炎、去传入痛、永久性运动和感觉丧失、低血压、腹泻、性功能障碍和尿失禁[109]。

(1)腰交感神经阻滞:可能有助于慢性癌痛的治疗,也可能有一系列通过 L2~L4 水平传入的盆腔疼痛。然而,几乎没有关于 CPP 结果的文献报道[110,111]。

(2)上腹下丛:1990 年,Plancarte 等研究结果表明,在没有并发症的宫颈癌、前列腺癌或睾丸癌患者中,上腹下丛阻滞(superior hypogastric plexus block，SHPB)可使骨盆疼痛减轻70%[112]。最近，对该技术的额外支持被证明在癌症相关的骨盆疼痛患者中使用了一种长期的神经松解阻滞，给其中69%的患者缓解了疼痛[113,114]。子宫内膜异位症和顽固性阴茎疼痛已被评估，经皮导管也已经成功[108,115-117]。SHPB应被认为是一种辅助治疗，而不是一线治疗[108,118-120]。

（3）下腹下丛阻滞：下腹下丛阻滞(inferior hypogastric plexus blocks，IHPB)可对SHPB未有效覆盖的区域提供镇痛重叠。下腹下丛支配下盆腔器官，并已显示IHPB可降低CPP[114,121]。Sahar等使用神经阻滞的癌症患者对阿片类药物需求和疼痛评分明显降低[122]。这是2007年首次描述的一种新技术，社区刚刚开始调查它在CPP中的功效。

（4）奇神经节阻滞：奇神经节阻滞已被证实有多种适应证，包括与腱鞘炎、会阴疼痛、盆腔癌疼痛、尾蚴病和直肠炎有关的CPP[123-125]。例如，一些病例报告显示在治疗尾椎痛和盆腔癌方面的成功应用[126-129]。一个RCT证明了它对慢性会阴疼痛的疗效；然而，还需要更大的试验[125]。据我们所知，大多数文献是病案报道，没有系统性的回顾分析。

（二）神经调节与脊髓刺激

脊髓刺激器(spinal cord stimulator，SCS)在1989年被批准用于慢性疼痛。SCS可以降低平均视觉模拟评分法(VAS)评分、残疾指数和阿片类药物的使用。有效性已通过系统性评价得到验证，包括在CPP中的应用[130]。复杂性区域疼痛综合征(CRPS)、神经根病、睾丸疼痛、急迫性尿失禁、尿潴留、间质性膀胱炎和癌症疼痛等适应证已被探讨[131-135]。这种方法包括将导线置入硬膜外腔电刺激。试验是在门诊进行的，不涉及手术；因此，它是可逆的。对于那些试验刺激有效的患者可以考虑更永久的植入。虽然这是一种远低于疼痛算法的微创手术，但报告的并发症发生率相对较高(30%～40%)，虽然这些大多是轻微的并发症，但修改和解释会极大影响成本和患者的认知。

SCS导线放置的最佳位置是最近有争议的话题。有几份报告指出，电极位置高达T6可能对CPP更有效[136-139]。这种效应的一个潜在解释可能是内脏疼痛纤维不遵循皮节区域模式且较高的位置可能抑制更多比例的纤维。特别是，进入后柱的骶骨纤维相对于进入吻合侧的神经是内侧的。骶骨纤维是后柱系统任何一点上最内侧的神经，因此它们可以在其发展过程中的任何一点受到刺激。理论上，电极的位置越高，骶骨受到的刺激就越大，而任何缺失的纤维都会导致CPP高于这个水平[137]。

神经调节

神经调节对疼痛和泌尿道功能性疾病的治疗已成为公认的概念。阴部神经调节是一种在骶神经调节失败时可以尝试的技术；然而，它只在全世界少数机构实行，直到最近才公布标准化[4]。目前还缺乏评估骶神经根调节效果的大规模试验；然而，还存在一些较小的研究。这些试验中的大多数显示了这种治疗的显著和持久的效果；然而，还需要更大规模的临床试验。

（三）经皮神经电刺激

经皮神经电刺激(transcutaneous electrical nerve stimulation，TENS)装置包含有放大器和电极脉冲发生器，用来提供连续或间断的神经电刺激从而缓解镇痛。刺激使有髓传入纤维激活节段抑制回路，并产生累积效应[42]。诱导时间可以累积每日的刺激时间根据患者疼痛情况而定，一般推荐每天两次，每次30分钟到2小时。通常，病患可在0～100 Hz之间对刺激频率进行控制。2008年，Cochrane对TENS单位对慢性疼痛的影响进行的一项研究没有发现支持或反对使用TENS单位的证据，这一发现在其他几项荟萃分析中得到了双重注意[141,142]。此外，它还强调，研究不够，缺乏方法学上的严谨性；几乎没有一项专门研究CPP[143]。然而，自那时起，一些研究CPP的RCT已经发表，显示疼痛评分和生活质量指标有了显著的改善[13,144,145]。下一次主要的系统性审查可能会对这一主题有更多的关注。

（四）鞘内药物泵

鞘内吗啡泵药物输注系统也可以用于治疗CPP，但需要选择合适的患者[146]。最重要的是，这些患者在考虑接受这种疗法的之前必须做一个全面的心理独立评估。鞘内药物泵是医疗和外科治疗失败后的最后一道防线。虽然鞘内药物泵使用非常广泛，但在CPP的应用研究还很少，而且它并不是一种适合非姑息患者的解决方案[147,148]。只有三种药物被批准用于该适应证，包括吗啡、巴氯芬和齐可诺特，长期使用导致并发症，如感染(2.4%～7%)和肉芽肿形成[149,150]。

八、外科手术

通常情况下,当出现内科治疗失败、医疗禁忌证,需要明确诊断,排除恶性瘤、与 CPP 相关的不孕症治疗时,患者会选择手术治疗。

(一)诊断性腹腔镜和子宫切除术

诊断性腹腔镜检查有助于鉴别子宫内膜异位症、盆腔粘连和 PCS。一些研究证实了腹腔镜诊断子宫内膜异位症的有效性,疼痛评分和生育能力得到改善,特别是在患有严重疾病的患者中[151-153]。一项研究表明,诊断性腹腔镜检查发现 58% 的女性有正常的弥漫性病变,可能有助于发现子宫内膜异位症、粘连和盆腔充血[154,155]。大约 67% 的妇女在腹腔镜下治疗有子宫内膜异位症记录的疼痛时,发现持续 1 年的盆腔疼痛有所改善[156]。然而,外科干预常常不能诊断,如接受腹腔镜手术的患者。临床诊断结果包括三分之二的子宫内膜异位症和粘连,其余三分之一的病例未发现病理改变[22]。对于保守治疗失败并有广泛子宫内膜植入物的患者,可能需要更具侵袭性的手术,如子宫切除术。复发仍然可能发生,高达 25% 的妇女可能没有反应;不过,疼痛的结果已经被记录在案,高达 86%~61% 的患者用这种技术有积极的结果(疼痛完全消失或大大改善),尤其是深结节[20,157]。在粘连方面,腹腔镜粘连松解术已经被研究过,一些 RCT 支持其应用[158,159]。2000 年的 Cochrane 回顾也显示了广泛疾病患者的益处[31]。腹腔镜结扎治疗盆腔淤血越来越流行,但证据仍很少[31,160]。

(二)机器人手术

机器人手术为外科治疗 CPP 提供了一种新的方法。最近的一项系统性研究发现,四篇文章显示机器人手术的效果与传统腹腔镜手术一样有效;然而,其中三项研究是个案报告。因此,需要更多的研究来得出结论[161]。此外,新的证据表明,机器人手术可能比传统腹腔镜手术更快,失血更少,疼痛评分更低[162]。

(三)骶前神经切除术

骶前神经切除术是指在骶间三角界限内切除骶前神经的手术,该手术是在腹腔镜下进行的[163]。有几项研究报道镇痛药的使用减少,疼痛评分降低,性功能改善,并且这种减少在很大程度上被认为是治疗 CPP 的一种方法[164-168]。一个使用机器人手术的

RCT 疼痛减轻了 73%[169]。在子宫内膜异位症患者中,单纯腹腔镜切除病灶与子宫内膜异位症联合骶前神经切除术相比,后者治疗慢性疼痛的成功率高 20%;因此,这种干预可能是一种强有力的辅助手段[170]。潜在的风险包括腔静脉损伤、髂动脉损伤、乳糜沉积、背痛和尿潴留;然而,并发症仍然很少见[156,168]。

(四)腹腔镜下子宫神经切除术

Doyle 等在 1955 年首次描述从子宫颈分离子宫骶韧带以治疗 CPP[171]。1994 年,Sutton 等进行了一项前瞻性的随机研究,接受腹腔镜下子宫神经切除术(laparoscopic uterine nerve ablation, LUNA)治疗的患者有 62% 的人症状的缓解,而对照组仅有 23% 的缓解率[152]。这些发现受到质疑,至少有四个主要的系统性审查和几个 RCT 已经显示出使用它的不确定证据[31,170,172-174]。这可能是因为 CPP 起源于多个解剖和生理重叠的神经丛,LUNA 可能不能处理所有相关的神经支配[172]。考虑到尿道或静脉损伤等手术并发症,LUNA 可能不是 CPP 的理想治疗方法。

九、替代/互补疼痛医学

对于疼痛综合征的所有疗法,我们的 CPP 解决方案必须由面向多模态的模型来确定。除了药物治疗和介入治疗外,管理中还必须包括辅助治疗和支持性护理[162,175]。例如,心理治疗、行为放松、放松训练、按摩、治疗热、冰、电刺激、维生素和中药等都被使用。

(一)心理治疗

心理治疗可以作为一种多学科的方法,通过帮助应对策略,增加感知控制,减少难治性的 CPP;虽然在大多数研究中,效果是微乎其微的[176,177]。此外,临床医师和患者通常都没有充分利用这种方法。2007 年,Cochrane 的一项研究表明,行为疗法可能对痛经有一定的影响,尽管研究的规模和质量都很小。冥想在 CPP 患者中也显示出了前景[179]。最后,一种利用监测机器向患者提供身体功能信息(如肌肉重塑)的身心生物反馈技术,已成功用于慢性盆腔炎的治疗[180-182]。

(二)草药疗法和维生素

草药疗法和维生素已尝试在 CPP 与大多数研究显示没有好处。例如,没有足够的数据来证实治

疗原发性和继发性痛经的任何草药和饮食疗法[48,183,184]。锯叶棕榈提取物在 CPP 的三个 RCT 中未达到统计学上的显著缓解[185-187]。这些类型的研究存在几个障碍，即药物不是以一致的方式生产的，成分可能会有所不同。有一些有趣的注意事项，例如，556 名患者服用 100 mg 硫胺素 90 天，治疗痛经 2 个月后治愈率为 87%[188,189]。

（三）针灸治疗

针灸治疗多用于辅助治疗，仅在美国每年 200 万人接受此治疗[190]。针灸起源于传统的中医，是使用金属针穿透皮肤刺激体内的特定点[14]。镇痛的确切机制尚不清楚，它可能涉及释放内啡肽和单胺类物质，有证据表明与脊髓后角神经元持续抑制，以及触发点治疗（类似于干针刺）有关[14,140,191,192]。2001 年，一项对 32 000 名医师和理疗师进行的前瞻性研究显示，针灸的副作用很小[193]。针灸在许多病中都有应用，包括痛经、妊娠期盆腔疼痛、慢性前列腺炎和盆腔静脉淤血[140,194,197]。同时，已经证明，患者合理的期望值以及执业医师的行为能像安慰剂一样减少患者疼痛。事实上，有些人推测针灸可能有"安慰剂增强作用"[175,199,200]。因此，明确的研究还没有发现针灸有足够有力的证据来明确疗效，对于针灸镇痛疗效的评估还有很多值得探索的地方[175]。

（四）其他方式

新的替代模式不断受到考验。对于与原发性痛经相关的 CPP 患者，38.9 ℃ 的局部加热 12 小时/天与布洛芬同样有效[188]。此外，瑜伽对痛经也有积极的效果[201]。盆底按摩在 CPP 患者中被发现是有效的[85,202]。人们对这一领域的兴趣不断增长，很重要的一点是临床医师不要忽视这些疗法的潜在疗效。

十、总结：为什么要多学科？

一个多学科小组代表了转诊的基础和疼痛来源和治疗方法来源的综合观点。妇科医师、心理学家、理疗师、泌尿妇科医师、肠胃科医师、神经科医师、理疗师、社会工作者、内科医师、普通外科医师和疼痛医学医师都参与了这些患者的护理治疗。这是一个需要多学科评估与多种疗法联合疗法，包括药物、程序和补充技术，可以使慢性疼痛患者的镇痛进一步成功[42,203]。由于引起骨盆疼痛的原因多种多样，治疗方法可以从三环类抗抑郁药、抗惊厥药、非甾体抗炎药和阿片类药物到触发点注射、神经阻滞、SCS、手术选择和辅助治疗。正是这些广泛的方法以及这些方法的协同结合，可能进一步帮助更多 CPP 患者。

◆ 要 点 ◆

● CPP 是一个相对常见的问题，影响 2%～25% 的女性和 3.2% 的男性。它给患者带来了巨大的经济、身心和生活质量负担。

● 慢性盆腔炎有多种病因（表 31.1、表 31.2），存在多种病理生理机制和鉴别诊断。有一些普遍的理论，即血管假说，认为 CPP 可由卵巢激素周期的失调状态引起，导致血管反应性和盆腔静脉充血。另一个假说是刺激内脏传入神经在脊髓中的信号处理发生改变，从而引起刺激处理过程重塑，这种内脏传入神经可能会经历类似于如 CRPS 之类的伤害性感受器的变化。

● CPP 的诊断主要依靠非特异性症状，而这些症状需要仔细的病史和体格检查，因此可能存在诊断困难。医务人员应精通特定的体格检查，如强迫 Faber 试验，并且应注意不要忽略身心因素的病史，因为许多患者的性虐待和抑郁症发生率很高（表 31.3、表 31.4）。

● 使用疼痛介入治疗（图 31.1）前应优先使用药物治疗。非甾体抗炎药和对乙酰氨基酚是 CPP 中公认的辅助药物，但证据不足。阿片类药物应该留给癌痛患者和经过严格筛选的患者。OCP、GnRH 类似物和达那唑均已成功应用于与排卵和子宫内膜异位症相关的周期性盆腔疼痛患者。

● TCA 是一种得到广泛支持的慢性疼痛治疗方法，然而，针对 CPP 的治疗证据不足。使用 TCA 是合理的，因为它们既可以帮助有身心疼痛成分的患者，又可以直接干扰伤害性感受的传递。抗癫痫药物，如加巴喷丁和普瑞巴林已经有足够的证据证明它们用于神经性疼痛，有几项专门针对 CPP 的研究证据支持，但它们被作为二线药物推荐。

● 介入治疗技术是 CPP 疼痛治疗的进一步延伸（图 31.1）。触发点注射在 CPP 中是有争议的，因为它们有很高的并发症率。研究硬膜外类固醇注射和关节突关节注射治疗 CPP 作用的文献很少,还需要更多随机对照试验进一步验证。小关节注射在神经根性盆腔疼痛的诊断中可能有重要作用。

● 周围神经阻滞和刺激包括髂腹股沟神经阻滞、髂腹下神经阻滞、股生殖器神经阻滞、阴部神经阻滞、尾神经阻滞、骶神经阻滞、腰交感神经阻滞、腹下丛神经阻滞等,然而缺少文献支持,需要更多随机对照试验进一步验证。

● 外科治疗如诊断性腹腔镜检查可以帮助确定 CPP 的病理和寻找有效的治疗。对于保守治疗失败的患者,更积极的治疗可能是必要的,包括子宫切除术、机器人手术、粘连溶解术和骶前神经切除术,这些都被证明是有效的。然而,CPP 症状的复发很常见。腹腔镜子宫神经消融术有很高的并发症,应该避免。

参考文献

请于 ExpertConsult.com 在线访问参考文献。

第 32 章 痛性周围神经病变

Sarah A. Endrizzi, MD；James P. Rathmell, MD；Robert W. Hurley, MD, PhD

翻译：张平安　审校：徐广银　廖丽君

神经病变是常用来描述神经功能和结构病变的术语。神经病变的病因很多，包括糖尿病周围神经病变（diabetic peripheral neuropathy，DPN）、带状疱疹后神经病变（postherpetic neuropathy，PHN）、化疗诱导的神经病变（chemotherapy-induced peripheral neuropathy，CIPN）、人类免疫缺陷病毒（HIV）性神经病变、慢性肾功能衰竭相关的神经病变、特发性小纤维神经病变，以及 Ⅱ 型复杂性区域疼痛综合征（CRPS）。可表现为痛性或无痛性。神经病变可以仅累及中枢神经系统、周围神经系统，或两者同时受到影响。神经病变多是由多种系统性疾病引发，但物理损伤、遗传性疾病、感染或者自身免疫紊乱也可导致神经病变。神经病变若仅累及单支神经，则称为单神经病，若同时累及多支神经，称为多神经病。脑神经也可受累，但相对较少。

疼痛是一种正常的适应性或生理性反应，当机体疾病或组织损伤激活疼痛感受器，即可产生伤害性痛觉。相对而言，神经病理性疼痛则是由于神经系统的自发性激活，或对正常刺激产生异常反应（如轻触皮肤诱发疼痛）。神经病理性疼痛在门诊患者中非常多见，仅次于肌肉骨骼痛[1]。

本章概述了周围神经病变的评估方法，疾病的鉴别诊断，并简述了对患者神经性疼痛可能有效的治疗方法，其中主要讨论的疾病是糖尿病周围神经病变。

一、术语和分类

神经病变是指神经的功能发生紊乱或者神经发生病理性改变。单神经病反映的是单支神经病变；

多神经病反映的是多支神经的改变。多神经病是弥散的感觉神经病变，常为双侧病变，病变不只局限于单支神经。神经炎是神经病变的一种亚型，是导致神经损伤的一种炎症过程。神经病变不包括打击、牵拉或癫痫放电导致的神经机能性麻痹。"神经源性"一词是指"短暂的"神经功能紊乱。

神经病理性疼痛病变最初的定义是神经系统原发性损伤或功能紊乱激发或导致的疼痛。现在转变为"影响到躯体感觉神经系统的损伤或疾病所引起的疼痛"[2,3]。国际疼痛研究协会（international association for the study of pain，IASP）采用了一种稍加修饰的定义："由躯体感觉神经系统的损伤或疾病引起的疼痛。"

因为还没有一个明确而具体的诊断工具用来诊断神经病理性疼痛，并将它区别于其他类型的持续性痛，所以它的定义里面包含分级系统。神经病理性疼痛可以分级为："可能的""很可能的"及临床疑似基础上的"明确"。神经病理性疼痛的病因众多，可以根据损伤的部位如中枢神经系统、周围神经系统，或二者的混合性，以及引起疾病的条件进行分类（表 32.1）[4]。神经系统中，从周围神经末梢到大脑皮质，任何部位的损伤均可能引起持续性痛。尽管损伤的部位和病因不同，但神经病理性疼痛患者常常具有相似的异常感觉（表 32.2）[5]。

二、流行病学

大约 6.9%～10% 的总人群患有神经病理性疼痛[6,7]，这种状态导致严重的躯体和社会功能的障碍。它影响患者的情绪、日常生活活动、生活质量和

表 32.1　引起神经疼痛的常见原因

病因	术语	外围与中枢神经系统的病因
物理性损伤或创伤		
	CRPS I 型（反射交感性营养不良或 RSD）	混合型?
	CRPS II 型（灼痛）	混合型?
	神经根病	周围＞中枢
	脑卒中（脑血管意外）	中枢
	脊髓损伤	中枢
遗传/基因		
	腓骨肌萎缩症	
	Fabry's 症	混合
感染/自身免疫		
	人体免疫缺陷病毒（HIV）	周围
	单纯性疱疹病毒	周围＞中枢
	急性炎性脱髓鞘多神经病	混合
全身性疾病		
	糖尿病	周围
	肾脏疾病/肾衰竭	周围＞中枢
	维生素缺乏（脚气病、酒精性糙皮病、维生素 B12 缺乏）	混合
	血管疾病	周围＞中枢
	化学药物中毒（异烟肼、化疗药物）（铂、长春碱类、紫杉烷）、砷、铊	混合
	甲状腺功能减退	周围
	淀粉样变性	混合
	多发性骨髓瘤	混合

表 32.2　神经性疼痛的异常感觉

感觉异常：可为自发或诱发的无痛性的感觉异常（有刺痛）

感觉迟钝：可为自发或诱发的异常疼痛（不适感）

痛觉过度：由伤害性或非伤害性的刺激诱发的加重的疼痛反应

痛觉超敏：对正常的非伤害性刺激的疼痛反应（如轻微触摸即可引起烧灼痛）

痛觉过敏：正常的疼痛刺激造成过度的疼痛反应

自发痛：没有明显外部刺激而产生疼痛感觉

工作表现。据估计，美国直接用于治疗神经病理性疼痛的花费为 1 600～7 000 美元/(人·年)[8,9]。医保系统不仅有巨额的直接损失，而且，还会因解决疼痛的相关问题，给医保系统造成间接损失。这些患者的医保花费是正常人群的 3 倍之多[10]。

三、神经病理性疼痛的机制

尽管多种机制被认为与引起神经病理性疼痛相关，但传入通路的损伤似乎是神经病理性疼痛发生的必要条件[11]。疼痛的机制似乎不同于致病性疾病，许多疾病可能通过相同的机制引起神经病理性疼痛。一个患者也可能由于不止一种机制而感到疼痛[12]。这些机制包括离子通道数目和密度变化介导的中枢和外周敏化，还包括皮质重塑、神经环路去抑制和神经损伤诱导免疫反应，进而引起细胞和分子的改变。交感神经系统在神经病理性疼痛中也发挥了重要的作用[13]。

（一）外周

神经损伤后，在神经损伤区域轴突的钠离子浓度明显高于正常值，这导致神经和异位病灶处于高敏状态。这是在神经病理性疼痛中，应用钠离子通道阻断剂及膜稳定剂进行治疗的理论基础[14]。神经损伤可以诱导神经肽的释放，介导神经炎症，进一步导致外周敏化[2]。神经损伤还能导致交感神经纤维发芽长入受损神经投射的脊髓背根神经节内。在部分损伤的神经中，未损伤的神经纤维上 α 肾上腺素能受体表达增加。上述机制均能形成交感介导疼痛。这种疼痛是暂时的能被交感神经阻滞术或全身应用 α 肾上腺素能受体拮抗剂（酚妥拉明）所阻断[2]。近来，人们不止关注神经损伤后神经元通路的改变，而且关注神经支持细胞与神经元的相互作用。这些支持细胞包括：Schwann 细胞、背根神经节的卫星细胞、脊髓小胶质细胞、星形胶质细胞和周围免疫系统的成员。它们与神经元之间相互作用的过程可能促成神经病理性疼痛的形成和发展[15]。另一个被提及但记录较少的理论是假突触传导机制：周围神经损伤导致周围神经纤维"交叉环路"的形成。在理论上，交感神经传出纤维能够激活疼痛的传入纤维，这可以解释一些交感神经系统激活会引起神经痛患者出现自发痛和疼痛加重。然而，几乎没有证据支持这一学说[16]。

（二）中枢

周围神经损伤时，中枢神经系统也发生着变化。事实上，在某些情况下，这一机制可能是主要机制，如带状疱疹后神经痛及糖尿病神经病变，周围神经损伤导致从周围中枢神经系统的传入信号减少。在糖尿病神经病变，除了有证据支持从周围到中枢神经系统的传入信号减少外，几乎没有证据支持外周敏化（如钠通道表达增加或假性突触传递）[17]。

有多个潜在的机制用来阐明中枢神经系统在周围神经病变性疼痛中的作用。粗的感觉传入神经纤维（Aβ）的缺失可能导致非痛觉感觉的传入信号减少，从而减低了 Wall 和 Melzack 提出的"门控"作用[18]。在神经损伤的动物模型中，阿片样物质的受体和 γ-氨基丁酸受体（两者均与中枢神经系统痛觉传递抑制有关）表达下调，并且背侧角 γ-氨基丁酸含量降低。另一种机制表明兴奋性氨基酸（excitatory aminoacids，EAA）的过度作用导致脊髓后角第Ⅱ层中间神经元死亡，而这些中间神经元中很多是参与抑制痛觉传递的。在实验性神经损伤模型中，脊髓中参与阿片受体抑制的胆囊收缩素表达明显上调[2]。上述改变的净效应是脊髓痛觉传导的"去抑制"，从而导致痛觉传导和非痛觉传导冲动的不平衡。这些改变也可能用来解释神经病理性疼痛中存在的阿片类药物耐药现象。

有一个中枢机制可以解释一些周围神经病变中的异常疼痛，即 Aβ 纤维出芽或 Aβ 纤维"表型转变"。Aβ 纤维与除以 C 纤维传入占主导的第Ⅱ层之外的脊髓各层均有突触联系。然而，当外周 C 纤维神经损伤后，Aβ 纤维出芽长入第Ⅱ层，非疼痛传入信号通过外周 Aβ 纤维传入脊髓第Ⅱ层，触发二级疼痛通路。正常情况下，脊髓后角的 Aβ 纤维不表达在 C 纤维中常见的 P 物质，但是当周围神经损伤时，Aβ 纤维则能表达 P 物质（表型转换）。由于上述改变的发生，非疼痛传入信号能够触发中枢神经系统疼痛的传播[2]。

上述这些机制可能还远不能解释周围神经损伤时中枢神经系统发生的改变。即使没有直接参与周围损伤，整个脊髓很有可能也都发生了显著的变化，包括脊髓对侧部分、中脑和大脑皮质[19]。机体对周围神经损伤的反应的不同可能是基因组差异的结果。不同患者，Aβ 纤维或交感神经出芽，外周可释放的神经肽的数量，脊髓后角抑制性中间神经元对兴奋性氨基酸（EAA）的敏感性都很可能是不同的。这或许可以解释相同疾病的患者（如糖尿病神经病变）为什么有的有疼痛而有的没有疼痛[2]；神经病理性疼痛的动物模型之间，不同的品系对周围神经损伤和镇痛药的反应有明显的差异[20]。

四、神经病理性疼痛患者的评估

当一个患者出现神经病理性疼痛的症状及体征，如常见的痛觉超敏、痛觉减退或痛觉过敏，以及感觉异常时，一个有用的鉴别方法就是起病的模式。周围神经的局部损伤（单神经病）常常是由神经压迫、机械损伤、热或电或辐射损伤、血管病变、肿瘤或炎症等引起，导致神经的局部损伤。而多神经病是由于毒物、营养不良、代谢紊乱和免疫反应等对周围神经系统弥漫性作用所引起，常导致双侧对称性的功能紊乱。诊断疼痛性多神经病常需要了解其病史及进行常规的神经检查，某些情况下记录某些疾病过程的辅助研究也是需要的[17]。

（一）病史

疼痛是多神经病的常见主诉，并常伴有其他的感觉异常。事实上，大多数患者有不协调的疼痛表现，以及感觉上的缺陷[12]。常用来描述这些感觉异常的术语见表 32.2，其中，麻木和针刺感最为常见。然而，即便神经病理性疼痛的特征是复合多样的，如同时有烧灼感、针刺感、疼痛等，这些症状并不能用来指导神经病变病因的判断[13]。疼痛的部位和其他症状常常是病史信息的重要组成部分。

（二）神经病学检查

对疑似多神经病变的患者，临床医师要注重感觉评估。很多多神经病患者的肌张力和深腱反射是存在的。除了测定震动觉、本体感觉和轻触觉之外，感觉功能检查还应该包括几个特有的刺激方法，包括轻触摩擦、冰刺激、单次针刺和重复针刺。用手指轻抚病变部位是为了评估痛觉超敏（即非伤害性刺激诱发的疼痛），这种痛觉超敏现象存在于 20% 的神经病理性疼痛患者（尤其是更高的神经病理性疼痛状态，如疱疹后神经痛）[21]。冰刺激是为了测试温度觉和疼痛及感觉延迟等异常感觉。单次针刺能检出感觉缺失和痛觉过敏（即对一般疼痛刺激的夸大反应）。重复针刺能检出多神经病变的常见体征：疼痛的叠加（随着刺激次数的增加，痛觉越来越剧烈）或感觉延迟。

（三）电生理检查

疑似多神经病的患者可考虑做肌电图和神经传导速度检查，通过这项检查能获知是脱髓鞘病变还是轴突病变，前者导致神经传导速度降低，后者导致诱发反应的振幅降低。但是，这一区别不会给神经病理性疼痛的治疗带来影响。这些检查用来检测粗神经纤维是否受累是最好的，但是痛性神经病变常侵犯小神经纤维，所以在痛性神经病变的患者中，这些检查很可能是完全正常的[22]。评估和纵向监测痛性神经病变，定量感觉测试可能是最有用的。正如振动觉阈值可用来评价粗神经纤维，热刺激、痛性热刺激及冷刺激、痛性冷刺激阈值可用来评估小神经纤维功能。尽管有文献发表温度图测量的方法，温度记录法在评估、治疗及跟踪痛性周围神经病变方面的作用有限。对皮肤活检的作用还存在争议[23]，但是它已经被成功地用于检测外周细神经纤维（如痛觉传入纤维）的缺失[24]。

（四）筛选工具

有几种筛选工具用来评估患者对疼痛的描述以区分神经性疼痛和非神经性疼痛，包括神经性疼痛问卷、疼痛检测问卷、ID疼痛和Leeds神经性症状和体征评估。当这些筛查工具与体检结合使用时，诊断准确率似乎最高[25]。

五、鉴别诊断

综合分析了病史、神经学检查、电生理检查结果之后，潜在的病因常常就显而易见了。神经病理性疼痛常常是多神经病导致的[23]。

（一）周围多神经病变的代谢性病因——糖尿病

据报道，4%～8%初诊糖尿病患者出现合并神经病变，病程20～25年的糖尿病患者中，15%～50%发生合并神经病变[26]。据另一个研究报道，糖尿病神经病变（不一定伴有疼痛）的发生率是66%，当然，随着病程延长，糖尿病神经病变的可能性也越大[27]。有研究报道，在1型糖尿病患者中，痛性神经病变的发生率是11.6%，而在2型糖尿病患者中，其发生率是32.1%[28]。糖尿病神经病变的原因仍未明确[29]。目前认为可能与代谢和缺血性神经损伤有关[30]。高血糖可能导致氧化应激，进而降低周围神经蛋白质的功能，导致细胞死亡[30,31]。糖尿病患者神经组织的病理检查证实有微血管病变存在，这

支持了缺血性神经损伤的理论。代谢异常包括：①过多的葡萄糖在醛糖还原酶的催化下转化成山梨醇，导致山梨醇在糖尿病患者神经组织内积聚；②葡萄糖自氧化导致活性氧分子增加；③蛋白激酶C的不适当激活[32]。还有通过对神经损伤的动物模型的研究，发现神经再生受损将会导致多神经病[33]。

针对山梨醇积聚的治疗策略（醛糖还原酶抑制剂）对神经病变的改善作用较小。然而，大量证据显示不管是1型糖尿病还是2型糖尿病，良好的血糖控制能够阻止多神经病变的发生和进展。一项大的临床研究显示，超过5年的强化降糖治疗后能减少60%的糖尿病神经病变发生率[34]。

糖尿病神经病变可以根据受损神经的分布进行分类（表32.3），最为常见的是对称性肢端多神经病变。主要的表现是感觉异常。患者常表现为逐步出现的感觉异常和下肢疼痛。症状起初从足趾开始，数月至数年后，逐步上行向近端发展。一般当下肢症状发展到膝盖水平，手和指尖将受侵犯。痛觉超敏（例如，与床单的轻微接触引起脚的疼痛）和灼痛很常见，并在夜晚加重。检查显示逐步发生的肢端感觉缺失主要影响振动觉和位置觉。神经反射可减退或消失。电生理检查显示随着神经病变的进展，诱发电位的振幅减低比神经传导速度的减慢更为明显[2]。这反映主要病变是神经轴突的变性，而不是脱髓鞘病变。严重的感觉缺失导致不能及时感知反复的创伤，从而导致糖尿病足和神经病性关节（Charcot关节）。如糖尿病患者出现单侧足部疼痛伴水肿需排除Charcot关节。

表32.3 糖尿病神经病变的分类

单神经病	脑神经病变
	压缩性神经病变
多发性单神经病	近端运动神经病变
	躯体神经病变
多神经病	远端对称性多神经病
	糖尿病神经病变
	自主性多神经病

糖尿病患者也可出现急性的痛性神经病变[35]。这种情况并不多见，其症状常表现为下肢末端快速出现严重的疼痛，伴有足部持续的烧灼感、麻木、痛觉超敏或腿部的针刺感。检查显示无明显感觉缺

失,神经反射也正常存在。电生理显示感觉电位的振幅降低、消失,但也可能是正常的。这种类型的神经病变在血糖控制后的一年内常常自行缓解。

20%～40%的糖尿病患者伴有自主神经病变,表现为自主神经功能异常[35,36]。症状性自主神经病变常与肢体远端对称性多神经病同时出现。自主神经系统异常包括直立性低血压、心率控制异常(静息时心动过速和固定心率)、食管运动功能障碍、胃轻瘫和勃起障碍。

下肢近端运动神经病变是不常见的糖尿病相关的痛性病变。表现为急性或亚急性的,中度到重度的,骨盆近带肌群的无力和萎缩,伴有背部、臀部、腿部的疼痛,而疼痛部位的感觉存在。有时是没有疼痛的,有时伴有持续的、严重的钝痛。60%的患者在12～24个月内会完全康复。

糖尿病性腰骶神经根丛病变有时用来表示糖尿病性肌萎缩、近端糖尿病神经病变、糖尿病多发性神经根病、Bruns-Garland 综合征和糖尿病腰骶神经丛病。它多出现于 50 岁以上的 2 型糖尿病患者。表现为非对称性下肢无力并伴有疼痛,并在数周至数月内逐步加重。虽然运动功能恢复缓慢且不完全,但疼痛常常能缓解[36]。可能涉及微血管炎症和自身免疫机制致病机理,但没有特别有效的治疗措施[37]。

糖尿病躯干部的神经病变包括急性或渐进性发生于单侧胸腹部的疼痛,易与心梗、腹部疾病、脊柱疾病混淆[38]。体格检查显示在疼痛部位存在明显的痛觉超敏和痛觉过敏。躯干的神经病变通常发生于病程较长和超过 50 岁的患者。肌电图可以有代表性的显示腹部或肋间肌群的去神经支配现象。

糖尿病患者可能出现颅内的单神经病,累及动眼神经、外展神经、滑车神经和面神经[39]。其中最常见的是动眼神经病变,表现为眼肌麻痹和眼睑下垂,眼球向外侧偏移,有上下运动和向内运动的障碍。50%的患者出现疼痛,数天后可能出现眼肌麻痹。

神经卡压病更易发生于糖尿病患者[35]。糖尿病患者腕管综合征的发病率是非糖尿病患者群的两倍多。当我们用单一的周围单神经病评估糖尿病患者的时候,必须要注意它们之间的联系。

(二) 其他代谢因素引起的痛性周围神经病变

除糖尿病外(不含带状疱疹后神经痛),代谢因

素引起的周围神经痛并不常见。

淀粉样变是由细胞外淀粉样蛋白(一种纤维状蛋白)的沉积引起的。淀粉样变性可以是原发性的、家族性的或其因素引起的,如多发性骨髓瘤、慢性感染或炎症、衰老、长期血液透析。淀粉样蛋白的生化成分随相关的疾病状态不同而改变。淀粉样变性周围神经痛的特征主要是深部痛或突发的电击样疼痛,远端感觉丧失,并累及自主神经和运动神经[35]。随着神经病变的进展,所有神经结构均会受到影响,神经反射消失,运动受累。淀粉样变性神经病变的治疗目标是治疗潜在的已明确的病因。

多发性骨髓瘤是恶性浆细胞生长引起的。痛性神经病变可发生在出现或未出现淀粉样变性的骨髓瘤。从轻微的感觉神经病变,到整个四肢的瘫痪[40]。成功的化疗、放疗(尤其是对于孤立的浆细胞瘤)或血浆去除疗法可以有效减轻骨髓瘤的疼痛。

未经治疗的甲状腺功能减退的患者同样有可能出现痛性感觉运动神经病变[40]。这种不常见的疾病可出现手或足的长期疼痛,并伴随远端肌群无力。这种神经病变通常可以用甲状腺激素替代疗法解决[40]。

(三) 营养因素引起的痛性神经病变

硫胺素缺乏常见于酗酒者、慢性透析患者,以及限制饮食的人群。硫胺素缺乏可引起脚气病和伴有多器官的病变。如心力衰竭、血管舒张和周围神经痛的疾病。神经病变以手、足和小腿的痛觉超敏、感觉下降、运动神经受累为特征。补充硫胺素可以减轻包括疼痛在内的神经症状。

神经病变在慢性酒精中毒中发病率为 9%[40],酒精性神经病变以运动和感觉功能减退为特征,常伴有疼痛[40]。疼痛表现为下肢酸痛伴间歇性刺痛。上肢很少累及。足底烧灼样疼痛和痛觉超敏也经常发生。酒精性神经病变只发生在慢性或严重酒精成瘾的情况下,并且都伴有严重营养不良。从病理学角度来说,酒精性神经病变与脚气病难以区分,二者可能都是因为硫胺素缺乏引起的,治疗方法主要是戒酒和补充硫胺素[40]。

糙皮病是因为烟酸缺乏引起,在发达国家非常少见。体征和症状包括皮肤炎、胃肠道(gastrointestinal, GI)不适、神经衰弱和脊髓功能障碍。糙皮病与脚气相似,是一种混合的、痛性的多神经病。感觉运动神经病变的主要特征是足部、下肢的自发性疼痛,伴有

腓肠肌压痛和足部皮肤的感觉过敏。补充烟酸来治疗糙皮病可以解决周围神经病变之外的其他症状[40]。

（四）毒物引起的周围神经病变

异烟肼是常用的抗结核药物。代谢缓慢的患者（慢乙酰化表型）长期应用该药物与痛性神经病变的发展密切相关[13]。最初的症状是远端麻木和异常的刺痛感，随后会伴有疼痛的症状，表现为深部痛或烧灼样疼痛。腓肠肌出现疼痛和压痛，行走可加重疼痛症状。这些症状在夜间更为明显。服用异烟肼时，同时预防性服用吡哆醇（维生素 B6）可以防止神经病变的发生，然而神经病变一旦发生，该药物就没有治疗效果。

抗肿瘤治疗最常见的神经系统并发症是化疗引起的周围神经病变（CIPN），它是铂类抗肿瘤药物、紫杉烷、长春花生物碱化疗药物的常见副作用[41]。这些化疗药物通过结合 DNA，产生 DNA 链和链间交联，影响 DNA 的合成和转录，从而产生细胞毒性作用。这些药物是治疗实体肿瘤的一线化疗药物，尽管药物渗入中枢神经系统的量相对较少，而在脊髓背根神经节和周围神经中却有较高水平[42]。CIPN 的出现是以铂类药物为基础的化疗方案改为其他方案的最常见原因，并且改为更低的药物应用剂量，或减少给药频次[43]。可是，这种改变偏离了最佳延长生命的治疗。因此，CIPN 的症状可直接增加并发症，或者间接增加死亡率。早期神经病变的表现是脚趾震动感觉的减退和足踝反射的消失。随着剂量增加，可能出现感觉异常并发展为严重的感觉迟钝。这种神经病变是可逆转的，但常需要在停止用药一年以上才可能恢复。

其他可能引起神经病变的有毒物质包括丙烯酰胺、砷、二硝基苯酚和五氯酚（杀虫剂）[12]。

（五）遗传因素引起的周围神经病变

最常见的遗传性神经病变类型是进行性神经性腓骨肌萎缩症（Charcot-Marie-Tooth disease，CMT），这是一种可以影响周围神经的疾病。根据肌电图传导检测，CMT 可分为脱髓鞘型和轴索型。CMT 的最常见症状是下肢运动症状（足部畸形、行走困难），生理反射减退，感觉丧失。

其他罕见的遗传性神经病变有遗传性感觉和自主神经病变（hereditary sensory and autonomic neuropathy，HSAN），根据亚型不同，在出生后 20 年或 30 年，出现足部和小腿的感觉减退，这些部位容易形成溃疡，并可能发生蜂窝织炎和骨髓炎。还有一些先天性疾病包括远端遗传性运动神经病（distal hereditary motor neuropathies，dHMN），典型表现是长度相关的乏力（远端肢体乏力），不伴有感觉的丧失。除了包括矫正器矫正。矫正手术（如对脊柱侧凸、足部畸形的矫正）和疼痛治疗的支持治疗外，目前尚无有效的治疗方式[44]。

离子通道负责检测和传递疼痛刺激。主要是电压门控钠通道（Na_v）决定了伤害性感受器的兴奋性。电压门控钠通道的变化与多种 HSAN 相关，其中四种（$Na_v1.3$、1.7、1.8 和 1.9）直接参与疼痛信号的传导[45]。这些通道蛋白基因的突变可以导致疼痛感觉的改变，如从先天性不敏感（$Na_v1.7$ 突变或 $Na_v1.9$ 杂合子激活）变成持续性灼热痛（$Na_v1.8$ 杂合子激活），或者变成阵发性剧痛症（$Na_v1.7$ 杂合子激活）。红斑性肢痛症就是一个离子通道疾病的例子，这种疾病会导致手和脚的严重灼伤和红斑，并因高温、运动和长时间站立而加重。大多数病例是独立和原发的，但约 5% 的病例是家族性的，这是 $Na_v1.7$ 通道基因突变的结果[46]。

（六）感染或炎症引起的周围多神经病变

在发展中国家，感染或感染后引起的神经病变很常见，麻风分歧杆菌尽管在北美和欧洲很少见，却是引起该病的主要原因之一。它通常会影响皮肤和神经，但同样存在纯粹的神经性麻风病，占所有麻风病患者的 4%～10%[43]。症状主要是单神经炎和多发性单神经炎。

丙型肝炎同样与神经病变有关，尽管临床表现多种多样，从多神经病到单神经病（涉及多个或单一神经）再到脑神经病变。患病率高达 10.6%。Borrelia 疏螺旋体与慢性弥散性远端多神经病变有关，北美比欧洲更常见[47]。

随着高效抗反转录病毒治疗（highly active antiretroviral therapy，HAART）的发展及广泛应用，以及由此带来的中枢神经系统条件性致病菌感染的机会减少，多神经病现在成为人类免疫缺陷病毒（HIV）感染最常见的并发症[48]。尽管在 HIV 病毒血清反应阳性人群中有症状的神经病变发生率为 10%～35%，但是病理性改变几乎出现在所有晚期的艾滋病患者中[49]。根据起病推定的病因，神经损伤的病理改变，运动或感觉受累，HIV 引起的神经病变可分为多种类型。HIV 相关的感觉神经病变包括由病毒感染导致的远端感觉神经病变（distal sensory polyneuropathy，DSP）和由药物治疗引起的抗反转录病毒中毒性神经病变（antiretroviral toxic neuropathy，ATN）。在这两种病变中 DSP 更常见。尽管这些 HIV 相关的感觉神经病变具有两种不同的本质[50]，但它们的临床症状和病理生理改变是难以区别的。疾病的病程和开始抗反转录病毒治疗时间的差异呈现出不同的临床特征。DSP 可起病于亚急性或慢性期，或跟随着 AIDS 的发展而出现。ATN 临床症状出现在开始使用抗逆转录病毒的 1 周到 6 个月，并可能在终止药物后消退。痛性神经病变有两个原因，一是直接的神经炎损伤神经本身（DSP），二是应用 HAART 特别是核苷类似物反转录酶抑制剂（nucleoside analogue reverse transcriptase，NRTI）的治疗引起线粒体功能障碍。HIV－SN 的临床特征主要是感觉障碍痛觉超敏和痛觉过敏。起病通常缓慢，最常见始于双下肢。神经病变进展是一个从身体远端到近端逐步恶化的过程。感觉障碍通常首先发生在脚底，并逐步向近端发展；当症状延及膝盖皮肤时，患者常常也会出现手指的症状。首先出现的最显著的症状是麻木和烧灼样感觉，且在夜间加重。接着，患者会出现痛觉超敏和痛觉过敏。后来，穿鞋和走路都会疼痛，患者的步态也会发生改变。微小的主观或客观运动功能受到累及，且一般局限于足内肌群。物理检查可发现除感觉异常外，踝反射减弱或消失。

位于三叉神经节和脊髓背根神经节的潜伏感染的带状疱疹病毒（人疱疹病毒-3）的复活可以引起感染神经支配的面部或周围神经痛。这种条件带状疱疹非常痛，并可导致慢性带状疱疹后神经痛（PHN）。在美国，每年大约有 500 000 新发的带状疱疹病例，这其中有 9%～35% 的患者发展为 PHN[51]。年龄大、皮疹严重，以及皮疹前出现过严重疼痛的前驱症状都是形成 PHN 行之有效的评估因素。最常见的临床表现在胸腰区，在前驱期单处或多处皮损之后快速出现水泡样的斑丘皮疹。疼痛常被描述为烧灼样、刺痛和（或）跳痛，常伴有皮损区的皮肤痛觉超敏。在 51%～66% 的接种水痘疫苗人群中实现了带状疱疹和 PHN 的一级预防[52]。使用阿昔洛韦可有效预防带状疱疹病毒复活患者发生 PHN。在皮疹出现 90 天内接受阿米替林的患者中，

PHN 发病率从 35% 降低到 16%[53]。

Guillain-Barré 综合征（Guillain-Barré syndrome，GBS）导致的急性炎性脱髓鞘性多神经根神经病（acute inflammatory demyelinating polyradiculoneuropathy，AIDP）的特点是神经反射消失，上行性运动麻痹，同时伴有感觉障碍。发病前，通常有感染，尤其急性上呼吸道感染或急性胃肠炎症状多见。虽然疫苗及其他病毒可能与 Guillain-Barré 综合征有关，但是 EB 病毒、巨细胞病毒、肺炎支原体和弯曲杆菌等微生物更常被发现[54]。其他罕见的病因包括肿瘤和某些毒素[55]。出现症状需数天或数周。疼痛是一种常见的早期症状，肌无力通常首次出现在下肢，最终可能发展为呼吸衰竭并需要机械通气。通常感觉症状包括感觉异常，表现为以手套状区域分布的感觉功能减退。自主功能障碍以心动过速和直立性低血压为多见。疼痛发生率可高达 80%，疼痛表现以大腿或臀部的酸痛、牵张性或烧灼感，常转为更严重的症状。AIDP 相关的疼痛虽然很严重，但通常是暂时的，疼痛通常在晚上更为严重。神经传导检查和腰椎穿刺术提高了该疾病的诊断率。AIDP 的一般治疗包括血浆置换和注射丙种球蛋白，同时辅以支持疗法。糖皮质激素和其他免疫抑制剂被证明是有益的。

（七）特发性小纤维神经病变

该病常表现为年龄超过 60 岁的患者足部疼痛。虽常被定义为特发性，但自身免疫机制很大程度上被认为与这些疾病的发生有关。尽管前面提及的糖尿病和代谢/遗传等原因可导致小纤维神经病变，但该类型病变亦可发生在无糖尿病或代谢/遗传疾病等情况下[56]。当存在感觉异常（通常为疼痛）且无大神经纤维功能障碍（如萎缩、震动觉的缺失或反射损失）时可定义为该疾病。诊断通常是通过测试自主功能、定量感觉测试或皮肤活检而被证实。

六、神经病理性疼痛的治疗

过去的几十年中，对神经病理性疼痛患者的治疗有了实质性的改良和发展（表 32.4）。目前有多种药物可供临床医师选用，并有不断增加的随机、双盲和安慰剂对照试验来评估这些药物。尽管如此，即使是最好的药物，其有效性也是不定的，且常伴有副作用，镇痛起效慢，剂量复杂等问题。随着新疗法的出现，治疗指南被不断更新[57]。此外，尽管各类

表 32.4 治疗神经性疼痛的药物使用情况

药物	开始剂量	最大剂量	有效种类	副作用
加巴喷丁	100～300 mg/d	3 600 mg/d	PHN、PDN、HIV、混合型神经痛	镇静、眩晕、水肿
普瑞巴林	50～150 mg/d	300 mg/d（纤维肌痛 600 mg/d）	PHN、PDN、混合型神经痛、纤维肌痛、中枢痛	镇静、眩晕、水肿
三环类抗胆碱	10～25 mg/d	50～150 mg/d	PHN、PDN、中枢痛、混合型神经性痛	强心、抗抑郁药镇静、情绪变化
去甲替林 去郁敏 曲唑酮				
特定的去甲肾上腺素激活再摄取抑制剂				
文拉法辛	37.5 mg/d	225 mg/d	PHN、PDN、纤维肌痛	镇静/乏力、恶心、出汗、性功能障碍、情绪变化
度洛西丁	20 mg/d	60 mg/d		
卡马西平	200 mg/d	1 200～1 800 mg/d（比奥卡西平剂量高1/3）	三叉神经痛	镇静、眩晕、共济失调、血质不调
曲马多	50～150 mg/d	400 mg/d	PHN、PDN	镇静、眩晕、惊厥
拉莫三嗪	25 mg/d	400～600 mg/d	三叉神经痛、HIV、中风后中枢性疼痛	镇静、震颤、皮疹
阿片类	5～10 mg/d、iv 或 OME	可变的、100～200 mg/d	PHN、PDN、术后疼痛耐受	镇静、眩晕、便秘、成瘾、阿片类药物呼吸抑制
利多卡因	5%	3 片/天	PHN、创伤性神经损伤	过敏反应
辣椒素	0.025%和0.075%（乳状）或8%（块状）		PHN、PDN、HIV	过敏反应
NMDA 拮抗剂			CRPS	镇静、混乱、幻觉、胃肠不适、成瘾
氯胺酮	0.25 mg/kg PO 或10%（局部）	0.25 mg/kg（iv）		
右美沙芬	30 mg/d	90 mg/d		
小剂量纳曲酮	1.5 mg/d	4.5 mg/d	CRPS、纤维肌痛	做梦
肉毒毒素 A	50～200 单位（3 个月）		PHN、TN	虚弱、皮疹

注：CRPS，复杂性区域疼痛综合征；HIV，人体免疫缺陷病毒；NMDA，N-甲基-D-天冬氨酸；OME，口服吗啡当量；PHN，带状疱疹后神经痛；PDN，糖尿病周围神经病变。

药物的有效性优于安慰剂的证据越来越多，但是尚缺乏各种药物之间一对一的对比和联合用药疗效评估的研究。此外，因为大多数神经病变的不一致性及可变性和患者基因组高度可变性，来自一组神经病变患者的研究结论可能不适用于其他患者。不仅是治疗，诊断和评估神经性疼痛也往往具有挑战性。因为它通常与其他相关病因（如肌肉骨骼障碍、矫形畸形）导致的其他类型疼痛并存，同时神经性疼痛可能产生各种后遗症，诸如，从睡眠障碍、焦虑到重性抑郁症，以及自杀意念等心理或精神问题，所以，多因素、多专业的治疗方法被认为是必要的。显然，一些用于治疗神经性疼痛的药物也可能通过减缓病因而使症状得以缓解（如三环类抗抑郁药可用于患有神经性疼痛和抑郁症患者的治疗）。

国际疼痛研究协会神经病理性疼痛特别兴趣小组（the special interest group on neuropathic pain，NeuPSIG）最近发表了一项对229项（包括未发表的试验）用于神经病理性疼痛的口服和局部药物的随机、双盲研究的荟萃分析。他们使用发挥50%或更大的疼痛缓解作用所需要的治疗数量作为主要结果。每项研究的质量都是通过对建议、评估、发展和评估（grading of recommendations assessment，development and evaluation，GRADE）的分级来评定的。分析结果被用于制定新的药物治疗建议。一线推荐药物包括加巴喷丁、普瑞巴林、SNRIs和TCAs。二线推荐药物包括辣椒素8%贴片，利多卡因贴片和曲马多。三线药物是肉毒杆菌毒素A（Botox）和阿片类药物[58]。下面将对每一类药物进行更深入的回顾。

在用于治疗周围神经性疼痛的药物中，研究得最彻底的是抗抑郁药[59]。在这组药中，主要有三个亚组已经被证实有治疗作用：三环类抗抑郁药（tricyclic antidepressants，TCA）、选择性5-羟色胺和去甲肾上腺素再摄取抑制剂（serotonin norepinephrine reuptake inhibitors，SNRI）和选择性5-羟色胺再摄取抑制剂（selective serotonin reuptake inhibitors，SSRI）。虽然到目前为止，没有关于各组药物治疗周围神经病变和神经性疼痛的疗效对比研究，但在这三种组药中，三环类抗抑郁药（阿米替林、去甲替林、去郁敏、丙咪嗪）是研究得最完善也是最有效的，其次是SNRI（度洛西汀、文拉法辛）。SSRI（西酞普兰、帕罗西汀）对神经病理性疼痛的作用有限[60,61]。三环类抗抑郁药的副作用主要是抗胆碱能作用，限制了其广泛的应用，尤其是在患有自主神经病变、青光眼、心律失常、尿潴留的患者中应慎用。

抗惊厥药物也频繁且成功地被应用于临床。其中，加巴喷丁和普瑞巴林的结构类似于γ-氨基丁酸（GABA），是用于治疗多种神经性疼痛综合征的一线药物，可治疗神经根病、Ⅰ型和Ⅱ型复杂性区域疼痛综合征、糖尿病神经病变、带状疱疹后遗神经痛和混合性神经性疼痛。镇静、头晕、胃肠道症状和下肢水肿是最常见的副作用。没有证据表明加巴喷丁或普瑞巴林更有效，加巴喷丁的成本更低[60,62]。其他抗惊厥药物，如拉莫三嗪、拉科酰胺和丙戊酸能使艾滋病毒神经病变（拉莫三嗪）、痛性糖尿病神经病变

（拉科酰胺）和带状疱疹后遗神经痛（丙戊酸）的症状缓解，但这些研究结果并不一致，不是总能在后续研究中得到重复。左乙拉西坦，另一种抗惊厥药物，尚未在神经性疼痛的治疗中显示有效性[63]。

可以改善神经性疼痛的局部药物包括有利多卡因贴剂（治疗带状疱疹后遗神经痛、创伤后神经痛）和高浓度（8%）辣椒素霜（治疗艾滋病毒神经病变和带状疱疹后遗神经痛）[64]。很久以来，神经性疼痛被认为是对"阿片耐药"[65]。但近年来，这一概念受到了挑战，因为越来越多的证据显示，阿片类药物是治疗神经痛的有效方法，并且研究已证明，不论是单药治疗还是联合其他治疗方案，在疼痛症状治疗方面都有显著改善。2013年，Cochrane对31个研究10种不同阿片类药物治疗神经性疼痛的试验进行了回顾，结果显示，57%的阿片类药物治疗患者的疼痛评分至少提高了33%，而34%的安慰剂治疗持续时间少于12周。值得注意的是，大多数研究使用了与显著偏倚相关的方法。关于长期使用阿片类药物的数据很少。此外，与安慰剂相比，阿片类药物治疗的患者没有明显的功能改善[66]。它们的有效性没有因对其有关应用的担忧而受到限制，或许它们可能成为一线治疗药物。成瘾性、耐受性的发展，误用和滥用，以及包括便秘、恶心等显著的副作用都或多或少地减少了这些药物用于神经痛常规治疗的使用。此外，对于需要长期使用阿片治疗的神经性疾病的患者，可能会出现性腺机能减退、反常的痛觉过敏，以及免疫系统的损害[66]。

肉毒杆菌毒素A（Botox）被推荐用于治疗各种神经性疼痛，包括三叉神经痛、疱疹后神经痛和痛性周围神经病变。NeuPSIG回顾研究了6个随机对照试验，评估在疼痛部位皮下注射肉毒杆菌毒素的效果，结果好坏参半。一些小的研究结果是阳性的，但一个大的研究结果是阴性的，该小组不建议使用肉毒杆菌毒素[58]。

NMDA拮抗剂的研究结果并不一致，一些证据表明其能改善神经病理性疼痛，尤其是氯胺酮治疗幻肢痛和带状疱疹后神经痛，右美沙芬治疗多发性神经病变。美金刚并没有显示出在治疗多发性神经病、PHN、HIV神经病变或术后疼痛方面比安慰剂更好的效果[67]。

低剂量（约1/10的剂量用于治疗阿片类药物成瘾），纳曲酮可能通过其抗炎症作用发挥一定的镇痛

作用。纳曲酮除了是一种 μ 和 δ 阿片受体拮抗剂外，还是小胶质细胞上 TLR4 受体的拮抗剂。在慢性疼痛状态下，如纤维肌痛和 CRPS，小胶质细胞可能被慢慢激活，导致大量可能具有神经毒性的促炎因子释放。低剂量纳曲酮（low-dose naltrexone，LDN）正是通过阻断炎症级联反应而发挥作用[68]。

有几项研究观察了不同的大麻给药系统对神经性疼痛的治疗作用。在 9 项关于大麻素类口服/黏膜喷雾剂纳比西莫司的 NeuPSIG 回顾性研究中，有 7 项 50% 疼痛减轻的结果为阴性。大麻素被认为不适合使用[58]。另一项荟萃分析回顾了 5 项观察吸食大麻治疗慢性神经病理性疼痛的随机对照试验，结果显示 NNT 在短期缓解神经性疼痛方面的作用与 TCA、SNRI 和加巴喷丁相似（如其他研究所述）。但这些研究的人群规模很小，随访时间很短（从几天到几周）[69]。截至 2015 年 12 月，美国 23 个州和哥伦比亚特区的医用大麻处方和消费是合法化，尽管联邦政府仍认为是非法的[70]。

基于 α 肾上腺素能受体表达在受损的周围神经，交感神经阻滞剂已被用于周围神经性疼痛的诊断和治疗。静脉注射酚妥拉明药物的镇痛作用可能预示着其对交感神经节区域的阻断[71]；然而，由于较高的假阳性率和安慰剂的反应，这已不再作为常用的方法。有报道称，α2 肾上腺素受体激动剂已作为一种有效的神经痛治疗的镇痛药[16]。

基于经验，糖皮质激素已被全身性或外周性地广泛使用。在有神经损伤和神经瘤时，当外周性（而非全身性使用）注射类固醇皮质激素，可能由于膜稳定性作用，可以减少自发的异位放电率。在正常的 C 类纤维中也发现了有一短暂持续的、对传递作用抑制的效应，但最近更多的关于周围神经损伤老鼠模型的研究证实，在受损神经处，区域性使用类固醇激素可能会因对外周异位点的阻滞而产生了镇痛效果[72]。

目前还没有临床标志物来表明某个患者对哪种药物的反应最好，所以经常采用逐步组合的方法。一项随机对照试验发现，去甲替林和加巴喷丁联合使用比单独使用两者产生更大的镇痛效果[73]。重要的是，与作为单一疗法使用的患者相比，组合这些药物的剂量要少得多。接受联合治疗的患者获得了很好的镇痛效果，但副作用明显少于单一治疗组。虽然，正如作者所报告的，他们没有恰当的设计来建

立药物-药物协同作用，但是其结果高度支持协同镇痛反应。其他试验表明，加巴喷丁或普瑞巴林与缓释吗啡、普瑞巴林和局部利多卡因联合使用比单独使用一种药物更有效[60,74]。

即使广泛地使用上述药物和治疗方案，仍然有大量的患者，经常是超过 50% 的患者未能够明显地缓解他们的神经痛。在这种情况下，各种替代方案就出现了，这包括交感神经阻滞、脊髓刺激（spinal cord stimulation，SCS）、脑深部电刺激（deep brain stimulation，DBS）、经皮神经电刺激（transcutaneous electrical nerve stimulation，TENS）和重复经颅电磁刺激（repetitive transcranial magnetic stimulation，rTMS）。TENS 和 rTMS 是无创的治疗方法，故 2006 年欧洲神经病学联合会特别小组将它们视为恰当初步的或附加的治疗方法[75]。尽管更多的介入性方法，如深部脑刺激的确显示了其优势，但考虑到所需的介入程度，在这类方法被更大范围广泛采用之前，仍然需要更多的研究去证实[76]。脊髓电刺激疗法已很好地应用于椎板切除术后综合征、Ⅰ 型复杂性区域疼痛综合征（CRPS）和糖尿病性周围神经病变等一系列神经性疼痛的治疗[77-80]。

◆ 要 点 ◆

● 神经性疼痛是由周围神经系统受损引起。周围神经系统的病因有很多种，但不是所有的病因都会引起疼痛。最突出和常见的是糖尿病周围神经病变。

● 人们提出了很多发生机制来解释周围神经病变疼痛。疼痛的发生机制包括中枢和外周。外周机制包括病灶的异常形成、假突触的形成（可能性小）、神经炎症反应释放神经肽和 α 肾上腺素能受体的表达增加。

● 神经性疼痛的中枢机制包括大纤维疼痛去抑制，阿片类受体和 γ 氨基丁酸受体的下调，γ 氨基丁酸的释放减少，抑制性中间神经元的死亡，Aβ 纤维的再生，Aβ 纤维的表达转换和缩胆囊素的表达增强。

● 病史和体格检查在评估和追踪周围神经痛中仍发挥重要作用。肌电图对大神经纤维的改变提供了证据，但很少会影响治疗策略。定量

感觉检查可对诊断细微的周围神经病变有帮助,并可为科学研究提供监测数据。皮肤的活检也是有用的诊断工具。

● 有证据显示糖尿病神经痛患者周围神经感觉传入信号减少,所以中枢机制可能参与了糖尿病神经病变的疼痛形成。痛性糖尿病神经病变有特殊的症状,包括快速出现的症状和明显的运动受累。Charcot's 关节是痛性糖尿病神经病变中不容忽视的病变,如果漏诊,疼痛可能衍发成严重畸形。

● 治疗神经性疼痛主要包括抗抑郁药、抗惊厥药和钠离子通道稳定剂。TCA、SNRI、加巴喷丁和普瑞巴林是适用于多种神经疼痛的一线药物。阿片类药物在短期内有效(12 周或更短时间),但慢性使用阿片类药物的有效性还未说明。考虑到阿片类药物的副作用和依赖性,以及药物滥用的可能,须谨慎使用。

● 已证明,SCS 对多种神经性疼痛综合征患者都有作用。在特定情况下,交感神经阻滞剂可以有效地应用在一些合适的病例中。

参考文献

请于 ExpertConsult.com 在线访问参考文献。

第 33 章 压迫性神经病变

Sophy C. Zheng, MD; Thomas H. Brannagan III, MD

翻译：张平安　审校：徐广银　廖丽君

压迫性神经损伤可能是慢性疼痛的常见原因，它会造成神经无力甚至功能丧失。在这里，我们详细总结了六种最常见的压迫性神经损伤：腕管综合征（carpal tunnel syndrome，CTS）、肘部尺神经病变、胸廓出口综合征（thoracic outlet syndrome，TOC）、感觉异常性股痛综合征（meralgia paresthetica，MP）、跗骨管综合征（tarsal tunnel syndrome，TTS）和 Morton 瘤。我们选择这六种综合征是因为这些综合征都很常见并且都经常伴随疼痛的感觉。其他的压迫性神经损伤如腓骨小头的腓神经麻痹会导致神经无力或感觉异常但不会引起疼痛。表 33.1 总结了以上的压迫性神经损伤以及其他的一些神经病变。

表 33.1　主要神经、可能的卡压位点和造成的卡压综合征及名称

神经	卡压位点	综合征
上肢		
臂丛神经	前、中斜角肌	前斜角肌综合征
	锁骨下肌	肋锁综合征
	胸小肌和喙突	外展综合征
	颈肋或带、前臂内侧皮神经	胸廓出口综合征
胸长神经		"背包"麻痹
肩胛上神经	肩胛横韧带、肩胛切迹或孔	
	肩胛下横韧带或缺口	
肌皮神经	喙肱肌	
	臂筋膜、前臂外侧皮神经	
腋神经	四边形孔或腋外侧裂（肱三头肌的长头、大圆肌和小圆肌）	四边孔综合征
桡神经	外侧肌间隔	"星期六晚上"麻痹、"蜜月"麻痹
	Frohse 弓（旋后肌）、Henry 索（肱桡肌、桡侧腕短伸肌）、Monteggia 损伤	旋后肌综合征、骨间后综合征、桡管综合征、迟缓的桡神经麻痹、"网球肘"、"扔飞盘"手痛
	浅支	感觉异常性手痛、Wartenberg 疾病、"手袖"或"手表"神经病
正中神经	Struthers 韧带（髁上突：正中上髁）	
	旋前圆肌、浅桥（指浅屈肌）、腱膜纤维化	旋前肌综合征、浅屈肌腱综合征
	Gantzer 肌肉（拇长屈肌）	骨间前综合征、前臂骨间掌侧神经综合征
	腕横韧带	腕管综合征
	掌横韧带	掌骨间管综合征、"投球手的拇指"

（续表）

神经	卡压位点	综合征
尺神经	Struthers 弓（内臂韧带、肱三头肌内侧头、内侧肌间隔）	
	上踝鹰嘴韧带、肘管支持带、Osborne 弓状韧带	肘管综合征
	肱尺关节腱膜（尺侧腕屈肌）	"迟缓的"尺神经麻痹
	深屈肌旋前肌腱膜	
	腕尺管（豆钩韧带、掌侧和横向腕关节韧带）	腕尺管综合征、"自行车"麻痹豆钩裂综合征
	深支	
	拇收肌的横向头和斜头	
下肢		
T2~T6 脊神经后支		感觉异常性背痛
L5 脊神经	髂腰韧带（第五腰椎：髂骨翼）	腰骶管综合征
髂腹股沟神经	腹横肌	
生殖股神经	腹股沟管	
股外侧皮神经	腹股沟韧带髂前上棘	感觉异常性股痛，Roth's 股骨痛综合征
股神经	髂耻弓	髂肌管综合征
	Hunter 管（股内侧肌、内收长肌、缝匠肌）、缝匠肌下管	
	隐神经髌下支	感觉异常性膝痛，"女佣膝"
闭孔神经	闭孔肌管	Howship Romberg 综合征
坐骨神经	梨状肌	梨状肌综合征
	大、小坐骨孔，坐骨切迹，Gibraltar 臀肌	
腓总神经	腓骨颈、腓骨长肌	"跨腿"麻痹
	小腿筋膜、浅支	
	外下部支持带（十字韧带）	（前）跗管综合征
胫后神经	Calcaneen de Richet 管（分裂韧带）	（后）跗管综合征
	足底内侧神经	"跑步者的脚"、拇展管综合征
	足底内侧指固有神经	Joplin's 神经瘤
	跖横韧带	Morton's 神经瘤（跖骨痛症）

压迫性神经损伤往往涉及特定的神经分布，因此，深入了解神经的解剖位置和功能对诊断具有重要意义。对病史和体格进行仔细检查将揭示特定的感觉和运动障碍，有助于定位受压迫部位。此外，电诊断（electrodiagnostic，EDX）检测可有助于确诊，还可以鉴定其严重性和长期性，为其预后提供依据。EDX 研究包括两部分：神经传导研究分析（nerve conduction study，NCS）和肌电图（electromyography，EMG）。NCS 是通过刺激感觉神经或运动神经，记录传导速度和诱发反应幅度，以及运动神经的远端支配潜伏期来完成的。缺失程度也有助于衡量疾病的严重程度。EMG 可以评估肌肉单元的完整性，通过检测肌肉激活或不激活时的放电类型进一步确定神经功能的损伤。针对特定的压迫类型，EDX 的准确性是变化的。近年来，影像学在诊断中也发挥着越来越重要的作用。超声、磁共振成像（MRI）以及 X 线和计算机断层扫描（CT）有助于显示病变和识别压迫损伤的外部原因。

尽管在诊断上取得了进展，并且对压迫性神经病变的认识不断提高，但治疗基本上仍然是保守治疗或手术治疗。保守治疗包括活动调节、物理治疗和口服镇痛药的组合，而外科治疗通常用于严重或难治性病例。最近，在手术前经常尝试在压迫损伤处局部注射类固醇，为其有效性提供了越来越多的证据。我们在这里讨论了 6 种压迫性神经损伤中最常见的诊断和治疗方法。但是，治疗的表现和反应有很大的变异性。诊断和治疗都必须个性化，才能达到最佳的效果。

一、腕管综合征

腕管综合征是最为常见，也是研究得最多的压迫性神经病变。多达十分之一的人群在他们生活的某个时刻会发生压迫性神经损伤，这个比例在高危人群中要更高[1]。

（一）病理学

腕管综合征是指正中神经在通过手底部腕管时受到压迫引起的神经卡压综合征。腕管由底部的腕骨、顶部的屈肌支持带、腕横韧带、正中神经和九屈肌肌腱组成（图 33.1）[2]。由于这种拥挤的排列，任何腱鞘增生、积液或关节炎畸形都可能导致正中神经受压。对健康志愿者施以控制性外部压力，30 mmHg 和 60 mmHg 之间的临界压力严重影响神经功能。这种压力可能是被动腕关节屈曲时的两倍，被动腕关节背展 90 度时的三倍，特别是在腕关节近端[3]。功能实验表明，缺血损伤会阻止血流和引起神经外膜缺血[4]。在较低的压力下，静脉回流可能减少，导致静脉淤滞和神经内水肿。

（二）风险因素

影响增加和重复运动（如食品加工、木工和屋顶）的职业危险最大，危险系数大于 4[5]。打字和电脑工作的危险也表现在长时间的接触，或每周至少 12～20 小时的高强度工作上[6,7]。同样，骨关节炎或类风湿关节炎患者获得 CTS 的可能性大约是没有 CTS 的患者的两倍[8]。但是，生理状态如怀孕、更年期和 CTS 之间也存在联系，CTS 有时是急性的，这表明激素成分可能会改变腕管水肿的程度[9]。同样，异常的激素状态，如甲状腺功能减退、糖尿病和肥胖，也会增加发展成 CTS 的风险（高达 1.5～2 倍），并且与疾病的严重程度呈正相关[2]。手腕的形状也可能是 CTS 的危险因素。那些背侧距接近中外侧距且比值大于 0.7（方腕）的人患腕关节炎的风险增加。这也许就是为什么 CTS 经常出现在双手中。这也可能是许多患者有 CTS 家族史的原因。

（三）症状

患者通常会报告拇指掌面和指环、中部和半部分沿正中神经分布有麻木或疼痛。然而实际上常常累及部分正中神经分布，特别是中指和食指。患者起初常常报告所有五个手指都有麻木感。然而当患者疼痛可发生在压迫部位的远端和近端，包括手、腕、肘甚至肩膀。症状最初表现为常发生在夜间的感觉异常，或是在驾驶时频繁地弯曲或伸直手。随

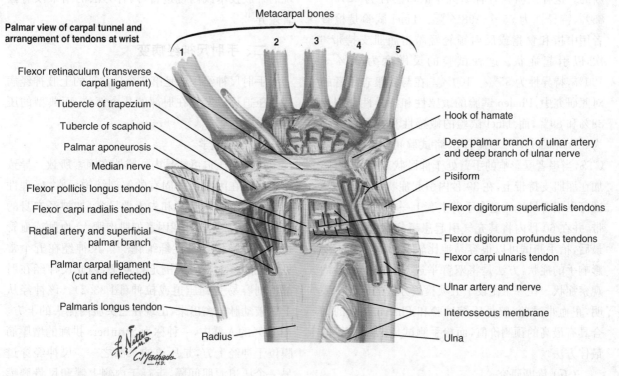

图 33.1 穿过腕管的结构（Netter medical illustration used with permission of Elsevier. All rights reserved.）

着疾病进程的发展，患者在白天会出现越来越多的症状，随后会出现一些体虚症状，如物品掉落和难以关闭按钮或打开瓶盖。

（四）体格检查

正中神经在离开腕管后，为拇指、食指、中指和无名指的一半手掌面提供感觉。正中神经也为这些手指的背侧末端提供感觉。但是，正中神经的手掌分支包括手掌近端和大鱼际隆起，由于不通过腕管，其所支配的感觉，在CTS中得以保留。两点区分和针刺测试常常能探测出在正中神经范围内感觉缺失的部分。这些缺失常常只在与正常手做直接比较的时候才被注意到。

受正中神经影响的运动功能包括五块手部固有肌肉，以及最容易测试的拇短展肌。为了测试拇短展肌的力量，患者应将拇指垂直于手平面放置，然后在检查者试图将拇指推入手平面时进行抵抗。在大多数患者中，只有将结果与未受影响的手或受影响侧的拇长腓肠屈肌相比较时，才会发现神经无力。

一些具有激发性的测试可以进一步证实CTS。其中最常见的两种是Phalen试验和Tinel试验。Phalen试验是通过将患者的手腕放在高度松弛或伸展的位置，在60秒内引起感觉异常或疼痛来进行判断的。这种试验在各种研究中的敏感性为42%～85%，特异性为55%～98%[10]。Tinel试验是检查者用中指和食指或反射锤轻轻敲击屈肌支持带6次，以引起症状。这种试验的灵敏度为38%～100%，特异性为55%～100%。在与健康志愿者的对照研究中，Phalen试验的敏感性和特异性分别为88%和89%，而Tinel试验的敏感性和特异性分别为67%和68%[10]。腕骨压缩试验可进一步证实CTS，当患者受影响的手臂处于仰卧状态时，将力施加在屈肌支持带上，在30秒内引起症状。止血带测试可以很容易地通过在手臂上套上一个气动压缩袖带，并在60秒内将其充气引起患者症状的收缩压。最后，抬手测试可以很容易地比较受影响手和未受影响手的症状，方法是将双臂举过头顶，在60秒内观察症状。在一个比较了五项检查方法的研究中表明，止血带试验、腕骨压缩试验和Phalen试验的结合具有最高的预测价值，而抬手测试是排除CTS的最佳方法[11]。

（五）诊断研究

电生理诊断是一个确认诊断腕管综合征非常敏感的方法。神经传导特别有用，其灵敏度和特异性分别达到80%～90%和95%[12]。NCS的特征包括传导速度降低，尤其是指神经和腕关节的传导速度降低，感觉纤维受到的影响比运动纤维受到的影响更大。肌电图对排除并发疼痛的原因，如颈神经根病或近端正中神经病变，比确认CTS的诊断更有用[12]。

随着成像技术的进步，超声作为CTS诊断的辅助手段越来越受欢迎。使用高频探头，超声可以精确地识别压迫部位。在最近的荟萃分析中，与临床表现相比，超声诊断CTS的敏感性为78%，特异性为87%[13]。这可能是一个有用的筛选工具，可以补充但不能取代EDX研究[14]。

（六）治疗

CTS的首选治疗方法是用夹板固定手腕，使其保持在中立的位置，同时改善生活方式。白天和晚上应该都戴夹板。口服抗炎药可以缓解某些患者的痛苦。类固醇注射，特别是在超声引导下进行的注射，已经被证明比安慰剂更有效，与抗炎药一样，可以在1年内降低症状的严重性和手术率。然而，大多数患者最终还是接受了手术[12]。在难治性病例中，手术是一种减轻疼痛的选择。手术可以通过传统的开放技术或内镜进行，两种方法的结果没有显著差异[15]。

二、手肘尺神经病变

手肘尺神经压迫是第二个最常见的上肢神经病变。压迫可以发生在肘部的几个部位，而典型的压迫发生在肘管。

（一）病理学

尺神经压迫可能是内在或外在因素所致。导致压迫的内在因素包括固有的解剖结构异常、病理性病变（如周围神经瘤）和先天性异常（如神经本身的错构瘤）。常见的外在因素如肌肉肥大、血肿或血管损伤或肌腱增生炎性纤维化[16]。尺神经在五个常见部位的多个腱膜周围走行复杂，因此尺神经在肘部特别容易受到压迫或拉伸（图33.2）。该神经从上臂腋动脉分离出来，出现在三头肌内侧头的上方。在70%的人群中，一种称为Struthers拱廊的增厚筋膜位于神经上方，是压迫的来源之一。尺神经穿过另一个压迫源肌间隔，走行于内侧上髁和尺骨鹰嘴之间的髁沟中。当肘部处于弯曲位置时，凹槽变浅，

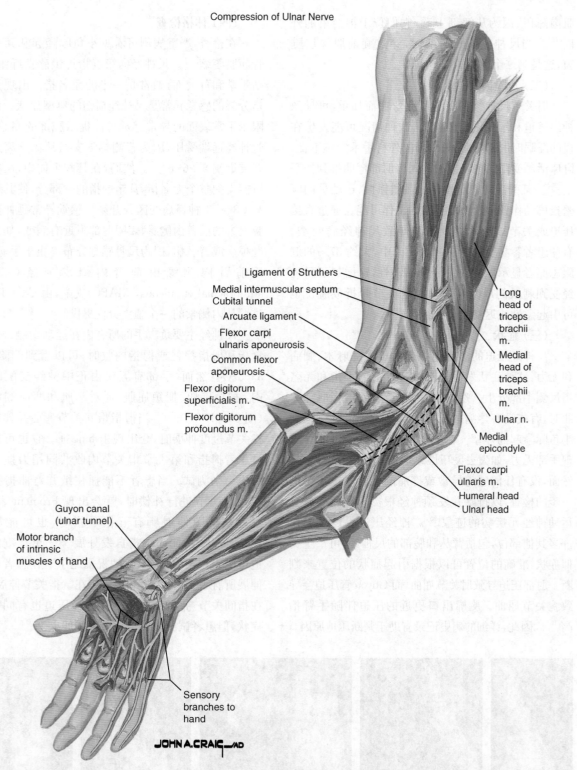

Compression of Ulnar Nerve

Ligament of Struthers

Medial intermuscular septum
Cubital tunnel

Arcuate ligament

Flexor carpi
ulnaris aponeurosis

Common flexor
aponeurosis

Flexor digitorum
superficialis m.

Flexor digitorum
profoundus m.

Long
head of
triceps
brachii
m.

Medial
head of
triceps
brachii
m.

Ulnar n.

Medial
epicondyle

Flexor carpi
ulnaris m.

Humeral head
Ulnar head

Guyon canal
(ulnar tunnel)

Motor branch
of intrinsic
muscles of hand

Sensory
branches to
hand

JOHN A. CRAIG—AD

图 33.2　尺神经压迫源（Netter medical illustration used with permission of Elsevier. All rights reserved.）

使较浅的尺神经容易受到损伤,并产生"有趣的骨头"的感觉。前外侧髁骨折不愈合可导致肘内翻或前臂内偏,造成"迟发性尺神经麻痹"或延迟性尺神经压迫[17]。尺神经随后进入肘管,肘管内侧被内上髁包围,外侧被尺骨鹰嘴包围,顶部被弓状(Osborne's)韧带覆盖,弓状韧带向远端延伸,连接尺侧腕关节的尺骨和肱骨头。弯曲通常会导致隧道内压力增加,从而导致压缩。手部的障碍早于前臂肌肉障碍,因为从解剖上看,它们位于神经束的外周[18]。当尺神经离开肘部时,穿过旋前肌深层腱膜,这是第二个潜在的压迫点[19]。

(二) 风险因素

肘关节尺神经病变因肘部弯曲而加重,可导致神经压迫和牵拉,引起损伤。这种情况可能发生在夜间睡眠时肘部弯曲、长时间的外科手术定位不良、卧床活动受限的患者或长时间将肘部弯曲推到扶手上[20]。某些活动如驾驶时的强烈抓握、运动员的频繁投掷动作或涉及重复运动的工作可能会通过直接压迫或关节或韧带的反射而导致尺神经病变[20]。有些患者容易受伤。在一项研究中,大约37%的健康志愿者显示髁沟内神经高移动性,这增加了尺神经受到刺激的风险[21]。急性肘关节骨折或脱位也可引起急性或迟发性尺神经病变。

(三) 症状

尺神经压迫的症状通常开始于手部麻木、刺痛和无力,这种症状发生在尺神经支配的小指和无名指尺侧半部分上。疼痛经常发生在晚上,当肘部弯曲时,有或没有疼痛放射到肘部内侧。也可感觉到小鱼际隆起的痉挛。在更严重的情况下,可能会出现手部无力,如失去灵巧性或难于具有良好的握力。然而,没有任何感觉异常或疼痛的无力应该需要进一步的检查,以排除并发颈神经根炎和脊髓病或上运动神经元疾病的迹象[20]。神经压迫可以发生在许多其他部位,包括臂丛和腕部的尺神经,可产生类似症状,准确的位置可以根据引起症状的位置来判断。肘部压迫导致肘关节屈曲,而Guyon管压迫会导致腕关节屈曲。胸廓出口更近的压迫伴随手臂抬高[16]。因此,详细的病史记录有助于判断压迫原因。

(四) 体格检查

在检查,严重病例可看见小鱼际隆起和第一背骨间肌萎缩[20]。尺神经向第五指提供感觉纤维,包括手掌和背表面,通常是一半的无名指。出现无名指分裂的感觉异常是尺神经损伤的典型症状。仅局限于手掌表面的异常感觉可能提示腕部的 Guyon's 管神经远端受压,因为背侧感觉支通常在分离到尺茎突近端 5～6 cm[22]。然而,在某些个体中,尺神经可能支配整个无名指,甚至中指的一部分,使其难以与 C8～T1 神经病变区分开来。感觉异常延伸到手腕上方的前臂内侧缘,表明肘部附近有病变,如颈神经根病或臂丛病,因为尺骨感觉分布终止于手底部,而前臂内侧缘由前臂内侧皮神经(medial antebrachial cutaneous,MABC)支配,由 C8～T1 通过臂丛内侧索的一个独立分支提供。

尺神经主要负责手的所有内在运动功能。当用食指和拇指捏住或拇指内收时,可以看到凹陷(图33.3A)。然而,手部有五块由正中神经支配的肌肉:拇短展肌、拇短屈肌、拇对掌肌和两侧蚓状肌(图 33.3B～E)[22]。当拇指指间关节弯曲并伴有掌指关节过度伸展时,会出现 Jeanne 征。它也可以通过患者拇指和第一掌指关节内收共同用力捏纸抵抗阻力来测试。当患者不能抓住纸并弯曲拇指远端指间关节进行补偿时,就会出现 Froment 表现。患者在试图伸展所有五根手指时,也可能出现 Wartenberg 特征或小指自发外展[16]。更严重的压迫可能表现为"爪形手"或"祝福之手",在患者试图伸展所有手指时,小指和无名指在掌指关节伸展,并在指间关节弯曲。注意,正中神经压迫也有同样的症状,但患者试图形成拳头而不是伸出手。

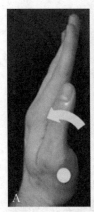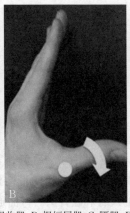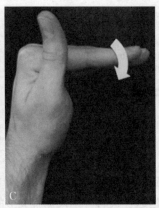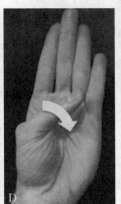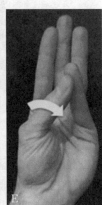

图 33.3　A. 拇收肌;B. 拇短展肌;C. 腰肌;D. 拇短腓肌;E. 拇对掌肌的运动。[Copyright Global Spine J. 2014;4(1):1-6.]

（五）诊断研究

EDX 检查有助于确定尺神经压迫的诊断、压迫部位和疾病的慢性程度。压迫性神经病变可能在动态缺血早期出现，因暂时性缺血已经恢复。EDX 检查最初可能是正常的。更严重的压迫可能发生脱髓鞘，出现快速传导纤维传导减慢，并与减压术后 3～4 个月的恢复有关。在长期或严重的压迫病例中，存在轴突丢失，神经传导检查将显示复合运动动作电位振幅降低，说明功能神经数量发生了全面的减少。肌电图还显示出纤维颤动，静止时的正尖波和长时间运动单位动作电位和最大电流后减低的募集电位[20]。尽管有一些病例报告超声成功地识别了尺神经的压迫来源，但在影像学上很难看出异常神经与正常神经的区别[23]。至少有一项研究显示，与无症状健康志愿者相比，神经的超声成像没有显著差异[24]。因此，临床病史和 EDX 检查仍是主要的诊断手段。

（六）治疗

轻度至中度尺神经压迫患者，表现为间歇性症状，运动传导速度大于 40 m/s，无萎缩迹象，可采用非手术治疗[16,20]。这包括用柔软的毛巾或垫子减少肘部浮肿，特别是在晚上；全面的姿势教育；活动调节；类固醇注射。通常在 3～6 个月内可以看到改善。在一项研究中，50% 的患者在保守治疗后症状改善[25]。对于那些保守治疗失败或神经传导振幅严重降低的病例，手术是下一步选择。三种主要的手术方法中的一种常用于外科矫正：减压、上髁叶切除或转位。

减压术包括一个简单的切口和术后快速的活动，但有减压不完全和尺骨半脱位的危险。上髁叶切除术或内侧上髁切除术，与转位术相比，涉及的解剖更少，造成尺骨损伤的风险较低，但会导致更大的术后疼痛和肘部不稳定的可能性。转位最常见的一种前入路，将尺神经移到肘部的前面，从而释放所有潜在的压迫源，降低神经损伤的风险，但它确实需要广泛的解剖和长期的术后固定；这也是一种技术上要求更高的手术[16]。尽管有许多研究比较了每种方法的结果，但所选择的手术方法必须适合患者、压迫原因和压迫的严重程度。

三、胸廓出口综合征

胸廓出口综合征（thoracic outlet syndrome,

TOS）包括一组由于一个或多个神经血管结构在离开胸廓出口时受到压迫而导致的疾病。TOS 有三种主要类型：神经源性、动脉性和静脉性。神经源性 TOS（neurogenic TOS，nTOS）是最常见的类型，占 90% 以上，也是我们主要讨论的[26]。静脉和动脉搏动更为罕见，分别占 3% 和不到 1%[27]。神经源性 TOS 进一步被归类为真正的 nTOS，仅占所有病例的 1%，约为百万分之一，而有争议的 nTOS 占 99%[28]。虽然真正的神经病学 TOS 是相对罕见的，但有广泛的研究基础，排名仅次于 CTS 神经卡压综合征[26]。TOS 在病理生理学和治疗方法上的争议和兴趣日益浓厚。

（一）病理学

胸廓出口是一个很大的空间，从颈部底部延伸到腋窝，当它从上内侧到下外侧移动时，可以分为三部分：肋间三角、肋锁间隙和喙突下间隙。压迫神经血管结构，即臂丛、锁骨下动脉或腋下动脉及其静脉是引起症状的主要原因。以前、中斜角肌和第一肋骨为界的 Calene 三角包括臂丛和锁骨下动脉。过度伸展性损伤可导致局部血肿、肌肉肿胀和继发斜角肌纤维化。

臂丛、锁骨下动脉和静脉从肋锁间隙流出，肋锁间隙包括锁骨前中三分之一、后第一肋骨和肩胛骨后外侧缘的上缘。这个空间可因为长时间的肩部外展或伸展如射箭或不良姿势等导致缩小。在一个病例对照研究中，通过 X 片检查，TOS 患者比对照组更有可能有低肩带（锁骨、喙突和肩胛骨的复合体），这表明固有的解剖差异也起到了一定的作用[29]。

当锁骨下动脉穿过第一肋骨的侧缘时，它们被重新命名为腋窝血管。然后它们进入喙突下间隙，上方被喙突包围；胸小肌（pectoralis minor muscle, PMM）覆盖在间隙上。挛缩时 PMM 缩短导致肩胛骨外展和肩带延长，间隙缩小[30]。类似地，在头架空运动中反复使用 PMM 可导致肥大、肿胀和纤维化，导致 nTOS。

（二）风险因素

与许多其他压迫性一样，TOS 的危险因素包括解剖倾向、重复活动和各种解剖异常。TOS 在女性中更常见，尤其是在三四十岁时候[31]。在解剖上较低的肩带位置导致神经血管结构被锁骨压迫，被认为是原因之一[30]。颈肋的存在在普通人群中相当普遍，占到了 nTOS 的 20%，尽管并非所有颈肋患者都有 nTOS[30]。第一肋骨或多余斜角肌的异常位置可能通过肌间沟减小的大小而增加风险[30]。重复的活动,包括不自然的肩膀姿势,有时在计算机用户或弦乐演奏者中看到,可以进一步加重症状。外部条件,如局部创伤、肿瘤、感染或刺激性操作,可进一步诱发个体 TOS 的发展。

(三) 症状

TOS 的症状部分取决于撞击是否影响臂丛、动脉或静脉。真正的 nTOS 主要表现为运动功能障碍,包括丧失灵活性、无力和萎缩[26]。经进一步询问,一些患者可能也有感觉症状,如疼痛或感觉异常[30]。相反,有争议的 nTOS 主要表现为感觉异常,包括颈部、肩部、手臂内侧或前臂的疼痛和肌痛,手感觉异常通常呈 C8~T1 皮节分布[26]。这是因为压迫通常影响臂丛下干。在这两种情况下,手臂抬高往往会加重症状。此外,肩部前突或手臂频繁外展和旋后可进一步引发症状。不同于其他形式的 TOS,有争议的 NTO 通常是双边的[32]。

类似地,动脉 TOS 也可能表现为活动性增加引起的颈部、肩部或手臂疼痛,但如果发生动脉栓塞,也会出现手或手臂缺血。同时部分患者压迫臂丛神经也会出现 nTOS 症状。静脉 TOS,有时被称为 Paget-Schroetter 综合征,表现为肩部和手臂可见侧支循环(99%)、上肢水肿(96%)和远端发蓝(94%)。相对较少的患者出现疼痛,通常发生在运动系统(33%)[33]。

(四) 体格检查

一般检查和触诊是确定 TOS 的最佳初始检查,特别是与未受影响的肢体相比。颈部肋骨不对称或肿块的触诊可能表明压迫的原因。在真正的 nTOS 中,常常会出现运动方面表现,如大鱼际隆起肌肉萎缩,并且前臂和内侧臂伴随有或无斑片状感觉异常,而有争议的 nTOS 有相对不明显的神经检查。两种类型的 nTOS 均可见到胸前壁和斜角肌、胸肌和斜方肌触痛[30]。血管压迫可以明显发现在受影响和未受影响的上肢之间血压的差异,以及远端有杂音或指端缺血的证据[27]。胸廓出口处可触及的肿块提示 TOS 为血管型。一些激发性试验可以进一步证实病理学改变,尽管大多数试验的敏感性和特异性有限。具体操作见表 33.2。

表 33.2 胸廓出口综合征的常见激发手法

操作	激发手法	阳性试验	受影响区域	注意事项
Adson 动作 (Scalene 试验)	头部旋转到受影响的一侧,颈部过度伸展,检查患者深吸气时的桡动脉搏动	再现症状和桡动脉搏动消失	导致前斜角肌压迫	
Wright 动作	外部旋转影响手臂和外展 180° 触诊桡动脉脉搏	再现症状和桡动脉搏动消失	缩小心包下的空间	保持肘部伸展以避免肘管综合征,保持腕关节中立以避免同时检测腕管综合征
Roos 测试/上臂应力测试	将患侧手臂外展 90°,弯曲肘部,外旋,以"我投降"的动作,每 2 秒重复开闭双手 1~3 分钟	再现症状和桡动脉搏动减弱或不能保持姿势 3 分钟	缩小肋锁间隙	腕管综合征假阳性率高
Halsted 测试/军事支撑训练	军人姿态患者:肩部凹陷并缩回	再现症状和桡动脉搏动减弱或不能保持位置	缩小肋锁间隙	

注:EAST,手臂压力测试。

(五) 诊断评估

EDX 检查对于真正的 nTOS 是可重复的,但对于有争议的 nTOS 是不可靠的,除了证实诊断为真正的 nTOS 外,EDX 还可能有助于鉴别诊断,如颈神经根病、肘管综合征和 CTS。在真正的 nTOS 中发现的第一个 EDX 异常是 MABC 感觉反应的振幅降低。手部的尺侧感觉反应随后减弱。正中复合运动动作电位的幅度比尺侧和桡侧反应的幅度降低得多。后期反应,如 F 波,会随着神经病变的进展而延长。在晚期病例中,针检查可引起正中神经的失神经改变，其受累范围大于尺神经支配的手部肌肉[34]。

附加成像对识别压迫源非常有帮助。颈椎和胸片平片可显示骨异常，如颈肋骨或锁骨骨折。磁共振成像（MRI），特别是比较激发位置和中性位置时，特别有助于揭示压迫部位的解剖变化。Demirbag等指出，MRI检查显示TOS与正常对照组的中立位无显著性差异，但激发性操作可显著降低第一肋与水平轴的夹角和最小肋-锁骨距离明显缩小[35]。MRI还具有提供有关臂丛神经的细节和无辐射照射的优点[36]。如果怀疑有血管TOS，双相检查动脉瘤、血栓形成或血流异常是一个很好的初步检查手段，而CT血管造影可以进一步描绘血流模式并识别压迫源。对于MRI和CT，如果在中立位和激发位置（如手臂抬高）进行成像，效果最好。影像学的金标准仍然是基于导管的动脉造影或血管TOS的静脉造影，但由于其侵袭性和对周围结构的有限可视化，在很大程度上它仅局限于术中使用[27]。

（六）治疗

真正的nTOS是需要积极治疗的，通常还需要手术干预，以防止进一步的神经损伤。针对压迫源不同，有多种手术方法。有争议的nTOS需要通过药物、物理治疗和姿势调整来控制症状。然而，值得注意的是，加强和阻力练习以及颈部牵引可能会恶化症状[37]。一些研究者提出，对于3个月保守治疗无效的患者可能需要手术评估。比较两种手术方法后，经腋下第一肋骨切除术与锁骨上臂丛神经成形术相比有更好的效果，但他们没有提供随机证据表明两种方法都优于不治疗[38]。手术的不良的因素包括慢性疼痛综合征、阿片类药物使用和烟草使用。由于术后效果不佳，一些指南要求在手术实施前确定有无臂丛神经受累的EDX证据，包括：①无尺侧感觉反应缺失或减弱，或对侧MABC反应正常，MABC反应缺失或减弱；②正中复合肌动作电位（compound muscle action potential，CMAP）波幅缺失或降低，或对侧反应正常的F波反应缺失或延长，或针式肌电图显示至少两块受臂丛下干支配的肌肉失神经，颈旁肌肌电图正常臂丛中上干供应的至少一块肌肉的正常肌电图，排除其他局灶性神经病变或多发性神经病的存在；③正常的中位数感觉振幅；④尺神经在肘部的正常传导速度[39]。

手术前诊断性注射越来越常见。Jordan和

Machleder证明诊断性前斜角肌注射有助于预测手术反应[40]。在临床诊断为TOS的患者中，约90%对阻滞有阳性反应，94%的阻滞阳性患者对手术减压有反应，而在那些没有改善阻滞的患者中，只有50%对手术有反应[40]。肉毒杆菌毒素（Botox）是一种抑制神经肌肉连接处突触前末梢乙酰胆碱释放的神经毒素，已被证明在中枢和外周具有肌肉松弛和缓解疼痛的特性[41]。一些病例研究表明，在压迫部位注射肉毒杆菌毒素可在30～88天的时间内显著缓解疼痛[31,42-45]。这可能为手术提供一种新的选择，或在等待手术时提供另外一种治疗方法。

四、感觉异常性股痛

感觉异常性股痛（meralgia paresthetica，MP）是股外侧皮神经（lateral femoral cutaneous nerve，LFCN）在股外侧和股前外侧的压迫，引起疼痛和不适。也被称为Bernhardt-Roth综合征或股外侧皮神经痛。这种现象100多年前就已经被报道，其meralgia一词源自希腊文的meros（意指"大腿股"）和algo（意思是"疼痛"）。

（一）病理学

大腿的LFCN从腰椎的L2～L3根起，与腰丛一起穿过腰大肌外侧缘的骨盆，向前穿过髂肌，直到髂前上棘（anterior superior iliac spine，ASIS）的内侧。然后，它在腹股沟韧带下和缝匠肌上方进入大腿，在那里分裂成前后支，为大腿前外侧提供感觉。这条神经如何穿过腹股沟韧带有五种变异，称为A～E型，某些变异有较高的压迫风险（图33.4）。具体来说，根据对52个人的研究，B型是最常见的，A～C型最容易受到压迫[46]。最常见的原因是当神经经过腹股沟韧带时，骨盆受到外部压迫，但也可能发生因体重增加和妊娠时腹内压力增加而引起的内部压迫，或与手术相关的医源性损伤[47]。LFCN是一个纯粹的感觉神经，不应该出现运动异常，这也往往限制了功能的丧失。

（二）风险因素

自发性压迫的危险因素包括：如前所述的解剖变异性、肥胖[体重指数（BMI）≥30]、怀孕、紧身衣（牛仔裤、紧身胸衣、盔甲或腰带等配饰）或其他解剖学异常如腿长差异或骨盆肿块[48-51]。影响神经功能的代谢因素，如糖尿病、酒精中毒和铅中毒也可能是危险因素[48]。受影响的患者通常在30和40多岁，

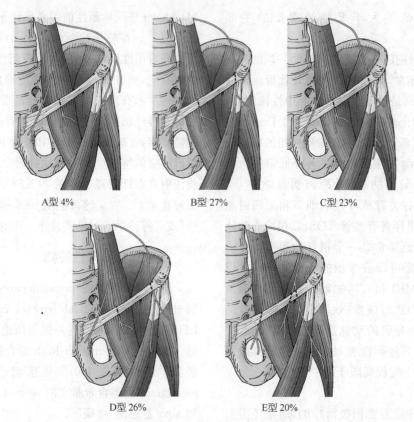

A型 4%　　　　B型 27%　　　　C型 23%

D型 26%　　　　E型 20%

图33.4 股外侧皮神经经腹股沟管走行的五种变化。(引自 Images reproduced from Aszmann OC, Dellon ES, Dellon AL: Anatomical course of the lateral femoral cutaneous nerve and its susceptibility to compression and injury. Plast Reconstr Surg. 1997;100: 600-604. Lippincott Williams & Wilkins.)

男性发病率高于女性[52]。医源性的神经压迫也常见于髋关节手术,包括全髋关节置换术前入路(67%)和髋关节表面置换术(91%),尽管大多数患者没有明显的功能障碍[53]。其他有 MP 风险的手术包括腰椎手术,发病率为 12%～20%[54]。这可能与患者的位置和设备因素有关[55]。骨盆截骨术与大约 30% 的术后 MP 发生率相关[56]。其他下腹部或盆腔手术也可能是风险因素。

(三) 症状

患者主诉大腿灼痛、麻木、刺痛或感觉迟钝,其中 73% 的症状出现在大腿外侧,26% 的症状出现在大腿前外侧[57]。感觉迟钝如感觉超敏和刺痛比疼痛更常见。由于腹股沟韧带的张力或坐姿改善的神经运动,长时间站立或行走往往会加重疼痛[58]。

(四) 体格检查

LFCN 是一种纯粹的感觉神经,只供应大腿外侧。因此,身体上的发现完全是感官上的。一些患者可能也有腹股沟外侧韧带撞击痛,称为 Tinel 征;其敏感性和特异性尚未得到证实。腹股沟压迫

LFCN 可通过骨盆压迫试验缓解,方法是让患者侧卧,患侧朝上,压迫 45 秒,以引起症状缓解,作为确诊 MP 的阳性指标。在一项针对 20 名患者的小规模研究中,与神经生理学测试(金标准)相比,该方法具有 95% 的敏感性和 93% 的特异性。然而,没有大型研究证实这一技术[59]。

(五) 诊断研究

通过 EDX 测试可以进一步确认 MP。体感诱发电位的灵敏度为 81%,神经传导研究的灵敏度为 65%[60,61]。即使在正常人,特别是有众多习惯的患者中,检查本身在技术上也是困难的。

电生理诊断更适合排除其他可能的诊断,如腰椎神经根病。可以考虑成像来识别压迫源。磁共振神经成像(magnetic resonance neurography, MRN)是一种对神经有较高分辨率的改良 MRI,可用于跟踪 LFCN 的进程。一项对 11 名患者和 28 名对照者进行的独立小规模研究显示,MRN 的阳性和阴性预测值分别高达 71% 和 94%,诊断准确率高达 90%[62]。然而,MRN 的临床价值仍有待确定。

（六）治疗

大多数患者（85%）在 4～6 个月内通过保守治疗（如活动调节、物理治疗、药物治疗和神经阻滞）[63]。活动改变，如避免压缩活动或穿着宽松的衣服可能有助于减少压缩。虽然物理疗法尚未得到充分研究，但通常是推荐的。许多神经病药物被用于治疗该综合征，包括三环抗抑郁药、抗心律失常药和抗惊厥药，以及辣椒素和局部利多卡因软膏，并且具有良好的效果。已经证明，神经阻滞是一种非常有效的治疗方法。神经阻滞是在超声引导下，在距 ASIS 内侧和下方 1 cm 的腹股沟韧带的神经出口处或最大压痛点处进行的。阻滞最初用于诊断确认，但随后可使用类固醇进行治疗性注射。在一项对 16 名患者进行的小型研究中，Taglifaco 报告说，两个月后症状 100% 缓解，其中 80% 对第一次注射有反应[64]。脉冲射频可以通过调节神经边缘来达到更长的缓解。在无反应的病例中，仅有的选择是通过神经松解术或切除术进行手术治疗。神经松解术创伤小，但复发风险稍高，而神经切除术可导致该区域永久性感觉丧失，几乎没有复发风险。最佳的手术方法目前还没有达成共识。

五、跗管综合征

跗管综合征（tarsal tunnel syndrome，TTS）通常用于描述胫骨后神经或其分支在踝关节内侧纤维骨隧道处的卡压。这是一种罕见但往往诊断不足的疾病。

（一）病理学

跗管位于内踝的正后方和下方，在其上、下和顶节处被屈肌支持带包裹。该管道从内侧到外侧包括胫骨后肌腱、趾长腓肌、胫骨后动静脉、胫后神经和拇长屈肌肌腱。胫神经分为跟骨支，继续支配足跟，以及足底内侧和外侧神经，足底内侧和外侧神经从隧道出来支配足底。足底内侧神经穿过屈肌支持带，支配足跟的后内侧，并深入到外展肌，终止于内侧三对趾神经。足底外侧神经穿过拇外展肌肌腹，终止于趾外侧神经，主要供应足趾的第四和第五指。虽然症状常常涉及足底内侧和外侧神经分布，但 5% 的个体在到达支持带之前，内侧分支可以分裂，并在跗骨隧道外走行，从而避免了压迫[65]。

（二）风险因素

胫神经在跗管处的压迫可能是由于固有的原因，如支持带肥大、肌腱病变或出血，以及后来的骨折或外部原因，如肥厚性支持带、肌腱病或出血，以及继发纤维化或外在原因，如缩窄的鞋、明显的下肢水肿（见于妊娠或静脉淤血）以及足内翻或外翻畸形[66]。急性关节病（包括类风湿关节炎）、肥胖和甲状腺功能减退者会增加所有神经病变的风险，包括 TTS。长时间负重的运动员或个人也会有更高的风险[67]。

（三）症状

患者通常自诉内踝、足跟、足底和脚趾的后面感觉异常、感觉迟钝和疼痛，或者由于胫后神经的三个分支中的某个受到影响引起的多部位组合发病。疼痛也可能通过跗管的撞击向上放射到小腿，这种情况被称为 Valleix 现象[68]。症状通常在白天结束时更严重，并在晚上达到高峰。在慢性压迫中会出现足部外展肌和屈肌的无力或大脚趾在任何方向上的运动丧失。

TTS 的鉴别诊断非常广泛，因此病史上细微的差异可能有助于诊断的规范。足底筋膜炎，一种由于筋膜张力引起的过度使用性损伤，常与 TTS 相似，但缺乏 TTS 和其他神经压迫中的感觉迟钝和感觉异常。Morton 神经瘤也可能表现为足底远端受累，但会产生长时间的疼痛，而不是烧灼样的感觉迟钝。椎管狭窄和周围神经病变常表现为间歇性症状，但往往累及双侧，而 TTS 多为单侧。

（四）体格检查

检查时，可发现足部水肿或外伤的迹象。激发性动作，如 Hoffmann-Tinel 征，可以通过叩击跗管引起，引起压迫或辐射到足部部位的感觉异常或疼痛；在压迫或辐射到足部的部位造成感觉异常或疼痛；50% 的患者呈阳性[69,70]。疼痛也可以通过背屈外翻试验再现，在该试验中，足（包括脚趾）被动地背屈并在脚踝处外翻，造成胫后神经和足底外侧神经的张力显著增加。这种方法加重了 82% 受影响患者的症状，而对健康对照组没有影响[71]。Trepman 试验可以通过应用足底反射翻转动作以减少跗管的总宽度，并压缩足底外侧神经来进一步确认 TTS[72]。这三个激发性动作需要在 30 秒内完成，它们有 86% 的灵敏度和 100% 的特异性[73]。

（五）诊断研究

传统上，EDX 检查主要用以辅助诊断。异常包括刺激跗管上方的胫神经时远端运动潜伏期延长；

拇外展肌复合肌动作电位小于 4 mV(与足底内侧神经相关),五趾外展肌复合肌动作电位小于 3 mV(与足底外侧神经相关);或与未受影响的足部相比幅度下降大于 50%。与未受影响的足相比,足底内侧和外侧神经的感觉反应振幅缺失或降低。在胫神经支配的足部肌肉中可以看到针状肌电图上的失神经必须谨慎解释,因为这在没有症状的正常人中经常发现[74]。单用 EDX 检查就可看到相当多的假阴性和假阳性结果,因此结果可能有助于辅助诊断,但不能作为唯一的诊断来源。

影像学检查有助于 TTS 的诊断和评估压迫程度。超声成像能提供神经损伤的直接视觉证据,如神经的局灶性增大和回声改变,特别是与未受影响的一侧相比[75,76]。磁共振成像通过提供屈肌支持带厚度、胫后神经三支的位置,以及压迫深度、边界和来源的可测量细节,进一步帮助诊断。一项研究表明,88%的有症状患者的 MRI 检测呈阳性[77]。成像不仅能确认压迫,而且能勾勒出压缩的深度和广度[78]。如果足部结构异常被认为是根源,那么足部的普通负重 X 线片或 CT 可能会显示出来。

(六) 治疗

大多数 TTS 最初都是保守治疗,方法是将受影响的脚绑在中立或轻微倒置的位置,定制矫形来支撑足弓,以及拉伸和加强腓肠肌。镇痛药物,包括抗炎性痛和神经病理性疼痛药物,常被使用[79]。通过向神经节囊肿抽吸以暂时性放松神经或向跗管注射皮质类固醇以减轻神经水肿均可以减轻患者症状。在明确压迫来源的严重或难治性病例中,手术减压是治疗的下一步。准确的方法取决于压缩的位置和原因,成功率从 44%到 96%不等[72,80]。手术成功的一个最积极的预测因素是 Tinel 征的存在,因为它的缺失可能表明神经受损太严重而无法完全恢复。

六、Morton 神经瘤

Morton 神经瘤,也被称为指间神经瘤或 Mortnn 跖骨痛,是一种常见的足部疼痛症状。疼痛通常是由于足底表面第三蹼间隙的神经刺激引起的。它对女性的影响是男性的 10 倍,通常在 50 岁时出现。Civinini 在 1835 年首次描述了这种情况,后来维多利亚女王的手足病学家 Durlacher 发表了这篇文章,但它的名字来自美国整形外科医师 Thomas Morton,他在 1876 年描述了一系列患有这种情况的患者[81]。这可能是最早描述的压迫性神经病变。

(一) 病理学

Morton 神经瘤引起的疼痛可视为足底表面的一个扩大的神经束。它最常出现在第三个趾间趾蹼中,尽管它也可能出现在第二个趾间趾蹼中,很少出现在第一个趾间趾蹼中。足底神经终止于足部趾神经,刚好位于深横韧带上方。足底内侧神经支配内侧三趾,外侧足底神经支配外侧两趾。位于第三和第四脚趾之间的第三指神经是独一无二的,除了足底内侧神经分支外,它还接收来自足底外侧神经的交通支,形成更大的神经束,这使得其更容易受到损伤或压迫。虽然被称为"神经瘤",但神经束扩大不是由于固有的神经肿瘤,而是神经周围组织的增生性纤维瘤[81]。Hassouna 和 Singh 提出了四种 Morton 神经瘤病因的理论[82]。慢性创伤理论认为,负重或跖趾关节异常引起的反复创伤可能导致反复损伤。跖间滑囊炎理论认为,神经上方的滑囊充盈可能引起神经本身的粘连、肿胀、压迫或刺激。诱发理论认为,在行走过程中,神经会反复受到压迫,从而引起刺激,随后出现痉挛和疲劳[82]。最后,缺血理论认为血流不畅是疼痛的主要原因,尽管后来的研究已经否定了这一观点,指出类似的动脉损伤在没有症状的患者身上也有发现。

(二) 风险因素

增加足创伤的活动都可以增加趾间神经病变的风险。不健康的鞋子,尤其是高跟鞋,会导致神经过度伸展和拉伸,或者束缚的脚趾,都是神经拉伸的危险因素。

(三) 症状

Morton 神经瘤的主要症状是前足部的隐痛,向脚趾放射,偶尔有感觉异常或脚趾有灼热感。负重会加重疼痛,按摩前脚或脚趾可以减轻疼痛。偶尔,感觉异常或整个前足疼痛可能是唯一的症状。值得注意的是,尽管疼痛通常在跖趾关节的远端,但滑膜炎也有类似的表现[82]。

(四) 体格检查

除了对足部和鞋的畸形进行基本检查外,还可以做一些激发性动作来确认诊断。最著名的测试是 Mulder 测试,检查者将所有脚趾压缩在一起,寻找咔嚓声或疼痛信号。在一个小的病例研究中,Mulder 测试有 95%的敏感性和 100%的特异性[83]。手指神经拉伸试验也可以通过在踝背弯曲的情况下被动地完全伸展外侧两个脚趾来完成,以寻找趾间趾蹼的疼痛或不适。在一项含有 22 例患者的病例研究中,手指神经拉伸试验具有 95％ 的阳性预测值[83]。最后,类似于 Tinel 检测,敲击受影响的趾间趾蹼以再现疼痛或感觉异常的试验,可以得到肯定的结果。但是,对 Morton 神经瘤的 3 种测试中,Tinel 检测的灵敏度最低。

(五) 诊断研究

对趾间神经应用电生理检测较困难而且往往不可靠。虽然对用表面电极和近针电极进行顺向和逆向感觉或混合神经研究的方法有描述,但没有一个方法是被常规使用的。然而,电生理检测对排除其他可引起足部疼痛和麻木的神经疾病是非常有用的,特别是跗管综合征、腰骶神经根病,以及周围神经病变。

影像学是诊断的重要工具。超声是一种通过寻找与跖骨关节平行的低回声肿块来达到诊断目的的简便而廉价的方法。但是,超声不能区分邻近结缔组织中的神经瘤和黏液样变性。而且,结果的质量和解释取决于操作者[81]。MRI 提供了重要的质量和软组织细节,是超声(ultrasound, US)的一种可行的替代或补充检测手段。但是,这两种成像技术都不如临床检查敏感,不应作为唯一的诊断来源。

(六) 治疗

保守治疗,包括物理治疗、矫形、避免穿不合脚的鞋。虽然他们提供的满意度低于类固醇注射,但保守治疗通常具有约 41％ 的成功率[84,85]。指间麻醉神经阻滞,通常与皮质类固醇,已证明对一些患者有效。据报道,暂时缓解者可接受热射频消融(radiofrequency ablation, RFA)的成功率为 18％～83％。也可以尝试脉冲射频消融或冷冻疗法。但对于保守治疗失败的患者,手术仍然是最后的选择。多种外科手术的使用都取得了一些成功。Morton 本人在 19 世纪末主张切除跖骨头,成功率出奇地高。但是,指间神经疏松术或切除神经瘤(神经切除术)仍是当今最常见的手术选择。神经瘤越大,尤其是直径大于 5 mm 的肿瘤,就越有可能成功切除。手术风险包括永久性感觉丧失和复发性神经瘤。

七、总结

压迫性神经病变通常涉及特定的神经分布,因此对神经的解剖和功能的深入了解有助于症状的诊断和治疗。最常见的神经病变是 CTS、肘部尺神经病变、TOS、MP、TTS 和 Morton 神经瘤。表 33.3 总结了每种症状的症状、体检结果和诊断研究。治疗通常从保守治疗开始,包括夹板、物理治疗、注射或神经阻滞。可以尝试或脉冲的 RFA。在顽固的病例中,或者当保守治疗只能暂时缓解病症时,可以进行手术。

表 33.3　常见的压迫性神经病变、累及的原发神经、检查结果和诊断研究的应用

诱捕	累及神经	激发手法	电诊断研究	成像
腕管综合征	正中神经	Tinel 测试 Phalen 法 Tournique 测试 手抬高试验	可诊断的	US 可能有助于确认和注射
肘部尺骨压迫	尺骨神经	Jeanne 症 Froment 测试 Wartenberg 症 爪形手	有助于确诊	不明确
胸廓出口综合征	臂丛(神经源性类型)	Adson 法 Wright 法 Roos 测试 Halsted 测试	尤其对真正的神经源性 TOS 有帮助	CT 或 MRI 的激发性操作可能有助于识别压迫源
感觉异常性股痛	股外侧皮神经	Tinel 测试 Pelvic 压迫测试	有助于确诊	可能有助于确诊

（续表）

诱捕	累及神经	激发手法	电诊断研究	成像
跗管综合征	胫骨后支神经	Tinel 测试 Trepman 测试 足底反射翻转动作	有助于辅助诊断	可能有助于辅助诊断
Morton 神经瘤	指神经	Mulder 症 指神经拉伸试验 Tinel 测试	不明确	对诊断很有帮助

注：TOS,胸廓出口综合征;US,超声波。

◆ 要 点 ◆

● 腕管内的压力随着腕关节的弯曲和伸展而增加,这常常会引发压迫性神经病变。

● 尺神经在肘部和腕部最容易受到撞击。

● 胸廓出口是多种综合征的发病部位(血管性、神经性和位置性),而且它们之间并不相互排斥。

● MP 的诊断可以将感觉缺陷定位到 LFCN 的区域。

● TTS 可与足底筋膜炎的区别是存在感觉异常。

● Morton 神经瘤通常引起脚趾第三和第四趾之间的单侧刺痛。

● EDX 踝关节背屈对 CTS、尺神经病变、真正的趾间趾蹼和 MP 非常有用,但对 Morton 神经瘤不是特别可靠。

● 影像学对大多数压迫性神经病变有帮助,对 TOS 尤其重要。

八、致谢

Michael M. Minieka 博士、Takashi Nishida 博士和 Hubert A. Benzon 博士撰写的前一版。

参考文献

请于 ExpertConsult.com 在线访问参考文献。

第 34 章 癌痛管理方法

Britni L. Lookabaugh, MD; Charles F. Von Gunten, MD, PhD

翻译：聂瑶瑶　徐　培　审校：程志祥　廖丽君

疼痛是癌症患者最普遍和痛苦的症状之一[1]。它很少被患者反应，卫生保健人员对其认识不足并且经常忽视治疗。医学协会在其关于疼痛的一篇报道《确保癌症治疗的质量》中指出癌症疼痛治疗是确保高质量癌症治疗的一大基本要素[2]。

一、癌痛评估

有效的疼痛治疗必须从全面的疼痛评估开始。因为疼痛感觉本质是主观的，疼痛评估的金标准是患者的主诉[3]。尽管主诉非常疼痛，慢性癌症疼痛的患者或许没有任何肾上腺素能刺激的迹象，如心动过速和高血压。全面的评估包括：主诉的疼痛部位、类型、时程，以及每次急性发作的疼痛剧烈程度。

（一）类型

癌症疼痛可以被分为伤害性、神经性或者两者的混合型[4]。每种类型疼痛通常呈现一些相对明显的特征。

伤害性疼痛是当疼痛感觉神经元的通路被刺激并且功能正常时出现的。在神经轴突末梢的特定感受器——疼痛感受器，分辨物理性和化学性伤害以及温度刺激并且产生神经元电活动。这些信号通常沿着神经元通路传递给大脑。

伤害性疼痛来源于躯干、内脏或者两者的混合。躯干性疼痛来源于皮肤、肌肉、骨骼和筋膜，受躯体神经系统调节。因为它的神经分布高度特异，所以疼痛定位精确。躯体疼痛经常表述成是锐性、钝性或者搏动性。一个肿瘤案例可能因为骨转移而压迫脊髓引起局限性疼痛。内脏疼痛来源于内在结构，受自主神经支配。因为缺乏神经分布的特异性并且

有大量的神经交叉，内脏疼痛的特点是通常难以定位或者描述，累计区域超过单个器官支配区域。内脏性疼痛的特征为痉挛。案例可包括因恶性肠梗阻或肝转移而引起腹痛。

神经性疼痛之前一直被定义为疼痛感觉神经系统的一个基本损害或者功能紊乱[5]。这个损害可以是在中枢性或外周性的躯体或者内脏神经系统上。神经本身可能受来自压迫、渗透、缺血、代谢损害或横断等损伤[6]。隔绝一条神经与另一条神经的神经鞘也可能被损害。又或者，神经性疼痛也许是神经系统的功能紊乱引起的，例如，在中枢的易化区或"激惹区"[7]，一个通常不引起疼痛的刺激，如乳腺癌复发的患者，来自床板或胸部衣物的压力都能引起疼痛[8]。神经性疼痛经常被描述成烧灼样、枪击样、刺穿样或者电击样。并可能伴有麻痹、刺痛或感觉缺失。如化学药物引起的周围神经痛。

（二）时间分布

疼痛的时程能对其病因提供进一步的线索[3]。应询问患者，疼痛的持续时间。第一次疼痛是什么时候开始？疼痛已经存在多长时间？疼痛来得慢，或来得突然？或者询问基础或背景疼痛程度。疼痛是否随时间而变化（如夜间更痛）？是否有不痛的时候？是否有间歇性加重？哪些因素会加剧或缓解疼痛（如活动、触摸、衣服、冷/热、操作）？例如，持续时间短的自发痛可能是神经瘤的阵发性放电。只有负重时才发生的背痛可能是脊柱骨转移。大多数癌痛随着时间推移，疼痛强度有一些变化，尤其是夜间。癌痛若不加干预，很少完全消失。癌痛还常伴随日常活动（如运动、咀嚼、吞咽、呼吸、排便、排尿、穿衣、

触摸等)或手术治疗中发生的间歇性阵发性疼痛发作有关。

(三) 剧烈程度

使用一个经过验证的评估量表来持续地评估疼痛剧烈程度能够提供关于患者疼痛强度随时间推移而变化的线索,也能指导止痛治疗。每次评估应该采用相同的评估表。

数字分级评分法是最简单的。患者用一个 10 分制的量表估计疼痛剧烈程度,即 0 代表没有疼痛, 10 代表最严重的疼痛。

又或者,视觉模拟评分法能提供更多视觉线索,并且更可靠。患者被要求去描述疼痛的剧烈程度,通过在一条 100 mm 的线上画点做标记来表述他(她)的疼痛程度[被一端的描述符"无疼痛"(通常是左边)和另一端的"最严重的疼痛"界定]。有些患者会觉得在一条垂直线的底端表示"无疼痛",顶端表示"最严重的疼痛"更容易理解。对于孩子和不理解数字或视觉模拟评分法的大人,Wong-Baker 或者其他脸部量表是同样可靠的评估工具。

为了明白疼痛是怎样随时间变化的,我们可以询问慢性疼痛患者现在的疼痛程度,在过去的 24 小时内什么时候最疼,什么时候最轻,以及间歇性疼痛在最高峰的疼痛强度。

(四) 整体疼痛

借助于体格检查及选择实验室和影像学研究,我们通常可能识别导致疼痛的相关病理生理。然而,特定的疼痛现象是一份完整的个人体验的一部分。"整体疼痛"的概念强调多样的非物质因素也能产生疼痛,即心理因素(如焦虑、沮丧)、社会因素(如家庭失和),以及精神和有关存在的因素(如生活意义的缺失、害怕死亡)。如果没有解决每一个其他痛苦的来源,就不可能成功地控制疼痛[9]。

二、癌症疼痛的治疗

世界卫生组织三阶梯法

在 1988 年,世界卫生组织对于癌症疼痛的治疗首次提出加拿大的三阶梯法(图 34.1)[10]。现在来自皇家医师学院的疼痛治疗指导方针和欧洲协会的姑息治疗都是以世界卫生组织的指导方针为依据[11,12]。今天,它是世界卫生组织公共健康首发的全世界治疗癌症疼痛的基石。

这个阶梯法提供了一个临床上有用的方案,来

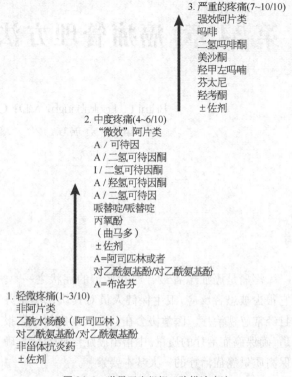

图 34.1 世界卫生组织三阶梯治疗法

对可用的止痛药分类并且根据患者的疼痛程度指导最初止痛剂的选择。如果疼痛轻微(1/10~3/10),止痛剂可从第一阶梯选择。如果疼痛中等(4/10~6/10),患者可以从第二阶梯开始选用止痛剂。如果疼痛严重(7/10~10/10),患者可以从第三阶梯开始选用阿片类止痛剂。在任一阶梯,都能添加辅助的止痛药以便优化疼痛控制效果[13]。

(1) 第一阶梯:对乙酰氨基酚类和非甾体化合物类,包括阿司匹林,是世界卫生组织对轻度疼痛治疗的第一步的主要药物。他们遵守首次药量动力学,并且可以增加剂量到建议的最大剂量(表 34.1)。其中许多是非处方药。缓释的配制剂或者非甾体抗炎药有更长的半减期(如吡罗昔康),需要较少的剂量,这样易于坚持。当疼痛超过轻微感时,一阶梯中止痛药物可以和二阶梯和三阶梯中的阿片类药物结合使用。

(2) 第二阶梯:一些阿片类镇痛剂通常和对乙酰氨基酚、布洛芬或者阿司匹林结合,用于中度疼痛的治疗。它们被列在图 34.1 世界卫生组织镇痛剂阶梯第二阶梯。除丙氧酚(实际有着微弱的止痛度)、曲马多(同其他镇痛剂合用有着微弱的阿片类作用)、哌替啶、可待因(即甲基吗啡,有着吗啡十分

表 34.1　部分一阶梯镇痛药物

药　物	建议的最大剂量
对双氯芬酸乙酰氨基酚（对乙酰氨基酚，泰勒诺）	650 mg PO q4 h
乙酰水杨酸（阿司匹林）	650 mg PO q4 h
布洛芬（布洛芬制剂）	800 mg PO qid
胆碱镁（三水杨酸胆碱镁）	1 500 mg PO bid
塞来昔布（西乐葆）	100 mg PO bid
双氯芬酸（克他服宁）	50 mg PO qid
双氯芬酸，缓释（扶他林）	75 mg PO bid
二氟尼柳（二氟尼柳）	500 mg PO tid
依托度酸（罗迪内）	400 mg PO bid
消炎痛（消炎痛）	50 mg PO qid
酮洛芬（酮洛芬）	75 mg PO qid
萘布美通（瑞力芬）	1 g PO bid
甲氧萘丙酸（萘普生）	500 mg PO tid
奥沙普秦（奥沙普秦）	1 800 mg PO qd
舒林酸（奇诺力）	200 mg PO bid
水杨酰水杨酸（地塞斯特）	1 500 mg PO bid
酮咯酸（酮咯酸）	60 mg IM/IV 之后 30 mg IM/IV q6 h；10 mg PO qid；不超过 5 天

表 34.2　部分二阶梯镇痛药物

药　物	建议的最大剂量
可待因	60 mg PO q4 h
可待因 30 mg/300 mg 氨基苯酚（泰勒诺♯ 3）；可待因 30 mg/324 mg ASA	2 PO q4 h
二氢可待因酮 5 mg/500 mg 氨基苯酚（维柯丁）	2 PO q6 h
二氢可待因酮 10 mg/650 mg 氨基苯酚（落太布）	1 PO q6 h
二氢可待因酮 7.5 mg/200 mg 布洛芬（维柯普洛芬）	1 PO q4 h
羟氢可待因酮 5 mg/325 mg 氨基苯酚（对乙酰氨基酚）；羟氢可待因酮 5 mg/325 mg 阿司匹林（复方羟考酮）	2 PO q4 h
曲马多 50 mg（盐酸曲马多片剂）	2 PO q6 h

注：ASA 阿司匹林。

之一的效能），这一级的阿片类药物效能上同吗啡相近（mg 为毫克）。然而，它们之前一直被称为"微弱的"阿片类药物，是因为在联合使用上，它们的止痛功效有一个上限。这归因于对乙酰氨基酚或阿司匹林的 24 小时能够使用的最大剂量。（如对乙酰氨基酚每 24 小时 4 g）[15]。

在第二阶梯中的组合药物都遵循一级动力学并能够增加剂量至建议的最大值（表 34.2）。其副作用就是组成成分药物的不良反应[16，17]。

经常会看到，即便患者同时服用几个第二阶梯中药物，疼痛还是没有充分控制。这种情况通常是因为内科医师不愿意开第三阶梯中阿片类药物。除了丙氧酚，没有证据证明任何其他的最大剂量的第二阶梯药物比一个第三阶梯药物要好。并且，几种第二阶梯药物的尝试使用可能延长患者的痛苦。另外，当一种第二阶梯的药物不能充分缓解疼痛时，患者可能要结合使用两种或更多药物，又或许服用比处方剂量多得多的量，为了能够达到疼痛缓解的目的。这样做，他们自己或许不知道有增加毒副作用的风险，因为成分药物中含有对乙酰氨基酚或阿司匹林。如果第二阶梯中的药物用到最大剂量仍不能缓解疼痛，应该开始应用第三步中的药物。

（3）第三阶梯：世界卫生组织镇痛阶梯法的第三步是纯受体激动剂阿片类止痛药。吗啡是其典型药物，因为它管理使用的容易性以及适用的广泛性。其他广泛处方使用的阿片类药物列在图 34.1 的第三阶梯。许多有慢性疼痛的患者最好以一个合适的微小剂量开始强阿片类药物同其他一种或更多混合止痛剂的联合使用。同第一阶梯和第二阶梯的药物相比，当滴注的去缓解疼痛时，阿片类药物的剂量没有封顶效应或者上限。

（4）"第四阶梯"：一些对于世界卫生组织三阶梯法的研究已经证明其应用使得近 90% 的癌症疼痛患者的疼痛得到充分的控制[3]。有人已经非正式提出"第四阶梯"治疗方法。这种方法只适用于那些充分使用之前三阶梯中概述的镇痛药物治疗而疼痛没有控制的患者。总之，"第四阶梯"包含缓解疼痛的侵入性方法，这些方法可以概括如下。

1）当患者口服（PO）、经口腔黏膜、直肠（PR）或经皮给药的方法不可能或不实用时，就需要皮下的（SC）或静脉内的（IV）注射阿片类药物和混合镇痛剂。因药物不经肠道统一运达，给药途径的改变或首次代谢物产物减少可能减轻不良反应。

2）部分患者可能需要硬膜外注射或者鞘内注射阿片类镇痛剂。

3）部分中枢性疼痛综合征患者，有关脑室内使用阿片类镇痛剂或其他药物的研究正在进行。

4) 神经破坏疗法，例如，周围神经的阻滞、神经节的阻滞、脊髓切断术以及扣带回切开术，可能对特定的患者适用。如包括腹腔神经阻滞治疗胰腺癌引起的疼痛。

5) 替代疗法，例如，针灸、按摩、冥想和其他疗法，在 WHO 阶梯疗法的任何步骤中也可能增加其他非药物性疗效。

三、常见止痛药

(一) 对乙酰氨基酚

尽管对乙酰氨基酚广泛使用，其确切作用机制仍不清楚。它虽然是止痛剂和退热剂，但不是抗炎药，至少不是神经系统抗炎药。它的止痛作用可以增加其他镇痛药的效果，包括非甾体抗炎药和阿片类。

对乙酰氨基酚伴有明显的肝毒性。对于肝功能正常的患者，通常建议 24 小时的常规总剂量不超过 4 g。

(二) 非甾体抗炎药，包括乙酰水杨酸

通常，环氧化酶催化花生四烯酸转变成前列腺素和血栓素。这些介质使得神经末梢对于疼痛的刺激敏感，并且刺激一些处于静止状态的伤害性感受器。这些伤害性感受器只有在炎症环境中才起作用。在脊神经中，环氧化酶参与设置功能失调的信号模式作用，包括神经性疼痛。

非甾体抗炎药是有效的抗炎药物，它抑制环氧化酶的活性并且降低这些介质的水平。结果导致神经末梢的敏感度下降，静止状态的伤害性感受器的激活减少，中枢性激活就减少。虽然主要镇痛作用可能要用低剂量，但是这些药的抗炎作用要用到最大剂量。因为它们的作用机制不同于阿片类和其他辅助药物，非甾体抗炎药可能同其他多种镇痛剂联合使用比和一种药物联合镇痛效果要更好。非甾体抗炎药(包括 ASA)的发病率和死亡率明显高于其他任何镇痛药。非甾体抗炎药的不良反应同它们的作用机制有关。对环氧化酶的抑制导致血小板聚集的抑制，以及微小动脉的收缩，特别是在胃和肾脏。在胃部，相关的局部缺血使得主细胞分泌的胃黏液减少，并明显增加胃糜烂和出血的风险。在肾脏，相对的局部缺血增加肾乳头坏死和肾衰竭的风险。

环氧化酶以两种形式存在：一种基本形式，环氧化酶-1；另一形式是在炎症状态下诱导而成，环氧化酶-2。非甾体抗炎药有两种即环氧化酶-2 选择性和非选择性(即能够作用于两种形式的环氧化酶)。虽然非选择性和环氧化酶-2 特异性非甾体抗炎药均可导致肾功能不足，胃病和血小板抑制的风险在环氧化酶-2 特异性非甾体抗炎药中明显减低。

患者(尤其是年纪大的)有脱水、营养不良、恶病质或有呕吐、胃炎、与非甾体抗炎药相关的胃溃疡病史，增加了非甾体抗炎药不良反应的风险。然而，消化不良和一些限用非甾体抗炎药患者的腹部疼痛同明显的胃侵蚀和胃肠道出血无关。

为了减小局部缺血的风险，患者应该要水分充足。使用 H_2 受体拮抗剂(如西咪替丁或雷尼替丁)去治疗非甾体抗炎药所致消化不良和腹部疼痛并不能阻滞胃部的腐蚀和胃肠道的出血。只有米索前列醇，前列腺素 E 的类似物才能反转非甾体抗炎药对胃部微小动脉循环的作用。质子泵抑制剂(如奥美拉唑、泮托拉唑)已经显示治愈胃糜烂和减少明显的胃出血作用。

非乙酰化水杨酸类(胆碱三水杨酸镁和双水杨酸酯)、萘美酮和环氧化酶-2 抑制剂对血小板聚集的影响不明显。它们可用于血小板减少的患者和禁用其他非甾体抗炎药的患者。舒林酸被认为最不可能引起肾衰竭的，因为它在近端肾小管水平对前列腺素的影响最小。

同阿片类相比，非甾体抗炎药和对乙酰氨基酚的潜在止痛效果有限，不产生药物耐受性也不产生身体或心理上的依赖。

(三) 阿片类

阿片类镇痛剂通过和三种亚型的阿片受体(μ、κ、δ)结合在外周和中枢起作用。在脊髓和大脑的中枢性受体对中枢镇痛相当重要。广泛使用的阿片类镇痛剂可以被划分为完整受体激动剂、部分受体激动剂和激动剂-拮抗剂的混合。纯受体激动剂药物在慢性癌症疼痛中最有用。

(四) 阿片类的禁忌

混合的激动剂-拮抗剂阿片类(如喷他佐辛、布托芬诺、呐布啡)和部分受体激动剂阿片类(如丁丙诺啡)最好不用于有剧烈疼痛的患者。它们同纯受体激动剂阿片类比没有优势。另外，它们的镇痛效果有限，它们的一个显著缺点是，如果同一个纯阿片

类受体激动剂合用,可能导致急性疼痛和阿片类戒断症状的产生。

(五) 给药途径

癌症疼痛的治疗最好采取口服给药,既简单又便宜。当它不可用时,在求助于更加有侵入性的和昂贵的途径给药之前可考虑口腔含服和直肠给药。一小部分患者(<5%)可能需要皮下、静脉或椎管内给药。达到血药浓度最大值(C_{max})与达到最大作用的时间相关。对于口服或直肠给药的短效阿片类,1 小时就能达到。皮下给药在 30 分钟内达到最大值,静脉给药在 8 分钟内达到最大值。

(六) 实现最初的疼痛缓解

有剧烈疼痛的患者,阿片类药物应该要经常服用,直到患者疼痛得到缓解或出现不良副反应。这通过先服用一个单位的剂量,在这一剂量药达到最大效应后再评估来完成。(到最大药物浓度时间:一个单位口服剂量要 1 小时,一个单位皮下剂量要 30 分钟,一个单位静脉剂量要 8 分钟)如果患者仍然有剧烈的疼痛,剂量就应该调成双倍并且要再次观察患者,直到达到最大效应。这个过程要反复重复并仔细观察,直到疼痛不再剧烈或患者出现副反应时停止。举个例子,如果患者在一次 4 mg 吗啡静脉给药后 8 分钟,仍然有剧烈的疼痛并且没有不可耐受的副作用,就应该接受一次加量的 8 mg 吗啡静脉给药。如果患者还是处于剧烈疼痛中,8 分钟后要静注一次 16 mg 剂量药物。

(七) 持续疼痛的常规剂量

我们需要区分疼痛是持续性还是间歇性。例如,持续性疼痛,镇痛药应该常规的规律足量给药以便疼痛得到控制。对于持续性疼痛患者,仅仅在"按需"或"必要"的基础上服用,患者会经常再次疼痛并且可能增加患者的焦虑和控制疼痛所需药物总剂量。

大多数短效镇痛药,特别是对乙酰氨基酚,包括阿司匹林的非甾体抗炎药和阿片类药物都遵循一级动力学。所以常规给药,它们应该每半减期就给药一次,以便达到稳定的状态和持续不断的血清水平,如每 4 小时口服阿片类药物。美沙酮半减期更长,每 8~12 小时给药一次[18-20]。

(八) 静脉注射

当刚刚启用,静脉注射或改变镇痛治疗时,遵循一级动力学的药物需要 5 个半减期以达到药理学稳定的状态。只有在药物血清水平达到稳定状态时,如每 20~24 小时口服甚至皮下注射吗啡时,才可以调整剂量。等待更久不会改善药物对疼痛的控制和安全性。在稳定的状态达到之前增加常规剂量可能导致不必要的药物高血清水平和不想要的不良反应。

(九) 缓释产品

缓释药物不应该单独使用去调整或滴注患者没控制的疼痛。使用它们会延长控制疼痛这个过程。因为它们只能每 5 个半减期(大概 60 h)滴注一次。一旦疼痛得到控制,就改用另一个缓释药物,这可能提高患者的生活质量,并且改善患者的服从性和坚持性,因为服用频率的下降(如每 8 小时一次,每 24 小时一次等)。

吗啡和氧可酮的缓释制剂可根据制造商的说明书服用。

经皮给药的芬太尼贴片对于要接受持续服用阿片类药物的患者来说是方便的,但是不能用于滴注没缓解的疼痛。对于积累芬太尼的血浆水平到明显标准大约要 12~18 小时,所以这段时间窗需要维持合适的剂量。芬太尼贴片每 72 小时可能就要更换,或许一小部分患者需要每 48 小时更换他们的贴片。滴注可能每隔一天来完成。在癌症恶病质的情况下应谨慎,因为患者的吸收水平可能下降[21,22]。

(十) 预防滥用的制剂

随着用于缓解疼痛的阿片类药物处方的增加,处方类阿片药物滥用也增加[23-25]。防滥用制剂旨在防止、阻碍或阻止物理和化学篡改(如压碎、咀嚼、提取、吸入、鼻吸、注射),同时又能够安全、准确的达到阿片类药物的疗效。缓释制剂已获得最多的使用(如抗压碎涂层,不可提取的凝胶,仅通过压碎释放的螯合纳洛酮)。速释制剂的技术落后,广泛采用受到成本限制。

(十一) 间歇性疼痛的突破或救援剂量

疼痛严重程度可能因为活动(如行走)或一个操作(如静脉穿刺、伤口换药)而变化。如果持续时间和严重程度加重,额外的同样或相似的(突破或救援剂量)在"需要时"或"必要时"使用的短效药物就是合适的。如果一个患者平常情况下每 24 小时需要超过 2~4 个单位的突破剂量,那么日常安排剂量应该要往上调整。对于持续时间短暂的间歇性疼痛(数秒钟到几分钟),突破剂量,特别是阿片类药物,可能导致不想要的不良反应同时并不增加镇痛效果。

当给药频率相当于达到最大药物浓度的时间时,突破剂量的镇痛药可以安全的服用。同样,口服剂量的半减期是 1 小时,一单位皮下剂量的半减期是 30 分钟,一份静脉注射剂量的半减期是 8 分钟。当疼痛不能轻易控制时,让患者等待只能延长建立最佳止痛所需的时间。

突破剂量的大小应该同常规剂量相关。对于强效阿片类,如吗啡、二氢吗啡酮、羟考酮,简单的经验准则如下:对于口服给药,每小时所需的突破剂量是服用的 24 小时总剂量的 10%;对于静脉途径给药,如果需要每 5~10 分钟给每小时输注计量的 50%~100%,这个剂量之后随常规剂量的改变或间歇性疼痛所需强度而调整。

口服经黏膜吸收的芬太尼有几种制剂。包括涂药棒,可经黏膜吸收的口服药片,或薄膜。另外,其他制剂,包括鼻腔喷雾剂、吸入剂和有效的皮肤贴片可能会很快上市。快速起效和消退使得这些制剂对于治疗短暂的暴发性疼痛非常有效。芬太尼制剂的剂量必须个体化,它不能用统一等效镇痛剂量来计算[26,27]。

(十二) 等效镇痛剂的剂量

阿片类镇痛剂缓解疼痛的相对作用计量可以转换(表 34.3)。这些转换计量不是科学准确的,因为有明显的患者间的变化性。另外,这些等效性数据通常是根据临床表现推断出来的并不是基于慢性癌症疼痛。然而,当需要改变用药时,这些等效镇痛剂表格对于粗略估计一种新镇痛剂的剂量还是有用的。这个剂量应该根据患者的反应调整[28]。

表 34.3 等效镇痛药物的剂量

口服剂量(mg)	镇痛药物	静脉内/皮下/肌肉内(mg)
100	可待因	60
15	二氢可待因酮	—
15	吗啡	5
10	羟考酮	—
4	二氢吗啡酮	1.5
—	芬太尼	0.050

当在阿片类药物之间改变用药时,会有不完全的交叉耐药。当疼痛得到控制时,为了纠正这一弊端,一些人主张在计算等效镇痛剂的剂量后减少新药品剂量的 25%~50%[29]。

美沙酮,一个半减期从 15~40 小时或更长的阿片类药物,是一个重要的特例[30]。它明显的等效镇痛功效是根据阿片类药物的剂量而变动。在急性给药或低剂量应用时,美沙酮和吗啡采用 1:1 的比例。因为吗啡的剂量每天少于 500 mg,美沙酮对于吗啡的相对效价大约是 5:1。对于每天服用 500~1000 mg 吗啡的患者,美沙酮的相对效价变成 10:1。对于每天服用超过 1000 mg 吗啡患者,这个相对效价可以在 15:1 至 20:1 之间。因为它的半减期较长且不固定,当从一种阿片类药物转化为美沙酮或者滴注时都要小心注意。其不良反应可能在剂量调整几天后才出现。如果不持续监测,可能产生严重副作用:当服用常规剂量时,美沙酮很可能出现呼吸抑制[31,32]。

现在正在研究对乙酰氨基酚、非甾体抗炎药和阿片类药物之间的相对转换计量。在癌症疼痛治疗中,10 mg 口服的酮咯酸似乎大约等效于 60 mg 可待因/650 mg 口服的对乙酰氨基酚或者 6~9 mg 口服的吗啡。经皮使用的芬太尼 25 μg/h 近似于 24 小时所用的 50 mg 口服吗啡。

当给药途径改变时,阿片类药物代谢的差异需要如表 34.3 显示的去调整阿片类药物的剂量。例如,静脉内/肌肉内/皮下给药的等效剂量的吗啡,如果口服就要减量到 1/2 至 1/3。

(十三) 代谢产物堆积

大多数阿片类药物在肝脏代谢并且超过 90% 的代谢物通过肾脏排泄。尽管大多数阿片类药物代谢物没有活性,一些(如 6-葡糖甘酸吗啡)有镇痛活性。一些(如 3-葡糖甘酸吗啡)可能导致不良反应(如中枢神经系统激动剂)[33]。轻度转氨酶升高不应该对阿片类药物的剂量有影响。有严重肝衰竭的患者应该减剂量服用阿片类药物并增加给药间隔时间。

肾脏排泄功能障碍会减少阿片类的清除[34],导致代谢物的增加,延长镇痛作用并增加副作用。为了减少这些风险,服用吗啡的患者应该要水分充足并维持足够的尿排泄量。如果肾功能有损害,吗啡的剂量应该减少并增加间隔给药时间。无尿的患者服用少量或不服用额外的吗啡来维持镇痛。常规剂量应该中断。

美沙酮和芬太尼不是经肾脏排泄的,并且芬太尼没有有活性的代谢产物。

(十四) 阿片类药物不良反应

常见和罕见的阿片类镇痛剂的不良反应列在表 34.4。

表 34.4 阿片类药物的不良反应

常见不良反应	罕见不良反应
便秘	烦躁不安/谵妄
恶心/呕吐	噩梦/幻觉
困倦	皮肤瘙痒/荨麻疹
口干	尿潴留
出汗	肌肉抽搐/癫痫
	呼吸抑制

常见的阿片类药物的不良反应容易处理[35]。大多数患者会在 1～2 周内对常见不良反应产生药物耐受性,便秘除外。因此,短期内恶心、呕吐症状不确定时,可能寄期望于止吐剂治疗。如果恶心、呕吐持续,变换阿片类药物或给药途径或许能解决问题。

同样的,应该告知患者开始服用阿片类药物后会有困倦感,通常在第一周左右消退。如果被告知在服用阿片类镇痛剂期间,困倦感不会一直持续,他们通常可以忍受。实际上,一旦阿片类药物达到稳定剂量,困倦感可能完全解除并且功能正常化。大多数服用稳定剂量阿片类药物的患者如果没有不良反应,是可以安全开车的[36]。持续的困倦可以通过确保充分的水分和完全的肾清除功能,变换使用一个缓释剂来减小最高效应,或者通过增加一种精神兴奋剂(如盐酸哌甲酯片)来处理。

如果服用阿片类药物的患者不能耐受便秘,他们应该服用常规剂量的刺激性泻药(如番泻叶或比沙可啶)、渗透性泻药(如镁盐或乳果糖),或者是胃肠动力药(如甲氧氯普胺)来治疗。服用常规泻药难以治疗的便秘可以用甲基萘曲酮来治疗,这是一个外周性 μ 阿片类拮抗剂。简单的大便软化剂(如多库酯钠)通常不起作用。含纤维的制品能够恶化摄食不良患者的阿片类药物诱导所致的便秘。

阿片类药物的持续不良反应似乎与药物和个体的特质有些关系。简单的改用另一种等效镇痛剂量的阿片类药物通常可以解决问题。

阿片类药物的罕见不良反应也比较容易处理。偶尔发生的烦躁不安和意识不清可以通过充分补水以确保肾清除率(因此减少代谢产物的产生),减低阿片类药物剂量,换用阿片类药物或者通过减少安定类药物,如氟哌丁苯、氯丙嗪或利培酮的剂量来处理。

阿片类药物引起的皮肤瘙痒和荨麻疹不是免疫介导的,而是皮肤中肥大细胞释放组胺所致。这可以服用长效抗组胺药,多塞平,每小时口服 10～30 mg,或者通过换用另一种阿片类镇痛剂来处理。过敏表现如支气管痉挛,过敏症是相对罕见的。大多数过敏的患者或是不良反应处理不当(通常的恶心/呕吐或便秘)或者是服药过多过快(导致困倦和混乱)。

疼痛患者服用阿片类镇痛剂导致的呼吸抑制的风险经常被误解。这一副作用的产生比那些产生其他形式毒性,如镇静作用,需要一个相对的更高剂量。在对其他的副作用产生耐受性的同时,患者对阿片类药物所致呼吸抑制作用也会产生耐受性。考虑到伴随的呼吸抑制或相关副作用,不建议太频繁地服用阿片类药物。对于疼痛未控制的患者,阿片类镇痛剂可以迅速安全地滴注,直到疼痛充分缓解或者难耐的副作用出现。

(十五) 阿片类药物过量

疼痛治疗时,阿片类药物过量表现为轻微的困倦,渐渐发展至持续的困倦,之后达到一个意识模糊的状态,最后达到呼吸抑制。这些变化可能表现为躁动不安、烦乱、混乱、多梦、幻觉、肌肉抽搐甚至突发癫痫。

当评估患者是否存在呼吸抑制时,应该记住呼吸频率每分钟 8～12 次通常是正常的,特别是在夜晚。应该首先尝试将患者唤醒,他可能是在睡眠中。如果少量或中度过量但没有明显副作用损害时,阿片类药物可以暂时停用。正常新陈代谢可以清除多余的阿片类药物,特别是在患者补水充分时。通常不需要纳洛酮反转。

如果患者不能被唤醒,呼吸频率每分钟低于 6～8 次或者有明显的低氧血症或低血压,可服用纳洛酮反转阿片类药物的作用。0.4 或 1.0 mg 针剂型纳洛酮可以用 10 毫升生理盐水稀释,每 1～2 分钟静脉注射 0.1～0.2 mg 的药物。皮下或口服给药不合适。因为纳洛酮对于阿片类受体有高亲和力，快速滴注或大剂量静推会导致阿片类药物戒断症状，表现为急性疼痛、精神错乱或严重的腹部疼痛，促使肺水肿甚至是心肌梗死。只有静推几次 0.1～0.2mg 的药丸无效时才可以加量。

纳洛酮对脂肪有高亲和力，并在用药后 10～15 分钟内重新分配进脂肪组织。在这段时间里，疼痛缓解会消失并且发生副作用。纳洛酮可能需要反复给药，以便维持药效，直到患者清除体内的阿片类药物脱离危险。如果过量很严重，就需要大量的持续服用纳洛酮，直到风险过去。

如果患者已经以一个稳定剂量的阿片类药物治疗了一段时间后突发过量症状，则应停用这个阿片类药物。同时排除败血症、肾衰或其他原因。阿片类药物可能不是导致"超剂量效应"的唯一因素。

（十六）成瘾和生理依赖性

成瘾是心理上对一个药物的依赖，是一个对使用阿片类镇痛剂大大高估和误解的结果[3]。有慢性癌症疼痛的患者，上瘾的发生率低于 1∶1 000，并且通常和预先已有的依赖性有关。

生理依赖性，意思是药物的突然中止产生的戒断综合征。身体的依赖性是在对阿片类镇痛药的副作用产生耐受性的同一时间段内出现的。并且是在外源性阿片样物质出现时，阿片类受体数量和功能上变化的结果。

如果阿片类镇痛药是逐渐减少而不是突然戒断，那么停药症状就不会出现。通常无副作用时，每 2～3 天阿片类药物剂量可以减少 50%～70%。快速减药时，如有轻微不安或烦躁时可应用少剂量的苯二酚（例如，0.5～1.0 mg 的安定）或美沙酮（有更长的半减期）。如果躁动或烦乱症状加重，应减缓减药速度。

四、辅助镇痛药

辅助镇痛药用于增强阿片类药物镇痛效果，治疗加剧疼痛的并发症，或为特殊类型疼痛提供非依赖性镇痛药。它们可能用于所有镇痛阶梯中。一些辅助剂，如对乙酰氨基酚、非甾体抗炎药、三环类抗抑郁药，或许抗癫痫药它们自身有基本的镇痛作用并且可以单独使用或作为混合镇痛剂使用。在这方面，特别需要提及两种癌症疼痛综合征。

骨转移引起的骨痛被认为部分是由前列腺素介导的。因此，非甾体抗炎药和（或）皮质类固醇与阿片类药物联合使用可能特别有用。骨转移疼痛也可放射性治疗。由于可能需要定期调整阿片类药物的滴注剂量，在放疗期间应监测缓释阿片类药物的疼痛和副作用。如果背痛严重，迅速加重或伴有运动、肠或膀胱功能障碍，始终应考虑脊髓压迫。在脊髓压迫情况下，表明有放射可保持功能，并具有缓解疼痛的作用。

神经性疼痛很少单独使用阿片类药物控制。化疗引起的神经性疼痛其临床重要性和患病率日益增加，尤其是越来越多地使用铂类药物、紫杉烷类、长春花生物碱和蛋白酶抑制剂来治疗实体瘤[37,38]。通常需要将皮质类固醇与阿片类药物联合使用才能获得足够的缓解作用。下面列出了常用的药物及其用法。

非甾体抗炎药和（或）对乙酰氨基酚可作为阿片类药物的辅助用药，尤其适用于由炎症和周围神经系统引发的刺激性疼痛。

糖皮质激素有多种药效，如抗炎、促兴奋、止吐和刺激食欲，它通过减少花生四烯酸释放前列腺素，以及减轻肿胀和神经末梢的压力来发挥抗炎作用。不良反应有：高血糖、肥胖、肌病、感染、精神病、诱发癫痫等[39-41]。

抗惊厥药物（如加巴喷丁、普瑞巴林、左乙拉西坦、卡马西平、丙戊酸钠和拉莫三嗪）常单独使用或结合阿片类药物或其他镇痛药来治疗神经性疼痛。尤其适用于撕裂样剧烈的神经性疼痛（如三叉神经痛或神经根压痛）[41-46]。

三环类抗抑郁药（如阿米替林、去郁敏、丙咪嗪和去甲替林）一般来说对疼痛治疗是有效的，尤其是神经性疼痛。它们是通过加强脊髓灰质后角水平上抑制性调节机制来镇痛的。如果叔胺类三环类抗抑郁药（阿米替林、丙咪嗪）的抗胆碱能副作用过强，可选用仲胺类三环类抗抑郁药（去甲替林、去郁敏），此类药物也能有效镇痛并且副作用少。选择性 5-羟色胺酶再摄取抑制剂类抗抑郁药的镇痛效果不如三环类抗抑郁药。选择性的去甲肾上腺素和 5-羟色胺再摄取抑制剂类抗抑郁药可能在控制疼痛方面有作用，但目前还不得而知[47,48]。

双磷酸盐（如帕米膦酸二钠和唑来膦酸）和降血钙素可用作辅助镇痛药治疗骨转移癌痛[49]。骨癌患者骨痛症状在很大程度上是由于破骨细胞引起的骨吸收而不是骨膜或骨髓神经末梢的肿瘤直接引起的。双磷酸盐和降血钙素对破骨细胞活动的抑制作用已被报道至少在一些患者能够明显减轻疼痛。肾功能不全的患者应慎用双磷酸盐，因为它们主要通过肾脏排泄。为了治理骨转移，推荐的剂量是：帕米膦酸（90 mg 在 250 mL 生理盐水或 D5W 中缓慢滴注 2 小时）和唑来膦酸（4 mg 在 100 mL 生理盐水中，作为一个注射药物，注射 15 分钟或以上）。每 3～4 周可重复这样治疗一次。降钙素可以皮下给药（200 IU 皮下注射，首先测试超敏感性）或者鼻内喷雾（200 IU 一天一喷，如果无效就增至 400 IU）。

安定类药物（如氟哌啶醇 1 mg 口服 q1 h，1 mg 静脉注射 q15 min；氯丙嗪 50 mg 口服 q1 h；或利培酮 1 mg 每天两次）和镇痛药（如氯羟去甲安定 1 mg 口服 q1 h 或静脉注射 q15 min）可用来治疗某些由于疼痛治疗而引发的特定的精神疾病，如谵妄、精神错乱、焦虑症等。除了甲氧异丁嗪和氯硝西泮，此类药物无内在镇痛活性。

NMDA 受体拮抗剂如右美沙芬、氯胺酮、美沙酮可损伤脊髓神经系统从而导致耐高剂量阿片类药物的神经性疼痛[50]。临床研究显示：右美沙芬和氯胺酮有轻微止痛效果，但是严重受限于其剂量相关的副作用，尤其是嗜睡。相反，美沙酮则廉价并且具有良好的耐受性。它是以左旋的外消旋混合物和右旋的同分异构体存在的，左旋形式与阿片受体结合，两种分子形式均能阻滞 NMDA 受体。NMDA 受体拮抗活动的假说能够解释观察到的从其他阿片类药物到美沙酮的变量效应。最近的研究表明：在建议用美沙酮药物长期治疗的患者心电监测结果中发现 QT 延长为一个潜在的副作用。

局部麻醉药，如全身用利多卡因，为非选择性钠离子通道抑制剂也用于治疗神经性疼痛[51,52]。口服麻醉药，如美西律也被用于控制神经性疼痛，但目前为止还没有明确的临床试验证明。局部利多卡因贴片已被批准运用于带状疱疹性神经性疼痛。研究已经确定了很多的亚型的钠离子通道，将来有可能研制能阻滞某一个特定亚离子通道的止痛药。

肾上腺素受体激动剂（如可乐宁）也可以是损伤性和神经性疼痛的有效辅助镇痛药[53]。它们在脊髓水平有两种作用方式，第一，与阿片类药物相似，它们作用于相同的神经根并且引起相同的细胞反应，只是通过不同的受体而已。因此，它们可加强阿片类药物的镇痛作用。第二，研究人员认为肾上腺素受体激动剂能减少与神经性疼痛有关的交感神经兴奋，可乐宁能够用于全身或脊髓内。但全身性的使用受限于嗜睡、口干、低血糖等副作用。

五、额外的注意事项

虽然本篇综述了治疗癌性疼痛的多种药物，但药物并不是全面疼痛治疗的唯一重要组成部分。为了简化癌性疼痛治疗，病理生理过程被人为与心理、社会、精神因素分开。这样就导致了一个不正当的划分，即前者为真性疼痛，后者为假性疼痛。这也导致了在慢性疼痛治疗中对基于动物实验基础上的急性疼痛研究作出不合理的推断。对于受过研究训练的临床医师，他们会不考虑情绪、心理、社会和精神上这些因素。但是，只有解决了这些相关因素的问题，才能更好地治疗疼痛。因此适当的咨询卫生保健工作者如社区卫生服务中心是有需要的。

六、总结

虽然癌性疼痛是一个普遍并且严重的问题，但治疗损伤性疼痛、神经性疼痛和混合性疼痛综合征的药物有很多。阿片类药物是治疗中重度疼痛的一线药物，然而，当因无效或副作用过多时，可换用多种辅助镇痛药物来优化镇痛。如果一种药物单独使用无效或效果有限时，可联合其他药物使用。联合用药可协同镇痛并且能减少单种药物使用剂量从而降低副作用。采取这些用药原则，并记住整体癌症疼痛这一概念，大多数的癌性疼痛可通过口服药物控制。

◆ 要 点 ◆

● 多数时候癌痛能够得到有效控制。
● 癌痛综合征可分为：损伤性、神经性、混合性疼痛。
● 癌痛的评估和治疗应基于患者和其家人的痛苦体验包括：生理的、心理的、社会的和精神上的。
● 日常的评估包括对疼痛部位、类型、时程和严重程度的评估。

● 世界卫生组织关于治疗癌痛的三级阶梯疗法证实对90%的患者是有效的。

● 阿片类药物对治疗中重度癌痛是必不可少的，熟悉每种阿片类药物的药物动力学效应、

最低止痛剂量、不良反应、成本及其安全、有效和高效的使用是非常有必要的。

● 辅助镇痛药联合阿片类药物能加强控制癌痛，尤其是神经性疼痛和混合性疼痛。

参考文献

请于 ExpertConsult.com 在线访问参考文献。

第35章 生命终末期疼痛治疗

Judith A. Paice，PhD，RN

翻译：袁 婷 徐 培 审校：程志祥 廖丽君

疼痛对于患危及生命疾病的患者是一个严重的问题。在研究临终患者的症状时发现疼痛、呼吸困难、焦虑和抑郁都是很常见的[1-4]。癌痛已被广泛认识，代表一组症候群。从手术导致的疼痛急性发作，如进行骨髓穿刺时，到由于肿瘤本身或癌症治疗而导致的慢性疼痛综合征。虽然癌痛在晚期很常见，但其中80%～90%的癌痛患者都可以得到缓解。但对处于姑息治疗或临终关怀阶段的患有其他危及生命疾病患者（如充血性心衰、终末期肾病、神经肌肉障碍）的疼痛认识是非常有限的。了解这些患者最常见的症状，采用特定的诊疗技术和治疗方案对于减轻患者的痛楚是至关重要的。

直到最近，用于研究因癌症或其他危及生命的疾病而导致神经生物学疼痛的实验模型才刚刚建立，这限制了我们对产生这些现象具体机制的理解。随着骨性癌痛的啮齿动物模型和化疗诱导神经性疼痛模型的建立，以及其他综合征的发现，为神经性癌痛的研究提供新的视角[5-7]，并最终研究出新的靶向治疗方法和病因治疗方案[8]。此外，对癌痛生物学更多的了解可加强对生命终结阶段其他常见症状的了解。例如，炎性细胞因子的作用初步证实了疼痛、疲劳、抑郁和其他症状之间有一个共同的生物学机制[9]。这些调查研究将会对完善姑息治疗和临终关怀的症状管理起到至关重要的作用。

一、姑息治疗和临终关怀

所有的医疗保健专业人员，无论什么专业，都应负责临终护理，因此，他们必须获得更专业的知识和技能来更好的护理这些患者[10]。对疼痛和各种症状的管理及提前制定护理计划对姑息治疗是非常重要的[11]。为姑息治疗和临终关怀服务提供便利能够帮助临床医师及其团队为临终患者及其家人提供更专业的护理。

姑息治疗是指"其疾病对治愈性治疗无反应的患者的积极全面治疗。控制疼痛及有关症状，并对心理、社会和精神问题予以重视。姑息治疗要坚定生命的信念，并把死亡看作是一个正常的过程"[12]。姑息治疗在病程早期开始，贯穿疾病整个过程，而不是仅在病程的最后几天或最后几周才开始[13]。通常可通过咨询服务、住院部、门诊诊所、家庭护理、日常项目和其他自主机构获得姑息治疗服务。研究表明与接受传统标准化治疗的患者相比，姑息治疗可以改善患者的生活质量，改善情绪，延长生存期并节省成本[14,15]。姑息治疗服务在美国发展迅速，普遍应用于一些大型医院和医学科学研究中心[16]。

在美国，临终关怀和姑息治疗具有一样的信条和哲学关怀理念。其目标是以患者及家属为一个护理单元，减轻患者的生理和心理疼痛。在美国，虽然有少数独立的护理机构无法为患者提供家庭护理服务，但大多数的临终关怀服务是提供居家护理的。临终关怀产生的费用可通过医疗保险报销，但必须被证实按其自然病程只有6个月寿命的患者才具备报销资格。最近的研究报告说，如果将治疗重点放在临终关怀中的舒适性而不是医院重症监护室中的积极治疗，则死于癌症的患者家庭对临终护理更加满意[17]。

二、癌症及危及生命疾病的疼痛表现

关注癌症和绝症患者的疼痛症状，可提高诊断的准确性及治疗效果。这本书中其他章节描述的疼痛症状虽然主要出现在一般人群中,也可出现在绝症患者中。然而,一些症状则只有癌症患者及重症患者才会有。

(一)癌症

癌痛症状可被分为多种范畴:急性和慢性、躯体性和神经性,疾病相关的或治疗引起的[18,19]。急性疼痛通常由于侵入性操作所致,如诊断性检查或外科手术引起,类似良性疾病相关的疼痛[20]。表35.1列举了癌症患者急性疼痛的特征性表现。慢性疼痛症状经常牵连骨组织、软组织、内脏和神经系统。骨转移性疼痛很常见,尤其是在患有乳腺癌、肺癌、前列腺癌的患者中。淋巴水肿发生在大约20%的进行腋窝淋巴结切除术的女性患者中,这就是一个软组织疼痛与生理和心理相关的病态过程的例子。内脏痛可能出现在肿瘤相关的脏器中,如肝、肠、肾、腹膜、膀胱或其他器官。此外,神经性疼痛可由很多原因发展而来,患者可能难以描述并且治疗

也非常复杂(表35.2)。最后,许多癌症患者会有与癌症或其治疗不相关的症状,如骨关节炎。

(二)其他危及生命的疾病

迄今为止,对于患非肿瘤性疾病患者临终前疼痛的发病率和类型的认识还很有限。例如,多发性硬化相关的神经性疼痛、终末期心脏病导致的胸痛和压疮或行动不便导致的疼痛(表35.3)。

三、对生命终结时期的疼痛评估

其他章节所述的评估技术应适用于患有癌症及其他危及生命疾病的患者,疼痛的强度、部位(常见、多个部位)、性质、持续时间和改变疼痛的因素是评

表35.1 急性癌痛综合征

化疗
紫杉醇引起的关节痛及肌痛
奥沙利铂引起的异常性疼痛
甲氨蝶呤或左旋门冬酰胺酶引起的头痛
口腔黏膜炎通常由移植物化疗引起
腹膜或膀胱灌注化疗引起的疼痛
生长因子
肌痛、骨痛、发热、头痛
激素治疗
耀斑综合征(肌痛、关节痛、头痛)在前列腺癌或者乳腺癌中产生
免疫疗法
由干扰素引起的肌痛、关节痛、头痛
放射疗法
骨放射性痛(由放射性核素引起) 肠炎和直肠炎 口腔黏膜炎 被辐射导致的脊髓炎

注:引自 Adapted from Koh M, Portenoy RK: Cancer pain syndromes. In Bruera E, Portenoy RK, editors: Cancer pain: assessment and management, ed 2, Cambridge, 2010, Cambridge University Press, pp 53-85.

表35.2 临终期慢性神经性疼痛

癌症相关
臂丛、颈丛或骶丛
化疗诱发的神经病变
硼替佐米
顺铂
奥沙利铂
紫杉醇
长春新碱
长春花碱
脑神经病变
带状疱疹性神经病变
放射性神经病变
外科系统疾病
幻痛
乳癌术后综合征
开胸术后综合征
非癌症相关的神经病变
饮酒导致的神经性病变
臂丛损伤
腕管综合征
复杂区域疼痛综合征
糖尿病性神经病变
Fabry症
Faild-back综合征
Guillain-Barré综合征
艾滋病相关性神经病变
病毒相关性
抗反转录病毒
卒中后疼痛
三叉神经痛
维生素缺乏

注:引自 Koh M, Portenoy RK: Cancer pain syndromes. In Bruera E, Portenoy RK editors: Cancer Pain: Assessment and Management, ed 2, Cambridge, 2010, Cambridge University Press, pp 53-85.

表 35.3 非癌症患者临终期疼痛综合征

疾病	疼痛症状
心血管疾病	胸痛
心肌病	缺血
充血性心力衰竭	
周围性血管性疾病	
肝硬化	门脉性腹痛
	高血压、食管胃底静脉曲张
无力症	失用性肌痛
	应激性溃疡
	便秘导致腹痛
	充盈的膀胱引起耻骨上方疼痛
终末期肾病	皮肤瘙痒
艾滋病	由感染引起腹痛
	胃肠功能紊乱
	肺孢子虫病引起的胸痛
	头痛
	疱疹性神经性病变
	肌痛
	由抗反转录病毒和病毒引起的神经病变
神经肌肉疾病	痉挛状态
肌萎缩侧索硬化（ALS）	下肢感觉缺失
多发性硬化（MS）	眶周及三叉神经痛
脊髓损伤	
肺部	胸痛
栓塞	呼吸困难
感染	
气胸	

注：ALS,肌萎缩侧索硬化。

估的关键。和其他疼痛综合征一样,先问病史,然后做全身体格检查,尤其是神经系统。虽然根据经验对临终患者的治疗应尽量避免扫描或侵入性检查,但放射及实验室检查和其他诊疗技术对疾病的诊疗还是有作用的。

当患者无法用语言表达或描述他们的痛苦时,临床医师可根据患者皱眉表情来间接判断其疼痛程度。如果患者对合适剂量的阿片类药物或其他镇痛药没有反应,则应寻找其他的病因(如膀胱充盈或粪块嵌顿)[21]。

尽管对疼痛的一般评估是相似的,对于临终患者的疼痛评估有其特异的地方。针对疼痛本身,以及疼痛对于患者及其看护者心理影响的评估是必要

的。疼痛评估的结果可能提示患者需要接受教育,如怎样缓解对成瘾的恐惧。结果也可能提示需要求助于社会工作者、牧师或其他进行过培训的专业人士来帮助和缓解患者及其家属所经历的精神上的痛苦和沮丧。

疼痛不是孤立存在的,尤其是在患者临终期常会出现各种症候群。一些量表被用来评估临床上的多种症状,包括 Edmonton 症状评估量表（Edmonton symptom assessment scale, ESAS）,M. D. Anderson 症状评估量表（M. D. Anderson symptom inventory, MDASI）,记忆症状评估量表（memorial symptom assessment scale, MSAS）[22-26]。另一种工具,心理痛苦"温度计",是一个垂直的视觉模拟评分法,设计看上去像一个温度计,0 表示"无心理痛苦",10（在温度计的顶端）表示"心理极度痛苦"[24]。心理痛苦温度计是一个综合了各种生理、心理、现实、家庭和精神及宗教问题的量表[27]。这些都是简便的临床常用的来评估患者临终时各种症状强度的工具量表（表 35.4）。简单的临终关怀清单（brief hospice inventory, BHI）满足了临终关怀人员的特殊需求[28]。临终关怀患者的 BHI 评估结果包括生理和心理症状,患者对临终关怀的认知和对他们生活质量的评级。每个测评包含 11 项指标。

这些工具的用处包括全面系统的评估疼痛和其他症状。这些数据可为制定治疗计划的临床医师提供信息,尤其是在处理临终时出现的复杂疼痛综合征时。

四、临终时药物管理

临终时通常可选择多种不同途径给药[29]。可以通过黏膜（如舌下、口腔或鼻腔）,经皮、肠内、肠外（静脉内或皮下）给药,也可通过硬膜外或鞘内途径给药[30]。但必须综合考虑看护者的负担能力、资源可用性、安全性及成本。关于每种给药途径的风险和益处我们在其他章节中进行了讨论。

阿片类药物的不良反应应该在可能的情况下尽可能控制或避免。随着疾病进展,阿片类药物摄入增加、活动减少、经口摄入量变化都会导致便秘恶化。阿片类药物可减少胃肠蠕动,而临终患者常虚弱、疲倦,这两种因素结合起来会最终导致患者无力排空结肠从而使便秘加重。同样,便秘的其他原因也应尽可能地处理,包括某些药物的使用（如昂丹司

表 35.4 用于姑息治疗中评估疼痛和其他症状的工具

评估工具	简述
Edmonton 症状评估量表（ESAS）	包含 9 个症状，可每个个体加一个症状 测量严重程度可用一个刻度为 0～10 的数字或视觉模拟评分法 总分为 9 个症状之和＝重度 有效并且可靠 说明见 www.getpalliativecare.org
M. D. Anderson 症状评估量表（MDASI）	包含 13 个项目，从 0（不存在）到 10（极度痛苦） 包含 6 个干扰项目从 0（没有干扰）到 10（完全干扰） 有效并且可靠 说明见 www.mdanderson.org/departments/prg
记忆症状评估量表（MSAS）	用 Likert 量表衡量 32 种生理和心理症状 评估患病率、严重程度 总得分为所有 32 个症状的平均水平 有效并且可靠 提供小儿版本 说明见 www.promotingexcellence.org
心理痛苦温度计	使用一个设计上像温度计的垂直视觉模拟数字量来测量患者疼痛的严重程度 0 表示"没有痛苦"，10 表示"极度痛苦"包含一个列有生理的、心理的、实际的、家庭支持和精神和宗教问题的列表 说明见 www.nccn.org

表 35.5 临终时难治性疼痛症状的治疗

恶性骨痛

地塞米松每天早上 8～20 mg 口服，静滴，皮下（不与非甾体抗炎药合用）
阿片类药物
双磷酸钠如帕米膦酸二钠或唑来膦酸
放疗（在某些情况下可作为单一的治疗措施）
放射性核素 ^{89}Sr 或 ^{233}Ra
吊索矫形器
物理或职业疗法（辅助器械）

难治性神经性疼痛

地塞米松每天早上 8～20 mg 口服、静注、皮下（不与非甾体抗炎药合用）
阿片类药物只在高剂量才有效（美沙酮可能比其他阿片类药物有效）
抗惊厥药物
抗抑郁药物（包括新一代或非典型类如文拉法辛）
局麻药（如利多卡因）

重度肠梗阻

地塞米松每天早上 8～20 mg 口服，静滴，皮下可减轻炎症或止吐（不与非甾体抗炎药合用）
阿片类药物
奥曲肽 20 μg/h 静注或皮下，减少肠道分泌物，必要时加量
东莨菪碱皮贴（1.5 mg，最多 2 片），可减少分泌物
如果患者需要是给予鼻胃管或胃造口术

琼、铁剂）、代谢障碍（如高钙血症）、脊髓压迫症和其他并发症等。常用的泻药如番泻叶、比沙可啶肠溶片、氢氧化镁或枸橼酸镁可能有效。当这些药物积极使用后无效，而便秘主要与阿片类药物相关时，可外用阿片类药物拮抗剂如甲基纳曲酮、纳洛杉醇来促进肠蠕动[31,32]；如果怀疑肠梗阻，则不可使用。

五、临终时的难治性疼痛症状

在姑息治疗和临终关怀时，疼痛治疗与本书中癌痛章节所述的止痛用药思路和原则相同[19,30,33]。大多数患者可通过这些治疗和介入技术得到缓解。不幸的是，一小部分患者为难治性疼痛，对传统疗法无反应，如骨转移性骨痛、顽固性神经疼痛或重度肠梗阻，或者导致阿片类药物诱发的严重毒性。

（一）恶性骨痛

骨痛通常很难治疗，因为患者可通过大剂量的阿片类药物缓解运动相关性的疼痛，但当他们停止运动或对骨施加压力时，患者会表现为过度镇静[34,35]。高危的患者主要是那些患有容易发生骨转移的癌症，如乳腺癌、肺癌、前列腺癌。表 35.5 列出了治疗方案。

（二）难治性神经性疼痛

神经病变通常难以治疗[36]。标准疗法包括阿片类药物和辅助镇痛药，如糖皮质激素（表 35.5）。此外，神经阻滞和介入治疗可能有效。静脉注射利多卡因可用于治疗难治性头痛[37]。采用疼痛科的治疗方案，静脉滴注利多卡因 1～2 mg/kg，15～30 分钟滴完。如果有效，连续注入 1～2 mg/(kg·h)，可使得镇痛效果延长至数周。口周麻木是早期的一个潜在的预警信号。肝功能障碍和严重的心脏传导障碍是治疗的相对禁忌证。这些在评估患者的治疗与预后是非常必要的。

（三）恶性肠梗阻

肠梗阻常见于进展性妇科和结直肠肿瘤。大多

数肠梗阻患者在 6 个月内死亡。除了镇痛和止吐，某些病例通过手术或更常见的如静脉或皮下注射奥曲肽、鼻胃管吸引、胃造口术得到缓解。表 35.5 列出了具体的治疗方案。

（四）阿片类药物的神经毒性

阿片类药物的神经兴奋作用包括肌阵挛、痛觉过敏、谵妄、癫痫大发作。有毒性的药物包括吗啡、氢吗啡酮、氢可酮、芬太尼、美沙酮、羟考酮[38]。代谢物葡糖苷酸-3 被认为导致了这些神经兴奋作用。吗啡 3-葡萄糖醛酸（morphine-3-glucuronide，M3G）和氢吗啡酮 3-葡萄糖醛酸（hydromorphone-3-glucuronide，H3G）都会引起肌阵挛和癫痫发作[39]。肾功能衰竭被认为是导致这些代谢产物无法消除的重要但不是决定性因素。病例报道显示肾功能衰竭患者 H3G 等离子水平显著升高，是肾功能正常患者 H3G 母体化合物的 4 倍。

治疗轻度肌阵挛通常包括换用阿片类药物、降低阿片类药物剂量、加用苯二氮䓬类药物。氯硝西泮 0.5 mg 口服每天 2 次可能有效。如果患者不能吞咽，则可用咪达唑仑或劳拉西泮。痛觉过敏经常被误诊，善意的医师第一反应会给患者加用阿片类剂量[40]，结果可能导致疼痛加重，并有可能诱发谵妄和癫痫。

当这些更严重的神经毒性反应出现时，阿片类药物剂量应减少至少 50%。一些人甚至提倡停用阿片类药物，因为这些药物的代谢产物半减期长且患者不易出现戒断综合征。纳洛酮对扭转这种毒性作用无效。在某些情况下，椎管内用药有利于缓解疼痛和减少全身性阿片类药物反应。痫性发作时的一线和二线治疗方案包括苯妥英钠和苯二氮䓬类药物，如地西泮或劳拉西泮。在某些情况下，癫痫发作的频率和强度加速进展，甚至发展成为癫痫持续状态。难治性癫痫持续状态的治疗需要咪达唑仑、巴比妥酸盐和丙泊酚。

（1）咪达唑仑在姑息治疗方面尤其有效，因为其起效快、持续时间短，并且它能够采用皮下注射、静脉注射、口服、含服、舌下给药或直肠给药等多种途径给药。此外，与其不能同时使用的药物目前只发现有皮质类固醇类药物，尤其是倍他米松、地塞米松、甲泼尼龙。

（2）用苯巴比妥控制癫痫发作的标准剂量为 20 mg/kg 静滴，最大速率为 50～100 mg/min。

（3）丙泊酚治疗难治性癫痫持续状态的推荐剂量为 1～2 mg/kg 静滴超过 5 分钟，如果有必要可重复滴注。维持静滴剂量为 2～10 mg/(kg·h)，尽量使用所需的最低剂量控制癫痫。

六、其他临终时的常见症状

呼吸困难、焦虑、抑郁、便秘和一些其他症状在晚期疾病中很常见[41,42]，这些症状通常与疼痛相关，这些症状的缓解能改善疼痛和提高患者生活质量[42,43]。

（一）呼吸困难

呼吸困难、气短可能是多种疾病导致，如癌症、充血性心力衰竭或肺部疾病等。阿片类药物是首选药，剂量小且不会引起镇静作用[42,43]。严重的焦虑症需要使用速效抗焦虑药，诸如床头风扇之类的简单措施可以提供额外的舒适感。

（二）焦虑

焦虑与持续不缓解的疼痛高度相关。此外，许多常用于姑息治疗的药物，如糖皮质激素、精神安定药（如甲氧氯普胺）、支气管扩张药、抗组胺药、洋地黄和偶尔采用的苯二氮䓬类（这可能会导致老年患者的反常反应）能导致不安和焦虑。突然停用酒精、阿片类药物、苯二氮䓬类、尼古丁也能产生躁动。缺氧、肺栓塞、脓毒血症、低血糖、甲状腺功能异常和心力衰竭与焦虑有关，某些肿瘤，如肾上腺嗜铬细胞瘤、胰腺癌也与焦虑有关[42,43]。原发的或转移性肺癌和慢性心肺疾病可导致呼吸困难，也可产生焦虑。

焦虑的药物治疗包含苯二氮䓬类药物，尤其是劳拉西泮，它作用时间短并且副作用少，初始治疗剂量为 0.5～2 mg 口服，每天 3～4 次。劳拉西泮能够舌下含服，对那些吞咽困难的患者很有用，可不经肠道给药或输液。氟哌啶醇常用于严重焦虑的短期治疗和作为一种抗精神药物，初始计量为 0.5～1 mg，每天 2 次。弗兰克的讨论认为患者的恐惧情绪可在舒适的环境，通过一些放松心情的策略方法，如录音带、呼吸训练和指引图像得到缓解。

（三）抑郁

目前对于临终期抑郁尚认识不佳，疾病晚期时抑郁很难诊断，因为抑郁的常见症状（疲劳、厌食和嗜睡）可因疾病本身或治疗引起[44]。患有危及生命疾病的患者的抑郁症状包括失去自我存在意义、持续的悲伤和绝望，以及自杀的意念。有证据表明，一个简单的筛选问题"你沮丧吗?"或者"你伤心吗?"是最有效的判断患者是否抑郁的措施。支持性和心理疗法可能有效,尽管患者有限的寿命可能会成为治疗障碍[45]。抗抑郁药,如5-羟色胺再摄取抑制剂(SSRI),如西酞普兰、氟西汀、帕罗西汀和舍曲林,通常有良好的耐受性。然而,药物起效需要2~4周,这对于寿命很短的重症患者来说时间太长。新的研究表明,非典型抗抑郁药(如安非他酮、米氮平、文拉法辛)起效相对迅速并且很少报导有副作用。此外,对于生命有限的患者,兴奋剂如哌醋甲酯和匹莫林可使患者迅速缓解,通常在1小时内或数天内缓解[46]。

七、总结

对于危重患者,疼痛、呼吸困难、焦虑和抑郁是非常严重的症状。所有的医疗卫生专业人员都会接触或管理濒死患者,因此他们必须了解这些人群中最常见的症状,能够掌握特定的评估技术,并且了解治疗这些症状的疗法。姑息治疗服务和临终关怀等资源能够协助医师给患者及其家属提供支持和帮助。

◆ 要 点 ◆

● 所有医师,不论什么专业,都应重视危急重症患者的护理。

● 评估生命终结时期出现的疼痛和其他症状需要对常见症状有很好的了解,并全面了解病史及进行全身性体格检查,尤其是要注意神经系统的评估。

● 难治性疼痛的治疗需使用除标准非阿片类药物、阿片类药物、辅助镇痛药以外的其他新型镇痛药物。

● 在处理危急重症患者的疼痛时需要注意其他相关的症状,如呼吸困难、焦虑和抑郁。

参考文献

请于ExpertConsult.com在线访问参考文献。

第 36 章 急诊室疼痛处理

James Mathews, MD; Arthur Moore, MD

翻译：王小嘉 文传兵 审校：廖丽君

疼痛是急诊室（emergency department，ED）最常见的症状[1,2]。在过去的 15 年里,美国联合委员会强调了对疼痛的识别,现在疼痛已经被看作人体的第五大生命体征[3,4]。疼痛的原因贯穿于人类疾病的全过程,包括心理疾病。疼痛严重程度的评估是主观的,相同的疾病或损伤在不同的个体产生的症状却大相径庭。目前已有多种研究方法用于疼痛的量化评估,但它们都依赖于患者对疼痛的主观感受[5,6]。在既定情况下,医师必须用他们所有的临床智慧,来制定一个最佳的方案,以决定患者是否需要止痛药物、应该使用哪一类药物。

疼痛主要可分为两大类,急性疼痛和慢性疼痛。急性疼痛的生理功能是起到警示作用,告诉患者需要寻求医师的帮助,并限制患者活动以防造成进一步的损伤。本章节大部分内容将讨论急诊室(ED)中急性疼痛的处理。急性疼痛转为慢性疼痛的时间点还没有统一的定义,短则 4~6 周,长则 6 个月以上。

一、慢性疼痛

对患者而言,慢性疼痛没有任何有用的功能。慢性疼痛患者大体可分为以下四大类,包括:①慢性疼痛继发于基础疾病的患者,如肿瘤、镰状红细胞疾病和艾滋病(AIDS)等;②已诊断为疼痛综合征的患者,如三叉神经痛和偏头痛;③不明原因的慢性疼痛患者;④以慢性疼痛的主诉获取药物或其他个人目的的患者。

以上各组患者需要不同的处理方法。癌症患者新发疼痛或既往疼痛急性加剧,应重新评估病情,并给予阿片药物迅速控制疼痛[7]。对这些患者而言,在急诊室就应该进行姑息治疗的筛选,这将有助于患者长期的疼痛管理[8]。已诊断为疼痛综合征且没有客观病因的患者,需要一个积极合作的团队,当他们出现在所属医疗机构的急诊室时,可迅速采用预先安排好的治疗计划。这一方法尤其适用于患有镰状红细胞疾病的患者和频繁发作疼痛的患者。最后一组疼痛患者常考验急诊医师、护士的耐心和专业精神。因为大多数此类患者是在寻求毒麻药物。诈病的诊断必须是排除性诊断,不能在患者来到急诊室的即刻作出诊断。对此类患者的主诉症状进行适当的病情检查,往往需要重复两三次才能作出诈病的诊断。如果被怀疑为诈病,患者应交由疼痛门诊及精神科门诊做进一步评估和治疗。每当这些患者出现在急诊室时,急诊医师需进行必要的病史回顾与体格检查,但是可以拒绝进一步给予麻醉药品。可使用非甾体抗炎药(NSAID),但这些患者常常拒绝使用或强调不能使用此类药物。对于此类患者的处理并没有硬性规定,医师所能做的就是保持自己的职业道德和操守,尽自己最大的努力为患者提供适当的门诊服务。

二、急性疼痛

疼痛是物理、化学和心理因素的综合,对于一个发生特定伤害的患者,目前还没有任何方法可直接测量疼痛的程度。然而,如果急诊患者主诉疼痛症状,医师应尝试量化患者所感知到的疼痛程度。患者口述是获取可靠的疼痛评估的唯一方法,目前已有多种工具表用来对特定患者的疼痛程度和治疗效

表 36.1　疼痛评估方法

临床常用方法	疼痛分级	适用人群和场合
语言评分量表	0～10（无痛到最痛）	常规评价使用
视觉模拟评分法	[_____]。0～10 刻度尺，患者做标记	常规评价使用
总体满意度询问法	对疼痛控制满意吗？是/否	表达不清患者使用
儿科疼痛量表		
研究者观察法	面部表情，哭泣等	3 岁以下，部分3～6 岁
疼痛绘画法	估计疼痛部位、强度和特点	6 岁以上，部分3～6 岁
脸谱法		6 岁以上，部分3～6 岁
疼痛温度计	类似于成人视觉模拟评分法	6 岁以上，部分3～6 岁

果进行分级（表 36.1）。疼痛量表评估应作为分诊过程中重要的一部分，并与生命体征一起记录。在最初的评估过程中就应该记录疼痛的严重程度，确保尽早和有效地控制疼痛[9]，必要时在治疗后应进行重复评估，但也应避免评估过于频繁[10]。

在急诊室，想较好的控制急性疼痛存在很多困难[11]。包括拥挤的环境，不同年龄、不同种族的患者，以及患者家属总体上较高的预期。除此之外，急诊科医师不仅要缓解疼痛症状，还要对引起疼痛的疾病做出诊断。许多研究指出，急诊患者存在镇痛药物使用不足的情况[12,13]，尤其是儿童[14]。即使很多患者以疼痛为主诉到急诊科就诊，但却没有得到任何的镇痛药物[12,15]。除了未予以止痛治疗以外，还有许多错误的治疗方法可能导致镇痛药使用不当。包括用药错误，不恰当的药物剂量、用药间隔、给药途径；辅助药物使用不当；医源性毒麻药品成瘾的担忧。

止痛药物使用不当的问题必须通过培训护理人员和医师而解决[16]，目标是所有患者均得到满意的疼痛缓解。在改变这一用药习惯的过程中，关键是强调患者疼痛控制的重要性。患者满意度与完善的疼痛控制直接相关[17,18]。此外，及时控制急性疼痛可以减少慢性疼痛综合征的发生率，改善患者预后[19]。最后，医师应宣誓要减轻或预防疼痛和痛苦。

纠正止痛药物的不当使用也需要对医师进行大量的再培训，而且经常必须在实践习惯上作出重大突破。剧烈的疼痛通常需要使用胃肠道外阿片类药物，在急诊情况下，应及时建立静脉输注通道，对每个患者进行剂量滴注。滴注至疼痛充分缓解时所需的阿片药物用量因人而异。例如，有研究报道吗啡的有效止痛剂量在不同患者可相差 8 倍。应避免通过肌内注射途径给予止痛药物，因为注射痛明显，且起效时间变异较大。如果静脉通路不能获得，皮下途径提供了一个很好的替代选择；此外还有新的制剂可以通过舌下或经鼻途径吸收。芬太尼贴剂在儿科取得广泛的适用性；另两种强效阿片药物，舒芬太尼和布托啡诺，通过鼻黏膜给予也可有效发挥作用。给药途径和剂量确定后，止痛药应在适当的给药间期后重复给予，阻止疼痛再次发作。

急诊室中急性疼痛处理中辅助药物作用很小。除了临床使用阿片药物后持续的恶心呕吐或疼痛患者本身伴有的恶心呕吐。简单地使用一种辅助镇痛药物减少阿片药物用量的做法是完全无效的，并且会使患者面临另一组副作用，故应被禁止。

临床医师必须考虑医源性使用阿片药物导致成瘾的风险，尤其是在治疗慢性疼痛的患者；然而在急性患者似乎并没有证据表明值得过度关注。11 892患者在住院期间接受阿片类药物，在没有药物滥用的情况下，仅 4 名患者药物成瘾[22]。

三、具体痛症

（一）腹痛

多年来的传统教育中都避免在腹痛患者中使用阿片类药物，除了明确决定需要做手术的患者。在现代化诊断工具发展之前，如 CT 扫描，这一做法是合理和必要的，但如今已经过时。从关于这个问题发表的研究文献来看，腹痛患者早期使用阿片药物治疗后，误诊并没有明显地增加，主要的发病率和死亡率也没有改变[23-26]。腹痛患者的治疗目标不是实现完全无痛苦状态，而是大幅度减轻疼痛的严重程度。经静脉途径给予阿片类药物的一大益处是可通过滴注给药的方法精确给药剂量。镇痛过程中患者应保持足够的清醒和反应，以确保能完成后续的各种检查；必须密切观察患者的状态，尤其是在溃疡性结肠炎的患者，因为阿片药物带来额外的中毒性巨结肠风险。NSAID 可作为治疗胆绞痛或肾绞痛时有效的辅助药物。

(二) 头痛

头痛的主诉在急诊室很常见[27]，这些患者大部分都有一种已知的特定类型头痛发作病史，如偏头痛、血管性头痛等。头痛的原因有很多，少数患者可能需要大量的实验室检查，包括 CT、MRI 和腰椎穿刺，以排除威胁生命的头痛病因。到目前为止，急诊室大多数头痛主诉的患者仅需要缓解疼痛和随访。国际头痛协会于 2004 年发布的第二版《头痛的分类与诊断标准》可帮助急诊医师对接诊的头痛患者进行诊断和分级[28]。这份手册对各种类型头面部疼痛提供了有序的诊断和处理步骤。

1. 偏头痛

在美国，每年有超过 100 万的患者前往急诊室主诉头痛。如果患者没有明确的和可重复的偏头痛（migraine）发作史，偏头痛的诊断应该谨慎，并进一步检查。如果前驱症状、疼痛方式以及相关症状类似于既往发作史，且没有共存疾病，仅需进一步回顾病史，进行必要的体格检查。这些患者在前往急诊室之前，大多数已有自服常用药物后疼痛控制失败的经历。对轻、中度偏头痛患者，对乙酰氨基酚或 NSAID 常可有效止痛；在重度和持续偏头痛患者，皮下注射或鼻喷剂给予舒马曲坦，静脉给予普鲁氯嗪或氯丙嗪，不仅可以缓解头痛，还可制止恶心、呕吐[26,27]。患有冠状动脉疾病、高血压、妊娠以及外周血管疾病的患者禁用舒马曲坦。另两种药物可能有低血压、镇静和肌张力障碍等副作用，大剂量使用时应同时给予抗胆碱能药物。接受氯丙嗪或类似药物的患者，可预先输注生理盐水 500 mL，预防低血压。在标准的急性偏头痛治疗中，肌肉或静脉注射 10～25 mg 地塞米松，可减少未来 24～72 小时内偏头痛的复发[29]。阿片类药物仅用于其他药物治疗无效，或者不能使用其他药物的患者[30]。双氢麦角胺禁用于血管疾病、老年人和已使用单胺氧化酶抑制剂和舒马曲坦的患者，但该药尤其适用于难治性偏头痛患者，一旦使用本剂，患者应首先进行呕吐预防用药。

2. 丛集性头痛

丛集性头痛（cluster headache）在急诊室并不常见，急诊医师往往不太擅长这一临床问题的处理。如果患者表现为典型的头痛症状，医师不需要过多的进一步检查，而应及时给予治疗，控制症状。一般

情况下舒马曲坦可中止症状，但更多情况下此类患者已经使用了该药物，并急需疼痛控制；高流量吸氧常可控制头痛症状。若这些方法都无效，静脉给予双氢麦角胺仍是有效的。还有其他数种药物被使用于此病，但是如果以上均无效时，应考虑神经科会诊以帮助解决问题。

3. 蛛网膜下腔出血

对于急诊医师而言，蛛网膜下腔出血（subarachnoid hemorrhage，SAH）的诊断仍然存在困难。蛛网膜下腔出血具有较高的患病率和死亡率（超过 50%），许多患者在得到医疗救助前已经死亡。蛛网膜下腔出血患者常迅速恶化，因此必须尽早诊断以最大限度地获得良好结果的机会。

头痛的进展速度是诊断蛛网膜下腔出血的主要线索。如果头痛持续了超过几分钟，那么这种头痛不太可能由蛛网膜下腔出血引起[31]。许多患者描述头痛时，仿佛他们的头即将爆炸，或是感觉头顶似乎将要掉下来，这些患者常常强调这是或曾经是有生以来最严重的头痛，这些主诉不能排除蛛网膜下腔出血。即使患者没有蛛网膜下腔出血的特征（如假性脑膜炎或者神经系统阳性体征），这些主诉也不能被忽视。

如果患者出现炸裂样头痛病史，急诊医师应该认真考虑完善蛛网膜下腔出血的相关检查。通常的做法是迅速进行头部 CT 扫描，以明确是否存在颅内出血。如果没有颅内出血征象，应继续进行腰椎穿刺。不能单纯依赖头部 CT 扫描，因为约有 10% 的急性蛛网膜下腔出血在 CT 检查时不能被发现，这个百分比是基于早期的 CT 扫描结果，到今天可能要少得多[32-34]。对于蛛网膜下腔出血引起头痛的患者，如果在头痛发作的急性期完善头部 CT 扫描，那么扫描结果就更加可靠；反之，如果在蛛网膜下腔出血一周以后完善头部 CT 扫描，扫描结果的假阴性百分比可能超过 50%[35]。腰椎穿刺术的替代诊疗方法是 CT 血管造影术。这一技术目前已经得到了广泛的应用，它和腰椎穿刺术一样能够发现颅内出血，并且能够诊断动脉瘤。

对于蛛网膜下腔出血引起的头痛，可以适当予以镇痛。需要注意的是，非甾体抗炎药具有抗凝作用，禁用于疑似蛛网膜下腔出血的患者。这一类头痛的治疗方法与上述治疗偏头痛的方法类似，而且通常是有效的。如果用药后头痛迅速缓解，那么患

者很有可能不存在蛛网膜下腔出血。阿片类药物是安全而且有效的,但是使用时应滴注给药,防止过度镇静。

4. 紧张性头痛

这是在急诊室头痛最常见的原因,常与其他生理和心理问题相关联。紧张性头痛（tension headache）是最常见和难以归类的头痛,在很大程度上诊断是排他性的,仅在医师确信不会由更严重的问题引起头痛时才可以做出诊断,这可能需要影像学检查。紧张性头痛往往有一个共同现象,患者主诉头部环绕条带状的压力,且伴随颈部僵硬。其他症状并不常见,如果出现也较轻微。对乙酰氨基酚或 NSAID 常可有效缓解疼痛,若伴有焦虑,少量镇静剂有助于防止复发。

5. 其他原因引起的头痛

还有许多其他疾病的病程直接导致头痛或与之相关,深入讨论这些已经超出了本章的范围。在许多这样的疾病患者,相关的神经系统症状往往是患者的主诉。如果头痛是由颅内占位性病变引起,适当剂量的阿片类药物对于解除患者的痛苦非常有用,患者需要立即请相关专科医师会诊。对于与基础疾病有关的头痛,如高血压,针对基础疾病的治疗往往会减轻疼痛,仅需最低强度的止痛治疗。总而言之,急诊医师在给头痛患者开具止痛药物处方时必须综合判断,不能大量使用镇痛药物而掩盖了头痛的潜在病因,同时也应部分缓解患者的不适。谨慎选择使用药物及静脉滴注的合适剂量,选择正确的给药途径,对于达到理想治疗目标且不过度地干扰临床表现,有极大的帮助。

(三) 胸痛

胸痛是急诊科常见的主诉。胸痛的原因多种多样,急诊医师必须迅速做出临床判断,疼痛是否继发于威胁生命的疾病[36]。表现为胸痛的最常见严重疾病是心肌缺血和心肌梗死、肺栓塞及胸主动脉夹层。对心肌缺血临床上治疗方法早已完善,其中重要的一部分就是使用吗啡减少疼痛和焦虑。临床路径,特别是有关心肌缺血的治疗,已经比较成熟。临床路径的部分内容是使用吗啡来缓解患者的疼痛和焦虑。使用吗啡的主要目的是由于这些患者的疼痛没有被硝酸甘油和 β 受体阻断剂完全缓解。吗啡应通过静脉滴注给药,实现疼痛缓解且不引起呼吸抑制。临床医师必须仔细监测患者的生命体征,避免

出现低血压。主动脉夹层患者通常需要使用阿片类药物,以减轻患者剧烈的疼痛。肺栓塞很少需要高强度镇痛,NSAID 即能得到良好的镇痛效果,必要时阿片类药物也是安全和有效的。

其他的引起胸痛的原因大部分是炎症,如心包炎,或由骨骼肌肉系统的疾病引起。大部分患者对 NSAID 或对乙酰氨基酚有良好的反应,辅助治疗如热敷、冰敷、推拿和理疗也可能有部分作用。在胃食管反流性疾病（gastroesophageal reflux disorder, GERD）的患者应避免使用 NSAID,可以选用对乙酰氨基酚,但需预先给予抑酸剂和组胺受体阻滞剂。

(四) 肌肉骨骼痛

所有人都经历过各种挫伤、轻度关节炎和软组织扭伤、拉伤所引起的继发性疼痛。迄今为止,大多数人在家采取的治疗措施是服用各种不同止痛效力的非处方（over-the-counter drugs, OTC）药物和其他辅助措施。目前最常用的非处方药是布洛芬和对乙酰氨基酚。如果这些患者前来就诊,急诊医师必须询问患者服药的种类和剂量,才能给予恰当的治疗,避免药物过量。在急性期,冰敷扭伤和挫伤、适当的夹板固定、受伤肢体的制动均是必须的,但这些辅助治疗在候诊室的漫长等待中常常被忽视;这一类患者关于医师未能及时止痛的抱怨也是最多的。

虽然很少有研究支持使用肌肉松弛剂,但在急性肌肉骨骼损伤时若伴有严重的肌肉痉挛,它们似乎有一定的作用。常用药物有柠檬酸奋乃静、美索巴莫以及苯二氮䓬类药物。这些药物并不能代替充分的镇痛。在处理严重的肌肉骨骼疼痛时,可能需要口服阿片类药物,尤其是当这些患者出现抽搐时。对乙酰氨基酚联合可待因已使用多年,但事实上可待因是一个弱镇痛药,并没有证明比 NSAID 或单独使用对乙酰氨基酚更有效。其他口服阿片类药物在控制剧烈疼痛时非常有效,但医师往往处于药物成瘾的担忧而不愿在门诊开具此类药物,包括氢可酮、羟考酮和口服哌替啶。如果疼痛严重时应使用这些药物,短期处方应用总体是安全的。所有这些药物都具有较高的潜在滥用风险,故应谨慎使用,并限制总量。

有明显的骨折患者应尽快得到处理,采取早期固定,可以防止进一步的软组织损伤而减轻疼痛。阿片类药物常被用于控制疼痛,最安全和最有效的方法是静脉滴注给药。静注阿片类药物的患者需要

监测呼吸抑制、低血压和过度欣快感。如果患者需要进行 X 线摄片或 CT 检查，应有医务人员陪同，不仅可监测他们的生命体征，还可在需要时增加止痛药物。

四、儿科疼痛管理

研究表明，儿童患者往往没有给予充分的镇痛[14]。5 岁以上的儿童通常可以明确诉说疼痛部位和强度。小儿疼痛量表是疼痛评估的有效辅助工具（表 36.1）。急诊室的儿童患者常被忽视，因为他们大部分的主诉没有生命威胁，且也不会不停诉说。父母可能认为孩子的哭闹是因为劳累和饥饿引起，或者是由于来到急诊室的恐惧感。急诊医师必须同样的关注和评估疼痛，并应给予合适剂量的止痛药。对成年人有效的药物，通过恰当的给药途径给予合适的剂量，对儿童同样有效。

五、手术过程中的镇痛

口头安慰麻醉的使用在急诊医学的现代实践中几乎没有作用。这是一种久经考验但残酷的做法，从减少小关节到用力约束儿童修复小裂伤的各种方法都得到了采用，尽管不可能做到进行任何检查和治疗时没有任何疼痛和不适，但我们也应尽力使这些不适降至最低[37]。在执行手术前充分的镇静有助于减少与手术相关的焦虑和恐惧，也可减少了关于操作的记忆。此外，镇静还会产生肌肉松弛，是大关节复位重要的影响因素。许多药物被用于提供镇静、遗忘、肌肉松弛和止痛。急诊医师的必须熟练掌握其中一至两个药物的特点，并了解可能的副作用。患者必须进行严密的监测，尤其是某些特殊操作时。美国急诊医师协会已经发布指南，帮助医师实现医疗操作中的镇静和镇痛（procedural sedation and analgesia，PSA），也被称为清醒镇静（提要 36.1）[38]。美国麻醉医师协会还建议在 PSA 之前禁食固体 6 小时，液体 2 小时[39]。迄今为止，没有证据表明急诊室行 PSA 之前需要更长时间的禁食，摄入食物不是禁忌证。如果食物或液体的摄入是刚刚发生，则应仔细滴注 PSA 药物剂量，尽可能减低镇静深度。

六、具体药物

（一）芬太尼和咪达唑仑

这一药物组合广泛用于成人和儿童的操作过程

提要 36.1 美国急诊医师协会临床政策委员会指南

- 执行医疗操作镇静和镇痛的医师必须掌握所用药物特点，能进行正确的监测，掌握处理潜在并发症的必备技能；除执行医师以外，再安排一名助手在场
- 询问患者过去史、现病史和过敏史，进行必要的体格检查以了解患者生命体征、气道和心血管状况；最近的进食不是禁忌证
- 操作前必须取得患者充分的知情同意
- 配备可用的高级生命支持系统和氧气，此外还应准备好各种拮抗剂（纳洛酮、氟马西尼等），保留一条必要的静脉通路
- 必须对患者进行基本生命体征监测，理想的选择是持续心电监护和脉搏氧饱和度监测，但也不是每个患者所必需。在医疗操作过程中和完成后，密切观察患者的表情和对语言指令的反应
- 药物应逐渐增量，滴注至预期效果
- 检查和治疗完成后患者仍需密切监测，只有当患者恢复神智，反应灵敏，基本生命体征恢复至正常且保持稳定，呼吸功能正常，基本无恶心、呕吐，疼痛控制满意且没有新发症状时才考虑出院。出院前患者必须恢复至正常状态，或转院至负责任的第三方

的镇静镇痛（PSA）。芬太尼是一种短效阿片类药物，止痛、镇静效能强，心血管副作用较小。该药起效迅速，通常在 2 分钟以内，作用持续时间为 30～40 分钟，血清半减期约是 90 分钟。起效快、效力强和半减期短的特点，使芬太尼成为大多数急诊室检查、治疗时镇静和止痛的首选。成人和儿童的用法相同，通常以 2～3 $\mu g/kg$ 缓慢静脉推注，每 2 分钟追加 0.5～1 $\mu g/kg$，最大剂量 5 $\mu g/kg$；药物总量根据患者身体反应进行调整。因为芬太尼的安全、强效，且相对较短的半减期，很容易通过多次小剂量滴注给药的方式，达到预期疗效。芬太尼可能导致呼吸抑制，尤其是合并使用咪达唑仑等其他药物。这一副作用是剂量相关性的，常在给药后的 5 分钟内出现。全身麻醉中使用芬太尼剂量超过 50 $\mu g/kg$ 时可引起肌肉僵直、声门紧闭和胸壁僵硬，但这些副作用在急诊室用于 PSA 的芬太尼剂量中尚未见报道，该副作用可被纳洛酮或琥珀酰胆碱逆转。芬太尼用于急诊室 PSA 时亦未见癫痫发作的报道；其他许多阿片类药物常见的全身瘙痒在芬太尼亦不多见，因为它不引起组胺释放；恶心、呕吐的发生率相比其他阿片类镇痛药也较低。芬太尼也可以棒棒糖形式口服给药，在没有或不需要静脉通路的情况下，能有效适用于儿童，剂量为 10～15 $\mu g/kg$，起效时间为 12～30 分

钟。口服给药时不能通过滴注的方式给药,同时恶心和呕吐更多见,但癫痫发作和胸壁僵硬等严重副作用未见报道。

咪达唑仑与芬太尼经常联合应用,因此这两种药物应一起讨论。咪达唑仑常用剂量为成人 0.02～0.1 mg/kg,儿童 0.05～0.15 mg/kg。咪达唑仑亦快速起效,1～3 分钟,半减期相对较短,为 30～60 分钟。静脉注射给药可迅速滴注至预期效果。咪达唑仑具有出色的镇静作用、良好的催眠作用、肌肉松弛、遗忘作用以及抗癫痫作用,主要副作用是剂量相关的呼吸抑制,在合并使用其他中枢神经系统抑制剂,如酒精时更为明显。老人和慢性肺、肝或肾疾病患者对本药更为敏感。一般情况下,心血管副作用在镇静剂量时不多见。如果使用芬太尼等其他药物,可能发生低血压,通常可快速推注生理盐水。儿童使用咪达唑仑时偶见不明原因的躁动。若没有静脉通路,咪达唑仑还可通过直肠栓剂、口服和经鼻吸入等方式给药,这些简便易行的替代方法可用于治疗和诊断操作前的儿童镇静。联合使用芬太尼和咪达唑仑的安全且有效剂量为咪达唑仑 0.02 mg/kg 和芬太尼 0.5 μg/kg 静脉缓慢推注,必要时每 2 分钟可重复给予其中某一或两种药物。

(二) 氯胺酮

氯胺酮已广泛用于急诊室 PSA,尤其是安全有效地用于儿科患者[40]。氯胺酮是苯环己哌啶的衍生物,一种臭名昭著的街头毒品。使用后会导致大脑边缘系统和丘脑皮质系统的分离,患者在保持自发呼吸和气道保护的同时,基本无法感觉到疼痛和其他外部刺激。氯胺酮不产生肌肉松弛,如果用于 PSA 则必须加用另一种药物,如咪达唑仑。氯胺酮可能会引起高血压,特别是在成人;心脑血管疾病、颅脑外伤、眼外伤、青光眼和甲亢是使用氯胺酮的相对禁忌证。过去认为氯胺酮导致幻觉和噩梦的发生率,在成人高达 50% 以上,但最新研究表明其发生率为 0～30%[40,41]。幸运的是,这些用药反应大部分都较轻微。既往有人格障碍病史的患者应避免使用,这两种并发症在儿科患者不太常见。喉痉挛是儿童用药后的严重并发症,尤其是小于 3 个月的婴儿,故不应该在这个年龄组中使用;喉痉挛很少发生于 3 个月以上的儿童。研究表明,在不过度刺激后咽的情况下,在大多数 ED 手术的风险不会增加。氯胺酮可通过各种途径给药,包括肌内注射。但当

治疗紧急反应时,静脉注射仍然是成年人的首选,最常见的途径是静脉注射,典型的静脉注射剂量成人为 1 mg/kg,儿童为 1.5～2.0 mg/kg,当氯胺酮通过静脉注射给药时,注射时间应超过 30～60 秒,以减少短暂性呼吸抑制的风险,根据需要,每 5～15 分钟重复静脉注射 0.5～1.0 mg/kg,静脉注射最容易进行滴注,剂量通常为 1～2 mg/kg,静脉注射后 1 分钟内起效,持续时间只有 15 分钟。对于成人和儿童来说,典型的肌内注射途径剂量为 4～5 mg/kg,根据需要重复剂量为 2～4 mg/(kg·10 min),与催眠镇静药不同的是,一旦达到氯胺酮的作用阈值,再服用氯胺酮不会导致更深层次的镇静,但可能会延长镇静时间。氯胺酮是儿童患者理想的一线药物,对于成人阿片药物过敏的患者、低血压和呼吸系统疾病患者,也是一个良好的替代选择[38,40]。

(三) 氯胺酮和丙泊酚

在 PSA 时,经常联合使用氯胺酮和丙泊酚。两种药物联用时,用药量比单独使用其中一种的剂量要小。静脉给药时,每种药物的用量一般为 0.5～0.75 mg/kg。两药合用有很多理论上的协同作用。氯胺酮升高去甲肾上腺素的水平,能够拮抗丙泊酚镇静时所引起的低血压。而丙泊酚的抗焦虑和止吐作用可以减轻氯胺酮所带来的惊恐现象和恶心等不适。这种联用的方法可以安全用于小儿和成人。

丙泊酚是一种独特的超短效麻醉剂,与其他的任何麻醉药作用机制无关[42]。用药方法为先缓慢静脉注射 0.5～1 mg/kg 的初始负荷量,随后必要时每 3～5 分钟给予 0.5 mg/kg 的维持量;给药后 40 秒内起效,作用持续 6 分钟。丙泊酚不推荐用于小于 3 岁的儿童。对蛋卵磷脂和豆油过敏是绝对禁忌证。丙泊酚可引起短暂的低血压,所以应慎用于低血容量、低血压和心功能不全的患者。和依托咪酯一样,丙泊酚也有明显的注射痛,预防措施同前。丙泊酚也没有镇痛作用,被推荐为年轻健康人群行 PSA 的首选药物。

(四) 其他药物

很多其他的药物也用于 PSA,包括氧化亚氮和美索比妥。这些药物虽然安全有效,但是也都存在副作用,并不比前面讨论的药物具有更多优势。过去,水合氯醛曾广泛用于儿童,但因为起效慢且药效持续时间长,现在该药几乎不被提及。联合使用哌替啶、异丙嗪和氯丙嗪,俗称为冬眠合剂(DPT),因

表 36.2 常用的局部麻醉药

药物	类型	用法,起效时间,持续时间
利多卡因	酰胺类	局部阻滞和浸润;迅速起效;90～200 分钟
丁卡因	酯类	腰麻,局部阻滞,眼;起效慢;180～600 分钟
甲哌卡因	酰胺类	硬膜外,局部阻滞和浸润;起效迅速;120～240 分钟
布比卡因	酰胺类	局部阻滞;起效中等;180～600 分钟
普鲁卡因	酯类	局部阻滞和浸润;起效慢;60～90 分钟

为带来很多的副作用而遭摒弃。

（五）局部麻醉药

局麻药仍然是急诊室止痛的主要药物,用于局部或区域阻滞。这些"卡因类"药物主要分为两大类,酯类和酰胺类,各种药物具有不同的起效时间和作用持续时间（表 36.2）。急诊室最常用的有利多卡因、布比卡因和甲哌卡因,都属于酰胺类。如果患者既往有局麻药物过敏史,几乎都是对酯类局麻药过敏。酰胺类的过敏反应极其罕见,一般均可安全使用。给药过程中的疼痛很常见,医师应努力减少这种不适感。可采取的措施包括使用尽可能小的注射针,注射前药液加热,控制注药速度,通过伤口边缘而不是通过皮肤注入,给药前穿刺点使用麻醉剂。提倡用碳酸氢钠溶液配制缓冲注射液。推荐的配制方法是每 10 mL 利多卡因溶液中加入 1 mL 碳酸氢盐溶液。所有这些药物在血药浓度过高时,可能产生中枢神经系统和心血管毒性反应。可能的毒性作用包括癫痫发作、心室颤动,通过精确计算给药剂量和谨慎注药可以避免。

表面麻醉已使用多年,特别是在耳鼻喉科和牙科诊所。可卡因是其中的典型代表,因为具有额外

的缩血管作用,尤其适用于鼻出血等。以 50：50 混合的丁卡因肾上腺素溶液,也可产生类似的作用。表面麻醉药主要用于治疗儿童的撕裂伤,最常用的两种药物:一种是利多卡因、肾上腺素和丁卡因混合溶液;另一种是利丙双卡因乳膏（EMLA）,其有效成分是利多卡因和丙胺卡因。该乳膏可直接涂于伤口表面,封闭创面却不引起疼痛。30～60 分钟内完全起效,作用可持续 5 小时。浸润深度是有限的,对于较深的伤口必要时还需额外的注射给药。人们曾经有该乳膏影响伤口愈合的担忧,但如今这种担忧已经被完全驳回。该药物对于处理儿科患者的撕裂伤口尤为适用,医师不必像以往那样将儿童患者紧紧地约束起来。

◆ **要 点** ◆

● 疼痛是急诊室最常见的主诉。急诊医师必须保证在最短的时间内给予患者合适的药物,控制疼痛症状。

● 在现代化仪器检查过程中（如 CT 扫描）,对于腹痛的患者应给予止痛药物,目的是减轻患者在诊断过程中的痛苦。同时应避免造成过度镇静,而影响医师进行完整可靠的体格检查。

● PAS,又叫清醒镇静,是急救医学中密不可分的一部分。急诊医师必须熟练掌握数种不同的镇静镇痛方案,并熟悉各种方案的潜在副作用和并发症,同时对患者进行必要的生命体征监测。

● 觅药行为是每个急诊室常见的社会问题。在进行完善的检查与评估之前,不应把患者的主诉归咎于此,觅药行为只能是排除性诊断。

参考文献

请于 ExpertConsult. com 在线访问参考文献。

第 37 章 小儿及青少年慢性疼痛的控制

Ravi D. Shah, MD；Santhanam Suresh MD，FAAP

翻译：阚厚铭　顾海波　审校：王祥瑞　廖丽君

慢性疼痛是儿科人群中一个严重的问题,但常常被低估,对儿童和家庭都有心理、情感和社会影响[1,2]。这种后果可能对儿童的生活质量产生负面影响,从而促进了多学科治疗小儿疼痛方法的发展[3,4]。各种行为疗法、药理学和物理疗法被用于儿科慢性疼痛治疗方案。在患者采用其他治疗方法无效后,可采用介入治疗方法[5]。

儿童和青少年的慢性疼痛比报告的更常见,不同研究数据之间的患病率差异很大[6]。经历持续性或反复性慢性疼痛的儿童可能会错过上学或退出社交活动,并因疼痛而有可能出现内在症状。考虑到这些后果,研究人员和临床医师正在努力制定有效的跨学科策略,以管理儿童和青少年的慢性疼痛。

一、儿童慢性疼痛评估

对患有慢性疼痛的儿童进行评估需要结合生物社会心理学的观点,该观点要考虑影响儿童疼痛经历的生物学、发育、性情、认知行为、情感、社会和情境因素[7,8]。每个因素都可能成为评估和干预的目标。现在可以使用几种对发育敏感的经过验证的工具来测量儿童疼痛的各个方面(表 37.1)。儿童综合疼痛问卷(children's comprehensive pain questionnaire,CCPQ)[9]和 Varni-Thompson 儿科疼痛调查表(Varni-Thompson pediatric pain questionnaire,VTPPQ)[10]是针对特定年龄的学龄儿童和青春期儿童及其父母的标准化访谈,可对儿童的慢性疼痛进行全面评估。这两种访谈分别使用开放式问题、核对表和疼痛量表来评估孩子和父母在疼痛相关问题上的经验[11]。一些研究表明,由于家庭之间的文化

表 37.1　儿童和青少年慢性疼痛的评估方法

疼痛测量	残疾或生活质量评估工具	其他行为测量
Varni-Thompson 儿科疼痛问卷(5~18 岁)	功能残疾清单(8~17 岁)	儿童躯体化量表(8~17 岁)
儿童综合疼痛问卷(5~19 岁)	儿童健康问卷(5+岁)	Harter 儿童自我知觉量表
疼痛行为观察法(6~17 岁)	儿童活动限制尺度(8~16 岁)	—
痛苦日记(8+岁)	—	—

或认知差异,这些自我报告措施可能受到限制。疼痛行为观察方法是一项 10 分钟的观察性疼痛行为量度,可用于因年龄相关或认知限制而难以自我报告的儿童[12]。近年来,电子日记对疼痛和残疾进行评估已广受欢迎,并且将其用于患有慢性疼痛的儿童中已获得研究支持,证明其依从性和准确性与传统纸质日记相比更高[13]。

在治疗慢性疼痛的儿童和青少年时,日常生活功能是评估结果的关键指标。在某些情况下,疼痛不能完全缓解,儿童必须学会应付和适应疼痛,才能参加正常的拓展活动和任务,如上学,参加课外活动和维持社会关系。已经制定了各种措施来评估儿童的功能能力[14-16],开发了功能障碍清单(functional disability inventory,FDI)来评估儿童和青少年与疾病相关的残疾,FDI 对于患有与心理因素和伴有功能障碍的疼痛疾病的儿童特别实用。儿童健康调查表可用于评估慢性疼痛儿童的总体生活质量,其优

点是可以将获得的分数与患有其他内科疾病标准化样本儿童的分数进行比较。儿童活动限制访谈（child activity limitations interview，CALI）可以测量反复发作的疼痛对儿童日常活动的影响，从而确定恰当的治疗目标[17]。

儿童躯体化量表（children's somatization inventory，CSI）[18]（用于衡量儿童的躯体化倾向）以及 Harter 量表（评估感知能力），是有助于评估儿童适应慢性疼痛行为心理因素的其他工具。该量表用于评估儿童对其行为的判断或其在功能方面的能力，如学校表现、同伴关系和运动能力。患者报告结局测量信息系统（patient reported outcomes measurement information system，PROMIS）是一种相对较新的工具，在随访患有慢性疼痛的儿童的身体、心理和社会福祉方面越来越受欢迎[20]。

二、小儿慢性疼痛管理的多学科策略

引入多学科的慢性疼痛管理计划，可以使儿童在一次诊疗期间接受多位专家的评估和治疗。许多儿科疼痛诊所由专门从事疼痛管理的麻醉医师、对疼痛特别感兴趣的儿童心理学家、物理治疗师，以及结合了按摩疗法针灸疗法和生物反馈疗法的医学专家组成。这种全面的方法使患者能够得到更好的护理，并尽量减少对他们生活的干扰。

心理疼痛管理方法通过可能减轻或加剧症状的因素，从而增进儿童和家庭对儿童疼痛及其治疗的理解。培养儿童的认知和行为应对技能，以减少与疼痛有关的不适和残疾。Eccleston 和同事进行了荟萃分析，评估行为干预治疗对小儿慢性疼痛的功效[21]。他们认为有强有力的证据支持心理治疗，可作为降低儿童和青少年慢性疼痛严重程度和频率的有效方法，特别是放松和认知行为治疗。其他研究表明，多学科的儿科疼痛康复可能会增加患者自我管理疼痛的意愿，这有利于功能和心理健康的改善[22]。

物理疗法旨在尽可能恢复儿童的功能。物理治疗在儿童肌筋膜疼痛疾病特别有效，可以在康复中心、家庭或学校实施。在年龄更小的儿童中，这些运动可以采取游戏的形式，旨在改善肌肉骨骼功能、精细和大体的运动功能、姿势、耐力和血液循环。帮助儿童参与日常生活活动可以恢复患者的身体能力，改善整体功能。补充和替代医学（complementary and alternative medicine，CAM）被国家 CAM 中心定义为"一组通常不在传统医学组成部分的、多种医疗和保健系统的实践和成果"[23]。生物反馈、催眠、意象引导、正念训练、按摩和针灸已被用作儿童和成人急性、慢性和复发性疼痛的辅助治疗方法[24-27]。定向催眠治疗对功能性腹痛（functional abdominal pain，FAP）和肠易激综合征的疗效优于传统药物治疗。虽然仅有有限的数据支持 CAM 在儿科患者中的疗效，但这种疗法提供了止痛的潜力，而且副作用的发生率相对较低[28]。

美国许多三级疼痛中心采用了一种多学科的疼痛管理方法，其中包括至少使用一部分 CAM 模式。在 2005 年对 43 个儿科麻醉学研究金项目的调查中，38 个项目报告说，他们对患者的临床服务至少包括一种 CAM 模式，包括生物反馈（65%）、意象引导（49%）、放松疗法（33%）、按摩（35%）、催眠（44%）、针灸（33%）、艺术疗法（21%）和冥想（21%）[29]。Tsao 等认为，儿童经历痛苦的时间越长，他们就越有可能表示有兴趣尝试 CAM 治疗方法[30]。

介入治疗可以作为治疗儿童慢性疼痛的有用辅助手段，特别是对无创治疗效果不佳的病例[31]。这不同于介入治疗在成人中常被用作诊断或治疗方式。关于这一主题的大部分文献为病例报告和回顾性研究。由于缺乏侵入性疗法治疗儿童疼痛的实用性科学证据，侵入性治疗引起了广泛争议。

三、小儿慢性疼痛状态的功能成像

非侵入性神经影像学技术的引入，极大地促进了我们对慢性疼痛如何影响皮质、皮质下和脑干网状结构和功能的理解[32]。小儿人群慢性疼痛的脑成像研究，为从发育和神经可塑性的角度了解年轻大脑的变化提供了独特的机会。在小儿人群中，大脑变化迅速，受伤后恢复的可能性更大[33]。很少有研究探讨疼痛对大脑成熟和可塑性的影响。使用非侵入性影像学方法评估儿科患者的脑部变化可能会发现新的治疗方法，从而预防不可逆后果的发生。

在疼痛研究中，正在使用成像技术来描述大脑内部的功能、生化和解剖变化（图 37.1）。下面我们简要概述了这些技术及其与儿科慢性疼痛状态研究的相关性。

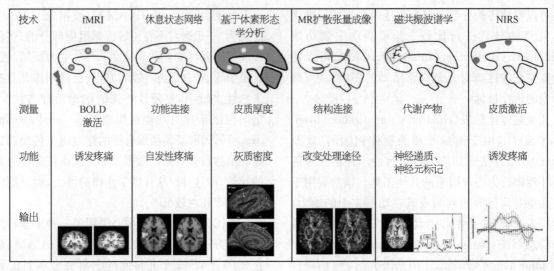

图 37.1　疼痛研究中使用的影像学方法。BOLD,血氧水平依赖;fMRI,功能性磁共振成像;NIRS,脑近红外光谱。(引自 Sowa S, Lebel AA, Leslie DS, et al. Challenges of functional imaging research of pain in children. Mol Pain. 5:30,2009.)

功能成像技术

功能性磁共振成像(functional magnetic resonance imaging, fMRI)通过测量顺磁性脱氧血红蛋白的局部浓度变化来确定皮质激活。这项技术,也被称为血氧水平依赖成像,通过测量血流和血容量的变化来评估区域神经元的激活,描述具有相对较高空间分辨率的动态变化。fMRI 具有非侵入性的性质,它可以在儿童中反复使用,允许对神经网络发展、疾病过程演变和治疗反应进行纵向研究[34]。

Lebel 及其同事利用 fMRI 研究了小儿复杂区域疼痛综合征(complex regional pain syndrome, CRPS)患者的大脑激活模式[35]。9～18 岁患有下肢 CRPS 的儿童接受两次扫描,第一次是在疼痛活跃期进行的,第二次扫描在症状恢复后进行。有活动性症状(包括机械性和热性痛觉)的患者表现出与成人报告数据相似的 BOLD 激活模式[36]。具体而言,在疼痛过程涉及的区域(初级感觉运动皮质、岛叶)以及可能导致疼痛的情感症状的区域(顶叶、额叶和颞叶皮质)都参与到激活变化[37]。有症状的患者和已康复的患者之间的大脑激活模式继续存在差异,这表明中枢神经系统加工过程中的功能变化可能会比 CRPS 的体征和症状持久。

Simons 及其同事应用 fMRI 评估了一组年龄匹配的 CRPS 患儿治疗前后杏仁核、皮质和皮质下区域的静息状态功能连接。研究人员观察到进行了积极的生理-生物行为疼痛治疗后,患者杏仁核功能连接迅速发生变化,这可作为治疗反应的潜在指标[38]。此外,这几个区域的功能连接是恐惧回路的关键,与疼痛相关的恐惧评分更高(图 37.2)。

脑近红外光谱(near-infrared spectroscopy, NIRS)可检测新生儿、儿童和成人中氧合和脱氧血红蛋白等天然色素浓度的细微变化,可用于测量与特定刺激皮质加工相关的血流动力学和氧合变化。对新生儿的 NIRS 研究发现,疼痛和触觉刺激在体感皮质可引起特定的血流动力学反应,这意味着新生儿有意识的感觉知觉[39]。

磁共振波谱(magnetic resonance spectroscopy, MRS)可以用来研究神经递质和神经元标记物的改变。几种体内 MRS 技术已经被开发出来,以提供关于大脑化学的独特信息。MRS 已被用于深入了解多种疾病,包括偏头痛、背痛和脊髓损伤,并具有提供疾病脑内结构改变之前的生物标志物的潜力[40-42]。到目前为止还没有使用这种成像方法对儿童疼痛进行研究。

弥散张量成像(diffusion tensor imaging, DTI)已用于研究多种疼痛疾病,包括偏头痛和脑卒中后集中性疼痛[43,44]。该方法通过测量水扩散的微观结构变化以确定白质束的变化,并且与 fMRI 研究结合使用时,可以增进我们对脑活动的功能解剖图的了解[45]。

儿童慢性疼痛患者脑部变化的功能成像是一个新兴领域,潜力巨大。此类技术可以用作实用的非

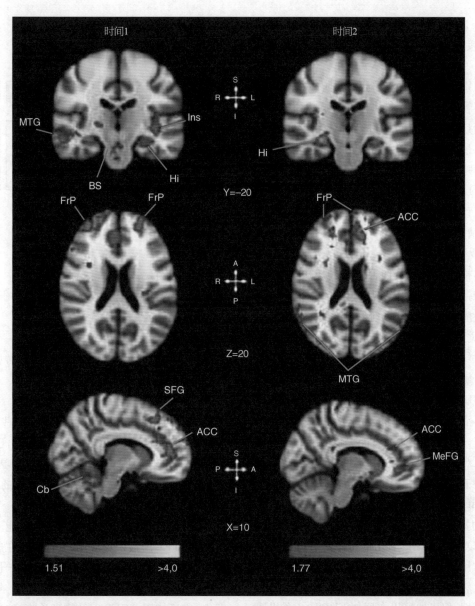

图 37.2 按患者疼痛相关恐惧程度划分的连接强度(左侧杏仁核)。随着时间的推移,与恐惧回路相关的区域一直与更高的疼痛相关恐惧评分相关。ACC,前扣带回皮质;BS,脑干;Cb,小脑;FrP,额极;Hi,海马区;Ins,脑岛;MTG,颞中回;MeFG,额内侧回;SFG,额上回。(引自 Simons LE, Pielech M, Erpelding N, et al. The responsive amygdala: treatment-induced alterations in functional connectivity in pediatric complex regional pain syndrome. Pain. 155:9,2014.)

侵入性工具,可对儿童进行纵向研究,以便更好地描述疼痛机制并最终改善治疗策略。

四、小儿慢性疼痛综合征

下面讨论一些常见的儿科慢性疼痛综合征的诊断和治疗,包括Ⅰ型复杂区域疼痛综合征、头痛、腹痛和癌症疼痛。

(一)复杂区域疼痛综合征

Ⅰ型复杂区域疼痛综合征(CRPS-Ⅰ)是一组具有神经病理特征的四肢疼痛综合征,包括痛觉超敏和痛觉过敏、神经血管变性、运动功能障碍、营养改变、运动功能丧失。儿童 CRPS-Ⅰ 的病例通常从青春期开始,下肢比上肢受影响更多(比例约为5:1)[46,47]。与成年人相比,儿童重大创伤的发生频率要低得多[48]。大多数发病儿童似乎是白人女性[49]。对成人患者的研究表明,心理因素经常参与 CRPS-Ⅰ疼痛历程[50]。与这一假设相反,CRPS-Ⅰ报告的儿童没有比其他疼痛状况的儿童存在更多的焦虑或抑郁症状[51]。但儿科 CRPS-Ⅰ 患者表现出与父母更密切的接触，许多患者表现出一定程度的优越感[52]。

早期识别和处理是改善预后、预防复发的关键因素。疼痛管理应是多学科协作的。虽然药物和基于程序的治疗可以在儿童中进行，但迄今为止康复治疗显示出最佳证据的积极结果。文献中儿科疼痛康复计划的疗效报告仍然很少，并且主要涉及住院康复治疗。Logan 和同事最近报告了接受多学科日间医院康复计划的 CRPS 儿童患者，治疗后功能障碍、身体和情感均得到改善[53]。

1. 评估

应在体检前详细记录伤害性质的历史，包括疼痛的性质和持续时间、缓解和加重因素，以及对药物的依赖性。应进行全面的系统性神经系统检查，评估运动、感觉、小脑、脑神经、反射、认知和情绪功能。应全力排除罕见但可能的恶性肿瘤或中枢变性疾病。痛觉超敏是一种常见的表现，对寒冷的痛觉过敏比对热的敏感性更常见[54]。在儿童中，痛觉超敏区域通常不沿特定皮肤分布，而是沿着手套和袜子的区域分布。神经传导研究可能提供对神经损伤性质进行深入观察，然而，儿童可能不可接受使用侵入性肌电图检查[55]。在受影响的肢体进行定量感觉测试（quantitative sensory testing, QST）可以与正常健康儿童的数据进行比较。虽然这需要烦琐的设备，但床边 QST 可能在诊断儿童和青少年 CRPS-Ⅰ方面发挥作用[56]。骨扫描也可能有助于 CRPS-Ⅰ 的诊断。虽然没有足够的数据来证明他们在儿童诊断中的准确性，但仍然可以在疑似 CRPS-Ⅰ 的儿童和青少年中进行[57]。

2. 治疗

CRPS-Ⅰ 的治疗可能会使护理人员和患者感到沮丧，因为没有任何一种单一的治疗能够完全缓解症状。与成人相比，儿童对无创治疗有更好的反应[58]。因此，已报道的对成人有效的治疗方法可能不适用于儿科患者。尽管如此，大多数用于儿童的 CRPS-Ⅰ 管理技术都是从成人文献中推断出来的（图 37.3）[59]。

当务之急是让孩子回到正常状态，包括上学。行为措施在儿童和青少年 CRPS-Ⅰ 的管理中非常有用。例如，团体治疗往往有助于家庭成员应对这种情况[60]。我们一般主张第一次到疼痛诊所时，医

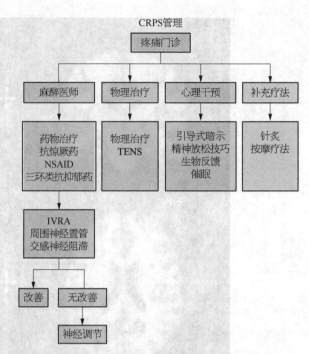

图 37.3 CRPS-Ⅰ 型的管理流程图。IVRA，静脉局部麻醉；NSAID，非甾体抗炎药；TENS，经皮神经电刺激

学心理学医师能够进行共同咨询。一些技术，包括生物反馈、视觉引导图像和结构化咨询，已被证明有助于培养足够的应对技能[61]。参加一天急性心理干预计划对我们的一些患者是有价值的，特别是那些有严重精神错乱的患者。

物理治疗旨在充分恢复儿童的功能。经皮神经电刺激（TENS）被广泛应用，其疗效已在成人和儿童中得到研究。TENS 治疗儿童 CRPS-Ⅰ 的临床效果已被 Kesler 及其同事得到验证[62]。在我们的实践中，广泛使用 TENS 以及物理治疗，这包括主动和被动的物理模式。物理治疗计划是个性化的，目标是让儿童参加尽可能多的活动。其他常用的方式包括分级运动想象、脱敏、冷热浴、按摩疗法和热疗法。这种方式，如果与有效的物理模式结合使用，可以帮助改善疼痛症状[63]。

下一节的重点是用于治疗小儿 CRPS-Ⅰ 的辅助治疗，包括药物治疗、区域麻醉和交感神经阻滞。大多数治疗方法都是从成人的疗效数据中推断出来的。

（1）三环抗抑郁药：尽管儿科患者缺乏充分的对照研究，但三环类抗抑郁药（tricyclic antidepressants, TCA）被广泛用于治疗多种形式的神经病理性疼痛[64]。阿米替林可能会引起镇静和其他抗胆

碱能副作用,在儿童中,常使用去甲阿米替林作为替代药物。在进行 TCA 治疗之前,必须对心血管系统进行彻底检查,TCA 与快速心律失常和其他心脏传导异常有关,特别是 QT 综合征。

(2)抗惊厥药物:抗惊厥药物常用于治疗小儿神经病理性疼痛,特别是引入加巴喷丁和普瑞巴林后,抗惊厥药物使用更常见。尽管儿童缺乏对照试验来证明这两种药物的有效性,但这两种药物在我们的应用中都得到了很好的效果[67]。应进行更多的对照试验,来更好地确定这类药物在 CRPS-Ⅰ 儿童中的剂量和疗效。在我们的诊疗中,需注意到的一个重要副作用是可能增加嗜睡的风险,以及服用普瑞巴林的儿童存在体重增加的可能。这些副作用应该被慎重考虑,尤其是在治疗女性青春期患者时。

(3)选择性 5-羟色胺再摄取抑制剂和 5-羟色胺去甲肾上腺素再摄取抑制剂:尽管没有证明使用选择性 5-羟色胺再摄取抑制剂治疗儿童和青少年疼痛的有效性,但它们偶尔被用来治疗心理疾病,如疼痛相关的抑郁[68]。最近,5-羟色胺去甲肾上腺素再摄取抑制剂度洛西汀被引入并成功地用于治疗神经病理性疼痛,特别是存在心理共病患者[69]。

(4)全身血管扩张剂:一些 CRPS-Ⅰ 患者受益于血管扩张剂的使用,如哌唑嗪、硝苯地平和苯氧苯扎明。然而,治疗的效果被直立性低血压的严重不良反应所抵消。

(5)区域麻醉和交感神经阻滞:这些综合征的常见治疗方法是通过进行交感神经阻滞来中断异常的病理反射。在成人中局部麻醉通常用于诊断和治疗 CRPS-Ⅰ,在药物及认知行为管理无效时,通常将其应用到儿童中。在严重的情况下,采取区域麻醉与物理治疗联合方案。

对儿童的剧烈疼痛可进行中枢神经阻滞,以促进物理治疗的引入。据报道,鞘内镇痛是治疗小儿难治性 CRPS-Ⅰ 的有效方法[70]。作为提供镇痛和交感神经阻滞的主要方式,Bier 阻滞已被用于轻度至中度 CRPS-Ⅰ 病例。虽然有很多不同的药物适用于静脉区域麻醉,但是局部麻醉联合 α2 阻滞剂或 NSAID 药物似乎有更好的效果[72]。

周围神经阻滞特别是进行交感神经阻滞的情况下,可用于促进物理治疗。患者进行周围神经阻滞之后,疼痛缓解时间可能会超过传导阻滞的持续时间。据报道,连续性周围神经阻滞(continuous pe-

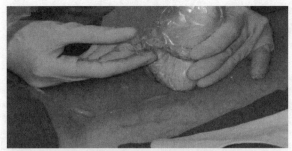
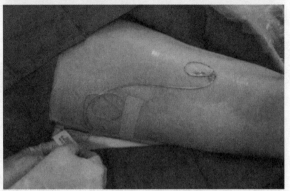

图 37.4 超声引导坐骨神经导管的放置,以促进患有 CRPS-Ⅰ 儿童的物理治疗

ripheral nerve blocks,CPNB)在控制疼痛和促进 CRPS 患儿的物理治疗方面都是有效的(图 37.4)[73]。尽管有这些报告,但关于 CPNB 治疗儿童 CRPS-Ⅰ 的可行性、安全性和有效性的数据仍然有限[74]。

上述治疗均无效时,可对儿童进行交感神经阻滞。一项在透视引导下腰椎交感神经阻滞的对照试验表明,与青少年 CRPS 患者静脉注射利多卡因相比,试验组痛觉超敏和疼痛强度减低[75]。在难治性 CRPS 的成年人中通常进行神经调节,但在儿科诊疗中很少使用[76-77]。然而,据报道,对于 CRPS 耐药的青少年,脊髓电刺激取得了良好的疗效[78]。

Ashwal 及其同事认为儿童 CRPS-Ⅰ 的预后比成人 CRPS-Ⅰ 的预后更好[79]。神经性疼痛可能令人困惑和沮丧,治疗方法需要与家人和患者密切配合。多学科诊疗管理是有益处的,在管理这些患者时,必须强调使用物理疗法和心理管理。

(二)儿童头痛

头痛是儿童和青少年时期常见的神经系统症状,与多种合并症相关,尤其是与神经系统、精神系统和心血管系统有关。儿童的头痛症状会导致严重的障碍,导致失学并影响日常活动。

Bille 等报告,3.9% 的 12 岁以下儿童会出现偏

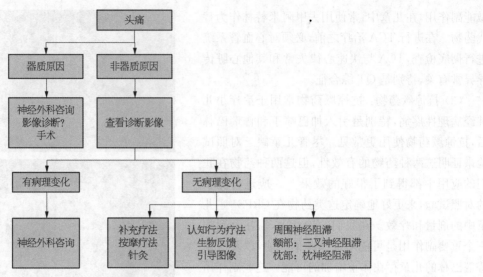

图 37.5 儿童头痛管理流程图

头痛,并指出每天有 6.8% 的非偏头痛因素的头痛发生率[80]。儿童头痛通常与精神和神经疾病有关,特别是抑郁症、焦虑症、癫痫、睡眠障碍和多动症[81]。小儿人群中头痛也与心血管疾病有关系,尤其是与缺血性脑卒中和卵圆孔未闭(patent foramen ovale,PFO)相关[82]。

头痛的评估与管理

应进行详细的病史和体格检查,以确定头痛的性质。应注意神经系统症状,如共济失调、嗜睡、癫痫发作或视力障碍,并且必须评估其他医学状况,如高血压、鼻窦炎和情绪障碍。体格检查应包括彻底的神经学检查和血压测量,有时可能需要神经影像学检查,在某些情况下可以建议腰椎穿刺。良性颅内高压或特发性颅内高压是一系列症状,包括头痛、复视、耳鸣和影像学检查正常的眼痛[83]。

儿童头痛会伴有合并症。儿童头痛常伴有睡眠不足及延迟睡眠。许多头痛的儿童也报告头晕,这可能与直立性低血压和心动过速(体位性直立性心动过速综合征)有关[84]。必须仔细评估新发的剧烈头痛史、从睡眠中痛醒的头痛史、与紧张有关的头痛史,以及伴随恶心或呕吐的头痛史,这暗示头痛的病因起源。

对头痛类型仔细评估和分类后,逐步开始治疗。我们使用图 37.5 所示的流程图来管理头痛。在我们的疼痛诊所,紧张型头痛也许是最常见的头痛类型。这些患者通常抱怨额颞叶或额顶叶发生使人衰弱的头痛,常常是由于颞肌收缩和头皮肌肉紧张所

致[85]。控制紧张型头痛包括使用放松疗法和生物反馈技术。这些患者经常从常规使用非甾体抗炎药物中获益[86]。此外,咖啡因已被认为是治疗儿童头痛的非甾体类药物的有效佐剂[87]。

儿童偶尔会有持续的神经病理性头痛。这通常发生在因小脑扁桃体下疝畸形而进行了心室-腹膜分流翻修或手术减压的患者中。在首次使用认知行为疗法和药物疗法后,我们尝试在这些患者中使用连续性周围神经阻滞。这包括三叉神经阻滞治疗额部头痛的和枕神经阻滞治疗枕部头痛(图 37.6)。超声引导下的枕神经入路可以很容易地穿刺至 C2 神经根,从而提供了一个比周围皮下注射更有效的阻断[88]。

(三) 儿童腹痛

腹痛在儿童中是常见的。FAP 是与目前已知的器质性胃肠疾病无关的疼痛[89]。一旦 FAP 的诊断成立,认知行为疗法和以家庭为中心的疗法就可

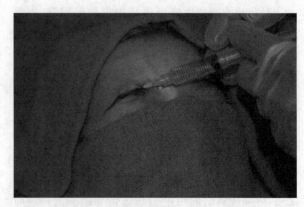

图 37.6 眶旁神经阻滞治疗儿童头痛

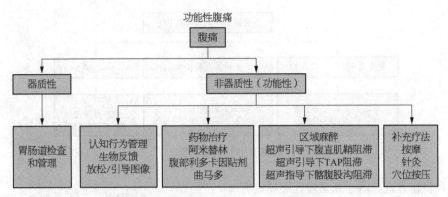

图 37.7　功能性腹痛管理。TAP，腹横平面

以开始实施了[90]。几位学者描述了 FAP 的情感成分[91]。Walker 和他的同事认为，患有 FAP 的儿童在成年后患慢性疼痛的风险增加[92]，这可能与增强了中枢敏感性相关机制有关[93]。尽管一项前瞻性随机对照试验表明阿米替林与对照组之间没有明显差异，但阿米替林在儿童 FAP 中仍被认为是有效治疗药物[94]。

我们证明了连续神经阻滞对慢性腹痛儿童的疗效，特别是那些在腹部手术后发生神经病理性疼痛的儿童。我们采用超声引导下的腹直肌鞘阻滞或腹横肌平面阻滞，试验证明研究组患者疼痛评分降低（图 37.7）[95]。疝修补术后的髂腹神经痛是导致大龄儿童和青少年腹痛常被忽视的病因[96]。手术期间大面积解剖可能导致持续疼痛。TENS 可能是有帮助的，周围神经阻滞也可以用来治疗疼痛。这种情况引起的疼痛，连续超声引导下的髂腹股沟神经阻滞是一种有效治疗方式（图 37.8）[97]。

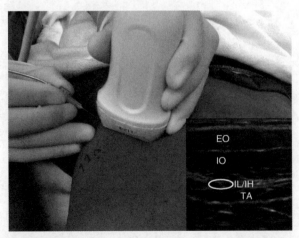

图 37.8　超声引导下对一例腹股沟神经痛患儿行髂腹股沟神经阻滞。EO，腹外斜肌；IO，腹内斜肌；IL/IH，髂腹股沟/髂腹下神经；TA，腹横肌

（四）儿童癌性疼痛

每年有 12 000 多名儿童被诊断为癌症，每年大约有 2 200 名儿童死于这种疾病[98]。据估计，儿童确诊患癌症时相关疼痛的发生率为 75%，50% 的患者为持续疼痛[99-100]。在疾病的晚期，疼痛的发生率接近 90%[101]。儿童癌症疼痛可能与几种病因有关：①肿瘤性疼痛（如实性肿瘤或骨转移性肿瘤）；②治疗引起的疼痛（如黏膜炎或手术疼痛）；③继发于肿瘤侵袭或手术的神经病理性疼痛。由治疗或手术引起的疼痛被认为是癌症儿童最常见的疼痛类型[102]。须对儿童癌症相关疼痛进行关注患儿家庭需求个性化的治疗。尽管大多数疼痛诉求都可以通过应用世界卫生组织（WHO）癌症疼痛阶梯用药来解决，但是由于逐步加重或顽固的疼痛，很多儿童可能需要其他治疗方法或疼痛管理技术。

长期使用阿片类镇痛的儿童和婴儿的一个主要问题是阿片类耐受性。随着肿瘤治疗可能性的增加，阿片类药物耐受儿童的数量一直在增加，因此从开始使用阿片类药物时，就采取适当措施以降低耐受性。图 37.9 介绍了一种我们设计管理儿童阿片耐受性的流程图。

尽管全身镇痛疗法是小儿姑息治疗中疼痛治疗的主要手段，但在某些情况下，它们无法充分缓解症状或产生不利于疗效的副作用。区域麻醉或其他干预可作为这些患者的潜在治疗方法[103]。这种技术只有个案报道、系列案例和极少数随机对照研究支持在儿童中使用。

五、总结

儿童慢性疼痛仍然是一个未被认识的疾病。早期诊断和干预有助于充分康复。在治疗儿童慢性疼

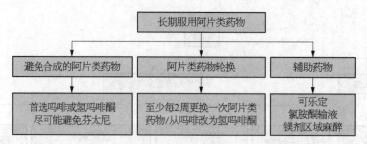

图 37.9 阿片耐受性管理

痛时需要多学科协作方式。治疗儿童慢性疼痛具有挑战性，需要对儿童慢性疼痛管理做进一步研究，以制定治疗策略并开发新的治疗方案。

◆ 要 点 ◆

● 对患有慢性疼痛的儿童需要运用生物心理社会观点进行评估，这种观点可以解释影响儿童疼痛体验的各种因素。多维模型阐明了影响儿童疼痛体验的生物、发育、性情、认知行为、情感、社会和情境因素。

● 儿痛 CRPS-Ⅰ 的管理包括物理治疗、区域神经阻滞、药物应用和心理干预。

● 头痛的几个特点可提示病变或更严重的病因。

● 小儿头痛的治疗包括药物治疗、神经阻滞、心理治疗和辅助治疗。

● 儿童 FAP 最常见的治疗方法是认知行为治疗、抗抑郁药、连续腹直肌鞘或 TAP 阻滞。

● 癌痛的管理是个性化的，需基于家庭需求。

参考文献

请于 ExpertConsult.com 在线访问参考文献。

第 38 章 镰状细胞病

Dawn Belvis, MD; Kimberly J. Henderson, MD, JD; Hubert A. Benzon, MD, MPH, FAAP

翻译：吕 淞 孙 虎 审校：廖丽君

镰状细胞病（sickle cell disease，SCD）是由于血红蛋白分子缺陷造成的遗传性疾病。大约 100 000 美国人患有此病[1]。许多族群的基因中都携带有镰状细胞病基因，拥有非洲或非洲加勒比地区血统的人群是主要发病人群。在美国的调查显示，镰状细胞病的患者的平均寿命比没有镰状细胞患者的寿命短二十到三十年。部分原因是该病的急性并发症[2]。此病的并发症在各器官系统的表现不同，但最常见的是因为血管阻塞导致的疼痛发作[3]。疼痛发作的特征是极度的身体疼痛，常需急诊和住院治疗[4]。每年在美国大约有 230 000 次与镰状细胞病相关的急诊。每年在美国镰状细胞病的急诊花费估计为 15 亿美元[5]。对急诊的工作人员来说，急性镰状细胞病的疼痛治疗是有挑战性的，他们往往会因过多考虑血管阻塞的病因或担心阿片类药物成瘾，导致对患者的治疗不足。本章将概述镰状细胞病所致的疼痛及急诊和住院期间的治疗策略。

一、病理生理

镰状细胞病是 11 号染色体 β 珠蛋白基因突变（导致蛋白质结构改变或成分变化）引起的遗传性家族疾病。在已经报道的几种异常血红蛋白中，最重要的是在密码子 6 处的谷氨酸被缬氨酸替代，这导致血红蛋白 S 的形成。部分患者为异常基因的纯合子有血红蛋白 SS，这是最严重类型的镰状细胞病（即常说的镰状细胞贫血）。杂合子的人群的其他 β 珠蛋白上基因有不同的突变，也属于镰状细胞病的患者。镰状细胞病的患者最常见的杂合子类型包括血红蛋白 SC 和血红蛋白 Sβ 地中海贫血。携带血红

蛋白 SS 或血红蛋白 SB 地中海贫血通常更易发展为血管阻塞性危象（vaso‐occlusive crises VOC）[2]。

携带有一个正常 β 珠蛋白基因和一个血红蛋白 S 突变基因被定义为镰状细胞特征。在美国，大约 200 万人带有镰状细胞特征。8％的非洲裔美国人有镰状细胞特征，同时在地中海、中东、印度、加勒比、中南美洲后裔中普遍存在。患有这种疾病的人不会有血管闭塞性疼痛[7]。在有镰状细胞特征的人在疼痛评估时应按常人对待。但在身体压力增加的时候，这类人会发生某些并发症。并发症包括外伤性前房积血、低渗尿、血尿及妊娠期间尿路感染概率加倍。并发症在剧烈运动时尤甚[8]。携带镰状细胞特征的患者急性前房积血是导致血管阻塞的唯一表现。血管阻塞可能发生在眼前房，因此有前房积血的人都应该入院进行连续的眼压测量。携带镰状细胞特征的患者脾脏梗死的发病率也增加。

镰状细胞病的病理生理学特点复杂，表现为渐进性的溶血、炎症、血液流变学改变和内皮功能障碍[9-12]。这些表现出现在每个器官系统；最常见的是骨骼和骨髓的血管阻塞性疼痛发作或血管阻塞性危象。血管阻塞性疼痛的病理生理机制还不完全清楚。然而，可以推测局部微血管阻塞会导致进一步的缺血、血红蛋白脱氧、溶血和组织损伤，最终导致脆弱的稳定状态向弥漫性血管阻塞发展（即疼痛本质上是缺血和炎症）。没有得到适当治疗的反复发作的急性疼痛最终会导致慢性疼痛。

引发此类事件的因素包括压力、脱水、发烧/感染和创伤，但通常没有明确的诱因。这些事件可能是不可预测的，强度和频率都不同。

二、临床表现

血管阻塞性危象的疼痛通常表现为突然发作，也可能逐渐发生。第一次发作可能发生在患者6个月大的时候。疼痛可能发生在任何部位，最常见的疼痛部位是下背部和腿部[13]。患者可能将疼痛描述为剧烈、搏动性、刺痛、钝痛或持续疼痛。疼痛可能是局部的，也可能转移到身体的不同部位。在儿童中，疼痛发作可能与体格检查有关，指关节的肿胀发炎。随着短骨中活跃骨髓丢失，这些表现逐渐消失。成人中，血管阻塞性危象没有明确体征。血压和心率通常正常，血管阻塞性危象患者生命体征在确定是否患病没有用处[14]。一种常见的误解是血管阻塞期间，会有血红蛋含量下降。事实上，在疼痛期间，血红蛋白正常或偏高。此外，稳定状态血红蛋白较高的镰状细胞病患者更容易出现疼痛症状[15]。

SCD与疼痛相关的其他临床表现包括急性胸痛综合征、发热、神经系统并发症、器官梗死、肝胆并发症、急性贫血、脾隔离症和静脉血栓栓塞。在住院原因和最常见的死亡原因中，急性胸痛综合征排第二。该综合征临床上与大叶性肺炎相同，表现为胸痛、发热和肺部阴影。治疗手段为有脱水纠正脱水、疼痛控制、呼吸支持、抗生素和输血治疗[16]。此类患者表现功能上是无脾的，因此易受荚膜细菌感染。此外，骨科疾病包括骨质疏松与缺血性骨坏死高发更易导致骨感染。镰状细胞病患者可并发缺血性和出血性卒中，同时静脉血栓栓塞发病率升高[17-22]。在考虑疼痛的病因时，认为疼痛只是血管阻塞导致时，这些临床表现很重要可以用于鉴别诊断。

三、鉴别诊断和评估

对于胸痛患者，应考虑急性胸痛综合征、肺栓塞和其他危及生命的原因。腹痛先考虑胆道原因、脾脏或肾梗死。此外还应考虑引起腹痛的其他非镰状细胞病相关原因（阑尾炎、憩室炎、卵巢扭转、肾结石等）。肢体疼痛应及时考虑骨髓炎和坏死性筋膜炎。没有实验室测试或影像学研究可以证实疼痛。倾听患者的表述是关键，他们知道自己感觉变化及"典型危机"是什么感觉。通常患者试图在家里控制疼痛，到达急诊室时，已经经历了几天的疼痛[23]。值得注意的是，大多数疼痛发作都是在家里治疗的。

病史询问应该关注疼痛的诱因、部位、强度，以及与之前发作时的对比。体检应侧重于疼痛部位和感染评估。实验室检查应包括血常规、电解质和胆红素检测。网织红细胞计数是镰状细胞病常规检查用于鉴别血红蛋白急性下降的病因。对于单纯的血管阻塞不必要做网织红细胞计数。排除了其他病因，急诊医师便可进行急性血管阻塞性镰状细胞疼痛的治疗。

四、急性镰状细胞疼痛的治疗

2014年，美国心肺血液研究所（national heart, lung, and blood institute, NHLBI）发布了镰状细胞病治疗指南[2]。由于缺乏科学证据，大多数建议都是基于专业组织公布的指南和专家共识。本出版物中的建议反映了NHLBI指南中的建议，并尽可能以证据为基础。以下讨论的是排除其他严重的疼痛原因，诊断为单纯性血管阻塞性疼痛。

五、急性镰状细胞疼痛急诊治疗要点（提要38.1）

> **提要38.1 急诊科急性SCD疼痛成功处理的关键**
>
> - 鼓励快速分类和使用止痛药
> - 根据个体化疼痛计划或之前的阿片类药物使用量选择初始阿片类药物剂量
> - 当静脉注射困难或延迟时，使用口服或皮下阿片类药物；避免肌内注射
> - 滴注至疼痛减轻
> - 达到镇痛效果后才能开始PCA
> - 选择适宜的PCA设置
> - 家庭继续使用长效口服药物
> - 不要过度补液；使用适量的低渗液体
> - 对乙酰氨基酚辅助治疗
> - 急性疼痛时使用非甾体抗炎药
> - 尽量减少过度吸氧
> - 非药物治疗：暖毯，减少不必要的血压测量
> - 处理觅药行为、耐受、依赖、上瘾和戒毒治疗
>
> 注：PCA，患者控制镇痛；SCD，镰状细胞病。

1. 鼓励快速分类和使用止痛药

急诊医师应迅速对患者进行分类和检查，以排除其他引起疼痛病因。处理急性镰状细胞疼痛需要给予适当剂量的胃肠外阿片类药物。由于种种原因，患者往往无法耐受既往能耐受的阿片类药物剂

量。所有急性疼痛的镰状细胞病患者应在监护的环境下进行治疗，至少要有脉搏血氧饱和度连续监测。最好要有心电监护和（如有）呼气末二氧化碳监测。这些预防措施将使急诊医师能够安全地施用血管阻塞性疼痛所需的合理剂量的镇痛药。

2. 根据每个人的疼痛特性或既往的阿片类药物用量选择初始的阿片类药物剂量

对于急性镰状细胞疼痛的患者，静脉注射阿片类药物是一线治疗[8]。尽管没有试验数据证实，就诊30分钟内实施镇痛被认为是最佳做法。大多数患有急性镰状细胞病的成年人患有慢性疼痛[24-26]。成年患者中有很多慢性阿片类药物的使用者，这些人常存在阿片类药物耐受，因此，他们通常需要极高的阿片类药物剂量才能达到足够的止痛效果。应用合适的初始剂量时，患者需要的阿片类药物较少，对护理的资源需求减少，充分缓解疼痛的时间缩短。确定急诊中的阿片类药物剂量根据以下三个方面：该患者的特定剂量、基于消耗的剂量和基于体重的剂量。针对患者的阿片类药物剂量是指在过去对患者有效的阿片类药物剂量。患者最清楚怎样的治疗有效，也可部分的参与治疗方案的讨论。只要有可能，长期医疗提供者就应该努力制定针对该患者的急诊疼痛管理方案，因为这是急诊疼痛治疗的首选方法。当此类患者在急诊就诊，这些疼痛治疗计划就会及时得到应用。基于消耗的剂量为患者在过去24小时内服用的阿片类药物的总剂量的20%。在急诊室，此剂量作为第一次静脉注射的剂量。在线的不同阿片类药物转换计算器有助于计算首次剂量（http://www.globalrph.com/narcoticonv.htm）。

对于没有急诊疼痛管理方案且无法提供可靠的用药史以计算基于消耗剂量的患者，应给予基于体重的剂量。氢吗啡酮是推荐给予的静脉注射药物。它是合成的阿片类药物，组胺释放作用弱，药物达峰时间比吗啡要短，这样可以更安全地再次给药。氢吗啡酮的适宜基于体重的剂量为 $10\sim20\,\mu g/kg$。如果没有氢吗啡酮，吗啡可作为替代品，按 $0.1\sim0.2\,mg/kg$ 剂量静脉给药。一些患者会提供两种药物不耐受的病史，或者同时存在肾功能不全。在这些情况下，可使用芬太尼 $1\sim2\,\mu g/kg$。应避免用哌替啶，因为它镇痛效能差，清除代谢产物去甲哌啶有神经毒性（表38.1）。

表38.1 初始阿片类药物适宜剂量

药品	剂量
氢吗啡酮	$10\sim20\,\mu g/kg$
吗啡	$0.1\sim0.2\,mg/kg$
芬太尼	$1\sim2\,\mu g/kg$

3. 静脉注射有困难时，口服或皮下阿片类药物；避免肌内注射

建立静脉通道困难或血管阻塞症状较轻的患者，口服或皮下给阿片类药物是一个合适的选择。笔者不建议肌内注射，因为它更痛苦且没有药理学优势。

4. 滴注至疼痛减轻

急诊科镰状细胞病患者疼痛管理关键是每15～30分钟重新评估并调整阿片类镇痛药的剂量。如果之前的剂量没有实质性地改善患者的疼痛（在以0～10分为量程的疼痛量表中，疼痛缓解小于2分），下一剂量应增加25%～50%。每次给药期间必须间隔一定时间，每15～30分钟给药一次，累计以达到足够的镇痛效果。急诊医师通常会将所有需要三剂以上阿片类药物的患者收入院。关于这一问题的数据非常有限，应遵循个体化治疗。镰状细胞病患者住院会增加静脉血栓栓塞、感染和急性胸痛综合征（死亡的主要原因）的风险增加，应尽可能避免。镰状细胞病患者单日住院的经验表明，患者在应用三剂以上的阿片类药物后可以顺利出院，而是不会增加并发症[27]。

5. 达到镇痛效果后才能开始自控镇痛

对于因疼痛发作入院的患者，建议使用自控镇痛（PCA）[28]。对急诊患者，自控镇痛也是口服阿片类药物的一个有吸引力的替代方案，因为它们可以减低护理需求，并可能导致更快的缓解疼痛[28]。研究表明，与临床医师镇痛相比，PCA可减少阿片类药物的消耗。（无论是住院患者还是急诊患者）应用自控镇痛时，在开始之前重要的是，至少要适度的减轻疼痛。自控镇痛泵可提供小剂量阿片类药物短时间内间隔给药（通常每6～8分钟）。在开始自控镇痛前，通过大剂量阿片类药物注射来减轻疼痛，有两个非常重要的原因。首先，医师需要正确的PCA设置（例如，在开始PCA之前，需要12 mg氢吗啡酮的患者与需要6 mg氢吗啡酮的患者需要不同的设置）。其次，这样做能使患者及时得到镇痛。

6. 选择适宜的 PCA 设置

镰状细胞病的患者往往需要复杂的非标准化的 PCA 剂量策略。针对初期血管阻塞性危象的患者比较合适的方法是设置背景剂量。阿片类药物耐受的镰状细胞病患者，疼痛专家的结论是确保患者足够镇痛的前提下，应用最小剂量的阿片类药物，以此原则设定 PCA 设定。当不能提供疼痛咨询服务并且急诊医师不愿意启动非标准 PCA 设置时，则最好不要使用 PCA。在这种情况下，首选联合口服长效药物和护士监管下给予单剂的阿片类药物。

7. 家庭继续使用长效口服药物

大部分患者每天服用长效阿片类药物。当患者在家时，服用长效阿片类药物应根据个人情况决定，决定是否继续服用这些药物。建议继续使用包括美沙酮在内的长效阿片类药物，以确保疼痛得到充分缓解，避免出现戒断症状。如果出现过度镇静，则需要停药或减量。住院期间的患者，随着静脉注射药物逐渐减少，用药方案应调整为适当剂量的长效口服阿片类药物。

8. 不要过度补液；使用适量的低渗液体

脱水会导致血管阻塞性疼痛发作；因此，人们会认为积极的补液是有疗效的。然而，过度水化——特别是给予等张晶体不能治愈危机，可能存在有害的影响[29]。生理盐水的一种副作用是，大量的生理盐水会引起高氯代谢性酸中毒，血清 pH 降低会导致镰状变形。静脉输液过量与肺不张的发生有着密切的关系。3 751 例镰状细胞病患者的前瞻性观察队列研究确定肺不张是急性胸痛综合征发生的危险因素[30]。除非患者明显低血容量，否则应避免使用等张液体。没有研究明确哪种类型或数量的静脉输液对 VOC 患者是理想的[31]。然而，在体内和体外实验，低渗液体都能减少镰状变形[32]。在我们的机构中，使用 5％葡萄糖氯化钠，输液速度不超过维持速度，以避免过度补液。

9. 对乙酰氨基酚辅助治疗

目前还没有临床试验数据支持在血管阻塞性疼痛时使用对乙酰氨基酚；然而，经验表明，它可能具有减低阿片类药物使用的作用。对乙酰氨基酚安全、耐受性好，我们推荐口服对乙酰氨基酚作为一线治疗药物与静脉注射阿片类药物联合治疗急性镰状细胞病疼痛。推荐静注对乙酰氨基酚，因为它跨越血脑屏障迅速，不经历第一次通过肝脏的代谢（这限制了潜在的肝毒性）。由于静脉注射对乙酰氨基酚的成本较高，我们不能在没有额外数据的情况下推荐其广泛使用。当担心追加阿片类药物会产生的副作用（通常是呼吸抑制），同时存在非甾体抗炎药（NSAID）禁忌时，这些疼痛失控的患者，在我们的机构中，使用静脉注射对乙酰氨基酚治疗。

10. 急性疼痛时使用非甾体抗炎药

非甾体抗炎药在治疗急性 SCD 疼痛时应谨慎使用。当急性发作时，静脉注射阿片类药物，非甾体抗炎药可能有能力改善镇痛。四个小型的研究比较了非甾体抗炎药和安慰剂作为镰状细胞病疼痛的辅助治疗，只有一个研究发现阿片类药物需求减少[33-36]。对于镰状细胞病患者，非甾体抗炎药有引起或加重肾损害的可能性，这一点很重要[37,38]。尽管镰状细胞病患者肾小球滤过率下降，但常并存低渗尿，低渗尿会增加肌酐清除率。临床提示肌酐不是评价镰状细胞病肾功能的可靠指标。所有镰状细胞病患者都有一定程度的慢性髓质梗死导致的肾损伤，因此即使肌酐水平正常，也应谨慎使用非甾体抗炎药。不过，目前的建议是，如果没有禁忌证，继续使用非甾体抗炎药。

11. 尽量减少过度供氧

用脉搏血氧仪监测血氧饱和度。许多急诊室的常见做法是给所有血管阻塞性疼痛患者吸氧。然而，有证据表明，过量给氧可能有害，因为有可能降低内源性促红细胞生成素水平[39,40]。镰状细胞病患者常有慢性低氧血症，慢性低氧血症与肺动脉高压和睡眠呼吸紊乱有关，建议在急诊室中补充氧气，以保持血红蛋白氧饱和度在 95％以上。对于不缺氧的个体，没有吸氧指征[4]。

12. 非药理学方法：暖毯，减少不必要的血压测量

非药物措施可以改善急诊室和住院期间的镰状细胞病疼痛管理。对于成年人，尽可能使用手动血压袖带，并限制不必要的测量。温暖的毯子或加热垫是有帮助的，尤其是在周围环境寒冷的时候。对于儿童，建议由医师、家长或儿童生活专家来分散他们对疼痛的注意力。

13. 处理觅药行为、耐受、依赖、上瘾和戒毒治疗

文献报告显示，对成瘾率和其他阿片相关的自

我毁灭性行为,不同的医师看法各不相同[41-52]。大部分镰状细胞病患者对阿片类药物高度耐受,他们每天都需要阿片类药物或他们经常需要慢性阿片类药物;然而,镰状细胞病患者的真正上瘾率与普通人群相似[41]。阿片类药物耐受者的急性疼痛管理具有挑战性,医师必须尽量减少慢性阿片类药物的使用,并积极处理阿片类药物相关的问题行为。急诊的医务人员尽量减少慢性阿片类药物的使用,可通过鼓励患者在每周内保持随访。对于与血液科医师或综合性镰状细胞病诊所有积极关系的患者,医师应将阿片类药物处方限制在短期内,所有处方最好由镰状细胞病诊所主管开具。虽然应该限制门诊处方并大力鼓励门诊随访,但在患者因急性疼痛就诊时,即使是在担心成瘾或继发性获益的情况下,也不应停止静脉注射类阿片。对于有阿片类药物滥用相关行为或不当使用的个体,我们建议在急诊科、血液科和疼痛科之间组织多学科会诊,为每个个体制定一个具体的计划。

以下是 NHLBI 对镰状细胞病和 VOC 患者的管理建议[2](提要 38.2)。

提要 38.2　NHLBI 对 SCD 和 VOC 患者的管理建议

推荐解决方案

本节中标注为"共识"的建议是基于美国疼痛学会或专家小组制定的建议。其余建议是根据循证医学的证据审查提出的。这些建议适用于所有 VOC 患者

- 患有 SCD 和疼痛的成人和儿童
  有指征,开始治疗疼痛的同时,对血管阻塞性危象的疼痛原因进行诊断性评估
  (共识采用)

- 在患有 SCD 和 VOC 的成人和儿童中
  (1) 根据患者主诉和观察,确定疼痛特征、相关症状、位置和强度。如果 VOC 疼痛是非典型的,调查其他可能的疼痛病因
  (共识采用)
  (2) 快速评估患者最近的止痛药使用情况(阿片类和非阿片类)
  (共识采用)
  (3) 在分类后 30 分钟内或登记后 60 分钟内迅速开始止痛治疗
  (共识采用)
  (4) 根据疼痛评估、相关症状、门诊止痛药使用、患者对有效药物和剂量的了解,以及过去的副作用经验选择止痛药
  (共识采用)

- 在患有 SCD 和 VOC 的成人和儿童中,尽可能使用个体化处方和监测方案(由患者的 SCD 医师编写)或 SCD 特定方案,以促进快速、有效和安全的镇痛管理和 VOC 的治疗
  (共识采用)

- 在成人和儿童的 SCD 和 VOC,非甾体抗炎药缓解轻中度疼痛
  (中等推荐,低质量证据)

- 在患有 SCD 和 VOC 并伴有严重疼痛的成人和儿童中,迅速开始使用非肠道阿片类药物治疗
  (强烈推荐,高质量证据)

- 在患有 SCD 和 VOC 并伴有严重疼痛的成人和儿童中
  (1) 计算非肠道给药(静脉或皮下)的剂量,按每日短效阿片总剂量
  (专家共识)
  (2) 静脉注射困难时,使用皮下途径注射阿片类药物

  (专家共识)
  (3) 每 15～30 分钟重新评估疼痛,必要时重新给予阿片类药物,直到疼痛得到控制
  (共识采用)
  (4) 维持或考虑将剂量增加 25%,直到疼痛得到控制
  (专家共识)
  (5) 每次给药后重新评估疼痛缓解和副作用
  (专家共识)
  (6) 通过患者自控镇痛(PCA)或频繁的计划剂量与"按需求"(PRN)给药相比,开始全天候阿片类药物给药

- 如果 24 小时给药,通过 PCA 持续输注阿片类药物,仔细考虑是否需要保留长效口服阿片类药物,以防止过量服用
  (专家共识)
  (1) 如果仅通过 PCA 按需给药,则继续使用长效类阿片
  (专家共识)
  (2) 出院时,评估住院患者的镇痛需求,转为口服阿片类药物,并调整长效和短期阿片类药物的家庭剂量处方,以防止出院后阿片类药物停药
  (专家共识)

- 对于患有 SCD 和 VOC 的成人和儿童,不要使用哌替啶,除非它是单独患者唯一有效的阿片类药物
  (共识采用)

- 对于患有 VOC 成人和儿童,在没有禁忌证的情况下口服非甾体抗炎药作为辅助止痛药
  (共识采用)

- 在有血管阻塞性危象的成人和儿童中。对于继发于阿片类药物的瘙痒需要抗组胺药的患者需要口服给药的和在急性血管阻塞性危象中治疗中没有每次给药都做评估的患者。如有需要,每 4～6 小时重新评估一次
  (专家共识)

- 为了 VOC 的成人和儿童患急性胸部综合征的风险
  (1) 鼓励在清醒时使用诱发性肺量计测定法
  (强烈推荐,中等质量的证据)
  (2) 鼓励尽快走动和活动
  (专家共识)

- 在有 VOC 的成人和儿童中,使用非药物方法来治疗疼痛,如局部热敷和分散注意力
  (共识采用)

- 在正常血容量的成人和儿童中,患有 SCD 和 VOC 的人不能喝水,静脉补液的速度不能超过维持速度,以避免补液过度
(共识采用)
- 在接受阿片类药物治疗的 SCD 和 VOC 的成人和儿童中,通过客观测量镇静量表和氧合水平来测量镇静是否过量
(专家共识)
- 随着血管阻塞性危象的解决,逐渐减少静脉注射阿片类药

物的滴注
(专家共识)
- 对于患有 SCD 和 VOC 的成人和儿童,除非有其他输血指征,否则不要输血
(适度推荐,低质量证据)
- 对于患有 SCD 和 VOC 的成人和儿童,呼吸空气血氧饱和度小于 95% 时给予氧疗
(专家共识)

注:SCD,镰状细胞病;VOC,血管阻塞性危象。
From Buchanan GR, Yawn BP: Evidence-based Management of Sickle Cell Disease. Bethesda, MD: US Department of Health and Human Services, National Institutes of Health, National Heart, Lung, and Blood Institute, 2014; Chapter 3. Available from: https://www.nhlbi.nih.gov/sites/www.nhlbi.nih.gov/files/sickle-cell-disease-report.pdf (with permission).

提要 38.3　NHLBI 提出的 SCD 慢性疼痛推荐治疗方案

推荐方案
- 确定 SCD 相关慢性疼痛的原因和类型。这包括具有客观体征的慢性疼痛,如缺血性坏死(AVN)和腿部溃疡,以及由于周围或中枢神经可塑性导致的无客观体征的慢性疼痛(共识改编)
- 结合患者对治疗的反应,包括疼痛缓解、副作用和功能影响,指导阿片类药物长期使用(共识改编)
- 鼓励人们使用深层组织/深层压力按摩疗法、肌肉放松疗法和自我催眠(弱推荐,低质量证据)
- 慢性疼痛非阿片类药物无法缓解时,使用长效和短效阿片类药物(共识改编)
- 每年或根据需要更频繁地评估所有 SCD 患者的慢性疼痛。该评估应包括疼痛描述、数字分级评分法、疼痛位置、加重或缓解因素,包括生物心理社会因素以及其对患者情绪、活动、就业、生活质量和生命体征的影响(共识改编)
- 如果需要长期服用阿片类药物,则与患者签订合作协议,制定书面的个体化治疗计划(包括风险、益处和副作用)。合作协议应列出患者的权利和责任,治疗计划应列出相关阿片类药物的类型、数量和给药途径,包括随机药物尿液

检测(共识改编)
- 指定一名医师或其他临床医师为长期阿片类药物开两周到 1 个月的处方。在没有看到患者的情况下再次开方应该开具最小剂量;接受慢性阿片类药物治疗的患者必须每 2～3 个月接受一次当面评估(共识改编)
- 记录患者的所有信息,包括病史、体检、诊断、治疗计划、处方的阿片类药物类型、数量及其副作用(如有),以及所需的实验室数据(共识改编)
- 鼓励接受阿片类药物治疗的患者增加液体摄入量,根据当前膳食纤维建议保持膳食纤维摄入量,并根据需要使用大便软化剂和肠道刺激性泻药,如番泻叶和(或)多库酯钠(共识改编)
- 相信患者的疼痛主诉并优化治疗结果,以充分缓解疼痛并提高患者的生活质量(共识改编)
- 根据需要,将患者转介给心理健康专业人员进行评估,如精神病医师、社会工作者或成瘾专家(共识改编)
- 评估所有人是否患有其他类型的非 SCD 相关慢性疼痛,包括创伤引起的术后疼痛、治疗引起的疼痛、医源性疼痛,以及因伴随疾病引起的疼痛(共识改编)

注:引自 Buchanan GR, Yawn BP: Evidence-based Management of Sickle Cell Disease. Bethesda, MD: US Department of Health and Human Services, National Institutes of Health, National Heart, Lung, and Blood Institute, 2014; Chapter 3. Available from: https://www.nhlbi.nih.gov/sites/www.nhlbi.nih.gov/files/sickle-cell-disease-report.pdf(with permission).

14. 慢性疼痛和镰状细胞病

镰状细胞病患者除了急性疼痛发作外,还可能有慢性疼痛。慢性疼痛通常定义为持续 3 个月以上的疼痛。与儿童相比,成人似乎更常见。神经病理性疼痛通常是慢性疼痛的一个组成部分。其病因来源于神经供血血管阻塞造成的神经损伤,或是持续性疼痛的结果。镰状细胞病患者慢性疼痛的治疗主要是恢复功能,从而提高生活质量。治疗镰状细胞病患者慢性疼痛的药物包括非甾体抗炎药、阿片类药物、抗抑郁药和抗惊厥药。

此外,还应使用非药物疗法,如认知行为疗法、职业和物理疗法、针灸和体力活动。关于镰状细胞

病慢性疼痛的治疗资料有限。NHLBI 根据其他慢性疼痛环境的研究提出推荐方案[53,54] 见提要 38.3。

六、总结

尽管急诊室的急性镰状细胞疼痛管理面临挑战,但所提出的结构化方法可能会提高患者和提供者的满意度。正确的疼痛管理的基石是早期使用静脉注射类阿片进行治疗,并经常重新评估,直到达到足够的镇痛效果。医师密切随访很必要,可减少急诊室阿片类用量,提高患者的依从性和随访率。讨论的辅助措施将提高安全性和患者满意度,并尽可能减少阿片类药物的消耗。

◆ 要 点 ◆

● 血管阻塞不是镰状细胞病的患者的必备特征。

● 血管阻塞性疾病通常表现为突然发作的疼痛,通常发生在下背部和腿部。在儿童中,手指可能肿胀。生命体征和实验室检查在此病诊断中用处不大。

● 急性镰状细胞疼痛的治疗包括使用止痛药、明智地使用低渗液体溶液、适当地吸氧和使用药物治疗,包括使用温暖的毯子。

● 阿片类药物在急性镰状细胞危象中的应用应个体化、滴注化,以减轻急性疼痛。疼痛应该缓解到一定程度再使用静脉 PCA。对乙酰氨基酚可作为辅助治疗,非甾体抗炎药应谨慎使用,并应避免哌替啶。

● 非阿片类药物不能缓解的慢性镰状细胞疼痛可以用长效和短效阿片类药物治疗。

● 镰状细胞病疼痛患者应每年进行一次评估。

● 应遵循 NHLBI 对 SCD 和 VOC 患者管理的建议。

参考文献

请于 ExpertConsult. com 在线访问参考文献。

第 39 章 妊娠期及哺乳期疼痛管理

Jeanette Bauchat，MD，MS Cynthia A. Wong，MD
翻译：李彩娟　沈晓凤　审校：廖丽君

疼痛是妊娠期及哺乳期妇女的常见主诉。几乎所有镇痛药，都可以透过胎盘屏障影响胎儿，或分泌到母乳中，因此在进行疼痛的药物治疗前，应首先考虑非药物治疗[1]。

药物转运机制与跨膜扩散相似[2,3]，以被动扩散为主，胎盘或乳汁中的药物浓度取决于摄入的药物浓度、脂溶性、解离度、与蛋白结合的水平及膜本身的扩散能力（妊娠期可能发生改变）[4]。对胎儿或哺乳期儿童的影响将取决于胎龄或受孕后的年龄，以及药物暴露的量和持续时间，以及特定的药物。

在美国，在妊娠期摄入阿片类及非阿片类镇痛药是常见现象[5,6]。镇痛药物的优势应该大于疾病本身的风险（例如，与用于治疗疾病的药物相比，未经治疗的疾病可能给胎儿带来更大的风险），并使用最小有效剂量。应优先考虑非药物疼痛治疗，或非全身性的药物治疗方法。

一、妊娠期用药

（一）妊娠期药物代谢动力学改变

妊娠期的众多生理学改变都会影响药物吸收、分布及消除[7]。胃肠道功能的改变会影响口服药物的吸收；由于肾小球滤过率的增加，肾脏药物消除也普遍增加；而肝脏药物代谢可能增加、不变或减少，全身含水量增加会改变药物的分布和峰浓度；蛋白结合能力通常降低，然而药物清除率的增加，使得药物浓度可能保持不变。

（二）胎盘的药物转运

透过胎盘屏障的药物数量，取决于母体心排出量、胎儿心排出量、胎盘粘附力、胎盘代谢及影响被动扩散的因素等[8]。母体血浆药物浓度取决于药物注射的部位（如口腔、血管内或硬膜外）、总剂量、给药间隔时间及同时给予的其他药物的影响（如肾上腺素）。胎儿接触的药物数量，也取决于胎盘代谢（脐带血携带药物离开胎盘首先进入胎儿的肝脏）、甲胎蛋白的结合（约占母体蛋白结合的一半）及胎儿心输出血液的分布（胎儿窘迫可导致重要脏器血流重新分布）[9]。

总体而言，目前关于人类胎盘药物转运及胎儿药物接触的高质量研究有限，物种间胎盘解剖和功能的不同，使得动物模型难以取代人类研究，而伦理学又限制了妊娠期的临床试验研究。关于分娩时母体摄入麻醉药物胎盘转运的多数研究，仅检测了分娩时母体和脐静脉血血清中药物浓度（胎儿/母体或F/M值），这种检测方式不能有效反映药物经胎儿肝脏代谢的能力及其可能不同于母体的药代动力学和药效动力学。

（三）致畸性

宫内药物暴露对胎儿可能的副作用包括：畸形、胎死宫内、胎儿生长受限、神经管畸形、急性新生儿中毒及新生儿戒断综合征[2]。孕龄是药物影响胎儿的一个重要决定因子。药物致畸性通常指胎儿身体结构的畸形，也包括可能产生的更难觉察的功能及行为学异常，因为胎儿药物暴露的影响可能具有一定的延迟性，通常出现在晚期阶段[2]。药物致畸的具体机制尚不明确，作用可能是直接或间接的（直接作用于母体，间接作用于胎儿）。由于物种间的差异性，导致药物引发的先天性缺陷具有物种特异性（如镇静药在非灵长类动物中不会引起畸形的发生）。

导致畸形的时期，发生在器官形成的关键时期，大约从末次月经后第31～71天[10]。在妊娠31天前接触致畸剂，会产生"全或无"效应（健康的存活下来或流产）。胚胎发育，尤其是中枢神经系统的发育，通常贯穿整个妊娠中晚期，甚至延续到产后阶段，因此，这段时间内胎儿药物暴露仍然存在很大风险。

大量的调查研究报道了众多药物潜在的致畸性。这些研究由于存在报告偏倚而不完善，他们通常无法控制其他的变量，如环境、同时接触多种药物（包括酒精、烟草、非处方药及违禁药品）以及疾病本身的影响。且宫内药物暴露与胚胎异常的关系通常在发生胚胎异常时才得到报道[11]。

（四）食品药品管理风险分类

美国食品药品监督管理局（food and drug administration，FDA）要求，要根据妊娠分类系统对药品进行注册（表39.1）。FDA承认这一系统对于处方医师及妊娠期患者没有帮助。从2015年开始，FDA授权实施新的药物标签系统（怀孕和哺乳标签规则或"最终规则"），该规则在药物包装的怀孕和哺乳部分增加了三个新小节：风险摘要、临床注意事项和数据部分（表39.2）。

表39.1 美国食品药品监督局管理妊娠期分类系统

分类	药 物
A	无
B	醋氨酚；布托啡诺、纳布啡；咖啡因；羟考酮IR[a]；布洛芬、萘普生、吲哚美辛；泼尼松、泼尼松龙
C	阿米替林；阿司匹林、酮咯酸；倍他米松、可的松；可待因[a]、芬太尼[a]、氢可酮[a]、氢吗啡酮[a]、美沙酮[a]、甲哌啶[a]、甲吗啡[a]、羟考酮ER[a]、羟吗啡酮[a]、曲马多[a]；加巴喷丁、普瑞巴林；利多卡因、普萘洛尔、舒马普坦、舍曲林、氟西汀；安非他酮
D	丙咪嗪；卡马西平；地西泮、帕罗西汀；苯巴比妥；苯妥英；丙戊酸
X	麦角胺

注：[a]认为在围产期应用大剂量的阿片类激动剂及激动-拮抗剂，风险应归为D类。

（五）特殊药品

妊娠期使用阿司匹林可能增加腹裂的风险，因此妊娠期女性不应常规使用阿司匹林（＞150 mg/d）[13]。妊娠前三个月使用布洛芬和萘普生未报道出现畸

表39.2 美国食品药品监督局妊娠期及哺乳期新的分类系统

分类	风险总结	临床注意事项	数据
妊娠期	不利于胎儿发育的风险	<ul><li>疾病相关的母体和（或）胚胎/胎儿风险</li><li>妊娠期及产后药物剂量调整</li><li>母体不良反应</li><li>胎儿/新生儿不良反应</li><li>分娩及生产</li></ul>	人类或动物数据为风险总结和临床注意事项提供了科学依据
哺乳期	药物和（或）活性代谢物的信息总结：<ul><li>母乳中存在</li><li>对母乳喂养婴儿的影响</li><li>对奶制品的影响</li></ul>	处方、限制药物暴露的利/弊分析及婴儿不良反应的监测信息	人类或动物数据为风险总结和临床注意事项提供了科学依据

形[13]。前列腺素抑制剂与子宫动脉导管缩窄有关，尽管这种影响在停止药物使用后具有可逆性，但是发生的风险随孕龄增加而增加[2,13]。阿司匹林和其他前列腺素抑制剂可以引起胎儿尿排出量降低，继发羊水减少，可能延长妊娠及分娩时间。在母亲临产时摄入阿司匹林的早产儿中发现新生儿颅内出血的发生率增加，因此应该避免在妊娠后期3个月使用全量的阿司匹林或非甾体抗炎药（NSAID）[2,13]。当妊娠期间需要轻度镇痛时，对乙酰氨基酚是首选药物。

14%的孕妇在妊娠期间服用阿片类药物[5]。子宫内慢性阿片类药物暴露可能导致新生儿戒断综合征，如果可能，应尽量减少孕妇使用阿片类药物[14]。新生儿戒断综合征在出生后24～72小时内发生[14]。婴儿特征和表现各不相同，包括中枢神经系统过度敏感（如过度哭泣、震颤、肌张力增高）；自主神经系统功能异常（如鼻塞、打哈欠、出汗）；胃肠道不适[14]。没有任何证据表明妊娠期间使用阿片类激动剂或激动剂-拮抗剂是致畸的。在非药物干预和非阿片类镇痛药物治疗失败的患者中，阿片类镇痛药可用于其中度至重度疼痛的治疗。

围产期协作研究项目发现，布比卡因和利多卡因与致畸风险无关[2,9]。使用甲哌卡因的妊娠期女

性,胎儿畸形发生率增加了约2倍,然而由于样本量过少,难以从已有数据中得出结论。

数项监测研究发现,产妇使用激素与胎儿口面腭裂畸形的发生相关[2],一项硬膜外使用激素治疗的试验则表明,孕早期过后应用激素致胎儿畸形的可能性很小。

抗抑郁药物常用于治疗慢性疼痛。目前没有证据表明三环类抗抑郁药具有致畸性[2]。妊娠早期摄入选择性5-羟色胺再摄取抑制剂(SSRI),胎儿先天性畸形发生率与普通人群相似[15,16]。帕罗西汀是目前唯一与重大先天性心脏异常风险增加相关的SSRI[15]。虽然数据有限,但对度洛西汀的研究表明,它可能会增加妊娠早期的自然流产率。在产前三个月摄入SSRI,可出现新生儿戒断综合征[15]及短暂的QT间期延长[17]。这些改变的长期临床影响目前尚不明确。去甲肾上腺素能和特定的血清素能抗抑郁药文拉法辛和5-羟色胺-去甲肾上腺素再摄取抑制剂米氮平,似乎没有致畸或新生儿戒断综合征的风险,但这些都是新药,研究较少[15]。关于妊娠期女性使用安非他酮致畸的数据有限,其导致心血管畸形风险可能稍有增加,但畸形总发生率没有增加[18,19]。

抗惊厥药与胎儿生长受限和先天性畸形有关已经得到证实。挪威医疗出生登记处对2 600名接受抗癫痫药治疗的儿童和771 412名未暴露于该类药物的儿童进行了比较[20]。卡马西平、拉莫三嗪、奥卡西平、加巴喷丁和普瑞巴林的致畸率较低,与普通人群相似[20,21]。托吡酯增加了胎儿生长受限和小头畸形率,丙戊酸增加了尿道下裂和中隔性心脏缺损的风险[20]。妊娠期间服用抗惊厥药的癫痫孕妇的孩子,与未服用该类药物孕妇的孩子比较,前者发育延迟和认知障碍的风险更大。人体研究表明,苯妥英钠和丙戊酸致神经发育障碍的风险最大,而拉莫三嗪和卡马西平最不可能产生这些不良后果[22]。

麦角胺为妊娠期禁用药物,因为其不仅具有致畸性,而且可以引起子宫收缩[23]。关于β受体阻滞剂,目前尚无证据证明其致畸性,但可能与宫内胎儿生长受限有关[24,25]。

二、哺乳期用药

哺乳期婴儿药物暴露量,受众多母源性及婴儿自身因素的影响。母源性因素包括母亲应用药物的剂量、给药间隔、药物消除半减期、婴儿护理方式(哺乳量及周期)及实际进入母乳的药物剂量[2,3]。乳汁与血浆比(M:P)是反映分泌到母乳中药物剂量的指数,母乳较血浆略显酸性,因此弱碱性、脂溶性、蛋白结合力低的药物更易被动扩散进入母乳中[3]。婴儿实际药物暴露量取决于婴儿特有的药代动力学特点。婴儿平均药物剂量约占母体的1%~2%[3]。即使M:P=1,婴儿血浆药物浓度也很难达到治疗剂量。

由于初乳的容量很少,在产后阶段婴儿从母体获得的药物剂量极小[3]。多数母乳于喂养婴儿期间或随后即刻生成,因此在喂养完婴儿之后立刻摄入、避免使用长时效的药物,可以减少婴儿药物暴露。如果母亲服用慢性药物,子宫内药物暴露比母乳多。总而言之,应使用最低有效剂量的药物且选择应用广泛的旧药[3]。最好选择没有活性代谢产物的药物。

(一)美国儿科学会

美国儿科学会认为,母乳喂养的好处通常超过了母乳中药物暴露的风险。药物委员会先前列出了可以在哺乳期安全使用的药物及其对婴儿和(或)哺乳期的影响。该委员会指引从业者在 LactMed (http://www.ncbi.nlm.nih.gov/books/NBK501922/)上查阅更全面、最新的数据库。表39.3总结了母乳喂养女性应避免使用的止痛药。

表39.3 母乳中可达到母体治疗剂量10%以上的药物

分类	药物
非阿片类镇痛药物	阿司匹林、麦角胺
阿片类药物	羟考酮、喷他佐辛、哌替啶、可待因
SSRI, SNRI	安非他酮、西酞普兰、氟西汀、文拉法辛
抗惊厥药	拉莫三嗪、非甾体抗炎药、阿片类激动剂、阿片类激动-拮抗剂、类固醇、舒马普坦

注:SNRI,血清素去甲肾上腺素再摄取抑制剂;SSRI,选择性5-羟色胺再摄取抑制剂。

当为哺乳期女性开处方时,应当注意以下几点[3]:
- 药物治疗是不是必须的?
- 应选择最安全的药物,使用最低有效治疗剂量,如治疗轻度疼痛时应选择对乙酰氨基酚而不是阿司匹林。

● 由于器官功能或医疗状况不成熟,早产儿或新生儿可能更容易发生不良事件。

● 如果可能给婴儿带来危害,应该对婴儿血清药物水平进行检测。

(二)特殊药品

对乙酰氨基酚被认为是哺乳期母体最安全的镇痛药物,母体摄入对乙酰氨基酚 4 g/d,婴儿仅接触少于 5% 的治疗剂量[26]。哺乳期阿司匹林的应用存在争议,间断应用不应存在风险,但是母亲接受慢性阿司匹林治疗的婴儿,应该时刻监测其可能出现的副作用[26]。而 NSAID 可以用于哺乳期[13,27]。

阿片类药物的激动剂或拮抗剂,能够自由的进入母乳中。美国儿科学会认为在哺乳期可以应用阿片类药物,因为这类药物在婴儿体内可发生显著的首关消除。但是,哺乳期女性不建议使用羟考酮,喷他佐辛,哌替啶和可待因,因为临床治疗水平的药物浓度会对母乳喂养婴儿产生不利影响[27]。对于哺乳期母亲摄入阿片药物的婴儿,应时刻监测其可能出现的副作用。

母体摄入泼尼松或泼尼松龙时,在母乳中出现的剂量少于母体摄入的 1%[2],即使母体摄入剂量很高,也达不到影响婴儿肾功能的剂量[11]。

目前的指南建议选择抗抑郁药或抗惊厥药时,应该考虑孕产妇临床因素的影响,尤其是既往治疗有效的药物。美国儿科学会警告,已经报告了几种在婴儿血浆浓度超过母体治疗性血浆浓度 10% 的药物,应尽可能在哺乳期母亲中避免使用(如安非他酮、氟西汀、西酞普兰、文拉法辛和拉莫三嗪)[27]。抗惊厥药卡马西平、苯妥英钠及丙戊酸等在哺乳期应用可能是安全的。众多难以检测血浆浓度的抗抑郁药在婴儿体内成功测得血浆药物浓度,但是仍然缺乏远期研究[28]。哺乳期妇女首次需要抗抑郁药时,首选舍曲林、度洛西汀和帕罗西汀[15,16,28]。

母体摄入 β 受体阻滞剂可在婴儿体内达到亚治疗水平[26]。哺乳期婴儿普萘洛尔的血清浓度低于治疗剂量的 1%[26]。目前尚无哺乳期应用加巴喷丁或普瑞巴林的相关数据[29]。研究发现麦角胺与新生儿癫痫发作、胃肠功能紊乱等疾病的发生相关,禁用于哺乳期女性[2,26]。舒马曲坦是泌乳期间研究最多的胰蛋白酶[26],它在母乳中的浓度低,口服生物

利用度差,因此美国儿科学会认为舒马普坦与母乳喂养兼容[26,27]。

三、妊娠期成像

射线暴露影响胎儿发育的两个决定因素是孕龄及胎儿吸收辐射剂量。胎儿射线暴露的风险包括流产、基因突变及致癌[30]。当剂量少于 50 mGy 时,认为可以忽略畸形的风险;而当剂量大于 150 mGy 时,畸形发生的风险会大大增加[31]。尽管成像检查中射线暴露一般低于 50 mGy,但是在孕 15 周之前仍应该尽可能避免射线暴露,因为即使低于 50 mGy 的辐射,也可能对胎儿具有致命性或导致严重的缺陷[30]。

虽然理论上磁共振成像(MRI)也存在风险,但是目前未发现其对胎儿造成有害影响。当妊娠期其他非电离成像方法(如超声检查)不满意,或者需要的信息要通过暴露于电离辐射获得时,MRI 为适用的方法[30]。正常的荧光检查,能够传递 10~50 mGy/min 的射线,应尽可能避免在妊娠期使用[31]。

四、妊娠期及哺乳期疼痛综合征

(一)骨盆痛与腰痛

两者定义不同,所谓的骨盆痛用于描述耻骨联合处和(或)骶髂关节及臀部区域的疼痛;而妊娠相关的腰痛是指腰部的疼痛[32-34]。这类疼痛综合征的发生率在妊娠期约为 45%,在产后阶段约为 25%[33],其发生的高危因素包括超负荷体力劳动、腰痛史或既往妊娠中存在疼痛综合征[32]。骨盆痛及腰痛的病因可能与妊娠期机械性、创伤性、激素、代谢性或退化性改变相关。疼痛通常始于孕中期,在产后数周到数月内好转[32],约 10% 发展为慢性疼痛[33]。

骨盆痛通常位于骶髂关节附近、两侧髂后上棘之间,可能伴随耻骨联合疼痛,甚至放射到大腿后侧[32,34]。目前其治疗几乎没有严格的科学依据,患者的文化程度、骨盆绑束带、物理治疗及针灸,可能对一些患者有益[32,35]。区分腰痛与骨盆后关节痛非常重要,有助于选择合适的物理治疗及运动建议[32,33]。

如果需要药物治疗,对乙酰氨基酚和环苯扎林是轻微骨盆和腰部疼痛的首选药物。在妊娠早中期,可以短期应用 NSAID;严重的腰痛则需要应用

阿片药物治疗。硬膜外类固醇注射,可以用于治疗腰段神经根压迫引起的根性疼痛。

(二) 神经病理性疼痛: 腕管综合征

腕管综合征的发生率约为 7%～62%,主要是由于孕期激素变化和组织水肿引起的[36]。多数情况下,保守治疗是有效的,如夜间夹板、物理疗法或局部注射局部麻醉药和类固醇药物。神经损伤严重的患者可以保留性的采取手术治疗[37]。

(三) 头痛

偏头痛在妊娠期不常见[26],妊娠期首次出现偏头痛样头痛时,提示应该寻找其他可能的病因[38]。

◆ 要 点 ◆

● 疼痛是妊娠期及哺乳期常见的症状,许多女性经受骨盆痛和腰痛的折磨。

● 妊娠期生理改变,可能改变药物的药代动力学和药效动力学。

● 大多数药物可以透过胎盘屏障,也可进入母乳中。

● 药物可能对胎儿产生直接或间接(作用于母体)的影响。

● 应该尽量减少妊娠期及哺乳期母体药物暴露。

● 子宫内药物暴露可能的副作用包括:生理结构畸形、胎死宫内、胎儿生长受限、神经行为学异常、新生儿急性中毒及新生儿禁戒综合征。

● 药物对胎儿及哺乳期婴儿的影响,取决于孕龄、药物接触的类型、剂量及持续时间。

● 与儿童、成年人比较,胎儿及新生儿的药物药代动力学和药效动力学是改变的。

● 关于母体摄取药物,对胎儿及新生儿影响的相关信息尚不完善,但新的 FDA 药物标注要求有助于临床决策。

● 决定妊娠期及哺乳期是否应用药物治疗疼痛前,应该首先进行利益风险评估。

参考文献

请于 ExpertConsult.com 在线访问参考文献。

第 40 章 危重症患者的疼痛治疗

Abbas Al-Qamari，MD；Michael Lynn Ault，MD，FCCP，FCCM

翻译：顾　珍　朱敏敏　审校：廖丽君

疼痛、躁动以及谵妄的管理在重症监护治疗中至关重要。重症监护室中镇痛、催眠、认知的理念密不可分。充分治疗疼痛和焦虑可减轻应激反应和心理疾病，并改善危重症患者的预后[1]。重要的是，危重患者发生谵妄的风险很大，对护理工作的轨迹产生负面影响。多种因素可能导致危重症患者产生疼痛和焦虑。伴随着已存在的疾病和创伤等明显的致痛病因，危重症患者还经常因长期不活动、日常护理（气道吸引、换衣和体位移动）、各种监护和治疗设施（置入导管、引流管和气管插管）以及气促造成疼痛。不难理解，危重症患者也有显著的焦虑。焦虑可能源于疼痛、陌生的环境、无法自控甚至是对即将面临死亡的恐惧。严重焦虑可导致躁动，甚至谵妄，造成诊断和医疗干预的复杂性，导致发病率和死亡率增加。当然，对于正在经历严重疼痛和谵妄的患者，抗焦虑药物很难奏效。而且很多用于疼痛治疗的药物

具有催眠效应。因此，很容易理解，催眠和镇痛是危重症治疗中相互依存的目标的理念。复杂的是，谵妄改变了评估和实现这些目标能力的可能性。但是，不同目标之间的密切关系应该不会使临床医师混淆每种治疗药物的特异性治疗目的。通过对恰当的患者评估和管理工具的理解，才能更好地选择合适药理特性的药物治疗疼痛、躁动和谵妄，为危重症患者提供一个综合的、以患者为中心的治疗方案[2]。

一、评估

（一）镇痛

危重症患者诊治中，镇痛的评估工具很难实施。理想的评估工具应能为危重症治疗提供简单、可信的数据。而最可靠和有效的疼痛指标是患者的自诉。单向性的工具包括数字分级评分法和视觉模拟评分法，均依赖于患者对痛觉感知（图 40.1）。数字

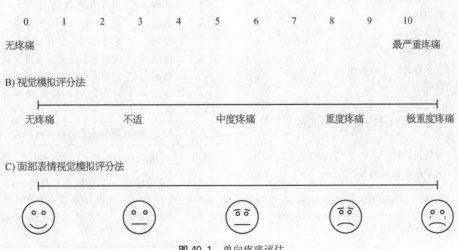

A）数字分级评分法

| 0 | 1 | 2 | 3 | 4 | 5 | 6 | 7 | 8 | 9 | 10 |

无疼痛　　　　　　　　　　　　　　　　　　　　　　　　最严重疼痛

B）视觉模拟评分法

无疼痛　　　　　不适　　　　中度疼痛　　　　重度疼痛　　　极重度疼痛

C）面部表情视觉模拟评分法

图 40.1　单向疼痛评估

分级评分法要求患者以 0~10 之间一个数字量化其疼痛程度,0 代表无痛,10 代表最严重的痛。而视觉模拟评分法采用一条 10 cm 的水平线,采用描述性的短语,一端表示无痛,另一端表示最严重的疼痛,中间部分表示不同程度的疼痛。还有的采用简单的面部表情图片表示疼痛程度。尽管这些单向的疼痛评估工具简单可信,但由于危重患者无法交流,常常无法使用。行为-生理量表用疼痛相关的行为如体位、面部表情以及生理性指标如心率、血压和呼吸频率评估疼痛强度,适用于无法单向疼痛评估的患者。然而,对于重症诊疗,行为生理学指标对疼痛并非特异而且可能产生误导。行为疼痛量表(behavioral pain scale,BPS;表 40.1)以及重症监护疼痛观察工具(critical-care pain observation tool,CPOT)是无法自我评估疼痛等级危重患者的最可靠的工具。BPS 评分标准有三项,每一项分别为 1~4 分,其适用于机械通气患者的疼痛等级评分[3]。CPOT 评分标准包括四项,每一项分别为 0~2 分,其适用于气管插管患者和气管拔管患者[4]。这两种评分工具均基于患者行为对疼痛进行标准化评估。焦虑和谵妄常加重行为-生理学疼痛表现,导致对患者疼痛评估过度[5]。尽管单向评估量表和行为-生理学量表为绝大多数患者提供了可靠的评估方法,但危重症患者的疼痛评估仍具有挑战性。

表 40.1 行为疼痛评分

项目	描述	评分
面部表情	放松的	1
	部分收紧(如眉毛低垂)	2
	完全收紧(如眼睑闭合)	3
	面目狰狞	4
上肢	无活动	1
	部分弯曲	2
	完全弯曲至手指屈曲	3
	蜷缩	4
机械通气依从性	耐受活动	1
	呛咳,但是大部分时间耐受机械通气	2
	呼吸机对抗	3
	无法耐受控制通气	4

(引自 Payen JF, Bru O, Bosson JL, et al.: Assessing pain in critically ill sedated patients by using a behavioral pain scale. Crit Care Med. 29: 2258-2263,2001.)

(二)镇静

对危重症患者而言,单纯疼痛评估是复杂的,而对镇静水平进行滴注治疗却有更好的效果。临床上过度镇静和镇静不足均会导致严重的副作用。镇静不足可能产生呼吸机拮抗、加重氧耗、患者拔除身上设施和因进入监护室而可能患上创伤性应激疾病。另一方面,过度镇静可能导致延长气管插管和机械通气的时间,增加肺炎和呼吸功能失调的机会。为此,发展了几种镇静观察量表(表 40.2)帮助合适地

表 40.2 镇静评估量表

	(a) RASS 躁动镇静量表	
评分	定义	描 述
+4	有攻击性	好战的、暴力的、危及工作人员
+3	非常躁动	试图拔出导管或有攻击倾向
+2	躁动	常无目的活动或与呼吸机不同步
+1	不安	焦虑紧张但无攻击性或暴力型活动
0	警觉且平静	
−1	昏昏欲睡	不完全警觉,但唤醒可保持 10 秒以上
−2	轻度镇静	眼神接触可短暂的唤醒(小于 10 秒)
−3	中度镇静	对声音有反应,对眼神接触无反应
−4	深度镇静	对声音无反应,对身体刺激有反应
−5	不能唤醒	对声音及身体刺激都无反应

	(b) Ramsay 镇静程度评估量表	
评分	唤醒	描 述
1	清醒	患者焦虑、躁动、不安
2	清醒	配合,有定向力,安静
3	嗜睡	患者仅对指令有反应
4	嗜睡	对轻叩眉间或大声听觉刺激反应敏捷
5	嗜睡	对轻叩眉间或大声听觉刺激反应迟钝
6	嗜睡	对轻叩眉间或大声听觉刺激无任何反应

	(c) Riker 镇静躁动程度评估(SAS)量表	
评分	定义	描 述
7	危险躁动	拔除各种导管,翻越床栏,攻击工作人员,在床上辗转挣扎
6	非常躁动	不听劝告,无法平静,需要保护性束缚

（续表）

评分	定义	描述
5	躁动	焦虑,试图坐起,经言语提示劝阻可安静下来
4	安静合作	平静,容易唤醒,服从指令
3	镇静	难唤醒,语言刺激或轻轻摇动可唤醒,但又迅即入睡
2	非常镇静	躯体刺激可唤醒,不能服从指令
1	不能唤醒	对恶性刺激无或仅有轻微反应

(d) 肌肉运动评分法(MAAS)		
定义	描述	评分
危险躁动	拉扯导管,攻击工作人员	6
躁动	自发活动不听指令	5
不安但能配合	服从指令,但自主不适活动	4
安静、配合	自主活动,患者具有平静能力	3
触摸、叫姓名有反应	触摸或叫名字时,可睁眼,转头,有肢体运动	2
对恶性刺激有反应	恶性刺激时反应性活动	1
无反应	恶性刺激时无反应	0

监测和滴注镇静水平。有了镇静评估量表,医护工作者通过治疗药物滴注均能达到并维持所需的镇静水平。RASS 躁动镇静评分(richmond agitation sedation scale,RASS)和 Riker 镇静躁动评分(Riker sedation-agitation scale,RSAS)是最有效和可信的镇静评估工具。RASS 因使用者易于接受而被广泛用于镇静评分,+4 分代表有暴力倾向的患者,而-5 分代表不可唤醒的患者[6]。镇静 0 分最常被当作治疗目标,因其与一个警觉和平静的患者相关联。Ramsay 镇静评分最为简单,基于患者的反应性,采用 1~6 之间的数字评分。然而,具有更多的主观性并且缺乏不同程度间的清晰描述。Riker 镇静躁动评分(Riker sedation-agitation scale,RSAS)将患者镇静程度划分成 1~7 级,特别适合提示临床医师区分极度镇静和躁动,这一点是简单的 Ramsay 评分无法提供的[7]。肌肉运动评分法(motor activity assessment scale,MAAS)源于 Riker 镇静-躁动评分(sedation-agitation scale,SAS),依据患者对刺激的行为反应将患者镇静程度进行分类[8]。还有其他较为复杂性的镇静评分系统,但最重要的是首先熟练掌握一种并将其在 ICU 中标准化应用。不同医

疗看护人员的评分,应当一致而且可靠,确保患者不会过度镇静或镇静不足。对于特殊患者,一旦镇静目标达到,就应常规再评估以确保治疗在合适的指导下进行。重要的是,镇静需求呈动态变化,通常随疾病改善而降低,因此必须经常进行再评估。

镇静评估少有客观性的指标。在危重患者镇静中,心率、血压和呼吸频率等生命体征不具特异性和敏感性。心率变异性和食管下段括约肌张力开始被应用于客观衡量镇静水平。脑电双频指数(the bispectral index,BIS)通过将脑电活动数字化,旨在提供客观的测量患者镇静程度。在健康的择期手术患者,BIS 显示出与镇静催眠药效相关,但在重症治疗中 BIS 用处不大[9]。对同一主观镇静水平的不同个体之间,BIS 值差异性很大,导致个体差异显著。而且在肌肉活动或脑损伤的患者中,BIS 与镇静更不相关。然而,BIS 对使用神经肌肉阻滞剂的患者具有价值,因其他的镇静评估工具都无法使用。目前,主观性评分仍是危重患者镇静评估的标准,除非有更加可靠的客观性评估工具出现。

(三) 谵妄

需要重症监护治疗的患者常出现谵妄,这使得疼痛和焦虑评估复杂化。谵妄常与痴呆混淆。痴呆是一种进行性疾病,伴有记忆以及认知功能的减退,很少急性发作。与此相反,谵妄是精神状态的急性可逆的改变。它的特征是昼夜颠倒所带来的睡眠-觉醒周期中断相关的觉醒水平波动,并与更糟糕的结果和长期死亡率增加相关。谵妄患者可表现为淡漠、亢奋,或者两者兼而有之。亢奋型谵妄较易识别,因为患者的躁动和好斗行为可以被治疗干预;然而淡漠型谵妄,其特征为外观平静,活动力减少,注意力不集中,实际上预后更差。理想情况下,谵妄应由精神病学专家根据 DSM-Ⅳ 标准进行评估。然而,DSM-Ⅳ 的评估涉及急病患者,通常是不可能的。ICU 意思模糊评估法(CAM-ICU;图 40.2)和加强监护谵妄筛查清单(ICDSC;表 40.3)可迅速而准确地评估重症患者的谵妄状态。CAM-ICU 采用流程图评估,而 ICDSC 是判定谵妄存在的评分评估[10]。ICAM-ICU 旨在评估重症患者精神状态急性改变或者出现波动时的注意力不集中、意识水平改变以及思维混乱。为了确诊谵妄,患者在评估时不应处于深镇静状态,以免表现出注意力不集中,同时意识水平改变或思维混乱。另一方面,ICDSC 不

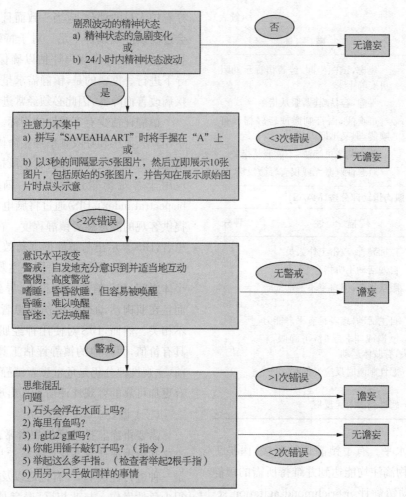

图 40.2　重症患者意识模糊评估法（CAM－ICU）

评估紊乱的思维，而是将睡眠-觉醒周期、方向定位、精神运动功能、适当性和错觉等方面的变化纳入评估[11]。谵妄评估的发展促进了提供合适治疗能力的提高，更重要的是启发了护理人员对这种复杂疾病发生的认识。

二、治疗药物

镇静和镇痛药物的应用使危重症患者获得舒适。关键在于首先镇痛，其次才能更有效地镇静。缺乏合适的镇痛时镇静药物脱抑制可能导致感觉过敏和反常的躁动。一旦镇痛充分，镇静剂的使用应着眼于维持患者的舒适性、行为可控性和适度的睡眠状态。用镇痛药物和镇静药物治疗达到标准化镇静方法的价值，显示能降低氧耗和过度的自主活动并改善预后。理想的治疗药物应快速起效并快速消除，容易滴注至治疗目标而无严重的副作用。

（一）镇痛

在所有的镇静实施中，对镇痛给予合适的关注是十分重要的一步，因为大多数危重患者均有不同程度的疼痛。重症监护人员应尽量减少引发疼痛产生的因素，如气管内吸痰触及隆突或长时间的制动。为了足够的镇痛，尽管努力减少疼痛产生，镇痛治疗的补充还是必需的。阿片类和非阿片类药物均有助于疼痛控制。合适镇痛有望能更快、更积极地恢复健康，改善转归。

1. 非阿片类

对乙酰氨基酚和非甾体抗炎药被推荐为疼痛治疗的一线药物。尽管如此，这类药物在 ICU 的镇痛中常被遗忘。NSAID 非选择性抑制环氧化物酶，阻断炎性介质的产生。酮咯酸，一种 NSAID 药物，每6 小时静注 30 mg 的剂量，显示达到中等剂量常用阿片类药物的镇痛效果。但肾功能不全、血小板功能障碍导致的出血和胃肠道黏膜损伤的临床担忧，限

表 40.3　重症监护谵妄筛查清单

- 意识水平改变,选择 A~E

A. 对正常刺激的夸大反应	SAS=5、6、7 或 RASS=+1~+4	(1 点)
B. 正常觉醒状态	SAS=4 或 RASS=0	(0 点)
C. 轻中度刺激有反应(听从指令)	SAS=3 或 RASS=−1~−3	(1 点)
D. 仅对加强或重复刺激有反应(如大声和疼痛)	SAS=2 或 RASS=−4	停止评估
E. 无反应	SAS=1 或 RASS=−5	停止评估

- 注意力不集中(任意一条评为 1 分)
A. 难以服从指令
B. 易对外界刺激分心
C. 难以转移注意力
患者眼神跟着你吗?
- 定向力障碍(任何异常为 1 分)
弄错时间、地点或人物
患者能指认 ICU 谁看护他(她)或不能指认谁未看护? 你在什么地方? (举例)
- 幻觉或妄想(任意一条评为 1 分)
A. 幻觉可疑证据或由于幻觉造成的行为(幻觉=在没有刺激下对不存在的事情的察觉)
B. 妄想或显而易见缺如真实性(固定或不改变的虚假相信)
现在或过去的 24 小时有幻觉? 你担心周围的人或事? (对临床状况不合适的恐惧)
- 精神运动性躁动或迟滞(任意一条评为 1 分)
A. 需要用额外的镇静药物的高反应性或因控制潜在的危险而克制(如拉静脉置管或打医务人员)
B. 低活跃性或临床观察到的精神运动减慢或延缓
基于主要看护人员的交班叙述或观察
- 不恰当的言语或情绪(任意一条评为 1 分)
A. 不合适的、无条理的,或者不连贯的语言
B. 与事件或情况无关联的不当情绪
患者对当前的临床状况无动于衷吗(如缺乏情感)?
任何显而易见的语言或情绪的反常? 患者有不合适的要求?
- 睡眠/觉醒周期扰乱(任何异常为 1 分)
A. 夜间小于 4 小时的睡眠
B. 经常夜间清醒(不包括因医务人员或者嘈杂环境引起的觉醒)
C. 白天睡眠大于等于 4 小时
基于主要的看护者的评估
- 症状波动(任意一条评为 1 分)
超过 24 小时(从一个值班到另一个值班周期)上述任何一项的波动(如 1~7)
基于主要的看护者的评估
总的重症监护谵妄监测清单表(加 1~8)＿＿＿＿＿

ICU,重症监护病房;RASS,RASS 躁动镇静评分;SAS,Riker 镇静躁动评分。(引自 Bergeron N, Dubois MJ, Dumont M, et al.: Intensive care delirium screening checklist: evaluation of a new screening tool. Intensive Care Med. 27: 859 - 864,2001.)

制了 NSAID 在 ICU 中的应用。肾功能不全源自前列环素产生减少导致的肾血流量下降。通常,抑制前列环素产生不会导致肾功能下降,但在合并有低灌注、低血容量、基础性肾功能损害和高龄的患者时,酮咯酸可能会增加 NSAID 诱导的肾损伤[12]。另外,酮咯酸使用超过 5 天可能诱发肾功能障碍并可能引起胃肠道和手术部位的出血。对乙酰氨基酚常用于治疗轻中度疼痛或作为退烧药使用。在使用阿片类药物的同时每 6 小时加用 1g 对乙酰氨基酚,比单用阿片类药物显示更好的疼痛缓解。随着对乙

酰氨基酚的注射剂型出现,静脉注射对乙酰氨基酚与阿片类药物的联合使用显示出对术后镇痛的立即的、更优的效果[13]。在口服止痛药物常规使用阿片类药物和对乙酰氨基酚合用时,应注意确保避免对乙酰氨基酚的中毒剂量。特别在患者伴有肝功能障碍或酗酒病史时,对乙酰氨基酚有肝毒性风险。

神经病理性疼痛的患者可能很难单独使用阿片类药物管理疼痛。胃肠道给予加巴喷丁和卡马西平通常有助于神经病理性疼痛的治疗[14]。加巴喷丁的剂量为 100~1 200 mg,每天 3 次,对肾功能不全的

患者应慎重使用，因为其主要以原形通过肾脏排泄。卡马西平依赖肝脏代谢，其首剂量应从 50 mg，每天 2 次，滴注至最大总量为 1200 mg/d。尽管在 ICU 阿片类药物是镇痛药物主体，非阿片类药物应该被当作可能的补充药物。

2. 镇痛治疗药物：阿片类

透彻理解每一种阿片类药物的特性（表 40.4）对于在 ICU 中正确使用它们至关重要[15]。静脉应用阿片类药物是治疗危重症患者非神经病理性疼痛的一线镇痛药物，全部应以等效剂量进行滴注治疗。脂溶性、蛋白结合以及代谢导致不同药物之间药代动力学差异。阿片类药物主要通过激动中枢与外周的 μ、δ 和 κ 受体产生镇痛作用，与其他阿片类受体相互作用则引起副作用。阿片类药物的不良反应包括恶心、便秘、尿潴留、瘙痒和伴随可能呼吸抑制的过度镇静。静脉或胃肠外使用阿片类拮抗剂治疗严重便秘导致的肠梗阻有一些成功案例。呼吸抑制的发生是因为机体对高二氧化碳血症的通气反应下降而对缺氧反应的不感知。而这常有助于治疗机械通气患者的人机对抗。低血容量患者在阿片类药物镇痛治疗后由于交感神经张力的降低，偶可观察到低血压。作为纯阿片受体激动剂，氢吗啡酮和芬太尼在危重患者镇痛中使用最广泛。阿片类药物与镇静药物联合使用可产生协同效应，药物用量减少，因而，两者发生的副作用也减少。

表 40.4 常用阿片类药物比较

特点	吗啡	芬太尼	舒芬太尼	阿芬太尼	瑞芬太尼	氢吗啡酮
分布容积	334	335	123	27	30	91.5
蛋白结合率（%）	35	84	93	92	93	7.7
代谢	肝	肝	肝	肝	肝	肝
活性代谢产物	+	−	−	−	−	−
快速起效	−	+	+	++	++	−
持续时间短	−	±	+	+	++	−
长期注射累积效应		++	+	−	−	
价廉	++	+	−	−	−−	+

芬太尼是一种起效迅速、作用短暂的阿片类药物，常需给予 $1\sim2\,\mu g/kg$ 的初始负荷剂量，继以 $1\sim2\,\mu g/(kg\cdot h)$ 速度持续静注以达到充分的镇痛。然而，长期的持续输注阿片类药物可观察到效应延长，必须经常进行监测以避免不良麻醉后果。舒芬太尼和阿芬太尼化学结构与芬太尼类似，但它们的起效时间更快、作用时间更短。与芬太尼相比，舒芬太尼是蛋白结合率更高，分布容积更小的一种脂溶性强的麻醉药，其作用时间更短。但和芬太尼相似，舒芬太尼长期输注也可发生蓄积，难以判断其作用时间。阿芬太尼的蛋白结合率和低的脂溶性，使其分布容积较小，易于预测作用时间。与芬太尼相比，尽管舒芬太尼和阿芬太尼作用时间较短，费用和熟悉程度限制了其在危重病中的常规使用。氢吗啡酮起效时间较芬太尼长，而且持续时间较长，常每 $1\sim2$ 小时间断静注 $10\sim20\,\mu g/kg$ 维持镇痛效果。氢吗啡酮的代谢受到基础肝、肾疾病或蛋白结合改变的影响。因此，氢吗啡酮最好不要用于长期输注，因为代谢产物的蓄积导致很难判断合适的剂量。吗啡的药物代谢动力学特性类似于氢吗啡酮，但其强效活性代谢产物依赖于肾脏排泄，从而限制了其在危重症中的应用。吗啡偶然会引起显著的低血压，这是由于组胺的释放引起血管扩张。尽管过去哌替啶应用广泛，但其神经兴奋性代谢产物去甲哌替啶有致癫痫作用，通常避免长期使用。哌替啶还有抑制迷走神经和释放组胺的副作用，两者均可能导致心动过速。瑞芬太尼是一种超短效的阿片类药物，有非特异性血浆酯酶代谢，在所有阿片类药物中其作用时间最具预测性[16]。以瑞芬太尼 $0.01\sim0.2\,\mu g/(kg\cdot min)$ 的速度静注为基础的镇静方案，与催眠药为主的方案相比，显示出更好的镇静效果并缩短了 ICU 的停留时间[17]。但长期持续输注瑞芬太尼的花费较大，限制了其在危重症中的常规应用。因为危重患者常需建立外周血管入路，静脉注射的给药方式与肌注、皮下注射或经皮给药相比更为优先采用。胸段硬膜外麻醉对进行腹主动脉手术或肋骨骨折的患者是有益的[18]。然而，有趣的是，这种同样的益处并没有在非血管性胸腹手术中使用胸外硬膜外麻醉的文献中获得支持。更重要的是，在高危患者腹部大手术后，与非肠道阿片疼痛处理相比，腰部硬膜外镇痛没有显示有更好的镇痛益处[19]。基于需求的患者自控镇痛（patient-controlled analgesia，PCA）常常是有用的，能提供疼痛控制的合适阿片药物剂量，并避免过度镇静和呼吸抑制[20]。但因伴有潜在性的危重疾病，ICU 中的很多患者无法拥有能提供合适的

PCA 阿片药物剂量相匹配的认知水平。因此,持续输注阿片类药物相当的普及,但是需高度警惕潜在的过度镇静。更重要的是,危重患者采用的阿片类药物剂量应更为谨慎。显而易见,一个虚弱的老年患者所需阿片药物剂量显著低于年轻健康的创伤患者。最好的办法还是认真地进行药物滴注以确保足够的镇痛而避免麻醉剂的有害作用。

(二)催眠药

催眠药物在提供危重患者舒适度方面起重要的作用。多项研究显示,与维持较轻的镇静水平的益处相比,长期深度镇静的后果与较长的机械通气时间和较长的 ICU 住院时间有关。在疼痛充分治疗后,催眠药物应当合适滴注,提供抗焦虑、镇静、遗忘,减少镇痛药需求。苯二氮䓬类、丙泊酚和右美托咪啶是危重病中最常使用的催眠药物,目前趋势倾向于非苯二氮䓬类。

1. 催眠药:苯二氮䓬类

苯二氮䓬类是 ICU 最常用的催眠药物。它们具有抗焦虑、遗忘、镇静和抗惊厥的特性,但没有镇痛作用。苯二氮䓬类与 γ-氨基丁酸(GABA)受体相互作用,促进细胞内氯离子浓度增加随之包膜超极化。这种神经元细胞膜的超极化解释了苯二氮䓬类除了作为抗惊厥药常规应用外,还能作为镇静剂使用。此类药物能阻断新信息的编码,产生顺行性遗忘,并可能降低来自不愉快加强监测治疗的创伤后应激性疾病的产生。咪达唑仑和劳拉西泮是危重症治疗中最常用的苯二氮䓬类药物,在起效时间、作用时效和代谢率方面两者不同(表 40.5)。而且,患

表 40.5 常用催眠药物比较

特点	劳拉西泮	咪达唑仑	丙泊酚	右美托嘧啶
快速起效	−	+	++	+
短效	−	±	+	−
心血管/呼吸抑制	−	±	+	+
代谢产物无活性	+	−	+	+
肝代谢	+	+	+	+
经肝代谢失活	++	+	+	+
经肾排除活性代谢产物	−	+	−	−
价廉	+	±	−	−−

者的个体差异,如年龄、代谢诱导或抑制,改变了药代动力学和药效动力学,此类药物均需滴注。通常情况下,使用负荷剂量以达到治疗水平,然后使用较小的所需剂量维持理想的镇静深度。如果经常需要给药以维持理想的镇静目标,则应谨慎考虑持续静脉输注,因为持续长时间输注使得患者苏醒时间相当难预测。使用苯二氮䓬类受体拮抗剂氟吗西尼可能引起撤药症状,导致氧耗增加,因此危重症中最好避免使用。

地西泮作为镇静剂使用,可能是追溯记录最为久远的。最早的剂型是丙二醇制剂,常造成血管刺激发生血栓性静脉炎,使用受限,但目前采用脂肪乳作为溶剂已克服此缺点。另外,重点关注的是尽管地西泮小剂量使用后起效迅速,苏醒也快,但长期用药产生延长的镇静效应。这是因为地西泮经过肝脏代谢后,其活性代谢产物去甲地西泮作用所致。有趣的是,在地西泮的主要代谢途径中,肝酶亚家族 CYP2C19 的基因多态性导致了显著的代谢差异。而很多抑制或激活 CYP2C19 酶的药物使地西泮的剂量需求复杂化。因为地西泮依靠肝脏代谢,故在肝功能障碍的患者作用时间可能显著延长。对危重症患者而言,将地西泮滴注到合适镇静水平常具有挑战性,因为其活性代谢产物和危重患者随时变化的病理生理状态均改变了肝脏代谢。

在 ICU 中,经常使用劳拉西泮,剂量为每 1~2 小时给予 1~2 mg。劳拉西泮是脂溶性最小的苯二氮䓬类药物,因此比其他苯二氮䓬类药物起效慢。此药有一个有利的代谢特点,就是依赖于肝脏葡萄糖醛酸化,产生非活性的代谢产物,使其消除更具可预测性。但不管怎样,中间物活性的苯二氮䓬类药物使用,应引起持续的警惕以防止过度镇静,这对临床医师是基本的。应避免大剂量长时间静脉注射劳拉西泮,因之与急性肾小管坏死、乳酸性酸中毒和高渗状态相关联。这些病理源自赋形溶剂丙二醇和聚乙二醇[21]。因此,按需单次推注劳拉西泮给药效果常优于持续静脉输注。

咪达唑仑常用于手术前和手术中场所,剂量为 1~5 mg,由于它溶于水的特性,使得药物在生理 pH 下呈高度脂溶性,故起效迅速。咪达唑仑主要依靠肝脏代谢,由于其高度的脂溶性和分布容积较大,肝功能异常的患者长期使用会产生明显蓄积。此外,它的一个活性代谢物 α-羟基咪达唑仑依赖肾脏排

泄,肾脏疾病患者其作用时间延长。虽然咪达唑仑起效快,对于急性治疗理想,但可能延长的镇静效应妨碍了它在危重病中的使用。

2. 催眠药:丙泊酚

类似于苯二氮䓬类,丙泊酚也是一种 GABA 受体激动剂,而且它还结合于中枢神经系统的甘氨酸、烟碱和信号受体。丙泊酚常用于诱导全身麻醉,但低剂量可作为催眠剂,产生的记忆缺失程度低于苯二氮䓬类。异丙酚是高度亲脂性的,易于通过血脑屏障而快速起效。即使对于肝肾功能损害的患者,催眠量丙泊酚分解迅速,药物的再分布使得其远离中央室而易于唤醒。丙泊酚也可作为一种血管扩张剂和心肌抑制剂,导致剂量依赖性血压下降和可能的心率减慢。另外,更高剂量的丙泊酚可致呼吸驱动力的抑制。尽管有心血管和呼吸抑制,丙泊酚起效快和分解迅速的特点使其在 ICU 中使用广泛,常用剂量为 $10\sim50\,\mu g/(kg \cdot min)$[22]。此外,丙泊酚治疗也可能具有抗氧化或抗炎特性,这分别与其含有的防腐剂 EDTA 或焦亚硫酸钠有关[23]。

然而,长期连续输注丙泊酚应小心慎重。丙泊酚由脂肪乳剂负载,可促进细菌生长。因此建议丙泊酚开启后 6 小时内使用,并且输注管道 12 小时应更换,以避免污染。丙泊酚中的磷脂乳剂应当视为一种热量来源,可能导致高甘油三酯血症甚至诱发胰腺炎[24]。长时间高于 $50\,\mu g/(kg \cdot min)$ 大剂量丙泊酚输注会产生罕见病态的并发症、丙泊酚输注综合征,导致线粒体损伤、乳酸性酸中毒、心律失常、高钾血症和横纹肌溶解。丙泊酚提供了极好的短时间催眠,唤醒迅速。但对于长时间镇静,应确保严密监控丙泊酚的并发症。

3. 催眠药:右美托咪啶

右美托咪啶是 α_2 受体激动剂,其受体亲和力是可乐定的 7 倍。突触后膜 α_{2A} 受体激活能产生催眠、轻度遗忘和显著的镇痛效果,减少阿片类药物的需求。使用 $0.2\sim1.0\,\mu g/(kg \cdot min)$ 的右美托咪啶产生的催眠效应近似于诱导正常的睡眠。右美托咪啶的催眠作用是独一无二的,患者不被干扰时处于睡眠状态;但是轻度刺激就能被唤醒并能按照指令配合。此效果是通过活化蓝斑处 α_{2A} 受体介导的。注意环境控制是基本的,因为干扰很容易唤醒患者。右美托咪啶还有轻微的顺行性遗忘作用;而苯二氮䓬类应该被认为确保遗忘。右美托咪啶的主要优点

是它产生镇静作用的同时几乎没有呼吸抑制并减少阿片类镇痛药的需求[25]。右美托咪啶有助于气管拔管,曾成功用于因严重躁动拔管失败的患者[26]。与其他催眠药相比,右美托咪啶还具有较强的抗炎作用并能改善免疫功能,特别有利于脓毒血症的患者[27]。

α_2 受体激动剂的一些副作用包括增加迷走效应,产生低血压和心动过缓,这是通过药理作用的交感神经阻断所致。但如果治疗初始快速大剂量给药,可能会发生短暂性的高血压和心动过速。紧接着的低血压和心动过缓,是由 α_{2A} 受体活化介导的外周血管系统的交感神经张力抑制。虽然 α_2 受体激动剂的血流动力学效应与常用的镇静方案中的其他药物诱导相似。有趣的是,与其他安眠药相比,右美托咪啶最近被发现与较低的谵妄发生率有关[28]。右美托咪啶的费用被列入常规使用之外,尽管报道称有利于临床转归和经济效益[29]。

4. 催眠药:氯胺酮

氯胺酮作为一种大脑功能和电生理分离的药物提供镇静。氯胺酮是高亲脂性的,通过激活 NMDA 和阿片受体迅速起效,产生镇静和镇痛作用。重要的是,氯胺酮能降低儿茶酚胺的再摄取,保存呼吸驱动力和反射。尽管氯胺酮在重症监护中没有被广泛用作镇静剂,但它的拟交感效应使其成为心血管或肺不稳定患者的一种可行的替代药物[30]。此外,氯胺酮被认为可以减少阿片类药物的需求。然而,氯胺酮与唾液分泌的显著增加以及一种引人关注的现象——严重意识混乱和幻觉相关。在心功能受损的患者,氯胺酮可因心动过速和高血压加重心肌缺血。因有增加颅内压可能,氯胺酮被限制用于有颅内病变的患者。氯胺酮的使用经验有限,但对于接受额外的高剂量传统药物或血流动力学受损的患者来说,它可能是一种合理的补充剂[31]。

三、谵妄

在充分的镇痛和催眠治疗后,如果怀疑有谵妄,应启动针对谵妄的治疗。睡眠对于疾病康复是必不可少的。危重症患者常被镇静剂麻醉而表现为无意识,但催眠诱导的昏迷并不等同于自然睡眠。睡眠剥夺影响认知、心肺和免疫功能[32]。尤其是睡眠周期被打乱与谵妄的发生有关。改善重症监护室的环境,促进正常的昼-夜睡眠觉醒周期,有助于患者睡

眠。特别是,控制噪音、灯光,并尽量减少夜间治疗将带来更好的睡眠。放松、按摩和音乐疗法也被用于促进危重患者的睡眠。此外,唑吡坦,GABA 受体的增效剂,在 5~10 mg 时可作为危重症患者的助眠剂。更重要的是,拉米替隆,一种褪黑激素激动剂,已被证明可以降低危重症失眠患者的谵妄发生率[33]。除了睡眠和正常的昼夜循环外,告知患者他们目前进行的临床情况让其重新适应,并允许患者对自身的护理有一些自主控制,这些被认为可以改善谵妄。危重症患者的早期活动很重要,证据表明可以改善谵妄和预后[34]。控制疼痛和焦虑对避免谵妄至关重要。安眠药和止痛药使用不足可使患者躁动,导致谵妄。另一方面,过度使用镇静和止痛药可能导致患者更加意识混乱,适得其反,增加躁动和谵妄的发生。目前的指南不支持或反驳使用药物治疗谵妄。然而,在适当的镇静和镇痛治疗后,常规地应用氟哌啶醇每 5 分钟 0.5~5 mg,直到躁动被控制,经常被当作一类亢奋型谵妄患者的辅助治疗。氟哌啶醇拮抗多巴胺介导的神经传递,稳定大脑功能。非结构化的思维模式被抑制,产生一种平稳镇静的情绪反应。静脉注射负荷量氟哌啶醇,然后重复负荷量被常规用于治疗严重谵妄。一旦谵妄控制,氟哌啶醇治疗应常规规划应用几日,然后在几天内逐渐减少剂量。使用氟哌啶醇的同时,建议监测锥体外系症状、抗精神病药物恶性症候群、低血压和 QT 间期延长等不良反应。特别是 QT 间期延长可能会导致尖端扭转型室速。幸运的是,这种特殊的反应很少见到,氟哌啶醇仍对许多危重患者谵妄的治疗有帮助[35]。奥氮平是一种新的治疗谵妄药物,与氟哌啶醇有类似的疗效,但较少发生锥体外系副作用,日剂量为 2.5~5 mg[36]。喹硫平是一种非典型抗精神病药,锥体外系副反应发生率极低,在亢奋型谵妄治疗方面有支持证据。另一方面,镇静药物可能恶化淡漠型谵妄。有趣的是,劳拉西泮被发现是 ICU 患者发生谵妄的一个独立危险因素[37]。一种较新的非典型抗精神病药阿立哌唑,具有一定的刺激性,对淡漠型谵妄患者可能有一定的疗效[38]。在危重患者中谵妄的发生较为常见。危重监护中这种致命性并发症的监测,以及适宜的药物和环境疗法,对于改善危重患者的治疗非常关键。

四、肌松药

就 ICU 患者的舒适度而言,讨论肌松药物似乎并不合适。不过,由于经常使用,而且作用机制易混淆,提醒有必要加以论述。随着镇静药物的积极使用和对肌松药长时间肌力减弱的认知,ICU 中危重病患者的肌松药的使用显著下降。然而,极少数情况下,危重患者需要用肌松药来达到肌肉麻痹[39]。ICU 使用肌松药的一种最常见的原因就是发生患者-呼吸机拮抗。这种不同步会增加气道压,可能使患者罹患呼吸机相关的肺损伤。此外,人机拮抗往往使患者获取充足的氧合和通气变得异常困难。既往处理该问题最常用的方法就是实施神经肌肉阻滞。但必须认识到此类药物没有镇痛效果,只是单纯产生肌松作用。因此,这样不仅难以评估疼痛、躁动和精神状态,而且在镇静不充分的情况下,这些药物还可能因制动加重患者焦虑。可以想象,许多患者被发现呈一种令人难过的情感痛苦景象。因此,常采用得最好办法就是增加阿片类药物给予。由于阿片类药物降低患者的通气驱动而产生呼吸抑制,能够改善呼吸机对抗,无须冒肌松药的长时间肌肉麻痹副作用风险。

除了治疗呼吸机对抗,肌松药也可用来减少氧供低于氧需患者的氧气消耗量。此类患者可通过将代谢性氧消耗需求降到最低的神经肌肉麻痹而受益。尽管最大力量增加组织氧供但仍处于无氧代谢的患者,使用肌松药或许能恢复其有氧代谢状态。肌松药像这样的治疗不能看作是绝对的,而应是一种控制氧供需失衡的临时措施。

由于神经肌肉阻滞的长时间肌肉无力风险之外,在一些有频繁强直-阵挛性癫痫发作病史或处于癫痫状态的患者,须经过慎重考虑后确定肌松药的使用。重要的是认识到,完整的神经肌肉功能为临床医师提供一个连续监测潜在的危及生命的癫痫发作活动。然而接受肌松药物的患者,这种监护作用就无法获得。因此,存在这样一种风险,患者可能已出现大脑癫痫活动,而没有被医护人员意识到。因未能觉察识别,未能治疗,长时间的大脑癫痫活动可能导致不可逆的神经损伤,甚至脑死亡。

使用肌松药的最大顾虑还是长时间的肌麻痹,特别是在接受激素治疗的患者。ICU 中最常用的肌松剂是顺式阿曲库铵,输注速率为 1~5 μg/(kg·min),因为其主要是 Hoffman 降解。药物代谢动力学仅受体温和 pH 影响;因此肝肾功能不全的患者能够使用顺阿曲库铵,很少担心作用时间延长。理想的情况下,肌松药使用之前,应有计划地停用当前药物换用另外的治疗。通常意味着加大镇静治疗,但可能也意味着改善氧的输送或癫痫发作的治疗。

五、总结

维持镇静是危重症患者治疗的一个极重要的目标,但这方面的关注常被危重患者大量的生理紊乱掩盖。所有的镇静治疗都有危及患者健康的潜在副作用,并可能延长临床治疗时间。镇静治疗涉及ICU停留期间抑郁症和创伤后应激障碍的发生[40]。并且每日中断镇静治疗缩短了患者在ICU的停留时间。即使是冠心病患者每日中断镇静治疗也显示缩短ICU停留时间,尽管因儿茶酚胺升高导致心脏应激[41]。目前临床趋势是使用短效药物进行程度较轻的镇静。然而镇静和镇痛药物的终止治疗需仔细执行。患者持续用药一周以上存在精神和生理依赖,可能引发停药戒断症状[42]。另外,重症疾病的幸存者中,慢性疼痛综合征逐渐被认识[43]。为了设计一个合理的镇静治疗方案,必须将许多关键的终点指标和因素考虑在内。这些包括所需的镇静持续时间、药物的副作用、潜在的并发症和费用;这种费用不单纯是指药物本身,还包括上述的副作用和并发症。至关重要的是,重症监护团队的所有成员均需意识到镇静和镇痛的方案并坚持执行,同时也要知晓该方案潜在的不足,以便当患者病情变化或副作用发生时能够进行合适的调整。只有通过系统化和一致化的方法,才能为危重患者提供有效并符合成本效益的镇静方案。

◆ 要 点 ◆

● 镇痛、催眠和谵妄需求的患者评估,及其针对性的治疗计划,是ICU患者管理的关键。这三者之间存在显著的相互关联;例如,阿片类

药物镇痛不足和催眠药物镇静过度都可能引起谵妄。

● 当危重患者不能向他人交流他们的疼痛感受时,使用行为疼痛评分和生理指标是管理危重患者镇痛的关键。

● 非阿片类镇痛药应作为ICU患者一线用药,减少对阿片类药物的依赖,进而降低恶心、瘙痒、呼吸抑制和肠梗阻的发生率。

● 加巴喷丁和卡马西平可以治疗ICU患者的神经病理性疼痛。在ICU停留后的患者中慢性疼痛综合征日益被认识。

● 苯二氮䓬类药物间断给药和连续输注的效应差异很大。在地西泮、劳拉西泮和咪达唑仑中,只有劳拉西泮缺乏活性代谢物,因此其药代动力学最可靠。

● 丙泊酚和右美托咪定都是ICU常用的短效静脉催眠药。必须要警惕的是,防止丙泊酚输注综合征和右美托咪定相关的心动过缓和低血压。

● 氯胺酮通过对NMDA和阿片受体的作用,可以成为ICU镇静镇痛的有价值的辅助药物。不幸的是,它的副作用出现谵妄和交感活性可能限制其在ICU的使用,特别是在冠状动脉疾病和颅内疾病患者。

● ICU的睡眠剥夺是导致ICU谵妄的重要因素。淡漠型谵妄常常被忽视。氟哌啶醇和非典型抗精神病药(奥氮平和喹硫平)在治疗谵妄方面有用,阿立哌唑在治疗淡漠型谵妄方面可能特别有效。

● ICU中肌松剂的使用应当较为罕见,因其存在两种风险:未识别的惊厥性发作,尤其对于颅脑损伤的患者,以及出ICU后的长时间肌肉无力。然而,如果需要,顺阿曲库铵提供最可靠的药代动力学特征。

参考文献

请于ExpertConsult.com在线访问参考文献。

第 41 章 老年性疼痛

Gwendolyn A. Sowa，MD，PhD；Debra K. Weiner，MD；Alejandra Camacho-Soto，MD

翻译：皋德帅　顾海波　审校：王祥瑞　廖丽君

据估计，到 2050 年，65 岁及以上的人将增加到 15 亿，其中美国老年人口将达到 8 370 万[1]。鉴于人口结构的迅速变化，老龄化人口将需要多学科医师的照顾。因此，不同学科医师应该熟悉与老年人相关的专业医学知识。医疗保健的进步和预防措施的改进，使患有慢性疾病以及功能、认知障碍老人更长寿。在老年人中，生理储备减少、复合用药和活动减少等额外因素进一步加速了功能和认知能力的下降。了解老年人疼痛的临床表现以及实施减轻疼痛的治疗方案至关重要，但更重要的是要保持功能独立性。

一、疾病及合并症的表现

慢性疼痛可以认为是一种老年综合征，是一种多因素健康状况，当多个系统中损伤的累积作用会使老年人容易受到环境变化的挑战[2]。寻求一个统一的诊断来解释慢性疼痛老年人的体征和症状是不切实际的，因为病因往往是多因素造成的。这些包括生物力学改变、睡眠和情绪障碍、认知缺陷和其他慢性合并症。例如，老年患者纤维肌痛的治疗方式可能是通过活动和饮食进行体重管理，优化睡眠和情绪，而不是直接治疗疼痛区域。另一个例子是老年人慢性腰痛（chronic low back pain，CLBP）。最近的一系列题为"消除老年人的慢性腰痛"的研究探讨了 CLBP 的可能诊断因素，可能需要一种独特的治疗方法[3]。

二、衰老相关的生理学和病理学

许多生理变化是随着衰老而发生的。老年人更

常出现痴呆、周围神经病变、骨质疏松、骨关节炎和癌症等医学疾病。对患有慢性疼痛的老年人进行评估时，需要了解疾病评估和疼痛管理的相关知识。基于这种理解，疼痛从业者的目标应该是尽可能优化治疗方案，并在制定治疗方案时将不良反应降至最低。

（一）神经系统

据了解，随着年龄的增长，短期记忆和认知能力减退加快。而不同老年人的认知下降存在很大差异，神经元丢失、神经递质变化和神经系统内突触的变化程度也不同[4]。随着阿尔茨海默病成为最常见的疾病，老年痴呆症的患病率随之增加。目前的数据表明，在 85 岁和 85 岁以上的人群中，25％～30％患有痴呆症[1]。由于存在潜在的焦虑或恐惧，这些老人可能无法表达他们的疼痛来源或可能仅专注于疼痛本身。衰老与有髓及无髓纤维数量的减少、受损神经纤维数量的增加以及神经传导速度的减慢有关，从而导致本体感觉改变、姿势不稳和平衡缺陷。由于糖尿病、慢性肾病、癌症的化疗和（或）放射治疗等合并症，周围神经病变在老年人中更为常见。在有认知、视觉或听力缺陷的老年人中，叠加的本体感觉障碍会对平衡产生不利影响，导致本已脆弱的老人跌倒[5]。据估计，30％的 65 岁以上的老年人和50％的 85 岁以上的老年人至少跌倒过一次[6-7]，而最近的证据表明疼痛增加了跌倒风险[8]。因此，评估平衡能力应作为常规评估老年人疼痛的一部分。

（二）骨骼肌

肌肉减少症在老年人中是常见的：它被定义为与肌肉细胞萎缩和脂肪含量增加有关的肌肉含量的

进行性损失。脂肪含量增加可能增加脂溶性药物的保留,这可能增加不良副作用的风险。这也导致运动单元数量减少。据估计,到 70 岁时,骨骼肌的横截面积减少 25%～30%,肌力减低 30%～40%,这可能会影响运动能力[9,10]。肌肉力量下降,运动范围缩小,以及退行性关节炎和骨质减少/骨质疏松等常见疾病可能会增加老年人跌倒及骨折风险。还应强调的是,不论老年人是否有疼痛,他们经常有退行性疾病的影像学改变。例如,椎间盘退行性病变在老年人中几乎普遍存在[11-12],因此,病史和体格检查应该是识别患者慢性肌肉骨骼潜在疼痛的主要工具[3]。老年慢性疼痛患者仅凭影像学检查很难指导疼痛管理和治疗。老年人通常具有多种退行性肌肉骨骼疾病,影响动力学链并导致额外病理改变。例如,患有膝关节和髋关节炎相关疼痛的老年人可能会改变他们的步态和姿势,从而导致脊柱力学改变引起腰痛[13,14]。

(三) 视觉与听觉

衰老相关的感觉缺陷会加剧并导致疼痛相关的残疾。与衰老相关的常见眼病(如白内障、青光眼、黄斑变性和糖尿病视网膜病变)可能导致中度至重度视力丧失。视力下降,特别是夜间视力下降和老花眼,可能会使老年人跌倒。视力差可能会影响药物的给药方式或治疗方式,例如,使用眼镜或矫正练习的图片等视觉辅助工具可能是无效的。老年性耳聋是指随着年龄的增长而丧失听力,据估计,发病率占 65 岁以上老人的 1/3,85 岁以上的老人的一半。导致的沟通障碍可能范围很广,例如,对疼痛教育的误解或治疗实施中的错误。当医师评估耳聋患者时,辅助技术,如助听器和频率调制(FM)装置,可能对语音识别困难的患者是有帮助的,可以进行更有意义交谈和改善护理质量[15,16]。

三、药物代谢[17]

表 41.1 概述了一些与衰老有关的生理变化,这些变化可能导致药代动力学和药效学的改变。疼痛医师必须认识到这些变化,以优化镇痛,同时也尽量减少不良反应。

表 41.1 与衰老和虚弱有关的生理变化,可影响药物的药动学和药效学

药代动力学			
吸 收	分 布	代 谢	消 除
保持不变	↓血浆白蛋白[a, b]	↓肝脏体积[a, b, c]	随年龄增长肾功能可测量和可预测的下降[a, b]
↑胃 pH[a]	蛋白质亲和力	↓肝血流量[a, b, c]	↓肾小球滤过率[a]
↓分泌能力[a]	↑α₁ 酸性蛋白[a]	↑个体间随年龄的变化[a, b]	↓肾血浆流量[a]
↓胃肠血流量[a]	全身含水量[a, b]	↓首过代谢[b]	
	↑P 糖蛋白在肝脏中的表达及活性[a]	↓Ⅰ 期代谢[a, c]	
		↔Ⅱ 期代谢[a, c]	
		↓虚弱患者的 Ⅱ 期代谢	

药 效 学	
体躯成分	中枢神经系统
↑体脂[a]	↓脑部供血[a]
↓无脂肪体重和全身体重[a, b]	↓压力感受器[a]
心血管功能	肾素-血管紧张素-醛固酮系统
↓静息心率、每搏量和心输出量[a]	↓血浆肾素[a]
	↓尿醛固酮[a]

注:[a]人类/临床研究。

　　[b]在身体虚弱时,药动学和(或)药效学的变化会加重。

　　[c]动物实验。

　　引自 Mitchell SJ, Hilmer SN, McLachlan AJ: Clinical pharmacology of analgesics in old age and frailty. Rev Clin Gerontol. 19: 103－118, 2009.

（一）受药物动力学影响的止痛药

由于老年人肝脏大小和血流量减少，肝代谢率高的药物，清除率可能会下降，半减期会延长。哌替啶（在老年人中禁用，因为它具有肾清除的活性代谢产物，可引起癫痫发作）和吗啡是一种高提取率的镇痛药，其首过效应和清除率随着年龄的增长而降低。下列半减期长的非甾体抗炎药（nonsteroidal antiinflammatory drugs，NSAID）会被肝脏代谢，在老年人中其清除率可能降低：塞来昔布、二氟尼酸、萘普生、奥沙普嗪、吡罗昔康、双水杨酯和舒林酸。阿片类药物左啡诺和美沙酮也可能受到类似的影响。

衰老相关的肾功能下降影响的镇痛药包括可待因、度洛西汀、加巴喷丁、哌替啶、普瑞巴林、丙氧芬、水杨酸、曲马多，以及阿片类药物吗啡、羟考酮、氢吗啡酮、芬太尼和美沙酮。加巴喷丁按肾功能给药方案见表 41.5[18]。

老年人广泛使用如下所示的 Cockcroft-Gault 方程来估计肌酐清除率（creatinine clearance，CLcr），它有助于指导肾清除药物的剂量调整。

$$CLcr = \frac{[(140-年龄)\times 体重]}{[SCr\times 72]}$$

女性数值乘以 0.85

肌酸酐清除率：CLcr（mL/min）；血清肌酐：SCr（mg/dL）

年龄（年） 体重（kg）

（二）受药效学影响的止痛药

药效学是指组织的敏感性，以及药物如何与其效应器官相互作用。药物对身体的效应可能是治疗性的，也可能是不良的。药物的有效性可能受到与年龄有关的受体和信号处理的变化的影响，即靶器官的敏感性。阿片敏感性随 μ 阿片受体密度的降低和阿片类药物亲和力的增加而增加。因此，老年人可能对阿片类药物的剂量反应明显小于年轻人。

四、全面疼痛评估

对老年人的慢性疼痛评估需要对多种生物学、物理/生理、社会和心理因素的综合鉴定。应在所有患者中实施个性化的评估和监测。为了确定处方干预措施的有效性，在治疗过程中随访有意义的结果也至关重要。表 41.2 和表 41.3 提出了评估疼痛的方法，并提供了疼痛治疗期间应遵循的预后措施。

表 41.2　简短疼痛影响评估（对于有言语功能的患者）

您的疼痛有多严重（目前的、最严重的，以及前一周的平均状况）

在之前的一周当中，您有多少天因为疼痛而无法完成想做的事

在过去的一周当中，疼痛有多少次影响了您的日常生活，例如，洗澡、吃饭、穿衣服和上厕所等

在过去的一周当中，疼痛有多少次影响了您照顾自己的能力，例如，日常购物、准备食物、付账单和开车

您多久参加一次自己喜欢的活动，例如，个人爱好、与好友聚会和旅游等

在过去的一周中，疼痛影响了多少次这样的活动

您多久参加一次运动？在过去的一周中，因为疼痛妨碍了您几次运动计划

疼痛是否影响了您的清晰的思路

疼痛是否影响了您的食欲

疼痛是否影响了您的睡眠？在过去的一周中，这样的影响发生了几次

疼痛是否影响了您的精力、情绪、个性和与他人的关系

在过去的一周当中，您服用疼痛药物的频率有多少

您怎么评价您目前的健康状况

注：引自 Weiner DK，Herr K，Rudy TE：Persistent Pain in Older Adults：An Interdisciplinary Guide for Treatment，New York：Springer，2002.

表 41.3　评估老年人持续疼痛治疗的功能反应：建议的结果措施

功能领域	参数	评论
Ⅰ. 身体	日常生活基本和工具性活动（ADL、IADL）	对于辅助工具的需要程度
	稳定性/活动性水平	在社区中对于日常生活活动（AADL）参与的减少程度及在疗养院自己晨间护理下降，可能预示疼痛
	睡眠	询问患者痛醒以及因疼痛而无法入睡的次数，一天在床上的时间
	食欲	许多慢性持续性疼痛患者伴随着食欲的减退，留意热量摄入和体重变化
	疼痛程度	在疗养院当中，使用疼痛图表、行为疼痛观察，以及疼痛镇痛药物摄入频率来评价疼痛，在社区当中，使用数字及言语疼痛评价法
Ⅱ. 社会心理	情绪	焦虑和抑郁可以和疼痛共存，可加重这些症状

（续表）

功能领域	参数	评论
	人际交往/行为	脱离社交,可能出现易发脾气/激动,在疗养院当中与病友的接触,家人以及其他员工的交流变化有助于诊断
Ⅲ. 行为认知	情绪状态	情绪低落和谵妄可能是由于疼痛所引起。精神状态简易检测法可能对于微小的改变是不敏感的
	信仰与特质	注意是否病患从"帮我治疗"的态度转变为"教我做"的态度

注：引自 Weiner DK, Herr K, Rudy TE: Persistent pain in older adults: an interdisciplinary guide for treatment, New York, 2002, Springer.

仅仅评估疼痛是不够的。评估者应该询问认知或记忆的变化、食欲、睡眠、情绪障碍、行动能力的丧失或下降、跌倒和减少与日常生活活动相关活动水平。评估疼痛的类型[是否具有伤害性和(或)神经病理性、疼痛强度,以及如何直接影响日常活动,不适或健康状况的变化]至关重要。伤害性疼痛可能与骨折、关节炎、肌肉骨骼疾病或肌筋膜功能障碍有关。神经病理性疼痛包括诸如带状疱疹后遗神经痛、三叉神经痛和疼痛性糖尿病或压迫性神经病的病症。老年人疼痛强度的评估应包括对功能状态变化的深入评估。由于人们对疼痛的一些先入为主的观念,例如认为疼痛是衰老的一个正常部分,或者担心无法进行治疗,老年人可能会少报疼痛。评估者可以通过从患者的配偶、家庭成员、看护人员或朋友处获取附带信息,否则会在评估过程中遗漏这些相关信息。

(一) 老年疼痛患者的主要评估工具

与急性疼痛常常伴有血压、心率或呼吸频率异常不同,慢性疼痛没有客观的临床数据测量来评估。评估者通常依靠自报测量值、功能和认知评估以及附带来源。对于认知能力完好无损的老年人,疼痛数字分级评价法(numeric rating scale, NRS)和口述描绘评分法(verbal descriptor scale, VDS)是常用的疼痛评分工具,这些疼痛工具对疼痛的变化很敏感。这些自述的测量工具可以比较可靠的用于轻度至中度痴呆症患者[19]。

在那些难以使用自述工具的晚期痴呆症患者中,看护者会依靠行为线索(如患者面部表情、自我

表 41.4　认知障碍老年人的常见疼痛行为

面部表情
愁眉苦脸、悲伤、惊恐的表情
哭脸、皱额头、双眼紧闭
言语表达,发声
叹息、抱怨、呻吟、叫声
呼叫、寻求帮助
呼吸急促,恶言恶语
身体动作
僵硬、紧张的身体姿势,据守、坐立不安
反复踱步、摇摆,运动受限
步态或行动的变化
人际交往的变化
咄咄逼人、好斗,对护理采取不合作的态度
社交减少、性格孤僻
作出不合适的举动,有破坏性行为
活动模式或习惯改变
拒绝食物,食欲改变
睡眠、休息模式的变化
突然停止每日的常规活动
精神状态改变
大哭、流泪
意识错乱增加
烦躁不安或焦躁

注：引自 AGS Panel on Persistent Pain in Older Persons: The management of persistent pain in older persons. J Am Geriatr Soc. 50: S205 - S224,2002.

保护、支撑、摩擦和叹息等)来确定疼痛的存在和严重程度(表 41.4)。有几种行为工具可用于检测晚期痴呆患者的疼痛。这些措施包括晚期痴呆症疼痛评估(pain assessment in advanced dementia, PAINAD)、Doloplus - 2 量表和沟通能力有限老年人疼痛评估量表(pain assessment checklist for seniors with limited ability to communicate, PACSLAC)[20]。

正如前面所述,在慢性疼痛的患者中,应该常规地进行运动障碍的筛查,因为功能的改变可能是疼痛的早期迹象。虽然没有金标准来评估老年人的功能运动,但步态速度被认为是运动功能障碍的一个很好的预测指标[21],并具有可实施性,可以纳入临床实践。

在怀疑有认知缺陷的患者中,快速轻度认知障碍(quick mild cognitive impairment, Qmci)筛查是一种 3～5 分钟快速评估轻度认知障碍的筛查工具[22]。更复杂的认知障碍病例,可以使用 Montreal 认知评估(Montreal cognitive assessment, MoCA)[23](一个 10 分钟的筛选工具)或简易智力状态评估量表(Mini-Cog)[24,25](一种短暂的延迟回忆和

画钟表测试)进行测量。在异常评分的情况下,应该对患者进行神经心理学检查或介绍给专门从事认知障碍的医师。

(二)红色警报

对于所有出现疼痛的患者需要考虑可能出现的严重症状(即红色警报症状),这是非常重要的。老年人红色警报症状包括但不限于跌倒或其他创伤后的疼痛、发烧、突然不明原因的体重减轻、急性剧烈疼痛、新发的无力或感觉丧失、肠或膀胱功能丧失、颌跛行、新发头痛、有恶性肿瘤病史或使患者从睡眠中醒来的骨痛,以及与皮肤苍白、无脉和感觉异常有关的肢体突然疼痛。当出现红色警报时,需要进一步的检查(包括血液检查和影像检查)以排除这些严重症状。

五、治疗

对于患有慢性疼痛的老年人,通常应在跨学科团队的背景下,从非药物学和药物学的角度进行治疗。考虑到复合用药、潜在的药物-药物和药物-疾病的相互作用风险以及用药的不依从性,理想情况下应从非药物学方法开始治疗。

(一)非药物治疗

有证据表明,非药物干预可能有助于老年人慢性疼痛控制[26]。常见的非药物治疗方法可能有效果,包括体重管理、运动、物理和职业性疗法、限制活动、辅助器具处方和认知行为疗法[28,29]。

此外,有证据表明,针灸、正念冥想(mindfulness meditation,MM)[30,31]和按摩[32]可以减轻老年人的疼痛。一项针对老年人慢性疼痛的行为心理干预措施(特别是生物反馈、进行性肌肉松弛、冥想、意象引导、催眠、太极拳、气功和瑜伽)的综述建议,此类干预措施不仅可以改善疼痛,而且可以改善与疼痛相关的合并症,如抑郁症、焦虑症和残疾[33]。

对 282 名患有慢性腰痛的社区老年人进行随机对照试验,随机分为为期 8 个月的正念冥想组(前 2 月每周 8 次,然后每月 1 次,持续 6 个月)和健康教育对照组。通过 8 周的 Roland Morris 问卷调查显示,老人功能显著改善,慢性和急性疼痛减少[34]。

在慢性腰痛老年患者中进行腰椎经皮神经电刺激(percutaneous electrical nerve stimulation,PENS)治疗,结果显示疼痛减轻且功能改善[35,36]。在一项随机对照试验中,使用穿刺针进行骨膜刺激

疗法能减轻老年人晚期膝关节骨性关节炎的疼痛[37]。然而,没有关于这些干预的强度、持续时间或频率的明确指导方案。这些疗法应针对患者进行个体化治疗以改善功能,将疼痛降低到可容忍的水平,从而使功能达到最高水平。

物理治疗模式,如冷热疗(冷或热)或徒手治疗,可能是治疗伤害性和肌筋膜疼痛的辅助手段。脊柱手法治疗可有效地减少老年人的功能障碍与慢性腰痛[38]。感觉改变和(或)认知缺陷的患者在没有直接监督和专业指导的情况下(包括频率和强度)不应接受冷/热治疗。根据一项系统的回顾研究,Ottawa 小组推荐了一项运用于轻度至中度骨关节炎患者的有氧运动方案,包括散步、伸展运动、加强锻炼和宣教,来帮助改善疼痛和功能[39]。有氧运动、耐力、抗阻、平衡和柔韧性运动的结合可能有效地减轻疼痛、改善情绪和增强运动能力。有平衡障碍或跌倒史的患者可考虑采用水疗法。应根据患者的临床并发症和目前的功能状况制定个性化的锻炼计划。

诸如职业疗法和物理疗法之类的疗法可以有效地缓解老年人的疼痛和改善其功能。区分这两个疗法是很重要的。职业治疗师致力于最大限度地发挥一个人独立进行日常生活和辅助活动的能力。他们还可以协助制定适当的运动处方、调整步态或使用辅助设备来优化日常活动,包括但不限于烹饪、饮食、美容、自我护理、穿衣。物理治疗师可以帮助老年人解决影响活动能力的疼痛状况,包括行动、平衡、行走困难。医师应选择好治疗师,他们既知识渊博,又能舒适地管理老年人的疼痛。医学合并症在老年人中很常见,如认知障碍、骨关节炎、心血管和肺部疾病,可能会影响治疗师的评估和治疗。

(二)药物治疗

药物治疗可通过局部、口服或注射(即关节内、硬膜外、肌肉内)给药。

1. 局部治疗

局部药物可能比口服药物更受青睐,因为它们的全身作用和药物-药物相互作用较少,局部用药也更容易应用,特别是伴有吞咽困难的老年人。美国食品和药物管理局(food and drug administration,FDA)批准局部涂抹 5％利多卡因用于治疗带状疱疹后遗神经痛。带状疱疹后遗神经痛在老年人中非

表 41.5 口服镇痛药

药物类别	药物	推荐剂量	药代动力学	主要的药物-药物相互作用	主要的药物-疾病相互作用	重要的副作用
治疗伤害性疼痛的口服止痛药						
其他止痛药	对乙酰氨基酚	325~1000 mg/4~6 h 每日最大剂量 4000 mg	通过葡糖醛酸化代谢 清除率在虚弱老年人中可能减低	在同时使用肝酶诱导药物（如利福平、卡马西平、苯妥英钠、苯巴比妥）时，中等剂量可导致肝损伤	没有	急性摄入 10 g 或慢性使用>4g/d 的肝坏死 重度饮酒、营养不良，原发性肝脏疾病时，长期使用时毒性增加；降低每日最大剂量至 2 g 肾毒性（剂量依赖性）
非乙酰化水杨酸酯	双水杨酯	500~750 mg，每日两次 每日最大剂量 3000 mg	水解代谢成水杨酸盐；也通过葡萄糖醛酸氧化代谢	没有明显的药物相互作用	如下 NSAID	不干扰血小板功能；胃肠道出血罕见
其他非甾体消炎镇痛药（NSAID）	布洛芬	400 mg，每日 3~4 次	CYP2C9/19	NSAID 与利尿剂和抗高血压药同时使用可能会降低其有效性；与皮质类固醇和（或）华法林一起使用会增加患消化性溃疡病的风险；增加锂和甲氨蝶呤的浓度	慢性肾功能衰竭、心力衰竭、高血压和消化性溃疡病史患者慎用 NSAID	在>60 岁的人中，胃肠道出血的风险增加。高剂量可能导致认知障碍 NSAID 应留给老年人短期使用
	萘普生	250~500 mg，每日 2 次	CYP2C9 和 CYP1A2；高龄时清除率明显减低			由于半减期相对较长，萘普生不应该是老年人的首选
COX-2 抑制剂	塞来昔布	100 mg，每日 2 次	CYP2C9/19	与上面 NSAID 相似	如上面 NSAID	COX-2 抑制剂的胃肠道毒性较小，但胃毒性与其他 NSAID 相似 考虑到半减期长，也许因为心脏毒性更大，它不是老年人的首选药物
弱阿片片类	可待因	15~30 mg/4~6 h	被 CYP2D6 前药代谢	很少有临床意义的药物-药物相互作用。奎宁能抑制可待因的镇痛作用	对于所有阿片片类药物，增加了运动障碍患者跌倒的风险；当前列腺增生（BPH）存在时，可能会恶化或沉淀尿潴留	由于对类阿片片的敏感性提高，老年人更有可能出现镇静、恶心、呕吐、便秘、尿潴留、呼吸抑制和认知障碍
	氢可酮	5~10 mg/4~6 h（单独使用或与对乙酰氨基酚合用）	CYP2D6；在老年人中未研究			可待因具有活跃的肾脏代谢产物，可随着年龄的增长和肾脏功能不全而累积

（续表）

药物类别	药物	推荐剂量	药代动力学	主要的药物-药物相互作用	主要的药物-疾病相互作用	重要的副作用
阿片受体激动剂/选择性去甲肾上腺素再吸收抑制剂（SNRI）	曲马多	起始量 25 mg，每日 1 次。每日分剂量增加 25～50 mg，每 3～7 天一次，最大耐受剂量为 100 mg，每日 4 次。肾用 100 mg，每日 2 次	被 CYP2D4、2B6、2D6 前药代谢	镇静药物和其他阿片类药物。与 SSRI 和曲普坦合用存在 5-羟色胺综合征的风险；最存在 5-羟色胺综合征的风险。使用单胺氧化酶抑制剂（MAOI）可能会导致癫痫发作。与华法林和地高辛相互作用的罕见报道。奎尼丁可以抑制镇痛作用	癫痫发作（避免有癫痫病史）；调整肾功能不全的剂量；最大剂量 100 mg，每日 2 次	癫痫发作和直立性低血压。其他类似传统阿片类药物的副作用，包括镇静、神志不清，呼吸抑制
强阿片类	羟考酮（短效和长效）	从 5 mg 开始，每 4～6 小时一次短效剂型；7 天后决定所需剂量，然后改成长效剂型	CYP2D6	同上	同上；羟考酮和吗啡具有活跃的肾脏代谢产物，会随着年龄的增长和肾脏功能不全而累积	同上；老年人应避免使用强阿片类药物：喷他佐辛、哌替啶
	美施康定（短效和长效）	以 2.5 mg，q4＋h 开始；然后每 7 天滴注 2.5 mg。确定需要剂量后改成长效剂型	大的首过效应和高的肝提取率导致血清水平升高和清除率降低；葡萄糖醛酸反应活化肾清除代谢剂量			便秘在所有类阿片中都很常见，但并不普遍；如果需要，应开一种刺激泻性药（如番泻叶）
	双氢吗啡酮	从 2 mg/4 h 开始。如果需要，7 天后增加剂量	葡糖醛酸反应；在老年人中未研究			所需阿片类药物（弱的、强的和曲马多）的剂量可以通过与非阿片类药物（如对乙酰氨基酚）联合使用来减少阿片类药物
	芬太尼透皮贴	从 12 μg 贴片/72 小时开始。如果 1 周无效，间隔 7 天增加到 25 μg。如必要，间隔 48 小时给药	CYP3A4			初次使用阿片类药物的人应避免使用芬太尼贴剂。美沙酮和其他阿片类药的持续释放的阿片类药物
	美沙酮	从 1 mg/12～24 h 开始（口服、含服，皮下注射），滴注≥q7 天	CYP3A4；在老年人中未研究	苯妥英钠可增加清除率		应在使用美沙酮的患者中监测心电图（ECG），因为它可能与 QT 同期的延长有关

神经性疼痛的口服止痛药

药物类别	药物	推荐剂量	药代动力学	主要的药物-药物相互作用	主要的药物-疾病相互作用	重要的副作用
抗惊厥药	加巴喷丁	每晚以 100 mg 开始服用。每周增加 100 mg。肾剂量：CLcr30～59 mg/min，	肾脏代谢。非线性药代动力学。血浆浓度随剂量的增加而不成比例地增加	其他中枢神经系统/镇静药物	痴呆，共济失调	神志不清，头晕，嗜睡，周围水肿，体重增加。突然停用出现戒断综合征

（续表）

药物类别	药物	推荐剂量	药代动力学	主要的药物-药物相互作用	主要的药物-疾病相互作用	重要的副作用
抗惊厥药	加巴喷丁	滴注至 600 mg bid。CLcr15~29 mg/min，滴注至 300 mg bid。浓度＜15 mg/min，滴注至 300 mg qd 透析后补充给药				
	普瑞巴林	每晚 25~50 mg 开始。每周增加 25~50 mg 至 100 mg bid。每日最大剂量 300 mg。肾剂量：CLcr30~60 mg/min，调整每日剂量至 150~300 mg qd。CLcr15~30 mg/min，调整每日剂量至 75~150 mg qd。CLcr＜15 mg/min，调整每日剂量至 25~50 mg qd 透析后补充给药	肾脏代谢。线性药代动力学(血浆浓度与剂量成正比)	其他中枢神经系统/镇静剂	痴呆、共济失调	神志不清、头晕、胸闷、周围水肿、体重增加
	卡马西平(CBZ)	起始剂量每晚 50 mg，每周增加 50 mg 直至 100 mg bid。目标剂量每日 200~600 mg。最大剂量每日 1 200 mg。调整剂量使药物血清浓度在 4~12 mg/L。中枢神经系统药物可能在较低的血清水平上具有毒性	CYP4503A4 代谢，包括 CYP450	CYP3A4 抑制剂增加血清 CBZ 浓度 CYP3A4 诱导剂降低 CBZ 浓度 CBZ 诱导肝脏活动并可以降低多种药物的浓度		言语不清、步态不稳、协调能力差；SIADH 罕见的严重反应：Stevens-Johnson综合征、再生障碍性贫血、肝毒性。药物性狼疮。开始服药后和治疗期间监测 LFT、CBC 和血清钠
三环抗抑郁药	去甲替林 地昔帕明	每晚 10 mg。每周增加 10 mg。最大剂量每晚 50 mg	CYP2D6 代谢	CYP2D6 抑制剂提高血清水平。CYP2D6 诱导剂降低血清水平 其他中枢神经系统/镇静剂	心肌梗死和束支阻滞；癫痫发作；窄角型青光眼、前列腺肥大；痴呆、跌倒	心律不齐、QT 间期延长和传导阻滞。严重的情况下可能会导致尖端扭转型室性心动过速。老年人使用前查心电图。直立性低血压、镇静、意识模糊、便秘、尿潴留、SIADH

（续表）

药物类别	药物	推荐剂量	药代动力学	主要的药物-药物相互作用	主要的药物-疾病相互作用	重要的副作用
双重再摄取抑制剂(SNRI)	文拉法辛	起始剂量每天37.5 mg，每周增加37.5 mg 至每天150 mg。每日最大剂量225 mg	CYP2D6代谢	禁止在MAOI使用后的14天内使用。与曲普坦、曲马多和其他抗抑郁药合用时，可能会导致5-羟色胺综合征	HTN和不受控制的窄角型青光眼。诱发双相情感障碍中躁狂发作	镇静/跌倒、失眠、恶心、口干和便秘。突然停药可能导致戒断综合征
	度洛西丁	起始剂量每日20～30 mg，1周后增加至60 mg。最大剂量60 mg。在终末期肝损伤(ESRD)，CLcr<30 mL/min 不推荐使用	CYP1A2, CYP2D6代谢	CYP2D6抑制剂。禁止在MAOI使用后14天内使用。如果与曲普坦类、曲马多和其他抗抑郁药合用，可能会导致5-羟色胺综合征	HTN和不受控制的窄角型光眼和癫痫发作。诱发双相情感障碍中躁狂发作	恶心、口干、镇静、跌倒、尿潴留、便秘。突然停药可能导致戒断综合征。肝毒性风险低，但肝病和大量饮酒禁用
外用制剂	5%利多卡因贴剂	12小时共使用1～3片。休息12小时。利多卡因贴剂仅吸收3%±2%。95%利多卡因仍以贴剂形式存在	肝脏代谢 目前还不明确利多卡因在皮肤中代谢。局部应用后全身吸收少最小，血清水平可忽略不计	慎用于服用I类抗心律失常药的患者(托卡尼和美西律)	严重肝病和皮肤受损	现场反应。利多卡因毒性的症状很少见；它们包括恶心、焦虑、耳鸣、金属味、神志不清和震颤。血清利多卡因水平>5 μg/mL具有毒性。利多卡因贴片的血清水平通常为0.13 μg/mL
	辣椒碱	将薄层涂在患处。qid	皮肤反应。4～6周后可看到最大效果	未知	刺激受损的皮肤	皮肤反应和灼烧感。避免接触眼睛和敏感皮肤。吸入时呼吸道刺激(咳嗽)
肌肉松弛剂	巴氯芬	起始剂量每晚5 mg，在耐受情况下每周增加5 mg，最大剂量10 mg tid。肾功能不全可能需调整剂量	最低代谢；85%在肝脏和粪便中排泄	中枢神经系统抑制剂	共济失调、肾脏疾病和癫痫	神志不清、恶心、镇静。突然停药出现幻觉、高烧。如果严重，肌肉僵硬、癫痫、肌肉痉挛可能导致横纹肌溶解，多器官系统衰竭和死亡
阿片类镇痛药	参见上文"伤害性疼痛口服镇痛药"					

注：BPH，良性前列腺增生；CBC，全血细胞计数；CBZ，卡马西平；CLcr，肌酐清除率；CYP，细胞色素 P450；ECG，心电图；ESRD，终末期肾脏疾病；HTN，高血压；LFT，肝功能检查；MAOI，单胺氧化酶抑制剂；NSAID，非甾体抗炎药；SIADH，抗利尿激素分泌失调综合征；SNRI，血清素去甲肾上腺素再摄取抑制剂；SSRI，选择性5-羟色胺再摄取抑制剂。引自 Weiner DK, Karp JF, Bernstein C, et al.：Pain medicine in older adults：how should it differ? In：Deer T, Ray A, Gordin V, et al.，editors：Comprehensive Treatment of Chronic Pain by Medical, Interventional and Behavioral Approaches：The American Academy of Pain Medicine Textbook on Patient Management. New York：Springer, 2013. Reproduced with permission of the American Academy of Pain Medicine.

表 41.6A　Beers 列表：疼痛和与疼痛有关的药物

器官系统、治疗类别、药物	合理用药	推荐	证据级别	推荐强度
中枢神经系统单独或联合使用的抗抑郁药：阿米替林、地昔帕明、去甲替林	高度抗胆碱能，镇静，并引起直立性低血压	避免使用	高	强
镇疼痛药物				
哌替啶	常用剂量的口服镇痛药无效，可能比其他阿片类具有更高的神经毒性风险，包括谵妄；提供更安全的替代品	避免使用，特别是在患有慢性肾脏疾病的个体中	中等	强
非环氧化酶选择性 NSAID：口服 　阿司匹林＞325 mg/d 　双氯芬酸钠 　二氟尼柳 　依托度酸 　非诺洛芬 　芬洛芬 　酮洛芬 　甲氯芬那酸 　甲芬那酸 　美洛昔康 　萘丁美酮 　萘普生 　奥沙普秦 　吡罗昔康 　舒林酸 　托美丁	高危人群消化道出血或消化性溃疡发病风险增加，包括年龄＞75 岁或口服或非口服皮质类固醇激素、抗凝血剂或抗血小板药物；使用质子泵抑制剂或米索前列醇，风险能减少但不能消除。非甾体抗炎药引起的上消化道溃疡、大出血或穿孔，在治疗 3～6 个月患者中发生率约 1%，在治疗 1 年的患者中发生率约 2%～4%。发生率随着使用时间的延长而增高	避免长期使用，除非其他替药品无效，患者可以服用胃保护剂（质子泵抑制剂或米索前列醇）	中等	强
吲哚美辛	吲哚美辛可能比其他 NSAID 具有更多的 CNS 效应。在所有 NSAID 中，吲哚美辛副作用最大	避免使用	中等	强
酮咯酸，包含非口服的	老年人消化道出血、消化性溃疡病和急性肾损伤的风险增加	避免使用	中等	强
喷他佐辛	比其他阿片类镇痛药更易引起 CNS 不良反应，包括神志不清和幻觉；也是一种混合激动剂和拮抗剂；有更安全的替代品可用		低	强

注：CNS，中枢神经症状；NSAID，非甾体消炎药物。引自 American Geriatrics Society 2015 Beers Criteria Update Expert Panel. American Geriatrics Society 2015 updated Beers criteria for potentially inappropriate medication use in older adults. J Am Geriatr Soc 6：432－442，2015.〔Advance online publication〕.

表格 41.6B　2015 年美国老年医学学会 Beers 标准精简版

疾病或综合征	药物	合理使用	推荐	证据级别	推荐强度
心力衰竭	NSAID 和 COX-2 抑制剂	可能促进体液潴留，加重心力衰竭	避免使用	NSAID：中等	强
晕厥	第三代 TCA	增加直立性低血压或心动过缓的风险	避免使用	TCA：中等	TCA：强
慢性癫痫发作或癫痫	曲马多	降低癫痫发作阈值；对于癫痫发作控制良好且替代药物无效的患者，可能是可以接受的	避免使用	低	强
谵妄	皮质类固醇 哌替啶	因为具有潜在的诱导或恶化的谵妄风险，避免在患有谵妄或具有高风险的老年人中使用	避免使用	中等	强

（续表）

疾病或综合征	药物	合理使用	推荐	证据级别	推荐强度
跌倒或骨折史	抗惊厥药 TCA 阿片类	可能导致共济失调、精神运动功能受损、晕厥、额外跌倒 如果必须使用其中一种药物，请考虑减少使用其他具有增加跌倒和骨折的风险 CNS 活性药物，并采取其他降低跌倒风险的策略	避免使用，除非没有更安全的替代品；除非患有癫痫和心境障碍，避免抗惊厥药物 阿片类：避免使用，排除因近期骨折或关节置换引起的疼痛管理	高 阿片类：中等	强 阿片类：强
胃或十二指肠溃疡病史	阿司匹林（>325 mg/d）非 COX-2-选择性 NSAID	可能加重现有溃疡或引起新的或额外的溃疡	避免使用，除非其他替代品无效。患者可以服用胃保护剂（质子泵抑制剂或米索前列醇）	中等	强
慢性肾脏疾病 IV 期或以下（肌酐清除率<30 mL/min）	NSAID（非选择性 COX 和选择性 COX，口服或者非口服）	可能增加急性肾损伤风险，肾功能进一步下降	避免使用	中等	强

注：CNS，中枢神经症状；NSAID，非甾体消炎药物；TCA，三环类抗抑郁药。引自 American Geriatrics Society 2015 Beers Criteria Update Expert Panel. American Geriatrics Society 2015 updated Beers criteria for potentially inappropriate medication use in older adults. J Am Geriatr Soc. 63(11)：2227-2246,2015. ［Advance online publication］.

常常见，局部涂抹 5% 利多卡因可考虑用于不能忍受口服药物的局部神经病理性疼痛患者[40]。辣椒素乳膏是一种消耗 P 物质的药物，已获得 FDA 批准可用于神经病理性疼痛和肌肉骨骼疼痛。非甾体抗炎药（nonsteroidal antiinflammatory drugs, NSAID）也可以局部应用，可能是口服 NSAID 的安全替代品。FDA 批准外用双氯芬酸钠治疗骨关节炎。与口服 NSAID 相比，局部外用治疗胃肠道副作用少见[41]。可以使用复合的局部制剂，可能有助于一些其他治疗无效的患者，然而，缺乏对其功效的深入研究[42]。与外用药物有关的典型副作用包括局部刺激、皮疹和（或）烧灼感，后者最常见的是辣椒素乳膏。

2. 口服止痛药

医师在确定患者需要口服镇痛药前必须详细询问病史，包括所有处方药和非处方药、草药和膳食供应维生素制剂、非法药物和酒精。表 41.5 列出了治疗老年人伤害性疼痛和（或）神经病理性疼痛口服镇痛药清单。老年人应慎用任何列入（最后一次更新是 2015 年）Beers 标准的药物[43]。这些药物具有很高的不良反应风险，存在潜在的风险，在老年人中最好避免使用。表 41.6A 和 B 列出了 Beers 标准中包含的疼痛和疼痛相关药物的缩写形式。

对乙酰氨基酚继续被推荐作为治疗伤害性疼痛的第一线药物，特别是腰痛和骨关节炎疼痛[32]。使用对乙酰氨基酚有最常见的副作用是肝功能损伤，这种不良反应经常发生在同时使用其他非处方药物、阿片类药物-对乙酰氨基酚组合药物和肝损伤前期。活动前或治疗前 30~60 分钟使用镇痛药可能会起到协同作用并优化治疗方案。

对存在有炎症性疼痛的患者或对乙酰氨基酚疗效不理想的患者，可短期口服最低有效剂量的 NSAID。与传统的非甾体抗炎药相比，非乙酰水杨酸具有更少的副作用，可以考虑用于疼痛控制。考虑到充血性心力衰竭、高血压加重、肾功能不全和胃肠道出血的风险，应避免长期使用 NSAID。在老年人中应考虑使用含有的质子泵抑制剂（proton pump inhibitor, PPI）的非甾体抗炎药处方，因为这将减少但不是消除胃肠道副作用。然而，使用 PPI 似乎不能降低所有胃肠道不良反应（如结肠炎、急性憩室炎）的风险。通过使用选择性 COX-2 非甾体抗炎药，特别是塞来昔布，发现上、下消化道副作用发生频率和严重程度都较低[44]。

对于典型的患有中度至重度疼痛的炎症性疾病、癌症相关的疼痛或严重的神经性疼痛的老年患者，他们因非药物治疗和非阿片类药物治疗无效，或者患有晚期骨关节炎不适合手术治疗,阿片类药物可能是一种有效的选择。阿片类药物存在广泛副作用,包括便秘、葡萄糖不耐受、睡眠呼吸紊乱、高血压、精神分裂症和骨质疏松,服药者需要密切监测和定期随访。老年人存在精神错乱、尿潴留、跌倒和骨折的潜在副作用,因此用药时应进行风险效益分析。

在老年人使用阿片类药物之前,应采取一些预防措施。教育患者了解潜在的副作用是至关重要的。除了上面所列的副作用外,教育还应包括药物组织耐受和依赖问题以及药物滥用的可能性。筛查工具可以被用来应用,包括《阿片类药物风险工具》(一种简洁实用的用于检测潜在的滥用或违规行为的工具)(表41.7),和(或)《经修订的疼痛患者筛查和阿片类药物评估》(一种评估是否长期滥用阿片类药物的方法)[45,46]。建议采用《当前阿片药物滥用措施》来评估目前的滥用情况[47]。老年人最初使用阿片类药物时,应从最低有效剂量的短效制剂开始,多

表41.7 预测服用阿片类药物患者的异常行为:初步验证阿片类药物风险的工具

项目	给适合的每项打上符号	女性得分	男性得分
1. 家族物质滥用史			
酒精	☐	1	3
毒品	☐	2	3
处方药	☐	4	4
2. 个人物质滥用史			
酒精	☐	1	3
毒品	☐	2	3
处方药	☐	4	4
3. 年龄(如16~65岁)	☐	1	1
4. 青春期前的性泛滥史	☐	3	0
5. 心理学疾病			
注意力缺失、强迫症	☐	2	2
双相障碍、精神分裂			
抑郁症	☐	1	1
总和		—	—
分类风险总得分			
低风险:0~3			
脑卒中险:4~7			
高风险:>8			

注:引自 Webster LR,Webster RM:Predicting aberrant behaviors in opioid-treated patients:preliminary validation of the Opioid Risk Tool. Pain Med 6:432-442,2005.

次评估疼痛控制情况后,再考虑后期使用长效制剂。应用时需密切关注便秘的情况,许多医师在开始使用阿片类药物同时,通常会开一种导泻药和(或)大便软化剂。如果可能的话,应避免在有跌倒或骨折史的老年人中使用阿片类药物,但创伤后或术后疼痛短期使用除外[43]。如果老年人存在平衡和活动能力受损且必须使用阿片类药物,患者则应使用助步器努力降低跌倒风险外,还应咨询物理治疗师学会正确使用助步器。

抗抑郁药和抗癫痫药治疗成人神经病理性疼痛有很强的证据,如三环类抗抑郁药(tricyclic antide-pressants,TCA)、5-羟色胺去甲肾上腺素再摄取抑制剂(serotonin-noradrenaline reuptake inhibitors,SNRI)、普瑞巴林和加巴喷丁。使用利多卡因贴片、辣椒素贴片、曲马多和强阿片药物的证据很少[48]。然而,在65岁以上的成年人中,不推荐TCA,因为它们具有抗胆碱能副作用(镇静、谵妄、尿潴留、便秘、加重青光眼)、跌倒风险、高剂量下的心脏毒性[43]。5-羟色胺去甲肾上腺素再摄取抑制剂度洛西汀和抗惊厥的普瑞巴林是治疗疼痛性糖尿病神经病变的有效药物。加巴喷丁和普瑞巴林都被用来治疗与带状疱疹后遗神经痛相关的疼痛,这种疼痛在老年人中更为常见。对于患有三叉神经痛的成人,推荐卡马西平或奥卡西平作为一线治疗。奥卡西平具有较少的副作用和药物-药物相互作用,在老年人中可能是首选[49]。

对于患有炎症性疾病(如巨细胞动脉炎、风湿性多肌痛、类风湿关节炎)和癌症相关性疼痛的老年人,可以短期口服皮质类固醇。除非是绝对必要的情况下,避免长期使用类固醇,因其具有葡萄糖不耐受、骨密度降低、高血压、心血管风险增加、胃肠溃疡和出血、精神状态改变、青光眼和白内障这些常见的副作用。

3. 注射治疗

对于疼痛严重、限制患者康复干预依从性且无法忍受口服或局部用药的患者,注射疗法可能是一种有效的治疗选择。注射疗法可使用包括皮质类固醇、止痛药和增生疗法药物靶向注射至脊椎、外周关节(例如,膝关节、髋关节、肩部)、肌肉和肌腱。

4. 皮质类固醇注射

硬膜外类固醇注射通常用于治疗椎间盘源引起的神经根病和腰椎管狭窄性疼痛。最近一项随机试验表明,针对患有椎管狭窄的成年人进行硬膜外类

固醇注射与单独使用利多卡因注射相比没有任何益处。在这项研究中，一些最常见的副作用包括发烧、感染和头痛[50]。

关节皮质类固醇注射可能有助于减轻膝关节骨性关节炎[51,52]和髋关节骨关节炎[53]患者的疼痛。根据回顾性研究[54]和一项小型前瞻性研究[55]，如果华法林抗凝的患者国际标准化比率（international normalized ratio，INR）在治疗值范围，则关节注射仍可安全进行。应告知糖尿病患者类固醇注射后可能发生高血糖的风险，并需要密切监测。

5. 触发点注射

触发点注射是使用局部麻醉药（如利多卡因）减少肌筋膜疼痛综合征所致疼痛的有效辅助治疗[56,57]。干针治疗也有效。治疗副作用包括局部疼痛或肿胀、皮肤感染和出血过多，这在抗凝患者中可能更为常见。在随机对照试验中，几乎没有发生与触发点注射有关的副作用，也没有报告严重威胁生命的问题[56,58]。

6. 增生疗法

增生疗法是指应用"生长因子或生长因子兴奋剂"进行的注射疗法，注射剂可分为刺激剂、渗透剂或趋化剂[59]。尽管有一些研究使用增生疗法治疗肌肉骨骼疾病如膝关节骨性关节炎，但尚无定论，研究也不是针对老年人的。

（三）纤维肌痛症：跨学科治疗方法实例

纤维肌痛是老年人较常见的慢性非恶性和广泛性疼痛问题之一，症状持续时间超过 3 个月不等，包括晨僵、疲劳、非恢复性睡眠、头痛、肌筋膜疼痛和盆腔疼痛。纤维肌痛和许多慢性疼痛一样，往往需要跨学科的治疗方法。纤维肌痛的有效治疗方法包括30 分钟的低强度到中等强度有氧运动，并进行监管和（或）认知行为治疗。FDA 批准的治疗纤维肌痛的药物包括 5－羟色胺去甲肾上腺素再摄取抑制剂（度洛西汀、文拉法辛）、普瑞巴林和米那普仑[62]。作为纤维肌痛患者的可行治疗方案，补充和替代模式也已被研究。有一些证据支持针灸、顺势疗法、水疗和按摩的益处[63]。然而，这些干预措施对老年人的有效性和安全性，还需要进一步的研究。

六、总结

我们应继续强调采取多学科方法照顾老年人的重要性。所有的医疗保健者都会接触到患有慢性疼

痛的老年人，并且应该熟悉这个患者群体。治疗的最重要目标应该是促进功能独立，在可能的情况下防止功能衰退和（或）管理功能缺陷。老年人身体状况复杂、身体条件衰弱，在疼痛医学实践中，要考虑把老年科医师、老年精神病医师和心理医师、物理治疗医师、风湿病医师、神经学医师、运动和脊柱医师、社会工作者、物理和职业治疗师，以及辅助医学从业者作为重要的潜在合作者。

◆ 要 点 ◆

● 肌肉减少症在老年人中很常见，定义为肌肉细胞萎缩和脂肪含量增加相关的肌肉质量的进行性丧失。这可能导致脂溶性药物的滞留量增加、运动单位数量减少。

● 吗啡等药物肝脏提取率高，老年人肝脏大小和血液减少，药物清除率可能会下降，半减期也会延长。

● 下列半减期较长的非甾体抗炎药经肝代谢，其清除率在老年人中可能降低：塞来昔布、二氟尼柳、萘普生、奥沙普嗪、吡罗昔康、双水杨酰和舒林酸。

● 受衰老相关性肾功能下降影响的镇痛药包括可待因、度洛西汀、加巴喷丁、哌替啶、普瑞巴林、丙氧芬、水杨酸、曲马多和阿片类药物，吗啡羟考酮、氢吗啡酮、芬太尼和美沙酮。

● 老年人的慢性疼痛评估需要全面评估多种因素：生物、力学/躯体、社会和心理因素。照顾者也应询问认知、记忆、食欲、睡眠、情绪障碍、活动能力的丧失或下降、跌倒以及活动水平的降低，以及与日常生活相关的行动能力的丧失或下降。

● 对于很难使用自我报告工具的晚期痴呆症患者，评估者依靠行为线索（如面部表情、警惕、自我保护、支撑、摩擦和叹气）来确定疼痛的存在和严重程度。一些评估工具可以帮助从业者发现这些人群中的疼痛。

● 需要立即注意的红色警报症状包括跌倒或其他外伤后的疼痛、发烧、无法解释的体重减轻、急性剧烈疼痛、新发无力或感觉丧失、肠或膀胱功能丧失、颌跛行、新发头痛、有恶性肿瘤病史

或使患者从睡眠中醒来的骨痛,以及与皮肤苍白、无脉和感觉异常有关的突发性四肢疼痛。

● 对乙酰氨基酚继续被推荐作为伤害性疼痛患者的一线治疗,特别是在腰痛和骨关节炎患者中。

● 有几种工具可用于监测阿片类药物滥用和异常行为。应密切监测便秘情况;有跌倒史的患者应避免使用阿片类药物。

● 治疗成人神经病理性疼痛,有强有力的证据推荐使用抗抑郁药和抗癫痫药,如 TCA、SNRI、普瑞巴林、加巴喷丁。使用利多卡因贴片、辣椒素贴片、曲马多和强阿片的证据不足。因为抗胆碱能副作用,65 岁以上的老年人不推荐使用 TCA。

参考文献

请于 ExpertConsult.com 在线访问参考文献。

第六篇
药理学和药理学方法

SECTION VI
PHARMACOLOGY AND PHARMACOLOGIC MODALITIES

第六篇

第 42 章 疼痛治疗中主要阿片类药物

Samir Sheth, MD；Mark Holtsman, Pharm D；Gagan Mahajan, MD

翻译：邹 玉 朱 倩 审校：高永静 廖丽君

尽管人们认识到使用阿片类药物风险增加,可选择的其他镇痛药物种类也越来越多,但阿片类药物仍然是治疗剧烈疼痛的一个重要选择。在过去的几十年中,阿片类处方药物在慢性非恶性疼痛(chronic nonmalignant pain, CNMP)治疗中的应用越来越普遍,使得阿片类药物成为美国最常见的处方类药物[1-4]。在美国,药方中最常见的前 25 种药物中,氢可酮、曲马多和羟考酮分别排在第 1、21 和 22 位[4]。2012 年,医疗保健机构开出了约 2.59 亿张阿片类药物处方,与此同时,与阿片类镇痛药相关的过量用药死亡率也随之上升[5]。1999—2014 年,大约有 16.5 万人因服用过量阿片类镇痛药死亡[5,6]。2014 年,与阿片类药物有关(包括海洛因)[7]的用药过量致死率达 61%。同样重要的是非致命性阿片类药物用药过量,在过去的 15 年里增加了 6 倍[7]。药物滥用预警网(drug abuse warning network, DAWN)报告称,2011 年有超过 120 万人次的急诊就诊,其中非医疗性处方药、非处方药或其他类型的药物使用中,阿片类药物占 29%;2004—2011 年,非医疗性的阿片类药物使用在医疗急诊中的占比上升了 183%[8]。Dart 等在分析 2002—2013年阿片类相关药物的不良事件的滥用、转移和成瘾相关监测系统(Researched abuse, diversion and addiction-related surveillance, RADARS)数据时发现,合法地配发阿片类药物和阿片类药物的消遣滥用之间存在平行关系[1]。此外,在 2014 年,阿片类药物成瘾率也在平行上升,涉及 250 万成年人[7]。然而,新的数据表明阿片类处方的滥用可能正在减少[1]。尽管美国疼痛学会(American pain society,

APS)和美国疼痛医学会(American academy of pain medicine, AAPM)等国家组织共同发表声明支持对 CNMP 患者有选择的、在监控下合法使用阿片类药物,但是对阿片治疗 CNMP 产生的风险和疗效存在两种极端的争论,导致阿片类药物的使用也存在越来越多的争议[9-16]。

一、理论依据

阿片类药物具有可靠的镇痛作用,其副作用(如便秘、恶心呕吐、镇静、呼吸抑制)通常可以预防、治疗或逆转。阿片治疗是控制急性、慢性疼痛管理多学科方法不可或缺的一部分。尝试优化患者的疼痛管理应同时联合使用阿片类药物、非阿片类辅助镇痛药[非甾体抗炎药物(NSAID)、对乙酰氨基酚、抗抑郁药、抗惊厥药等]、物理治疗、心理治疗和(或)注射疗法。然而,关于慢性阿片类药物治疗(chronic opioid therapy, COT)在控制 CNMP 中的作用许多争论集中在阿片类药物是否应该应作为治疗的一线药物,或是否应长期使用上。疾病预防控制中心(centers of disease control, CDC)最近制定了指南,建议在使用阿片类药物治疗之前先使用非药物治疗和非阿片类药物治疗[5,6]。医疗保健专家不应将阿片类药物作为治疗 CNMP 的一线药物,原因如下:①非药物和非阿片类药物,如 NSAID 和抗惊厥药或三环类抗抑郁药(TCA),可分别作为继发于关节炎疼痛[17]和神经病理性疼痛[18]的 CNMP 一线治疗药物;②注射疗法可能有效,从而避免了阿片类药物的使用;③阿片类药物治疗有大量的不良反应和诉讼风险(详见下文),而且这种风险-疗效比经常使得在

COT 治疗前要考虑采用替代治疗方案。当替代性镇痛药、注射疗法、物理治疗、心理治疗等效果不明显、被禁忌或其他方式也用尽时，可以考虑尝试阿片类药物。虽然非阿片类药物对 CNMP 患者似乎是更好的和（或）更安全的选择，但这种药物的长期使用也可能产生有害的或威胁生命的副作用[5,19]。

二、指导原则

阿片类药物存在滥用的可能，因而属于受管制药物，由美国联邦和州政府机关对它们进行管制。除了无意用药过量外，阿片类药物处方者的主要担忧包括可能通过诈骗、盗窃、伪造处方或无原则的医疗保健专家的违法活动。1998 年，美国州医学委员会联合会（federation of state medical boards，FSMB）众议院制定并通过了《使用受控物质治疗疼痛的标准指南》，该指南为州医疗委员会提供了开具处方的依据。这些指南已多次更新，最近一次是在2013 年，并已成为一项示范性政策[20,21]。这项政策里包含成瘾、假性成瘾、耐受、躯体依赖及药物滥用的定义（提要 42.1）[20]。它强调了评估、体检、随访

监测评估疗效，包括患者功能状态的监测和评估的重要性。该示范政策还建议当患者出现复杂的病史、棘手的不良反应、镇痛效果或功能改善不明显，或任何超出处方开具者专业知识范围的问题时应求助专业咨询和转诊。其他组织已经公布了将慢性阿片类药物用于 CNMP 患者的指南。APS 和 AAPM已经发表了共同指南，用来指导阿片类药物处方的合理使用以及避免潜在的不良反应。这些指南中包括了风险评估工具的信息（表 42.1）[9]。最后，如前所述，CDC 在 2016 年也发布了关于阿片类处方药用于 CNMP 患者的综合指南（表 42.2）[5,6]。

表 42.1　风险评估和监测工具及网站

风险评估工具	疼痛患者的筛选和阿片类药物评估（SOAPP）1.0－14Q 版阿片类药物风险工具（QRT） DIRE（诊断、棘手问题、风险、疗效）评分：慢性阿片类镇痛剂的患者选择
监测工具	疼痛的评估和文件管理工具（PADT） 当前阿片类药物滥用评估（COMM）

注：引自 Chou R, Ganciullo GJ, Fine PG, et al.: Clinical guidelines for the use of chronic opioid therapy in chronic noncancer pain. J Pain. 10: 113－130, 2009.

虽然在美国，联邦和州执法机构是处方药滥用的主要监管机构，但是公众和国会强烈抗议阿片类药物的滥用、成瘾和消遣，这促使美国食品与药品管理局（FDA）也介入其中。根据 2007 年 FDA 官方修订案（FDA amendments act，FDAAA），FDA 可以要求药品生产商补充风险评估和缓解策略（risk evaluation and mitigation strategies，REMS）以确保药物的有效性大于风险性。虽然 REMS 可以包含任何药物，但在 2009 年 FDA 告知那些生产缓释阿片类药物（sustained-release opioids，SRO）和长效阿片类药物（long-acting opioids，LAO）的制造商，要求"全类"阿片类药物特有的 REMS 需包含拟议的宣传和教育材料、药物指南、确保安全使用、患者包装说明书、登记表，以及处方医师和患者的协议书。由于芬太尼透皮贴剂（TIRF）产品滥用的可能性很大，在 2011 年 12 月，FDA 还要求除 SRO 和 LAO 药物外，此类药物也需要"全类"阿片类药物的REMS[22]。TIRF REMS 准入程序适用于所有速效芬太尼制剂，目前应用于芬太尼（abstral）舌下片、枸

提要 42.1　阿片类药物使用有关的定义

第三部分：定义

在这些指南中，以下术语定义如下：

成瘾——成瘾是一种原发的、慢性的、神经生物学疾病，其发展和表现受遗传、心理社会和环境因素的影响。它的行为特征包括：不能控制对药物的使用、渴求、强迫性使用、尽管有害仍持续使用。阿片镇痛治疗的长期使用造成的躯体依赖性和耐受性是正常生理反应，这与成瘾不同。根据州医疗委员会联邦的示范政策，美国成瘾医学协会已采用了最新的定义，即成瘾是"大脑奖赏、动机、记忆和相关环路的一种原发的、慢性的疾病"，以及"未经治疗或参与康复训练，成瘾会逐渐加重并可能导致残疾或过早死亡。"

生理依赖——生理依赖是一种适应状态，表现为药物类型特异性的症状和体征，可以在药物突然停止、快速减量、血药水平降低、和（或）使用拮抗剂时出现。躯体依赖本身不等于成瘾

假性成瘾——是一种医源性综合征，源于把寻求疼痛缓解的行为误解为成瘾者常见的药物寻求行为。这种寻求缓解的行为在有效镇痛治疗后得以解决

药物滥用——药物滥用是指非治疗目的使用药物，或不按处方目的使用药物

耐受——耐受是由于定期使用一种药物而产生的一种生理状态，需要增加剂量才能产生特定效果，或者在持续恒定剂量用药时效果逐渐减弱。在阿片类药物治疗期间，耐受可能明显，也可能不明显，而且耐受不等于成瘾

术语"疼痛""急性疼痛"和"慢性疼痛"的定义见第 3 章

表42.2　疾病控制中心对于治疗慢性疼痛的阿片类药物的描述指南

- 对于慢性疼痛首选非药物治疗和非阿片类药物治疗。仅当预计对疼痛和功能的益处大于对患者的风险时,临床医师才应该考虑阿片类药物治疗。如果使用阿片类药物,应酌情结合非药物治疗和非阿片类药物治疗
- 对于慢性疼痛在开始阿片类药物治疗之前,临床医师应该与所有患者建立治疗目标,包括疼痛和功能的现实目标,并应该考虑如果获益不超过风险,阿片类药物治疗将如何停止。只要疼痛和功能有临床意义的改善超过对患者安全的风险,临床医师应该继续阿片类药物治疗
- 在阿片类药物治疗开始之前和治疗期间,临床医师应该与患者讨论阿片类药物治疗的已知风险和现实益处,以及患者和临床医师在管理治疗方面的责任
- 当开始用阿片类药物治疗慢性疼痛时,临床医师应该开即释的阿片类药物,而不是缓释/长效的阿片类药物
- 当阿片类药物开始使用时,临床医师应该开出最低有效剂量的处方。临床医师在开出任何剂量的阿片类药物都应该谨慎,在考虑将剂量增加到每天≥50 mg吗啡当量(morphine milligram equivalents, MME)时,应该仔细重新评估个体益处和风险的证据,并且应该避免将剂量增加到每天≥90 MME,或者能谨慎地证明决定将剂量滴定到每天≥90 MME的合理性
- 长期使用阿片类药物通常始于急性疼痛的治疗。当阿片类药物用于急性疼痛时,临床医师应该开出即释阿片类药物的最低有效剂量,并且不应该开超过预期疼痛持续时间所需使用的阿片类药物的量,通常3天或更少的时间就足够;很少需要超过7天的时间
- 临床医师应在开始阿片类药物治疗慢性疼痛或剂量递增后1~4周内评估对患者的益处和危害。临床医师应该每3个月或更频繁地评估患者继续治疗的益处和危害。如果持续阿片类药物治疗带来的益处不及其带来的危害,临床医师应该优化其他疗法,并与患者共同将阿片类药物减少到较低剂量,或减少和停止使用阿片类药物
- 在阿片类药物治疗开始之前和持续期间,临床医师应该评估阿片类药物相关危害的危险因素。临床医师应该将降低风险的策略纳入管理计划,包括当存在增加阿片类药物过量风险的因素,如过量史、药物滥用史、较高阿片类药物剂量(≥50 MME/d)或同时使用苯二氮䓬类药物时,考虑提供纳洛酮
- 临床医师应该使用国家处方药监测计划(prescription drug monitoring program, PDMP)数据审查患者的管控药物处方史,以确定患者是否正在接受阿片类药物剂量或危险的组合,这将使其处于过量用药的高风险之中。临床医师应该在慢性疼痛的阿片类药物治疗开始时和在慢性疼痛的阿片类药物治疗期间定期检查PDMP数据,从每次处方到每3个月一次
- 在开处方阿片类药物治疗慢性疼痛时,临床医师应在开始使用阿片类药物治疗之前使用尿液药物检测,并考虑至少每年进行一次尿液药物检测,以评估处方药以及其他管制处方药和违禁药物
- 临床医师应尽可能避免同时开阿片类止痛药和苯二氮䓬类药物
- 临床医师应该为阿片类药物使用障碍的患者提供或安排循证治疗(通常是丁丙诺啡或美沙酮结合行为治疗的药物辅助治疗)

注:引自 Dowell D, Haegerich TM, Chou R: CDC guideline for prescribing opioids for chronic pain — United States, 2016. MMWR Recomm Rep. 65: 1 - 49,2016; Dowell D, Haegerich TM, Chou R: CDC guideline for prescribing opioids for chronic pain — United States, 2016. JAMA. 315(15): 1624 - 1645,2016.

橼酸芬太尼(actiq)口服黏膜含片及同等药、枸橼酸芬太尼(fentora)含片、芬太尼(lazanda)喷鼻剂和芬太尼(onsolis)颊膜片制剂[23]。制药公司必须实施阿片类药物的REMS计划,但临床医师的参与是自愿的。未来这种情况是否会改变还有待观察。

迄今为止,针对SRO和LAO的REMS项目已经增加了对阿片类药物处方的了解,据报道,有相当多的临床医师正在为REMS计划做出改变[24]。然而,REMS对阿片类处方的全面影响仍有待进一步研究。下面列出了关于REMS计划详细说明,以及查找需要REMS的阿片类药物当前列表的重要网站:

- http://www.fda.gov/forindustry/userfees/prescriptiondruguserfee/ucm361870.htm # Training,2017年6月1日访问。
- http://www.accessdate.fda.gov/scripts/cder/

rems/index.cfm? event=RemsDetails.page&REMS=17,2016年5月24日访问。

- http://www.accessdate.fda.gov/scripts/cder/rems/index.cfm? event=RemsDetails.page&REMS=60,2016年5月24日访问。

三、慢性阿片类药物治疗的起始

在没有并发风险因素(如肝肾功能不全、年龄等)的情况下,没有直接证据支持要使用哪一种阿片类药物[9]。最近有证据比较了LAO/SRO和SAO[5],CDC指南建议临床医师应当使用SAO而不是LAO/SRO来进行阿片类药物试验,并为患者开出最低有效剂量[5,6]。如果中重度急性和(或)慢性疼痛患者的非阿片类药物治疗不能改善症状,他们将会是阿片类镇痛药的候选者。尽管使用阿片类药物控制患者疼痛时,其剂量没有绝对上限,但是阿

片类药物对 CNMP 没有任何已知的益处,而其风险却有充分记录并且是剂量依赖式的,因此增加剂量时应当明智而审慎[5,6,25]。

患者疼痛的严重程度和频率将决定是"规律"给药还是"按需"给药(PRN,临时备用医嘱)。

例如,继发于损伤和手术的急性疼痛患者,如果预期的愈合过程是快速和短期的,用 SAO 以 PRN 方式给药就足够了。对于那些恢复慢、恢复期延长或持续慢性疼痛患者,用 PRN 方式给予 SAO 会产生"过山车"效应,从而使患者感到疼痛,服用镇痛药并经历短暂缓解期,然后当疼痛再次出现时重复上述循环。典型的 COT 致力于通过产生稳定的镇痛效果避免这种现象发生,它的目的不在于完全消除疼痛,更多的是在一个能耐受的疼痛水平使患者的功能得以改善。最近的指南建议,即使预期是使用 LAO,现在也应当以 SAO 作为初始试验[1,14]。由于阿片类药物治疗慢性疼痛的一般目标是为了在一定时间间隔内实现持续镇痛[26],因此 SAO 可以按固定给药间隔给予,就像用 LAO 或 SRO 时一样。该策略允许持续给药以达到稳态水平,同时避免了按需给药时产生的峰谷效应。

如果一个患者对 SAO 有反应并能耐受其副作用,在剂量允许的情况下,COT 最好改为具有等效镇痛效果的 LAO 或 SRO。理想情况下,LAO 或 SRO 不应与 SAO 联合使用[5,6]。与固定间隔给药相比,使用 LAO 或 SRO 的优势是能够获得安全、有效、持久的平稳镇痛水平[27],并且不含有封顶剂量的复合非阿片类镇痛剂成分。尽管固定剂量的 SRO 或 LAO 被认为能够提供更持久的镇痛水平、更好的依从性、减少由于潜在的机能失调循环(即疼痛和疼痛药物成为患者生活中受制约的一部分)形成的奖励相关的强化,还能降低成瘾和滥用的风险,但是这些观念都已受到越来越多的挑战。已发表的研究未能证明与 SRO 和 LAO 优于 SAO 或固定剂量优于 PRN 给药的拟议益处[9]。尽管如此,固定剂量的使用可以防止 PRN 给药造成的延迟。然而,在药物治疗这一领域的共识目前仍不明确。

四、给药途径

口服阿片类药物的便利性使其成为首选的给药方式。但许多癌痛和术后痛的患者不能耐受或者暂时不能口服,因此需要阿片给药方式的多样化[28]。

临终患者的疼痛通常用静脉(intravenous,IV)或皮下(subcutaneous,SQ)给药,通常给药剂量固定以获得稳定的效果。这两种途径都避免了首过效应,还可以对暴发性疼痛通过 PRN 方式补充给药。皮下注射具有以下几个优点:与口服相比镇痛作用起效快(虽然比静脉注射慢);对较难从静脉进行输液的患者容易给药;在出血性疾病患者和肌肉减少的患者,皮下注射比肌内注射(intramuscular,IM)更安全。

患者自控镇痛(PCA)是静脉注射阿片类药物的常用系统,最常用的是吗啡、二氢吗啡酮或芬太尼。PCA 广泛用于术后痛,真正迅速发现其在癌痛方面的广泛用途。患者激活手动按钮后,PCA 能够立即按预先程序化的静脉或皮下注射剂量给药,因此不需要护士来进行 RPN 静脉注射就可以快速止痛。通过设定阿片给药的最大剂量和频次上限,医师可帮助患者滴注他们对阿片的需要量。因为 PCA 泵能记录患者的个人剂量和频次参数,从中可以获知患者阿片需求的相关信息,这也方便了随后向非 PCA 方式的阿片镇痛的转变。

当患者无法静脉和口服给药时,替代的给药方式有直肠给药(含吗啡、二氢吗啡酮和羟吗啡酮的栓剂)、舌下含服、口腔黏膜给药、鼻腔给药、透皮给药、硬膜外腔给药或蛛网膜下腔给药。硬膜外腔和蛛网膜下腔给药——主要用于围术期、手术后、分娩期和癌症患者群体——能使阿片类药物直接到达富含阿片受体的神经轴。以上两种选择性镇痛的给药方式还有一个优点,就是减少了对阿片的需要量,能降低中枢和自主神经并发症的风险。患者自控硬膜外镇痛(patient-controlled epidural analgesia,PCEA)是患者自控给药系统的一种新的方式,通过 IV PCA 类似的机制按硬膜外剂量给予阿片类药物和其他可用药物。

五、治疗终点和阿片药物的选择

疼痛是一种无法验证的(主观)体验,它既不能被证明也不能被反驳,以疼痛缓解作为阿片治疗的终点同样无法验证,而且带有主观性。COT 最令人害怕的副作用之一就是药物成瘾,表现为强制使用药物导致功能异常,尽管功能异常并带来危害但仍持续使用。2013 年,估计阿片类药物错用和滥用影响了近 200 万人[5],因此建议临床医师将功能改善作为镇痛的客观终点,这提供了阿片类药物有效而不是成瘾的证据。然而面临的挑战是要为 COT 制定出超越较低疼痛评分的结果指标,以区分功能和功能障碍,强调治疗期望、目标设定、目标监控,并与患者的整个治疗团队协作。在 COT 中,与治疗终点相关的两个关键问题是:①确定预期的结果应该是什么样的,接下来证明阿片类药物的有效性和安全性;②确定当治疗有效或无效时决定何时和如何停止(或者逐渐减少)阿片类药物,这方面的临床研究依然有限。

对于 CNMP 患者,阿片治疗有效的标志包括主观上疼痛减轻、客观上功能状态和生活质量改善。对功能改善的测定可以采用标准化的工具(简表[36]、健康调查和 OSwestry 残疾指数等),或者通过一个简单的流程确定在治疗前功能受限和生活质量情况,并在整个阿片类药物治疗过程中跟踪这些指标。理想的功能评估模型要简单、简洁、个性化和全面——这是很多固定的量表都无法达到的。功能达标可以举很多例子,包括每天活动、回到工作岗位、睡在床上而不是躺椅上。这些支持性证据对于功能达标的验证和存档很重要[21]。

心理和社会因素以及影响疼痛的感知和痛苦的并存疾病也会影响疼痛的整体评估[29-31]。阿片类药物治疗初始不太可能对所有这些问题产生伴随的或相应的改善。如果疼痛感知的心理放大因素不能充分解决,阿片类药物引起的镇痛就不能发挥最大效果。同样,阿片类药物治疗产生的镇痛和功能改善可能与心理治疗产生的效果步调不一致。疗效和功能改善的可变性决定了确定治疗终点的灵活性。

由于疼痛缓解是主观的,它只能作为 COT 是否充分的单一方面。例如,疼痛评分为 6 的患者(0 为没有疼痛,10 为最严重疼痛)伴有严重的相关残疾。虽然阿片类药物治疗可能只是把患者的疼痛等级从 6 分降到 5 分,如果患者显示出日常生活相关活动(activities of daily living, ADL)的功能改善,参加体育康复的能力和(或)返回工作的能力增强,意味着获得了一个成功的结果。相反,如果患者报告疼痛缓解增加,但观察不到功能改善,甚至出现功能丧失的迹象(白天镇静、认知障碍、自愿放弃工作、不正常的人际关系或家庭关系、体育活动的减少和法律问题),这种阿片类药物治疗就是适得其反。

虽然阿片类药物治疗的疗效是首要关注的问题,但阿片类药物使用管理中同等重要的部分涉及如果治疗被认定为不满意,需要决定何时停止阿片类药物治疗。认定治疗失败需要考虑多个因素,包括:①剂量不足;②不适当的给药时间表;③给药途径不当;④由于疼痛诱发的类型(如神经病理性疼痛)潜在地降低了阿片类药物反应;⑤尚未解决的促痛因素,包括生理、心理上和社会功能缺陷方面;⑥(英文原版错误,序号显示 9)阿片的副作用限制了剂量的增加。单一阿片类药物的显著无效可能不能预示其他阿片类药物同样无效性[32]。

关于阿片类药物治疗的持续时间仍然是一个问题,在执业医师和专业科学中仍没有明确的共识来指导对这个问题的争议。阿片类药物治疗过程中会产生药理学上的耐受,需要增大剂量以维持相同的镇痛效果或者改为其他阿片类药物。决定提高剂量需要重新评估风险和益处,以及做出能够接受这些增加风险的医学决策。预计只有不到 2%～3% 的患者需要转换使用另外一种阿片来镇痛[33]。虽然一些临床研究表明在初始剂量增加后,阿片剂量需求趋于稳定,但在慢性阿片类药物治疗(COT)期间有可能需要定期增加阿片类药物的剂量。对于阿片类药物耐受患者,从一种阿片类药物换到另外一种阿片类药物需要了解等效镇痛剂量。由于阿片类药物之间存在不完全交叉耐受,对某一种阿片类药物耐受的患者可能对小于等效剂量的另外一种阿片类药物显示出有效的镇痛反应。阿片类药物耐受患者的疼痛管理是一个挑战,因为针对未使用过阿片类药物治疗的疼痛患者所确定的经典剂量不适用于阿片耐受患者。在这种情况下,需要缓慢逐渐增加阿片用量直到产生镇痛效应且能耐受副作用。然而,需要指出的一个重要问题是,阿片类药物治疗的风险具有剂量依赖性,而且现在 CDC 的指南建议了阿片类药物处方的特定剂量范围[5,6,25]。当镇痛有效但伴随着无法忍受的副作用时,表明当下使用的阿片类药物是次优的,这时需要选用另外一种不同的阿片类药物或者这种疼痛对阿片类药物不敏感。当患者对大多数或全部阿片类药物只在与镇静药联合使用时才能产生镇痛,表明这是对阿片类药物不敏感的疼痛。而且,镇痛作用也可能与镇静作用有很大关系而不是药物直接镇痛特性有关。如人们所预料的,只有副作用而没有镇痛效果,表明这种阿片治疗是失败的。在这种情况下,其他某一种阿片类药物值得一试,因为它可能不具有相同的特征。很明显,阿片类药物有效治疗的持续时间必须根据治疗效果与副作用及潜在疾病过程的好转与消退之间的平衡来进行。最终,除非药物逐渐减少,否则如果不使用阿片类药物治疗,可能无法知道会有多少疼痛。

六、部分阿片类药物

(一)哌替啶

虽然哌替啶(杜冷丁)是一种常用的镇痛剂,尤其是肌内注射途径,但由于其潜在的神经毒性,其在疼痛管理中的应用已经逐渐下降。哌替啶是由德国研制的一种合成的阿片,具有相对较弱的 μ 阿片受体激动剂的特性。与吗啡相比,其效力为吗啡的 $1/10$,起效稍快,作用时程较短[34]。在等效的镇痛剂量下,哌替啶引起的嗜睡和瘙痒症较少,并且可能对治疗神经病理性疼痛更有效[34]。然而,它却具有明显的心脏副作用(直立性低血压和直接的心肌抑制作用)[34]、抗胆碱能以及类局麻药的特点,从而降低了其治疗范围[35]。不像其他阿片类药物,哌替啶硬膜外或者脊髓给药能导致感觉、运动以及交感神经阻滞[34]。哌替啶已用于治疗手术麻醉后的寒颤。

哌替啶具有相对短的半减期(3小时),但由于其代谢产物去甲哌替啶的神经毒性可能会蓄积,长时间用药(大于3天)存在问题。哌替啶在肝脏中去甲基化而成为去甲哌替啶,其半减期为 $12\sim16$ 小时,并且已证明它能引起中枢神经系统过度兴奋,最终可导致惊厥[36]。因为去甲哌替啶经肾脏排出,所以在肾功能损害患者中的副作用非常常见,并非仅在肾功能不全患者中可见。去甲哌替啶的毒性最初表现为轻微的情绪改变,并发展为潜在的纳洛酮不可逆的震颤、肌阵挛和癫痫发作。去甲哌替啶的过度兴奋性也可能发生在肾功能正常的患者,所以不推荐哌替啶长期给药。最后,对于在使用单胺氧化酶抑制剂的患者,并用哌替啶可能会导致致命的后果。哌替啶和任何其他 5-羟色胺类药物,如选择性 5-羟色胺再摄取抑制剂(SSRI)、曲马多或美沙酮联合用药时需要极其谨慎。

(二)吗啡

吗啡是典型的 μ 型阿片受体激动剂,其他所有阿片类药物都通过与其镇痛强度进行比较来确定镇痛效果。吗啡可以通过口服、静脉注射、硬膜外或是蛛网膜下腔途径给药,用于围手术期及术后疼痛的

治疗。作为一种 SAO,吗啡有速释(instant-release,IR)剂型(吗啡、MSIR、Roxanol)。作为一种 SRO (MS-Contin、Oramorph-SR、Kadian、Embeda),其给药频率范围为每 $8\sim24$ 小时一次。目前已有的 SRO 中 Embeda 较为特殊,它同时含有吗啡(阿片受体激动剂)和纳曲酮(阿片受体拮抗剂)。它是市场上第一个"抗滥用"的阿片制剂,按说明书服用时,纳曲酮保持无活性状态。然而,如果将该药物压碎进行静脉注射时,纳曲酮会拮抗吗啡的效应。

持续给药后,吗啡的口服生物利用度范围为 $24\%\sim40\%$[37,38]。吗啡的低生物利用度和相对亲水性使其成为一种不理想的镇痛药。由于跨血脑屏障引起的运输延迟,与其他阿片类药物相比,吗啡起效较慢。相反,相对于它的血浆半减期($2\sim3.5$ 小时),吗啡的镇痛效果长达到 $4\sim5$ 小时,该特点减少了药物蓄积并增加了药物的安全性[36]。镇痛持续时间和血浆半减期的不一致可能部分是由于它的低脂溶性,以及相对于血浆浓度而言存在较慢的脑部清除所致[35]。尽管吗啡的药理活性主要归于它的母体化合物,吗啡的有效性以及毒性作用也可以通过其两个主要的代谢产物:吗啡-3-葡萄糖醛酸(M3G)和吗啡-6-葡萄糖醛酸(M6G)减轻或延长。M3G 无任何 μ 型阿片受体和 δ 型阿片受体活性,约占吗啡代谢产物的 50%。它能导致动物的全身性痛觉过敏、中枢神经系统兴奋、惊厥、肌阵挛以及耐受的产生[39]。这是否能解释为什么长期接受吗啡的人会出现神经兴奋性副作用还有待最终证实。M3G 没有阿片受体活性,真正的作用机制仍不清楚。相反,M6G 是 μ 型阿片受体和 δ 阿片受体激动剂,约占吗啡代谢物的 $5\%\sim15\%$。M6G 具有内在的阿片激动作用,除了副作用还能维持镇痛。吗啡给药途径不同可能导致两个葡萄糖醛酸代谢物浓度的不同。由于静脉和直肠途径给药避免了肝脏内的生物转化,其葡萄糖醛酸浓度比口服给药低[40,41]。长期口服吗啡最终会引起循环的葡萄糖醛酸浓度比母体化合物更高(即 M3G:M6G 的平均比率范围从 $10:1$ 到 $5:1$)[35]。由 M3G 和(或)M6G 引起副作用的患者,可以考虑换用替代的阿片药物。

吗啡的清除依赖于肝脏,肝硬化患者应该谨慎使用。然而也有报道称在胃和肠上皮细胞存在吗啡的肝肠循环和肝外代谢[35]。葡萄糖醛酸也可能通过结肠菌群的解离重新变为吗啡并重吸收[35]。吗

啡的代谢产物是通过肾脏排泄,肾功能受损的患者需要调整其使用剂量以减少葡萄糖醛酸代谢物累积而导致相关不良反应的风险。Smith 报道称,尽管相对较高浓度的 M6G 导致的呼吸抑制、镇静、呕吐能够被纳洛酮逆转,但对于肾功能受损患者最令人担忧的不良反应是脑病和肌阵挛[39]。研究发现 M6G 和 M3G 与吗啡的比率与血尿素氮或肌酐水平升高相关[40,42]。最终,吗啡的镇痛作用和副作用可能与母体化合物及其葡萄糖醛酸代谢物之间复杂的相互作用有关。事实上,具体的疾病、复方用药以及患者的年龄如何确切的影响个体的葡萄糖醛酸代谢物与吗啡的比率仍然不清楚[35]。

(三) 羟考酮

羟考酮是吗啡的半合成同类物,作为镇痛药使用已有 80 多年的历史了[43]。作为一种 SAO,它可为 IR 单剂(羟考酮、OxyIR、Roxicodone),或者成为对乙酰氨基酚合剂(Percocet、Endocet、Roxicet)或阿司匹林合剂(Percodan 或 Endocan)。已经证明 IR 羟考酮与缓释(sustained-release,SR)剂型(奥施康定)为等效的镇痛药[44]。2010 年 4 月,FDA 批准了一种新的("防篡改")奥施康定剂型,它很难掰开、粉碎、咀嚼或溶解后鼻吸和静脉注射。2014 年 7 月,FDA 批准了一种"抗滥用"的 SR 羟考酮-纳洛酮,名为 Targiniq 控释剂(extended-release,ER):如果将该药物压碎进行鼻吸或注射时,纳洛酮会减弱羟考酮的欣快效应。其减少误用和滥用的有效性仍然需要上市后研究确定。

SR 羟考酮具有理想阿片类药物的许多特征,包括无封顶剂量、副作用小、代谢产物活性很低、容易滴注、起效快、半减期短、药效长以及可预知的药代动力学特征[45]。与 SR 吗啡相比,它具有更持久的药代动力学特点,理论上可每 12 小时注射一次。然而这反映了给药系统的特点而不是药物本身的性质。羟考酮的口服生物利用度为 55%～64%[46],而吗啡的口服生物利用度为 24%～40%,这可能造成了两者之间剂量转换率的变异。同等剂量下(mg vs. mg),口服羟考酮比吗啡更强效,并且镇痛起效快,血浆变化小。相应地,羟考酮的副作用(致幻、头晕、瘙痒症)比吗啡少。

虽然羟考酮能通过激活 κ 型阿片受体发挥一些内在的镇痛特征,但在大鼠研究中,羟考酮对 μ 型阿片受体的亲和力似乎低于吗啡。它通过细胞色素 P450 2D6 酶进行肝脏代谢,转化为一种与 μ 阿片具有高亲和力的活性代谢物——羟吗啡酮,通过 CYP3A4 进行肝脏代谢,生成一种非活性代谢物——去甲羟吗啡酮。大约 10% 的个体在遗传水平上细胞色素 P450 2D6 酶水平低,这造成羟吗啡酮浓度低,因此需要高于普通剂量的羟考酮才能缓解疼痛。同时服用一些竞争性抑制 P450 2D6 酶的药物也会使镇痛效果下降。同时使用一些竞争性抑制 P450 3A4 酶的药物会使镇痛效果增加。肝代谢受损与镇痛效果减弱之间的关系是否与羟吗啡酮水平降低有关尚不清楚。因此,当同时使用一些药物,如 SSRI、TCA、唑类、霉素类或者精神安定剂时,它们有潜在的相互作用,必须注意剂量滴注。最后,由于羟考酮及其代谢物经肾脏排泄,在肾功能不全的情况下需要调整药物剂量[47]。

(四) 羟吗啡酮

羟吗啡酮是一种半合成的阿片类药物,自 1959 年开始有静脉制剂(Numorphan),后来有了直肠栓剂(Numorphan)。直到 2006 年才出现口服剂型(Opana,IR 和 ER)[48]。羟吗啡酮主要是一种 μ 型阿片受体激动剂,对 μ 型阿片受体的亲和力比吗啡大,静脉给药时为吗啡效力的 10 倍[48-54]。羟吗啡酮对 δ 型阿片受体的亲和力比吗啡大,它的激动作用降低了其耐受性并增强了 μ 型阿片受体介导的镇痛作用。总体而言,羟吗啡酮对 κ 型阿片受体基本无亲和力,羟吗啡酮引起的肥大细胞的组胺释放比吗啡少,其较吗啡和羟考酮脂溶性更强[48,49,52,54]。然而,羟吗啡酮不会重新分布到脂肪中,而是缓慢地与中枢神经系统中的受体解离[51]。羟吗啡酮较高的亲脂性使其在 30 分钟内达最大血浆浓度,而吗啡速释剂需要 1.2 小时才能达到最大血浆浓度[48]。

尽管羟吗啡酮在胃肠道中能够很好吸收,但由于显著的肝脏首过代谢,它的生物利用度只有 10%。虽然羟吗啡酮的生物利用度比吗啡(24%～40%)和羟考酮(55%～64%)低,羟吗啡酮较强脂溶性使其更容易透过血脑屏障,快速起到镇痛作用:羟吗啡酮速释剂达到最大血浆浓度的时间(0.5 小时)比吗啡速释剂(1.2 小时)和羟考酮速释剂(1.5 小时)都短[48-50,53,54]。对于 IR 剂型,它的镇痛效果在 30～60 分钟起效,并且遵循线性药代动力学,能够预测剂量[48-51,53,54]。对于 ER 剂型,每 12 小时给药一次,可在三天内达到稳态[53]。

羟吗啡酮在肝脏代谢，通过肾脏排出。对于肝肾功能不全的患者必须调节其用药剂量[50,54]。对于中度到重度的肝功能不全患者，禁忌使用羟吗啡酮[48]。中度到重度的肾功能不全可导致生物利用度高达57%～65%，临床医师应该谨慎对待并相应降低用药剂量[34][48]。羟吗啡酮主要的代谢物，羟吗啡酮-3-葡萄糖醛酸的活性不清楚，是与葡糖醛酸还原或结合后在尿苷二磷酸葡萄糖醛酸转移酶作用下在肝脏中产生[48-51,53,54]。次级代谢物，6-羟基-羟吗啡酮是通过一种未知的酶还原而成，并且具有镇痛活性[48,53]。羟吗啡酮与细胞色素P450酶系统几乎没有相互作用，不会被CYP2D6酶代谢，并且不与CYP2C9或者CYP3A4酶相互作用[53]。与其他强效阿片类药物相比，羟吗啡酮在治疗急性、慢性和癌症疼痛方面具有相似的疗效，且具有相似的副作用[53,54]。进食会极大地增加该药在血浆中的最大浓度，所以建议避免在用药前至少1小时或者药后2小时进食[48-51,54]。禁止饮酒，因为乙醇可以导致该药的血浆浓度增加近300%[49,51]。

（五）氢吗啡酮

氢吗啡酮是吗啡的氢化酮类似物，由氢可酮发生N-脱甲基化作用形成。它可通过口服、静脉注射、硬膜外或蛛网膜下腔给药途径给药，用于围手术期和术后疼痛的治疗。作为一种口服药物，现有剂型包括IR（氢吗啡酮或Dilaudid）和SR（Exalgo），后者每日一次给药用于慢性疼痛治疗。

像吗啡一样，氢吗啡酮具有亲水性，具有强μ型阿片受体激动剂活性，且与吗啡的镇痛时程相似（3～4小时）。然而，相比于吗啡，氢吗啡酮较少引起瘙痒、镇静、恶心和呕吐等副作用[33]。据估计，氢吗啡酮通过口服或静脉注射途径给药的效力（mg vs. mg）分别是吗啡的5～7倍。氢吗啡酮口服给药的生物利用度范围为20%～80%。口服药物后30分钟或静脉给药后5分钟出现镇痛效应。静脉注射氢吗啡酮的镇痛效果在给药后8～20分钟内达到峰值，很可能是其亲水性削弱了其跨血脑屏障的能力所致[55]。

尽管氢吗啡酮是亲水性的，它的脂溶性是吗啡的10倍。该特性加之其效力（mg vs. mg）强于吗啡，使得它用于皮下注射时可使用等效止痛剂量，但只需较小注射量（10或20 mg/mL）。静脉注射氢吗啡酮的生物利用度为78%[33]。皮下注射为胃肠道（gastrointestinal, GI）功能受损的临终关怀患者提供了一个安全的替代方法，而且与静脉注射相比不太需要维护。

氢吗啡酮经过肝脏生物转化成它的主要代谢物氢吗啡酮-3-葡萄糖醛酸（H3G），母体化合物和代谢物一起从肾脏排出。类似于吗啡的M3G代谢物，H3G是一种活性代谢物，它缺乏镇痛功效但拥有比母体化合物强10倍的神经兴奋性。已有研究表明，将H3G直接注入大鼠侧脑室可产生神经兴奋（痛觉超敏、肌阵挛和惊厥）[35]。因为H3G产生的量很少，除了在肾功能不全的情况下它可能积累，它的影响可以忽略不计。虽然如此，由于H3G产生的量很少，在肾功能不全患者中使用氢吗啡酮优于吗啡。H3G浓度呈剂量依赖性，一旦停止使用氢吗啡酮，随着时间的推移，H3G将被清除。

（六）美沙酮

根据《美国传统词典》，"美沙酮"的名字是描述其化学结构6-二甲氨基-4,4-联苯-3-庚酮单词的合并衍生而来[56]。当一个人听到美沙酮这个单词时，会想到很多画面。对于一个能使用美沙酮来镇痛的临床医师，可能认为美沙酮是一种潜在的镇痛药，但对于患者和许多卫生保健提供者可能难以将对美沙酮的印象与海洛因瘾君子和戒毒康复分开。2008年美国有268071例患者在阿片类药物治疗方案中在使用美沙酮，近720000名患者在使用美沙酮治疗慢性疼痛[57,58]。美沙酮的广泛应用可能是由于它作为镇痛药有许多吸引人的特性，如价格低廉（批发价格大约是较昂贵的专利SRO的5%～7%）；生物利用度高，30分钟内吸收和起作用；多受体亲和力；没有已知能产生神经毒性的代谢物。美沙酮很容易吸收，口服生物利用度（大约80%；范围40%～99%）大约是吗啡的三倍[59,60]。其舌下生物利用度在34%～75%之间，在舌下pH达8.5时吸收更高[61,62]。不幸的是，美沙酮的药物动力学和药效学，例如，其生物利用度的不可预测和稳态血清水平的高度个体差异，对于确定初始剂量和滴注浓度是一个挑战，从而增加美沙酮迟发性副作用的可能。美沙酮作为镇痛剂的使用已经在上升。无意的过量用药显著增加引起了关注，并导致2006年FDA签发了制造商针对QT延长和严重心律失常的黑匣子警告。虽然美沙酮只占阿片类处方药物的2%，但它却占了阿片类处方药物所致死亡的30%[63]。确实，美沙酮的首次剂量或增加剂量都需要比其他 LAO/SRO 更频繁的随访[5,6]。

美沙酮在结构上与其他阿片源性生物碱无关，可作为盐酸粉剂使用，能够通过口腔、直肠、或静脉给药。它具有亲脂性、碱性（pK$_a$，9.2），通常是以它的两个同分异构体，d-美沙酮（S-met）和 l-美沙酮（R-Met）的外消旋混合物形式存在，二者具有不同的作用模式。d-美沙酮能拮抗 NMDA 受体，阻断 hERG（人乙醚-a-gogo-相关基因）电压门控钾通道，抑制 5-羟色胺和去甲肾上腺素再摄取；而 l-美沙酮（R-met）具有阿片受体激动剂特性[64]。在阿片受体亚型中，美沙酮呈现出不同的亲和性。动物模型证明它与 μ 阿片受体亲和力低于吗啡，这或许可以解释为什么美沙酮引起 μ 阿片受体相关的副作用会比较少[65]。相反，美沙酮与 δ 阿片受体的亲和力要比吗啡大得多[66]。虽然 δ 阿片受体活性在吗啡诱导的耐受和依赖中发挥重要作用，但是美沙酮引起的 δ 阿片受体激动导致其脱敏。这个特点可能部分解释了美沙酮对抗阿片诱导的耐受和依赖的能力[67]。除了作为阿片受体激动剂，美沙酮也作为 NMDA 受体拮抗剂[68-71]。大量研究表明 NMDA 受体机制参与阿片耐受和神经性疼痛的产生[70,71]。美沙酮能够减轻阿片诱导的耐受并能治疗神经性疼痛是一个理论上很吸引人但未被证实的构思。

美沙酮的亲脂性很可能导致了它在组织的广泛分布（平均分布体积，6.7 mL/kg）和缓慢清除（平均半减期，26.8 小时；范围 15～55 小时）[60,72]。它的延迟清除[平均 3.1 mL/（min·kg）]为每日一次给予美沙酮来维持治疗提供了基础，并因此能防止 24 小时或更长时间后阿片类药物戒断综合征的发生[72]。不幸的是，对于镇痛而言，美沙酮的作用并不是这样。而且，血浆美沙酮浓度与镇痛之间的关系有广泛的个体反应差异[73]。美沙酮用于阿片类药物解毒或镇痛的能力可以用美沙酮的双消除时相来解释。α-清除阶段（分布期）持续 8～12 小时，相当于镇痛期，通常不超过 6～8 小时。因此，需要达到双时相分布稳态动力学，镇痛初始可能需要频繁给药。β-清除阶段（清除期）在 30～60 小时之间，足以防止阿片类戒断症状产生，但不足以镇痛。这为维持治疗时每 24 小时给药，镇痛时每 6～12 小时给药的美沙酮处方提供了依据。

不像其他阿片类药物的分解产物会导致潜在神经毒性，美沙酮没有已知的活性代谢物。它经过肝脏代谢，主要通过细胞色素 P450（CYP）家族的酶发生 N-脱甲基作用。由于几种 CYP 酶包括 CYP3A4、CYP2D6 和 CYP2B6 的诱导、抑制或底物竞争，造成美沙酮与多个药物具有潜在相互作用[74]。在没有其他药物的情况下，CYP3A4 是一个自诱导酶，这意味着美沙酮可以引起自身代谢，并随时间增加其清除[65]。然而，一项研究发现，美沙酮及其代谢物（2-乙基-1,5-二甲基-3,3-二苯基甲基）在 9 个月的时间里，没有发生明显变化，表明美沙酮自诱导可能不会发生[75]。具有 CYP2B6*6/*6 基因型的患者，约占白种人的 6%，是外消旋美沙酮代谢不良者，由于他们的（S）-美沙酮（d-美沙酮）血浆浓度高，导致 QTc 间期延长的风险增加[64,76]。除了药物相互作用的可能性，胃的 pH 会影响美沙酮的吸收程度。例如，同时服用奥美拉唑的患者将吸收更多的美沙酮。

对大多数患者来说，原形的美沙酮在肾脏的排出不多。然而，尿液 pH 的下降可以显著提高美沙酮排泄。例如，服用高剂量抗坏血酸且尿液呈酸性的患者，约 34% 服用剂量的美沙酮以原形的形式从尿液中排出[77,78]。虽然尿液 pH 的变化也会影响肾脏排出美沙酮，但是它在肾功能衰竭时并不发生累积，在血液透析时也不被明显过滤[79]。因此，在复方药和（或）胃或尿液 pH 发生变化时美沙酮的毒性可能会增加。最后，蛋白结合、排出、等效镇痛效能的变异性，可能进一步引发过量或戒断症状，造成美沙酮的潜在不稳定性。虽然毒性迹象往往很明显，但是由于自由循环的美沙酮不知不觉减少，镇痛效果下降或戒断症状的迹象可能不那么明显。这样的患者可能会被错误地认为药物渴求，因为他们表现出假性成瘾的症状和体征、要求更高剂量的美沙酮。

美沙酮效果的持续时间本来就比其他未改良的阿片类药物或 SRO 长。不像 SRO，美沙酮药片可以分成两半或嚼碎。美沙酮也可以用于酏剂配方（1 mg/mL 或 10 mg/mL）中使用，对有胃造口术管饲患者有利，因为不需要碾碎药片从而最大限度地减少堵塞管道的风险。此外，低浓度的酏剂在理论上允许对美沙酮进行相对更加谨慎和准确的滴注，这可能使迟发性毒性的风险最小化。最后，美沙酮在作为一种 LAO 时，它的药代动力学特性使它有利于那些继发于"短肠综合征"或"倾倒综合征"而胃肠道吸收功能受损的患者。它也可用于那些有肾功能不全的患者,因为在肾功能衰竭时它不会积累,在透析时被清除的量也很小。

美沙酮许多吸引人的功能与它的药理作用的复杂性有关。然而,这也增加了副作用的风险,尤其是有心脏问题伴有其他疾病或在用多种药物治疗的患者。由于认识到美沙酮有导致心律失常(QTc 间期延长导致尖端扭转型室性心动过速)的可能,专家制定了共识指南帮助临床医师安全地使用美沙酮,减少心脏毒性的风险[5,6,80]。指南建议临床医师告知患者美沙酮导致心律失常的风险,询问心脏病病史,做一个基础心电图,随后周期性监视 QTc 间期,要清楚导致 QTc 间期延长的因素和药物(表42.3)[80]。此外,关于美沙酮等效镇痛剂量转换仍然不确定。最近一篇使用美沙酮做阿片类药物转换率的综述,发现先前的吗啡剂量与最终的美沙酮剂量以及剂量比率之间有相对较强的正相关关系,但比率变化范围很大[81]。

与涉及耐受性的逻辑相反,对那些使用高剂量的其他阿片类药物患者,美沙酮似乎有更强的效力

表 42.3　美沙酮处方的共识指南

- 专家组建议,对于有 QTc 间期延长的危险因素、任何以前心电图显示 QTc>450 ms 或有晕厥病史的患者,临床医师在美沙酮治疗开始后 2~4 周以及剂量显著增加后需要进行心电图随访
- 专家组建议临床医师对于所有患者,当美沙酮从低剂量开始达到 30~40 mg/d 时进行心电图随访,到 100 mg/d 的剂量时再次随访
- 专家组建议临床医师对所有服用美沙酮,且具有 QTc 间期延长危险因素或提示心律失常的体征或症状的患者进行随访心电图
- 专家组建议临床医师将 QTc 间期≥500 ms 的美沙酮治疗的成人改用阿片类药物,或立即减少美沙酮剂量。在所有这些病例中,专家组建议临床医师评估和纠正 QTc 间期延长的可逆原因,并在美沙酮剂量减少后复查心电图
- 专家组建议临床医师考虑将 QTc 间期≥450 ms 但<500 ms 的美沙酮治疗的成人改用其他阿片类药物或减少美沙酮的剂量。对于阿片类药物替代存在障碍的患者,或因美沙酮剂量减少而导致治疗效果下降的患者,专家组建议临床医师和患者分析使用美沙酮的潜在风险。在所有病例中,专家组建议临床医师评估和纠正 QTc 间期延长的可逆原因,并在美沙酮剂量减少后复查心电图

注:引自 Chou R, Cruciani RA, Fiellin DA, et al.: A clinical practice guideline from the American Pain Society and College on Problems of Drug Dependence, in collaboration with the Heart Rhythm Society. J Pain. 15(4):321-337,2014.

(mg *vs.* mg)。美沙酮对 NMDA 受体的拮抗作用可能有助于解释每日吗啡等效剂量增加的患者从其他阿片类物质转用美沙酮时,美沙酮的效力会增加[65]。在耐受阿片类药物的患者中,从吗啡等同物转换为美沙酮的确切等效镇痛剂量还不确定。旧的等效镇痛表格通常是基于包括正常对照或未使用过阿片的患者在内的研究,因此并不适用于长期使用阿片的患者。这有可能导致剂量过度。一个由美国疼痛医学会和美国疼痛学会的专家组成的小组推荐,对于大多数未初次使用阿片类药物的成年人安全起始剂量是每 8 小时口服 2.5 mg,后续剂量增加的频率不能超过每周一次[9]。这个专家组没有推荐从其他阿片类药物转换成美沙酮的特定方法,但建议阿片类药物耐受患者甚至是以前使用高剂量阿片类药物的患者的起始剂量不高于每天 30~40 mg。由于没有足量的研究提供统一的指南,从美沙酮到另一种阿片类药物的转化更加不明确。最近的一项研究尝试量化从美沙酮转变为吗啡的转化率,并确定转化率约为 1∶5[82]。美沙酮给没有经验的临床医师带来预测疗效的挑战,不只是由于等效镇痛剂量比率不可靠且不清楚,也由于潜在的药物相互作用、与肝脏代谢或肾脏清除率变化相关的代谢不稳定,以及蛋白质结合变化。在转换为美沙酮或从美沙酮转换时,请格外谨慎还要参考美沙酮包装说明书以获得最新信息。

(七)丁丙诺啡

丁丙诺啡是一种高度亲脂的三类管制的半合成阿片类药物,是 20 世纪 60 年代后期开发的吗啡生物碱二甲基吗啡的衍生物。主要用作美沙酮维持治疗的替代品,丁丙诺啡作为一种治疗慢性疼痛的止痛药正逐渐普及[83-86]。丁丙诺啡有舌下、颊膜、经皮和静脉制剂。一些舌下和颊膜制剂(Suboxone,Bunavail,Zubsolv)也含有 μ 阿片受体拮抗剂纳洛酮。丁丙诺啡与纳洛酮的比例一般为 4∶1[85]。虽然丁丙诺啡被滥用的概率低,添加的纳洛酮对于企图注射用药的患者可产生戒断症状[83,85,87]。对于成瘾者的维持剂量范围从一天 1 次到偶尔每周 3 次[83,88]。

丁丙诺啡对于 μ 阿片受体具有复杂的药理学活性,这可能会造成误解,原因是早期动物研究结果的推断和用于定义其活性的终点描述较差。描述丁丙诺啡活性的一种简单而准确的方法是将其对呼吸抑制的作用与镇痛分开。丁丙诺啡在以镇痛为终点时

是阿片受体的一种完全激动剂，以呼吸抑制为终点时是 μ 阿片受体部分激动剂[89,90]。丁丙诺啡对 κ 和 δ 阿片受体有拮抗作用。作为一种用于镇痛的 μ 阿片受体完全激动剂、用于呼吸抑制的部分 μ 阿片受体激动剂和 κ 阿片受体拮抗剂，其独特的性质使其作为一种镇痛药具有吸引力，尤其是在其副作用方面。与其他阿片类药物相比，丁丙诺啡单独用对呼吸抑制有上限作用，但对镇痛没有上限；然而，当它与其他抑制呼吸的药物（如苯二氮䓬类药物）联合使用时，丁丙诺啡会有呼吸抑制作用[91]。由于对 κ 阿片受体的拮抗，丁丙诺啡较少导致欣快感和较少引起渴求[83,85,86]。研究还表明，丁丙诺啡的耐受性可能较低[84,88]。它对 κ 受体的拮抗作用会导致有限的脊髓镇痛、烦躁不安和幻觉[85]。丁丙诺啡也作用于阿片受体样-1（ORL-1）受体，可能有助于抗痛觉过敏，但它可能会抵消其抗伤害作用。对这些相反作用的可能解释是，与身体的不同部位的 ORL-1 受体结合会导致不同的临床效应[84,92]。

在药动力学方面，丁丙诺啡舌下含服起效慢（约 90 分钟）并有相对较长的半减期（4～5 小时）[93]。它与 μ 阿片受体缓慢的解离可解释其长时间镇痛作用，使它在阿片类药物治疗方案中可每日一次给药[83,85,86,88,94,95]。它与 μ 阿片受体的缓慢解离也可能是停止丁丙诺啡使用时只有轻微的戒断症状的原因[86,96]。丁丙诺啡对 μ 阿片受体表现出高度亲和力，认为比吗啡强 30～40 倍，从而在较低受体占用率时实现有效镇痛。它与 μ 阿片受体的高亲和力，会阻断其他阿片的结合，因此如果需要给正在用丁丙诺啡的患者添加阿片受体完全激动剂，则可能需要使用更高剂量[85]。相反，将丁丙诺啡添加给已服用阿片类药物的患者可能会引起阿片类药物戒断症状。一项小型回顾性研究认为单次转换是安全的，只要临床医师仔细计算丁丙诺啡的最佳剂量，并在对阿片类药物耐受的患者使用丁丙诺啡治疗开始时提供足够剂量的常规阿片类药物用于暴发性疼痛[97]。然而，在这方面还需要更多的研究。最后，丁丙诺啡对受体的高亲和力意味着通常剂量的纳洛酮可能不容易逆转丁丙诺啡引起的呼吸抑制。尽管大多数导致呼吸抑制的阿片类药物过量对 0.4～1mg 剂量的纳洛酮就有反应，丁丙诺啡引起的呼吸抑制可能需要 2～3 mg 的纳洛酮，然后以 4 mg/h 的速度持续输注[98]。在这种情况下，呼吸兴奋剂多沙普仑可能更适合[34,99]。

由于通过肝脏代谢的首过效应，丁丙诺啡的生物利用度大约是 10%～15%。然而，当片剂进入舌下时，绝对生物利用度增加到 21%（范围 12%～33%）[100]。丁丙诺啡颊膜片具有更大的绝对生物利用度，大约 46%～65%[101]。丁丙诺啡主要是通过肝细胞色素酶 p4503A4 代谢成无活性和有活性的代谢产物。无活性的代谢产物（80%～90%）是葡萄糖醛酸化的结果，有活性的代谢产物（去甲丁丙诺啡）经过 N-脱烷基作用产生[102,103]。因为丁丙诺啡有较强的呼吸抑制作用，对于有中度至重度肝功能不全或那些服用可能诱导产生 CYP3A4 酶的患者在使用丁丙诺啡时需要密切监测[85]。然而，丁丙诺啡对于合并有肾脏疾病，甚至包括那些透析的患者是安全的[85,86,88,94]。总体而言，丁丙诺啡作为阿片类药物的替代药物，与其他强阿片类药物相比，是一个能提供良好安全性的独特药物。

（八）芬太尼

芬太尼最初被用在手术过程作为平衡麻醉剂的组成部分，随后以静脉、硬膜外和蛛网膜下腔给药方式用于围手术期和术后的疼痛管理。芬太尼具有高度亲脂性，这一特性各有利弊，取决于所期望的效应，原因在于在硬膜外或蛛网膜下腔注射时它沿神经轴的扩散有限。芬太尼主要有 μ 阿片受体激动剂特性，和 κ、δ 阿片受体亲和力低[104]。与吗啡相比，它起效更快，而且比吗啡强 75～125 倍[34,36]。它通过肝脏的 CYP3A4 代谢成无活性的代谢产物去甲芬太尼。当静脉给药时，它一个高的首过效应，镇痛作用持续 30～60 分钟[104]。它比其他阿片类药物具有更强大的药效使它只需给予较小的、每小时微克级的剂量。尽管作用时间短，其亲脂性使其在慢性疼痛控制中可使用透皮给药，对于暴发性癌痛可采用透黏膜和口腔方式给药。根据一些研究报告，在急性术后疼痛管理中使用芬太尼（多瑞吉贴剂和其他芬太尼贴剂）时，肺换气不足发生率为 20%，因此建议仅在患有慢性或癌症疼痛的阿片耐受患者中使用[105]。

芬太尼贴剂除具有保护粘附层的剥离条外，还包括四层：①聚酯支持层，该支持层使药物不能透过以免减少或使水汽不能渗透；②药物贮存器，其中含有包含芬太尼胶体与羟乙基纤维素和乙醇，因此增强了芬太尼透皮吸收；③限速膜，有助于控制药物吸收速率（其中 50% 的吸收速率由膜控制，50% 由皮肤的固有电阻控制);④硅胶层,当贴片贴在皮肤上将贴片固定在是适当单位位置[106]。一种新型的通用贴剂采用较新的矩阵技术,可以允许裁剪贴片而不破坏药物的输送。贴片应放在上半身无毛(剪掉、不剃毛)、平整而无破损的皮肤表面。一旦贴合于皮肤,可以通过芬太尼的连续透皮吸收达到持续的镇痛水平。

芬太尼透皮贴允许3天的剂量,并避免了肝脏中细胞色素酶p450家族酶对它的代谢引起的首过消除效应。由于芬太尼透皮贴不经过胃肠道,理论上比口服阿片类药物引起的便秘现象少。此外,由于它不必依赖于胃肠道的吸收,对于继发于慢性恶心和呕吐而不能口服药物、继发于"短肠综合征"或"倾倒综合征"而有胃肠吸收障碍、和一些不能口服药物的患者,可以使用芬太尼透皮贴剂。

与口服的LAO不同,贴片的剂量滴注有时可能会由于个体的透皮吸收率不同、因出汗而导致贴片与皮肤的粘附不好(0～10%),以及其他因素(如皮肤温度、脂肪厚度和肌肉大小)而变得困难[106]。因为在应用初始剂量或增加贴片的剂量后贴片吸收率缓慢且不稳定,需要1～30小时(平均值13小时)达到有治疗效果的血清水平[107]。因此,在第一个12小时期间,应给患者开SAO医嘱或者静脉PCA应对暴发性疼痛,并尽量减少由于阿片药物转换引起的戒断症状,特别是它需要3天时间才能达到稳态[108]。达到稳态后所需SAO的量也可以帮助确定是否需要改变贴片剂量,但是剂量调整过快时需谨慎。相反,因为贴片去除后至少需要16小时血浆芬太尼浓度才能下降50%,去除贴片后镇痛作用或副作用也可能延迟。患者应避免将贴片浸没在热水里,或将加热垫放在贴片上,或将贴片贴于破损皮肤上,所有以上这些都会影响药物吸收速率并伴随副作用产生。经皮给药系统最常见的副作用(<1%)与贴片粘附有关,包括红斑、瘙痒和偶尔的脓疱形成[62]。

暴发性疼痛通常在3到5分钟内达到高峰,平均持续30分钟,平均每天发生1～4次[109-111]。由于胃肠道吸收的可变性和(或)肝脏代谢的首过效应的影响,口服SAO对于暴发性疼痛产生的镇痛效应往往晚于疼痛的发作(30～45分钟达到峰效应),另一种阿片类药物已经被开发:快速起效阿片类药物(rapid-onset opioids,ROO),指镇痛作用在15分钟或更短时间启动[112-115]。目前可用的ROO是芬太尼制剂[口服透黏膜枸橼酸芬太尼(OTFC,品牌名称Actiq);芬太尼口腔片(FBT,品牌名称Fentora);芬太尼口腔可溶膜(FBSF,品牌名称Onsolis);芬太尼舌下口腔崩解片(芬太尼舌下ODT,品牌名称Abstral);芬太尼鼻喷雾剂(品牌名称Lazanda),芬太尼舌下喷雾剂(品牌名称Subsys)]。所有这些药物仅被批准用于暴发性癌痛,它们能避免肝脏代谢的首过消除效应。所有这些产品都要求开处方者参加FDA批准的REMS培训计划。

OTFC是第一个进入市场的黏膜下ROO。与芬太尼透皮贴不同,OTFC起效快(15分钟),作用时间短,血清半减期为193～386分钟[108]。与静脉给药相比,它具有47%的生物利用度[104]。服用后经口腔黏膜快速吸收,同时咽下的部分经胃肠道缓慢吸收。OTFC血清浓度在服用后15分钟上升,在20～40分钟内达到峰值[116]。一项对OTFC和静脉给予吗啡的比较研究显示,它们在急性术后痛中有类似的起始镇痛效应[117]。药物吸收因人而异,即取决于患者的服用技巧。因OTFC含糖会引起龋齿,要注意牙齿清洁卫生[118]。

FBT是第二个黏膜下ROO,被批准用于治疗暴发性癌痛。当把FBT放置于口腔,产生泡腾化反应,理论上加强了口腔吸收,并在30分钟内自主溶解[115,119,120]。FBT较OTFC的优势在于达到血清浓度峰值的平均时间更快(47分钟 *vs.* 91分钟),跨黏膜剂量比例更大(48% *vs.* 22%),芬太尼进入全身系统更早,而且不含糖[115,119]。

FBSF(品牌名称Onsolis)最初获得批准,但后来由于其外观问题而退出市场。在这些问题得到改进后,FDA最近重新批准了这种药物[121]。这种双层给药技术使用双层聚合物膜,由含有活性药物的黏胶层和有助于单向流动以防止药物扩散到口腔的非活性层组成[120]。与FBT相似,FBSF的使用也是自主溶解并吸收,全身系统的芬太尼出现的更早,不含糖。FBSF附着于湿润黏膜之后,需要少量唾液溶解,FBSF会在15～30分钟内完全溶解,绝对生物利用度为71%[109,120]。

舌下芬太尼ODT(商标为Abstral)是一种舌下芬太尼制剂,其释药系统由快速崩解药片和可溶性载体构成,外面由黏膜黏着剂包裹,使得在舌下黏膜的高度通透性作用下,能够快速释放出芬太尼[110,111]。一项研究中指出,分别在8～11分钟和40～57分钟检测出芬太尼首次血浆水平和血清峰值浓度[122]。与 FBT 和 FBSF 一样,舌下 ODT 的应用是自动吸收(不需要费力)。

芬太尼果胶鼻喷雾剂(FPNS,品牌为 Lazanda)于 2011 年获得 FDA 批准。FPNS 通过添加果胶帮助与鼻黏膜中钙离子的阳离子结合。这种结合有助于延长芬太尼与芬太尼鼻喷雾剂无胶束作用的持续时间[123]。达到最大血浆浓度的时间取决于剂量,约在 15～21 分钟内[123]。芬太尼舌下喷雾剂(FSS,Onsys 品牌)是最新批准的 ROO。舌下配方允许芬太尼药物的快速起效。Parikh 等人在 2013 年指出,"10 分钟后,芬太尼的血浆浓度达到 FSS 的 Cmax 的 53.7%,而 OTFC 的 Cmax 为 6.1%[116]。"据报道,FSS 的生物利用度为 76%[124]。

根据固定的阿片类药物日服总量而制定的给药剂量不可预测,因此应建议服用 ROO 的患者从最低剂量开始并逐渐滴注以生效[119,125,126]。即使在从一种快速起效的芬太尼制剂转换为另一种时,也建议采用相同的给药策略。由于这三种制剂的吸收率和生物利用溶解吸收度不同使它们在微克级的药效也不相等。起效快且维持时间短使这四种快速起效芬太尼制剂成为突破性癌痛的理想止痛药,尤其对吞咽障碍或胃肠道受损的患者有益。

(九) 舒芬太尼

舒芬太尼主要用于手术环境中的静脉或神经痛镇痛药,是芬太尼的硫胺基类似物。和芬太尼一样,舒芬太尼是亲脂性的,主要由 CYP3A4 同工酶在肝脏代谢,起效快,持续时间短。虽然舒芬太尼和芬太尼的药代动力学和药效学相似,但舒芬太尼的分布体积更小,镇痛效力更强(静脉注射,5～7 次;硬膜外或鞘内,2～5 次),半减期较短(2.7 小时对比 3.1～7.9 小时),镇痛起效更快(IV,1～3 分钟;硬膜外或蛛网膜下腔,4～10 分钟),持续时间更短(IV,20～45 分钟;硬膜外或蛛网膜下腔,2～4 小时)[34,35]。舒芬太尼还可能产生剂量相关的骨骼肌僵硬。

(十) 阿尔芬太尼

阿尔芬太尼也主要用于手术环境中的静脉或神经痛镇痛药,其亲脂性低于芬太尼和舒芬太尼。其较低的脂溶性意味着其分布体积较小(为芬太尼和

舒芬太尼的 25%)。阿芬太尼消除半减期短(70～111 分钟),镇痛起效快(静脉注射,1～2 分钟;硬膜外,5～15 分钟),持续时间短(静脉注射,10～15 分钟;硬膜外 4～8 小时),这使得它在手术环境中非常理想,因为重复给药或持续输注积累的可能性较低,而且易于快速滴注[34,35]。与芬太尼和舒芬太尼一样,阿芬太尼在肝脏中由 CYP3A4 广泛代谢。

(十一) 瑞芬太尼

瑞芬太尼是本文讨论的阿片类药物中最有效的 μ 阿片受体激动剂,通过静脉注射用于诱导和维持麻醉[35]。与芬太尼、舒芬太尼和阿芬太尼相比,瑞芬太尼的脂溶性更强,分布体积更大,分布和代谢更快,消除半减期更短(3～10 分钟),镇痛起效更快(1 分钟),效果持续时间较短(5～10 分钟)[35]。与芬太尼、舒芬太尼和阿芬太尼不同,瑞芬太尼没有明显的肝脏代谢。相反,它的酯侧链连接使其被组织和血浆酯酶迅速降解成由肾脏排泄的不活跃的羧酸代谢物[35],这种独特的药代动力学和药效学参数,使瑞芬太尼的作用简单,且不受肾或肝功能不全的影响。快速清除和反复给药不会蓄积是理想的手术用药时使用有利,但停止输液会导致止痛迅速停止。

◆ 要 点 ◆

● 通过知情和谨慎的方法,阿片类药物可以安全而有效的治疗中到重度的恶性和非恶性来源的疼痛。

● 临床医师选择提供慢性阿片类药物治疗时必须根据 CDC、FSMB 示范政策和 APS/AAPM 共识指南所描述的策略制定合理和个性化的治疗方案。

● 安全的阿片类药物治疗需要一个流程来持续和密切观察镇痛和可能的不良反应。

● 疼痛缓解的主观报告应该通过客观的成功迹象的记录来佐证,如功能的改善。

● 经验表明,当采用多学科治疗计划时,功能改善更常见。

参考文献

请于 ExpertConsult.com 在线访问参考文献。

第 43 章 轻中度疼痛的阿片类药物应用

Mark Holtsman, Pharm D; Charity Hale, Pharm D

翻译：白学慧　符元元　审校：高永静　廖丽君

2015 年美国开出的 9 700 万张处方中，最常用的处方是阿片类药物（氢可酮）和非阿片类药物（对乙酰氨基酚）的合剂[1]。当阿片类药物与阿司匹林、对乙酰氨基酚或布洛芬一起给予时，这些药物被称为"弱阿片类药物"。这是一个误称，是指由于非阿片类药物成分的限制性给药而可以规定的剂量限制。例如，当患者每天服用 12 片氢可酮/对乙酰氨基酚 10/325 mg 片剂时，他们每天服用的阿片类药物是相当于大约 180 mg 吗啡[2]。与在单独的制剂中使用这些药物的患者相比，这些产品可能无法提供患者所需的最佳阿片样物质保护作用。这些常用的合剂药物中的阿片类药物由于与对乙酰氨基酚或非甾体抗炎药（NSAID）混合没有剂量上限效应而产生潜在的问题，可能在超过一定剂量后导致毒性。患者通常不知道合剂中非阿片类成分对肾脏或肝脏的潜在毒性，可能会将非处方药（OTC）对乙酰氨基酚和包含阿片类药物和对乙酰氨基酚的处方药合用。

在美国，与对乙酰氨基酚相关的不良事件是一个严重的公共卫生负担，平均每年有 11.2 万次电话求助中毒中心、5.9 万次急诊科就诊和 3.8 万例住院治疗[3]。与对乙酰氨基酚相关的肝脏毒性大约一半是由意外过量引起，其中 63% 的病例涉及阿片类药物组合产品[4,5]。2012 年的国家毒物数据系统年度报告将对乙酰氨基酚组合产品列为与药物中毒有关的第六大致死原因[6]。

2009 年，食品和药物管理局（FDA）的一个咨询委员会投票赞成取消开具对乙酰氨基酚/阿片类药物合剂产品，但 FDA 没有采纳这一建议[7]。2011 年，FDA 宣布对乙酰氨基酚合剂产品的制造商需要将片剂、胶囊或其他剂型产品中对乙酰氨基酚的含量限制在 325 mg，并于 2014 年 1 月前实施[3]。到 2014 年 1 月，超过一半的药物制造商遵守了这一建议[4]。FDA 表示要启动流程，以撤销市场上每个剂量单位含有 325 mg 以上对乙酰氨基酚的处方药合剂药品的批准，并于 2014 年 3 月完成了这些流程[8]。

很少有研究调查患者在手术后需要阿片类止痛药的时间段。因此，临床医师通常不确定是否要为术后疼痛开出最佳剂量的阿片类药物。一项回顾性研究显示，骨科手术（关节镜、前交叉韧带等）后使用氢可酮 5 mg 和对乙酰氨基酚 500 mg（1 次 10 片），61% 的患者没有再增加药量，89% 的患者需要增加的药量少于或等于 20 片[9]。在另一项研究中，250 名患者门诊于上肢手术后给予了 30 片羟考酮、氢考酮或丙氧酚后，并对他们的用药情况进行了回访。总体而言，每位患者报告约有 19 片未使用，整个研究人群中约有 4 700 片未使用[10]。其他调查显示，很多患者在剖腹产、胸部手术和泌尿手术后只使用了 50%～60% 的处方阿片类药物[11,12]。因此，对于不同疼痛原因的患者开出最佳阿片类药物数量还需要进一步研究，因为未使用的片剂通常被他人使用，这也是美国目前阿片类药物过量泛滥的原因之一。

本章回顾了短效阿片类药物的使用，并为读者提供了在临床实践中使用这些药物的实用方法。还回顾了可能影响止痛效果、毒性和清除率，以及潜在的药物相互作用的重要药代动力学和药物遗传学变量。

一、特殊短效阿片类药物

(一)羟考酮

羟考酮存在于下列品牌的合剂产品中：帕可西特、罗西赛特溶液、Xartemis XR、Combunox 和 Percodan。羟考酮是由蒂巴因加工而成的半合成阿片类药物，蒂巴因是鸦片中的一种有机化学物质。羟考酮可以与对乙酰氨基酚、阿司匹林或布洛芬组合使用的缓释片。羟考酮也可以作为速释(IR)溶液和控释片剂与对乙酰氨基酚组合使用。拥有如此众多的配方，它是美国最受欢迎的阿片类药物之一。羟考酮的流行在一定程度上是由于其高生物利用度(60%)适合口服给药；口服羟考酮的效力是口服吗啡的1.5倍。不幸的是，这一特性也可能导致其滥用。尽管在美国，合剂产品中的羟考酮已被列入限制性更高的Ⅱ类管制药品，但其滥用已成为执法部门经常遇到的问题。临床医师还需要注意，羟考酮由 P450 CYP2D6 肝脏酶转化为羟吗啡酮，由 P450 CYP3A4 转化为去甲羟考酮。CYP2D6 代谢不良的患者如果服用氟康唑(一种中度的 CYP3A4 抑制剂)，就有羟考酮蓄积的风险。同样，服用强 CYP2D6 抑制剂(帕罗西汀)和强 CYP3A4 抑制剂(伊曲康唑)的患者存在羟考酮蓄积的风险[13,14]。CYP2D6 表型是否与镇痛或毒性风险相关，目前尚不清楚，因为生理效应与母体化合物羟考酮的暴露最相关[15]。

(二)氢可酮

氢可酮是阿片的衍生物，存在于合剂药方和单一实体缓释(ER)制剂中，美国药品监督管理局于 2014 年 10 月 6 日将该药物从Ⅲ类管制药改为Ⅱ类。氢可酮的效力略低于羟考酮，存在于以下合剂产品中：Norco 诺科、Hycet 口服液(氢可酮和对乙酰氨基酚)和维考洛芬(氢可酮和布洛芬)。临床医师需要知道氢可酮是由 P450 肝酶 CYP2D6 转化为氢吗啡酮，由 CYP3A4 转化为去甲氢可酮。给予强效的 CYP3A4 抑制剂时，CYP2D6 代谢不良的患者有氢可酮蓄积的风险。个例报道描述了一次致命性的氢可酮过量，这为 CYP2D6 代谢不良患者的药物相互作用的严重性提供了证据。在这个病例中，一名年轻女孩每天服用 3 次氢可酮治疗感冒症状，并给予克拉霉素治疗耳朵感染。患者在 24 小时内使用了大约 30 mg 的氢可酮和克拉霉素(一种强效

CYP3A4 抑制剂)。尸检发现氢可酮的血浓度为 0.14 μg/mL，此浓度与致命性有关，而氢吗啡酮浓度低于检测限值 0.008 μg/mL(是 CYP2D6 低代谢者中的预期结果)。尸检分析显示，患者具有 CYP2D6 * 2A/ * 41 基因型，这与不良的代谢状态有关[16,17]。随着药物遗传检测的广泛使用，具有访问患者数据权限的药剂师将能够预测重要的药理遗传-药物相互作用，并帮助临床医师进行管理。

(三)可待因

可待因的化学结构与吗啡非常相似，但对 μ 阿片受体的亲和力比吗啡低约 200 倍[18]。大约 5%～10% 的可待因通过肝微粒体酶细胞色素 P450 2D6 代谢成吗啡。在 CYP2D6 代谢物表型较差的患者中(约占患者的 5%～10%)，服用可待因后吗啡的含量大大减少，导致疼痛缓解不足。在具有超快代谢物表型的患者中(约占患者的 1%～2%)，服用可待因后吗啡的形成大大增加，从而导致更高的中毒风险。FDA 发布了一份黑框警告，在接受扁桃体切除和(或)腺样体切除的儿童中禁用可待因，因为在扁桃体和(或)腺样体切除术后接受可待因缓解疼痛的阻塞型睡眠呼吸暂停患儿术后死亡。这些患儿是可待因的超快速代谢者的证据[19]。当可待因(每剂量单位≤90 mg)与对乙酰氨基酚联合使用作为止痛剂时，将其列入Ⅲ类管制药物。与含有羟考酮或氢可酮的组合产品相比，这使临床医师可以开处方可待因组合产品，而不受监管限制。许多医师认为可待因是一种比吗啡更安全的止痛剂，2014 年美国有 1320 万患者接受含有可待因产品的患者可证明这一点[20]。2015 年 12 月 10 日，FDA 顾问委员会建议：出于对呼吸抑制和死亡的担忧，18 岁以下的儿童和青少年禁忌使用可待因治疗疼痛和咳嗽[21]。

(四)曲马多

曲马多(Ultram)是一种Ⅳ类管制药物，具有双重作用机制，既是一种弱的 μ 激动剂，又能抑制去甲肾上腺素和 5-羟色胺的再摄取。曲马多通过 CYP2D6 代谢为活性代谢物 O-去甲基曲马多(M1)[22]。这种物质主要为去甲肾上腺素和 5-羟色胺的再摄取抑制，而 M1 主要负责 μ 受体的激动特性。曲马多对 μ 受体的亲和力大约是吗啡的 6000 倍。M1 对 μ 受体的亲和力大约是母体药物的 300 倍[23]。与曲马多和 M1 相比，下面讨论的他喷他多是一种较强的阿片激动剂和去甲肾上腺素再摄取抑

制剂。CYP2D6 代谢不良的患者在服用曲马多后 M1 减少，导致疼痛缓解不足。超快 CYP2D6 代谢的患者在服用曲马多后产生更多的 M1，从而导致更高的毒性风险，如呼吸抑制和过度镇静。2015 年 9 月 21 日，FDA 发布了一份安全警告，称由于呼吸抑制风险增加，17 岁及以下儿童使用曲马多的情况正在接受调查[24]。这一警告是针对一名 5 岁儿童在服用一剂曲马多后出现呼吸困难的病例报告。后来发现该儿童是 CYP2D6 的一种超速代谢物，且 M1 水平较高[24]。这种风险可能在扁桃体切除术和（或）腺样体切除术后或在儿童使用其他药物后增加。预防性基因检测可以降低疼痛缓解不足和毒性的风险。曲马多多为肾排泄（30% 为原药，60% 代谢物）。肾功能正常时，每日最大剂量为 400 mg[22]。严重肾功能不全（CrCl 小于 30 mL/min）时，IR 处方不应超过每天 200 mg，给药间隔应延长至 12 小时。曲马多的 ER 配方应避免用于严重肾功能不全的患者[22-26]。

（五）他喷他多

他喷他多（Nucynta）是一种 Ⅱ 类管制药物，是一种阿片样激动剂和去甲肾上腺素再摄取抑制剂，它对上行（兴奋性）和下行（抑制性）通路都起作用[27,28]。尽管他喷他多与阿片受体的结合亲和力比吗啡低 50 倍，但它的效力似乎比吗啡低 2～3 倍[29]。数据表明，对于未服用过阿片类药物或阿片类药物耐受的患者，口服 3.3 mg 的他喷他多相当于口服 1 mg 的吗啡[27]。

目前他喷他多有两种剂型：IR（50、75 和 100 mg）和 ER（50、100、150、200 和 250 mg）。与其他可用的一般阿片类药物相比，它的价格更贵。他喷他多已被证明等于和不次于等剂量羟考酮和吗啡，且胃肠道副作用（包括呕吐和便秘）的发生率较低[27,31-37]。他喷他多的耐受性一般较好，但它可能引起恶心、呕吐、头晕和嗜睡[30]。虽然他喷他多不能直接提高 5-羟色胺水平，但数据表明，去甲肾上腺素再摄取抑制可间接提高 5-羟色胺水平。血清素综合征的病例报告证明了这一点，这意味着在开他喷他多的处方时应避免使用其他含 5-羟色胺的药物[28]。他喷他多的 IR 制剂已获 FDA 批准用于中度至重度急性疼痛，并进一步显示出对急性腰痛和相关的根性腿痛、骨关节炎痛以及牙科和骨科手术后继发性疼痛的疗效[31-33,38-40]。ER 制剂是 FDA

批准用于糖尿病周围神经病变严重到需要每天、长期、规律性给予阿片类药物、且替代治疗不充分的患者。ER 制剂对慢性腰痛、骨关节炎膝痛、中重度慢性恶性癌痛均有疗效[34-37,41,42]。对于急性中度至重度疼痛，IR 处方剂量为 50～100 mg，按需每 4～6 小时口服一次。在治疗的第一天，第二次给药可在首次给药后的 1 小时或数小时（最大每日总剂量等于 700 mg），后续每日最大剂量为 600 mg[29-31,43]。

临床医师应该注意如何使患者从长效阿片类药物过渡到 ER 他喷他多。通常方法是停用所有其他长效阿片类药物，然后按目前 24 小时口服吗啡当量的 50% 的水平开始给药。滴注应限制在 50 mg，每三天中每天滴注两次，直到达到最有效的剂量。在滴注过程中，可用 IR 阿片类治疗暴发性疼痛[43,44]。

当肌酐清除率大于或等于 30 mL/min 时，不需要调整肾脏剂量；但是如果肌酐清除率低于 30 mL/min，则应避免使用他喷他多[28,43]。

他喷他多主要通过葡萄糖醛酸化代谢为他喷他多-O-葡糖苷酸，其次通过 CYP2C9、CYP2C19、CYP2D6 途径氧化。所有代谢物都没有活性。轻度功能障碍（Child-Pugh 评分 5～6），不需要肝剂量调整。对于中度功能障碍（Child-Pugh 评分 7～9），初始的 IR 他喷他多剂量每 8 小时口服不得超过 50 mg。并且初始的 ER 他喷他多剂量应限于口服每天一次 50 mg，最大 ER 剂量每天 100 mg。他喷他多不推荐用于严重的肝功能障碍（Child-Pugh 评分 10～15)[28,30,44]。

二、总结

谨慎使用任何阿片类药物，包括"次阿片类药物"，这些阿片类药物被错误地认为有效性或危险性不如其他阿片类药物。可待因和曲马多不应常规用于轻度至中度疼痛的治疗，因为大量患者出现不可预测的反应，导致中毒或镇痛不足。FDA 的一个顾问委员会建议，18 岁以下的儿童不要使用可待因。同样的逻辑也可以建议成年人也不要使用。氢可酮只能作为对乙酰氨基酚或非甾体抗炎药的合剂使用，因此很难在以减少阿片类药物消耗为目标的多模式方案中使用。采用多模式时，使用 24 小时的醋氨酚和（或）非甾体抗炎药作为单一药物，最好加用强效阿片类镇痛药，如吗啡、氢吗啡酮或羟考酮，而不是含可待因、曲马多、氢考酮或羟考酮的合剂，为

表 43.1　阿片类口服溶液

通用名称	品牌名称	配方	儿童体重小于 50 kg
可待因	泰诺与可待因♯3	溶液（每 5 mL 含 120 mg 对乙酰氨基酚/12 mg 可待因）	基于可待因的量，首剂 0.5～1.0 mg/kg，每 4 小时按需
氢可酮	Hycet（氢可酮与对乙酰氨基酚）	溶液（每 5 mL 含 108 mg 对乙酰氨基酚/2.5 mg 氢可酮）	基于氢可酮的量，首剂 0.1～0.2 mg/kg，每 4 小时按需
羟考酮	Roxicet（羟考酮与对乙酰氨基酚）	溶液（每 5 mL 含 325 mg 对乙酰氨基酚/5 mg 羟考酮）	基于羟考酮的量，首剂 0.1～0.2 mg/（kg·dose），每 4 小时按需
吗啡	Roxanol	吗啡口服液（100 mg/5 mL）	首剂 0.2～0.5 mg/（kg·dose），每 3～4 小时按需
羟考酮	Roxicodone	羟考酮口服浓缩液（20 mg/mL）	0.1～0.2 mg/（kg·dose），每 4～6 小时按需
二氢吗啡酮	Dilaudid	氢吗啡酮口服液（1 mg/mL）	首剂 0.03～0.08 mg/（kg·dose），每 3～4 小时按需

患者提供更好的服务。这些合剂并不是多模式镇痛方案的最佳组合，而且它们使患者面临更大的中毒风险。患有急性和术后疼痛的儿童可以口服阿片类镇痛药的溶液配方，这使他们在这个年龄组更容易接受（表 43.1）。为完整起见，此表包括了对乙酰氨基酚和可待因，但不建议儿童或成人常规使用。服用羟考酮或氢考酮的患者如果 CYP2D6 代谢不良，有发生严重药物相互作用的风险，可能导致过量和死亡。

随机试验表明，与单一药物相比，同时使用多种药物作用于不同受体的多模式镇痛具有更好的止痛效果，并可降低阿片类药物的用量[45-47]。

在应用多模式镇痛时，使用非阿片类镇痛药的原因是为了减少阿片类镇痛药消耗并减少阿片类药物相关的不良反应。在有些情况下，阿片类药物可能较合适。由于非甾体抗炎药会导致血小板功能障碍，在血小板计数低或出血风险高的患者中使用非甾体抗炎药是相对禁忌的。同样，低支气管痉挛阈值的患者在围术期使用阿片类药物可能更好。女性可能希望在怀孕期间避免服用非甾体抗炎药，因为这些药物可能会增加流产的风险。非甾体抗炎药（NSAID）易加重反流性食管炎和消化性溃疡。容易发生这些情况的个体接受短期阿片类药物治疗可能会降低风险。有充血性心力衰竭、肾脏疾病、肝功能衰竭合并腹水以及接受利尿剂治疗的患者使用合剂也有风险。对乙酰氨基酚过量毒性问题是一个日益关注的问题，肝功能不全患者可能会增加对乙酰氨基酚的暴露风险[48]。虽然阿片类镇痛药在这些情况下可能有利，但必须谨慎使用，因为大多数药物是经肾脏排泄并由肝脏代谢的，而且它们还承担许多其他风险。

◆ 要　点 ◆

● 在美国最常用的处方阿片类药物——氢可酮和对乙酰氨基酚的合剂——是造成大量无意过量服用对乙酰氨基酚相关不良事件的原因。

● 临床医师选择使用与对乙酰氨基酚、布洛芬或阿司匹林合用的阿片类镇痛药时，应告知患者避免服用非处方对乙酰氨基酚、布洛芬或阿司匹林，以避免无意的过量服用。

● 临床医师需要仔细考虑患者术后通常需要阿片类镇痛药的时间，因为几位研究者已经发现许多患者术后仅使用 50% 的处方阿片类镇痛药。这些未使用的阿片类药物可能被患者以外的人摄入，从而成为美国阿片类药物过量的原因之一。

● CYP2D6 基因型代谢不良表型的患者服用可待因或曲马多不会出现显著的镇痛效应。

● CYP2D6 基因型超速代谢表型的患者在服用可待因或曲马多后更有可能出现毒性反应。

● 可待因和曲马多不应常规用于轻中度疼痛的治疗，因为相当数量的患者存在镇痛不足或毒性。

● CYP2D6 基因型代谢不良表型的患者，服用羟考酮或氢考酮与 CYP3A4 抑制剂药物发生显著药物相互作用的风险更高。这些患者中的 CYP3A4 的抑制可以导致羟考酮或氢考酮的蓄积，从而导致镇静和呼吸抑制。

● 他喷他多是一种独特的镇痛药，具有双重作用机制，可用于治疗神经病理性痛。与等痛剂量的吗啡或羟考酮相比，它可能会降低胃肠道副作用发生率。

参考文献

请于 ExpertConsult. com 在线访问参考文献。

第 44 章 处方药滥用的现状及新兴的用药指南

Lynn R. Webster, MD

翻译：金 童 审校：林福清 廖丽君

在美国,每年约有 1 亿人正遭受某种程度慢性疼痛的困扰[1],并且随着人口老龄化程度的加重,慢性疼痛的发病率在逐年升高[2]。慢性疼痛可以影响患者社交、家庭及工作等各方面,并使其得到孤立。饱受痛苦的患者经常抱怨疼痛给他们的生活带来了不可挽回的改变。缓释/长效(ER/LA)阿片类药物是强效止痛药,适用于因剧烈疼痛而需要每天、全天候、长期服用且其他治疗无效的患者[3]。为预防滥用、成瘾以及服用过多引起的死亡,谨慎的收益-风险分析对于处方类 ER/LA 阿片类药物是至关重要的。同样的,对于阿片类药物以及其他任何可能成为治疗方案一部分的中枢神经系统抑制剂都需要引起临床医师警惕。并且对于处方类阿片类药物疗效的评估应该考虑到其远期疗效并没有得到科学证实,但是其风险是存在的。针对阿片类药物用法的法律法规在美国因州而异,并在联邦法规中不断演变,然而,基于共识的指导方针可以适当用于帮助卫生保健从业人员。指南中一个共同的主旨是需要进行仔细的风险评估和管理,包括对使用管控药物治疗疼痛的患者进行候选者的挑选、筛查和频繁的临床随访等。

一、新兴处方药指南

在美国,阿片类药物的开方者需要了解各州及联邦政府针对阿片类药物在疼痛中应用的相关法律法规及指南。近年来,随着政策制定者旨在降低服用过量死亡率、非医疗性使用以及药物的非法转移,其中一些参数已经迅速演变。美国制定的策略包括加强使用处方药检测系统(prescription drug monito-ring program, PDMP),借助国家卫生健康项目来处理不合理处方,扩大纳洛酮的使用以逆转阿片类药物的过量使用,更多获得药物滥用治疗机会,以及促进国家发布阿片类药物处方指南等[4]。

此外,医学委员会对美国各州的执业行为监管以确保达到专业标准。实践要求经常在各州医学委员会官网或专业执照颁发机构的网站上列出。许多州已经全部或部分采用了州医学委员会联合会(federation of state medical boards, FSMB)制订的有关阿片类药物治疗慢性疼痛的标准(表 44.1)[5]。

表 44.1 州医学委员会联合会关于阿片类止痛药在慢性疼痛中应用的方针

- 对处方类阿片药物进行全面的评估和风险分层,并在开处方前仔细询问病史、进行体格检查及适当的测试
- 规范术语并书写治疗计划,考虑适当的药物及非药物治疗方法
- 风险/疗效需对患者知情同意,并针对治疗过程中医师/患者的责任获取一致同意
- 阿片类药物试验之后应考虑在保证效果的基础上使用更低、更安全的剂量
- 定期回顾治疗过程,评估治疗目标的进展情况,监测药物治疗的依从性,必要时通过"5A"原则调整治疗方案,即:镇痛、活性、不良反应、药物相关异常行为及影响
- 定期药物测试以确保患者的依从性(如尿检、药片数量比对、处方数据库核实)
- 如有需要,另外寻求专家评估及治疗
- 持续进行阿片类药物治疗方案的风险评估,有必要可制定戒断方案(如疼痛缓解、副作用难以忍受、镇痛不足、明显异常使用、功能恶化)
- 准确并完整记录上述所有文件及处方
- 熟悉各州及联邦政府针对各种管控药品制定的法律法规

表 44.2　美国疾病控制及预防中心针对非活动性癌症、姑息治疗及临终护理之外的慢性疼痛开具阿片类药物处方的建议

- 慢性疼痛优先考虑非药物及非阿片类药物治疗。只有在预期疼痛和功能改善超过风险的时候,临床医师才可以考虑使用阿片类药物。如果使用阿片类药物,应视情况结合非药物及非阿片类药物治疗
- 针对慢性疼痛患者使用阿片类药物之前,医师应与患者提前确立治疗目标,包括疼痛及功能的改善程度,当使用风险大于疗效时应如何停止使用。临床医师只有在阿片类药物改善疼痛及功能的疗效大于其风险时才可继续使用阿片类药物
- 开始使用之前及阿片类药物治疗期间,临床医师应与患者讨论阿片类药物治疗的已知风险和疗效,以及在治疗期间患者与医师管理治疗的责任
- 开始阿片类药物治疗时,临床医师应使用即释阿片类药物,而不是 ER/LA 类药物
- 开始使用阿片类药物时,临床医师应开最低有效剂量的处方。临床医师在开任何剂量的处方时都应谨慎,将剂量增加到≥50 MME/d 时应仔细重新评估个体利益和风险,并应避免将剂量增加到≥90 MME/d 或谨慎考虑剂量调至≥90 MME/d 是否合理
- 长期使用阿片类药物通常始于急性疼痛的治疗,且临床医师应开出最低有效剂量的即释阿片类药物,不得开出超过疼痛预期持续时间所需剂量的阿片类药物,通常三天或三天以下就足够了,很少需要超过七天
- 慢性疼痛治疗过程中,临床医师应在开始使用阿片类药物或剂量增加后 1~4 周内对患者进行疗效-风险评估。对于持续治疗的患者应进行每三个月或更频繁的评估。如果继续使用阿片类药物的疗效并不超过其危害,临床医师应优化治疗方案,并与患者沟通减少阿片类药物的使用剂量,甚至停止使用
- 在开始使用阿片类药物之前以及在继续使用阿片类期间应定期进行评估,临床医师应评估阿片类药物相关风险的危险因素,并将降低风险纳入治疗管理策略中,包括在增加阿片类药物过量风险的因素〔如药物过量史、药物滥用史、高使用量(≥50 MME/d)或同时使用苯二氮䓬类药物等〕情况下,考虑使用纳洛酮
- 临床医师应使用国家 PDMP 数据审核患者的管控药物处方历史,以确定患者是否正在接受阿片类药物治疗或其他有过量用药风险的用药组合。对慢性疼痛患者使用阿片类药物之前应查看患者的 PDMP 数据,并在持续用药期间,每次开处方时或每三个月定期回顾 PDMP 数据
- 临床医师开具阿片类药物的处方前应对患者进行尿液药物检查,并且考虑每年进行一次尿检以评估处方药以及其他受管制的处方药和违禁药物
- 临床医师应尽可能避免同时开具阿片类药物及苯二氮䓬类药物的处方
- 临床医师应为阿片类药物滥用的患者提供或安排循证疗法(通常使用丁丙诺啡或美沙酮与行为疗法相结合的药物辅助治疗)

注:ER/LA,缓释/长效;MME,吗啡毫克当量;PDMP,处方药监测计划。

2016 年,美国疾病控制及预防中心(centers for disease control and prevention, CDC)发布了"处方类阿片药物在慢性疼痛中的应用指南",指南不鼓励在慢性疼痛中使用阿片类药物,不包括肿瘤及终末期的治疗(表 44.2)[6]。不幸的是,跨学科的疼痛治疗及阿片类药物的替代品不在保险范围内,且剂量限值不能实现个体化,这些都是 CDC 在制订方针时没有解决的问题[7]。应该指出的是,强烈的推荐有低质量的证据支持,这是许多阿片类药物处方指南制定的共同特点。

常见的条目可以在专业医学协会、州或联邦机构制订的实践指南中找到。美国疾病控制与预防中心 CDC 曾与其他联邦机构合作,审查了 2013 年前为全科医师制定的八项准则,发现这些指南未能针对特定情况及人群,且排除了针对专科医师的指南[8-16]。另外,一篇总结了 13 项处方类阿片药物用药指南的系统综述[17]对美国疼痛学会(American pain society, APS)与美国疼痛医学会(American academy of pain medicine, AAPM)[9]联合制定的指南以及加拿大国家阿片类药物使用指南[13]给予了高度评价。该篇综述还将其他七篇指南评为中等质量,并确定不推荐另外 4 项指南。综上所述,两项审查发现指南中普遍认可的建议包括以下内容[8,17]。

- 记录患者各项身体检查、疼痛史、既往史、家族史及社会病史。
- 评估患者滥用和成瘾情况,并根据情况使用阿片类药物专用工具。
- 有必要时进行尿液药物测试。
- 检查国家处方药监测数据库,核实患者既往及现在是否有未授权处方。
- 考虑多种治疗方法以及阿片类药物的疗效及风险,只有当其他治疗方法无效时才考虑使用阿片类药物。
- 开始阿片类药物治疗时使用最低有效剂量。
- 签署疼痛治疗协议,告知患者疼痛治疗相关特征及预后。
- 通过记录检测疼痛及治疗疗效进展。
- 使用高剂量阿片类药物和(或)有药物过量风

险时应保持高度警惕。

- 掌握开具美沙酮处方的专业知识。
- 了解芬太尼贴剂的风险。
- 考虑各种不同阿片类药物循环使用时的副作用及无效镇痛作用。
- 当使用不同阿片类药物时,减量≥25%～50%。
- 对高危患者进行更频繁、更严格的监控,并与精神科及成瘾专家进行联合管理。
- 考虑阿片类药物剂量不断增加的原因。
- 当观察到患者反复出现阿片类药物相关的异常行为时应立即停药。
- 使用安全有效的方法停止阿片类药物的使用,如逐步减少阿片类药物的剂量,并适当使用其他药物辅助治疗或咨询药物滥用专家。

较新的或更新的指南,尤其是为协助职业伤害康复而制定的指南,强调了阿片类药物的剂量依赖性风险、功能改善、阿片类药物的保存技术以及非阿片类药物镇痛模式的衰竭[18,19]。

除了大量的实践指南,美国联邦政府还颁布了许多旨在减少风险以及规范处方的条例。美国食品药品管理局(FDA)已经针对 ER/LA 类阿片药物的标签做了调整,以阐明适应证并增加了误用、成瘾、危及生命的呼吸抑制、意外摄入、怀孕期间禁用,以及禁止与乙醇混合摄入的警告[3]。此外,FDA 还发布了一项风险评估及缓解策略(risk evaluation and mitigation strategy, REMS),包括患者就医指南,以及一份指导教育的蓝皮书,以确保使用阿片类药物时疗效大于风险[20]。美国的物质滥用及精神健康服务管理局(SAMHSA)曾发布一个工具包,通过向患者、开具处方者、急救人员、社区成员以及家庭成员提供信息来帮助社区及地方政府预防阿片类药物过量使用[21]。

综合以上这些指南,共同强调了服用阿片类药物时需要在关键点进行风险管理,如仔细地评估风险疗效,患者的筛选,对风险类别进行统计处理,监控治疗过程中患者的依从性,定期评估治疗进展,以及对治疗过程的全面记录等。这些基础的实践讨论了一些阿片类药物使用过程中额外的、往往被人们低估的风险。

二、患者风险评估分级

大多数指南针对新患者的评估从身体检查开始,包括健康和疼痛的具体信息,病史回顾,有关精神、社会的个人史以及药物使用数据等[5,9,11,13,14,16]。确定患者过去由谁照顾以及因为什么疾病而开具的处方药物史;评估患者的用药史,包括饮酒史、处方药史、非处方药史和违禁药品史等[21]。

不正当的阿片类药物使用可能会对疼痛管理产生负面影响,相关定义如下[22]。

- 误用:将药物用于指示或指示以外的医疗目的,而不管患者的意图。
- 滥用:非医疗目的而故意自行用药。
- 转移:处方药的使用不遵从其规定的合法途径。
- 成瘾:一种疾病状态,由遗传因素、社会心理、环境因素和行为特征共同导致,包括对药物使用的控制不力、强迫使用、不顾伤害继续使用和(或)渴望。

不正当使用的动机往往不得而知并且可能由多种因素造成,包括成瘾、无法承受的疼痛、对戒断症状的恐惧、娱乐使用或者未经治疗的精神疾病等。这就是为什么在开始或继续使用阿片类药物前需要对药物滥用风险和精神病史进行全面评估[20]。

临床医师需要了解可能导致疼痛患者阿片类药物使用障碍的因素,包括但不限于家庭和个人药物滥用史、违法史、对处方药的渴望、情绪波动、尼古丁依赖以及年龄小等[23]。患者用药过量死亡的危险因素包括中年、大剂量的阿片类药物中毒、药物滥用史,同时伴有精神障碍、美沙酮的使用,同时使用苯二氮䓬类药物、失业、多种药物滥用及呼吸睡眠暂停等[24,25,21]。

评估有问题的阿片类药物使用风险的工具可能是预测性或诊断性的,但是在纳入常规临床实践时应足够简便。已验证的针对阿片类药物的评估方法包括阿片类药物风险工具[26]、修订后的针对疼痛患者的 24 项筛选条例和疼痛患者的阿片类药物评估[27],以及诊断、难治性、风险、疗效评估等[28]。尿液药物检查[10-14,16]以及核查 PDMP 数据[5,10,13,15,16]也是常用方法。国家 PDMP 数据可以帮助临床医师确定患者是否正确按配方服用,以及患者是否从其他医师那里获得未经授权的处方。在一定范围内,尿液药物检查可以确定是否存在某种特定药物或代谢物。许多初步评估方法也将成为检测系统不断升级的一部分。

三、制定治疗计划和目标

通过与患者讨论镇痛与功能改善的目标来制定治疗计划并记录在案[21,29]。患者应该明白,消除所有的疼痛是不可能的,最成功的疼痛管理往往是基于生物、心理、社会、跨学科护理模式的结合[30,31],并且在整个治疗过程中对治疗计划要持续评估。

四、知情同意和治疗协议

患者教育要从了解阿片类药物治疗的预期疗效和风险开始,患者应签署详细说明治疗风险的知情同意书并保留在医疗记录中[5]。患者应该明白躯体依赖及药物耐受是有可能发生的,存在过度镇静、药物相互作用、误用、成瘾及过量使用的风险,并且可能出现许多副作用,包括便秘、认知功能障碍等[5]。

治疗中的决策往往需要同当前医疗发展方向一致,患者应说明当前正在服用的可能会影响治疗效果的其他药物或治疗。对于管控类药物,应限制患者于同一位医师处获得处方,治疗初期将替代治疗方案及用药方案想好,并决定阿片类药物停药指征[5,21]。尽管大多数管理者和一些享有医疗保险者期望治疗协议,但是关于预防阿片类药物相关伤害的证据却很少。

五、使用阿片类药物试验

如果非阿片类药物治疗无效,或由于保险未覆盖而无法获得,在无其他禁忌证时可以低剂量使用有效阿片类药物进行试验,这可以作为个性化疼痛管理的一部分[5]。选择合适的阿片类药物时,要考虑患者症状的严重程度、药物适应性以及阿片类药物依赖[21]。遗传个体变异也可能影响阿片类药物的选择[29]。考虑在患者最初的阿片类药物处方中同时使用纳洛酮[21]。用5A原则密切监测镇痛疗效:镇痛、不良反应、日常活动、药物相关异常行为,以及影响[5]。试验期后的治疗可能包括:继续使用阿片类药物、改变剂量或轮换使用不同的阿片类药物,添加辅助药物,或停止阿片类药物治疗[22]。

六、不断监测及调整治疗方案

临床医师应根据风险等级对患者进行监测,加强对高危患者或在治疗过程中出现阿片类药物相关行为异常的患者的监测(表44.3)[29,32,33]。不幸的

表 44.3　阿片类药物异常使用风险类别的监测措施[a]

低风险(常规)	中等风险	高风险
• 疼痛评估 • 通过验证工具评估药物误用/滥用 • 知情同意 • 签署治疗协议 • 在临床需要和行为基础上定期随访、开处方 • 开始及每6～12个月核查处方数据 • 检查以前的医疗记录并根据行为和国家规定指导治疗 • 根据临床诊断咨询专家 • 根据临床诊断用药 • 按5A记录患者病情 • 记录客观影响	• 适当地多随访 • 适当情况下更频繁的处方间隔 • 每半年或根据国家标准更频繁的核查处方数据库 • 通过患者家属或朋友核实 • 有任何异常行为时可随机进行UDT或每3～6月进行评估是否合并精神疾病 • 核实药片数量 • 考虑限制使用RO镇痛药	• 尽可能避免使用阿片类药物 • 尽可能使用替代疗法 • 每周随访一次,或必要时增加随访次数 • 每周开具处方或必要时增加处方 • 每个季度或根据国家规定更频繁的审核处方数据库 • 家属或朋友控制好药量 • 每次随访时进行UDT • 必要时进行血液透析 • 心理或成瘾专家评估 • 考虑疼痛专家评估 • 限制RO镇痛药 • 考虑限制SAO的使用

注:[a]当风险增加时,来自低风险列的所有建议继续适用。

5A,镇痛、日常生活活动、不良反应、药物相关异常行为、影响;RO,快速起效;SAO,短效阿片类药物;UDT,尿液药物检查。

是,有研究表明,基本护理中对使用阿片类药物治疗的患者进行严密的监督并不常见,即使对于滥用风险最高的患者也是如此[34]。Gourlay等[32]制定了以下患者管理分类方案,并将患者分为三个治疗组。

● 低风险:无个人或家族药物滥用史,无重大或未经治疗的心理障碍,可在基本护理中进行管理;如果观察到异常行为,考虑提高风险类别。

● 中等风险:未主动成瘾,但有药物滥用治疗史、药物滥用家族史和(或)过去或现在并存有心理障碍并在成瘾和(或)疼痛专家的帮助下已康复。

● 高风险:活性物质滥用或成瘾和(或)伴有未经治疗的严重心理障碍;基本保健管理者应考虑将患者转诊给相关专家。

记住,随着时间的推移,患者可能会改变风险类别,特别是当患者所处环境的压力发生变化时[28]。对患者进行镇痛、不良反应、日常生活活动、药物相

关异常行为,以及影响的持续评估[5]。定期复查治疗过程中的调整方案、评估治疗目标进展情况,以及监测患者对医疗指导的依从性。

患者的家人或朋友可能有助于发现以下阿片类药物过量的迹象[21]。

- 异常的困意、睡眠;打鼾。
- 精神错乱、说话含糊、兴奋行为。
- 浅慢呼吸。
- 针尖样瞳孔。
- 低心率、低血压。
- 难以从睡眠中唤醒。

家庭成员应该了解如何使用纳洛酮来逆转过量,并知道如何应对紧急情况。有关更多信息,请参阅 SAMHSA 发布的防止过量使用的工具包。

七、定期药物测试

后续的 UDT 应基于患者的风险水平(表 44.3)或临床滥用症状的表现,同时也不能排除所有患者都存在一定的风险[29,32,33]。在临床使用中,UDT 应用于检测处方药物的存在,以及未经批准的处方和违禁药物。检测通常需要两个部分:一是免疫分析药物成分,该部分通常不能识别某一类中的特定药物,若有需要也可依初始结果,通过气相色谱/质谱(GC/MS)等特殊技术来跟踪检测以确认特定药物或其代谢物[5];二是临床医师需甄别个体差异、药物代谢及测试偏差这些可能导致的潜在假阳性或假阴性[5,33]。因此,UDT 只是全面监测计划的一部分,而非出院的唯一决定因素。

定期药片计数以及审核国家处方药 PDMP 可能也有帮助,并且许多州现已实行[35]。建议与患者讨论 UDT、药片计数或处方数据库检查的任何意外结果,并在病历中记录决定继续或停止治疗的理由。

八、心理健康咨询与转诊

咨询和转诊在患者的需求超出处方医师的专业范围时尤为重要。伴有精神障碍的患者在频繁使用阿片类药物的同时面临着滥用、药物过量、药物间的相互反应等风险[36]。

如有需要,可转介精神卫生或药物滥用治疗领域的专家,由他们协助或接手治疗[37]。若开具的阿片类药物已达缓解极限而疾病仍然恶化或疼痛继续,同样需考虑转诊以进一步行疼痛管理。转诊渠道或保险未覆盖等因素会影响转诊效率[30]。

患者出现下述临床表现时即为不适用阿片类药物的迹象[38]。

- 冲动。
- 变态反应。
- 药物竞争。
- 剂量无限制。
- 人格障碍。
- 淡漠、知觉异常。
- 感觉追求异常。
- 逃避现实。

九、停用阿片类药物治疗

是否及何时停止阿片类药物治疗的指征为疼痛缓解、镇痛不足、显著副作用、持续或严重药物相关异常行为或其他原因[29,31]。阿片类药物的耐受性决定了停药应逐渐减量,专家指南设定了每周减量 10% 的保守治疗方案[10,12,13,16];减缓或加快减量速度视个人需求而定,但需加以监测以防戒断症状。为了治疗成瘾的合适转诊及非阿片类药物疼痛管理同样需要。阿片类药物只是疼痛管理的一个工具,跨学科治疗才是最佳选择[30,31],一旦发生非法使用的情况,建议立即出院[29]。

十、医疗记录文件

为了法律上的因素以及制定最佳的临床决策,必须对病历进行彻底的记录。详细文件包括阿片类药物的适应证、疼痛病史和曾尝试的治疗方法,当前药物的类型和剂量,以及详细信息来帮助进行临床决策[5]。有助于良好文件记录的临床检测工具包括疼痛评估和记录工具[39]以及当前阿片类药物滥用的监测[40]。

十一、遵守管控类药物的相关法律法规

为遵守美国联邦法律,卫生保健服务者必须确保在正常的专业实践过程中,出于合法的医疗目的而开出管控药物的处方,包括阿片类药物[41]。此外,禁毒执法局要求对从业人员采取合理的预防措施以防滥用及药物转移,并警告滥用现象正在发生[42]。这些规定为调查人员提供了充足的解释空间。此外,在某些情况下,当联邦法与州法有重叠时,往往后者更严苛[5]。

十二、为了处方更安全所需额外实践

在上述实践基本原则的基础上，一些额外的因素如果不处理可能会对阿片类药物的疗效产生不利影响。

传统的药物转换可能会造成伤害，从一种阿片类药物转换到另一种阿片类药物时应谨慎[37]。镇痛药轮换表不足以确定不同阿片类药物的等效剂量，每个患者都需要个体分析。在更换阿片类药物时，应缓慢降低一个阿片类药物用量，同时缓慢监测新的阿片类药物疗效[7,37]。

应避免阿片类药物与苯二氮䓬类药物合用，尤其是在睡眠时间[12,15,16,37,43]。当需要使用助眠剂时可以考虑其他治疗焦虑症的方法，如抗惊厥药或小剂量曲唑酮。对于神经病理性疼痛患者，睡前服用低剂量曲唑酮或有双重益处。

与大多数其他处方类阿片类药物相比，美沙酮治疗疼痛的风险更高。无论患者对阿片类药物的耐受性如何，如有必要，美沙酮的起始剂量必须非常低（例如，≤15 mg/d，分次给药），并缓慢滴注（例如，不超过25%～50%，不超过每周一次）[37]。没有美沙酮使用知识及经验的从业人员应在开药前咨询相关专家。

每天服用高剂量美沙酮（＞50 mg）或其他阿片类药物（＞150 mg/d 吗啡当量）以及有易患病的患者有睡眠呼吸暂停的风险[37]。建议对这些高危患者进行睡眠研究分析，并对阿片类药物治疗的安全性进行住院评估。

对于由流感、肺炎、上呼吸道感染、吸烟、慢性阻塞性肺病、哮喘发作或其他原因引起上呼吸道损害的患者应敦促其进行咨询以减少阿片类药物剂量[37]。

避免将 ER/LA 类阿片药物用于急性、术后或创伤相关的疼痛[3,36]。

十三、致谢

美国犹他州盐湖城多芬医疗通讯有限责任公司的 Beth Dove 为这份手稿提供了医学资料。

◆ 要 点 ◆

● 缓解患者疼痛是医护人员的重要目标。
● 阿片类药物误用、滥用、成瘾、过量是应用阿片类药物治疗的重大阻碍。
● 医护人员需要了解阿片类药物的异常使用或患者使用过量的危险因素。
● 风险评估分级有助于针对阿片类药物的风险进行合理监测。
● 有必要对患者的治疗目标进行持续监测并坚持疼痛治疗原则。
● 需要停止阿片类药物治疗的患者包括未取得充分镇痛效果者，疼痛缓解者及出现反复而严重的药物相关异常行为者。

参考文献

请于 ExpertConsult.com 在线访问参考文献。

第45章 疼痛管理中的法律和监管问题

Aaron M. Gilson, MS, MSSW, PhD; Ben A. Rich, JD, PhD

翻译：唐 敏 审校：唐宗湘 廖丽君

不出所料,疼痛管理的法律和监管范围不断地被修改(评论家认为这是一种扭曲现象),这种现象可大体描述为"疼痛政治"[1-3]。过去十年,疼痛管理领域出现了两次"完美风暴"的融合。根据医学研究所的报告,医疗保健系统中仍然有许多患者没有得到足够的疼痛缓解[4]。但同时又有很多确切的证据表明:近年来,因过度使用处方药物而导致死亡的病例一直激增[5]。疼痛医师表达了强烈的担忧:职业责任要求他们治疗患者的疼痛,但是相关法律和诉讼(民事、刑事和行政诉讼)又让疼痛医师"进退两难",或者说"这样做该死,不这样做也该死"。执业标准(由法律规定的,临床实践指南和法律共同建立的)与实际的临床实践之间一直存在隔阂。部分原因是当前大部分的疼痛管理由初级保健医师提供,而不是疼痛医学专家,然而疼痛医学专家主要负责制定医疗标准。在本章中,我们概述了有助于疼痛管理政策和法律环境。

一、影响疼痛管理的法律和政策

立法机构通常制定广泛通用的法律(例如,议会立法),依靠相关监管机构来解释和实施法律。就疼痛医学来说,立法机关授权州立医疗委员会监督管理、实施和维护疼痛医疗法。州立医疗委员通常会随着医疗标准的改变而对疼痛医疗的法律政策进行升级。另外,相关的疼痛医疗法没有跟上医学和科学认识的发展[6]。

本章总结了管理疼痛治疗相关的法律和政策,包括镇痛阿片类药物的管理。当然,需要多种治疗手段(包括药理的和非药理的)对癌症、艾滋病和其他慢性病引起的疼痛进行更全面的治疗和管理。这些治疗手段包括介入性技术、神经阻滞、针灸、心理干预和非阿片类镇痛治疗。本书中讨论了其中的多种治疗技术。医师基本没有接受过阿片类处方药方面的法律监管问题相关的训练,他们也不熟悉监管医疗行为的联邦和州法律。但是,他们越来越多地被要求学习与他们的医疗行为相关的法律政策[7,8]。

(一)联邦管制药物法

管制药物法管理有滥用倾向处方药物的分配(例如,有潜在产生心理或生理依赖性风险的药物),美国食品和药品管理局(food and drug administration, FDA)已经批准这些管制药物的医疗用途。美国主要的药物控制法是联邦管制药物法(controlled substances act, CSA)[9],并建立了封闭的分配制度,以最大程度减少管制药物非法交易、滥用和扩散的风险。

CSA目的是禁止非医疗使用管制药物,并且针对非法持有、制造和销售管制药物的行为制定了刑事处罚条款。但CSA同时也认识到,管制药物的合法有效的医疗用途对于公共健康非常必要[10]。其实任何药物"受管制"目的并不是降低其医疗用途,也不是为了给医师制造一种即使有合理的临床要求也应当避免使用的感觉。CSA的立法史和法律条款[相关的监管制度被称为联邦监督管理法规(code of federal regulation, CFR),由其负责实施]清晰地表明:努力防止管制药物滥用和扩散的做法不应该干涉管制药物的合法医疗用途和合理地使用于治疗患者[11]。这一立场符合长期存在的医疗-法律原则,称之为"平衡"原则,它通过《1961年麻醉品单一

提要 45.1 阿片类镇痛管制药物分类

第Ⅱ类管制药物滥用风险最高,包括:可待因、芬太尼、氢可酮、氢吗啡酮、哌替啶、美沙酮、吗啡、羟考酮等阿片类药品

第Ⅲ类管制药物滥用风险比第Ⅱ类管制药物低,包括:二氢可待因与阿司匹林和对乙酰氨基酚的组合,以及可待因与阿司匹林或对乙酰氨基酚的组合

第Ⅳ类管制药物滥用风险比第Ⅲ类管制药物低,并且包括阿片类药物,如右旋丙氧酚、戊佐辛和曲马多

第Ⅴ类管制药物滥用风险比第Ⅳ类管制药物低,包括含有限量阿片类药物的复方药。例如,含可待因或鸦片的复方药,它们(不需处方)可以直接卖给患者分别用于治疗咳嗽和腹泻

公约》(*Single Convention on Narcotic Drugs of 1961*)而确立[12]。

CSA 指定了五类管制药物,针对非法使用每类药物的行为采取不同的处罚。管制药物的医疗用途和滥用风险是划定归类的基础[13]。第Ⅰ类管制药物(例如,海洛因、LSD、摇头丸)目前还未被批准医疗使用,也未被允许在医疗监管下安全使用。这类药物的滥用风险极高,目前仅限用于科学研究。根据滥用风险,被 FDA 批准医疗使用的药物归为第Ⅱ~Ⅴ类(提要 45.1)。例如,2014 年 10 月 6 日 CAS 将氢可酮组合药物从第Ⅱ类重新划分至Ⅲ三类[14]。结果,现在第Ⅱ类管制药物既含单实体氢可酮,也包含与氢可酮联合使用的对乙酰氨基酚、阿司匹林或布洛芬。联邦法律之下,药物管制局(drug enforcement administration, DEA)是负责强制执行 CSA 的主要联邦机构。因此 DEA 拥有每一类管制药物的监督管理权。

职业医师必须注册 DEA 才有权开具处方、分配和管理管制药物[15]。为了减少对患者的伤害和保护公众利益,DEA 注册条件涉及:注册人必须遵守法律和监管制度,这些法律和监管制度通常限制医学获取管制药物用于合法治疗患者[16,17];采取保障措施以应对管制药物的分配[18];丢失或失窃的医疗管制药物数量必须向 DEA 报告[19]。只有具备合法的医疗目的和属于医学专业常规范围,医师才能开具管制药物处方[16]。第Ⅱ类管制药物处方可能不会再增加药品[20],而第Ⅲ、Ⅳ类中已经增加了五种管制药物并且被批准于医疗用途[21]。在有些紧急医疗需求情况下,联邦管制药物法允许以口头授权方式开具第Ⅱ类管制药物处方[22]。在某些特定情况下,联邦管制物质法也允许部分分发和传真处方[23]。重要的是,2010 年 DEA 发布的一则临时最终条例修改了 CFR,其中包含一项意见征求,规定医师可以选择电子方式填写管制药物处方[24]。这项管理法规于 2010 年 1 月 1 日开始生效。根据 DEA,新的监管法规描述:

"……新的监管法规将减少分配管制药物的 DEA 注册医师的文书工作,也可能会减少处方伪造。新的监管法规也可能减少错误处方的数量,它们通常由书写模糊和误解口头处方而产生。其次,它帮助药房和医院更直接地将处方记录整合到其他的医疗记录中,帮助提高工作效率,帮助患者节省等待医师填写处方的时间"(p. 6236)[24]。

最近,联邦管制药物法也认识到需要增加管制药物的分配选择来减少未使用药物的量,最终减少管制药物转移的机会。自 2014 年 10 月 9 日起生效,CFR 进行了修改以允许某些 DEA 注册者成为管制药物的"收集者",其目的是以一些指定的方法销毁管制药物[25]。根据新的监管法规,药品制造商、经销商、反向分销商、阿片类治疗项目(opioid treatment programs, OTP)、设有药房的医院或诊所,还有药品零售店可以自愿注册成为管制药物"收集者"[26]。此外,已注册的设有药房的医院/诊所、零售店"收集者"还可以在长期护理机构(long-term care facilities, LTCF)建立药品回收箱来处理所在的 LTCF 居民的管制药物[27]。新监管法规也允许执法机关自愿地采用各种方法开展管制药物回收活动(如现场回收、邮寄回收)[28]。重要的是,医师不能注册成为"收集者",因此他们无法像以前一样有更多的机会支配管制药物(例如,将管制药物转移给反向经销商或直接转至 DEA 机构)[29]。如果医师可以成为众多志愿"收集者"名单中的一员,就可以告知患者管制药物更多的支配选择,这有利于减少未使用的管制药物进入非法市场。

除了这些新增的法规,其他的法规条款也证实:联邦管制药物法的目的并非干扰医疗实践或限制使用管制药物治疗患者。

1. 确保医疗用途

CSA 授权 DEA 针对一些阿片类和其他管制药物制定生产指标,以此来遏制因过量未使用供应而造成管制药物转移[30]。但是,制定生产指标的目的是充分提供管制药物给医疗和科学研究[31]。尽管,

最近美国政府审计局(US government accountability office, GAO)的报告已经表明近年来管制药物的短缺有明显增加,但是 DEA 和 FDA 办公室正在更新一份共享的谅解备忘录来阻止未来短缺管制药物。

2. 医疗实践未受到监管

医疗实践的监督管理隶属州法律机构,它是保障公共健康安全的医疗实践法的基础[33]。因此,CSA 未授权 DEA 定义或监管医疗实践[9]。DEA 的强制执行权针对的是涉嫌非法分配管制药物的医师,因为其行为超出合法医疗实践的范围(例如,明显的犯罪行为)。

3. 成瘾治疗 VS 疼痛治疗

根据联邦疼痛医疗法,医师管理或分配(不包括开处方)美沙酮、管理或分配(包括开处方)丁丙诺啡治疗成瘾属于非法行为,这也不符合管理成瘾治疗的法规。除非医师另外通过注册联邦政府的维持或治疗阿片成瘾 OTP[34,35],才是合法行为。美沙酮是一种已获批准治疗成瘾的第 Ⅱ 类管制药物。但根据相同的第 Ⅱ 类阿片管制药物法规,美沙酮也可作为镇痛的处方药品。此外,尽管州法律可以解决这些医疗行为,但是联邦的 CSA[36] 和 CFR[37] 也不限制患者继续使用阿片类药物治疗疼痛,即使患者有吸毒史或者患成瘾性疾病。处方的使用目的是判断特定的药物处方是否合法的关键依据,而不是患者接受治疗的患病类型。

4. 处方药物的使用剂量和时间

联邦疼痛医疗法没有限制医师一次性可以开具、管理或分配处方药物的使用剂量和时间[38]。重要的是,DEA 澄清这种法律标准仍然不会改变,即使最近修改了 CFR 允许医师开具多种 Ⅱ 类管制药物,而且每一种使用时间可以相同和按顺序使用(被称为"处方系列")[39]。与修改的 CFR 一样,DEA 目的也是允许医师更好地治疗固定患者的慢性疼痛,同时也更努力地控制药物的潜在滥用风险。因此,DEA 的做法与"平衡"的医疗-法律原则具有一致性[40]。

(二)州管制药物和医疗法

联邦和州管制药物法都监管管制药物的处方开具、分配和管理。但是,只有州管制药物法有权监管医疗实践,包括医疗、配药和护理实践。这些监管法可用于解决医师因开具镇痛药物而遭受调查或处罚的问题。与联邦法律不同的是,州法律基本没有认

识到管制药物对于保障公众健康的重要性[10]。在阿片类药物处方和分配方面,部分州法律条款甚至比联邦法律有更严格的限制。这些限制条款最终会干扰医师的医疗决策,而医疗决策的基础本来是医师的专业知识和患者的自身需求。已经证明,管理医疗实践的州管制药物法中的法律条款和要求已经影响了医师的临床医疗决定[41-43,43a]。因此,必须认真考虑州管制药物法成为共同提高疼痛治疗和症状管理的多元计划中的必要的一部分,同时努力阻止处方药物的滥用和转移[44]。

1. 州疼痛医疗法律的质量评估

早在 2000 年,一项基于标准的法律政策研究方法被用于评估和促进州管制药物和医疗监管法之间的平衡,它涉及疼痛治疗、姑息治疗和临终关怀。如前所诉:平衡的州疼痛医疗法既控制管制药物,也不给合理的医疗实践和治疗患者制造障碍。并将支持疼痛治疗,包括在必要时使用管制药物,这是高质量的医疗实践必不可少的部分。尽管还需要进一步评估当前州管制药物体系在减少药物滥用和转移方面的现状和有效性,但是评估的目的是说明州管制药物法中涉及疼痛相关的问题。

评估方法采用 16 项标准,分为两类:①正面条款——能够提高疼痛缓解的法律条款;②负面条款——会阻碍疼痛缓解的法律条款。定期的报告中详细地说明了评估标准和评估方法学,也评定了所有州(包括哥伦比亚特区)满足每一条标准的法律条款。自 2000 年起,定期评估州疼痛医疗法律的质量。2015 年的州疼痛医疗法评估提供了调查结果,这反映了最近一年被评估的政策,见表 45.1。

总体来说,相比州立法委员会的管制药物法,州监管机构中支持合理的疼痛管理和保留患者接受有效治疗疼痛的途径的政策条款更常见[6]。州管制药物法通常关注管制药物的滥用风险,而没有认识到有合法地使用管制药物有利于公共健康和医疗。与之不同的是,联邦法律中包含更多的正面条款更多(如参阅文献 10、45)。一直以来,实施州管制药物法的目的是阻止药品滥用和药品向非法的分配系统转移。它也没有提出额外的要求来过度地限制医师的医疗决策。这符合当前的医疗实践标准,避免给患者增加过多的负担。其实,这些评估报告里的多项政策措施强化了州政府的意愿:通过努力合作,避免给需要管制药物的人员增加过多的限制。

表 45.1　2015 年生效的州疼痛医疗法评估[a] 中履行标准的频数

正面条款：认定法律条款有利于提高疼痛管理的标准
● 管制药物对公共健康必不可少（4 个州）
● 疼痛管理是普通医疗实践的一部分（45 个州）
● 医疗使用阿片类药物是合法的医疗实践（51[a] 个州）
● 鼓励疼痛管理（40 个州）
● 应当解决医师对监管审查的担忧（39 个州）
● 仅仅从处方的剂量判断不足以判定处方的合法性（32 个州）
● 不应该混淆"成瘾"与生理依赖性或镇痛忍耐性（38 个州）
● 其他可能有利于提高疼痛管理的条款 　A 类：与医疗从业人员有关的问题（47 个州） 　B 类：与患者有关的问题（44 个州） 　C 类：监督管理或政策问题（50 个州）

负面条款：认定法律条款会阻碍疼痛管理的标准
● 阿片类药物仅作为最后的治疗手段（0 个州）
● 医疗使用阿片类药物被暗指超出合法的医疗实践范围（6 个州）
● 把"成瘾"与生理依赖性或镇痛忍耐性混淆在一起（12 个州）
● 阻碍医疗决策： 　A 类：基于患者特点的限制措施（5 个州） 　B 类：强制性磋商（7 个州） 　C 类：有关处方剂量或分配的限制（1 个州） 　D 类：对处方限制过度（2 个州）
● 限制处方有效使用时间（2 个州）
● 医师受到额外的处方要求（6 个州）
● 其他可能阻碍疼痛管理的条款（0 个州）
● 模棱两可的条款 　A 类：针对合法处方的任意标准（14 个州） 　B 类：可能导致误解的未清晰的意图（14 个州） 　C 类：矛盾的（或不一致的）政策或法律条款（5 个州）

注：[a] 包含哥伦比亚地区。

同时采取预防措施防止管制药物对患者和公众造成伤害。这种方式也响应了一直以来国际和国家权力机构（代表了立法、监管和健康护理机构）的呼吁：减少管制处方药物的误用、滥用和转移。同时，也致力于解决对虚弱疼痛解决不足的问题（参阅文献 46～49）。

2. 州疼痛医疗法律质量的评分等级

基于标准的州疼痛医疗法律评估结果成为了用来量化州疼痛医疗法的质量的基础，它创造了唯一标准来比较各州的疼痛医疗法和跟踪其动态变化。最后一份报告评估中，2015 年生效的州疼痛医疗法从 A～F 计算评分。更高的评分等级意味医疗法中

的正面条款更多，负面条款更少。因此在适当的疼痛管理方面更加平衡。如果州疼痛医疗法中有大量的正面条款、几乎没有限制性或模棱两可的条款，则可被评定 A。更低的评分等级意味着其中的法律条款与现代医学知识相矛盾，与来自权威的医疗法律指导建议不一致。或者，它们没有给医师、患者和公众传达合理的疼痛管理信息。若含有很多负面条款而几乎没有正面条款时，则被评为 F 级。

疼痛医疗法律研究小组的最近一份报告中包含了评分等级和用于评估等级的方法学，这份报告可以在 www. fightcancer. org/policy-resources/achieving-balance-state-pain-policy-report-card 获取[50]。总体来说，过去十年，许多州的管制药物法和医疗实践政策的质量提高十分显著。政策变化也体现了国家和州疼痛医疗法的持续进步：它们认识到采取正面措施管理医疗实践和患者护理是提高患有癌症、HIV/AIDS 和其他疾病患者的疼痛治疗的一部分。一般而言，州疼痛医疗法避免新政策阻碍疼痛管理和阻碍有临床需求时医疗使用管制药物。来自政府、监管机构和医疗护理专业的人员一直在努力制定政策，避免对医师的医疗决策或疼痛治疗中的意外后果进行过多的限制。

州疼痛医疗法质量的提高大部分源于个体医疗监管委员会，该委员会充分利用联邦医疗联合委员会的法律模板来促进州医疗委员会之间的法律一致性[51-53]。法律模板自始至终都提及实施不同治疗方式的重要性。这些法律模板鼓励安全有效地缓解疼痛，并延续了条款——合理使用管制药物治疗疼痛是可接受的医疗实践的一部分。只要确保使用管制药物治疗患者属于合理的医疗实践行为，临床医师就不用害怕受到医疗执照委员会处罚。此外，州疼痛医疗法也积极评估考虑使用阿片类药物治疗的潜在好处和风险，特别是使用于慢性疼痛患者。患者风险评估、定期监测不良事件发生和报告滥用、成瘾和转移相关行为，这些从一开始就成为联邦法律模板中明确的一部分[54,55]。事实上，在最近 2013 年发布的疼痛医疗法就强调临床上需要风险分层评估策略[53]。重要的是，医疗监管委员会（例如，医学、骨科学、药剂学和护理学）已开展合作，采取联合方案来指导疼痛管理、姑息治疗和临终护理[56]。这些联合法律方案重视多学科综合治疗疼痛的价值，认识到疼痛治疗的目标应该包括提高患者的生活功能和

质量,并且确保更多的医师不再担忧受到医疗执照委员会的纪律处罚,只要他们的医疗行为总体上符合治疗标准。

由于监督管理显著进步,大部分州当前致力于继续提高疼痛医疗法律政策,并考虑努力废除法律中已长期存在的、限制性或模棱两可的条款,其中部分条款到目前为止已经超过 40 年。特别是在管制药物法中,根据生理依赖性的概念和患者发展为戒断综合征来定义"药物依赖性患者"("麻醉剂依赖症""成瘾""积极成瘾""麻醉剂成瘾""厌食症")已经过时了。应该废除这些定义,因为在法律上这些定义可以合法地把正在接受阿片类药物治疗疼痛的任何患者都归为成瘾[57]。相比采取正面的法律条款,医疗执照委员会废除法律中古老的限制性条款获得的关注更少[56]。尽管应该允许各州的公共医疗法律形式上的多样化,但是通过制造过多的限制条款来控制药物扩散和监管医疗实践并不是法律的义务。应该避免这些限制性法律条款,确保患者治疗需要的是医学判断,而不是被不合理的政府法律所限制。

(三) 医疗从业人员在提高州疼痛医疗法律中的重要性

不合理的疼痛治疗是一个多因子现象。正因为如此,仅仅关注改变州疼痛医疗法可能并不足以能保证患者获得疼痛缓解和症状控制的途径[58]。但是,解决这一单一因素需要采取必要的行动支持医疗实践和获得安全有效治疗疼痛的监管环境。实施州疼痛医疗法律也需要在医疗人员中开展广泛宣传和交流,帮助医师遵守政策要求或法律需求[59]。因为,对医疗实践行为的评估基本都涉及判断医师是否遵守实施的法律政策[8]。

提高覆盖疼痛相关问题的州医疗法需要采取战略性的方法,它通常先简单地先从决定需要提高的法律类型开始。例如,修改成文法需要立法活动,然而改变监管法需要相关医疗保健管理行政机构参与,如医学、药剂学、护理学委员会。医疗从业人员在与立法机关的合作中越来越多地承担起领导者角色,他们共同制定避免过多限制性条款的州疼痛医疗法。他们也越来越认识到治疗患者疼痛和促进有效的疼痛护理的职责[59]。当医疗从业人员在与州疼痛立法委员会或其他机构的合作中独自发挥作用,或作为立法咨询委员会的一员时,立法活动都取

得了成功[44]。

(四) 其他需要考虑的重要法律政策

尽管前面提到的法律政策评估报告综合了近些年州的众多立法和监管政策,包括药品控制、医学和药理实践、护理实践。但是还有其他超过研究范围的法律政策,它们也可能影响了疼痛治疗。这些未被评估的政策包括医师助理实践、管制药物调度、预留医疗指示或生前遗嘱、工人补偿、机构政策(包括连锁药店)、对州医疗机构的项目资助。特别重要的是,许多联邦和州法律条款对于干预治疗赔偿制定了标准,该标准覆盖了对阿片类药物治疗的事先核准、处方药表、药物同步和遏制滥用准则。需要确保充分理解这些法律政策的正面和负面影响,以及它们对于医疗实践和患者治疗的影响。此外,也必须认识到那些正在被立法机关提及的法规内容的重要性,但它们还没有正式成为法律(议案)。最近提及的一些议案的目标是通过减少处方药物的滥用和转移来提高公共健康和公共安全。但是,这也可能无意中给需要处方药物来减轻疼痛和维持生活质量的患者设置了障碍(可查阅 http://sppan. aapainmanage. org/legislation)。如果可能,对新增的立法议案和新提议的监管政策进行积极的协同反馈可以帮助政策制定者意识到潜在的无意后果。因此,在法律政策的制定过程中,积极参与立法与监管机构的工作可以有效减少未来法律政策中的障碍。

最近一项盛行的政策促进减少阿片类药物的过量服用和其他伤害性影响,这项政策根据日累积吗啡等价毫克量(morphine milligram equivalence, MME)制定了服用剂量阈值。这种剂量阈值被描述为"给处方医师的预警信号,提示他们不断增加处方剂量时注意及时按下暂停键"[60]。当达到或超过剂量阈值时,处方医师将被建议进行专家评议(如参阅文献 61)。华盛顿州自 2007 年开始,推荐使用120 MME 作为临床医疗实践的指导剂量[62],有些州(包括华盛顿州)最终在法律条文中规定了这一使用剂量标准[63]。现在这些剂量标准已经通过法律强制实施,如果不遵守相关要求将会承担法律责任。这种担忧与有些州紧密相关,例如,缅因州在 2016 年将100 MME 定位治疗慢性疼痛的剂量阈值,无论出于什么样的目的和考虑都不能超过该剂量阈值[64]。

除了剂量等效阈值规定,美国疼痛管理学会[65](现在的整合疼痛管理学会)也认定了华盛顿州疼痛

医疗法中的一些其他条款。因此,接下来其他州的疼痛医疗法也会采用类似的法律条款。这有可能导致医师在遵循这些法律规定时产生歧义。这些限制性法律条款包括:①使用有高滥用风险的管制药物、有管制药物滥用史和精神并发症的患者需要有医师的书面处方/患者同意书;②在某些特定情况下,包括超过剂量阈值的情况,处方医师需要咨询"疼痛管理专家";③做好充分准备担任专家顾问的处方医师需要进行资格认证。医师的困惑更可能与对法律要求的误解有关,而非对他们自身的要求[65]。事实上,法律政策也可能成为医疗实践的障碍,其原因同样也是对法律要求产生误解。这种误解来自基于对现实政策内容中法律责任的认识。

最近,Ziegler的一份评论[60]对有关建立剂量阈值政策提出实质性的疑问:例如,仅强调管制药物在高剂量使用时的潜在伤害,忽视了导致伤害产生的其他因素;吗啡等量转换上的错误;缺乏进行咨询的疼痛管理专家。很明显,基于以上这些考虑,法律政策需要充分评估医师决定采取下一步合适的做法时产生担忧的多种原因。这种做法现在非常可行,因为有些法律政策已经生效好几年了。最终说来,问题仍然存在:那些已认定的、来自医师的担忧是否能通过改变法律(任何程度的改变)和监管政策得到更好的解决?是否会增加资源帮助实现?是否帮助医师提高对法律标准的认识和促进法律标准的临床实用性?或者通过综合的方法解决担忧?

(五)考虑管制药物转移的重要性

随着法律政策努力提高疼痛治疗的利益并减少伤害,药物管控措施当前必须尽可能减少处方药物通过非法通道转移。尽管法律和监管规定在管理管制药物的封闭式分配方面具有优势,但是阿片类镇痛药物仍然可能从分配系统的各个层面被转移[66]。一旦发生转移,它们就有可能被非法销售和非医疗使用。这有可能导致严重的后果,例如,超剂量使用和死亡。的确,在没有合格的职业医师以合法的医疗目的开具有效处方的情况下,使用管制药物和以禁忌的方式使用管制药物造成了有伤害性的影响风险。

为了达到这个目的,开具阿片类药物处方的医疗人员有责任避免无意地滥用和转移管制药物,保护公众安全。一些医师可能会给患者开具或分配比医疗需要更高剂量的处方管制药物,多余的剂量常是无用的,容易被偷盗或被其他人意外使用[67]。一旦这种处方被判定达到"过量"的水平,会进一步被认定"违反职业道德",这容易使医师遭受撤销职业资格证书或者根据法律受到民事处罚(例如,参阅文献 68)。

只接受管制药物治疗的患者共同承担法律责任,尽管直到现在这一点还很少被关注[69]。管制药物处方标签包括:警告患者把医师给自己开具的管制药物转移给其他人的行为属于违法行为[70]。根据联邦和州疼痛医疗法:一般说来,在没有有效处方的情况下,包括阿片类镇痛药,任何人占有管制药物都是违法的。同样地,任何人通过偷盗、诈骗、虚假陈述而获得管制药物也是违法的。即阿片类药物是合法开具的,但是如果患者因为没有在家里安全地储存、药物因丢失或盗窃而转移,这也是违法的。所以,想要努力减少管制药物被转移,例如,仅知道人们可以通过同事或家人获得阿片类药物是不够的,还需要进一步调查阿片类药物被非医疗使用的存在环境(如通过分配处方、伪造处方、药物丢失或被盗)。

阿片类药物可以通过整个医疗分配系统被分配,包括以前开具出去的药物,因此存在多种潜在的渠道使阿片类药物被非法使用。举一些违法活动的例子:

- 已经报道的大量的阿片类药物被制造商、经销商和药房非法转移。
- 经常发生持枪抢劫和夜晚入侵抢劫。
- 由组织或个人实施的犯罪活动非法获得阿片类镇痛药物,包括部分患者参与。
- 发生在疗养院和医院的供应药房的偷窃活动,包括员工偷窃、欺诈和不实陈述,例如,"医师购物"或盗窃、欺诈或修改处方。"剧本医师"和"药厂"("script doctors"和"pill mills")联合这是流氓内科医师从事的非法活动,这些医师目前仍然有必要的权力开具或购买和分配管制药物。
- 误用医疗保险制度和医疗补助药物覆盖。
- 因此,不应该只关注处方开具、药物分配和患者的获取途径来努力减少管制药物的非医疗使用和分配,还有必要关注更多方面。

截至今天,以上众多可能的分配渠道在很大程度上造成了处方药物相关的滥用、成瘾、超剂量使用和死亡的发生,支撑的证据还很少。但是,已经证实：重视到药物发生转移的多重决定因素有利于采取广泛的、多层面的方式来有效地解决阿片类镇痛药物的非医疗使用问题。这种方法被示例为国家水准，由国家药品管理局（office of national drug control policy, ONDCP）于 2011 年 4 月的预防处方药物滥用计划（prescription drug abuse prevention plan）公布，并且每年更新。ONDCP 采取的计划是联邦、州和地方法律多个机构的联合行动，旨在共同提高医疗人员和公众对处方药品的利益和风险的认识。ONDCP 计划研发无或低滥用倾向镇痛药物，减少不适当、不负责任或非法的"药厂""医师购物"和"跳药"事情发生；减少误用管制药物数量[71]。ONDCP 采取的联合、系统的策略是有利的，因为它寻求更广泛地解决处方药物被非法使用的多种途径，包括通过医师患者关系而发生的非法使用。有些州正在实施 ONDCP 计划和更多的法律措施，它们关注非医疗使用管制药物导致国家公众健康问题背后的复杂本质[72,73]。

二、疼痛管理相关的诉讼

由医疗从业人员参与制定的疼痛医疗法已经成为四个主要法律领域的诉讼主题，分别是：行政诉讼、民事诉讼、刑事诉讼和宪法诉讼。州法院和联邦法院都出现了这些案例。我们会考虑每个法律领域诉讼的一般性质和进展趋势，并简单介绍个别案例。我们也鼓励读者根据自己的兴趣直接获取相关案例的详情。

（一）行政诉讼

最有影响和经常被讨论的行政诉讼是与州医疗执照委员会有关的诉讼。直到最近，医师们基本上认为医疗执照委员会对阿片类镇痛处方是怀有敌意的，除非患者处于绝症晚期[74]。"阿片类恐惧"现象、有关阿片类镇痛的大量谬论和误解普遍存在于在医疗执照委员会、医疗界和公众当中[75]。1999 年之前，没有关于医疗执照委员会针对医师未能给患者提供充分疼痛缓解的行政诉讼记录。但是，有关医师因过度或其他不合理开具阿片类处方的诉讼很常见。相比较其他国家，美国对阿片类药物过量处方和不适当使用的认识表明：不支持对疼痛的治疗不足，疼痛未充分治疗可能因为治疗太少或治疗过多。

Hoover 的案例体现了州医疗执照委员会对阿片类处方的负面态度，特别在非癌性慢性疼痛治疗方面。佛罗里达州医疗执照委员会对 Katherine Hoover 医师采取了纪律处分。Katherine Hoover 博士是一位经过委员会认证的内科医师，她负责治疗一些只有使用阿片类药物才能有效治疗严重慢性疼痛的患者。该委员会挑出其中 7 位病例作为对她提起行政诉讼的依据。在该案件中听证官员的裁决支持 Hoover 医师，因为他们发现医疗委员会的"专家"（两个医师，一个专业不是治疗慢性疼痛的，另一个仅仅只是看了电脑打印出来的处方单）未能证实 Hoover 对这些患者提供的阿片类处方过量。但是，医疗执照委员会仍然对 Hoover 采取了强制性处罚，Hoover 也因此提起上诉。上诉法庭撤销了医疗执照委员会作出的行政处罚并声明：医疗执照委员会仅仅是从自己的观点出发，再次一致强烈反对听证官员裁定 Hoover 医师处方有效的事实。而且令人遗憾的是，医疗委员会未能提供充分的证据[76]。

20 世纪 90 年代这种情况逐渐发生改变，越来越多的公众和医师认识到："阿片类恐惧"和"假成瘾"被证明对患者接受疼痛治疗造成了负面影响[77]。1999 年，俄勒冈州医学检查委员会成为首个针对医师未能充分治疗疼痛而采取实质性处罚的州立法委员会。Paul Bilder 博士是一位肺病专家，他被发现在长达五年内没有合理治疗六位临终患者的疼痛和严重的综合症状[78]。除了正式的诉讼，他还被要求完成州职业医师教育更新计划和还要接受 10 年试用期。两年后 Paul Bilder 博士又因为其他未充分治疗的疼痛被该委员会处罚[79]。

通过联邦在阿片类处方上的标准指南[51]和标准政策[52,53]的大量努力，现在大部分的州医疗执照委员会在法律文件上强调：医师需要阿片类药物来充分治疗患者的疼痛[80]。换而言之，明显的超剂量和低剂量阿片类处方都有可能引起行政诉讼，其理由是未达到治疗标准或不专业的医疗行为。但是，处于阿片类处方连续性两端的法律条文与医疗实践之间仍然存在隔阂。

（二）民事诉讼

与行政诉讼一样，疼痛管理相关的民事诉讼在过去二十年也发生了明显改变。1990 年之前，没有出现过仅仅或主要依据医疗护理机构或医师未能提供有效缓解疼痛的民事诉讼。在接下来的十年中，多起案例都揭示：事实上的疼痛治疗不足可能会被认定为不合格的患者治疗。1991 年发生在北卡罗来纳州的案件是首个成功诉讼的案件：一个专业护理机构（skilled nursing facility，SNF）被判罚数百万美元赔偿。因为该机构的一位护士故意撤销了一位老年患者的强力镇痛药物，而之前社区医师给患者开过这种镇痛药，患者后来因前列腺癌发生转移而死亡。除了补偿性赔偿，高达数百万美元的伤害性赔偿的判决让人们十分震惊[81]。

十年之后，加利福尼亚的一个陪审团裁定一位医师犯了虐待老人罪。其理由是医师未能合理治疗这位住院患者的疼痛，患者住院后几周死于肺癌。同样的，陪审团一致通过评估判罚 100 多万美元赔偿金给这位已故患者的家属[82]。这个案例意义重大，因为有这几个方面的原因。首先，关于虐待老人的声明。原告的举证责任更多是质疑"清楚的和令人信服的证据"标准，而不是广泛适用于医疗事故索赔"证据优势"标准。其次，评审团认定责任不是因为医师仅偏离了可接受治疗的标准，而是认为他严重偏离或贸然不顾患者的健康状况。尽管辩护专家证明被告医师的治疗方法是其他医师也会采取的常规医疗方法，但是陪审团仍然做出以上的判决。陪审团认为被告"常规医疗方法"的说法证据不足，其依据可能是来自医疗委员会和与癌症疼痛管理相关的临床研究实践指南提供的证据[83]。该实践指南中提供的治疗方法与被告医师采取的治疗方法完全不同。值得注意的是，患者家属是首先在加利福尼亚州医疗执照委员会投诉但医师并未受到处罚，即使该委员会内部的专家也声称医师提供的疼痛治疗不合理。在此之后，家属才提起民事诉讼。

第三个案例也与一位老年的癌症病患者有关，该患者患肾间皮细胞瘤。患者的配偶和子女指控地方社区医院和后来转诊的 SNF 没有给患者提供充分的疼痛治疗，导致患者在去世的前几周遭受不必要的痛苦[84]。因为这个案件与以上提到的案件一样也发生在加利福尼亚州，所有被告选择在庭审之前与原告协商解决。当然，州医疗监管委员会对 SNF 也采取了处罚措施，判决被告医师对患者的治疗承担责任[85]。

医学界对"医疗机构和医师要对有效的疼痛管理负责"趋势的反应一直相当复杂。"良好的疼痛管理是高质量患者治疗的必要元素"这一观点的支持者认为医疗方式的改变迟迟未到。而反对者则认为

它们把医师置于艰难的处境：医师本已容易因"处方过量"而遭受惩罚，现在又增加了因治疗未充分而受到行政处罚和民事诉讼的风险。

过去十年随着非医疗使用管制药物的增加，一些患有成瘾症的患者控告成瘾是由于他们的处方医师粗心大意的医疗行为引起的，出现这样的诉讼并不令人感到惊讶。近期类似的一个案例是，初级法院提交西弗吉尼亚州最高法院考虑一些法律问题。该案件涉及 8 个独立的民事诉讼案件，案件中的 29 个受访者起诉 4 位临床内科医师和 3 家药房，这 3 家药房出售 4 位临床医师填写的处方药物[86]。这个案件有几个原因引人关注。第一，许多的原告承认他们在接受被告医师的治疗之前就已经滥用管制药物。第二，所有的原告承认他们从事过管制药物开具和分配有关的部分或全部非法活动，包括：非法持有疼痛管制药物；非法散布、街头购买和获得疼痛管制药物；通过歪曲、诈骗和伪造非法获得麻醉药物；超过处方剂量误用或滥用疼痛管制药物，吸入或注射管制药物来增强药效。原告的问题行为使得西弗吉尼亚州最高法院需要鉴定两个问题：①为了建议案由，原告如果要维持诉讼，是否必须全部或部分反馈从事过的非法交易或不道德行为，以及当事人是谁？②根据州疼痛医疗法，可能使用"同等过错"原则阻止侵权申诉吗？

西弗吉尼亚州最高法院多数人的意见认为：这个案件中审判中原告的错误或违法行为不能成为对被告过失索赔的绝对障碍。根据大多数人的观点，更好的方式是采用"相对过失"原则。根据已经在西弗吉尼亚州被解释和应用的"相对过失"原则：原告有可能从自身的过失中恢复伤害，除非他（她）的过失等于或超过被告的过失。也有激烈的反对观点指出已经有 13 个州采用这种过失行为原则，它被用于否认类似的因药物成瘾而应该由原告承担的责任。根据这些反对的观点：在患者起诉处方医师的案件中，西弗吉尼亚州法院是局外人。这些案件中患者自身错误的、甚至是非法的行为导致药物成瘾，这往往也是患者受伤害的原因。其他司法辖区患者提出类似的索赔是否可行，这是州疼痛医疗法需要解释的事情。

有趣的是，在西弗吉尼亚州案件中，上文提到的一个被告医师是 Katherine Hoover 博士，她在曾经佛罗里达州成功地挑战了法院的纪律处分。

Katherine Hoover 博士是西弗吉尼亚州最好的阿片类处方医师,那时候当局搜查了她任职的山区医疗诊所(mountain medical care clinic)并指控她涉案多起非法开具处方。最终,Katherine Hoover 博士没有受到刑事诉讼,据报道此后她离开了美国。

根据后来披露的更多细节,判定医师刑事责任的"非法开具处方"这一概念有些模糊不清。总体来说,这一概念涉及在没有合法的医疗目的情况下开具管制药物,而由此证明医师超越了合法的医疗实践范围。西弗吉尼亚州山区医疗诊所案件可能和其他众多的因所谓的"药厂"指控的案件不同(通常是刑事诉讼)。这种概念缺少清晰的、一直通用的定义,缺乏合法的医疗目的开具或分配处方管制药物;因此,认定这种行为超越了合法的医疗或药剂实践范围,这是判定"药厂"是否合法的必要条件。现实的情况是:被依法指控的"药厂"与医师存在特殊的关系,医师用药并非简单地从治疗有严重疼痛的患者角度考虑,而是带着盈利的特殊目的,已经有医师被牵涉到以盈利目的而出卖管制药物的犯罪集团,因此,违反了州和联邦的疼痛医疗法。DEA 网站上的一份演示文稿对这类违法活动提供了一份详细的说明。这类案件已经大量存在,正在努力采取措施来压制和处罚它们[87]。

根据非医疗使用阿片类处方药物造成的伤害程度,已经有多起诉讼针对上市奥施康定的普渡制药有限公司。除了个人索赔诉讼,普渡制药有限公司可能还有来自肯塔基州、芝加哥市、伊利诺伊州、圣克拉拉和加利福尼亚州的橙县的法律诉讼[88]。这些诉讼共同的思路是普渡制药有限公司奥施康定的市场营销策略故意地淡化了患者接受奥施康定治疗的滥用和成瘾风险。到目前为止,普渡制药有限公司已经成功地打赢了有关奥施康定导致 400 多人受伤的诉讼,也赢下了十几起团体诉讼。后来 2014 年的报道,普渡制药有限公司从未因奥施康定滥用输掉一场官司[89]。肯塔基州案件于 2007 年开始发起,自那以后一直在通过州和联邦法律解决。

(三) 刑事诉讼

州和联邦法律针对医师的刑事诉讼相对来说较少,通常只出现在严重违背可接受的治疗标准的情况[90]。疼痛管理相关的刑事诉讼通常指控过度使用阿片类处方导致患者提前死亡,因此构成故意杀人罪;或者阿片类处方没有合法的医疗使用目的,因

此违反联邦 CSA 的条款。根据案例的基本事实,案例各有不同。但以下的两个案例可以代表两种基本的类型。

1994 年,堪萨斯州的检察官针对该州堪萨斯小镇的医师 L. Stanley Naramore 治疗两位临终患者提出了两项指控。其中的一位患者 Ruth Leach 最后死于晚期乳腺癌,患者癌细胞转移到了骨髓、肺和大脑。在医院接受治疗时,Naramore 医师起初给患者开了咪达唑仑和芬太尼控制疼痛,后来的治疗方案中计划使用吗啡。根据处方中咪达唑仑和芬太尼的剂量,Naramore 医师被控诉谋杀未遂。Naramore 医师简短地解释了为了保障 Leach 的舒适所需药物的种类和剂量,患者的儿子告诉 Naramore 需要对 Leach 的死亡负责,于是 Naramore 决定不再做 Leach 的医师。Leach 随后被转移至另一家医院,几天后去世。在该案件的刑事审判中,州专家证人证实 Naramore 医师给 Leach 开的镇痛药物的种类和剂量过度,会很快导致呼吸衰竭。而 Naramore 医师的专家证人则证明:根据 Leach 的疼痛和痛苦程度和她濒临死亡来判断,Naramore 医师为了控制 Leach 的疼痛所实行的治疗方案在可接受的治疗标准以内。

Naramore 诉讼案件中最重要的方面也许是上诉中的定罪倾向[91]。堪萨斯州的上诉法庭也注意到审判的记录文本非常像典型的"专家证人之间的战役",这是医疗事故案件的特点。尽管类似的民事案件中陪审团有很大的自主裁决权认定具有说服力的证据,但是在刑事诉讼中陪审团必须在合理质疑之外找到每一项犯罪指控的证据确凿。上诉法庭裁定:根据此前的记录的类似案例,陪审团对 Naramore 医师蓄意谋杀 Leach 而不是控制疼痛的质疑是不合理的,因为 Leach 因自身的癌症已濒临死亡。此案的判决不仅应当尽可能保障医师安心治疗临终患者,而且应该成为检察官的警示故事。只要被告医师提供充分的、可信服的专家证词来证明治疗的合理性,就不应该满足州医疗法的举证责任。除非自由裁决权合理,否则不应该提起控诉。

违反 CSA 的联邦刑事诉讼常涉及医师治疗的大量非癌症慢性痛患者。一个典型、紧密相关的案例是关于 Hurwitz 与美国法律的抗争。William Hurwitz 医师在弗吉尼亚州,麦克莱恩市开了一家疼痛治疗机构,来自 39 个州的患者来到他这寻求用

阿片类药物来治疗慢性疼痛。2004 年 William Hurwitz 医师被联邦大陪审团指控多达 62 项罪状，其中包括扩散毒品导致死亡和严重的身体损伤，医疗诈骗等其他罪状。该指控宣称：William Hurwitz 医师知道或根据良好的临床判断应该知道他的许多患者服用阿片类药物后会导致成瘾、非法滥用或扩散。他后来被判罪 50 项。上诉之后，第四次巡回上诉法院撤销了这些定罪判决，命令发回重审。因为法庭认为 William Hurwitz 医师没有得到允许反驳联邦大陪审团，William Hurwitz 医师认为他的治疗处方有可信服的临床判断[92]。重新审理后，William Hurwitz 医师最后被判罪 16 条，判刑入狱 57 个月。

与大多数的这类刑事诉讼一样，其中也存在合理的担忧因素。政府和它的举证专家一直试图说服陪审团只存在两种情况，并且它们之间有明显的分界线。第一种情况是医师遵守阿片类处方药物治疗的医疗使用标准。第二种是法律文件偏离治疗标准，它们让医师的行为超出医疗实践的范围，致使处方医师看上去只不过是一个拥有医学学位的毒品交易者。实际上，医师开具阿片类药物是否用于治疗慢性疼痛或其他形式医疗目的，都存在许多级别的治疗，可能只有一种可以合理地被定义为"超出医疗范围"。顶级的治疗级别无疑是"最好的医疗实践"，如遵守国家认证的临床医疗实践指南的医疗实践。在此之下的可能是常规或是可接受的医疗实践，它既可能遵守也可能不遵守国家认证的临床医疗实践指南。低于以上的治疗级别可能来自个别案例。医师不遵守治疗标准可能引发医疗事故索赔或者被州医疗执照委员会采取轻微处罚。更低医疗级别则是严重违反或反复违反可接受的医疗标准，这不仅可能会导致各种医疗事故索赔事件发生，而且会吊销医疗执照。最后一类治疗级别远远地偏离了医疗标准，可以被定义为"超出医疗范围"。除非药物监管者、检察官和陪审团都认识到这些不同点，否则类似针对 William Hurwit 博士高调、成功的诉讼会继续产生深远的激冷效应。

最近发生的三起针对医师个人的诉讼也非常重要。一起发生在加利福尼亚州南部，Hsiu-Ying "Lisa" Tseng 医师被指控二级谋杀，理由是她的三个患者因药物过量导致死亡。辩护律师反驳：Tseng 医师至多承担医疗责任赔偿，而不是谋杀犯罪指控。她也宣布将对陪审团的裁决提起上诉[93]。

一个月以前，佛罗里达州陪审团撤销了对一位疼痛临床医师涉嫌谋杀和毒品走私的指控，一份单独的统计报告无法证实他涉嫌走私苯二氮类药物。有一位患者是 2016 年美国总统选举共和党候选人唐纳德·特朗普的厨师，据报道他当时也正在服用医师开具的这种药物，该事件在当时的意义并不清楚[94]。

看起来相似的案例也会产生不同结果，想要解释它们不是一件容易的事情。当案件还在初审法庭阶段的时候并没有先例性价值，因此真相可能会消失于普通人和医疗专业人员中。那种可以为医疗专业实践提供示范的案件将被置于优先位置，这种案件被刑事起诉的可能性较小。极少情况下，这种案件可能会获得有利的结果。

最后，联邦陪审团撤销了对佛罗里达州迈尔斯堡的一位通过职业资格认证的医学康复医师的诉讼。这位医师被指控 10 项超出可接受的医疗实践范围开具管制药物处方的刑事犯罪，指控她的处方导致患者成瘾。辩护团队把法院的判决结果归因于被告医师对每一个治疗的患者进行了详细记录，这些记录非常清楚地说明了医师开具那些管制药物处方的医学基础。医师的辩护律师说，联邦检察官无法成功地说服陪审团开具高剂量的阿片类药物本身就是一种必然会导致成瘾的犯罪行为[95]。

（四）宪法诉讼

涉及宪法解释的疼痛管理案例绝大多数关注制止或监管医师提供有致命风险处方的医疗行为，这种处方通常是由临终患者提出请求。1997 年，美国最高法院全体一致裁决：即不存在宪法权利支持所谓的"医师协助自杀"，也不存在宪法制止。因此，正如一位法官所说的：该问题被留给"美国宪法的研究室"来解决[96]。早期乔治·布什总统时代的检察官 John Ashcroft 就寻求废除俄勒冈州的安乐死法案。该法案合法化了给临终患者提供致命风险处方的法律条款，并对它进行监督管理。John Ashcroft 坚持认为有致命风险的处方违反了 CSA 条款，因为没有合法的医疗目的来支持它们。这起案件打了很多年官司，最后到了最高法院。Ashcroft 的继任者是 Alberto Gonzales。2006 年最高法院裁定（投票结果 6：3），Ashcroft 发布的解释性裁决：有致命风险的处方违反了 CSA，可以作为处罚医师的根据[97]。Ashcroft 的做法超越了他的权力范围。最高法院裁定的主要理由是：医疗职业的监管一直以来属于各州法律,而不是支持 Ashcroft 立场的 CSA 条款或立法史。

三、总结

除了新的知识技能,谨慎地评估和管理疼痛的有更高的要求。它还需要基本熟悉本章节所介绍的疼痛管理的法律和监管范围。大多数情况下,因疼痛管理行为而遭遇重要法律问题的医师是独特的、孤立的一小类。通常他们处方行为超过了极端情况,虽然并非总是这样。提供恰当的疼痛管理需要熟悉和遵守各种州和联邦的法律、监管和司法裁决,现在比过去要求更多。与其他的专业实践一样,通过定期参阅前沿的专业期刊不断地更新自己的知识技能,参加自己主要实践领域的专业教育会议,熟悉当前应用的法律政策,这是最小化风险策略的重要部分。如果有一项技术可以用于开具一份非常清晰的、专业的医疗处方,那就是详细地记录所有患者遇到的各种问题细节。因为,这些记录能够清晰地说明医师的医疗决定和支持所提供的合理治疗。

◆ 要 点 ◆

● 合理的医疗实践行为是医师了解和遵守监管医疗处方的州和联邦法律。

● 许多州法律中包含成瘾相关的定义(例如,"药物依赖性患者""麻醉剂依赖者""成瘾""活跃成瘾""麻醉剂成瘾"或"厌食症"),也合法地适用于接受阿片类处方药物治疗疼痛的患者。

● 威斯康星大学疼痛 & 政策研究小组建立了资源库供医师查阅州和联邦有关疼痛管理的法律政策内容。

● 美国医学联合委员会有鼓励医师开具负责的阿片类处方药物用于疼痛管理的历史传统。

● 努力减少阿片类药物处方带来的伤害,除了解决临床处方问题,还需要解决管制药物分配活动的问题。

● 疼痛管理的诉讼涉及所有的四个法律领域:行政、民事、刑事和宪法。

● 非合理疼痛管理的诉讼可能来源于过度利用阿片类药物镇痛或利用不足。

● 处方医师既可能因为其疼痛管理行为不符合联邦和州法律监管政策而承担法律责任,也可能因为超越医疗实践现行标准而承担法律责任。

● 与专业实践方面的其他方面一样,对每个患者的情况进行细致、全面、及时的记录非常重要。这不仅是合理的临床实践行为,而且当面临法律诉讼时,这些记录可以帮助医师对指控进行成功地辩护。

参考文献

请于 ExpertConsult.com 在线访问参考文献。

第 46 章 疼痛药物的尿药检测

Gagan Mahajan, MD

翻译：赵延华　王　苑　审校：廖丽君

最近的医学研究所报告宣称，超过 1 亿美国人患有慢性疼痛，每年因治疗和工作能力丧失所导致的相关费用高达 6 350 亿美元[1,2]。自 20 世纪 90 年代以来，阿片类药物的处方数量激增，导致其成为美国最常见的处方药[3-5]。Manchikanti 等的研究显示，1997—2007 年，美国的阿片零售总额增长了149%，人均零售额增长了 402%[6]。国家卫生统计中心回顾 1999—2012 年的数据，发现在 20 岁或 20 岁以上的患者中，阿片类药物的使用在 2006 年之前为 5%～6.9%，在 2012 年之前维持 6.9%[7]。但是在同时期内，使用强于吗啡的阿片类药物的患者比例从 17% 显著增加到 37%[7]。在美国处方数量最多的 25 种药物中，氢可酮、曲马多和羟考酮分别为第 1、21 和 22 位[5]。慢性非癌痛（chronic nonmalignant pain，CNMP）的治疗药物有很多种，阿片类药物是其中一类，但其广泛使用同时导致了滥用、成瘾、用药过量和偏离正常用法。持续时间短于 3 个月的随机试验的证据表明，短时间使用阿片类药物治疗疼痛具有益处；但是，很少有研究报告其使用 12 个月或更长时间的疗效[8,9]。

很少有研究表明慢性阿片类药物治疗（chronic opioid therapy，COT）具有长期的益处，但越来越多的证据显示 COT 具有潜在不良风险（阿片类药物相关疾病、药物过量和交通事故伤害）[2,10]。1999—2014 年有 16.5 万人因阿片类药物过量而死亡[11]，尽管大多数 COT 患者不会出现阿片类药物相关疾病，但其可能性仍大于普通人群。一项研究表明，COT 患者中阿片类药物相关疾病发生率为 3.8%，而普通人群为 0.9%；其他研究表明滥用率可高达

18%～41%[12,13]。慢性疼痛患者中服用或未服用管制药物者，非法药物滥用率分别为 14%～16% 和34%[2]。在 2014 年，大约 2 700 万名 12 岁或 12 岁以上的美国人当前（过去一个月内）使用过非法药物[14]。虽然大麻是迄今为止最常用的非法药物（2 220 万美国人），但用于非医疗目的止痛药（阿片类和非阿片类）的使用量位居第二（430 万美国人）[14]。在 12 岁或 12 岁以上患有需要处方止痛药相关疾病的人群中（总数 190 万人，占 12 岁或 12 岁以上人群的 0.7%），其比例与 2005—2013 年大致相同[14]。探索诊断健康趋势《2015 年处方药物监测报告》最新年报，对 210 万患者尿液药物检测报告进行分析，显示 47% 的结果一致、53% 的结果不一致；在不一致的结果中，44% 未服用药物，35% 有其他药物，21% 有不同的药物（图 46.1）[15]。虽然结果不一致的比例很高，但相较 2011 年的 63% 有所降低，这可能是多种因素作用的结果：处方药监测计划在处方者所在的州、联邦和州有关阿片处方指南的立法中的实施和使用、对从业者进行教育、开展公众意识运动和利用执法部门[15]。

对于那些可能受益于阿片类药物的患者，许多临床医师出于各种原因表示不愿开这类药物的处方。其原因可能包括缺乏阿片类药物处方方面的教育和培训，担心误用、滥用、成瘾、耐受、副作用，害怕监管调查，缺乏证据证明慢性阿片类药物治疗（chronic opioid therapy，COT）能有效管理慢性非癌痛（chronic nonmalignant pain，CNMP）[2,16]。这些问题为将 COT 用于 CNMP 构成了障碍。虽然已经开发了许多筛查工具，可以对 COT 患者的药物滥用

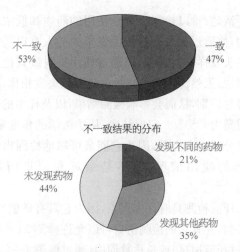

图 46.1 用于探索诊断的尿液药物检测结果分布图（2014.1—2014.12）。（引自 Blatt A，Chen Z，McClure L，Niles J，Kaufman M：Prescription drug misuse in American：diagnostic insights in the continuing drug epidemic battle. Quest Diagnostics Health Trends Prescription Drug Monitoring Report 2015，16.）

和成瘾进行风险分层，但没有一种工具可以证明优于所有其他工具，因此应由临床医师决定使用哪种工具。使用风险评估工具［如疼痛患者筛选和阿片类药物评估工具（screener and opioid assessment for patients with pain，SOAPP）、阿片类药物风险工具（opioid risk tool，ORT）以及药物滥用筛选测试（drug abuse screening test，DAST）］，并仔细询问病史和进行体格检查，可以帮助临床医师确定为患者处方阿片类药物的相关风险水平和所需的监控程度[17]。

一项研究经过回顾性分析 470 例患者的尿药检测结果，发现 45％ 的患者出现了不符合慢性阿片类药物治疗（COT）的情况[18]。尿药检测不符合 COT 的一个原因是患者未服用药物，这可能与以下因素有关：患者的个性和信念、社会人口和环境问题、医患沟通问题、健康问题的严重性和长期性、合并疾病、治疗计划的复杂性、副作用情况和药物相互作用[19,20]。尿药检测不符合 COT 的另一个原因是患者未按医嘱服用药物，这可能与以下因素包括很难见到临床医师、自己增加剂量、滥用、成瘾和偏离正常用法有关。所有这些问题都有严重的医疗和（或）社会后果[21]。对于 COT 患者，有多种方法可以客观监测其是否依从既定的治疗计划、区别其是药物误用还是滥用、决定其是否应该继续还是终止COT，尿液药物检测是其中一种方法[21]。许多研究

表明，患者的自我报告是出了名的不准确，他们会少报或否认未按医嘱服药或非法药物滥用[12,13,17,22]。患者可能由于害怕疼痛得不到治疗而没有报告或少报过去或现在的成瘾或药物滥用史[23]。此外，根据患者的种族、社会经济地位和性别来判断谁会有异常的尿液药物检测结果是很困难的[12,17,18,22]。

应向患者解释，进行尿液药物检测的根本原因是为了支持患者的治疗。阿片类药物治疗协议中应包含尿药检测同意书，并且在开始慢性阿片类药物治疗（COT）之前签署，从而减少患者被要求提供尿液标本时感到的困惑或惊讶。尿液药物检测应作为综合监测程序的一部分，后者包括访问处方药物监控程序（prescription drug monitoring program，PDMP）；监测患者的行为（自行增加剂量、报告说是处方丢失或被盗、频繁打电话到诊所、请求同一天预约补药、多种药物不耐受或过敏）；以及记录疼痛缓解、功能改善和副作用情况。通过适当的患者教育，经过深思熟虑的尿液药物检测政策可以通过以下方面来改善患者的治疗[23-25]：

- 优化药物治疗。
- 为治疗计划提供客观性。
- 加强患者对治疗的依从性。
- 确定导致不良事件或药物相互作用的物质。
- 确定存在未披露的物质和（或）没有处方药物，这将提示患者滥用、误用、偏离正常用法和成瘾，以支持患者做出适当的行为改变。
- 支持将患者转诊给疼痛和（或）成瘾专家的需要。
- 遵守能证实患者评估和监测的法医政策。

一、尿药检测的历史

为了确保无毒品的工作场所，《联邦工作场所药物检测项目的强制性指南》是在 1980 年代《联邦无毒品工作场所法》的基础上制定的[26]。联邦尿液药物检测（federal urine drug test，UDT）中测试的 5 种药物包括阿片类药物、大麻、可卡因、苯基环己基哌啶（phenylcyclohexyl piperidine，PCP）和苯丙胺/甲基苯丙胺。尿液药物检测作为一种阻止和检测非法药物的方法，最终延伸到非联邦工作场所、体育组织、学校、法医学和医疗领域[17]。遗憾的是，联邦检测所执行的尿液药物检测类型和所采用的检测方法对医疗保健环境来说不是最优的。在联邦检测过程

中,阿片类药物和非法物质的检测阈值高于法规确定的数值,检测板只能检测少数的几种阿片类药物,可以见证样本采集过程,有严格的监管链,被检者和检测实体之间没有治疗关系[27]。

二、可用于检测的身体样本

为什么检测尿液而不是其他身体样本如血液、头发、汗液或唾液?除非患者有神经源性膀胱需要间歇导尿,尿液是一种容易获得的无创伤性的样本,分析成本低,可以在医疗点(point-of-care,POC)以外的地方检测,能检测出数天内的用药情况,原型药物和(或)代谢物浓度高于血清浓度,其检测可靠性已被大量发表的论文所论述和证明[2,28]。尿液样本的缺点包括容易掺假或替换,检测窗口短到中等,以及难以保证同一患者自主提供尿液样本[28]。其他身体样本具有明显的优点,但是其局限性目前决定了它们不能作为依从性监测程序的一部分,不能被广泛应用。

对于无尿患者或者想要检测最近服用过的物质如急诊科的中毒患者,测量药物的血清浓度是有用的。血清有既定的检测方法[28]。血清样本的缺点是成本高、可检测性窗口窄(只有数小时)和具有创伤性[17,28,29]。抽血过程需要经过培训的专业人员来完成,因此在工作场所使用该样本并不具有可操作性或经济上的可行性[17]。

因为唾液腺具有良好的血液灌注,唾液中的药物浓度能反映血清浓度[30]。除了无创性,唾液检测比尿液检测具有更多潜在优势:易于采集样本,在见证采样过程能更好地避免尴尬,掺假可能性低,能以药物原型而不是代谢物作为检测目标,以及可以在医疗点(POC)进行检测[28,31,32]。但是,唾液检测有局限性:唾液浓度受唾液 pH 的影响,碱性药物的浓度较高;如果唾液量偏少的话,低浓度的药物很难检测到;洗脱溶剂必须能充分洗脱吸附在收集装置上的药物;目前没有很好的研究表明药物干扰模式、交叉反应性和潜在掺假物的影响;而且因为它反映的是血清浓度,可检测窗口只有数小时[17,28,29,33]。

头发检测有许多优点:微创性;样本易于储存和运输;见证采样过程可以避免尴尬或替换风险小;并且,根据头发样本的长度,可检测窗口可以从几天到几个月不等[28]。头发检测的临床应用受到许多因素的挑战:药物的时间和剂量与头发长度的关系

尚不清楚;难以检测小剂量使用的药物和低浓度的药物;修剪过头发或身体毛发很少的人难以获得足够的头发样本;头发可以通过使用染料或其他治疗来掺假;天然深色头发与浅色或白色头发相比,药物更容易识别,从而会影响检测结果;以及样本的制备耗时费力[28,29,33]。归根结底,从法医学的角度来看,毛发分析确实有用,因为它能最可靠地检测出慢性药物的使用情况,而不是最近和罕见药物的使用[28,29]。

汗液检测具有许多优点,因为它具有微创性,不易掺假,并且它的检测窗口可以允许检测 24 小时内(通过汗液擦拭)或长达数周内(通过佩戴 1~2 周的汗液贴片)使用的药物,最适用监控化学依赖或考察计划[28,29]。汗液贴片的粘贴和移除需要就诊两次[28]。药物检测取决于药物从血管向汗腺的扩散、分子质量、pK_a、蛋白质结合力、亲脂性、贴片位置、贴片对皮肤的粘附性,以及潜在掺假的影响[17]。这些身体样本替代尿液样本用于药物检测之前,需要建立更成功的技术和科学指南。

三、尿药检测

全面的尿药检测包括两个步骤(表 46.1)。第一步是酶介导的免疫分析筛查(immunoassay screen,IAS),这是一种严格的定性检测,用于筛选是否存在药物[21,23]。药物滥用和精神卫生服务管理局(substance abuse and mental health services administration,SAMHSA)规定了五类药物:苯丙胺、可卡因、大麻、PCP 和阿片类药物(仅限于可待因、吗啡和 6 - 单乙酰吗啡以检测海洛因的使用情况),联邦工作场所对这五类药物的检测使用的是免疫分析筛查(IAS)。对这五类药物的检测大多数是在临床环境中进行的,但不推荐仅限于这五类药物[34]。其他药物或种类如苯二氮䓬类、巴比妥类、甲基苯丙胺、半合成阿片类、美沙酮和丁丙诺啡也应包括在内。由于检测所有药物和非法物质既不经济也不实际,临床医师可能需要制定免疫分析筛查(IAS)和尿药检测(UDT)清单,以确定最常用的药物和非法物质。此外,由于不可能鉴别出样本中的所有药物,更不用说同一类的所有药物了,敏锐的临床医师必须认识到免疫分析筛查(IAS)检测并非是最可靠的。IAS 只是有助于作出初步治疗决定。

表 46.1 全面的尿药检测

	第 1 步： 免疫分析筛查	第 2 步：尿药检测 （GC/MS 或 LC/MS）
在哪里做	在办公室或实验室	实验室
所需时间	数分钟	数小时～数天
检测内容	药物分类 某些药物 某些非法物质	测定化合物原型和代谢物的浓度
诊疗计划	初步治疗决定	基本确定治疗决定
交叉反应性	常见：假阳性较多	不常见：假阳性较少
可探测性阈值	更高：假阴性较多	较低：假阴性较少

注：引自 Webster LR：The Role of Urine Drug Testing in Chronic Pain Management：2013 Update. New York：McMahon Publishing；6；2013.

表 46.2 可能在免疫分析筛查中导致假阳性结果的药物

阿片类药物	右美沙芬、苯海拉明、氟喹诺酮、罂粟籽、奎宁、利福平、维拉帕米
安非他明	金刚烷胺、安非他酮、氯丙嗪、地昔帕明、乌西汀、L-甲基苯丙胺（鼻塞通）、拉贝洛尔、芬特明、苯肾上腺素、异丙嗪、伪麻黄碱、雷尼替丁、噻嗪、曲唑酮
苯二氮䓬类	奥沙普林、舍曲林
PCP	右美沙芬、苯海拉明、布洛芬、丙咪嗪、氯胺酮、文拉法辛、哌替啶、硫利达嗪、曲马多
可卡因	含有可卡因的局部麻醉剂
四氢大麻酚	屈大麻酚、非甾体抗炎药、质子泵抑制剂

注：PCP，苯基环己基哌啶。引自 Standridge JB, Adams SM, Zotos AP：Urine drug screening：a valuable of procedure. Am Fam Phys. 81：635-640,2010.

免疫分析筛查（IAS）通常通过测定抗原抗体反应来工作。抗原是游离的药物和（或）药物代谢物和被标记的同种药物和（或）药物代谢物，它们竞争抗体引起酶联反应[20,34]。当游离的药物和代谢物不存在时，标记的药物和代谢物结合抗体以防止酶活性[20,34]。但是，当游离的药物或代谢物存在时，它取代标记的药物或代谢物，产生可测量的酶反应，并且与游离药物或代谢物的浓度成比例[20,34]。由于 IAS 抗原抗体反应的特异性，可以解释为什么特定药物的免疫分析是特异性的（例如，它主要检测可卡因代谢物苯甲酰可待因，其半减期比可卡因本身长，如果用作合法的局部麻醉剂，则不会与任何其他局部麻醉剂发生交叉反应）；它对某一特定药物的特异性可以排除类似药物（例如，它能检测吗啡和可待因，但不能检测美沙酮）；或者它是非特异性的，以至于难以区分同一类药物（例如，它不能区分吗啡和可待因，而且对检测半合成阿片类药物的敏感性较低）；或它会与结构相似的无关药物发生交叉反应，导致某一特定药物的假阳性（表 46.2）[23]。

免疫分析筛查（IAS）的优点是能够检测非法药物，另外成本低廉，数分钟内就能获得结果，而且方便（可以在医疗点内进行测试，也可以送往实验室进行检测）[17]。在医疗点进行 IAS 最初是为监测工作人员是否使用非法药物而开发的，与基于实验室的 IAS 相比，它的优点是具有更快的周转时间（从几分钟到几小时）同时患者仍可以留在门诊[12,28,35]。但

是，医疗点 IAS 的性能取决于临床人员是否受过严格按照制造商特定说明（例如，使用的样本量、样本应用和反应时间）进行的培训，以及是否了解在试验固有限制下如何解释结果[12,17,21,28]。由于医疗点 IAS 是一种非仪器测试，在大多数情况下，操作"设备"（浸量尺、杯、检测卡或检测盒）的人员必须从视觉上解释其外观，并将数据手动输入到电子病历中[17]。由于对某些设备检测结果的解释取决于应用样本后的颜色变化，任何延迟（即使只有 10 分钟）都可能导致解释不准确，因为颜色可能随着时间的推移而继续变化[26]。但是，有些医疗点进行 IAS 时可以通过仪表读取数据，然后将结果以电子方式传输到健康记录中[17]。医疗点 IAS 还应具有一个"控件"，以确保设备正常工作[26]。

因为用于医疗点 IAS 的制造商在检测能力的阈值、识别目标药物的特异性、可重复性和执行测试的复杂度方面可能有所不同，因此 IAS 结果在品牌制造商之间可能有所不同。但是，不仅品牌制造商之间可能存在差异，生产批次之间也可能存在差异，从而导致不同的结果[26,34]。研究还显示了产品性能与制造商阈值报告中的声明和偏差之间的不一致（识别了低于阈值的药物或代谢物或未能识别高于阈值的药物或代谢物）[36]。Crouch 等比较用于医疗点 IAS 的五种品牌（对 800 个样本进行检测）的效用和准确性，发现每个品牌对所有药物种类的假阴性率低于 1%；假阳性率分别为低于 0.25%（大麻、可卡因和阿片类药物）、低于 1.5%（PCP）、低于 1.75%

（苯丙胺）[37]。虽然比较医疗点 IAS 和基于实验室 IAS 的准确性的研究表明两者都提供了相似的结果，但实际上研究的局限性在于实验室培训人员使用的是用于医疗点的 IAS 方法，并且在可检测阈值较低时对结果的解释难度最大[17]。

对于选择使用医疗点 IAS 的临床医师，必须获得 1988 年临床实验室改进修正案（clinical laboratory improvement amendments，CLIA）的认证，该测试必须根据食品药品管理局（food and drug administration，FDA）的测试复杂性的分类（如放弃、适度或高度）[34]。医疗保险报销也需要这一证明。如果医疗点 IAS 易于使用和解释，且诊所能够遵循制造商的要求，则可获得 FDA 批准用于非实验室环境（如家庭和办公室）的医疗点 IAS 的 CLIA 豁免证书。为了最大限度地减少测试误差和提高质量保证，美国疾病控制与预防中心实验室系统创建了"免检试验场所的良好实验室实践"[38]。此外，医疗点 IAS 的制造商需要提供包括样本收集、处理、储存和测试、参考值和测试结果记录的具体说明。临床医师应审查设备制造商关于是否需要验证性试验的说明。违反制造商的说明可能会使设备的 CLIA 放弃状态无效[26]。由临床医师确定医疗点 IAS 由任何限定的保险公司承保，并比较执行医疗点和基于实验室的 IAS 的成本和便利性。如果患者在临床期间需要快速获得结果来帮助做出临床决定，那么在医疗点进行 IAS 将是最为谨慎的。如果不需要快速获得结果，那么临床医师可以考虑将样本送到实验室进行检测。从保险的角度来看，医疗保险不会为同一次临床治疗过程同时报销在医疗点进行的 IAS 检测和在实验室进行的 IAS 检测[25]。

在实验室中，获得资质的人员使用自动分析仪进行 IAS 检测。使用自动分析仪的优点是可以将结果自动导出到患者的电子健康记录中。与医疗点 IAS 一样，实验室 IAS 也受测试产品之间差异的影响。由于其复杂的监管状态（确保测试产品和分析仪的质量控制以及人员的熟练程度进行测试）和间接费用（设备和训练有素的人员），成本和报销金额要高于在医疗点进行的 IAS 检测[26]。

尿药综合检测的第二步是验证性的尿药检测（urine drug testing，UDT），需要使用气相色谱法-质谱分析（gas chromatography-mass spectrometry，GC/MS）或液相色谱法-质谱分析（liquid chroma-tography-mass spectrometry，LC/MS）进行实验室检测。UDT 是一种定量测试，与 IAS 相比敏感性和特异性更高，在适用的情况下能检测同一种类中的特定药物以及药物代谢物和药物浓度。与 IAS 不同，大多数 UDT 可以检测可待因、芬太尼、氢可待因、氢吗啡酮、美沙酮、吗啡、羟考酮和羟吗啡酮。这对于那些服用多种阿片类药物的慢性疼痛患者尤其重要。对于某些阿片类药物来说，其药物原型可以代谢为替代性的阿片类药物（例如，可待因代谢为吗啡、羟考酮代谢为羟吗啡酮）。如果用 IAS 方法检测到处方药及其代谢物或只检测到代谢物，那么并不能明确患者是按照医嘱服药还是滥用非处方阿片类药物，这强调了为什么 IAS 和 UDT 会有相矛盾的结果[17]。因为 IAS 只是一种用于定性的筛查性检测，还应使用 UDT 进行验证性定量检测来作为依从性监测计划的一部分。

从一个简单的技术观点来看，色谱法是一种分离方法，包括固定相（包含分析柱）和流动相（气体或液体）[26]。不与固定相发生作用的药物以与流动相相同的速率排出，而与固定相发生作用的药物保留在柱中并以较慢的速率排出。有两种不同类型的色谱法：气相色谱法（gas chromatography，GC）和液相色谱法（liquid chromatography，LC）。液相色谱有两种不同的类型：超高效液相色谱（ultra-performance liquid chromatography，UPLC）和高效液相色谱（high-performance liquid chromatography，HPLC）。虽然气相色谱法是最流行的方法，但 UPLC 由于其比气相色谱法灵敏度更高、所需样本量更少、分析时间更快和样品制备时间更短等优点，正日益成为一种可供选择的方法[20]。

当用色谱法分离样品中的分析物时，气相色谱法（GC）和液相色谱法（LC）均可结合质谱分析（mass spectroscopy，MS），根据药物和（或）代谢物的质量电荷比及其浓度来确定其特定的分子结构[17]。气相色谱法-质谱分析（GC/MS）和液相色谱法-质谱分析（LC/MS）可对样本进行定性和定量分析，因此可通过分析母体化合物及其代谢物的浓度解决免疫分析结果不明确的问题。这种灵敏度和特异性的提高可以减少假阳性和假阴性。检测药物代谢物的好处之二是更能确保药物已在体内代谢和消耗，而只检测母体药物不排除通过直接向尿液样本添加母体药物而掺假的可能性[26]。

四、可检测阈值

免疫分析筛查(IAS)和尿药检测(UDT)检测药物或非法物质的准确性取决于许多因素：IAS 的抗原抗体特异性、样品中的药物浓度，以及可检测阈值[17]。实验室选择设置可检测阈值，可能取决于检测目的是非临床目的的(如用于工作场所或法医学)还是临床目的的。不同于非临床检测标准，疼痛管理中的阈值浓度不是标准化的[26]。

在非临床检测中，可故意设置较高的可检测阈值，以产生最少的假阴性和假阳性。例如，对于工作场所 IAS，吗啡的检测阈值设置为 2 000 ng/mL；而对于临床性 IAS，吗啡的检测阈值设置为 300 ng/mL；对于临床性 UDT，吗啡的检测阈值设置为 50 ng/mL[2]。当药物不存在或浓度低于可检测阈值时，结果报告为阴性，如果浓度高于可检测阈值，则报告为阳性[39]。出于临床目的，应要求实验室设置最低可检测阈值，以产生最真实的阳性和最少的假阴性。但是，设置低阈值的副作用是，灵敏度过高就能检测到药物生产过程中相关的杂质或污染物；例如，用同一设备生产两种不同的阿片类药物可能会导致用免疫分析方法检测到低浓度的非处方阿片类药物，尽管患者实际上仅使用了一种处方阿片类药物。虽然实验室可以想办法消除其阈值，但在一定浓度以下，实验室的检测结果不够可靠，从而会得出不准确的结果[17]。

五、为什么要进行免疫分析筛选和尿药检测

尽管糖尿病患者可能会自我报告血糖控制良好，但临床医师仍会定期进行实验室检查，以客观确认糖尿病控制水平，而不是去指责患者撒谎[27]。对慢性阿片类药物治疗(COT)患者进行免疫分析筛查(IAS)和尿药检测(UDT)的理由，应该没有什么不同。这不仅包括对处方阿片类药物的监测，还包括对非处方阿片类药物或非法药物的监测，以确认可治愈的药物使用障碍。对一些患者来说，他们知道监测用药情况可能会促进其改善健康生活方式；而对于那些药物使用存在问题或再次出现问题的患者来说，意外的检测结果可能会为患者和(或)临床医师探索药物滥用的疾病的治疗选择提供安全的庇护所[27]。检测政策还向患者、执法机构和监管机构传递信息，即相关人员的谨慎是为了保证患者和社区的安全[27]。通过这种方式，药物检测可以作为支持临床医师做出继续还是终止慢性阿片类药物治疗(COT)决定的工具。

由于检测阈值的限制、影响药物浓度的变量(药代动力学、药效学和药理学)以及与样本本身(收集、处理和分析)的变化，对检测结果进行解释时应加以注意[40]。这些限制和变量也在一定程度上解释了为什么尿液中的药物浓度与服药量、最后一次服药时间或药物来源之间没有经过科学验证的关系[24]。

六、谁应该做免疫分析筛查和尿药检测

虽然每个患者都有接受疼痛治疗的权利，慢性阿片类药物治疗(COT)并非对每位患者都是最安全的选择。当风险收益分析提示收益大于风险时，应该对考虑接受 COT 试验的患者、已经接受 COT 的患者、正在转移治疗的患者、正在考虑替换阿片类药物的患者、转诊给疼痛专家的患者进行检测，以随机监测其依从性，或当患者的行为提示需要关注时(药物丢失或被盗、提前要求补药、事先未预约就到门诊就诊就医、频繁到急诊就诊，要求开特定的阿片类药物、或对多种阿片类药物过敏)进行检测[23,24,41]。那些申请并同意进行 COT 的患者还必须负责按医嘱用药，并且必须在阿片类药物协议规定的条件下与临床医师签署协议[27]。进行 COT 的条件之一应包括患者同意随机检测药物。虽然患者有权反对随机检测，但临床医师没有义务启动或继续进行 COT，因为阿片类镇痛药不是必需的治疗方法。对于声明不能提交检测样本的患者(例如，因为已经排尿、上班迟到或有其他预约要参加)，可以选择不开药除非患者当天晚些时候排尿后提交尿液样本，或者先提交少量尿液然后规定时间内(如 24 小时)再补交尿液[27]。统一的操作规范有助于避免确定受检者时出现偏差，并且减轻患者提交检测样本时的羞耻感[23]。

七、什么时候做免疫分析筛查和尿药检测

Katz 等研究显示，只对那些有吸毒史或行为异常者进行尿药检测，会遗漏掉大量有意外检测结果的患者[22]。为了证实患者对有关其管制药物或非法药物使用情况的回答是否准确，在开始 COT 之前、已经开始 COT 的患者转给其他医师负责 COT

表 46.3　尿药检测的推荐频率

基于阿片类药物风险工具的风险分类	基线	随机	次数	频率
低风险	是	是	1～2	每 12 个月
中等风险	是	是	1～2	每 6 个月
高风险或阿片类剂量＞120 mg 吗啡当量/天	是	是	1～3	每 3 个月
患者行为反常（遗失处方、多次提前要求补药、从多位医师处开具阿片类药物、自行增加剂量、药物中毒）	—	—	—	每次门诊时

表 46.4　监测推荐[44]

	推荐强度	证据质量
定期并确保根据情况变化对 COT 患者重新评估。监测应包括记录疼痛强度和功能水平、评估实现治疗目标的进展、是否存在不良事件以及是否坚持规定的治疗	强	低质量
对于高危患者或存在与药物相关的异常行为的患者,应定期进行尿液药物检测,以确认其是否遵从 COT 诊疗计划	强	低质量
对于低危患者和出现与药物相关的异常行为的患者,应定期进行尿液药物检测,以确认其是否遵从 COT 诊疗计划	弱	低质量

注：COT,长期阿片类药物治疗。

治疗时、增加药物剂量或改换其他阿片类药物之前、服用的药物让患者出现可疑行为或言论时以及在维持治疗期间根据监测计划需要随机检测时,临床医师应考虑对患者进行免疫分析筛查(IAS)和尿药检测(UDT)[23]。将尿液药物检测与其他监测技术结合起来最有意义[21]。这种公式化的方法避免临床医师根据种族、民族、社会经济地位或性别确定对患者进行检测并使其感觉被羞辱。

八、多久做一次免疫分析筛查和尿药检测

因为没有基于证据的指南来确定应该对哪些慢性疼痛患者进行检测,关于检测频率也同样没有确定的标准。除了基线期的尿液药物检测外,检测频率由临床医师根据患者个人需要和医疗记录的必要性来确定[25]。表 46.3 所示为尿药检测的推荐频率[25,42,43]。但是,有些州可能会有自己的建议或要求的特定频率。

九、进行免疫分析筛查和尿药检测的证据是什么

尿液药物检测作为依从性监测策略可以提高患者的安全性(通过检测非处方阿片类药物或非法药物)和减少偏离正常用法的情况(未检测到处方阿片类药物说明患者正常用药),许多由国家和州疼痛学会以及联邦和监管机构撰写的共识指南都评论了该检测所发挥的作用,但是对于谁应该接受检测和检测频率的建议各不相同[44-55]。2009 年 Chou 等报道了关于 COT 患者尿药检测的证据质量和建议(表

46.4)[44]。虽然关于如何监测 COT 患者的证据质量低,但作者强烈建议临床医师至少定期评估患者,并且根据情况(疼痛状况的变化、合并症或心理社会状况)通过记录疼痛评分、功能改善情况、是否存在副作用以及对规定治疗的依从性来确定是否需要修改治疗计划。对于被确定为 COT 风险高的患者,定期检测的证据质量为"低",但作者对检测的推荐建议为"强"。高危患者检测结果异常的可能性更大[44]。对于被确定为 COT 风险低的患者,定期检测的证据质量同样为"低",但对于这一组患者作者对定期检测的推荐建议为"弱"。尽管仍然没有充分的证据表明检测可以改善临床结果或阻止药物的使用,一些研究表明,当患者知道可能会进行随机检测时,对他们进行检测可以提高其依从性[17,44,56]。此外,横断面研究和临床案例显示,对患者进行检测是监测其依从性的一个有用的工具,其作用超过了依靠患者的自我报告和行为监测[56]。

十、如何解读免疫分析筛查与尿药检测的结果

考虑到对慢性非恶性疼痛(CNMP)进行长期阿片类药物治疗(COT)存在很多争议,而且很多指南推荐免疫分析筛查(IAS)和尿药检测(UDT)应包括在 COT 中,人们可能会认为应该常规进行随机检测。然而,虽然在成瘾管理中的检测是常规的,但是在慢性疼痛管理中并非如此[2]。研究表明,在初级

保健中很少有临床医师会做尿液药物检测或了解如何解读结果[57]。Adams 等对 74 位初级保健医师（PCP）治疗的 209 例患者进行了回顾性研究，发现只有 8% 的医师对患者进行过尿药检测[58]。Bhamb 等对 248 位初级保健医师（PCP）完成了书面调查，结果发现只有 7% 的医师在给患者开始 COT 前进行过尿药检测，只有 15% 的医师对正在进行 COT 治疗的患者进行过尿药检测[16]。他们不做尿药检测的原因包括不愿意与患者讨论测试的前提、无法进行检测、对测试结果难以做出解释和回应、认为患者没有滥用阿片类药物的风险因此不需要进行检测[23,57,59]。

与任何其他实验室、影像学或生理电诊断研究的结果类似，IAS 和 UDT 结果仅作为协助临床决策的一种工具。（其他工具包括仔细获取病史、进行相关的身体和精神状态检查、评估风险、监测行为、获取患者的处方药物监测计划以及回顾既往医疗记录。）临床医师应仔细解读、记录检测结果，并与患者回顾治疗情况。药物代谢的个体间差异可能导致药物浓度高于或低于预期，两者都可能导致得出不准确的结论[12]。IAS 和 UDT 会导致潜在的假阳性或假阴性结果，对结果过度解读或解读不到位会导致临床医师作出可能会无意中伤害患者的错误建议[16]。必须了解药物干扰模式/交叉反应和药物代谢，才能正确解释结果。一些结果可能会包含这些信息，便于临床医师解释结果。但是，如果结果中没有详细的解释，或者对结果的意义有疑问，临床医师应与实验室进行沟通。一项研究显示，临床医师往往难以解释测试结果；另一项研究显示，只有 23% 的临床医师表示如果检查结果出现异常或意外情况他们会联系实验室[12,17]。

IAS 和 UDT 的结果可分为以下几类：
（1）预期结果。
1）有处方阿片类药物。
2）没有非处方阿片类药物。
3）没有任何阿片类物质。
4）没有任何非法药物。
（2）意外结果。
1）没有处方阿片类药物。
2）有非处方阿片类药物。
3）有非法药物。
4）尿样掺假。

然而，我们必须记住，结果并不总是确定的，因为 IAS 或 UDT 的局限性有时会导致假阴性和假阳性结果。临床医师有责任了解这些局限性。

从技术上讲，假阴性结果是指浓度应高于检测阈值的药物未被检测到[39]。这类假阴性可能是由于实验室错误（例如，样本的保存/处理不恰当、检测错误或检测的是错误患者的样本）、尿液样本故意掺假或特殊检测的限制[12,23,26]。举例来说，IAS 的局限性在于该方法是设计用于检测阿片制剂（可待因和吗啡）的，由于药物之间存在多变的交叉反应，用来检测半合成药物（丁丙诺啡、氢可酮、氢吗啡酮、羟考酮和羟吗啡酮）和合成类阿片（芬太尼、哌替啶和美沙酮）是不可靠的（表 46.5）[34,39]。此外，阿片类物质被细胞色素 P450 酶系统代谢后可能导致体内只有其代谢物。IAS 没有检测到这些代谢物，这对于了解阿片类药物被摄入后 6～12 小时内未检测到药物原型而其代谢物可能会存在是很重要的，代谢物作为唯一的标记物其范围为 2.2%～53.1%[34]。IAS 的可检测性阈值较高，因此短效阿片类药物如果服药间隔时间长则可能检测不到[39]。举例来说，如果短效阿片类药物服用 8 小时后再采集尿样，药物浓度可能低于可检测水平，假阴性结果可能会误导临床医师得出患者未遵从医嘱或偏离正常用法的错误结论。

表 46.5 免疫分析筛查的局限性[41]

	阿片制剂（从鸦片中提取的天然生物碱）	半合成阿片	合成阿片	免疫检测
可待因	√	—	—	是
吗啡	√	—	—	是
氢可酮	—	√	—	不可靠
氢吗啡酮	—	√	—	不可靠
羟考酮	—	√	—	不可靠
氧化吗啡酮	—	√	—	不可靠
丁丙诺啡	—	√	—	不可靠
芬太尼	—	—	√	不可靠
哌替啶	—	—	√	不可靠
美沙酮	—	—	√	不可靠
喷他佐辛	—	—	√	不可靠
他喷他多	—	—	√	不可靠
曲马多	—	—	√	不可靠

伪假阴性结果意味着检测正确地未识别出药物的存在,尽管患者确实服用了药物。举例来说,有些患者从基因上来说具有快速代谢阿片类物质能力,他们可能会出现这种伪假阴性的情况;或者有些患者正在服用另一种药物,这种药物无意中加速了阿片类物质的代谢,也可能会出现这种伪假阴性的情况[26,39]。

从技术上讲,假阳性结果是指实际并不存在的药物被不准确地检测出来[39]。这是由于实验室错误(检测错误或检测的是错误患者的样本)或药物干扰/交叉反应(表46.2)造成的[26]。

伪假阳性结果意味着测试正确地识别了药物的存在,但这不是因为患者服用了该种药物[39]。母体阿片类药物向替代阿片类药物的代谢转化导致的伪假阳性,可能会误导临床医师错误地断定患者也服用了非处方阿片类药物(图46.2)。举例来说,吗啡的存在可能是由于可待因代谢为吗啡或海洛因代谢为吗啡。甚至食用含有罂粟籽的食物也会导致阿片类药物的IAS阳性结果[60]。另一个例子是大麻的检测。由于大麻和合成的大麻素类化合物屈大麻酚(Marinol)和纳比西莫司(奈美昔单抗)(Sativex)含有11-羟基-Δ9-四氢大麻酚-9(THC),它们都会导致THC代谢物11-羟基-Δ9-四氢大麻酚-9-羧酸(THCA)的阳性结果[24][纳比隆(Cesamet)不含THC,因此不会导致THCA免疫检测阳性结果[24]。]对这类伪假阳性结果的不准确解释可能误导临床医师认为患者存在药物滥用相关疾病。

真阴性结果意味着药物不存在[39]。如果预期的药物不存在,那么真正的阴性可能特别难以解释。在这种情况下,可以用以下任何一种可能的情况来解释检测不到药物的原因:实验室错误(样本标记错误、样本处理错误、仪器/设备错误)、患者没有服用药物(如囤积、转移或不服用处方药)或结果实际上是假阴性或伪假阴性(见上文)。在这些情况中,由仪器/设备错误引起的实验室错误最容易通过让实验室重新检测样本来排除。但是,必须了解实验室的样本保存规定,因为样本可能在指定的时间后被丢弃了。

真阳性结果意味着药物浓度高于可检测阈值[39]。但是,尿液浓度和药物用量、药物服用时间或药物来源均无相关性[23]。该局限性使得几乎无法辨别患者是否只服用了部分处方阿片类药物并转移了剩余的药物,因为他(她)可以只服用适当的剂量或在适当的时间服用使得尿液检查结果呈现阳

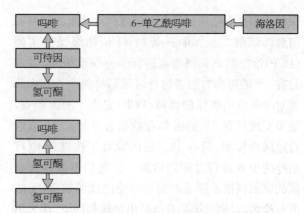

- 吗啡:可待因和海洛因的主要代谢物。如果服用可待因30小时后进行检测,可能测不到可待因,吗啡可能是唯一可测得的分析物。对于有海洛因滥用史的患者,吗啡和可待因不是理想的阿片类药物,因为检测到的吗啡可能是由海洛因代谢或合法使用可待因或吗啡所致
- 氢可酮:次要代谢物,经尿液排出的可待因浓度高达11%

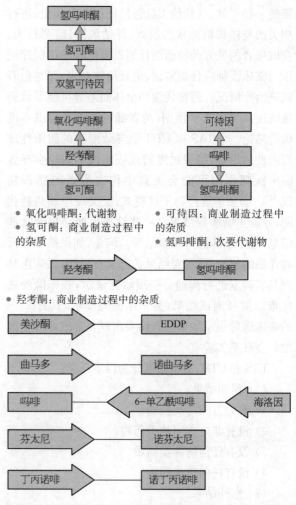

- 氧化吗啡酮:代谢物
- 氢可酮:商业制造过程中的杂质
- 可待因:商业制造过程中的杂质
- 氢吗啡酮:次要代谢物

- 羟考酮:商业制造过程中的杂质

图46.2 一些较为常见的阿片类药物与箭头中母体阿片类物质的代谢。EDDP,2-亚乙基-1,5-二甲基-3,3-二苯基吡咯烷。(引自 Carlozzi A,Fornari F,Sivvicki D,et al:Urine Drug Monitoring:Opioids New York:McMahon Publishing,2009,96.)

性。在某些情况下,意外的真阳性结果可能有医学解释。举例来说,某些耳鼻喉科手术可能涉及可卡因的使用,如果在可卡因代谢物苯甲酰爱康宁的可检测性窗口内进行检测,可能会出现可卡因的阳性结果。另一种解释是,被检测到的药物是制造过程中的杂质;使用吗啡的显示为可待因,使用羟考酮的显示为氢可酮[17]。另一种解释是,被检测到的药物是母体化合物的代谢物。例如,可待因和海洛因都会代谢为吗啡。确认海洛因的使用特别具有挑战性,因为它在几分钟内代谢为 6 - 单乙酰吗啡(6 - MAM),这是一种中间代谢物;6 - MAM 在几小时内代谢为吗啡[17]。其他代谢为"替代"阿片类的例子包括羟考酮代谢为羟吗啡酮,氢可酮代谢为羟吗啡酮,吗啡代谢为氢吗啡酮,两种物质都存在的情况下,"替代"阿片类的浓度低而原来的阿片类药物的浓度高。图 46.2 总结了一些较为常见的阿片类药物的代谢情况[20]。

确定药物可检测时间的参考表通常基于单次给药,如果患者频繁或长期服用药物会低估可检测时间[17]。举例来说,如果患者只是偶尔使用大麻,其可检测时间可能为 1~3 天;如果患者长期或大量使用大麻,由于其具有亲脂性,可检测时间会长达 30 天[17]。至于吸食大麻,阳性结果与使用大麻一致,由于不是二手吸入[24]。苯二氮䓬类药物是慢性疼痛患者中第二种常见药物,具有多种交叉反应性,因为 IAS 通常用于识别奥沙西泮和氯氮卓类药物,前者是地西泮的代谢产物,后者是一种较老的苯二氮䓬类药物[25,34]。这一点,再加上每一种苯二氮䓬类药物具有不同的消除半减期(如果摄入治疗剂量,检测窗口可能只有 3 天;如果长期使用或滥用,监测窗口可长达 4~6 周),意味着苯二氮䓬类药物如氯硝西泮和劳拉西泮,很难检测到并导致很高的假阴性结果[23,25,34]。为了提高识别特定苯二氮䓬的概率,应该做验证性试验。

药物和(或)其代谢物检测窗表示服用药物多久以后患者持续排出药物和(或)代谢物,超过检测限的时间(表 46.6)[23]。该检测窗受药物的药代动力学(人体对药物的作用——吸收、分布、代谢和消除)、药效学(药物对身体的作用——作用部位药物浓度与其产生的生化和生理效应之间的关系)和遗传药理学(编码药物酶、受体和转运蛋白的基因如何影响药物反应)影响[17]。药物的药代动力学和药效

表 46.6 探测窗口[17,20]

药物	探测窗口
芬太尼	2~3 天
可待因、氢可酮、氢吗啡酮、哌替啶、吗啡、羟考酮、氧化吗啡酮、曲马多	2~4 天
丁丙诺啡	长达 11 天
美沙酮	长达 14 天
可卡因	1~3 天
海洛因	低剂量(3 mg IV):<1/2 天;大剂量(6~12 mg IV):1~2 天
大麻	偶尔服用:1~3 天;长期服用:长达 30 天
苯丙胺类、甲基苯丙胺类	2~4 天
巴比妥类	2~4 天(短效药物);长达 30 天(长效药物)
PCP	偶尔服用:2~7 天;长期服用:长达 30 天

注:PCP,苯基环己基哌啶。

学都受到许多变量的复杂相互作用的影响:药物剂量,给药频率,药物使用的长期性,给药途径和给药速率,给药部位,给药途径、给药速率和分布体积,水化状态,药物-蛋白结合,药物-药物相互作用,遗传学,酶系统的上调或下调,尿液 pH、容量和频率,肾和肝功能,合并疾病,饮食,年龄,性别,妊娠,心排出量,体重,环境因素等[17]。

第一次代谢的变化,细胞色素(CYP)P450 和尿苷 5′-二磷酸葡萄糖醛酸转移酶系统的遗传多态性,以及转运体的遗传多态性,导致了系统浓度的变化,给药剂量和给药途径相同的情况下可能也会有浓度的不同[2]。例如,CYP2D6 将前药可待因代谢为吗啡,表现出广泛的作用变异性[2,61]。CYP2D6 代谢差,会使得可待因浓度较高而吗啡浓度较低;CYP2D6 超快速代谢会使得可待因浓度较低而吗啡浓度较高。因此,CYP2D6 的遗传多样性决定了患者对可待因的镇痛反应以及尿液中可待因和吗啡的浓度[2,61]。认识到阿片类药物代谢可能受个人正在服用的其他药物或食物或合并疾病的影响也很重要。甚至给药途径(口服、经皮、经黏膜、直肠、静脉、皮下或鞘内)也会在药物的吸收、生物利用度、分布、代谢、排泄、有效性和副作用的时间过程中产生个体间和个体内的变异性[2]。这些药代动力学变量受药

物的化学特性和患者相关特性(如肝和肾功能、遗传学、性别、年龄)的影响,然后决定药物的起效、持续时间和作用强度[62]。

基于对测试结果的不完全理解而得出的不准确的结论会导致阿片类药物的停用,这可能对患者有害,甚至会给处方医师带来法律影响[63]。为了尽量减少对结果的解释错误,临床医师应了解免疫分析筛查(IAS)的局限性(医疗护理点和实验室),总是进行确认性尿药检查(UDT),并从患者那里收集相关信息。以下问题可能有助于临床医师在安排药物测试前获得患者的支持和理解。

● 你正在服用哪些处方药和非处方药(常规、非处方药和自然疗法)?

● 你多久吃一次阿片类药物?

● 你上次服用阿片类药物是什么时候?

● 你在吃我没有开的药吗?

● 你在服用违禁药物吗?

与要求进行任何其他诊断研究(如实验室、影像学、心电图、肌电图)一样,尿液药物检测至少应记录以下三项,以符合医疗需要的基本标准[27]。

● 为什么要做这项检测?

● 测试结果是什么?

● 根据测试结果、患者对结果的回顾和临床评估,下一步计划怎么做(即使计划保持不变)?

如果出现意外的结果,临床医师可以借机与患者进行富有同情的讨论,而不是对抗,并重新评估治疗计划[27]。在处理意外情况时,重要的是要有一个贯穿始终的政策,也就是患者能有"第二次机会"而不是"只有一次机会"。对停用阿片类药物的全面讨论超出了本章的范围。应该指出的是,虽然有时必须要停药,但停药率需要经过深思熟虑的医学判断,绝不应成为放弃患者的借口。如果患者的IAS和UDT显示没有处方阿片或存在非处方阿片或非法药物,临床医师将面临以下考虑。

● 是否应重复IAS和UDT?如果实验室检查可能出错,答案是应该重做。

● 应该继续服用处方阿片类药物吗?如果实验室检查可能出错、服用阿片类药物的频率和数量低于可检测水平或者有合理的医学解释能说明检测的意外结果[例如,患者的牙医给他(她)服用或开了其他的阿片类药物],则答案是患者应该继续服用阿片类药物。如果结果不确定,并且临床医师决定继续

开处方,以考虑配给少量的阿片类药物,以便更频繁地随访和药物测试,以证明继续开处方是合理的。

● 应该停止服用处方阿片类药物吗?如果阿片类药物的使用频率和数量预计在可检测水平之上,如果存在非处方阿片类药物但是患者无法做出合理解释,如果检测到非法物质,或者如果存在样本掺假情况,那么答案是应该停止服用处方阿片类药物。

● 应该把患者转诊给成瘾科医师吗?在许多情况下如果检测到非处方阿片类药物或非法物质,答案是应该把患者转诊给成瘾科医师。

● 患者应该出院吗?答案是不应该,因为除了解决可能的药物滥用/滥用相关疾病之外,我们还可以提供非阿片类治疗方案(如非阿片类药物、注射疗法、行为疗法和物理疗法)。

十一、掺假

有些患者故意使用简单或复杂的掺假技术、产品和设备来破坏检测。根据对210万名患者尿液药物检测报告的分析,最近的2015年探索诊断健康趋势处方药监测年报显示,33 396份(1.5%)尿液样本通过各种方式掺假(图46.3)[15]。有关掺假技术、产品和设备的信息可以在互联网上很容易找到。在互联网上购买的产品可大致分为"清洁"剂(如XXTra清洁剂、绿色清洁剂)、添加剂、合成的尿液替代品和假肢装置[39,64-67]。市面上有一些声称可以稀释尿液的产品,或者患者出于同样的目的会摄入大量的水,从而降低可能被检测到的物质的浓度[17]。因为摄入大量的水会导致尿液颜色变浅,有些患者会同时摄入烟酸和(或)维生素B使尿液呈黄色。也可以通

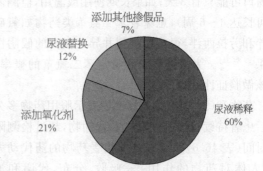

图46.3 探索诊断的尿液药物检测报告掺假策略的分布图(2014.1—2014.12)。(引自 Blatt A, Chen Z, McClure L, Niles J, Kaufman M: Prescription drug misuse in America: diagnostic insights in the continuing drug epidemic battle. Quest Diagnostics Health Trends Prescription Drug Monitoring Report 2015,16.)

过添加水槽或抽水马桶中的水、家用产品（漂白剂、醋和洗涤剂）、非处方药物（滴眼剂和氯化钠）和商业购买的化学品（戊二醛、钠或亚硝酸钾、氯吡啶或过氧化物/过氧化物酶）直接掺假尿液标本[34,68]。戊二醛（如"清洁 X"）可掩盖大麻、阿片类药物、可卡因、吗啡、苯丙胺和 PCP 的存在[17,68]。亚硝酸钠或亚硝酸钾（如"Klear"或"Whizzies"）可掩盖大麻代谢物和 THCA 的存在[17,68]。氯铬酸吡啶（如"尿酸"）可掩盖 THCA 和吗啡的存在[17,68]。过氧化物/过氧化物酶（如"Stealth"）可掩盖 THCA 的存在[17,68]。有些患者会带来一个袋，里面可能有一个加热装置将尿液样本加热至体温和（或）适当的肤色的假体阴茎，后者能插入尿管，充满不含药物的人、动物或合成尿液[39,69,70]。合成尿液可以作为脱水产品（如"约翰博士浓缩尿液"）或液体溶液（如"快速修复"和"亚溶液"）购买[69,70]。有些患者甚至会排空自己的膀胱，然后用导管从另一个人身上注入纯尿液。

可以实施各种战略，以减少掺假企图成功的机会。认识到没有一种策略是 100% 万无一失的，而且仅仅看样本的外观是不够的，在提交样本之前或在提交和（或）分析尿液样本时，很多策略可以随意地使用。提交前应考虑的策略包括以下内容[17,41]。

- 让患者在尿液最浓缩的早晨提交其样本。
- 关闭浴室水槽的供水，以防用它稀释样本。出于卫生目的，将工作水槽置于浴室外部，并考虑到医务人员的需要。
- 在马桶水箱中加入有色染料，以防止患者从马桶或水箱中取水稀释样本。如果患者这样做，标本的颜色将与染料相似。
- 确保浴室内没有存放浴室清洁剂、化学品或药物。
- 除患者本人外，朋友或家人不得与患者一起进入浴室。如果患者需要帮助，护士或医疗助理应该提供帮助。
- 见证患者提供样本的过程并记录样本的保管链。当提交尿液样本是为了就业或成瘾管理治疗计划时，可能需要特定的方案，并且会存在掺假问题。这很少用于临床目的，因为从资源的角度来看，这样的方案很难实施，并且会让患者感觉自己被当作罪犯对待。

有效性测试确保测试样本的可靠性和准确性[23]。对于实验室提交的样本，请与技术人员核实分析中包含了以下测量值。

- 温度：如果在采集样本的 4 分钟内进行测量，其范围在 32.2～37.8℃之间[23]。对于包括样本杯内温度条的 POC 测试，读数的有效性完全取决于在制造商规定的时间内读取温度条的人。
- 随机尿肌酐浓度：是显示患者水分状况的可靠指标，在 12 岁以上的个体中，其范围为 20～400 mg/dL[71]。由于肌酐水平主要受肌肉质量肾脏清除的影响，肌肉质量和（或）肾功能不全者其实验室值偏低。根据 SAMHSA，随机浓度 2～19 mg/dL 与稀释度一致（通过再摄取或掺假）；随机浓度低于 2 mg/dL，与成人尿浓度不一致，因此反映出尿液样本已被替换[17,72]。
- 比重：测量尿密度与水密度的关系，后者为 1.000。由于肾脏的主要工作之一是消除废物分子，同时最大限度地减少水分和营养素的流失，溶解在样本中的废物分子浓度决定了尿液的比重，成人的比重为 1.003～1.030[73]。根据 SAMHSA 的研究，比重＞1.001 但＜1.003 与稀释度一致；≤1.001 或≥1.020，与替换一致[72]。但是，结果必须谨慎解释，因为孤立地讲，比重的升高或降低可以有医学上的解释。例如，比重升高可能是由于脱水、腹泻、呕吐、出汗过多、膀胱感染、糖尿、肾动脉狭窄、肝肾综合征、流向肾脏的血液减少和抗利尿激素分泌失调综合征（syndrome of inappropriate antidiuretic hormone, SIADH）。相反，比重降低可能是由于肾功能衰竭、肾盂肾炎、尿崩症、急性肾小管坏死、间质性肾炎和精神性多饮症。相反，比重的发现应该与上面列出的其他测量结果相关联[73]。
- pH：全天有波动，但其范围为 4.5～8.0，pH 分别小于 3 或大于 11 可能分别与掺入漂白剂和醋等添加剂有关[17,72]。
- 氧化剂：可以通过掩饰或销毁某些药物来降低某些药物的浓度。必须要求实验室对氧化剂进行一般或特定的测试（漂白剂、硝酸盐、铬酸盐、碘酸盐和过氧化物酶）[17]。

十二、酒精测试

在进行阿片类药物治疗时，应劝告患者不要饮酒，因为酒精会增加阿片类药物副作用的风险。某些口服缓释阿片类药物表面的涂层能延缓其药效，酒精能降解涂层，有可能会导致阿片类药物突然释放而危及生命。对于慢性疼痛治疗患者，检测血清和尿液中的酒精含量是不现实的,因为它的检测窗口非常狭窄(<12 小时),故它会快速代谢并且无法提供长期饮用的信息[17,41]。检测窗口受乙醇摄入量的影响,但不受饮酒频率的影响[17]。检测尿液中的乙醇生物标记物乙基葡萄糖醛酸(ethyl glucuronide,EtG)或硫酸乙酯(ethyl sulfate,EtS)可提供长达 24~72 小时的较长检测窗口,但其他含乙醇产品如漱口水、镇咳药、无酒精啤酒、圣餐酒和某些食品也会引发阳性结果[17,41]。由于两种生物标记物的高度敏感性,即使偶然接触乙醇蒸气(清洁产品和洗手液)也会引发阳性结果[41]。关于检测的阈值水平,目前还没有公认的数值[41]。出于上述所有原因,当解释乙醇或其生物标记物的阳性 UDT 可能导致改变治疗方案时,建议格外谨慎。

十三、总结

据估计,有 1 亿美国人遭受慢性疼痛,190 万 12 岁或 12 岁以上的人患有止痛药滥用失常[1,14]。为慢性非恶性疼痛(CNMP)开的阿片类药物的扩大导致了转移和过量用药死亡的同时增加[10,74,75]。为了保持合法获得这些有效但潜在危险的止痛药,临床医师必须使用工具来防止转移、误用和滥用。患者的选择对于确定最有可能从长期阿片治疗(COT)中获益的个体至关重要。根据详细病史和体检进行风险分层有助于确定需要监测的程度,是否一开始就监测患者的依从性或避免开处方。处方药物监控程序(PDMP)和尿液药物检测等监控工具,可客观地评估 COT 计划的依从性,并有助于支持临床决策。鉴于迫切需要降低与阿片类药物相关的不良事件的风险,因此,尽管证据不足或不直接的,各医学会和监管机构也偏向于提出尿液药物检测建议,而不是等待更多的研究结果[54]。州医务委员会联合会(FSMB)使用受管制物质治疗疼痛的标准指南,为州监管机构提供了有关如何评估临床医师的阿片类药物处方在医学上是否合适的指南,建议定期进行药物测试以确保依从性监控[45]。同样地,2016 年发布的最新疾病控制和预防中心(CDC)的指南建议临床医师在开始 COT 前至少每年获得一次 IAS 和 UDT[10]。临床医师负责了解和遵守联邦政府和执业所在地方政府制定的有关阿片类药物处方和监测的监管政策。

严格按照可疑行为进行有针对性的尿液药物检测,将会漏掉相当数量的需要检测但未表现出此类行为的患者。由于患者自我报告和临床医师观察的不可靠性,IAS 和 UDT 都应作为共识性依从性监测计划的一部分[12,76]。

记住,IAS 仅作为筛选工具,并且应始终执行基于实验室的验证性 UDT,以尽量减少假阳性和假阴性。尽管尿液药物检测是为了监测药物的依从性,并确认没有非处方药物和非法药物,但请记住,检测只反映检测当时的情况。检测到处方药的存在只是提示,但不一定确定患者的依从性。此外,没有检测到非法物质只意味着在检测窗口内没有使用非法物质,而不是患者没有使用非法物质。从单一检测结果得出结论的固有不确定性,解释了为什么要进行随机的尿液药物检测。临床医师需要理解 IAS 和 UDT 的局限性,以及阿片类药物是如何代谢的,才能知道如何对药物检测结果做出相应的解释[44]。当对结果的意义不确定时,联系实验室帮助解释结果,这对于避免得出错误的结论至关重要,否则可能会对患者的护理产生不利影响。对结果的正确解释取决于测试的可靠性、准确性和完整性,进而影响重要的临床决策。记住,对"异常"的 IAS 或 UDT 的鉴别诊断是广泛的:适当但不经常使用阿片类药物(这可能解释没有检测到阿片类药物)、转移、疼痛的自我治疗、心理问题、药物滥用或成瘾[44]。因此,检测应该与其他工具一起使用,以帮助临床医师根据需要制定、继续或修改治疗计划。对于那些有成瘾和慢性疼痛双重诊断的患者,两种疾病都不能单独治疗,只有同时治疗两种疾病才能成功治疗另一种疾病[23]。尿药检测应作为风险评估和缓解计划的一部分。与其他风险管理方案(如检查血压以监测高血压、进行子宫颈刮片以预防宫颈癌、进行结肠镜检查以预防结肠癌)类似,尿液药物检测可与临床发现相结合以改善患者的治疗[27]。最后,制定尿液药物检测政策可能会降低个人对以医师为目标的阿片类药物的吸引力,并可能向执法部门和监管部门建议制定风险管理方案[27]。

参考文献

请于 ExpertConsult.com 在线访问参考文献。

第47章 药物滥用疾病及脱毒治疗

J. Gregory Hobelmann, MD, MPH; Michael R. Clark MD, MPH, MBA

翻译：曹　宏　审校：樊肖冲

一、药物滥用与慢性疼痛

慢性疼痛患者的药物滥用性疾病发生率较普通人群明显升高[1]。在过去20年中，阿片类镇痛药物的处方量在慢性非恶性肿瘤疼痛患者中呈现增加的趋势，但非阿片类镇痛药的处方量没有明显改变[2-3]。在疼痛专业门诊，约三分之二的患者服用阿片类止痛药，这在美国大约有800万人[4-6]。在一项主要关于门诊患者的研究中，慢性非癌性疼痛的患者在一年内至少接受六个月阿片类处方的药，接近25%出现阿片类成瘾行为[7]。综述发现，慢性非癌性相关疼痛药物成瘾率在0~50%，根据国家药物滥用研究所的数据，最一致的近似值是20%[8-10]。而据估计，普通人群中的这一比例是8.6%[11]。在一项研究中显示，慢性疼痛患者中明确的阿片类应用疾病发生率是普通人群的4倍（分别为3.8%和61.3%），接受美沙酮维持治疗的阿片类依赖的患者甚至更高（55.3%~61.3%）[12-13]。

决定药物滥用性疾病通常包括慢性疼痛患者被开具阿片类药物伴有潜在滥用危险的评估问题[14-15]。有药物滥用性疾病的患者在治疗非癌性疼痛时比其他个体更易开始和持续接受阿片类药物，阿片类药物的应用率是没有药物滥用性疾病的4倍多，在某一些阿片类依赖性疾病的亚分支人群中的阿片类药物应用率更是非药物滥用性疾病的7~8倍，另外，有药物滥用性疾病的这些群体更有可能接受较大剂量的阿片类药物，每天用的次数更多[16]。最新一篇关于长期应用阿片类药物治疗非癌症疼痛有效性和风险性的综述提到，没有阿片类药物与非

阿片类药物治疗的研究评估与疼痛、功能、生活质量、吸毒或者上瘾相关的长期结果。它也证实了，有证据表明阿片类药物治疗与滥用和过量的风险增加有关，而且这种风险是剂量依赖性的[17]。

患有精神疾病的慢性疼痛患者在治疗的复杂性上也扮演了重要角色，精神疾病可以加重躯体症状、增加主观疼痛感觉，与异常的药物行为和大量阿片类药物应用有关[18-20]。例如，慢性疾病引起的疼痛在重症抑郁症存在时被认为比较严重[21]。一项大型前瞻性试验表明：常见的精神类疾病，如抑郁、焦虑和药物滥用性疾病，可以预测开始和持续性使用阿片类药物治疗慢性疼痛[22]。

药物滥用性疾病的发生和原因与慢性疼痛的关系很难界定。在慢性疼痛起病的最初五年里，患者发展为新的药物滥用性疾病和额外的躯体损伤的危险因素是逐渐增加的[23]。在伴有药物滥用或依赖史、儿童时期躯体和性虐待的症结和精神障碍的患者，这种危险性最高，而药物滥用又来自诸如自我治疗、奖励使用、因上瘾而强制使用和牟利等各种原因[24-25]慢性疼痛与脱毒后长期药物使用有关。因此，治疗慢性疼痛患者的疼痛可改善他们的长期效果[26]。药物滥用复发的机制还不清楚，并且可能涉及多种因素，然而，一段时间的疼痛通过服用药物后的缓解是通过操作性条件反射来强化未来药物应用并最终导致药物滥用的典型例子。仔细监测患者对预防治疗慢性疼痛所致的这些并发症是必要的[27]。研究显示，药物滥用的患者疼痛的知觉和耐受是不正常的。疼痛的高敏性和反射性强化了用药物缓解疼痛，提示慢性疼痛患者发展为药物滥用的不同机

制。药物滥用的患者慢性疼痛发生率很高,药物治疗不足的危险性也非常高,因而出现了自我应用非法药物的治疗[28]。几乎1/4患者需要住院治疗药物滥用,超过1/3用美沙酮维持治疗的患者报告有严重的慢性疼痛,他们其中的许多患者的生理机能也经历着疼痛的困扰[28]。研究还表明同时发生药物滥用和疼痛的患者与没有疼痛的患者相比,很少能完成药物滥用的治疗[29]。伦理学的原则如受益性、生活质量和自主权对慢性阿片类治疗能提供有效的指导,要充分认识到在控制危险的前提下达到疗效的合理化[30]。

二、对慢性疼痛药物治疗的危险因素

(一) 阿片类药物

在慢性非恶性疼痛方面,阿片类药物在减少疼痛、疼痛相关性功能障碍、抑郁、失眠和躯体功能障碍方面短期内(数月)是有效的,但缺乏长期(>1年)有效的证据[17,31]。尽管如此,阿片类药物还是被广泛认为是治疗各种慢性疼痛的合适方法。例如,对神经病理性疼痛治疗的最新指南建议:阿片类药物是二线的治疗药物,在某种情形下可能被当作一线代表药物(例如,急性神经病理性疼痛、在用一线药物滴注期间以及神经病理性疼痛加剧)[32]。在过去,人们认为应该持续而非间断用药,剂量和剂量间隔保持恒定。但最近更多的研究表明,仅在严重的难治性疼痛且不适用于短效或中等剂量的长效阿片类药物的特定情况下,才建议使用大剂量长效阿片类药物[33]。使用间歇性用药可以减少耐受性和依赖性,许多专家认为,如果持续性不间断用药,使用起效慢和疗效长的阿片类药物可以减少最初应用的欣快感和剂量之间的戒断综合征;长期的行为之间缓释型口服药物和透皮贴的途径可以减少阿片类药物的用量,并且通常是长期使用的首选。

阿片类依赖是通过药物作用和阿片受体间的相互作用介导的[34]。中脑边缘叶的多巴胺到隔核的投射在发展为精神依赖方面有主要的意义。相反,阿片类药物的躯体依赖可能归因于蓝斑核的去甲肾上腺素受体活动。因此,由于对监管压力的害怕、药物的滥用以及耐受和依赖性的形成,用阿片类药物维持治疗非恶性肿性慢性疼痛时仍存在着极大地争议,导致人们不情愿开具阿片类处方,甚至可能这些患者未能充分应用这类药物。尽管如此,长期使用

阿片类药物仍是一种公认的做法,用于非癌性疼痛的阿片类药物处方数量不断增加。随之而来的是非处方类阿片药物的使用增加,许多人认为在美国这种药物已经达到"流行"的程度。在这种情况下,这种非医学用途通常会转化为海洛因用途,在静脉内使用会有严重的后果[35]。此外,慢性疼痛的状况可能促进阿片类镇痛药耐受的发展[36],这可能会导致阿片类药物剂量增加。在某些时候,副作用(耐受性、依赖性、阿片类药物引起的痛觉过敏、便秘、镇静、谵妄、尿潴留)大于益处[37]。进行全面评估、仔细选择患者并密切监视对于安全有效地开具阿片类药物治疗非癌性疼痛至关重要。有一些有用的阿片类药物处方权威指南,可随时帮助医师[33,38-39]。

已经有研究可以预测哪一类患者对阿片类药物可能发展为滥用的风险,人群的因素不能确认,强烈的预测因素包括药物滥用的个人史和(或)精神健康疾病[40-41],自我报告显示渴求的行为也可能是一个危险因素[42]。

(二) 苯二氮䓬类

苯二氮䓬类药物,通常用于治疗慢性疼痛患者的焦虑症和失眠,但没有研究显示对这些症状有好处[43,44]。几乎50%的慢性疼痛患者报告有焦虑症状,而30%的慢性疼痛患者被诊断为焦虑或紊乱,如惊恐症[45,46]。然而一般来说,苯二氮䓬类药物对于这类症状效果不如其他药物疗法,如抗抑郁药、抗惊厥药和情绪稳定剂[47]。仅有一些少量限制的研究显示发现苯二氮䓬类有好处,如三叉神经痛、紧张性头痛和颞合关节症[48]。此外,患者可能出于治疗这些病症的其他原因而服用苯二氮䓬类药物,且数据表明大多数苯二氮䓬类药物的使用不是治疗性的目的[49]。苯二氮䓬类已经被用于伴有慢性疼痛的脱毒治疗,从止痛、镇痛、催眠,并对戒断综合征的治疗有很大的好处[50]。在脱毒期间有较高的戒断综合征预示将来很可能需要重新使用苯二氮䓬类药物[51]。

神经心理试验和脑电图异常表明苯二氮䓬类也能导致认知障碍[52]。伴有慢性疼痛的患者应用苯二氮䓬类(而不是阿片类)可引起以下副作用:活动水平下降、看医师次数增加、家庭不稳定性增加、抑郁和更多的病假天数[53]。苯二氮䓬类药物复合阿片类药物可以产生多种额外的问题。当苯二氮䓬类药物与阿片类药物联合使用时,尤其是滥用药物时,

患者会感到欣快感增强。这种联合用药可能还会产生严重的，有时是致命的后果。2000—2010 年，与苯二氮䓬类药物和阿片类药物的滥用有关的住院率惊人的增加了 570%，而与其他有关的因素下降了约 10%[54]。在犹他州，278 项与阿片类药物相关的死亡的研究中，苯二氮䓬类药物因素高达 80%[55]。美沙酮相关的死亡率中，75% 的死亡与混合用药有关，其中 74% 的用苯二氮䓬[56,57]。苯二氮䓬类与疼痛的加重和影响阿片类镇痛效果有关，这是由 5-羟色胺系统介导[58]。同时使用阿片类药物的平均剂量越高，开具阿片类药物的时间越长，被诊断为心因性疼痛的风险就越大，被诊断为其他药物滥用的比例也更高[59,60]。

三、药物滥用性疾病的诊断

美国精神病学协会《精神疾病诊断和统计手册》（DSM-Ⅴ）的第五版与第四版（DSM-Ⅳ）有很大不同。DSM-Ⅳ 使用术语"药物滥用"和"药物依赖"，其中药物依赖与滥用的区别不仅限于严重程度。区分药物依赖与滥用很重要，因为药物依赖可以可靠地预测出更严重的医学后遗症、较差的治疗结果、更高的复发率及更糟的整体预后。DSM-Ⅴ 使用术语"药物滥用"（即阿片类药物滥用和镇静、催眠或抗焦虑药物滥用）。药物滥用疾病怎么被诊断，患者必须在使用药物后被证明导致损害或困扰的结果，如 11 条标准中的至少 2 条所示，例如，尽管出现了副作用、药物耐受和依赖性，仍然以比预期更大量或更长的时间服用了该药物。DSM-Ⅳ 进一步规定了严重程度：轻度（出现 2～3 个症状），中度（出现 4～5 个症状），严重（出现六个或更多症状）[61]。对同时使用 DSM-Ⅳ 和 DSM-Ⅴ 诊断的患者的比较表明，现在使用 DSM-Ⅴ 将大多数具有终身 DSM-Ⅳ 阿片类药物依赖的患者归类为轻度阿片类药物使用障碍[62]。

对慢性疼痛并有药物滥用性疾病的患者的核心标准包括：药物应用控制力的丧失，已经有良好的镇痛效果和发生药物应用后相关的副作用仍过度用药[63]。处方应用调查问卷是药物成瘾存在的最好的预测，以一个药物成瘾患者所存在的药物应用问题为例，其项目包括：①患者相信他们已成瘾；②逐渐增加止痛药的剂量和频率；③有自己喜好的用药方式或给药途径。在伴有慢性疼痛的药物成瘾的诊断必须提示某种药物获取行为，这种行为干扰了其正常生活，阿片的获取可能不是一个问题，因为医师已经给他们开具了处方。然而，如果药物成瘾存在，患者可能害怕药物获取将可能被限制，并且因此试图掩盖其药物应用中的问题。适应不良异常行为的存在对于诊断药物成瘾是很关键的，因为药物依赖和耐受应该被认为是一种正常的生理现象。阿片类药物治疗的目标是在没有副作用情况下，增加功能和阿片止痛效果，而不是回避高剂量的药物[64]。

对患者不恰当使用药物的评估应该是全面彻底的并且应当包括疼痛综合征的评估以及其疾病情况、药物应用的模式、社会和家庭的因素、患者和家庭的药物滥用历史和精神疾病史[65]。依赖药物用于疼痛的缓解，能导致大量刻板的患者行为，这些行为经常被误认为药物滥用。持续的疼痛能导致增加对阿片类药物的关注。即使没有成瘾，患者仍可能采取额外的措施去确保获取足够的药物和较大的药物供应，还可能频繁的要求高剂量的药物和较大剂量的药物，或从其他途径去寻找药物。患者害怕如果他们的药物用完后疼痛再发或出现戒断综合征，寻找药物行为可能是焦虑的结果，患者试图维持目前的疼痛控制水平。在这种情形下，患者的行为被定义为假性成瘾，这种成瘾来源于治疗依赖和存在或潜在的治疗不足而不是成瘾[66-68]。一旦开具足够的阿片类治疗药物这些行为就能解决。

在伴有药物成瘾高危险因素的患者，预防开始使用合约说明的阿片治疗所适合的情形，合约的基础是强调单个医师负责处方，并进一步说明哪些情形将不再适合继续阿片类药物的治疗。在合适的环境下，阿片类药物的合约试图通过与患者分享信息和通过医患双方一起设计并同意的治疗计划[这些计划包括对异常行为的后果并把家庭医师和患者以及疼痛专家（专业人员）整合进所达成的三边的协议]达到提高患者用药的规范化[69-71]。当发现患者不能按指导用药时，则应该明确与患者讨论小数量处方、随机药片计数、不再弥补所遗失的药物等政策规定并严格执行这个规定。额外的信息如尿液毒理试验、与患者朋友和家庭成员访谈、处方监测系统的数据和医疗记录都有助于侦测患者是否有药物滥用疾病[72-73]。否认非法应用药物而尿液又被查出非法药物的患者，更多的可能是较年轻的人，或正享受工伤补偿和有多种药物滥用史的人[72]。

任何异常的药物相关行为应该被迅速评估有药物成瘾的可能性。在因慢性疼痛服用阿片药物的患者中，即使怀疑有药物使用疾患、偷盗处方和编造处方的情况也不常见[74]。与成瘾有关的异常行为还包括：卖药物、丢处方、静脉途径给口服药，同时合并酒精滥用和非法药品，反复违反药物使用规范，在家庭、社会或职业中的不能胜任其角色。如果家庭成员和朋友对患者的药物应用方式有疑问，或患者有药物中毒的表现，或患者不能胜任其职责都提示有必要对患者进行深层次的评估。任何不情愿去讨论药物成瘾的可能性或在慢性阿片治疗中变化的信号，都需要引发对于患者的担忧和可能的异常行为，包括药物误用的关注和讨论。

四、在慢性疼痛伴药物滥用的治疗

总的来说，正在发生的药物滥用性疾病是慢性阿片类药物的治疗的一个禁忌证。然而，如果临床的好处高于估计的风险，用阿片类药物治疗并非不能获得完全的成功，对这类有药物滥用疾病的慢性疼痛患者进行治疗将需要医师做出更多的努力。一个有治疗目标的严格治疗构架，会记录治疗进展的阶段性标志和对不能遵守治疗规则的应急处理措施，这些都需要与患者明确讨论并得到患者和所有医护人员的同意。对这些患者的第一步是接受意外滥用问题的存在，对临床医师的第一步来说停止患者的药物滥用行为。然后，对持续存在的问题必须评估和处理，这些治疗措施包括治疗患者其他的身体疾病和精神疾病，照顾到这些个体的脆弱性，考虑到他们要应对不同情形的挑战和生活压力，并且为他们提供支持和理解；最后，不良的服药习惯必须彻底改正。

患者应该积极地参与到对药物滥用的治疗项目中，在该治疗中处方药的使用得到加强，而任何引发不合理用药的原因应该追查。复发是很普遍的情况，并且对药物成瘾的患者即使已经停止服用阿片类药物也需要持续监测。传统的门诊患者药物治疗或十二步计划能为康复提供支持，预防复发应该依赖家庭成员或发起人（主办方）在更糟糕的恶化发生前帮助者获得迅速的关注。如果发现复发，应该寻找引起诱发的原因，并且采取措施避免下一次复发。虽然药物滥用是不被接受的，但对于慢性疼痛患者来讲，完全禁用也并不是最合适或最优化的治

疗。数据表明，针对滥用药物的慢性疼痛患者缓解疼痛，丁丙诺啡-纳洛酮可能是更安全的选择[75]。功能的恢复应该是最主要的治疗目标，并且可以通过合适的药物应用得到提高[76]。

五、长效阿片类药物治疗

长效阿片类药物的治疗一直饱受争议，而一些负面结果则使问题变得更复杂[77-78]。由于缺乏有力的证据，已发表的关于使用阿片类药物治疗慢性非恶性疼痛的指南主要基于专家共识[79]，试验结果尚无定论，也没有长期研究将阿片类药物与安慰剂进行比较。但是，长期使用阿片类药物治疗是一种被广泛接受的方法，并且其存在于对慢性非剧烈疼痛使用阿片类药物的指导原则中。临床试验一直没有得出明确的结论，尽管一个大数据分析显示，长效阿片与奈普生和去甲阿米替林相比可以改善疼痛，但是在功能上没有任何的改善[33,38-39]。对患者的总体评估应该包括：药物滥用史、所合并的精神疾病和异常药物相关行为。只有这些潜在因素（危险）能被最小化或得到治疗，慢性疼痛阿片类治疗才能被考虑。虽然所有患者都存在药物滥用风险，但一项综述和大数据分析显示，仅有一小部分的患者（0.05%）在以前没有药物滥用史的情况下长期使用阿片类药物治疗后发生药物滥用[80]。密切的监测和随机的药物检测可以看作对这类人群药物滥用的一个有效制止手段[8]。尽管如此，每个患者在开始长效阿片类药物治疗时仍需要一个仔细的风险-收益评估。

六、为什么脱毒是必须的

脱毒并不一定意味着一个患者已经被诊断为有药物滥用性疾病。脱毒仅仅是一个治疗过程，即以安全而有效的方式把一个人从对某种特定的心理依赖的药物中拉出来。相反，并非所有被诊断出使用毒品的患者都需要脱毒。虽然药物成瘾患者为了开始药物的康复治疗可能需要脱毒，但还有许多原因使得患者必须接受脱毒治疗。因为长期治疗将导致生理依赖、终止或大剂量的减少用药需要一个逐渐减量的过程。在慢性非恶性疼痛治疗方面，一个药物治疗的临床疗效评估试验（如阿片类）可能得到一个结论，那就是风险-收益比不再是可接受的（表47.1）。对阿片类和苯二氮䓬类依赖的患者来说，仔

表 47.1　戒毒的指征（戒毒的适应证）

不能耐受的副作用
没有足够的反应或益处
异常的药物相关行为
不合适（不顺从、没有依从性）
失去了药物应用的控制
持续副作用后仍持续应用
合并难治性精神疾病
功能未改善或不能胜任职责

细计划和监测脱毒将避免戒断综合征。

七、阿片类脱毒

虽然实验证据显示阿片依赖能在用药 7 天* 内显现，但对于多数患者而言，他们持续服用阿片类药物至少数周才可能有戒断症状出现。尽管抽搐症状因人而异，但是对于阿片生理依赖史的患者而言，阿片类或任何一种药物的戒断都会更可能在经过短期治疗后出现阿片类戒断症状[81]。不管每天的总剂量是多少，一旦生理依赖现象形成，突然中断阿片类药物的使用将会导致急性戒断症状，甚至在剂量上的减少都能引起轻微的戒断症状。患者如果用药时间不定，并且他已经是一个阿片依赖患者，则很可能经历间断性的戒断症状。即使是在一夜中患者用短半减期的止痛药所产生的一个较长的时间间隙也可能引发戒断症状。但是，如果维持低剂量和不频繁使用药物，对于用药时间不固定的患者发生依赖性的风险可能较小。疼痛的加剧或短暂的戒断综合征又通过服药缓解是引起脱毒失败的普遍因素。有这些经历的患者将需要更长的时间逐渐减量和更多的支持去克服药物滥用的习惯。

对成功阿片脱毒的首要因素是药物剂量的逐渐减少，阿片戒断总体是不危险的，除非患者有增加交感症状的危险因素（如增加颅内压或不稳定心绞痛）[81]。然而阿片戒断对于伴有包括成瘾、恶心、呕吐、腹泻、躁动、焦虑、肌肉紧张和疼痛、骨骼疼痛、失眠、流泪、打哈欠和震颤的患者是非常不舒适和痛苦的。因为疼痛反跳的现象，伴有疼痛的患者在阿片戒断期间的情形尤其糟糕，即使阿片镇痛药应用不足也能引发疼痛加剧。虽然他不可能完全避免不舒

适，但脱毒的目标是尽可能改善戒断症状，这在临床上也是可行的。在脱毒开始前向患者解释治疗计划是非常关键的，尤其是患者应该知道疼痛会变糟糕，应该有短期关注的具体目标，如改善戒断综合征、增加功能以及戒断治疗后可替代的镇痛方法等。所计划的减量过程的长度是平衡考虑所能接受的戒断症状的严重程度（减量越快则戒断症状越严重）和戒断症状的持续时间（减量越快则戒断症状的持续时间越短）之后的结果。

（一）设定

尽管脱毒可以在住院或门诊患者中完成，但住院患者的环境可提供更多的密集监控，如监督和提供其他的支持可允许比较快速脱毒。对住院脱毒的适应证（指征）包括暂时的门诊脱毒失败、药物不稳定患者、合并有精神疾病、不可信任或不依从患者和合并有多个药物滥用或违禁药物使用需积极脱毒的患者[82]。然而，阿片类脱毒可在门诊设置进行并能获得成功，门诊患者脱毒计划准备不仅应该考虑患者的不舒适，而且还应该考虑暂时的情感不稳定和功能的减退；补充计划还包括提醒家庭成员和工作监督者；计划内容包括减少工作强度甚至给予一段时间的休假或病假。广泛的支持以及频繁的监控可增加脱毒成功的可能性。

已经有报道表明，较高成功率出现在有好的治疗关系或有正规治疗计划的患者中[这包括在使用长半减期的阿片类药物的患者要稳定一段时间，然后进入下一阶段（超过）数月的治疗]。门诊随诊要每周进行和每天要联系这些患者对于确保成功益处很大。与患者的联系并不非得医师参与，电话联系也可行。护理人员随诊并记录主要生命体征，并且评估戒断症状的严重性可对患者带来巨大的帮助。这些应该包括允许患者表达不舒适和沮丧，然后仍然集中关注治疗计划和患者的治疗进展上[83]。正规的症状和体征的一览表如主观阿片戒断评分（subjective opioid withdrawal scale, SOWS）和客观阿片戒断评分（objective opioid withdrawal scale, OOWS）可提供一段时间内患者的戒断症状的客观评分以及患者的情况记录[84]（表 47.2）。这样对治疗计划的调整会基于几个信息来源而不仅仅靠患者的主诉。

---

* 译者注：原文无 7 天，但应该为 7 天。

表 47.2 阿片戒断评定量表

客观戒断评分（OOWS）

在观察 10 分钟期间内出现的每一个征象评分

____ 哈欠（在观察时间内≥1 次）
____ 流涕（在每观察周期内抽鼻≥3 次）
____ 汗毛竖立（鸡皮疙瘩）：观察患者的上肢（前臂）
____ 汗水、流汗——
____ 流泪
____ 瞳孔散大
____ 震动（颤）（手部）
____ 冷热交替（对热颤抖或缩成一团）
____ 烦躁不安（频繁的变动位置）
____ 呕吐
____ 肌肉抽搐
____ 腹部痉挛（抱住腹部"胃"）
____ 焦虑（从轻微的烦躁到严重的发抖或恐慌）
总分 ____ （最严重为13分）

主观阿片停药戒断评分（SOWS）

患者宣称的每种症状应该评 0～4 分：0 分＝根本没有，1 分＝一点点，2 分＝中度，3 分＝有点严重，4 分＝非常重

____ 我感到焦虑
____ 我感到喜欢打哈欠
____ 我正在流汗
____ 正在流泪
____ 我起鸡皮疙瘩
____ 我正在颤抖
____ 我在发热
____ 我在发冷
____ 我的骨头和肌肉痛
____ 我感到烦躁
____ 我感到恶心
____ 我感到喜欢呕吐
____ 我的肌肉在抽搐
____ 我有胃痉挛
____ 我现在想服药（具体阿片名）
总分 ____ （最严重为64分）

（二）药剂

脱毒的主要原则是治疗药品不应该通过像开"食谱"一样给一个大处方，而是先通过对患者评估和评估后的剂量递减来进行。最简单的策略是对患者目前应用的药物缓慢递减。这可能是一个短半减期的药品，但其好处是患者对该药已经熟悉，不用对许多方面都充满焦虑，并且避免不完善的剂量计算和不完全交叉耐受。短半减期药品的药代动力学缺点是很难有一个平顺的递减过程，随着给药间隔逐渐加大，血清水平也将波动。通常的经验是患者在4～8 小时减少剂量就有轻微的戒断症状，在用短效阿片类药严重的戒断症状的高峰通常在 8～36 小

表 47.3 短半减期阿片类药减量

决定患者阿片类药物每天的用药总量
用每 4～6 小时(共 48 小时)的等剂量药物并采取固定的时间间隔期
增加处方剂量直到患者在 48 小时内没有阿片类戒断症状
减少每个剂量的数量而不是延长两次剂量之间的间期
每 3～7 天减少日剂量的 10%
缓慢的减少可能是成功的，通过以下方法：
（1）增加每一个确定剂量的给药天数
（2）减低某一次的单剂量的人保持其余剂量不变
（3）只有在已经达到最小的剂量时才开始增加两个剂量之间的时间间隔

时，不过也能晚于 72 小时。当用这些药的时候，要把严重戒毒症状出现的风险降到最低（表 47.3）。

更可取的药理学策略是选择一个长半减期的纯阿片激动剂如美沙酮、缓释吗啡或羟考酮和芬太尼透皮贴剂（表 47.4）。美沙酮是唯一由美国食品药品监督管理局批准用于阿片类药物使用中的脱毒药物[81]。这些策略主要好处是更好维持阿片类药物的血清水平，并且在剂量之间很少有机会出现短暂的戒断。用长半减期的药物，戒断症状的出现应该在 12～24 小时，虽然 24～48 小时也是经常被报道的时间过程。戒断症状出现的峰值经常在 36～96 小时，但也能发生在 1 周以后。替代药物常常原先的药物不一样，可能需要一些开始阶段的滴注调整去达到等效量。通常先给一个初始的药物试验剂量，再根据患者的反应去决定整个的剂量需求。从短效到长效阿片类药物的转换中可能常发现这是一个有效的镇痛策略。副作用、间断的戒断症状和疼痛反跳可能是估算等效阿片类药物剂量的一般指南。当应用任何一个表格时应该应用临床判断和考虑个体患者的特征，因为等效表格之间也存在剂量上的差异[85]。

表 47.4 长阿片类药物的减量

通过患者决定每天服用药物的处方总剂量
通过转换估计每天等效的长阿片类药物总剂量
用等剂量每 6～8 小时共 48 小时采用固定的时间间隔
增加长阿片类药物的处方剂量，直到患者没有戒断症状 3～5 天
每减少的剂量按患者能耐受的间隔 8～12 小时
每 3～7 天减少大约 10% 的日剂量
在固定剂量内增加每天的次数以达到缓解的逐渐减少

表 47.5 丁诺吗啡缓解减量计划

通过初始剂量 0.1 mg SQ/IM 或 1 mg SL 作为急性戒毒综合征处方的试验剂量

通过患者决定服用全天处方的总药物剂量

评价丁诺吗啡每天总的等效剂量（0.2 mg SQ/IM＝吗啡 10 mg，PO）

采取每 8～12 小时的等剂量为一个固定时间段

剂量直到患者没有戒断症状 24～72 小时

以每 0.1 mg SQ/IM 或 1 mg PO qd 作为缓解减少的剂量

当患者没有或能耐受戒断症状时，取消持续给药

表 47.6 对吗啡戒断症状调节的药物

症状	药物类型	药物
腹泻	铋剂	碱式水杨酸铋
流涕	抗组胺药	苯海拉明、氯雷他定
肌肉疼痛	肌肉松弛药	美索巴莫
腹部痉挛	抗胆碱能类药	盐酸双环胺
失眠	抗组胺药	苯海拉明
	抗抑郁药	三唑仑、多塞平

另一种脱毒策略是使用部分激动剂/抑制剂，这类药物中普遍用的是丁丙诺啡或丁丙诺啡纳洛酮复合物（赛宝松）（表 47.5）。丁丙诺啡纳洛酮复合物比例分别是 4：1，并且添加了纳洛酮的目的是预防以静脉方式给药，因为纳洛酮只有在溶解和注射后才具有生物利用度[86-87]。部分激动剂/抑制剂的使用可减少戒断症状的严重性和引起较少加强药物的作用，其结果使得这种缓慢减量的脱毒方案更容易实施和更容易成功。这样也很少有呼吸抑制的风险，这种风险是用纯激动剂替代品高估剂量等效的结果。当用部分激动药/抑制药如丁丙诺啡，在监督下先用小剂量试验是非常重要的，因为有很少的患者继发于部分拮抗剂的戒断症状。在开始出现抽搐症状之前，患者不应该服用激动剂/拮抗剂，出现抽搐症状的原因正是在最后一剂纯激动剂服用后过早服用它可能引起戒断所致。如果患者耐受这个测试剂量，然后才能进一步使用剂量等效的替代药物。丁丙诺啡-纳洛酮对门诊和住院脱毒都是有效的，并且与可乐定脱毒相比，效果更佳[88-89]。有证据表明，在非恶性疼痛和阿片类药物滥用的患者中，丁丙诺啡和美沙酮在治疗维持和减少其他阿片类药物的使用方面相似[90]。丁丙诺啡-纳洛酮被证明是安全且耐受良好的[88-90]。

（三）调节药物

几种非阿片药物是最普遍用来做辅助治疗药物去缓解额外的戒毒症状（表 47.6）。可乐定是一种 α-2 肾上腺素能激动剂，它可以缓解肾上腺素的活动，是最普遍被开具处方的，可乐定能帮助缓解阿片类戒断的自主神经症状，如恶心、出汗、精神恍惚和高血压，这些自主源于在戒断综合征期间失去阿片类对蓝斑的抑制作用[91-92]。另外的调节药包括非甾体抗炎药对肌痛的作用，水杨酸铋（pepto-bismol）

用于腹泻，双环胺（bentyl）用于腹部绞痛，抗组胺药用于失眠和躁动。加巴喷丁（neurontin）也被证明可以减轻感冒、腹泻、烦躁不安、打哈欠和阿片类药物戒断期间的肌肉紧张[93]。

（四）时间表

除非患者含有危险的异常药物服用行为，否则人们通常并不急于缩短阿片脱毒的时间。目前只有很少文献研究阿片类药物依赖性患者逐渐减少剂量的速度，因此必须使用临床判断[81]。服用阿片类药物越长的患者，他们戒毒就越困难，这个缓慢减量将需要更长的时间才能完成，增加缓慢减量的困难和时间的其他因素，如医学合并症和复杂性、老龄人、女性和同时服用多种药物的人。在缓慢减量的最后阶段，脱毒是最困难的，并且在这段时间阿片类药物剂量需要更缓慢地逐渐减少，这种情况应该被预先想到。如果逐渐减量变得太复杂，则脱毒的时间表可以延长，如降低减少剂量幅度，或延长每次减少剂量的时间间隔。只要患者正在显示不断地进步，就没有理由不去延长阿片逐渐减量的时间，可以超过数周或甚至数月。脱毒的进步可以显示为简单的遵循逐渐减量指导，没有服用其他的违禁药物，改善的阿片副作用和维持患者的功能活动。

（五）随访

戒断过程并没有随阿片类药物的减量完成而结束。患者仍可能有挥之不去的数周亚急性戒断症状，极少的情况甚至能持续数月。失眠和疼痛反弹是最常见的症状，但任何戒断症状可能会再次出现。在逐渐减量后，伴有异常服药行为的患者持续需要增加监测水平和加强监督，因为在他们治疗过程中复发的危险因素是很高的。没有药物滥用历史和异常服药行为的患者不需要特殊的针对药物滥用治疗，这些患者应该确定他们没有药物滥用或药物依

赖,然而,任何一个通过诊断药物滥用或诊断药物成瘾的脱毒参与者都应该进行长久的评价和治疗。推荐去看一个治疗药物滥用专家经常是成功的第一步,并且全过程积极地参与成瘾治疗应该成为其继续疼痛治疗的条件。对于这类患者,为预防其复发则需要制定一个长时间的门诊患者的药物滥用康复计划。

八、苯二氮䓬类脱毒

苯二氮䓬类减量脱毒技术同样遵循阿片类脱毒的原则[94-95]。如果患者仅是间断地应用苯二氮䓬类药物,通常不需要逐渐减量。然而,如果苯二氮䓬类应用持续大于 2 周应该需要逐渐减量,避免轻微戒断的不愉快经历和非预期的主要戒断风险。每天应用的总剂量越高和应用的时间越长,则突然停药所引起明显或潜在的危及生命的风险就越高,苯二氮䓬类戒断症状的普遍特点与阿片戒断的这些特点相似,如过度觉醒和交感系统的高度兴奋状态。然而,苯二氮䓬类戒断也有其特殊症状,其特殊症状更像乙醇戒断症状(表 47.7),相似地,苯二氮䓬类戒毒比阿片类戒毒有更多的危险,如潜在的癫痫发作、幻觉、过高热和震颤性谵妄,像乙醇戒断一样,如果得不到适当治疗,严重的苯二氮䓬类戒断症状可引起较高的致残和致死率。

对苯二氮䓬类的脱毒有两个主要的技术,一是对患者已经服用药物的减量和用长效等效剂量的替代品如安定;另一个对苯二氮䓬类脱毒的策略是应用苯巴比妥钠(苯巴比妥)替代,尤其是对复杂的脱毒病例,如患者服用多种药物,如阿片类、镇静催眠类和乙醇。苯巴比妥的剂量应该通过一系列试验测试剂量和观察耐受水平后来确定。要注意有时第二代苯二氮䓬类(如氯硝西泮、阿普唑仑、奥沙西泮、三唑仑)药物之间或第二代药与传统药物之间有不完全的交叉耐药。当患者服用这些药物时候可能需要比预想高的剂量去避免严重的戒断症状,苯二氮䓬类的逐渐减量通常比阿片类需要更多的时间,而且剂量减少的次数要少些,尤其是长效类药物,通常一个减量过程需要 6 周甚至更长时间,有些建议使用 6 个月[96]。卡马西平已被证明对减轻苯二氮䓬类戒断症状有适度的益处,最近,一些医师开始使用加巴喷丁,但尚未对其研究[95]。

表 47.7 镇静催眠药戒断的症状和体征
反应过敏
激动
焦虑
多动
失眠
发烧
神经症状
共济失调
肌束震颤和自发收缩
蚁走感(蚁爬感)
头痛
肌痛
感觉异常/感觉迟钝
皮肤瘙痒
耳鸣
震颤
癫痫发作
精神错乱
泌尿生殖系统症状
尿失禁
性欲减退
尿频、尿急
精神症状
人格解体
抑郁
过度通气
乏力
偏执、妄想
幻视
胃肠道症状
腹痛
便秘
腹泻
恶心
呕吐
厌食
心血管症状
胸痛
潮红
心悸
高血压
直立性低血压(体位性低血压)
心动过速
发汗

九、总结

慢性疼痛的患者有升高的药物滥用的风险。然而,认识到导致异常用药行为的原因是至关重要的。药物不当使用是一个临床问题,它可能是药物依赖引起的结果,但这个问题更可能是不恰当镇痛的结果。这也可能归因于阿片类或其他镇痛治疗剂量不足,疾病的进展或对药物的耐受。最终患者可能选择简单地服用更多药物而不是去咨询他的医师。没有一个合理的指导,他们经常不合理地服用这些药物。如果这些患者确实有药物成瘾,他们会过度关注这些药物,失去控制地服用这些药物,尽管已有副作用仍然会继续服用这些药物。除治疗他们的慢性疼痛综合征以外,这些患者还需要具体的评估和治疗。如果仔细的计划和恰当应用共同的治疗原则,脱毒将促进疼痛治疗从非有效或问题治疗向更有潜力的有效治疗过渡。治疗可以包括药物康复,但并不需要对每一个接受脱毒的人进行药物康复。通过避免不愉快的或危险的戒断症状和提供强化治疗,所有治疗的结果都应该是收益大于风险,并且治疗关系得到加强,治疗成功的机会得到优化。

◆ 要 点 ◆

● 在慢性疼痛患者的药物滥用性疾病发生率较普通人群明显升高。

● 有药物滥用疾病的患者在用治疗非癌性疼痛时比其他个体更易开始和持续接受阿片类药物。

● 慢性疼痛患者伴随的精神疾病在治疗的复杂性上扮有重要角色,精神疾病可以加重躯体症状,与异常的药物行为和大量阿片类药物应用有关研究显示,药物滥用的患者疼痛的知觉和耐受是不正常的。

● 在慢性非恶性疼痛方面,阿片类药物在减少疼痛、疼痛相关性功能障碍、抑郁、失眠和躯体功能障碍方面短期内(数月)是有效的,但缺乏长期(大于一年)有效的证据。

● 进行全面评估,仔细选择患者,并密切监视对于安全有效地开具阿片类药物治疗非癌性疼痛至关重要。

● 苯二氮䓬类药物在治疗慢性非癌性疼痛方面几乎没有作用,并与重大风险相关。

● 药物滥用疾病怎么被诊断,(DSM-V)患者必须在使用药物后被证明导致损害或困扰的结果,如 11 条标准中的至少 2 条所示,例如,尽管出现了副作用、药物耐受和依赖性,仍然以比预期更大量或更长的时间服用了该药物。

● 任何异常药物相关行为应该被迅速评估药物成瘾的可能性。

● 正在发生的药物滥用性疾病是慢性阿片类药物的治疗的一个禁忌。

参考文献

请于 ExpertConsult. com 在线访问参考文献。

第 48 章 止痛药的心理药理学

Mohammed A. Issa, MD; Zwade Marshall, MD, MBA; Ajay D. Wasan, MD, MSc

翻译：彭　生　审校：樊肖冲

新兴证据表明，精神因素在疼痛体验和慢性疼痛综合征的发展中起着至关重要的作用。描述这种现象的早期研究之一是 Atkinson 等人进行的，他们在退伍军人事务医学中心腰痛诊所进行了研究[1]。他们研究了 100 例连续入院的患者，并比较了该患者的生命周期和当前抑郁症发生率、酗酒，以及对照组与慢性背痛人群之间的焦虑症。6 个月后和终生的重度抑郁症发生率分别为 22％和 32％，而对照组为 6％和 16％[1]。疼痛发作后，患者发生重度抑郁症的相对风险为 9.0。慢性疼痛患者的终生乙醇滥用率为 65％，而对照组为 39％[1]。患有疼痛和精神病合并症的患者通常被转诊至疼痛医学诊所，并经常使用处方的精神活性药物。这些药物中的许多药物，如抗抑郁药和抗惊厥药，也具有镇痛作用，并且是疼痛医师的药物治疗的主要类别。因此，精明的疼痛医师应该熟悉慢性疼痛患者的精神合并症，并了解与使用精神活性药物治疗疼痛和（或）精神病理学相关的治疗益处和风险。认知行为疗法、放松训练和生物反馈等心理治疗方法在治疗精神病和慢性疼痛综合征中均起着重要作用，在某些情况下，它们是首选的治疗方法。但是，本章重点介绍与治疗疼痛和精神病合并症患者有关的药物的使用。与止痛药中使用的许多药物一样，具有止痛作用的精神活性药物并非总是为此目的而获得美国食品药品监督管理局（FDA）的指征，但可以合法地开处方使用这些药物。

一、流行病学

在过去的三十年中，对美国疼痛诊所人群的研究表明，根据《精神疾病诊断和统计手册》（DSM）的标准，这些患者中有 60％～80％患有精神疾病[2-4]。初级保健、机构和社区环境中的疼痛，但无论哪种环境，考虑到成年人中持续性疼痛的患病率估计为 20％～45％，疼痛与精神病合并症一起构成了重要的公共卫生问题。精神病患者的疼痛强度更高，与疼痛相关的残疾更多，并且对疼痛的情感影响更大[7-9]。大多数精神病合并症患者在慢性疼痛发作后就患上了精神病。仅重度抑郁症就会影响占疼痛诊所患者的 30％～50％，其次是焦虑症、人格障碍、躯体形式障碍和药物滥用等[2,10,11]。实际上，所有精神疾病均可得到不同程度的改善，大多数接受适当治疗的患者表现出明显的改善。在最常影响慢性疼痛患者的疾病中，重度抑郁和焦虑症最常见，对药物的反应最佳。但是，无论特定的精神病理学如何，精神疾病的改善都会导致疼痛程度的降低，对疼痛的慢性病的更多接受，功能的改善以及生活质量的改善。尽管本章侧重于心理药物治疗，但重要的是要注意，一般而言，药物治疗和心理治疗的组合治疗比单独使用药物治疗能更有效地缓解抑郁症和焦虑症。心理治疗（例如，认知行为疗法、放松和生物反馈、人际关系疗法以及团体疗法）在本书的其他章节有详细介绍。

二、精神疾病分类

精神卫生从业人员利用 DSM 的第五版（*DSM-V*）或《国际疾病和相关健康问题统计分类》（*ICD-10*）的第十版来进行精神病诊断[12]。尽管这些手册概述了精神病疾病的重要诊断标准，但是它没能明确说明哪些症状对诊断来说是相对重要和相对不重要的，尽管该标准具有很高的可靠性。两名将这些标准应用于同一患者评估的精神科医师通常会得出相同的诊断，但是这些标准并非都具有同样高的效度。没有得到普遍的共识，认为根据特定疾病的诊断标准列出的症状是对该疾病的最好描述[13]。鉴于此，为了使疼痛医师的精神病学诊断去神秘化，以下心理病理学描述强调每种疾病的标志性特征。

三、重度抑郁症和阈下抑郁

症状：根据 DSM-V，重度抑郁症（major depressive disorder，MDD）要求在至少 2 周的大部分活动中（情绪低下）出现情绪低落和失去兴趣或愉悦感。男性一生中 MDD 的风险为 7%～12%，女性为 20%～25%[14]。但是，患有疼痛的患者发生严重抑郁的风险至少高一倍。作为最常见的精神病合并症，可以通过持续的情绪低落、自我态度变化和活动量变化的三联征将重度抑郁症与情境抑郁症（颓废或抑郁心境的适应障碍）区分开来。至少 2 周[13] 情绪低落表现为"蓝色心情"、压抑或沮丧，快感缺乏或无法享受愉悦感是情绪低落的关键反映，自我贬低负有犯罪感或认为自己是坏人。重要意义的改变意味着睡眠、食欲或能量水平的改变。患有严重抑郁症的患者通常会感到思维缓慢或模糊，难以专心。抑郁症患者可能会感到焦虑、惊恐发作或经历创伤后应激障碍（posttraumatic stress disorder，PTSD）的症状，如果这些症状在严重抑郁症的情况下发生，则与 MDD 一致，而不是单独的焦虑症。抑郁症状可能表现为 Beck 三联征，患者感到绝望、不幸和无助，他们认为未来黯淡，觉得自己无法自救，没有其他人可以帮助他们[15]。自杀的念头反映出抑郁症状的严重性。未经治疗或未得到充分治疗的严重抑郁症会导致终生自杀死亡的风险为 10%～15%[16]。严重抑郁症是持续性疼痛的严重并发症，如果治疗不当，将会降低所有疼痛治疗的效果。即使是低水平的抑郁症（"阈下抑郁症"）也可能加重与慢性疼痛相关的身体损伤，也应予以治疗。

（一）治疗

抗抑郁药可能需要 2～4 周才能产生初始反应，但是所有抗抑郁药在达到典型剂量后都可能需要 4～8 周才能得到全面的临床改善，并且缓解可能需要更长的时间。对于同时患有合并症疼痛的抑郁患者，情况尤其如此。对于最初的抑郁发作，患者应继续用药 6～12 个月，对于复发性抑郁发作应保持 5 年。不管选择哪种药物，大约 60% 的患者对最初开出的抗抑郁药会产生反应（至少改善 50%）。无论是否使用增强剂，如锂，抗惊厥药或另一种抗抑郁药，至少 80% 的患者会对至少一种药物产生反应[17]。有证据表明，患有重度抑郁症的疼痛患者的治疗抵抗增强，尤其是在疼痛没有得到有效控制的情况下[6]。老年人倾向于对较低剂量的抗抑郁药即可产生反应，并且该人群的剂量滴注应更缓慢地增加，因为他们对副作用和毒性高度敏感[18]。任何年龄组中开始使用抗抑郁药的一个好的经验是，从一个星期的标准初始治疗剂量的四分之一到一半开始，然后在接下来的 2～3 周内逐渐达到治疗剂量，这样可以最大程度减少副作用并提高治疗依从性。

通常，患有慢性疼痛的患者正在服用多种可增强抗抑郁药副作用的药物，如头痛、恶心、便秘或镇静。因此，"从小剂量开始并缓慢增加"在这一人群中显得尤为重要。通常，在初始治疗期间，每 2～4 周进行一次重新评估，并根据需要调整剂量。单胺氧化酶抑制剂（monoamine oxidase inhibitors，MAOI），如苯乙肼，很少再被处方使用，不应与其他抗抑郁药同时使用。由于这些药物的固有风险，仅应由经验丰富的心理药理学家使用[19]。

认知行为疗法（congnitive-behavioral therapy，CBT）结合抗抑郁药治疗是重度抑郁症最有效的治疗方法。CBT 检查与情绪低落有关的负面和破坏性思想，帮助患者了解思想和行为的不切实际和适应不良的特质[20]。

（二）选择性 5-羟色胺再摄取抑制剂

自从 1987 年引入氟西汀（Prozac）以来，已经引入了许多选择性 5-羟色胺再摄取抑制剂（SSRI）。它们对中枢神经系统（CNS）突触前 5-羟色胺再摄取泵的阻断具有立竿见影的效果，这已在动物中显示出会增加突触间隙中 5-羟色胺的持续时间，从而增加神经传递的作用[21]。SSRI 抗抑郁药功效和副作用低的特性，使它们成为处方中最经典的抗抑郁药。但是，SSRI 很少具有独立的抗疼痛特性。患有抑郁症的疼痛患者对 SSRI 减轻了疼痛的反应，归功于有效减少了疼痛现象，但很少有证据支持 SSRI 具有独立镇痛活性。尽管少数病例报告显示用 SSRI 治疗可改善糖尿病性神经性疼痛，但对排除抑郁症患者后的双盲、安慰剂对照临床试验并未显示出镇痛作用[22-26]。

在开SSRI处方之前，必须对患者正在服用的所有药物/补充剂根据总体状况再进行详细的回顾，SSRI通常与容易瘀伤/出血[27]及骨质疏松症相关[28,29]，当SSRI与其他药物[包括5-羟色胺-去甲肾上腺素再摄取抑制剂（SNRI）]一起使用时，会引起5-羟色胺综合征。三环抗抑郁药（TCA）、MAOI、曲普坦（如舒马普坦）和止吐药（如恩丹西酮、甲氧氯普胺）。此外，5-羟色胺综合征可通过SSRI和多种镇痛药（包括曲马多、哌替啶、芬太尼和喷他佐辛）的组合而加重。将SSRI与曲马多联合使用可降低癫痫发作阈值，如果将这些药物联合使用，则需要谨慎[30]。在开始使用SSRI时不需要额外的实验室检查，并且剂量滴注取决于临床反应和副作用。氟西汀比较趋向兴奋，因此在早晨服用；而帕罗西汀具有激活毒蕈碱受体的抗胆碱作用，具有镇静作用，并具有更大的抗焦虑特性，通常在晚上服药。帕罗西汀的半减期比大多数SSRI短，并且在停药后常伴有戒断症状。舍曲林和西酞普兰的镇静作用通常比帕罗西汀要少，并且一般在早晨服用[19]。

患者应以常规剂量的一半开始服用一周（表48.1），然后继续增加到标准剂量，以最大限度地减少恶心、腹泻、震颤和头痛等副作用。有些患者会出现镇静或过度刺激的情况。大约75%～80%的SSRI患者会出现性副作用，如性欲降低、阳痿、射精障碍或性快感降低；在老年患者中尤其如此，由于可能合并的疼痛和抑郁，老年患者可能性欲就更减少了。罕见的副作用包括肌张力障碍、静坐无力、心

表48.1 选择性5-羟色胺再摄取抑制剂

药物名称	起始剂量	平均剂量	最大剂量
西酞普兰 （celexa）	10 mg qd	20～40 mg qd	60 mg/d
氟西汀 （百忧解）	10 mg qd	20～40 mg qd	80 mg/d
氟伏沙明 （luvox）	25 mg qd	50～100 mg bid	300 mg/d
帕罗西汀 （paxil）	5～10 mg qd	20～40 mg qd	60 mg/d
舍曲林 （佐洛夫）	25 mg qd	50～150 mg bid	200 mg/d

悸、癫痫发作阈值降低、5-羟色胺综合征或抗利尿激素分泌失调综合征（syndrome of inappropriate antidiuretic hormone，SIADH）[31]。

SSRI通过肝氧化作用代谢，其使用可能会改变其他肝代谢药物的血清水平。SSRI诱导和（或）抑制各种细胞色素酶P450（CYP450），最重要的是，它们可以增加三氯乙酸和苯二氮䓬类（benzodiazepine，BZD）的水平[32]，还可能影响卡马西平、锂、抗精神病药和常用的镇痛药（如美沙酮、羟考酮和芬太尼）的水平[33]。氟西汀、帕罗西汀和抑制程度较小的氟伏沙明，是细胞色素2D6的抑制剂；氟西汀和氟伏沙明也干扰细胞色素3A4[14]。还有证据表明，剂量大于100 mg的舍曲林可能会抑制这些酶[34]，从而可能增加某些阿片类药物的循环代谢产物。西酞普兰和依他普仑对CYP450酶活性的影响较小。如果服用过量，SSRI极少会致命。在停用SSRI时，应缓慢降低其强度，以免出现戒断综合征，该症状与SSRI发作的症状相同（头痛、恶心、腹泻或肌痛）。

（三）三环类抗抑郁药

TCA是最古老的抗抑郁药之一，它们通过抑制5-羟色胺能和去甲肾上腺素再摄取而发挥作用。这延长了5-羟色胺和去甲肾上腺素（NE）在突触间隙中的停留时间，从而增强了神经传递[35]。TCA的镇痛特性与它们对抑郁症的治疗效果无关，因此使其成为治疗慢性疼痛患者抑郁症的理想选择，特别是成本如果算一个因素的话。

所有TCA对抑郁症的治疗均有效，特定药物的选择取决于副作用，最大的决定因素是抗胆碱能和抗组胺药作用。阿米替林和丙咪嗪的镇静作用更强，体重增加和直立性低血压也更多。其他抗胆碱能副作用包括口干、便秘、视力模糊、尿潴留、性副作用、多汗、意识错乱或谵妄。TCA还可以降低癫痫发作阈值。地昔帕明和去甲替林具有较少的抗胆碱能副作用，在所有三氯乙酸中，地昔帕明具有最小的抗胆碱能副作用。可以监测血清血浆中TCA的水平，尤其对于地昔帕明、丙咪嗪和去甲替林重要，因为地昔帕明、丙咪嗪和去甲替林的血药浓度与治疗性抗抑郁反应具有最佳的相关性[18]。去甲替林的治疗血药浓度范围为50～150 ng/mL；地昔帕明和丙咪嗪的范围在75～225 ng/mL之间，地昔帕明仅仅是丙咪嗪的去甲基代谢产物[14]。

在开始治疗前，患者应进行电解质、血尿素氮

(blood urea nitrogen，BUN)和肌酐的实验室检查以及肝功能检查(liver function tests，LFT)。TCA 还具有类似奎尼丁的性质，可能具有潜在促心律失常性，并且可以延长 QTC 间期。建议有心脏病史或正在服用其他 QTC 延长药物的患者应具有基线心电图(EKG)，尤其要注意 QTC 间期[36]。TCA 有强烈蛋白质结合能力(85%～95%)并在肝脏首过代谢。随后的阶段包括去甲基化、氧化和葡糖醛酸苷结合。阿米替林被去甲基化为去甲替林，丙咪嗪被去甲基化为地昔帕明。肝清除涉及 P450 酶系统，因此 SSRI、西咪替丁和哌醋甲酯等药物可增加 TCA 血浆水平。除非仔细监测血浆水平，否则不应同时开具 SSRI 和 TCA。苯巴比妥、卡马西平和吸烟会诱导 P450 酶系统，从而降低血清 TCA 水平[32]。

与 SSRI 一样，为了最大限度地减少副作用和增加依从性，TCA 的起始剂量应比抗抑郁作用的目标剂量(通常为 75～150 mg)低(通常为 25 mg/周)(表48.2)。老年人对其副作用更加敏感，并且该年龄段的许多精神科医师开始使用 10～20 mg 的剂量[18]。随着 TCA 代谢的减少或改变，以及老年患者经常服用多种药物，他们更加容易发展到毒性血清水平，应更频繁地监测。TCA 突然中断会有停药综合征，其特征是发热、出汗、头痛、恶心、头晕和(或)静坐不能。与 SSRI 不同，用药过量可能致命。TCA 过量是药物相关过量和死亡的主要原因。3～5 倍的治疗量可能致命，因此必须遵守这一狭窄的治疗范

围，并监测连续的血液水平。毒性源于抗胆碱能和心律失常作用引起的如癫痫发作、昏迷和 QTC 变宽等[36]。

而且，与 SSRI 不同，TCA 具有独立的镇痛特性。Max 等人进行的一系列研究表明，TCA 的镇痛特性与它对改善抑郁的作用无关[37,38]。TCA 被证明对糖尿病性神经痛、慢性区域性疼痛综合征、慢性头痛、脑卒中后疼痛和神经根疼痛有效[17,37-41]。此外，TCA 可以作为术后弱阿片类镇痛期间的超前镇痛药[42]。尽管最初的研究是使用阿米替林和地昔帕明进行的，但随后的研究证实了其他 TCA 具有等效的镇痛作用。值得注意的是，TCA 具有止痛作用的典型剂量(25～75 mg)低于抗抑郁作用的典型剂量(75～150 mg)。但是，在以较低剂量进行的 TCA 试验失败后，许多患者被转介给了疼痛专家，并且镇痛存在量效关系。因此，即使仅将 TCA 用于缓解疼痛，患者也可以结合血液水平监测，使患者在抗抑郁药范围的剂量受益。

(四) 5-羟色胺-去甲肾上腺素再摄取抑制剂

非三环 SNRI 是一组较新的抗抑郁药，与 TCA 一样，通过抑制 5-羟色胺和 NE 的再摄取发挥作用。与 SSRI 相比，这似乎是解释 TCA 和 SNRI 抑郁缓解率更高，镇痛效果更好的机制之一[28]。文拉法辛(venlafaxine)、去甲文拉法辛(desvenlafaxine)、度洛西汀(duloxetine)和米那普仑(milnacipran)是该类别的主要药物。与具有等效的抗抑郁药和同等镇痛作用的三环类药物相比，它们具有更少的 α-1 胆碱能和组胺抑制作用，因此副作用较小。安慰剂对照研究表明，文拉法辛[43,44]和度洛西汀[45]均在神经性疼痛中具有适度的疗效。大量需治数分析表明，TCA(尤其是阿米替林)具有较好的镇痛作用，这可能是由于它们的 N-甲基-D-天冬氨酸(NMDA)拮抗，钠通道阻滞以及它们联合 SNRI 产生的效应[43]。

文拉法辛每天分两次或三次给药(即使使用缓释制剂)，从每天 37.5 mg/d 开始持续一周，然后缓慢增加至每天 375 mg/d(表 48.3)。经典的剂量是 150～225 mg/d。通常，患者在 1 个月内增加到 75 mg/d，然后根据临床反应调整剂量。

在开始使用文拉法辛之前不需要进行实验室研究，但高血压患者应谨慎治疗。特别是在超过 150 mg/d 的剂量下，文拉法辛可能会使收缩压增加 10 mm 或更多。这很可能是由于 NE 再摄取抑制的

表 48.2　三环类抗抑郁药

药物名称	起始剂量	平均剂量	最大剂量
阿米替林 (elavi)	10～25 mg qd	75～150 mg qd	300 mg/d
阿莫沙平 (asendin)	25 mg bid	75～200 mg bid	600 mg/d
氯米帕明 (anafranil)	25 mg qd	150～250 mg qd	250 mg/d
地昔帕明 (norpramin)	10～25 mg qd	75～150 mg qd	300 mg/d
多塞平 (sinequan)	10～25 mg qd	70～150 mg qd	300 mg/d
去甲替林 (pamelor)	10～25 mg qd	70～150 mg qd	200 mg/d
普罗替林 (vivactil)	5 mg bid	10 mg tid	60 mg/d

表48.3 其他类抗抑郁药

药物名称	起始剂量	平均剂量	最大剂量
安非他酮 (wellbutrin)	75 mg bid	100～150 mg bid	600 mg qd
度洛西汀 (cymbalta)	30 mg qd	60 mg qd	120 mg
米氮平 (remuron)	15 mg qhs	30～45 mg qd	60 mg qd
奈法唑酮 (serozone)	100 mg bid	150～300 mg bid	600 mg/d
曲唑酮 (desyrel)	50 mg qhs	150～250 mg bid	600 mg/d
文拉法辛 (effexor)	37.5 mg qd	75～112.5 mg bid	375 mg/d

开始,这种抑制发生在较高剂量的文拉法辛上[43],这似乎是神经性疼痛镇痛功效所必需的。这与三环类药物不同,后者在低于抗抑郁剂剂量时可能有效。其他副作用包括恶心、嗜睡、口干、头晕、神经质、便秘、厌食和(或)性功能障碍。文拉法辛可能会影响其他药物的肝代谢,但它是CYP450系统的弱抑制剂[34]。

文拉法辛(effexor)在结构上类似于曲马多;在小鼠中,文拉法辛表现出阿片类药物介导的镇痛作用,可被纳洛酮逆转。对照研究和病例报告均表明,文拉法辛在多种神经性疾病中均具有镇痛作用,而与抗抑郁作用无关[46-49]。许多患者无法耐受三环类药物的副作用,因此文拉法辛和度洛西汀是对重症抑郁和慢性疼痛患者有前途的药物。去甲文拉法辛(pristiq)是文拉法辛的活性代谢产物,最近被FDA批准用于治疗MDD。初步研究表明,以较大的剂量可以成功治疗神经性病理性疼痛[50]。它被分类为5-羟色胺(5-HT)联合NE再摄取抑制剂(SNRI),但也能在较小程度上抑制多巴胺的再摄取。与文拉法辛不同,去甲文拉法辛对5-HT和NE受体的亲和力不会随着药物剂量的增加而增加[50]。建议初始剂量为50 mg/d,可以逐渐增加至100 mg/d以治疗抑郁症。事实上,到达400 mg/d的大剂量已显示出一些治疗神经性疼痛的功效。在最近的一项随机研究中,文拉法辛被证明与丙咪嗪一样有效治疗疼痛性的多发性神经病[44]。

度洛西汀(cymbalta)是一种SNRI,已获批准在美国用于糖尿病性周围神经病变、纤维肌痛、重度抑郁和广泛性焦虑症,它是美国批准用于疼痛和精神疾病的唯一主要精神药物。因此,它是神经性疼痛和精神病合并症患者的首选治疗药物。典型的起始剂量是在晚餐时间30 mg进行一周,然后在晚餐时间增加到60 mg,晚上服用可减轻恶心和疲倦的副作用,其他副作用包括口干、头晕、便秘和性功能障碍。由于这些患者副作用增加和耐受性降低,老年人的剂量应开始降低,大约为20 mg/d[51],已研究的最大剂量为120 mg/d。大多数研究表明,每天60 mg以上的剂量没有明显的益处,但是在大剂量下,有一系列个体反应,有些患者提前出现反应。度洛西汀是CYP2D6肝药酶的中度抑制剂,因此可能会增加三氯乙酸和抗精神病药的水平[34],开度洛西汀处方之前不需要进行实验室检查,肾或肝功能不全的患者不应开处方。

米那普仑(savella):在美国,米那普仑(milnacipran)已获得FDA批准用于治疗纤维肌痛而不是抑郁症。但是,在欧洲,米那普仑在慢性疼痛和抑郁症中都有公认的用途。它是一种SNRI,已显示出100～200 mg/d的剂量可有效治疗神经性疼痛和纤维肌痛[52]。最近的Cochrane系统评价显示,米那普仑可减轻40%患者30%的由纤维肌痛引起的疼痛,与给与安慰剂减轻30%疼痛类似[52]。没有足够的证据来评估较高的疼痛缓解阈值(50%),也没有数据支持将其用于其他神经性疼痛情况[53,54]。这种作用的程度相对较小,但是纤维肌痛很难治疗,因此在临床上可能很重要。与100 mg/d的剂量相比较,200 mg/d的剂量与不良事件更相关,据报道最常见的事件是伤害、恶心和便秘,作用机理尚不完全清楚,但理论上它是通过递减抑制途径参与内源性镇痛机制的调节。米那普仑增加5-羟色胺和NE增加对疼痛信号的抑制作用,从而降低疼痛强度[53]。

(五)其他抗抑郁药

安非他酮(wellbutrin)是一种去甲肾上腺素能和多巴胺能再摄取泵抑制剂,延长了NE和多巴胺在突触间隙中的停留时间[21]。与许多其他抗抑郁药不同,它具有显著的精神刺激性。它用于治疗抑郁症,注意力缺陷多动障碍(attention deficit hyperactivity disorder, ADHD)和戒烟,剂量最高为600 mg/d(表48.3)。研究表明,安非他酮在多种神经性疾病中具有独立的镇痛作用[55]。还有报告表明,安非他酮可有效减轻阿片类药物的镇静作用。因此，安非他酮在止痛药中具有重要用途。然而，通过一项针对44名慢性LBP患者的随机对照试验（RCT）显示并没有明显改善，这使研究热情被放缓[56]。

安非他酮的治疗应从早晨开始75～100 mg，以避免失眠，如果在晚上开始用药可能会发生失眠。5天后，即使是缓释剂型，该剂量也可提高至100～150 mg bid的平均治疗剂量，在此剂量下，癫痫发作阈值有非常轻微的降低。每天450～600 mg的剂量可能引起4%的患者发作，因此应避免这么大的剂量[57]。癫痫、进食障碍或服用MAOI的患者不应开处方安非他酮。与安非他酮和曲马多合用时需要谨慎，因为降低癫痫发作阈值很可能是累加的，其副作用包括神经质、头痛、烦躁和失眠。

米氮平是与5-羟色胺和中枢突触前α-2肾上腺素能受体拮抗的抗抑郁药，能刺激5-羟色胺和NE的释放。这有助于增强5-羟色胺能和去甲肾上腺素能的传输，而没有抗胆碱能作用[32]。人们认为，以15～30 mg/d的较低剂量，可以优先增强5-羟色胺能的传递，并具有抗组胺作用。在较高剂量下（45～60 mg/d），它可以增加更多的去甲肾上腺素能传递（表48.3）。结果，在较低剂量下，它具有更多的镇静作用，并具有抗焦虑作用、体重增加的副作用。在较高剂量下，它更具激活性，并可能引发焦虑症状，这种药物很少会发生粒细胞缺乏症和神经营养不良，发生率为0.3%[19]。一个病例报告和一项开放标签研究表明，米氮平可能有镇痛作用，但对抑郁的改善没有得到有效控制[58,59]。

曲唑酮与奈法唑酮一样，是5-羟色胺的拮抗剂/再摄取抑制剂（SARI），用于治疗重度抑郁和失眠。曲唑酮的镇静作用是如此之好，以至于很少有患者能够达到足够高的剂量以达到有效的抗抑郁范围。曲唑酮最常用于伴有抑郁、焦虑或疼痛症状的失眠症患者，是许多疼痛医师治疗失眠症的首选治疗方法[17]。治疗失眠典型用法是在睡前使用25～100 mg（表48.3）。对于抑郁症，曲唑酮和奈法唑酮的剂量为50～600 mg/d，分两次服用。曲唑酮的一种罕见但严重的副作用是阴茎异常勃起，发生率为1/10 000～1/1 000[60]。两种药物共同的副作用是镇静、头晕、口干、直立性低血压、便秘和头痛。研究表明曲唑酮几乎没有镇痛作用，奈法唑酮尚未进行过此类研究，但不会期望得到其他不同结果。

四、焦虑症

焦虑症有很多，包括广泛性焦虑症、恐慌症和强迫症。PTSD已包括在该类型中，但是*DSM-V*已将PTSD重新分类为自己的类别。尽管如此，大多数精神科医师仍然普遍将PTSD视为焦虑症群的一部分，因为PTSD与该人群中的其他人具有许多共同的特征。在慢性疼痛诊所人群中，焦虑症的患病率很高，在病理水平上有30%～60%的患者患有焦虑症[3,5,61]。广泛性焦虑症是影响疼痛患者的最常见的焦虑症。

焦虑是一个广泛的概念，涉及很多方面，焦虑可能是一种持久的人格特质，有时会变得过度。作为另一种疾病（如严重抑郁症）的一部分，它可能是一系列症状中的一种症状。或者，它可能是由压力和艰巨的挑战（如慢性疼痛）引起的突发性疾病。焦虑也具有生物成分，并且对药物有反应[2]。很难确定什么时候焦虑是病理性的，但是一个准则是什么时候焦虑会干扰正常功能。既有特质焦虑也有情境焦虑。特质焦虑通常是日常事务中的过度忧虑和担忧，忧虑和焦虑的程度与发生负面后果的可能性不成比例，患者很难控制忧虑。

在疼痛患者中，情境焦虑通常是关于疼痛及其负面后果的焦虑，可能会使患者过度恐惧某些活动会导致无法控制的疼痛，从而避免这些活动，这在某些患者中可能是极端的，几乎是恐惧的。同样，疼痛可能会激发人们对患有重病的想法[62]。特定疼痛的焦虑以及广泛性焦虑通过多种生物心理社会机制扩大了疼痛知觉和疼痛主诉，包括交感神经兴奋去甲肾上腺素介导的伤害性阈值降低，异位电活动性发作激发疼痛神经元，过度集中于疼痛症状的认知和较差的应对能力。患有病理性焦虑症的患者通常会躁动不安、疲倦且易怒，他们的注意力也很差，可能有肌肉紧张和睡眠障碍，情绪通常很低落，但并不严重于MDD[17]。

（一）治疗

总体而言，CBT证明了焦虑症的最佳治疗效果。通过放松疗法、冥想和生物反馈可以进一步获得显著改善[63]。抗抑郁药是有效的，但通常比抑郁症的处方剂量更高。抗焦虑药，如BZD和丁螺环酮，在稳定疾病的初始治疗阶段最有用。但是，与BZD相关的副作用和生理依赖性尤其使它们成为长期治疗的不佳选择。

（二）抗抑郁药

在抑郁症的治疗中，患者达到目标剂量后可能需要 4～8 周才能看到好转。为了提高依从性，必须逐步提高剂量，因为焦虑症患者对副作用的耐受性较差。抗抑郁药可用于降低总体焦虑水平并预防焦虑或惊恐发作，但它们在治疗急性焦虑症中没有作用。SSRI 和 SNRI 都是抗抑郁药中的有效药物，帕罗西汀倾向于具有更大的抗焦虑作用，但是所有的SSRI 都具有良好的抗焦虑特性[64]。SSRI 的有效剂量高于抑郁症的有效剂量，通常为 60～80 mg/d[65]。

在三环类抗抑郁药中，氯丙咪嗪是最有效的，在强迫症中特别有用。奈法唑酮具有抗焦虑作用，高剂量文拉法辛也具有抗焦虑作用。米氮平小剂量抗焦虑，再多产生镇静。45～60 mg 的大剂量根据其激活特性可加剧焦虑症[66]。同样，尽管有报道称安非他酮可有效治疗焦虑症，但其刺激作用使其作为主要抗焦虑药的吸引力降低。

SNRI，特别是文拉法辛和度洛西汀，也已显示出对广泛性焦虑的疗效，FDA 指出可以用来治疗广泛性焦虑症[67]。

（三）苯并二氮杂和丁螺环酮

这些药物可用于治疗急性焦虑症、惊恐发作和稳定广泛性焦虑症。有时，抗抑郁药无法使焦虑稳定下来，患者仍长期服用 BZD。BZD 与抑制性神经递质 γ-氨基丁酸（GABA）受体的苯二氮䓬结构域结合。它们在边缘系统、脑干网状结构和皮质的水平上抑制中枢神经系统[21]。尽管它们被疼痛医师广泛使用，但研究表明它们几乎没有独立的止痛特性。而且，这些药物也可用作肌肉松弛剂并治疗与肌肉痉挛有关的疼痛。药物耐受的问题通常限制了焦虑症或肌肉疼痛患者的长期使用。

急性焦虑或惊恐发作可以用速效 BZD 来治疗，如劳拉西泮，起效快（10～15 分钟），半减期为 10～20 小时[32]。（表 48.4 列出了许多 BZD 的特征）在开短半减期药物如阿普唑仑时应谨慎。尽管阿普唑仑起效迅速，但通常仅维持 2～3 小时，并且许多患者明显有对反弹的焦虑。这导致一天中的焦虑像过山车的高峰和低谷。

丁螺环酮（Buspar）作为 5-羟色胺激动剂，也是一种有效的抗焦虑药。它在治疗有 BZD 滥用史的患者中特别有用。它没有成瘾性，并且不会损害精

表 48.4　苯二氮䓬类		
药物名称	起效时间	半减期(h)
阿普唑仑（xanax）	中等	6～20
利眠宁（锂）	中等	30～100
氯硝西泮（klonopin）	中等	18～50
氯氮草（tranxene）	快速	30～100
地西泮（valium）	快速	30～100
艾司唑仑（proSom）	中等	10～24
氟西泮（dalmane）	快速～中等	50～160
劳拉西泮（ativan）	中等	10～20
咪达唑仑（versed）	快速	2～3
奥沙西泮（serax）	快速～慢	8～12
替马西泮（restoril）	中等	8～20
三唑仑（halcion）	中等	1.5～5

神运动或认知功能。它的起始剂量为 5 mg tid，并可提高至 10 mg tid[35]。与短效 BZD 在初始剂量时便可产生抗焦虑作用不同，丁螺环酮需要 1～4 周的给药时间才能表现出抗焦虑作用。患者可能会出现如头痛、头晕、感觉异常和胃肠道不适。

氯硝西泮（Klonopin）是一种长效 BZD，通常与短效剂或抗抑郁药联合使用以稳定持续性焦虑或预防急性焦虑发作。地西泮也会有持续几天时间的精神代谢产物，而氟拉西泮是其他长半减期的药物。

BZD 的副作用限制了它们长期使用。实际上，所有 BZD 均可引起严重的镇静、神志不清或呼吸抑制，过量服用可能致命。与阿片类药物同时开药时需要谨慎，这可能增加这些副作用的风险。BZD 很少见，但在老年患者出现频率更高，可导致患者烦躁不安。所有 BZD 都有潜在的对剂量和持续用药的生理依赖性，所有它们都可能引起生理和心理依赖，为了减少撤药综合征，通常需要 1～3 个月的时间来实施[17]。突然停用 BZD 会导致失眠、焦虑、谵妄、精神病或癫痫发作。最近的证据表明，长期服用 BZD 会对短期和长期记忆以及学习能力产生不利影响[68]。此外，应用认知行为疗法（CBT）进行应对技能的训练是治疗焦虑症的最有效方法之一。采用抗焦虑药可能会破坏这种疗效，因为它可能会强化只有药片才能解决患者焦虑症的观念，从而降低了他或她对焦虑控制的自我效能感。

五、情绪稳定剂

情绪稳定剂是同时具有抗躁狂和抗抑郁特性的

药物。这些药物中有些是抗癫痫药。在精神病学中,最常用于双相情感障碍。没有证据表明患有慢性疼痛的患者双相情感障碍的发生频率更高[61]。这类药物通常用于治疗患有慢性神经性疼痛,三叉神经痛和头痛的患者。此类药物中的一些是锂剂、丙戊酸[depakot(一种长效品牌名称制剂)]、卡马西平和拉莫三嗪。尽管许多其他抗惊厥药以单一药物或与其他药物联用具有抗躁狂特性,但它们本身几乎没有抗抑郁作用,因此不是真正的情绪稳定剂。

(一) 锂

锂是双相情感障碍最常用的情绪稳定剂,并且是唯一一种显示使用后自杀倾向明显减少的制剂[69]。锂还用作 MDD 的增强剂,与服用抗抑郁药后有部分缓解的患者联合使用。虽然研究结果不一,但锂已被用作预防慢性每日头痛和丛集性头痛的方法。锂在收益和毒性之间只有较窄的治疗范围。因此,监测血药水平很重要。致命的过量可能涉及每日剂量的 4～5 倍。锂对甲状腺和肾脏有影响,因此必须对其功能进行监测。使用锂的这些困难及稀疏的镇痛作用使它对疼痛医师的用处不大。通常,同时服用锂剂的慢性疼痛患者应由精神科医师接诊。

(二) 丙戊酸

Depakote 是长效丙戊酸的商品名称,作用时间为 8～12 小时。尽管抗抑郁作用比锂轻,但它具有抗烦躁和抗抑郁双重作用。它也用作抑郁症的增强剂,也可用于治疗冲动性和攻击性。丙戊酸在预防偏头痛方面已确立用途,神经科医师在癫痫发作治疗方面具有丰富的经验。起始剂量为 250 mg/d,止痛药中的经典剂量为 250 mg tid。治疗双相情感障碍的剂量要求较高,为 500～1 000 mg tid[32]。血药浓度水平要被监测在治疗和毒性范围之间。在开始治疗之前,需要进行全血细胞计数(CBC)和肝功能检查。贫血和神经营养不良是丙戊酸的罕见副作用,但血小板减少症更为常见。开始治疗后至少 2 周和达到治疗剂量后 2 周应检查血小板水平。幸运的是,丙戊酸停用后血小板水平可以迅速升高。镇静、头晕和肝炎是其他副作用。肝毒性/肝衰竭和胰腺炎也很少见,但有潜在的严重副作用发生。总之,这种药物在肝病患者中是禁忌的。这种药物也不宜用于孕妇,因为它与神经管缺陷有关。

(三) 拉莫三嗪

拉莫三嗪(lamictal)是一种抗癫痫药,通常由神经科医师开处方用于控制癫痫发作和精神病医师用于稳定情绪。它通常是针对抑郁症状明显的躁郁症患者开的处方药,它在预防抑郁方面比躁狂症更有效[14],其治疗躁郁症的机制尚不清楚。在病例报告中,据报道使用拉莫三嗪可以减轻神经病理性疼痛[70],但在多样的神经病理性疼痛条件下的两个 RCT 均显示没有效果[71,72]。拉莫三嗪在头痛治疗中确实具有预防作用,最近一个系统综述显示它可以有效减少偏头痛患者的发作频率[73]。虽然该药通常具有良好的耐受性,但皮疹可能会在多达 10% 的个体中发生,据报道,Stevens-Johnson 综合征(又称为中毒性表皮坏死症)占 0.08%[14]。皮疹似乎部分与起始剂量和加药速度有关,这种药物通常开始于 25 mg/d,持续 2 周;然后以 50 mg/d,持续 2 周;然后以 100 mg/d,持续 1 周,最后对于大多数患者维持为 200 mg/d。

(四) 卡马西平

卡马西平(tegretol)是一种抗惊厥药,用于治疗部分和全身性癫痫发作。卡马西平是公认的情绪稳定剂,也是三叉神经痛和其他神经性疼痛疾病的一线治疗[14]。该药物通常从每天 200～400 mg 的剂量开始,治疗剂量范围内为 750～2 500 mg/d。使用这种药物时必须谨慎,因为它可能产生严重的副作用,包括皮疹、粒细胞缺乏症和再生障碍性贫血,需要定期进行实验室监控。卡马西平还通过诱导肝酶与其他药物相互作用,包括诱导其自身的新陈代谢。

其他抗惊厥药可用作双相情感障碍的二线或三线药物,或用作治疗重度抑郁症的增强剂。抗惊厥药(如加巴喷丁和普瑞巴林)在止痛药中经常开出来,并有针对多种情况的镇痛药,如神经痛和头痛情况下(表 48.5)[74-79]。他们的用法在本书的其他章节有详细的介绍。

表 48.5 其他抗癫痫药

药物名称	常规剂量	最大剂量
加巴喷丁(neurontin)	300～900 mg tid	3 600 mg/d
普瑞巴林(lyrica)	150 mg/d	600 mg/d
托吡酯(topamax)	50～200 mg/d	400 mg/d
左乙拉西坦(keppra)	500 mg bid	3 000 mg/d

六、其他止痛药

（一）托吡酯

托吡酯（Topamax）是一种抗癫痫和针对慢性偏头痛的预防用药，在治疗神经病理性疼痛和纤维肌痛方面已显示出一些效果。从理论上讲，它具有多种作用方式，可有效治疗神经病理性疼痛。托吡酯可抑制电压门控依赖的钠离子通道活性，阻断 L 型电压门控的钙离子通道，并进一步增强 GABA - A 受体的效应[80]，上述所有途径均与神经病理性疼痛信号的传递有关。在一项随机双盲试验中，托吡酯在减轻与糖尿病性神经疼痛方面比安慰剂更有效[81]。药物从 25 mg/d 的剂量开始服用，并以 25 mg/周的剂量增加至每日 100 mg/d 或最大剂量 400 mg/d（表 48.5）。研究结束时，服用托吡酯的患者疼痛明显低于安慰剂组（$P = 0.039$）[81]。研究还显示托吡酯在治疗三叉神经痛和肋间神经痛方面有中等疗效。对于复杂的局部疼痛综合征的数据是模棱两可的[82]。与托吡酯最常相关的副作用是嗜睡、头晕、恶心、体重减轻和精神难以集中[83]。该药物还轻度抑制了碳酸酐酶的酶活性，这可能导致更多的副作用，严重的不良反应，如代谢性酸中毒、代偿性通气过度呼吸性碱中毒、肾结石症和口周感觉异常[80]。

（二）左乙拉西坦

左乙拉西坦（Keppra）是一种独特的抗癫痫药，具有广泛的抗惊厥活性和很高的安全系数。它的作用方式源于它对 GABA - A 受体的作用，这是一种与其他抗惊厥药相比的新机制[84]。支持左乙拉西坦治疗慢性疼痛的证据依然是空白的。有一项针对 6 项随机、双盲试验系统分析左乙拉西坦治疗多种神经病理性疼痛状况（如疱疹后神经痛、乳房切除术后疼痛、多发性神经痛、卒中后中枢性疼痛、脊髓损伤和多发性硬化症）[85]，研究包括了 344 名患者，将左乙拉西坦与安慰剂进行了比较。Finnerup 等报道，在整个治疗期间，接受左乙拉西坦治疗的 34 名患者中有 3 例，接受安慰剂治疗的 32 名患者中有 4 例疼痛减轻了 33%[86]。Vilholm 等研究显示在左乙拉西坦组和安慰剂组中，25 例参与者中各有 8 例，减少了 50% 的疼痛[87]，报告的最常见不良事件是疲劳、头晕、头痛、便秘和恶心[85]。

七、抗精神病药

抗精神病药也被称为神经安定剂，已有近 50 年的历史了。它们被用来治疗任何精神病，标志性疾病是精神分裂症。抑郁症、躁狂症和谵妄中的精神病症状也是其使用的适应证。经典抗精神病药和非经典新一代抗精神病药均具有独立的镇痛作用，可有效治疗伤害性和神经病理性疾病[88]。历史上，Parkinson 病和迟发性运动障碍的严重副作用限制了它们在止痛药中的使用（特别是对于较老人服用的抗精神病药，如氟哌啶醇或氟苯那嗪）。更常见的是，住院患者而在使用其他镇痛药物产生谵妄的时候使用。

但是，根据最近的文献综述，有证据表明抗精神病药在治疗许多不同类型的疼痛中具有效，包括癌症疼痛和慢性非癌性疼痛，如纤维肌痛、慢性头痛、下背痛、肌肉骨骼疼痛、慢性老年患者的疼痛、慢性面部疼痛和糖尿病性神经病[89]。抗精神病药缓解疼痛的机制尚未阐明。可能抗多巴胺能受体在镇痛中起作用，而 5 - 羟色胺能拮抗作用可能对缓解疼痛也很重要[90]。α - 2 肾上腺素受体类的抗精神病药的拮抗作用也可能介导镇痛作用[91]。

（一）经典的抗精神病药

经典的抗精神病药（表 48.6）通过拮抗多巴胺受体（特别是 D2 受体）而起到的作用。他们作用于组织胺、胆碱能和 α - 1 肾上腺素受体。氟哌啶醇是此类的原型药物，其分子结构与吗啡相似。所有典型的抗精神病药都有不同程度的抗胆碱能副作用：口干、头晕、镇静、体重增加、便秘或视力模糊。它们

表 48.6　经典抗精神病药

药物名称	常规剂量	最大剂量
氟奋乃静（prolixin）	5～10 mg bid - tid	40 mg/d
氟哌啶醇（haldol）	2～5 mg bid - tid	100 mg/d
奋乃静（trilafon）	8～16 mg bid - tid	64 mg/d
替沃噻吨（navane）	5～10 mg tid	60 mg/d
三氟拉嗪（stelazine）	5～10 mg bid	40 mg/d
洛沙平（loxitane）	20～50 mg bid - tid	250 mg/d
氯丙嗪（thorazine）	10～50 mg bid - qid	2 000 mg/d
疏利达嗪（mellaril）	100～200 mg bid - qid	800 mg/d

还与锥体外系作用的不同程度相关：震颤、肌张力障碍、感觉异常、最严重的是迟发性运动障碍，一旦发生，这种运动便会永久存在。所有这些药物均会略微降低癫痫发作阈值，并可能升高血清葡萄糖水平。心血管疾病包括低血压、心动过速、非特异性心电图改变（包括尖端扭转型室速），以及极罕见的心脏猝死[32]。

（二）非经典抗精神病药

第一种非典型抗精神病药是氯氮平，用于治疗难治性精神分裂症。随后，此类药物又被开发出来：利培酮、奥氮平、喹硫平、阿立哌唑和齐拉西酮（表48.7）。与典型的抗精神病药相比，非典型药物具有较低程度的多巴胺 D2 受体拮抗作用和较高的 D4 受体拮抗作用[57]。此外，它们具有一定程度的 5-羟色胺 2 受体阻断作用。这种多受体阻断特征导致锥体外系、抗胆碱能和心脏副作用少得多。但是，经典药物的所有副作用都可能在非经典药物上发生。在为糖尿病患者开此药物时应谨慎，越来越多的证据表明，非经典药物，特别是奥氮平，降低葡萄糖耐量并且提高血清葡萄糖水平[92]。总体而言，由于非经典药物比经典型的抗精神病药具有更好的耐受性，它们很快成为抗精神症状的一线药物。这两类对于精神病的"阳性症状"都同样有效：幻觉和妄想。但是，非经典药物对扁平化情感、动力不佳和社交退缩的"负面症状"更为有效。此外，这些药物越来越多地用作抗抑郁药或焦虑症的增强剂，用于难治的抑郁和焦虑患者，可能对因疼痛和合并抑郁而致残的患者控制愤怒情绪非常有用[17]。

表 48.7 非经典抗精神病药

药物名称	常规剂量	最大剂量
阿立哌唑（aripiprazole）	5 mg qd	30 mg qd
氯氮平（clozaril）	100～300 mg qd‑bid	900 mg/d
奥氮平（zyprexa）	5～15 mg qd	20 mg/d
喹硫平（seroquel）	50～150 mg bid‑tid	800 mg/d
利培酮（risperdal）	2～4 mg qd‑bid	16 mg/d
齐拉西酮（geodon）	20～40 mg bid	160 mg/d

非经典抗精神病药在疼痛治疗中的使用将继续增长。病例报告和回顾性研究表明，它们可以有效

地作为偏头痛和慢性头痛每日预防的辅助药物或三线用药[91]。它们可以有效地治疗流产药物导致的丛集性头痛[91]。一项小型研究表明，该药对癌症疼痛患者具有镇痛作用[94]。用小鼠研究表明利培酮对热痛具有阿片样物质介导的镇痛作用[95]。在一个动物疼痛模型中，利培酮的强大镇痛作用归因于其通过 m1、m2、κ1 和 δ 阿片系统产生的选择性拮抗作用[90]。奥氮平（Zyprexa）已显示可缓解 α2-肾上腺素能受体，阿片类和 5-羟色胺能受体激活产生的疼痛[90]。非经典类镇痛药物的剂量范围仍然不是很清楚。

无论开非经典或经典的抗精神病药，都必须首先警告患者有关的副作用，尤其是迟发性运动障碍的风险，如果发生后将永久存在。在非精神病患者中，精神病药物的初始剂量应非常低，且缓慢增加，因为这些首发精神分裂症患者极易受到副作用的影响。

八、总结

在疼痛诊所就诊的慢性疼痛患者中，约 60%～80% 具有明显的精神病学特征。这种合并症加剧了他们的痛苦和残疾，这种精神困扰是痛苦的独立来源，进一步降低了生活质量。在过去的 25 年中，心理治疗药物的蓬勃发展，加上更有效的心理治疗方法，已导致治疗效果显著改善。这些药物中的许多药物均具有镇痛作用，且与它们对抑郁症，焦虑症或精神病的治疗效果无关。抗抑郁药、抗惊厥药和抗精神病药以其镇痛药物特性最为显著。精神病理学治疗结果的改善和其他辅助止痛药的出现，对镇痛药物的实践大有裨益。

◆ 要 点 ◆

● 抗抑郁药可能需要 2～4 周才能产生初始反应，但是在达到经典剂量后，所有抗抑郁药都可能需要 4～8 周才能得到全面的临床改善，缓解时间可能会更长。

● SSRI 对中枢神经系统中突触前 5-羟色胺再摄取泵的阻断具有立竿见影的作用，增加了突触间隙中 5-羟色胺的持续作用时间。

● TCA 抑制 5-羟色胺和去甲肾上腺素再

摄取,延长了5-羟色胺和NE在突触间隙中的停留时间,并增强了神经传递。TCA的镇痛特性与其对抑郁症的治疗效果无关。

- TCA也具有类似奎尼丁的性质,潜在的促心律失常,并且可以延长QTC间期。有心脏病史或服用其他QTC延长药物的患者应先做心电图。

- 阿米替林被去甲基化为去甲替林,丙咪嗪被去甲基化后为地昔帕明。

- SNRI与TCA一样,通过抑制5-羟色胺和NE重摄取而发挥作用。与SSRI相比,TCA和SNRI抑郁缓解率和镇痛效率更高。

- 度洛西汀是美国批准用于疼痛和精神疾病的唯一主要精神药物,因此,它是神经性病理性疼痛合并精神症状患者的首选治疗方法。

- 米那普仑(Milnacipran)已获得FDA批准用于治疗纤维肌痛而不是抑郁症。米那普仑出现的5-羟色胺和NE增加,增加对疼痛信号的抑制,从而减轻疼痛强度。

- 安非他酮是一种去甲肾上腺素能和多巴胺能再摄取泵抑制剂,可延长NE和多巴胺潜留在突触间隙中的时长,它具有显著的精神兴奋特性。

参考文献

请于ExpertConsult.com在线访问参考文献。

第 49 章 膜稳定剂

Stacy Peterson，MD；Honorio T. Benzon，MD；Robert W. Hurley，MD，PhD

翻译：王小梅　徐蕴馨　审校：王清秀　樊肖冲

一、概述

神经病理性疼痛的治疗是对医者的挑战。引起慢性神经病理性疼痛的多种疾病包括但不限于糖尿病神经病变、带状疱疹后遗神经痛、中枢神经病理性疼痛、外伤/手术所致神经损伤、不完全性脊髓损伤、三叉神经痛、多发性硬化症、神经根病、复杂区域疼痛综合征（complex regional pain syndrome，CRPS）和人类免疫缺陷病毒（human immunodeficiency virus，HIV）相关的周围神经病变等。神经病理性疼痛被定义为由神经系统中原发性损害或功能障碍引发或引起的疼痛。疼痛性质通常被描述为烧灼感、撕裂感或针刺感。

神经病理性疼痛是组织损伤后发生的伤害性变化的不幸后果[1]。神经损伤后，周围神经纤维将外周伤害信号传递到中枢神经，中枢神经下行调制，最终引起神经系统的可塑性改变。神经病理性疼痛可能与周围神经的损伤，或与自主神经改变或中枢神经系统功能障碍相关。这些改变包括中枢敏化、神经元抑制功能的破坏，以及疼痛对交感神经系统影响的改变。当异常的神经活动持续超过治愈的预期时间时，疼痛感就会在本质上成为慢性的，去除原发性疾病时也会持续。

组织损伤后，Aδ 纤维和 C 纤维的活化阈值降低，并且对给予的固定刺激反应增强。此外，位于受伤位点的离子通道发生改变。钠离子通道和钙离子通道在中枢和周围神经细胞过度兴奋性传递中发挥基础作用[2]。神经损伤后，离子通道数量过度积累，导致感觉神经和背根神经节细胞体异常、自发放电。神经细胞膜过度兴奋的结果就产生慢性疼痛感觉。

对神经病理性疼痛的病理生理和药理学方面的研究，引起了研究人员对钠离子通道和钙离子通道阻滞剂的研究[3,4]。癫痫的病理学研究为神经病理性疼痛提供了可能的治疗方向。对治疗癫痫的常用药——膜稳定剂的大胆推论和研究，使得膜稳定剂等已用于治疗神经病理性疼痛。归类为膜稳定剂的药物有多种，主要包括钠离子通道阻滞药（抗癫痫药、抗惊厥药、局麻药、三环类抗抑郁药和抗心律失常药）和钙离子通道阻滞药（表 49.1）。

评估药物对神经病理性疼痛的疗效时，最常用的是评估每日平均疼痛评分的改变，疼痛评分法包括视觉模拟评分法（visual analog scale，VAS；含 10 cm/100 mm 刻度；0 代表无疼痛；10 代表最严重的疼痛）和含 11 条项目的 Likert 量表或数字分级评分法（numeric rating scale，NRS），患者报告疼痛缓解 30% 及以上时定义为中度镇痛功效，报告疼痛缓解 50% 及以上为显著镇痛功效。"需要治疗的患者数"（numbers needed to treat，NNT）指使用某种药物治疗，当获得一名具有一定缓解程度的患者时需要治疗的患者数量，用于比较不同的药物和疾病间疗效关系，以便更准确地判断药物效果[5,6]。为方便理解，通常将疼痛缓解 50% 以上作为 NNT 参数，这也与相关的临床疗效有关[5]。"出现伤害性事件需要的患者数"（numbers needed to harm，NNH）是指在用某种药物进行治疗时，出现一个患者有明显的副作用之前所需治疗的患者数。几种止痛药物的 NNH 尚不清楚。NNT/NNH 比值越低则镇痛越好。

表 49.1　常用的膜稳定剂及其作用机理和常见副作用

膜稳定剂	机制	副作用	临床评价
卡马西平	阻断钠离子通道	镇静、头晕、步态异常、血液学变化	每 2~4 个月血液检测
加巴喷丁/普瑞巴林	与电压门控钙离子通道的 α-2δ 亚基结合	头晕、镇静	逐渐停药
拉莫三嗪	稳定慢钠离子通道；抑制突触前神经元释放谷氨酸盐	皮疹、头晕、嗜睡	药物的相互作用[a]
左乙拉西坦	具体机制不明	无力、嗜睡	无明显药物相互作用
利多卡因乳剂/TD	阻断钠离子通道	皮肤刺激	—
美西律	阻断钠离子通道	恶心、视力模糊	监测血清水平，CBC（针对恶液质）
奥卡西平	阻断钠离子通道	低钠血症、嗜睡、头晕	—
苯妥英	阻断、干扰钠离子通道	镇静、运动障碍	—
托吡酯	阻断钠离子通道，增强 GABA 抑制	镇静、肾结石、青光眼	—
丙戊酸	阻断钠离子通道，增加 GABA	嗜睡、头晕、胃肠不适	药物相互作用[a]
唑尼沙胺	阻断钙离子和钠离子通道	共济失调、肾结石	—

注：[a]拉莫三嗪(Lamotrigine)：与丙戊酸盐联合使用可提高疗效（减少剂量），与苯妥英和卡马西平合用会降低疗效。CBC，全血细胞计数；GABA，γ-氨基丁酸；TD，经皮给药。

二、钠离子通道阻滞药

钠离子通道阻滞药包括抗癫痫药/抗惊厥药、局麻药、三环类抗抑郁药和抗心律失常药。它们作为一个整体，抑制异位放电的产生和传导。治疗神经病理性疼痛的主要药物是抗癫痫药/抗惊厥药和局麻药。加巴喷丁和普瑞巴林也是抗惊厥药，与其他经典的抗癫痫和抗惊厥的药物相比，钙离子通道阻滞药的作用机理不同，后面单独讨论。

钠离子通道阻滞药可用于三叉神经痛、CRPS、糖尿病神经病变、神经根性疼痛、化疗引起的周围神经病变和带状疱疹后遗神经痛等主要或辅助治疗。当使用这些药物时，与所有的膜稳定剂一样，了解适当的剂量、毒性以及与其他药物合用时的效果是至关重要的。一般来说，剂量应在安全标准内滴注到患者感到舒适为止。

（一）抗惊厥药

1. 苯妥英

苯妥英(dilantin)的初始用量为 100 mg，每日 2 次或 3 次（表 49.2）。主要用于治疗糖尿病神经病变。但综合考量其功效、高发的副作用和药物相互作用，该药已被淘汰。苯妥英通过阻断钠离子通道，阻止兴奋性谷氨酸盐的释放，抑制异位放电等最终缓解疼痛。

关于苯妥英对糖尿病神经病变的治疗，研究结果是矛盾的[7]。最近 Cochrane 的一篇综述文章也没有发现常规使用苯妥英治疗神经病理性疼痛的证据，没有研究证明苯妥英能长期有效的改善疼痛[8]。因此，该药不应作为神经病理性疼痛的一线用药。另一些研究表明该药可以改善急性疼痛。静脉注射苯妥英用于疼痛管理，剂量为 15 mg/kg 时可在 2 小时内缓解急性疼痛。其副作用包括嗜睡和反应迟钝，也有患者出现眼球震颤和共济失调。在抗癫痫药物中，苯妥英所独有的副作用是面部变化，包括牙龈增生和面容粗糙。磷苯妥英是苯妥英的一种前体药物，静脉注射后转化为苯妥英，用于某些患者避免长时间的给药间隔或注射部位的烧灼感。

苯妥英激活肝脏细胞色素 P450 酶系统，联合用药时要仔细评估。例如，苯妥英会降低美沙酮、芬太尼、曲马多、美西律、拉莫三嗪和卡马西平的疗效。联合用药要相应调整这些药物用量。与抗抑郁药和丙戊酸联用，可致苯妥英血药浓度增加，后续用量应降低。苯妥英用于神经病理性疼痛的治疗被认为是最后一种治疗手段。

2. 卡马西平

卡马西平(tegretol)的初始剂量为 100~200 mg，

表 49.2　用于神经病理性疼痛的药物及推荐剂量

膜稳定剂	初始剂量	滴注	最大剂量
卡马西平	100～200 mg 每日 2 次	逐渐以 200 mg 增量增加	每日 1 200 mg
加巴喷丁[a]	100～300 mg 睡前服用或 100～300 mg 每日 3 次	由于耐受,每 1～7 天每日 3 次增加 100～300 mg	3 600 mg(1 200 mg 每日 3 次)
拉莫三嗪	25～50 mg 睡前服用	每 1～2 周增加 50 mg	每日 300～500 mg
左乙拉西坦	500 mg 每日 2 次	每周增加 500 mg	每日 3 000 mg
利多卡因乳膏	2%、5%、10%	—	—
利多卡因补丁	5%	—	12～18 小时用/6～12 小时停
美西律	每日 150 mg	3 天内增至 300 mg,之后增至 600 mg	10 mg/(kg·d)
奥卡西平	600 mg 每日 2 次	每日增加 300 mg	每 3 天 1 200～1 800 mg
苯妥英	100 mg 每日 2～3 次		
普瑞巴林[a]	50 mg 每日 3 次或 75 mg 每日 2 次	3～7 天后增至每日 300 mg,之后由于耐受,每 3～7 天每日增加 150 mg	每日 600 mg(200 mg 每日 3 次或 300 mg 每日 2 次)
托吡酯	每日 50 mg 睡前服用	—	1 500 mg 每日 2 次
丙戊酸	250 mg 每日 2 次	每周增加 250 mg	500 mg 每日 2 次
唑尼沙胺	每日 100 mg	每周增加 200 mg	每日 600 mg

注:[a]若患者肾功能受损,则降低剂量。

每日两次,滴注至有效;常用剂量范围为 300～1 200 mg/d,分两次给药;常用维持剂量为 600～800 mg/d。该化合物的化学结构与三环类抗抑郁药相似,但镇痛的作用机理却大不相同。这种药物被认为是通过周围和中枢机制抑制疼痛。卡马西平选择性阻断已有疼痛的神经纤维,对正常功能的 Aδ 和 C 纤维伤害感受器没有影响。该药物的主要用途包括对三叉神经痛、丘脑介导的脑卒中后疼痛、带状疱疹后遗神经痛和糖尿病神经痛的初级治疗。常见的副作用为嗜睡、头晕、恶心和呕吐,副作用通常可通过缓慢滴注来限制。另外,卡马西平可致严重副作用,包括全血细胞减少症(需要在治疗期间进行监测血细胞计数)、Stevens-Johnson 综合征和中毒性表皮坏死松解症。

卡马西平用于三叉神经痛,三叉神经痛是一种由三叉神经支配的一处或多处部位的严重的剧烈的面部疼痛[9]。尽管这一过程的病理学尚未完全明确,但是大多数病例被认为是由于在脑桥起源处动脉或静脉血管异常压迫三叉神经引起的。

卡马西平的 NNT 值<2,是研究最多的治疗三叉神经痛的药物,许多研究都强调了其有效性[9]。一项在 70 例三叉神经痛患者中卡马西平的疗效研究,发现疼痛发作频率减少 68%,疼痛严重程度下降 58%[10]。另一些研究发现,在开始治疗 2 周后,患者反馈的疗效为"优秀"或"良好"[11]。此外,卡马西平对三叉神经痛的积极作用已通过交叉、安慰剂和对照双盲研究证实[12]。尽管取得了这些积极结果,但是三叉神经痛作为一种疾病过程,许多患者疼痛难以控制,通常需要多种药物联合治疗。

卡马西平还被研究用于糖尿病引起的疼痛状态。动物实验发现,应用卡马西平,动物对各种刺激的痛觉过敏降低。在人类糖尿病患者中,该药显示比安慰剂更有益[7]。卡马西平与去甲替林/氟奋乃静相比,在糖尿病神经痛患者中具有同样的疗效且副作用较少。

由于使用卡马西平会增加患者发生粒细胞缺乏症和再生障碍性贫血的风险,接受治疗的患者每 2～4 个月应进行一次血液检查。有研究指出,卡马西平严重不良反应的 NNH 为 24,对于轻微的不良反应如镇静,NNH 为 3[9]。最近一项对卡马西平治疗三叉神经痛的回顾性综述显示,因不良反应致停药率很高。在这项 100 名患者的研究中,有 27% 出现不良反应而停药。该综述报道出现不良反应的平均时间为 8.6 个月[13]。

3. 奥卡西平

奥卡西平(trileptal)是卡马西平的酮类似物,旨在保留卡马西平的膜稳定作用,同时减小了轻微不良反应如镇静和严重或危及生命的不良反应。奥卡西平的主要优点是通常不需要监测药物血浆浓度和血细胞水平。与卡马西平相似,奥卡西平阻断钠离子通道,不影响 γ-氨基丁酸(γ-aminobutyric acid, GABA)受体。

奥卡西平治疗期间可能发生严重的低钠血症(钠<125 mmol/L)。这通常发生在治疗最初的 3 个月内,在停药后的几天内钠水平会转为正常。开始奥卡西平治疗时应监测钠水平。奥卡西平的其他不良反应常报道有头晕、嗜睡、恶心和呕吐,但患者对此通常耐受良好。

一项为期 16 周的随机安慰剂对照试验评估了奥卡西平用于痛性糖尿病神经病变患者的治疗作用[14]。患者治疗用 300 mg/d 的剂量,并滴注至最大剂量 1 800 mg/d。接受奥卡西平治疗的患者 VAS 评分示疼痛减轻,整体不适改善,疼痛引起的睡眠障碍减少。

奥卡西平与卡马西平相比,因其优越的副作用,越来越多的人选择使用奥卡西平。尽管耐受性更好,但不良反应的发生率仍然很高。在一项对 100 例用奥卡西平成功治疗三叉神经痛的患者进行的回顾性综述中,因不良反应而停药的比例为 18%[13]。在一些国家,奥卡西平现已成为三叉神经痛的首选药物。尽管一组连续的病例报告其在治疗神经病理性疼痛方面的功效[13],但目前尚缺乏前瞻性的随机对照试验。

4. 丙戊酸

丙戊酸(depakote)作用于 GABA-A 受体。文献中关于该药物治疗神经病理性疼痛的疗效报道有争议,尽管有研究表明当丙戊酸的剂量为 800 mg/d,服用 3 个月,可有效治疗偏头痛(包括用药过度导致的头痛患者和解毒后偏头痛的患者)[15]。丙戊酸的副作用包括胃肠不适、嗜睡和头晕。该药物在疼痛治疗中的确切作用还有待阐明[6]。

5. 拉莫三嗪

拉莫三嗪(lamictal)初始剂量为睡前 25~50 mg,2 周后可增加至 50 mg,每日 2 次。其后每 1~2 周增加 50 mg,在耐受的情况下增加至 300~500 mg/d,分两次服用。需要停药时,应在 2 周内逐渐减少用量。和其他讨论过的药物一样,拉莫三嗪是一种能阻断活跃神经纤维中钠离子通道的药物。它对正常功能的神经系统没有影响。拉莫三嗪的独特之处在于,除了作为钠通道阻滞剂外,它还能阻止兴奋性递质谷氨酸盐的释放。

拉莫三嗪的主要用途是治疗三叉神经痛。尽管一直将卡马西平作为三叉神经痛治疗的一线药物,但其并非对所有患者都有效。在此类患者模型中拉莫三嗪作为联合用药和卡马西平的替代品进行了研究[16]。该研究对 21 例卡马西平治疗无效的三叉神经痛患者采用拉莫三嗪治疗[7],结果显示,在 7 名男性和 14 名女性患者中,有 14 名患者在接受拉莫三嗪治疗后症状明显缓解,其余 7 名患者没有疗效。因此,卡马西平耐药的三叉神经痛患者可使用拉莫三嗪替代。这一阳性结果在 15 例接受拉莫三嗪治疗的三叉神经痛患者的随访中也得到了证实。另一研究显示[17],73% 的患者在研究结束时没有出现疼痛症状。随后的间断随访显示有持续的积极结果,患者报告的疼痛评分没有变化。这些研究的结果表明,拉莫三嗪可能在防治易感患者的三叉神经痛中发挥作用。

拉莫三嗪也在糖尿病神经病变人群中进行了评估,结果显示患有糖尿病神经病变的患者可从拉莫三嗪治疗中受益。在两项重复、随机、双盲、安慰剂对照试验中,共有 360 名患者接受了拉莫三嗪治疗。其中一项研究结果显示,服用 400 mg/d 剂量的患者疼痛强度评分较安慰剂组有所降低,服用 200 和 300 mg/d 的剂量则未显示出任何效果[18]。在一项开放性研究中,15 名由糖尿病[Ⅰ型和(或)Ⅱ型]引起的周围神经病变患者接受了治疗。分别通过刷子和冷刺激测量痛觉超敏,用针刺法测量痛觉过敏。研究后期,对患者进行测试显示所有疼痛刺激测试均有改善,且在随后的 6 个月间断随访中,患者的疼痛缓解仍持续。

在一项随机对照试验中发现拉莫三嗪(300 mg/d)可显著减轻远端感觉多发性神经病变(distal sensory polyneuropathy, DSP)患者的疼痛,但对人类免疫缺陷病毒(human immunodeficiency virus, HIV)疾病相关的抗反转录病毒毒性神经病变(antiretroviral toxic neuropathy, ATN)无此作用[19]。随着 HIV 疾病诊断的患者数量增加,与艾滋病毒相关的神经病变也呈上升趋势。对与 HIV 感染相关的远端感觉周围神经病变患者进行安慰剂对照、随机双盲研究,以确定拉莫三嗪的疗效。结果发现安慰剂组和接受拉莫三嗪组的患者疼痛均有所减轻,但拉莫三嗪组疼痛减轻的速度更快。然而,同时服用抗反转录病毒药物和拉莫三嗪的患者比那些单独服用拉莫三嗪的患者缓解疼痛的速度更慢。在随后的一项更大型的试验中,发现拉莫三嗪对 HIV 相关的 DSP 和 ATN 疼痛都有效[20]。另一实验中还研究了拉莫三嗪作为一种辅助疗法对 220 例患者的疗效,这些患者有多种神经病理性疼痛,单一治疗无法控制[21]。这项随机、双盲、安慰剂对照研究评估了拉莫三嗪添加三环抗抑郁药、加巴喷丁和非阿片类镇痛药的疗效和耐受性。这项研究中患者患有糖尿病周围神经病变、带状疱疹后遗神经痛、外伤/手术神经损伤、不完全性脊髓损伤、三叉神经痛、多发性硬化症或与 HIV 相关的周围神经病变。研究显示拉莫三嗪的一般耐受性良好,但根据疼痛评分或补救药物的使用情况,并没有显示有效的镇痛作用。

患者中最常见的副作用是皮疹,患病率可高达 10%。这种皮疹更可能出现在儿童患者中,特别是当拉莫三嗪与丙戊酸联合使用时;极少病例中会发生 Stevens-Johnson 综合征。医务人员开处方时还应注意,当拉莫三嗪与细胞色素 P450(cytochrome P450,CYP450)抑制剂丙戊酸联合使用时,初始剂量应减少至 12.5 mg/d,并应谨慎进行滴注。此外,当与诱导肝酶的抗惊厥药联合使用时(如苯妥英和卡马西平),可能会降低拉莫三嗪的疗效,此时需要更高的剂量来改善症状。

6. 托吡酯

除影响钠离子和钙离子通道外,托吡酯(Topamax)还增强了 GABA(抑制性)神经递质的作用,并抑制 α-氨基-3-羟基-5-甲基-4-异噁唑丙酸(α-amino-3-hydroxy-5-methyl-4-isoxazolepropionic acid,AMPA)型谷氨酸盐(兴奋性)受体。治疗初始剂量为睡前服用 50 mg,可增至上限为 200 mg,3 次/天。研究表明,200 mg/d 的剂量开始起效。

托吡酯已被评估用于糖尿病神经病变患者。一项为期 12 周的双盲研究显示,托吡酯疗法在缓解糖尿病神经病变患者的痛觉方面比安慰剂更有效[22]。然而,另一篇相关研究[7]并没有证实这一结果,在一项双盲、随机交叉试验中,评估托吡酯(50~400 mg)用于慢性腰神经根性疼痛患者的结果表明,它可以

改善整体疼痛评分,但并未减轻腿部疼痛[23],该研究受到频繁的副作用及高退出率的限制。托吡酯的确切作用尚未确定,可作为一种辅助药物与其他膜稳定剂共同用于疼痛管理。文献中的病例报告还强调了这种药物可用于其他形式的神经病理性疼痛,包括疱疹后神经痛、肋间神经痛和 CRPS。

托吡酯在偏头痛预防中的作用已得到充分证实,并被批准用于青少年的偏头痛预防。在一项为期 26 周的双盲安慰剂对照研究中,483 名患者被随机分为安慰剂组、托吡酯组(50 mg/d、100 mg/d 和 200 mg/d)。其中 463 例患者完成了基线后疗效报告。在 100 mg 和 200 mg/d 的剂量下,偏头痛发生频率有统计学意义的显著降低。除此之外,在这些剂量下需要的补救药物也相应减少了[24]。

托吡酯的主要副作用是镇静。由于托吡酯是碳酸酐酶的抑制剂,该制剂的其他特征性不良反应包括可能发生肾结石和青光眼[12]。与托吡酯相关的体重减轻可能对某些人有益,而对另一些人来说也可能有害。

7. 左乙拉西坦

左乙拉西坦(keppra)在结构上与其他抗癫痫药无关,其作用机制尚未确定。左乙拉西坦的起始剂量为 500 mg,2 次/天;可增加至建议剂量 3 000 mg/d,分次服用;高达 5 000 mg/d 的剂量已经在神经病理性疼痛的治疗中进行了评估[25]。其线性药代动力学使随着剂量增加而预测药效成为可能。左乙拉西坦不经细胞色素 P450 系统代谢,因此没有显著的药物相互作用[26]。

研究发现左乙拉西坦对继发于脊髓损伤[27]和乳房切除术后[28]的神经病理性疼痛无效。有一些证据支持使用左乙拉西坦 500 mg/d 作为偏头痛的预防治疗;但迄今为止所做的研究很少[29,30],其副作用包括乏力、头晕、嗜睡和头痛。

(二)局部麻醉药

局部麻醉药可用于神经性病理性疼痛,以阻止神经的异常放电,但他们也可以阻断正常非伤害性的神经传导。总体来讲,它们可有效治疗疱疹后神经痛、三叉神经痛、神经根病变和周围神经病。

1. 利多卡因

常规静脉输注剂量为 1~5 mg/(kg·h),持续 30~60 分钟。当血浆浓度达到 10 mg/mL 时,可出现的副作用包括头晕、视力模糊和癫痫发作[12]。利

多卡因有抗心律失常的作用，但当血浆浓度达 20～25 mg/mL 时有心动过缓和心脏抑制的潜在风险，因此，长期或大剂量使用利多卡因时，有必要进行心电图监测。5% 利多卡因可经皮给药，已证明其对各种类型的神经病理性疼痛的患者有益，包括疱疹后神经痛、开胸手术后疼痛、肋间神经痛和感觉异常性股痛[31]。

由丙胺卡因和利多卡因组成的复合局部麻醉剂（eutectic mixture of local anesthetics，EMLA）也被提倡用作外用局部麻醉药。这种药物可用于儿童静脉穿刺的辅助药物，使用时必须注意 EMLA 乳膏的用量，避免毒性。丙胺卡因容易代谢为邻甲苯胺，可导致高铁血红蛋白血症[32]。

在某些情况下，围术期使用利多卡因注射液可有效预防慢性疼痛。最近一项针对 80 名乳腺切除术患者的双盲、安慰剂对照试验显示，围手术期注射利多卡因，术后发生慢性疼痛的风险显著降低[33]。关于围术期注射利多卡因可减少术后阿片类药物消耗和缓解疼痛的作用，有不同的报道（另请参阅第十二章）[34,35]。

2. 美西律

美西律的标准起始剂量是 75～150 mg/d，目标剂量是 300～450 mg/d。该药物是一种抗心律失常药，可被认为是利多卡因的口服类似物，用于缓解疼痛。疼痛科医师可以通过静脉注射利多卡因进行疼痛治疗，同时监测其使用剂量和效果，当疼痛症状得到缓解，可口服美西律进行维持治疗，尽管这一治疗方案缺乏支持性研究[36]。

美西律也可用于糖尿病神经病变、丘脑卒中疼痛、痉挛和肌强直，尽管其作用甚微[37]。该药物常见的副作用包括嗜睡、易怒、视力模糊、恶心呕吐，严重限制了该药物的使用。患者也有发展为血恶液质的风险，应定期进行血液检查。

三、钙离子通道阻滞药

钙离子道阻滞药作为临床上推荐的神经病理性疼痛一线治疗药物[38]，发现有六种不同的类型：L、N、P、Q、R 和 T。用于治疗神经病理性疼痛的钙离子通道阻滞剂与 L 型电压门控钙通道的 α-2δ 亚基结合，导致谷氨酸盐、去甲肾上腺素和 P 物质的释放减少[39,40]。虽然加巴喷丁和普瑞巴林从结构上来自抑制性神经递质 GABA，但他们不与 GABA 受体结合或对其有激活作用，对 GABA 的吸收和代谢也没有影响。

（一）加巴喷丁

加巴喷丁的标准初始剂量为 100～300 mg/d，可逐渐增至最大剂量 3 600 mg/d，分三次服用。为了减少不良反应，初始剂量通常在睡前服用。2～5 天后，剂量增加至 300 mg/次，2 次/天；再过 2～5 天后可增加至 300 mg/次，3 次/天。随后根据耐受情况，每隔一周剂量增加 300～600 mg，直到达到有效剂量或每日最大剂量。限制剂量的主要副作用是疲劳、嗜睡和头晕，通常通过逐步剂量滴注来缓解这些副作用。尽管加巴喷丁很少有药物相互作用，但对于肾功能不全的患者应该减少剂量。加巴喷丁于 1994 年引进，现在已有仿制药面市，这使其成为更具性价比的选择。然而加巴喷丁的起始剂量通常不能立即缓解疼痛，缓慢的滴注要求可能会需要长达 2 个月的时间才能起到充分缓解疼痛的疗效。

加巴喷丁对患有多种疼痛症状的患者有许多用途。已经对正在接受治疗的疱疹后神经痛、CRPS、痛性糖尿病神经病变和其他形式的神经病理性疼痛的患者进行了研究[41,42]。通过双盲研究评估了加巴喷丁对疱疹后神经痛的疗效。把应用阿片和（或）三环类抗抑郁药（tricyclic antidepressants，TCA）维持治疗的疱疹后神经痛确诊患者分为两组：除了他们当前的背景疼痛疗法外，113 例接受加巴喷丁治疗，116 例接受安慰剂治疗。患者分别维持各自的疗法为期 8 周，并在 4 周内将药物滴注至最大剂量 3 600 mg/d[42]。结果表明，加巴喷丁组 VAS 降低了近 2 分，而安慰剂组患者仅降低了 0.5 分。随着疼痛的减轻，患者的健康调查简表（the medical outcome study 36-item short from health survey，SF-36）评分也有所提高，机体功能得到改善，感觉更舒适，睡眠更安稳。

加巴喷丁对糖尿病神经病理性疼痛的作用进行了评估[41]。一项来自多中心的随机、双盲、安慰剂对照试验显示，服用高达 3 600 mg/d 加巴喷丁的患者 VAS 下降 2.5 分，而对照组则下降 1.4 分[41]。与疱疹后神经痛患者相似，患者的 SF-36 评分也有所提高，夜间睡眠也更安稳，功能全面改善。

加巴喷丁也被研究用于腰椎管狭窄症患者。在一项初步研究中，两组患者都接受了标准护理，包括物理治疗、腰骶支撑和非甾体抗炎药（nonsteroidal antiinflammatory drugs，NSAID)[43]。治疗组同时接受加巴喷丁治疗，900～2 400 mg/d，分三次服用。4 个月后，接受加巴喷丁治疗的患者报告疼痛评分改善，步行距离增加，感觉和运动障碍减少。鉴于这些结果，认为加巴喷丁可作为症状性椎管狭窄的辅助治疗药物。

在一项为期 8 周的双盲、随机、安慰剂对照试验中，纳入了 CRPS、疱疹后神经痛、神经根病变、椎板切除术后综合征、卒中后综合征、幻肢痛和其他神经病理性疼痛综合征患者。加巴喷丁初始剂量是 900 mg/d，持续 3 天，在第 5 周结束时增加至最大剂量 2 400 mg/d。研究结论表明，加巴喷丁能减轻这些患者的疼痛并改善他们的生活质量[44]。研究发现加巴喷丁能有效减轻与多发性硬化症相关的疼痛，特别是伴有搏动、刺痛和抽搐感的阵发性疼痛，但对患者的钝痛和酸痛无明显改善[45]。同时，加巴喷丁似乎也能提高阿片类药物在神经病理性癌痛患者中的镇痛效果[46]。

研究显示，加巴喷丁对截肢后疼痛和幻肢痛的效果比对其他神经病理性疼痛的效果差。Nikolajsen 及其同事[47]给截肢后的患者服用加巴喷丁，发现对截肢后或幻肢痛并没有作用。在一项小规模的队列对照研究中，发现加巴喷丁可有效治疗化疗引起的痛性周围神经病变[48]。然而，一项更早期、规模更大的 RCT 发现，加巴喷丁对于相同情况治疗无效[49]。

在患有痛性糖尿病神经病变或疱疹后神经痛的患者中，加巴喷丁和吗啡的联合用药比单独使用两种药物更有效[46]。在最大耐受剂量下，平均每日疼痛评分在基线时为 5.7 分，安慰剂组为 4.5 分，加巴喷丁组为 4.1 分，吗啡组为 3.7 分，加巴喷丁和吗啡联合用药组为 3.06 分。联合用药与单独使用吗啡相比，口干的发生率更高，便秘的发生率也高于单用加巴喷丁的患者。

一项极其重要且高质量的试验结果发现，加巴喷丁和三环类抗抑郁药去甲替林联合治疗糖尿病和水痘带状疱疹引起的神经病理性疼痛是非常有效的[50]。尽管该研究并非旨在显示两种药物之间的协同作用，但结果高度暗示了这种协同镇痛效果。低剂量加巴喷丁（口服 600 mg，3 次/天）和去甲替林（睡前口服 50 mg）的联合用药比分别单用两种高剂量药物都能更好地缓解患者的疼痛。重要的是，联合治疗的患者获得了良好的镇痛效果，且没有单一药物治疗患者的严重副作用。这项由加拿大卫生研究所支持的试验是一项罕见的研究，因为研究人员不受制药公司的影响，而且研究的是两种廉价的仿制药。

除了加巴喷丁在神经病理性疼痛的治疗作用外，还有证据支持加巴喷丁作为原发性头痛综合征（包括慢性每日头痛）的预防药物[51]。很少有证据表明它是治疗偏头痛型头痛的首选疗法，但是当一线疗法被证明无效时，可以将其视为替代疗法。

(二) 普瑞巴林

普瑞巴林的初始剂量为 150 mg/d，分两次或三次给药，老年患者可睡前服用 75 mg/d，3～7 天后剂量滴注至 300 mg/d；随后在开始给药后的 2 周内，滴注至最大剂量 600 mg/d。与加巴喷丁一样，肾功能不全的患者必须减少普瑞巴林的剂量。与加巴喷丁相比，普瑞巴林的优点包括：疼痛缓解更快；线性药代动力学和个体间变异性低[52]；剂量相关的副作用少可允许快速剂量滴注，与加巴喷丁每日三次给药相比普瑞巴林只需每日两次。此外，在 300～600 mg/d 的目标剂量下治疗 2 周后，通常可获得最大疗效，而用加巴喷丁治疗的患者则需长达 2 个月。对普瑞巴林治疗痛性糖尿病神经病变和疱疹后神经痛的 9 个对照研究的数据进行的回顾性分析表明，与加巴喷丁治疗 2 周起效相比，普瑞巴林治疗神经病理性痛在 1 周内起效（通常为 2～3 天）[53]。

普瑞巴林是一种 α-2δ 配体，结构上与加巴喷丁相似，它同样与钙离子通道结合并调节钙离子内流入超兴奋的神经元，使其具有抗伤害和抗癫痫作用[39]。尽管它在结构上源自抑制性神经递质 GABA，但它不与 GABA 或苯二氮䓬受体结合。普瑞巴林已被批准用于治疗周围和中枢神经病理性疼痛，包括疱疹后神经痛和痛性糖尿病神经病变。

针对 370 名疱疹后神经痛的患者进行了研究，以评估分别服用 150 mg/d、300 mg/d 和 600 mg/d 剂量与服用安慰剂的疗效对比[54]。这项随机对照试验显示，所有服用普瑞巴林的患者平均疼痛评分降低，睡眠质量改善；疗效最为显著的是服用剂量为 600 mg/d 的患者。患者最早在第一周出现疗效，并且在整个 13 周的研究过程中持续有效。不良反应通常为轻度至中度，有 13% 的患者退出了研究，最常见的原因是头晕或嗜睡。

在一项随机、双盲研究中,评估了普瑞巴林对糖尿病神经病变引起的神经病理性疼痛的影响[55]。研究共纳入 395 例患者,随机接受 150 mg/d、300 mg/d 或 600 mg/d 的剂量。接受 600 mg/d 剂量的患者中,有 46% 的患者报告疼痛评分较基线水平改善了50% 以上,达到这一效果的 NNT 为 6.3。普瑞巴林还改善了与疼痛有关的睡眠障碍,在接受 600 mg/d 剂量的患者中,总体耐受性良好,NNH 为 10.3。

一项为期 12 周的多中心临床研究中,对普瑞巴林在脊髓损伤引起的中枢神经病理性疼痛患者中的疗效进行了评估[56]。研究中共有 137 名患者,被随机分为 150 mg/d~600 mg/d 的灵活剂量方案组或安慰剂组,并允许维持已有的疼痛治疗方案。结果发现普瑞巴林对缓解中枢神经病理性疼痛明显优于安慰剂。

普瑞巴林在难治性神经病理性疼痛患者中的疗效也进行了评估[57]。对 81 例难治性疱疹后神经痛和糖尿病神经病变患者进行了一项为期 15 个月的开放对照研究。对比药物包括加巴喷丁、一种三环类抗抑郁药及第三种药物[如其他抗惊厥药、阿片类药物、五羟色胺再摄取抑制(selective serotonin reuptake inhibitor,SSRI)、曲马多]。患者服用剂量为 150~600 mg/d,持续 3 个月后有 3~28 天的"药物空窗期"。在治疗周期中,根据 VAS 评估,患者出现了有临床意义的疼痛强度持续下降,但在"药物空窗期"期间有疼痛感反弹趋势。我们认为当患者对其他药物反应不满意时,普瑞巴林可被认为是一种辅助治疗药物。

普瑞巴林已被证明可有效治疗纤维肌痛。一项双盲研究纳入了 748 例纤维肌痛患者,患者在 13 周内分别服用 300 mg/d、450 mg/d 和 600 mg/d 剂量的普瑞巴林与安慰剂进行比较。结果显示,所有剂量组的普瑞巴林均显著降低了患者的疼痛强度[58]。在该项研究中,由于药物副作用,有 21% 的患者退出,退出的患者多数在高剂量组(600 mg/d)。目前还没有足够的证据表明,每天摄入 600 mg 的普瑞巴林较 450 mg 更有优势。

普瑞巴林除了在治疗神经病理性疼痛中的作用外,也有越来越多的证据支持在手术中(如脊柱手术、肩关节镜、鼻中隔成形术和开胸术)使用普瑞巴林进行预防性镇痛[59,60]。

普瑞巴林的优势在于起效快和良好的副作用。最常见的不良反应包括嗜睡和头晕,高剂量时更容易出现。当需要停用普瑞巴林时,应在至少一周内逐渐减小剂量,以降低不良反应的发生,包括失眠、恶心、头痛和腹泻。

(三)唑尼沙胺

唑尼沙胺初始剂量为 100 mg/d,持续 2 周,之后每周增加 200 mg,直到达到目标剂量 600 mg/d。该药通过阻断 T 型钙离子通道和钠离子通道发挥作用;同时增加 GABA 的释放,可用于多种类型的神经病理性疼痛。

一项开放性剂量滴注研究结果表明,治疗 8 周后,患者 VAS 评分变化很小[61]。在一项针对周围神经性疼痛患者的随机、双盲,安慰剂对照试验性研究中,也观察到了类似的结果[61]。其副作用包括共济失调、食欲下降、皮疹和肾结石(由于碳酸酐酶抑制剂的作用),同时可使儿童患少汗症和高热症的风险增加。唑尼沙胺在神经病理性疼痛患者中的确切作用尚不清楚,还需要进一步研究。值得注意的是唑尼沙胺在预防头痛方面的有效作用。一项针对 80 名患者进行的双盲研究中显示,与托吡酯相比,唑尼沙胺滴注至 200 mg/d 时,对降低头痛频率可起到同样疗效,且更能减轻头痛的严重程度[62]。

(四)齐考诺肽

齐考诺肽(prialt)是一种 ω-芋螺毒素(以前称 SNX-111),由于其肽结构,给药时通过鞘内注射。齐考诺肽提取自一种海洋蜗牛(芋螺属)的毒液,通过阻止钙离子流入存在于脊髓后角层的 N 型钙离子通道,从而阻断神经信号的传入[63]。该药物通过鞘内输液泵给药,应从低剂量开始,推荐剂量为 2.4 μg/d(0.1 μg/h)。由于存在时间滞后,应缓慢滴注,建议每周不超过 2~3 次的时间间隔进行,推荐的最大剂量 19.2 μg/d[63]。齐考诺肽不会引起耐药性、依赖性或呼吸抑制,不良反应主要涉及中枢神经系统,包括头晕、共济失调、神志不清和头痛。

在一项随机双盲安慰剂对照试验中,评估了齐考诺肽用于治疗严重、慢性和难治性疼痛(包括恶性和良性情况)[64]。患者在平均疼痛评分和整体疼痛缓解方面有显著改善,接受最大剂量 21.8 μg/d 的患者疗效更显著,然而,疼痛缓解伴随着不良反应的高发生率,包括镇静、神志不清、失语、头晕、眼球震颤和幻觉,这些导致了试验的频繁中断。缓慢的滴注速度以及伴随较低的最大滴速可明显降低患者的中途退出率,但治疗效果也会变得缓慢。试验结束时,近90%的患者选择继续接受齐考诺肽。罕见但严重的不良反应包括幻觉,因此,不建议将齐考诺肽用于有精神病史的患者。有研究发现肌酸激酶(creatine kinase, CK)的升高与服用齐考诺肽有关,病因尚不清楚,应定期监测 CK 水平。此外,最近的一组病例表明,在最初的滴注剂量后可能会出现明显的退出率,这在以前的短期研究中并没有出现。这项研究对 11 例患者进行了 24 个月的观察,其中有 7 例患者因不良反应停用了齐考诺肽。但所有这些患者都有一定的疗效[65]。

齐考诺肽在慢性疼痛管理中的作用尚未完全阐明,目前,齐考诺肽被批准用于可鞘内治疗的严重慢性疼痛患者,以及对其他治疗(包括鞘内阿片类药物)不能耐受或难以治疗的患者。

(五)尼莫地平

尼莫地平(Nimotop)已显示在 14 名患者中有 9 名患者减少了用于治疗癌痛的吗啡剂量[66]。在结直肠外科手术人群中,联合使用钙离子通道阻滞剂并不能降低阿片类药物的需求[67]。与安慰剂相比,尼莫地平与抗反转录病毒药物联合使用显示出改善和(或)稳定 HIV 相关神经病的趋势[68]。

(六)镁

最近的研究评估了镁对 N-甲基-D-天冬氨酸(n-methyl-d-aspartate, NMDA)受体的拮抗作用。在一项针对 7 名带状疱疹后遗神经痛患者的研究中发现,与静脉输注生理盐水相比,静脉输注 30 mg/kg 硫酸镁 30 分钟以上可缓解疼痛[69]。

参考文献

请于 ExpertConsult.com 在线访问参考文献。

•要 点•

● 神经病理性疼痛与疾病进程变化和中枢调节改变有关。这包括损伤神经的病理活动(导致过度兴奋,以及自发性和诱发性疼痛)、C 纤维损失、背角浅层的神经纤维生长(背角浅层含伤害特异性神经元可导致异位疼痛)、交感神经系统的活动增加。

● 神经病理性疼痛的一些分子变化包括周围神经中钠离子通道的积累及新生钠通道的表达,谷氨酸盐受体亚群(尤其是 NMDA 受体)的活性增加,GABA 抑制的减少,以及钙离子进入细胞的变化。

● 膜稳定剂的作用机制包括阻断钠离子通道,抑制谷氨酸盐释放或阻断谷氨酸盐活性,增加 GABA 含量以及与 GABA 的 α-2δ 亚基结合(表 49.1)。

● 拉莫三嗪最常见的副作用是皮疹,这通常见于儿童患者和快速滴注药物剂量时。

● 奥卡西平最常见的副作用是低钠血症。

● 加巴喷丁是一种有效的神经病理性疼痛药物,特别是疱疹后神经痛和痛性糖尿病神经病变。它具有良好的耐受性,常见的副作用包括头晕和镇静。

● 普瑞巴林的有益作用包括线性药代动力学,起效时间短和有效剂量低。

第 50 章 神经病理性疼痛的药物治疗

Simon Haroutounian, Nanna Brix Finnerup
翻译：任长和　欧册华　审校：樊肖冲

一、神经病理性疼痛-流行病学和评估

神经病理性疼痛（neuropathic pain，NeuP）由国际疼痛研究协会（international association for the study of pain，IASP）定义为"由于损伤或疾病影响躯体感觉系统而引起的疼痛"[1]。从分类的角度来看，它通常分为中枢和外周 NeuP，其取决于神经病或疾病的解剖位置是否影响中枢或周围神经系统。周围神经痛的典型例子包括多发性神经病，如疼痛性糖尿病周围神经病变（diabetic peripheral neuropathy，DPN）、化疗诱导的周围神经病变（chemotheraphy-induced peripheral neuropathy，CIPN）、人类免疫缺陷病毒（HIV）诱导的感觉神经病变以及局灶性神经病变，如疱疹后神经痛（postherpetic neuralgia，PHN）、创伤后神经损伤，截肢术后疼痛和压迫性神经病变。中枢性 NeuP 包括但不限于脊髓损伤（spinal cord injury，SCI）后疼痛、中枢性卒中后疼痛（central poststroke pain，CPSP）和多发性硬化（multiple sclerosis，MS）疼痛等。

对神经病理性疼痛的发病率有各种流行病学估计。一些估计显示其患病率约为 3%，另外有认为一般人群中其发病率约为 6%～10%[2-4]。这一重大差异主要来自 NeuP 评估方法和用于定义"神经病理性疼痛"或"具有神经病理性特征的疼痛"的标准[3]。目前进行可靠人群调查的局限性主要是缺乏诊断 NeuP 的"金标准"。最近，IASP 的神经病理性疼痛特殊兴趣组（neuropathic pain special interest group，NeuPSIG）修订了 NeuP 的识别标准和分级概率，旨在在大规模研究和临床实践中对 NeuP 进行更加一致和准确的评估[5]。

简而言之，NeuP 的诊断可以根据以下三个标准来确定。

（1）患者的症状、体征和病史描述提示疼痛与神经病变或疾病有关，以及疼痛分布与疑似病变或疾病一致。

（2）在疼痛区域检查出感觉障碍，且在神经解剖学上分布合理。

（3）诊断试验确认躯体感觉神经系统损伤或疾病。

未满足标准 1 意味着不可能是 NeuP，而此序列中满足每个标准可将 NeuP 分级为大概可能、可能或确定三个等级。获得可能或更高的 NeuP 分级应足以根据本章讨论的 NeuP 指南开始治疗。

慢性疼痛的跨学科管理通常比个体药物或非药物治疗产生更高的反应率，然而，药物治疗一直是NeuP 治疗的关键方法。在过去的十年里，已经有了一些指南和它们的迭代[6-11]，每一个都使用了不同的方法来创建证据库和建议。本章重点介绍基于IASP NeuPSIG 治疗指南委员会于 2015 年开展的NeuP 药物治疗建议的过程及内容[10]。

二、神经病理性疼痛药物治疗建议的证据构建

NeuPSIG 治疗指南是由一个国际委员会制定的，该委员会由来自 10 个国家的 17 名成员组成，其中包括神经病学、麻醉学、神经科学、疼痛医学、心理学、药学、生物统计学和流行病学方面的专家。

第一步，在 PubMed、Medline 和 Embase 数据

库 以 及 Cochrane 注 册 中 心 的 对 照 临 床 试 验（cochrane central register of controlled trials）中进行了系统的文献检索，以确定 1966 年以来发表的所有 NeuP 治疗文章。此外，还对美国食品和药物管理局（FDA）网站、ClinicalTrials. gov 等临床试验注册中心和制药公司网站进行了网络搜索，以确定任何未发表的研究结果。有关网络搜索的详细信息在已发布指南的附录中[10]。

有一点很重要，就是采用了排除标准，并且有几项研究被排除在分析之外。只有随机、双盲、安慰剂对照研究被纳入分析，干预措施包括至少持续 3 周的全身或局部治疗，或随访至少 3 周的单次给药治疗，排除了持续时间较短的研究，所有条件符合 NeuP IASP 标准才被纳入分析。重要的是，复杂的区域性疼痛综合征Ⅰ型、无神经根性疼痛的腰痛、纤维肌痛和不典型的面部疼痛不包括在内，因为它们不符合 NeuP 的当前定义[5]。

采用强化随机抽样设计的研究分别进行分析[12]。

评估药物治疗有效性的主要结局指标基于 NeuP 强度，要考虑积极治疗与安慰剂治疗有反应者的比例。疼痛强度降低≥50%（或不能达到者，其疼痛强度降低≥30%或至少中度疼痛得以缓解）是其主要指标，使用计算每次干预治疗所需的患者数量（NNT）。NNT 是指需要用药物治疗以获得不可归因于安慰剂的反应（如疼痛强度降低≥50%）的患者数。

NNT 与绝对风险降低相反。它的计算基于下述公式：

$$NNT = 1/[P(干预组) - P(安慰剂组)]$$

其中 P 是反应者的比例。例如：如果干预组中 100 名受试者有 60 名和安慰剂组中 100 名受试者中有 27 名报告疼痛强度降低≥50%，那么 NNT 的计算方法如下：

$$NNT = 1/[(60/100) - (27/100)]$$
$$= 1/(0.60 - 0.27) = 3$$

随后，每三个接受该药物治疗的患者中，有一个将获得不可归因于安慰剂的很大程度（≥50%）的疼痛缓解。在真实的临床情景中，考虑到患者可能会在"真实"药物效应之外体验到额外的安慰剂效应，尽管这些效应不一定是相加的，客观反应率可能会更高一些[13]。

为了确定每次干预的效益和潜在风险之间的平衡，计算了每种药物/药物组所需的伤害数（the numbers needed to harm，NNH）。积极药物治疗与安慰剂的 NNH 的计算方法与 NNT 类似（但其是根据因副作用而退出研究的受试者比率）。与 NNT 相反，更大的 NNH 意味着更安全的药物（即较小比例的患者受到伤害）。重要的是要注意，尽管 NNH 提供了一种耐受性的测量方法，但它本身并不表示不良反应的严重性，几周的临床试验不可能捕捉到罕见但严重的风险以及长期治疗产生的副作用。

所有确定的研究都使用五点牛津质量量表（the five-point Oxford quality scale）对纳入文献进行方法学质量评估。两名调查人员独立地从每份文献中提取数据，并对结果进行比较，以确定是否存在不准确之处，从而生成来自每份的单个提取数据集用于数据分析。

大多数随机对照临床试验（RCT）都是在 DPN 和 PHN 中进行的，对其他 NeuP 的研究较少，如疼痛性神经根病、幻痛和术后 NeuP。在不同的 NeuP 中，症状和体征有相当多的重叠[14]，并且没有证据表明特定药物对特定疾病的有效性。因此，NeuPSIG 的建议并没有根据病因或病理生理学来对 NeuP 进行分类，而是提供了在不同 NeuP 下每种药物（或药物类别）的安全性和有效性的证据。虽然可能存在一些差异，但目前尚无证据支持某种药物对某种特定的外周或中枢 NeuP 更有效。主要例外的是三叉神经痛（trigeminal neuralgia，TGN），它的症状和体征有很大的不同。大多数 TGN 研究不符合 NeuPSIG 纳入标准，因此本文提供的 TGN 治疗建议是基于一个独立的工作体系，该体系系统地论述了 TGN 治疗中药物的安全性和有效性证据[6,15]。

一般来说，也认为在疼痛性神经根病、CIPN 和 HIV 感觉神经病变等情况下，药物治疗的有效性较低，然而，有限的研究和没有直接的比较研究来确定这一点。此外，对 HIV 感觉神经病变的研究通常有较高的安慰剂反应率，可能没有足够的分析敏感性，而对 CIPN 的研究通常包括对止痛治疗不太可能有反应的非疼痛症状。

为了尽量减少在将证据转化为建议方面的偏差，NeuPSIG 治疗准则委员会使用了建议评估、发展和评估（GRADE）的分级，这是对证据质量和建议

表 50.1　治疗神经病理性疼痛的主要药物的可用数据摘要

	比较样本组数	参与者总数	用活性药物缓解疼痛	安慰剂缓解疼痛	NNT（95%可信区间）	NNH（95%可信区间）
三环类抗抑郁药	15	948	217/473	85/475	3.6(3.0～4.4)	13.4(9.3～24)
5-羟色胺-去甲肾上腺素再摄取抑制剂	10	2 541	676/1 559	278/982	6.4(5.2～8.4)	11.8(9.6～15)
普瑞巴林	25	5 940	1 359/3 530	578/2 410	7.7(6.5～9.4)	13.9(12～17)
加巴喷丁（包括缓释剂及加巴喷丁酯）	14	3 503	719/2 073	291/1 430	7.2(5.9～9.1)	25.6(15～79)
曲马多	6	741	176/380	96/361	4.7(3.6～6.7)	12.6(8.4～25)
强阿片类	7	383	211/426	108/412	4.3(3.4～5.8)	11.7(8.4～19)
8%辣椒素	6	2 073	466/1 299	212/774	10.6(7.4～18.8)	不应用（单次治疗）
A 型肉毒毒素	4	137	42/70	4/67	1.9(1.5～2.4)	不应用（单次治疗）

注：ER，缓释；NNH，伤害指数；NNT，治疗指数。

强度作出判断的一种系统、透明的方法[16,17]。

三、神经病理性疼痛的药物治疗——证据总结

目前的 NeuP 指南是基于 229 项 NeuP 药物的随机安慰剂对照试验。其中，已发表 191 篇，未发表 21 篇，但结果已公开。

表 50.1 给出了有足够数据支持 NNT 和 NNH 分析的药物所获得的荟萃分析结果。根据纳入分级框架的这些分析，以及推荐或反对在 NeuP 使用的药物的强度，将药物分为不同的治疗类别。

（一）强烈推荐使用、推荐一线药

一些药物符合作为 NeuP 一线治疗药物的强烈推荐标准（提要 50.1）。

提要 50.1　治疗神经性疼痛的一线药物	
治疗神经性疼痛的一线药物	**说明**
三环类抗抑郁药（TCA）	数据主要基于阿米替林。对地昔帕明、马普替林、丙咪嗪和去甲替林的研究表明有一种类效应，虽然可能存在 TCA 之间的某些差异
5-羟色胺去甲肾上腺素再摄取抑制剂（SNRI）	数据主要基于度洛西汀；文拉法辛的研究较少
加巴喷丁	数据主要基于加巴喷丁（即释剂）。加巴喷丁缓释片（ER）和加巴喷丁酯研究的数据表明，有相似作用
普瑞巴林	所有研究均采用普瑞巴林（即释剂）

这四组药物的使用都有高质量的证据。结果在大多数临床试验中呈阳性，药物耐受性中等。

值得注意的是，TCA 作为一个整体，部分具有类似的效力。然而，在 65 岁以上的成年人中，首选具有二级胺结构（地昔帕明、诺曲丁胺），因为具有三级胺结构的三氯乙酸（阿米替林、丙咪嗪和氯丙咪嗪），尤其是在剂量超过 75 mg/d 的情况下，更可能引起较大的抗胆碱能和镇静副作用，并增加跌倒或心源性猝死的风险[18]。尽管存在这些安全性问题，TCA 在大多数试验中都是有效的，在一线干预措施中，联合 NNT 最低。在大多数国家的低成本和容易获得性证明了它们被选为一线治疗的合理性。

（二）弱推荐使用、推荐第二线药

这类药物包括三组：口服曲马多、8%辣椒素贴片和 5%利多卡因贴剂。

曲马多在 NeuP 的阳性试验中最终具有中等质量的证据。与强阿片类药物相比，历史上，曲马多与潜在的错用、滥用和依赖性较低相关。然而，在过去的十年里，潜在的安全问题一直在增加。据报道，与使用和过量使用有关的死亡人数有所增加[19-21]，因此，在获得更多安全数据之前，应谨慎长期使用曲马多。

辣椒素高浓度贴片具有很高的证据质量，但与安慰剂相比，高 NNT 表明疗效有限。其简单的依从性（单次给药）被应用过程中的疼痛所抵消。贴片应用需要培训，在部分国家如法国和英国，药物必须在医院环境下使用。

5%利多卡因贴片的证据质量较差，其有效性主

要基于短期的阳性研究[22]。然而,较高的评价和偏好、在需要的作用和不需要的副作用间的良好平衡以及最近的阳性数据保证其被归类为二线治疗[23]。

(三) 弱推荐使用、推荐第三线药

这些包括强效阿片类药物(特别是羟考酮和吗啡,这是研究最多的药物)和 A 型肉毒毒素(BTX-A)。

强阿片类药物最终具有中等的证据质量,并在短期内显示出有效性,但除了与慢性阿片类药物治疗相关的潜在安全问题外,它们在患者评价及喜好上得分较低。它们的长期使用可能与增加滥用的风险以及潜在的认知损害和内分泌及免疫变化,特别在高剂量时[24]。最近处方阿片相关的药物过量死亡、药物转移、药物滥用和其他阿片相关的发病率增加受到关注[25],特别是在美国、加拿大和英国等国。

BTX-A 证据质量中等,在已发表的试验中 NNT 非常低,在 NeuP 中安全性良好,患者评价和偏好度较高。然而,一项未发表的大型研究(没有二分类数据)为阴性。因此 BTX-A 应由专家处方和管理。

(四) 等级建议不明确的药物

这一类药物包括他喷他多(阿片受体激动剂和去甲肾上腺素再摄取抑制剂)、大多数抗癫痫药物(卡马西平、奥卡西平、拉莫三嗪、拉科酰胺、托吡酯和唑尼沙胺)、辣椒素乳膏、局部可乐定、N-甲基-d-天冬氨酸(NMDA)拮抗剂,选择性 5-羟色胺再摄取抑制剂(SSRI)。

他喷他多可能比强阿片类药物滥用风险更低,胃肠道耐受性更好[26],这可能导致更高的患者评价和偏好,但在两个试验中效果不一致。

这个组内抗癫痫药物,以及辣椒素乳膏、局部可乐定、SSRI 和 NMDA 拮抗剂在 RCT 和(或)低质量证据或潜在安全性问题中有不同的发现,没有根据将这些药物归为前三线药物中。直到最近,联合治疗总体显示出不一致的结果或显示出证据质量差[27-29]。然而,最近的几项研究表明,抗癫痫药和抗抑郁药的联合应用(丙咪嗪-普瑞巴林、去甲替林-加巴喷丁、普瑞巴林-度洛西汀),或与阿片类药物的联合应用(加巴喷丁-吗啡和去甲替林-吗啡),至少和单一疗法一样有效和安全[30-34]。因为这些药物组合在临床实践中通常是安全的,对单一疗法无反应的患者,中等剂量的组合可以作为增加单一药物剂量的替代方案。最近的担忧是关于急性疼痛中阿片类-抗癫痫药物联合应用增加呼吸抑制[35],其对慢性疼痛的潜在影响值得进一步研究。

(五) 弱推荐、不推荐使用药物

大麻素和丙戊酸钠目前对其使用的建议很弱,主要是由于临床试验的普遍负面结果和潜在的安全问题。特别是必须考虑大麻素可能被滥用或转换的问题。在 NeuP 的长期大麻素试验中,60% 以上为阴性。流行病学数据表明,大麻的使用,特别是在青少年和其他易感人群中,可能与包括精神病和认知障碍在内的长期大脑健康风险有关[36]。

(六) 强烈建议不要使用的药物

左乙拉西坦和美西律强烈建议不要在 NeuP 中使用。在现有的 8 项美西律研究中,7 项为阴性,NeuP 的 5 项左乙拉西坦试验均为阴性。

(七) 其他治疗建议

近年来,其他国家和国际上对 NeuP 的药物治疗[8-11]以及特定的 NeuP 情况,如疼痛性多发性神经病[7,37]提出了总的建议。欧洲神经学学会联合会(European federation of neurological societies, EFNS)于 2010 年公布了其最新的指南[6]。这些指南包括所有的 NeuP 情况,但对特定的病因提出了单独的建议。此外,NeuPSIG 和 EFNS 研究的纳入标准略有不同。NeuPSIG 指南包括至少持续 3 周的随机双盲对照研究,EFNS 包括低质量研究(在没有更高水平证据的情况下),并且研究持续时间没有下限。两个小组都试图克服可能的出版偏倚。EFNS 要求制药公司提供未公布的研究结果,而 NeuPSIG 建议提供包括在美国药物研究和制造商(pharmaceutical research and manufacturers of America, PhRMA)临床研究结果数据库关闭前发表的研究结果,并在世界卫生组织注册网络和 ClinicalTrials. gov 网站的初级注册中心进行研究。

EFNS 指南中的一线治疗建议是 TCA、加巴喷丁、普瑞巴林和 SNRI;曲马多被推荐为疼痛加剧的二线治疗。特别是对于 PHN、TCA、加巴喷丁和普瑞巴林被推荐为一线治疗。在老年人和有全身副作用如头晕和困倦时,局部利多卡因也被推荐为一线治疗药物。

强烈的阿片类物质和辣椒素霜被推荐作为二线治疗。普瑞巴林、阿米替林和加巴喷丁被推荐为中枢性疼痛的一线治疗,而曲马多被推荐为二线治疗,尽管加巴喷丁的推荐是基于其他疼痛条件下的证据。

不同的纳入标准、文献检索年份、研究来源和基

于证据的建议生成过程可能是 NeuPSIG 和 EFNS 建议之间存在差异的原因。

（八）特殊的神经病理性疼痛

两种在症状上和药物治疗反应上似乎较独特的 NeuP 疾病是三叉神经痛（TGN）（在第 23 章中有更详细的描述），以及包括遗传性红斑性肢痛症和阵发性极端疼痛障碍等疼痛通道病组，它们与电压门控钠通道的特定突变有关，如 Nav1.7（参见 Bennett 和 Woods[38]）。

1. 三叉神经痛

在 NeuPSIG 指南中，只有一项 TNG 研究符合纳入标准[39]。其他不符合纳入标准的原因包括：持续时间少于 3 周、缺乏安慰剂治疗、主要研究结果不是疼痛强度、样本量为 ≤10 人。

在 2008 年，美国神经病学学会（American academg of neurology，AAN）和欧洲神经学学会联合会发起了一个工作组，以审查现有的文献并发表关于三叉神经痛治疗的指南[15]。该工作组讨论了三叉神经痛的药物治疗以及介入治疗，包括微血管减压术、伽玛刀和半月神经节手术。从药物管理的角度来看，工作组得出结论，现有证据表明卡马西平的有效性是最好的，其治疗指数约为 1.7~1.8，但其实用性因耐受性差而打折扣，伤害指数约为 3.4。研究发现奥卡西平的疗效与卡马西平相似，但耐受性比卡马西平好，尽管该研究将奥卡西平与卡马西平直接比较，而不是与安慰剂比较。从单一研究中获得的额外数据表明，巴氯芬（骨骼肌松弛药、抗痉挛药）、拉莫三嗪、匹莫齐特、三环抗精神病药和妥卡尼（钠通道阻断药）可能对三叉神经痛有效。

2. 遗传性通道疾病

关于疼痛性通道疾病治疗的研究有限，主要是因为这些疾病的发病率低，这限制了大型研究开展的可能性。根据病例报告和现有的小规模研究，遗传性红斑肢痛症似乎对阻断电压门控钠通道（如卡马西平和美西律）和特定钠通道亚型（如 Nav1.7）的药物有更好的反应[40-42]。

四、用于治疗神经病理性疼痛药物的药理学

（一）抗抑郁药

1. 三环类抗抑郁药

20 世纪 80 年代发表的几项研究表明[43-45]，其对糖尿病神经病变所致的神经病理性疼痛和疱疹后神经痛有治疗作用，且与阿米替林抗抑郁作用无关。虽然关于三环类抗抑郁药（TCA）治疗神经病理性疼痛的文献主要是基于阿米替林，但其他关于此类药物的研究表明 TCA 具有类似的效应，不同的该类药物在有效性方面可能没有本质的差异。然而，这并不是说患者如果对一种 TCA 没有反应便能推测其对另一种药物也没有反应，因为它们之间仍然存在一些差异，这将在后面进一步讨论。近 20 年来，年复一年的大量临床经验的积累表明，TCA 一直是治疗各种神经病理性疼痛的关键药物。

虽然人们尚未完全了解 TCA 治疗神经病理性痛的机制，但其被认为主要是与抑制脊髓神经元中的 5-羟色胺和去甲肾上腺素再摄取有关，进而增强从脑干至脊髓后角的 5-羟色胺能和去甲肾上腺素能下行抑制作用[46,47]。已知 TCA 具有多种其他机制，如该类药物可作用于 NMDA 受体、腺苷受体、α-2 受体、钠通道（尤其是阿米普林）；此外，它们也有抗胆碱和抗组胺效果[46]。

顾名思义，所有 TCA 均具有三环化学结构，根据在侧链氮上的甲基（—CH₃）数量，可以将药物分为仲胺类和叔胺类。仲胺类 TCA（去甲替林、地昔帕明）是叔胺（分别为阿米替林和丙咪嗪）代谢的产物，在此过程中，一个氮甲基丢失，被氢取代（去甲基化过程）。仲胺对去甲肾上腺素转运蛋白有典型的高亲和力，高于 5-羟色胺转运蛋白，而在叔胺中，这一比例正好相反。此外，仲胺对毒蕈碱型乙酰胆碱（mAch）受体的亲和力较低，因此他们抗胆碱能副作用的可能性较低，特别是在低剂量时。叔胺类 TCA 之间也存在一些差异，例如，丙咪嗪的亲和力对组胺能 H1 受体的阻滞低于阿米替林[48]，因此其镇静作用较弱。

TCA 均具有相似的药代动力学特性：它们具有良好的口服生物利用度，并且无论是母体化合物或活性代谢物具有较长的（通常为 12~50 小时）血浆消除半减期，通常可以每天给药一次。

TCA 由肝细胞色素 P450（CYP450）系统代谢，CYP450 中 1A2、2C19、3A4、2D6 参与叔胺类 TCA 的代谢，而仲胺类 TCA 几乎完全由 CYP2D6 代谢，CYP2D6 基因多态性导致"慢代谢者"基因型的出现，携带这些基因的患者可能需要较低剂量的去甲替林和地昔帕明（50 mg 用于抑郁），而具有"超快速

2D6 代谢者"基因型的受试者可能需要高达 150 mg/d 的剂量[48]。因叔胺类药物有多种代谢途径,受 CYP450 所介导的药物相互作用和受遗传多态性影响的单个 CYP450 酶的影响较小。然而,这些药物及其代谢物的药代动力学仍然存在很大的个体间差异[47,49]。

TCA 的常见副作用包括嗜睡、口干、尿潴留、便秘、体重增加和直立性低血压。其他副作用包括眼压升高、老年人跌倒风险增加、心悸、QT 间期延长和高剂量时心律失常。TCA 不应与其他延长 QT 间期的药物联合使用,同时应谨慎使用其他含 5-羟色胺的药物,以减少 5-羟色胺综合征的风险,并应谨慎用于癫痫患者,因为 TCA 可降低癫痫发作的阈值。

剂量:大多数 TCA 可以在睡前以 10～25 mg qd 的剂量开始使用,并在每 1～2 周以 10～25 mg 的剂量增加,达到约 75 mg/d 的目标剂量,这是临床试验的平均剂量。此外,根据耐受性,剂量可以增加到 150 mg/d;然而,一些研究对高于 100 mg/d 的剂量有益性表示质疑。虽然 TCA 剂量通常根据临床反应滴注,但血药浓度监测可能有助于指导治疗,特别是避免"慢代谢者"的毒性反应。

2. 5-羟色胺-去甲肾上腺素重摄取抑制剂

目前,度洛西汀和文拉法辛是被推荐用于治疗 NeuP 的两种 SNRI 类药物,虽然文拉法辛没有 FDA 批准的用于治疗 NeuP 的适应证,但其(类似去甲文拉法辛)目前已被认可用于治疗抑郁症。虽然度洛西汀似乎与 5-羟色胺和去甲肾上腺素转运蛋白的亲和力更高,但度洛西汀和文拉法辛均能抑制两者[50]。从抑制 5-羟色胺和去甲肾上腺素转运蛋白的角度来看,SNRI 治疗 NeuP 的机制类似于 TCA,然而,度洛西汀和文拉法辛与胆碱能、肾上腺素能、组胺能和多巴胺能受体的亲和力都很低。

(1) 度洛西汀的口服生物利用度为 30%～80%。它的吸收很慢,大约需要 2 小时血浆浓度才能达到峰值。随餐或餐后服用度洛西汀会进一步延迟其吸收,但对血浆峰值浓度似乎没有明显影响。

度洛西汀由肝脏 CYP450 酶代谢,主要是 CYP1A2 和 CYP2D6。其代谢物经由肾脏排泄。由于长期吸烟者可能诱导产生 CYP1A2,他们可能需要大约增加 15%～30% 剂量的度洛西汀[51,52]。然而,基于吸烟状态的剂量变化可能没有被关注[53]。

最常见的副作用包括恶心、嗜睡和头晕。胃肠道副作用,如便秘、腹泻和口干经常被报道。此外还有高血压和直立性低血压的报道;疲劳和出汗的发生率高于安慰剂组。SNRI 与 SSRI 类似,可能会影响 5-羟色胺对血小板的影响,并增加了出血的风险(主要是胃肠道),尤其是服用慢性抗凝药、抗血小板药、NSAID、阿司匹林或全身性激素治疗的患者。

度洛西汀的药物相互作用主要是与其他 5-羟色胺能药物[单胺氧化酶抑制(MAOI)、SSRI、曲马多、利奈唑胺等]合用,增加 5-羟色胺综合征的风险,以及与影响凝血和血小板粘附的药物合用增加出血风险。CYP1A2 抑制剂如氟伏沙明,可导致度洛西汀血浆浓度显著升高。

剂量通常为 60 mg qd(如果存在耐受性问题,可以 30 mg qd 开始)。临床研究显示 60 mg/d 和 120 mg/d 的剂量均有效。度洛西汀不应用于肾功能损害的患者(如肌酐清除率低于 30 mL/min),同时应避免在中度至重度肝病和肝硬化患者中使用。

(2) 文拉法辛经口服吸收良好,但因为明显的首过效应,其生物利用度根据剂型的不同仅有 12%～45%。缓释制剂可提高生物利用度(Effexor XR 产品,Wyeth 制药)。食物似乎对其生物利用度没有影响。文拉法辛在肝脏经 CYP450 2D6 同工酶代谢为活性代谢产物,N,O-二甲基文拉法辛(Effexor 产品,Wyeth 制药)。

最常见的副作用包括恶心、出汗、体重减轻、头晕、嗜睡和头痛。据报道 3%～13% 的受试者发生高血压,尤其是达到 375 mg/d 高剂量时。在低于 225 mg/d 的剂量下,血压的平均升高幅度小于 2 mmHg。据报道有 3%～5% 的患者出现心悸和心电图异常。高剂量文拉法辛(>150 mg/d)要谨慎用于有心脏疾病的患者。文拉法辛已有关于导致异常射精/性高潮和勃起功能障碍的报道。

潜在的药物相互作用问题涉及延长 QT 间期的药物、5-羟色胺能药物、影响凝血和增加出血风险的药物。

用量:文拉法辛的初始推荐用量为 37.5 mg qd 或 bid 的即释制剂,或 75 mg qd 的缓释制剂。然后,剂量可以在每 1～3 周内增加 37.5～75 mg 直至 150 mg/d,如果需要,心脏病患者在适当的监测下,可以将剂量进一步增加到 225 mg/d。

轻度至轻中度肾功能损害的患者剂量应减少

25％～50％，肝硬化或轻中度肝功能障碍的患者剂量至少减少50％。

（二）抗惊厥药

钙通道 $\alpha2\delta$ 亚基配体

加巴喷丁和普瑞巴林都是神经元电压门控钙通道 $\alpha2\delta$ 亚基的配体。这些化合物的确切镇痛机制尚不清楚，但它们似乎能减少钙依赖性兴奋性神经递质的释放，从而降低神经元的兴奋性[54,55]。虽然加巴喷丁和普瑞巴林在结构上与 γ-氨基丁酸（GABA）相关，但它们不结合 $GABA_A$ 或 $GABA_B$ 受体。

（1）加巴喷丁具有非线性的口服吸收动力学，药物生物利用度百分比随剂量的绝对增加而减少。例如，300 mg 的剂量中约 60％ 被吸收，而 1 200 mg 的剂量中约 30％ 被吸收。这是由于在小肠近端有一个狭窄的吸收窗口，加巴喷丁通过饱和转运机制通过该窗口。加巴喷丁与食物一起服用时，可延缓其通过胃至十二指肠的通道的速率，促进吸收。加巴喷丁的非线性吸收动力学导致了各种衍生药物的产生，如缓释制剂[56]和吸收性更好的前体药物，如加巴喷丁酯具有更高的、更易预测的生物利用度。加巴喷丁的半减期为 5～7 小时，应用即释制剂时通常需要每天给药 3 次。加巴喷丁不会被肝脏代谢，而是以原型经尿液排出体外。

剂量：加巴喷丁的起始剂量一般为 100～300 mg tid。可每 3～7 天增加 100～300 mg，以达到目标剂量。在大多数关于 NeuP 的研究中，加巴喷丁使用剂量为 1 800～2 400 mg/d，但可以增加到 3 600 mg/d。肝功能障碍患者无需调整药物剂量。轻度至轻中度肾功能不全的患者应减少剂量，Clcr<30 mL/min 的患者不推荐使用加巴喷丁。血液透析患者需要减少药物剂量和并在透析后予以补充。

（2）普瑞巴林口服生物利用度高达约 90％，且为线性吸收动力学。与食物一起给药可能会增加峰值血浆浓度，但总体上不会对生物利用度产生实质性影响。

剂量：普瑞巴林通常 75 mg bid，可以每 3～7 天增加 75 mg，达到每天 300～600 mg 的目标剂量。虽然大多数情况下每天给药 2 次，但一些临床试验已经采用了每天 3 次的剂量，这种方法可能对那些在服药后不久就出现与高峰值血浆浓度相关的副作用的患者有用。与加巴喷丁相似，普瑞巴林几乎完全经肾排泄，肝功能不全时不需要调整剂量。

普瑞巴林和加巴喷丁几乎没有药物相互作用。它们的吸收可能会因同时摄入抗酸剂而受到一定程度的影响。

加巴喷丁和普瑞巴林最常见的副作用为头晕和嗜睡，3％～10％的患者会出现外周水肿。这两种药物都可能引起多种神经和眼部不良反应，包括共济失调、乏力（主要是普瑞巴林）、眼球震颤和复视。据报道，在临床试验中有 3％～10％ 的受试者体重增加，同时可能会出现血糖水平的波动。严重的过敏反应虽然很少见，但两种药物均有报道。

（三）其他抗惊厥药

1. 卡马西平和奥卡西平

卡马西平在化学上与三环类抗抑郁药（TCA）有关。其在神经病理性疼痛中的作用机制尚不清楚，但可能与其通过阻断电压门控钠通道以减少中枢神经元和周围神经元的过度兴奋而起到的膜稳定作用有关。已经提出了对钙、钾通道的其他不同作用以及增强 GABA 能抑制作用[54,55]，但它们的临床相关性尚不清楚。

1962 年 Blom 在三叉神经痛（TGN）中首次提出卡马西平的镇痛作用，至今三叉神经痛（TGN）仍是卡马西平最有效的适应证。

卡马西平口服吸收良好，肝脏可广泛代谢。卡马西平是肝脏和肠道 CYP450 酶的有效诱导剂，可损害口服生物利用度，增加各种 CYP450 底物的清除率。重要的是，卡马西平会诱导自身的代谢。由于酶诱导过程可能需要 2～3 周才能达到高峰，这种作用可能会延迟，并需要调整个体剂量。

奥卡西平在结构上与卡马西平非常相似，对癫痫和神经病理性疼痛的疗效相似。虽然这两种药物最终都被代谢为二羟卡马西平，但主要的区别之一是奥卡西平的代谢不涉及卡马西平 10,11-环氧化物的形成，而卡马西平 10,11-环氧化物是卡马西平毒性和 CYP450 酶诱导的主要作用物质。

NeuP 中卡马西平/奥卡西平的 NNT（95％ CI）为 5.7（3.4～18），NNH 为 5.5（4.3～7.9），这意味着每 5 或 6 名接受治疗的患者中，有 1 名患者有良好的镇痛效果，但有 1 名患者因不良反应而停止治疗。

剂量：卡马西平的起始量通常是速释制剂

50 mg qid，或缓释制剂 100 mg bid。该剂量可以200 mg/d 的增量进行滴注，直到达到在临床试验中已证明是有效的 400～800 mg/d 的目标剂量。最大剂量不应超过 1 200 mg/d。通常卡马西平缓释制剂每天服用 2 次。卡马西平的一些配方可能对某些患者不能交换使用，因其可导致不同的血浆浓度。这种差异并没有被一致地观察到[57]，而且对药物的抗惊厥作用更为关键；目前还不清楚哪类患者处于风险中。肾功能不全时不需要调整剂量，肝功能不全时可能需要减少剂量。

奥卡西平通常 300 mg bid，可以每 1～2 周递增300 mg，直到治疗剂量 1 800～2 400 mg/d。对严重肾损害（肌酐清除率 Clcr<30 mL/min）的患者，初始剂量和剂量增量应减少 50％。奥卡西平不适用于严重肝功能损害的患者。

卡马西平和奥卡西平治疗最常见的副作用是嗜睡、语言困难、共济失调、幻觉、恶心、震颤和视力模糊。

这两种药物都可能发生罕见但严重的皮肤反应，如中毒性表皮坏死松解，包括 Stevens-Johnson综合征。因为使用卡马西平也可能发生严重血液病，如粒细胞缺乏症、再生障碍性贫血和肝功能衰竭，因此有必要监测。

总体而言，奥卡西平似乎比卡马西平具有更好的安全性。肝功能衰竭、皮肤反应和基于 CYP450酶诱导的药物相互作用的发生率较低[58,59]。另一方面，奥卡西平比卡马西平更易导致低钠血症，这可能是由于药物诱导的抗利尿激素分泌失调综合征（syndrome of inappropriate antidiuretic hormone，SIADH）所致。

在中国人群中，HLA - B* 1502 等位基因[60]的存在与卡马西平治疗后的 Stevens-Johnson 综合征和中毒性表皮坏死松解症高度相关，美国食品和药物管理局（FDA）建议在开始卡马西平或奥卡西平治疗之前，对所有亚洲患者进行 HLA - B* 1502 等位基因的基因分型。欧罗巴人种和其他民族之间的相关性尚不清楚，HLA - B* 1502 在亚洲人群中更为普遍，可能存在基因型-种族组合，这在该药物毒性中起重要作用。目前，该等位基因在非亚洲患者的基因分型中似乎没有明显的价值[60]。

药物相互作用常有，其主要基于卡马西平诱导CYP450 的作用。经 CYP450 3A4、1A2 或 2C19 代谢的药物的血浆浓度可能会受到影响，与华法林有更严重的相互作用[需要密切监测国际标准化比率（international normalized ratio，INR）]，以及他克莫司等药物，对于这些药物，将血浆浓度维持在治疗窗口内对于防止移植排斥至关重要。

2. 拉莫三嗪

尽管拉莫三嗪确切的机制尚未阐明[54]，主要可能作用机制是通过阻断神经元电压门控钠通道来抑制谷氨酸的释放。已经发表了三项阳性试验（CPSP、DPN 和 HIV 感觉神经病），但实际上几乎所有关于神经病理性疼痛（NeuP）的大型试验都是阴性的。

拉莫三嗪可能会导致严重的，有时危及生命的皮疹。剂量滴注应该缓慢进行，从 25 mg/d 开始，每隔 2 周缓慢增加 50 mg/d、100 mg/d，最后 200 mg/d（最高可达 400 mg/d）。过快增加剂量会增加严重皮肤反应的风险。值得注意的是，服用其他可以抑制或诱导拉莫三嗪肝脏代谢的药物（主要为抗惊厥药）的患者的滴注计划是不同的。

3. 托吡酯

本药有几种作用机制，包括激活 GABA_A 受体，阻断 AMPA/红藻氨酸受体对谷氨酸的作用以及阻断电压门控钠通道。虽然一项涉及 DPN[61] 的试验中有阳性结果，但关于 DPN[62] 的三项研究的联合报告和一项关于腰椎神经根病的研究[63] 是阴性的。

托吡酯 400 mg/d 的剂量已用于神经病理性疼痛（NeuP）试验。初始剂量通常 25 mg/d，并间周增加 25 mg 滴注到止痛效果。据报道，托吡酯有多种皮肤不良反应，包括皮疹、潮红和脱发。托吡酯治疗经常报告高氨血症和（或）血清碳酸氢盐水平下降（患病率为 9％～67％，但通常很轻微），而且可能与剂量有关。托吡酯可能导致 10％～24％ 的患者食欲不振和体重减轻。还可能会出现头晕、嗜睡和各种神经副作用。

4. 乳糖酰胺

乳糖酰胺的确切作用机制尚不清楚。它是一种功能化的氨基酸，能选择性地增强电压门控钠通道的缓慢失活，从而降低神经元的过度兴奋性。与托吡酯的情况一样，乳糖酰胺在一项阳性试验之后也进行了几项较大的阴性试验，均为糖尿病周围神经病变（DPN）。乳糖酰胺的起始剂量为 100 mg bid，每周可增加 50 mg bid，至每日总剂量 400 mg。

据报道,乳糖胺的心血管副作用包括不同程度的房室传导阻滞、心动过缓和心房颤动/扑动。恶心和头晕是最常见的副作用;5%～10%的受试者可能会出现复视和视力模糊等眼部副作用。

5. 丙戊酸

丙戊酸(丙戊酸钠或丙戊酸二钠)在三个质量相对较差的试验(2个DPN,1个PHN)中显示出阳性结果,特别是对PHN。而三项研究(SCI、DPN和混合性周围神经病)均为阴性。丙戊酸有多种作用机制,其镇痛作用机制尚不清楚。这种药物也是多种药物相互作用的对象,因为它抑制了一些药物的肝脏代谢,受到其他CYP450诱导剂和抑制剂的影响,或其他机制影响其葡萄糖醛酸化途径[64,65]。丙戊酸可能会导致2岁以下800名儿童中的1名出现致命的肝毒性;成人的发病率尚不清楚,但可能在10 000～40 000名患者中约有1名。据报道,使用丙戊酸治疗的患者中有1%～30%出现血小板减少症。由于上述安全问题,通常不推荐对神经病理性疼痛进行治疗。这对育龄期妇女尤其如此,因为围产期暴露于丙戊酸的出生缺陷率增加了2～5倍。

6. 左乙拉西坦

与其他抗惊厥药相比,左乙拉西坦具有良好的安全性,因此是NeuP中测试其有效性的有吸引力的候选药物。但是,6个符合NeuPSIG纳入标准的左乙拉西坦RCT在有效性方面与安慰剂没有任何区别。因此,目前不推荐使用左乙拉西坦治疗NeuP。

(四) 曲马多

曲马多是阿片受体的弱激动剂,它用于治疗轻度至中度肌肉骨骼疼痛,但也抑制5-HT和去甲肾上腺素的再摄取,有点类似于SNRI。在剂量高达400 mg/d的情况下,它在7个RCT中被证明是有效的,合并的NNT为4.7。

成人剂量通常从25～50 mg/d开始(或最多100 mg/d的缓释制剂),如果耐受性好,最高滴注到每天400 mg。对于老年患者,初始剂量应该较低,滴注可能需要减慢,以防止过度嗜睡、头晕和跌倒。

关于曲马多的潜在副作用和药物相互作用,必须考虑到曲马多的阿片能作用和5-羟色胺-去甲肾上腺素能作用。更详细的曲马多药理见第43章。

(五) 阿片类药物

阿片类药物主要是口服吗啡和羟考酮,有中等证据支持它们在神经病理性疼痛(NeuP)中的使用。尽管其有不错的疗效,但当使用阿片类药物进行神经病理性疼痛(NeuP)治疗时,主要考虑的是长期安全问题,包括认知和代谢副作用以及与阿片类药物过量有关的滥用、厌恶和死亡的风险[24,25]。第42章和第43章阐述了使用阿片类药物治疗疼痛的药理学、剂量和安全性考虑。

美沙酮理论上可能是治疗神经病理性疼痛(NeuP)的合适阿片类药物,因为它具有额外的NMDA拮抗作用,然而,普遍缺乏支持美沙酮治疗NeuP或慢性非癌症疼痛的证据,[66]开美沙酮处方的临床医师应该非常熟悉其独特的药代动力学特性,包括由于较长的半减期而蓄积,潜在的CYP2B6基因多态性影响其清除率从而影响其血浆浓度,以及诱导其自身代谢(即自我诱导)。这些都需要更频繁的患者监测和仔细的剂量调整[67,68]。

他喷他多有一个独特的作用机制,因为它是μ阿片受体的完全激动剂,但也抑制去甲肾上腺素的重新摄取,类似于曲马多。目前其对神经病理性疼痛(NeuP)有效的证据尚不清楚[10],还需要更多的数据来确定它是否与其他阿片类药物相似。

(六) 外用辣椒素

辣椒素是辣椒中的活性辛辣成分。辣椒素与香草酸瞬时受体(TRPV1)通道结合,TRPV1通道是一种由热和质子激活的离子通道[69]。辣椒素激活TRPV1通道会导致急性反应,有灼热感和痛感,就像外周和中枢敏化,并伴有作用区域内和周围的痛觉超敏和痛觉过敏。辣椒素也有长效镇痛作用,反复使用低浓度的辣椒素乳膏或单次使用高浓度的辣椒素贴片用于治疗神经病理性疼痛(NeuP)。这种长效镇痛效应被认为与伤害性感受器的脱敏有关,是由于小型初级感觉传入神经的P物质耗尽所致。高剂量的辣椒素导致表皮和皮下神经纤维密度可逆性降低。大多数表皮神经纤维在几个月内再生,但在患有糖尿病的受试者中再生速度降低[70]。此外,辣椒素治疗由于神经营养因子运输的暂时改变和膜电位的丧失而导致小神经纤维功能丧失[71]。

1. 辣椒素乳膏

低浓度(0.025%～0.1%)辣椒素乳膏可供局部使用。由于应用时伴随的疼痛和灼热,研究很难采用盲法,虽然一些研究显示有效果(特别是在PHN和DPN中),但其他研究都是阴性的,使用辣椒素乳膏治疗 NeuP 的总体建议没有定论[10]。

辣椒素乳膏适用于疼痛的皮肤区域,全身吸收有限,因此会在局部发挥作用。这种乳膏每天最多使用 4～5 次,需要大约 4 周的治疗期,直到达到最大的效果。

副作用常常表现为应用部位的暂时性烧灼感、瘙痒和红斑,通常在重复使用后会消失。全身副作用很少见,但已有吸入辣椒素颗粒引起气道刺激的报道。辣椒素不可用于受损或敏感皮肤或黏膜。建议在涂抹后立即用肥皂水洗手,或在涂抹过程中使用乙烯基手套。

2. 8% 辣椒素贴剂

研究表明,8% 辣椒素贴剂对 PHN 的有微弱疗效,而对 HIV 相关的痛性多发性神经病的研究无一致结论。辣椒素贴剂的随机对照试验使用了一种低剂量的辣椒素贴片,以安慰剂作为对照的盲法研究,但没有获得预期的长期效果。8% 辣椒素贴剂由 FDA 批准用于 PHN,并由欧洲药物管理局批准用于周围神经病理性疼痛(NeuP)。

部分国家的医师和护士会采用 8% 的辣椒素贴剂,有的国家在医院内使用它,将其贴在无刺激和未破损的皮肤上,最多可以同时应用四个贴剂。可以使用局部利多卡因或曲马多预先用药,因为应用时常伴不适或疼痛。贴剂使用持续 30 分钟或 60 分钟。治疗每 3 个月一次。

红斑和灼痛的局部副作用很常见,但都是短暂的。喉咙刺激和皮肤瘙痒、水泡和肿胀也可能发生,有报道提及存在一度和二度烧伤。全身副作用很少且持续时间有限,因为全身吸收非常有限。由于应用引起的即刻疼痛,存在血压升高的潜在风险[72]。在患者身上重复应用的长期安全性尚未明确,特别是关于表皮神经纤维的退化和可能丧失的保护性感觉功能,这可能是进行性神经病的一个问题。辣椒素贴剂具有依从性高的优点,因为单次使用后效果可持续 3 个月。全身性副作用和药物相互作用的风险很低,但疗效微弱,治疗费用较高。

(七) 外用利多卡因

利多卡因是一种酰胺类局部麻醉药,通过阻断电压门控钠通道起作用。利多卡因通过减少钠的流入来产生镇痛作用,从而稳定神经细胞膜,防止去极化、兴奋产生和神经冲动的传导。利多卡因对钠通道为剂量依赖性阻滞,并在不阻断神经传导的剂量

下抑制异位放电[73]。最后导致小纤维的不完全和不同程度阻滞。利多卡因的镇痛作用也不依赖于对初级传入神经元钠通道介导的作用[74]。

利多卡因贴剂是含有 5% 利多卡因的粘性贴片,适用于完整、干燥、非敏感性皮肤。这种贴剂 FDA 已批准用于 PHN。利多卡因也可以凝胶或喷雾剂的形式皮肤局部应用,利多卡因贴片稳定释放利多卡因,少量渗透入皮肤,并在给药部位附近起作用。利多卡因贴片最多 3～4 个用于完整的皮肤上,每个利多卡因贴片为 10 cm×14 cm,每个含有 700 mg 利多卡因,贴剂每天使用 12 小时,在使用新贴剂前间隔 12 小时。贴剂可以分割以贴合疼痛部位,当贴剂应用于完整皮肤时,全身吸收最少(约 3%)且 4 天内达到稳态浓度[75]。在应用三个贴片后,利多卡因的最大血浆浓度达到 0.13(±0.06)μg/mL(Lidoderm 产品,Endo 制药),这还不到典型的周围神经阻滞(如 2% 利多卡因胫腓神经联合阻滞)所能达到(血浆浓度)的 15%。并且少于静脉输注 5 mg/kg 所能达到(血浆浓度)的 5%。利多卡因经肝脏代谢,由肾脏排泄[76]。

外用利多卡因的副作用很少,通常是轻微的,当贴片被取下时,可能会导致局部皮肤刺激或不适。因为吸收和分布极小,血浆浓度远低于毒性和抗心律失常活性水平,所以通常没有全身副作用,也没有药物相互作用。在血管丰富区域,如额头和黏膜,吸收可能增加[77]。已知对酰胺类局部麻醉药过敏的患者禁用利多卡因贴剂,严重肾或肝损害的患者慎用。

(八) 大麻素

大麻素是大麻素受体的配体,包括内源性大麻素(茴香酰胺和 2-花生烯酰甘油)和在植物如大麻中发现的天然化合物,以及结构相关的合成类似物。大麻植物含有几种大麻素,包括具有高精神活性的 Δ-9-四氢大麻酚(THC)和大麻二酚(CBD)。大麻素受体是 G 蛋白偶联受体。CB1 受体在人脑中表达,并在脊髓和周围神经中沿着疼痛通路表达,而 CB2 受体主要在外周组织中表达,被认为在免疫功能中起作用[77]。

在不同的国家,现有的医用大麻素有很大的差异性。dronabinol 和 nabilone 是 THC 合成类似物口服片剂,nabiximols 是一种含有 Δ-9-四氢大麻酚(THC)和大麻二酚(CBD)的大麻提取物,在一些国

家作为口腔黏膜喷雾剂使用。在某些国家，有烟型或蒸馏型大麻产品可供使用，并批准用于疼痛适应证。

抽吸大麻可以快速吸收，口服则吸收较慢。由于首次通过肝脏代谢和高脂溶性，只有少量的非吸入性大麻素进入体循环。屈大麻酚的起效时间为0.5~1小时，高峰作用时间为2~4小时。口服萘比莫斯后，THC和CBD的血药浓度在60~150分钟后达到最大值。消除是双指数的，THC和CBD的初始半减期均为1.5~2小时，但末期消除半减期为24~36小时，个体间差异较大。大麻素分布在全身，并在肝脏中代谢。药物及其代谢物在尿液和粪便中排泄。THC和CBD都可能储存在脂肪组织中，几周后在尿液和粪便中可能会发现亚治疗水平的代谢物。根据配方的不同，大麻素的剂量是高度可变的，所有的剂量都应该慢慢滴注到起效，以避免与高血浆浓度相关的副作用。

大麻的使用通常导致头晕，特别是在磨合期。其他副作用包括嗜睡、脉搏加快、口干、焦虑、情绪改变、定向障碍、认知和记忆力减退、便秘和腹泻。对吸烟大麻的研究显示了类似的副作用，与安慰剂相比[78]，特殊的神经认知影响的发生率更高，如头晕、高度兴奋或"飘飘然"、注意力难以集中、疲劳和头痛。有严重心血管疾病的患者禁用大麻类药物，有癫痫或抽搐史的患者以及有肾或肝损害的患者应谨慎使用。此外，它们不应用于有精神病或药物滥用障碍史的患者，并应进行仔细的风险评估。

THC和CBD由细胞色素P450系统代谢，特别是CYP2C9、CYP2C19和CYP3A4[79]。潜在的CYP介导的药物相互作用是存在的，但目前在这一领域的研究相当有限，而且还不清楚哪些相互作用在临床上是重要的。将大麻类药物与其他有镇静或神经副作用的精神活性药物进行合用，必须采取预防措施。

有几项RCT研究表明，抽大麻或吸入大麻对NeuP有治疗作用[80-82]，但都是持续时间很短的研究，没有一项符合NeuPSIG指南中的纳入标准。对于NeuP的其他医用大麻类药物来说，证据并不一致。由于随机对照试验在NeuP中的试验时间较短，大麻的长期精神和神经认知副作用尚不清楚[78]。观察性研究表明，娱乐性大麻的使用与物质依赖和严重的不良反应有关，如认知和运动功能受

损，大脑功能和危险行为的改变，以及机动车事故[36,83]。此外，对肺功能的长期影响尚未确定[84]。最近对神经病理性和非神经病理性疼痛（NeuP）混合组患者进行了两项医用大麻治疗的研究，随访时间分别为7~12个月显示出合理的安全性[85,86]；然而，1%~2%的患者出现了严重的副作用，故不可忽视大麻的长期呼吸、认知和精神的影响。在治疗建议修改之前进行更大规模的研究，必须强调医用大麻类药物在NeuP中长期应用的有效性和安全性。其他增强内源性大麻素效应的大麻素和药物正在开发中。

（九）肉毒毒素

A型肉毒素是一种由肉毒梭菌产生的神经毒素。A型肉毒素与胆碱能神经末梢上的突触前受体结合，阻断乙酰胆碱的释放。肌内注射A型肉毒素可用于局灶性痉挛和肌张力障碍，但也可用于膀胱过度活动、多汗症和整容手术。对于NeuP的治疗，可以使用皮内或皮下注射。A型肉毒素发挥镇痛作用的详细机制尚不清楚。其镇痛作用可能与抑制初级传入终末的神经递质和神经肽释放[如P物质、降钙素基因相关肽（CGRP）和谷氨酸]，降低TRPV1和钠通道活性，减轻局部炎症，或通过逆行轴突转运与中枢效应有关[87]。

NeuP的A型肉毒素研究结果是极大阳性的，但大多数研究规模小，目前证据的总体质量为弱到中等。A型肉毒素在疼痛区域内多个点给予皮下或皮内注射，总剂量为100~200 IU。治疗每3个月重复一次。避免向更深层次的结构和肌内注射。副作用包括局部反应和水肿以及注射时的疼痛。A型肉毒素注射有时可在氧化亚氮或其他镇静剂的作用下进行，以减少注射部位疼痛。A型肉毒素禁用于已知对药物过敏的患者以及重症肌无力或Eaton-Lambert综合征患者。

（十）N-甲基-D-天冬氨酸受体拮抗剂

谷氨酰胺的NMDA受体与NeuP的发生有关[88]。因此，几种口服NMDA受体拮抗剂药物，主要是右美沙芬和美金刚，已经进行了有效性测试。右美沙芬的剂量在400~960 mg/d之间，六项研究中有两项是阳性的。美金刚的剂量在20~55 mg/d之间，所有五项研究都是阴性的。静脉注射其他NMDA拮抗剂，如氯胺酮[89,90]和金刚烷胺的短期研究已经呈阳性[91]，但需要更多的长期数据来评估这

些干预的适用性。口服 NMDA 拮抗剂的复合 NNH 约为 8.7,提示耐受性有限,目前关于这些药物在 NeuP 治疗中没有明确的结论。

(十一) 静脉注射利多卡因

NeuPSIG 治疗指南没有考虑静脉注射治疗建议。然而,值得注意的是,部分研究支持静脉注射利多卡因治疗 NeuP 的有效性[92]。全身静脉注射利多卡因可能通过阻断电压门控钠通道起作用,然而,尚不清楚它在 NeuP 中的主要作用是在初级传入纤维还是更中枢的神经。各种给药方案已经实施,大多数在 30~60 分钟内输注 3~5 mg/kg。

副作用通常包括头晕、口周麻木、嗜睡、视力模糊和(更罕见的)心律异常;这些主要是血浆浓度依赖的。

止痛效果的持续时间尚不确定,一些研究评估的疼痛缓解时间在 35 分钟~6 小时之间[93-95]。而其他研究报告称,个别患者的疼痛减轻时间长达 1~2 周[96,97]。然而,目前还不清楚哪些患者更有可能使用这种方法产生长期效果,因为每天或每周静脉输液治疗并不是治疗慢性疼痛的特别可行的方法。

(十二) 口服美西律

美西律是一种利多卡因的口服可生物利用的类似物,用于治疗心律失常。美西律治疗 NeuP 的 8 项研究中,只有一项阳性。NeuP 研究中使用的口服美西律剂量 225~1 200 mg/d。美西律可能会引起烧心、恶心和呕吐,高达 40% 的患者至少会出现其中一种情况。常见的副作用包括共济失调(10%)以及头晕和震颤(25%)。罕见的副作用包括心律异常、肝酶升高(1%~2%的患者)和造血抑制,如白细胞减少或粒细胞减少(每 1 000 名接受治疗的患者中就有 1 名)。

基于目前的证据和风险-收益的考虑,建议不要使用美西律治疗 NeuP。

(十三) 联合治疗

大多数临床试验都强调单一药物的有效性,要么作为单一疗法,要么作为现有方案的补充。在附加试验中,通常有患者可能服用各种药物,没有一项试验涉及现有的附加治疗如何影响总体结果。

然而,在临床实践中,将来自不同药理组的两种或两种以上药物组合以改善治疗结果非常常见。近年来已经进行了几项针对联合治疗的对照试验,五大类主要强调加巴喷丁-吗啡、加巴喷丁-去甲替林、去甲替林-吗啡、丙咪嗪-普瑞巴林和普瑞巴林-度洛西汀的联合应用[30-34]。

这些研究设计之间有一些不同,因为部分包括安慰剂组,而另外则是面对面的比较,或者将低剂量联合治疗与高剂量单一治疗进行比较。总的来说,目前的证据支持联合治疗(药物通过不同的机制起作用)来治疗 NeuP 效果似乎不是很大,但组合允许每种药物使用稍微低一些的剂量。这些结果比较起来,可改善副作用,并且轻微的改善疼痛结果。

五、未来方向

几种治疗 NeuP 的药物正在开发中;它们针对各种不同的受体,包括但不限于血管紧张素 Ⅱ 受体 2 型、TRPV1 通道、CGRP 受体、特殊的电压门控钠通道异构体[98,99]和其他靶点。尽管至今,止痛药开发中的临床前到临床的转换令人非常失望,但我们希望目前正在进行的临床前模型[100-102]的改进将有助于更好的转换和在不久的将来发现新的治疗 NeuP 的药物。

部分研究工作集中在识别可能对某些治疗比其他治疗更敏感的患者亚群,但目前没有强有力的证据支持这种做法。已经发表的几项研究表明,与没有特定表型的患者相比,具有某种疼痛或感觉"表现型"(即符合心理物理测试的特定标准)的患者更有可能对奥卡西平[103]、静脉利多卡因[96]和度洛西汀[104]的治疗有反应。然而,在这一点上,这些方法都没有被证明是有效和可重复的,也没有任何药物被 FDA 或欧洲医药机构批准用于这种亚组适应证。需要更多的研究来确定这些个性化方法的可行性和通用性。

◆ 要 点 ◆

● 可根据以下三个标准确定 NeuP 的可能性:①患者存在与神经病变或疾病相关的疼痛的体征、症状和描述,其疼痛分布与可疑的病变或疾病一致;②痛区存在感觉障碍,且其符合神经解剖学的合理分布;③诊断测试证实躯体感觉神经系统的病变或疾病。

● 大多数 RCT 是在 DPN 和 PHN 进行的。根性痛、CIPN 和 HIV 感觉神经病的药物治疗效果较差。

- 治疗 NeuP 的一线药物包括 TCA、SNRI、加巴喷丁和普瑞巴林。
- 二线药物（弱等级推荐使用）包括口服曲马多、8%辣椒素贴剂和5%利多卡因贴剂。
- 三线药物包括强阿片类药物（特别是羟考酮和吗啡，这是研究最多的药物）和BTX-A。
- 推荐等级不确定的药物包括他喷他多、大多数抗癫痫药物（卡马西平、奥卡西平、拉莫三嗪、乳糖胺、托吡酯和唑尼沙胺）、辣椒素乳膏、外用可乐定、NMDA 拮抗剂和 SSRI 抗抑郁药。

- 大麻素和丙戊酸盐是弱等级不建议使用药物。
- 左乙拉西坦和美西律是强烈等级不建议在 NeuP 中使用。

参考文献

请于 ExpertConsult. com 在线访问参考文献。

第51章

Chapter 51

非阿片类镇痛药：NSAID、COX－2抑制剂和对乙酰氨基酚

Bryan S. Williams, MD, MPH

翻译：孙雪华　审校：樊肖冲

非甾体抗炎药（NSAID）最早发现于19世纪末期，当时 KoLbe 和他的同事合成了水杨酸，促成了 Heyden 化学有限公司的成立。1897 年，Felix Hoffman 和 Arthur Eichengrün 研发出水杨酸的乙酰化结构——乙酰水杨酸（acetylsalicylic acid, ASA），这种新的分子"阿司匹林"被 Bayer 公司申请专利并成为世界范围内应用最广泛的药物[1]。NSAID 早期分类为水杨酸盐类，用水杨酸盐（阿司匹林类药物）治疗疼痛病症已经有几千年的历史，古埃及的《Ebers 纸莎草书》一书就建议，将桃金娘的干叶煎成汤剂用在腹部和背部，可以显著消除风湿性疼痛。Hippocrates（希腊名医，西方称医药之父）建议用杨树的汁液来治疗眼疾，用白柳树皮（willowbark）的汁液缓解分娩的疼痛，减少发烧。NSAID 是现代医学已知的，在治疗发热，疼痛和炎症方面最古老、最成功的一类药物。美国的临床医师每年要开出超过一亿份的 NSAID 处方，约占非处方（over-the-counter, OTC）镇痛药物的 60%[2]。超过 3 000 万美国人常规使用 NSAID 的处方药或 OTC 药物[5,6]。超过 4 000 万（19.0%）的成年人常规使用阿司匹林（每周服用阿司匹林 3 次，持续超过 3 个月），约 3 000 万（12.1%）成年人常规服用 NSAID，而在 2005 年，常规服用阿司匹林的人数占 12.1%，常规服用 NSAID 者占 9.1%。阿司匹林的使用量增长了 57%，NSAID 增长了 41%[3]，这种药物使用数量的增长以及相关电话调查暴露出实际问题是：超过 26% 的非处方用药患者服用了超出推荐剂量的药物[4]。

NSAID 是一组不同结构的化合物，具有镇痛、解热、抗炎作用。1971 年，John Vane 证实 ASA 和其他 NSAID 抑制了负责花生四烯酸向前列腺素类转化的环氧化酶的活性[5]，NSAID 作用的分子机制被揭露，NSAID 的原型药物阿司匹林大部分被新的 NSAID 取代。这些药物化学结构各异，但因为治效相近而合称为一类。现今使用的 NSAID 中，许多都作为非处方药，超过 1 400 万的患者使用非甾体抗炎药仅为缓解关节炎相关症状[7]。

一、作用机制

前列腺素在炎症反应的生成和调节中起重要作用，但在调节血小板聚集、疼痛和发热的产生、血管灌注及其他生理过程中也发挥重要作用[6]。前列腺素复杂的生物活性和相互作用促成了机体多样性甚至是对立的生理或病理生理过程，如炎症反应的生成和消除、胃肠道黏膜的保护和破坏、凝血、动脉硬化的促进和抑制、肾对血压的控制及肾脏疾病的发生[7-9]。在发炎的组织中前列腺素大量合成，促进急性炎症主要症状的进展[10]。

非甾体抗炎药的作用机制是通过可逆或不可逆的乙酰化修饰环加氧酶（cyclooxygenase, COX）抑制了其活性，进而阻断了由花生四烯酸产生前列腺素的通路（图 51.1）。COX 以至少两种形式（COX-1 和 COX-2）存在，分散在全身各处[11]。在大多数细胞类型中都发现了 COX-1，其存在对维持生物功能是必要的。前列腺素的产生对胃（胃黏膜保护）、肺、肾脏和血小板聚集的平衡过程起至关重要的作用，而 COX-1 介导前列腺素的产生，非选择性 NSAID 相关的副作用可能是抑制了 COX-1 的同

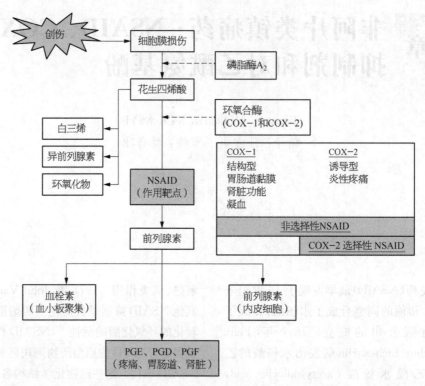

图 51.1 NSAID 作用靶点。COX－1,环氧合酶－1;COX－2,环氧合酶－2;PGD,前列腺素 D; PGE,前列腺素 E;PGF,前列腺素 F

型体而产生[12,13]。COX－2 是由引起发热、炎症、疼痛的促炎性刺激物和细胞因子诱导产生的,因此是 NSAID 解热、抗炎、镇痛的靶向目标[11]。COX－2 通常被认为是一种诱导酶,引发发热、疼痛和炎症。尽管是诱导酶,在许多组织中 COX－2 可在正常条件下表达,这些组织可能包括脑、睾丸和肾。在发炎状态下,巨噬细胞和其他细胞中 COX－2 开始表达,传递炎症过程[14]。与炎症反应和前列腺素生产相关的疼痛,是由于发炎的身体组织生成了前列腺素类似物,使得神经末梢敏感并导致痛觉[15]。

过去以为 NSAID 是完全通过外周方式抑制前列腺素生成,但最近的研究表明这类药物具有外周和中枢两种作用机制[16-18]。外周机制上,前列腺素通过加强痛觉神经末梢对其他介质(如组胺和缓激肽)的敏感性,同时敏化伤害性感受器对非伤害性刺激(如触碰)的反应,而导致痛觉过敏[16,19]。作为组织损伤的结果——外周炎症导致炎症介质的释放,引发 COX－2 的大幅度增加,并导致中枢神经系统(CNS)中前列腺素合成酶的表达增加。在中枢区域,前列腺素被认为可以在脊髓水平尤其是背角的感觉神经元终端上,直接增强痛觉反应[20]。在背根神经节、脊髓背侧和腹侧灰质处,COX－1 和 COX－

2 都有基本表达,但抑制 COX－2 可以降低痛觉过敏(hyperalgesia)[21],而抑制 COX－1 则没有这种效果。此外,促炎细胞因子白介素－1β(interleukin-1beta, IL-1β)通过激活转录因子 NF－κB,对诱导局部炎症细胞中 COX－2 起主要作用。在 CNS 中,IL－1β 使 COX－2 和 PGE$_2$ 产量上升导致痛觉过敏,但这不是由感觉纤维支配发炎组织引起的神经活动造成的,也不是来源于血浆中的系统性 IL－1β 的渗入[22]。外周炎症可能导致其他信号分子进入血液循环、穿过血脑屏障并产生作用提高 IL－1β 的量,使得脊髓许多不同区域的神经和非神经细胞中 COX－2 出现表达[22,23]。目前,有证据表明白细胞介素 6(IL－6)可触发中枢神经系统中 IL－1β 的生成,而这又能反过来促进 COX－2 和 PGE$_2$ 的形成[22]。

NSAID 的镇痛作用主要来自于对 COX－2 的抑制,由于结构不同,NSAID 药物对 COX－1 和 COX－2 抑制的内在活性不同,对某个 COX 酶的抑制作用选择性更强[24]。NSAID 对两种 COX 酶的作用可用率表示,即每种药物抑制 50% 的 COX－2 和 COX－1 活性时血药浓度(IC$_{50}$)的比值,比值为 1 表明药物为非选择性的,比值小于 1 说明药物更倾向于抑制 COX－1,大于 1 时说明药物对 COX－2 更有选择性。治疗剂量下，NSAID 可抑制超过 50％的前列腺素的生成，当酶活性抑制 80％（IC_{80}）时的血药浓度才达到镇痛效应[25]。比较 COX - 2/COX - 1 的 IC_{50} 的比值可以评估 NSAID 的选择性，但不能表明常规剂量的药物在体内抑制两种酶的实际比率。用 IC_{80} 来表示可能更适合[13]。实际发现 22 种不同的 COX 抑制剂的 IC_{80} 与临床产生镇痛/抗炎作用的血浆浓度直接相关[26]。

二、药代动力学

药物血浆浓度受给药剂量及药代动力学变量如吸收、分布、代谢、排泄的影响。这些变量是药物的治疗作用及不良反应的决定因素[26]。非甾体抗炎药经常用于口服给药，但静脉和肌内给药、直肠及局部给药制剂也是可用的。NSAID 是脂溶性弱酸性药物，与血浆蛋白高度结合，特别是与白蛋白结合[25]。NSAID 是包括几个化学类别的一组异基因化合物（表 51.1），化学结构的多样性导致药代动力学的差异。尽管药代动力学有差异，NSAID 还有一些共性，大多数 NSAID 是弱酸，也有例外如萘丁美酮，是酮的前体药物，代谢为酸性活性药物发挥作用[27]。

表 51.1　NSAID 和对乙酰氨基酚的化学性质及用量

药物（通用）名称	所有权（商品）名称	半减期(h)	蛋白结合率(%)	通常 24 小时成人剂量范围	成人每日用量及频率		
					用量	剂量时间表	备注
水杨酸盐							
阿司匹林	多种	2～3	约 90	2.4～6 g	600～1 500 mg	qid	环氧化酶的不可逆抑制剂，心脏保护，与抗凝剂同时使用须谨慎；与小儿 Reye 综合征相关
缓冲/肠溶阿司匹林	Bayer、Bufferin、Ecotrin 及其他多种			2.4～6 g	600～1 500 mg	qid	
丙酸衍生物							
萘普生	萘普生及其他	14	99	750 mg～1.0 g	250、375、500 mg	bid	
萘普生钠	Aleve、Anaprox	14	99	550～1 100 mg	275～550 mg	bid	—
布洛芬	Motrin、Advil 及其他	6	99	1.2～2.4 g（疼痛）2.4～3.2 g（炎症）	200～800 mg 最大 3 200 mg	qid qid	可无处方使用，肠道外制剂
肠外布洛芬	Caldolor	～2	99	3.2 g	400～800 mg	每 6 小时一次	
酮洛芬	Orudis、Oruvil	2～4	99	225 mg	50～75 mg	qid	
奥沙普秦	Daypro	40～60	99	1.2 g	1.2 g	每日一次	
乙酸衍生物							
双氯芬酸	Voltaren	1～2	99	150～200 mg	50 mg、75 mg	bid～qid	多种剂型，在关节滑膜液中积聚

（续表）

药物(通用)名称	所有权(商品)名称	半减期(h)	蛋白结合率(%)	通常 24 小时成人剂量范围	成人每日用量及频率		
					用量	剂量时间表	备注
双氯芬酸/米索前列醇	Arthrotec	1～2	99	150～200 mg（米索前列醇不能超过 800 μg）	50 mg/200 μg；75 mg/200 μg	bid～qid	胃部保护作用，妊娠禁忌
双氯芬酸凝胶	Voltaren 凝胶(1%)		99	32 g	2～4 g	qid	全身性吸收减少
双氯芬酸贴剂	贴剂(1.3%)	12	99	360 mg	1 贴(180 mg)	bid	全身性吸收减少
依托度酸	Lodine	7	99	400～1 200 mg	200～300 mg	bid、tid	15～20 mg/(kg·24 h)
吲哚美辛	Indocin、Indocin SR 及其他多种	～4	90	<200 mg	25～50 mg，SR：75 mg；极少>150 mg	bid、tid	不良反应发生率高，对老年人限制使用
酮咯酸	Toradol	4～6	99	口服，不超过 40 mg/d；肠外给药 30～60 mg，之后 15～30 mg	口服：10 mg q6 h 总共不超过 5 天	qid	使用时间有限制(<5 天)；可能造成高龄或低血容量患者肾衰；治疗术后疼痛有效
萘丁美酮	Relafen	24	99	1.0～1.5 g	500～750 g	bid	可转换为活性分子的护胃前药
邻氨基苯甲酸衍生物							
甲芬那酸	Ponstel	3～4	99	1.0 g	250 mg	qid	限制应用时间<7 天
昔康类							
美洛昔康	Mobic	15～20	99	7.5～15 mg	7.5 mg(OA)；15 mg(RA)	bid qid	剂量约 7.5 mg 时有 COX-2 选择性
昔布类(COX-2 选择性 NSAID)							
塞来昔布	Celebrex	6～12	97	200 mg	100～200 mg 400 mg——急性疼痛	每日一次或 bid	胃保护作用
苯胺衍生物							
对乙酰氨基酚	Tylenol 及其他	2	20～50	2～4 g	325～650 mg，650 mg～1 g	q4 h qid	多种药物联合用药引起肝毒性，需要健康教育

注：OA，膝关节骨性关节炎；RA，类风湿关节炎；SR，持续释放。

　　NSAID 有多种分类方法：根据化学结构分类（如水杨酸类、乙酸类）；根据半减期分为短效类（<6 h）或长效类（>10 h）；根据对 COX-2 抑制作用分为传统的 NSAID 和选择性 COX-2 抑制剂。传统的 NSAID 既抑制 COX-1 又抑制 COX-2，而 COX-2 抑制剂优先抑制 COX-2[28]。起初，只有昔布类(如塞来昔布)被认为是选择性 COX-2 抑制剂，但是通过血液检测 COX-1 活性、血栓素、COX-2

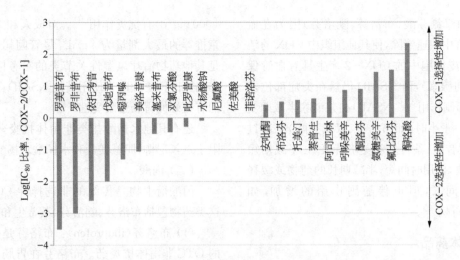

图 51.2 对 COX 的选择性。[Adapted with permission from Waner TD, Mitchell JA：COX-2 selectivity alone does not define the cardiovascular risks associated with non-steroidal anti-inflammatory drugs，Lancet、371(9608)：270-273，2008.]

活性和前列腺素证实在 IC_{50} 浓度下塞来昔布对 COX-2 有抑制性。前面提到的 IC_{50} 是比较 NSAID 作用强度的方法；但是达到镇痛效应需要远超过抑制 50% 酶活性的药物剂量。已证实 IC_{80} 与产生临床镇痛效应的血药浓度对应良好，因此可作为更好的指标来监测药物的选择性[13,25,29]。IC_{80} 估计了通常预先设定的 NSAID 剂量下在体内抑制 COX-2 和 COX-1 的实际比例(图 51.2)。

吸收、分布和消除

1. 吸收

口服给药后大多数 NSAID 吸收迅速，2～4 小时可达血浆中峰浓度。食物可以延缓 NSAID 的吸收而对峰浓度无影响[10]。经常与 NSAID 同时开具的抑酸剂，不同程度地延缓但并不影响药物吸收。药物相互作用的研究表明质子泵抑制剂不能改变 NSAID 药代动力学[28]。在美国，大多数非甾体抗炎药没有肠外给药的剂型，仅几种药物除外：酮咯酸、对乙酰氨基酚、双氯芬酸和布洛芬。与经肠胃给药相比，肠胃外给药具有胃肠道毒性小的优点。但是有些肠外施用的药物，如酮咯酸氨丁三醇并不能减少 COX-1 抑制相关副作用的发生。许多 NSAID 可制成外用制剂，能产生局部效用而且无系统性不良影响。这些药物，如双氯芬酸透贴剂和双氯芬酸钠凝胶和外用溶液，可穿透皮肤到达邻近的关节和肌肉，发挥治疗活性。

2. 分布

多数 NSAID 是弱酸，与血浆蛋白(白蛋白)高度

结合且具有亲脂性。多数非甾体抗炎药的低 pH 特性部分决定了其在体内分布，因为在生理 pH 条件下 NSAID 都是离子化的。在 pH 较低的区域(发炎组织、胃肠道、肾脏)，NSAID 可能发生聚集。根据化学机构的不同 NSAID 可分为酸性和非酸性，而酸性程度对他们在体内分布也有影响。具有酸性功能的 NSAID(双氯芬酸、布洛芬和酮洛芬)且蛋白结合率高的药物会在炎症部位聚集且持续存在，而非酸性 NSAID(如对乙酰氨基酚、塞来昔布和罗非昔布)趋于在体内平均分布[7]。NSAID 的高蛋白结合率与老年人尤其相关。老年人血浆白蛋白浓度降低，更多药物呈游离状态。尽管游离药物的增加增强了药效，但毒性也大大增加[30]。不同疾病状态改变血浆蛋白浓度，造成游离药物增加，在提高疗效的同时也增加潜在毒性反应。NSAID 与其他血浆蛋白结合度高的药物(如华法林)竞争结合位点，导致被替换药物的血浆浓度增加[28]。

3. 消除

NSAID 主要的代谢消除途径是肝脏氧化或者共轭修饰。细胞色素 P450(CYP)系统是 NSAID 氧化生物转化的酶促催化剂；肝脏的生物转化及肾脏排泄是大多数 NSAID 主要消除途径[28]。NSAID 活性代谢产物可改变药物的半减期，因为可能存在活性代谢物，或者从前药中释放出活性形式。由于非甾体抗炎药的血浆消除半减期在 0.25～70 小时之间变动，使用上可由 NSAID 的消除速率来决定给药频率[31]。与长效 NSAID 相比，血浆半减期短的酸

性 NSAID(如双氯芬酸、布洛芬、酮洛芬)因为在血浆及非靶器官中快速清除,使其他组织中 COX 的活性恢复(如内皮细胞中的 COX-2 产生具有血管保护作用的前列腺素),而 NSAID 仍然在炎症部位发挥 COX-2 抑制作用[7]。NSAID 血浆消除半减期变化很大,从 1～4 小时(如布洛芬、双氯芬酸)至超过 12 小时(吡罗昔康、萘普生和美洛昔康)。半减期短的药物起效快,作用时间短;半减期长的药物或缓释制剂作用时间长,但也伴随副作用的增加,如 NSAID 相关胃病[32]。

三、具体药品

在美国有多种非甾体抗炎药可供选择使用,美国以外甚至有更多品种。表 51.1 提供了 NSAID 化学类别、药理数据和治疗剂量的相关信息。美国食品和药物管理局(FDA)加强了现有的标签警告,所有非阿司匹林类 NSAID 有增加心脏病发作或中风的风险。下面是 NSAID 各分类的代表药物。

(一)水杨酸盐

阿司匹林:阿司匹林是最常见的水杨酸盐。它是水杨酸的酯衍生物,具有与水杨酸相似的药用性质,但没有苦味也不产生明显的胃肠道刺激。阿司匹林不可逆抑制 COX 活性。这也是 NSAID 中的一项重要区分标准,因为阿司匹林的作用持续时间与多个目标组织中环氧化酶的周转率有关。而其他非甾体抗炎药竞争性阻断了环氧化酶的活性位点,其作用持续时间与药物体内处置的时间过程有更直接的关系[33]。在阿司匹林作用下,血小板中酶恢复活性的时间尤为重要,因为血小板是无核的,其蛋白质合成能力明显受到限制。因此,对血小板中 COX-1 的抑制作用,会持续到血小板的寿命终止。阿司匹林不可逆性阻断并永久性阻止血栓素 A2(TXA$_2$)的生成,防止血小板聚集,从而成为心血管保护药物。水杨酸盐也可以竞争结合位点,将其他 NSAID 药物如萘普生和保泰松置换出来,使这些药物血浆游离体增加,增加毒性反应[30]。值得注意的是,水杨酸盐会引起 Reye 综合征(Reye syndrome),一种可能致命的儿科疾病,会导致癫痫和昏迷。因此,患有病毒感染伴发热的儿童应避免使用水杨酸盐。

阿司匹林有三个治疗剂量范围:低剂量(<300 mg/d)有抑制血小板聚集的作用,中剂量(300～2400 mg/d)有解热镇痛作用,高剂量(2400～4000 mg/d)有抗炎作用[34]。对成人和 12 岁以上儿童推荐的最大剂量为 4 g/d。尽管阿司匹林被认为是其他药物治疗风湿性关节炎的参考标准,但是许多临床医师更倾向于使用其他 NSAID 药物,因为它们有更好的胃肠道耐受性[28]。

还有其他水杨酸盐类非甾体抗炎药,包括但不限于二氟尼柳,胆碱镁盐和水杨酰水杨酸。

(二)丙酸

丙酸衍生物是传统的非选择性 COX 抑制剂。这类药物包括布洛芬、酮洛芬、萘普生和奥沙普秦。

(1)布洛芬(ibuprofen):布洛芬是使用最广泛的 OTC 非甾体抗炎药。布洛芬在胃肠道上端迅速吸收,给药后 1～2 小时达到血浆峰浓度。布洛芬与血浆蛋白高度结合,估计的分布容积为 0.14 L/kg,主要(90%)经肝脏代谢,低于 10% 的药物在尿液和胆汁中以原形排出。由于血浆半减期短(2±0.5 小时),缺乏活性代谢产物,且属于非处方用药,毒性较低,布洛芬在发热和轻度至中度疼痛中都可使用。作为一种具有高蛋白结合的酸性 NSAID,它在滑液中的持续时间大于在血浆中的持续时间,因此在血浆水平下降后,可以继续保持抗炎和镇痛活性。1200～2400 mg/d 的剂量下,布洛芬主要对轻度至中度疼痛有镇痛作用,只有在持续临床专业监护下才建议采用 3200 mg/d 的剂量。对于低血容量和低心输出量的患者,尤其是老年人,即使是抗炎剂量(超过 1600 mg/d),也会出现肾脏副作用[35]。布洛芬治疗头痛、偏头痛、痛经和急性术后疼痛的有效性已被证实[36-38]。布洛芬可非处方用药、处方用药及与阿片类药物、消肿剂和抗组胺药物联合使用。许多研究表明肠外用药可有效减轻术后疼痛[39]。和其他 NSAID 一样,来自 FDA 的黑框警告提示,布洛芬可增加严重心血管血栓事件、心肌梗塞和卒中的风险。

(2)萘普生(naproxen):萘普生是一种非处方 NSAID,最初仅作为处方药使用,但现已成为一种非处方药。然而,萘普生控释片(naprelan)只能通过处方获得。萘普生肠内给药后完全吸收,半减期 14 小时。2～4 小时之间出现血浆浓度峰值,钠盐的达峰时间更快。半减期约为 14 小时,但达到血清稳态水平需要超过 48 小时。萘普生的分布容积为 0.16 L/kg,治疗水平下超过 99% 的萘普生是与白蛋白结合的,肾功能下降的老年人蛋白结合率更高[28]。萘普生与其他药物联合制成复合制剂,如舒马普坦/甲氧萘丙酸钠复合制剂(Treximet),用于治疗偏头痛急性发作[40]。与其他 tNSAID 不同,萘普生不增加重要血管不良事件的发生风险。一项包含 30 多万参与者的 600 多个临床试验的荟萃分析显示,服用非甾体抗炎药(tNSAID 和昔布类)存在剂量相关的发生重大心血管事件的风险,但不包括萘普生[24,41]。一项前瞻性随机对照研究(截止于 2016 年)塞来昔布与布洛芬或萘普生的综合安全性,将为塞来昔布、布洛芬和萘普生的相对 CV 安全性提供进一步的数据。

(3)酮洛芬(ketoprofen):酮洛芬的药理性质与其他丙酸衍生物类似,尽管其不同制剂可能具有不同的释放特性。口服给药后约 1~2 小时达血浆峰浓度,半减期约 2 小时。酮洛芬的血浆蛋白结合率很高(98%~99%),分布容积约为 0.11 L/kg。酮洛芬在肝脏中与葡萄糖醛酸偶联,其共轭结合物通过尿液排出体外。葡糖糖醛酸部分可以转换回母体化合物。因此这种代谢产物可以充当原型药物的潜在储库,这一点对肾功能不全的患者尤其重要。酮洛芬处方用药有不同剂型(速释和缓释)。对于速释的酮洛芬胶囊,通常的起始剂量为每 6~8 小时服用 50 或 75 mg,而对缓释胶囊则采用 200 mg/d 作为起始剂量。速释胶囊的最大剂量是 300 mg/d,对于缓释胶囊则为 200 mg/d。酮洛芬的半减期短,潜在抑制 COX-2 活性,因此 COX-2 活性能很快恢复;但也伴随副作用的增加(如轻度胃病)[28]。尽管未得到 FDA 认证,但酮洛芬也有经皮贴剂。局部用药后全身血药浓度迅速降低但用药局部可维持治疗浓度。对于软组织和肌肉骨骼疼痛患者,应用酮洛芬经皮贴剂疗效明显优于安慰剂组[42,43]。

(三)其他丙酸衍生物

非诺洛芬、氟比洛芬和奥沙普秦是其他的丙酸衍生物。除奥沙普秦外,这些药物的药理学特性,包括达峰时间、蛋白结合率和半减期等都相似。奥沙普秦达到血浆浓度峰值为 3~6 小时,半减期为 40~60 小时。口服后,奥沙普秦极易扩散到发炎的关节组织。奥沙普秦可以抑制神经元中花生四烯酸乙醇胺水解酶和炎性细胞中 NF-κB 的活性,这两种物质对于炎症关节中促炎介质和组织毒性介质的合成至关重要[44-46]。

(四)乙酸衍生物

乙酸衍生物是传统的非选择性的 COX 抑制剂。

这类药物包括双氯芬酸、依托度酸、酮咯酸、托美丁、舒林酸和吲哚美辛。

(1)吲哚美辛:吲哚美辛是 1963 年推出的强效非选择性环氧化酶抑制剂,以往作为抗炎药物应用广泛,但由于出现了更安全的替代品,该药物的受欢迎程度降低。与其他市售非甾体抗炎药相比,吲哚美辛的不良事件倾向限制了其适应证和使用期限,在美国只允许处方用药。口服吲哚美辛具有良好的生物利用度,给药后 1~2 小时达到峰浓度。吲哚美辛与血浆蛋白和组织的结合率为 90%。血浆半减期变化较大,可能是因为肠肝循环,平均半减期约 2.5 小时[28]。脑脊液中药物浓度很低,但给药 5 小时内滑膜液中药物浓度与血浆中相等[10]。胃肠道刺激包括腹泻的不良反应较常见,溃疡性病变严禁使用吲哚美辛。对 280 例非甾体抗炎药-安慰剂对照试验的荟萃分析表明,吲哚美辛对胃肠道有中度刺激作用,昔布类风险最低而酮洛酸等药物胃肠道刺激风险最高[47]。除了胃肠道病变外,吲哚美辛还可引起中枢神经系统不良反应。25%~50% 的长期服用该药者可出现剧烈的前头痛,也可能发生头晕、眩晕和精神错乱[28]。吲哚美辛有肠内及肠外制剂,可用于治疗急性轻、中度疼痛。静脉注射吲哚美辛可治疗持续性动脉导管未闭,但其副作用限制了其他应用。

(2)依托度酸:依托度酸具有一定的 COX-2 选择性,因此相比其他 NSAID 对胃的刺激较小[13,28]。口服给药后,2 小时可达血浆峰浓度。依托度酸的血浆蛋白结合率高,分布容积的估计值为 0.4 L/kg。依托度酸主要经尿液排泄,24 小时内需补充 60% 的剂量。不论何种剂型,依托度酸的半减期大约为 6~8 小时,因此,即使累积速度较慢,也可很快达到稳态血药浓度[48]。该药为处方药,在对 9 项研究(1 459 名参与者)的回顾中,依托度酸对术后疼痛有镇痛作用,其疗效相当于对乙酰氨基酚 1 000 mg 或塞来昔布 200 mg[49]。而且,在缓解术后疼痛时,100~200 mg 依托度酸的作用相当于 650 mg 阿司匹林,但依托度酸的作用时间更长[50]。在胃肠道耐受方面,600 mg/d 依托度酸的作用优于布洛芬(2.4 g/d)、吲哚美辛(200 mg/d)或萘普生(1 g/d)。对一项 3 000 多名患者参与的双盲和非盲临床试验和对 8 000 多名患者的售后调研(Ⅳ期临床)数据分析显示,应用依托度酸后腹痛和消化不良的发生率与其他几种 NSAID 相似,胃溃疡的发生率低于 0.3%[51,52]。

(3) 萘丁美酮:萘丁美酮是一种前体药,在体外对 COX 抑制作用微弱。在体内,经过肝脏生物转化成为活性成分 6-甲氧基-2-萘乙酸(6-methoxy-2-naphthylacetic acid, 6MNA),该药物有一定程度的 COX-2 选择性,具有抗炎镇痛的功效[53]。萘丁美酮的血浆蛋白结合率高,分布容积约为 0.68 L/kg。主要通过尿液排泄,半减期约为 20～24 小时,在关节液中浓度高[53]。6-甲氧基-2-萘乙酸较长的血浆半减期及其在滑液中的持久性有助于每日一次的给药方案。与其他 NSAID 相比,纳布美酮对关节炎的疗效[54]和耐受性更强[55,56],但缺乏治疗术后急性疼痛的研究[57]。考虑到肾脏和胃肠道不良反应,萘丁美酮与其他非甾体抗炎药相比更受欢迎。萘丁美酮最常见的不良事件与普通 COX 抑制剂一样,包括:腹泻、消化不良、头痛、腹痛和恶心。与其他 COX 抑制剂一样,萘丁美酮可能增加胃肠道不良事件发生的风险,但研究表明不良事件发生率与选择性 COX-2 抑制剂相同,远低于非选择性 COX 抑制剂,这主要归因于萘丁美酮非酸性的化学结构特点及其对 COX-1/COX-2 抑制的比例[58]。

(4) 酮咯酸:酮洛酸氨丁三醇是一种对 COX-1 和 COX-2 起作用的非甾体抗炎药,阻断前列腺素的生成。口服给药后 0.5～1 小时达到血药峰浓度[59]。酮咯酸与血浆蛋白高度结合,估计的分布容积为 0.28 L/kg。酮咯酸主要通过尿液排出,在健康受试者体内,药物半减期大约是 5～6 小时。自批准应用以来,由于其适度的抗炎作用,酮咯酸作为一种强效镇痛药越来越受到人们的青睐[28]。多项研究表明,在动物模型中,酮咯酸的镇痛效力约为阿司匹林的 180～800 倍[59,60]。30 mg 酮咯酸肌内注射的效力与 2～4 mg 吗啡静注、12 mg 吗啡、100 mg 哌替啶肌内注射相同[59,61]。酮咯酸可用于肠内、眼内和肠外给药,在美国还有鼻内制剂(Sprix)。与口服给药相比,鼻内用药吸收更好,避免了首关消除和胃肠道不良反应,患者依从性高[62,63]。与健康受试者相比[64],肾功能不全的患者全身清除率下降约 50%,半减期延长一倍,酮咯酸可能诱发和加剧低血容量患者、老年患者的肾功能衰竭,尤其对具有潜在肾功能障碍的患者。因此建议限制使用(3～5 天)。

(5) 双氯芬酸:双氯芬酸于 1973 年推出,现已成为应用最广泛的 NSAID[5]。双氯芬酸处方剂型多种多样(肠内用药、肠外用药、经皮和眼内用药)。双氯芬酸具有 COX-2 选择性,它对 COX-2 的抑制效力远远大于吲哚美辛、萘普生和其他几种 NSAID,而与塞来昔布的作用相当[28,65]。双氯芬酸口服后吸收迅速,但不同盐剂会有差别,但由于首过效应仅有 50% 的药物能进入体内循环[5,28,,66]。服药后 2～3 小时达到血药浓度峰值,但胃内 pH(部分药物在酸性环境下析出)、胃排空时间差异及肠肝循环等均可影响半减期。双氯芬酸与血浆蛋白高度结合,分布容积的估计量为 0.12 L/kg。双氯芬酸主要(65%)由尿液排泄,35% 的药物作为胆汁结合物排泄。独特的是,双氯芬酸在口服后会积聚在发炎的组织和滑液中[66],这可以解释为何双氯芬酸的作用时间较半减期长 1～2 小时。口服 50 mg 双氯芬酸钠肠溶片,在关节液中检测到药物存在可维持 11 小时,口服 100 mg 缓释制剂后作用可持续 25 小时[5]。双氯芬酸钠通常是肠溶片的形式,在低 pH 的胃环境中不溶解,在十二指肠中才释放药物[67]。双氯芬酸钾具有较高的水溶性,被认为具有更快的溶解速度和更快的吸收速度,其目的是将活性药物在胃中释放,使其快速吸收,迅速缓解疼痛。局部制剂的目的是限制全身暴露,减少不良反应,仅在局部发挥镇痛作用。双氯芬酸局部用药的全身吸收总量(约 3%～5%)远小于口服给药,血药浓度低于口服给药的 10%[5,68,69]。另外,局部用药肌肉内的药物浓度高于口服给药[5,68]。双氯芬酸静脉制剂也已研制成功,Dyloject 获 FDA 批准用于中度疼痛,尤其是术后疼痛。双氯芬酸复合制剂也已推出,包括双氯芬酸钠-米索前列醇(Arthrotec),用于 NSAID 诱发胃溃疡、糜烂及其他并发症的高危风险患者。

(五) 邻氨基苯甲酸

甲芬那酸:邻氨基苯甲酸,也称为甲芬那酸,是一种弱有机酸。给药后 2～4 小时出现血药浓度峰值,半减期约为 2 小时。据报道蛋白结合率超过 90%,分布容积为 1.06 L/kg[70,71]。甲芬那酸的作用机制与其他 NSAID 一样,抑制前列腺素的合成。另外,甲芬那酸还通过结合或阻断细胞上的前列腺素受体而降低前列腺素的活性,该作用呈剂量依赖性[72,73]。甲芬那酸是处方药,可能有影响子宫平滑肌和降低子宫静息压的作用。还呈剂量依赖性地抑制宫缩[72]。甲芬那酸与其他 NSAID 相比无明显优越性，所以该药应用日益减少[28]。

（六）昔康类

美洛昔康：美洛昔康是烯酸类衍生物，对COX-2有相对选择性。美洛昔康蛋白结合率高（99%），分布容积约为0.1~0.2 L/kg[74]。它的最终消除半减期约20小时，适于每日一次用药，持续用药3~5天可达稳态血药浓度[75]。尽管缺乏术后镇痛的数据[76,77]，但美洛昔康对骨关节炎疗效显著[78]。目前已有美洛昔康的口服剂型，目的在于降低发生剂量相关性的胃肠道、心血管及肾脏的严重不良反应的风险[79]。

（七）COX-2抑制剂

所有NSAID都可抑制COX-2，对COX-1的抑制程度不同。抑制COX-2是NSAID的治疗目的而抑制COX-1是产生副作用的原因。抑制COX-1可改变机体平衡功能如破坏胃肠黏膜保护和血小板活化。研发COX-2抑制剂目的是降低因COX-1抑制所引发的胃肠道损伤的风险同时充分利用抑制COX-2后的抗炎、镇痛和解热作用。塞来昔布于1998年获得美国FDA批准，是第一种选择性COX-2抑制剂，用于治疗骨关节炎、类风湿关节炎、强直性脊柱炎和急性疼痛。另外两种昔布类药物也被投入市场，但罗非昔布和伐地考昔由于心血管不良反应事件已经从市场上撤回。值得注意的是，塞来昔布是FDA认证的唯一可在美国应有的昔布类药物，而其他昔布类药物在欧洲可用（如依托考昔、帕瑞昔布和罗非昔布）。

塞来昔布：目前，塞来昔布是美国唯一可用的选择性COX-2抑制剂。塞来昔布对COX-2的选择性是COX-1的30倍，而布洛芬是0.5倍，萘普生是0.7倍，吲哚美辛是1.9倍，美洛昔康是18倍，双氯芬酸是29倍，罗非昔布是267倍[80]。口服给药后2~4小时达到血药峰浓度。塞来昔布与血浆蛋白高度结合，主要通过肝脏代谢消除，体内分布半减期约为11.2小时，消除半减期约15.6小时[81]。此外，NSAID引发的胃肠道并发症是相关严重不良反应事件中最常见的，但塞来昔布优先抑制诱导型的COX-2同工酶而不是组成型的COX-1，因而有一定的胃保护作用。长时间用药后，塞来昔布对消化系统的副作用明显低于其他NSAID[82]。没有证据表明对COX同工酶的选择性的差异对镇痛起重要作用，因为所有产生镇痛作用的药物都是COX-2

抑制剂[83-85]。另外，尽管与其他非选择性NSAID相比塞来昔布发生溃疡的风险低，但不同的NSAID对缓解疼痛没有明显差异[86]。塞来昔布吸收率低，可以按标准剂量有效地治疗骨关节炎疼痛，但对于急性疼痛的作用并不理想，因为它需要一定的吸收时间而且要达到临床镇痛效果需要给予负荷剂量[83]。虽然塞来昔布已被证明对治疗术后急性疼痛有效，但其主要适应证是治疗骨性关节炎和类风湿关节炎。

如前所述，塞来昔布是美国唯一可用的COX-2选择性抑制剂，对COX-2的选择性仅次于因增加心血管风险而撤市的罗非昔布和伐地考昔。一项对塞来昔布综合安全性的前瞻性随机研究证实：与两个传统NSAID（布洛芬和萘普生）相比，塞来昔布在心血管死亡、非致命性心肌梗死和卒中方面的劣性不明显。尽管这个实验的中断率很高（69%），研究证据表明中等剂量的塞来昔布对心血管的安全性不低于布洛芬和萘普生[86]。

（八）对乙酰氨基酚

对乙酰氨基酚（APAP）是一种解热镇痛药，通过抑制中枢前列腺素的合成并少量抑制外周前列腺素生成而产生镇痛作用[28,87]。对乙酰氨基酚和NSAID有重要的差异，如对乙酰氨基酚的抗炎效果较弱，且在炎症部位发现该药物在高浓度过氧化物存在的条件下对环氧化酶的抑制作用较差[28,87]。对乙酰氨基酚对血小板功能[88]和胃黏膜[87]没有副作用。口服给药后0.5~1小时达到血药浓度峰值，只有小部分（10%~50%）对乙酰氨基酚与血浆蛋白结合，对乙酰氨基酚主要通过形成葡糖苷酸和硫酸盐结合物，以剂量依赖的方式从体内消除。对健康受试者而言，其半减期大约为2~3小时。对乙酰氨基酚按镇痛剂量给药时，可能是最安全也最经济的非阿片类镇痛药[89]。

健康受试者最大剂量为4 g/d，美国FDA已降低最大日剂量，规定无论处方药物或非处方药物，单次剂量不能超过325 mg。但人们仍然担心固定剂量的维生素、矿物质和其他含有对乙酰氨基酚的膳食会在不经意间造成对乙酰氨基酚的累积而产生的毒性反应。针对老年人群体，对乙酰氨基酚被推荐为疼痛治疗的一线药品[26,90]，tNSAID由于药物相互作用及不良反应而慎用。尽管经常被冠以减轻疼痛的"一线药物"的标签，对乙酰氨基酚对骨性关节作用微弱；对腰背部疼痛也无镇痛作用[91]，但是对于大约一半的术后经历中度到重度疼痛的患者有镇痛作用[92]。

2010年，FDA批准了对乙酰氨基酚的静脉制剂（OFIRMEV），用于控制轻中度疼痛、中重度疼痛应用阿片类药物的复合镇痛和退烧。在OFIRMEV认证之前，对乙酰氨基酚的肠外剂型，水溶性的丙帕他莫，已经在欧洲开始使用；1g的丙帕他莫水解后释放出0.5g对乙酰氨基酚[93]。研究显示对乙酰氨基酚对术后中重度疼痛患者起效快，镇痛效果好[94,95]。比较肠内和肠外用药发现，无明显指征支持首选肠外用药[96,97]。静脉给药的主要临床和实用优势是相对于等量的口服剂量，镇痛起效更快。此外，静脉注射的药代动力学和药效学行为更可预测。静脉注射的另一个潜在好处是避免首次通过门静脉循环避免了肝脏的首次暴露，减少了肝脏损伤的可能性[96]。

四、安全性、毒性与不良反应

NSAID虽然是应用最广泛的非处方药，有着很长的使用、研究和发展历史，但仍然会产生不良反应。非甾体抗炎药不仅具有共同的治疗作用，也具有相似的不良反应，包括消化道溃疡和出血、血小板功能障碍、水钠潴留，以及肾脏毒性和过敏反应[98]。事实上，1995年FDA要求所有包含NSAID的处方药提供警告"这类药物的使用可能带来潜在的严重心血管不良反应，以及严重的生命威胁性胃肠道不良反应有关"。2005年，美国FDA在所有非甾体消炎药处方上增加了一个黑框警告（"blackbox警告"），标签上的改动包括一个警告，强调心血管事件风险增加以及严重的生命威胁性胃肠道出血的可能性。2015年，FDA强化了现有的非阿司匹林NSAID标签警告，非阿司匹林NSAID会增加心脏病发作或中风的概率，要求所有处方NSAID的标签必须更新。此外，也要求更新现有的非处方药发生心肌梗死和卒中的风险信息。NSAID最常见的不良反应是：胃肠反应、肾脏、皮肤反应和神经-精神反应[30,99,100]，然而，临床上最显著的并发症涉及胃肠、肾脏、血液和肝脏系统[30]。现有的研究数据强烈表明，胃肠道事件和心血管事件以及肾功能衰竭与NSAID的日剂量相关。特别是，除了萘普生以外，随着NSAID剂量的增加，心血管疾病的风险也增加[24,41]。同时观察到的还有大剂量NSAID与低剂量或中剂量相比使胃肠道并发症的风险增加了2～3倍，而塞来昔布这种剂量效应未得到证实[24,47]。

（一）胃肠道反应

胃肠道出血是NSAID使用中报道最频繁的严重并发症之一。胃肠道并发症通常被认为主要是通过抑制黏膜COX-1从而抑制前列腺素的产生，但可能也包括对COX-2的抑制及其他机制，如肠道菌群的变化和自由基的产生[4]。有几个因素与胃肠道相关疾病的风险增加有关（表51.2）。除患者自身的危险因素外，药物的药代动力学特性对不良事件的发生也起到重要作用。例如，半减期长或缓释剂型的NSAID发生上消化道出血或穿孔的风险增加[26]。在治疗剂量下对COX-1和COX-2均有显著抑制作用的NSAID（使胃肠道前列腺素合成减少）是对胃肠道毒性最大的药物。这被认为与COX-1和COX-2的作用（促进前列腺素合成，保护胃黏膜完整）有关[26]。尽管尚未充分应用，联合应用NSAID和质子泵抑制剂（PPI）是减少内镜下黏膜损伤，控制消化不良症状[4]的有效手段，现有几种固定剂量的联合，如NSAID+PPI、NSAID+H_2受体拮抗剂、NSAID+米索前列醇（一种合成的前列腺素类似物）。另外，有胃黏膜保护作用的选择性COX-2抑制剂塞来昔布可以应用。不同剂量的昔布类药物也表现出组和亚组之间的差异[85,101]。低胃肠道和心血管风险的患者，单独应用tNSAID即可，对于低胃肠道风险而高心血管风险的患者，萘普生可能是更好的选择，因为萘普生对心血管的风险低于其他NSAID和选择性COX-2抑制剂，但可用最低剂量的塞来昔布（200mg/d）。对于伴有高胃肠道风险的患者，如果心血管风险低，单用选择性COX-2抑制剂或tNSAID联合质子泵抑制剂可提供相似的上消化道保护作用。然而，只有塞来昔布能降低整个胃肠道黏膜的损伤。如果胃肠道风险及心血管风险都高，最佳策略是尽可能避免使用NSAID。

（二）肾脏反应

NSAID可降低肾功能，导致肾脏衰竭。使用布洛芬的患者中，有多达18%的肾功能不全报道出现，而使用NSAID的患者中约有6%发生了急性肾功能衰竭[30,103,104]。目前提出的发生肾损伤机制为：前列腺素的生成减少，使得肾血流量进一步缩减，肾髓质缺血随之而来[105]。NSAID相关肾功能不全的主要表现是水电解质紊乱，肾功能急剧恶化，间质性肾炎引发肾病综合征和肾乳头坏死[106]。急性肾功能衰竭可能在任何COX－2选择性或非选择性非甾体抗炎药的使用中发生[107]。NSAID诱发肾毒性的危险因素包括：长期使用非甾体抗炎药、高剂量多品种使用NSAID、血容量不足、充血性心力衰竭、血管病、高肾素血症、休克、败血症、系统性红斑狼疮症、肝脏疾病、钠耗竭、肾脏综合征、多尿、与其他药物（利尿剂、血管紧张素转换酶抑制剂、β受体阻滞剂、钾补充剂）混合治疗，以及高龄[108]。

（三）心血管反应

对COX－1和COX－2抑制的不平衡抑制增加了心血管不良事件发生的风险。选择性抑制COX－2，可减少胃病的发生，是研发昔布类药物的基础。选择性COX－2抑制剂主要抑制COX－2，保留了COX－1对胃黏膜的保护作用。非选择性COX抑制，同等程度地减少了血栓素和前列环素的产生。血栓素是血管收缩剂，能促进血小板聚集，由活化血小板产生的血栓素 A_2（TXA_2），具有促凝特性，能激活新的血小板，促进血小板聚集。内皮源性前列环素（PGI_2），与血栓素共同发挥作用，主要是抑制血小板活化从而防止血栓形成。非选择性的NSAID同时抑制了COX－1和COX－2，因此减少了血栓素和前列环素的生成。血栓素和前列环素的不平衡可能导致血栓状态。尽管选择性COX－2抑制剂对TXA_2的生成物影响，但可通过降低PGI_2的生成从而打破TXA_2和PGI_2抗炎作用之间的平衡状态，这可能会增加血栓性心血管事件的可能性[109]。个别NSAID对COX－2抑制程度超过90％，显著增加了非致命性心肌梗死的发生[26]。罗非昔布对COX－2的选择性是COX－1的267倍[80]，VIGOR研究比较了罗非昔布与萘普生的作用，发现罗非昔布胃肠道反应比萘普生减少了2倍，而心肌梗塞的发生率增加了5倍[111]。在结直肠腺瘤化学预防（批准）试验中[112]，罗非昔布的应用伴随着心梗发生率的增加（3 327名患者中有46人发生心梗）且这种风险持续到治疗终止1年后。除选择性COX－2抑制剂对COX抑制不平衡之外，非阿司匹林类NSAID与阿司匹林相比也增加了心血管不良事件的发生。阿司匹林不可逆地乙酰化血小板依赖性COX－1，降低了血栓素的水平及血小板聚集（直至血小板死亡）。体内研究表明，血小板中COX－1活性抑制95％是抑制TXA_2依赖性血小板聚集的必要条件[113]。尽

管低剂量阿司匹林就可达到这种抑制效应，其他非选择性NSAID对COX的抑制作用为可逆性、时间依赖性，抑制程度差异大为50％～95％。这种抑制模式期内可能不足以提供心脏保护作用，也可以解释阿司匹林强大的心脏保护作用；与其他NSAID不同，阿司匹林的作用很少依赖于它的药代动力学[111]。萘普生是个例外，它抑制COX－1产生心血管保护作用类似于阿司匹林，优于双氯芬酸、布洛芬和大剂量的昔布类[111,114]。除了个别非甾体抗炎药的药代动力学特性外，还有其他因素可能增加心血管事件的风险（表51.2）。

表51.2　NSAID诱发胃肠道及心血管并发症的风险因素

胃肠道风险因素	心血管风险因素
年龄＞65岁	不稳定性心绞痛
幽门螺杆菌感染	心肌梗死
接受血液透析	近期心脏旁路手术
应用大剂量或多种NSAID	近期心血管支架置入
上消化道损伤史	大剂量NSAID应用
应用抗凝剂	高血压
口服皮质类固醇、泼的松	心力衰竭
应用选择性5-羟色胺再摄取抑制剂	—
吸烟	—
饮酒	—

五、药物选择

对NSAID的选择受许多因素的影响，平衡风险和收益也会影响选择。决定性因素可能包括疗效、安全性、患者的病情和（或）胃肠道病变、急性或慢性病变以及炎症过程的类型[115]。选药的目的是获得一定程度的疗效，同时限制或减轻不良事件。NSAID产生治疗作用的机制（抑制COX）与产生副作用的机制是一样的。开发单个NSAID的药代动力学和药效动力学特点同时考虑到患者的高风险因素有助于做出最合适的药物选择。在常用处方剂量下，IC_{80}估算了对COX－2和COX－1的实际抑制比率。NSAID抑制COX－2达80％时的血药浓度与其镇痛效应相关[24,25]。除外IC_{80}，达到治疗水平/浓度的时间有助于快速缓解疼痛状况。药代动力学中的血药浓度达峰时间与药物剂型有关（速释或缓

释），个别 NSAID 这一特性不能被忽略。双氯芬酸钾吸收后达峰时间（0.63～1.26 小时）短于 50 mg 双氯芬酸钠肠溶剂（1.13～2.75 小时）[5]。药物血浆浓度减半所需时间为消除半减期，可以推断出药物的作用时间。但这也不完全正确，如双氯芬酸的半减期很短，只有 1～2 小时，但对炎症部位 COX 活性有持久的抑制作用[24]。血浆蛋白结合率高的酸性 NSAID 在炎症部位或关节液中的持续时间比在血浆中的时间更长。如前所述，NSAID 发挥治疗作用的机制对于发生不良反应同样重要。

个别 NSAID 药代动力学特性和剂型可增加不良反应的发生。血浆半减期长和（或）缓释剂型的药物会增加上消化道出血的风险，可能是由于胃肠道持续暴露在循环中 NSAID 的作用下[7]。与半减期短于 12 小时的药物相比，半减期长于 12 小时的 NSAID 发生胃肠道不良事件的风险相对更高[24]。萘普生半减期为 12 小时，持续应用使风险增加，而双氯芬酸半减期短（1～2 小时），相关风险大大降低[47]。另外，半减期小于 4 小时的 NSAID，不会显著增加肾功能损害的风险[24]。

六、总结

NSAID 是一组具有镇痛、解热、抗炎活性的不同结构的化合物。产生治疗作用于产生副作用的机制相同。在减轻胃肠道并发症的尝试中，发现了昔布类药物；由于 NSAID 引发心血管不良事件，2004 年罗非昔布被撤市，2005 年 FDA 强化对 NSAID 的标签。NSAID 是缓解疼痛的基础，适当的药物治疗是应用最低有效剂量，减少不良反应发生的风险。这一章节对 NSAID 和对乙酰氨基酚做一综述，对医疗设备（药物）的有效利用要求我们掌握这些设备（药物）的知识和使用特点。

◆ 要 点 ◆

● 研究表明 NSAID 具有外周和中枢作用机制。在外周，前列腺素通过敏化感觉神经末梢对其他介质的敏感性和通过使伤害性感受器对非伤害性刺激的感受敏化而导致痛觉过敏。在中枢，前列腺素可直接作用于脊髓水平，增强伤害性感受，特别是在脊髓后角的感觉神经末梢。

● NSAID 的肠外给药有利于减少胃肠道的

局部毒性，但并不降低因 COX-1 抑制引发的副作用的风险。

● 阿司匹林彻底地、不可逆地抑制 COX 的活性，阿司匹林的作用持续时间与不同组织中 COX 活性的周转率有关。相反，非阿司匹林类 NSAID 作用持续时间与药物代谢时间有更直接的关系。

● 水杨酸类可导致 Reye 综合征——一种可能致命的儿科疾病，会导致精神错乱和昏迷。因此水杨酸盐应避免用于患有病毒性疾病和发烧的儿童。

● 布洛芬，一种具有高蛋白结合性的酸性非甾体抗炎药，在关节液中比在血浆中更持久，在血浆水平下降后仍持续发挥抗炎和镇痛活性。

● 与其他 NSAID 相比，萘普生已被证实不会增加重大心血管不良事件的风险。

● 酮洛芬在肝脏中与葡萄糖醛酸结合，结合物随尿液排出。葡萄糖醛酸基团可以转化为母体化合物，成为母体药物的潜在储存库。这对肾功能不全的患者可能很重要。

● 注射用吲哚美辛，可用于动脉导管未闭，但是它的副作用限制了其他方面的应用。

● 酮咯酸的镇痛效力估计是阿司匹林的 180～800 倍。

● 双氯芬酸是最常用的处方 NSAID，对 COX-2 有选择性，它对 COX-2 的效力远高于吲哚美辛，萘普生和其他几种 NSAID，与塞来昔布相似。

● 没有证据表明这些药物对 COX 异构酶的选择性差异对镇痛很重要，因为目前所有用于镇痛的药物都是 COX-2 抑制剂。

● FDA 规定降低处方和非处方对乙酰氨基酚的每日最大剂量，单次剂量不超过 325 mg。但人们仍然担心固定剂量的维生素、矿物质和其他含有对乙酰氨基酚的膳食会在不经意间造成对乙酰氨基酚的累积而产生的毒性反应。

● 对老年人来说，对乙酰氨基酚可作为一线止痛药。

● 静脉注射对乙酰氨基酚相对于等量的口服药物，镇痛起效更快。静脉注射的药代动力学和药效学行为更可预测。静脉注射避免首次通过门静脉循环,避免肝脏的首次暴露,减少了肝脏损伤的可能性。

● 2015 年,FDA 强化了现有的非阿司匹林 NSAID 标签警告,非阿司匹林 NSAID 会增加心脏病发作或卒中的概率,要求所有处方 NSAID 的标签必须更新。

● 除患者自身的危险因素外,半减期长或缓释剂型的 NSAID 发生上消化道出血或穿孔的风险增加。在治疗剂量下对 COX－1 和 COX－2 均有显著抑制作用的 NSAID 是对胃肠道毒性最大的药物。

● NSAID 的作用机制是减少前列腺素的生成,导致肾血流量进一步减少,继而肾髓质缺血。

● 对低胃肠道和心血管风险的患者,任何非选择性 NSAID 都可应用。对于低胃肠道风险而高心血管风险的患者,可选用萘普生或选择性 COX－2 抑制剂,可用最低剂量的塞来昔布。对于伴有高胃肠道风险的患者,如果心血管风险低,单用选择性 COX－2 抑制剂或非选择性 NSAID 联合质子泵抑制剂可提供相似的上消化道保护作用。如果胃肠道风险及心血管风险都高,最佳策略是尽可能避免使用 NSAID。

参考文献

请于 ExpertConsult.com 在线访问参考文献。

第 52 章 静脉输注治疗难治性癌痛及慢性疼痛

Sheetal K. DeCaria, MD; Magdalena Anitescu, MD, PhD

翻译：刘红菊　审校：樊肖冲

当重度慢性疼痛对传统的药物干预反应不佳时常常难以医治，当无创治疗已经黔驴技穷，有创操作中的输注治疗逐渐成为难治性慢性疼痛的有效治疗手段。本章将回顾用于治疗难治性慢性疼痛的几种常用静脉输注（intravenous，IV）药物。

一、局麻药物（利多卡因）

静脉输注局麻药物治疗慢性疼痛已经有数年历史，早在 1948 年静脉普鲁卡因胺就用于控制创伤后疼痛[1]。局麻药物阻断钠通道。电压门控钠通道的激活影响神经病理性疼痛和炎性疼痛的产生和维持，这使得局麻药物输注成为治疗这类情况的潜在选择。然而，给予高剂量的利多卡因和其他局麻药物可能产生过敏反应、抽搐或者毒性反应。

周围神经损伤后，神经瘤及背根神经节的自发性活跃度增加，同时对化学和机械刺激的敏感性也增加[2]。静脉利多卡因无选择地阻断钠通道（Na^+），这可能减轻神经病理性疼痛和其他慢性疼痛。在很多慢性疼痛和癌性疼痛综合征中，常常在其他疼痛疗法失败后，局麻药物已经作为一种备用治疗手段被应用。局麻药物在慢性疼痛中的有效性取决于传入神经阻断是否为疼痛的主要成分[3]。

一项纳入 182 名不同情况慢性疼痛患者的研究中，83 名（46%）患者对静脉输注 1～5 mg/kg 的 1% 利多卡因有反应。具有根性症状的患者反应率最高（75%），疼痛缓解可长达一周多。对于周围神经病的患者，59% 有反应，42% 在一周后有一定程度缓解。对于交感介导性疼痛镇痛反应不一致[4]。

一篇综述纳入了 17 项随机对照研究，比较静脉利多卡因和安慰剂[5]。总计有 9 项研究治疗了神经病理性疼痛：三项癌性疼痛研究、三项急性偏头痛研究、一项纤维肌痛研究，以及一项肌筋膜痛研究。九项研究中涉及五种不同的疼痛情况 199 名患者：周围神经损伤、糖尿病神经病变、疱疹后神经痛、三叉神经痛和脊髓损伤后感觉异常性疼痛。与安慰剂相比，静脉利多卡因取得更好的疼痛缓解[6]。另一项研究中，11 名纤维肌痛女性患者获得 50% 的疼痛缓解持续 4～7 天[7]。对于骨转移相关的癌性疼痛、化疗导致的多发神经病变或者放疗导致的神经丛病变，利多卡因的缓解作用与盐水无差异[8,9]。输注过程中持续心电图监测，未发现心律失常。总计 143 次利多卡因输注用于 134 名患者，其中 23 次（16%）输注中出现不良反应；包括头晕、嗜睡、恶心和口周麻木。遗憾的是没有研究统计了利多卡因输注的长期效果。

49 名复杂区域疼痛综合征（complex regional pain syndrome，CRPS）患者接受 5 天剂量递增的静脉利多卡因治疗，随访 6 个月。每日测量血利多卡因水平用以调整输注速度，使血药浓度为 5 mg/L。只有当血药浓度低于目标值 5 mg/L 时才增加输注剂量，如果出现副作用心律失常等则减量或者停止输注。大部分患者中，疼痛缓解平均持续 3 个月，机械及热诱发痛症状缓解最好[10]。

在 32 名患者中，与生理盐水相比，静脉利多卡因 5 mg/(kg·h) 能够更有效地缓解自发性神经病理性疼痛；然而，更低剂量的利多卡因则与安慰剂相比无疗效差别[11]。静脉利多卡因能有效地缓解 90% 患者的严重头痛、慢性日常头痛、转化性偏头痛和药物过量性头痛。该效果可以维持到 1 个月的随访。最常见的并发症是恶心、呕吐、心动过速或震颤，均可通过减少剂量缓解[12,13]。

我们还发现静脉利多卡因可持续缓解各种源于中枢敏化的神经病理性疼痛[14]。先给予 1 mg/kg 利多卡因负荷量后持续输注 2～4 mg/kg 利多卡因 30 分钟，然后恢复 30 分钟至 1 小时。所有患者接受连续标准监护（血压、心电图、脉氧饱和度、二氧化碳监测），由经过训练的麻醉人员进行疼痛评分。门诊患者的利多卡因输注方案见表 52.1。

表 52.1　芝加哥大学利多卡因输注方案

会诊

- 获取基础心电图和心脏病史
- 择期治疗前评估患者心律失常情况

治疗日

- 评估患者禁食水及警觉状态
- 判断既往输注的效果，若有
  - 疼痛减低
  - 效果持续时间
  - 输注后患者功能状态
  - 输注后镇痛药物减量情况
- 确认患者有同伴陪同他（她）回家
- 签署知情同意书

治疗

- 标准监护：血压、心电图、脉氧饱和度、二氧化碳监测
- 开始静脉置管，给予 1 mg/kg 利多卡因负荷量，3～5 分钟
- 缓慢输注 4 mg/kg 利多卡因（或者 2～4 mg/kg）30 分钟（或者 20～30 分钟）
- 在 1、5、10、15、20、25 和 30 分钟记录如下数据：
  - 给药时间
  - 血压
  - 心率
  - 脉氧饱和度
  - 疼痛评分
- 出现抽搐或循环不稳定停止输注

恢复

- 治疗后患者恢复 30～60 分钟
- 60 分钟的恢复期中，每 15 分钟监测生命体征一次
- 恢复期结束后，患者在陪同者看护下离开诊所

随访

- 四周后，患者再次就诊评估治疗效果或重复输注
- 若初始输注为 4 mg/kg 利多卡因 20 分钟，则不增加剂量

利多卡因有剂量相关的副作用，如耳鸣、镇静、头晕，以及少见的抽搐和心律失常。之前回顾到的静脉利多卡因研究中没有发现任何如抽搐和心律失常等严重副作用。静脉利多卡因治疗疼痛的一个局限性是有限的持续获益和输注作为长期治疗的可行性。需要进一步研究证实它的长期疗效和理想剂量。

二、氯胺酮

氯胺酮作用中枢和周围神经系统，调节多个受体亚型：包括阿片、N-甲基-D-天冬氨酸（N-methyl-D-aspartate，NMDA）、α-氨基-3-羟基-5-甲基-4-异噁唑丙酸盐、钾盐镁矾和 γ-氨基丁酸（gamma-aminobutyric acid，GABA）-A 受体，慢性疼痛中，NMDA 受体被认为是氯胺酮调节的主要受体。当刺激时，主要通过神经递质谷氨酸，NMDA 受体的上调产生中枢敏化。氯胺酮拮抗 NMDA 受体，它可以通过受体、一氧化氮途径和 μ-阿片受体的相互作用，降低阿片耐受[15]。

氯胺酮在 CRPS、神经病理性疼痛、癌痛、纤维肌痛、疱疹后神经痛和糖尿病神经病变的患者中也显示出一定镇痛效果[15]。作为 CRPS 的治疗方法，对它的研究最为广泛。越来越多的文献支持使用低于麻醉剂量的氯胺酮作为镇痛药物。在我们的回顾性研究中，对氯胺酮输注反应较好的情况最常见于 CRPS、顽固性头痛和难治性背痛[15]。所有的慢性疼痛都从氯胺酮获得了不同时长的镇痛效果，半数获益 3 周。副作用包括幻觉（10% 患者）和高血压（12% 患者）。在我们疼痛门诊中，接受静脉氯胺酮治疗的患者事先静脉推注（intravenous push，IVP）4 mg 昂丹司琼和 2 mg 咪达唑仑，然后静脉输注氯胺酮 0.3 mg/kg 30～60 分钟，输注后恢复期为 30～90 分钟。在输注期间和恢复期间，由经过训练的麻醉人员根据美国麻醉医师协会（American society of anesthesiologists，ASA）标准监测（血压、脉氧饱和度、心电图、二氧化碳监测），对所有患者持续监测生命体征、疼痛和副作用。输注完成后大约 4～6 周随访。根据疼痛评分、疼痛缓解时长和副作用情况，对剂量进行增加、维持或者停止。表 52.2 总结了我们诊所门诊患者的氯胺酮输注方案。

一项回顾性综述中，33 名 CRPS 患者接受了氯

表 52.2 芝加哥大学氯胺酮输注方案

会诊

- 获取基础心电图和心脏病史
- 择期治疗前评估患者心律失常情况

治疗日

- 评估患者禁食水及警觉状态
- 判断既往输注的效果，若有
  - 疼痛减低
  - 效果持续时间
  - 输注后患者功能状态
  - 输注后镇痛药物减量情况
- 确认患者有同伴陪同他（她）回家
- 签署知情同意书

治疗

- 标准监护：血压、心电图、脉氧饱和度、二氧化碳监测
- 开始静脉置管，给予预处理
  - 咪达唑仑 2 mg 静脉
  - 昂丹司琼 4 mg 静脉
- 开始氯胺酮输注：0.3 mg/kg 溶于 100 mL 溶液中 30～45 分钟
- 在 1、5、10、15、20、25 和 30 分钟记录如下数据
  - 给药时间
  - 血压
  - 心率
  - 脉氧饱和度
  - 疼痛评分
- 根据患者的生命体征和疼痛评分，可延长输注至 60 分钟
- 出现以下副作用停止输注
  - 幻觉
  - 血压升高大于 20% 基线水平
  - 严重焦虑
  - 恶心
  - 不可治疗的、症状性眼球震颤
- 大部分副作用在输注停止后消失
- 评估患者是否需要紧急处理

恢复

- 治疗后患者恢复 30～60 分钟
- 60 分钟的恢复期中，每 5～15 分钟监测生命体征一次。若需要可监测更频繁
- 恢复期结束后，患者在陪同者看护下离开诊所

随访

- 四周后，患者再次就诊评估治疗效果或重复输注
- 根据疼痛评分和患者功能、或疼痛缓解满意度评估输注效果，输注剂量可增加至 0.6～1 mg/kg

胺酮输注治疗[16]。25 名患者（76%）疼痛完全缓解，6 名患者（18%）疼痛部分缓解。所有 12 名接受二次治疗的患者均获得 CRPS 疼痛的完全缓解。最常

见副作用是幻觉。其次常见副作用是头晕、眩晕和恶心。一项随机双盲交叉研究中，20 名幻肢痛患者静脉输注氯胺酮[0.4 mg/(kg·h)]降低疼痛[17]。而在另一篇研究中，12 名神经损伤后神经病理性疼痛患者，氯胺酮对自发性疼痛没有效果[18]。对 29 名纤维肌痛综合征患者使用静脉氯胺酮输注治疗（0.3 mg/kg 输注 30 分钟，共两次间隔一周），与安慰剂相比，氯胺酮输注降低了休息时肌肉局部和放射痛的视觉模拟评分（visual analogue scale, VAS）[19]。然而，其他研究使用静脉氯胺酮（0.5 mg/kg 输注 30 分钟）或安慰剂治疗 24 名纤维肌痛患者，在 8 周的随访中，除输注后短期时间外，疼痛评分并没有显著改善。

后期的研究者们得出结论：在这些患者中，短期输注氯胺酮不足以产生长期的镇痛效果[20]。氯胺酮也用于研究吗啡镇痛不佳的癌痛患者。10 名患者，接受单日静脉输注氯胺酮 0.25 mg/kg 和 0.5 mg/kg 30 分钟，并与安慰剂对照。输注两个剂量后疼痛都可缓解 180 分钟[21]。一项非盲研究中，使用氯胺酮输注治疗 247 名难治性头痛患者。其中 162 名难治性偏头痛患者中，93% 获得了大于 50% 的疼痛强度降低。11 名虚弱性丛集性头痛患者均获得了平均 6.4 天的疼痛完全缓解[22,23]。

氯胺酮有风险，在使用输注过程中需警惕。它可以产生分离麻醉，伴随视觉和（或）听觉的幻觉，这些幻觉可能持续，它还存在交感兴奋的可能性，包括心动过速。虽然氯胺酮有口服剂型，但是由于其副作用和生物利用率低而使用有限。氯胺酮通过肝脏的首过效应代谢为去甲氯胺酮（一种活性代谢产物）。去甲氯胺酮也有镇痛效应，但比氯胺酮效能低[24]。

一项对癌症患者神经病理性疼痛的研究中，9 名口服氯胺酮作为吗啡辅助用药的患者中，7 名疼痛数字评分下降 3 个点以上。除了现有镇痛处方，他们服用氯胺酮 0.5 mg/kg 一天三次。然而，四名患者经历了恶心，两名患者食欲减退，八名患者嗜睡。该小规模研究中，患者没有报告视觉或听觉幻觉[25]。该研究证实了小剂量口服氯胺酮对继发于癌症的难治性神经病理性疼痛管理有益。

接受静脉氯胺酮的患者需要重复输注来维持疗效，这限制了它的长期使用。氯胺酮输注的长期后果还没有证实。氯胺酮当前使用者中，出现了认知

受损和抑郁症状,而既往使用已经停用的患者无上述情况[26]。其他研究也显示相同结果,经常使用氯胺酮的患者出现工作记忆力、场景记忆和执行力受损,以及心理健康下降[27]。

三、双膦酸盐

静脉氨羟二膦酸、阿仑膦酸盐、伊班膦酸盐、奈立膦酸和氯膦酸盐都是双膦酸盐,用于治疗难治性 CRPS 研究。骨质去矿化伴随着疾病进一步发展。双膦酸盐作为一种潜在的治疗手段是因为它能抑制骨吸收,而骨吸收可能导致疼痛。一篇综述中提出双膦酸盐具有缓解骨丢失相关疼痛的潜能[28]。与安慰剂相比,弱级别证据支持双膦酸盐用于 CRPS[29]。

近来证据支持静脉双膦酸盐治疗慢性腰背疼痛。一项研究使用递增剂量的氨羟二膦酸治疗慢性腰背痛,患者具有核磁成像证明退行性间盘病变。总计 180 mg 静脉氨羟二膦酸(两次 90 mg 静脉给药,间隔 4 周)显著而持久地降低日常平均疼痛强度,最佳效果出现在输注后 6 个月[30]。相似的,一项小规模随机安慰剂对照研究使用唑来膦酸输注治疗慢性腰背痛。患者核磁成像显示莫氏 I 型改变具有盘源性炎症。与安慰剂相比,治疗组给予 5 mg 静脉唑来膦酸,给药后 1 个月疼痛强度改善,一年后非甾体抗炎药(nonsteroidal antiinflammatory drugs, NSAID)使用减少[31]。双膦酸盐的该性质可能与其抑制前炎性细胞因子(白细胞介素-1、肿瘤坏死因子-α、白细胞介素-6)分泌[32]、减少前列腺素 E2 水平有关[33]。

静脉双膦酸盐减轻骨质疏松患者的疼痛,改善他们的生活质量。这与它的抗吸收作用(抑制骨破坏、控制成骨增生和分化)和抑制神经肽(P 物质、降钙素基因相关肽)生成有关[34]。目前各种不同的输注方案用于帮助骨质疏松慢性疼痛患者,包括唑来膦酸、氨羟二膦酸、伊班膦酸盐等。

多次输注氨羟二膦酸(每 4 周)广泛用于骨转移疼痛患者、骨相关疾病如 Paget 病或骨纤维结构不良患者的姑息治疗[35,36]。有研究证实,在预防乳腺癌骨转移导致的骨相关事件方面,静脉输注唑来膦酸优于口服伊班膦酸[37]。该结果通过系统回顾和荟萃分析双膦酸盐治疗肺癌和转移性骨病得到证实。研究显示与标准治疗相比,化疗基础上增加双膦酸盐可以显著改善疼痛控制;与其他治疗(放疗、化疗、同位素治疗)单独使用相比,合用唑来膦酸、氨羟二膦酸和氯屈膦酸盐能更好地控制疼痛,改善生活质量,延缓骨病变进展[38]。

外科器械和放疗同时合用静脉双膦酸盐输注治疗痛性椎体转移能更好地控制局部肿瘤稳定性、改善疼痛[39]。双膦酸盐输注后的大部分副作用与流感症状相似,多在输注后短期(3～4 天)出现。然而,也有报道更严重的并发症如下颌骨坏死。虽已知在高剂量治疗时出现,但最近证据显示双膦酸盐相关下颌骨骨坏死(bisphosphonate-related osteonecrosis of the jaw, BRONJ)的早期病变(0 期)可在唑来膦酸低剂量输注时出现。需要临床和影像学体征来确诊 BRONJ。为了尽早诊断和治疗该并发症,口腔科在治疗前和随访中进行颌面部查体、口腔科医师与开具双膦酸盐的专科医师的紧密合作都必不可少[40]。

四、免疫球蛋白

慢性疼痛往往有潜在的炎性机制,尤其可导致异常敏感性(自发痛和痛觉过敏)。免疫细胞治疗不仅在炎性疼痛,在神经病理性疼痛或中枢性疼痛中也许扮演了关键角色。静脉免疫球蛋白已经成为治疗难治性疼痛的一种新型治疗方式,包括 CRPS、纤维肌痛和神经病理性疼痛[41]。其最佳剂量、治疗时长和副作用还有待研究。

五、镁剂

镁是人体内第二丰富的阳离子。它已经用于治疗严重偏头痛和难治性头痛。镁作为抗偏头痛药物主要源于对患者的观察,偏头痛患者往往有低镁血症,尤其当头疼伴有先兆症状时。每日口服 9 mg/kg 镁可以减少儿童和青少年偏头痛的发作频率[42]。另有研究显示,静脉输注 1 g 镁 30 分钟可以缓解 86% 患者的头痛[43]。

镁的副作用有腹泻和面色潮红,然而住院条件下静脉输注 0.5～2 mg 硫酸镁治疗慢性疼痛有效且耐受良好。由于镁是强效血管扩张剂,与甲氧氯普胺合用可能恶化治疗转归。当镁与钙通道阻断剂合用时,它可有效治疗可逆性脑血管收缩综合征[44]。

六、酚妥拉明

自主神经系统功能异常往往伴随慢性疼痛。因此使用酚妥拉明等药物干预交感通路可能缓解症状。例如,酚妥拉明可以用来治疗 CRPS、中枢和周围神经病理性疼痛、头面部疼痛、癌痛、纤维肌痛和幻肢痛[45,46]。研究静脉输注酚妥拉明治疗慢性疼痛有效性的文献有限,但是将其用于诊断交感维持性疼痛的尝试已经存在。20 名对机械和冷刺激痛觉过敏的患者接受 20～35 mg 酚妥拉明治疗后疼痛缓解[47]。最大疼痛缓解持续 20～30 分钟,4 名患者疼痛缓解持续了 3～10 小时。一项随机研究中,37 名神经病理性疼痛患者接受静脉输注酚妥拉明 35 mg 30 分钟,16 名患者接受了后续 50 或者 75 mg 静脉输注酚妥拉明治疗。16 名(43%)患者获得了至少一次输注后疼痛缓解。最后一组人群中,8 名患者获得了至少一周的疼痛缓解。高剂量输注的疼痛评分无差异[48]。

酚妥拉明输注的风险有低血压、心动过缓和心律失常。需要平衡这些风险和有限的长期获益,所以这使得静脉酚妥拉明用于慢性疼痛治疗尚不优选。当病因学不明时,它可作为一种有效的诊断工具。

综上,静脉输注在治疗难治性慢性疼痛中扮演了一定角色。输注存在毒性风险,需权衡利弊。尚需进一步研究证实何种诊断对何种输注反应性最好;治疗能否提供长期获益而权重于其风险。

◆ 要 点 ◆

● 局麻药物输注通过电压门控钠通道治疗神经病理性疼痛和炎性疼痛。

● 利多卡因存在剂量相关副作用(耳鸣、镇静、头晕、抽搐、心律失常)。

● 氯胺酮通过多种受体起作用(例如,阿片、NMDA、钾盐镁矾和 GABA - A)。

● 氯胺酮对治疗 CRPS、神经病理性疼痛、癌痛、纤维肌痛、疱疹后神经痛和糖尿病神经病变有一定疗效。

● 氯胺酮输注有风险[例如,高血压、心动过速、视觉和(或)听觉幻觉]。

● 口服氯胺酮因为其生物利用率低和副作用而受限制。

● 双磷酸盐抑制骨吸收,某些特定情况下有帮助,如 CRPS、骨转移和腰背痛。

● 双磷酸盐输注的最常见副作用是流感类似症状。

● 镁剂输注对偏头痛有疗效。

● 酚妥拉明输注由于其缺乏长期疗效和诸多副作用,在慢性疼痛中的应用有限。

参考文献

请于 ExpertConsult. com 在线访问参考文献。

第 53 章 肌筋膜疼痛的药物治疗

Julie H. Huang-Lionnet, MD, MBA; Haroon Hameed, MD; Steven P. Cohen, MD

翻译：廖丽君 李双月 审校：樊肖冲

肌筋膜疼痛疾病是一组异质来源的临床综合征,该病共同特点是均起源于软组织并有相应的区域症状。常见的肌筋膜疼痛疾病包括发作性紧张型头痛(tension-type headache, TTH)、肌筋膜疼痛综合征(myofascial pain syndrome, MPS)、颞下颌关节紊乱(temporomandibular disorder, TMD)、肌肉痉挛,以及非特异性腰痛和颈痛。

一、肌肉疼痛的机制

肌肉疼痛的主要机制有外周机制和中枢机制。外周机制包括创伤、深部组织微循环失调[1],以及肌肉新陈代谢和线粒体功能改变[2]。机械、热或化学刺激可导致肌内第Ⅲ组和第Ⅳ组痛觉感受器激活,进而引起由免疫细胞介导的炎症级联反应,导致炎症细胞的进一步聚集以及局部炎症扩散和外周敏化。疼痛沿着 Aδ 和 C 纤维传播到脊髓的内层,并在其中发生复杂的变化,从而导致外周敏化和慢性疼痛。

通过持续性伤害性输入途径可以导致高阶神经元的中枢敏化,从而通过兴奋性谷氨酸和天冬氨酸相关的神经递质释放而增强对疼痛刺激的敏感性(痛觉过敏)[3,4]、降低非痛性刺激的阈值(痛觉超敏),并增加感受域引起牵涉痛[5]。众所周知,兴奋性谷氨酸和天冬氨酸相关的神经递质及其受体在脊髓中的表达增加[3],在非炎性肌肉疼痛的机械性痛觉过敏的发生中发挥重要作用[4]。

中枢机制也可导致慢性肌肉疼痛,包括调节活性降低、海马抑制以及可能应激反应的受损[6,7]。一旦发生中枢敏化,疼痛就会变成自发性,不由受累肌肉的感觉输入导致。

二、肌筋膜受累的疼痛

(一)紧张型头痛

国际头痛协会将紧张型头痛(tension-type headache, TTH)分为偶发(<12 天/年)、频发(12~180 天/年)和慢性(≥180 天/年)头痛。引起 TTH 的病理生理机制可分为外周机制和中枢机制。外周机制证明 TTH 患者的颅周肌筋膜组织张力较健康人群增高,肌电图(EMG)和痛觉测压记录也增加,持续性伤害输入会导致中枢敏化,以致偶发性 TTH 转化为慢性 TTH[10]。频发 TTH 的患者通常表现出对头部及头部以外部位的各种刺激的痛觉超敏[11-13]。TTH 患者中有 70% 会出现肌紧张和压痛,偶发性 TTH 患者中这一比例甚至更高,这证实了外周疼痛机制[14]。其他研究报道有一氧化氮生成增加、NMDA 受体激活[15]和三叉神经血管系统的神经源性炎症[16]。在少数偶发性 TTH 患者中,中枢疼痛机制似乎相对正常,而外周疼痛机制可能发挥更大的病理作用[17]。

(二)颞下颌关节紊乱

颞下颌关节紊乱(temporomandibular disorder, TMD)是一个比较广泛的术语,用于描述下颌关节、咀嚼肌和相关的颅面结构中出现的症状[18]。最常见的症状有疼痛、功能障碍、关节炎及关节内部紊乱[19]。国际头痛协会指定 TMD 是继发性头痛的一种亚型,美国口腔颌面外科学会将其细分为关节疾病和咀嚼肌疾病。许多患者同时患有关节源性和肌肉源性的 TMD。据报道,近 50% 的颞下颌关节疾病与肌源性疼痛有关[20]。TMD 在女性中的发病率比男性更高，主要影响 20~50 岁的成年人，年轻患者可能更容易患肌源性 TMD[21]，TMD 常与其他功能性疼痛综合征并存。最近的一项多中心队列研究显示，先前有腰痛（low bak pain, LBP）的患者比没有腰痛的患者 TMD 患病率高出 50％，而那些有生殖器疼痛的患者比那些没有症状的患者 TMD 发生率高 75％[22]。肌电图记录显示 TMD 患者有肌肉收缩改变[23]和肌肉张力增加的变化[24]，毫无疑问，肌电图生物反馈已经显示出对 TMD 有效[25]，其他证据表明，小肌肉如咀嚼肌，可能比大肌肉更容易发生痛觉过敏[26]。

（三）肌筋膜疼痛综合征

尽管对肌筋膜疼痛综合征（myofascial pain syndrome, MPS）缺乏具体的客观诊断标准，但 Travell 和 Simons 的研究将 MPS 的特征通过存在肌肉带内的一个有触痛的、紧绷的、可触及的紧绷肌带内高敏感的压痛点来描述，并称为激痛点（trigger point, TP）。TP 的特征是触诊时感到牵涉痛，并在施加机械压力时引起的局部抽搐反应（local twitch response, LTR）。然而，尽管有这些传统的公认标准，但研究表明，在鉴定 TP 的可靠性仍较弱[27,28]。

TP 可以分为活性 TP 和隐性 TP。活性 TP 被描述为疼痛激发与自发电活动有关[29]。而更常见的隐性 TP 不会引起自发性疼痛，但也可能是由机械或情绪压力、不良姿势、天气变化以及过度废用或过度使用肌肉等因素触发[21]。有研究表明，正反馈循环包括乙酰胆碱大量释放、肌小节缩短、致敏物质浓度增加，从而导致 TP 回路形成。该回路与其他脊髓后角神经元通路相连接，激活潜隐性 TP 成为活性 TP[30]。一些研究表明，隐性 TP 存在于半数无症状青年人的肩胛带肌中和 5％~45％ 的臀大肌中。其他假说认为，肌丝的过度活跃、终板、局部肌张力障碍及心理疾病都可能在 TP 的形成中起作用。

（四）腰痛

腰痛是一个严重的公共卫生问题，终生患病率为 50％~80％[31]。脊柱具有多种功能，包括保护脊髓、维持姿势和躯干稳定性，以及为四肢运动提供稳定力量。骨骼和韧带结构是为所附着肌肉提供运动控制功能、柔韧性和运动协调性的保护结构。众所周知，腰肌功能障碍在腰痛中起重要作用。正确的神经肌肉调控和腰肌本体感受反馈对于预防腰痛和维持姿势稳定性至关重要[32]。核心肌肉薄弱（腰-骨盆-髋关节复合体）、步态不稳或肌肉本体感觉障碍可能导致椎旁肌组织撕裂、劳损、扭伤或痉挛。多项研究表明，肌电图证明患有慢性腰痛的患者椎旁肌张力增加，肌肉痉挛可能会叠加在原发性损伤上（如急性椎间盘突出症）[33-35]。但是，如将腰痛归因于肌筋膜病变需要排除其他病因。在腰椎旁肌层的三层中，只有最表层的肌肉可触及的。肉毒杆菌毒素和多种肌肉松弛药的有效性的对照研究，以及对神经肌肉的再训练和腰椎稳定的有效治疗，均进一步证明了肌肉功能障碍也是腰痛的病因[36]。

（五）颈部疼痛

颈部疼痛是致残的常见原因，年患病率约为 37％[38]。在各种原因中，肌筋膜疼痛占了相当大的比例，既是一种主要病因也是一种次要病因。非特异性颈痛患者常表现为颈部肌肉收缩延迟、肌肉激活模式改变以及肌电活动水平升高。与腰痛类似，姿势、身体机能、睡眠模式、营养、心理压力和环境因素都对颈部头痛起着重要的作用。颈肌张力障碍、斜颈、颈椎过度屈伸损伤和其他颈部疼痛病因可能会被掩盖或难以与肌筋膜痛区分开。颈部疼痛也可表现为咀嚼肌引起的牵涉痛，以及原发性头痛如偏头痛和枕神经痛头痛。颈部和肩膀区域的肌筋膜的活性 TP 通常伴有颈部病变理学改变，如急性颈椎间盘突出。一项针临床试验发现，颈神经根病变患者的颈部肌筋膜活性 TP 和隐性 TP 的数量均显著增高，其中许多患者的上斜方肌肌筋膜存在活性 TP 而在健康对照组中并未发现活性 TP[39]。

（六）肌肉痉挛

真正的肌肉痉挛是与电活动相关的骨骼肌不自主收缩引起的疼痛[40]。肌电图研究显示，痉挛发作时受累肌肉的运动单元重复性放电的速度很快[41,42]。根据定义，真正的肌肉痉挛是在没有水电解质紊乱的情况下发生的，其病因多种多样，更常见于肌肉发达的患者、妊娠晚期以及肝硬化和肾病等代谢性疾病[43]。其他引起肌肉痉挛的原因包括药物、下运动神经元疾病、甲状腺功能低下和遗传性疾病[40]。痉挛的确切机制仍有争议，但有证据表明与同时来自中枢和外周运动神经元的异常放电相关[44]，支持外周机制的论据包括神经束肌电图形态的变化[45]、反复的周围神经刺激或高频（＞150 Hz）放电也会引发肌肉痉挛。痉挛引发的疼痛通常可以通过拉伸受累肌肉来终止。

三、治疗

（一）三环类抗抑郁药

三环类抗抑郁药（tricyclic antidepressants，TCA）有阿米替林、去甲替林、地昔帕明和丙咪嗪等，该类要通过多种机制发挥镇痛作用，且不受其抗抑郁作用的影响，包括下行抑制通路中抑制去甲肾上腺素（NE）和 5 - 羟色胺（5 - HT）的再摄取（表53.1）。尽管 5 - HT 与 NE 再摄取联合抑制剂通常比选择性 NE 再摄取抑制剂效果更好，但 5 - HT 再摄取抑制剂在镇痛上的作用可能不那么重要，即选择性 5HT 再摄取抑制剂（selective serotonin reuptake inhibitors，SSRI）的镇痛疗效相对较差。其他作用机制包括阻断周围神经钠通道、毒蕈碱和烟碱乙酰胆碱受体、α-肾上腺素能受体、NMDA 受体及多巴胺受体和减少 P 物质[46]。

表 53.1　三环类抗抑郁药作用机制的差异

药物	5-羟色胺	去甲肾上腺素	多巴胺	镇静剂	抗毒蕈碱
阿米替林	＋＋＋	＋	－	＋＋＋	＋＋＋
去甲替林	＋＋＋	＋＋	－	＋＋	＋＋
地昔帕明	－	＋＋＋		＋	＋
丙咪嗪	＋＋＋	＋＋		＋＋	＋＋

注：＋，作用弱；＋＋，作用中等；＋＋＋，作用强。

多项研究表明，三环类抗抑郁药可以有效降低发作性紧张型头痛[47-49]和面部疼痛/颞下颌关节紊乱的发作的频率和疼痛强度[50-52]。在这些研究中，阿米替林的经典剂量范围为每天 20～100 mg，且远低于治疗抑郁症所需的剂量。然而，即使在这样的低剂量下，其使用也受到该药的诸多副作用限制，这些副作用包括口干、便秘、体液潴留、体重增加、注意力不集中和心脏毒性等。

很多系统性综述提出三环类抗抑郁药可有效降低紧张型头痛的发作频率和疼痛强度（表 53.2）[46,53]。值

表 53.2　三环类抗抑郁药

药物名称	商品名	作用机制	剂量范围(mg/d)	药理	疗效证据	常见副作用
阿米替林	盐酸阿米替林	抑制 NE 和 5-HT 再摄取，毒蕈碱的乙酰胆碱受体拮抗剂，H1 受体拮抗剂，α1 肾上腺素能受体拮抗剂，阻断 Na$^+$ 通道	10～150 晚上/睡前服用；开始剂量：2～75 mg/d（po）；老年人起始剂量 10～25 m/d（po）	以肝脏代谢和肾排泄为主；半减期 10～26 小时	强——紧张型头痛；中——伴肌筋膜炎的面部疼痛和颞下颌关节紊乱	口干、便秘、体液潴留、体重增加、注意力难以集中、心脏毒性
去甲替林	去甲替林	抑制 NE 和 5-HT 的摄取，毒蕈碱样乙酰胆碱受体拮抗剂，阻断 Na$^+$ 通道	25～150 晚上/睡前服用；开始剂量：25～50 mg/d（po）	肝代谢，经尿和粪便排出为主；半减期 18～44 小时	中——慢性紧张型头痛	嗜睡、头晕、恶心、呕吐、失眠、出汗、口干、心动过速、瘙痒、体重增加、便秘
丙咪嗪	盐酸丙咪嗪	抑制 NE 和 5-HT 再摄取，M2 毒蕈碱受体拮抗剂，组胺 H1 受体拮抗剂，阻断 Na$^+$ 通道，增强多巴胺能活性	25～150，0.2～3 mg/kg；开始剂量：0.2～0.4 mg/kg（po）	肝脏代谢，经尿、胆汁、粪便排出；半减期 11～25 小时	中——紧张型头痛	嗜睡、头晕、恶心、呕吐、头痛、失眠、出汗、口干舌燥、心跳过速、便秘
地昔帕明	地昔帕明	抑制 NE 再摄取，肌钙蛋白乙酰胆碱受体拮抗剂，阻断 Na$^+$ 通道	25～150；开始剂量 25～75 mg/d（po）	以肝代谢、肾排泄为主；半减期 12～27 小时	弱——紧张型头痛	嗜睡、头晕、恶心、呕吐、视力模糊、出汗、神志不清、口干、心动过速、便秘

注：5-HT，5-羟色胺（血清素）；NE，去甲肾上腺素。

得注意的是，一项关于该病的双盲、安慰剂对照、三向交叉研究发现，5-HT 特异性再摄取抑制剂西酞普兰和安慰剂相比，中等剂量的阿米替林（75 mg/d）显著降低了头皮压痛和头痛强度[49]。对于颞下颌关节紊乱，证据显得不够充足，有两个随机对照试验（randomized controlled trials，RCT）证明阿米替林和含硫的阿米替林类似物度硫平的疗效。一项双盲 RCT 评估度硫平在慢性非典型面部疼痛和关节痛中的疗效，发现治疗组 93 名患者中有 71% 在 9 周后疼痛消失，而安慰剂组只有 47%[50]。选择继续接受度硫平治疗的 84 名患者中，有 68 名（81%）在一年的随访中无疼痛感。另有研究发现，与安慰剂相比，接受阿米替林治疗的慢性面部疼痛患者的疼痛强度明显降低。在阿米替林低剂量（≤30 mg）和高剂量（≤150 mg）之间，镇痛测量没有显著的剂量-反应关系，提示天花板效应低或安慰剂反应率高[51]。

（二）抗惊厥药和钙通道拮抗剂

普瑞巴林和加巴喷丁是一种 γ-氨基丁酸（gamma-aminobutyric acid，GABA）的类似物，其通过作用于细胞钙通道的 $\alpha_2 - \delta_1$ 亚基并阻断神经递质的释放而发挥镇痛作用。它们与钙离子通道结合抑制了异常的神经元放电，提高神经激活的阈值。尽管加巴喷丁和普瑞巴林的耐受性普遍良好，但最常见的副作用包括眩晕、镇静、头晕、嗜睡和体重增加。

加巴喷丁和普瑞巴林是治疗神经病理性疼痛的一线药物，但在以肌肉病理为特征的疼痛疾病也显示出一定的疗效（表 53.3）。一项随机、安慰剂对照研究对 133 例慢性头痛患者进行了研究，该疾病可能涉及肌紧张[54,55]，结果显示与对照组相比，加巴喷丁治疗的患者头痛的严重程度和频率有一定程度的改善[55]。最近另一项对面部肌筋膜疼痛患者进行的前瞻性开放性研究发现，给无效者使用三环类抗抑郁药和加巴喷丁联合治疗，可使 54% 的患者疼痛评分降低 50% 以上[56]。该研究和其他研究使一些专家推荐加巴喷丁作为预防头痛的一线治疗药。安慰剂对照研究也显示了加巴喷丁可缓解多发性硬化症和脊髓损伤（spinal cord injury，SCI）的痉挛[57,58]和慢性咀嚼肌痛[59]。

支持使用加巴喷丁类药物治疗其他肌筋膜疼痛疾病的证据尚不足。一项对加巴喷丁治疗神经病理性疼痛、肌筋膜疼痛和慢性腰痛的回顾性研究发现神经病理性疼痛和肌筋膜疼痛组的疼痛评分均显著降低，但对于腰痛组则无统计学意义[60]。在一项开放性研究中，Serrao 等[61]评估了加巴喷丁对各种不同身体状况肌痉挛患者的作用，发现加巴喷丁治疗后的最初 2 周随访中，肌肉痉挛明显减轻，所有患者的痉挛症状均在 3 个月内消退，并持续了 6 个月的治疗期。

在研究其他膜稳定剂用于肌肉疼痛之中，安慰剂对照[62]和开放性研究[63]均评估了丙戊酸钠，丙戊酸钠是一种抗惊厥药，其通过阻断 T 型钙和钠通道以及促进 GABA 等多种机制起作用，显示出对治疗紧张型头痛和慢性头痛的有效。先前的一项随机、安慰剂对照试验也发现苯妥英钠预处理是减少琥珀酰胆碱所致术后肌痛的有效方法[64]。

表 53.3　钙通道拮抗剂

药物名称	商品名	作用机制	剂量范围(mg/d)	药理	疗效证据	常见副作用
加巴喷丁	加巴喷丁	结合 $\alpha_2 - \delta_1$ 亚基的钙通道阻断神经递质释放	300~3 600, tid; 起始剂量：每天 100 mg 或 tid(po)	肾排泄；半减期 5~7 小时	强——神经病理性疼痛；中——多发性硬化症和脊髓损伤患者的痉挛、纤维肌痛；弱——慢性日常头痛、肌筋膜疼痛、腰痛、肌肉痉挛	头晕、镇静、头昏眼花、嗜睡、恶心、呕吐、体重增加
普瑞巴林	普瑞巴林	结合钙通的 $\alpha_2 - \delta_1$ 亚基，阻断神经递质的释放	50~450, bid 或 tid; 起始剂量：50 m/d, bid(po)	肝代谢可以忽略；肾排泄为主（90%）；半减期 6.3 小时	强——神经病理性疼痛、纤维肌痛	头晕、嗜睡、共济失调、体重增加、周围性水肿、头痛、口干、视力模糊

（三）骨骼肌松弛药

骨骼肌松弛药，如环苯扎林（Flexeril）、氯唑沙宗（Paraflex）、卡利普多（Soma）、美索巴莫（Robaxin，Robaxisal）、替扎尼定（Zanaflex）和巴氯芬（Lioresal），主要在脑内发挥作用，某些情况下也在脊髓运动神经元内发挥作用。环苯扎林结构上与第一代三环类抗抑郁药类似，可抑制蓝斑再摄取 NE，并抑制脊髓下行 5 - HT 通路，后者可能对脊髓中的运动神经元有抑制作用，导致神经元放电减少，单突触和多突触脊髓反射减少。替扎尼定作为 α2 肾上腺素受体的弱激动剂，增强脊髓运动神经元的突触前抑制作用。镇静安眠药氨甲丙二酯的前体卡利普多被认为可通过阻断下行网状结构和脊髓的神经元间活动而产生肌肉松弛作用。巴氯芬激活大脑中的 GABA - B 受体，并减少大脑和脊髓兴奋性神经递质的释放，巴氯芬还通过抑制脊髓中 P 物质的释放而起作用。除肌肉痉挛外，肌松剂丹曲林、巴氯芬和替扎尼定已证明对肌强直有效果。

多年来进行的大量研究已经评估了各种与肌肉疼痛有关的骨骼肌松弛药（表 53.4）。三个独立的随机试验评估环苯扎林对颈椎和腰椎肌肉痉挛患者中的短期随访效果[65-67]。在其中两项研究中显示环苯扎林比地西泮更有效[66,67]。一项荟萃分析综述发现，对伴有肌肉痉挛相关的腰痛，环苯扎林比安慰剂更有效，尤其是在治疗的前 4 天[68]。然而，最近的一项随机研究发现，给予急诊科急性腰痛的患者环苯扎林或羟考酮/对乙酰氨基酚口服后，出院后 1 周仍未显示改善作用[69]。另一项随机安慰剂对照试验

表 53.4 骨骼肌松弛药

药物名称	商品名	作用机制	剂量范围(mg/d)	药理	疗效证据	常见副作用
环苯扎林	盐酸环苯扎林	确切机制未知，可能是对脑干的主要作用（中枢作用）	5～30，分次服用；开始剂量：5 mg/d（po）	肝脏代谢和肾液排泄为主；半减期 18 小时	强——颈椎、腰椎疼痛，肌肉痉挛；中——TMD 伴肌筋膜疼痛	口干、嗜睡、头痛、腹泻、便秘、头晕、恶心、意识模糊
氯唑沙宗	Paraflex、Parafon、Forte	确切机制未知，可能抑制脊髓中的多突触反射途径（中枢作用）	750～3 000；起始剂量：250 mg/d tid（po）	肝脏代谢和肾液排泄；半减期 1.1 小时	中——急性肌肉骨骼痛，背痛，急性腰骶肌劳损	嗜睡、头晕、头痛、头重脚轻、肝毒性、胃肠道不适、心神不安、中枢神经系统紊乱
卡利普多	Soma	确切机制不明，可能是抑制脊髓和下行网状激活系统神经元（中枢作用）	1050～1400；起始剂量：250～350 mg/d qid（po）	肝脏代谢，以肾排泄为主，胆汁/粪便；半减期 11～25 小时	中——急性肌肉骨骼痛，不适用于痉挛；弱——TMD	嗜睡、头晕、头痛、共济失调、痛风、精神错乱、震颤、易怒
美索巴莫	Robaxin	确切机理未知（中枢作用）	3 000～8 000；起始剂量：750 mg/d，q6 h（po）	肝脏代谢及肾排泄；半减期 1～2 小时	中——夜间腿部抽筋、急性肌肉痉挛	头晕、嗜睡、头晕目眩、恶心、皮疹、头痛、嗜睡、低血压
替托尼定	Zanaflex、Sirdalud	与 α2-肾上腺素能受体结合，减少突触前神经递质的释放（中枢作用）	2～36；起始剂量：2 mg/d（po）	肝脏代谢和肾排泄（60%）和粪便（20%）；半减期 2.5 小时	中——痉挛、椎旁肌痉挛；弱——TTH	口干、嗜睡、乏力、头痛、头晕、幻觉、低血压、便秘
巴氯芬	Kemstro、Lioresal	与 GABA - B 受体结合，抑制神经递质释放（中枢作用）	15～80；起始剂量：5 mg/d，tid（po）	肝代谢（15%），肾排泄（70% ～ 80%）和粪便；半减期 5.5 小时	强——脊髓源性痉挛；中——颈肌张力障碍、上运动神经元疾病、僵硬综合征、急性背痛	嗜睡、恶心、虚弱、嗜睡多梦、头晕、意识错乱、共济失调、便秘、头痛、低血压、体重增加

注：TMD，颞下颌关节紊乱；TTH，紧张型头痛。

发现,环苯扎林对颞下颌关节紊乱患者的疗效优于安慰剂和可乐定[70]。值得注意的是,两项随机对照试验评估了急性肌痉挛患者的剂量反应,发现口服环苯扎林 2.5 mg bid 并不比安慰剂好,而口服环苯扎林 5 mg tid 同 10 mg tid 疗效相当[71]。

在一项随机双盲两期交叉研究中测试了环苯扎林的缓释制剂,该制剂可能比速释制剂耐受性更好,该研究显示了 24 小时内的持续的血浆浓度水平,主要不良反应包括嗜睡(10%)、口干(58%)、头晕(19%)和头痛(17%)[72]。

在一项双盲、安慰剂对照试验中,评估了卡利普多在 TMD 中的治疗,治疗组和对照组之间没有差异[73]。然而,最近的一项多中心、随机、双盲、安慰剂对照、平行组研究显示,与安慰剂相比,卡利普多能显著缓解急性疼痛性腰背部肌肉痉挛患者的疼痛。另一项双盲、安慰剂对照试验证明卡利普多的代谢产物氨甲丙酯对 TMD 患者的主观反馈有显著改善[74]。

两项随机、双盲研究发现,替扎尼定对急性腰椎和颈椎旁肌痉挛性疼痛缓解作用与地西泮相当,但可提高脊柱活动能力[75,76]。另一项安慰剂对照研究发现替扎尼定对腰椎间盘术后肌肉痉挛疼痛的控制有效[77]。关于替扎尼定治疗 TTH 疗效的研究得出相互矛盾的结果,其中一部分显示了明显疗效[78,79],也有部分显示无效[80]。

有充分的证据支持鞘内使用巴氯芬用于坐骨神经痛相关性痉挛[81-83]。关于多发性硬化症相关痉挛的口服药物,几项对照研究显示口服巴氯芬有效果[84]。对于替扎尼定,大多数但并非所有的研究都证明有疗效[84]。Chou 等人对肌松剂治疗肌强直和肌肉骨骼疾病进行了系统综述,结论是有充分的证据表明替扎尼定和巴氯芬具有同样疗效[85]。

(四)苯二氮䓬类

苯二氮䓬类药物通过靶向激活 GABA 抑制性神经递质受体来增强脊髓突触前抑制作用。苯二氮䓬类受体结合促进 GABA‐A 受体结合,增加带负电荷的氯离子流入细胞膜,膜电导率增加导致神经元突触 I a 传入端超极化,这些膜极化的变化导致正常神经元传递受到抑制,运动神经元输出减少。该药常见的副作用包括头昏、嗜睡、神志不清、记忆力减退、共济失调、镇静和持续使用后的身体依赖,还可产生包括自相矛盾的焦虑、抑郁、偏执、易怒和成瘾等心理影响。

临床研究显示,使用苯二氮䓬类药物如地西泮(Valium)、氯硝西泮(Klonopin)、阿普唑仑(Xanax)和咪达唑仑(Versed)治疗颞下颌关节紊乱和紧张型头痛仍有争议。该类药物对肌痉挛疗效的证据还不是很充分,但与传统的肌松剂相比,其存在显著的不良反应和可能存在的缺点,不应作为常规使用(表53.5)。

一些系统回顾[86-88]得出结论,苯二氮䓬类药物在治疗 TMD 方面有疗效。临床试验证明了长期使用地西泮和氯硝西泮等药物对 TMD 有疗效[89-91]。一项随机、安慰剂对照研究表明,与布洛芬和安慰剂相比,地西泮在治疗面部慢性肌筋膜疼痛方面更有效[92]。在短效苯二氮䓬类药物中,研究了咪达唑仑和三唑仑,其中咪达唑仑在治疗诱发性面部疼痛的动物试验和临床试验中均表现出抗伤害性[93,94];另一项为期 4 天的安慰剂对照试验中,三唑仑可以改善睡眠,但不能减轻 TMD 患者的疼痛或夜间咀嚼肌活动[95]。

其他研究显示苯二氮䓬类药物在缓解 TTH 方面显示出不同程度的功效。一项随机、双盲、安慰剂对照的交叉研究比较了阿普唑仑与安慰剂在治疗慢性紧张型头痛中的作用,结果表明阿普唑仑降低了头痛的强度,但没有降低头痛的发作频率[96],推测与阿普唑仑的抗抑郁性相关。几项安慰剂对照研究发现地西泮对肌肉收缩性头痛有效[97,98]。在一项双盲、安慰剂对照的研究中,对慢性肌紧张型头痛患者的额肌肌电生物反馈、地西泮、安慰剂药丸和假性肌电生物反馈治疗进行了比较,发现肌电生物反馈和地西泮组疗效均优于安慰剂组,尽管只有地西泮组达到统计学意义[99];但在随访 4 周后,肌电生物反馈治疗组头痛的频率和强度持续降低,而地西泮组恢复至基线水平。

多项研究比较了地西泮与常规肌松剂治疗颈椎和腰椎旁肌痉挛的疗效,但结果并不一致[66,67,75,76]。在比较环苯扎林和地西泮的两个研究中,一项研究发现环苯扎林比地西泮疗效较好,而地西泮又优于安慰剂[67];而另一项研究发现治疗组之间没有显著差异[66]。在比较地西泮和替扎尼定的两项研究中,均发现替扎尼定组患者腰椎运动范围更大,但疼痛、功能量或自我评估方面均没有显著差异[75,76]。

表 53.5　苯二氮䓬类

药物名称	商品名	作用机制	剂量范围(mg/d)	药理	疗效证据	常见副作用
地西泮	安定	增加抑制性GABA 传递	2～40；起始剂量：2 mg/d PRN 或 bid～qid（po、im、iv）	肝脏代谢及肾排泄；半减期30～60 小时	强——脊 髓源性痉挛 中——慢 性口面部肌肉疼痛、紧张型头痛 弱——TMD	嗜睡、头晕、共济失调、头痛、恶心、迟钝、震颤、镇静
氯硝西泮	克诺平	增加抑制性GABA 传递	0.5～4；起始剂量：0.25 mg/d bid（po）	肝脏代谢及肾排泄；半减期20～50 小时	中——TMD伴肌筋膜疼痛、夜间肌疼挛	嗜睡、共济失调、神志不清、腹泻、便秘、口干、疲劳、头痛、震颤、排尿困难、低血压
阿普唑仑	赞安诺	增加抑制性GABA 传递	0.75～4；起始剂量：0.25 mg/d tid（po）	肝脏代谢及肾排泄；半减期11.2 小时，16.3 小时（老年），19.7 小时（酒精性肝病）	中——TTH	头晕、口干、恶心、头痛、呕吐、便秘、抑郁、失眠、强直、低血压、共济失调、心动过速
劳拉西泮	安定文	增加抑制性GABA 传递	1～10；起始剂量：2～3 mg/d，bid～tid；老年人起始剂量：1～2 mg/d，bid～tid(po、im、iv)	肝脏新陈代谢和肾排泄；半减期14 小时		镇静、头晕、乏力、精神紧张、呼吸抑制、通气不足、局部注射部位反应、虚弱、不稳

注：GABA，γ-氨基丁酸；im，肌内注射；iv，静脉注射；TMD，颞下颌紊乱；TTH，紧张型头痛。

（五）非甾体抗炎药

非甾体抗炎药（NSAID）可用于减轻肌筋膜疼痛和相关的炎症，同时促进康复。NSAID 普遍认为是治疗急性紧张型头痛的一线治疗，尽管持续使用（每月超过 8 次）可能导致反弹性头痛。对于颞下颌关节紊乱患者，系统回顾发现 NSAID 是有疗效，尽管研究质量影响证据有限[100,101]。对于急性腰痛，已证实 NSAID 既可减轻疼痛，又可改善功能。多项研究将局部用药与安慰剂进行了比较，其中一项随机、双盲、安慰剂对照研究关于 1.16% 双氯芬酸二乙胺凝胶用于急性颈部疼痛表明，运动痛（主要指标）、静息痛、颈功能障碍指数以及对治疗的反应均有显著的统计学意义，且显示双氯芬酸凝胶无不良反应[102]。另一项随机、单盲对照研究比较了 NSAID 贴剂单一疗法或加经皮电神经刺激（transcutaneous electric nerve stimulation，TENS）、加热垫和局部辣椒碱涂抹治疗上斜方肌的肌筋膜疼痛综合征，结果显示这四种不同方法在临床上差异无统计学意义[103]。

（六）肉毒杆菌毒素

激痛点是引起局部肌肉骨骼疼痛的主要病因之一，激痛点注射可使激痛点失活。对于局麻药难以

治的病例，A 型肉毒杆菌毒素（保妥适）已证明对其有效，且几乎没有自限的不良反应。肉毒杆菌毒素是一种由 A 型肉毒杆菌发酵产生的纯化的神经毒素复合物，可抑制乙酰胆碱释放到神经肌肉接头，从而减少肌肉收缩。一些研究已经检验了 A 型肉毒杆菌毒素对肌筋膜疼痛的疗效。一项随机、双盲、安慰剂对照试验评估了 A 型肉毒杆菌毒素对颈部和肩胛部肌筋膜疼痛的疗效，与安慰剂相比，经过 2 次使用 A 型肉毒杆菌毒素治疗的患者的平均疼痛评分、每周头痛次数、简明疼痛量表（brief pain inventory，BPI）中疼痛对日常生活和睡眠干扰评分均有显著改善[104]。另一项前瞻性、随机、双盲、安慰剂对照、多中心研究发现，轻度或无疼痛患者的比例在第 5 周没有显著改善，尽管在第 8 周和第 12 周观察到日常疼痛和患者及医师的整体评估方面存在显著差异[105]。在一项评估肉毒杆菌毒素治疗颞下颌关节紊乱的系统综述中，作者发现五项随机试验的结果混乱，其中两项试验显示比安慰剂有效，两项提示没有显著疗效，且另一项则显示与面部按摩的疗效相当[106]。在临床试验中，A 型和 B 型肉毒杆菌素具有相似的疗效[107]（表 53.6）。

表 53.6 肉毒杆菌毒素

药物名称	商品名	作用机制	剂量范围	药理	疗效证据	常见副作用
A 型和 B 型肉毒杆菌毒素	保妥适 丽舒妥 肉毒杆菌	神经末梢释放乙酰胆碱,减少神经肌肉传递和局部肌肉活动(神经毒素)	遵循肌肉单位数的指导原则	代谢未知;半减期未知;临床效果一般为 3 个月	强——A 型肉毒杆菌毒素治疗顽固性肌筋膜疼痛综合征 弱——A 型和 B 型肉毒杆菌毒素治疗 TMD 患者伴咬肌痉挛	超敏反应、过敏反应、毒素作用扩散、呼吸系统损害、自主神经反射障碍、尿潴留、吞咽困难、角膜溃疡、重症肌无力加重、球后出血、面神经麻痹

注:TMD,颞下颌关节紊乱。

表 53.7 局部镇痛药

药物名称	商品名	作用机制	剂量范围	药理	疗效证据	常见副作用
双氯芬酸钠凝胶	扶他林凝胶	抑制环氧化酶,减少前列腺素和血栓素的合成	1%的凝胶;起始剂量 2~4 g/d;最多 16 g/d 下肢关节和 8 g/d 上肢关节,共 32 g/d	经尿液和胆汁排泄;半减期 1.9 小时(终末期),37~79 小时(血浆)	中——斜方肌肌筋膜疼痛综合征	超敏反应、过敏反应、支气管痉挛、皮肤反应、高血压、肾毒性、胃肠道出血、胃肠道穿孔/溃疡
利多卡因贴剂	利多卡因贴剂	抑制钠离子通道,稳定神经元细胞膜并抑制神经冲动的启动和传导(酰胺局麻药)	5%的贴剂每天最多敷 12 小时;一次最多 3 片 ×12 h/d	肾排泄;半减期 1.5~2 小时	中——上斜方肌肌筋膜疼痛综合征	过敏反应、中枢神经系统兴奋、中枢神经系统抑制、心脏骤停、癫痫发作、心律不齐、昏迷、家族性恶性高热加重
利多卡因-丙胺卡因局麻药	丙胺卡因乳剂	抑制钠离子通道,稳定神经元细胞膜并抑制神经冲动的启动和传导(酰胺局麻药)	2.5%/2.5%乳剂;用 1~3 g,持续 1 小时或最短有效持续时间,不适用于开放性伤口	肾排泄;半减期 70 分钟	中——斜方肌肌筋膜疼痛综合征	过敏反应、呼吸抑制、心脏骤停、癫痫发作、心律不齐、昏迷、高铁血红蛋白血症

(七) 阿片类药物

阿片类药物通常用于治疗肌筋膜疼痛疾病。然而,在选用阿片类药物进入试验之前,必须仔细考虑其长期副作用,包括痛觉过敏、身体依赖、痛觉功能障碍、生理依赖及成瘾。尽管阿片类药物可能对腰痛等以肌筋膜疼痛为特征的疾病提供短期疗效,但与非阿片类药物相比,并不能提供长期疗效、功能改善或更大的益处[108]。最近美国神经病学学会(American academy of neurology)发表的一篇表明立场的论文,结论是在治疗头痛、慢性腰痛和其他非癌性疼痛方面长期使用阿片类药物治疗的风险超过了其益处,使用该类药物仅作为严格监督下的综合疗法的一部分[109]。

(八) 其他治疗方法

有几项研究观察了肌筋膜疼痛治疗的局部用药配方。一项盲法评估、随机临床研究,比较了利多卡因-普洛卡因(EMLA)乳膏超声药物透入疗法与常规超声疗法对斜方肌 MPS 的疗效,结果显示在 15 次治疗后,与常规超声治疗相比,EMLA 乳膏超声药物透入疗法对伴有颈部疾病相关的疼痛治疗有显著改善[110]。另一项随机、双盲、安慰剂对照研究对 60 例上斜方肌 MPS 患者进行了 5%利多卡因贴剂评估,结果显示第 14 天的言语分级评分疼痛量表(verbal rating pain scale, VRS)的评分有显著差异,但在第 7 天或第 28 天则无明显差异[111]。相反,在一项关于 0.1%辣椒素水凝胶贴剂治疗颈部肌筋膜炎性疼痛疗效的双盲随机研究的结果没有显著差异[112](表 53.7)。

四、总结

肌筋膜疼痛是一种常见的但未被充分认识的疾病,它可以单独发生,也可以是伴随原发性疾病的生物力学改变的结果。鉴于肌筋膜疼痛的异质性,在不同患者中甚至在同一患者中可能存在多种机制,这对药理学管理提出了严峻的挑战。有许多不同种类的药物证明对肌肉疾病有效,或许使用三环类抗抑郁药和肌肉松弛药的证据最强;环苯扎林缓释制剂已被用于治疗肌筋膜疼痛,药物不良反应少且依从性。临床研究表明,从局部麻醉剂组合(如 EMLA 乳膏)到局部利多卡因贴剂等局部制剂均是治疗 MPS 的有效方法。对于难治性病例,应考虑用局部麻醉药或 A 型肉毒杆菌毒素注射激痛点。然而,药物的治疗效果是有限的,这强调了肌筋膜疼痛的治疗需要一个多模式方法,该方法强调制定个体化的锻炼计划,必要时予以心理治疗、补充和替代医学以及功能恢复。比较疗效的研究对各种疗法进行评估,旨在防止急性疼痛向慢性疼痛过渡,仍需大规模、实用性的试验以评估不同的治疗方法、确定各种疗法对哪些患者疗效更佳,并制定更有效的预防措施。

◆ 要 点 ◆

● 肌肉疼痛是由外周和中枢机制引起的。外周因素包括创伤、深组织微循环失调、肌肉代谢和线粒体功能改变。中枢机制包括调节活性降低、海马抑制和可能应激反应受损。

● 紧张型头痛患者中有 70% 患有肌肉紧张和压痛,而阵发性头痛的患者中这一比例甚至更高。

● 据报道,高达 50% 的颞下颌关节紊乱与肌源性疼痛有关。

● 肌筋膜疼痛的特征是存在肌肉带内有触痛、紧绷带、可触及的超敏位点,称为激痛点。

● 慢性腰痛患者的椎旁肌张力增加,急性椎间盘突出等主要损伤可伴有肌肉痉挛。

● 非特异性颈痛患者通常表现为颈部肌肉收缩、肌肉活动模式改变以及肌电活动水平升高。

● 真正的肌肉痉挛是与电活动相关的痛苦的无意识的骨骼肌收缩。根据定义,真正的肌肉痉挛是发生在无水电解质紊乱的情况下,且病因多样。

● 研究表明,三环类抗抑郁药可以有效降低 TTH 的发作频率和强度,以及缓解面部疼痛/TMD。

● 加巴喷丁和普瑞巴林是治疗神经病理性疼痛的一线药物,及在某些情况下对肌肉病理改变的疼痛也有一定的疗效。

● 研究表明,与其他药物相比,肌松药的效果各不相同。

● 关于苯二氮䓬类药物在 TMD 和 TTH 中的应用,研究结果相互矛盾。对肌肉痉挛的疗效一般,与传统肌肉松弛药相比,其不良反应和缺点妨碍了它的常规使用。

● NSAID 是治疗急性 TTH 的一线药物,尽管持续使用可能导致反弹性头痛。对于 TMD,NSAID 可能是有疗效的,尽管证据强弱受研究质量的限制。

● 对照研究表明肉毒杆菌毒素对肌筋膜疼痛有效。

● 阿片类药物可对某些以肌筋膜疼痛为特征的疾病有短期疗效,但与非阿片类药物相比,尚未显示有长期疗效、功能改善或其他较大的益处。

● 局部治疗肌筋膜疼痛的疗效一直没有得到充分证实。

参考文献

请于 ExpertConsult.com 在线访问参考文献。

第54章 复杂性区域疼痛综合征的药理管理

Rena Beckerly, MD, MBA; Honorio T. Benzon, MD

翻译：任长和　欧册华　审校：樊肖冲

自从 Weir Mitchell 博士于 1986 年首次描述该疾病以来，慢性区域疼痛综合征（chronic regional pain syndrome，CRPS）的治疗方法有了巨大的发展。他观察到部分患者尽管枪伤已愈合但仍会出现持续疼痛。在过去的 30 年中，已经用了几种不同的疾病名称来命名这种疾病：灼性神经痛、创伤后骨萎缩、反射性交感神经营养不良和现在的 CRPS。尽管目前已经发表了许多关于 CRPS 的研究和病例报告，但鉴于该综合征的诊断分类系统众多，其实用性受到限制。最终，研究人员应用了国际疼痛协会的诊断标准[1]，最近提出了 Budapest 标准来帮助临床医师诊断这种具有挑战性的疾病[2]。尽管国际疼痛研究协会（IASP）的标准提供了良好的敏感性（1.00），但缺乏特异性（0.4）。Budapest 标准显示出较高灵敏度（0.99）和更高的特异性（0.68）。这个更精确的工具的使用，使临床医师在 88% 的情况下能正确诊断患者[2]。

对 CRPS 患者的治疗通常采用介入治疗、物理疗法、抗抑郁药、抗炎药、抗惊厥药和阿片类药物等方式的联合治疗。但是，当这些措施无法控制疼痛时，患者就很难得到治疗。在药物治疗方面，氯胺酮、双膦酸盐、降钙素、镁剂和自由基清除剂用于 CRPS 的治疗日益受到关注[3,4]。对这些药剂的多项研究均得到了可喜的结果。然而，缺乏一致的诊断标准和治疗流程，这些结果是具有挑战性的。

慢性疼痛的病理生理学综述可以阐明每种药物在治疗复杂区域疼痛综合征中的作用。我们目前对该疾病的了解源于中枢敏化导致神经性疼痛的观念。局部创伤导致活性氧物质、炎性介质和神经肽的释放，从而形成一系列级联反应，导致中枢敏化或"发条拧紧现象"。局部结构，如 C 和 Aδ 纤维的敏化并持续释放谷氨酸，谷氨酸通过钙离子释放激活 α-氨基-3-羟基-5-甲基-4-异噁唑丙酸受体（AMPA）。当发生钙内流时，细胞去极化并解除了 N-甲基-d-天冬氨酸（NMDA）受体上的电压依赖性镁阻滞。一旦镁离子从 NMDA 受体中移出，信号传递就会被激活。NMDA 受体在外周和中枢敏化的诱导和传递中起关键作用。这甚至导致对良性外周刺激的反应增强，这被称为痛觉超敏或痛觉过敏。这就清楚了为什么 NMDA 拮抗剂（如氯胺酮）可能具有巨大的治疗潜力。此外，钙离子在该级联反应中起着不可或缺的作用，其钙水平可通过降钙素和双膦酸酯的应用得到调节。

一、静脉注射氯胺酮

氯胺酮通过与几种受体亚型包括 NMDA，阿片类和 AMPA 的相互作用，发挥中枢神经系统和周围神经系统中的镇痛作用。另外，氯胺酮在抑制 5-羟色胺和多巴胺的再摄取中也起有一定作用[5]。尽管一些研究表明使用麻醉剂量的氯胺酮可以完全缓解疼痛，但该疗法的实用性受到大剂量氯胺酮相关的副作用以及该疗法所需的住院经济负担的限制[6]。亚麻醉剂量的氯胺酮为部分患者提供了短期的疼痛缓解。

（一）药理学

氯胺酮是一种具有镇痛和遗忘作用的分离麻醉药。它是一种苯基表哌啶衍生物，其结构类似于具有 2(2-氯苯基)-2-(甲基氨基)-环己烷环的苯环利定(PCP)。氯胺酮的手性中心可产生两个立体异构体 S(+) 和 R(-) 氯胺酮。当前,有两种可商购的氯胺酮形式:S(+) 氯胺酮(S-氯胺酮或氯胺酮-S)或外消旋混合物(Ketalar)。S(+) 对映异构体是优选的,因为它具有两倍的止痛效果,更好的心血管影响,并且可具有神经保护特性[7]。

静脉注射(IV)氯胺酮的重新分布半减期为 7~15 分钟,清除率为 15 mg/(kg·min),清除半减期为 2~3 小时[8]。氯胺酮很容易越过血脑屏障,从而可以迅速起效发挥即刻镇痛作用。它通过 CYP3A4、CYP2B6 和 CYP2C9 在肝脏中经 N-去甲基化代谢为去甲氯胺酮。氯胺酮注射后数分钟内就会产生去甲氯胺酮,并可能会比母体化合物存在的时间更长。最终,去甲氯胺酮在肝脏中经历葡萄糖醛酸化,并被肾脏和胆汁消除。停止氯胺酮输注后,氯胺酮的浓度迅速下降。但是,当用于治疗慢性疼痛时,镇痛作用(时间)会超过血清浓度(时间),这可能是由于氯胺酮对 NMDA 受体(NMDAR)的神经调节作用所致。

氯胺酮在急性和慢性疼痛中均起作用,但机制不同。Sigtermans 等进行了一项观察性研究,比较了氯胺酮在复杂区域疼痛综合征患者中急性实验性疼痛与慢性自发性疼痛中的镇痛作用[9]。10 名 CRPS 患者在 5 分钟的输注期内接受了 7 次 IV 低剂量 S(+) 氯胺酮输注。每次输注 5 分钟后休息 20 分钟,然后开始再次输注(剂量增加)。在输注期间和 3 小时后记录对实验性热刺激的自发疼痛等级和视觉模拟评分(VAS),另外,在整个输注过程中监测血清氯胺酮水平。作者得出的结论是,在输注结束时,氯胺酮产生了较好的镇痛作用(VAS 从 6.2 ± 0.2 降至 0.4 ± 0.3)。但是氯胺酮控制实验性热痛作用在输注停止后终止。镇痛作用持续到输注终止后(输注后 175 分钟),当氯胺酮血清水平非常低(<100 ng/mL)时。因此,在急性疼痛环境中,氯胺酮对实验性疼痛的作用由其药代动力学决定,而尽管血清浓度较低,其对 CRPS 疼痛的影响仍然持续。作者得出的结论是,即使是短期输注,氯胺酮也可能在 CRPS 中发挥神经调节作用,可能是通过脊髓内 NMDA 受体的脱敏或恢复大脑内的抑制性感觉控制来发挥作用的。

(二) 作用机制

CRPS 的病理生理学可能涉及以下机制的组合:NMDAR 磷酸化和表达上调,下行抑制的丧失,脊髓内免疫细胞的活化后释放促炎性细胞因子,以及脊髓的可塑性变化。NMDAR 是一种兴奋性谷氨酸受体,位于脊髓后角和脊髓上行结构中。当长时间的伤害性输入导致 NMDAR 激活和上调时,会导致中枢敏化,从而导致疼痛通路中疼痛信号的扩大并传导至大脑。随着时间的流逝,无论刺激有无,该疼痛通路都会被持续激活,并可能导致持久性慢性疼痛状态。氯胺酮作为一种非竞争性 NMDA 拮抗剂,可阻断 NMDAR 并降低神经元过度兴奋性。传统上认为氯胺酮可拮抗 NMDAR,但也可与阿片受体,毒蕈碱和单胺能受体相互作用[5]。

NMDA 受体在颞叶皮质、海马、基底神经节、小脑和脑干中高表达。氯胺酮还可能影响与慢性疼痛状态有关的下行抑制通路。在一项很好研究中,在亚麻醉剂量氯胺酮输注之前、中、后进行了静态功能磁共振成像(fMRI)。研究显示,输注后前扣带回皮质、眼眶额叶皮质、岛叶和脑干被激活,这些区域都参与了疼痛的下行抑制通路[10]。

(三) 在慢性疼痛中的应用

报道称麻醉剂量的氯胺酮可缓解疼痛。Kiefer 等在 20 例应用麻醉剂量的氯胺酮气管插管患者进行了开放标记的 II 期研究。他们观察到,所有患者在 1 个月和 16 个患者(16/20)6 个月内均可完全缓解疼痛。另外他们显示大多数患者中生活质量、相关的运动障碍和工作能力的改善。大多数患者报告了氯胺酮麻醉后出现焦虑、烦躁不安、噩梦和睡眠困难等精神副作用,7 名患者发生了与机械通气相关的呼吸道感染。在治疗的第 5 天有 16 位患者的肝功能测试出现了升高。不幸的是,亚麻醉剂量的氯胺酮未能复制出类似的有益作用。Collins 等最近的荟萃分析显示氯胺酮输注不能显著缓解 CRPS 疼痛[-0.65(CI $95\%-1.47$,0.16)$P=0.11$]。他们指出尽管数据令人鼓舞,但仍需要进一步的研究[12]。

关于氯胺酮效果的大多数研究都包括根据 IASP 标准诊断为 CRPS 的患者,这些患者在整个试验过程中都可以继续使用家庭药物治疗。大多数研究排除了存在有严重医疗问题、药物或酒精滥用、精神病史、颅内压增高、大剂量使用阿片类药物、0~10 分的疼痛评分低于 5 分或怀孕/哺乳期的患者。两项随机对照、双盲、安慰剂对照试验[13,14]进一步研究了亚麻醉剂量氯胺酮在 CRPS 治疗中的益处。尽管输注速度不相同,但两者在治疗期间和 3 个月的随访中均显示出 VAS 评分的显著改善。但是,两者均未显示出任何功能能力方面的改善。

Sigtermans 等[13] 评价了 60 例严重,长期 CRPS(症状持续时间长达 9 年)的患者,其中 30 例患者接受氯胺酮输注治疗 4.2 天[1.2 μg/(kg · min) 或 5 mg/h,滴注至最大 7.2 μg/(kg · min) 或 30 mg/h]。在治疗前记录 VAS 评分,然后每周记录,持续 11 周。在第一周内,VAS(7.2～2.6)分数有着显著降低,一直持续到第 11 周。在第 12 周,氯胺酮的治疗效果减弱。然而,尽管患者报告疼痛评分降低,但其功能能力并未改善。有趣的是,该研究未发现症状持续时间与氯胺酮输注相关。氯胺酮组诉更多的恶心/呕吐、类精神病效应,但与对照组相比,头痛、血压和肝功能无差异。

Schwartzman 等[14] 进行了类似的研究。在门诊诊所中,有 19 名严重、长期、难治的 CRPS 患者以 100 mg/4 小时的速度接受氯胺酮输注,在研究中途增加到 200 mg/4 小时,连续 10 天(输注 5 天,间隔 2 天,再输注 5 天)。治疗前患者口服咪达唑仑 2 mg、可乐定 0.1 mg,治疗后口服咪达唑仑 2 mg。随访时间为 2 周,然后每月随访持续 3 个月。这项研究表明,疼痛评分在统计学上出现了显著的改善一直持续到治疗后 12 周,而所有参数均未恢复到治疗前水平。与 Sigtermans 的研究类似,该研究未能显示出活动水平或生活质量显著改善。氯胺酮的副作用包括恶心、头痛、疲倦或烦躁不安。没有患者报告有幻觉、妄想或灵魂出窍的经历。尽管两项随机对照试验(RCT)[13,14] 均未显示出功能能力的显著改善,但 Goldberg 等进行的一项开放性前瞻性研究显示初始活动能力有所改善[15]。40 名患者接受了 10 天氯胺酮 40～80 mg/4 小时的门诊输注。与 Schwartzman 的研究相似,患者口服 2～4 mg 咪达唑仑和 0.1 mg 可乐定的预处理。结果在 10 天内,疼痛评分显著降低,并且在输注的第 10 天,初始活动显著改善。作者认为,更长的治疗时间可能会产生更明显的效果。此外,他们报告称 10% 的患者在 2 周后恢复了"最痛"(worst pain),62% 的患者在 6 周时"最痛"减轻了至少 70%,并在治疗后 9 周恢复到了基线疼痛。20% 的患者在 11～12 周内疼痛减轻超过 70%,8% 的患者在 15 个月时无疼痛。

尽管 Sigtermans 等[13] 和 Schwartzman 等[14] 评估了氯胺酮输注对 CRPS 患者的疗效,Gustin 等研究了使用 NMDA 拮抗剂和吗啡的联合疗法在缓解 CRPS 患者疼痛中的作用[10]。他们进行的研究假设是,NMDA 拮抗作用可能会降低人体对吗啡的适应性。当吗啡与 μ 受体结合时,它可以释放与 NMDA 受体结合的介质并增强疼痛敏感性。NMDA 拮抗作用可能会减弱这种反应。CRPS 患者可能表现出中枢神经可塑性改变,涉及躯体感觉和运动皮质代表区的改变。Gustin 等[10] 使用功能磁共振成像检测联合治疗患者的大脑活动变化。这项双盲随机对照试验包括每组 20 位患者,这些患者被随机分为 NMDA 拮抗剂和吗啡治疗组或安慰剂和吗啡治疗组。使用 IASP 标准诊断患者,症状超过 6 个月(平均 16 个月)并且基线 VAS 疼痛评分至少为 3。他们排除了左利手,fMRI 禁忌证和神经系统检查无明显运动障碍的患者。

所有患者均接受为期 2 天的 CRPS 药物洗脱期,吗啡每天给药 3 次,共 56 天(从 10 mg 滴注 5 天到剩余的 51 天的 30 mg)。美金刚胺从第 8 天开始以每天 5 mg 的剂量开始使用,并在研究结束时滴注至 40 mg。他们在治疗 56 天之前和之后在上肢运动期间使用了功能磁共振成像。仅美金刚/吗啡的组合组在休息时和运动期间显示出显著的疼痛减轻。经过 49 天的治疗,MRI 结果显示,当患肢活动但不休息时,对侧原发性躯体感觉和前扣带回的激活减少。这些减少的激活区域还与治疗期间的疼痛缓解相关。总体而言,结果表明联合治疗显著影响了 CRPS 患者的伤害感受信号的大脑处理。另外,患者的情绪和残疾得到改善。疲劳、嗜睡、恶心、静坐不能、眩晕、头疼和焦虑等副作用得到了轻微报道。静脉注射氯胺酮的研究结果列于表 54.1。

(四)氯胺酮的副作用

氯胺酮暴露有几种相关的风险,会影响中枢神经、心血管和肝系统。我们对氯胺酮副作用的了解大部分来自消遣性和慢性氯胺酮滥用者。鉴于已知的中枢神经系统(CNS)相关副作用的风险,谨慎地从精神分裂症、躁狂抑郁症和药物滥用史患者中停用氯胺酮。

1. 对中枢神经系统的影响

已知氯胺酮具有精神或迷幻作用,通常以剂量依赖性方式发生。Niesters 等[32] 在安慰剂对照的

表 54.1 复杂性区域疼痛综合征(CRPS)药物治疗的随机对照研究

研究	研究类型、药物比较、随访时间	疗效评价	结果	注释
氯胺酮				
Sigtermans 等[13]，60 例 CRPS 患者	DB、PC。氯胺酮 1.2～7.2 μg/(kg·min)，持续 4.2 天。每组 30 人。随访 12 周	VAS，功能能力	VAS 改善 11 周。治疗效果 12 周后减弱。功能无变化	症状持续时间与对氯胺酮的反应无关
Schwartzma 等[14]，19 例症状严重、病程长的 CRPS 患者	DB、PC。9 例患者静脉注射氯胺酮 100 mg/4 小时，10 天增加到 200 mg/4 小时，而 10 例患者接受安慰剂(NS 静脉注射)。随访 3 个月	VAS，功能能力	VAS 改善 3 个月。功能不变	患者治疗前和治疗后口服咪唑安定 2 mg，氯硝定 0.1 mg。没有观察到精神方面的副作用
Gustin 等[10]，20 例 CRPS 患者	R、DB、PC。10 例患者使用美金刚 5～40 mg/d＋吗啡 10～30 mg/d，连续 8 天，10 例患者仅用吗啡。随访 56 天	VAS，两组患者在治疗前和治疗后 49 天进行 fMRI 检查(患手/健手)	功能磁共振成像显示，当患肢运动时，对侧初级躯体感觉皮质和前扣带回皮质的激活减少。并与改善 VAS 相关。患者在情绪和残疾方面有改善	NMDA 拮抗可能降低机体对吗啡的适应
二膦酸盐				
Maillefert 等[16]，11 例 CRPS 患者 UE/LE	OL、P。帕米膦酸盐 30 mg，溶于 NS 500 mL，每天持续 4 小时，连续 3 天。随访 1 个月和 3 个月	VAS 和基于临床评估的医师全面评估(多汗、血管运动改变、关节僵硬)、血细胞计数和血清钙测量	VAS 在 3 个月时显著下降。整体评估：4 例无改善，1 例中度改善，6 例 3 个月时显著或极好改善	根据 Doury 标准诊断，症状持续 6 个月，对降钙素和理疗无反应
Robinson 等[17]，27 例 CRPS 患者 UE/LE	PC、R、DB。帕米膦酸钠 60 mg 单剂量与 NS 比较。14 例患者服用帕米膦酸钠，13 例患者服用安慰剂	VAS，疾病严重程度评分，SF-36 评分，在 1 个月后和 3 个月后评估	VAS，疾病严重程度评分，SF-36 评分在 3 个月时都有改善	个体差异很大。症状持续 3 个月至 6 年。使用 IASP 标准
Adami 等[18]，20 例手、足 CRPS 患者	R、DB、PC。10 例患者静脉使用阿仑膦酸钠 7.5 mg 溶于 250 mL NS，另 10 例患者安慰剂治疗 3 天。2 周后，所有患者接受开放标签阿仑膦酸盐输注。随访 12 个月	疼痛、触痛、运动的改善	阿仑膦酸钠组在 2～4 周时疼痛、压痛、肿胀减轻，运动能力改善。安慰剂组在开放标签阿仑膦酸盐治疗后有类似的结果。6 周时骨密度有统计学意义的增加。12 个月时，9 例缓解，7 例复发	10 例鼻降钙素治疗失败。症状持续时间 5～34 周
Manicourt 等[19]，40 例下肢 CRPS 患者	R、DB、PC。19 例患者服用阿仑膦酸盐，19 例服用安慰剂。阿仑膦酸钠 40 mg 片，连续使用 8 周。开放标签阶段研究可选择	下肢 VAS，关节活动度、水肿、对压力的耐受性、自发疼痛程度	4、8、12 周时 VAS 明显下降。改善关节的灵活性。阿仑膦酸钠治疗 2 个疗程后，症状进一步改善，无封顶效应	平均病程为 7 个月。排除既往双膦酸盐治疗、交感神经阻滞、降钙素治疗的患者。允许理疗
Varenna 等[20]，82 例手、足 CRPS 患者	PC、R、DB。与 NS 相比，奈利膦酸盐 100 mg qid 持续 10 天。每组 41 例。开放延长期，安慰剂组接受治疗。随访 20 个月	VAS，临床评估(水肿、运动痛、痛觉超敏、痛觉过敏)SF-36、McGill 疼痛问卷	VAS 明显下降，临床体征/功能状态改善	大多数患者处于疾病的早期阶段

（续表）

研究	研究类型、药物比较、随访时间	疗效评价	结果	注释
Varenna[21]，32 例 CRPS 患者	R、DB、PC。15 例患者给予氯膦酸盐 300 mg，qd，持续 10 天，对照组 15 例。在 40 天后，安慰剂组接受氯膦酸盐治疗。随访 180 天	VAS、临床整体评估、疗效的口述评分	明显减轻疼痛和临床评估	
Breuer 等[22] 9 例手足 CRPS 患者	观察性研究；9 例患者静脉滴注依班膦酸盐 6 mg，qd，连续 3 天。随访 4 周	VAS、神经病理性疼痛性质	4 周后平均疼痛和最严重疼痛评分的改善。30% 的患者活动水平改善	症状持续至少 1 个月。用于证明随机试验的合理性。手 CRPS 比脚 CRPS 更常见
镁离子				
Collins 等[23]，8 例 CRPS 患者 UE/LE	R、PC。6 例患接受 70 mg/kg 镁离子治疗，稀释为 50 mL，持续输注 4 小时，连续 5 天，而 2 例患者接受 NS 治疗	疼痛评估（基线、1、3、6、12 周时的 11 分 box 量表和 McGill 疼痛问卷）	所有测量时间点疼痛明显减轻，1 周时 McGill 疼痛问卷评估明显改善。12 周时，损伤程度和生活质量有统计学意义上的改善	所有患者继续 PT。皮肤敏感性和功能限制无变化。诊断：IASP 标准
Fischer 等[24]，56 例 CRPS 患者 UE/LE	R、PC。56 例患者，29 例患者接受 70 mg/kg 镁离子治疗，持续输注 4 小时，连续 5 天，27 例患者接受生理盐水治疗	疼痛评估（基线、1 周、3 周、6 周、12 周时的 11 分制问卷和 McGill 疼痛问卷）	1 周时损伤程度有改善，6 周时 McGill 疼痛评分有改善，12 周时工作参与度有改善	平均病程 16 个月
加巴喷丁和普瑞巴林				
Serpell 等[25]，307 例神经病理性疼痛患者（28% 患有 CRPS）	R、DB、PC。153 名患者接受了加巴喷丁 2700 mg 的治疗连续 8 周，安慰剂组（154 名患者）	SF-36 评估神经性疼痛症状、生活质量	神经痛的减少有统计学意义	参与者有各种各样的神经病理性症状（28% 有 CRPS）。使用 IASP 标准
Van de Vusse 等[26]，58 例 CRPS 患者 UE/LE	R、DB、交叉研究。与安慰剂组相比，加巴喷丁组 29 例，加巴喷丁 1800 mg，qd，连续 3 周，安慰剂对照组 2 周洗脱期后与治疗组交叉。随访 8 周	VAS、痛觉超敏、水肿、变色、活动范围、生活质量	加巴喷丁不能比安慰剂更有效地缓解疼痛。加巴喷丁使用者的感觉缺陷明显逆转。痛觉超敏、水肿、变色、活动范围、生活质量方面无变化	使用 IASP 标准。有趣的是，研究的前半部分显示加巴喷丁有好处
他达拉非				
Groeneweg 等[27]，24 例冷肢性 CRPS 患者 LE	R、DB、PC。12 例患者接受他达拉非 10 mg，qd，4 周，然后 20 mg，qd，8 周。12 例患者接受安慰剂	VAS、体温变化、活动范围、站立、行走	与安慰剂相比，15% 患者 VAS 下降，随着时间的推移，肌肉力量、行走能力和拐杖的使用减少了，但无统计学意义。温度没有变化	诊断标准未定义。血压变化极小。允许 PT
自由基清除剂				
Zuurmond 等[28]，32 例急性 CRPS 患者（继发于创伤）	P、R、DB、PC。16 例患者使用 50% DMSO 乳膏（每天使用 5 次）。17 例患者使用安慰剂乳膏。随访两个月	CRPS 症状	与安慰剂相比，CRPS 症状明显改善	通过 Veldman 和 Dutch 标准诊断

（续表）

研究	研究类型、药物比较、随访时间	疗效评价	结果	注释
Perez 等[29]，41 例 CRPS 患者 LE	P、R、DB、PC。22 例患者每天在患肢内输注 10%甘露醇 4 小时，连续 5 天。20 例患者仅注射安慰剂 NS。随访 9 周	2、6、9 周时疼痛、功能水平、生活质量	疼痛、功能水平、生活质量无差异	根据 Bruehl 标准诊断。平均病程 6.5 个月。所有受试者均接受理疗。结论甘露醇可能在炎症介质较多的急性期更有帮助
Perez 等[30]，146 例 CRPS 患者 UE/LE	R、DB。50% DMSO（每天 5 次）与 NAC 600 mg tid（均与安慰剂联合）比较，共 17 周。随访 24 个月	综合评分，UE/LE 技能/功能	NAC 和 DMSO 同样有益，但亚组分析显示温暖的肢体 CRPS 对 DMSO 的反应更好，而寒冷的肢体 CRPS 对 NAC 片的反应更好	对乙酰氨基酚 500 mg，萘普生 250～500 mg 和（或）曲马多补救。诊断符合 Veldman 和荷兰世卫组织合作标准。CRPS 持续＞1 年。允许做理疗
Tan 等[31]，68 例 CRPS 患者 UE/LE	回顾性、连续性研究。68 例 CRPS 患者接受 10%人甘露醇溶于 1 L NS 治疗，每 24 小时 1 次，持续 7～10 天	CRPS 症状（未特指）。总体改善定义为以下症状＜3 种：疼痛、肿胀、水肿、肢体温度、活动范围丧失、运动量增加	1 周后改善 24%，1 个月后改善 30%。温热型 CRPS 可能比冷型 CRPS 反应更好	通过 Veldman 标准诊断。症状的持续时间中位数为 129 天，范围为 3～1 046 天

注：有关详细信息，请参见具体研究。降钙素的研究见表 54.2。CRPS，复杂性区域疼痛综合征；DB，双盲；DMSO，二甲基亚砜；fMRI，功能磁共振成像；LE，下肢；NAC，N-乙酰半胱氨酸片；NaCl，氯化钠；NMDA，N-甲基-D-天冬氨酸；NS，生理盐水；OL，开放标签；P，前瞻性；PC，安慰剂对照；PT，物理治疗；R，随机；UE，上肢。

fMRI 试验中研究了亚麻醉剂量的氯胺酮对内在功能性大脑连接的影响。他们将 12 名健康男性暴露于 2 小时的 S（+）氯胺酮输注过程中（第一个小时为 20 mg/70 kg，第二个小时为 40 mg/70 kg）。他们发现，NMDAR 在颞叶皮质、海马、基底神经节、小脑和脑干中表达较高，在小脑中浓度最高。小脑被认为在情绪处理（主要是焦虑）和协调中起关键作用。Niesters 的研究表明，小脑的连接性改变可能与氯胺酮输注过程中的迷幻副作用有关[32]。功能磁共振成像还显示出视觉皮质和视神经辐射的连接性变化较大，这可能解释了氯胺酮输注观察到的幻觉、视力模糊和复视。这些中枢神经系统作用在输注终止后 30 分钟内消失。Blagrove 等[33]报告了不愉快的梦在输液结束后可能会持续多达 3 天。咪达唑仑和可乐定对于缓解这些作用至关重要，但不能完全防止这些不愉快不良反应的发生。

氯胺酮的使用还具有遗忘特性，这对于之前未使用氯胺酮的患者是暂时的。但是，关于长期使用低剂量氯胺酮的记忆障碍的可用数据有限。Koffler 等研究了输注 4.5 天麻醉剂量的氯胺酮（250～300 μg/dL 水平）对神经认知功能的影响，这导致了医源性昏迷。9 名重度难治性 CRPS 患者在治疗前和输注后 6 周接受了神经心理学测试，他们报道延长使用麻醉剂量的氯胺酮不会产生不利的认知影响。

2. 对心血管的影响

氯胺酮激活交感神经系统，引起儿茶酚胺的全身释放，抑制副交感神经输出，并抑制周围神经的去甲肾上腺素再摄取。但是，它在高剂量时具有直接的心肌抑制作用。进行小剂量氯胺酮输注的患者可能会出现心动过速、肺动脉压升高、全身性血压升高，以及心肌耗氧量增加。因此，所有接受氯胺酮输注治疗的患者都需要持续监测其心率、血压、耗氧量。有报道 0.2 mg 的可乐定可抑制氯胺酮激活交感作用。

3. 对肝功能的影响

有报道氯胺酮引起的肝功能障碍与长时间输注或在短时间内重复输注有关。Noppers 等人报道了 6 名 CRPS 患者暴露于两次时间间隔为 16 天的 100 小时的 S（+）氯胺酮（10～20 mg/h）输注，有 3 人的肝酶升高（高达正常值的 3 倍）。这些肝酶水平在随后的 2 个月内可恢复正常。其肝功能受损的确切机制尚不清楚,但可能涉及肝氧输送的受损、自由基的形成或过敏性肝炎。

二、双膦酸盐类药物

CRPS患者被认为破骨细胞过度活跃从而导致局部骨质疏松。破骨细胞过度活跃和骨髓肿胀可能参与了CRPS患者慢性疼痛的发作。双膦酸盐抑制骨吸收,并可能在CRPS相关的疼痛缓解中扮演重要角色。有1B+级证据(一个或多个有方法有缺陷、论证有效及好处明显大于风险和负担的RCT)支持在CRPS的早期阶段,即出现新的骨质疏松迹象时使用双膦酸盐类药物[3]。因此,双膦酸盐的早期治疗可能对部分CRPS患者有益。许多研究已经研究了不同的双膦酸盐类药物在CRPS治疗中的应用,包括:神经磷酸酯、帕米膦酸酯、阿仑膦酸钠。我们面临的挑战是确定理想的双膦酸盐类药物、治疗剂量和治疗时机。

(一)药理学

双膦酸盐是一类独特的具有常见的P-C-P结构,且碳链"R"基团连接结构不同的药物。虽然这些药物具有相似的化学结构,但它们的抗吸收能力却存在显著的差异。双膦酸盐进一步分为含氮化合物(阿仑膦酸盐、奈膦酸盐、伊班膦酸盐、帕米膦酸盐、利塞膦酸盐和唑来膦酸盐)和非氮化合物(依替膦酸盐和替鲁膦酸盐)[35]。这类药物对酶或化学分解具有抵抗性,并且由于其低亲脂性而在胃肠道(GI)中吸收不良。进入体循环后,双膦酸盐迅速从血浆中消失,其中一半的药物原态经肾脏排出。剩下的药物对骨组织的亲和力很高并被吸收到骨表面。

(二)作用机制

双膦酸盐类药物优先结合到经过了高周转率的骨骼上。一旦它们进入骨骼,直到骨质被吸收为止,它们都不会被释放。因此,它们的半减期可以根据骨转换率而延长(1~10年)[35]。双膦酸盐类药物根据其化学结构通过两种机制起作用。含氮剂将附着在再吸收骨表面的羟基磷灰石结合部位。破骨细胞将与双膦酸盐饱和的骨结合,并将再吸收它。然而,在骨被分解时双膦酸盐将被释放,并阻止破骨细胞与骨的进一步结合。更特别的是含氮的双膦酸盐类药物抑制了参与创造破骨细胞的细胞骨架的farnesyl焦磷酸合成酶(farnesyl pyrophosphate

synthase, FPP)。一旦这一过程被抑制,破骨细胞将不能附着在骨周围再吸收骨。每种双膦酸盐的效力与其抑制FPP的能力有关。

非含氮化合物(依替膦酸盐和替鲁膦酸盐)被破骨细胞所代谢并产生抑制ATP产生的副产物,导致破骨细胞凋亡。有趣的是,双膦酸盐类药物也可能在防止成骨细胞凋亡方面发挥了一定的作用。双膦酸盐类药物通过调节参与伤害感受器和低阈值机械感受器疼痛敏化的炎症细胞因子[白细胞介素1(IL-1)、前列腺素E2(PGE2)]而发挥镇痛作用。

(三)双膦酸盐类药物在慢性区域疼痛综合征中的使用

1. 帕米膦酸盐

有1B+级证据支持在CRPS中使用第二代双膦酸盐类药物:帕米膦酸[3]。两种不同剂量的帕米膦酸盐已经被进行了评价。对11名上肢或下肢CRPS患者进行为期至少6个月(平均14.6个月)的开放式标记性前瞻性研究:静脉输注30 mg帕米膦酸盐3天。患者1个月后VAS降低(平均VAS 58.8/100~41.1/100),3个月后的平均VAS为33.8。此外,11例患者中有7例在3个月后的内科整体评估中至少有中度改善。副作用包括轻微的发热和低钙血症的症状。另一项研究观察了单次静脉输注帕米膦酸盐60 mg,实验对象为包括上肢和下肢有广泛症状(持续3~6个月)的CRPS(根据IASP标准诊断)患者。其结果类似:3个月后,与输注安慰剂生理盐水相比,其VAS降低,短期健康调查-36(SF-36)评估结果改善[17]。作者指出治疗组的反应有广泛的变异性,可有轻微的流感症状和很快缓解的表现为红斑/不适的输液反应。这项研究的一个干扰因素是帕米膦酸盐组在研究开始时有更高的疼痛评分。

2. 阿仑膦酸盐

有1B+级证据支持在CRPS中使用阿仑膦酸盐[3]。口服和静脉阿仑膦酸盐均已在临床研究中得到评估,并在疼痛评分、骨盐沉积和关节灵活性方面显示出改善。对20例CRPS患者进行了5~34周的双盲、安慰剂对照、随机对照试验[18],其中一半受试者接受阿仑膦酸盐7.5 mg静脉输注3天。随后是所有患者均接受治疗的开放标签阶段。有趣的是,10名患者接受降素钙鼻腔喷雾剂(另一种抑制破骨细胞药物)治疗失败了。接受阿仑膦酸盐治疗的患者前 2 周内在自发疼痛、压痛、肿胀和运动改善方面表现出显著改善。在 6 周内，骨密度也有显著升高。在研究的开放标签阶段，接受了阿仑膦酸盐治疗的安慰剂组也有类似的结果。在为期 12 个月的随访中，9 名患者病情有所缓解（7 名患者正在接受第二疗程的阿仑膦酸钠治疗）而 7 名患者的症状复发（4 名患者正在接受初次阿仑膦酸酯治疗）。治疗的耐受性良好，但有 3 名患者在当天输液后出现了发热症状。

口服阿仑膦酸盐类药物的评价也显示出类似的好处。一项对 20 名 CRPS 患者中进行的平均持续时间 7 个月的双盲、安慰剂对照试验[19]。患者口服阿仑膦酸钠 40 mg 治疗 8 周，然后进入可选择性地使用类似治疗的开放标签阶段。他们排除了以前接受过双膦酸盐类药物治疗、交感神经阻滞和降钙素治疗的患者，但允许患者继续接受物理治疗。这项研究显示了实验组 4 周时 VAS 显著下降，且在 8 周和 12 周进一步下降（12 周时 VAS 为安慰剂组的 33%）。阿仑膦酸酯组关节活动度的平均评分显著升高。此外，在试验的开放标签部分，安慰剂治疗的患者被给予阿仑膦酸盐后显示出自发疼痛的 VAS、压力耐受性和关节活动度的显著改善。而以前就使用了阿仑膦酸盐治疗的实验组患者经历了进一步的改善，这提示阿仑膦酸盐没有平台期效应。实验中有两名患者报告了阿仑膦酸盐有胃肠道（GI）不耐受并终止了实验。

3. 奈膦酸盐

在一项双盲、安慰剂对照、随机试验中对奈膦酸盐的效用进行评估，实验对 82 名 CRPS 持续时间小于 4 个月的患者在 10 天内输注了 4 次 100 mg 的奈膦酸盐类药物。与其他研究类似，安慰剂组在 50 天后也会受到相同的干预。在研究讨论中指出这是第一项根据 Budapest 标准诊断患者的研究。奈膦酸盐治疗组的平均 VAS 在前 20 天内明显降低且在 40 天时下降更加明显。奈膦酸盐治疗组患者经历了较少的痛觉超敏、痛觉过敏、水肿，减少了解救药物的应用，且 40 天时的活动度也得到了改善。7 个月～ 14 个月的随访数据显示患者的症状有所改善且没有复发，观察到了发热和肌痛的副作用很小。

4. 氯膦酸盐

有 1B＋级证据支持在 CRPS 患者中使用非氮组双膦酸盐：氯膦酸盐[3]。在一项随机双盲、安慰剂对照试验中，32 名患者分别接受每日静脉输注氯膦酸盐类药物 300 mg（15 名患者）10 天或输注安慰剂（17 名患者）[21]。经过 40 天的洗脱期后，安慰剂组接受了相同的治疗。他们注意到 VAS 疼痛评分总体下降了 93.2%±15.6%，有 30 例患者报告症状明显改善或无任何症状。

5. 伊班膦酸盐

较弱的证据（2C＋；只在观察研究中证明有效，没有有益效果的确凿证据，且潜在益处与风险和负担几乎平衡）支持在 CRPS 患者中使用伊班膦酸盐[3]。一项开放标签[22]的试验将 9 名症状持续至少 1 个月的 CRPS 患者连续 3 天静脉输注伊班膦酸 6 mg。4 周后患者报告平均疼痛评分和最差疼痛评分均得到改善。30% 的患者报告他们的活动水平得到显著改善。有趣的是，手部 CRPS 患者受益高于足部 CRPS 患者。尽管有轻度流感样症状，但药物耐受性良好。关于双膦酸盐的研究结果总结于表 54.1。

（四）副作用

与双膦酸盐治疗相关的大多数副作用在性质上是轻微的。最受关注的副作用之一是骨形成的减少，因为双膦酸盐类药物破坏了骨形成和吸收的正常平衡。有长期暴露于大剂量双膦酸盐治疗导致下颌坏死的病例报道[36]。这些病例大多数是正在接受积极的双膦酸盐治疗的癌症患者。仅报道中 5% 的病例是接受低剂量的双膦酸盐治疗[36]。

口服双膦酸盐制剂很难被吸收，且除了炎症/糜烂性食管炎外，还可能引起消化道不适。大多数研究报告了治疗中出现轻微的流感样症状。一项研究指出钙水平略有下降，而另一项研究对患者预先予以口服钙和维生素 D 治疗以最大程度地降低这种风险[22]。

三、降钙素

降钙素是由甲状旁腺细胞产生的一种多肽激素。它拮抗甲状旁腺激素的作用并降低血钙水平。降钙素存在于鱼类、爬行动物、鸟类和哺乳动物体内。它已被用于治疗多种与骨骼有关的疾病，如绝经后骨质疏松症、Paget 病、骨转移，以及高钙血症、幻肢痛，并为椎骨骨折提供短期的疼痛缓解。鲑鱼降钙素使用最广泛，因为它对人降钙素受体的亲和力比人降钙素高 40 倍[37]。

（一）药理学

降钙素是美国食品和药物管理局（FDA）批准的肌内注射、皮下注射或鼻腔喷雾剂。鼻喷雾降钙素具有较短的吸收时间（10～15 分钟）和消除半减期（50～80 分钟）。鲑鱼降钙素可以被迅速吸收、消除，并在给药的第一小时内出现血药浓度峰值。肌注或皮下注射降钙素的半减期将近 1 小时，作用时间为 6～8 小时。肠胃外摄入后，肾脏将降钙素代谢为代谢活性较弱的代谢产物。皮下注射和肌肉内注射的人体生物利用度（分别为 71% 和 66%）比鼻喷雾剂（相对于肌肉内注射为 3%～5%）更高。血浆蛋白结合率为 30%～40%。

（二）作用机制

降钙素被认为可抵抗甲状旁腺激素的作用，甲状旁腺激素会增加血钙水平。降钙素通过四种可能的机制降低血液中的钙水平：抑制肠道中钙的吸收、抑制骨骼中破骨细胞的活性、刺激骨骼中成骨细胞的活性，以及抑制肾小管对钙的重吸收从而使钙从尿中排出。关于降钙素的镇痛作用，已经提出了几种机制：①对 CNS 中特定受体的直接作用；②外周抗炎作用；③β-内啡肽的释放；④C 类传入纤维递减的血清素能修饰对感觉传递的改变。

（三）临床应用

抑制破骨细胞活性的药物在 CRPS 的治疗中起关键作用。Wertli 等在对 16 项随机对照试验的荟萃分析的结论是双膦酸盐类药物应作为早期 CRPS 的治疗选择[38]。但降钙素作为更多的慢性期 CRPS 的短期治疗用药要优于双膦酸盐类药物。鉴于许多参考文章缺乏随机性和设盲，降钙素在 CRPS 中的使用具有 2B-证据[4]。

在一项随机，双盲，安慰剂对照的随机对照试验中，Bickerstaff 和 Kanis[39]让 20 例患者暴露于降钙素鼻喷剂 400 IU/d 的环境中持续 4 周，并将其疼痛水平与生理盐水安慰剂治疗组进行比较。结果两组之间在疼痛评分、肿胀或僵硬方面的无差异。Sahin 等[40]进行了类似的研究（随机、安慰剂对照、单盲），18 例 CRPS 患者接受降钙素鼻喷剂 200 IU/d、钙 500 mg/d、星状神经节阻滞和理疗（PT），持续 2 个月。将这些患者与接受对乙酰氨基酚 1 500 mg/d，PT 和星状神经节阻滞治疗的 CRPS 患者进行比较，两组的疼痛评分和临床症状评估均得到改善，但两组之间没有差异。他们得出的结论是，降钙素鼻喷剂不比乙酰氨基酚 1 500 mg/d 更优越。Gobelet 等[41]一项 66 位 CRPS 患者参与的随机、双盲、安慰剂对照试验能够显示出统计学差异。其中一组持续 3 周每日接受降钙素 100 IU、理疗和经皮神经电刺激（transcutaneous electrical nerve stimulation, TENS）治疗。在为期 8 周的随访中，接受降钙素治疗的患者比安慰剂治疗的患者的疼痛、关节活动度、返回工作所需时间的改善均更显著。总体而言，这些研究显示降钙素鼻喷剂治疗的结果不一致，值得进一步研究。

肌内注射降钙素可能会提供更好的结果。Hamamci 等[42]在 41 例患者中比较了持续 4 周每天肌内注射降钙素 100 IU 治疗（25 例）与生理盐水对照治疗（16 例）。治疗组中表现出明显更低的疼痛评分和改善关节活动性/运动功能（更好的肩关节外展、外旋、腕部屈伸和掌指伸）。肌内注射（intramuscular, IM）降钙素组的疼痛评分基线较高，这可能是一个干扰因素。Gobelet 等[43]还检查了 12 例接受理疗患者持续 3 周每天皮下注射降钙素 100 IU 的潜在效应。在该随机对照试验中，将治疗组与仅接受理疗的 12 名患者的对照组进行比较。与对照组相比，尽管在关节活动度、恢复工作能力或水肿方面未观察到差异，但降钙素组的疼痛评分有所改善。评估降钙素的研究结果总结于表 54.2。

（四）副作用

降钙素与瘙痒、头痛、上腹痛、低血钙和眩晕有关。对鲑鱼降钙素的动物研究表明，它不能穿过胎盘屏障，也没有显示出具有任何胚胎毒性、致畸性或致突变性的潜在效应。降钙素存在于母乳中，动物研究表明其抑制了母乳的产生。第二届 FDA 咨询委员会已将鲑鱼降钙素鼻喷雾剂和口服制剂与增加包括前列腺癌在内的癌症风险相关联。2014 年 3 月 FDA 发布了关于使用鲑鱼降钙素鼻喷剂增加恶性肿瘤风险的官方警告。该警告基于对 21 项随机对照临床试验的荟萃分析，该分析报告了降钙素治疗患者的恶性肿瘤发生率（4.1%）高于安慰剂治疗患者（2.9%）[44]。

四、镁剂

镁在人体的结构和功能中，特别是在中枢神经系统中，起着至关重要的作用。镁可作为 NMDA 受体阳离子通道阻滞剂，在整个术后早期参与稳定与

表54.2 降钙素治疗复杂区域疼痛综合征的研究结果

研究	研究类型,药物比较,随访时间	疗效评价	结果
Bickerstaff 等[39],40 例 Colles 骨折后骨萎缩症的患者	P、R、DB。每天 400 IU 鼻降钙素与生理盐水比较,每组 20 例。没有给予其他治疗;随访 12 周	临床评估(疼痛、血管舒缩变化、手肿胀、手指僵硬、握力)和血液和尿液的测定	两组在疼痛、肿胀和僵硬方面均有改善,但无组间差异;降钙素组血清钙减少
Sahin 等[40],35 例 I 期 CRPS 患者	P、R、SB。200 IU 鼻降钙素 500 mg/d,连续 2 个月(18 例)vs. 对乙酰氨基酚 1500 mg/d(17 例)。患者还接受 PT、星状神经节阻滞和 TENS;随访 2 个月	疼痛、临床评估(痛觉过敏、痛觉超敏、营养改变)	患者各项指标均恢复,组间无差异
Gobelet 等[43],66 例 RSD 患者	P、R、DB。3×100 IU 鼻降钙素(33 例)与安慰剂(33 例)。患者接受 PT 和 TENS 治疗;随访 8 周	疼痛、活动范围、重返工作岗位	降钙素能更好地改善疼痛、活动范围和恢复工作
Hamamci 等[42],41 例偏瘫后 RSD 患者	肌注降钙素,1×100 IU/d,持续 4 周(25 例),对照组肌注盐水(1 mL/d)。所有患者接受 PT。对随机化或盲法无评论。随访 4 周	疼痛评分;临床评估(水肿、压痛、血管舒缩变化、关节活动度)	4 周时降钙素组疼痛评分明显降低;降钙素治疗在压痛、肩外展和外旋、腕部屈曲和掌指关节伸展方面效果更好
Gobelet 等[41],24 例外伤后手或脚的 RSD 患者	R、C;皮下降钙素,每日 100 U,持续 3 周(12 例),加 PT 与单独 PT(12 例)。随访 8 周(疼痛水肿、活动范围),12 周(适合工作)	疼痛评分、水肿、活动范围;血液和尿液化验(钙、甲状旁腺素、磷酸盐);重返工作岗位	降钙素明显缓解疼痛;两组在水肿改善、活动范围和恢复工作方面无差异

注:所有研究中对 CRPS 的诊断都不是基于 IASP 或 Budapest 标准。C,对照;CRPS,复杂性区域疼痛综合征;DB,双盲;P,前瞻性;PT,物理治疗;R,随机;RSD,反射性交感神经营养不良;SB,单盲;TENS,经皮电神经刺激;U,单位。经 Benzon HT、Liu SS、Buvanendran A 授权:Evolving definitions and pharmacologic management of complex regional pain syndrome. Anesth Analg. 122:601-604,2016.

中枢敏化和痛觉过敏有关的异常神经传递。多项研究表明镁在急性和慢性疼痛状态下具有镇痛作用[3]。

(一)作用机制

镁是细胞内浓度第二高和细胞外浓度第四高的阳离子。镁参与了对在细胞膜上建立电位至关重要的 Na/K ATP 酶系统。另外,镁通过抑制钙通道的钙流入而起到作为钙拮抗剂的作用,因此镁水平影响钙离子的代谢。镁被认为是中枢神经系统的抑制剂,因为它通过拮抗突触前膜的钙离子来减少神经肌肉接头中乙酰胆碱的释放。这降低了神经元的兴奋性,减少了动作电位传播。因此,镁通常被认为是 NMDA 受体拮抗剂。

(二)药理学

人体近一半的镁储存在肌肉和其他软组织中,剩下的一半存在于骨骼和红细胞中。大多数镁是储存在细胞内的,只有 1% 存在于细胞外液中,这正是其生理活性形式。膳食中的镁大约有三分之一的在小肠中被吸收,而大部分在肾脏被重吸收。甲状旁腺激素促进小肠和肾脏对镁的吸收。此外,镁水平影响钙代谢,低镁血症通常与低钙血症有关。静脉

输注镁立即起效,持续约 30 分钟。肌内注射起效时间为 1 小时,作用时间为 3～4 小时。镁的排泄主要通过肾脏。

(三)临床应用

Collins 研究团队在两个随机对照试验中研究了静脉注射硫酸镁对慢性疼痛和功能的影响。第一项研究[23]将 8 名 CRPS 患者(持续时间为 61～176 天)静脉注射镁 5 天(70 mg/kg,每天 4 小时以上),并给 2 名患者注射氯化钠。所有患者都可以继续进行物理治疗。并通过 11 方框评分法和 McGill 疼痛问卷对基线、1 周、3 周、6 周和 12 周的疼痛进行评估。镁组所有测点的疼痛都显著减轻,但只有第一周 McGill 感觉量表出现显著改善。然而,在 12 周时,观察到损伤水平和生活质量在统计学上有显著改善。在皮肤敏感性和功能限制方面未发现变化。这些发现被随后的随机对照试验[24]进一步证实,由 56 例 CRPS 患者(平均症状持续时间为 16 个月)使用类似的方案治疗。镁治疗组 29 名患者在 1 周时的临床相关症状和损伤水平、6 周时 McGill 问卷调查、12 周时参与工作情况都显著改善。总的来说,作者得出结论,与安慰剂相比,镁治疗的益处并不十分显

著。轻度副作用：如潮红、心悸、静脉炎和血管迷走神经反应。

（四）副作用

镁是许多器官系统和细胞生理学中的一种重要阳离子。在开始镁治疗之前，应记住几点。必须缓慢输液以避免高镁血症，正常血清镁浓度为 $1.5\sim2.5\,mEq/L$。任何心肌损伤或心脏传导阻滞的患者都应在医师的密切监测下小心使用静脉镁治疗。肾功能衰竭患者的非肠道应用可能导致镁的积聚，因为肾脏是唯一负责清除的器官。镁的水平应该定期检查和彻底的身体检查，包括反射，可以帮助评估临床反应。此外，孕妇长时间输镁治疗 5 天以上，可导致发育中胎儿高钙血症和骨骼异常。总的来说，轻微的潮红和出汗症状出现的频率很高。

镁可能与某些中枢神经系统抑制剂、神经肌肉阻滞剂和强心苷类药物相互作用。当镁与其他中枢神经系统抑制剂如巴比妥酸盐、阿片制剂和其他催眠剂结合时，应谨慎。这些药物的剂量通常需要调整，以防止过度镇静。镁会增强神经肌肉阻滞剂的作用，延长神经肌肉阻滞时间。镁和洋地黄联合使用可能导致严重的传导异常或心脏传导阻滞。

五、加巴喷丁和普瑞巴林

加巴喷丁和普瑞巴林是一种独特的化合物，它们与中枢神经系统钙通道的 $\alpha2\delta$ 蛋白亚基具有高度的亲和力。钙通道阻滞最终抑制神经递质的释放，并给予镇痛、抗惊厥、抗焦虑等作用[45]。尽管这些药物最初被批准为抗惊厥药，但它们已成为神经性疼痛的一线治疗药物，如疼痛性糖尿病/周围神经病变、CRPS 和疱疹后神经痛。它们有效地治疗神经性疼痛的许多症状，如灼烧、射击痛、痛觉过敏和痛觉超敏。两种药物的作用机制和副作用相似，但表现出不同的药代动力学和药效学。加巴喷丁最初于 1993 年在英国获得批准、普瑞巴林在 2005 年获得 FDA 批准用于糖尿病神经病变、疱疹后神经痛相关的神经病理性疼痛方面，并作为治疗部分癫痫的辅助药物。

（一）药理学

加巴喷丁和普瑞巴林是非天然的支链氨基酸，是 γ-氨基丁酸（GABA）的化学类似物。两种药物都不能与 GABA 能神经系统相互作用。Bockbrader 等[45]对两种药物的药代动力学进行了比较。加巴喷丁通过 LAT1 转运体从胃肠道缓慢吸收，为剂量限制吸收，可能是由于转运体饱和所致。其在 $3\sim4$ 小时内达到最大血浆浓度，呈现出非线性（零级）过程。这使得加巴喷丁的药代动力学不太可预测，因为血浆浓度不会随着口服剂量的增加而线性增加。

普瑞巴林的吸收是由一个另外的途径介导的，该途径通常在 1 小时内（比加巴喷丁快三倍）以几乎完全的、不会饱和的吸收方式进入血液。约 $50\%\sim75\%$ 的加巴喷丁（$1\,800\sim4\,800\,mg/d$）未被吸收。任何减缓胃肠运动的药物（如吗啡）都可能增强加巴喷丁的吸收。若加巴喷丁的剂量从 900 mg 增加到 3 600 mg 每天，其绝对生物利用度会从 60% 下降到 33%[45]。而普瑞巴林的生物利用度始终大于 90%，与剂量无关。普瑞巴林使用剂量可高达 600 mg/d。与每天 3 次治疗相比，每天两次给药也有类似的效果。据报道，普瑞巴林治疗后 1 天（300 mg/d）疼痛就会缓解。两种药物均不与血浆蛋白结合，不进行肝代谢，在 6 小时内以原型排出。

（二）作用机制

加巴喷丁和普瑞巴林作用的确切机制尚不清楚。然而，我们知道它们对钙通道的 $\alpha2\delta$ 亚基有很高的亲和力。突触前钙通道阻断可抑制初级伤害性传入神经递质谷氨酸和 P 物质的释放，从而调节伤害性传递。

（三）副作用

加巴喷丁和普瑞巴林的主要副作用是嗜睡、口干和下肢水肿。两种药物的副作用均呈剂量依赖性，且可逆。加巴喷丁的推荐剂量范围为 $1\,800\sim3\,600\,mg/d$，但大于 1800 mg/d 的剂量不太可能带来额外的益处。缓慢滴注加巴喷丁（100 mg/d～300 mg/d，每 $1\sim3$ 天逐渐增加 $100\sim300\,mg$）可缓解药物引起的嗜睡。嗜睡通常在治疗后 $7\sim10$ 天内缓解。

（四）临床应用

有二级证据支持在 CRPS 中使用加巴喷丁。Serpell[25]评估了加巴喷丁对神经性疼痛患者的疗效，其中 28% 的患者有 CRPS。患者使用加巴喷丁 2 700 mg/d，持续 8 周，显示神经性疼痛症状在统计学上显著减少。2004 年，Van de Vusse 等[26]对 58 名患者（根据 IASP 标准诊断为上肢或下肢 CRPS）进行了双盲 RCT 交叉研究，随机分为两组：治疗组（加巴喷丁 1 800 mg/d，持续 3 周）和安慰剂组。在 2

周的洗脱期之后，两组患者交叉转入另一组。他们的结论是，与安慰剂相比加巴喷丁并没有给整个研究组带来更有效的疼痛缓解，尽管在加巴喷丁的研究的前半部分，报告了患者有显著的疼痛缓解。奇怪的是，两组患者在洗脱期的 VAS 疼痛评分都有意外的增加。加巴喷丁使用者的感觉缺陷有明显逆转。在痛觉异常、水肿、皮肤色泽异常、运动范围或生活质量方面没有发现差异。患者出现头晕、嗜睡、昏睡等副作用。

六、他达拉非

对 CRPS 患者皮肤样本的组织病理学研究显示，血管神经分布和结构存在许多异常[27]。随着 CRPS 进展到慢性阶段，炎症症状会导致肌肉萎缩、局部血流量减少和皮肤温度降低。尽管 CRPS 的机制中，相较于局部缺血而言，中枢敏化和交感神经失调已经得到了更好的研究，但局部缺血也可能起着不可或缺的作用。在疾病早期，交感神经血管收缩神经元的单侧抑制表现为四肢温暖。随着疾病的进展，CRPS 患者的微循环失调，导致组织内灌注不足、组织缺血和随后的代谢性酸中毒。神经血管传输的继发性改变导致对循环儿茶酚胺和 α1 受体的敏感性增加，导致血管收缩和四肢寒冷。微循环的张力由神经和内皮控制。在内皮细胞内，PDE-5 抑制剂——他达拉非引起血管舒张，因此对 CRPS 患者可能有益。

（一）作用机制

血管内皮通过释放一氧化氮、前列环素、缓激肽、内皮衍生的超极化因子、内皮素-1（ET-1）和血管紧张素 II 等介质调节血管张力。一氧化氮会增加内皮细胞内的环磷酸鸟苷（cGMP）的细胞内浓度，激活一系列的反应，导致肌肉膜的超极化和钙通道内钙流入的阻断。随着细胞内钙浓度的下降，平滑肌松弛，血管扩张[27]。cGMP 被 5 型磷酸二酯酶（PDE-5）水解，因此抑制这种酶（通过 PDE-5 抑制剂，如他达拉非）将增加细胞内 cGMP 浓度并促进平滑肌血管舒张。

（二）药理学

他达拉非吸收迅速（2 小时内），半减期延长 17.5 小时，清除率为 2.4 L/h，分布容积为 62.6 L。药代动力学与剂量和时间呈线性关系，但不受食物摄入的影响。他达拉非通过 CYP3A4 系统在肝脏中代谢，并经历肾脏清除。肝或肾功能不全的患者应接受低剂量治疗，并由医师密切监测。

（三）临床应用

Groeneweg 等[27]在一项随机、双盲、安慰剂对照试验中，对 24 例慢性肢冷 CRPS 患者每日服用他达拉非的潜在益处进行了研究。12 名患者在前 4 周内每天服用他达拉非 10 mg，然后增加到每天 20 mg，服用 8 周，以避免对药物产生耐受性。诊断标准没有明确界定。这项研究表明，与安慰剂相比，VAS 疼痛评分降低了 15%，随着时间的推移患者的肌肉力量、走路的能力和对拐杖的需要也有了小幅度的非统计性的显著改善。尽管他达拉非组的大多数患者都报告四肢较暖和，但无法显示出改善体温下降的统计显著变化。据报道，他达拉非副作用很小，包括疲劳以及对很小的血压影响。虽然这些结果可能是有希望的，但作者指出，长期治疗可能更有益于治疗勃起功能障碍、肺动脉高压和 Raynaud 现象。有必要进一步研究他达拉非在 CRPS 治疗中的作用。

（四）副作用

在几个不涉及疼痛治疗的临床试验中，他达拉非被深入的研究。最常见的副作用是头痛、消化道不适（包括疼痛、消化不良、打嗝、反流）、背痛、肌痛、潮红和流涕。虽然这些副作用大多是短暂的，但肌痛和背痛可以持续 24 小时。2005 年，一项上市后分析显示他达拉非与由于非动脉炎性前部缺血性视神经病变（nonarteritic anterior ischemic optic neuropathy, NAION）导致视力损害的关系。发生并发症的患者都有增加了的潜在的解剖或血管疾病的危险因素，包括杯盘比（cup-to-disc ratio）低、年龄大于 50 年、高血压、冠心病、吸烟，还有高脂血症。鉴于 NAION 的发病率很低而他达拉非的大量使用，FDA 没有发布官方警告，但确实要求对药品标签发出警告。此外，上市后分析显示突发性听力损失的风险增加，这也被认为是药品包装上应标注的警告。

他达拉非可引起短暂的血压下降。Groeneweg 等报道了在他们 12 周的研究过程中，血压有微小的变化：治疗组收缩压（SBP）从 142（±18）降低为 140（±19），安慰剂组收缩压 134（±10）至 130（±16）。当与有机硝酸盐联合应用时低血压可危及生命。服用他达拉非的患者不应在 48 小时内应用硝酸盐类药物。最近使用他达拉非的患者，用硝酸盐治疗心绞痛应寻求医疗护理。

七、自由基清除剂

CRPS 的症状与炎症反应相似：红、肿、热、痛等。虽然炎症反应是局部的，但 CRPS 对肢体的影响大于预期范围。最初，局部炎症反应可能触发毒性氧自由基的持续过量生产，导致周围组织破坏，从而触发 CRPS。在 CRPS 患者中研究了自由基清除剂，如二甲基亚砜（DMSO）、N-乙酰半胱氨酸（NAC）和甘露醇，但是关于这些药物的确切作用机制和药代动力学的数据是有限的。

八、二甲基亚砜乳膏

自 1963 年以来，DMSO 在治疗溃疡性结肠炎、间质性膀胱炎、器官移植、关节炎、硬皮病、淀粉样变和颅内压升高等疾病的几乎所有医学专业中都得到了研究和应用。二甲基亚砜具有抗炎、局部麻醉、微弱抑菌和利尿作用。然而，它主要用于烧伤、疼痛、扭伤和伤口愈合的局部止痛。

（一）作用机制

DMSO 通过几种不同的机制减少炎症，包括在损伤部位作为抗氧化剂和自由基清除剂。50% 二甲基亚砜是一种特别有效的羟自由基清除剂，同时可以通过阻断外周 C 纤维减轻疼痛。

（二）药理学

二甲基亚砜是一种有机硫化合物，它很容易通过细胞膜，且这种能力取决于制剂的浓度。DMSO 70%~90% 很容易通过皮肤。这种渗透性使药物能够增强其他药物跨过细胞膜扩散的能力（如硫酸吗啡、青霉素、类固醇和胰岛素）。释放即刻开始，可持续 6 小时。这使得二甲基亚砜成为需要立即止痛的运动员急性疼痛的理想药物。这种药剂很快就从体内消除。慢性疼痛患者可能需要应用 DMSO 近 6 周后才有可见的效果。

（三）副作用

二甲基亚砜最常见的副作用是头痛（特别是在高剂量时），以及皮肤接触时的皮疹或皮肤刺激。因为一些研究报告了眼睛损伤和危及生命的过敏反应，导致 FDA 停止了 DMSO 的临床试验。此后，FDA 允许恢复临床试验，并批准 DMSO 治疗间质性膀胱炎。它目前作为一种替代药物销售。二甲基亚

砜可增加血液稀释剂、类固醇、心脏药物和镇静剂的作用。其强大的渗透性可能导致污染物、毒素和其他药物容易渗入皮肤并产生意料之外的后果。该药物剂量低于 0.3 mg/kg 可能有神经毒性的，这点在儿童中尤为重要，因为这一剂量超过骨髓移植使用剂量。还有，使用 DMSO 产生的恶臭、大蒜状气味很少人关注。

九、N-乙酰半胱氨酸片

N-乙酰半胱氨酸片（N-acetylcysteine，NAC）是最广泛使用的解毒剂，用于过量的对乙酰氨基酚中毒。而且，它有着广泛的应用，包括肌萎缩性侧索硬化、某些形式的癫痫、慢性疲劳综合征、干燥综合征、阿尔茨海默病、角膜结膜炎，以及慢性阻塞性肺病（chronic obstructive pulmonary disease，COPD）/支气管炎患者中作为一种黏液溶解剂。此外，它还被用于预防酒精性肝损害、造影剂肾病和与化疗药物相关的毒性。NAC 可用作吸入剂、静脉注射、眼液和口服片剂。在美国，口服剂作为营养补充剂上市，而静脉和吸入制剂则需要处方。很少有研究单独评价 NAC。

（一）作用机制

NAC 已被证明能直接减少羟基自由基、过氧化氢和次氯酸[46]。NAC 具有抗炎活性是由于能减少释放促炎介质如肿瘤坏死因子（TNF-α）和 NF-κB。此外，NAC 是 L-半胱氨酸的前体药物，后者是抗氧化剂谷胱甘肽的前体。谷胱甘肽可能有内源性神经调节作用，因为它结合谷氨酸识别位点的 NMDA 和 AMPA 受体。NAC 还可能通过促进内皮源性血管舒张而改善血管功能。

（二）药理学

吸入 NAC 的起效时间为 5~10 分钟，口服 NAC 的起效时间为 1~2 小时。它在肝脏中被 CYP450 广泛代谢并被肾清除。半减期为 5.6 小时，新生儿延长至 11 小时。

（三）副作用

NAC 最常见的副作用是恶心、呕吐、腹泻或便秘。较不常见的副作用包括头痛、嗜睡、低血压、皮疹、发烧和肝脏损害。与二甲基亚砜类似，NAC 具有与使用相关的难闻气味。其他副作用包括出血性疾病患者出血风险增加，如果在手术 2 周内服用，可能会带来风险。NAC 可透过胎盘，但不清楚是否通

过母乳分泌,对胎儿的影响也尚不清楚。NAC增强硝酸甘油的作用,可能导致头痛、眼花、头昏。当用活性炭治疗对乙酰氨基酚过量时,NAC还可以降低活性炭对对乙酰氨基酚的吸收效果。最后,使用NAC可能出现过敏反应,静脉注射可能会更严重。

(四) 临床应用

一些证据支持运用二甲基亚砜在CRPS,而有些3级数据支持运用NAC[28]。对32例CRPS患者进行随机、双盲试验,这些患者接受50% DMSO乳膏治疗,每日5次。两个月的随访显示CRPS症状明显优于安慰剂。一项随访研究比较了DMSO与NAC(600 mg泡腾片,每天3次)对146例CRPS患者的疗效,进行了为期2年的随机、双盲研究。允许使用对乙酰氨基酚500 mg、萘普生250/500 mg和曲马多等解救性镇痛药。参与者根据荷兰WHO合作中心的标准进行诊断,症状持续时间不到1年。总的来说,他们注意到这两种自由基清除剂同样有益,但亚组分析显示,温热型CRPS对DMSO的反应更好,而冷型CRPS则更多地受益于NAC。

十、甘露醇

甘露醇是一种渗透性利尿剂,传统上用于低输出性急性肾功能衰竭,颅内压升高/水肿,眼压升高,并促进尿液排泄有毒物质。然而,在CRPS患者中作为自由基清除剂进行了研究,在自由基解毒剂中是最强的。

(一) 作用机制

甘露醇降低自由基浓度,后者促进细胞膜脂质过氧化,最终破坏细胞组织[47]。甘露醇还可以通过降低血液黏度和微循环阻力,促进脑血流量。

(二) 药理学

甘露醇的化学成分为1,2,3,4,5,6-己内醇,是一种多元醇(糖醇),天然存在于海藻、新鲜蘑菇和树木分泌物中。在颅内压升高的情况下,静脉输注起效时间最快(15~30分钟)。肝脏代谢甘露醇为糖原可忽略不计,90%的甘露醇通过肾排泄(60%~90%原型),生物半减期为100分钟。它不会穿过血脑屏障。在市面上,可购得甘露醇5%、10%、15%、20%或25%的浓度,500~1000 mL/袋。在室温下,甘露醇可能结晶,但加热后会溶解。

(三) 临床应用

Perez等[29]在一项双盲、安慰剂对照试验中观察了41例CRPS患者使用甘露醇的作用。治疗组连续5天输注1 L含有10%甘露醇生理盐水(进入患肢)超过4小时,而安慰剂组则注射生理盐水。这项研究显示甘露醇输注和安慰剂在疼痛、功能水平或生活质量方面有没有任何区别。研究中大多数患者的症状持续时间不到1年,甘露醇组的平均症状持续时间为6.5个月。有可能甘露醇在炎症介质更多的急性期更有利。未发现使用甘露醇的严重副作用。这些结果通过随访回顾性研究得到证实[31]:68例CRPS患者经锁骨下静脉每24小时使用10%甘露醇1 L,持续7~10天(平均症状持续时间为129天,范围为3~1 046天)。他们确实注意到,温热型CRPS患者比冷型CRPS患者有更有利的结果。

(四) 副作用

据报道,缓慢、低剂量甘露醇输注治疗CRPS的副作用很小。但是,肾功能衰竭患者必须谨慎。甘露醇的副作用包括肺充血、胸痛/心力衰竭、电解质异常、酸中毒、口干、静脉血栓/静脉炎、视力模糊、恶心、呕吐和脱水。FDA警告吸入甘露醇会引起严重支气管痉挛。

十一、总结

CRPS的药理管理取得了很大进展。过去医师能为患者提供的药物很少,但现在有一系列药物可以通过口服、静脉、肌肉、皮下和局部给药(表54.1和表54.2)。但是,由于大多数研究在诊断CRPS时采用了非严格标准,因此这些药物的疗效并不完全确定[4]。而且,一些药物还存在着麻烦的副作用。这些药物之间的直接比较还需要研究。最后,必须确定与CRPS阶段有关药物的有效性。

◆ 要 点 ◆

● 诊断CRPS的IASP标准提供了良好的敏感性(1.00),但缺乏特异性(0.4)。Budapest标准显示出高灵敏度(0.99)和更高的特异性(0.68),使从业人员可以更准确地诊断患者(准确度为88%)。

● 常规向CRPS患者开出介入治疗、物理治疗、抗抑郁药、抗炎药、抗癫痫药和阿片类药物的处方。

- 氯胺酮通过与几种受体亚型（包括 NMDA、阿片类药物和 AMPA）相互作用，在中枢神经系统和周围神经系统中具有镇痛作用。CRPS 中使用氯胺酮的证据水平为 1B+（一种或多种 RCT 的方法有缺陷、证明其有效；其益处明显大于风险和负担）。

- 据报道，在短时间内长期或反复输注氯胺酮引起的肝功能不全。肝酶升高通常在 2 个月内恢复正常。损伤的确切机制可能涉及肝氧输送受损，自由基形成或过敏性肝炎。

- 双膦酸盐抑制骨吸收，并可能在缓解 CRPS 相关的疼痛中起关键作用。静脉输注双膦酸盐的总体证据水平为 1B+。这类药物包括帕米膦酸、阿仑膦酸盐、神经氨酸酯和氯膦酸盐。对于伊班膦酸，证据水平为 2C+（观察性研究中证明的有效性）。

- 鉴于许多已发表文章缺乏随机性和盲目性，降钙素在 CRPS 中的应用具有 2B 级证据。

- 降钙素与瘙痒、头痛、上腹痛、低血钙和眩晕有关。2014 年 3 月，FDA 公布了与鼻鲑鱼降钙素利用相关的恶性风险增加的官方警告。

- 镁是 NMDA 受体拮抗剂，可稳定涉及中枢敏化和痛觉过敏的异常神经传递。其在 CRPS 中使用的证据水平为 2B。

- 有二级证据支持加巴喷丁在 CRPS 中的使用。

参考文献

请于 ExpertConsult. com 在线访问参考文献。

第 55 章 介入性疼痛治疗的药物学

Andrea L. Nicol，MD，MSC；Magdalena Anitescu，MD，phD；Honorio T. Benzon，MD

翻译：陈冬寅　审校：李　飞　樊肖冲

介入性疼痛治疗医师应对所使用的药物具有深入、全面的了解，这对于患者安全、有效的护理是至关重要的。本章节回顾了皮质类固醇、肉毒毒素（botulinum toxin，BoNT）、射线造影剂和局部抗菌剂的临床药理学、治疗机制和不良反应。

一、皮质类固醇

天然存在的皮质类固醇按功能不同分为三类：①盐皮质激素；②糖皮质激素和③肾上腺雄激素[1]。盐皮质激素维持机体正常的水和电解质平衡。糖皮质激素的主要功能是促进机体内高能物质——葡萄糖的产生，同时减少其他代谢活动[2,3]。注射糖皮质激素可以缓解椎源性、关节源性和神经根性疼痛，因此已被广泛接受[4]。已有许多作用机制被提出支持皮质类固醇的临床应用，包括抗炎作用、调节外周伤害感受器神经元和脊髓后角细胞，以及稳定神经细胞膜。

皮质类固醇是控制炎症的最有效的药物，它通过多种机制发挥作用，包括对细胞因子、炎性介质、炎性细胞、一氧化氮合酶和黏附分子的影响。细胞因子是机体炎症反应的重要介质，其表达量在很大程度上决定了炎症的反应程度和持续时间[5]。研究表明，类固醇药物对细胞因子的转录和合成具有抑制作用，尤其是与慢性炎症相关的细胞因子[如白细胞介素（interleukin，IL)-1、IL-3、IL-4、IL-5、IL-6、IL-8、肿瘤坏死因子（tumor necrosis factor，TNF)-α、粒细胞-巨噬细胞集落刺激因子][6,7]。类固醇药物不仅抑制细胞因子的合成，而且干扰它们的活性[7]。类固醇药物能够促进膜联蛋白 Annexin

1 的合成，抑制磷脂酶 A_2，从而减少炎症介质（如白三烯、前列腺素和血小板活化因子）的产生[7,8]。皮质类固醇激素可以通过破坏巨噬细胞吞噬功能、细胞内抗原消化和巨噬细胞释放 IL-1 和 TNF-α，进而干扰巨噬细胞活化[2]。通过抑制趋化因子的表达，皮质类固醇激素可以阻止炎症细胞（包括嗜酸性粒细胞、嗜碱性粒细胞和淋巴细胞）的活化和募集[9]。此外，类固醇药物能够导致循环中性粒细胞数量的增加，继而减弱与血管内皮细胞间的黏附，刺激骨髓生成[10]。皮质类固醇能够干扰 T 细胞介导的免疫应答过程，它们通过下调 T 细胞生长因子 IL-1β 和 IL-2，抑制 T 淋巴细胞的产生，同时抑制各种 T 淋巴细胞因子的释放[2]。

注射皮质类固醇的其他作用机制还包括抑制神经瘤中神经元的异位自发放电[11]。周围神经损伤后，损伤部位发生了许多形态学和生化指标的变化，包括神经瘤的形成，从而导致电兴奋性增加。损伤部位产生持续性的异位放电，维持神经痛和异常感觉。此外，局部应用甲泼尼龙能够可逆性地阻断疼痛的 C-纤维传输，而不是 Aβ 纤维传输[12]。这些研究数据证实，局部应用皮质类固醇能够抑制神经损伤后异位传入性放电，产生直接的膜稳定作用。而且，脊髓后角胶状质内的 5-羟色胺（5-hydroxytryptamine，5-HT）和去甲肾上腺素能神经元存在于糖皮质激素受体位点。上述已知的疼痛传导途径表明，皮质类固醇可能通过直接作用于脊髓来调节痛觉信号的传递。

已有几种合成类固醇药物用于介入性疼痛治疗。它们的抗炎作用、盐皮质激素活性、溶解度和作用时间各不相同。应注意的是,美国或国际上的监管管理机构均未批准任何一种类固醇药物制剂用于神经周围或硬膜外腔给药。

短效的合成类固醇药物的作用时间为 8～12 小时,其中包括活性的氢化可的松和非活性的可的松(由肝脏转化为生物活性的氢化可的松)。中效的类固醇药物,如泼尼松、泼尼松龙、甲泼尼龙、曲安西龙,有 24～36 小时的作用时间。泼尼松是一种非活性药物,须肝脏将其代谢为活性药物泼尼松龙。长效的类固醇药物,如地塞米松和倍他米松,作用时间超过 48 小时。尽管介入性疼痛治疗医师通常根据其抗炎作用和作用时间选择合适的类固醇药物,但是考虑到本书其他部分所描述的严重的神经后遗症,与红细胞相关的类固醇药物微粒大小及其是否聚集已经成为类固醇药物选择的决定性因素。表 55.1 总结了常用的注射用皮质类固醇的性质。

在介入性疼痛治疗过程中,皮质类固醇间歇注射给药时,其大多数全身不良反应一般轻微而短暂。与之不同,长期使用超生理剂量的类固醇药物可能出现更严重的副作用。短期治疗的副作用是罕见的,但也可能包括液体潴留(如果使用高盐皮质激素活性的类固醇药物)、高血糖、高血压、情绪变化、失眠、月经不调、胃炎、库欣综合征、食欲增加、体重增加、感染增加、伤口愈合延迟,骨骼脱钙和痤疮样皮疹。

有报道称,甲泼尼龙鞘内注射后出现无菌性脑膜炎和蛛网膜炎,但这可能与聚乙烯防腐剂有关[13]。肌肉和软组织注射后产生的过敏反应和超敏反应是罕见的,但已有报道[14-16]。任何类型的过敏反应都需要迅速、积极的生命支持治疗,包括呼吸道、呼吸系统和循环系统的复苏,必要时提供氧气支持和心脏生命支持。

大多数研究证实,硬膜外注射类固醇药物曲安西龙或倍他米松后,血糖水平升高[17,18]。注射前血红蛋白 A1c 水平或患者年龄与血糖变化之间似乎没有相关性[17],大多数患者的血糖在 7 天后恢复到基线水平[18]。另一项研究显示,硬膜外注射甲泼尼龙的副作用很小[19]。硬膜外注射药性持久的类固醇药物制剂可能会产生促肾上腺皮质激素(adrenocorticotropic hormone,ACTH)抑制和库欣综合征,上述症状可持续数周[20]。有研究发现,单次硬膜外注射 60 mg 甲泼尼龙[21]或曲安西龙[22]后可能会产生库欣综合征,而部分患者在多次硬膜外注射类固醇药物甲泼尼龙超过 200 mg 后产生库欣综合征[23]。腰椎硬膜外注射曲安西龙 80 mg,引起下丘脑-脑垂体-肾上腺(hypothalamic,pituitary,adrenal,HPA)轴深度抑制 3 周,但是在此期间未检测到血浆中类固醇药物。与之相比,接受关节内类固醇药物注射的患者的循环系统可以达到检测水平,并且 HPA 轴抑制达到 4 周[24]。

硬膜外注射曲安西龙 80 mg,不仅导致正常糖耐量患者的胰岛素敏感性显著降低,而且引起胰岛素

表 55.1　常规注射用皮质类固醇激素的性质

类固醇药物	商品名	效价	相比于GC 效价	溶解度	最大微粒大小(μm)	微粒>10 μm(%)	微粒聚集
甲泼尼龙乙酸盐	depo-medrol,solu-medrol	4	5	0.001	>500	45	大量
曲安西龙	kenalog	4	5	0.000 2	>500	45	大量
倍他米松乙酸盐倍他米松磷酸钠盐	celestonesoluspan,betaject	0.75	33	醋酸盐:几乎不溶　磷酸钠盐:易溶	500	35	少量
地塞米松磷酸钠盐	decadronphosphate,adrenocort,decaject	0.75	27	易溶	0.5	0	无

注:GC,糖皮质激素。引自 MacMahon PJ, Eustace SJ, Kavanagh EC. Injectable corticosteroids and local anaesthetics preparations: a review for radiologists. Radiology. 2009;252(3):647－681 and Benzon HT, Chew IL, McCarthy RJ, et al. Comparison of the particle sizes of different steroids and the effect of dilution. Anesthesiology. 2007;106(2):331－338.

抵抗患者的空腹高血糖[25]。在这项研究中，胰岛素敏感性和空腹高血糖在注射后1周恢复正常。糖尿病患者在硬膜外注射类固醇药物后，几天内胰岛素的需求量增加。因此，需要在病情管理方面给予详细建议。

在一项回顾性研究中，透视引导下的硬膜外类固醇药物注射的整体安全性已经得到证实[26]。然而，有几例经椎间孔硬膜外类固醇药物注射后引起中枢神经系统损伤的报道，这些并发症在第63章中讨论。

二、肉毒毒素治疗

BoNT是由革兰阴性厌氧菌肉毒梭菌（clostridium botulinum）产生的。它们通过阻止神经肌肉接头处突触前膜乙酰胆碱（acetylcholine，ACh）的释放，从而产生弛缓性麻痹作用。BoNT有8种亚型，分别为A、B、C_1、C_2、D、E、F和G型[27]。美国食品药品管理局（Food and Drug Administration，FDA）已经批准使用肉毒杆菌素A（onabotulinum toxin A）治疗斜视、眼睑痉挛和面肌痉挛。2000年，FDA批准BoNT B（Myobloc）用于治疗颈部肌张力障碍。10年后，FDA批准肉毒杆菌素A（Botox或Botox化妆品）用于治疗慢性偏头痛。肉毒杆菌毒素A亚型的疗效最为显著，并且作用时间最长。

BoNT是一种单链多肽，由一个重（H）链［分子量（molecular weight，MW），100 000］和一个轻（L）链（MW，50 000）组成。H链负责与胆碱能神经末梢的突触前膜结合，而L链是神经毒性成分。H链和L链通过二硫键结合在一起，毒素在裂解过程中被蛋白水解酶激活。据估计，对一个70 kg重的成年人来说，BoNT-A的致死剂量为2 800～3 500单位。据估计，BoNT-B对人体的致死剂量为144 000单位。

两种肉毒杆菌神经毒素：A型和B型，用于临床治疗。有3种市售的A型制剂，分别是Botox、Dysport和Xeomin。每一瓶Botox（Allergan公司，欧文市，美国加利福尼亚州）含有100单位的无菌肉毒杆菌毒素A，是无防腐剂的真空干燥状态，注射前用不含防腐剂的无菌生理盐水重新配制。Dysport（IPSEN公司，伯克希尔郡，英国）是500单位的肉毒杆菌毒素A。颈部肌张力障碍患者的治疗数据显示，1单位的Botox相当于3～5单位的Dysport。

Xeomin（Merz制药公司，法兰克福，德国）是100单位的肉毒杆菌毒素A干粉制剂，以无防腐剂无菌生理盐水配制使用。Myobloc（Solstice神经科学公司，马尔文，宾夕法尼亚）是市售BoNT B（肉毒杆菌毒素B）的无菌液体制剂。

美国市场上销售的Botox制剂中的BoNT A（BoNT-A），在配制过程中会由于受热、摇晃、过度稀释和气泡表面张力而失去活性。BoNT-A的H链和L链不能单独发挥神经毒性作用，因此，加热水解H链和L链之间的二硫键会导致毒素失活。BoNT-A必须用不含防腐剂的无菌生理盐水（0.9%氯化钠水溶液）进行配制。用1、2、5或10 mL生理盐水对100单位/瓶的制剂进行稀释，分别产生10、5、2或1单位/0.1 mL的药物浓度。较高浓度适用于较大的肌肉，如髋屈肌或梨状肌；较低浓度适用于面部注射，如眉肌、颞肌和额肌。BoNT-A应在配制后4小时内使用，在此期间需要在2～8℃的温度下储存。研究表明，室温条件下配制6小时后，BoNT-A没有丧失活性，但12小时后，检测到44%的活性丧失[28]。若配制后再冷冻储存，在1～2周内，毒素的生物活性会降低70%。

BoNT通过阻断运动神经和自主神经的胆碱能末梢突触前膜ACh的释放发挥作用。BoNT的神经毒性分三个步骤发生：结合、内化和蛋白水解[29]。通过蛋白水解激活后，BoNT H链不可逆地结合胆碱能神经元的突触前膜末梢。H链的C端区域通过血清型特异性方式，与运动终板和自主胆碱能神经节上的受体结合。

除了与麻痹效应相关的疼痛缓解，BoNT-A还可以通过多种不同机制降低外周和中枢的敏感性，从而干预疼痛传导途径。BoNT-A可以抑制三叉神经节和后根神经节释放疼痛肽、P物质、降钙素基因相关肽（calcitonin gene-related peptide，CGRP）、谷氨酸和缓激肽[30-32]。该机制通过位于细胞膜内的突触小体相关蛋白质-25（synaptosomal-associated protein 25，SNAP-25）调节。在福尔马林疼痛模型中，在福尔马林注射前1周，先将BoNT-A注射到大鼠爪子中，可以减轻福尔马林炎性痛，并呈现剂量依赖性。与对照组相比，注射部位的组织检查显示炎症减轻，并且局部谷氨酸积聚减少[33]。BoNT-A还能够抑制G蛋白家族，包括Rho家族的鸟苷三磷酸酶（激活重要的促炎因子IL-1的必需物质）[34]。

此外，BoNT－A 已经被证实能够影响环氧合酶－2的表达[35]，破坏交感神经的痛觉信号传递[36]，减轻糖尿病大鼠的痛觉超敏，这提示 BoNT－A 具有中枢镇痛作用[37]。

BoNT 分子不能透过血脑屏障，因此没有任何直接的中枢神经系统（central nervous system，CNS）作用[38]。在神经肌肉连接处，BoNT 能够引起化学性失神经，从而抑制骨骼肌收缩。在人类中，典型的临床疗效一般在 2～3 天后出现，在 2～6 周时达到峰值。BoNT 引起的化学性失神经是永久性的，因此，在新的轴突和突触形成、重建神经肌肉连接之前，骨骼肌一直处于麻痹状态。注射后 6 周至 6个月观察到功能性失神经，但通常会持续 3～4个月。

反复注射肉毒杆菌毒素 A 会形成抗体，这导致后期注射肉毒杆菌毒素 A 无效。一项 32 例痉挛性斜颈患者的临床研究显示，反复注射肉毒杆菌毒素 A 治疗 2～9 个月后，4 例患者（占总数 12.5％）产生抗体[39]，这表明高毒素剂量和频繁注射似乎是产生中和抗体的主要因素[40]。已报道注射 BoNT 产生的并发症包括注射部位反应、注射部位疼痛、头痛、疲劳、流感样症状、肌肉无力、发热、瘙痒和注射部位严重的局部后遗症（如吞咽困难、面瘫）。若超过 50单位的肉毒杆菌毒素 A 注射到肌肉中，就会出现肌肉无力症状[41]。

在治疗颈部肌张力障碍方面，BoNT－A 的镇痛疗效已经得到了广泛的研究和报道。对于颈部肌张力障碍患者而言，BoNT（A 型或 B 型）能显著减轻60％～80％患者的颈部疼痛[42]。其他前瞻性安慰剂对照研究显示，BoNT 能够有效地改善肌筋膜疼痛综合征[43-50]、足底筋膜炎[51]、盆腔痛[52]、偏头痛[53-55]、外上髁炎[56-59]、带状疱疹后神经痛[60]、腰痛[61]、梨状肌综合征[62,63]患者的疼痛。最近研究还显示，皮下注射 BoNT－A 能够有效地改善痛性糖尿病神经病变相关的神经病理性疼痛和痛觉超敏反应[64,65]。

Jabbari 和 Machado[66] 开展了一项基于证据的调研，他们采用美国神经病学协会的方法，正如该学会治疗和评估小组委员会的指南所述，对临床应用BoNT 的科学证据进行评级。他们建立了疼痛症状下使用 BoNT 的四个等级的临床证据（表 55.2）。

表 55.2　BoNT 在多种疼痛症状下使用的证据等级总结

证据等级	推荐规范	临床症状
A	确立、推荐	颈肌张力障碍 慢性偏头痛 慢性外上髁炎
B	可能有效，应该考虑治疗	带状疱疹后遗神经痛 创伤后神经痛 足底筋膜炎 梨状肌综合征 全膝关节置换术
C	可能有效，由医师决定使用	糖尿病神经病变的痛觉超敏 慢性腰痛 膝骨关节炎 膝前疼痛伴股外侧肌肌力不平衡 盆腔痛 脑瘫患儿术后疼痛 乳房切除术后疼痛 痔切除术后括约肌痉挛及疼痛
U	结果相互矛盾，证据不足	肌筋膜疼痛综合征 慢性每日头痛

注：引自 Jabbari B, Machado D. Treatment of refractory pain with botulinum toxins — an evidence-based review. Pain Med. 2011;12: 1594 – 1606.

射线造影剂

在各种疼痛治疗过程中，介入医师经常使用造影剂（radiocontrast media，RCM），它可以确认正确的针头位置；在治疗或诊断注射过程中，它还有助于实现药物扩散的可视化[67]。医学上用于研究神经结构的第一种造影剂是碘化钠，它是 40％的罂粟籽油悬浮溶液。该产品很难溶解，并且有明显的副作用，如严重的局部刺激、恶心、呕吐、关节炎、淋巴结肿胀和麻疹，而射线照相效果很差。1927 年，该RCM 的记录浓度降低到 20％，尽管射线照相效果不佳，但医师能够诊断出脑脓肿，并且该药物产生的副作用减少[68]。

在随后的几十年里，RCM 领域的研究工作取得了新的进展。在 20 世纪 50 年代，碘化钠被钠、钙或甲基鸟嘌呤泛影酸盐取代。这些药物的高渗压超过1700 mOsm（是血液的 5～8 倍），因此被称为高渗造影剂（high osmolar contrast media，HOCM）。HOCM 的碘-微粒比为 3：2，这两种组分的解离是普遍的。HOCM 相关的不良反应普遍存在,如高血压、心律失常或液体超载[69]。

直到 20 世纪 70 年代末,低渗透造影剂(low osmolar contrast media,LOCM)才开始应用于临床。推动 LOCM 研究的目的是减少现有 RCM 常见显著的不良反应,从而提高安全性。这些产品由苯甲酸侧链制成,其渗透压小于 850 mOsm,碘和微粒的比例为 3 ∶ 1,可以减少组分解离。尽管有所改善,但仍然存在多种不良反应,如恶心、心绞痛、过敏反应[69,70]。

在 20 世纪 80 年代,低渗透性 RCM 具备了低亲脂性、低毒性,可供临床使用。这些改善得益于非离子化合物苯甲酸二聚体的临床应用,该类化合物的苯环上 2、4 和 6 位含碘[71]。

在 20 世纪 90 年代中期,唯一一种等渗 RCM——碘克沙醇进入临床,其碘含量为 300 mg/mL,与血液中的碘含量几乎相当[70]。

常用的 RCM 分为离子型和非离子型两类,每一类又细分为单体和二聚体。表 55.3 总结了常规 RCM 的物理特性。

目前介入性疼痛治疗中使用的现代药物是非离子型,它们含有羟基和酰胺基团,提高了安全性,并减少了副作用,如心律失常和细胞膜电位紊乱。此外,数字技术的改进使得每张图像对 RCM 的需求降低。浓度更低的 RCM 也是有效的,例如,常用的碘海醇,其碘浓度为 140~350 mg/mL。

在介入性疼痛治疗中,RCM 导致的最可怕的副作用是对所用药物的严重过敏反应。RCM 药物的类型不同,其引起副作用的发生率也不同。

尽管 HOCM 与 15% 毒性反应的总发生率相关,但当使用 LOCM 时,该比例下降到 3%[71,72]。据报道,有几种危险因素涉及到 RCM 引发的严重过敏反应。其中,包括既往有对造影剂的过敏史、过敏症或遗传性过敏、哮喘史、多重过敏史、全身性肥大细胞增多症和女性性别。这些被很好地总结在 Cardarelli 医院的射线造影剂和麻醉引起的过敏反应预防(Cardarelli Hospital Radiocontrast Media and Anesthetic Induced Anaphylaxis Prevention, CHRAIAP)评价量表中[73]。RCM 的不良反应主要取决于这些药物的特性[67]及物理性质。表 55.4 总结了 RCM 引起的常见症状、临床表现和病理生理学。

表 55.3 常用造影剂的特性和物理性质

名称	离子型/形式	类型	碘浓度(mg/mL)	渗透压(mOsm/kg H$_2$O)
碘克沙醇	非离子型二聚体	IOCM	320	290
碘美普尔	非离子型单体	LOCM	350	620
碘克酸	离子型二聚体	LOCM	350	680
碘昔兰	非离子型单体	LOCM	350	695
碘帕醇	非离子型单体	LOCM	350	730
碘普罗胺	非离子型单体	LOCM	350	730
碘海醇	非离子型单体	LOCM	350	780
碘氟醇	非离子型单体	LOCM	350	790

注:IOCM,等渗造影剂;LOCM,低渗造影剂。引自 Newmark JL, Mehra A, Singla AK. Radiocontrast media allergic reactions and interventional pain practice—a review. Pain Physician. 2012;15:E665 - E675.

表 55.4 造影剂的常见症状、临床表现及病理生理学

反应类型	临床表现	相关药物和机制
化疗毒性	恶心、呕吐、脸红、注射部位疼痛、肾毒性	低水溶性药物,高渗透性伴高碘浓度
渗透毒性	注射部位疼痛、低血压、心动过缓、意识丧失、肺水肿、室性心律失常迷走神经张力增强	低水溶性药物,高渗透性伴高碘浓度 相似性和低溶解度引起的细胞膜紊乱性心律失常

（续表）

反应类型	临床表现	相关药物和机制
碘中毒	碘引起的腮腺炎（腮腺肿胀、舌下颌下腺肿胀、泪腺区肿胀）、皮疹、鼻炎、甲状腺毒症	高碘含量（3：2碘-微粒比例）
延迟型过敏反应（接触RCM后1小时至1周）	发烧、瘙痒、荨麻疹、血管水肿、潮红、恶心、关节痛	一般非离子型药物 高碘浓度导致蛋白质碘化和抗体形成 ±抗原交叉反应性，导致细胞释放炎症物质
特异性反应；可能致命，临床上类似过敏反应/严重过敏反应	心动过速、低血压、舌肿胀、鼻炎、喘息、喉水肿、支气管痉挛、呼吸困难、心悸、麻疹、心绞痛	先前未接触 细胞释放炎症介质 高碘浓度导致蛋白质碘化和抗体形成
数分钟内的严重过敏反应	心动过速、低血压、舌肿胀、鼻炎、喘息、喉水肿、支气管痉挛、呼吸困难、心悸、荨麻疹、心绞痛、缺氧、休克、心肺骤停、死亡	±IgE ±先前接触 ±抗原交叉反应性 RCM直接刺激免疫细胞 高浓度碘通过全身性的蛋白质碘化和抗体形成导致过敏反应

注：IgE，免疫球蛋白 E；RCM，放射造影剂。引自 Newmark JL，Mehra A，Singla AK. Radiocontrast media allergic reactions and interventional pain practice — a review. Pain Physician. 2012；15：E665 - E675.

如果患者对水生贝类过敏，这个说法则另当别论了。事实上，大部分声称的对水生贝类过敏是食物不耐受情况。如果确实对水生贝类过敏，那么患者应该被告知，他们发生 RCM 过敏反应的概率增加了 1.5～3 倍，而且这个值类似于患者有多重药物和食物过敏史的风险[74]。因此，存在水生贝类过敏的情况下，不应该默认是碘过敏。

当存在明确的 RCM 严重过敏时，按惯例需要遵循一个预处理方案。尽管存在多种方案，切实可行的是术前 12 小时和 2 小时，让患者口服甲泼尼龙 32 mg，或术前 13 小时、7 小时和 1 小时，口服泼尼松 50 mg。此外，可能必须术前 1 小时口服 50 mg 苯海拉明和 150 mg 雷尼替丁[75,76]。

在更紧急的手术中，高危患者可在术前静脉注射 100 mg 氢化可的松和 50 mg 苯海拉明。若超过 2 小时，则通过添加 50 mg 雷尼替丁静脉注射重复剂量给药。

钆，如钆喷酸葡胺（magnevist）可用于有造影剂过敏史的患者，第 77 章中讨论了钆螯合物的使用。

三、皮肤抗菌剂

大多数介入性疼痛手术是经皮穿刺进行的。当进行外周和神经轴索疼痛手术时，抗菌剂有助于预防感染性并发症。至少，手术部位的皮肤应该用抗菌剂进行清洗干净，以便减少术后感染的风险。单一抗菌剂尚不能有效杀灭皮肤上的所有微生物，包括细菌、病毒和孢子。理想的皮肤抗菌剂的重要特点包括：①对多种微生物有效；②起效快；③长期有效；④不会被有机物质（血液、体液和脓液）灭活；⑤对皮肤的毒性作用小[77]。

临床常用的皮肤抗菌制剂包括含碘伏和葡萄糖酸氯己定的溶液。此外，这些制剂可进一步分类为水基质或醇基质的溶液。水基质碘伏，如聚乙烯吡咯烷酮碘，可以安全用于黏膜表面；而醇基质溶液的抗菌活性起效更快、更持久。由于长期接触会对皮肤有刺激性，建议在手术结束时去除残留的抗菌剂，并在出院前检查患者的皮肤状态。

聚乙烯吡咯烷酮碘是一种杀菌药物，它对大多数革兰阳性菌和革兰阴性菌具有良好的杀菌活性。该药物的杀菌作用依赖于碘的持续释放，并穿透细胞壁，从而改变或减弱蛋白质的合成[78]。与氯己定不同的是，这种作用机制需要几分钟才能达到最大的微生物减少量。不管怎样，添加异丙醇确实可以进一步增加碘的释放量。与氯己定相比，聚乙烯吡咯烷酮碘的作用时间有限，这是该化合物一个明显的缺点。此外，有机物质，如血液或其他蛋白质物质，可能会抑制或中和其抗菌作用。使用聚乙烯吡咯烷酮碘后可能会出现急性皮肤反应，包括荨麻疹、水泡性疾病或局部红斑。细菌，尤其是各种金黄色葡萄球菌（staphylococcus aureus）会产生耐药性[79]。

表 55.5　常规皮肤消毒剂的活性及临床应用

	乙醇	聚乙烯吡咯烷酮碘	葡萄糖酸氯己定	葡萄糖酸氯己定＋乙醇
作用机制	蛋白质变性	游离碘氧化或取代	破坏细胞膜	破坏细胞膜 蛋白质变性
革兰阳性菌	很好	很好	很好	很好
革兰阴性菌	很好	好	好	很好
病毒	好	好	好	好
起效速度	很好	中等	中等	很好
残留活性	无	很少	很好	很好
是否能用于黏膜	否	是	慎用	否
注意事项	易燃，最佳浓度 60%～90%	干燥后最有效 血液能灭活 贝类过敏不是禁忌证	避免直接接触角膜、 神经、脑膜	易燃，避免直接接触 角膜、神经、脑膜

注：引自 Schaefer MK，Jhung M，Dahl M，et al. Infection control assessment of ambulatory surgical centers. JAMA. 303：2273 – 2279，2010.

葡萄糖酸氯己定是一种有效的广谱杀菌剂，几乎对所有的医院细菌（革兰阳性菌和革兰阴性菌）和酵母菌都有效。氯己定的耐受性极为罕见。该化合物能够有效改变细胞壁的通透性，迅速沉淀细胞质和细胞膜的成分[78]。添加异丙醇协同加速了杀菌作用。氯己定的主要优点是具有黏附和穿透皮肤角质层的能力，这使其作用时间延长至数小时。在血液等有机化物质的存在下，它的功效也能够维持。一般而言，与其他皮肤抗菌药物相比，氯己定引起的皮肤反应较少且温和。

值得注意的是，FDA 尚未正式批准氯己定用于神经轴索手术前的皮肤消毒，这是由于缺乏该化合物的潜在神经毒性的临床前研究。目前，尚未报道过氯己定引起的神经损伤病例，因此，氯己定或异丙醇导致人神经损伤尚未被证实[80]。在实验条件下，多项研究比较了聚乙烯吡咯烷酮碘和氯己定的杀菌效果[78,81-89]。在所有的研究中，氯己定均显示出更优越且更迅速的杀菌效果。因此，在神经轴索手术或局部麻醉手术前，美国区域麻醉和疼痛医学学会、美国麻醉师协会和皇家麻醉师学院均推荐使用氯己定醇溶液作为皮肤消毒剂[77,90,91]。表 55.5 总结了常用的皮肤抗菌剂。

经皮介入性疼痛手术相关的感染比较少见。但是，与典型的经皮介入性疼痛手术相关的感染不仅涉及皮肤和皮下组织，而且还包括定向的神经轴索结构。这可能导致潜在的、严重的感染后遗症，包括硬膜外脓肿、椎间盘炎、骨髓炎和脑膜炎。治疗这些严重的感染可能需要住院治疗、长期抗生素治疗和外科手术治疗。因此，无论疼痛手术在什么环境下进行，都必须坚持全面的感染控制措施来进行术前皮肤消毒。这些通用的安全措施适用于所有临床区域，包括医院手术室、门诊手术室、放射室和门诊医师办公室。

感染控制和灭菌技术所需要注意的不仅仅是皮肤抗菌剂的选择。进行介入性疼痛手术的医师必须严格遵守所有与感染控制相关的操作，包括彻底的术前洗手、摘掉手表和珠宝、防护屏障（包括手术帽、面罩和无菌手套）、皮肤消毒制剂、合适的无菌覆盖技术、无菌区域的维护，必要时进行抗生素预防。严格遵守上述感染控制准则，这将显著降低与介入性疼痛手术相关的感染性并发症的风险。

◆ 要 点 ◆

● 类固醇药物能够抑制细胞因子的转录和合成，特别是与慢性炎症相关的细胞因子。类固醇药物能够促进膜联蛋白 Annexin 1 的合成，抑制磷脂酶 A_2，从而减少炎症介质的产生。

● 皮质类固醇能够抑制实验性神经瘤中神经元的异位自发放电。局部应用甲泼尼龙能够可逆性阻断 C-纤维传输，而不是 Aβ 纤维传输。

● 非活性的可的松被肝脏代谢转化为具有生物活性的氢化可的松。泼尼松是一种非活性药物,可由肝脏代谢为活性药物泼尼松龙。

● BoNT 是由革兰阴性厌氧菌肉毒梭菌产生的,它们通过阻止神经肌肉接头处突触前膜 ACh 的释放,从而产生弛缓性麻痹作用。

● 除了与麻痹效应相关的疼痛缓解,BoNT-A 还可以通过多种不同机制降低周围和中枢的敏感性,从而干预疼痛传导途径。

● BoNT 分子不能透过血脑屏障,因此,没有任何直接的 CNS 作用。反复注射 BoNT-A 与抗体形成相关,这会导致后期注射 BoNT-A 无效。

● 几种危险因素与 RCM 引发的严重过敏反应相关,包括既往有对造影剂的过敏史、过敏症或遗传性过敏、哮喘史、多重过敏史、全身性肥大细胞增多症和女性性别。

● 聚乙烯吡咯烷酮碘的杀菌作用依赖于碘的持续释放,并穿透细胞壁,从而改变或减弱蛋白质的合成。该药物需要几分钟才能达到最大药效,添加异丙醇可以增加碘的释放。该药物作用时间有限,有机物质(血液或其他蛋白质物质)可以抑制或中和其抗菌作用。

● 葡萄糖酸氯己定几乎对所有的细菌和酵母菌都有效,且耐受性极少。该化合物能够有效地改变细胞壁的通透性,迅速沉淀细胞质和细胞膜的成分。异丙醇可以促进氯己定的杀菌作用。在有机化物质存在下,氯己定的功效也能够维持。

参考文献

请于 ExpertConsult.com 在线访问参考文献。

第 56 章 大麻素在疼痛治疗中的作用

Omar I. Halawa, MD; Timothy J. Furnish, MD; Mark S. Wallace, MD

翻译：郑碧鑫 审校：宋 莉 樊肖冲

大麻素是一组包含了多种与体内特异性的抑制性受体结合的中药、内源性物质和合成化合物。大麻素最常见的来源是大麻植物，已经在娱乐、工业和医学上使用了数千年。在现代，很少有药物会像大麻素这样带有更多的污名或引发如此多的争论。但是在过去的 20 年中，公众和医学界对大麻素的态度一直在发生变化。尽管美国联邦政府认为大麻的使用仍然是非法的，但多个州已放松了州内限制，包括持有大麻合法化、药用大麻合法化和大麻娱乐使用。随着形势的变化，对大麻供应者和患者均提出了许多具有挑战性的问题：大麻素在缓解疼痛中起什么作用？医师应该推荐大麻素治疗疼痛吗？大麻素有哪些风险和不良反应？患者如何获得和使用大麻素药物？推荐患者使用大麻素的医师应如何选择合适的患者并对其进行监管？供应者和研究人员在处理大麻素时面临哪些法律和法规问题？

一、大麻素的医学历史

大麻是有记载以来最古老的中药之一，至少有 5 000 年的历史[1,2]。最初大麻用于工业生产包括纸张、纺织品和衣物，同时也是乳制品、油脂和种子重要的食物来源[3]。在一世纪前后，中国药典建议将其用于风湿性疼痛、便秘、女性生殖系统疾病和疟疾[3,4]。古代印度人将其用于治疗头痛、失眠、胃肠道疾病和分娩时的疼痛[5]。西方一直与大麻隔绝，直到 19 世纪中叶，一名在印度的英国军队中服役的爱尔兰医师发现了被记载的大麻药用的特性，引起了大麻在欧洲和美洲的推广。1845 年，大麻首次在美国处方中被列为镇静剂、镇痛药和抗惊厥药[6-8]。

这种大麻中药治疗的方法也一直受到患者的欢迎，其适应证扩展到：头痛、偏头痛、眼睛疲劳、更年期、脑瘤、神经痛、胃溃疡、子宫疾病、痛经、慢性炎症、急性风湿病、刺痛感和牙痛[3,9]。随着 19 世纪末药品的商业化，制药公司开始销售大麻酊剂和大麻提取物，从而进一步增加了公众的大麻使用量[10]。

在 20 世纪初，由于包括巴比妥酸盐、阿司匹林和阿片类药物在内的合成药物已成为公认的标准，包括大麻在内的中药治疗总体上呈下降趋势[3,7,9]。此外，大麻对精神方面的影响、与犯罪的关系和缺乏监管则进一步限制了公众对其的使用。1937 年，美国国会通过了《大麻税法》(Marihuana Tax Act)，对该药的医学和非医学用途进行了限制，并进行征税，这导致大麻从《美国药典》中被删除[3,7,11]。1970 年《药物管制法》(Controlled Substances Act，CSA)将大麻列为 I 类管制药物，加强了在非医学用药的情况下，该类药物为非法药物的地位。这种日益严格管控的环境极大限制了大麻药理特性的新发现在临床的应用。20 世纪 40 年代，首次使用了单体大麻素进行实验。在 20 世纪 60 年代，由 Mechoulam 和 Gaoni 分离[7] 出的四氢大麻酚 (tetrahydro-cannabinol，THC)是大麻素中的主要精神活性成分，这使得人们对大麻素的 CNS 作用机制产生了新的认识[12-14]。在 20 世纪 80 年代和 20 世纪 90 年代，分别发现了内源性大麻素（内源性大麻素类似物）及其特异性受体大麻素受体 1 型和 2 型（CB1 和 CB2)[1]。

20 世纪 90 年代，随着美国各州如加利福尼亚州和亚利桑那州，通过了第一部医用大麻素法案（亚利桑那州关于大麻素的全民公决在 5 个月后失效，但此后被选民恢复)，人们对大麻的看法也更为宽容。目前,美国有 23 个州(加上哥伦比亚特区)已批准将各种形式的大麻用于医学。四个州已将其娱乐性使用合法化,而其他几个州则将其所有权合法化。随着越来越多的呼吁要求联邦政府重新评估,将大麻素划分为 I 类管制药物,这种法律规定合法化的趋势可能会一直持续下去[16]。

关于大麻素药用的争论,仍然呈两极分化,尤其是涉及到大麻的毒性问题。其支持者认为,这种中药含有许多活性成分,因此它可能比任何合成或单体成分的药物在临床上都更有效。此外,因为大麻素的致死剂量低或发生呼吸抑制的风险小,并已使用了数千年,因此与使用(如阿片类)镇痛药相比它的安全性更高。另一方面,反对者则认为由于大麻是一种植物,其活性成分的含量是非标准化的,因此变异很大。同时,大麻具有会上瘾、损害认知功能,及潜在的长期风险,特别是在儿童和青少年中。如果取消大麻素作为 I 类管制药品,最终将导致其更为广泛的可获得性和娱乐使用,造成不可预知的公共危害。

二、大麻素的分类

术语"大麻素"是指与特异的抑制性大麻素受体结合并减少神经递质释放的内源性和外源性化合物,而既往大麻素主要是指来源于大麻植物的化合物。随着人们对大麻素受体和内源性大麻素的发现,以及具有类似作用的新型合成非中药类化合物的发展,该术语现在更广泛地应用于与大麻素受体有相互作用的所有化合物[17]。大麻素可分为三类:植物大麻素(大麻衍生类化合物)、合成类(人工合成的化合物)和内源性大麻素(体内产生的与大麻素受体相互作用的化合物)(图 56.1)。

(一) 植物大麻素(大麻及其衍生物)

大麻是大麻科植物(hemp)的属,是一种在温带和热带气候下生长的草药,有 3 个主要亚种:火麻、印度大麻和莠草大麻。尽管在分类上存在一些争议,但通常认为这些亚种在形态和起源上是截然不同的[18]。虽然印度大麻和火麻均有较高含量的 THC,但与印度大麻相比,火麻具有更多的精神活性成分,因此对这两种大麻素仍存有争议[19]。印度大麻和火麻这两个亚种通常被称为"大麻烟(marijuana)",火麻是分布最广的一种,在几乎所有气候下都生长。也有种类繁多的大麻杂交植物,它们结合了这些亚种的特性,这导致了根据种植条件以及选择和育种而产生了大量的具有独特大麻素谱的植株。粗麻的 THC 含量通常很低(<1%),但却是大麻二酚(cannabidiol, CBD)提取物的良好来源。

大麻植物中包含 400 多种化学物质,其中至少有 80 种为大麻素[1]。Delta-9-四氢大麻酚(Δ9-THC)是大麻中最出名的主要精神活性类化合物[17,20-22],它模拟了人体内源性大麻素花生四烯酸乙醇胺(anandamide, AEA)的反应,对 CB1 和 CB2 受体有大致相同的亲和力。其他大麻素包括 CBD、δ-8-四氢大麻酚(Δ8-THC)、大麻萜酚(cannabigerol, CBG)和大麻酚(cannabinol, CBN)。每种大麻株中的大麻素浓度都有很大的差异[20]。由于育种的选择,药品管理局(drug enforcement administration, DEA)缉获的娱乐大麻中 THC 的浓度从 20 世纪 80 年代的平均 3% 增加到 2009 年的 13%。最近在医用大麻药房和娱乐大麻商店中,宣传的 THC 浓度从百分之十几到高达 34% 不等[23,24]。这些植株大多数都含有非常低浓度的 CBD,通常低于 1%。也有较低 THC 浓度的植株,以及浓度通常在 5%～15% 范围内的"高 CBD"植株。

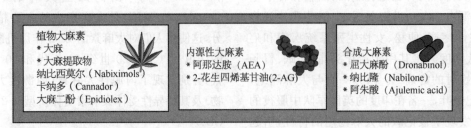

图 56.1 大麻素的类型。大麻素有三种类型:植物大麻素(植物性)、内源性大麻素(由体内产生)和合成类(药物来源)

CBD 是大麻中含量仅次于 THC 的化合物[11,20,25]。人们认为 CBD 比 THC 具有更广泛的医疗应用价值,这促使医用大麻对 CBD 浓度的需求比娱乐大麻更高[26,27]。通常认为 CBD 没有精神活性作用,临床报道其可减少癫痫发作、改善肌肉痉挛和减轻炎症反应[21,28,29]。CBD 对 CB1 和 CB2 受体的亲和力很低,并且可能有反向激动/拮抗的作用[20,28]。CBD 与大麻素受体的相互作用可能会减轻 THC 的某些精神类作用[28,30,31]。医用大麻药房和娱乐商店中的大多数大麻株主要含有 THC,而 CBD 的浓度很低[32]。但是也有低浓度 THC 大麻株,其 CBD 浓度较高,从 5%~15% 不等[23,24]。CBN 是 THC 的代谢产物,其精神活性最低,仅在大麻植物中微量存在[33]。$\Delta 8$-THC 的精神活性也很低,并且其在植物中的浓度较低。

除全叶大麻植物外,还有另一类植物大麻素统称为大麻来源的药物提取物(cannabis-based medicine extract, CBME)。CBME 是直接从大麻植物中提取而获得的化合物[34,35]。CBME 有两种亚型:第一种是由制药公司生产的产品,具有良好的监管,并且正在接受严格的临床对照试验;第二种是在医用大麻药房生产和销售的产品,没有任何监管审查或临床试验。CBD 油提取物因其广泛的医学用途而受到越来越多的关注。工业大麻被用于制造数千种商业产品,其 CBD 含量高,并在其他国家被用于提取 CBD。尽管工业大麻的 THC 含量很低(0.3%),但在美国合法种植的大麻仍属于 I 类管制药物,因此禁止提取 CBD。但是其他国家/地区大麻中的 CBD 提取物可以在美国的网站、保健食品商店和药房处合法出售。

有三种由制药商生产的 CBME 已经进行了临床试验。Nabiximols(sativex)是舌下喷雾剂,THC 与 CBD 的比例为 1:1。Cannador 是口服胶囊,THC 与 CBD 比例为 2:1。Epidiolexis 是一种纯化的 CBD 溶液[2,30,34]。Nabiximols 目前已在加拿大和欧洲批准用于治疗多发性硬化(multiple sclerosis, MS)的痉挛状态。在加拿大,Nabiximols 也被批准限制性用于治疗 MS 相关性神经病理性疼痛和癌症相关性疼痛的辅助药物[36,37]。在美国,Nabiximols 已开展了临床试验,初步结果显示出其对晚期癌性疼痛的治疗前景。但是,最新的 III 期临床试验却未能显示出 Nabiximols 优于安慰剂的结果,因此到目前为止,Nabiximols 的临床应用尚未获得美国 FDA 的批准[38-40]。在多项研究中,Cannador 已被用于 MS 痉挛和帕金森运动障碍患者,但非临床的常规使用[30]。一项研究用 CBD 的提取物 Epidiolex 治疗某些罕见类型的癫痫,目前正在进行 III 期临床试验。

非制药商来源的 CBME 种类繁多,由大麻植物制成并在医用大麻药房中出售,其中包括各种提取物:油、酊剂、贴剂、局部用药膏和药丸。这些大麻产品的用药途径包括口服、喷雾吸入、黏膜吸收、透皮给药和直肠栓剂。此外,大多数药房出售含有大麻素的各种食品、饮料和糖果。这些产品中的大麻素浓度差异很大,并且缺乏关于其对疼痛或身体其他状况的临床研究。

(二) 合成类大麻素

有两种 FDA 批准的合成大麻素药物:屈大麻酚(dronabinol, Marinol)和大麻隆(nabilone, Cesamet)。屈大麻酚是 $\Delta 9$-THC 的 III 类合成品,在美国销售,用于治疗与化疗相关的恶心,并作为 HIV 相关的消耗综合征的食欲刺激剂[28,41]。大麻隆是 $\Delta 9$-THC 的 II 类合成品,经 FDA 批准可用于治疗化疗引起的恶心。已经有研究将 Dronabinol 和 Nabilone 用于慢性疼痛和痉挛的治疗[21,42]。Ajulemic acid(AJA)是 $\Delta 8$-THC 的非精神活性代谢终产物的新型合成类似物。目前,它正在被作为一种抗炎和镇痛药进行研究[11,43]。该分子的一种新的高度纯化形式(Resunab)正被用于各种炎性疾病的临床研究[44]。

(三) 内源性大麻素系统

内源性大麻素系统(endocannabinoid system, ECS)是指人体中的大麻素神经递质(内源性大麻素)、酶和受体组成的网络结构。这种复杂的系统受到植物大麻素的影响。ECS 被认为可以调控多种行为过程,包括疼痛、情绪、记忆、学习、成瘾和食欲[45]。在发现大麻素受体之前,由于磷脂膜的亲脂性被破坏,人们认为大麻素在体内的作用是非特异性的。然而,20 世纪 90 年代发现了 CB1 和 CB2 受体,以及随着基因分型和药理学的进步,人们逐渐开始了解大麻素特异性受体的作用过程。

两种主要的内源性大麻素是 AEA 和 2-花生四烯酸甘油酯(2-arachidonoylglycerol, 2-AG)[17]。这些类花生酸在突触后神经元中合成,并充当逆行信号的传递信使。在突触前和突触后神经元之间的神

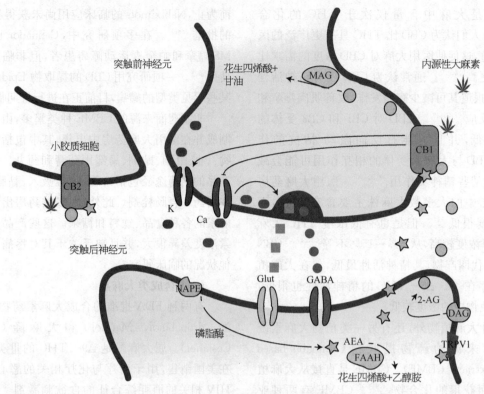

突触前神经元　　花生四烯酸+甘油　　MAG　　内源性大麻素

小胶质细胞　　CB2

CB1

K　　Ca

突触后神经元

Glut　　GABA

NAPE

磷脂酶

2-AG　　DAG

AEA　　TRPV1
FAAH

花生四烯酸+乙醇胺

图 56.2　内源性大麻素系统。AEA 和 2-AG 是内源性大麻素，它们激活突触前的 CB1 受体，从而抑制神经递质（如 GABA 和谷氨酸）的释放。这是通过两种机制完成的，即抑制钙离子进入突触前细胞和增加细胞内钾离子外流。内源性大麻素的合成是由谷氨酸受体（Glut）的激活而引发的，谷氨酸受体将被分解的二酰基甘油激活为 2-AG。该内源性大麻素逆行转运到突触间隙，激活突触前 CB1 受体。AEA 是由 N-花生四烯磷脂酰乙醇胺（N-arachidonoy1 phosphatidylethanolamine，NAPE）通过多种磷脂酶合成的。2-AG 和 AEA 均具有内源性大麻素转运蛋白，可促进其再摄取和后续降解。2-AG 在突触前神经元被单酰基甘油脂肪酶（MAG lipase）降解为花生四烯酸和甘油。AEA 在突触后被 FAAH 分解为花生四烯酸和乙醇胺。AEA 具有激活 TRPV1 的独特作用

经传递过程中，有大量的兴奋性、抑制性和继发性信使系统在起作用。内源性大麻素被认为是从细胞膜脂质前体位点/按需产生的，以抑制多种神经递质在突触前的释放，包括乙酰胆碱、多巴胺、γ-氨基丁酸（gamma amino butyric acid，GABA）、谷氨酸、5-HT、去甲肾上腺素和内啡肽[46]（图 56.2）。

AEA，是梵文中的单词 *Ananda*，意为幸福（*bliss*），是乙醇胺和花生四烯酸的酰胺类化合物。它是由膜前体 NAPE 通过磷脂酶 A2、磷脂酶 C 和磷脂酶 D 的作用合成[47,48]。另一方面，2-AG 可由多种途径产生，由二酰基甘油[49]通过依赖于钙离子的通路（包括二酰甘油脂酶和磷脂酰肌醇）合成[49]。AEA 主要通过脂肪酸酰胺水解酶（fatty acid amino hydrolase，FAAH）在突触末端被降解，而 2-AG 主要通过单酰基甘油脂酶（monoacylglycerol lipase，MAG）在突触前被降解[28,50]。这两种内源性大麻素

都通过简单扩散和载体介导的异化扩散释放到突触前间隙[28,50]。

在药效学上，AEA 和 2-AG 与位于 CNS 和周围神经系统中的 G 蛋白偶联受体（G-protein coupled receptors，GPCR）CB1 和 CB2 结合。AEA 的镇痛作用可能是其对 CB1 受体的部分激动作用（中等亲和力，低效能），从而减少兴奋性神经递质的释放[51]。AEA 也被证明对瞬时受体电位香草酸亚型 1（transient receptor potential vanilloid 1，TRPV-1）有较弱的激动作用[47,52]。TRPV-1 受体在伤害性感觉神经元中表达，对有害的机械、热和化学刺激产生效应。AEA 和辣椒素具有相同的 TRPV-1 结合位点，但需要更高浓度的 AEA 才能激活 TRPV-1[47,52]。与 AEA 不同，2-AG 的浓度在大脑中更高（高达 170 倍），且 2-AG 是 CB1 受体的完全激动剂（低亲和力，高效能）[47,51,52]。

三、大麻素的药理学

大多数大麻素确切的药理作用仍然未知。但是,研究人员已经发现了大麻素中活性成分,包括 THC、CBD 和 CBN 的主要作用机制。由于有多种用药形式和途径,大麻素的吸收变异较大,也比较复杂。使用途径包括吸入和食入,以及通过口服、舌下、局部或直肠给药的吸收方式[53]。几个世纪以来,吸入大麻植物(cannabis 或 hashish)的烟一直是大麻素的主要用药方式。由于大麻中 THC 和其他大麻素成分的浓度有变异、大多数医用大麻产品缺乏生产和检测的管控,以及用药途径的多样性,使得预测大麻的药效变得困难[21,46]。

(一)大麻素的活性给药方式和吸收

不想吸烟的患者越来越多地使用各种其他形式的大麻。大麻蒸发器类似于烟草蒸发器或电子烟,可加热植物材料并蒸发其活性成分(由于大麻素的挥发性低),而不会导致燃烧或冒烟。蒸发器起效较慢且作用持续时间较长,因此使用含有大麻的食物、糖果和饮料或"食品"已迅速流行。这些食品中有许多是用黄油或含有大麻素的油制成的。将大麻植物的芽在油中加热,以提取大麻素并将 THC 脱羧成其活性形式。食入未加工的大麻植物(没有先加热和使 THC 脱羧),几乎没有药理作用。食用品中的大麻素延迟起效和吸收变异通常会延长大麻素的临床效果,同时增加药物过量的风险。此外,许多商业生产的可食用大麻是甜食和糖果,很容易导致儿童接触。医用大麻药房内有酊剂、油和补品,可经舌下给药,或添加到食品和饮料中。市场上销售的大麻素外用剂,包括乳液、喷雾剂、乳膏和香脂,可提供局部止痛和抗炎作用。某些蜡状一类的产品中含有很高浓度的大麻素,可以食用、吸入或摄取。

(二)药代动力学

大麻素在肝脏代谢,通过细胞色素 P450(cytochrome P450,CYP450)系统 CYP2C 同工酶亚家族,特别是 CYP2C9 进行代谢。因此,这可能导致使用通过 CYP450 系统的其他药物的代谢下降。还有一些代谢过程发生在肺以及其他组织中。大麻素的消除主要是通过肾脏和胆汁排泄酸性代谢产物的形式,只有 5% 以原形排出[54]。大量代谢产物的蓄积可导致大麻素消除时间延长,这解释了长期使用大麻素,突然中断后没有戒断症状的原因。尿液中代谢产物的检测在用药后的几天内会波动在阳性和阴性之间。对于不常使用大麻素的人,第一次阴性尿检的平均时间为 8.5 天,而最后一次阳性尿检的平均时间为 12.9 天。对于频繁使用大麻素的人,第一次阴性尿检的平均时间为 19.1 天,而最后一次阳性尿检的平均时间为 31.5 天[55]。

吸入大麻,无论是吸烟式还是汽化吸入式,都是最流行的用药方式。它比食用大麻更容易滴注,可产生快速且相对可预测的效果。吸食大麻会导致快速吸收,吸入的烟中大约 50% 的 THC 含量可被吸入肺部。然后吸入的 THC 中超过 50% 会因呼气和肺的局部代谢而丢失,从而使活性药物的生物利用度在 10%～35% 之间[54,55]。生物利用度的变化取决于吸入深度、吹气时间和屏气时间,经常吸食的人生物利用度会更高。汽化是吸入给药而非燃烧大麻的另一种方式,并有更高的生物利用度。当热空气通过大麻时,挥发性的大麻素会被汽化出来[21,56]。肺泡吸收会在几分钟内达到最大血浆浓度,而精神效应会在几秒钟内开始,并在 15～30 分钟内达到最大化。吸入大麻对精神的作用将持续 2～3 小时[54]。

口服大麻作用缓慢但吸收率相对较高,并在 60～120 分钟时达到血浆峰值浓度。然而,首过效应会导致大麻生物利用度降低至 6%～20%[55]。口服给药延迟了 THC 血药峰值水平,使自我滴注变得更加困难。口服后 30～90 分钟内,精神作用开始出现,在 2～3 小时后达到最大化,可能会持续 4～12 个小时[54]。同时摄入脂肪膳食会增加大麻素的吸收。

(三)药效学

大麻素受体的分布及其与配体的相互作用是一个广泛的研究领域。CB1 受体主要位于 CNS 的神经末梢,抑制神经递质的释放[17,47,52,17,50]。在大脑,CB1 受体位于大脑皮质、海马、尾状丘脑、黑质、网状体、小脑、中脑边缘系统以及脑干和脊髓[17,50]。CB2 受体主要存在于免疫细胞并调节细胞因子释放,包括小胶质细胞、单核细胞、巨噬细胞、B 淋巴细胞和 T 淋巴细胞[17,47,50]。CB1 和 CB2 受体均通过 G 蛋白偶联,抑制腺苷酸环化酶[抑制环状腺苷-磷酸(adenosine monophosphate,AMP)的产生],激活丝裂原活化蛋白激酶(mitogen active protein kinase,MAPK)[17,50]。此外,CB1 与内向整流和 A 型外向钾通道正向耦合,负向调控 N 型和 P/Q 型钙通道[17,50]。在脊髓,CB1 受体涉及伤害感受过程的多个区域,包括脊髓后角浅层、脊外侧索和第 X 板层[52]。激活中央伤害性感受处理区域和初级传入神经元的 CB1 受体,可通过降低钙电导和增加钾电导而抑制神经递质的释放,这是大麻素受体激动剂发挥镇痛作用的解剖学基础[50](图 56.2)。此外,在脂肪细胞、肝、肺、生殖器官、平滑肌、胃肠道、免疫系统和周围感觉神经中也存在 CB1 受体[48]。

CB2 受体通过减少周围的炎症反应发挥镇痛作用。CB2 受体存在于脾脏、扁桃体、胸腺和其他产生和调节免疫细胞的组织中。激活 CB2 受体可下调肥大细胞功能,有证据表明激活 CB2 受体可以触发小胶质细胞迁移并调节细胞因子的释放[17,52]。肥大细胞上 CB2 的作用可能是调节了炎症过程中神经生长因子(nerve growth factor, NGF)所驱动的神经末梢敏化,而这与炎性反应时痛觉过敏的发生相关[52]。有证据表明,CB2 受体位于初级感觉神经元,并在伤害感受性调节中起作用[48]。

新的研究表明可能存在第三种大麻素受体,即阿片 orphan 受体 GPR55,这一受体与 CB1 和 CB2 有同源序列[57]。这种受体表达在壳核和尾状核,并对大麻素配体,特别是内源性溶血磷脂酰肌醇(lysophosphatidylinositol)有效应[58]。随着先进的遗传和药理学技术的发展,今后可能会发现更多的大麻素/大麻素样受体和配体。

既往大麻素的研究主要集中在 THC。最近的研究进展则突出了 CBD 的神经保护作用和药理作用,这引起了人们对 CBD 和 THC 共同给药的兴趣。CBD 作为单一药物,不会产生任何与 THC 相关的精神活性作用,并且具有镇痛、抗焦虑、抗癫痫、抗恶心和抗精神病等多种作用[59]。此外,CBD 可拮抗 THC 的许多精神症状和其他不良反应,但是相关机制仍不清楚。

CBD 能减轻 THC 产生的焦虑、妄想、智力减退和心动过速[3,30,60],这些作用均已在动物和人体研究中得到证实。这些研究结果促使支持低 THC/高 CBD 的产品问世,这类产品可能对疼痛和炎症有更强的针对作用,又没有精神症状不良反应。甚至最近药物研发的方向也发生了转变,将重点放在外周大麻素的靶点上,以完全消除中枢性精神症状[61]。

四、大麻素作为镇痛药

关于大麻素治疗疼痛的随机对照试验(randomized, controlled, clinical trial, RCT)数量有限。受全球慢性疼痛负担的影响,需要寻找更安全的非阿片类药物治疗的靶点,因此大麻素的相关研究数量不断增加。然而由于大麻素属于 I 类管制药物并受到联邦政府复杂的监管,以及各种研究中缺乏大麻素给药形式的标准,使得该领域的研究非常复杂。这些研究在大麻素类型(植物、提取物、合成物)和给药途径(吸入、食入、黏膜吸收和给药剂量)方面存在差异,这使得研究结果的解释具有挑战性。目前所有研究都集中在 THC 上。尽管人们对无精神活性的 CBD 的兴趣越来越高,但聚焦 CBD 的研究仍很少。迄今为止,所有美国国立卫生研究院(National Institutes of Health, NIH)支持的大麻研究中,关于 CBD 的不足 1%。表 56.1 总结了多种疼痛治疗中关于大麻素的 RCT 研究。

(一)实验性人体疼痛研究

在健康志愿者中,使用实验性人体疼痛模型进行的研究有限,并且产生的结果参差不齐。有研究显示大麻增加了疼痛阈值,表明其具有镇痛作用。其他研究却未发现大麻对疼痛阈值有影响或降低了痛阈[63-68]。一项关于大麻烟对辣椒素诱导的疼痛和痛觉过敏的试验中,与安慰剂相比,THC 含量为 2% 的大麻香烟对疼痛没有影响,而含量为 4% 的 THC 却明显减轻了疼痛,含量为 8% 的 THC 则又明显增加了患者疼痛[62]。另一项研究发现,4% 的 THC 对 HIV 患者的神经性疼痛和实验性辣椒素诱发的疼痛均具有显著的镇痛作用[80]。在这两项研究中使用的 CBD 含量均<1%,这说明可能存在大麻素镇痛的治疗窗。另一项使用大麻提取物治疗急性疼痛的人体实验模型研究中也发现了其镇痛作用[90]。

(二)疼痛临床研究

最近一项关于非癌性疼痛患者使用大麻素镇痛的荟萃分析发现,29 项高质量 RCT 中有 22 项研究表明大麻素有中等程度的镇痛效果,且不良反应较少[91,92]。这一荟萃分析总结了大麻素对各种疼痛适应证的证据,发现大麻素对 MS 的疼痛和痉挛的证据相对可靠。有研究报道某些大麻素药物在其他神经性疼痛和癌症相关性疼痛中,疗效欠佳。但是对急性疼痛、炎性和伤害性疼痛的证据则有限。

表 56.1 大麻素用于疼痛治疗的文献总结

疼痛模型	药物(给药途径)	疗效结局	不良反应	作者,发表时间
健康志愿者	大麻(吸食)	无效(低剂量) 疼痛减轻(中等剂量) 疼痛增加(高剂量)	轻微	Wallace 等,2007 年[62]
健康志愿者	THC(口服)	无效	轻微	Naef 等,2003 年[63]
健康志愿者	大麻(吸食)	疼痛减轻	轻微	Greenwald 和 Stitzer 等,2000 年[64]
健康志愿者	大麻(吸食)	疼痛减轻	轻微	Greenwald 和 Stitzer 等,2000 年[64]
健康志愿者	大麻(吸食)	疼痛减轻	轻微	Milstein 等,1975 年[65]
健康志愿者	大麻(吸食)	疼痛加重		Clark 等,1981 年[66]
健康志愿者	大麻(吸食)	疼痛加重		Hill 等,1974 年[67]
健康志愿者	THC(口服)	无效	轻微	Zeidenberg 等,1973 年[68]
急性疼痛	cannador(口服)	疼痛减轻(剂量依赖)	轻微	Holdcroft 等,2006 年[69]
急性疼痛	THC 类似物(口服)	疼痛加重	轻微	Beaulieu,2006 年[70]
急性疼痛	THC(口服)	无效	轻微	Buggy 等,2003 年[71]
急性疼痛	levonantradol(肌注)	疼痛减轻	轻微	Jain 等,1981 年[72]
急性疼痛	THC(静注)	疼痛减轻(低剂量) 疼痛加重(高剂量)	中等	Raft 等,1977 年[73]
慢性疼痛	nabiximols(舌下喷雾)	疼痛减轻	轻微	Narang 等,2008 年[74]
慢性疼痛	THC/cannabidiol(舌下喷雾)	疼痛减轻	轻微	Blake,2006 年[75]
慢性疼痛	THC(舌下喷雾)	疼痛减轻	轻微	Notcutt 等,2004 年[76]
慢性疼痛	THC/cannabidiol(舌下喷雾)	疼痛减轻	轻微	Notcutt 等,2004 年[76]
慢性疼痛	cannabidiol(舌下喷雾)	无效	轻微	Notcutt 等,2004 年[76]
神经病理性疼痛	大麻(吸食)	疼痛减轻(剂量依赖)	轻微	Wallace 等,2015 年[77]
神经病理性疼痛	nabiximols(舌下喷雾)	疼痛减轻	轻微	Serpell 等,2014 年[78]
神经病理性疼痛	大麻(吸食)	疼痛减轻(高剂量)	轻微	Ware 等,2010 年[79]
神经病理性疼痛	大麻(吸食)	疼痛减轻(高剂量)	2 例中毒性精神症状	Ellis 等,2009 年[25]
神经病理性疼痛	大麻(吸食)	疼痛减轻(高剂量)	轻微	Wilsey 等,2008 年[31]
神经病理性疼痛	大麻(吸食)	疼痛减轻	轻微	Abrams 等,2007 年[80]
神经病理性疼痛	nabiximols(舌下喷雾)	疼痛减轻	轻微	Nurmikko 等,2007 年[81]
神经病理性疼痛	nabiximols(舌下喷雾)	疼痛减轻	轻微	Rog et al.,2005 年[35]
神经病理性疼痛	nabiximols(舌下喷雾)	疼痛减轻	轻微	Berman 等,2004 年[82]
神经病理性疼痛	THC 的合成类似物(口服)	疼痛减轻	轻微	Karst 等,2003 年[83]
神经病理性疼痛	cannador(口服)	疼痛减轻	轻微	Zajicek 等,2003 年[84],2005 年[40]
神经病理性疼痛	nabiximols(舌下喷雾)	疼痛减轻	轻微	Wade 等,2003 年[85]
癌性疼痛	nabiximols(舌下喷雾)	疼痛减轻(低和中等剂量) 无效(高剂量)	轻微	Portenoy 等,2012 年[38]
癌性疼痛	nabiximols(舌下喷雾)+THC 提取物	疼痛减轻(nabiximols) 疼痛加重(THC 提取物)	轻微	Johnson 等,2010 年[86]
癌性疼痛	benzopyranoperidine(口服)	疼痛加重	有(与可待因相似)	Jochimsen 等,1978 年[87]
癌性疼痛	benzopyranoperidine(口服)	疼痛减轻	有(与可待因相似)	Staquet 等,1978 年[88]
癌性疼痛	THC(口服)	疼痛减轻	有	Noyes 等,1975 年[89]

注:IM,肌内注射;IV,静脉注射;SL,舌下;THC,四氢大麻酚。

（三）急性疼痛

在术后痛患者和健康志愿者中进行的研究表明，大麻素对急性疼痛的镇痛效果不佳。在某些情况下，大麻素可加重疼痛。这些研究潜在的局限性包括：样本量小和不恰当的药物剂量。一项 30 例术后患者的多中心研究发现，使用大麻的医学提取物 cannador 可产生剂量依赖性的疼痛缓解[69]，剂量越大，镇痛作用越明显。相反，两种合成大麻素：dronabinol 和 nabilone，却未能显示出对术后疼痛的任何作用[70,71]。

（四）慢性非神经病理性疼痛

少数的研究评估了大麻素对伤害性、肌肉骨骼或炎性疼痛的镇痛效果。一项 dronabinol 治疗混合性因素所致慢性非癌痛患者的研究发现，单日剂量 10 mg 和 20 mg dronabinol 产生镇痛作用，且镇痛作用呈剂量依赖性[74]。一项类风湿关节炎所致的慢性疼痛患者的研究将 nabiximols 与安慰剂进行了比较，与安慰剂相比，nabiximols 组患者的运动和静息性疼痛均明显减轻，并且患者睡眠质量得到改善。但是 nabiximols 对患者的晨僵并没有改善[75]。

（五）慢性神经病理性疼痛

大麻素在慢性神经性疼痛的治疗中显示出极大的前景。大麻素用于神经病理性疼痛的大多数研究都是针对 MS 的疼痛和痉挛。然而，对其他类型的神经病理性疼痛也有一些研究。一项针对大麻素药物（包括 nabiximols、dronabinol 和 cannabidiol）治疗 MS 和神经病理性疼痛的荟萃分析发现了大麻素具有镇痛效果[93]。

Nabiximols(sativex)已在各种类型的神经病理性疼痛中进行了研究。在一项三臂式研究（three-arm study）中，将 Nabiximol、Δ9-THC 和安慰剂在臂丛神经损伤的疼痛患者中进行了比较。nabiximols 和 Δ9-THC 均可显著改善患者的疼痛和睡眠质量[94]。在单侧神经病变的患者中，nabiximols 可减轻患者疼痛、机械性痛觉过敏和点状痛觉超敏，并改善睡眠障碍[81]。

有两项研究评估了吸入大麻对 HIV 相关性周围神经病变的镇痛效果[25,80]。与安慰剂相比，大麻素在减轻疼痛方面具有显著效果。在混合病因的神经病理性疼痛的研究中，与安慰剂或低剂量大麻烟相比，高剂量大麻烟（7%～9.4%）能产生镇痛作用[79,95]。最近发表的一项评估吸入大麻对痛性糖尿病神经病变的研究显示，吸入大麻可以呈剂量依赖性

减轻疼痛，且高剂量最有效。尽管对神经认知功能的影响很小，但欣快感也随剂量的增大而增加[77]。

MS 患者同时有神经病理性疼痛和疼性痉挛，这两种症状都是大麻素治疗的研究靶点。一项在 MS 相关神经性疼痛患者中的研究发现，使用 nabiximols 可明显改善疼痛和与疼痛相关的睡眠障碍[35]。一项针对 630 名 MS 患者的三臂式研究，比较了口服 Δ9-THC、cannador（一种同时含有 THC 和 CBD 的大麻提取物）和安慰剂，研究发现大麻类化合物与安慰剂相比，在主观上改善了患者痉挛和疼痛，但使用 Ashworth 痉挛评分量表却没有发现客观的改善。一项为期一年的持续研究发现，与基线相比，THC 和 THC+CBD 均在用药后一年改善了患者 Ashworth 量表的客观痉挛评分[96]。一项在 160 例 MS 患者的多中心临床研究中，比较了 nabiximols 和安慰剂，发现患者疼痛程度降低，但痉挛没有改善[97]。大麻烟对 MS 相关性疼痛和痉挛的研究很少，并产生了多种结果[56,98]。表 56.1 总结了一些已发表的大麻素研究结果。

加拿大疼痛学会在神经病理性疼痛的共识中指出，将大麻素列为神经病理性疼痛推荐的三线镇痛药物，列在选择性 5-羟色胺选择性摄取抑制剂（selective serotonin reuptake inhibitor，SSRI）、美沙酮和局部用利多卡因之前。此外，美国神经病学会指南小组委员会的系统评价发现，口服大麻提取物和吸食大麻烟可以有效缓解患者主诉的痉挛症状，Nabiximols 对患者主诉的痉挛症状和客观测量的痉挛均有效[98]。该系统评价还发现口服大麻提取物可有效用于 MS 相关的疼痛治疗，并且 nabiximols 和 dronabinol 都可能有镇痛效果[97]。

（六）癌性疼痛

大麻素产品用于治疗癌症人群中化疗引起的恶心和呕吐已有较长的历史。对于疼痛，一些早期研究表明，口服大剂量 15～20 mg dronabinol 可有效治疗癌性疼痛，并与 60～120 mg 的可待因疗效相似，但不良反应比可待因更为明显[8]。

在晚期癌性疼痛人群中，已使用 nabiximols（THC/CBD 舌下喷雾剂）进行了研究。初步的 Ⅱ 期临床研究结果表明，与安慰剂相比，Nabiximols 作为阿片类药物的辅助治疗对难治性癌性疼痛有效果[38,86]。特别是该临床试验显示，nabiximols 可减轻超过 30% 的疼痛，但由于不良反应过多，患者服

用的剂量偏大还是不利的。最近的Ⅲ期临床研究结果又显示 nabiximols 的镇痛作用与安慰剂相比没有明显差异[39]。而另一种合成的 THC 化合物大麻坦（benzopyranoperidine）与安慰剂相比具有镇痛作用，研究结果显示阳性，但镇静是常见的副作用[88]。然而另一项使用相同化合物治疗疼痛的研究却显示，大麻坦与安慰剂相比无差异[87]。

五、大麻素的风险和不良反应

与任何治疗潜在的风险一样，大麻素也有风险和不良反应。大麻素最常见的不良反应包括镇静、头晕、口干和烦躁。其他严重不良反应包括认知损害、焦虑和精神症状。需要重点注意的是，目前大多数关于大麻和大麻素的不良反应报道均来自娱乐性使用的研究。

应用大麻的不良反应除了产生认知和精神改变，还会影响知觉，产生欣快感。根据给药的类型和方法（吸入、食入、表面使用）不同，这些感觉可能会持续几个小时。生理变化包括体温下降、肌肉松弛、结膜充血、唾液减少/口干、心动过速、血管舒张、体位性低血压和支气管扩张。用药后的急性不良反应包括注意力、平衡、认知、记忆、判断和时间感觉受损[21,54,98]。较少见的是，大麻会诱发不愉快的体验，包括焦虑、恐慌和偏执多疑[21,98]。在极少数情况下，使用大麻可能导致包括妄想和幻觉在内的急性精神症状。青春期使用大量大麻与精神分裂症的发展有关，并且大麻滥用也与精神分裂症的症状恶化相关[54,99]。有较高 CBD 含量的大麻植株可能发生精神疾病不良反应的风险较低。与普遍的看法相反，大麻素的依赖风险并不高，虽然大麻素具有依赖的风险，大约为 9%，但这远低于酒精（超过 20%）和烟草（超过 60%）[100]。

目前尚没有因大麻或大麻的产品造成死亡的记录[54]。一项系统评价结果显示，因各种医学情况口服和口腔黏膜使用大麻的患者中，所报告的大多数不良事件都是不严重的（96.6%）[101]。与安慰剂相比，大麻素组患者中非严重性不良事件的发生更为常见，最常见的是神经系统症状，如头晕和焦虑。严重不良事件的数量与对照组相比没有显著差异，包括呕吐、尿路感染、呼吸道感染和 MS 复发[101]。一项较新的非癌症慢性疼痛患者的前瞻性队列研究显示，大麻与非大麻组患者的严重不良事件两组无统计学差异[102]，然而大麻组发生非严重不良反应的风险增加。

大麻素暴露的风险因年龄而异。产前暴露于大麻素，将影响新生儿和儿童的神经发育[103]，因此大麻不宜用于妊娠患者。对于青春期患者，有几项研究表明，早期使用大麻会导致持续的认知缺陷和降低受教育程度。在 18 岁之前开始用药的青春期人群更可能变成长期用药者。将使用大麻并出现依赖的青少年和成人作比较，发现青少年开始用药者的智商下降更显著[99,104,105]，而成年后开始使用大麻的患者似乎并没有因长期使用大麻而出现智商下降。因此，尽管研究有较多的混杂因素，但总体趋势表明青春期患者与成年后开始使用大麻的人相比，大麻对神经认知可能具有显著而持久的影响[106]。因此，任何未满 18 岁的人群，在开始使用大麻素之前，都应进行广泛的风险/效益评估。对 40 篇有关成年人使用大麻素的文章进行回顾，却没有发现持续性神经精神损害的证据。然而有 50% 的研究报道了大麻素对成年人至少会产生一些细微的损害。另一篇综述对 11 篇文章，包括 623 例大麻使用者和 409 例非使用者或低剂量使用者分析后得出的结论是，大麻使用者的学习和记忆新信息的能力可能会下降，而其他认知能力不受影响[98,107]。

大麻素可引发心肺系统的变化。有证据表明，大麻素可引起轻度心动过速和体位性低血压，导致跌倒的风险增加，这在老年人中更具临床意义[108]。在长期吸食大麻烟的人群中，有证据表明，支气管炎和其他呼吸系统疾病的风险增加[109,110]。大麻素对肺功能的长期影响存在争议。一项对 972 名烟草和大麻吸入人群的纵向研究发现，用力肺活量（forced vital capacity，FVC）、肺总量（total lung capacity，TLC）和功能残气量（functional residual capacity，FRC）的增加与吸烟或大麻吸入无关[111]，而其他研究则未能找到类似的关联。一篇综述分析了 34 篇关于吸食大麻烟与肺功能的研究文章，没有发现长期吸食与气流阻塞之间的关系，但确实发现患者慢性咳嗽、痰多和喘息增加[112]。在一项大麻吸食者与香烟吸食者的研究发现，一根大麻烟对第 1 秒用力呼气量（forced expiratory volume-1，FEV-1）的影响是一根香烟的 2.5～5 倍[113]。这可能部分与每次吸入大麻烟的量通常会多吸三分之二，吸入深度增加三分之一，并持续 4 倍的时间有关。此外，还发现大麻烟的焦油含量相对于香烟高出 50%[114]。大麻烟与烟草含有许多相同的化学物质和致癌物，包括苯、丙酮和氨[115]。流行病学研究与同期吸食香烟者为对照,尚未发现慢性大麻烟吸食者罹患肺癌的风险会增加[99,110]。但是,一些研究发现慢性吸食大麻增加了罹患头颈癌的危险[99,110]。

大麻素的戒断综合征已在频繁、大量使用的人群中得到了证实。该综合征的特点是焦虑、不安、愤怒和攻击性增加、食欲下降、体重减轻、失眠、情绪低落和胃痛[98,116]。这些症状可能在停药 2 天后出现,并在 1~2 周内缓解[117]。与阿片类药物、酒精和苯二氮䓬类药物相关的戒断综合征不同,大麻素戒断时不会出现严重的生理症状或反应[116]。

六、法规、专业和法律注意事项

(一) 临床使用的法规

根据联邦政府法律规定,拥有和使用大麻仍然是非法的。自 20 世纪 70 年代以来,DEA 将大麻列为Ⅰ类管制药物,认为它具有"很高的滥用可能性""目前没有被接受在医疗上使用"和"在医疗监督下缺乏可接受的安全性"。这与大麻在美国许多州的医用和娱乐用途的法律地位形成直接的对比,也造成了许多供应商和患者的困惑。

FDA 批准了两种大麻来源的药物:dronabinol和 nabilone。FDA 有责任确保药品有效、安全,并按照良好的规范进行生产,以确保药品的质量。FDA和其他联邦监管机构目前都没有监督或监管在医用大麻药房中出售的大麻或种类繁多的大麻产品的生产和分销。此外,由于缺乏国家监管,并且大麻和以大麻为来源的产品标签、浓度、剂量或纯度也没有国家标准,在大麻合法化的州,往往是大麻种植者、加工者和分销者进行自我监管。与之相反的是,荷兰、加拿大和以色列在联邦政府的监管下成功地进行了医疗大麻的生产和分销。但是,大麻和任何这类产品最终均未经过大规模临床试验来验证其对特定适应证的明确疗效。

为了努力提供更好的草药大麻加工和分销监管,俄勒冈州最近通过了一项法案,该法案指定俄勒冈州酒类委员会与农业部和卫生部合作,以监管大麻的生长、加工和在市场上的分销。此外,在全美范围内正在兴建用于检测叶片中大麻素浓度和污染物的实验室。然而,这些实验室目前不受任何部门监管,且检测费通常由种植者自己支付,因此实验室所得结果的准确性值得怀疑。

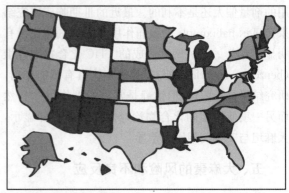

⬤ 娱乐使用大麻合法
⬤ 医用大麻和拥有大麻非刑罪
⬤ 医用大麻
⬤ 医用(非精神活性)大麻
⬤ 拥有大麻非刑罪
◯ 完全禁止

图 56.3　美国大麻法案地图(2015 年)。这张不断扩张的地图突显了美国各州的法律规定:从娱乐性合法的使用到全面禁止使用大麻

在那些已经以某些形式通过大麻合法化法案的州内,有关大麻的法律法规差异很大(图 56.3),临床医师必须熟悉所执业的州的法律。这些州法律在以下方面有所不同:①大麻可以用于哪种医疗情况;②医用大麻的类型(任何形式 vs. 只含有 CBD);③医师如何授权;④建议患者使用大麻的医师所负的责任;⑤患者可以拥有多少大麻或大麻植物用于医疗;⑥指定医疗护理机构拥有大麻的合法性;⑦管理药房的法规。由于大麻未经 FDA 批准,因此尚没有哪个州要求医师开嘱处方。

在 2009 年,总检察长 Eric Holder 表示:"不应优先利用联邦资源起诉那些有严重疾病的患者或者其护理人员,他们是在遵守州内法律的情况下使用的医用大麻"[118]。美国医学协会(American Medical Association, AMA)也大力推动颁布联邦法律以保护开大麻处方的医师。由于不是 FDA 批准的药物,没有第三方付款人或保险公司支付医用大麻的费用。大多数医院会在患者住院期间禁止其使用任何形式的大麻素,包括食用、酊剂和提取物。因为若允许患者使用"Ⅰ类"管制物品,则可能会导致该医院药房的 DEA 许可证受到危险。

有些州提供了大麻用药的推荐指南。在没有指南的情况下,推荐选择大麻的临床医师应根据其行医经验很好地管理患者。这包括医师应该熟悉医用大麻的安全性和功效,并就其责任和药物不良反应向患者提供咨询。然后应对患者进行监测,以评估其临床疗效、不良反应以及对患者功能和生活质量的影响。同时,应该在患者的病历中做适当的记录。

(二)临床研究的法规

由于大麻受到《药品管制法》Ⅰ类的控制,进行临床研究仍然具有挑战性。尽管联邦政府目前已经不再对那些因为医疗目的从州药房获取大麻的患者实施执法,但对大麻的研究仍然管控严格。大麻研究的监管涉及多个机构,包括 DEA[119]、卫生与公共服务部(Department of Health and Human Services,DHHS)、FDA 和国家药物滥用研究所(National Institute of Drug Abuse,NIDA)。进行大麻研究需要获得Ⅰ类药物 DEA 许可证。与获得常规的Ⅱ类药物许可证相比,Ⅰ类药物许可证需要更多的申请程序。首先,必须将拟定的研究提交给公共卫生和科学办公室(DHHS 的机构间审查小组)进行审查;批准后必须向 FDA 提交研究使用新药(investigational new drug,IND)申请;IND 批准后该研究将提交给 NIDA 和 DEA 进行进一步审查;必须同时从当地 DEA 办事处获得批准;当地的 DEA 将检查拟行研究的地点以及研究人员在存储、保护和分发大麻方面的操作,对大麻的要求比对其他研究药物的要求更为严格。某些州还需要进行额外的审查和批准(例如,加利福尼亚州要求所有使用Ⅰ或Ⅱ类物质进行的研究都要由加利福尼亚州司法部总检察长办公室下属的加利福尼亚研究咨询小组进行审查)。

自 1968 年以来,密西西比大学是美国大麻研究的唯一供应商,并与 NIDA 签订了合同。该机构已生产了多种大麻,包括不同浓度的 THC,以及 CBD 水平非常低(<1%)的安慰剂大麻叶。目前该机构正在积极寻求用于研究的 CBD 油。

七、大麻素在疼痛诊疗中的应用

由于联邦政府法律规定医用大麻是非法的,同时在美国有 23 个州的法律规定医用大麻是半合法的,医疗服务供应商和患者都非常关注大麻素在疼痛诊疗中的应用。由于联邦法律中大麻素的合法性问题,一些医师不推荐使用大麻。由于担心大麻素缺乏确切的镇痛疗效、大麻素的不良反应,以及大麻生产和销售不受监管和不可预测的特点,其他人

也拒绝推荐使用大麻素。然而,鉴于大麻素的长期使用具有安全性,且其用以治疗各种疼痛有据可循,有些医师还是会推荐某些患者使用大麻素。

与许多治疗一样,最具挑战性的问题是选择合适的患者。确定合适的医用大麻患者需要详细地采集患者的疼痛和社会病史、体格检查以及明确的疼痛诊断,并对可能使患者置于较高大麻素风险的危险因素进行广泛评估。表 56.2 详细介绍了医用大麻的临床指南,包括患者的评估和选择、将患者送至何处以及以何种形式给药、监测患者、大麻和其他管控物品的共同给药,以及有关医用大麻的潜在风险有哪些情况是必须公开的。

表 56.2　疼痛执业人员在处方大麻素之前应考虑的注意事项

了解美国联邦法(Ⅰ类,非法,2015 年)和您所在州的法律(图 56.3)

进行全面的病史采集和体格检查,并明确疼痛诊断

患者是否存在任何风险因素不能使用医用大麻素?(活性物质滥用、精神疾病、不稳定的/严重的情绪障碍、活动性心脏病)

患者对医用大麻有多少了解

请根据疼痛状况、症状、合并症,让患者充分知情同意(风险与益处)。解释大麻素用于疼痛治疗的证据级别

向医用大麻专家咨询有关大麻植株(高 CBD,低 THC)、给药途径和滴注(认识到大麻素的使用缺乏监管监督,以及草药活性成分的不统一)

像任何管控物品一样进行常规监测:
- 时间间隔
- 评估对于目标症状的控制情况、功能状态,其他物质、药品和大麻的使用方式
- 定期进行尿液筛查以获取有关药品使用的客观信息

根据观察到的结果继续或终止用药:
- 如果达到的治疗目标几乎没有危害/风险,则继续授权使用
- 如果对达到治疗目标没有帮助或严重不耐受或使用不安全的药品或物品,则终止用药

如果使用有害或功能明显下降,则通过咨询或转诊对患者进行干预

根据所观察到的结果,是否更新或推荐授权/认证:
- 如果达到治疗目标而无害,则继续
- 如果无助于达到目标或存在使用不安全的药品或物品,则终止

注:CBD,大麻二酚;THC,四氢大麻酚。
　　根据加利福尼亚州医学委员会指南《医用大麻》修订。
　　http://www.mbc.ca.gov/Licensees/Prescribing/Medical_Marijuana.aspx and Savage SR,Romero-Sandoval A,Schatman M,et al:Cannabis in pain treatment:clinical and research considerations. J Pain 17(6):654-668,2016.

(一) 患者选择

尚没有发表针对医用大麻的风险分层或患者选择的指南。nabilone(DEA Ⅱ类)和 dronabinol(DEA Ⅲ类)具有潜在的滥用可能,大麻本身也是如此。评估患者滥用药物的风险应该是患者选择大麻素治疗前的重要部分。尽管有用于阿片类药物风险评估的常用工具,如阿片类药物风险工具(opioid risk tool,ORT)或疼痛患者筛查和阿片类药物评估表(screener and opioid assessment for patients with pain,SOAPP-R),但尚未研究这些工具用于评估大麻滥用风险的特异性,不过这些量表对于大麻滥用的评估也可能起到很好的作用。对于一线和二线药物治疗失败的患者,尤其是癌症相关性疼痛或神经性疼痛,大麻素可能是最合适的选择。但对于那些患有严重精神病史(如精神分裂症或双相情感障碍)的患者可能不适合[120]。心动过速和血压波动这类可能发生的不良反应限制了老年人和患有严重冠状动脉疾病的患者接受大麻治疗。

多项研究对 dronabinol 和 nabiximols 潜在的滥用情况进行了评估。尚未证明临床上使用 dronabinol 会发生滥用。在对娱乐大麻使用者的研究中,dronabinol 和 nabiximols 都有可能发生滥用,但 nabiximols 风险比 dronabinol 低。尽管已知 dronabinol 具有更显著的精神活性作用,但由于其烦躁的发生率较高,作用起效较慢且滴注的灵活性较弱,因此普通用药者更渴望使用大麻而不是 dronabinol。与 dronabinol 相比,nabiximols 的欣快感或精神活性作用明显降低[121]。

(二) 药房和管理路径

重要的是,从业者必须了解其所在州有关医用大麻的法律法规(注意联邦政府仍将其视为非法药物)。此外临床医师应了解,他们在推荐大麻用于治疗时所起的作用也因州而异。有些州要求在长期开始使用大麻之前先进行测试;而有些州则要求医师为患者注册医疗使用大麻素之前,必须明确患者诊断;甚至更多的州在开始大麻素治疗后,对风险/效益的讨论、随访和重新认证的要求均有所不同。各州还对患者可能拥有的医用大麻数量、种植数量以及药房可以出售的数量进行限制,并对某些大麻形式(如食用品)的存在和包装施加限制。

在加利福尼亚州,与大多数医用大麻合法的州一样,任何医师都可以向患者建议使用大麻进行治疗。医师为患者提供一张建议使用大麻的证明以作为法律保护,因为有些州对于拥有和使用大麻的数量是有法律规定的。不过这样的一张证明对于联邦当局的起诉是没有保护作用的。在加利福尼亚州,患者可以将这张证明以及身份证明文件带到其居住的计划办公室,以获取医用大麻识别卡(medical marijuana identification card,MMIC),之后患者可以拥有并获得用于其临床治疗的医用大麻。

美国不同的州在其特定的医用大麻计划方面各有不同,需要详细的有关患者使用大麻的资料(通常是通过网站)。在有的州获取州签发的 ID 卡不是必须的,但在有些州则要求必须获得 ID 卡。注册的 ID 卡将包括患者姓名的相关信息存入数据库,大麻出售药房和执法部门可以访问数据库,以识别医师建议需要用药的患者。医用大麻出售药房(在 23 个医用大麻合法的州)出售各种形式的大麻药物,这些可能包括用于吸烟或汽化的植物干芽、可摄取的油和酊剂、局部应用的乳膏或溶液,以及用含大麻油脂制成的曲奇和其他可食用产品。通过使用蒸发器代替吸烟可以减轻某些患者的肺部不良反应[120]。药房提供的大麻产品,在效能上会有很大差异。在大多数地区,会标注 THC 或者 CBD 含量,但并不会对含量的多少进行任何独立测试。信誉良好的药房可在教育患者方面提供一些帮助,并指导患者选择 THC 含量低和 CBD 含量较高的产品,而不是那些主要用于娱乐目的的产品。在拥有医用大麻法律的 23 个州中有 15 个州,患者或其护理人员可以在家中自己种植大麻,但对每个患者种植的数量有一定限制。在 23 个州中,每个患者可以拥有的大麻量从 1~24 盎司不等。

目前保险公司没有承保医疗大麻,因此患者要自付大麻费用。大麻的价格范围取决于其种类、效能、类型(芽、酊剂、油、饮料和食用食品)、有机/非有机,以及出售的地点。大麻,尤其是被用于吸食(烟或汽化)的植物芽通常以克出售(每克 5~20 美元)。浓缩物(油、蜡)可能更昂贵,平均每克 20~60 美元。食用和酊剂的成本和效能也相差很大。简单的互联网搜索显示了多个网站可提供合法出售大麻的药房位置相关信息,以及其大麻产品的价格和所宣传的大麻素浓度[122]。这些产品没有保险支付,因此大麻的花费过高可能是某些患者使用这类药品的最大阻碍。

(三) 医用大麻与阿片类药物联合使用

有关健康成年人的研究表明,大麻素和阿片类药物联合使用可产生累加或协同的镇痛效应[56]。

在癌症相关性疼痛的研究中,将 nabiximols 作为阿片类药物的辅助镇痛治疗。但具有成瘾性和拟精神症状作用的不同管制物品进行组合使用时应慎重考虑。关于阿片类药物和大麻素的联合应用尚无明确指南。长期使用阿片类药物的患者联合应用大麻素,可能未来会发生异常的阿片类药物相关行为[120]。至少临床医师应仔细评估患者的药物滥用风险,并持续监测患者异常的觅药行为、积极的镇痛效果和功能改善,以及通过尿液筛查仅适合使用处方药或推荐使用毒麻药品的患者。有人提倡采用类似阿片类药物使用时的大麻药品协议,协议包含了大麻治疗给患者带来的各种风险、患者的预期责任和行为[120]。

(四) 医用大麻风险声明

拥有和使用医用大麻存在多种风险,在推荐使用该药物之前,应先向患者声明。首先是拥有和使用大麻素的法律风险(DEA 仍将其列为Ⅰ类管制物品)。随着医疗大麻法案的推行,儿童的意外暴露增加[21]。含大麻的食品和饮料对儿童暴露尤其具有高风险,应警示患者将含有大麻的产品放在儿童接触不到的地方。尽管大麻素成瘾的风险可能比阿片类药物或酒精还低,但大麻素仍然存在依赖、成瘾和戒断的风险,应当告知患者[107]。吸食大麻烟所引起的肺部疾病和癌症的风险目前尚不清楚,然而已经有一些关于其潜在的肺部并发症的说法[56]。使用大麻会影响对车辆的操控能力,与酒精混合时,可加剧这种损害。应提醒患者不要在使用大麻或大麻类药物时开车,尤其是那些含有 THC 的药物[107]。

八、总结

关于大麻素的立法不断变化,并逐渐在完善。尽管对大麻素有法律限制,但临床试验的数据又重新引起了人们对大麻素镇痛作用的兴趣。虽然关于大麻素镇痛疗效的证据不多,但这仍然可能会引领关于大麻素组合物和给药系统的研究,这些研究也会越来越多。然而,由于存在重大的法律问题,推荐使用大麻素治疗疼痛变得更复杂。临床上越来越多的疼痛医师在诊疗时被患者问及有关大麻素的问题,无论疼痛医师选择推荐医用大麻,还是处方大麻衍生类药物,都要求疼痛医师必须了解使用大麻素镇痛的临床证据,并随时了解不断变化的法律规定。那些建议使用大麻的医师,应在开始治疗前仔细选择患者,并让患者知情同意,同时进行适当的监测,以确保患者的获益大过治疗相关的风险。

◆ 要 点 ◆

● 大麻素是多种与体内特异的抑制性受体结合的中药、内源性和合成化合物。

● 大麻是一种草药类大麻素,广泛地涉及医疗、工业和娱乐领域,其历史可追溯到人类 5 000 年前。

● 美国联邦政府将其列为Ⅰ类管制药物(用于医疗被视为非法),这导致使用大麻的医师、科学家和患者会面对许多法律和法规问题。但随着美国多个州放松了对大麻素的限制,关于大麻素的法规已经不断得到改善。

● 大麻素可分为三类:植物大麻素(大麻衍生类化合物)、合成类(人工合成的化合物)和内源性大麻素(体内产生的与大麻素受体相互作用的化合物)。

● 大麻植物中包含了 400 多种化学物质,其中至少 80 种为大麻素。Δ9 - THC 是大麻中最出名的主要精神活性类化合物。CBD 是另一种大麻素,具有更强的镇痛特性且精神活性较弱,是具有潜在镇痛作用的药物。

● 一项综述回顾了大麻素用于疼痛治疗的相关临床试验,结果显示大麻素在多种情况下有一定的疗效,包括神经病理性疼痛、癌性疼痛和痉挛状态。随着新的有关大麻素化合物/组合物不同给药系统的研究开展,有关大麻素疗效的证据级别可能会发生变化。

● 大麻素具有非常良好的效益/风险比,表现在严重不良反应少和依赖性小两方面。

● 医师推荐患者使用大麻素治疗疼痛时,必须仔细评估患者,并让患者知情同意,同时应考虑新出现的临床证据和不断变化的法规问题。

参考文献

请于 ExpertConsult. com 在线访问参考文献。

第 57 章 神经外科消融术用于治疗慢性疼痛

Joshua Rosenow, MD, FAANS, FACS

翻译：郑碧鑫　审校：宋　莉　樊肖冲

神经系统的毁损是用于治疗顽固性疼痛的不可逆技术。然而,在发明更有效的技术之前,如鞘内给药和(周围或中枢)神经刺激技术,毁损技术是神经外科治疗疼痛的主要手段。可选择毁损的靶点有:大脑、脑干、脑神经、脊髓和周围神经。尽管新型治疗手段的兴起使许多消融手术被搁置一旁,但仍有一些神经外科毁损技术具有临床应用价值。

一、概述

阻断周围或中枢神经系统疼痛信号的传导是医学上治疗顽固性疼痛(良性或恶性)最直接和有据可循的方法。可以进行干预和用于疼痛治疗的靶点很多,从周围神经和神经节到上行脊髓丘脑束和脊髓中央,以及三叉神经丘脑束都是潜在的靶点(图57.1和图57.2)。此外,破坏丘脑和扣带回等小脑幕上结构也能控制疼痛。但是,这些干预措施的效果并不像理论上那样完美,再次说明了慢性疼痛发生和维持的生理学改变远比我们所了解的复杂。

目前有多种方法可以用来毁损神经系统,最简单的是撕脱/切除周围神经或脑神经分支。

热凝固术(thermocoagulation,TC)或射频(radiofrequency,RF)常用于中枢神经系统毁损,包括神经节、脊髓和颅内毁损。冷冻消融术在20世纪曾获得了一些医师的青睐,但目前已很少使用该技术。

神经外科消融术适用于经非外科手术、保守治疗无效的慢性疼痛患者,包括康复治疗、口服药物治疗(如消炎镇痛药、阿片类药物、抗惊厥药、抗抑郁药)和注射治疗。鉴于神经调控和鞘内给药技术的

发展,在考虑神经外科消融手术之前可以先尝试上述治疗手段。对于晚期恶性肿瘤的疼痛患者,神经

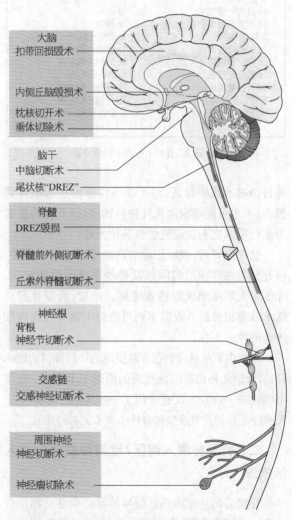

图57.1 可用于治疗顽固性疼痛的各种神经外科毁损手术示意图。DREZ,脊髓背根入髓区

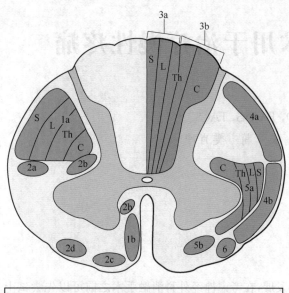

图 57.2　脊髓上行和下行传导束

运动和下行（传出）通路（左侧，中灰色）

1. 锥体束
1a 皮质脊髓侧束
1b 皮质脊髓前束
2. 锥体外系
2a 红核脊髓束
2b 网状脊髓束
2c 前庭脊髓束
2d 脊髓橄榄束
定位投射缩写：
S：骶　L：腰
Th：胸　C：颈

感觉和上行（传入）通路（右侧，深灰色）

3. 背柱内侧丘系
3a 薄束
3b 楔束
4. 脊髓小脑束
4a 脊髓小脑后束
4b 脊髓小脑前束
5. 前外侧系统
5a 脊髓丘脑侧束
5b 脊髓丘脑前束
6. 脊髓橄榄纤维

外科消融术风险较高，对于非恶性原因引起的疼痛患者，手术可能造成永久性神经病变，因此在为患者考虑行手术之前也应先尝试其他治疗。

选择患者后，确定正确的消融手术也同样重要，应充分考虑疼痛的病因以及神经系统的解剖定位，才能最大限度地缓解患者疼痛。比如，周围神经切除术或背根神经节毁损术则可能对中枢神经病理性疼痛的疗效不佳。

本章内容从目前仍在普遍使用的神经外科消融术开始，介绍几种已被广泛报道的消融手术经验。在本书（第 65、66 和 82 章）还介绍了一些其他的技术（如三叉神经半月神经节毁损和脊柱小关节去神经术）。

二、脊髓背根入髓区/尾侧脊髓背根进入区损毁

脊髓后角是疼痛感觉信号传导的中继站和整合位点。最初在 1972 年，由 Sindou[1] 通过热凝的方法对脊髓背根入髓区（dorsal root entry zone，DREZ）

进行毁损。在 1974 年，Nashold 和 Ostdahl[2] 利用射频所释放的能量对 DREZ 进行毁损，清除恶性肿瘤或神经损伤导致已发生中枢敏化的部位。毁损的目标在于只损伤 Lissauer 束，保留背根神经和脊髓后柱与本体感觉、触觉相关的神经纤维。目前临床上仍继续使用这一技术，主要用于治疗由创伤性臂丛神经根撕脱引起的疼痛。

（一）步骤

首先暴露相应解剖水平的硬膜囊，然后对背根进行显微外科解剖和分离。通过电刺激测试或显露撕脱的神经根以确定正确的解剖区域，在神经根入髓区的下外侧进行毁损。传递疼痛信号至脊髓后角的小的无髓神经纤维或细的有髓神经纤维，从外侧进入 DREZ 区，而内侧主要含有组成脊髓后柱的一些神经纤维。打开软脊膜，并在背根神经外侧进行热凝毁损，Sindou[1] 的方法是使用微双极进行 DREZ 热凝，也有使用 DREZ 射频针（直径为 0.25 mm），射频参数为 75 ℃，持续 15 秒，以产生 1 mm 毁损区域。此外，激光[3] 和超声[4] 使用的毁损方法也有相关报道。

治疗面部疼痛，可选择损毁三叉神经脊束核。三叉神经脊束核是灰质后角在颅内的延续，从脑干向上颈段脊髓延伸，并接收来自三叉神经系统的许多伤害感受信号。Bernard 等[5] 首先提出从 C2 神经根的上根到闩脑上方的靶点处进行毁损。在尾核，接收来自第一分区输入信号的细胞位于更靠近腹外侧的位置，而接收来自第三分区输入信号的细胞则位于更靠近背内侧的位置。此外，第三分区仅代表更多的神经核的颅面部分，而第一分区范围则更广阔。

由于在背角的侧面存在皮质脊髓束，对 DREZ 毁损时必须格外小心。同时，DREZ 与背角的面积大小和成角取决于椎体水平，在胸段要薄得多。此外，不能损坏脊髓固有血管的血流，有文献报道，脊髓固有血管损坏后肢体瘫痪的发生率从 0%～69% 不等[6]。

（二）结果

较多的研究显示，DREZ 术后，患者疼痛能得到有效的控制。Dreval 发表一项研究显示，124 例臂丛神经撕脱伤患者在 DREZ 毁损之后疼痛缓解的平均时间为 47.5 个月，疼痛控制有效率为 87%[4]。对于这类适应证的患者，许多研究显示大多数患者（通常是同类人群的 50%～80%）的疼痛能得到较好的

表 57.1　DREZ 毁损术疗效的最新研究结果

研究	疼痛病因,研究性质	结果	评价
Haninec 等,2014[7]	臂丛神经损伤;回顾性研究;DREZ 研究 17 年(1995 年至 2011 年);52 例患者;根据疼痛评分降低分为 3 组:Ⅰ(疼痛减轻＞75%);Ⅱ(疼痛减轻 50%～75%);Ⅲ(疼痛减轻＜50%)	71% 的患者疼痛减轻＞75%(第一组);21% 的患者疼痛减轻 50%～75%(第二组)	第一组患者主诉残留伤害感受性疼痛;第二组疼痛来源不明;第三组有残留的神经病理性疼痛。手术成功率为 92%,失败率为 8%
Awad 等,2013[10]	疼痛的病因不同(臂丛神经撕脱、脊髓损伤性疼痛);回顾性研究;1986 年至 2011 年接受 DREZ 的患者;101 例中 19 例联系上的患者	7 例(37%)疼痛完全缓解;6 例(32%)好转;3 例(16%)轻微缓解;3 例(16%)效果不佳	超过一半的患者报告生活质量良好
Ko 等,2016[11]	臂丛神经损伤;回顾性研究;1995 年至 2012 年接受 DREZ 的患者;27 例	初始成功率为 73%,中位随访 62.5 个月时下降为 66%	DREZ 或背角区域毁损与预后差有关。DREZ 手术前疼痛持续时间越长,预示手术预后越好

注:Chivukula 等[8]的研究涉及尾状核和 DREZ,但没有排除标准。其他研究发表得较早。DREZ,脊髓背根入髓区。

缓解。DREZ 毁损治疗幻肢疼痛的研究有限,且疼痛缓解效率较低(为 14%～67%),该缓解率与脊髓损伤和躯干部位带状疱疹所致疼痛的患者相似[6]。近期发表的文献显示,有大约三分之二的患者 DREZ 术后疼痛明显减轻(尽管未完全缓解)(表 57.1)。如果原发损伤不累及 DREZ,患者的疗效会更好[11]。一项 DREZ 治疗脊髓损伤所致疼痛疗效的系统评价发现,大部分研究可为临床提供 4 级证据[9]。DREZ 毁损对脊髓损伤后神经节段性的疼痛比弥漫性疼痛更有效[9]。

由于尾状核位于脊髓小脑束深部,尾状核 DREZ 手术术后共济失调的发生率很高(达 90%),导致尾状核 DREZ 手术发展遇到了瓶颈。Nashold 为此专门设计了带有角度的新型绝缘射频针,在尾状核毁损时可保护神经通路不受到破坏,将共济失调并发症的发生率降低至 39%[12]。与脊柱区 DREZ 相反,尾状核 DREZ 的最佳适应证是带状疱疹后面部疼痛(Duke 报道的病例中,71% 的患者疼痛缓解优良)[13]。新近病例报道显示[8],该手术可使患者疼痛减轻 50%～60%,三分之一的患者在术后第一年疼痛可能复发,近一半的患者在 5 年内疼痛保持缓解。

三、周围神经切除术/神经节切除术

周围神经切除术是治疗三叉神经痛[14-17]和周围神经瘤最有效的治疗方式[18,19]。尽管该手术不是治疗三叉神经痛的常规方法,但却是周围神经瘤的主要治疗方式。

(一) 步骤——神经切除术

由于三叉神经半月神经节射频消融术累及 V1 会导致相应区域皮肤和角膜麻痹,V1 外周支(眶上神经和滑车上神经)撕脱是常用的神经切除术。当然,神经切除术也用于不适合其他技术进行治疗的三叉神经 V2 和 V3 分支疼痛的患者。

眶上神经切除术常采用经眉弓切口,而眶下神经切除术则采用经龈唇边缘到达上颌骨的方法。定位神经后,用小器械缠绕并撕脱神经分支。

(二) 结果

在 Grantham 和 Segerberg[20]的病例研究中,这些神经外科手术减轻疼痛的平均持续时间为 33.6 个月。Oturai 等[21]比较了射频热凝术和神经切除术,发现 51% 的患者接受神经切除术后疼痛完全缓解,复发率为 78%;而射频组的无痛率为 83%,疼痛复发率为 49%。

神经切除术也可用于治疗眼眶疼痛[22]、胸廓疼痛[23]、肩痛[24]和盆腔痛[25-27]。有时也可作为术后神经病理性疼痛(如 5%～8% 的疝修补术后疼痛患者)的治疗方法[28]。Zacest 等[29]报道,在 26 例疝修补术后患者中,19 例患者行髂腹股沟神经切除术后疼痛明显缓解,但 13 例患者疼痛复发。其他研究[30]的结果显示,此类手术的长期疗效并不持久。有文献报道,神经切除术后获得较好的疼痛缓解率,但都是一些小样本的病例[31]或是随访时间有限[32]。

（三）步骤——神经节切除术

神经节切除术的目的是避免周围神经消融或撕脱后周围神经再生的问题。虽然患者能否从该手术中最大获益仍然是一大挑战，但大多数研究人员认为，靶点神经根行诊断性阻滞后可以明显暂时性地缓解疼痛是非常重要的。

背根神经节包含感觉神经元的细胞体，其中央突起进入脊髓后角。神经节本身位于神经孔的外侧，蛛网膜下腔神经根根袖末端的远端。可以通过上一节段小关节的侧面和椎板的下方暴露靶点神经节并将其切除。打开神经根根袖暴露神经节，可以将其与下腹侧根分离并切除。

C2 神经节切除术是顽固性枕神经痛的治疗方法。C2 神经节位于 C1 和 C2 的椎板之间大量静脉丛的腹侧。C1 椎板的下部有时会被切除以便于暴露 C2 神经节。

（四）结果

文献报道，神经节切除术的治疗效果差异很大。在 Taub[33] 的较大规模病例研究中，61 例腰椎手术后持续根性疼痛的患者接受神经节切除术治疗，有 59% 的患者获得了良好的疼痛缓解。Strait 和 Hunter[34] 报道了相同适应证的病例，其中 66% 的患者在同时接受 L5 和 S1 神经节切除后达到无痛状态。然而，在 Wetzel 等[35] 报道的 37 例患者中，行神经节切除术后两年，对患者进行随访，其中只有 19% 的患者在术后得到了较长时间的疼痛缓解。North 等[36] 发表的结果更令人不满意，13 例患者中仅有 1 例在术后 5.5 年疼痛缓解率超过 50%，而手术对疼痛患者的用药和功能改善的影响甚微。

尽管存在这些问题，神经节切除术仍然是有临床价值的。Young[37] 和 Arbit 等[38] 均发表了一系列关于神经节切除术治疗患者癌性疼痛的报道。在 Arbit 报道的病例中，14 例患者中有 13 例因恶性胸壁疼痛行胸神经节切除术，术后疼痛缓解效果极佳或较好。虽然随访中位时间仅为 22 周（最长 45 周），这也可能为该方法在癌性疼痛中的更多应用提供依据。

Acar 等[39] 发现，该手术对于选择性 C2 和 C3 神经根阻滞疼痛缓解的顽固性枕神经痛患者有效，在最后的随访中（平均 42.5 个月），有 60% 的患者报告疼痛明显减轻或中度缓解。在 Lozano 的[40] 病例研究中，有 80% 神经病理性枕部疼痛或外伤性疼痛的

患者对该手术的疗效优秀或良好。然而，那些曾经接受过周围神经切除术或射频消融术的患者却并没有从神经节切除术中获得额外的疼痛缓解。

四、交感神经切除术

目前，交感神经切除术最常用的适应证是手掌多汗症。但近几十年来，交感神经链的阻断技术已成功用于多种疼痛综合征的治疗，如复杂性局部疼痛综合征（Ⅰ型和Ⅱ型）和心绞痛，以及如 X 综合征和雷诺病等痛性血管痉挛性疾病。通常这些疾病的疼痛特点不符合传统的周围神经或皮神经支配模式，并且疼痛强度与诱发事件和（或）影像学发现不一致。疼痛常伴有血管功能障碍和营养障碍。

Roberts[41] 提出用"交感神经维持性疼痛（sympathetically mediated pain，SMP）"一词来描述由于交感神经传导中断（暂时或永久）而引起的疼痛消除现象。然而，尽管在这一领域进行了大量研究，但对交感神经系统产生或维持神经病理性疼痛综合征的确切机制尚缺乏具体的了解[42]。在确定患者拟行交感神经切除术前，必须确定 SMP 和交感神经无关性疼痛（sympathetically independent pain，SIP）对疼痛总体水平的相对影响。最常用的方法是通过观察局麻药对交感神经阻滞的临床反应，也可以使用静脉注射酚妥拉明（α2－肾上腺素能受体阻滞剂）和（局部静脉）使用胍乙啶（Bier 阻滞），使肾上腺素耗竭。交感神经切除术可适用于一些对其他治疗方法无效，而经上述注射治疗后得到暂时疼痛缓解的疼痛综合征患者。

（一）步骤

交感神经切除术可通过多种入路进行，具体取决于需要中断的交感神经链的区域。胸交感神经切除术最常见的方法是切除 T2 和 T3 神经节以治疗上肢疼痛，可以通过小型开胸手术或常用的胸腔镜手术进行。在胸腔镜手术中，同侧肺塌陷后建立手术通道，打开胸膜，在后侧胸壁的旁正中位置可识别到交感链，在交感链的目标神经节上方和下方热凝并切断交感链，然后取出标本。在关胸之前，用小的红色橡胶导管或胸腔引流管将气胸抽空，很少在胸腔镜交感神经切除术后留置胸腔引流管；也可以通过 T2 和 T3 处的肋间胸膜切除法向后接近交感链，从肋骨头和横突的下方切开胸膜，交感链位于胸膜上方靠近椎体外侧，可将其剪下/热凝并切除。下胸

段也可行类似的手术,以缓解一些对内脏神经阻滞后疼痛可缓解的神经性内脏痛(如慢性胰腺炎)。为此,T9~T12 的神经节以及内脏神经一起被切除,对于这类患者常需要采取双侧切断手术。

腰段交感神经切除术可缓解下肢疼痛,通常切除 L2 和 L3 的神经节。通过侧切口推开腔静脉或主动脉,分开腹膜后肌肉(患侧),可见交感链于腰大肌和椎体间。

Wilkinson[43]率先提出了胸交感神经射频热凝切除术。透视下将射频针电极放置在 T2 和 T3 交感神经节的水平,神经节位于椎体的背侧附近,靠近椎体中点(头尾方向),进行多个点毁损,以确保适当的毁损效果。在手术过程中可以通过监测肢体温度,来确定手术结点,同侧肢体温度升高 2℃被认为有意义。胸腔手术的并发症包括气胸、霍纳综合征、血管损伤和肋间神经痛。腰交感神经切除术会导致男性发生射精障碍。很少有患者出现"交感神经切除术后神经痛"(即在神经所支配的肢体近端出现一种持续性的酸痛),而即使出现大多数在几个月内可自行缓解。

(二) 结果

病例研究结果显示,至少在接受胸交感神经切除术后的早期,患者的疼痛缓解率可达到 65%~100%[44-47]。腰交感神经切除术的成功率与之相似[48,49]。

Wilkinson[50]在 27 例患者(3 例为双侧)中进行了 37 次射频交感神经切除术来治疗疼痛,其中复杂性区域疼痛综合征(complex regional pain syndrome, CRPS)患者 8 例,灼性神经痛患者 14 例,术后早期患者的疼痛缓解率为 93%,但一年后随访疼痛缓解率则下降至 69%。在其另外报道的 110 例因各种适应证而接受射频交感神经切除术的患者中,有 6 例患者发生了有症状的气胸,2 例患者发展为持续性霍纳综合征,7 例患有短暂性肋间神经痛。

五、脊髓切断术

脊髓切断术的理论依据是:在脊髓的前外侧象限阻断脊髓丘脑和脊髓网状通路,可以阻断疼痛信号从外周向大脑的输入。这类毁损旨在保留良好的触觉和本体感觉束。在脊髓丘脑束中,骶段纤维多位于背外侧,颈段纤维多位于腹内侧。此外,在任何脊髓水平,组成脊髓丘脑束的轴突都主要是来自对

侧脊髓,并位于特定水平以下 2~3 个脊髓节段细胞的投射。因此,脊髓切断术可以缓解毁损平面以下 2~3 个皮区的疼痛。然而,在毁损上颈段脊髓时必须小心,因为网状脊髓束的呼吸纤维位于脊髓丘脑束的中间,通常不进行双侧上颈段脊髓切断术,此外,呼吸功能较弱的患者通常被认为不合适该类手术。该治疗方法对难治性恶性疼痛最为有效。尽管开放式脊髓切断术由 Spiller 在 1912 年首次开展,但 Mullan[51-53]率先使用了经皮入路,让临床上体弱的晚期恶性肿瘤患者也可以接受该手术。

(一) 步骤

在开放手术中,首先完成硬膜内暴露,然后在相应的脊髓水平切开齿状韧带,提出齿状韧带的游离端使外科医师能够从手术侧轻轻旋转并露出腹侧脊髓,用 45°角脊髓切断钩插入前外侧区域,在清除腹侧之前将脊髓放到内侧,注意不要侵犯内侧软脊膜,并警惕可能存在脊髓前血管损伤的风险。

经皮脊髓切断术常用于上颈段(C1~C2)区域,以治疗半身疼痛。这一手术可通过计算机断层扫描(computed tomography, CT)或透视引导下结合脊髓造影术完成[54-56]。经外侧入路向硬膜穿刺后,向脑脊液(cerebrospinal fluid, CSF)注入造影剂,从而识别齿状韧带和确定腹侧一半的脊髓。将刺激/毁损电极穿过套针,可根据阻抗大小,来映射射频针逐渐进入脊髓。当阻抗从大约 300 Ω 增加到 500 Ω 以上时,预示射频针已穿过软脊膜,患者可能会描述由此操作引起的疼痛。低频电刺激为运动测试,以靠近皮质脊髓束;高频电刺激为感觉测试,应覆盖疼痛区域的对侧感觉,然后开始连续射频毁损,直到射频针镇痛区域覆盖患者的疼痛区域为止。

(二) 结果

大多数文献所报道的脊髓切断术镇痛疗效,均使用的是经皮穿刺技术,且因为大多数文献都是回顾性的研究,所涉及的病例数较少[54,55],或联合使用了其他手术,因此难以对脊髓切断术的疗效进行评价。Sindou 等[57]从文献和个人经验中选出了 2 022 例因恶性肿瘤疼痛而接受脊髓切断术的患者,术后 6 个月疼痛缓解率为 75%,术后一年疼痛缓解率为 40%。Tasker[58]在其临床研究中指出脊髓切断术术后的疼痛缓解率为 95.5%,其中 94.4% 的患者达到满意的效果,在最后的随访中这一比例降至 84%。脊髓切断术最常见的并发症是由于邻近的脊髓小脑

和皮质脊髓束的继发损伤引起的共济失调或轻瘫，大部分患者(2.9%~100%)所出现的这一并发症是短暂的，而对于少数患者(1%~20%)可能是永久性的。有0.5%~27%的患者发生了严重的呼吸衰竭，一些学者[59]提倡在下颈段区域采用前路穿刺的方法，以避免发生以上并发症。最近有病例报道[60]显示，脊髓切断术有极好的疼痛即刻缓解效果，并至少能持续数周，该篇文章回顾了45例不同诊断的肿瘤(间皮瘤、头颈、支气管、食管、结肠、骨盆、直肠)患者，这些患者接受了脊髓切断术，在术后第2天[中位数：0，四分位间距(interquartile range，IR)：0~5]和28天(中位数：0，IR：0~3.3)[60]疼痛均明显减轻。不良反应包括头痛、感觉迟钝、运动无力和疼痛加剧，但未发生严重不良事件。

脊髓切断术目前常与其他姑息性疼痛治疗手术(如鞘内神经调节)联合使用[61]。但是，脊髓切断术之后可出现迟发性新的疼痛这一严重并发症。Nagaro[62]报道显示，接受脊髓切断术的45例患者中，有33例出现了迟发性新的疼痛。在28例患者中，新的疼痛出现在原始疼痛的镜像位置，通常可以通过阻滞支配原有疼痛的神经来治疗。但是这类疼痛并不总是那么容易治疗[63]，据多项病例报道，该并发症影响了1%~16%的患者。Bowsher[64]认为，这是由于毁损了具有天然双侧感受野的伤害性细胞的单侧抑制通路。

Cowie[65]报道了56例患者行外科脊髓切断术后，术后早期的疼痛缓解率为95%，一年后随访疼痛缓解率降至55%。对于非恶性肿瘤疼痛患者，术后的疼痛缓解率是85%，一年后疼痛缓解率仅为35%，三年后仅为20%，且两名患者死于呼吸衰竭。最近报道的病例[66]显示，开胸脊髓切断术暴露出了该手术有可能存在的问题：伴发新的疼痛、腿部无力和泌尿系统问题，这些都使得该治疗的结局变得复杂。

六、脊髓纵切开术

脊髓纵切开术是切断前联合穿过脊髓的脊髓丘脑束纤维。脊髓纵切开术阻断了伤害感受信号，在切断平面的脊髓和脊髓以下水平产生镇痛作用。但该手术通常会产生更为广泛的疼痛缓解区域。值得注意的是，脊髓纵切开术后的疼痛缓解模式常常不能通过传统的脊髓神经束图谱来预测，这种现象背

后的确切机制尚不清楚，但可能涉及超出伤害感受性通路以外的机制。鉴于脊髓纵切开术会对脊髓背侧柱造成损伤，背侧柱同时传递多种模式的感觉信号，该手术可能会破坏侧支通路[67-69]，这种损伤即使外科医师的手再灵巧也难以避免，因此脊髓纵切开术仅用于下半身和盆腔顽固性疼痛的患者。

(一) 步骤

应在与疼痛相对应的脊神经水平暴露脊髓(而不是骨性脊髓节段)。通常在后柱之间背侧中线的纤维隔外侧插入一个小探针，接着用探针小心地将中线交叉纤维切断，直到发现脊髓前裂为止，注意不要损伤位于腹侧的脊髓前动脉和其他硬膜外静脉。对于下半身和盆腔部位的疼痛，通常通过T9椎板切除术暴露脊髓。

Nauta等[70]减少了该手术所需的暴露范围和解剖深度，在他们的技术中，可以使用开放式或立体定向手术的方式[71]，在脊髓的背中线进行单个点状毁损。考虑到该手术缓解疼痛的理论是基于背侧柱伤害感受性通路的损坏，故有些外科医师[72]实施了旁正中背侧柱的双侧毁损，而并没有切断深部的中线交叉纤维。

(二) 结果

临床适合接受该手术的患者人数很少(比神经刺激病例还少)，现有的病例数也相当少，且大多数患者为顽固的恶性肿瘤性疼痛，并且预期寿命有限。Hirshberg[69]所报道的8例患者，在接受脊髓纵切开术后的生存时间为3~11个月，所有患者直至临终均有明显的疼痛缓解。一例患者在手术后出现了腿部无力。Nauta[70]所报道的6名接受点状中线脊髓纵切开术的患者也是相似的结果。但是Kim[73]报道的8例因胃癌导致的内脏痛患者接受高位胸段脊髓纵切开术后，3名患者在其他部位出现了新的疼痛(术前原有的疼痛减轻)，另一名患者出现了本体感觉缺失和感觉异常。一项对11例患者在MD安德森癌症中心接受中线脊髓纵切开术治疗的回顾性分析显示，大多数患者疼痛减轻效果良好，但如乏力和尿潴留等并发症也并不少见。在已发表的病例报告中，点状技术和传统技术的治疗结局差别不大。

七、颅内毁损

颅内毁损的适应证为：无法通过脊髓消融毁损治疗的面部、头部和颈部的疼痛、更广泛的躯体部位

疼痛、治疗情感性质的疼痛或缓解内分泌性的恶性肿瘤疼痛。

（一）中脑神经束切断术

Dogliotti 于 1938 年首先进行了该手术，Walker 于 1942 年进行了报道，切断中脑内的脊髓丘脑束旨在对头颈部顽固性疼痛的患者产生一侧躯体的镇痛效果[75]。不幸的是，由于术后出现感觉异常以及如听力障碍等并发症，其应用受到了严重阻碍，且暴露困难对于该技术的开展也是一个障碍。Wycis 和 Spiegel 报道了一种非开放式的立体定向手术[76]，这一类手术的相关病例报道大约为 150 例[77,78]，患者的疼痛缓解情况差别也很大，且并发症也较多。最常见的并发症是感觉异常（15%～40%）、凝视麻痹和轻偏瘫。在更靠近颅内区域进行毁损可极大地减少并发症并提高疼痛缓解率，同时要避免毁损脑丘附近的脑干，以免造成固有听觉和视觉障碍。Colombo[79] 指出，感觉异常通常与躯体感觉诱发电位（somatosensory evoked potential，SSEP）信号的消失有关，这表明除脊髓丘脑纤维外，可能意外损伤了内侧丘系纤维。术中刺激可帮助识别脊髓丘脑纤维和丘系纤维，通过刺激前者可诱发疼痛感，刺激后者纤维束可产生振动和愉悦感。毁损不仅包括固有的脊髓丘脑束，还包括继发性毁损中央导水管周围灰质。

（二）丘脑切开术

丘脑是大多数运动和感觉功能的主要深部中继核。多个（单独或隔离的）丘脑核团已经被作为控制疼痛的靶点，包括内侧/板层内丘脑、Vc（ventroacud-al）核和枕核。Vc 核内麻醉体区域的细胞与正常感觉区的 Vc 细胞相比，前者具有更高频的异常簇发放电模式[80]。在内侧丘脑，由于存在来自脊髓丘脑束大量输入性的和皮质弥漫性的投射，中央外侧核（central lateral，CL）和中央中核/束旁核复合体（centromedian/parafascicular，CM/Pf）是最常被毁损的区域[42]。由于缺乏术中刺激诱发特定的躯体生理反应，以上核团不容易被识别，这有别于 Vc 核靶点毁损时是能够被识别的。有文献报道了 913 例患者接受内侧丘脑切开术治疗疼痛，有 73% 的患者初次治疗后疼痛缓解，复发率约为 25%。毁损内侧丘脑以外的其他核团似乎无法增加临床治疗的成功率[81]。刺激 Vc 丘脑常产生类似于脊髓刺激的异常感觉，这常常是由于在中间外侧靶点区操作，因为在

外科手术期间要将丘脑刺激电极植入腹内侧核中部（Vim 核）以控制震颤。多个研究小组报道，对 CM 和 Pf 核的刺激可能与不愉快甚至疼痛的感觉有关[82]。而毁损内侧丘脑复合体（CL 或 CM/Pf）不会造成感觉缺陷。Jeanmonod 等发表了最大病例数据的文章[83]，最初的研究描述了 69 例行 CL 丘脑切开术的患者，其中三分之二的患者至少缓解了 50% 的疼痛。该研究后来将病例扩大到 85 例患者，在平均 3 年的随访期内，52% 的患者疼痛缓解率超过 50%[81]，而有三分之一的患者疼痛没有缓解。值得注意的是，持续性疼痛（不伴阵发性疼痛）的患者更有可能手术治疗无效。Young 等[84] 对 19 例患者（24 个病灶）进行了放射外科内侧丘脑切开术治疗顽固性疼痛，平均 12 个月后，4 例患者无疼痛，另外 5 例患者的疼痛缓解率超过 50%。但是在 Urabe 和 Tsubokawa[85] 的病例以及 Sugita 等[86] 的病例报道中，约 15% 的患者发生了明显的术后神智错乱。

Mark 等[87,88] 报道了 28 例患者 Vc 丘脑切开术的结果，其中 18 例获得了良好的疼痛缓解。Mark 定义了几种术后神经系统改变的模式，那些"VPL 感觉综合征"的患者表现出明显的感觉减退，且疼痛缓解不佳；而那些板层内或 Pf 核综合征的患者疼痛缓解却良好，且没有明显的感觉改变。Tasker[89] 回顾了 Vc 丘脑切开术治疗疼痛的文献，指出 32% 的患者有明显的并发症，疼痛缓解良好的比例与之相似，而且术后感觉减退很常见。Tasker[89] 指出，毁损该靶点对于消除烧灼样疼痛无效，并建议对该区域进行神经刺激测试而不是毁损。

毁损 CM/Pf 复合体后方的丘脑枕核也被用于治疗顽固性疼痛，这种毁损能缓解大多数患者的疼痛，并且看起来似乎对缓解肿瘤性疼痛更好，而对非恶性肿瘤的神经性疼痛患者则缓解不佳。与其他消融手术治疗疼痛一样，随着时间的推移，临床获益往往会逐渐消失[90]。

（三）垂体切除术

垂体切除手术是对 Huggins[91] 和其他学者研究的扩展，他们的研究表明激素剥夺减缓了前列腺癌和乳腺癌的生长。Luft 和 Olivecrona[92] 所报道的 12 例患者首次证明了垂体消融术治疗前列腺癌和乳腺癌，并减轻了一例患者的剧烈疼痛。Thompson 等[93] 报道了 47 例前列腺癌患者接受垂体切除术的效果。值得注意的是：术后有 60% 的患者疼痛明显

缓解,但只有14%的患者肿瘤得到了控制,而术后一年内仅有16%的患者疼痛得到缓解。在Fracchia[94]的病例报道中203例乳腺癌患者接受了垂体切除术,术后疼痛缓解率为90%,并且有101例患者在一年后仍然存活且没有疼痛。其他病例研究[95]也显示出相似的较高的术后疼痛缓解率,但往往随着肿瘤的进展,镇痛效果也逐渐消失。在20年以前,尚没有发表使用该技术治疗疼痛的病例。

垂体消融术可通过标准颅骨切开术或侵入性较小的经蝶窦入路进行,可通过直接切除、将酒精滴入蝶鞍、射频、冷冻疗法或间质内近距离放射疗法来破坏腺体,也可以考虑采用立体定向放射外科手术,但是这种技术的临床起效时间具有可变性,可能限制了其在预期寿命有限和急症疼痛患者中的应用。全垂体功能减退症是垂体切除术的并发症。

(四)扣带回毁损术

扣带回毁损术所毁损的扣带前回是疼痛情感成分的靶点,而并不传递疼痛本身。Freeman和Watts[96]意外地发现,一些因精神科适应证而接受额叶前叶切开术的患者疼痛也明显缓解。而尸体解剖研究也显示扣带回参与疼痛的发生。扣带回毁损术通常是在双侧前扣带回中进行双侧立体定位射频或放射外科毁损。Foltz和White[97]首次发表了病例研究,有12例患者接受立体定向(相对于开放式)扣带回毁损术治疗疼痛。在报告的16例患者中,11例双侧病变中有4例效果良好,有5例效果一般。其他大多数报道的病例是小队列的回顾性分析[98-104]。最大的病例研究来自于Ballantineet等学者[105],该研究报告了133例患者行扣带回毁损以缓解疼痛,35例恶性肿瘤疼痛患者中有20例术后早期获得了疼痛缓解,接下来的几个月内疼痛缓解率明显下降,但是有62%的背部手术失败综合征患者获得了明显的持久性疼痛缓解。将多项病例研究结合起来看,该手术显示出一定的临床收益,大多数恶性(52%)和良性(53%)病因的患者获得了有效的疼

痛缓解[106]。

八、总结

尽管神经外科消融术不常用于疼痛治疗,但在治疗难治性疼痛时,神经外科消融术仍发挥着一定的作用,并且能帮助我们了解慢性疼痛的发生和维持相关的病理生理学过程。随着神经调控技术更多地应用于神经病理性疼痛患者的治疗,一些有价值的神经外科消融术有可能被摒弃。但是,神经外科医师和其他慢性疼痛专科医师仍然需要接受神经外科消融术的培训,以确保符合适应证的患者可以接受神经外科消融术治疗。

◆ 要 点 ◆

● 神经外科消融术用于治疗顽固性疼痛已有几十年的历史。尽管神经外科消融技术有一些明确的适应证,但在很大程度上已经被神经刺激技术所替代。

● 神经外科消融术用于缓解疼痛的有效率差别很大,相当一部分患者在早期疼痛缓解,然后随着时间的推移可能出现疼痛复发。

● 如果神经刺激测试失败,脊髓DREZ毁损术可用于治疗臂丛神经根撕脱引起的神经病理性疼痛。

● 鉴于患者的预期寿命有限,如脊髓切断术之类的消融手术可能是治疗恶性肿瘤来源疼痛的有效方法。

● 由于缺乏新近文献的发表,回顾性研究的局限性以及报告的病例数量较少,因此本章对神经外科消融术疗效的评价也有限。

● 神经性疼痛的发生和维持相关的病理生理基础,以及神经外科消融手术对疼痛治疗的有效/无效机制仍有待进一步阐明。

参考文献

请于 ExpertConsult.com 在线访问参考文献。

第 58 章 疼痛治疗中的理疗与康复

Paul Scholten，MD；Steven P. Stanos，DO；W. Evan Rivers，DO；Heidi Prather，DO；Joel Press，MD
翻译：阚延鹏　审校：林福清　樊肖冲

物理治疗与康复治疗师应用综合方法评估和管理急性或慢性疼痛状态，通过了解并且充分利用每个患者的功能能力来指导和确定治疗方案[1]。物理治疗在训练中形成了世界卫生组织关于功能、损伤和健康的国际分类的哲学框架（表 58.1)[2]。其目标是识别并治疗损伤，如虚弱或活动范围受限以及相关的社会心理因素，所有这些因素都会导致活动受限和参与受限，从而努力优化活动表现。治疗方案通常包括药物治疗、灵活性训练、力量训练和健身运动。有时会使用局部注射、介入疗法和认知行为治疗。被动形式疗法通常仅用作这些策略的辅助手段。急性疼痛的治疗方法主要包括解决疼痛的潜在原因（可能有多个）、短期局部的休息、教育患者拉伸肌肉关节、强化肌肉力量、做健身运动和学习适当的生物力学知识。疼痛的潜在原因常常可以通过彻底的临床体格检查[3]来精准地确定。治疗慢性疼痛也包含积极的治疗和锻炼疗法，但多数情况下需要进行行为和心理干预，而针对单一"疼痛病因"的治疗甚少有效。物理医学疗法通常包括理疗的各种技术和方法[1]。物理治疗包括治疗性锻炼、在家和工作场所的功能性锻炼、手法治疗、使用适当的辅助设备和被动形式疗法。慢性疼痛治疗方案的目标在不同患者之间差异极大，但基本原则是改善患者的社会心理因素（如减少焦虑、抑郁、小题大做，提高应对能力和自信心），使患者恢复到最理想的休闲、运动或工作的功能水平，适当止痛。

本章节的主要目的是简要回顾常用的物理治疗手段和康复训练，讨论康复治疗的基本原则，另外还介绍跨学科综合疼痛管理的概念。

一、形式疗法综述

形式疗法指治疗师通过应用多种方法使组织之间换能，从而获得治疗效果。被动形式疗法可通过应用热、冷、声波、电流、电磁波去影响肌肉、筋膜、韧带、肌腱、关节囊及神经等组织结构产生变化，达到治疗目的。形式疗法包含辅助治疗，是康复治疗计划的一部分，很少单独使用。另外，形式疗法能够对致痛的肌肉骨骼异常作出适当的干预，对治疗急性疼痛作用明显。对大多数患者来说，形式疗法不应长期进行，这样会增加被动的应对行为，并且缺乏有力的证据来证明其在慢性疾病中的长期有效性。

表 58.1　世界卫生组织的定义

分类	定　义	举　例
损伤	任何身体结构或生理或心理功能的丧失或异常	右背曲无力是由于 L5 神经根病
活动	个体整体水平的功能障碍	这个人很难移动和清理他/她的右脚
参与	人的损伤、活动、健康状况和环境因素的性质和程度对生活情况的影响	由于踝关节背屈功能受损而导致行走受限，不能从事体育运动或日常生活活动

二、热疗法和冷疗法

治疗性热能转换可以通过以下单一或联合的机制产生，如辐射、传导、对流、转换和蒸发等。辐射指在人体表面通过辐射形式传导热量。传导就是通过直接接触进行热量转换。对流的特点主要是通过液体介质流动而使热能传导，但是此机制中治疗热量的交换也会通过传导进行。转换指通过另一种形式的能量转换成热能。蒸发就是液体转化为气体而释放热量。通过单独或联合应用以上的机制，将热量转移到组织里或从组织中转移出来，使机体产生生理变化。在这些产生机制当中，只有热转换才能够将热量传送到表皮以下数厘米的深部组织。其他机制只能在表皮组织进行热能转换。

热疗法的应用可改善软组织的弹性以及增加局部组织的血运、代谢活动、酶活性、需氧量和毛细血管通透性[4]。而且，神经传导速度也会增加。此外，受热的组织会变得更柔软，局部修复细胞增加，营养因子增多和代谢废物减少。然而，热疗法也可能会导致组织水肿和出血。一些动物模型的研究证据显示，热疗法有助于慢性炎症性疾病的恢复，但可能加重急性炎症。一般认为治疗目标温度是 40～45 ℃，而人体热痛的阈值通常在 45 ℃左右。只要患者的感觉功能完好无损，治疗期间就可通过观察其疼痛反应来防止治疗温度过高造成皮肤损伤。提要 58.1 总结了热疗法用于肌肉骨骼疼痛治疗的适应证，提要 58.2 列出热疗法的禁忌证和注意事项。

表面热疗法能使皮肤表面温度显著上升，较少的热量能贯穿到深层组织：大约每升高 1 ℃，可以增加贯穿皮肤深度 2～3 cm[4,5]。治疗方法通常通过湿热治疗敷袋、各种流体浴和红外线灯施行。治疗时，把湿热治疗敷袋加热到 74.5 ℃，用数层毛巾相隔于治疗敷袋与皮肤之间，以防止皮肤烫伤和减少热量

提要 58.1　热疗法的适应证
肌肉痉挛
疼痛
挛缩
血肿消退
充血
增加胶原蛋白延展性
加速代谢过程

提要 58.2　热疗法的禁忌证
急性炎症
出血或出血性疾病
感觉减退
温度调节功能障碍
恶性肿瘤
水肿
周围血管疾病
局部缺血
皮肤萎缩或瘢痕皮肤
对疼痛无反应

的散失。虽然热疗法常被用作康复治疗的辅助手段，但其有效性的证据是复杂的，似乎取决于治疗的具体情况、症状的时间长短和评估的结果。对 179 名膝关节骨关节炎患者三项随机对照试验的系统回顾的证据表明，与安慰剂和冷敷相比，热敷对水肿没有影响[6]。观察发现，膝关节骨关节炎妇女在等速运动前使用热疗法，可以提高运动表现，减轻疼痛，改善功能[7]。一项 Cochrane 评价发现，有合理的证据表明，热包裹疗法在应用于腰痛时，可以短期内减轻急性和亚急性腰痛患者（最多 3 个月）的疼痛和功能障碍，并且在热包裹疗法的同时添加运动可以减轻疼痛和改善功能[8]。将身体浸泡在大约 40 ℃的水中是另外一种表面热疗法，且可以在热治疗的同时进行治疗。石蜡浴通常用于四肢疾病，特别是手和胳膊。治疗温度为 53 ℃左右，比水浴的治疗温度高，这是因为石蜡传递的热量比水少。这种方式最常用于类风湿关节炎，虽然证据不足以对它的疗效得出确切的结论，但最近一项系统回顾确实发现石蜡浴使用后可以立即安全地减轻疼痛和僵硬，在随后进行运动时，可以显著地改善手的功能[9]。表面热疗法能产生轻微的镇痛作用和放松的感觉，但机制尚不清楚。系统回顾表明，需要进一步精心设计的研究，来证明其在治疗疼痛性肌肉骨骼疾病的有效性。

超声波、短波、微波能够在它们发散的能量转化为热量前安全地把能量穿透到深部组织。其中，超声波热疗法（区别于诊断性超声）是现在唯一常用的方法。即使在如髋部等深层结构，它都能够很容易地使肌肉骨骼交界处局部温度提升至 45 ℃[4]。超声波发生器通过晶体换能器的压电特性将电能转换成振动能量。超声波直接振动组织时，基于组织的

水和蛋白质含量,可以在组织密度之间的过渡区,在骨骼和肌肉之间交界处等方面产生热量。含水量丰富的脂肪和皮肤等组织产生的热量较低,而韧带、肌腱、肌肉、骨骼和神经等蛋白质含量较多的组织产热量较多,以骨骼和神经局部产生的热量最多。超声波作用于含有金属植入物的周围组织时是安全的,因为产生的热量能够快速地传递出去。但当靠近骨水泥假体部位时,热量较难从中释放出去,所以应用时必须谨慎。超声波也有可能导致超声空化和声流效应,从而不能传递热能,此时却有可能增加组织的压力和细胞新陈代谢,并且破坏细胞膜。根据治疗区域的大小,治疗的持续时间设定在 5～10 分钟。尽管超声波透热疗法有良好的深层组织加热能力,但它不会产生与表面热疗法同等程度的镇痛或放松作用。提要 58.3 列出了部分关于超声波热疗法的常见用途,提要 58.4 列出超声波热疗法的注意事项。

尽管有很长的临床应用史,但仍然十分缺乏超声波热疗法治疗肌肉骨骼疾病有效的证据。一项包含了 5 个小实验,总共累计 341 名膝关节骨关节炎患者的系统回顾评估了脉冲和连续超声混合治疗的疗效,发现与对照组相比,使用这种混合治疗的患者在 10 cm 疼痛视觉评分表的评估中减少了 1.2 cm 的疼痛,并且对功能有积极的影响而不产生任何的不良事件。然而,上述研究的质量和异质性很差,这

表明需要更进一步的调查来得出更明确的结论[10]。在评估软组织疾病的疗效时,如肱骨外上髁炎、肩痛、退行性风湿病、脚踝扭曲、颞下颌痛、肌筋膜痛,大多数研究都不支持超声治疗的临床或统计学差异[11,12]。当专门研究肌筋膜触发点的治疗时,证据好坏皆有。一项研究表明,低剂量的超声可以唤起短期的节段性镇痛效应[13],而其他研究则表明超声不能减轻这一人群的疼痛[14]。

冷疗法通过传导、对流或蒸发等方式使组织的热量散失,使血管先收缩再舒张,从而减少局部的代谢活动,降低酶活性和减少需氧量。另外,软组织和肌肉会变得僵直,神经传导减慢,肌梭和高尔基体肌腱组织活动减少[4],肌肉等长收缩力增加,肌肉疲劳的频率减缓[4]。并且,应用冷疗法也有放松及镇痛作用。提要 58.5 和提要 58.6 总结了冷疗法的适应证和禁忌证。

冷疗法多用于急性肌肉骨骼创伤后最初 48 小时内,以减轻组织的炎症、水肿和疼痛。值得注意的是,冷疗法治疗时间不能超过 30 分钟,且不能直接把冷冻物放置在表浅神经上,以防造成神经麻痹。冷疗法治疗使用温度大约为 －12℃ 的冰袋,为了保护皮肤免受冻伤,可用数层毛巾包裹冰袋。与热疗法相同,表层皮肤受冷疗法的影响最早和最明显,但在 20 分钟之后,深达 2 cm 以下的组织温度将会降至 5℃[4]。虽然冷疗法可以降低皮肤以及浅表和深层组织的温度[5],但没有强力的证据来支持它的使

提要 58.3　超声波热疗法的常见用途

挛缩
肌腱炎
退行性关节炎
亚急性损伤

提要 58.4　超声波热疗法的慎用症

恶性肿瘤
开放性骨骺炎
起搏器
椎板减压术部位
神经根病
大脑、眼球或者生殖器官附近
孕妇或妇女月经期
热疗法的一般性注意事项
谨慎用于关节置换术后及甲基丙烯酸甲酯或高密度聚乙烯植入物

提要 58.5　冷疗法的适应证

急性创伤
水肿
出血
疼痛
肌肉痉挛
强直状态
降低组织代谢活动

提要 58.6　冷疗法的慎用和禁忌证

局部缺血
雷诺病
不能耐受寒冷者
感觉迟钝
无法报告疼痛者

用[8]。很少有研究评估冷疗法对闭合性软组织损伤的有效性，一项对冷疗法治疗急性软组织损伤的系统回顾发现，有微弱的证据表明，在踝关节扭伤和手术后，冷疗法配合运动是最有效的治疗方式[15]。在骨关节炎患者中，冰敷改善了活动范围、功能和膝关节力量，但对疼痛没有明显影响[6]。冷水（5～13℃）也能起到冷疗法的治疗效果，浸泡30分钟后肌肉组织内的温度将下降6℃，然而一般患者难以耐受[4]。冷冻喷雾剂多用于皮肤麻醉，也有治疗师将其用于肌筋膜疼痛的被动拉伸治疗过程。当喷雾剂蒸发后皮肤表面将冷却，在肌梭水平处产生体位性皮肤躯体的反射效应。

冷疗法和热疗法也能结合一起应用。比如，将疼痛部位用冷热水交替浸泡，分别使循环血管舒张和收缩，这可能对风湿性和神经病理性痛的患者有治疗效果。

冷、热疗法最好连同肌肉运动锻炼及灵活性训练一起进行，单独应用对功能恢复和关节运动的长期效果会比较小[4,16]。

三、电疗法

离子电渗疗法是指通过电流将药物（如糖皮质激素、利多卡因等）渗透到关节或韧带、肌腱周围组织的治疗方法。离子电渗疗法运用电迁移和电渗透原理，增加中性或带电化合物渗透到治疗部位的效率。药物与电极带有相同的电荷，然后在涂有药物的皮肤表面上施加电场，使药物远离电场并渗透到目标组织。这种局部给药方法能最大限度地减少全身不良反应，并且绕过肝脏的代谢[4]。离子电渗疗法是非创伤性的、无痛的治疗方法，并且能避免口服或注射药物所潜在的副作用和不良反应（如增加出血风险、静脉导管渗漏、给药泵故障等）。渗透作用可能在汗腺区或皮肤破裂区域明显加强。离子电渗疗法常用于过度劳损和慢性疾病，如类风湿关节炎、各种肌腱疾病和足底筋膜炎[17,18]。当电渗类固醇治疗45岁以下的肩关节肌腱病患者时，受试者的疼痛自我报告在治疗后有所改善，而安慰剂组则没有任何改变[19]。同时，在局部电渗类固醇也被发现在治疗急性跟腱疼痛[20]和膝关节类风湿关节炎方面有效[21]。

经皮神经电刺激（transcutaneous electric nerve stimulation，TENS）也是一种通过电场直接影响疼痛传递的治疗方法。其缓解疼痛的机制可能包括：调控痛觉经脊髓后角的门控机制、减少疼痛到大脑的传输、刺激内源性神经递质和阿片肽生成。皮神经纤维被表面电极发放的微电流刺激，刺激强度随电流类型、振幅、脉冲宽度、频率而变化。治疗的时限和每次治疗长度差别可以很大，一些刺激模式建议使用连续刺激治疗。高频低强度刺激模式较易耐受，能够产生即时镇痛作用；而低频高强度模式容易产生不适感，但镇痛作用持久。尽管临床使用很普遍，但对五项实验的系统回顾中，170名受试者接受假的TENS治疗，251名受试者接受有效的TENS治疗，并没有证据支持TENS对治疗慢性腰痛的有效[22]。干扰波电流疗法（interferential current therapy，ICT）与TENS相似，但运用了两种不同的高频脉冲，所以这样的干扰波能产生一个低频刺激。高频刺激比低频刺激更好地穿透皮肤，然而低频刺激能产生更持久的治疗效果[4,23]。

四、全面的康复计划概述

个体化的治疗方案旨在纠正软组织不灵活性，改善肌群力量减退、失平衡，提高耐力和肌力，达到优化肌群表现的总体目标。创伤部位与其上下的关节紧密联系，称为"动态链"，该整体应包括在康复方案内。治疗方案还应该包括对患者进行康复姿势、躯体力学、本体感觉的教育。患者的康复活动应该在治疗师的监督指导下，以便出现问题时可以得到合理解决。

全面的康复计划包括急性期、恢复期和维持期等阶段（表58.2）。在急性期，教育患者如何保护受伤的组织是很重要的。需要对患者躯体力学和日常生活活动进行适当评估。由于过度制动可能导致肌肉的肌力、耐力、灵活性减弱，相对休息也很重要。可以多使用热/冷疗法控制症状和减轻肿胀。药物治疗则可以帮助减轻疼痛和消除炎症，有助于康复计划的进行。手法治疗技术也能通过早期控制受伤组织的活动而有助于减轻疼痛。激活机械感受器有助于改善肌张力和疼痛。从急性期开始就可以进行功能锻炼。一旦急性炎症消退和疼痛缓解，就开始亚急性或恢复期治疗计划。恢复期阶段治疗目标包括在有限制的或不产生疼痛的基础上全面或适当地恢复活动范围，恢复适当的肌力，改善躯体平衡和本体感觉。手法治疗主要通过改善软组织的延伸性，

表58.2 全面的康复治疗方案	
阶段	治疗重点
急性期	教育,相对休息,控制疼痛
恢复期	全面或适当地恢复活动范围、肌力、躯体平衡、本体感觉
维持期	恢复工作和进行特定动作的运动,有氧活动

有助于胶原纤维在愈合和重塑过程中能够适当对齐,其方法主要包括按摩、筋膜组织拉伸、牵引和关节运动。筋膜松动术是在肌筋膜层受到的剪切力的位置施加压力,提高组织的弹性和活动度,并协助控制疼痛。关节运动可以改善特定关节或关节段的活动度。以上的治疗技术均对患者康复有帮助,但不能过分依赖,因为长期被动治疗会使患者产生依赖而缺乏对治疗的主动性。

灵活性训练的目标是使身体达到恰当平衡,使患者能够处于一种最不疼痛而又最佳锻炼的自然姿势。在保持姿势的同时,训练从静态过渡到动态。保持中性姿势的难点是对重力影响的调整,还有治疗师或仪器辅助的干预。以动作为中心的训练首先要把整个动作分解为多个部分,完成每个部分的训练后再重组起来进行整个动作训练。对于特殊创伤患者,心血管训练应该坚持并随时调整。当需要进行无负重活动时,可考虑进行水中训练。

最后的维持期康复计划,就是帮助患者恢复工作或者进行特定动作的活动,在防止再次受伤的同时保持健身训练。完成有关人体工程学、器材或适应性设备的教育,患者能够学会独立在家训练,并知道如何解决在最后阶段的康复期内可能遇到的问题。

五、治疗性训练

治疗性训练主要有三种,包括:①柔韧性训练;②肌力训练;③有氧运动能力训练。肌肉骨骼疼痛和功能障碍的康复计划将涉及以上所有训练。针对特定的工作或体育活动的相关生物力学和人体工程学知识的教育,也是个体化康复计划的重要部分。

当实施康复训练计划时,应该应用强加需求的特定适应性(specific adaptation to imposed demand,SAID)原则。该原则指人体接受何种训练要求,都会对其产生特定的和可预期的适应。所以,要达到更强的肌肉强度,需要更强的力量训练。要达到更强的骨骼肌氧化能力,需要加强有氧训练。如果要加强结缔组织的灵活性,需要更多的灵活性训练。

(一)柔韧性训练

维持和恢复肌肉柔韧性及关节活动范围是康复治疗计划的一个重要环节。施加一个轻微力量可以使结缔组织拉伸,力量消失后可以使其恢复原来长度。当肌肉纤维被拉直时,需要施加更大的力量使其拉伸。此外,如果结缔组织被拉伸到一定长度并维持该长度,组织内的张力将会下降。要取得最佳效果,结缔组织被拉伸并维持30秒,患者应该只会感受到被牵拉感觉而不会产生疼痛。牵拉运动前对该部位进行加热,有利于胶原纤维的拉长。快速或跳跃式牵拉运动能促进组织弹回,而静态牵拉则没有这种效果。当然,跳跃式牵拉运动也有过度负荷和创伤风险。如果牵拉运动所施加的压力过大,患者的肌肉酸痛感会持续超过24小时。肌腱和韧带修复过程中可由于过度牵拉而造成关节松弛。坚持进行适当牵拉运动,组织的柔韧性将在1~2个月内会得到改善。

(二)肌肉力量训练

肌肉力量训练被广泛纳入到大多数的康复治疗计划中。康复治疗师必须对功能解剖有一个全面的认识,才能够使主动肌群和拮抗肌群间取得适当平衡。训练中需要为每个患者的肌肉力量进行单独的评估,决定应用对抗阻力的大小。进行抗阻力训练的最早两周内可以观察到的肌肉力量改善与神经肌肉功能的强化和肌肉更有效的募集有关。后期的增强与肌束增粗和肌肉横切面积增大有关。轮流进行不同肌群的强化训练,可达到最佳的训练效果。早期训练建议进行1~3组肌群强化训练,每组重复8~12次动作,每周进行3~5次训练。抗阻力训练力量每周不能提升超过10%。如果训练没有进展,治疗师应评估训练技术和训练强度,同时也应考虑患者是否有神经源性的力量减弱。

(三)有氧健身

治疗性康复计划应该包括启动和重建心血管锻炼。如果因创伤或者功能障碍而禁止负重,那么就应该实行无负重的有氧运动。要提高有氧运动能力,必须强化肌肉的氧化代谢能力。耗氧量(oxygen consumption,VO_2)与训练强度成正比。最大耗氧量,即训练中达到的最高水平耗氧量,是评估有氧运动锻炼的最佳指标。训练强度是指训练的难度水平,通常被用于反映训练的最大负荷量。有氧训练强度一般要能达到 $40\%\sim85\%$ 的最大耗氧量。每次训练时间通常持续约超过15分钟,每周 $3\sim6$ 次。当制订一个训练计划时,谨记训练水平如下降超过1周,有氧运动能力将会下降。对于体虚患者,强度、维持时间和频率等参数必须根据个人情况调整。通过 $8\sim12$ 周训练后,可以观察到患者最大摄氧量将会提高 $10\%\sim20\%$ 。如果没有观察到任何进展,可能是训练的频率、强度或者维持时间不足。

很多的肌肉骨骼疾病都可以通过康复性锻炼来治疗。最常见且研究最充分的疾病(不包括背部疼痛)是骨关节炎和肌腱疾病,如肩袖和跟腱的疾病。23篇系统回顾检验了物理治疗对于膝关节骨关节炎患者的疗效,其中有大量证据表明,锻炼和减肥可以减轻患者疼痛并且改善功能[24]。回顾治疗肩袖撞击的文献时,可以发现锻炼可以减轻疼痛和改善功能,并且家庭训练和监管下练习效果相同;而由治疗师提供的手动治疗可能会产生积极的影响[25]。在对19项关于跟腱治疗研究的系统回顾和荟萃分析中指出,离心运动是首选的干预措施,但需要高质量的随机对照研究来证实和确定这类患者的最佳临床路径[26]。

六、脊柱相关病变的特殊治疗干预

脊柱相关病变的治疗方法包括稳定性训练、力学诊断和治疗(mechanical diagnosis and treatment, MDT)、神经动态功能治疗、各种手法治疗、软组织理疗以及上面提到的多种运动和治疗训练。其中,稳定性训练是最常用的康复技术,不仅强调强化肌肉力量,而且帮助受抑制的肌肉运动再学习。患者首先使用瑞士球和其他多维动态训练,对核心肌群进行等长和偏心的力量训练,最后逐渐过渡到特定的工作和体育活动。稳定性训练可减少脊柱炎和椎体滑脱引起的腰痛的复发[27]。稳定性训练可以防止非特异性慢性腰痛的复发和改善疼痛及脊柱功能,但不能减少急性腰痛疼痛及残疾的发生[28,29]。

维持正常活动被视为急性腰痛最好的治疗办法[30]。当急性腰痛缓解后,执行训练计划可以帮助患者恢复到正常生活和工作中[31],并且帮助减少复发和延迟复发[32]。

基于力学评估的更特殊的训练项目,可以增加训练治疗计划的特异性。MDT或麦肯基

(McKenzie)疗法是基于治疗师对疼痛诊断和治疗的引导,观察疼痛对于重复动作而缓解或变化的特点,也就是所谓的中心化症状,即疼痛由末端(手和足)转移到近端脊柱周围区域。大部分,但不是全部,有中心化表现的患者是因为进行了以伸展为基础的运动。其他患者的中心化症状可能会由脊柱侧弯或脊柱屈曲引起。这种治疗方法可能更适合急性椎间盘源性疼痛[33]。神经动力学治疗的依据是,受到刺激的神经结构或颈、腰、周围神经慢性牵张引起持续性疼痛和功能障碍。治疗着重于减轻神经周围组织(如软组织、肌肉)张力,从而减轻神经结构牵张,达到减轻疼痛的作用。当系统性地汇集和回顾随机对照试验关于腰痛治疗的数据时发现,与非甾体抗炎药(nonsteroidal antiinflammatory drug, NSAID)、患者教育和按摩等其他标准疗法相比,麦肯基疗法在短期内减少了更多的疼痛和功能障碍[34]。

七、跨学科综合疼痛管理

在执行急性期、亚急性期、维持期康复计划期间无疗效进展的患者,可能需要一个以康复为基础的、更全面的、多学科结合的功能恢复计划。患者可能存在持续的疼痛、生理和心理功能缺失。睡眠的影响、情绪困扰(如抑郁、易怒、焦虑)、畏惧移动和再损伤(如回避疼痛的想法)、功能失调等因素均可阻碍疗效进展。在这些情况下,慢性疼痛的治疗不仅只专注于消除疾病的器质性病因,更要通过调整周围环境的应激和认知过程来减少功能障碍。行为干预,包括认知行为疗法、放松训练(如深呼吸、渐进式肌肉放松)和疼痛教育,是跨学科治疗计划的关键组成部分。

跨学科综合治疗疼痛康复一般涉及多种医疗服务人员参与,包括康复专科医师、物理治疗师、职业治疗师、娱乐治疗师、疼痛心理专家、生物反馈治疗师、护理人员和职业顾问。这种跨学科综合治疗方法很大程度上依赖于医疗服务人员团队之间的沟通协调服务,以患者在家和(或)工作场所中改善自身功能、培养独立能力和改善心理功能为最终目标(提要58.7)。治疗的时间和频率,取决于患者的损伤程度,最多不超过每天 $7\sim8$ 小时,持续 $3\sim4$ 周。在生物-心理-社会医学模式下,低强度的治疗可能包括每周多次 $3\sim4$ 小时的治疗。然而,有力的证据表明,高强度治疗方案(>100 小时的治疗)比低强度

治疗方案（<30 小时的治疗）更为有益[35]。当完成康复计划时，鼓励患者继续利用疼痛管理技术，直到其回到以前的运动、工作和社区功能适应水平。关于行为疗法治疗慢性腰痛的详细回顾分析表明，行为疗法确实是治疗慢性腰痛的有效方法[36-38]。系统回顾分析了支持多学科和跨学科治疗慢性疼痛的有效性[35,39-41]。美国疼痛学会发表的关于慢性腰痛指南支持跨学科综合治疗非特异性腰痛。并且对于腰椎间盘突出行单节段椎板切除术的患者，跨学科综合治疗应该作为一种治疗选择[42]。国家疼痛战略是美国一项以人口为基础的国家计划，旨在改变美国疼痛治疗方式，它大力地支持在初级保健、疼痛专家和三级护理中整合多学科和跨学科治疗方法[43]。

提要 58.7　跨学科疼痛治疗小组人员构成
物理治疗师/疼痛专科医师 护理教育者 疼痛学心理专家 理疗师 职业治疗师 职业顾问 生物反馈治疗师 娱乐治疗师

参考文献

请于 ExpertConsult. com 在线访问参考文献。

另外，药物介入应包括尝试用抗抑郁药物治疗抑郁情绪和助睡眠药物改善睡眠。小剂量三环类抗抑郁药或类似三环类抗抑郁药能够帮助增加大脑中 5－HT 和去甲肾上腺素水平，并且提高睡眠质量。多种药物，如抗炎药物、抗癫痫药、肌松剂和阿片类药物（在谨慎选择的患者中）等都被用于针对性镇痛[44]。

◆ 要　点 ◆

● 疼痛处理是功能康复的第一步。功能改善与疼痛减轻不总是同步。

● 物理治疗手段（超声、热敷袋、冷疗法等）可能对急性疼痛有好处。这些方法不应该长期使用。

● 对于各种疼痛疾病，锻炼疗法是一个有效的辅助治疗。锻炼疗法应该包括灵活性训练、肌肉强化训练和有氧运动。

● 对于急性期、亚急性期、维持期无治疗进展的患者，有必要引用多学科和跨学科综合治疗。

● 治疗慢性疼痛可能要把重点从消除潜在的器质性疾病转移到通过改变环境因素和认知过程来减少功能障碍。

第 59 章 慢性疼痛的心理干预治疗法

Megan Hosey，phD；Jessica Wolfman McWhorter，phD，ABPP/RP；Stephen T. Wegener，phD

翻译：黄 明 郑昊龙 审校：樊肖冲

长期以来，认知、情感和社会因素一直被认为是影响疼痛体验的因素。Beecher[1]在观察第二次世界大战中受伤士兵对疼痛的抱怨中注意到个人对疼痛体验的定义十分重要。后来，Melzack 和 Wall 关于"疼痛门控制理论"[2]的工作激发了人们对疼痛体验的多维度和主观方面的兴趣。Fordyce 等[3]的开创性著作中详细阐述了社会和环境因素对个体疼痛行为表达方式的作用。这些研究结果支持并影响了国际疼痛协会对疼痛体验的定义，它将感知因素和情感因素都纳入其中[4]。疼痛的经历最好在生物-心理-社会模型中加以概念化，已被广泛接受[5,6]。

在有关心理因素对疼痛体验的作用中，Turk 等[7]的开创性工作中对其进行了总结，详细介绍了认知行为干预在慢性疼痛治疗中的应用。最近，研究人员探索了不同的治疗方式，包括基于网络的认知行为干预[8]。

心理干预治疗法被充分采纳作为治疗方法，是基于两个互补的研究。首先，对实验室疼痛的早期研究表明，心理因素在决定记录疼痛水平和疼痛阈值方面的作用。其次，心理治疗文献表明，心理干预可以对患者机能和生活质量有多方面的积极影响。此外，有人提出，生活质量应是慢性疼痛人群中高于和超过疼痛强度的首要治疗目标[9]。心理治疗对慢性疼痛患者有明显益处，尤其是对于患有焦虑和抑郁，这两种可影响疼痛体验的情绪状态的患者。

本章概述了用于治疗慢性疼痛的心理干预措施，重点介绍了已在临床中应用的干预治疗方法。心理治疗的目标列在表 59.1 中。本章为执业医师提供了一个基于证据的心理干预治疗慢性疼痛的综

表 59.1 心理治疗的目标

1. 减少疼痛和疼痛有关的身心障碍
2. 治疗病态的情绪障碍，尤其是抑郁
3. 提高对自我控制效能的感知
4. 增加健康行为，如适当的药物治疗、锻炼/激活作用、睡眠习惯
5. 处理疼痛相关的社会心理因素，如疼痛对家庭生活运转和工作期限的影响

述。需要进行专门的培训来提高应用这些策略的能力。

一、行为干预/行为疗法

学习理论，结合操作性条件作用（如奖罚的运用）的原则，为慢性疼痛患者的行为干预提供了理论基础[3,10,11]。在急性疼痛的情况下，环境和人际突发事件限制了疼痛体验所需塑造的时间；而在慢性疼痛的情况下，体验的长期性为疼痛行为的强化和维持提供了大量的条件。许多用于疼痛治疗的行为疗法都是来自于原先广泛用于焦虑、抑郁和保健的策略。

（一）操作性的干预措施

在疼痛的操作模型中，干预措施优先考虑的是患者的行为。与疼痛相关的行为被认为能使疼痛持续超过预期的时间[3]。这些行为可以包括疼痛的口头表达（如疼痛的抱怨或要求药物治疗），作为疼痛指标明显动作（如痛苦面容或跛行）或避免潜在的疼痛活动。这些可观察到的行为受操作性条件作用的影响，操作性条件作用是指某一特定行为受到该行为后果的高度影响。强化结果有增加病态行为在未

来继续发作的可能性,而中性或惩罚性结果有减少病态行为发生的可能性。更具体地说,这些行为可以通过正面强化(如来自爱人的关注)、消极强化(如不必去做一份不愉快的工作)或缺乏正面强化来维持[3]。例如,当一个患者因疼痛产生痛苦面容时,所爱的人通过表达关心来回应,将来当所爱的人在场时,患者的疼痛面容会更频繁地出现。在这种情况下,社会关注在这种情况下强化了患者的痛苦。此外,疼痛可作为惩罚(负面强化)出现在活动中。如果一个人在站立或行走期间或之后感到疼痛,这可能会降低这些活动的频率。此外,有研究表明操作性条件反射可能在与疼痛相关的残疾水平中发挥作用[12]。

操作性干预的目标是减少习得性疼痛行为,用更多的适应性行为取代与疼痛和病态相关的适应不良反应[3]。操作性干预最好是在有机会控制疼痛行为的社会后果并形成新的、更具适应性的行为的环境中进行。从历史上看,大多数可操作的疼痛治疗方案都是建立在住院患者的基础上,在这种情况下,疼痛控制是有可能的。然而,操作行为疗法也可以纳入门诊治疗。例如,"按需服用"的止痛药处方被更改为固定的时间间隔,可以消除因服药而产生的疼痛缓解(即强化因素)和疼痛抱怨(即疼痛行为)。关于疼痛强度的口述在很大程度上被忽视,从而转向更多的适应性行为,包括参加物理治疗和增加活动水平,即社会方面的反馈(即强化)。理想情况下,操作性干预的重点是针对行为,而不是针对疼痛强度[9、10]。这样做的预期结果是改善生活质量,而不仅仅是降低疼痛强度。任何行为干预的初始阶段都是行为分析。一旦建立了对疼痛相关行为的理解,就可以描述并执行行为计划。

步调和行为的活化作用是具有有效行为疼痛处理计划的重要组成部分[13]。当患者增加他们的活动程度而使疼痛达到恶化程度时,他们更有可能随时间的推移减少他们的活动。为避免消极模式而设计的操作程序有以下三个组成部分:①建立一个基准。确定特定的目标行为,如坐在办公桌前。通过连续几天测量一个人坐在办公桌前的时间来确定基线(如平均 30 分钟);②偶发活动开始。与其让患者坐着直到疼痛变得无法忍受然后停止,不如将初始目标设定为基线水平的 70%～80%(如 20～24 分钟)。患者应开始坐不超过 20 分钟,这样就避免了

疼痛恶化的惩罚从而获得社会强化效果;③逐渐增加活动水平,通常每周不超过 5%,并指导患者以时间,而不是疼痛作为停止活动的指标。在几周的时间里,可将患者坐着的舒适时间延长到大约 60 分钟,而不需改变坐姿或者站起来。

这种逐渐增加行为的性质、频率和持续时间的过程被称为"塑造"。这种干预治疗的目标是在控制不良后果的同时增加适应性行为,包括消除任何惩罚(如疼痛)和引入强化(如成功经验、社会关注)。只要患者的另一半或家庭成员被教导行为塑造的原则,他们参与治疗是可取的。此外,包括其他人(即家人、朋友、照顾者)的治疗,可以促进治疗成果的泛化,即从住院环境的治疗效果延续到家庭治疗中。

(二)放松治疗措施

大量的文献记录了放松疗法的好处,尤其是在焦虑和压力管理方面。根据患者疼痛体验和情感状态之间已确立的关系,针对消极情绪(如压力、焦虑、抑郁)的治疗在管理慢性疼痛方面的潜在效用是治疗的一个关键组成部分。大多数放松方法是通过两个共同的部分来实现非定向松弛[15]:首先,重复地关注一个词、身体感觉或肌肉活动;其次,对与注意力无关的思想要持消极被动的态度[7、16、17]。常用的放松教学方法包括系统地放松和拉紧特定的肌肉群(如渐进式肌肉放松),专注于呼吸和增强膈式呼吸,并运用想象。疼痛的心理生理学模型得到一些实证支持[18],表明压力或疼痛会导致肌张力的微小增加,可使有伤口的地方加剧疼痛。放松训练的首要目的是打破疼痛和肌张力相互作用的循环。专家小组[17]和荟萃分析总结了在疼痛管理中使用这些技术的经验支持,并建议将放松疗法与生物学干预治疗广泛结合用于止痛治疗[17、19]。

(三)生物反馈疗法

生物反馈疗法为患者提供了与其相关的生理过程的详细信息,而这通常是其意识不到的。通过这种详细的反馈,患者可以学习对非自愿过程的自主控制。止痛治疗的生物反馈通常需要提供关于肌张力的反馈,经典方法为使用来自疼痛部位或标准位置(如额肌)的肌电图(electromyographic,EMG)反馈,或关于皮肤温度的反馈,通常使用附着在手指上的热敏电阻。临床经验支持生物反馈治疗用于几个特定的疼痛情形比较有疗效,包括有雷诺病、紧张和偏头痛、外阴阴道炎和腰痛。虽然生物反馈被广泛

应用于疼痛医学领域,特别是与放松训练相结合,但除了在治疗头痛方面,还没有广泛的证据证明它的具体疗效超出了放松策略的一般效果[16,20]。对于紧张性头痛,生物反馈已经被证明比单纯的放松更有效[21]。对于那些难以识别伴随疼痛或压力而来的生理变化的患者,生物反馈可能有助于他们识别这些变化。此外,有些病患可能被生物反馈的技术本身所吸引,或把他们的疼痛经历概念化为物理变化,从而使这些患者更喜欢生物反馈治疗而非放松训练的方法。

二、认知行为治疗

有数据表示,认知和情绪因素对疼痛体验的影响是认知行为理论(cognitive-behavioral theory, CBT)和治疗在慢性疼痛管理中的应用[18]。这些干预措施通常包括行为模式成分,特别是放松训练和操作条件训练。

然而,研究的重点也应放在认知因素上,如对疼痛的不适应情绪和行为反应的态度和信念[22]。CBT治疗慢性疼痛的疗效在过去的几十年里得到了广泛的评价。专家小组[17]和荟萃分析[19]已经发现有力证据支持认知行为干预对慢性疼痛治疗的管理[23-25]。最有力的证据是治疗患者的腰痛、风湿性关节炎、骨性关节炎的疼痛[23]。CBT[26]已被证明对慢性疼痛患者的疼痛强度、疼痛相关的干扰、残疾、健康相关的生活质量和抑郁有积极的影响[19]。最近人们注意到,这类研究的效果大小在一定程度上是可变的。这可能是一个研究设计限制的问题[23],鉴于已经有广泛的研究支持CBT的效用。

(一)应对技能训练

应对技能训练治疗疼痛已被证明是一种有效的治疗方式[27]。患者参与一系列的应对反应来管理疼痛和相关的压力。一些应对反应(如逃避活动)与增加的苦恼和痛苦相关,而另一些(如解决问题)[18]则与改善的情感和生理功能相关。特定的应对技能对患有慢性疼痛的人来说是高度适应和有效的,通常包括一些已经概述的策略,如特别放松和逐渐增加活动水平的"步伐调节"调整。应对技能训练的主要目标是增加疼痛作为可控体验的认知,减少不良应对策略的使用。这种方法的重点是技能的发展和完善。在技能发展阶段,引进一项新技能给患者,并鼓励患者在低疼痛期发展和完善该技能,然后在实

际的疼痛加剧期尝试实施应对技能。患者的技能随着时间而更加熟练,最终这项技能逐渐应用于越来越有挑战性的治疗中(即疼痛的)。类似方法开始应用于许多疼痛应对技巧,包括认知或行为注意分散法、放松法、活动水平的步伐调节法和适量的社会支持。注意力集中在增加或减少疼痛的因素上,以这些因素指导疼痛应对技能的应用。

(二)调整认知法/认知重建(重组)

认知重建着重于认知因素的作用,如态度、思想和信仰,这些因素对疼痛的情绪和行为反应起着决定作用。这些干预治疗可对抗消极的自我暗示,如小题大作(如"我再也不能忍受痛苦了"),和用更多积极的暗示来替换消极的,这样可以减少负面影响,强调自我控制,并鼓励适应性应对(如"之前我也曾面对过这个挑战,这次我可以处理它")。灾难化是一种对疼痛特别不适应的反应,已经被证明与抑郁和身心障碍有关[22]。在治疗过程中,患者常常被要求监控他们对疼痛的想法,或在有疼痛的情况下,识别消极的想法,并使其形成更精确、适合的想法来取代消极的。重点在于保持一个平衡的、合适的想法,并不一定总是要积极思考。这个自我监控的过程还补充了对导致消极思想的潜在态度和信念更深入的讨论。认知重建的潜在效用是通过探索与慢性疼痛相关的思想来强调的。例如,当一个人对减轻疼痛的期望大大低于他们认为有益的水平时[28],干预措施的参与度可能就会很低。因此,如果患者的信念和态度能够得到改变,那么更多地参与干预可能会带来更好的结果。

三、正念和基于接受策略

如前所述,认知行为策略是改变与疼痛相关的思想、情绪和行为的一种方式。最近的策略已经将注意力转向正念和基于接受的策略,这些策略强调意识、非判断和在疼痛中赋予意义,而不是控制、避免或对抗疼痛的策略[26,29]。正念被定义为对当下时刻的不加评判的意识,它提供了一个承认和接受困难的身体和情感感受的机会[30]。正念练习的例子包括专注于呼吸、参与日常活动、关注当下的感觉,以及对环境的不加评判的观察。正念干预已被证明对疼痛强度的影响很小,对抑郁和焦虑等消极情感状态的影响中等,对生活质量的影响中等[26,31]。值得强调的是,减轻疼痛强度不是正念或

基于接受干预的目标,重点是在痛苦的背景下对生命的欣赏[26、31]。

沿着这些思路,接纳和承诺疗法(acceptance and commitment therapy, ACT)是由 Hayes 和他的同事在 20 世纪 80 年代末提出的一种行为疗法[32]。这种疗法将正念与承诺和行为改变策略相结合[33]。在这种方法中,患者被要求描述他们的价值观。接下来,他们被要求思考如何使自己的思想、情感和行为与价值观最匹配。通过使用正念策略来减少对情感和身体痛苦的逃避[33]。在过去的十年中,对 ACT 在减少与疼痛相关的情感和身体残疾方面效用的调查有所增加。例如,在一项比较 ACT 和 CBT 的 RCT 中,Wetherell 和同事发现 ACT 在改善疼痛干扰、抑郁和疼痛相关焦虑方面同样有效[34]。值得注意的是,参与 ACT 的患者满意度更高[34]。类似地,一项对慢性疼痛患者进行的 3 年纵向研究发现,干预 3 年后,参加 ACT 项目可以使疼痛相关焦虑、抑郁和社会心理障碍的改变达到稳定的、中等的效果,身心障碍改变的影响范围很小[35]。总的来说,ACT 似乎是一种有希望的治疗慢性疼痛的新方法。

催眠疗法

催眠疗法是另一个疼痛管理的工具,它以对疼痛的信念和态度为目标,帮助增加对疼痛体验的控制。疼痛管理的催眠疗法通常始于集中注意力和放松的诱导。这通常是随后的具体建议,旨在改变个人的看法或经历的痛苦[36]。通常情况下,治疗包括催眠后的暗示,即在疗程中所体验到的益处——也就是疼痛强度的降低——将在疗程结束后持续,或者患者在进行特定的行为时,如深呼吸或触摸疼痛部位时,会体验到更大的舒适感。与经历慢性疼痛的人一起工作的目标是教会他们自我催眠,这样他们就可以在治疗过程之外使用这种技能来减少疼痛和不适。催眠术已经被广泛地应用及研究于癌症引起的疼痛,专家小组已经得出结论,使用催眠术可有效地减少由恶性肿瘤引起的慢性疼痛[17]。也有数据支持其治疗肠易激综合征、颞颌关节紊乱症和紧张性头痛引起的疼痛的有效性[37]。荟萃分析表明,催眠可以使疼痛显著减轻,这与前面描述的放松技巧的效果相似。催眠是否比这些治疗更有效还不清楚[36]。

四、自我管理和同伴支持

基于 CBT 原则的自我管理(self-management,

SM)小组干预在以疼痛、痛苦和功能障碍为特征的慢性疾病中得到了广泛的应用。SM 的关键要素包括了解健康状况、自我监控进展、掌握相关技能和解决问题[38]。SM 干预改善了许多疾病的预后,包括风湿病[39]、纤维肌痛[40] 和抑郁[41]。SM 干预通常是在团体环境中提供的,所以它们包含了社会支持和同伴互动,这可能会促进行为改变并保持治疗效果。SM 干预可以由专业人士、非专业人士或同龄人提供。最近,使用互联网和电信技术的 SM 干预已显示出疼痛和健康困扰的改善,并降低了慢性腰痛患者的健康看护[42]。基于网络的认知行为项目已经证明对慢性腰痛患者[43]、慢性疼痛的老年人[44]、偏头痛患者有效[45]。关于远程医疗方法,早期的研究表明,SM 疼痛策略和基于 CBT 的策略可以通过电话或闭路电视进行有效的教学[46]。SM 组群干预措施的最佳概念是把它融入多学科疼痛治疗计划的一部分。

五、多学科治疗

鉴于慢性疼痛最好在生物、心理、社会模型的背景下理解,这种模型需要多学科治疗。

有大量证据支持运用多学科、多模态方法,包括心理干预与单一学科或单模态方法,特别是关注提高长期的情绪、日常功能、重返工作、卫生照护和生活质量的结果[6,23,47]。例如,在慢性紧张性头痛的 RCT 治疗中,联合治疗(压力管理与三环类抗抑郁药物治疗)优于任何单独干预[48]。

多学科方法的使用也可以在几年内延长最初的治疗获益[23]。虽然心理干预是多学科疼痛管理的一个组成部分,但这可能阻止他们从治疗计划的其他方面受益,尤其对那些有心理和行为特征的目标患者更为严重。患者是非常痛苦的,他们往往把疼痛看作是不可控制的,是具有高度的负面生活事件,认为自己是有残疾的以及没有准备好进行 SM,这些都是引起治疗效果不佳的风险因素[49]。

对潜在问题的早期发现和转诊是遇到此类患者的医师和其他提供者的主要责任,因为有证据表明,对心理问题的早期干预可以提高结果[50]。在多学科背景下的早期干预似乎可以提高患者疼痛管理和功能的自我效能[51]。按照这个思路,研究表明,在从急性疼痛过渡到慢性疼痛的过程中,将个体早期分为低、中、高危组,这有助于对必要的资源和治疗方法进行分类[14]。风险分类通常包括对生理因素（多处疼痛、存在牙根痛）和情绪行为因素（灾难化、运动恐惧、悲观预期和残疾程度）的评估[14]。在 STartBack 试验中，研究人员发现，按风险对患者进行分层，并提供必要的治疗，包括对 SM 进行物理治疗和心理教育，可以改善健康状况，并节约医疗成本[52]。

关注心理社会健康是多学科疼痛小组所有成员共同的责任，从患者和家属开始，包括未被正式确定为精神卫生提供者的临床医师。对于特定的提供者，以及对患者的解释，将转介放在疼痛的生物-心理-社会模型中，并指出心理学家如何可能对患者有所帮助，将促进后续工作。管理慢性疼痛患者的医师需要与有疼痛专业知识的心理学家建立联系。

六、住院患者与门诊医疗

虽然有数据支持多学科治疗慢性疼痛的效用[47]，但很少有数据指导临床医师决定患者需要什么或哪些患者将受益于住院患者疼痛计划。住院治疗的决定是基于对患者及其环境情况的临床评估。住院患者的慢性疼痛项目的优势在于增加医疗关注，密切监测积极和消极的健康行为和一个结构化的治疗设置。住院治疗的适应证列于表 59.2。作为入院计划的一部分，应在门诊基础上完成医学和心理评估。总的来说，考虑到环境的可控性和实现多模式方法的能力，住院患者程序可能非常有用。在混合型慢性疼痛患者中，完成住院治疗的患者与门诊患者相比，获益更大，健康状况更好，出院后的医疗服务使用率更低[53]。尽管住院治疗方案的证据相对有力，但实际上只有极少数人接受了这种治疗[20]。

表 59.2　住院患者疼痛治疗指征

- 6 个月以上的非恶性疼痛
- 主要功能障碍
- 需要强化广泛的心理或行为治疗
- 需要暂时从有害的家庭环境中转移出来重新集中注意力
- 常规治疗方法失败

参考文献

请于 ExpertConsult.com 在线访问参考文献。

七、总结

大量的心理干预已被经验证明可以减少各种慢性疼痛综合征患者的疼痛和痛苦。一个典型的治疗过程通常包括这里详细介绍的许多行为和认知方法，所使用的具体方法是根据患者的需要量身定制的。这些干预措施通常是多学科方法的一部分，并与其他疼痛干预措施（如药物、物理治疗）一起提供。尽管许多慢性疼痛患者可能受益于心理干预，但某些亚人群——那些极度痛苦的人，认为他们的痛苦是无法控制的，有高度消极的生活事件，感知自己是残疾和从事 SM 的准备度较低，有问题的药物使用（剂量升级、滥用或未充分利用）——可能需要心理干预，以最大限度地提高治疗效果。随着研究的发展，将越来越重视心理疼痛干预与患者特征的匹配[54]。根据现有的文献，某些疼痛障碍（如头痛）可能对特定的心理干预（如行为疗法）高度敏感，这些治疗应被视为医疗管理的标准部分。对于不适合进行内科或者药物治疗的患者（如滥用药物者的慢性阿片类药物治疗），心理治疗被认为可能是基本的一线治疗选择。现代疼痛理论和现有的证据基础表明，心理干预应该成为慢性疼痛管理的常规部分，而不是最后的治疗手段。

◆ 要　点 ◆

- 为了减轻痛苦，患者可以与经过专门培训的精神卫生服务提供者合作，以改变对慢性疼痛的情绪和行为反应。
- 心理干预应成为慢性疼痛管理的常规部分。
- 心理干预是多方面的，应根据患者的需要和其个人的痛苦经历进行调整。
- 关注心理社会健康是多学科疼痛小组所有成员共同的责任。

第 60 章 针灸疗法

Eric S. Hsu, MD；Irene Wu, MD；Brian Lai, MD

翻译：*廖丽君* 审校：*樊肖冲*

针灸是传统中医药(traditional Chinese medicine, TCM)的重要组成部分。针灸英文 acupuncture 由希腊文的 acus(针)和 punctura(穿刺)组合而成。过去四十年,科学证据已经证明了针灸(acupuncture, AP)和电针(electroacupuncture, EA)刺激所产生的生理效应。AP 包括针刺入引起的机械刺激和艾(一种中草药)的热输入或烤灯照射针[灸法(moxibustion, Mox)]。

一、历史和理论

针灸在中国可以追溯到 3 000 年前。第一个记载针灸的医学文献书籍是《黄帝内经》,由岐伯著于公元前 200 年。针灸在西方世界广为人知,得益于纽约时报作家 James Reston 在 1971 年写的文章。在陪同 Nixon 总统访华期间,他描述了自己在紧急阑尾切除和围手术期护理期间接受针灸治疗的亲身经历。

道家哲学为针灸提供了理论依据。公元前 500 年,“道”由老子在《道德经》中所阐述,认为万物皆变化。道是万物之源,并通过两个对立但保持平衡的力量:阴和阳,来发挥作用。阴是指黑暗、寒冷、静止、被动、内向、减少、潮湿和雌性。阳是指光明、热、活跃、向外、增加、干燥和雄性。人类处于由这两种力量与自然动态相互作用的矛盾之中。当阴阳失衡时,疾病就产生了。针灸通过提升器官系统内的阴阳能量来恢复平衡[1]。

气(元气)是传统针灸实践的根本。气是流经不同经络或通道的能量,这些经络或通道连接体内和外部环境。气有不同的类型,负责不同的功能,如与生俱来的元气,具有保护作用的卫气,滋养作用的营气。经络贯通全身,每一条经络与一个器官系统相关联。有 12 对主要经络,2 条不成对经络和 8 条附加经络。气的运行迟滞可能导致阴阳失衡,后者表现为疼痛或疾病。经络以穴位(腧穴)的形式出现在身体表面,刺激穴位可以调节气。

在传统中医药里,有六种致病的病理因素,包括:风、寒、暑、湿、燥和火。评估患者症状的四个步骤是:望、闻、问、切。其目的是评估阴阳平衡,并洞察其他病症。症状分类有八个诊断原则,包括:阴与阳、里和表、寒与热、虚与实[2]。

有超过 361 个确切的穴位(腧穴)分布在经络上。穴位位于皮肤低电阻处,且易于刺激。其命名根据它所处的经络,由一个中文名称加数字组合而成。穴位主要通过骨骼结构、肌肉和外部特征来定位。穴位有其特定的测量单位“寸”,“寸”相当于患者自身弯曲的中指指间关节皱褶之间的距离,也相当于患者自身拇指的宽度。

二、经络、穴位和肌筋膜触发点

Melzack 等根据体表分布和相关疼痛模式分析肌筋膜激痛点和穴位,发现两者的相似性非常高(71%)。疼痛激痛点和疼痛穴位虽然是各自独立发现的且标记方式不同,但这种密切的相关性表明,它们代表着相同的现象,也可以用相同的基本神经机制来解释[3]。Dorsher 更新了参考文献,并证实疼痛激痛点与穴位的概念比较和临床相关反应可能达到 95% 或更高。虽然已有 2 000 年的历史,但在治疗疼痛障碍方面,针灸和肌筋膜疼痛治疗有着基本的临床相似性[4]。

Dorsher 研究了肌筋膜相关疼痛的数据是否能为针灸经络独立的生理学提供证据。根据 12 个针灸的器官及其解剖上对应的穴位,将已证实的与经典穴位对应的激痛点区域进一步细分。对全部 12 组激痛点区域,他们总结出的相关疼痛模式可准确地预测相应的针灸经脉分布,尤其是在四肢。Dorsher 证明肌筋膜相关疼痛数据可以提供针灸经络的生理学证据[5]。

三、操作方法

哪种针灸的插入方法最好或最有效,目前尚无共识。患者体位包括俯卧位和仰卧位,以便于治疗和舒适为准,侧卧和坐位也可以。以酒精棉球擦拭皮肤,进针前绷紧皮肤以减少不适。管型引导可辅助进针。一般进针角度是垂直或倾斜的。脸部和胸部较常用水平进针。

穴位的选择可以参照不同的针灸流派。敏感点或扳机点可作为局部穴位。远点根据所涉及的经络选择。针刺入通常伴随"得气"(获取气),得气被描述为进针点附近的酸胀、沉重、麻木感。如果提针感到针被周围组织吸住或握住,说明取穴准确。一次性不锈钢针由针体和针柄组成。普通大小为 30～32G,长度在 20～125 mm 之间。针刺手法操作取决于气的虚实状态。针的刺激可以是针刺,也可以是 EA。Mox 或红外热灯可用于配合针刺治疗。患者需要避免剧烈活动,因为针灸开始会出现全身疲乏。

四、针刺镇痛的机制

有三大方面(神经递质、神经调节、神经影像)的科学证据(提要 60.1)[6]。

(一)神经递质资料和神经调节资料

Pomeranz 提出:针刺似乎可导致周围神经系统和 CNS 的内啡肽和单胺类神经递质释放。针刺激活肌肉内的感觉神经纤维并向脊髓传递信号。这刺激中脑内的其他中枢和下丘脑-垂体轴,引起神经肽的释放。脊髓水平的脑啡肽和强啡肽释放,可能阻滞传入通路。中脑产生的脑啡肽可能刺激下行抑制系统,并释放单胺类神经递质 5-HT 和去甲肾上腺素,这些神经递质可能进一步阻断脊髓内的疼痛传导。下丘脑-垂体轴释放的 β-内啡肽可通过体循环和 CSF 流动来镇痛[7]。

提要 60.1　针刺镇痛的机制

- 手针(manual acupuncture, MA)可以抑制脊髓疼痛相关基因(fos、阿片样受体 1、速激肽受体 1、μ-阿片受体和 5-羟色胺受体 2A)的 mRNA 表达,增强福尔马林致痛大鼠模型的镇痛作用
- 疼痛闸门学说(Melzack 和 Wall)描述了 CNS 通过抑制机制来调节感觉神经冲动
- 2 Hz 的 EA 加速脑啡肽、β-内啡肽和内啡肽的释放,而 100 Hz 的电针选择性增加强啡肽的释放
- EA 可能通过周围、脊髓、脊髓上机制激活生物活性化学物质(如血清素、去甲肾上腺素以及阿片类药物等单胺类物质)来调节疼痛
- 通过功能性磁共振成像(functional magnetic resource imaging, fMRI)的研究,MA 诱导特定的"得气"反应和不同神经纤维的联系,以对比假治疗对照的触觉刺激
- 对急性腰痛(low back pain, LBP)进行针灸治疗,并对患者的 fMRI 图像信号分析,发现针灸在边缘系统、疼痛状态、默认网络(default mode network, DMN)产生广泛失活作用,而在注意力和躯体感觉系统中发挥显著的激活效应
- 与假治疗组的 fMRI 结果比较,针灸可以导致失活增多和激活减少。根据对急性 CBP 患者的 fMRI 研究分析,针灸除了对躯体感觉引导的身心治疗,可能还调节着复杂的大脑网络
- 通过对慢性 CBP 患者 fMRI 的图像信号分析,针灸恢复了 DMN 内背外侧前额叶皮质、内侧前额叶皮质、前扣带回和楔前叶连接的减少。而在临床上,疼痛的减轻与 DMN 的连接增加相关

为了施加适当的针刺刺激,需要不同的运针手法。针刺手法有不同的操作方法,如旋转针或改变刺入角度。Kim 设计了一个利用福尔马林诱导的小白鼠痛感实验,旨在评估这些操作对穴位 ST36 的抗伤害感受效果。动物被分成四组并测量它们疼痛水平,并利用逆转录聚合酶链反应分析技术来研究一些疼痛基因的表达。运针抑制如 fos、阿片类受体 1、速激肽 1、速激肽受体 1、μ-阿片受体和 5-羟色胺受体 2A。Kim 和他的同事们认为:运针通过抑制疼痛相关基因的转录来增强镇痛[8]。Melzack 和 Wall 疼痛闸门学说的流行,引领了 TENS 的开发。电刺激已经频繁应用到电针的针刺激和相关技术中[9]。Han 证明了 2 Hz 的电针加速脑啡肽、β-内啡肽和内啡肽的释放;而 100 Hz 的电针选择性增加强啡肽的释放。这两种频率的复合刺激可引起全部四种阿片肽的释放,从而产生最大的治疗效应[10]。Zhang 等总结电针在健康和各种疼痛条件下对神经系统的激活方式不同,在 2～10 Hz 之间时比在 100 Hz 时能更有效地减轻感觉和情感性疼痛,抑制炎症和

神经性疼痛[11]。他们认为电针可能通过周围、脊髓、脊髓上机制激活生物活性化学物质（阿片类药物、5-羟色胺、去甲肾上腺素）来调节疼痛[11]。

（二）神经影像资料

生物生理和影像技术的更新为针灸刺激后的系列变化提供了强大的评估。fMRI 是一种非侵入性技术，它通过探测大脑对于刺激反应而产生的氧化和去氧化血红蛋白的浓度的相对差异，经过计算处理而形成图像信号。依据 TCM，为取得临床效应，针刺刺激诱发"得气"（一种独特的感觉）是必不可少的。42 名健康成人志愿者在 fMRI 检查时按照随机顺序行手法针刺。针刺和触觉刺激对照组最显著不同的是刺痛、酸胀痛、压力感和钝痛。Hui 和他的同事们提供了针刺得气反应特点的科学数据以及它们与神经纤维之间的联系[12]。Shi 等在实验性急性 LBP 模型中提出了对针灸的网络反应[13]。与基线相比，疼痛状态在疼痛矩阵、边缘系统和 DMN 中具有更高的区域同质性（regional homogeneity，ReHo）值，在额回和颞回中具有更低的 ReHo 值。针灸导致了受试者广泛的失活，包括几乎所有的边缘系统、疼痛状态和 DMN，也引起了注意力和躯体感觉系统的大量激活。在与假治疗对照组相比，针灸可以导致更多的失活和更少的激活。Shi 等提出，针灸可能在除躯体感觉导向的身心治疗之外调节多个大脑网络[13]。Li 等采用 fMRI 研究慢性 LBP 患者 4 周的针灸治疗效果。与对照组相比，在慢性 LBP 中发现 DMN 内的连通性较差，主要是其中的背外侧前额叶皮质、内侧前额叶皮质、前扣带回和楔前叶。针灸后的 DMN 连通性几乎恢复到正常对照水平。在临床上疼痛的减轻与 DMN 连通性的增加相关。Li 等提出在慢性 LBP 中 DMN 的成像可以对针灸镇痛效果做出客观评价[14]。

五、适应证

美国国立研究院（National Institutes of Health，NIH）于 1997 年组织专家会议对现有的文献进行评估。针灸已经被广泛应用来治疗术后和化疗相关的恶心呕吐和牙痛。在治疗头痛、LBP、哮喘、痛经、纤维肌痛和肌筋膜痛等疾病方面也很有效[15]。Wang 等进行了严格的前瞻性 RCT，其表明，在短期治疗

LBP、颈痛和膝关节骨性关节炎上，针灸和经皮刺激是有效的[16]。Cochrane 关于针灸治疗疼痛的有效性方面的综述中，四篇综述提出针灸对偏头痛、紧张性头痛、颈部疾病和膝骨关节炎（osteoarthritis，OA）有效；其中一篇提出针灸对类风湿关节炎的有效性仍未能证明；三篇综述提到针灸对肩痛、侧肘痛和 LBP 的疗效不确定[17]。

六、不良反应、并发症和针灸医疗许可

Witt 的团队进行了一项有关针灸治疗膝或髋关节 OA 痛、LBP、颈痛或头痛、过敏性鼻炎、哮喘或痛经的前瞻性研究。共计 229 230 名患者接受了平均每人 10 次的针灸治疗。报道 8.6% 的患者出现了至少一个不良反应，其中 2.2% 的患者需要治疗。常见不良反应有出血和血肿（6.1%）、疼痛（1.7%）以及植物神经症状（0.7%）。两例患者发生了气胸，最长的不良反应持续了 180 天。基于伦理和法律方面的新医疗知情同意书已经有了，它包括五方面：针刺和艾灸的介绍、针灸治疗的风险、可能增加风险的情况、医师的声明以及许可。Witt 团队得出的结论为，针灸是相对安全的治疗方法，新知情同意书支持医患双方的合作[18]。其他研究者分析了 1980 年至 2013 年中国发表的关于针灸相关并发症和不良事件的病例报告。有 133 篇相关论文确认了 182 起事故。针灸的主要并发症是脏器和神经损伤，尤其是气胸和中枢神经损伤。不良反应还可能包括晕厥、感染、出血、过敏、烧伤、失声、歇斯底里、咳嗽、口渴、发烧、嗜睡和断针（提要 60.2）。研究人员建议将针灸的治疗标准化，以最大限度地减少不良事件，并在全球推广针灸的治疗[19]。

提要 60.2　针灸治疗的并发症

- 出血/血肿
- 晕厥
- 嗜睡
- 失声
- 歇斯底里
- CNS 损伤
- 气胸
- 感染
- 断针

七、预防和相对禁忌证

因为针灸可导致潜在的早产,妊娠是相对禁忌证。易出血体质以及抗凝治疗可能导致出血和血肿形成。由于类固醇会削弱针灸的效应,如可能则治疗前应停止使用。由于针灸在饱餐和饮酒患者身上容易引起血管迷走神经症状,不提倡针灸治疗前饱餐和饮酒。在患者行胸部针灸时务必谨慎,务必注意避免电针和起搏器之间的电磁场干扰。

八、临床研究资料

(一) 头痛

Linde 等对紧张性头痛做了随机试验,并进行随机化后 8 个月以上的观察以观察针灸对紧张性头痛的疗效,该试验的对照组为急性头痛针灸治疗或常规护理,或以假针灸疗法或其他侵入性方法治疗发作性紧张性头痛和慢性紧张性头痛。最终进行了11 项临床试验,2 317 名参与者符合研究标准。Linde 等得出结论:对于频繁的发作性或慢性紧张性头痛患者,针灸是一种有价值的非药物性工具[20]。他们也回顾分析了符合研究标准的包含4 419 名参与者在内的 22 项临床试验,相对于预防性药物治疗,在这些治疗偏头痛的临床试验中,针灸的疗效略好且副作用更少。他们报道了一系列证据

表明:针灸单独或联合常规治疗用于急性偏头痛发作,产生了更好的疗效。研究者们认为,对于偏头痛患者,针灸至少是和预防性药物治疗同样有效或更有效,并且副作用更少[21]。Wang 等对 50 例频繁偏头痛患者进行了 RCT[22],在 20 周的治疗结束时,与假针灸组比较,针灸组明显减少了偏头痛天数,减轻了偏头痛的严重程度,提高了反应性,增加了压痛的阈值。3 个月结束时未发现组间差异,但在 1 年随访时发现明显差异。作者推荐针灸是短期缓解偏头痛的一种有效和安全的疗法(表 60.1)[22]。

(二) 颈痛

Trinh 等回顾分析了 10 项关于针灸治疗慢性颈部疼痛的研究试验,得出的结论是有中等证据表明,在短期随访中,针灸治疗与一些无效治疗、假针治疗和等待病患组对照相比,能更好地缓解颈部疼痛[23]。对于伴神经根性症状的慢性颈部疾病,有中等证据表明,针灸治疗与等待治疗病患对照相比更加有效。有限的证据表明针灸对比按摩要更有效[23]。一项定量荟萃分析确认针灸对治疗颈部疼痛的短期有效性和疗效[24]。Wilke 等评估了针灸复合拉伸在颈痛中的有效性,并报道了机械痛阈(mechanical pain threshold, MPT)的增加和关节活动范围(range of motion, ROM)的显著改善[24]。因此,在短期内,针灸复合拉伸可能是改善 ROM 和减

表 60.1 针刺在不同条件下的疗效

疾病	疗效	备注
头痛	对预防和治疗紧张性和偏头痛均有效	治疗偏头痛方面,较常规治疗疗效更好,副作用更少
颈痛	比假治疗和等待治疗更有效	结合伸展运动疗效更好
腰痛	作为传统疗法辅助手段,短期内有效	AP 或假针灸治疗对急性 CBP 均有相似的改善
骨关节炎	AP 复合 NSAID 药物治疗较假 AP 治疗或单口 NSAID 药物疗效好	AP 是最有效的物理疗法之一
术后疼痛	AP 和 EA 治疗延迟术后患者静脉 PCA 的需求,降低静脉 PCA 的剂量	术中 AP 可降低疼痛,促进术后饮食早恢复
腹痛	EA 对 IBS 患者的便秘更有效,而艾灸对 IBS 患者的腹泻更有效	与假 AP 治疗组比较,电针可导致脑岛、髓核、丘脑内侧核的激活
原发性痛经	AP 治疗痛经与 NSAID 药物治疗效果相当	AP 可以避免口服避孕药带来的激素副作用
癌性疼痛	减少术后恶心、呕吐和胃轻瘫;缓解化疗后神经病变	辅助整合肿瘤学,缓解癌症和疼痛综合征的症状
神经源性疼痛	改善 DPN 患者的血管、睡眠、运动和感觉功能	治疗急性带状疱疹时可联合应用 AP

注:AP,针灸;DPN,糖尿病周围神经病变;EA,电针;IBS,肠易激综合征;NSAID,非甾体抗炎药;PCA,患者自控镇痛。
请在每个部分中检查疗效、备注和参考资料。

少肌筋膜疼痛的一种治疗选择[25]。

（三）腰痛

Sherman 等研究成果表明，几乎没有证据显示某一亚型的 LBP 用针灸治疗有更好的疗效[26]。他们注意到，由于腰疼而出现更严重基线功能障碍的患者从 AP 中获得的短期益处最大。Lam 等总结，与假治疗对照相比，针灸在临床意义上降低了自我报告的疼痛水平，同时与非特异性 LBP 不治疗组比较，针灸能够改善功能。在 LBP 患者中将针灸治疗与药物（NSAID、肌肉松弛药和止痛药）和常规护理进行比较时，在对照组和干预组之间观察到统计学上的显著差异[27]。其他研究人员评估了系统评价，并得出结论，无论是单独使用还是作为常规治疗的辅助手段，针灸均可在短期内改善慢性 LBP。在针灸改善急性 LBP 方面也有不统一的报道，有的报道针灸比假治疗更有效，有的报道针灸与假治疗的疗效无差别[28]。

（四）骨关节炎

Selfe 等总结涉及 1 456 参与者的 10 项 RCT，研究证据表明，针灸或 EA 是治疗膝关节 OA 所引起的疼痛和功能障碍的有效方法[29]。Mavrommatis 比较了针灸复合依托考昔、假针灸复合依托考昔和单独依托考昔治疗膝关节 OA 三组的疗效[30]。疗效评估主要指标为 WOMAC 指数（Western Ontario and McMaster Universities index）；次要评估指标为 WOMAC 指数和视觉模拟法（visual analogue scale，VAS），以及健康调查第二版量表 36（short form 36 version 2，SF-36v2）。与其他治疗组相比，针灸复合依托考昔治疗组在主要和次要预后指标方面，除短期精神因素外，均表现出统计学上的显著改善。针灸加依托考昔治疗膝关节 OA 慢性疼痛的疗效优于假针灸加依托考昔或单独使用依托考昔[30]。Corbett 等对 114 项试验、22 项治疗和 9 709 例膝关节 OA 患者进行了荟萃分析[31]，得出针灸治疗在统计学上显著优于肌肉强化运动的结论，并提出针灸是较有效的物理治疗手段（介入治疗、心电刺激、气垫疗法、有氧运动、肌肉强化运动）之一，可在短期内减轻膝关节 OA 疼痛。然而，这一研究领域的许多证据质量很差，其中包括许多物理治疗 OA 疗效的不确定性[31]。OA 的另一项荟萃分析将针灸与假针灸治疗、不治疗和常规护理进行了比较[32]，得出的结论是，在 OA 患者中，针灸治疗在降低疼痛强度、

改善功能灵活性和健康相关生活质量等方面有显著统计学意义[32]。

（五）术后疼痛

Wu 等招募 60 名椎管内麻醉下进行剖宫产手术的妇女，将其随机分成对照组、针灸组和电针组[33]。手术后，受试者分别接受针灸或电针行双侧取穴、三阴交（Sp6）取穴治疗和患者自控镇痛（patient-controlled analgesia，PCA）。记录患者第一次要求吗啡止痛时间、24 小时内 PCA 的追加频率及 PCA 所用剂量。结果显示，与对照组相比，针灸组和电针组延迟要求吗啡止痛时间达到 10～11 分钟。第一个 24 小时内使用 PCA 的总剂量在针灸组和电针组较对照组减少 30%，具有统计学意义。然而，针灸组和电针组之间没有显著差异性。Wu 等的研究结果表明，应用针灸或电针治疗可以推迟剖宫产术后要求使用止痛药的时间和减少第一个 24 小时内 PCA 的剂量[33]。另一项是对下腹部手术的患者行术前电针治疗，发现低频率电针治疗（2 Hz）和高频率电针治疗（100 Hz）均可减少术后镇痛需求和相关的不良反应[34]。在另一项研究中，60 名 3～12 岁的儿童接受了扁桃体切除术，常规治疗中加入了针灸疗法[35]，研究组患者疼痛减轻，镇痛药用量减少，患者及家长满意度较高，无不良反应[35]。最后，一项关于术中针灸对 59 例 3～12 岁患者扁桃体切除术后疼痛影响的研究，结果表明术中针灸是可行的，耐受性良好，能改善术后疼痛，术后饮食恢复更早[36]。

（六）腹痛

Chu 等随机将肠易激综合征（irritable bowel syndrome，IBS）患者分为电针组和假电针组，应用 fMRI 研究电针对 IBS 患者受损直肠激惹致腹胀时脑活动的影响。相对于基线水平，腹胀发作导致前扣带皮质、前额叶皮质、丘脑、颞区和小脑的显著激活。在电针期间和之后，两组的前扣带皮质、双侧前额叶皮质、丘脑、颞区和右岛叶的大脑活动较基线增加。与假电针组相比，电针组治疗可导致右侧岛叶、丘脑髓核和内侧核的激活明显更高。针对 IBS，作者推测针灸主要通过两种调节方式：①通过岛叶 5-HT 通路调节；②情绪和情感主要通过丘脑枕和丘脑内侧核的上行通路进行调节[37]。另一项研究比较了电针治疗和 Mox 对 IBS 患者的影响。电针治疗和 Mox 都提高了 VAS-IBS 评分。相对来说，电针治疗对缓解便秘更有效，艾灸对腹泻更有效[38]。

(七) 痛经

Sriprasert 等比较了针灸与复方口服避孕药 (combined oral contraceptive, COC) 治疗中重度原发性痛经的疗效[39]。两种方案在治疗结果上都比基线有显著改善,评价指标包括最大痛经疼痛评分、痛经天数、使用的抢救镇痛药量和生活质量。针灸不会像口服避孕药一样引起与激素相关的不良反应。因此,针灸可以作为缓解痛经的一种选择,尤其是当口服避孕药不是一个好的选择时[39]。其他研究者报告显示,在治疗 1 个月后,针灸与 NSAID 对原发性痛经的疗效相同[40]。

(八) 癌性疼痛

癌性疼痛是癌症治疗中最常见的症状之一。美国国家综合癌症网络 (The National Comprehensive Cancer Network, NCCN) 成人癌痛指南推荐将针灸作为几种综合干预措施之一,并根据需要与药物治疗结合使用。Lu 等提供了针灸用于控制癌痛的有效证据,还见效于术后癌性疼痛、术后恶心呕吐、术后胃轻瘫综合征、阿片类药物引起的便秘和瘙痒、化疗引起的神经病变、芳香化酶抑制剂相关的关节疼痛和颈淋巴结清扫相关的疼痛和功能障碍[41]。其他专家回顾性分析了 90 例在综合性肿瘤治疗诊所接受针灸治疗的患者满意度后,推荐将针灸作为癌症症状的辅助疗法。针灸治疗后患者发生疲劳、疼痛、焦虑、身体不适、情绪困扰和生活质量差的概率也降低了[42]。

(九) 神经病理性疼痛

Tong 等通过比较针灸组与假治疗对照组观察对糖尿病周围神经病变 (diabetic peripheral neuropathy, DPN) 神经传导速度及主观症状变化的影响[43],发现针灸对运动和感觉功能的改善、振动知觉阈值的提高均有显著意义。经过 15 天的针灸治疗,麻木、自发疼痛的缓解和体温感知的改善效果更明显[43]。Garrow 等对 45 名 DPN 患者进行了为期 10 周的针灸治疗或假针灸治疗。针灸治疗神经病理性疼痛,可显著降低患者的 VAS 评分,改善睡眠状况,无严重不良反应出现[44]。其他研究者对带状疱疹 (herpse zoster, HZ) 患者进行了 4 周的针灸治疗或标准治疗,结果显示两组间在疗效、VAS 评分和 McGill 疼痛问卷评分、3 个月后带状疱疹后遗神经痛的发生率等方面没有显著差异[45]。作者建议行针灸治疗急性 HZ[45]。一项荟萃分析显示,针灸对脊髓损伤后的神经功能恢复、运动功能和功能恢复均有积极作用[46]。

九、来自 NIH 共识声明的更新

关于 MA、电针和假针灸治疗对 CNS 的效果在一综述中被系统地指出,只有比较手针或电针与假治疗对照的研究才有资格进行综述,该综述分析了 17 项 fMRI、6 项脑电图 (electroencephalography, EEG)、5 项诱发电位 (evoked potential, EP) 和 5 项 PET-CT 的研究结果[47],并提出与假针灸治疗相比,真实的针灸治疗可引起更多或不同程度的神经系统成分的调节,这是基于对异质性结果的评价[47]。

针灸研究学会 (The Society for Acupuncture Research, SAR) 在 2007 年举办一次国际性会议,以纪念 1997 年 NIH 举办里程碑式会议 10 周年。这次会议提出针灸效应机制的研究模型主要集中在神经系统、肌肉、结缔组织等方面,提倡了未来的研究模型,非常有助于研究手针和电针的效应[48]。

十、总结

尽管目前的数据显示针灸治疗只显示短期疗效,在通过降低镇痛药剂量和降低不良反应的风险辅助多模式的疼痛管理的方面,针灸仍发挥重要作用。目前关于针灸的文献,从病例报告到次优设计的临床研究,大多是轶事和有偏倚的信息。对于 RCT 的系统回顾和荟萃分析,特别是对那些在研究特征的异质性和方法学质量较低的情况下所做的研究,应当在规范的、特定的背景下进行分析。样本量小、缺乏对照研究和缺乏理想的假针灸对照,这些都削弱了证据的强度和临床意义。将来的 RCT 需要探索针灸与传统疼痛医学如何整合,并分析比较电针与手针对临床实践的影响。基于最近的基础出版物,针灸的转化和临床研究无疑将促进针灸在疼痛医学中发挥重要作用。

◆ 要 点 ◆

● 在动物模型中发现针灸可通过激活周围、脊髓和脊髓上中枢释放某些生物活性物质 (如阿片类物质、血清素和去甲肾上腺素等) 调节疼痛,并可促进神经重塑产生逆转疾病的作用。

- 频率为 2 Hz 的电针治疗能促进脑啡肽、β-内啡肽和内吗啡肽的释放,而频率为 100 Hz 的电针治疗可选择性地增加强啡肽的释放。

- 电针在健康和各种疼痛状况下激活神经系统的方式不同,在 2~10 Hz 时比在 100 Hz 时能更有效地缓解感觉和情感性炎性疼痛,并更有效地抑制炎症和神经性疼痛。

- 当前关于针灸及相关技术的临床疗效在慢性疼痛治疗中仅显示出短期效果。

- 整合医学通过应用电针可降低传统疗法的镇痛剂量,最大限度地提高了治疗效果,降低了不良反应的风险。

- 颈痛、紧张性头痛、偏头痛、膝 OA 和 LBP 患者最可能因应用针灸治疗而受益。

- 针灸可用于治疗肌筋膜痛、纤维肌痛、术后疼痛、牙痛、功能性肠病,有前景但缺乏有力的数据支持。

- 在女性健康中,经前期综合征、痛经与妊娠有关的疾病和分娩的早期阶段可能考虑使用针灸和相关技术。

- 尚没有足够的证据表明针灸在神经病理性疼痛、心理健康和类风湿关节炎等方面有确切疗效。

- 恶心、面色苍白、头晕、晕厥均是由针灸治疗的血管迷走神经反应所引起。嗜睡和一般疲劳较常见,尤其在治疗的开始阶段。

- 出血、血肿和进针不适可能出现在针灸的治疗过程中。气胸是针灸疗法的一个严重并发症,需要警惕其发生和对其及时治疗。

- 当前没有关于针灸疗法的频率、数量或最佳持续时间的标准方法来判断疼痛治疗的成功。

参考文献

请于 ExpertConsult. com 在线访问参考文献。

第 61 章 太极和慢性疼痛

David Flamer, MD, FRCPC; Philip Peng, MBBS, FRCPC, Founder (Pain Med)

翻译：高　照　孙岩军　审校：樊肖冲

一、介绍

太极是中国一种古老的武术和运动，它将深呼吸和放松与缓慢而温柔的动作结合在一起[1]。据报道，太极对生理和心理健康都有好处，这其中就包括特定的慢性疼痛性疾病[2]。美国国家卫生统计中心估计，多达 57% 的美国人患有慢性疼痛，他们认为自身的日常活动受到持续性的严重限制[3]。除了常规医疗方法，补充和替代治疗也越来越普遍[4]。补充和替代医学（complementary and alternative medicine，CAM）通常分为两大类，包括天然药物和身心医学（这是与太极相关的类别）。许多学者研究了太极在各种慢性疼痛中的作用。本章将探讨关于太极现有的和近期的文献，它们均与慢性疼痛有关。

二、太极的哲学、历史和发展

太极也称为太极拳[2]。"拳"可翻译成"拳头"，由此，"太极"可以理解成"超级终极拳"。太极拳根植于儒教和道教。太极被认为是宇宙的驱动力，它由阴阳两种对立的力量组成，阴阳两种力量构成了太极的象征（图 61.1）。健康欠佳被视为阴阳失调，

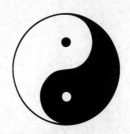

图 61.1　太极的象征，描绘了阴阳之间的密切关系

而太极则被认为有助于平衡这种紊乱的能量。太极拳的练习包括持续、缓慢地转移重心，这反映了阴阳能量同时分离与合并。在中国文化中，这种身体内部的能量被称为气，而太极旨在达到气的平衡，努力保持平衡与和谐[5,6]。

人们认为太极是在 12 世纪由道士张三丰发展起来的。然而，更近期的历史资料表明，这一起源要追溯到 17 世纪的陈王廷大师。随着太极拳的发展，它分为五种主要流派：陈氏、杨氏、吴氏、武氏和孙氏。这些风格在基础上有相似之处，但在姿势、步伐和动作顺序上有所不同[7]。传统的艺术形式是复杂的，因而发展出了许多简化的形式。1956 年，中国政府发展了太极拳的一种简化版，作为一种可以教给群众的运动，包括 24 个姿势，可以在 4~5 分钟内完成[8,9]。

太极拳已成为一种风靡全球的运动。它成本低，不需要特定的设备或设施。只需要 4 m² 的平地、宽松的衣服和平跟鞋。它可以单独练习，也可集体练习，在室内、室外均可进行[7]。

三、太极有利健康

（一）身体健康益处
身体健康、肌肉骨骼力量、平衡
太极是一种轻度至中等强度的有氧运动，根据训练方法、风格、姿势、速度和练习者的经验，有相当大的差异。

峰值吸氧量被认为是有氧能力的最佳指标，是正常受试者和心血管疾病患者死亡风险的最有力的预测指标之一[10]。Lan 等[11]进行的一项研究发现，

与久坐不动的对照组相比,老年太极拳练习者的VO_2峰值要高出18%～19%。此外,2008年的一项荟萃分析发现,太极拳可以显著提高有氧能力,其中在中年和老年妇女中的效果最好[12]。

太极拳练习包括持续的重心转移和身体旋转,这增加了下肢的负荷。因此,太极拳被证明能提高肌肉的整体力量和平衡[13-15]。Jacobson等[13]发现,年龄在20～45岁之间的受试者每周练习3次,持续12周,膝伸肌的力量显著增加。长期练习太极也能显著降低半腱肌的潜伏期[16]。预防老年人跌倒取决于及时采取应对姿势的反应,人们相信改善肌肉力量和反应有助于改善整体平衡。这是一个重要的健康问题,因为大约有30%的65岁及以上的社区居民会跌倒,其中大约有20%需要医疗护理[17]。Leung[18]等最近的一项系统回顾和荟萃分析发现,太极拳在改善老年人平衡方面是有效的,但它相对于其他干预手段的优越性仍然是模棱两可的,这一领域需要进一步的研究。

(二)心理益处

1. 身心控制

众所周知,高级认知中枢在痛觉和痛觉感知中起着重要的作用[19]。注意力是伤害性信号被处理并进入我们意识的一种机制。神经认知模型假定了两种不同的注意模式("自上而下选择"和"自下而上选择"),这两种模式在本章之外将进一步详细讨论[2,20,21]。太极拳的练习可以帮助个人对这种伤害性的输入施加执行控制,从而通过改进自上而下或自下而上的选择过程来提高自己的应对能力。类似地,这个概念可以帮助个体对可能出现的预期伤害性刺激输入加以控制。运用想象技巧和冥想策略是太极用于此目的的一些方法[22,23]。

太极拳是一种很好的锻炼身心互动的运动。太极拳的基本教义强调身心的相互关系:意识(意)促使能量(气)的运动,而能量(气)又反过来导致身体的运动[24,25]。太极拳要求身体动作同步和谐,这需要专注、集中和对自我和环境的意识。当正确地练习时,练习者的目标是感觉到能量(气)的内部运动,就像水流过身体一样。使用视觉图像("揽雀尾"或"白鹤展翼")可以帮助练习者实现这一目标。

2. 情绪健康

流行病学和临床研究表明,在慢性疼痛患者中心理共病的患病率很高[26-31]。世界卫生组织(World Health Organization,WHO)对近26 000名患者进行的调查发现,与没有慢性疼痛的患者相比,慢性疼痛患者表现出焦虑或抑郁的概率增加了4倍[27]。太极拳是一种有益的练习,因为它是安全的,具有低的身体和情绪风险,并允许患者在他们的护理中发挥更积极的作用[32]。

Wang等[33]的系统回顾和荟萃分析评估了太极和心理健康的作用。这篇综述包括17个RCT和大约3 800名受试者。研究发现,太极拳可以减少压力、焦虑、抑郁和情绪障碍,增强自尊。这些改善被认为与身心互动和物理治疗成分有关,这有助于增强心理益处[34-36]。

四、太极对慢性疼痛有好处

(一)骨关节炎

1. 背景

OA是西方国家老年人疼痛和残疾的最常见原因之一[37-38]。OA会导致受累关节疼痛和僵硬,导致日常活动受限,随着时间的推移会失去独立功能[39]。治疗方式包括药物治疗、非药物治疗和手术治疗。非药物治疗策略注重减重、锻炼和自我管理计划的重要性,这些计划旨在改善疼痛、功能和心理健康[40]。各种运动方式已被调查作为潜在的治疗选择,包括步行、阻力训练和水疗法[41,42]。太极拳在骨关节炎患者中越来越受欢迎。越来越多的RCT评估了太极拳在OA人群中的作用,最近,美国风湿病学会(American College of Rheumatology,ACR)指南将太极拳列为膝关节OA的有条件推荐治疗[43]。

2. 证据审查

本章回顾的研究质量使用Jadad评分(表61.1)进行评估,Jadad评分是评估研究设计和报告质量的有效工具。证据水平通过美国卫生和公共服务部卫生保健政策和研究部门的证据陈述和建议等级进行评估(表61.2)。7篇RCT研究(表61.3)评估了太极对OA患者的疗效[39,44-49]。练太极的时间从6～20周不等。由于太极拳的练习不能使用盲法,Jadad的最高分数为3分。7项纳入的RCT中,有六项得分为3分,最近的RCT质量较差,得分为1分。7项研究中有5项包括局限于膝盖的OA患者,五项研究中有4项显示疼痛减轻。总之,这些研究的结果

表 61.1 Jadad 评分

研究特点	得分
这项研究是否被描述为随机的	0/1
是否描述了用于生成随机序列的且适当的方法(随机数字表,计算机生成等)	0/1
这项研究为双盲研究吗	0/1
是否描述了实施双盲的并且被认为是恰当的具体方法(同一安慰剂、有效安慰剂、假安慰剂等)	0/1
是否有退出和脱落的描述	0/1
如果描述了用于生成随机化序列的方法,且这是不适当的,则扣除 1 分(患者交替分配或根据出生日期、住院号等分配)	0/−1
如果这项研究被描述为双盲,但致盲方法是不合适的,则扣除 1 分(如没有双模拟的片剂与注射剂的比较)	0/−1

注:前五项表示研究质量好;每一项标准都增加了一个点。最后两个项目表示研究质量差;每满足一个标准减去一个点。因此,Jadad 评分从 0~5 不等。

引自 Jadad AR, Moore RA, Carroll D, et al. Assessing the quality of reports of randomized clinical trials: is blinding necessary? Control Clin Trials. 17(1): 1-12, 1996.

表 61.2 证据陈述和建议等级

证据陈述	
Ⅰa	从 RCT 的荟萃分析中获得的证据
Ⅰb	从至少一个 RCT 中获得的证据
Ⅱa	在没有随机化的情况下,从至少一项设计良好的对照研究中获得的证据
Ⅱb	从至少另一种精心设计的准实验研究中获得的证据
	从精心设计的非实验性描述性研究中获得的证据,如比较研究、相关研究和案例报告
	从专家委员会的报告或意见和(或)有关当局的临床经验中获得的证据

推荐等级	
A	需要至少一项前瞻性、随机对照试验,作为总体质量良好、一致性较好的文献的一部分,以处理具体的建议(证据等级Ⅰa 和Ⅰb)
B	需要有良好的临床研究,但没有前瞻性的随机临床试验(证据等级Ⅱa、Ⅱb、Ⅲ)
C	需要从专家委员会的报告或受尊重当局的观点和(或)临床经验中获得的证据;表明缺乏直接适用的高质量临床研究(证据等级Ⅳ)

注:US Department of Health and Human Services Agency for Health Care Policy and Research.

表明,有很好的证据表明太极拳在膝关节 OA 的治疗中是一种有益的、减轻疼痛的技术(1b 级,推荐等级 A)。其他可能的好处包括减少僵硬感、改善功能和增强机动性。太极拳治疗其他关节 OA 的疗效证据有限。

(二) 类风湿关节炎

1. 背景

类风湿关节炎(rheumatoid arthritis,RA)是一种全身性慢性炎症性疾病,发病率为每 10 万人 25~50 例[50]。RA 可导致较大的关节损伤损害和残疾,特别是治疗不善时。治疗采用多模式方法,目标是控制疼痛、炎症、疾病进展、身体功能和心理健康[51,52]。许多新的药理学药物已经将疾病的发展速度最小化,但可能疗效有限,并伴有大量的不良反应[52]。太极拳被认为对 RA 有帮助,因为它对肌肉力量、骨骼健康和减轻压力都有益处[53]。

2. 证据审查

与 OA 相比,太极对 RA 的支持证据不那么充分。到目前为止,已经发布了两个 RCT[54,55]。这两项研究都是低质量的(Jadad 评分 2),样本量小,并且没有发现疼痛的减轻。最近,有两项非随机研究显示了阳性结果[56,57]。Waite-Jones 等[56]证明,练太极的人在心理健康方面有改善,焦虑、抑郁和自尊的程度有明显降低。Uhlig 等[57]在完成 12 周的太极练习后发现下肢肌肉功能有所改善。

总之,在 RA 的治疗中,太极作为一种减少疼痛的有效方法,作用是有限的。进一步高质量的 RCT 是必要的。

(三) 纤维肌痛

1. 背景

纤维肌痛(fibromyalgia,FM)是一种慢性、多发性疼痛疾病,有明显的功能受限[58]。据估计,全球 FM 患病率为 2.7%[59]。症状范围包括广泛的肌肉骨骼疼痛、疲劳、睡眠不良和相关的情绪障碍。此外,研究表明,FM 患者具有降低疼痛抑制机制,弥漫性有害抑制性控制(diffuse noxious inhibitory control,DNIC)或条件疼痛调节(conditioned pain modulation,CPM)功效降低[60,61]。DNIC 很重要,因为它可以通过阿片受体或非阿片受体调节上升的伤害性信号[61]。治疗方法是多学科的,包括对特定症状的药物治疗和非药物治疗的结合,如生活方式的改变、锻炼、患者教育和自我调节[62-64]。治疗的目

表 61.3 发表的用太极干预治疗骨关节炎的 RCT

第一作者/年	骨关节炎部位;患者总数 随机/分析	Jadad得分/AC/盲法评估	太极干预	对照组	疼痛结局	其他结局	备注
Hartman/2000	多部位; 35/33	3/—/—	Yang;每周2次/12周	常规护理和日常体育活动	NS—ASE	↑关节炎自我效能 ↑总体健康满意度疼痛 TC(AIMS) ↓张力(AIMS)	基线↑ TC组关节炎
Song/2003	膝部; 72/43	3/+/—	Sun;每周3次;12周	常规治疗	↓疼痛-K-WOMAC	↓僵硬度,↑身体机能 K-WOMAC↑平衡感	
Brismee/2007	膝部; 41/39	3/—/+	Yang;每周3次/6周;家庭太极6周	注意对照计划[a]	↓总体和最大痛苦-↓VAS	↑WOMAC 中的整体和生理功能	
Fransen[b]/2007	臀部/膝部; 97/97[c]	3/+/+	Sun;每周2次;12周	等待列表	NS-WOMAC	↑WOMAC 中的生理机能;爬楼梯的更佳时机	三组与水疗比较
Wang/2009	膝部; 40/40[c]	3/+/+	Yang;每周2次;12周	注意对照计划[a]	↓疼痛-WOMAC	↑WOMAC 中的生理机能; 患者和医师总体 VAS;↑平衡感,SF-36PCS;↓CES-D	
Tsai/2012	膝部; 28/27[c]	3/+/+	Sun;每周3次;20周	注意对照计划[a]	↓疼痛-WOMAC(从第9周)	↓僵硬度-WOMAC(从第17周)NS-功能-WOMAC和MMSE	
Wortley[d]/2013	膝部; 39/31	1/—/—	Yang;每周2次;10周	常规体育活动	NS-WOMAC	↑活动度	增加第三组,进行抗阻训练

注:[a]注意对照计划:参考 Brismee 研究中的健康主题演讲,Wang 研究中的健康教育和伸展运动,Tsai 研究中的健康教育、文化相关和社会活动。
[b]在 Fransen 的研究中,第三组(水疗法组)不包括在内。
[c]治疗意向统计分析。
[d]在 Wortley 的研究中,第三组(抵抗训练组)不包括在内。
AC,分配隐藏;AIMS,关节炎影响测量表;ASE,关节炎的自我效能,问题的评分是 Likert 量表,从 0 到 100,分数越高表示自我效能越强;CES-D,流行病学研究中心的抑郁指数从 0~60 分,分数越高说明越焦虑;K-WOMAC,韩国 WOMAC;MMSE,简易精神状态检查——一份 30 分的认知障碍筛查问卷;NS,无明显差异;PCS,SF-36 的躯体健康概述;SF-36,医疗结果研究 36 项简式健康调查是一项自我管理的调查,36 个项目的问卷,评估身体功能的概念,由于身体问题的角色限制、社会功能、身体疼痛、一般的心理健康,由于情绪问题的角色限制、活力和一般的健康感知(得分范围从 0~100,得分越高表明更好的健康状况);TC,太极;大学骨关节炎指数,评分标准为 0~100 分,得分越高,表明疼痛或身体残疾越严重;VAS,视觉模拟评分;WOMAC,西安大略和麦克马斯特。

的是恢复功能、改善心理和躯体症状[62]。太极可以通过三种不同的机制来治疗 FM:①锻炼身体机能的成分;②身心调节,以解决可能存在的 DNIC 缺陷;③作为冥想呼吸的组成部分,以解决心理障碍。

2. 证据审查

有两个 RCT 评估太极对 FM 的有益影响[58,65]。

两项研究都评估了 12 周太极课程的效果,与单独或结合拉伸运动的对照组相比(表 61.4)。这两项研究均显示太极组在不同领域有显著改善,包括 FM 影响问卷评分降低、短期疼痛量表(brief pain inventory,BPI)严重程度评分降低、患者和医师对疼痛的整体评估改善、SF-36 身心成分改善(健康调查量表 36)。

表 61.4 发表的其他疼痛情况的 RCT

诊断患者 随机化/分析	第一作者/ 年份	Jadad Score/ Allocationa/ Blind Assessor	太极干预	对照组	疼痛结局[b]	其他结局	备注
纤维肌痛： 66/66[c]	Wang/2010	3/+/+	Yang；每周 2 次；12 周	健康教育 和伸展运动	↓FIQ	↑睡眠（PSQI）， SF-36(MCS, PCS)， 患者和医师的全球 评估；情绪（CES- D），CPSS	除了 CPSS， 所有改 善维持 24 周
纤维肌痛： 101/98[c]	Jones/2012	3/+/+	Yang；每周 2 次；12 周	教育干预	↓FIQ	↓BPI-重度疼痛 和 BPI-疼痛干扰 ↑自我效能 ↑功能变量： 静态平衡 动态平衡 定时活动和行走	
类风湿关节 炎：20/20	Wang/2008	2/−/+	Yang；每周 2 次；12 周	健康教育 和伸展运动	VAS, HAQ： NS	↑情绪（CES-D） ↑活力（SF-36） ↓残疾（HAQ）	
类风湿关节 炎：42/31	Lee/2005	2/−/−	Sun；每周 1 次；6 周	常规活动	VAS：NS	↑情绪（情绪状态 简介）	
腰痛：160/ 160[c]	Hall/2011	3/+/−	Sun；每周 2 次，持续 8 周；每周 1 次，持续 2 周	等待列表	↓恼人的疼痛	↓PDI, RMDQ, QBPDS, PSFS	
腰痛：320/ 304	Weifen/2011	3/+/+	Chen；每周 5 次；24 周	运动和常 规活动	↓3.6 个月 的 VAS 评分 （与游泳亚组 相比不同）		练习 组分为 向后步 行、慢 跑和游 泳组
紧张性头 痛：47/30[176]	Abbott/2007	2/−/−	Yang；每周 2 次；15 周	等待列表	↓HIT-6	↑SF-36-MCS	

注：[a] 注意力控制计划.
[b] 在某些疼痛情况下，疼痛评估重点不仅仅通过疼痛强度评分，而是一个经过充分验证的复合评分，如纤维肌痛的 FIQ 和紧张型头痛的 HIT-6.
[c] 研究是基于治疗-意向统计分析进行的.
BPI，简短疼痛量表；CES-D，流行病学研究中心-抑郁指数；CPSS，慢性疼痛自我效能量表；FIQ，纤维肌痛影响问卷；HAQ，健康评估问卷，包括过去一周的疼痛情况（VAS 评分 0—3 分）；HIT-6，头痛冲击试验-6；MCS, SF-36 中心理部分的总结；NS，无显著性差异；PCS, SF-36 中体格检查部分的总结；PDI，疼痛失能指数；PSFS，患者特定功能量表；PSQI，匹兹堡睡眠质量指数；QBPDS，魁北克背痛残疾量表；RMDQ，罗兰-莫里斯残疾问卷；SF-36，美国医学局研究研组开发的 36 项简式健康调查；VAS，视觉模拟量表.
经 Peng PWH 许可转载自：Tai Chi and Chronic Pain. Reg Anesth Pain Med. 37(4)：372-382,2012.

Wang 等[65]发现，这些效应量甚至比 FDA 批准的药物治疗（包括抗抑郁药、加巴喷丁和米那普仑）的效应量还要大。

最近，两项非随机化的研究已经证明了太极拳对 FM 患者的有益作用[66,67]。Romero-Zurita 等发现 28 周的太极课程可以改善疼痛、功能和心理（FIQ 和 SF-36）。同样地，Segura-Jimenez 等[67]证明参加 12 周太极课程的患者急性疼痛水平下降。总之，有证据表明，太极拳是 FM 患者的一种有效方式，不仅可以缓解疼痛，还可以改善身体功能和改善情绪（I b 级，推荐等级 A）。

（四）慢性腰痛

1. 背景

慢性 LBP 是最常见的肌肉骨骼疾病[3,68]。据估计，超过 80% 的成年人一生中至少经历过一次 LBP[69]。治疗策略是多学科的。我们推荐了多种非药物治疗方案,其中伸展和力量训练是最能预测积极效果的运动[70]。低强度和中等强度的太极运动已被发现可以提高肌肉力量和关节灵活性,由于这些原因,它已被推荐作为慢性 LBP 患者的 CAM 形式[71]。

2. 证据审查

有两个 RCT 评估太极在慢性 LBP 患者中的作用[72,73],一个 RCT 涉及急性 LBP 患者[74]。Hall 等[72]发表的这项研究中,研究人员对 160 名患者进行了良好的指导,这些患者被随机分为太极拳治疗 10 周组和等待治疗组。他们在背痛症状以及与健康相关的生活质量、情绪和认知方面有改善(Rolland-Morris 残疾问卷、疼痛残疾指数、魁北克背痛和患者特定功能量表)。第二个 RCT 评估慢性 LBP 的质量较差,涉及 320 名"退役运动员",他们被随机分为太极组和运动对照组[73]。结果显示,与大多数运动亚组相比,太极拳组的疼痛评分有所改善。

Cho 等[74]评估了 40 名患有急性 LBP(症状持续时间未定)的年轻男性太极的效果。研究对象被随机分为 4 周的太极组和拉伸对照组。结果显示,太极拳组的疼痛评分有所改善,这表明太极拳在这一患者群体中的作用。总的来说,虽然有限的高质量研究评估太极在慢性 LBP 中的作用,但有证据表明它可以改善疼痛和残疾(1b 级,推荐等级 A)。

(五) 紧张性头痛

1. 背景

紧张性头痛(tension-type headache, TTH)约占所有头痛的 78%[75]。症状包括头部周围有束带感,伴随着压力和疼痛,通常是双侧的。治疗方案包括药物治疗(肌肉松弛剂、镇痛药)和非药物治疗(放松、按摩、生物反馈、减压)[76]。太极的身心互动被认为可能有助于放松和改善头痛。

2. 证据审查

一个 RCT 研究评估了太极拳在 TTH 患者中的作用[76]。Abbott 等[76]将受试者随机分为两组,一组接受 15 周的太极治疗,另一组进入等待治疗对照组。随机化后患者的参与率很低,47 名患者中只有 30 人完成了研究。在这些参与者中,太极拳组在头痛影响测试 6 的得分,以及疼痛、能量/疲劳、社会功能、情绪健康和心理健康调查 SF－36 的总结得分上

有显著改善。

总的来说,对于太极拳对头痛人群的有益作用,不能根据现有文献得出明确的结论。建议进行更多高质量的研究。

五、证据的局限性

太极拳的实践对设计科学研究提出了固有的挑战[77]。在设计一项涉及身心互动的研究时,必须考虑进行双盲评估。但这项技术是不切实际的,因为参与者将知道他们被分配到哪个组。另一个重要的挑战在于太极练习方式的多样性。强度、姿势和练习时间都是影响结果比较重要的因素。最后,每个教学者都有不同的经验和教学风格,这也会影响治疗结果。

六、展望未来

人们对太极拳在治疗各种健康状况,包括特殊的慢性疼痛疾病方面作用的兴趣已经大大增加。未来需要继续扩大研究范围,来研究其有益影响。然而,高质量研究的数量有限,许多 RCT 存在较高的偏倚风险。考虑到进行双盲试验的固有挑战,开展良好的单盲研究是合理的。制订一套可用于比较研究的标准太极拳练习方案是必要的。

最近,Wayne 等[78]对太极练习的安全性进行了系统回顾,总共有 153 个合格的 RCT,其中只有 18 个报告了明确的不良事件监测方案。无论是从业人员还是患者都并未发生严重的相关不良事件。我们鼓励对这一课题的进一步研究,并应将其扩展到其他常见的慢性疼痛,如神经性疼痛和颈部疼痛。

七、总结

太极拳是一种古老的中国武术,融合了身心互动和上下肢轻柔、协调的动作。之前的文献支持太极在促进身体健康方面的作用,包括肌肉力量、协调、平衡和骨密度的改善。太极拳的心理成分与减少压力、焦虑和抑郁,以及提高自尊有关。除了轻微的肌肉骨骼疼痛,它不太可能导致严重的不良事件。高质量的证据支持太极对 OA、FM 和慢性 LBP 的疗效。关于它在其他慢性疼痛条件中作用的证据是有限的,未来需要高质量的试验。

◆ 要 点 ◆

● 太极是一种古老的中国武术,它将上下肢的轻柔身体动作与呼吸结合起来。

● 太极作为一种轻中度的有氧运动,已经成为一种流行的 CAM 练习。

● 除了轻微的肌肉骨骼疼痛,练习太极导致严重不良事件的发生率较低。

● 证据支持太极在促进身体健康方面的作用,改善肌肉力量、协调、平衡和骨密度。

● 太极的心理益处包括减轻压力、焦虑、抑郁和提高自尊。

● 高质量的证据支持太极在 OA、FM 和慢性 LBP 中的有效性。

参考文献

请于 ExpertConsult. com 在线访问参考文献。

第八篇
疼痛治疗介入技术

SECTION VIII

INTERVENTIONAL TECHNIQUES
FOR PAIN MANAGEMENT

第 62 章 椎板间硬膜外类固醇注射

Indy Wilkinson, MD；Steven P. Cohen, MD

翻译：昝 志 审校：顾 楠 樊肖冲

一、引言

背痛是世界性残障的主要原因[1]，仅美国每年的经济负担就超过 1 000 亿美元[2]。大多数在初级保健机构见到的背痛是急性轴性疼痛，多源于肌肉、韧带的拉伤和痉挛。然而，转诊给疼痛医学专家的患者通常为性质更为复杂的慢性疼痛。慢性脊柱疼痛通常由一系列病因引起，在多数情况下，表现为一种神经根性疼痛。流行病学研究表明，大约 40％ 的背痛具有神经病理性疼痛的特性[3]。随机对照研究已经证实硬膜外类固醇注射（epidural steroid injections，ESI）可以减轻轴性脊柱疼痛[4-8]，但人们普遍认为，它在治疗神经根性疼痛（特别是椎间盘突出引起的疼痛）方面最为有效[3]。

神经根性疼痛，也被称为"坐骨神经痛"这一模棱两可的、易引起误解的术语，可能是由不同的情况引起的，但目前最常见的原因是椎间盘突出症和椎管狭窄。椎间盘突出症或椎间盘髓核被挤出，超出了椎间盘间隙的范围，导致脊神经根附近炎症介质的释放[9]。化学和机械因素联合刺激邻近暴露的神经根，引起放射痛。这种放射痛通常被描述为刺痛、灼痛或带有电击样性质的疼痛。慢性 LBP 患者椎间盘破裂的患病率很高，据报道接近 40％[10-12]。尽管 95％ 的椎间盘突出发生在 L4～L5 或 L5～S1 的腰椎间隙，但椎间盘突出在颈椎段也会发生，最常见的是 C6～C7 间隙[13]。

椎管狭窄症或椎管的进行性狭窄，可单独发病或合并椎间盘突出发生。椎管狭窄症可以是先天性的（如短椎弓根），但最常见的原因是脊柱解剖结构的退行性改变，包括黄韧带增厚和屈曲、小关节肥大、骨赘形成，或前述情况的组合[14]。狭窄的中央椎管会导致脊髓（颈部）和（或）马尾神经发生受压引起缺血[15]。椎管狭窄症的发病率随着年龄的增长而增加，在 60～69 岁的患者中，轻度至中度狭窄的患病率高达 47％，重度狭窄（定义为椎管前后径小于 12 mm）的患病率高达 19％[16]。椎管狭窄症最常见的椎体水平是腰椎的 L4～L5 和颈椎的 C5～C6[18]。

为治疗疾病，医师们已经进行了 100 多年的硬膜外注射治疗[19]。在 1952 年实施第一例硬膜外皮质类固醇注射之前，注射的是普通的局部麻醉药（local anesthetic，LA）溶液[20]。在 Robecchi 和 Capra 发表的案例研究中[20]，他们首次将氢化可的松通过 S1 骶后孔注入来治疗腰神经根性疼痛。自那以后，硬膜外注射的操作方法不断发展，骶骨路径虽然仍在使用，但已基本上被取代[21]，取而代之的是更具针对性和更易穿刺的尾部、腰部和颈部技术[22,23]。如今，ESI 是全世界介入疼痛医师最常进行的操作，且已成为数十篇评论和指南的主题[3]。尽管已经进行了大量的研究，但由此产生的大量数据在 ESI 操作的有效性方面存在很大的冲突和不一致性，这导致医疗保健专业人员在其有效性上产生了分歧，这也给 ESI 未来的操作蒙上了阴影。

二、技巧

实施经椎板间硬膜外类固醇注射（interlaminar ESI，ILESI）需要将穿刺针指向最靠近病变部位的中线或旁正中椎板间隙。穿刺针会依次穿过皮肤、皮下脂肪、棘上韧带、棘间韧带及黄韧带，最后到达硬膜外间隙。当针头穿过棘韧带时，向柱塞施加手动压力，阻力消失（loss-of-resistance，LOR）技术利用了致密的黄韧带纤维与潜在真空的硬膜外间隙之间的阻力差异。通常，采用的是 17 或 18 号 Tuopy 穿刺针。有人提倡使用更小的 20 号穿刺针，这样可以提升患者舒适度并减少腰穿后头痛的风险，但相比使用大一些的穿刺针，技术上更难操作，准确性也更差[24]。

对硬膜外穿刺针置针准确性的研究分析发现，与使用确认性透视检查引导的非常准确和精确定位相比[27]，即使在经验丰富的操作专家手中，盲穿时硬膜外注射发生率高达 30%[25,26]。Stojanovic 等针对一个颈段硬膜外造影的多中心回顾性分析发现，首次尝试进入硬膜外时假性 LOR 的发生率为 53%，使用硬膜外造影确定可以提高穿刺及注药的准确性[28]。虽然盲穿法 ESI 仍在部分地区使用，但是，使用透视引导已被证明可以提供更好的准确性与安全性，已经成为医疗的标准[29,30]。

即便没有实时透视引导，腰椎 ILESI 安全范围也相对较高，一部分是因为腰段硬膜外间隙直径（4～7 mm）[31]，以及马尾圆锥的自由活动性（图62.1）。但是，在颈段水平，硬膜外间隙直径较小（1～4 mm），加上其他一些原因，增加了发生意外硬膜脊膜刺穿相关灾难性并发症的风险[32,33]。2015

版多学科疼痛工作组指南声明，不应在 C6～C7 以上尝试颈段 ESI[34]。基于此，一些医师采用"吊滴"或"滴注"技术。在这种方法中，把生理盐水通过输液管连接到硬膜外穿刺针上，硬膜外间隙的负压使得新月型的悬挂液进入输液管，理论上可以确认到达硬膜外间隙。

尽管这项技术在理疗上具有优势，但相比 LOR 而言，并没有任何证据表明其安全性更高[35,36]。这一发现可能源于这项技术所依赖的硬膜外负压的本质并非是负的。一项研究比较了 30 例颈硬膜外压力，发现其与患者的体位密切相关，绝大多数在坐姿和俯卧位是呈正压的[37]。

在颈椎，黄韧带并非在中线完全融合，在 C3～T2 间隙的发生率为 83%～100%[38,39]。即便正确使用 LOR 技术，这种硬膜外韧带的先兆性缺失已经从理论上解释了意外蛛网膜下腔穿刺的原因。Joo 等进行了一项前瞻性随机对照研究，比较了正中和旁正中入路时颈硬膜外腔的压力变化。研究人员发现，当使用旁正中入路突破黄韧带时，能更频繁地观察到压力突然下降，可见这是一种更适用于颈段 ESI 的技术[41]（图62.2）。

骶管技术包括在骶裂孔处通过骶尾部韧带将穿刺针穿刺进入硬膜外间隙（图62.3）。骶裂孔可以通过触诊或透视定位，穿刺针进针时可以感到突破

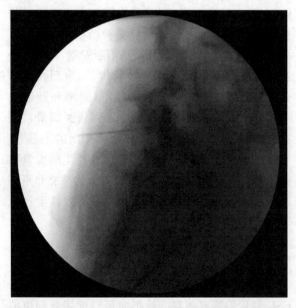

图 62.1 显示 L5～S1 经 ILESI 时造影剂扩散侧位透视图像

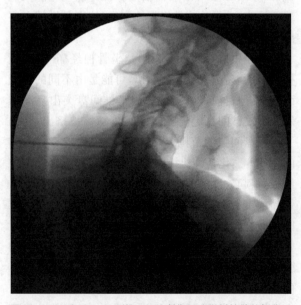

图 62.2 显示 C5～C6 颈椎 ESI 注射期间造影剂扩散的侧位透视图像。出于安全性考虑，与腰段相比，颈硬膜外间隙药物扩散增加，通常应选取较高节段作为目标（如 C6～C7 以及 C7～T1）

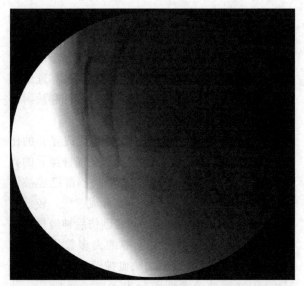

图 62.3 显示骶管 ESI 的侧位透视图像。为了降低硬脊膜穿破风险，在腰背部术后进行硬膜外类固醇注射以及实施硬膜外粘连松解时，常采用骶管入路

一个节段水平。尽管骶管技术容易，一些评估体表定位引导注射准确性的研究表明，在高达 35% 的病例中注射液未能到达硬膜外腔[4]，这说明了使用透视引导实施该技术的必要性。三种 ESI 方法各具独特的优势和劣势，须悉知并根据患者的具体情况进行调整（表 62.1）。

三、注射液成分

ESI 中最常用和研究最多的类固醇是甲泼尼龙和曲安西龙双醋酸酯。这两种药物的 ESI 治疗剂量范围通常为 40～80 mg，然而三个随机试验比较了 40 mg 和 80 mg 两个剂量的疗效，均未发现差异[48-50]。虽然一项小型的非随机研究发现甲泼尼龙更有效，但还没有大规模的研究比较曲安奈德和甲泼尼龙的有效性[51]。尤其是对于经椎间孔（transforaminal，TF）ESI 而言，非颗粒状类固醇的使用是一个备受关注的领域。尽管一些研究发现，颗粒状激素和可溶性地塞米松益处相当，但两个最大的研究已经证明了 depo-steroids 更有效[52,53]。可降低栓塞[54]和血脑屏障损伤[55]风险的非 depo-steroids 不适用于经椎板间注射，多学科疼痛工作组指南认可将 depo-steroids 作为经椎间板 ESI 的一线用药。

尽管有人认为，较高的注射容量可能会稀释硬膜外注射到达病变部位的类固醇浓度，并使得治疗效果变差，但事实并非如此。Rabinovitch 等的系统回顾发现，在控制类固醇剂量的前提下，较高容量在短期（6 周至 3 个月）和中期（3 个月至 1 年）内效果

包绕骶裂孔的一层膜，并伴随出现 LOR。这种方法的优点在于易于使用，特别是在解剖结构发生改变的情况下，减少了穿破硬脊膜以及随后鞘内注射的风险。

因为注射部位到腰段病变部位有一定的距离，骶管注射所需的药量要比 ESI 大得多。尽管既往注射药量建议从 10～64 mL 不等[42-44]，Kim 等在一项研究中使用透视法确定 10 mL 注射剂量足以达到 L3～L4 间隙[45]。研究人员观察到，在首次注射 10 mL 后，连续注射 40 mL 也只能向头侧额外提升

表 62.1 不同入路硬膜外类固醇注射之间的区别

经椎间孔	经骶管	经椎板间
受影响节段腹侧硬膜外腔直接注射	通过骶裂孔注射，远离病变节段	受影响节段背侧硬膜外间隙注射
风险高，尤其是在颈、胸段	风险最低，仅用于神经根病变	风险低，最有可能导致脊柱源性头痛；可在任何节段使用
须透视	透视可能有用但非必需	透视检查确保正确的节段和扩散
FBSS 患者面临更大的风险和挑战，尤其是存在融合及内固定的患者	手术对解剖结构没有影响；用于 FBSS 患者硬膜外粘连的松解	难度大，既往做过手术的患者风险更大
适用于单侧症状	适用于单侧或双侧症状	适用于单侧或双侧症状
低容量注射且通常足够	需要高容量	中等容量；较高容量与更好的结果相关
更贵；尽管没有证据支持，但可以为多个节段计费	单次注射足够	单次注射足够
疗效更好	疗效与 ILESI 相似	疗效与骶管注射相似

注：FBSS，背部术后疼痛综合征；ILESI，经椎板间硬膜外类固醇注射。

显著优于较低容量[57]。评估腰段 ILESI 药物扩散的研究发现，3～5 mL 药物容积可达到两个椎体水平的中位数[58-60]。Stojanovic 等对颈段 ESI 的研究发现，2 mL 注射药量可平均扩散至 3.14 个椎体范围[28]。扩散范围增大的原因可能是由于颈段硬膜外腔间隙的容积相比骶管较小。Goel 等发现在颈段硬膜外腔注射 2～4 mL 的药物，平均扩散 3.75 个椎体[61]；而 Lee 等一项研究则发现注射 2.5 mL、5 mL 和 10 mL 的造影剂可分别扩散到 8.3、11 和 13.6 个椎体节段[62]。如果选择骶管注射，则应使用较大容积（10～20 mL）以确保充分扩散至病变节段[63]。在 Cleary 等对骶管硬膜外造影剂扩散模式的研究中发现，注射量为 20 mL 时，中位节段水平为 L3，范围为 T9～L5 节段之间[64]，因此，研究人员认为，对于病因在 L3 以上的治疗，不应推荐使用骶管入路治疗。

四、作用机制

许多学说被提出来解释 ESI 的镇痛机制。硬膜外镇痛是皮质类固醇抗炎作用中最古老和最有力的佐证。炎症和痛觉共享了两个关键的生化途径，即脂氧合酶和环加氧酶途径，它们分别介导白三烯、前列腺素和血栓素的形成。这些生化介质既可直接诱发疼痛，也可以促进炎症引起疼痛。炎性酶磷脂酶 A2 将膜磷脂转化为花生四烯酸，花生四烯酸是两条途径中重要的底物，在椎间盘内浓度很高[65]。这一发现可以解释为什么椎间盘突出时会导致炎症介导的慢性疼痛综合征。

外源性糖皮质激素直接抑制脂氧合酶途径，导致白三烯的下游形成减少。此外，暴露于糖皮质激素的细胞释放脂调节素——一种磷脂酶 A2 抑制性糖蛋白可以下调花生四烯酸的形成，进而降低其下游的促伤害和炎症代谢产物。类固醇制剂可在 NSAID 阻断炎症过程之前就抑制炎症，这在理论上对化学性而非机械性神经根性疼痛综合征和放射学检查阴性的患者有优势。

除了抗炎学说，还假设了几种替代或互补的作用机制。皮质类固醇可以直接抑制受损神经元的异常放电[66,67]。间接地，外源性皮质类固醇已经被证明可以减少胶原蛋白沉积和瘢痕形成[68,69]。较低的瘢痕组织负荷理论上有助于减轻创伤后神经根的机械压力。在评价硬膜外类固醇的大多数临床试验中，添加 LA 可以通过增加缺血神经根的血流来减轻疼痛，这对神经源性跛行患者尤为重要[70]。此外，如前所述，大容积注射可以通过冲刷掉炎性介质，如细胞因子和趋化因子，来减轻疼痛。

类固醇另外一个记录在案的效应是降低毛细血管壁通透性，从而减轻水肿[71]。在基因组水平上，糖皮质激素与细胞内受体结合，形成糖皮质激素受体复合物，转运到细胞核并转录激活（反式激活）或抑制（反向抑制）参与炎症途径的基因[72]，这一机制已经被证明可以影响 6 500 多个基因的表达[73]。

五、疗效

尽管人们对 ILESI 的疗效进行了广泛的研究，但仍未能就此达成一致。即使排除了那些回顾性的、非盲法和（或）缺少对照组的研究，疗效相关的数据仍然令人沮丧的变化不定（表 62.2）。缺乏一致意见可以部分归因于研究人员在设计治疗方案时所面临的巨大挑战。

表 62.2 评估经椎板间和经骶管 ESI 疗效的随机研究

研究	设计	患者	治疗	结果
Stav 等 (1993)[5]	随机描述性	50 例持续时间超过 6 个月的慢性颈肩臂疼痛患者	治疗组：1～3 个颈段 ILESI，甲泼尼龙 80 mg 和 1% 利多卡因 5 mL 对照组：肌注，甲泼尼龙 80 mg 和 1% 利多卡因 5 mL	1 年随访，68% 的患者在颈段 ESI 治疗后有良好到非常好的缓解，而肌内注射后的缓解率为 12%
Castagnera 等(1994)[74]	随机对照	24 例持续时间超过 12 个月的无神经根压迫的慢性神经根痛患者	治疗组：单次颈段 ILESI，给予等容积的 0.5% 利多卡因＋曲安奈德（10 mg/mL）＋硫酸吗啡 2.5 mg 对照组：单次颈段 ILESI，给予等容积的 0.5% 利多卡因＋曲安奈德（10 mg/mL）	在 12 个月的时候，对照组成功率（视觉模拟评分疼痛评分降低至少 51%）为 78.5%（11/14），治疗组为 80%（8/10）；未发现硫酸吗啡的增效作用

（续表）

研究	设计	患者	治疗	结果
Manchikanti 等(2012)[75]	随机双盲	120 例颈椎椎管狭窄症	治疗组：颈段 ILESI，4 mL 0.5％利多卡因混合倍他米松 6 mg 对照组：颈段硬膜外注射 5 mL 0.5％利多卡因	12 个月随访，治疗组 73％的患者和对照组 70％的患者疼痛明显减轻(NRS 或 NDI 评分降低 50％以上)。治疗组和对照组之间没有统计学意义的差异
Dilke 等(1973)[76]	随机双盲	100 例腰神经根压迫症患者	治疗组：单次腰段 ILESI，80 mg 甲泼尼龙融入 10 mL 生理盐水 对照组：棘间注射，生理盐水 1 mL	初始疼痛缓解率为 60％ vs. 31％；在 3 个月时，治疗组有 33/36 恢复工作，而对照组为 21/35，同时止痛药的消耗量也出现了统计上的显著减少
Snoek 等(1977)[77]	随机双盲	51 例腰神经根受压 12 天至 36 周的患者	治疗组：单次腰段 ILESI，80 mg 甲泼尼龙 对照组，腰段硬膜外注射，生理盐水 2 mL	在 14±6 个月的随访中，ESI 组的多个结果指标有 25％～70％的改善，而安慰剂组为 7％～43％(不显著)
Cuckler 等(1985)[78]	随机双盲	73 例腰椎根性痛患者	治疗组：腰段 ILESI，甲泼尼龙 80 mg＋1％普鲁卡因 5 mL 对照组：腰段硬膜外注射生理盐水和普鲁卡因	对照组和实验组在 20 个月内没有统计上的显著差异
Ridley 等(1988)[79]	随机双盲	39 例有坐骨神经痛病史的患者	治疗组：ILESI，80 mg 甲泼尼龙注射液和生理盐水 对照组：棘间注射生理盐水	两周时，类固醇组疼痛缓解有显著差异；这种差异在 6 个月前消失
Rogers 等(1992)[80]	随机单盲	30 例坐骨神经痛患者	治疗组：腰段 ILESI，14 mL 2％利多卡因＋醋酸甲泼尼龙 80 mg 对照组：腰段经椎板间注射，14 mL 2％利多卡因＋生理盐水 6 mL	1 个月随访，LA 组和类固醇组都有明显更好的结果
Carette 等(1997)[81]	随机双盲	158 例继发于腰椎髓核突出症的坐骨神经痛患者	治疗组：最多 3 次腰椎 ILESI，80 mg 醋酸泼尼松龙融入 8 mL 生理盐水 对照组：1 mL 生理盐水腰段硬膜外注射	在 6 周时，治疗组表现出感觉缺损和腿痛的减轻；3 个月时，功能残疾和手术率相当
Valat 等(2003)[82]	随机双盲	42 例坐骨神经痛患者	治疗组：连续 3 次腰段 ILESI，醋酸泼尼松龙 50 mg； 对照组：连续 3 次硬膜外生理盐水注射	随访 35 天，与对照注射相比，硬膜外类固醇没有提供额外的改善
Arden 等(2005)[83]	随机双盲	228 例病程 1～18 个月，接受三次曲安奈德或生理盐水腰段 ILESI 或韧带内注射的单侧坐骨神经痛患者	治疗组：连续 3 次腰段 ILESI，80 mg 醋酸曲安奈德＋10 mL 0.25％布比卡因 对照组：连续 3 次 2 mL 生理盐水棘间注射	3 周时治疗组优于对照组，其后不显著
Wilson-MacDonald 等(2005)[84]	随机对照	93 例因腰神经根病而被列为潜在手术人选的患者	治疗组：腰段 ILESI，8 mL 0.5％布比卡因＋甲泼尼龙 80 mg 对照组：肌注，8 mL 0.5％布比卡因＋甲泼尼龙 80 mg	在 35 天时，两组疼痛缓解有显著性差异，治疗组情况较好
Manchikanti 等(2012)[85]	随机双盲	120 例腰椎椎管狭窄症患者	治疗组：腰段 ILESI，5 mL 0.5％利多卡因混合 1 mL 非颗粒倍他米松 对照组：腰段硬膜外，注射 0.5％利多卡因 26 mL	12 个月时，55％～65％的患者表现出明显的疼痛缓解(≥50％)，ODI 评分降低 40％，在 55％～80％的患者功能状态改善，平均有效时间为 40.8±11.7 周。治疗组和对照组之间无统计学意义的差异

（续表）

研究	设计	患者	治疗	结果
Meadeb 等 (2001)[86]	随机对照	47 例椎间盘切除术后坐骨神经痛患者	治疗组 1：骶管注射醋酸泼尼松龙 125 mg 治疗组 2：连续 3 次尾侧强力注射，在醋酸泼尼松龙 125 mg 后，注射生理盐水 20 mL 对照组：单用生理盐水 20 mL，连续 3 次尾侧强力注射	与对照组相比，醋酸泼尼松龙骶管注射在 30 天时产生了有统计学意义的疼痛减轻，4 个月时则无显著改善
Matthews 等 (1987)[87]	随机双盲	53 例腰神经根疼痛伴单侧神经功能缺损的患者	治疗组：3 次骶管注射，80 mg 甲泼尼龙乙酸酯融于 20 mL 布比卡因 对照组：骶骨裂孔注射生理盐水 3 次	在 1 个月时，治疗组有 14/21 的患者出现康复，而对照组有 18/32 的患者康复（无统计学差异）。3 个月时，使用 6 点水平 VAS 测评，治疗组的无痛患者明显更多（$P<0.05$）
Manchikanti 等 (2008)[88]	随机双盲	72 例无椎间盘突出或神经根炎的椎间盘源性腰痛患者	治疗组：经骶管注射，利多卡因 9 mL＋倍他米松 6 mg 对照组：经骶管注射 0.5％利多卡因 10 mL	在 1 年的随访中，72％～81％的患者疼痛明显减轻（≥50％），81％的患者功能得到改善。治疗组和对照组之间无统计学意义的差异
Sayegh 等 (2009)[4]	随机双盲	83 例有严重慢性腰痛和坐骨神经痛病史的患者	治疗组：经骶管注射，2％利多卡因 12 mL＋二丙酸倍他米松 1 mL、磷酸倍他米松（20＋50）mg/L 对照组：经骶管注射，2％利多卡因 12 mL＋水 8 mL	接受经骶管注射类固醇的患者症状缓解更快，但在 1 个月时差异消失
Iversen 等 (2011)[89]	随机双盲	116 例超过 12 周的腰椎神经根病患者	治疗组：经骶管注射，曲安奈德 40 mg＋29 mL 生理盐水 对照组 1：经骶管注射，生理盐水 30 mL 对照组 2：皮下假注射，生理盐水 2 mL	在 6 周、12 周和 52 周时，各组之间的腿痛、背痛或病假无显著差异

注：ESI，硬膜外类固醇注射；ILESI，经椎板间硬膜外类固醇注射；LA，局部麻醉药；NDI，颈椎功能障碍指数；NRS，数字分级评分法；ODI，Oswestry 功能障碍指数。

即便在那些质量更高的研究中，患者群体的纳入标准也往往很混乱，缺乏同质性。在没有控制其显著差异的情况下，继发于各种病因的急性、慢性、术后的背痛受试患者通常都被纳入队列。因为治疗方案、测量工具、随访观察和结果评价都缺乏标准化，对这些混合数据的解释往往取决于专家的意见。

这种不确定性使得不同的研究者在回顾同一文献时得出了相互矛盾的结论。在某些情况下，这种差异可以被认为是偏倚，比如，那些有介入背景的医师将成功归因于操作的可能性是那些不做 ESI 医师的 3 倍[3,90]。在其他情况下，疗效的确定与评价者对操作成功的定义密切相关。

疼痛缓解虽然是 ESI 的主要目标，但也只是衡量疗效的一个标准。其他替代指标包括功能状态、阿片类药物的减少、重返工作[91]和延缓/预防手术情况。评估功能状态改善的研究结果不一，那些在 ESI 组中发现相对改善的研究显示，术前自我报告健康相关生活质量最差的患者改善最明显[92,93]。寻求 ESI 后阿片类药物摄入量减少的研究者也发现了存在矛盾的数据，因为 ESI 组和对照组都表现出镇痛药物摄入量下降[94]。

在病因学控制方面，比较疗效的随机研究普遍发现 ESI 降低了腰椎间盘突出症[95,96]、术后疼痛综合征[75,97]、椎间盘源性脊柱疼痛[98,99]以及腰骶部椎管狭窄症[85,100,101]患者组内阿片类药物的消耗，但组间比较没有差异。对比 ESI 和对照组，大多数临床试验都没有报道两者在复工率或缺勤天数之间的显著差异[81,83,89,102]。然而,一些研究表明,在精选的患者群体中,ESI 可以改善工作状态[80,103,104]。在一项对 26 个 RCT 的回顾中,研究者发现中度证据支持 ESI 作为非手术干预措施最长达 1 年[105]。

与疗效研究相比,比较有效性的研究更具临床相关性,也是《平价医疗法案》(*Affordable Care Act*)研究重点的基石。在一项随机双盲疗效对比的研究中,通过 IL 和 TF 路径实施的 ESI 在某些结果指标上优于加巴喷丁,如 1 个月时最严重的腿痛相对减轻,但此后差异不大[106]。

一项开放性的连续颈椎 ILESI、保守治疗(一线辅助药物与理疗组成)或者两种方法联合治疗对神经根型颈椎病患者疗效的比较研究发现,在长达 6 个月的时间内,联合治疗组的疗效远优于两种单独治疗[107]。尽管 1999 年以前所有的随机试验都只关注了 IL(经椎板间的)操作,但是,许多后续研究的特色是:一种是单纯 TFESI,另一种是两者的结合[108]。

Wilson-MacDonald 等开展了一项随机对照试验,评估 93 名影像学证据提示患椎间盘突出症、椎管狭窄症,或两者兼有的患者[84]。实验组接受 40 mg 0.5% 布比卡因和 80 mg 甲泼尼龙的 ILESI,而对照组接受相同注射药物的肌内注射。在 35 天的时间内,随机至 ILESI 组的患者神经根症状得到显著改善,但在 2 年的随访中并未提示有长期的缓解和手术需求的减少。

在另一项由 Arden 等进行的随机对照研究中,228 名单侧坐骨神经痛患者被随机分为两组,分别在第 0、3 和 6 周接受 80 mg 曲安奈德和 10 mL 布比卡因或接受 2 mL 生理盐水安慰剂的 3 次连续 ILESI 注射。与安慰剂组相比,实验组患者在第 3 周,而不是第 6 周,功能得到显著改善[83]。

在骶管或常规 ILESI 与硬膜外盐水注射的对比研究中[81,109],研究者也发现了类似的短期症状改善。在治疗伴有椎管狭窄症的神经根病时,结果提示,在最狭窄的椎间水平进行 ILESI 时,患者症状的改善是最佳的[3,54,110,111]。

六、ILESI 与 TFESI 的比较

关于 ESI 最有效方法的争议仍在继续。尽管有大量的文献致力于 ESI,但很少有随机试验直接比较这两种方法。大多数研究都是回顾性的或专注于技术,并且得出了相互矛盾的数据。然而,从这些研究中收集到的多数证据似乎倾向于 TFESI 更有利于椎间盘突出症和椎管狭窄症患者的短期疼痛缓解[112-114],而不是 ILESI。

Gharibo 等最近对 42 例非狭窄性神经根性疼痛患者进行的随机、双盲研究结果提示,依据注射后 NRS 的评分,患者可能会从 TFESI 获得更大的主观缓解,但在 10~16 天的随访期内,更客观和亚急性的治疗效果(残疾、活性、阿片类药物的使用)是相似的[115]。在 Rados 等对 64 名慢性神经根病患者进行的另一项非盲、前瞻性、随机研究中,研究者比较了 ILESI 和 TFESI 对慢性单侧神经根痛患者的作用。他们发现使用两种路径的硬膜外注射都可以显著改善患者的功能并减轻疼痛,但在 24 周时,两种方法之间没有统计学上的显著差异[116]。

一项研究系统性地回顾了比较经椎间孔入路和经椎板间入路的 5 项前瞻性研究和 3 项回顾性研究,发现 ILESI 和 TFESI 都能够有效减轻疼痛。在 2 周时,来自联合前瞻性研究的数据以略高于 10% 的概率支持 TFESI 组,在 6 个月时则未发现差异。至于功能改善,硬膜外类固醇不同给药路径的之间没有具有临床意义的差异[117]。在一项大型系统回顾和荟萃分析中[38],Chou 等分析了安慰剂对照研究。作者发现,神经根病的 ESI 治疗与疼痛的即刻减轻和功能改善有关,但结果很小,且不持久[118]。基于有限的证据以及未发现有明确的对椎管狭窄的益处,数据显示 TFESI 和 ILESI 之间没有差别。

人们通常在进行 ESI 时实施硬膜外造影,这使得从业者们能够更加注意注射药物的扩散模式。它有时被用作为一个改善预后的替代评价结果。TFESI 技术被认为可以将药物注射到更为接近的单侧、单节段病变部位(如受累神经根的腹侧硬膜外腔),而采用 ILESI 则可以实现双侧多个脊柱水平的扩散[59,119]。值得注意的是,一项随机双盲的疗效比较试验[122]显示,与传统的中线椎板间入路相比,使用旁正中入路可以增加腹侧硬膜外扩散的发生率[120,121],并且改善治疗效果。

文献回顾显示,与经椎间孔入路相关的 ESI 并发症的发生率存在不成比例的百分比,其中颈段 TFESI 发生 ESI 并发症的风险最大[123,124]。TFESI 方法,特别是使用颗粒类固醇时,具有某些独特的风险,与永久性的严重并发症有关,如脊髓梗死、瘫痪

以及在椎间盘外侧突出情况下不慎进行的椎间盘注射[125,126]。虽然 TFESI 入路降低了硬膜穿刺后头痛的发生率，但与 ILESI 相比，它并没有降低许多其他并发症的风险。事实上，使用 TFESI 方法会增加许多并发症的风险，包括灾难性的栓塞事件，因此，一些人认为应该将 ILESI 作为一线治疗方式[56]。

七、并发症

ILESI 相关的并发症可以被分为两类：继发于操作技术的并发症以及那些与注射药物有关的并发症。与注射药物有关的并发症可进一步细分为与皮质类固醇的摄取和代谢有关的并发症和与 LA 有关的并发症。其余的并发症包括与任何类型注射都有关的并发症（表 62.3）。

（一）一般并发症

当保护性表皮系统在操作过程中被破坏时，就有明显的感染风险。尽管历史上感染性并发症极为罕见[134]，但在 2002 年和 2012 年至 2013 年发生了两次真菌性脑膜炎的大规模暴发[135]。尽管这些事件导致了该手术在一定程度上受到了全国性的谴责，但这两起事件都源于药物配制中的非无菌技术。这种旨在防止药物中加入具有神经毒性防腐剂的做法，发生在药物到达临床环境之前。因此，很难在介入医师的层面上加以解决。配制药物的做法通常是一种较便宜的、获取类固醇制剂的方法，它不需要 FDA 的批准。而且，迄今为止，还没有任何一种类固醇制剂获得 FDA 批准用于脊柱注射（疾病控制和预防中心，多州真菌性脑膜炎暴发）。尽管标准无菌技术能预防大多数感染性并发症，对那些注射部位感染的绝对禁忌证患者，ESI 并非是一种必要性的操作[136]。

（二）操作相关并发症

ESI 技术相关的并发症通常是由针尖破裂沿途的或接近预定穿刺路径的组织所致。附近受累的结构为血管性或者是神经性的。虽然大多数与 ILESI 相关的出血是轻微且自限的，但硬膜外血肿的发生是一种潜在的灾难性并发症。进行性增大的硬膜外血肿有可能对抗坚硬的骨结构，压迫脊髓和（或）神经根，导致缺血和细胞死亡。尽管极为罕见，但硬膜外血肿后遗症的严重性使 ESI 成为一种高风险的硬膜外操作[137]。硬膜外血肿的危险因素包括凝血异常、困难的或外伤性置针、盲目注射、使用大口径穿刺针、解剖变异、年龄增加和女性[138,139]。

尽管严格遵守美国区域麻醉和疼痛医学协会（the American Society of Regional Anesthesia and Pain Medicine，ASRA）的指南，在抗凝的情况下进行硬膜外操作[138]可以降低出血并发症的风险，但并不能完全消除它[140]。对于选择性的 ESI 操作（见第 85 章），权衡停用抗凝治疗的风险和益处至关重要。正是因为血栓形成的风险高于正常水平，患者通常才会被开具这些药物。而一项针对介入疼痛医师的大型调查报道，抗凝剂被停用时，血栓栓塞事件的数量是原来的 17 倍[141]。

类固醇微粒栓塞引起的间接性神经损伤是一种与脑卒中和脊髓损伤相关的令人担忧的并发症。然而，因为将硬膜外针靠近颈动脉和椎动脉升支等血管，从侧面穿过的技术的原因（用于颈段 ESI），该并发症几乎仅在 TFESI 中被发现（图 62.4）。由于在 ILESI 的穿刺针道上没有大的血管，本章未讨论该并发症。

IL 技术更常见的并发症是蛛网膜炎，理论上认为是由于不小心将颗粒类固醇注射到鞘内。这种情况是指由于刺激软脑膜和神经结构而引起的炎症过程，通过广泛的临床病理解剖来表现[142]。患有蛛网膜炎的患者可能症状轻微，又或可能出现明显的疼痛，它被描述为烧灼样性质，可放射到四肢[143]。

神经组织的直接损伤可能是不恰当置针的结果。已证实，TFESI 与神经根损伤增加 10 倍以上有关[127]。因为神经根内注射本身也会导致神经组织的直接损伤，所以在最低限度或无镇静的条件下患者的反馈可以帮助降低其风险。也有报道脊髓的直接损伤常导致严重的发病率/致死率，虽很少见，但这种并发症最常发生在接受全麻或强镇静的患者，全麻或强镇静足以让他们毫无反应[144]。

虽然椎间盘内注射在 TFESI 中远比 IL 技术更常见[128]，但在这两种方法中都有观察到。在一些患者中存在椎间盘和硬膜外腔之间的通路，所以尽管置针无误，造影剂仍有可能流入椎间盘间隙[145]。注射过程中使用实时荧光透视应能及早发现并尽量减少椎间盘内注射。

不慎刺穿硬脊膜可能与脊膜穿刺后头痛相关，其发生率因针头类型和大小而异。这种并发症并不常见，其发生率与连续硬膜外置管相似[127]。较高的发生率与年轻患者、女性、大口径穿刺针、带切尖的针尖和盲目注射有关[3]。

表 62.3 按硬膜外类固醇注射类型和区域分层的并发症发生率

并发症	经椎板间 颈段 %	颈段 发生例数/总数	颈段 参考文献	胸段 %	胸段 发生例数/总数	胸段 参考文献	腰段 %	腰段 发生例数/总数	腰段 参考文献	经骶管 %	经骶管 发生例数/总数	经骶管 参考文献
出血	0.7	16/2376	127	1.3	4/301	127	0.8	11/1450	127	0.2	Nov-85	127
血管内注射	4.2	100/2376	127	4	12/301	127	0.5	7/1450	127	7.9、13.1	122/3985	127
神经损伤	·0	0/2376	127	0	0/301	127	0	0/301	127	0	0/301	127
椎间盘内注射				0		128	0	1/4623	128	0.2、0.2、12.4		
血管迷走反应	0.0、8.4、1.7、0～4	1/2376、21/249、6/157	127、129、130、131	0.3	1/301	127	0	0/1450	127	0.1、0.8	0/3985、2/123	127、132
刺破硬脊膜	0.3、0.8、1.0	1/157、2/249、24/2376	127、129、133	1.3	4/301	127	0.1	2/1450	127	0、0.8	1/3985	127
脊膜穿刺后头痛	8.3	2/24	127	25	1/4	127	9	1/11	127	0	0/1	127
感觉异常/神经根性疼痛	0.3、7.2	6/2376、18/249	127、129	0.3	1/301	127	0.3	4/1450	127	4.6、13.2	0/3985	127
潮红	0.1、1.5、1.6～9.2	2/2376、5/157	127、130、131	0.3	1/301	127	0.1	2/1450	127	11.3、0.2	0/3985	127

注：经 Future Science Ltd. 同意及疼痛管理部许可修改和复制。
Bicket MC, Chakravarthy K, Chang D, et al: Epidural steroid injections: an updated review on recent trends in safety and complications. Pain Manag. 5: 129–146, 2015.

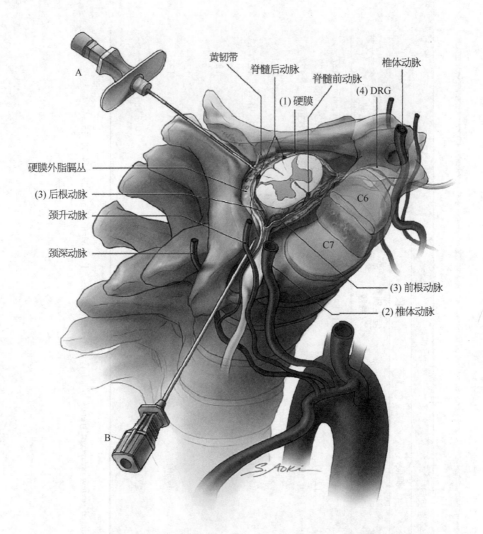

图 62.4 C6～7 脊柱水平经椎板间（A）和经椎间孔（B）硬膜外注射。(1)侵犯硬脑膜会导致高位或全脊髓麻醉、脊髓损伤、硬膜穿刺后头痛或气脑。大容量或快速硬膜外腔注射可导致失明。(2)椎动脉内注射局麻药和类固醇颗粒或动脉损伤可能导致癫痫发作（局麻药）和脑卒中。(3)颗粒性类固醇注射入或损伤延髓神经根动脉可导致脊髓梗死。(4)损伤或注入背根神经节可导致神经损伤和神经症状。DRG，背根神经节。（画作：Shizuka N. Aoki AnatomizeMedical Media。Reproduced with permission from pain management as agree by Future Science Ltd. Bicket MC, Chakravarthy K, Chang D, et al: Epidural steroid injections: an updated review on recent trends in safety and complications. Pain Manag. 5: 129 - 146, 2015)

（三）药物相关并发症

尽管希望硬膜外皮质类固醇的作用部位是腹侧硬膜外间隙或受影响的神经根，但直接或延迟的全身摄取都会导致与身体其他部位药物作用相关的并发症。外源性类固醇影响成骨细胞和破骨细胞的活性，使骨吸收增加，骨沉积减少，从而导致病理性骨折的风险增加[146,147]。骨小梁受到不成比例的影响，在接受 ESI 治疗的大多数统计人群中已经受到损害的脊椎和骨盆特别危险[148]。了解这种病理生理学，在评估拟行 ESI 治疗患者时尤其重要，因为其在高危人群（如绝经后妇女和有骨量减少、骨质疏松和病

理性骨折病史的人群）中的应用，应该进行明智的风险/效益分析[149]。

除骨质脱钙之外，糖皮质激素的应用还会导致下丘脑－垂体－肾上腺（hypothalamic-pituitary-adrenal，HPA）轴的失调。外源性皮质类固醇作用于肾上腺，启动一个抑制促肾上腺皮质激素释放激素和促肾上腺皮质激素分泌的负反馈回路，导致内源性皮质醇和生长激素的分泌减少[150]。曾经被认为是长期全身性使用糖皮质激素的并发症，单次 ESI 可导致患者发展为库欣综合征[151]。即使患者没有出现库欣综合征的症状和体征，亚临床 HPA 抑

制可持续 3 周[92]至 3 个月[152]。许多专家建议在 ESI 后 14 天内计划接受手术的患者进行一次促肾上腺皮质激素刺激试验，以评估是否需要使用应激剂量的类固醇。或者，如果患者出现 HPA 抑制的征象，术中可以给予应激剂量的类固醇。

糖皮质激素增加肝脏葡萄糖生成，诱导胰岛素抵抗和高胰岛素血症，并抑制葡萄糖向细胞内的转运，这些都有助于提高血液中葡萄糖的浓度[153]。对于糖尿病患者，ESI 期间给予的外源性糖皮质激素会导致血糖水平的升高具有临床意义。这些升高在注射后即刻发生[154]并可能持续 2～6 天[155,156]。应告知糖尿病患者这种影响，以便他们能够调整饮食和(或)降糖药物来弥补。

尽管前面提到的硬膜外类固醇的抗炎作用是减轻根性疼痛的主要因素，但炎症通路的破坏也会抑制免疫系统，妨碍伤口愈合[157]，增加感染风险。外源性皮质类固醇通过破坏白介素与 B 细胞的结合来抑制 B 细胞、T 细胞和巨噬细胞，从而干扰对 T 细胞增殖至关重要的细胞因子的产生，并下调巨噬细胞上 Fc 受体的表达[158-160]。对于先前存在免疫抑制状态的患者，ESI 后感染的风险增加[134]。

如果使用 LA 作为 ESI 的稀释剂，可以观察到与这类药物相关的并发症。对酰胺类 LA 的过敏反应通常与使用防腐剂有关，而这些防腐剂在神经轴制剂中不存在，因此在 ESI 中极为罕见。尽管有报道称将 LA 注射入椎动脉引起癫痫发作，但小剂量 LA 用于 ESI 时很少出现 LA 毒性反应，这种并发症通常与 TF 技术有关。

八、总结

数十年来，ILESI 已被安全用于短期缓解各种原因导致的背部和颈部疼痛。虽然替代性疗效指标已经被尝试用来代替"疼痛缓解"这一指标，但目前为止的研究结果存在冲突。最近的疗效数据提示，TFESI 可以提供更好的止痛效果。然而，ILESI 更有利的安全性以及技术的相对易用性，已经使得一些专家建议将其作为一线治疗，仅保留 TFESI 用于那些 ILESI 尝试失败的患者。ILESI 的新改进，如旁正中技术，力图改善腹侧硬膜外腔的药物注入，同时避开了 TFESI 入路邻近的侧方动脉，但还需要进一步的研究。

◆ 要 点 ◆

● ESI 的作用机制包括抗炎和镇痛。其他机制包括减少胶原沉积和瘢痕形成，增加血流，以及清除炎症介质。

● 与小容积相比，大容积注射液与短、中期更好的疗效相关。

● 基于有限的证据，ILESI 和 TFESI 的疗效几乎没有差别。

● TF 入路与截瘫这一灾难性并发症有关，可能是因为类固醇微粒通过伴随神经根的根动脉、颈深动脉和椎动脉引起栓塞。

● 有工作组反对在颈椎 TFESI 中使用颗粒类固醇，建议在首次腰椎 TFESI 中使用非颗粒类固醇。

● 注射造影剂以及轻度镇静已被推荐用于 ESI 治疗。

● 工作组建议颈部 ILESI 不应高于 C6～C7，因为此水平以上的硬膜外间隙较狭窄且黄韧带缺口的概率较高。

参考文献

请于 ExpertConsult. com 在线访问参考文献。

第 63 章　经椎间孔硬膜外类固醇注射和选择性神经根阻滞

Mark C. Bicket, MD；Honorio T. Benzon, MD；Steven P. Cohen, MD

翻译：左　玮　王晓英　审校：樊肖冲

一、介绍

经椎间孔硬膜外类固醇注射（transforaminal epidural steroid injections，TFESI）和选择性神经根阻滞是神经根性疼痛的介入治疗方法，为 ILESI 的替代疗法（见第 62 章）。与后者相比，使用前一种注射途径的基本原理是，经椎间孔途径将药物直接输送到神经根上，这样可以将最大浓度的药物输送到可疑病理部位。TFESI 和选择性神经根阻滞在解剖上有相似之处。脊神经离开硬膜外腔后硬脑膜以延续的方式向筋膜鞘过渡。因此，无论针尖是否穿过椎间孔，只要在脊神经周围注射药物，药物都可进入硬膜外腔。经椎间孔硬膜外注射和选择性神经根阻滞均是在脊神经周围注射药物，区别在于最终穿刺针针尖所处的位置。选择性神经根阻滞的定义为椎间孔外的脊神经周围注射技术，即穿刺针针尖位于椎间孔外。而经椎间孔硬膜外注射在椎间孔内，即穿刺针针尖位于椎间孔内。

硬膜外类固醇注射（epidural steroid injections，ESI）在治疗腰骶神经痛和其他疾病中的作用，自其首次被报道以来就引起了广泛的争议。1952 年，第一篇介绍 ESI 的刊物上就描述了经椎间孔或选择性神经根入路的方法。Robechhi 和 Capra 报道了一例经骶 1 神经孔在骶 1 神经根周围注射氢化可的松治疗腰骶神经痛的案例研究[1]。有关经椎间孔途径治疗神经根性疼痛的疗效研究也随之发表[2]。在接下来的几十年里，替代的方法取代了经孔注射，包括在 20 世纪 60 年代使用鞘内注射类固醇，后来由于蛛网膜炎等并发症而被放弃[3-5]。实际上，椎板间隙技

术使用的更为频繁，这可能与麻醉医师最习惯采用"盲式"阻力消失技术行椎板间隙注射有关。Derby 等在 1992 年提出将透视引导下选择性神经根阻滞作为腰椎间盘手术效果的预测工具后，经椎间孔入路技术才重新在神经根性疼痛治疗上被重视[6]。在随后的十年里，与包括 TFESI 在内的介入性疼痛治疗显著增加的还有罕见的灾难性神经系统并发症[7,8]。对经椎间孔入路和选择性神经根注射的展望包含了对预防此类并发症的保障措施[9]。

在不同的 ESI 方法中，经椎间孔注射与椎板间途径有很多共同特征，包括同样的注射药剂组成、作用机制（第 62 章）及适应证，并可借助透视引导提高准确性。经椎间孔入路注射与椎板间和尾部入路相比，前者要求在有适当图像解析的透视引导下，经过更加复杂的解剖导航才能将针头置于神经孔内，并面临更大的风险[8]。然而，其可增加药剂向硬膜外腹侧扩散的概率[10]，降低硬膜穿破的风险[11]，并可为患者带来更好的疗效[12]。因此，每位患者都应根据临床需求选择特定的硬膜外注射方法，并就拟行方法的益处及潜在风险与之进行讨论。

二、技术

（一）选择性神经根阻滞

因 TFESI 与选择性神经根阻滞具有相似的解剖特点，故其对神经根的处理方法相同。选择性神经根阻滞在定义上未涉及硬脑膜与脊神经鞘的延续性，这种延续性通常可导致低至 0.5 mL 的药剂扩散至其他神经根[13]。技术上完美的选择性神经根阻滞，经透视下证实是在孔外，仍有可能导致药剂在

硬膜外扩散[14]。当存在多椎体病变时,尽管存在共用空间,但选择性神经根阻滞比椎板间入路更能选择性地作用于靶神经根,诊断特征性的隔离症状,并预测手术效果。

选择性神经根注射对提高手术诊断及预后的证据虽不足,但具有积极作用。North 等在一项 33 例腰骶神经痛患者的 RCT 中,对不同神经阻滞解剖定位神经根性疼痛的能力进行了研究,结果表明,大多数患者通过选择性神经根阻滞、坐骨神经阻滞和小关节阻滞疼痛都能显著缓解[15]。该研究中注射药剂内含有相对大量的 LA(3 mL),这可能导致除靶神经根外的其他神经根阻滞。最终结论为,诊断性神经根阻滞的阳性反应缺乏特异性,无法较其他神经阻滞更好地识别出真正受累的神经根,而诊断性阻滞的阴性反应更具有临床意义。

Castro 等在追踪行选择性 L4 神经根阻滞时各种剂量的阻滞液向邻近神经根扩散的研究中证实,选择性神经根阻滞缺乏特异性,可能部分归因于小剂量注射液在硬膜外和神经根间隙的随意扩散[13]。用最少剂量 0.5 mL 阻滞液阻断 L4 神经根,硬膜外和 L3/L5 神经根分别有 48% 和 27% 的阻滞液。另外,剂量为 0.5 mL 的有 12% LA 扩散到紧邻腰骶神经丛的腰大肌中,剂量为 2 mL 的有 71%。LA 在选择性神经根阻滞中的无限制流动可能部分解释了其缺乏特异性。

过去的研究表明,注射量越大,选择性神经根阻滞的特异性就越差。在腰骶部造影剂流量模式的定量评价中,Furman 等通过 0.5 mL 递增的造影剂,用 X 线透视图像作为在除单根同侧神经根以外区域扩散的证据[16]。使用 0.5 mL 的造影剂时,其中 30% 不再特定显影靶神经根。当造影剂的注射量为 1 mL 和 1.5 mL 时,随着注射量的增加,其特异性进一步降低,分别有 67% 和 87% 不再特定显影。Anderberg 等比较了颈部分别注射 0.6、1.1、1.7 mL 造影剂,研究结果同样显示缺乏特异性的分布模式[17]。作者发现,使用 0.6 mL 造影剂的分布模式显示出了足够的神经根特异性,但即使在如此低剂量下仍可发现硬膜外扩散。在更高的剂量下,超过 50% 的案例可见硬膜外或相邻神经根扩散。作者认为剂量超过 0.5~0.6 mL 的选择性神经阻滞的诊断选择性不可靠。

除注射剂量外,其他可能影响选择性神经根阻滞的因素还包括患者特性,如既往存在的感觉改变。Wolff 等在治疗前后行感觉测试后发现,即使既往存

在皮区感觉的改变,患者仍能体会到疼痛明显减轻[18]。低剂量的选择性神经根阻滞会引起感觉的异常,并且受影响的皮肤感觉减退较实际的疼痛减轻持续更久[19]。因此,在长期感觉改变和非皮肤病类型的感觉改变患者中,选择性神经根阻滞的有效性可能会降低。当既往存在感觉改变时,应考虑其与靶神经根支配皮区的重叠,最好在阻滞时能诱发靶神经支配皮区的疼痛和感觉异常,并在检查时产生感觉异常。

关于选择性神经根阻滞准确性的报告因脊柱区域而异。Yeom 等评估了 47 例单节段腰骶神经痛患者行选择性神经根阻滞的准确性,研究采用 1 mL LA 阻断病变节段,并以相邻节段作为对照[20]。以疼痛缓解 70% 为标准时,全体的准确率为 73%。阻滞液扩散到邻近的硬膜外或神经根间隙导致了结果的假阳性,作者报告其敏感性为 57%。阻滞液未能扩散到神经根、神经根浸润不足和神经外膜鞘内注射是导致大多数假阴性的原因,特异性为 86%。对 20 例 MRI 显示单节段颈椎神经病变的患者使用 1 mL LA 行选择性神经根阻滞准确的有 19 例[21],其中 18 例行手术的患者疼痛都得到了解决。双节段病变的患者,MRI 提示退变最重的节段,选择性神经根阻滞判别的准确性为 60%,神经检查为 27%,而皮肤支配为 23%[7]。选择性神经根阻滞、MRI 和神经系统检查之间的一致性很少见,且没有随机试验专门将选择性神经根阻滞与 MRI 相比较。总之,选择性神经根阻滞的准确性似乎是中等的。

基于经济模型,选择性神经根阻滞的质量调整生命年数的增量成本超过 150 万英镑,因此选择性神经根阻滞并不是总能作为腰椎减压手术前标准诊断检查的一种经济有效的方法[22]。总之,选择性神经根阻滞的特性,包括其低特异性,都依赖于为数不多的采用多种方法和总体质量较差的研究。另外,选择性神经根阻滞与手术的相对成本,以及患者的选择情况(即手术选择不当可能使预测性阻滞更具成本效益)、技术因素和患者特征(如临床症状和影像学不一致)也会影响患者的成本效益。

总之,选择性神经根阻滞是否能改善手术结局的问题可以通过微弱的、积极的证据来回答。选择性神经根阻滞在许多临床情况中仍然适用。患者临床表现和(或)各种诊断检查(即肌电图、MRI)之间的差异提高了选择性神经根阻滞的效用。患者有异常肢体

疼痛、解剖学变异(如移行椎体或神经根联合症)的患者,或者曾接受过背部手术和不典型肢体疼痛的患者,也可以从选择性神经根阻滞提供的信息中获益。

(二)椎间孔硬膜外注射

经椎间孔注射的方法因脊柱的区域不同而有所不同,椎体、血管和神经的区域变化会影响穿刺针和针尖的最终位置。在注射微颗粒类固醇之前,必须使用造影剂并进行多方位透视引导,以验证穿刺针轨迹并确认针尖位置。这有助于最大限度地减少不能通过透视直接观察到的附近危险因素[如脊神经根和(或)脊髓或者脊神经根本身的动脉供应]。数字减影血管造影是检测注射前误入血管的参考标准,一项研究表明实时 X 线透视的灵敏度为 71%[23]。

三、解剖

颈椎脊神经出口根位于椎间孔的前方,而胸腰椎位于后方,所以颈椎椎间孔注射入路与胸腰椎不同。因此,患者选择仰卧位或侧卧位,透视影像由既往的前-后(antero-posterior,AP)视图修改为后-前(postero-anterior,PA)视图。侧卧位有利于 C1～C4 节段的注射,而仰卧位可避免肩周组织的影响,有利于 C4～C8 节段的注射。在定适当的椎体节段后,旋转 C 臂机使之倾斜 45°～65°,可使椎间孔周围的结构显示得更清楚。在此角度下,椎间孔的骨性边界为:前界为上位椎体,上界为上位椎体的椎弓根,后界为上下关节突形成的关节柱,下界为下位椎体的椎弓根。

关键的血管结构包括走行于椎间孔的椎动脉,其位于椎间孔的前方,大部分未被骨质保护(图 63.1)。脊髓由一条脊髓前动脉和两条脊髓后动脉供血。

脊神经根旁的脊神经根动脉沿着脊神经根从椎间孔中穿过,其解剖位置多变[24]。因此,为最大限度

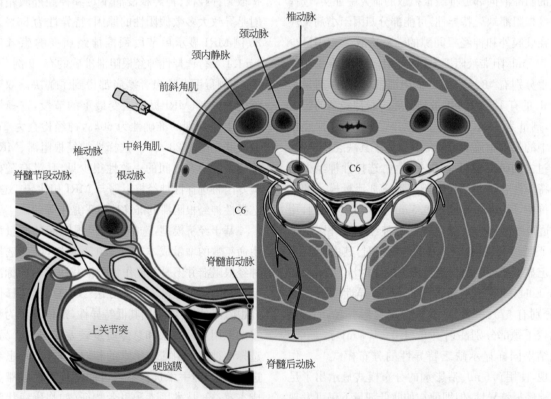

图 63.1 颈椎椎间孔注射 C6 节段的轴位视图。穿刺针已沿椎间孔的轴线置入,并在椎间孔的后方用图标注了针尖的最终位置。沿该轴线穿刺避开了椎动脉和向前中斜角肌走行的脊神经,其分别位于椎间孔的前方和椎间孔内部。脊髓部分的动脉起源于颈深动脉或颈升动脉,其经不同的位置穿椎间孔进入硬脊膜,连接脊髓前及脊髓后动脉供应脊髓血液。同样的,脊神经根本身的血液供应来源于椎动脉的分支(在本图中,显示了一根神经根的动脉分支),类似的动脉分支通常会穿过硬脊膜连接脊髓前及脊髓后动脉。该区域的血管解剖变异很大,该解剖变异解释了为何经椎间孔注射过程中穿刺针会置入供应脊髓血液的小动脉内。颗粒类固醇直接注入其中一条血管都可导致灾难性的脊髓损伤。[Adapted from Rathmell JP: Atlas of Image Guided Intervention in Regional Anesthesia and Pain Medicine, ed 2. Philadelphia: Lippincott Williams & Wilkins, 2012 and Rathmell JP, Benzon HT, Dreyfuss P, et al: Safeguards to prevent neurologic complications after epidural steroid injections: consensus opinions from a multidisciplinary working group and national organizations. Anesthesiology. 122(5):974-984,2015.]

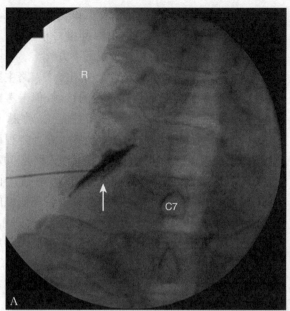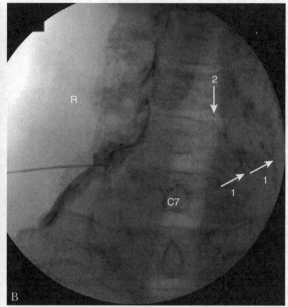

图 63.2 经椎间孔经硬膜外类固醇注射。A. 在前后位 X 线透视下可见针尖位于右侧 C6～C7 椎间孔内。在图像中已标注 C7 椎体。C7 神经根在造影剂下显影。B. 在前后位 X 线透视下可见造影剂进入 C6～C7 椎间孔内,随后注入 LA。白色箭头处为造影剂进入患者对侧椎静脉的显影(1)和 C5～C6 椎间盘间隙相对的椎管内血管的模糊轮廓(2)。R,表示颈的右侧。[Adapted from Karasek M, Bogduk N: Temporary neurologic deficit after cervical transforaminal injection of local anesthetic, Pain Med, 5(2):202-205,2004.]

地降低进入及损伤椎间孔前方椎动脉的风险,椎间孔的后下方应作为大部分患者的首选穿刺目标。在 X 线透视下,引导穿刺针触及上关节突可进一步提高穿刺的安全性。随后,将穿刺针贴着椎间孔的后缘进入椎间孔内。穿刺过程中一定要拍摄侧位片以明确针尖深度,避免无意中损伤脊髓。然后,在传统的后前位 X 线透视下注入造影剂,显露目标神经根的轮廓。如未见目标神经根或硬膜外显影,则可继续进针,然后注入造影剂重新评估。穿刺针进针的止点是小关节的"红线",相当于解剖安全范围的极限,由影像增强器倾斜的角度决定(即小关节柱与椎体的距离)。一旦穿刺针到达适当的位置,就可以缓慢地注射药物(图 63.2)。

胸腰椎经椎间孔注射取俯卧位,经后方透视下显示出椎间孔。尽管下胸椎及腰椎也可行侧卧位注射,但大部分医师选择俯卧位。在确定椎体节段后,旋转倾斜 C 臂机使椎间孔及其周围组织清晰暴露。在同一轴面上行腰椎经椎间孔注射,影像增强器的角度会影响穿刺针最后的位置及药物在硬膜外及神经根的扩散。例如,更大的角度(>35°)会导致针更靠近中线并使药物在硬膜外扩散更多,而较小的角度使药物在神经根扩散更多。在 T1～T8 胸椎节段应避免 C 臂机旋转超过 20°,以避免增加针头穿透胸

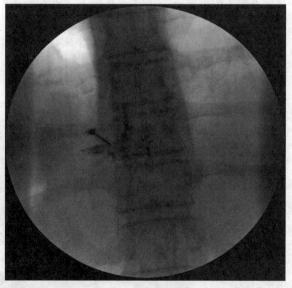

图 63.3 胸椎经椎间孔硬膜外类固醇注射。在胸椎前后位 X 线透视下可见针尖位于 T11～T12 椎间孔内,造影剂显影可见 T11 神经根及外侧硬膜外腔

膜引起气胸的概率(图 63.3)。最佳的倾斜角度是使各种骨质边界及椎间孔相关的标志构成类似"苏格兰狗"的透视图像:狗耳朵是上关节突,狗鼻子是横突,狗前腿是下关节突,狗眼睛是椎弓根,狗后腿是棘突。

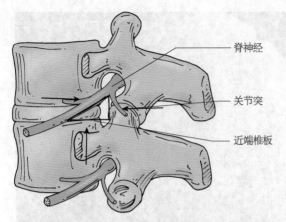

脊神经

关节突

近端椎板

图63.4 Kambin三角。腰椎侧位图可见 Kambin 三角位于椎间盘后外侧的上方区域。该三角的边界为椎体的上缘（底部，用垂直箭头表示），穿行根或硬脑膜的内侧（垂直边，用指向左的箭头表示）以及出口根的下侧（斜边，用指向右的箭头表示）。（Adapted from Park JW, Nam HS, Cho SK, et al. Kambin's triangle approach of lumbar transforaminal epidural injection with spinal stenosis, Ann Rehabil Med. 35:833–843,2011.）

关于最佳针头位置的共识仍在讨论中，最佳针头位置是指在此处注射药物不会影响相邻的脊神经且不会误入附近的血管中[25]。传统上，"安全三角"

或椎弓根入路建议将针头放置在 X 线透视下的椎体后方，该区域为下椎弓根的外侧（即椎弓根以下）和假想穿椎间孔向下外走行神经根的下方[6]。

对椎弓根入路有异议的学者指出，该入路主要的优点是避免了穿刺针与脊神经的接触，但未考虑周围血管的解剖变异（例如，神经根动脉和 Adamkiewicz 脊椎动脉的硬脊膜动脉），在一定程度上增加了误入血管的风险[8,25]。另一种入路是1972年 Kambin 和 Sampson 在椎间盘手术中描述的 Kambin 三角[26]。该三角是指一个位于后外侧椎间盘上方的区域，其底边为下位椎体，斜边为出口根，垂直边为穿行根（图 63.4）。相较于椎弓根入路所致的误入血管、神经损伤和椎间盘内注射风险，Kambin 三角可能更具有优势，但任何一种入路都不能完全规避椎间孔注射的风险[27,28]。

胸腰椎重要的血管结构包括已在颈椎描述过的椎动脉分支（图 63.5）。然而，最大的椎动脉分支——Adamkiewicz 动脉在胸椎或上腰椎段常由左侧椎间孔穿入，但 T5～S1 节段可位于任意一侧[29]。在胸椎节段穿刺时，除血管外，还有穿透肋骨、胸膜及纵

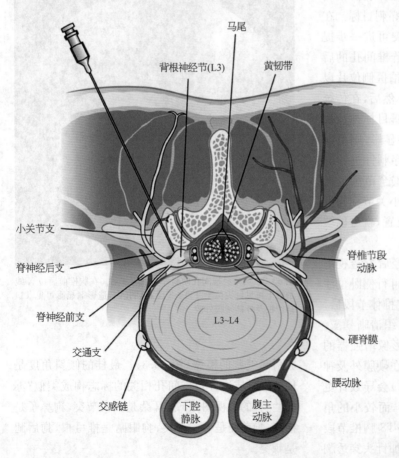

马尾

背根神经节(L3)

黄韧带

小关节支

脊神经后支

脊神经前支

交通支

交感链

下腔静脉

腹主动脉

脊椎节段动脉

硬脊膜

腰动脉

L3~L4

图63.5 经 L3/L4 椎间孔注射的轴向视图。经 L3/L4 椎间孔硬膜外注射的解剖和穿刺针位置（轴位视图）。〔Adapted from Rathmell JP: Atlas of Image Guided Intervention in Regional Anesthesia and Pain Medicine, ed. 2. Philadelphia: Lippincott Williams & Wilkins, 2012; Rathmell JP, Benzon HT, Dreyfuss P, et al. Safeguards to prevent neurologic complications after epidural steroid injections: consensus opinions from a multidisciplinary working group and national organizations. Anesthesiology. 122(5):974–984,2015.〕

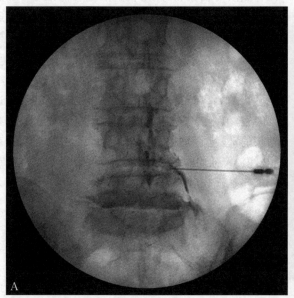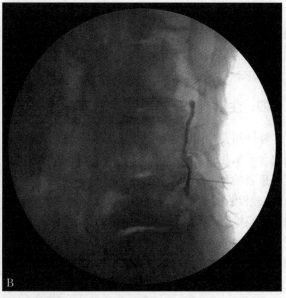

图 63.6　腰椎经椎间孔硬膜外类固醇注射。A. 前后位透视片,其可见穿刺针针尖位于 L4/5 椎间孔内,造影剂显影 L4 神经根。椎体中线区可见暗影,为造影剂在硬膜外的显影。B. 侧位透视片,其可见腰椎硬膜外腹侧明显的造影分界线,从 L3 椎体的下缘直到 L5 椎体的正中

隔的风险。在如前所述的同轴定位技术下,椎弓根入路穿刺针的理想位置在椎弓根的稍下方,小关节的稍外侧,上关节突下缘的上方。为避开脊神经,穿刺针的进针方向应为椎间孔的上后方。前后位透视影像可显示穿刺针在中线外侧的位置,或者,也可选择小关节的下外侧作为穿刺针的深度标记,然后再移动穿刺针到达合适位置。穿刺时遇到骨质的阻挡,可能是针尖触及小关节所致,穿刺针朝下、前、内方向调整可进一步进针。针尖位于椎弓根的内下方,即可在侧位片下看到针尖位于椎间孔内。理想的针尖位置位于稍低于椎弓根的椎间孔前三分之一。Kambin 三角入路的理想穿刺轨迹为以略高于上关节突的椎间盘上方区域为目标穿刺,针尖触及上关节突的下外侧可作为深度标记,然后横向移动数毫米。理想的最终定位为,在后前位透视下,针头位于上椎弓根内侧;侧位透视下,针尖位于椎间孔的后下方(图 63.6)。

在侧位透视下,L5 神经根注射如果存在髂骨上嵴遮挡椎间孔,可能需要对此技术进行调整。通过将 C 臂机向头侧倾斜以对齐 L5 椎体的下终板,可以解决这个解剖问题。该位置形成了一个由髂嵴、S1 上关节突和 L5 横突下缘组成的三角形区域。

S1 神经根注射可在俯卧位下经骶后孔进行。

在同侧方向稍稍倾斜 C 臂轴使之旋转 5°~15°可更好地暴露相关结构并减少血管内注射的发生率。一项使用两种不同角度行 S1 椎间孔注射的随机研究表明,在前后位透视下,29%的概率会误入血管,而在斜位透视下只有 11%[30]。因骶孔轻微地朝向头侧开口,C 臂轴轻微的尾侧向头侧的旋转(朝向患者头侧)可更好地暴露骶孔。然后,直接朝着骶孔进针。必须拍摄侧位片以确保针尖在尾部硬膜外腔或其上方,避免穿至盆腔内。

经椎间孔入路时,患者可能会有异常感觉。尽管疼痛可能由神经根所致,但其他结构(如小关节、骨膜和纤维环)也可导致腿部疼痛。不管感觉异常是什么原因导致的,一旦出现就应该稍稍退针。在注射造影剂前,应确保无感觉异常。此外,在脊柱任何部位行经椎间孔注射时,都必须有两张透视图确定针尖位置。不能仅凭一张透视图像排除穿到其他结构,如脊髓或血管。回抽无血及脑脊液后,应注射造影剂以确认硬膜外前方扩散。造影剂在硬膜腹侧扩散是满意的,这与增加疼痛缓解相关[10]。仔细检查影像确保造影剂未进入血管内。经椎间孔注射误入血管的概率为 12%~14%,其可发生在任何节段,以颈椎最为多见[8]。在不使用数字减影血管造影的情况下,多达三分之一的病例可能会误入血管

中[23,31]。尽管没有在注射类固醇前强制使用数字减影血管造影术，但其能显著提高诊断造影剂入血的作用，这在最近得到了一个多专业工作组的认可[9]。患者需要屏住呼吸以使得数字减影血管造影的图像质量更加完美。在排除误入鞘内和血管后，可注入药物。

四、注射剂的组成和使用

经椎间孔注射和选择性神经根阻滞的经典注射剂包含LA、生理盐水和(或)类固醇。药剂的特性会影响患者的预后。经椎间孔注射的药量一般在1～4 mL，较椎板间和尾侧入路少。由于在相同药量的情况下经椎间孔ESI较经椎板间ESI神经节段扩散更少，在病变定位明确且局限的个体中使用更为理想[32]。在一项随机双盲对照研究中，经椎间孔注射氟羟氢化泼尼松，10 mg、20 mg、40 mg组间疗效无明显差异[33]。但是，5 mg组未获得相同的疗效。同样的，在一项针对地塞米松经椎间孔注射疗效的随机双盲对照研究中，4 mg、8 mg及12 mg组间疗效也无明显差异[34]。

尽管所有相关的研究证据不够有力，但颗粒类固醇和非颗粒类固醇各有好坏。在经椎间孔注射有效性的随机对照研究中，颗粒类固醇有效性有好的[35]，也有差的[36]和无明显差异的[37,38]。在这些随机试验中，腰椎经椎间孔注射的有三项[35,37,38]，颈椎的有一项[36]，在对经椎板间和尾侧入路的随机研究中显示了相似的结果，即颗粒类固醇更有效[39]和无明显差异[40]。

比较硬膜外注射和非硬膜外注射的6项研究显示，使用颗粒类固醇的患者71%效果显著，而使用地塞米松的患者只有55%[35-40]。针对大多数研究[41-44](不是所有[45,46])的回顾性研究表明，颗粒类固醇较非颗粒类固醇能提供更持久的疗效。最近一项个体内回顾性研究发现，硬膜外类固醇注射使用颗粒类固醇的注射间隔时间更长，而与其他入路相比，经椎间孔注射更明显[44]。需要认识到的是，虽然在大多数安慰剂对照研究中证实颗粒类固醇具有治疗神经根痛的作用，但尚无随机双盲对照试验评估非颗粒类固醇的优势。

注射剂中含有LA具有以下优点：改善缺血神经根的灌注，抑制受损神经异常放电和阻断伤害感受[47,48]。而在经椎间孔注射中，误入蛛网膜下腔或血管内的相关风险会增加神经系统的并发症，如高

位脊髓损伤或癫痫，但比较高浓度和低浓度LA注射(0.125%与1%利多卡因)对疼痛减轻和总体疼痛等级的影响方面，短期和长期随访均显示出同样的效果[49]。

在脊柱的大多数部位，中等身材的患者用3.5英寸长的22G或25G脊椎穿刺针或钝针足以到达椎间孔，但肥胖者行腰椎注射时可能需要5或7英寸长的针，特别是在L5～S1节段。有随机试验表明，钝针可使由疏忽所致的误入血管的发生率显著降低，降低幅度为8.2%～10.4%[50,51]。

五、效果

虽然显著的异质性掩盖了现有证据的简易结论，但较ILESI，TFESI缓解疼痛的效果更好[12]。有关颈椎及胸椎TFESI的研究仍旧较腰椎少。颈椎神经根痛的证据包括一项阳性结果的缺乏对照组的随机研究[52]，一项阴性结果研究[53]和数项证明短期和长期有效的随机研究[43,54,55]。胸椎TFESI通常仅限于短期疗效的病例报告[56]。其中报道了一例使用经椎间孔类固醇注射成功治愈带状疱疹后神经痛的案例。腰椎间盘突出症引起的神经根性疼痛的系统回顾显示出短期症状缓解的良好证据和长期症状改善的混合证据[58-61]。关于TFESI治疗腰椎管狭窄继发的腰痛、术后疼痛和无椎间盘突出的脊柱疼痛的证据相当有限[61]。

背根神经节的病变节段和药物分布会影响经椎间孔硬膜外注射的疗效。例如，患有L4/5中央型椎间盘突出症的患者引起的L5神经痛，其疼痛的良好缓解是通过药物作用于有症状的神经根(即L5/S1，神经节)或相邻椎间盘的病变部位(即L4/5，神经节前)[62]。Lee等对33例患者的回顾性研究表明，病变部位注射(神经节前)可在短期内更有效地缓解疼痛[63]。Jeong等对239名患者进行的RCT表明，在病变部位(神经节前)行经椎间孔注射比在引起症状的神经根(神经节)短期内疼痛缓解更明显[64]。关于不同入路注射比较结论如下：TFESI可能优于经椎板间或尾部硬膜外类固醇注射，这符合大多数疼痛医师的普遍共识(表63.1)。在直接比较经椎间孔注射和经椎板间注射的研究中，很多都显示经椎间孔注射能更好地缓解疼痛和改善功能[65,68,72,73,75-78]，但不是所有的研究都是如此[32,66,67,69-71,74,79,80]。

表 63.1　比较椎间孔、椎板间和尾侧硬膜外类固醇注射的研究

研究	设计	受试者	干预	疗效	评论
Ackerman 和 Ahmad, 2007[65]	随机双盲	90 例 HNP 引起 S1 神经痛的患者	TF：40 mg 曲安奈德＋4 mL 生理盐水 IL：40 mg 曲安奈德＋4 mL 生理盐水 C：40 mg 曲安奈德＋19 mL 生理盐水	24 周时 TFESI＞ILESI 或尾侧 ESI	TFESI 组的患者腹侧硬膜外药物扩散更常见，疗效更好
Candido 等，2008[32]	随机	60 例 HNP 和 DDD 引起单侧神经根痛的患者	TF 和 IL：80 mg 甲泼尼龙＋1 mL 生理盐水＋1 mL 1％利多卡因	TFESI 和 ILESI 在 6 个月内无差异	研究不够有力
Choi 等，2015[66]	随机	62 例 HNP 或椎管狭窄引起颈神经根性或轴性疼痛的患者	TF：5 mg 地塞米松＋2 mL 0.18％罗哌卡因 IL（改进的旁正中入路）：5 mg 地塞米松＋5 mL 0.18％罗哌卡因	TFESI 和改进的 ILESI 在 3 个月内无差异	改进的 IL 组更多的患者腹侧硬膜外扩散。使用的药物是地塞米松
Ghai 等，2014[67]	随机双盲	62 例经 MRI 确诊的单侧腰骶神经根痛的患者	TF 和 IL：80 mg 甲泼尼龙＋2 mL 生理盐水	TFESI 和改进的 ILESI 在 12 个月内无差异	单中心试验。无法避免共同干预
Gharibo 等，2011[68]	随机	42 例病程小于 1 年的椎间盘疾病引起的单侧神经根痛患者	TF：40 mg 曲安奈德＋1 mL 0.25％布比卡因 IL：80 mg 曲安奈德＋2 mL 0.25％布比卡因	2 周疼痛随访 TEFSI＞ILESI，但未做功能随访	TF 组只有一半的类固醇和 LA 剂量。随访时间短
Hashemi 等，2015[69]	随机对患者采取盲法	64 例经 MRI 确诊的 LBP 和单侧腰骶神经根痛患者	TF 和 IL：80 mg 曲安奈德＋2 mL 布比卡因＋6 mL 生理盐水	TFESI 和 ILESI 在 4 个月内无差异	两组注射药物容量大
Karamouzian 等，2014[70]	随机	30 例行椎间盘切除术后再发 HNP 所致的腰神经根痛患者	TF：40 mg 甲泼尼龙＋1 mL 布比卡因＋1 mL 2％利多卡因 C：40 mg 甲泼尼龙＋1 mL 2％利多卡因＋1 mL 0.25％布比卡因＋7 mL 蒸馏水	TFESI 和 C 在 2 个月和 6 个月无差异	注射剂量相差较大。研究不够有力
Kolsi 等，2000[71]	随机	30 例坐骨神经或股神经痛的患者	TF 和 IL：3.75 mg 可的伐唑＋2 mL 0.5％利多卡因	TFESI 和 ILESI 在 4 个月内无差异	初始平均疼痛评分减少量 TFESI＞ILESI
Kraemer 等，1997[72]	随机	182 例 LBP 患者	TF、IL 和椎旁注射组注射剂未描述	在 3 个月内 TFES＞ILESI＞椎旁注射组	生理盐水组加入了类固醇的肌注
Lee 等，2009[73]	随机双盲	192 例 HNP 或 SS 所致的轴性 LBP 患者	TF：20 mg 曲安奈德＋4 mL 0.5％利多卡因 IL：40 mg 曲安奈德＋8 mL 0.5％利多卡因	4 个月内 TFESI＞ILESI	每侧 TF 注射的量是 IL 剂量的一半。SS 患者组间差异更大
Rados 等，2011[74]	随机	64 例慢性单侧腰神经根痛患者	TF：40 mg 曲安奈德＋3 mL 0.5％利多卡因 IL：80 mg 曲安奈德＋8 mL 0.5％利多卡因	TFESI 和 ILESI 在 6 个月内没有差异	TF 组类固醇的剂量是 IL 的一半，LA 不足其一半
Thomas 等，2003[75]	随机	31 例病程小于 3 个月的 HNP 引起的腰骶神经根痛患者	TF 和 IL：含 5 mg 地塞米松的溶液共 2 mL	在 6 个月内 TFES＞ILESI	TFESI 使用了 X 线透视技术，而 ILESI 使用盲法

（续表）

研究	设计	受试者	干预	疗效	评论
Lee 等，2009[76]	随机	233 例 SS 或 HNP 所致腰骶神经根痛的患者	TF 低剂量组：40 mg 曲安奈德＋2 mL 0.5%利多卡因 TF 高剂量组：40 mg 曲安奈德＋8 mL 0.5%利多卡因 IL：40 mg 曲安奈德＋8 mL 0.5%利多卡因 C：40 mg 曲安奈德＋15 mL 0.5%利多卡因	满意度和疼痛评分：2 个月内 TFESI 和 ILESI＞尾侧 ESI 功能：TFESI＞ILESI＞尾侧 ESI	在 2 周时 TFESI 的功能改善更显著。注射量无标准，C＞TF＞IL
Manchikanti 等，1999[77]	回顾性病例对照	225 例腰腿痛患者	TF：1.5～3 mg 倍他米松＋1 mL 1%利多卡因 IL：120 mg 脱甲泼尼龙＋10 mL 0.5%利多卡因，随后与 80 mg 甲泼尼龙合用 C：80 mg 脱甲泼尼龙＋1 mL 1%利多卡因	在 1～3 个月的随访中，TFESI 和尾侧 ESI＞ILESI，但在 3～6 个月和 6～12 个月的随访中无差异	尾侧 ESI 组疼痛持续时间更长。TFESI 中的类固醇剂量为变量，随访时间也为变量
Schaufele 等，2006[78]	回顾性病例对照	40 例单节段 HNP 所致的腰骶神经根痛患者	TF：80 mg 甲泼尼龙＋1～2 mL 2%利多卡因 IL：80 mg 甲泼尼龙＋2～3 mL 1%利多卡因	TFESI＞ILESI；平均随访时间为 3 周	ILESI 组疼痛评分基线更高。随访时间短
Smith 等，2010[79]	回顾性病例对照	38 例 SS 所致的腰骶神经根痛患者	TF：80 mg 甲泼尼龙＋1～2 mL 2%利多卡因 IL：80 mg 甲泼尼龙＋2～3 mL 2%利多卡因	TFESI 和 ILESI 无差异；平均随访时间为 4～6 周	研究不够有力
Mendoza-Lattes 等，2009[80]	回顾性病例对照	93 例腰神经根痛患者（大多数为下腰段）	C：多达 3 种注射剂，其中含 2 mL 40 mg/mL 甲泼尼龙或 3 mL 6 mg/mL 倍他米松 TF：多达 3 种注射剂，其中含按 1∶1 配制的 1.5～2 mL 布比卡因和甲泼尼龙或倍他米松	2 年内的随访 C＝TF	16 个患者失访组间等效手术率研究中包括了一些椎管狭窄和椎体滑脱的患者

注：C，尾侧；DDD，椎间盘退化性疾病；ESI，硬膜外类固醇注射；HNP，髓核突出；IL，椎板间；ILESI，经椎板间硬膜外类固醇注射；LA，局麻药；LBP，腰痛；MRI，磁共振成像；SS，椎管狭窄；TF，椎间孔；TFESI，经椎间孔硬膜外类固醇注射。引自 Cohen SP, Bicket MC, Jamison D, et al. Epidural steroids: a comprehensive, vidence-based review. Reg Anesth Pain Med. 38(3): 175－200,2013.

六、并发症

TFESI 和选择性神经根阻滞的并发症可能由该操作的三个主要部分组成：穿刺针的位置、药物的分布和药物的特殊成分。

七、神经系统损伤

颈椎 TFESI 可发生罕见的灾难性神经系统并发症。经椎间孔注射的主要神经系统并发症是脊髓、脑干、大脑及小脑的梗死[8,9]，也有脊髓损害、神经损伤和暂时性失明的相关报道。尽管大多数报道见于颈椎，胸腰椎相关报道较少，但其严重程度相似。关于这些毁灭性并发症的多种假设机制包括药物栓塞、椎动脉解剖及附近动脉的损伤或痉挛。栓塞的途径包括存在于神经根口及伴随神经根进入脊髓的神经根周围动脉。颈前动脉和颈深动脉在颈椎间孔部位紧邻神经根，其发出部分滋养动脉至脊髓前动脉，颗粒性类固醇可因此导致脊髓梗死[81]。

非颗粒类固醇（造影剂和 LA）导致的皮质盲和下肢瘫痪等神经系统损伤是暂时性的，而颗粒性类固醇所导致的神经系统损伤是永久性的[82]。这进一步佐证了神经系统损伤继发于颗粒药物栓塞的假

表 63.2 预防硬膜外类固醇注射后神经系统并发症的保障措施：多学科工作组有关椎间孔硬膜外类固醇注射的共识

- 椎间孔 ESI 引起的罕见灾难性神经血管并发症与其使用的特殊类固醇有关
- 在注射任何可能对患者有害的物质前，颈椎椎间孔 ESI 应先在实时 X 线透视和（或）数字减影成像的 AP 位成像下行造影剂注射
- 颈椎椎间孔治疗性注射时，不应使用颗粒类固醇
- 在注射任何可能对患者有害的物质前，腰椎椎间孔 ESI 应先在实时 X 线透视和（或）数字减影成像的 AP 位成像下行造影剂注射
- 首次腰椎椎间孔硬膜外注射应选择一种非颗粒类固醇（如地塞米松）
- 在某些情况下，可以使用颗粒类固醇来进行腰椎椎间孔 ESI
- 建议将延长管用于所有椎间孔 ESI
- 有造影剂使用禁忌的患者可以行椎间孔 ESI，但在此情况下，禁止使用颗粒类固醇，仅可使用无防腐剂、无颗粒类固醇

注：AP，前后位；ESI，硬膜外类固醇注射。引自 Rathmell JP, Benzon HT, Dreyfuss P, et al. Safeguards to prevent neurologic complications after epidural steroid injections: consensus opinions from a multidisciplinary working group and national organizations. Anesthesiology. 122(5): 974–984, 2015.

设。鉴于这些考虑，美国 FDA 于 2009 年发起了一项"安全使用计划"，以预防 ESI 相关的给药风险。其 17 项旨在提高安全性的临床建议中，有 8 项与 TFESI 操作直接相关（表 63.2）。

八、其他并发症

经椎间孔注射的其他并发症包括盘内注射和出血，其中椎间盘内注射的发生率较经椎板间入路更高，为 $0.17\%\sim2\%$；而出血有增大体积的潜力，使脊髓和（或）神经根紧压附近的骨骼结构。在行硬膜外注射术前停用抗凝药可降低围手术期出血并发症的风险，但可能会增加血栓栓塞事件的风险。在行 TFESI 前，遵循有关椎管内操作的指南，与患者和抗凝药的处方医师进行沟通是至关重要的[83]。2002 年和 2012—2013 年暴发的混合药剂霉菌感染事件，使得 ESI 的感染风险受到了全美的关注[84,85]。ESI 常见的其他生理效应包括骨的脱矿质化、HPA 轴的抑制、免疫抑制和高血糖症（见第 62 章）。

◆ 要 点 ◆

- ESI 对腰骶神经痛的患者有效。类固醇促进疼痛减轻的机制为其抗炎和镇痛效应，如抑制磷酸脂酶 A2。甲泼尼龙还可通过抑制 C 纤维的冲动传导起作用，但其对 Aβ 纤维无抑制作用。

- 经椎间孔注射和选择性神经根阻滞拥有相似的穿刺路径，其针尖最终位置的差异因筋膜鞘与硬脊膜的连续特性而可被忽视。按定义，经椎间孔注射需将针尖置于椎间孔内，而选择性神经根阻滞其针尖位于椎间孔外、神经旁。选择性神经根阻滞的反应包括减轻疼痛、诱发感觉异常或产生感觉减退。当注射量大于 $0.5\sim0.6$ mL 时，其总体低特异性降低，而本身存在长期非皮节分布的感觉改变会使其准确度降低。

- 经椎间孔注射需要在透视下进行，其可增加药物在腹侧硬膜外扩散的可能性，但与椎板间注射相比，有更高的并发症风险。Kambin 三角（由下位椎体、穿行根或硬脊膜和出口根构成）可能比椎弓根下区域（由椎弓根的侧面和神经根的上界构成）更可取，尽管没有靶点可完全避免血管内注射的风险。

- TFESI 与椎板间和尾部 ESI 相比，疼痛缓解效果更好。其在椎间盘突出症引起的腰骶神经根痛的证据最充分，其中短期效果显著，长期效果尚有不足。

- 随着过去十年来疼痛介入性手术量的持续增长，与 TFESI 相关的罕见灾难性神经系统损伤也在增加。有关改善硬膜外注射安全性的多专科共识中，有 8 项与椎间孔注射直接相关。

- 经椎间孔注射可能会遇到的重要血管结构包括灌注脊髓和 Adamkiewicz 动脉的根状动脉，这些动脉通常在下位胸椎或上位腰椎经左侧椎间孔进入，但可在 T5～S1 任意一侧。

- 经椎间孔注射的主要神经系统并发症是重要神经组织的梗死，如脊髓、脑干、大脑及小脑，其次为脊髓损伤、神经损伤和失明。

参考文献

请于 ExpertConsult.com 在线访问参考文献。

第 64 章　抗肿瘤坏死因子-α 类药和改善病情的抗风湿药治疗腰痛

Khalid Malik，MD，FRCS

翻译：金晓红　审校：樊肖冲

一、前言

腰痛（low back pain，LBP）是工业化国家痛苦的主要来源[1,2]。仅在美国，每年治疗 LBP 造成的直接和间接的总体费用超过十亿美元[3]。尽管花费如此巨大，LBP 治疗的效果并不尽如人意，患者和医师都存在很大的不满。因此，全面的评估新的和创新性的腰痛治疗方法是非常必要的。近年来，包括改善病情的抗风湿药（disease-modifying antirheumatic drug，DMARD）在内的大量有效的抗炎药已经问世。在本章中，除了常用的 NSAID 和类固醇，将探讨更多的抗炎药。

二、炎症在腰痛中的作用

在导致腰痛的众多病因中，源于脊柱因素的各种综合征最为常见。其中最主要的是椎间盘突出症、退变、椎管狭窄和脊柱关节炎性改变[4]。这些脊柱损伤可通过影响位于脊柱内的神经而直接或间接引起疼痛[4,5]。1934 年首次报道椎间盘突出症压迫邻近神经根一直被认为是导致腰痛的重要原因[6]。然而，最近大量的证据（如下所列）表明，局部炎症是导致腰痛的一个关键因素[7,8]。

● 突出的髓核实际上是强大的致炎物[9,10]。

● 造成疼痛的椎间盘（即椎间盘造影复制疼痛呈阳性）产生大量的炎症介质[11,12]。

● 一种主要的炎症因子，肿瘤坏死因子-α（tumor necrosis factor-α，TNF-α）高浓度存在于髓核诱导的神经损伤位点[13,14]。

● 在动物研究中，TNF-α 被认为会引起神经损伤[15]和神经病理性疼痛行为[16]，并且在神经损伤部位阻断 TNF-α 可以减少疼痛、局部水肿和血栓形成[17]。

● 在影像学观察中，有相当数量的 LBP 患者没有明显的压迫性病变存在。

● 尽管去除了可能造成疼痛的损伤性病变，但许多 LBP 患者仍持续存在疼痛[18]。

综上观察可以得出结论，慢性炎症在 LBP 的病因中扮演关键角色，抗炎药物可能在 LBP 的治疗中起重要作用。

三、抗炎药概述

在古埃及和罗马时代，植物提取物就被用于治疗发烧和疼痛。但抗炎药物的时代却始于 19 世纪初，人们从柳树皮中提取阿司匹林[19,20]。第二次治疗炎症性疾病的创新浪潮出现在 20 世纪中叶，当时人们发现了苯基丁氮酮、吲哚美辛和布洛芬——这类药物通常被称为 NSAID[19,20]。虽然阿司匹林和NSAID 成功地缓解了疼痛和发热，但它们并未阻止疾病进展。20 世纪 50 年代引入的糖皮质激素具有改善疾病的特性，并彻底改变了许多慢性炎症性疾病的状态。这些慢性致残性疾病需要长期高剂量的糖皮质激素治疗，会引起主要的代谢性和非代谢性不良反应[19-21]。因此，大量针对寻找更安全的抗炎药和疾病治疗性药物的探索随之而来，一系列生物和非生物性 DMARD 问世[19-21]。生物性 DMARD通常被称为"生物制剂"，是一组同源的重组单克隆肽或融合蛋白；而大量的非生物性 DMARD 在结构和特性上是多样的，包括柳氮磺吡啶、环孢素、左旋咪唑和氨甲蝶呤等药物。

正常的炎症反应是由一系列细胞因子介导的,这些细胞因子是由多种细胞释放的肽类,用以增强其他细胞的功能[20,21]。各种细胞因子通常在极低浓度下起协同作用,因此,阻断一种细胞因子可以中断整个炎症级联反应[20,21]。生物性 DMARD 是一类作用于多种细胞因子的抗体,特别如 TNF-α、白细胞介素-1(interleukin-1, IL-1)和 IL-6,它们的抗炎特性源于对这些关键细胞因子的靶向抑制[20,21]。由于它们的主要靶点在细胞外,生物性 DMARD 少有代谢方面的副作用,其主要副作用表现为会增加对感染的易感性。相比之下,非生物性 DMARD 具有不同的作用机制,它们通常是强有力的抗代谢物质,可抑制细胞复制和炎症反应。因此,非生物性 DMARD 常常引起剂量依赖性的严重免疫抑制和代谢不良反应。DMARD 正越来越多地被用于治疗慢性炎性和自身免疫性疾病,如类风湿关节炎、克罗恩病、炎症性肠病、银屑病和强直性脊柱炎。DMARD 使用的特点是采用规程的方法,典型的 DMARD 治疗方案通常包括一种或两种生物性 DMARD 与一种非生物性 DMARD 的联合[22]。

四、TNF-α 药与 DMARD 治疗 LBP

使用抗炎药物治疗腰痛并不新鲜。口服、肠外或局部外用的阿司匹林和 NSAID 常规用于多种腰痛综合征。过去几十年来,口服或硬膜外注射类固醇也一直是治疗腰痛的主流方式[23]。然而,尽管近年来出现了一系列抗炎药和 DMARD,但事实上经筛选后用于腰痛治疗药物研究的仅限于 4 种(表 64.1)。其中,只有两种生物制剂(依那西普和英夫利昔单抗)已常规使用,其余两种药物(阿达木单抗和托西珠单抗)仅各用在了一项研究上(表 64.1)。

表 64.1 用于治疗腰痛的疾病治疗性抗风湿药物的随机对照试验

研究	方法	结果	局限性
Cohen 等,2009[24]	24 例椎间盘突出症引起的神经根性痛患者分成 4 组,接受 2 次硬膜外注射依那西普(2、4 或 6 mg)或生理盐水,依那西普与生理盐水例数比为 3∶1	与生理盐水比较,注射后 1 个月和 6 个月,所有依那西普组均有显著改善	1 个月后揭盲,4 组但共计只有 24 例病例的小型临床试验
Freeman 等,2013[25]	49 例椎间盘突出症引起的神经根性痛患者分成 4 组,接受 2 次硬膜外注射,药物分别为依那西普(0.5、2.5 或 12.5 mg)或安慰剂	只有 0.5 mg 依那西普组在注射后 2 周至 6 个月疼痛有明显减轻	仅有 1 组且为依那西普最低剂量组显示有疗效;多组、病例数少;脱落率高达 40%
Cohen 等,2012[26]	84 例椎间盘突出症引起的神经根性痛患者平均分成 3 组,分别接受 2 次硬膜外注射,药物为 60 mg 甲泼尼龙、4 mg 依那西普或生理盐水	治疗后 1 个月,疼痛和伤残评分在类固醇组有降低,但结果差异无统计学意义	结果不确定,随访时间短
Ohtori 等,2012[27]	80 例椎管狭窄引起的神经根性痛患者平均分成 2 组,分别硬膜外注射 10 mg 依那西普或 3.3 mg 地塞米松	4 周时依那西普组患指疼痛和伤残评分显著改善	未设盲,随访时间短
Cohen 等,2007[28]	36 例椎间盘病变导致腰痛患者接受盘内注射剂量递增的依那西普(0.1、0.25、0.5、0.75、1.0 或 1.5 mg)或灭菌水,比例为 5∶1	1 个月随访疼痛和伤残评分未见有差异	1 个月后破盲;为短期随访结果;36 例分 6 组,病例数少
Okoro 等,2010[29]	15 例椎间盘突出症引起的神经根性痛患者椎旁皮下注射 25 mg 依那西普(n=8)或生理盐水(n=7)	3 个月随访疼痛和伤残评分未见有差异	15 例患者募集时间超过 4 年;20% 的高脱落率;随机性差;未设盲
Korhonen 等,2005[30]	40 例椎间盘突出症引起的神经根性痛患者静脉单次输注英夫利昔单抗 5 mg/kg(n=21)或生理盐水(n=19),输注时间超过 2 小时	3 个月随访结果未见差异	随机化和设盲不充分,小样本的临床试验

（续表）

研究	方法	结果	局限性
Korhonen 等,2006[31]	40 例椎间盘突出症引起的神经根性痛患者静脉单次输注英夫利昔单抗 5 mg/kg(n=21)或生理盐水(n=19),输注时间超过 2 小时	1 年随访结果未见差异	随机化和设盲不充分,小样本的临床试验
Genevay 等,2010[32]	61 例椎间盘突出症引起的神经根性痛患者 2 次(间隔 1 周)皮下注射阿达木单抗 40 mg(n=31)或安慰剂(n=30)	仅在治疗后 6 个月阿达木单抗组疼痛评分降低	除了 6 个月的结果,其余时点疼痛评分两组间无差异
Ohtori 等,2012[33]	60 例椎管狭窄引起的神经根性痛患者平均分成 2 组,分别硬膜外注射托珠单抗 80 mg 或地塞米松 3.3 mg	4 周随访托珠单抗组疼痛和伤残评分显著改善	随机化不充分;未设盲;随访时间短,仅 4 周

（一）依那西普

6 项 RCT 评估了依那西普用于治疗腰痛的疗效[24-29],其中 4 项涉及硬膜外给药途径(见表 64.1)[24-27],内有 3 项试验是针对继发于椎间盘突出症患者的腰椎神经根放射样疼痛[24-26]。

● 1 项试验包含 24 名患者(4 组,比例为 3∶1),两次硬膜外注射(间隔 2 周),依那西普 3 个剂量组(2、4 或 6 mg),1 个安慰剂组(生理盐水)。结果比较了硬膜外注射 3 个剂量依那西普与安慰剂的疗效[24]。该试验是一个很好的随机和盲法试验,但其在 4 周时揭盲,因此只能确定短期疗效结果。

● 1 项包含 49 名患者的试验,在两周内分别注射 2 次依那西普(0.5、2.5 或 12.5 mg)或安慰剂[25]。结果显示,依那西普相对于安慰剂的疗效长达 6 个月,但仅在接受最低依那西普剂量(0.5 mg)的患者中有效。该项试验中,近 40% 的随机化患者被排除在最终结果分析之外,因此其结果并不可靠。

● 第 3 个试验比较了硬膜外注射依那西普与类固醇和安慰剂的疗效[26]。84 名患者分为 3 组,分别接受了 2 次间隔两周的依那西普(4 mg)、甲泼尼龙(60 mg)或安慰剂(生理盐水)硬膜外注射。治疗 1 个月后,类固醇组的疼痛缓解和功能改善优于依那西普组和生理盐水对照组(依那西普组和生理盐水组的结果相似),3 个月时疗效无明显差异。尽管这项研究完成得很好,并对患者进行了长达 6 个月的随访,但未能从中获益的患者在 1 个月后就被揭盲了。

因此,根据这些矛盾的结果,对于硬膜外注射依那西普在椎间盘突出症引起的腰神经根性疼痛患者中的疗效,不能得出有效的结论。只有一项试验观察了硬膜外依那西普对椎管狭窄引起的根性放射痛

的疗效,并与使用类固醇进行了比较[27]。80 位患者分成 2 组,各自接受一次硬膜外注射依那西普(10 mg)或地塞米松(3.3 mg),结果显示注射后 4 周依那西普相对有效。这项试验未设盲,随机化不充分,其结果不能作为常规硬膜外使用依那西普治疗椎管狭窄引起的神经根性疼痛推荐。

在一项对疑似椎间盘病变引起腰痛的试验中研究了椎间盘内注射依那西普的疗效[28]。6 组 36 名患者接受了递增剂量的依那西普(0.1、0.25、0.5、0.75、1.0、1.5 mg)或安慰剂(灭菌水)。在治疗后 1 个月时两组之间没有观察到差异,因此本研究没有提供证据证实椎间盘内依那西普可治疗腰痛。

皮下注射依那西普已在 15 例椎间盘突出症所致的腰椎根性疼痛患者中进行了研究[29]。皮下"脊柱周围"注射依那西普(25 mg, n=8)或安慰剂(生理盐水,n=7),3 个月时两组间的结果无差异。这项试验没有充分的随机,没有设盲,历经 4 年的时间只招募到 15 名患者,失访率接近 20%。因此,它没有充分证据证实皮下"脊柱周围"注射依那西普可用于治疗椎间盘突出症引起的腰椎根性疼痛。

总体而言,依那西普用于腰痛治疗的最常用途径是硬膜外注射。所用剂量远低于风湿性疾病推荐使用的典型皮下注射剂量,即 25 mg,每周注射 2 次。针对腰痛治疗的研究中所给依那西普的剂量范围为 0.1~25 mg,通常<5 mg,并且只注射一次,或最多注射两次。硬膜外使用较低剂量依那西普的判断参照了相对应的胃肠外剂量——阿片类药物硬膜外使用的低剂量[24,26]。尽管阿片类药物与生物性 DMADS 之间没有关联。但当以推荐的皮下途径给药时,依那西普仍以低于推荐的频次给药,通常仅作

为单次注射给药[29]。

(二) 英夫利昔单抗

英夫利昔单抗通常以3～5 mg/kg的剂量通过静脉输注,在第2、6和8周时重复,是用于治疗腰痛的DMARD第二用药。在所有对腰痛的研究中,它都通过静脉途径给药,而且几乎都是单次注射。仅有一个临床对照试验针对英夫利昔单抗治疗腰痛,包含了一组由腰椎间盘突出症引起的腰痛患者。这项队列研究3个月和1年的结果分别发表在两份不同的出版物上[30,31]。40名患者接受了一次英夫利昔单抗静脉滴注(5 mg/kg,2小时以上,n=21)或安慰剂注射(生理盐水,n=19)。3个月[30]和1年[31]的结果都未发现显著差异。该试验的结果不支持静脉注射英夫利昔单抗治疗腰椎间盘突出症患者的根性疼痛。

(三) 阿达木单抗

仅有1项发表的对照试验研究了阿达木单抗用于腰痛的疗效。61例椎间盘突出症引起的神经根性痛患者2次(间隔1周)皮下注射阿达木单抗(40 mg,n=31)或安慰剂(生理盐水,n=30)[32]。原始结果显示除了6个月时阿达木单抗组下肢痛的评分是降低的,其余时间点两组间疼痛评分相近。虽然本试验完成良好,但其提供了本组患者皮下注射阿达木单抗疗效不一致的证据。此外,阿达木单抗的推荐用法是每两周皮下注射40～80 mg。本试验仅使用了皮下注射40 mg,间隔1周,共注射2次的疗程。

(四) 托西珠单抗

托西珠单抗的疗效也仅在一个腰椎管狭窄症引起的神经根疼痛的试验中进行了评估[33]。60例因腰椎管狭窄症引发根性痛的患者被平均分成两组,分别硬膜外单次注射托西珠单抗(80 mg,与利多卡因2 mL混合)或地塞米松(3.3 mg)。4周时托西珠单抗组疼痛和伤残评分降低。本试验未设盲,随机化不足。据此,尽管结果是阳性的,但并不能认为托珠单抗能有效地治疗腰椎管狭窄症导致的根性痛。

综上所述,当前DMARD药物治疗LBP的总结如下[34]:

● 使用仅限于研究目的。

● 极其有限的经验性药物选择。

● 与药物使用推荐剂量、频次、给药途径有较大差异。

● 缺乏非生物性DMARD药使用资料。

● 总体上都使用了低的药物累加剂量。

● 缺乏评估联合药物治疗效果的研究。

五、硬膜外给予DMARD药治疗腰痛

硬膜外途径已成为DMARD药治疗腰痛常用的给药方式。这一选择自然地遵循于硬膜外注射类固醇治疗腰痛的普遍临床实践[23]。然而,除了类固醇,只有生物性DMARD被用于硬膜外腔注射。还应注意的是,生物性DMARD是高度可溶和可生物降解的药物,不具有仓储配方,这可能会限制其发挥作用的持久性。目前尚不清楚这些极易溶于水的药物在富含血管的硬膜外腔给药是否比静脉给药有额外的优势。满足生物性DMARD药代动力学特性要求的频繁硬膜外给药是不切实际的。相反,硬膜外腔注射的类固醇通常以缓释制剂的形式,可延长其局部的抗炎效应,其硬膜外剂量与肠外剂量相近[23]。此外,类固醇是一类强效的抗炎药物,可以抑制几乎所有前炎症细胞因子的基因表达。因此,目前尚不清楚硬膜外注射生物性DMARD(尤其是小剂量或单药治疗)是否优于硬膜外注射类固醇[34]。硬膜外类固醇注射通常具有良好的耐受性,且其安全性也已得到充分证实[23]。在一项随机研究中,与依那西普和生理盐水相比,硬膜外注射激素在一些指标上的结果优于依那西普组和对照组[26]。尽管还没有硬膜外注射生物性DMARD产生严重不良反应的报道,但其是否存在潜在的神经毒性仍然未知,尤其是当大剂量或更频繁使用,以及当使用非生物性DMARD时。

六、全身使用DMARD用于LBP治疗

与硬膜外DMARD类似,全身使用DMARD治疗LBP的特点是:①使用单一生物制剂;②低累积剂量;③缺乏任何非生物性DMARD的使用;④缺乏DMARD药的联合治疗[34]。因此,在许多全身使用DMARD治疗LBP的研究中,评估结果缺乏疗效可能是因为治疗不充分。尽管有明显的不良反应风险,生物性和非生物性DMARD的联合使用经常被用于许多风湿病的早期阶段,其目的是防止自然病程中特征性致畸的进展[22]。接受DMARD联合治疗的患者应监测全身感染、血液抑制和代谢异常。与许多进行性致残的风湿性疾病相反,慢性LBP往往是自限性的,只有一小部分患者会进展到衰竭状态[35]。因此,常规强效联合使用DMARD治疗LBP

可能是不必要的,疼痛专科医师应该谨慎地只对传统治疗无效的,且存在致残的 LBP 患者使用这一策略。一旦使用,全身 DMARD 治疗应效仿风湿病的既定治疗方案,使用推荐的药物剂量,并联合使用生物性和非生物性 DMARD[22]。

七、DMARD 治疗 LBP 的不良反应

由于其主要的作用部位在细胞外,生物性 DMARD 的代谢不良反应很小,其主要的不良反应是对感染的易感性增加[22,23]。因此,已知感染的患者和免疫功能受损的患者禁用生物性 DMARD,长期使用 DMARD 时需要对结核病等慢性惰性感染进行监测。在文献中,对于 LBP 患者使用生物性 DMARD 的不良反应很少甚至没有报道。原因可能是使用的药物累积剂量低、没有联合药物使用、之前没有其他 DMARD 的治疗,以及 LBP 患者本身具有正常的免疫功能。如果对 LBP 采用 DMARD 的联合治疗方法,感染和其他并发症的发生率可能会上升,对慢性感染的监测应该也是必要的。

八、总结

除了类固醇,目前 DMARD 用于治疗 LBP 的使用范围非常狭窄,也没有标准化方案。有效的治疗证据要么不确定,要么只显示了短期疗效。因此,除非有更进一步的证据出现,目前使用 DMARD 治疗 LBP 事实上仍然处于试验阶段。

◆ 要 点 ◆

● 慢性炎症在许多 LBP 综合征的病因中起重要作用。

● 在过去几十年中,尽管有一系列强效的抗炎药物和 DMARD,但相较于占主导应用的类固醇和 NSAID,其在 LBP 综合征中的使用有限。

● 目前用于 LBP 治疗的非甾体 DMARD 的使用范围非常狭窄,并不在标准化流程中。

● 目前关于这些药物有效性的证据要么不确定,要么只显示了短期疗效。

● 在有进一步的证据之前,DMARD(类固醇除外)在 LBP 中的应用实际上主要还是试验性的。

参考文献

请于 ExpertConsult.com 在线访问参考文献。

第65章 小关节综合征

Julie H. Huang-Lionnet, MD, MBA; Chad M. Brummett, MD; Steven P. Cohen, MD

翻译：刘　昕　审校：李昌熙　樊肖冲

在全球范围内,脊柱疼痛是肢体功能障碍的主要原因之一。绝大多数人一生中都要经历某种类型的颈痛或背痛。据统计,在所有肌肉骨骼不适中,背痛的发生率达84%[1],颈痛的发生率达67%[2]。LBP是患者就诊的首要原因,也是功能障碍的主要原因。2002年至2004年,用于治疗脊柱疾病的总费用(包括误工费)达2 000亿美元以上[3],仅次于关节疼痛这种最昂贵的肌肉骨骼疾病。

颈痛和LBP的原因很复杂,也很难诊断。病因通常是多因素的,包括肌肉、韧带、椎间盘、神经根和小关节。小关节是颈痛、肩痛、背痛、LBP和腿痛的潜在根源,也是头痛的潜在原因。在美国治疗疼痛病情过程中,小关节介入治疗仅次于硬膜外类固醇注射。2006年,介入治疗小关节疼痛占所有疼痛介入的37%,自1997年开始上升了624%[4]。

一、解剖和功能

小关节是位于椎体后外侧的成对结构,与椎间盘一起构成三关节复合结构,该复合结构在同一平面上密切合作,保持关节的稳定性,产生各种动作。小关节是由上一个椎骨的下关节突和下一个椎骨的上关节突构成的能分泌滑液的关节。在腰椎和颈椎,该关节的容量分别是1～1.5 mL和0.5～1 mL[5]。

该关节可呈矢状位和冠状位的位置,有助于确保在限制运动方面承担角色。腰椎的小关节面在矢状位上的角度是不同的,下关节突的突起面对前外侧,上关节突的突起面对后内侧[6]。在腰椎区域,上位关节突倾向于朝向矢状面水平(26°～34°)提供轴向旋转阻力;而下位关节突趋向于平行于冠状面,对弯曲和剪切力造成的损伤提供保护[7]。胸椎小关节大多是垂直走向的关节,这样有利于侧屈而不需要轴向旋转。在颈部,上位和下位颈椎小关节的形状和方向是不同的[8]。C2～C3关节可能是最常出现颈部小关节疼痛的部位,其与矢状面约成70°,和轴面约成45°,这样能阻止旋转并固定C2椎体成为寰枢关节旋转轴枢(C1～C2)。在颈部,活动度最大的是C5～C6,第二最易受影响的是颈椎小关节,在此位置颈椎小关节转向后外侧。

内侧支是后支的终末分支,提供小关节的感觉神经支配(图65.1)。这一较小的由神经根分出来的后支被分为外侧支、中间支和内侧支。腰部外侧支提供棘突旁肌肉、皮肤和骶髂关节神经支配;小的中间支提供最长肌神经支配;内侧支是最大的分支,提供小关节、多裂肌、椎间肌肉、韧带和椎弓骨膜神经支配。每一个小关节由两个内侧支提供神经支配,即同一水平的内侧支和上一水平的内侧支(如L4～L5小关节由L3和L4内侧支支配)(图65.2)。

腰部内侧支位置变化不大,由后主支分出,并环绕上关节突和横突下水平的关节连接(即L3内侧支位于L4横突上)。神经横穿过横突和乳突副韧带之间的横突间韧带背叶,穿过椎板层后分成多支(图65.2)。乳突副韧带会发生钙化并形成神经包裹,尤其在L5水平。L5最易变异,背侧支本身易于阻滞[9]。

在神经支配方面,胸椎和腰椎相似,每一个小关节也由两个内侧支支配,虽然一些解剖学研究表明,后支在分叉前直接向小关节发出分支。在上部和中部胸椎区域,有两个内侧支,包括存在一个与下胸椎

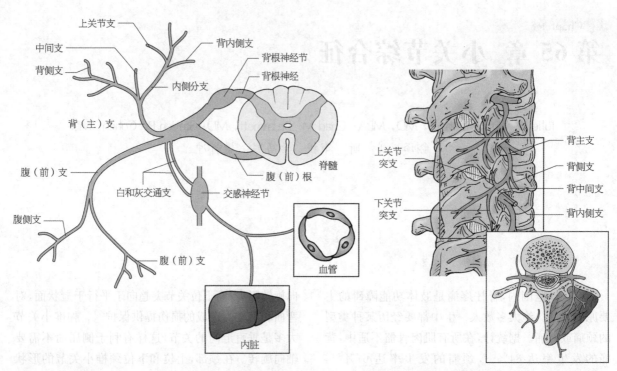

图 65.1 脊髓和脊神经阶段分布。可见内侧支随中间支及外侧支从主背支分出。[引自 Cohen SP, Raja SN: Pathogenesis, diagnosis and treatment of lumbar zygapophysial (facet) joint pain, Anesthesiology. 106 (3): 591 - 614, 2007.]

图 65.2 腰椎小关节神经分布。右边图片表示内侧支随着棘突旁肌肉神经分布一起支配小关节[引自 Cohen SP, Raja SN: Pathogenesis, diagnosis and treatment of lumbar zygapophysial (facet) joint pain, Anesthesiology. 106(3): 591 - 614, 2007.]

水平的皮支。在胸椎不同水平，内侧支呈现不同的行走路线[10]。在下胸椎水平，最佳阻滞点与腰椎内侧支阻滞（medial branch block, MBB）相同。在上胸椎水平，神经走向侧面环绕多裂肌，因此在去神经支配前，可以通过设法消除多裂肌收缩确认针尖位置。在部分标本中，T4～T8 可见内侧支走形于横突间间隙某处，而不与骨骼接触，这增加了 MBB 的难度。在中部和上胸椎水平，横突上外侧角是最稳定的阻滞点（图 65.3）。

颈部小关节的神经分布复杂而变异多样，有 8 对颈神经根，经相应颈椎椎体上方出椎间孔。相似于腰椎和胸椎，C3～C4 到 C7～T1 关节接受来自同一水平和上位水平内侧支的神经支配。除了 C7 和 C8 解剖变异较大，其余神经围绕着关节柱的中间走行[11]。高位水平内侧靠牢固的筋膜和半棘肌的肌腱连于骨膜上，这使得定位更有预见性（图 65.4A 和 B）。大多数 C2～C3 关节的神经支配来自 C3 的后支，C3 后支分成两根单独的内侧支，较大的一根为第 3 枕神经。C2 后支分成 5 支，其中最大的为枕大神经[12]。在部分人体内，双内侧支呈单级分布，

最常见于 C4(27％) 和 C5(15％)[13]。

小关节包含丰富的包膜包裹、无包膜包裹和游离神经末梢的神经支配[14]。之前的研究通过尸体检验确定了 P 物质和降钙素基因相关肽反应性神经纤维的存在[15]。炎症介质，包括前列腺素、IL - 6、TNF - α 等在接受外科手术治疗的退行性腰椎病患者小关节软骨中有表达[15]。研究表明，由腹侧关节囊渗出的细胞因子可能是椎管狭窄患者根性疼痛的部分原因[16]。另外，关节炎软骨下骨和关节内（intra-articular, IA）有神经末梢，提示除关节囊外，它可能是疼痛发生的结构[17]。

二、病理生理学

除了挥鞭样损伤和脊柱创伤[18-20]，小关节病和关节突介导的疼痛不常见于急性损伤。Levine 等一项针对创伤患者的研究报道，在需要针对脊柱稳定性实施外科干预的患者中，11％ 发生双侧小关节位移，30 例中有 29 例的作用机制为"屈伸分离"[21]。反而长年累月的重复拉扭、椎间盘退行性病变和微小创伤与此更有关联。类似于其他退行性关节病，

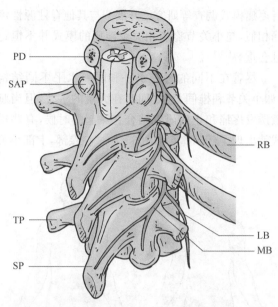

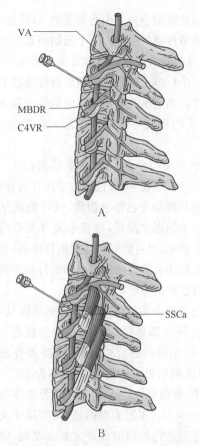

图 65.3 胸椎小关节神经分布。通常认为内侧支靶点是沿着横突的上外侧部分。LB,外侧支;MB,内侧支;PD,椎弓根;RB,肋骨;SAP,上关节突;SP,棘突;TP,横突。〔引自Chua WH, Bogduk N: The surgical anatomy of thoracicfacet denervation, Acta Neurochirugia. 136(3-4): 140-144, 1995.〕

图 65.4 A.在这些颈部后外侧示意图中,可见内侧之穿越关节锥体。B.头半棘肌(semispinalis capitis, SSCa)位于内侧支上方,这样可以保持用于诊断性阻滞的 LA。VA,椎动脉。〔引自Barnsley L, Bogduk N: Medial branchblock are specific for the diagnosis of cervical zygapophysial joint pain. Reg Anesth. 18(6): 343-350, 1993.〕

疼痛与炎症程度或者退行性变程度之间相关性不大。小关节病多发于老年患者,并和关节退行性变一致[22~23]。

(一)尸体和动物研究

尸体研究表明,最大幅度的动作和张力发生于下两位腰椎的小关节(L4~L5 和 L5~S1)[24]。在中间关节(L3~L4),应变最大的是对侧弯曲,而在头侧两关节(L1~L2 和 L2~L3)则恰好相反。椎间水平的融合可加速邻近水平阶段的退行性变[25~26]。

尽管小关节的疼痛通常不被认为是存在活动性的炎症状态,但慢性张力和重复刺激可导致液体积聚和关节膨胀[27]。如果椎间孔由于其他病理状态已发生狭窄(如椎间盘突出、骨赘形成等),小关节过度肥大可进一步压迫神经根,结果表现为神经根痛,在有些病例中发生棘突旁肌肉痉挛[28]。

(二)人体研究

小关节关节病在老年人中更为常见。椎间盘和小关节相互协同,因此椎间盘退行性变对小关节会产生额外张力,反之亦然[29]。两个最靠近尾部的小关节(L4~L5 和 L5~S1)和椎间盘退行性疾病关联最大,L5~S1 是临床上可见的最常受影响的关节,L4~L5 则是影像学上可见的最常受影响的关节。

椎间盘突出往往早发于小关节问题,虽然一项尸体研究发现,93％的 40~49 岁之间的尸体标本被证明有小关节炎症[30]。其他不常见的小关节源性疼痛包括炎性关节痛和假性囊肿。

如前所述,小关节源性疼痛也可能由创伤引起,特别是急促减速损伤。在一项观察中,77％死于车祸的患者小关节存在关节囊和关节损害[31]。最常见的由创伤引起的关节突疼痛是挥鞭性损伤,超过50％车祸后患者慢性颈痛由此引发[32]。但创伤引起的疼痛仍仅占颈部小关节源性疼痛的一小部分(13％~33％)[33]。

三、流行病学

小关节疼痛的患病率仍存在争议。LBP 在一般人群中的发生率很高,腰椎小关节又承受更多负荷,因此腰椎小关节最易受影响。但颈椎小关节引起的慢性颈痛比腰椎小关节引起的慢性 LBP 比例更高。确定小关节疼痛发生率的一个限制因素是诊断不能由病史、体格检查或者放射学发现来确定,因此目前还没有一个标准可以明确判断诊断性注射的敏感性和特异性。确定小关节源性疼痛的最可靠方法是影像引导下内侧支(小关节神经)或者小关节 IA 阻滞[34]。

腰椎小关节疼痛的患病率范围较大[35~36],为 10%~15%。尽管 MBB 已经被采用作为诊断标准,但后支的其他分支也常被阻滞,这可能高估了患病率。另一个错误来源是,尽管小关节关节病可能造成椎间孔狭窄,且可能同时伴发根性疼痛,但是大多数评估腰椎小关节疼痛患病率的流行病学研究都排除了根性症状的患者[40]。

评估颈部小关节疼痛的患病率同样具有挑战,许多经典研究都是针对挥鞭性损伤患者[18,20]。然而,在一些最佳的研究中,利用双阻滞普遍报道慢性、非根性颈痛患者的疼痛发生率为 49%~60%,在慢性中、背痛(back pain, BP)患者中疼痛发生率为 40%~50%。不足为奇的是,对腰椎小关节和骶髂关节疼痛进行的回顾性研究通常发现,使用较低的截断值(如 50%)作为阳性反应阈值的研究和使用单次阻滞的研究所报告的患病率,高于使用较高的截断值和使用双次阻滞的研究[41~43]。

四、诊断

(一) 病史和体格检查

许多研究调查了基于病史和体格检查预测患者对诊断性小关节阻滞反应的可靠性。尽管临床症状和疼痛模式可以帮助指导医师,但是特异性仍然很低。"腰椎小关节综合征"和"小关节负荷"等词都是由一个小型、设计较差的回顾性研究得来的,该研究实施在 1988 年,样本例数为 22 例[22]。后来较大并且较完美的方法论研究没能证实这些发现[33,45~47]。然而,许多疼痛科医师持续将这些误导的症状和体征作为重要诊断依据。两个大型回顾性研究发现,颈部和腰部棘突旁区域压痛是射频(radiofrequency, RF)去神经支配术后愈后的积极预测因素,但是这些发现仍期待进一步研究证实[45~46]。

牵涉痛模式能够为诊断提供线索。在健康志愿者中实施激发疼痛(如扩张关节囊和刺激内侧支)和在患者(这些患者的症状可由诊断性阻滞缓解)中进行疼痛模式调查等研究已开展。与其他脊柱源性疼痛相似,与小关节疼痛相关牵涉痛的模式并不恒定且会重叠[33,35]。

尽管在不同的脊髓水平和同一水平不同结构(如小关节和椎间盘)之间存在大量的重叠,但当刺激诱发疼痛和止痛研究结合在一起的时候,有些模式就出现了(图 65.5 和图 65.6)。在腰部,上部小关

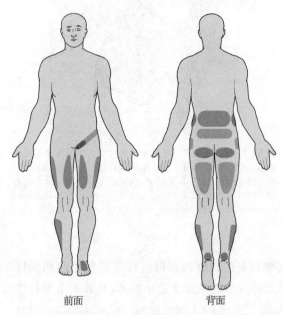

前面　　　　　背面

图 65.5　腰椎小关节的牵涉痛模式从最常见的下背部区域(颜色最黑的区域)到最少见的侧面和足部区域(颜色最淡的区域)。尽管有些小关节有特殊的表现,但在各水平上仍有大量重叠。因此某个个别节段不能依靠牵涉痛模式来确定。[引自 Cohen SP, Raja SN: Pathogenesis, diagnosis and treatment of lumbar zygapophysial (facet) joint pain. Anesthesiology. 106(3): 591-614, 2007.]

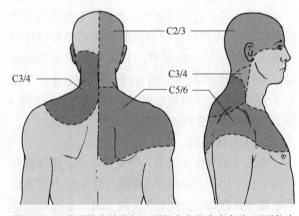

图 65.6　上位颈椎小关节与上颈部疼痛及头痛有关,而下位水平的颈椎小关节与下颈部及肩胛部疼痛有关。[引自 Bogduk N, Marsland A: The cervical zygapophysial joints as a source of neck pain. Spine. 13(6): 615, 1988.]

节趋向于将疼痛放射到腰部、臀部和大腿前外侧面。在下腰水平,疼痛通常放射到大腿后外侧面,偶尔到小腿。在颈部,上部小关节痛通常放射到后侧颈上部和枕部[35]。病变累及颈中部小关节时,疼痛常放射至下颈部和锁骨上区域,而低位颈部小关节源性疼痛典型者在颈下部和肩胛部引起疼痛。

(二) 影像学

尽管对于慢性脊柱性疼痛患者有多重的影像学研究,但影像学检查在小关节源性疼痛的诊断中作用有限。尽管腰椎小关节只是慢性 LBP 的小部分原因,但 CT 仍发现小关节病的发病率为 40%~85%[48,49],且随着年龄的增长发病率显著增加。在进行颈部和胸部 MRI[50,51] 检查的无症状志愿者身上发现异常的比例与此相似。使用 MRI、CT 和其他影像学检查来预测对小关节阻滞反应的研究结果好坏参半,但大多数认为相关性很低[45,46]。

虽然影像引导下小关节注射是标准,但是应用超声引导下的内侧支传导阻滞和小关节注射也是另一个得到公认的操作方法。对于 RF 去神经化来说,超声引导不能确保电极针平行于目标神经,这限制了其在这方面的应用。而且在肥胖患者中,超声的准确性也受到限制[52]。在一项随机可行性临床试验中,超声引导下小关节注射和无超声引导盲法穿刺小关节注射在 VAS 和疼痛缓解情况方面有显著差异[53]。超声引导在中低部颈椎小关节注射方面已经被证实,相较于 CT 引导,不仅无辐射暴露、操作时间显著缩短,且 VAS 疼痛缓解情况也有显著改善[54]。

五、诊断性阻滞

通过病史、体格检查或者放射检查不能预测小关节疼痛,因此 MBB 和小关节 IA 阻滞广泛应用于诊断。尽管诊断性 MBB 在多项研究方面得到广泛使用[55-57],但有些操作技术和解剖方面的顾虑限制了它在诊断上的应用。研究表明,小到 0.5 mL 的剂量就可以覆盖 6 cm² 的组织,因此,中间支和外侧支很可能被一般注射容积的麻醉药阻断,从而也阻断了来自部分棘突旁肌肉组织和骶髂关节的传入纤维。一项随机研究表明,与使用 0.5 mL 的 LA 于颈部内侧支神经阻滞相比,使用 0.25 mL 提高了特异性而没有降低敏感性[58]。使用小关节 IA 注射可以减少无意中扩散的 LA 相关问题,但该技术具有挑战性,最大的失败率达 33%[59]。

况且,过量的 LA 可破坏关节囊,导致溶液扩散到椎间孔硬膜外间隙和棘突肌肉组织[27,57,60]。在诊断过程中,使用 MBB 的研究往往显示出比使用 IA 注射更好的结果。一项多中心病例对照研究,希望证实诊断性的小关节阻滞、IA 注射或 MBB,哪一种是更好地预测 RF 去神经化中镇痛反应的工具。这项前瞻性的研究发现,MBB 是比 IA 阻滞更优异地预测 RF 去神经支配术预后的工具[61]。然而,治疗失败的主要原因是患者选择不佳(如疾病负担更大、社会心理病理学因素),在设计临床试验时应考虑这一点。

(一) 假阳性阻滞

MBB 和 IA 阻滞两者都存在很高的假阳性率。腰椎方面,假阳性率为 25%~40%[33];颈椎方面,假阳性率为 25%~30%[62,63]。尽管有些专家提倡使用 LA 替代空白对照剂,但这个方案并非没有局限性。一项针对挥鞭性损伤引起的 50 例颈部疼痛患者进行的颈部 MBB 随机双盲研究中,随机顺序使用生理盐水、利多卡因和布比卡因进行对比性阻滞,发现敏感性较高(88%),但特异性较低(54%)[63]。

假阳性阻滞的潜在原因包括安慰剂反应、镇静、过度表面局部麻醉和 LA 药扩散到其他疼痛发生结构[64]。我们认为应限制使用镇静剂来进行诊断性阻滞,甚至苯二氮䓬类药物也能导致肌肉松弛从而干扰疼痛缓解的评估。但有人挑战这种设想,他们主张当在操作中实施镇静时,使用更加严格的疼痛缓解阈值(80%)来降低较高的假阳性率[65]。对腰椎进行的前瞻性和回顾性研究发现,RF 去神经支配术的治疗效果在 50% 或更高缓解比率和更高阈值的患者之间没有差异[47,66]。此外,一项评估镇静对诊断特异性影响的前瞻性交叉研究发现,即使是轻度镇静也能显著增加阳性阻滞的发生率[67]。

可以采取一系列的步骤来逆转或者使假阳性阻滞因素最小化。Dreyfuss 等发现对于腰椎 MBB,将位于横突上缘和乳突副突间韧带之间的较低点作为穿刺点,相比于经横突内上缘的传统穿刺点,可显著减少硬膜外和椎间孔扩散[9]。Cohen 等表示,在进行颈部 MBB 时将注射剂的剂量从 0.5 mL 减少至 0.25 mL 可使邻近疼痛产生结构的扩散减少超过 50%。Ackerman 等[68] 发现,对于计划行 2 次阻滞的患者,在第 1 次阻滞中,相比于接受生理盐水注射,将 LA 利多卡因注射到小关节或者内侧支导致超过 5 倍的阳性阻滞。但是这种现象在第 2 次阻滞中并未出现。减少局部注射剂量的一种方法是使用单针技术,该技术在一项随机交叉研究中表明能够减少 40% 的利多卡因剂量,并能提供和传统多针技术相当程度的疼痛缓解和造影剂扩散[69]。减少假阳性阻滞的建议见表 65.1。

表 65.1 降低腰椎内侧支阻滞假阳性技术
• 避免使用镇静剂及镇痛剂
• 注射容量≤0.5 mL
• 限制表面局部阻滞容量
• 针对横突低位目标靶点
• 使用单针法
• 考虑使用局部麻醉对照阻滞或安慰剂对照阻滞
• 适当教育患者正确使用疼痛日志

(二)假阴性阻滞

和假阳性相比,假阴性阻滞很少引人注意,但是可以成为误诊的根源,并且不能选择合适的患者进行治疗。在一项研究中,基于局部麻醉浸润不能阻断小关节关节囊扩张疼痛,15 名志愿者接受了使用 LA 或生理盐水的 MBB,之后进行关节囊扩张,假阴性阻滞率为 11%[70]。然而,此项研究结果的可能原因是"异常神经分布",以此可以解释部分患者 IA 阻滞反应良好但 RF 去神经支配术效果很差。其中假阴性阻滞的主要原因之一是血管吸收,据报道每个节段在 6%~30%[70,71],一项研究发现其在颈部水平为 3.9%,腰部水平为 3.5%,胸部水平为 0.7%[72]。另一项研究发现,一旦发生血管吸收,即使重新定位针尖位置,效果也只有原来的一半[70]。探测血管吸收的最可靠方法是数字减影血管造影,已经被证实可以提高检出率[73]。假阴性阻滞的其他潜在原因包括不能够辨别患者的基础疼痛和操作相关性疼痛,以及找不到目标神经。

(三)选择标准:50% vs. 80%疼痛缓解,单次 vs. 双次内侧支阻滞

许多争论集中于如何选择患者实施去神经支配术,两个主要的争论围绕着疼痛缓解率和阻滞的数量。所研究的疼痛缓解阈值有些随意,先前的研究认为疼痛下降 2 分或者缓解 30% 具有临床意义[74]。多次的回顾性研究发现,使用 50% 疼痛缓解或 80% 疼痛缓解作为阳性阻滞的截断值并无显著差异[45-47,75,76]。Cohen 等开展了一项多中心前瞻性相关性研究,旨在评估 MBB 术后疼痛缓解对 RF 结果

的影响,并确定诊断腰椎小关节突阻滞的最佳"截断"阈值。他们的研究显示,在 RF 治疗效果方面,对于任何 MBB 大于 50% 的疼痛缓解阈值都没有显著差异;对于超过 50% 的疼痛缓解,不能计算出可以判定诊断性阻滞为阳性的最佳阈值[66]。

至于应该执行多少次阻滞也引起了相当大的争议。赞成双次阻滞的主要论点是不受控制的阻滞带来的高假阳性率,而那些提倡单次阻滞的依据主要包括时间和费用限制、诊断性阻滞和 RF 去神经支配术的并发症发生率相当,以及明确的诊断性阻滞并没有被用于筛选患者进行椎间盘内介入操作、外科手术或者其他的介入治疗。对腰椎小关节、颈椎小关节和骶髂关节的多重回顾性研究,发现单次和两次诊断性阻滞在评估 RF 去神经支配术结果方面没有显著差异[33,35]。在一项关于成本效益的多中心随机研究中,在腰椎小关节 RF 去神经支配术前采用单次阻滞、双次阻滞或无阻滞,尽管在双阻滞组 RF 成功率最高(64%),但总的成功率都比无阻滞组增高 50%(33% vs. 16% vs. 22%)。在成本效益分析中每例有效治疗费用在无阻滞组达到了 6 054 美元,单阻滞组为 16 236 美元,双阻滞组为 14 238 美元[77]。

总之,这种治疗模式存在争议。一项前瞻性、单盲、三交叉研究评估 60 例 LBP 患者小关节注射的诊断有效性,研究显示,相对于安慰剂注射或虚假操作(穿刺针针尖置于关节外,且没有进行注射),使用 LA 进行单次 IA 小关节阻滞确实有疼痛缓解效果,但并不是一项有效的诊断性工具。作者认为,鉴别小关节疼痛的唯一可靠方法是使用双组或三组对照阻滞,并至少注射一次安慰剂。但在该项研究中,这些患者并没有使用诊断性阻滞进行预筛,他们中可能只有少数人真的罹患小关节病[78]。

六、治疗

(一)药物治疗和非介入性治疗模式

脊柱源性疼痛的治疗侧重于介入治疗。尽管缺乏高质量的研究将药物和替代疗法与介入治疗相比较,合理的方案是从保守处理开始。强有力的证据表明 NSAID 能用于脊椎性疼痛,虽然作用效果很小。最近一项荟萃分析表明,对乙酰氨基酚对于 LBP 疼痛并没有益处[79]。抗抑郁药和肌肉松弛剂在对照实验中也提示有效地用于脊柱疼痛,而且,肌

肉松弛剂用于急性疼痛（且疼痛部位存在肌肉痉挛）的证据更强。

类似于其他疼痛，身体活动和减重可能更有益于 BP 患者。锻炼和瑜伽能够减少 BP 患者的复发，似乎更有利于慢性疼痛患者。脊柱推拿术在急慢性脊柱疼痛方面优于假治疗（sham treatment），但长期效果仍有待证明。针灸治疗对脊柱疼痛也有效，但还没有被证明是优于其他治疗的方法或假针灸（sham acupuncture）。抑郁、焦虑和其他心理疾病最常伴发于慢性脊柱源性疼痛患者，已经被证明能预测对治疗反应欠佳。因此，多学科的方法（包括心理疗法）对于优化结果是必要的[80]。

（二）关节内皮质类固醇注射

尽管概念上 IA 类固醇注射很诱人，但研究结果却多为消极的。除了方法上的缺陷，许多临床试验未利用诊断性阻滞预选患者后进入治疗。一些无对照研究发现，正性单光子发射计算机断层成像（single photon emission computed tomography, SPECT）显示正在存在活跃炎症的患者，小关节类固醇浸润可以获得中期缓解[33]。发表在《新英格兰医学杂志》的两项设计非常完善的研究，评价了腰部和颈部小关节 IA 注射（患者都经过诊断性筛查阻滞明确为小关节

源性疼痛），两项研究都没有证明使用类固醇和生理盐水或 LA 之间有显著性差异[81-82]。更近的一项随机对照试验，在小关节综合征中将小关节 IA 注射（6 个腰椎小关节）与全身性类固醇使用（6 个腰椎旁穿刺点的肌内注射）作比较，结果表明，实验组比对照组在数个结果测评方面都有提升。这些测评结果有：双氯芬酸摄入量、36 - SF 中的生活质量、Roland-Morris 残疾问卷中的改善百分比和 Likert 评分中治疗反应评估[83]。

（三）内侧支射频去神经支配术

治疗关节突介导的疼痛最常见的方法就是 RP 支配术，有 12 项关于腰椎小关节疼痛安慰剂对照研究及 2 项颈部疼痛安慰剂对照研究（表 65.2）。其中一些研究未通过诊断性阻滞选择合适的患者，而其他研究未能利用优化技术（即将电极和神经平行放置），这样使得结果难以说明[84-85]。但总体说来，结果偏向于选择合适的患者使用去神经支配术。一些随机研究也调查了脉冲 RF 在治疗小关节疼痛方面的效果。虽然一项非盲研究根据一项诊断性阻滞之后 5 分钟的效果来选择患者，发现脉冲 RF 较类固醇内侧支阻滞有效，但两项来自 Tekin 等[87]和 Kroll 等[88]的双盲研究未能证明显著效果。

表 65.2 腰部、颈部内侧支去神经支配术随机对照试验结果

研究者及时间	研究对象	随访时间（月）	方法学评分	结果	说明
腰部					
King 和 Lagger，1976 年[75]	60 例 LBP/腿痛及棘突旁压痛的患者。3 组：（1）脊神经后主支 RF；（2）疼痛最严重的区域进行肌肉 RF（肌切开术）；（3）刺激而无 RF	6	MQ＝2 CR＝5	第 1 组 27％缓解；第 2 组 53％缓解；第 3 组 0 缓解	随机分组前无诊断性阻滞。包括坐骨神经痛的患者。3 个周期 120 秒毁损，之前未以电刺激寻找最佳位置
Gallagher 等，1994 年[76]	41 例经小关节注射 LA 及类固醇治疗的患者。其中 30 例明显缓解，11 例缓解不明显，随机分为 RF 组和对照组	6	MQ＝2 CR＝6	经关节内注射治疗后明显缓解的患者与对照组相比，RF 改善了疼痛评分。而关节内注射改善不明显的患者 RF，治疗后与对照组差别不大	无法限定"明显缓解"及"缓解不明显"。解剖标志较难描述。非双盲。RF 针与内侧支垂直
van Kleef 等，1999 年[68]	31 例经 MBB 后疼痛缓解≥50％的患者，随机分为 RF 组及对照组	12	MQ＝5 CR＝8	随访 3 个月，RF 组 15 例中有 9 例，对照组 16 例中有 4 例缓解超过 50％；12 个月后，2 组中分别有 7 例和 2 例缓解≥50％	诊断性阻滞用 0.75 mL LA。RF 针与内侧支垂直

（续表）

研究者及时间	研究对象	随访时间（月）	方法学评分	结果	说明
颈部					
Sanders 和 Zuurmond，1999 年[77]	34 例慢性 LBP 且经单次关节内注射利多卡因疼痛缓解≥50% 的患者，半数患者行内侧支去神经支配术，半数患者行小关节关节内去神经支配术	3	MQ=1 CR=6	两组均有改善，但是关节内 RF 组改善更明显	诊断性阻滞用 1 mL。内侧支 RF 时，RF 针放于小关节面下、横突上缘。行上下 3 个关节 RF
Leclaire 等，2001 年[78]	70 例慢性 LBP 患者，经椎间关节关节内注射 LA 及类固醇治疗后疼痛显著缓解>24 小时，分为 RF 组及对照组	3	MQ=4 CR=8	RF 组在 Roland Morris 评分（P=0.05）以及 VAS 评分（P=ns）方面在 3 个月时有所改善，ODI 和其他结果方面则无变化	无法准确定义诊断性阻滞后"明显缓解"。如缓解>24 小时则非利多卡因的作用。RF 针未标记，针与内侧支非平行放置
Tekin 等，2007 年[70]	60 例慢性 LBP 患者经 L1～L3 或 L3～L5 单次 MBB 后疼痛缓解>50%，分为 RF、脉冲 RF 及对照组	12	MQ=4 CR=8	连续 RF 组较脉冲 RF 及对照组疼痛改善明显；脉冲 RF 组和对照组间无显著差异。在 ODI 方面，持续 RP 和脉冲 RF 组均优于对照组	诊断性阻滞用 0.3 mL LA。阻滞及 RF 方法适当。治疗组之间的差异性研究不够详细
Nath 等，2008 年[79]	40 例慢性 LBP 患者，经 3 次 LA 阻滞后获得>80% 的缓解	6	MQ=4 CR=6	RF 组在所有结果中均优于对照组，虽然有时改善并不明显	376 例患者中随机筛选出 40 例患者。创建了 6 次无电刺激经验性毁损
Van Wijk 等，2005 年[66]	81 例慢性 LBP 患者，经 2 个水平的小关节内 LA 阻滞，疼痛缓解>50%，分为 RF 组及对照组	12	MQ=5 CR=7	3 个月时各疼痛评分、肢体活动及止痛药摄入方面均无明显差异。3 个月时 RF 组在整体感知疗效方面优于对照组	持续缓解达 12 个月的盲法患者在 3 个月时缓解。电极垂直于神经放置
Lord 等，1996 年[19]	24 例 MVA 后颈部疼痛超过 3 个月且经保守治疗无效的患者，经过安慰剂行 MBB 进行对照诊断（生理盐水、LA）。C3～C7 内侧支 80°RF 与 37°RF 对照	3（持续缓解者为 12 个月）	MQ=5 CR=8	疼痛恢复到去神经支配术前 50% 的时间，RF 组为 263 天，对照组为 8 天（P<0.04）。在第 27 周，RF 组 12 例中的 7 例，安慰剂组 12 例中的 1 例疼痛消失	排除只有 C2～C3 疼痛的患者。RF 组有 5 例患者去神经支配区有麻木感
Stovner 等，2004 年[65]	12 例患单侧颈源性 HA，MBB 阻滞的患者，与颈部内侧支 RF 和对照组进行比较	24	MQ=4 CR=7	在第 3 个月，RF 组 6 例中的 4 例，对照组 6 例中的 2 例获得较明显的疼痛缓解（缓解了 30%），6 个月时两组间无差别	对诊断性阻滞的反应并未作为一个评价标准。RF 组对诊断性阻滞反应更好，在 2.9 年时间内只纳入了 12 例患者，排除了那些诉讼活跃者

注：研究方法质量（methodology quality，MQ），5 分制，≥3 分为高 MQ，Jadad 等报道[98]。临床相关性（clinical relevance，CR）评分，基于患者选择参数和射频技术描述（0～9 分），Geurtz 等报道[99]。HA，头痛；LA，局部麻醉剂；LBP，腰痛；MBB，内侧支阻滞；MVA，摩托车事故；NS，不显著；ODI，Oswestry 功能障碍指数；pulsedRF，脉冲射频；pts，患者；RF，射频；VAS，视觉模拟评分。引自：Modified and updated from Brummett CB, Cohen SP: Pathogenesis, diagnosis, and treatment of zygapophyseal (facet) joint pain. In: Benzon HT, Rathmell JP, Wu CL, Turk DC, Argoff CE, Hurley RW, editors: Raj's Practical Management of Pain, ed 5, London, 2013, Mosby Elsevier, pp. 816 - 845. [35]

将 RF 针的活动尖端置于神经的位置,使内侧支消融。在腰部,射频电极针头最好放置在横突和上关节突的颈侧部交界处与神经方向平行的位置。在颈部,电极针头应该放置在沿着绝大部分节段关节柱的中央位置。射频前通常先做感觉测试,专家建议测试预值不超过 0.5 V。运动测试被认为是安全的方法,用来保证与运动神经纤维保持最合适的距离,尽管诱发多裂肌收缩也被用来引导电极针放置[89-90]。去神经支配术前,LA 可减轻手术相关性疼痛;术后,可以应用类固醇以预防神经炎。关于 RF 去神经支配术后的疼痛缓解时间,各研究之间差异性较大。大部分获得了 6 个月到 1 年的缓解[19,87,89,91]。虽然资料有限,但一些研究表明在颈部和腰部区域重复去神经支配术可获得与第一次手术相当的效果。

(四) 外科治疗

虽然缺乏有力的数据支持,但小关节疼痛偶尔需要手术[33]。一些外科医师在放置椎弓根螺钉时会有意或无意地切断内侧支神经,也可使疼痛缓解。然而,综合所有资料,不推荐将手术作为小关节疼痛的治疗方法。

(五) 微创治疗并发症

RF 去神经支配术最严重的并发症是射频针位置不当造成的腹侧神经根损伤,此种损伤在运动神经刺激技术运用后很少发生。去神经支配术后神经炎是最常见的并发症,但出现术后显著疼痛的病例少于 10%,可以通过预防性使用皮质类固醇进一步降低这种风险[93]。有些患者描述有短暂的麻木或感觉迟钝,这类并发症通常较少或是自限性的[94]。绝缘层破坏或机械故障导致的烧伤较为罕见[95]。RF 所引起的感染类并发症极少,甚至少于诊断性阻滞[96]。

一项前瞻性、非对照、观察性研究显示,透视影像引导下小关节神经阻滞并没有显著的主要并发症和常见的次要并发症[97]。总的来说,不良反应和并发症的发生率为 17.4%(在 43 000 个小关节神经阻滞中约发生 7500 次,其中 3370 例发生在颈段,3162 例发生在腰段,950 例发生在胸段)。观察到的不良反应和并发症包括:

● 穿刺入血管,总发生率 11.4%,其中颈段 20%,腰段 4%,胸段 6%。

● 局部出血发生率为 76.3%,其中胸段出血发生率最高,颈段出血发生率最低。

● 穿刺后慢性渗血占 19.6%,最常发生在颈部,最少发生在腰部。

● 局部血肿,发生在 1.2% 的患者中。

● 其他的,如大量出血、瘀伤、肌体酸痛、神经根刺激和血管迷走神经反应,在不到 1% 的病例中观察到。

七、总结

来源于椎间小关节的疼痛是很常见的功能障碍病因。除了挥鞭性损伤,椎间关节痛多归因于反复劳损所致的慢性退行性改变。通常无法用采集病史或特征性体格检查来进行诊断,但临床评估对发现其他原因导致的疼痛并选择合适的干预措施很重要。IA 或 MBB 仍是诊断的"金标准",但有较高的假阳性率并缺乏特异性。相关研究都显示,作为诊断性过程,使用 MBB 的效果一般都会比 IA 阻滞更好。治疗失败的主要原因是患者选择不当(如心理社会方面),所以在临床试验中这些因素应该被纳入考虑。大多数(但并不是全部)研究表明,RF 去神经支配术是安全有效的选择,在合适的患者中能够使疼痛显著缓解 6 个月到 1 年。

参考文献

请于 ExpertConsult.com 在线访问参考文献。

第66章 骶髂关节疼痛

Steven P. Cohen, MD

翻译：宋应豪　管菁菁　审校：李昌熙　樊肖冲

一、解剖、功能和神经支配

骶髂关节是人体与脊椎连接最大的关节,尺寸平均为 $17.5\,cm^2$。因包含各种连接,如含有滑液的纤维关节囊、关节软骨面及复杂的韧带等,其通常被划分为耳状可动关节。但是,不同于其他滑膜关节的是其不易活动。其关节囊后部不连续,薄的髂骨面由纤维软骨而非透明软骨组成[1-2]。

骶髂关节由网状肌筋膜系统支撑以加强其运动、支撑功能并具有稳定性。这些结构包括臀大肌、臀中肌及股二头肌、梨状肌、经过胸腰筋膜的背阔肌及竖脊肌。虽然骶髂关节存在较小的旋转($\leqslant 3°$)和移动($\leqslant 2\,mm$)能力[3-4],但其主要功能为稳定和承重,即先前试图在疼痛和异常运动之间发现关联似乎并未成功[5]。

骶髂关节的神经支配存在较大争议,是对于介入性疼痛医师有重大意义的课题,总结文献,在所有人中,S1 和 S2 神经的背侧支支配后关节和周围韧带[6-7],也有研究发现大部分 S3 神经也有支配,在一些人中发现多达 4 个分支[6-7],尽管一些尸体解剖研究发现 L5 神经也参与了支配[7-8],但大多数研究发现这是不存在的或很少发生的[6-9]。对于 S4 神经是否参与支配也存在争议,一些研究发现 S4 神经参与支配[10-11],另一些研究发现不参与[6-9]。解剖学研究也发现节段性脊柱水平之间的吻合很常见,骶髂关节部分除了接受外侧支,还接受臀上神经支配[7]。

关于骶髂关节的神经支配,虽然临床意义不大,但依旧存在争议。许多研究认为存在来源于 L4～S2 腹侧支的神经纤维[12],另有一些专家引用文献认为神经来源偏向头侧(如 L2)[13]。更多的争议在于很多人未能发现支配骶髂关节的腹侧支神经[14]。

关节内和关节外结构都可能是骶髂疼痛的来源,临床研究表明关节内和关节外注射都能缓解疼痛,一项研究发现两者的效果没有差别[15]。一项关于猫的电生理研究发现,机械感受器存在于骶髂关节的关节囊且大部分(26/29)止于关节囊内的周围肌肉,在这些感受器中[16]有 28 个被归类为伤害性感受器,1 个为本体感受器。按部位分,在近端 1/3 发现了 16 个感受器,中间发现了 11 个,远端 1/3 发现了 2 个。尸体免疫组化同样发现在关节囊和韧带上存在降钙素基因相关肽和 P 物质感受器的证据[17]。在患者及无症状志愿者进行的临床研究发现,扩张关节囊及刺激韧带均会引起疼痛发作(图 66.1 和图 66.2)[18-22]。

二、流行病学

要弄清楚骶髂关节痛的普遍原因存在很多困难,包括但不限于缺乏诊断的"金标准"、观点(例如,较之外科医师,介入疼痛专家常常把很大一部分下背部疼痛归咎于骶髂关节痛)、种群研究及诊断方法。在 5 项使用利多卡因和布比卡因阻滞后疼痛缓解的参考标准作为诊断标准的患病率研究中[23-27],假阳性率在 $0\%^{[26]}\sim 43\%^{[27]}$。在这些相同的研究中,下背部疼痛患者骶髂关节痛的患病率报道差异较大,为 $10\%\sim 45\%$。这些研究的不足之处在于都以单一关节内注射为标准,这就可能排除了以关节外病变为主的患者(表 66.1)。如前所述,这些研究也排除了神经根性疼痛的患者。在一项研究中,通

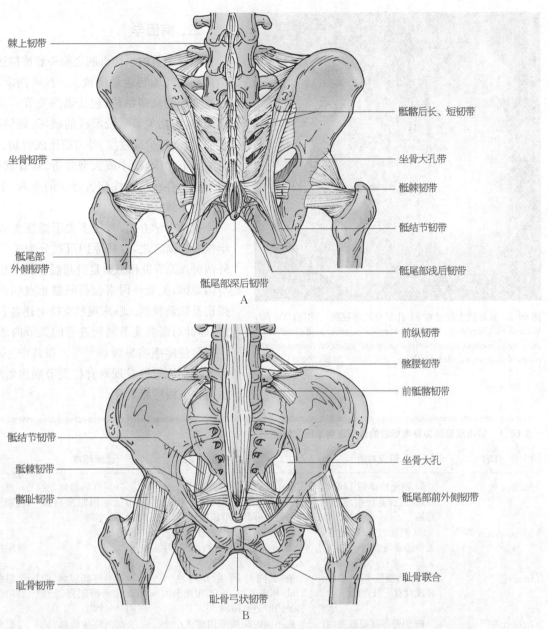

棘上韧带

骶髂后长、短韧带

坐骨韧带

坐骨大孔带

骶棘韧带

骶结节韧带

骶尾部
外侧韧带

骶尾部浅后韧带

骶尾部深后韧带

A

前纵韧带

髂腰韧带

前骶髂韧带

骶结节韧带

坐骨大孔

骶棘韧带

髂耻韧带

骶尾部前外侧韧带

耻骨韧带

耻骨联合

耻骨弓状韧带

B

图 66.1 骶髂关节（包括韧带、关节）及其周围结构后面观。A. 骶髂关节周围的后韧带。B. 前侧韧带连接。（引自 Cohen SP: Sacroiliac joint pain: a comprehensive review of anatomy, diagnosis and treatment. Anesth Analg. 101:1440-1453,2005. ）

过 MRI 检查神经根痛和椎间盘突出症患者骶髂关节疼痛的患病率，超过三分之二的患者有解剖和疼痛激发试验确定的骶髂关节功能障碍[31]，这也说明了骶髂关节疼痛可能与其他形式的疼痛共存。

以不同诊断标准所进行的研究得出了相似的研究结果。Schwarzer 等[22]针对 43 例 LBP 的患者进行了连续研究，他们在 X 线透视引导下进行了骶髂关节注射。该研究者以 3 个标准来诊断骶髂关节痛：①骶髂关节 LA 注射后疼痛减轻；②造影后 CT

扫描可显示前侧关节囊撕裂；③关节囊扩张时可诱发相应疼痛。以对镇痛药物的反应为唯一诊断标准所进行的骶髂关节痛流行病学研究表明，其患病率为 30%。当以前侧关节囊撕裂合并疼痛减轻 75% 以上为诊断标准时，患病率下降到 21%。只有 7 例患者同时符合上述 3 个诊断标准，作为患病率的下限为 16%。总体来说，在患有慢性 L5 以下下背部轴性疼痛的患者中，15%~30% 是骶髂关节病变源性疼痛，在女性和老年人中更常见[32]。

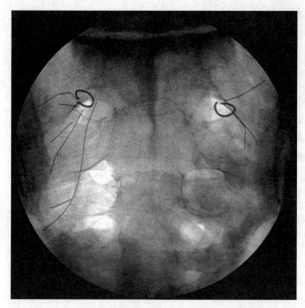

图 66.2　显示侧支神经在 S1 孔汇合的透视图。（引自 Yin W, Willard F, Carreiro J, et al: Sensory stimulation-guided sacroiliac joint radiofrequency neurotomy: technique based on neuroanatomy of the dorsal sacral plexus. Spine. 28:2419 – 2425,2003.）

三、病因学

骶髂关节的损伤机制之前一般被描述为由轴向负荷和突兀旋转运动所致[1]。在解剖学水平，病理性改变影响众多结构（包括骶髂关节），会导致痛性感受，这包括关节囊及滑液的破坏、韧带损伤、肌筋膜痛、活动过少或过度、外力挤压或剪切、囊肿、不正常的关节力学、微小或大型骨折、软骨软化及炎症。对于那些存在持续性伤害感受的患者，中枢敏感化也参与了致病（表 66.2）。

机械力学方面，有较多关于骶髂关节痛的病因学报告。简言之，这些原因可被分为关节内和关节外两种：关节炎和感染是引起骶髂关节痛的两种关节内原因；关节外因素包括肌腱止点病、骨折、韧带损伤及肌筋膜痛。临床观察支持上述各种病因学因素，即针对骶髂关节痛所进行的关节内或关节周围注射会使疼痛明显缓解[33-36]。在其中一项研究中，关节周围注射被发现对脊柱关节病患者有益，这表明两种病因可能重叠[35]。

表 66.1　采用双阻滞为参考标准的诊断患病率研究特征

作者	研究对象	干预措施	诊断标准	结果
Maigne 等[25]	54 例慢性单侧 LBP 患者，有或没有放射到大腿后侧	在不同时间关节内注入 2 mL 利多卡因和布比卡因进行阻滞，作者避免麻醉关节周围韧带	≥75%疼痛缓解，使用布比卡因阻滞持续时间≥2 小时	患病率18.5%，假阳性率17%
Manchikanti 等[24]	20 例慢性 LBP 患者，无神经系统症状	在不同时间关节内注入利多卡因和布比卡因进行阻滞，注入剂量未指明	没有记录	患病率 10%，假阳性率20%
Irwin 等[27]	158 例慢性 LBP 患者，有或没有下肢疼痛	在不同时间关节内注入 2 mL 利多卡因、2 mL 布比卡因和类固醇进行阻滞	≥70%疼痛缓解，使用布比卡因阻滞持续时间≥4 小时	患病率 27%，假阳性率43%
Laslett 等[26]	48 例臀部疼痛患者，有或没有腰或下肢症状，没有神经根受压的迹象	在不同时间关节内注入小于 1.5 mL 利多卡因、布比卡因、类固醇进行阻滞	≥80%疼痛缓解，使用利多卡因和布比卡因	患病率 26%，假阳性率0%
van der Wurff 等[23]	60 例 L5 以下慢性 LBP 患者，有或没有下肢症状，没有神经系统症状	在不同时间关节内注入 2 mL 利多卡因和布比卡因进行阻滞	≥50%疼痛缓解，使用利多卡因和布比卡因，使用布比卡因阻滞时间≥4 小时	患病率 45%，假阳性率12%
Liliang 等[28]	150 名慢性 LBP 患者，无神经功能缺损，以及骶髂关节激发试验阳性	在不同时间关节内注入 2 mL 利多卡因及类固醇或者 2 mL 布比卡因类固醇进行阻滞	50%以上疼痛缓解，持续至少 6 周	患病率 33%，假阳性率16%
Liliang 等[29]	52 例曾接受腰椎或腰骶椎融合、L5 以下疼痛和骶髂关节激发试验阳性的慢性 LBP 患者	在不同时间关节内注入 2 mL 利多卡因及类固醇或者 2 mL 布比卡因及类固醇进行阻滞	≥75%疼痛缓解，持续 1~4 小时	患病率 40%，假阳性率10%
Cohen 等[30]	39 例 L5 以下慢性 LBP 伴骶髂关节压痛及激发试验阳性	在不同时间关节内注入 2 mL 布比卡因及类固醇进行阻滞	≥50%疼痛缓解率，持续时间≥3 小时	患病率 41%，假阳性率10%

表 66.2 骶髂关节疼痛关节内和关节外的原因

关节内	关节外
关节炎（如骨关节炎、类风湿关节炎）	创伤/骨折
脊柱关节病	韧带损伤
创伤	肌筋膜疼痛
感染	起止点病变
囊肿病	妊娠
	囊肿病

区分疼痛源于关节内还是关节外与临床治疗相关。Dreyfuss 等一项最近的研究发现，外侧支的多点阻滞，相对于缓解关节囊扩张时的不适感，对抑制韧带探查时的疼痛更有效[20]。这表明，相较于关节内病变，外侧支 RF 对关节外病变可能更有效。关节外病变多为单侧性，好发于年轻个体，具有显著压痛并和某些特殊刺激因素及生物力学因素相关。

众多因素均可促进骶髂关节痛的发展。增加骶髂关节应力负荷的危险因素包括肥胖、下肢不等长、步态异常、持续的紧张、轻度损伤（如慢跑）、脊柱侧弯、妊娠和手术，尤其是骶骨融合。脊柱外科手术或许会通过增加承重、减弱周围韧带、医源性侵犯骶髂关节复合体以及术后过度活动等导致术后骶髂关节疼痛[1]。在一项比较融合术后患者和对照组的术前和术后 CT 扫描的研究中，研究者发现手术患者的骶髂关节退行性变比对照组（75% vs. 38.2%）几乎增加了两倍，其中以骶骨融合的发生率最高[37]。评估脊柱融合术后诊断性注射反应的研究报告，患病率为 32%～43%[38]。

妊娠易通过体重增加、过度的前凸姿势、分娩的机械性创伤以及激素引起的韧带松弛等作用使女性患骶髂关节疼痛。在一项对 300 多名孕 12～18 周的孕妇研究中发现，有 62% 的人诉有腰痛，其中 54% 的人疼痛位于骶髂关节周围，另外 29% 的人为骨盆周围疼痛和腰痛[39]。少数情况下骶髂关节半脱位也与妊娠腰痛有关。

40%～50% 经注射确诊骶髂关节疼痛的患者引证了具体的诱发事件。Chou 等、Schwarzer 等和 Cohen 等实施的调查显示，由外伤引起的骶髂关节疼痛主要的诱发事件按降序排列为机动车辆碰撞、跌倒、累积扭伤和妊娠[22,40,41]。

四、诊断和临床表现

（一）病史和体格检查

骶髂关节疼痛很难与其他原因引起的 LBP 进行区分。许多研究已经证实，没有任何单一的病史或体检征象能够可靠地诊断出骶髂关节疼痛[21,22,25]。一些综述已试图评价一系列的体格检查作为诊断骶髂关节为主要疼痛源的有效性。这些综述显示，检查活动性和线向性不足以识别骶髂关节引起的疼痛[1,42]。骶髂关节刺激手法的结果也是不确定的。尽管一些综述认为联合应用几种刺激手法可以准确区分骶髂关节和其他来源的脊柱疼痛[43,44]，但其他研究得到的结论是模棱两可[39,45,46] 或负面[47] 的。

然而研究表明，完整的病史和检查可为病因提供重要线索，并有助于进一步的诊断检查。一些用于选择骶髂关节阻滞患者的比较常见的症状包括：疼痛主要位于 L5 神经以下、从坐位起立时疼痛加剧、关节有压痛。一些研究和评论发现，当最大压痛区位于髂后上棘附近时，疼痛很可能来源于骶髂关节[18,19,48,49]。与其他原因，如肌筋膜、小关节源性和椎间盘源性疼痛引起的机械性 LBP 相比，骶髂关节痛更可能是单侧的，且有特定的刺激事件（表66.3)[22,40,41]。

（二）牵涉痛模式

一些调查人员试图确定骶髂关节疼痛的牵涉痛模式。Fortin 等[18] 对 10 名无症状志愿者进行刺激手法研究发现，所有受试者经历了同侧臀部疼痛，有时放射到大腿后外侧。在由 Slipman 等[50] 对 50 例注射确诊骶髂关节疼痛患者进行的回顾性调查中，作者发现最常见的牵涉痛模式是臀部局部疼痛（94%）和下腰椎区域（72%），并扩展到同侧下肢（50%）、腹股沟区（14%）、上腰区（6%）和腹部（2%）。28% 的患者疼痛放射至膝盖以下，12% 的患者报告足部疼痛。Cohen 等[41] 研究了 77 例阳性阻滞患者，在分析骶髂关节射频去神经支配的预测因素时检查了牵涉痛模式。43% 的患者症状局限于臀部和腰部疼痛，35% 的患者疼痛放射到大腿部。与 Slipman[50] 相一致，作者还注意到比例很高的不寻常的疼痛模式，有 23% 的患者报告下肢疼痛，20% 的患者主诉疼痛延伸到他们的腹股沟。Schwarzer 等[22] 也将牵涉到腹股沟区的下背部或臀部疼痛描

表 66.3　评估骶髂关节疼痛的病史和临床表现的研究

作者	研究对象	提示骶髂关节疼痛的发现
Fortin 等[18,19]	10 名志愿者和 16 名骶髂关节疼痛患者	最大不适点在尾部 10 cm 和髂后上棘外侧 3 cm 处
Murakami 等[48]	38 例行骶髂关节周围注射的患者	最大不适点在髂后上棘 3 cm 处
Schwarzer 等[22]	43 例 LBP 患者	放射至腹股沟区
Dreyfuss 等[21]	85 例 LBP 患者	无
Slipman 等[50]	50 例 LBP 患者	94% 的患者有臀部疼痛,72% 的腰椎疼痛,28% 的小腿疼痛和 14% 的腹股沟疼痛
van der Wurff 等[23]	60 例 LBP 患者	无
Jung 等[51]	160 例骶髂关节病	臀部疼痛,延伸到大腿后外侧或腹股沟
Laslett 等[26]	48 例 LBP 患者	疼痛的非中心化或外周化
DePalma 等[32]	127 例行骶髂关节内阻滞患者	侧中线疼痛
Young 等[52]	102 例非神经根性腰痛患者	坐姿疼痛,L5 神经以下非静息性疼痛
Liliang 等[29]	130 例融合术后骶髂关节疼痛的患者	单侧疼痛,3 次或更多诱发动作,术后疼痛不同于术前疼痛
Ostgaard 等[53]	855 名孕妇	耻骨联合疼痛
LaPlante 等[54]	153 例 LBP 患者	无
Kurosawa 等[55]	50 例腰骶髂关节周围注射试验阳性的 LBP 患者	上关节疼痛最常见于髂后上棘附近;中关节痛最常见中臀、下臀关节疼痛;44% 的患者上关节受累导致腹股沟疼痛

述为区别骶髂关节疼痛和其他疼痛源性疼痛的唯一模式,这表明可能提示腹侧关节受累。

由于骶髂关节是人体中最大的轴向关节,牵涉痛模式可能是关节部分受影响的反应。在一项对 50 例经注射确诊为骶髂关节疼痛的患者进行的临床研究中发现,关节的上部最常与髂后上棘的疼痛有关,关节的中部往往与臀部中部的疼痛有关,关节的下部最有可能与臀部下部的疼痛有关。对于腹股沟疼痛患者,关节的上、中部注射 LA 比向下部关节注射 LA 更有可能减轻疼痛[55]。一项针对椎间盘源性疼痛的研究也表明,伤害性刺激的幅度越大,诱发的疼痛在末端的延伸越远(图 66.3)[56]。

(三)放射成像

影像学表现的研究结果与诊断性阻滞结果同样令人失望。Slipman 等[57] 和 Maigne 等[58] 的研究发现,使用放射性核素骨扫描识别骶髂关节疼痛的敏感性分别为 13% 和 46%。尽管在这些研究中特异性很高(Maigne,90%;Slipman,100%),但低敏感性表明骨扫描将无法检测到大多数病例。CT 和 X 线立体摄影测量术也发现症状和诊断性注射之间缺乏相关性。Elgafy 等[59] 的回顾性分析发现,CT 成像对诊断骶髂关节疼痛有 57.5% 的敏感性和 69% 的特异性。

MRI 扫描是检查脊柱关节病患者骶髂关节受累的一个重要标准。研究表明,MRI 检测慢性骶髂关节炎有 80% 以上的灵敏度,包括硬化症、关节间隙异常和强直,其中增强扫描和短反转时间恢复序列(short tau inverted recovery, STIR)的灵敏度最高[60,61]。然而,MRI 表现似乎与临床表现不太相关[61]。MRI 扫描可能是一种更敏感的检测炎症活动和伴随的结构变化的方法,而 CT 扫描仍然是检测骨质破坏或骨化的疾病过程的标准手段。

(四)注射

现已公认骶髂关节注射的止痛反应是诊断骶髂关节疼痛最精确的方法,然而,如果没有其他可靠的手段来诊断骶髂关节疼痛,这一点是无法证明的。在试图确定病史、体检征象、病因和牵涉痛模式预测价值的研究中,普遍将小剂量(≤2 mL)骶髂关节阻滞的反应作为参考标准。同样的标准也被用于筛选患者进行更具侵入性的手术,如外科手术和射频消融术[62,63]。在几乎所有的病例中,这些注射都在关节腔内。虽然有些注射液可能渗出到邻近的韧带和

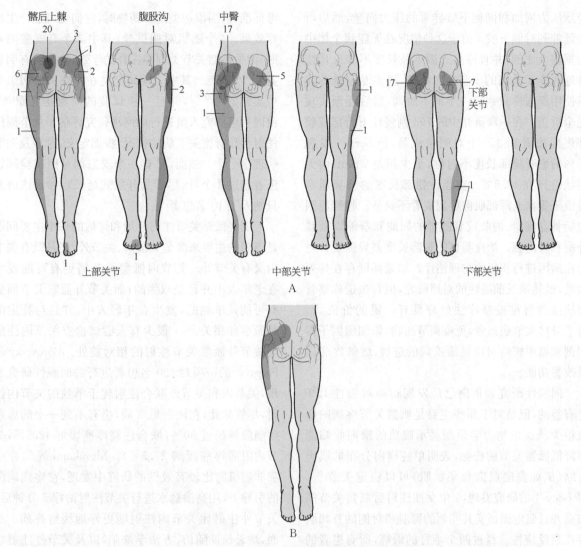

图 66.3 A. 骶髂关节外疼痛的牵涉痛模式;B. 骶髂关节内疼痛的牵涉痛模式。PSIS:髂后上棘。[A. 引自 Kurosawa D, Murakami E, Aizawa T:Referred pain location depends on the affected section of the sacroiliac joint. Eur Spine J. 24:521-527,2015. B. 引自 Fortin JD, Dwyer AP, West S, et al:Sacroiliac joint:pain referral maps upon applying a new injection/arthrography technique. Part I:asymptomatic volunteers. Spine. 19:1475-1482,1994.]

肌肉,但是诊断性关节囊注射可能因未能麻醉周围的软组织而低估骶髂关节复合体疼痛的真实患病率。无对照的骶髂关节阻滞的假阳性率约为 20%[64]。这使得一些专家推荐使用双阻滞——采用两种不同半减期的 LA 或安慰剂对照阻滞,作为确定骶髂关节疼痛的最佳方法。双阻滞模式的主要问题是效益的持续时间和活性 LA 药动学之间的相关性很弱[65]。对怀疑存在颈椎小关节病的患者使用双对比阻滞的一个研究发现,这种诊断模式可能与显著假阴性率有关联,这意味着许多这种状况的患者将会被误诊[65]。当选择候选患者进行射频去神经支配时,双阻滞诊断也不是性价比更优的选

择[67,68]。当基于对照阻滞的反应选定候选患者进行射频去神经支配时,虽然可能期望有较高的成功率,然而迄今为止,在对骶髂关节疼痛进行的临床研究中,直接比较并没有证实这一点[38]。一项随机、交叉研究还发现,在诊断性骶髂关节阻滞时使用镇静剂可能会增加假阳性率[69]。

五、治疗

(一)保守治疗

骶髂关节疼痛的初步治疗应以保守治疗为主,最好明确潜在的病因。真性或者功能性的腿长不等可以分别使用鞋垫和物理治疗。真性的腿长不等会

导致压力增加和同侧下肢异常的压力向量,然后可能延伸到对侧下肢。由于这种情况在无症状个体中占据很大比例,并且许多人因下肢长度不等已代偿性地改变了他们的步态或者姿势,很多专家推荐谨慎使用镶嵌件只纠正一半的不协调,然后逐渐实现完全矫正。在一项研究中的 798 例慢性下背部或髋部疼痛患者和 359 个对照组成员,Friberg[70] 发现 75% 的患者腿部长度不对称,至少相差 5 mm,而无症状组只有 43.5%。功能性腿部长度的差异通常是由于骨盆或踝部肌肉虚弱或者不灵活。特殊原因包括骨盆倾斜、内收或者髋部的屈曲和挛缩以及膝外翻和膝内翻。治疗明显的腿部长度差异需要针对潜在病因进行积极的物理治疗。如果怀疑存在排列紊乱,虽然缺乏前瞻性的对照研究,但有报道称整骨疗法或者脊椎按摩疗法处理具有一定的价值[71]。对于脊柱关节病患者,免疫调节药物,如细胞因子抑制剂和氨甲蝶呤可以延缓疾病的进展,缓解疼痛以及改善功能。

回顾性研究和指南已经发现运动对慢性 LBP 是有益的,但是对于那些主要是骶髂关节疼痛的研究很少[72]。生物力学模型显示腹肌的横向收缩能够降低骶髂关节的松弛,表明单纯横向分布的肌肉收缩(例如盆底肌肉和梨状肌)可以稳定关节[73]。Mooney[74] 的研究发现,5 位女性注射后骶髂关节痛加重并且肌电图证实其同侧的臀肌和对侧的背阔肌存在高反应性。经过两个半月的锻炼,所有患者的疼痛显著减轻,且肌电图恢复到正常。在另一项研究中,在临床上诊断为骶髂关节疼痛的孕妇中评估了三种不同的物理治疗方案,没有发现使用非弹性骶髂带、家庭锻炼和结构化锻炼之间的差异,所有组别都显示出在妊娠末期和产后 12 个月之间的改善[75]。

对于病因未得到纠正的患者,药物治疗成为多学科治疗方案的一部分,尽管没有特定针对骶髂关节痛患者的研究;对于急性非神经病性背部疼痛患者,NSAID 和肌松剂都是有效的;而对于慢性 LBP 患者,支持使用三环类抗抑郁药和选择性去甲肾上腺素 5-羟色胺再摄取抑制剂的证据非常弱[76];对于阿片类药物,有一些证据表明这种药物具有短期效果,但一般来说,发现其对 LBP 的长期疗效、改善功能或优于 NSAID 和抗抑郁药的证据很少[77]。

(二)注射治疗

注射 LA 是确定患者是否有骶髂关节疼痛的参考标准,但当添加类固醇药物时,它们也可能产生治疗效果。4 个随机对照试验(其中 3 个有安慰剂对照)评估骶髂关节类固醇注释的疗效,均表明有明显益处[33,35,36,78]。其中 3 项研究是在脊柱关节病患者中实施的[33,35,36],并且一项试验的对象是儿童[78]。由同一组研究人员进行的两项研究评估了关节周围注射治疗脊椎关节病的情况,根据定义,这涉及关节病理学[35,36]。然而,只有一个安慰剂对照试验随访患者超过 2 个月(尽管是开放式延长),并且该研究只纳入了 10 名患者[33]。

围绕骶髂关节注射使用和评估的一个主要问题是疼痛的主要来源是关节内、关节外,还是既有关节内又有关节外。关节内骶髂关节痛更有可能发生在老年人中并且是双侧的;而关节外骶髂关节痛更有可能是单侧的,发生在年轻人中,并且与特定的刺激事件相关[49]。很少有人尝试检查关节内注射与关节外骶髂关节注射的相对益处。Borowsky 和 Fagen[79] 的一项对 120 名患者进行的回顾性研究发现,关节内和关节外联合注射优于单独的关节内注射,尽管如此,在注射后 3 周,仍有不到一半的患者疼痛缓解超过 50%(联合注释疼痛缓解 42.5%,关节内阻滞疼痛缓解 27.5%)。Murakami 等[80] 在一项非随机的比较有效性的研究中发现,在疼痛刺激的引导下,用高渗盐水进行关节注射治疗 5 分钟后,关节外注射比关节内注射能更好地缓解疼痛。然而,缺乏长期随访、方法学缺陷,以及关节外注射组 100% 的成功率表明在解释这些调查结果时需要谨慎。在另一项评估活动性骶髂炎患者骶髂关节注射超声引导准确性的研究中,Hartong 等[81] 发现,接受关节内注射的 12 名患者与接受关节外注射的 8 名患者之间治疗结果没有差别,两组患者在为期 4 周的随访中均有近 50% 的疼痛缓解。

除此之外,还有大量非对照试验评估骶髂关节注射的长期效应。在 4 项观察性研究中,观察超过 100 例脊柱关节病患者,数据合并后,超过 85% 的受试者疼痛得到明显缓解,平均持续达 10 个月[82-85]。进行反复注射后[88],无脊柱关节病的患者也得到了类似的结果[86,87]。

虽然有传闻称"盲法"注射效果良好[89],但 89 项研究检查了标志性引导下骶髂关节阻滞的"准确性",发现只有 12%～22% 的注射最终是关节内注射[90,91]。然而,正如前面提到的,目前尚不清楚关节

表66.4 随机对照研究评价骶髂关节注射

作者,年份	研究类型	研究对象	干预措施	结果	结论
Fischer 等,2003[78]	随机对照研究	89 例脊柱关节病患儿。56 例对 NSAID 有反应,为对照组;33 例没有反应,为治疗组	治疗组接受类固醇(没有 LA)注射,加 NSAID;对照组继续单独予 NSAID	随访 20 个月,87.5% 接受注射的患者减少疼痛主诉(VAS 疼痛评分从 6.9 降至 1.8);对照组疼痛评分有相似的改善。两组没有差异	以临床表现及骶髂关节炎的 MRI 表现确诊。1/3 接受注射的患者表现出连续关节破坏
Luukkainen 等,2002[36]	随机对照研究	24 例患者,无脊柱关节病	所有患者均行单侧关节周围注射。13 例接受类固醇和 LA 治疗,11 例予生理盐水和 LA 治疗	随访 1 个月时,类固醇组与生理盐水组相比,VAS 疼痛评分显著降低	关节周围注射,非关节内。诊断依据体格检查,没有患者有骶髂炎影像资料
Maugars,1996[33]	安慰剂对照,双盲	10 例脊柱关节病患者,13 个关节	总计 13 个关节注射,6 个为类固醇和 LA,7 个为盐水;7 名安慰剂对照患者中有 6 人在 1 个月后再次类固醇注射	1 个月时,良好或很好的疼痛改善,类固醇组有 5 个,安慰对照组 1 个,总体来看良好或很好的结果。1 个月时,12/14 的关节,3 个月时 8/13,6 个月时 7/12	诊断依据体格检查和影像研究。一例患者发展为根性疼痛,持续 3 周
Luukkainen 等,1999[35]	随机对照研究	20 例血清阴性型脊柱关节病并接受类固醇和 LA 治疗患者。10 例患者使用生理盐水和 LA 治疗。所有患者均有单侧阻滞	所有患者均行单侧关节周围注射。10 例予皮质类固醇治疗,不含 LA;10 例予生理盐水和 LA	随访 2 个月,类固醇组 VAS 疼痛评分显著降低,而生理盐水组则无明显下降	关节周围注射,非关节内。诊断依据体格检查和影像研究
Visser 等,2013[92]	随机,比较效率	51 例骶髂关节疼痛患者	患者采用人工治疗骶髂关节、物理治疗或关节内注射 LA 和类固醇	随访 12 周,人工治疗组 72%患者得到缓解;骶髂关节注射组 50% 患者缓解;物理治疗组 20%患者得到缓解	诊断依据体格检查。注射量各不相同。评估者对治疗结果不得而知

注:VAS,视觉模拟量表。

表66.5 骶髂关节疼痛的替代治疗

黏弹剂填充
针刺
骶管治疗
脊柱推拿术
替代锻炼项目(如瑜伽、太极)
认知行为疗法、放松压力
神经调节
增生疗法(保络治疗)

内或关节外病理是否更常见,或哪种类型的注射更有益。目前正在进行的一项临床试验回答了这些问题(ClinicalTrials. gov Identifier:NCT02096653;表66.4 和表 66.5;图 66.4)。

(三)神经消融

对于许多未能对保守治疗作出反应的患者,骶髂关节的射频去神经已成为首选的治疗方法。Ferrante 等[93]首次报道骶髂关节去神经支配,他们使用双极装置在骶髂关节后下方的位置通过连续跨越间隔小于 1 cm 的电极实施射频毁损。在一个回顾性研究中,33 例患者中只有 12 例报告了超过 50%的疼痛缓解,持续时间至少有 6 个月。考虑到只有一小部分关节去神经支配,这些发现并不令人惊讶。另一些研究者尝试关节内苯酚神经松解术,有更好的结果,但固有风险包括不受控制的神经溶解(如瘫痪、大小便失禁)限制了这种方法的广泛使用[94]。

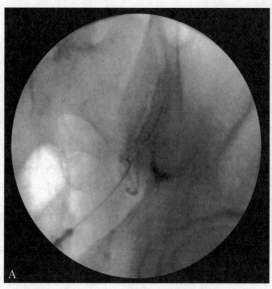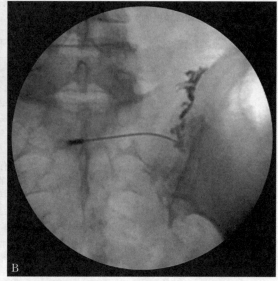

图 66.4　骶髂关节注射前后透视图像显示。A. 关节内；B. 关节外

后续针对初级神经后支的外侧支进行射频消融的尝试遇到了更好的结果，大多数的研究报告超过 60％ 的受试者持续缓解时间至少 6 个月。然而这些研究应用不同的选择标准，且针对不同的神经，从 L4～S4 到 S1～S3 水平。一项研究仅针对 L5 背支，但在骨间背侧韧带造成额外的损伤[99]，而另一组选定的神经基于一致的感觉刺激[97]。在使用不同研究方法的无对照研究中，一致高的成功率产生一些关于选择标准、技术及结果的可信度问题[100]。

解剖学研究表明，来自骶髂关节提供痛觉和本体感觉输入的外侧支对不同的患者、方向、水平，其数量和位置也不尽相同，并且在每个脊柱水平上有多达四条神经进入孔[97]，这就阻断了使用感觉刺激来确保所有伤害性输入的消融。这还使得采用传统的射频技术（典型毁损灶的直径在一个平面上为 3～4 mm 的范围）阻断所有的传入输入技术上具有挑战。有许多技术可以增强毁损灶的大小和克服这一障碍，包括液体调节（即消融前注入电解液以降低阻抗和增加输出功率）、长时间加热（＞2 分钟）、利用更高的温度、使用双极技术或非常大的内部冷却电极，或"展开"电极以增加病变的表面积、沿着骶骨的长轴放置预先排列好的电极轨迹（即多点探针）和用冷冻探针取代射频电极[63,101-105]。仅有的两个随机对照试验评估了骶髂关节去神经支配，都使用了冷却射频技术，半数以上受试者显示出显著的疼痛缓解和功能改善，持续时间 6 个月至 1 年[63,106]。然

而，由冷却射频消融和其他损伤增强技术影响的大的侵袭性病变可能会增加术后神经炎的发生率，其中一项研究发现这在近 10％ 的个体中发生[107]。对于冷止痛法，它保留了更多的神经结构而不是热消融，主要的缺点是益处持续时间较短[102]。

神经根射频疗法并非适用于所有患者。针对背侧神经分布的治疗不能解决源自关节腹侧的疼痛。Dreyfuss 等[20] 的一项研究发现，外侧支阻滞对继发于关节外（即韧带）刺激的疼痛效果好于关节囊肿胀，这表明这种治疗在关节炎患者中可能不太有效。为了更好地阐述骶髂关节神经根射频对哪些患者更有效，Cohen 等[41] 对 77 例患者进行了人口统计学和临床影响因素的结果分析。总的来说，77 名患者中有 52％ 在手术后 6 个月随访有大于 50％ 的疼痛缓解。毫无疑问，年龄大于 65 岁（可能因为老年人更有可能存在关节内病变）、更高的术前疼痛评分、阿片类药物的用药史和膝部以下的持续疼痛等这些因素与治疗无效有关。虽然这项研究发现了使用冷却射频探针有益处，但另一项研究未能发现冷却射频消融与传统射频消融之间的区别（图 66.5）[108]。

（四）外科手术稳定化

一直以来骶髂关节融合术用以治疗骨折、不稳定/脱臼和继发于退行性变的疼痛。在这些适应证中，骶髂关节病变是最有争议的，研究结果因缺乏选择标准和多样化的数据分析而混乱。直到最近，这些研究的结果一直局限于小规模的、回顾性为主的

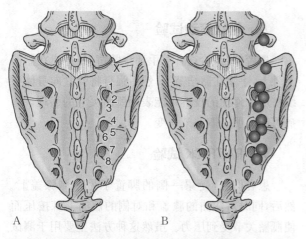

图66.5 图解。A.常规在L4和L5的右侧进行标记,并冷却位于L5上关节突和横突(L4神经根后支)交叉点的射频后神经根、骶骨翼(L5神经根后支)和S1~S3骶孔(外侧支);B.各靶点的预期损伤。(引自 Cohen SP, Hurley RW, Buckenmaier CC III, et al. Randomized, placebo-controlled study evaluating lateral branch radiofrequency denervation for sacroiliac joint pain. Anesthesiology. 109:279-288,2008.)

研究,结果好坏参半[109,110]。然而,在过去的几年里,新的微创技术取得了更有前景的结果,包括一项比较有效性的研究,证明了它比开放的骶髂关节融合术更有优势,并且一项大型的多中心研究发现,融合比非标准化的保守治疗更有效,无论是对于退行性骶髂炎还是骶髂关节破坏患者[111-113]。在关节病的背景下,这项技术的原理是可以减轻关节内病变个体对关节的应变,同时尽量减少与先前的硬件放置相关的广泛组织创伤。

◆要 点◆

● 在慢性下背部轴性疼痛患者中,15%~30%是骶髂关节病变源性痛。它通常表现为位于L5以下的单侧疼痛,通常辐射到大腿后外侧,偶尔在膝盖以下。

● 有微弱的积极证据表明,一系列刺激性动作可以识别疼痛的骶髂关节,诊断的参考标准仍然是诊断性阻滞。然而,无对照组阻滞与显著的假阳性率有关。

● 骶髂关节痛是一种多源性疾病,可分为关节内和关节外原因。对两者来说,治疗都是一个重大挑战。

● 当一个特定的、可治愈的骶髂关节疼痛原因确定时(例如,腿长差异或肌肉无力),治疗应基于纠正潜在的病因。

● 关节内和关节外皮质类固醇注射可以中期缓解患者疼痛,但其长期效果没有确切依据。

● 有中等证据支持侧支射频去神经支配治疗骶髂关节疼痛,特别是来源于关节外病因的患者。

● 对诊断性关节内注射有反应的来源于关节内病因患者,有越来越多的证据支持微创关节融合术。

附　骶髂关节功能障碍的检查

一、颅骨剪切试验

患者俯卧,骨盆通过髋关节固定,压力施加在骶骨的尾骨端。骶髂关节痛的患者这项实验可能是阳性。

二、拉伸试验

患者置于俯卧位,检查者的一只手放在患侧大腿上,另一只手放在相对的髂嵴上。当检查者在向髂嵴施加向下压力的同时轻微拉动大腿前部,出现骶髂关节疼痛表明是病理性的。

三、FLAMINGO 试验

患者被要求受累下肢站立并跳跃。骶髂区的疼痛表明骶髂关节功能障碍。

四、GAENSLEN 试验

患者仰卧在检查台上,双膝向上伸展到胸部。

然后被要求移到桌子的边缘，这样被测试的腿就会在边缘徘徊。然后，检查者按压患侧，过度伸展臀部。一般认为是骶髂关节疼痛，Gaenslen 试验阳性也可以表明髋部病变。

五、GILLET 试验

当患者站立时，双脚相距约 12 英寸，检查者坐在患者后面，用一个拇指触 S2 棘突，另一个拇指触髂后上棘。患者好像迈出了一大步，然后弯曲被检查侧的膝盖和臀部，如果髂后上棘相对于 S2 不能下移，则试验为阳性。Gillet 试验阳性提示骶髂关节功能障碍。

六、骨盆挤压试验

该试验通过髂嵴上方向对侧髂嵴方向施加侧向压力压缩骨盆，这被认为是伸展后骶髂韧带和压迫骶髂关节的前部。

七、骨盆分离试验

在这个试验中，检查者将压力定向外下方施加到髂前上棘，这被认为是拉伸前骶髂韧带。

八、骨盆滚动试验

患者仰卧，检查者双手环绕髂嵴，使拇指在髂前上棘上，手掌在髂结节上，然后强行将骨盆向身体中线挤压。疼痛的投诉可能表明骶髂关节的病理。疼痛可能表明骶髂关节病变。

九、PATRICK 试验

患者仰卧，受累一侧的脚置于另一侧膝盖上。然后，同时对弯曲的膝盖和对侧的髂前上棘按压而使骶髂关节受到压力。虽然这种方法主要用于测试骶髂关节功能障碍，但是腹股沟或髋部的疼痛也可能表明髋部的病理改变。由于该试验涉及髋关节的屈曲、外展和外旋，因此也称为 FABER 试验。

十、骶髂剪切试验

当患者俯卧时，检查者双手交叉在骶骨上。上覆手提供后前推力，而下垫手用于检测关节内的运动。

十一、大腿推力试验

本试验通过股骨对骶髂关节施加后剪切应力。

参考文献

请于 ExpertConsult.com 在线访问参考文献。

第 67 章 梨状肌综合征

Dost Khan, MD; Ariana Nelson, MD

翻译：孟 莹 审校：蒋文臣 樊肖冲

尽管早在 1947 年已有"梨状肌综合征（piriformis syndrome，PS）"的概念[1]，但在 15 世纪，起自坐骨部位的下肢疼痛仍然被认为是由坐骨神经受激惹导致的，因此将其定义为"坐骨神经痛"[2]。在导致臀部和下肢痛的病因当中[3-5]，PS 并不常见，因此也容易被误诊。报道的总体发病率为 5%～8%，但在腰痛的患者中，PS 发病率高达 36%[3,4,6,7]。本章节将针对以下内容进行探讨：①梨状肌的解剖以及导致 PS 发生的解剖学异常；②PS 的病因；③PS 相关的症状和体征；④PS 的治疗。

一、梨状肌和坐骨神经的解剖

梨状肌呈锥形，起自 S2～S4 椎体前面，骶髂关节囊以及紧邻髂骨后表面的臀肌面[8]。它横向穿过坐骨大孔之后移行为腱状，进入股骨大转子内侧的梨状窝（图 67.1）。S1～S2 脊神经的腹支入梨状肌深面支配该肌肉[9]。梨状肌的主要功能是使股骨外展和外旋[10]。坐骨神经、股后皮神经、臀神经和臀血管走行于梨状肌下方。

坐骨神经的直径通常为 2 cm，由腰骶丛（L4～S3）的腹侧支汇合形成，并通过坐骨大孔出骨盆。作为混合神经，它包含运动神经组分，支配大腿后部以及髋、膝部的运动。感觉纤维支配除小腿前内侧和足内侧以外的全部膝关节远端皮肤[11]。坐骨神经穿出梨状肌下孔，然后在腘窝上角分出胫神经和腓总神经。

文献中报道的坐骨神经与梨状肌解剖变异发生率为 6.4%～16.9%[12,13]。坐骨神经的解剖变异可能会增加下肢其他形态学变异的发生率[4]。解剖变

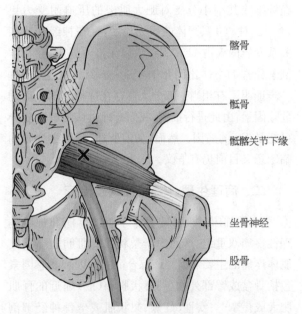

图 67.1　骶骨、髂骨以及股骨大转子后面观，标注梨状肌、坐骨神经走行以及注射点（标记为"X"）。SI，骶髂。（引自 Benzon HT, Katz JA, Benzon HA, et al. Piriformis syndrome: anatomic considerations, a new injection technique, and a review of the literature. Anesthesiology. 98:1442-1448,2003, with permission.）

（图右侧标注：髂骨、骶骨、骶髂关节下缘、坐骨神经、股骨）

异的临床意义目前仍有争议，通过对一些外科病例的观察，PS 情况下与尸体解剖时发现的变异率并无明显差异（16.2% vs. 16.9%）。因此，解剖变异在 PS 发病中的重要性也受到了质疑[13]。

6 种可能存在的坐骨神经与梨状肌的解剖学变异已被 Beason-Anson 分型所描述（表 67.1）[14]。梨状肌和坐骨神经的异常会导致坐骨神经痛的发生，压迫通常发生在肌腱部与骨性骨盆之间。相对于粗大及神经髓鞘完整的坐骨神经，那些异常走行的神

表 67.1　梨状肌与坐骨神经关系的 Beaton-Anson 分型

Beason-Anson 分型		
正常解剖	Ⅰ型	未分支的坐骨神经从梨状肌下缘穿出
近端分支	Ⅱ型	一支自梨状肌中间穿出,一支自梨状肌下缘穿出
异常走行	Ⅲ型	一支自梨状肌上缘穿出,一支自梨状肌下缘穿出
	Ⅳ型	一支自梨状肌上缘穿出,一支自梨状肌中间穿出
正常分支	Ⅴ型	坐骨神经从肌肉中间穿出
异常走行	Ⅵ型	坐骨神经从肌肉上方穿出

经纤维或其细小分支对肥大肌肉的压迫耐受力更差[15]。对 250 具尸体的研究显示,存在神经和肌肉关系变异的人占 11.7%[16]。以往报道提示,存在解剖学异常的个体比例介于 8%[11]~21%[15]之间,进一步证明了有相当一部分人群存在这种解剖方面的危险因素,由此进行推测,我们有理由认为解剖变异可能是 PS 的病因。然而,如前所述,解剖学变异的临床意义目前仍有争议。

二、病理生理、体征、症状及治疗

PS 的临床表现可能包含了躯体疼痛和神经病理性疼痛双重组分,而源于梨状肌的肌筋膜疼痛是躯体疼痛的主要病因。该综合征的病因和易感因素包括骨盆或臀部外伤[3]、梨状肌和(或)邻近的孖肌肥大或痉挛[8]、女性、妊娠、梨状肌或坐骨神经解剖异常[8,17]、存在腿长差异(腿长至少有半英寸的差异)、肥胖、痉挛性脑瘫、腰椎过度前凸、感染[19],以及少部分占位性病变。

梨状肌的微损伤可见于劳损情况,如运动员或从事重体力劳动者,约 50% 的患者存在创伤史[20]。但创伤通常不严重,可能在最初症状出现前几个月发生。受损伤的孖肌可能出现炎症和肌肉痉挛。由受损肌肉释放的炎症介质如前列腺素、组胺、缓激肽和 5-羟色胺,可能刺激坐骨神经,导致疼痛—痉挛—炎症—刺激—疼痛的循环[15,21]。梨状肌的牵拉、痉挛和炎症可能会使得位于肌肉和骨性骨盆之间的坐骨神经受压。

还有其他一些学者认为,PS 是一种肌肉筋膜疼痛综合征。单纯的梨状肌病变并不常见[22],通常是由髋关节和躯干旋转和(或)屈曲运动所造成的软组织损伤的一部分[4]。因此,一些学者现在更倾向于用"深部臀肌综合征"来描述臀部坐骨神经卡压[23]。除梨状肌外,累及上下孖肌和闭孔内肌的病变均可导致臀部疼痛,伴或不伴下肢放射痛。

PS 的鉴别诊断包括多种原因引起的腰痛和神经根性疼痛。小关节综合征、骶髂关节功能障碍、大转子滑囊炎及坐骨滑囊炎、肌筋膜疼痛综合征、盆腔肿瘤、子宫内膜异位症以及坐骨神经受激惹的其他病变。这些情况可通过完整的病史询问和体格检查排除,PS 的诊断也通常是在排除了这些可能性之后得出的[15]。

通过对 55 项研究进行分析,最常见的 PS 表现特征为[24]:

● 臀部疼痛。
● 坐骨大切迹外侧压痛。
● 久坐时疼痛加重。
● 增加梨状肌张力可使疼痛加重。

PS 患者通常会主诉臀部疼痛,伴或不伴下肢放射痛[3]。因为肌肉在大转子的内侧走行,臀部疼痛通常是从骶骨延伸到股骨大转子[3,4,15]。如果梨状肌刺激坐骨神经,臀肌疼痛通常会合并同侧下肢放射痛[15]。久坐会加剧疼痛,如开车或骑自行车时或从坐位站立时[3,4]。由于梨状肌与骨盆外侧壁相邻,因此,排便动作可能诱发疼痛,并且坐于坚硬的表面会使疼痛加重[3]。体格检查可能会发现骨盆倾斜或压痛[3]。触诊时,收缩的梨状肌类似纺锤形或香肠状的肿块,直肠和盆腔检查可能诱发梨状肌压痛[4],髋部屈曲、内收和内旋使疼痛加剧。采用 HCLK 手法(脚后跟-对侧膝盖)检查时,使髋关节屈曲超过 90°,梨状肌会随着外旋而伸长,这种状况下可能会诱发疼痛[16]。由于梨状肌压迫坐骨神经,可能会使小腿或下肢出现麻木感,但通常没有神经系统的阳性体征。当坐骨神经受激惹时,直腿抬高试验可能是正常的或因麻木感而受限。表 67.2 中的体格检查方法可能有助于 PS 诊断。

尽管 EMG、CT 和 MRI 可能存在异常表现,但 PS 的诊断主要还是依赖于临床表现。与正常患者相比,PS 患者在 FAIR 体位下(即患肢屈曲、内收和内旋),EMG 检查可提示肌肉和神经源性改变,包括 H 反射的延迟[25]。PS 患者的坐骨神经电生理变化方面,腓侧 H 反射可能比胫神经更有价值。一项对

表 67.2 用于诊断梨状肌综合征的试验和体征

诊断性试验	测试表现	PS 的阳性率
Pace 手法	坐位时抗阻力外展髋关节出现疼痛/无力	30%～74%[24]
FAIR 试验	屈曲、外展、内旋引起疼痛	—
Lasegue 征	髋关节主动屈曲、内收和内旋出现疼痛	NR
Freiberg 征	髋关节被动内旋诱发疼痛	32%～63%[24]
梨状肌线触诊	患者呈 Sims 体位（半俯卧位），拇指触诊梨状肌外 1/3，诱发触诊点压痛	59%～92%[5,24]
Beatty 手法	患者躺在桌上，健侧卧位，患侧下肢膝关节弯曲，置于健侧下肢后面的桌面上，抬高膝关节数英寸即引起疼痛	NR[44]
Hughes 试验	患肢最大内旋后做最大外旋引起的疼痛	NR
萎缩性改变	臀肌萎缩，使受累侧下肢缩短	NR
内部触诊	通过直肠或阴道指检梨状肌内侧止点可诱发疼痛。检查者也可能触及到沿着骨盆外侧壁的团块	100%
外部触诊	梨状肌触痛	38.5%[5]
HCLK（脚后跟对侧膝盖）	髋关节屈曲＞90°同时向外侧旋转可能会在几秒钟后引起臀部和坐骨神经痛症状	NR

注：NR，无报道。

13 名疑似 PS 患者进行的电生理诊断研究显示，使患肢处于内收内旋的疼痛体位时，接受测试的 13 位患者中只有 3 位表现出胫侧 H 反射的潜伏期延长，而 7 位受检者中有 7 位均出现了腓神经的 H 反射消失[26]。目前推荐将 H 反射延长超过 3 个标准差作为诊断 PS 的生理指标。骨盆软组织 CT 和 MRI 检查结果通常是阴性的，部分病例也可能会提示梨状肌肥大[21]。磁共振神经成像（magnetic resonance neurography，MRN）是一种通过使周围神经强化来实现神经可视化的成像技术，能够更好地检测周围神经病变[27]。一项两名 PS 患者的 MRN 检查结果提示，肥大的梨状肌下方出现坐骨神经信号改变[28]。

PS 的治疗包括物理疗法，同时联合应用抗炎药、止痛药和肌肉松弛药，以减轻炎症、痉挛及疼痛[3,4]。物理疗法包括通过髋部的屈曲、内收和内旋来拉伸梨状肌，随后按压梨状肌[3,4]。使用计算机建模方法，将传统梨状肌伸展动作与髋关节屈曲内收之后外旋动作（ADD 伸展）与髋关节屈曲外旋之后内收动作（ExR 伸展）进行比较。ADD 和 ExR 拉伸法可使梨状肌长度比传统方法增加 30%～40% 以上，ADD 和 ExR 拉伸使梨状肌延长了 12%。由于更加侧重于髋部屈曲锻炼，可能使患者的体验更加舒适[29]。由姿势、骨盆斜度和腿长不等引起的异常生物力学应予以纠正。早期使用 NASID、物理疗法和注射疗法可使 75%～80% 的患者得到有效治疗[2]。对保守疗法无反应的患者可以选择行梨状肌注射，联合或不联合坐骨神经周围注射，注射时常规使用 LA 和激素。但 Misirlioglu 的一项针对 47 名患者的临床研究发现，对比仅应用 LA 以及 LA＋激素行梨状肌注射液，两组 NRS 以及 LAS 评分并无显著性差异[30]。

三、梨状肌和周围神经注射技术

最初有关梨状肌注射的研究均采用盲法，近些年来用于辅助识别梨状肌的方法逐渐增多，包括超声、EMG、荧光透视或 CT 及 MRI 辅助技术。Fishman 等应用荧光透视及 EMG 技术来识别梨状肌，其中 EMG 技术是通过电生理方法确认针尖位置，而影像学辅助技术是通过注射对比剂进行确认[31]。

CT 辅助方法首先找到肌肉位置，随后在影像引导下置入穿刺针[32]。向肌肉中注射 LA 和激素的混合液，如存在明显的肌肉痉挛或肥大，可用 A 型肉毒素（botulinum toxin type A，BTX－A）替代。13 例接受 CT 引导的 LA/激素注射治疗的患者与 10 例对照患者的长期随访提示，接受 LA/皮质类固醇治疗的患者在第 2、3、6、12 个月的 VAS 均显著降低（$P < 0.001$）[33]。CT 引导方法的一个优势是，它可以更好地针对髋关节外旋肌（如梨状肌、孖肌、闭孔内肌）的肌腱走行部位行注射治疗。但是，患者和医护人员的电离辐射暴露问题限制了该技术的应用。

另一种方法是采用骶髂关节下缘作为标记点[15]。使患者处于俯卧位，通过荧光透视技术识别骶髂关节下缘、坐骨大孔以及股骨头。在标记点下缘 1~2 cm，旁开 1~2 cm 的位置，置入一根与神经刺激器相连的绝缘针（图 67.1）。垂直进针，直到诱发出坐骨神经的运动反应，退针 0.3~0.5 cm 以防止发生神经内注射。针尖到位后，注射混有 5~8 mL 生理盐水的皮质类固醇激素（40 mg 曲安西龙或甲泼尼龙）。即使在没有坐骨神经压迫迹象的情况下，也建议在神经周围注射激素，因为在这种情况下神经炎症十分常见。然后再向后退针 1 cm，以使针尖位于梨状肌的肌腹内，注射对比剂确认位置，推注 LA 和激素（5~8 mL 1% 利多卡因和 40 mg 曲安西龙或甲泼尼龙），见图 67.2。在注射 LA 和激素的混合液之后，一些患者可获得持续数月的疼痛缓解[15]。

超声辅助技术在实施局麻操作以及肌骨影像医学中的应用不断增加，从而促进了超声引导下梨状肌注射的出现。超声的优点是可以直接显示肌肉，而且没有造影剂和放射线暴露，与此同时不影响准确性。一项尸体研究比较了超声引导下和荧光透视引导下梨状肌注射的准确性差异，结果发现超声技术更为准确[34]。在该研究中，一名高级职称的介入医师用不同的彩色染料对 20 具尸体进行了超声引导下和荧光透视下的梨状肌注射，然后进行肌肉解剖。研究发现，超声引导下的注射更为准确地将染料注射在了梨状肌内 19/20（95%），而荧光透视下注射准确率为 6/20（30%），同时在臀大肌肌肉组织中发现了大量错误注射的染料。

目前报道的超声操作方法有多种，但大多数都依赖于常规识别骶骨的下/外侧缘。Chen 等报道的方法是，使患者处于俯卧位，然后将超声探头从骶裂孔向大转子方向移动，以此在骶骨下外侧缘识别梨状肌。超声图像上，梨状肌是位于臀大肌深处的高回声团，坐骨神经呈卵圆形结构，与肌肉实质相邻或嵌入其中[35]。Smith 等报道了另外一种成像方法，这种方法需要识别显著的骨性标志，如髂后上棘（posterior superior iliac spine，PSIS）以及髂后下棘（posterior inferior iliac spine，PIIS），将超声探头从骶骨外侧向下移到坐骨大切迹平面。在确认梨状肌位置以后，采用从内到外的穿刺路径，将一根穿刺针刺过肌鞘，然后推注 LA 和激素的混合液（图 67.3）[36]。在一项针对 28 例 PS 患者的随机对照试验中，将患者随机分为超声引导与荧光透视下注射组，对比两组之间疼痛评分和患者满意度，均无统计学差异[37]。

如果患者对注射类固醇和 LA 仅有短暂疗效，则可以向肌肉中注射肉毒杆菌毒素（100 个小鼠单

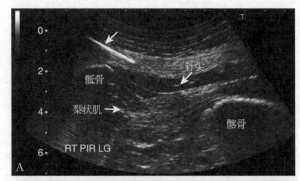

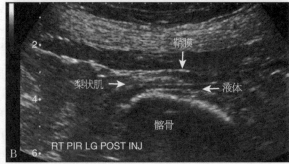

图 67.3 A. 使用平行于超声探头长轴的由内到外进针路径，进针过程中梨状肌的长轴超声现象。针的近端已增强处理，来突出显示穿刺针轨迹。B. 坐骨大孔平面行液体注射后的肌腱图像。梨状肌腱鞘内的无回声注射（FLUID）位于高回声肌腱的浅层以及深层。RT PIR LG，右侧 梨状肌 长轴视图；TIP，针尖。（引自 Smith J, Hurdle MF, Locketz AJ, et al. Ultrasound-guided piriformis injection: technique description and verification. Arch Phys Med Rehabil. 87:1664 - 1667,2006. ）

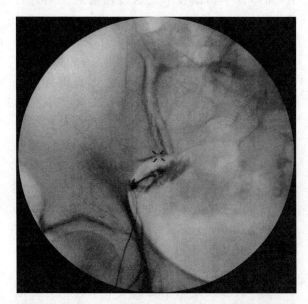

图 67.2 梨状肌中绝缘针的荧光透视图像，该肌肉轮廓被注射的造影剂显示

位的 A 型肉毒素或 5 000～10 000 个单位的 B 型肉毒素）。以往通常采用 CT 引导或荧光透视下行肉毒素注射，目前则更多地应用超声引导进行注射[38]。肉毒素能够阻断神经肌肉接头部位乙酰胆碱的释放，从而实现长久的肌肉松弛效果。恢复时间取决于神经肌肉接头部位的芽生以及肌肉的神经再支配时间。一项随机研究比较了"梨状肌肌筋膜疼痛"患者中 BTX‐A 与甲泼尼龙的疗效。两组患者在注射后 30 天疼痛评分均明显降低，但两组之间无统计学差异。注射肉毒杆菌的患者在注射后 60 天的疼痛评分明显降低[32]。放射学检查结果提示，接受肉毒素的患者梨状肌脂肪浸润增加，同时肌肉厚度和体积减小[28,39]。这些变化可能是接受肉毒素的患者疼痛缓解时间延长的原因。报道的与肉毒素注射相关的并发症包括神经丛病变、多发性神经根炎和局部银屑病性皮炎[39,40]。

　　对于一些顽固的病例或解剖结构异常的 PS 患者，可能需要行外科手术松解，通过切断股骨部位的梨状肌肌腱以解除对坐骨神经的压迫。闭孔内肌、孖肌和股四头肌与梨状肌有共同的功能，可以代偿梨状肌功能的丧失。在臀深部区域，采用关节镜的新型外科手术技术目前也正在兴起[41]。约有 75％的患者可以通过外科手术治疗改善日常活动并恢复工作[42]。手术后复发多源于肌腱松解不彻底、瘢痕和血肿形成[43]。

◆ 要　点 ◆

● PS 的疼痛位于臀部，并扩散到同侧髋部。如果坐骨神经受到挤压或刺激，可能会出现下肢放射痛。

● 用以确诊 PS 的辅助检查包括 Pace 试验、Lasègue 和 Freiberg 征。

● PS 的诊断通常是通过上述症状的出现以及主动诱发试验来明确的。

● 坐骨神经周围及梨状肌注射类固醇和 LA 可能会使疼痛实现持续数月的缓解。如果上述方法获得的缓解是短暂的，注射肉毒杆菌毒素可能会获得更长的缓解时间。

参考文献

请于 ExpertConsult. com. 在线访问参考文献。

第68章 脉冲射频、水冷式射频和神经冷冻

Khalid Malik，MD，FRCS

翻译：李　静　审校：陶高见　樊肖冲

一、背景和技术

(一)脉冲射频

使用 RF 电流来获得可量化和可预测的热损伤开始于 20 世纪 50 年代[1]。20 世纪 70 年代初,首次有文献报道将 RF 用于顽固性疼痛的治疗,其原理是利用常规 RF 电流(radiofrequency current,CRF)产生热损伤[2]。用于疼痛控制的 CRF 损伤是让射频电流通过与疼痛冲动伤害性通路相邻的电极,从而阻断疼痛冲动的传导以达到所需要的止痛效果。CRF 将能量传递至电极工作尖端周围并提高局部组织温度,而电极本身是被动地加热。一旦组织温度达到所设定温度,射频电流将被切断,重复这样的循环过程可保持目标组织的温度。通常认为 45 ℃以上的温度可产生神经毁损,而神经松解所需的时间随着温度的升高而减少[3]。尽管一般建议在较低温度下进行选择性毁损无髓鞘 C 纤维和 Aδ 纤维[4],但进一步的研究表明,使用 RF 可对所有神经产生非选择性破坏[5]。因此,在 CRF 应用过程中,所选择的温度通常明显高于产生神经损伤但低于组织气体形成的水平,通常从 65 ℃到最高温度 80~90 ℃。为了避免运动神经损伤所产生的无力、局部神经炎、神经瘤形成和去传入神经痛所引起的疼痛加重,高温 CRF 仅限用于非神经病理性疼痛(如小关节、骶髂关节和膝关节炎),因为这些靶神经不包含运动纤维或携带非痛性感觉信号。为避免上述并发症,在一项 CRF 应用于背根神经节(dorsal root ganglia,DRG)的研究中,研究者随意选择了 55~70 ℃范围内的较低温度[6]。在另一项评估 DRG 损伤的研究中,40 ℃或 67 ℃下所产生的 CRF 损伤之间没有发现临床结果差异[7]。后一项研究的作者假设,决定试验结果是电流而不是温度。这一观察结果引起了研究者极大的兴趣,因为理论上通过使用较低温度可以消除无力和去传入神经痛的风险,可以极大地拓宽射频的适应证。

脉冲射频(pulsed radiofrequency,PRF)的引入是为了通过使用高电压的射频电流来达到最大电能输送,同时保持组织温度低于神经损伤水平(42 ℃),而最大限度地减少组织热损伤的风险。因为使用 CRF 不可避免会导致神经损伤(即神经瘤),而神经损伤是形成神经病理性疼痛的必要条件,所以 PRF 的使用主要局限于神经病理性疼痛状态。PRF、高压和非神经破坏性温度这些相互冲突的目标可通过以脉冲方式发放 RFC 来实现,热量在 RF 脉冲之间可以消散[8]。通过数学计算,作者发现,在电极尖端产生的高密度电流会对细胞膜产生应力,并导致细胞功能改变和细胞损伤[8]。随后的研究者提出,在 PRF 的应用中存在电和热组织损伤的联合作用[9,10]。他们指出,由于 PRF 温度测量装置缓慢的响应时间,不能可靠地排除短暂高温峰值和组织热损伤的可能性。实验室研究表明,PRF 应用后出现神经元激活[11,12]、细胞应激[13]和细胞亚结构损伤[9]。然而,其他的实验研究表明,PRF 对细胞的损伤主要是热损伤的作用,从而削弱了电流的作用[14,15]。尽管 PRF 的确切机制尚不清楚,但越来越多的临床前和临床随机对照试验的证据表明,PRF 可能对神经病理性疼痛患者有效[16-19]。

与 CRF 一样,PRF 是通过在目标伤害性神经附

近的放置电极进行工作。尽管 PRF 产生的电场方向和大小与 CRF 相似,但电极是否应平行于神经或以不同的方向放置尚不清楚。经典的 PRF 应用中,射频电流作用 20 ms,2 Hz,总持续时间 120 秒。因此,在大多数工作过程中(480/500 ms),并没有 RF 电流作用。以这种方式控制电压实现了最大的电极温度低于 42 ℃[8]。除了延长治疗时间,这个 PRF 方案的变化很少。一些研究者已经应用 PRF 持续 4、8 和 20 分钟[20],并且来自临床前和临床研究的证据表明,较长的治疗周期可能与疗效提高有关。

(二)水冷式射频

水冷式射频消融(water-cooled radiofrequency,WCRF)用于心脏电生理学[21]和肿瘤消融[22]已有一段时间,但用于疼痛治疗则是比较近期的事情。WCRF 缓解疼痛的基本原理与 CRF 类似,是通过放置在目标神经结构附近的电极来产生热损伤作用。但 WCRF 使用一个专门的多通道电极,通过环境温度下的连续水流进行主动冷却(图 68.1)。主动冷却防止电极周围组织产生过高温度并允许 RF 电流持续,从而加热更多的组织和产生更大的热损伤范围[21-23]。由 WCRF 产生的热损伤范围包括直径几个毫米的直接包绕在电极周围的被冷却组织,其外部包绕着因温度升高而形成的球形等温线层组织,后者又被因与电极距离增加而温度逐渐降低的等温线组织包围(图 68.2)[24]。与 CRF 类似,WCRF 热凝范围的大小依赖于电极针(工作端)的尺寸、电极温度和射频电流持续时间。如果使用 60 ℃ 等温线作为热凝组织外缘的测量值,那么工作端为 4 mm 的 17G 电极针,将电极温度设置到 55 ℃~60 ℃ 并持续 150 秒,则相邻组织温度>80 ℃,并将产生直径为 8~10 mm 的热凝范围[23-25]。虽然预想中的组织热凝范围是球形的[25],但体内很多因素会影响 WCRF 损伤的对称性[24]。主动散热器,如髓鞘内的脑脊液、蛛网膜静脉丛内的血流和被动散热器,如脊柱的骨骼与肌肉组织,都会对热损的最终形状产生影响[24]。

WCRF 产生了更大的热损伤范围,从而提高了对支配神经纤维较多和(或)支配神经纤维变异的疼痛组织的去神经化成功率[23,25]。WCRF 在疼痛医学的临床应用中采用了两种不同形式的 WCRF 技术,即单极和双极毁损,分别主要用于骶髂关节功能障碍(sacroiliac joint dysfunction,SJD)和椎间盘源性

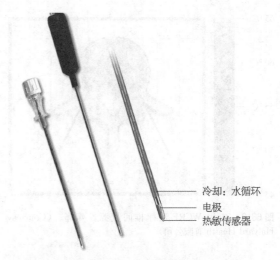

图 68.1 多通道水冷电极。(Courtesy Halyard Health 有限公司)

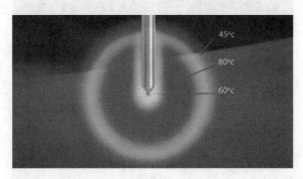

图 68.2 WCRF 热凝形态。(Courtesy Halyard Health 有限公司)

疼痛(discogenic pain,DP)的治疗。然而,也出现了关于 WCRF 治疗慢性膝关节疼痛的其他研究。单极 WCRF 治疗 SJD 作用于 L5 背支和 S1、S2、S3 神经,有时也作用于 S4 侧支,该侧支的数目从 1~4 不等,在每个相应骶孔的外侧进行 3 个单极毁损(图 68.3)[26,27]。采用工作端 4 mm 的 17G 专用电极针,射频电流持续 150 秒,设定温度为 60 ℃。设定 60 ℃ 时,相邻组织的温度将大于 80 ℃。由于预期的热凝范围较大,穿刺导针应与骶神经根保持“安全距离”——从骶后孔外侧缘向外 8~10 mm[27]。为避免损伤节段性脊神经,L5 背支不适合使用 WCRF,而应改用 CRF[26]。双极 WCRF 治疗 DP 是将两个 17G 导引针和专门的射频电极穿刺到椎间盘纤维环后侧方(图 68.4)[28,29]。电极温度在 11 分钟内提高到 55 ℃,并在此温度持续 4 分钟。

(三)神经冷冻

低温神经损伤不导致神经瘤形成、痛觉过敏和

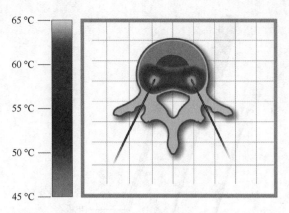

图 68.3 应用 WCRF 治疗椎间盘源性疼痛。(Courtesy Halyard Health 有限公司)

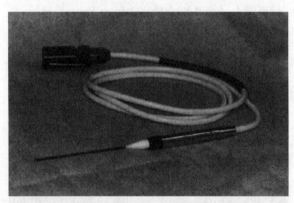

图 68.4 冷冻针

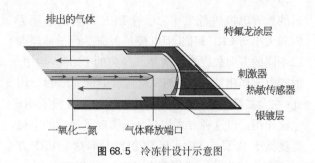

图 68.5 冷冻针设计示意图

去传入神经痛,而这些正是其他物理方法如外科神经切断、射频毁损或化学神经毁损的典型并发症。Trendelenburg 首次证明冷冻周围神经所造成的神经破坏没有形成神经瘤的危险[30]。随后,Carter 等[31]和 Beazley 等[32]证实,极端寒冷所致的周围神经损伤会引起神经轴突和髓鞘的崩解,并导致 Wallerian 神经变性,但并不伴有神经内膜、外膜和束膜的中断。神经冷冻毁损的机制可能是损伤神经滋养血管,导致神经内水肿及神经内的压力增加,随之出现轴突崩解。由释放的游离神经成分所触发的自身免疫反应也是冷冻损伤长期效应的可能机制[33]。残余的结缔组织成分和施万细胞基底膜提供了近端轴突神经再生所需的完整培养基。轴突再生通常以 1~1.5 mm/周的速度进行,冷冻毁损的镇痛效果持续时间取决于近端轴突再生长至终末器官所需的时间,通常是几周到几个月[34]。

自古埃及时代以来人们就已经认识到低温具有 LA 类似的特点[35],但组织温度必须降低到临界水平并维持足够长的时间才能产生崩解性神经变化,这是低温、手指麻木和冻疮之间的差别。导致神经崩解性变化的临界温度已被证明为 -20 ℃[36]。而且,镇痛程度和持续时间与冷冻所致神经损伤的严重程度成正比[37]。因此,将组织温度保持低于临界水平并维持足够长的时间对冷冻毁损至关重要。此外,冷冻的程度与所致目标神经损伤的可能性,还取决于穿刺针的尺寸、穿刺针与目标神经的距离、冷冻维持时间以及冷冻循环进行的次数。反复多次冷冻可以增加最终冰球形成的大小。

1962 年,第一个冷冻用穿刺针被研制出来,它采用液氮作为冷却剂,可将针尖温度降低到低于 -196 ℃[38]。在 1967 年,目前使用的冷冻穿刺针(图 68.4 和图 68.5)被研制出来,它利用 Joule-Thompson 封闭气体膨胀原理,将针尖温度降至 -50 ℃~70 ℃之间[39]。目前的冷冻穿刺针是一种通过软管连接到的气源双腔铝管,氧化亚氮或二氧化碳在约 42 kg/cm² (600 lb/in² - psi)压力下被转运到冷冻穿刺针内腔。气体在压力下通过冷冻穿刺针尖端附近的内腔小孔逸出并通过外腔返回到操作台。由于在穿刺针尖端压力迅速下降(从 600~800 psi 到 10~15 psi),气体迅速膨胀并产生冷冻效果。穿刺针周围组织由于能量被吸收从而温度下降,在针尖周围形成一个冰球。目前可用的冷冻穿刺针包括 14G(2 mm)的穿刺针,可形成约 5.5 mm 直径的冰球,以及 18G(1.4 mm)穿刺针,可形成 3.5 mm 直径的冰球。

为提高目标神经毁损的成功率,必须对目标神经进行精确定位。目前大多数冷冻穿刺针配备了内置的神经刺激器功能,可行运动(2 Hz)和感觉(100 Hz)神经测试。穿刺针针尖有一个热敏电阻以精确监测靶组织温度。控制台设有神经刺激器控制、温度和气体压力表,以及气体调节器开关,允许精确控制气体流量。为确保冷冻毁损的安全和有效,气流必须精确调节:气体流量不足则不能有效地将组织温度降低到临界水平以下;而气体流量过大可能会使沿穿刺针的近端组织冻伤,且可能导致如皮肤烧灼感这样的意外冷冻损伤。冷冻穿刺针应该只在冰球解冻后方可拔出,因为当冰球仍然存在时拔出探针可能会导致局部组织损伤和神经撕脱。在冷冻穿刺针穿刺过程中,常常使用穿刺导针,如较大直径的静脉穿刺导管。尖锐的导针针尖有助于放置刚性不足的冷冻穿刺针,而且在冷冻表浅神经时可以提供额外的皮肤保护。一般情况下,12G 的静脉导管用于 2.0 mm 的冷冻穿刺针,而 14～16G 的导管用于 1.4 mm 的冷冻穿刺针。

二、临床应用

(一) 脉冲射频

尽管 PRF 最近才被用于临床实践,但是它的使用已经比较普遍,被用于疼痛性疾病和非疼痛性疾病[20]。PRF 的日益流行可能是由于其安全性和临床疗效,特别是对神经病理性疼痛。对易患神经性疼痛的患者应考虑采用 PRF 以避免对神经的进一步损伤,而机械性疼痛(如关节突关节、骶髂关节、膝关节炎)应选择热凝 RF(毁损)。PRF 已被用于所有脊髓节段的 DRG 来治疗多种疼痛综合征,包括椎间盘突出引起的根性痛(radicular pain, RP)、疱疹后神经痛、截肢后残端痛、枕神经痛和腹股沟疝修补术后疼痛[20]。PRF 也可作用于各种周围神经来治疗多种疼痛综合征,例如,它可作用于肩胛上神经(suprascapular nerve, SSN)治疗肩部疼痛、作用于肋间神经治疗手术后胸部疼痛、作用于股外侧皮神经治疗感觉异常性股痛、作用于阴部神经治疗阴部神经痛、作用于阴茎背神经治疗早泄、作用于内脏大神经治疗慢性良性胰腺疼痛、作用于坐骨神经治疗幻肢痛、作用于闭孔神经和股神经治疗髋部疼痛、作用于舌咽神经治疗舌咽神经痛、作用于枕神经治疗枕神经、作用于生殖股神经和髂腹股沟及髂腹下神经治疗腹股沟区疼痛和睾丸痛[20]。它也可作用于各种周围神经系统和自主神经节,包括作用于半月神经节(gasserian ganglion, GG)治疗三叉神经痛(trigeminal neuralgia, TN)、作用于蝶腭神经节治疗头部、颈部和面部疼痛,以及作用于腰交感神经链治疗复杂区域疼痛综合征[20]。在某些报道中,PRF 作用的目标神经结构还不清楚,如作用于肌筋膜触发

点治疗肌筋膜疼痛、作用于瘢痕神经瘤治疗术后瘢痕疼痛、作用于精索以治疗睾丸疼痛,以及作用于关节内治疗关节源性疼痛[20]。

(二) 水冷式射频

目前,WCRF 的使用仅限于神经支配数目和神经来源均较多的疼痛综合征。WCRF 主要用于治疗 SJD[26,27] 和 DP[28,29]。然而,由于 WCRF 具有向更大组织体积精确传递热能的能力,它在传统形式的神经消融失败后仍可能有效,因此其使用可能会扩展到其他疼痛综合征。

(三) 神经冷冻

文献报道治疗开胸术后疼痛最常用冷冻消融[40-55]。对此临床适应证的治疗通常是术中直视下对肋间凹槽中的肋间神经进行冷冻治疗。所有可能与患者疼痛相关的肋间神经、切口或胸痛范围上下各 1～2 节段内的肋间神经均被治疗。开胸术后疼痛的冷冻毁损经验也被用于胸壁其他慢性疼痛的治疗,包括术后神经瘤、肋软骨炎、带状疱疹后神经痛和肋骨骨折[56-58]。还有多个研究报告了头部、颈部、面部不同区域的神经冷冻治疗,这些神经包括下牙槽神经、额神经、舌神经、颊神经、下齿槽神经、耳颞神经、眶上和眶下神经[58-70]。使用冷冻毁损来治疗的头、颈和面部疼痛疾病包括 TN、带状疱疹后神经痛、非典型性面痛以及各种术后神经痛。在大部分研究中,颅面神经的冷冻毁损通常在手术开放暴露下进行。也有一些报道经皮或经黏膜的冷冻探针闭合穿刺技术。有一项研究评估了扁桃体切除术后患者的冷冻毁损治疗,其目标神经结构并不清晰[70]。冷冻毁损也被用于治疗脊柱和四肢疼痛,常见的报道是它被用于腰椎内侧支来治疗腰椎小关节综合征(facet syndrome, FS)[71-73]。在四肢疼痛中,冷冻消融被报道用于跖骨间隙来治疗莫尔顿神经瘤[74]。尺神经、正中神经、腓肠神经、枕神经、正中神经掌支和指固有神经的冷冻毁损已被用来治疗外伤性神经损伤和腕管综合征[75]。冷冻毁损也被用于腹部、骨盆和会阴部疼痛的治疗。这一区域中最常见的应用是作用于髂腹下神经和髂腹股沟神经来治疗腹股沟疝修补术后疼痛[76-79]。冷冻毁损还作用于低位骶神经根治疗难治性会阴疼痛[80]、作用于髂腹股沟和髂腹下神经治疗相应慢性腹部疼痛[81]、作用于奇神经节治疗顽固性肛门疼痛[82]。还用于妇女妊娠相关疼痛及产后疼痛,其中包括冷冻髂腹股沟神经治疗

孕晚期腹痛[83]、作用于骶管治疗严重的产后骶尾部疼痛[84]、作用于耻骨联合治疗耻骨联合分离相关骨盆疼痛[85]，以及冷冻髂嵴治疗供骨区的疼痛[86]。

三、临床疗效

(一)脉冲射频

1. 神经根性痛

现有 5 个应用 PRF 处理相关 DRG 来治疗 RP 的试验(表 68.1)：4 个作用于腰椎节段，一个作用于颈椎节段[8,18,87-89]。Sluijter 等首次应用 PRF 进行

试验,在 36 例 RP 患者中比较了 PRF 和 42 ℃ 的 CRF 在治疗后 6 周的疗效[8]。这项试验受其规模、研究人群描述不清楚、缺乏充分的随机化和盲法、试验结果测量不充分(仅使用患者满意度评分)、缺乏长期随访以及缺乏安慰剂组的限制。该研究比较了 PRF 和临床实践中并不经常使用的非标准 CRF (42 ℃时的 CRF)。一项包含 76 名腰椎 RP 患者的试验,将 PRF 和 PRF 与 CRF 联合应用于 DRG 进行比较,结果显示联用 CRF 并无优势[87]。该试验采用非常规形式的 CRF,即将电流加到最大耐受温度,产

表 68.1 关于 PRF 治疗 RP 的对照试验

研究项目	方法学	结果和作者结论	分析和研究局限
1998,Sluijter 等[8]	非 RCT 36 例慢性 RP 患者,比较 PRF 与 42 ℃ CRF	术后 6 周与 42 ℃CRF 相比,PRF 疗效明显 作者认为 PRF 是一种有效的治疗方法	规模小(36 例患者) 研究人群描述不清 没有随机或盲法 没有疼痛评分,仅用患者满意度 6 周的短期效果 没有安慰剂组 将 PRF 与 42 ℃ 热凝 RF 相比,后者不是临床实践中的常规用法
2008,Simopoulos 等[87]	RCT 76 例腰椎 RP 患者,37 例接受 DRG 的 PRF 治疗,39 例接受 PRF 联合 CRF(可承受的最高温度)治疗	术后 2 个月时两组 VAS 评分下降类似,术后 2 个月到术后 4 个月期间,两组镇痛效果的下降也类似。至术后 8 个月,疼痛状况回到基线 作者报道了 DRG 的 PRF 安全,有短期疗效,加用 CRF 并未提供更好的疗效	使用非常规形式的热凝 RF。该热凝 RF 方法升温至最大耐受温度,产生从脚到后背的烧灼感。平均温度为 54 ℃,持续 60 秒
2010,Lin 等[88]	RCT 100 例伴或不伴有 RP 的背痛患者。将 DRG 的 PRF 与电针和保守治疗作比较	与电针和保守治疗相比,PRF 治疗相对有效	研究人群定义不充分。没有描述所治疗 DRG 的数量和节段。未先行诊断性神经阻滞。保守治疗组所提供的治疗性质不明
2014,Shanthanna 等[89]	RCT, DB, PCT 32 例 LRP	术后 3 个月时 PRF 组和假治疗组无差异	对盲法或随机化技术描述不足。仅有短期结果报告 规模小——32 例患者 短期结果——3 个月
2007,Van Zundert 等[18]	RCT, DB, PCT 23 例颈椎 RP 患者,11 例行一个节段 DRG 的 PRF,12 例接受假治疗	PRF 组 11 例患者有 9 例治疗成功 9/11(82%),而假治疗组 12 例患者中 4 例 GPE 改善(33%)和 3 例 VAS(25%)改善	该研究提供了 PRF 治疗颈椎神经根性疼痛的短期疗效的证据 局限: 规模小——23 例患者 短期结果——3 个月

注：PRF 治疗神经根型疼痛的总体疗效总结：
5 个 PRF-DRG 用于治疗 RP 的试验。
总的来说,要么规模小,报道的为短期结果;要么将 PRF 与非常规治疗进行比较。
PRF-DRF 治疗神经根性疼痛的潜在疗效尚不清楚。
AU,镇痛药使用;CRF,常规射频;DB,双盲;DRG,背根神经节;GPE,整体感知效应;PCT,安慰剂对照试验;PRF,脉冲射频;PSS,患者满意度评分;RCT,随机对照试验;RP,神经根性疼痛;ST,假治疗;TN,三叉神经痛;VAS,视觉模拟评分法。

生从下背放射到脚的烧灼感,平均温度为 54 ℃,60 秒。一项在 100 例有或没有 RP 的背痛患者中进行的试验将 PRF/DRG 与电针和保守治疗进行比较,报告了 PRF 治疗的相对疗效[88]。这项试验存在明显的局限性,包括研究人群的定义不明确、未描述所治疗 DRG 的数量和节段、未在 DRG 治疗前进行诊断性神经阻滞、对照组的治疗不规范、对盲法和随机方法描述不清,及仅评估了短期疗效。有两个随机双盲试验比较了 PRF/DRG 和假治疗的差别,一个在颈椎节段,一个在腰椎节段[18,89]。尽管这两个试验进行得相当好,但两个试验的规模都很小,与安慰剂相比,PRF 仅有不明显的短期疗效。目前,只有很少的文献中支持 PRF/DRG 治疗 RP。

2. 小关节综合征

有三个试验评估了 PRF 作用于 MB 来治疗 FS,均在腰椎区(表 68.2)[90-92]。其中一个试验将 60 例 FS 患者平均分为三组,分别采用 PRF、CRF 和假治疗来进行比较,结果显示 CRF 和 PRF 治疗组优于假治疗组,但仅限于治疗后 6 小时[90]。CRF 组的患者在术后 6 个月和 12 个月时仍有较好的疼痛缓解和功能改善,而 PRF 组和假手术组的患者在这些时间点的结果相似。一项类似试验包含了 50 例患者,

将 PRF 与 CRF 进行了比较(缺乏安慰剂组),结果显示术后 3 个月时两组之间没有显著差异。在研究过程中,在 CRF 组内观察到组内差异,但 PRF 组内没有观察到组内差异[91]。该试验受脱试率高、随访时间短和描述方法不足的限制。近期一项在 80 例患者中进行的试验将 PRF 与 MB 注射(类固醇和 LA)进行了比较,报告了 PRF 的相对疗效长达 6 个月[92]。总之,没有足够的证据推荐 PRF 用于小关节病。

3. 肩部疼痛

在评价 PRF 作用于 SSN 来治疗肩部疼痛的四项试验中(表 68.3)[93-95],有三个将 PRF 与其他疗效不确定的治疗方式相比较,一个比较了 PRF 与假治疗。一项单盲研究将 50 例患者平均分为两组,比较了关节内注射类固醇和影像引导下 SSN 的 PRF,并报道了术后 3 个月时关节内注射的相对有效性[93]。一项在 40 例患者中进行的试验比较了用于肩关节的经皮神经电刺激(transcutaneous electric nerve stimulation, TENS)(20 分钟,每周 5 次,共 20 次)和影像引导下 SSN 的 PRF。在术后 3 个月时,两组之间结果无差异[94]。一项在 60 例患者中进行的试验(仅 42 例完成研究),将 12 周的单纯物理治疗与 12

表 68.2　脉冲射频治疗小关节综合征的随机对照试验

研究项目	方法学	结果和作者结论	分析和研究局限
2007,Tekin 等[90]	RCT, DB, PCT 60 例 LFS 患者,其中 20 例行热凝 RF,20 例行 PRF,20 例行 ST	术后 6 小时,热凝 RF 组和 PRF 组的 VAS 和 ODI 评分明显低于 ST 组。然而,术后 6 个月和 1 年时,仅热凝 RF 组的 VAS 和 ODI 评分仍保持较低水平。作者认为热凝 RF 和 PRF 都是有用的	该试验仅提供腰椎小关节 RF 神经切断术后 6 小时 PRF 疗效的证据
2008,Kroll 等[91]	RCT, DB 50 例 LFS 患者,13 例行热凝 RF,13 例行 PRF	在术后 3 个月时,热凝 RF 组和 PRF 组在 VAS 或 ODI 评分的相对改善方面没有显著差异	脱试率高,随访时间短,方法描述不足 50 例患者中只有 26 例可供分析
2014,Hashemi 等[92]	RCT, DB 80 例 LFS 患者或接受 MB 的 PRF,或接受类固醇和 LA 注射	PRF 的相对疗效维持 6 个月	术后 3 个月 PRF 和热凝 RF 治疗小关节源性疼痛的疗效无差异 执行很好的 DB, RCT

注:PRF 治疗小关节综合征的临床疗效总结:
两个执行良好的试验(Tekin 和 Hashemi)报告了相反的结果。
作用于 MB 的 PRF 治疗腰椎 FS 的疗效尚不清楚。
作用于 MB 的 PRF 治疗颈椎小关节综合征尚无临床试验。
DB,双盲;LFS,腰椎小关节综合征;ODI, Oswestry 残疾指数;PCT,安慰剂对照试验;PRF,脉冲射频;RCT,随机对照试验;RF,射频;ST,假治疗;VAS,视觉模拟评分。

表 68.3　脉冲射频治疗肩关节疼痛的对照试验

研究项目	方法学	结果和作者结论	分析和研究局限
2010，Eyigor 等[93]	RCT 50 例患者平均分为两组，将关节内类固醇注射与影像引导下 SSN 的 PRF 进行比较	术后 3 个月时关节内类固醇注射相对有效	单盲试验 短期结果
2010，Korkmaz 等[94]	RCT 40 例慢性肩痛患者。将肩关节 TENS 治疗（20 分钟，每周 5 次，共 20 次）与影像引导下 SSN 的 PRF 相比较	术后 3 个月时两组结果无差异	随机对照，双盲 短期结果
2014，Wu 等[95]	RCT 60 例肩痛患者。将 12 周单纯 PT 与 12 周 PT 和单次超声引导下 SSN 的 PRF 联合相比较	术后 12 周时联合治疗组相对有效	随机对照，双盲 60 例患者中仅 42 例完成研究 短期结果
2013，Gofeld 等[96]	RCT，安慰剂对照 22 例肩痛患者。将 SSN 的 PRF 与相同操作的假治疗（利多卡因注射）相比较	术后 6 个月时 PRF 和安慰剂疗效相似	规模小 募集慢（22 例患者募集超过 3 年） 脱试率高（在 6 个月时 22 例患者中有 9 例脱离该试验）

注：SSN 的 PRF 治疗肩关节疼痛总结：
与不同疼痛缓解方法（LA 注射，TENS，PT）比较时，三个试验报告了 SSN 的 PRF 的不同疗效。
一个严重受限的试验报道 PRF 缺乏疗效。
SSN 的 PRF 对肩痛的真正价值目前尚不清楚。
IA，关节内；PRF，脉冲射频；PT，物理治疗；RCT，随机对照试验；SSN，肩胛上神经；TENS，经皮神经电刺激。

周的物理治疗和单次超声引导下 SSN 的 PRF 联合治疗进行了比较，发现联合治疗在治疗 12 周时的相对有效性[95]。唯一一个有安慰剂对照的试验评估了 SSN 的 PRF，结果显示在术后 6 个月时，治疗组和假 PRF 联合利多卡因注射相比有相似的疗效[96]。该试验受其规模的限制（6 个月时仅有 13 名患者可供分析），其结果是不确定的。因此，有 3 个试验报告了 SSN 的 PRF 与疗效不确定的不同疼痛缓解模式相比有可变收益，而一个有缺陷的试验报告缺乏疗效，SSN 的 PRF 对肩部疼痛的真正价值仍然未知。

4. 颈源性头痛

只有一项试验评估了 GON 的 PRF 治疗颈源性头痛的疗效。在这项试验中，30 例患者被平均分为两组，接受 GON 的 PRF 或 LA 阻滞。在治疗后 3 个月和 9 个月这两个时间点，两组之间无差异[97]。该试验受限于其规模小和缺乏盲法。

5. 带状疱疹后神经痛

只有一项试验评估了 PRF 对存在 PHN 侵犯胸部皮肤患者的疗效[98]。96 例患者随机接受 DRG 的 PRF 或假 PRF。研究发现在 6 个月的随访期内疼痛

评分和生活质量有显著改善。

6. 三叉神经痛

有三项试验评估了 GG 的 PRF 来治疗 TN。其中一项是在 40 例 TN 患者中进行的随机双盲试验，与 CRF 相比，在术后 3 个月时 PRF 缺乏有效性，所以不推荐使用 PRF[99]。另一项 60 例患者的随机双盲试验，比较了 75℃下 CRF 2～3 分钟、75℃下 CRF 4～5 分钟、PRF 10 分钟联合 75℃下 CRF 2～3 分钟，结果显示在术后 1 年时各组之间无差异[100]。一项 60 例患者（53 例完成研究）的随机双盲研究，比较了标准电压（36.30±5.57）PRF 和高电压（71.52±7.97）PRF，持续时间为 4 分钟。据报道，高电压 PRF 疗效更明显[101]。因为所有评估半月神经节 PRF 治疗 TN 的试验评估了 PRF 和 CRF 的各种组合，但并没有设置对照组，所以 PRF 的疗效仍未可知。PRF 在临床上广泛应用于各种疼痛，甚至于一些非疼痛性综合征。然而，其确切的作用机制尚不明确。根据一系列临床试验中所报道的不确定结果，PRF 真正的临床应用价值是具有前景的，但仍不明了。

（二）水冷式射频

除个别报道了用于神经瘤和浅表神经外，目前，WCRF 主要用于具有丰富的潜在疼痛发生器和可变神经支配的情况，如 SJD 和 DP[19,24,29]。

四、临床疗效

现有两项试验评估 WCRF 用于治疗 SJD[26,104]。第一项是包含 28 例患者的双盲试验，患者均有典型 SJD 症状，并且单次诊断性骶髂关节注射有效[26]。患者被随机分为两组，分别接受 WCRF（L4～L5 初级背支和 S1～S3 或 S4 侧支）和假手术（LA 阻滞加安慰剂去神经支配）。术后 1 个月时，RF 组 11/14（79%）患者和安慰剂组 2/14（14%）患者症状均明显改善（50% 的疼痛缓解和显著的功能改善）。第二项试验，也是随机盲法试验，由 51 例有 SJD 症状且对双侧支阻滞有阳性反应的患者组成[104]。患者按 2∶1 的比例随机分配（RF 组 34 例；假手术组 17 例），分别接受 WCRF（S1～S3 侧支和 L5 背支）或假手术（除射频外，其他均相同）。在术后 3 个月时揭盲，此时允许患者进入 RF 组，该研究在 3 个月时没有脱试病例。治疗组在术后 3 个月时各方面指标均有显著改善，包括疼痛（NRS、SF - 36BP - 身体疼痛）、身体功能（SF - 36PF - 身体功能）、残疾（ODI）、生活质量和治疗成功率（整体感知效果）。因此，这两个执行良好的试验报告了 WCRF 治疗 SJD 的短期疗效。唯一评估 WCRF 用于盘源性 LBP 的试验是一项双盲试验，该试验包含 59 例经过优选的慢性 LBP 患者，这些患者的疼痛可通过椎间盘造影激发再现[105]。患者随机接受责任椎间盘的 IDB（n=27，一个节段；n=16，两个节段；n=11）或假治疗（n=30，相同的治疗方案，但电极未放置在椎间盘中，未予 RF）。IDB 组患者在治疗后 6 个月内，其身体功能（SF - 36）、疼痛（NRS）、残疾（ODI）和阿片类药物使用减少方面表现出显著改善。该研究的开放性扩展发现双极射频的益处至少持续一年。但是，尽管这项小型随机试验和开放扩展研究表明，有些人可能受益于 IDB，这一证据必须与椎间盘内电热疗法（另一种采用热消融的椎间盘内操作）的混合证据以及纤维环穿刺加重某些患者椎间盘退变的可能性相权衡。

神经冷冻

评价冷冻毁损效果的 RCT 主要用于缓解胸科手术后疼痛[40-50]。虽然大多数试验结果发表在 20 世纪 80 年代和 20 世纪 90 年代，但是近至 2008 年也有几篇研究发表[49]。在这些试验中比较的对象差异较大，一些试验将冷冻毁损与非介入治疗相比较[40-44]，一些与局部阻滞相比较[40]，或与连续静脉用镇痛药物相比较[45,46]，以及与硬膜外镇痛相比较[47-49]。在将冷冻毁损与无干预比较的 5 项试验中，3 项试验[40,41,44] 报告了冷冻治疗后麻醉药品的使用和疼痛评分显著降低，而另外 2 项试验未显示出这样的优势[42,43]。比较冷冻毁损和静脉输注麻醉药物的两项试验显示冷冻并无优势[45,46]。有 3 项试验比较了硬膜外镇痛与冷冻毁损[47-49]。其中一项试验结果表明，与冷冻组相比，硬膜外镇痛组患者有更好的疼痛评分和肺功能检查结果[47]。其他两项试验的结果表明，冷冻毁损所达到的术后镇痛效果与硬膜外镇痛相当。然而，冷冻毁损增加了开胸术后神经病理性疼痛的发生率，因此作者不建议使用冷冻[48,49]。在一项有 4 个治疗组的对照试验中，冷冻毁损与硬膜外镇痛、麻醉性镇痛药物连续输注、胸腔内镇痛相比较[50]。该试验结果表明，硬膜外镇痛的术后镇痛效果最好。然而，由于该试验纳入患者数量不足，其结果没有统计学差异。总之，11 项关于使用冷冻毁损治疗开胸术后疼痛的对照研究中，只有 3 项赞成其使用[40,41,44]。肋间神经冷冻毁损疗效不佳被归因于脏层胸膜和胸壁肌肉感觉不灵敏，如背阔肌和前锯肌[43]。

虽然已有多项关于冷冻毁损用于头、颈和面部的报道发表[51-70]，但只有一项是 RCT[70]。在该 RCT 中，冷冻毁损在扁桃体切除术后应用于扁桃体窝。据报道，接受冷冻治疗的患者术后疼痛评分显著降低并且没有产生其他并发症。

现有三项评估冷冻毁损治疗疝修补术后疼痛的对照试验[77-79]，其中两项试验在疝修补手术结束时对髂腹股沟神经进行单次冷冻治疗[77,78]一项试验报告了冷冻组减少了术后镇痛药的使用[77]，而另一项试验报告了治疗组和对照组之间疼痛评分和镇痛药的消耗量并无差异[78]。在第三项试验中，髂腹股沟神经和髂腹下神经在疝修补术中同时被冷冻，治疗组和对照组之间的疼痛评分和镇痛药用量并没有统计学差异[79]。该试验还报道了冷冻组患者感觉障碍发生率增加，作者因此不建议冷冻毁损用于疝修补术后疼痛。

五、不良反应和并发症

虽然因穿刺引起出血、感染和神经损伤以及因接地电极放置不正确导致烧伤的情况已有报道[106]，但并没有与 PRF 使用直接相关的明显不良反应和并发症。

除了治疗后暂时的局部不适，4 项 WCRF 的临床研究没有报告任何严重的并发症。

尽管据称神经冷冻后神经瘤形成和神经再生的风险降低，但神经冷冻最常被报道的显著不良反应是以超敏反应和痛觉超敏为特征的神经病理性疼痛[48,49,79]。其他并发症是罕见的，包括因放置大口径导管或冷冻针导致的局部组织损伤。患者可能会报告相应神经支配区的麻木而使某些患者不适。在进行神经冷冻前进行诊断性 LA 阻滞可让患者体验这种麻木并判断患者对其的耐受性。治疗部位脱发、褪色或色素沉着也有报道，因此当冷冻毁损用于面部周围时尤其应该注意[107]。

六、总结

RF 和冷冻毁损技术主要通过阻断伤害性感觉通路来减轻疼痛。尽管各种 RF 模式技术看起来相似，但它们不应被理解为单一的治疗模式。在三种现行的 RF 技术中，只有热凝 RF 和 WCRF 能造成明显的组织损伤。热凝 RF 是最持久的 RF 技术。然而，因其可能增加术后疼痛和感觉运动功能障碍，仅限用于少数特定的疼痛综合征。尽管 PRF 的确切机制尚不清楚，不造成明显的组织损伤，但它的应用很广泛，越来越多的证据表明，在某些神经性疼痛条件下，PRF 可能是有效的。WCRF 会造成更大的热凝组织损伤，目前其主要用于神经支配多且来源多变部位的疼痛综合征。冷冻消融是一项由来已久的技术，然而，尽管它是一种损伤可逆的毁损技术且术后疼痛增加或功能障碍发生率低，但随着时间的推移，其使用已经减少。

◆ 要 点 ◆

● RF 和冷冻毁损试图阻断伤害性通路以减轻疼痛。

● RF 治疗疼痛不应被理解为单一的治疗方式。

● 热凝 RF 可造成明显的热凝组织损伤，并且由于术后疼痛和功能障碍增加的可能性，其使用仅限于少数特定的疼痛综合征。

● PRF 不会造成明显的组织损伤，应用很广泛，在某些神经性疼痛情况下可能是有效的。

● WCRF 可形成更大的局限性热凝损伤，目前用于疼痛发生部位神经支配变异较多的疼痛综合征。

● 冷冻毁损可造成可逆性损伤，术后疼痛增加或持续性功能障碍的风险较少，可应用于有更大风险的神经炎或去传入神经痛。

参考文献

请于 ExpertConsult.com 在线访问参考文献。

第 69 章 椎间盘造影术

Steven P. Cohen, MD

翻译：陆丽娟　审校：宋　莉

椎间盘造影术，可以称作"探寻指征的测试"，也可以当做"对临床问题的解决"。最初，在先进的影像技术出现之前，椎间盘造影术是作为椎间盘突出症的诊断工具，现在其在诊断方面的功能已几乎完全被如 MRI 等更安全、更便宜、更敏感的检测手段所取代。但是，椎间盘造影术仍在临床使用，但已从成像工具演变成鉴定影像与症状相关性的检测工具。作为诊断和预后的工具，盘刺激仍然是最有争议的介入性疼痛治疗方法之一，许多医师、第三方付款人拒绝执行或授权使用。然而，自本书最后一版以来发表的新研究表明，至少在某些情况下，椎间盘造影术可以改善手术结果。

一、脊柱疼痛概述

脊柱源性疼痛主要表现为 LBP 以及颈椎疼痛，也有部分表现为中背部疼痛。尽管脊髓的各个部分都可以因某些原因产生疼痛，但疼痛产生的确切原因往往是难以确定的。其原因有很多：第一，背部疼痛不仅仅由脊柱病变造成，也可以因脊柱相邻的结构引起，如腹腔或盆腔脏器、骶髂关节等。第二，脊柱多节段的植物神经支配也使疼痛往往难以定位。同时并存的各种脊柱疾患，特别是退变性疾病，使脊柱疼痛的诊断进一步复杂化。此外，由于缺乏可以进一步明确脊柱疼痛发病原因的检查方法，脊柱源性疼痛的诊断常常非常困难。目前，高分辨率成像的检查经常在无疼痛症状的个体中发现异常的影像学征象[1-3]。由于患者的症状通常可以自发性缓解，以及影像学异常发现的高发性和严重脊柱疾病的稀有性，对脊柱疼痛患者不加区别的诊断测试会导致不恰当的诊断和不理想的疗效。

二、椎间盘疼痛的机制

虽然髓核（nucleus pulposus，NP）突出是公认的引起脊柱疼痛的原因，但是人们对源于腰椎间盘自身的疼痛了解并不多。椎间盘内破裂症（internal disc disruption，IDD）这一名词在 20 世纪 70 年代开始使用，用以阐明椎间盘是引起患者疼痛的主要根源，但该椎间盘在脊柱成像影像学显示下并无异常[4]。然而，脊柱成像显示椎间盘退行性病变却很常见，在老年人中尤其如此[3]。这些变化都可以统称为椎间盘退行性疾病（degenerated disc disease，DDD），并与年龄相关。

单纯性椎间盘退行性病变表现为一或两个椎间盘出现相对严重的病变而相邻椎间盘正常。此类病变不太常见，只是在年轻患者中更易出现。究竟 IDD 与 DDD 是不同的病变过程，还是同一病变不同的病理阶段，目前仍无公论。椎间盘源性疼痛的术语可能令人困惑，回顾性研究发现 DDD 最常用于评估手术疗效[5]。椎间盘源性腰痛（discogenic pain，DP）泛指椎间盘是患者脊柱性疼痛的主要原因。目前看来，DP 是描述腰椎间盘疼痛最合适的用词，因为这一概念强调了无论其病变如何，椎间盘是患者疼痛的主要来源。

对椎间盘基本生理状况的了解对于理解 DP 是非常重要的。正常的椎间盘，可以简单地划分为 NP 以及纤维环（annulus fibrosus，AF）。大量的细胞间质分散在两者之间。填充髓核的细胞是软骨状的，而纤维环中的细胞是纤维状的[6]。在髓核中的细胞间质是一种"果冻样"物质，含有大量的水分以及蛋白聚糖，纤维环间细胞间质则主要是 I 型和 II 型胶原纤维。每10～20个纤维相互交织成同心片层并被牢固地连接到相邻的椎骨体[6]。施加于椎间盘上的压力由髓核承担,同时以一种环形张力的形式分布在环形胶原蛋白上。正常髓核的耐压缩性是取决于髓核蛋白聚糖所产生的高含水量以保持其内的静水压力。正常髓核的蛋白多糖含量在合成代谢与分解代谢间保持平衡。

正常的椎间盘血管仅分布在纤维环的外三分之一。此外,无血管分布的软骨终板将椎间盘与有血管分布的椎体分开[6]。因此,髓核细胞以及内纤维环的代谢几乎完全从相邻椎体和外纤维环毛细血管丛的扩散来满足。这一扩散过程随着椎间盘内压力的昼夜变化而进行:夜间,较低的压力有利于血液向椎间盘流动;而白天压力较高,可以迫使血液流出椎间盘。髓核代谢终产物通过自由扩散清除。然而,由于椎间盘缺乏清除细胞,代谢产物在一段时间内会聚集,进而干扰到内环境的稳定[7]。

正常椎间盘的神经分布主要在纤维环的外三分之一处。椎间盘神经主要以机械感受器的形式存在,它们起源于沿着前、后纵韧带分布的神经丛。后神经丛接受来自窦椎神经和灰色交通支的神经冲动;前神经丛接受的神经冲动大多来自灰色交通支。这些复杂神经的支配可能导致IDD的疼痛难以定位。

当椎间盘开始失去水分并退化时,神经就会向内生长,这就增加了伤害性神经纤维的密度,并增加了它们对髓核的穿透。发生这种情况的机制可能包括血管生成和细胞基质及功能的改变(如炎性细胞因子的流入)[8,9]。椎间盘退化引起的轴性疼痛是否是一种神经病理性疼痛尚有争议,但是一项研究表明,12%的轴性LBP患者有神经病理性疼痛,在经历过椎间盘手术的患者比例更高[10]。

DDD与遗传和血管疾病、吸烟、生活方式、肥胖等后天因素相关[11-13]。其致病机制可能与椎间盘细胞数量和功能的下降、基质金属蛋白酶(matrix metalloproteinase, MMP)增强、椎间盘间细胞因子以及其他炎症介质相关[13,14]。相关的代谢紊乱能够导致核蛋白聚糖减少以及椎间盘水分含量损失。前述二者的减少使髓核的静水压力减弱、可压缩性增强,最终使纤维环更直接地面对外在压力。除机械性压力外,纤维环也经历与髓核类似的退行性改变。在年轻的脊柱未退化患者中,大部分的负重是由椎间盘向前承担的,但随着变性的发生,后神经弓承担了更

多的负担[15]。多种损伤因素致使环形胶原蛋白损失、机械性损伤,以及环形裂缝蔓延,并向外围发展。

环形裂缝是椎间盘源性疼痛的一个标志性现象。这些裂缝间分布着带有丰富血管和神经的肉芽组织。在磁共振T2加权像上,这些被视为"高信号区"。在肉芽组织中主要有两种类型的神经纤维,一种是伴随新血管形成的血管调节神经,另一种是含有高浓度P物质的游离末梢神经[16]。此外,环形裂缝外周浸润着丰富的单核细胞,这些单核细胞释放有助于神经生长和退化的神经生长因子。损坏的椎间盘中还存在高浓度的促炎性介质,这些促炎性介质使神经末梢敏化,并维持一种痛觉过敏的状态。这种状态与最小的压力升高可引起疼痛反应,这种疼痛反应源于"化学敏化"[17]。由于有限的自我修复能力,损坏的椎间盘可能导致长期的功能障碍。

从长期来看,椎间盘形态上的改变可能会改变脊柱受力,使脊柱相邻结构受力增加,并导致硬化和自动融合[18]。这可能进一步引起椎间盘和椎体的终板变性,骶髂和小关节病理学改变,以及椎管狭窄(图69.1)。

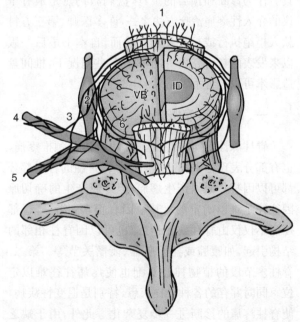

图69.1 椎体(vertebral body, VB)和椎间盘(intervertebral disc, ID)的周围神经丛的示意图。1和6分别表示前、后丛。深入的和广泛的神经渗透表明退行性病变已经发生。2.交感神经干。3.交通支。4.脊神经腹支。5.北侧支。6.窦椎神经。(引自 Cohen SP, Larkin TM, Barna SA, et al.: Lumbar discography: a comprehensive review of outcome studies, diagnostic accuracy, and principles, Reg Anesth Pain Med. 30: 163 - 183, 2005. Drawing courtesy of Specialist Jennifer Sempsroft, US Army.)

三、患病率

由于背部和颈部疼痛产生的具体条件往往难以界定,流行病学研究评估脊柱疼痛发生率的差别很大,这种情况在 DP 中更常见。LBP 的终身患病率在 50%～80% 之间[19],而最近一个专家组发现颈部疼痛 12 个月的患病率在 15%～50% 之间[20],一项系统回顾研究报道平均患病率为 37.2%[21]。

椎间盘源性疼痛的流行病学研究不多。在 Schwarzer 等[22]主持的一个高被引研究,关注了 92 位患有慢性非根性 LBP 但未行手术的患者,通过精确地疼痛再现、异常的 CT 成像(通过椎间盘造影术和阴性的相邻椎间盘对照作为标准)等手段,作者报道椎间盘源性疼痛的患病率为 39%。一个由 Cohen 等[23]主持的大规模研究关注了 127 例轴性 LBP 干预失败的患者,最终报道有 65% 的患病率。最近,一项包括三项患病率研究的系统回顾确定,根据影像学异常和综合疼痛评估,DP 患病率在 39%～42% 之间[24]。

在颈椎进行的研究往往得出截然不同的结果。在一项前瞻性观察研究中,对 173 例颈椎间盘造影进行了研究,Grubb 以及 Kelly[25]报道了在 86% 的患者中至少有一个阳性水平。在一项由 Connor 以及 Darden[26]主持的较小的回顾性研究($n=31$)中,研究人员发现 84% 的患者都经历了一致的疼痛激发,并认为是阳性。这些研究都缺乏对照组。另一项对 143 名慢性颈痛患者的回顾性研究显示,DP 患病率为 16%[27]。2013 年发表的一项系统回顾评估了颈椎间盘造影的准确性和实用性,发现患病率在 16%～53% 之间[28]。

四、有关椎间盘造影术的争议

(一)基本原理

椎间盘造影术基本原理基于三个因素——脊椎疼痛的高发病率、无症状性异常 MRI 表现的高发生率,以及对退行性病变手术干预的低成功率。严重 LBP 的终身患病率介于 50%～80%[29],然而颈部疼痛,其年患病率介于 16%～50%[21]。重要的是,在无症状的志愿者中进行的 MRI 研究一致表明,大多数人都有腰椎、胸椎和颈椎区域的异常,并随着年龄的增加而增加[1-3]。

一种使相关疾病自然恢复的廉价、安全、可靠有效的方法目前还是可望而不可及的。系统回顾可以肯定的是,手术治疗轴性脊椎疼痛有很高的失败率和明显的并发症,然而大多数不经过干预治疗的患者往往会痊愈[19,20]。由于脊椎疼痛的高发病率和一致的影像学异常,以及没有任何可靠介入疗法来治疗椎间盘内破裂症,临床上迫切需要疼痛症状与影像学检查结果相契合的准确的诊断方法。

(二)假阳性和假阴性结果

对于椎间盘造影术最大的争议是其高假阳性(false-positive, FP)结果。Holt[29]在 40 年前进行的第一项质疑椎间盘造影术有效性的定量研究中,报道了 30 名无症状患者中有 37% 的 FP 结果。20 年后,Walsh 等[30]对 10 名无症状男性志愿者进行了 CT 造影,又选取了 7 名慢性 LBP 患者作为"对照"。在无症状受试者中,有一半受试者经 CT 造影诊断为异常(在 35 个被检查的椎间盘中,17% 存在异常)。然而,没有任何一名患者因为注射造影剂而经历疼痛。

20 世纪 90 年代末至 21 世纪初,Carragee 等完成了对椎间盘造影术假阳性的大量工作。研究发现曾接受过髂骨植骨、有背部和颈部手术失败史、有精神疾病(特别是躯体化障碍)以及有继发性增重问题的患者有着 FP 率[31-33]。

Carragee 的研究在几个方面受到批评:第一,目前有创性椎间盘造影的特点之一是诱发疼痛必须有一致或相似的背部疼痛基线,而这在无症状受试者中是不可能的。第二,在阳性椎间盘的确定中,压力读数并不是决定因素。

为试图控制这些因素,Derby 等[34]在 13 个无 LBP 或发作不频繁的 LBP 志愿者中进行了 43 次椎间盘造影。在偶有腰痛的受试者中,35% 的椎间盘经注射后发生疼痛;而在无 LBP 的患者中,其发生率为 52%。大多数椎间盘在高压力情况下疼痛才会被激发。放射学或影像学异常以及注射引起的椎间盘疼痛两者间没有相关性。对反应强度以及引起疼痛的压力进行控制后,作者认为,影像学假阳性发生率将低于 10%。

Wolfer 等[35]对 5 项研究中的数据进行了系统回顾,这些研究的阳性椎间盘影像结果的判定标准均来自于国际疼痛研究协会(International Association for the Study of Pain, IASP)以及国际脊柱介入学会(International Spinal Intervention Society, ISIS)的

指南。结合所有数据,作者发现,假阳性分别在9.3%的患者和6.0%的椎间盘中出现。在患者无腰痛或混杂因素的情况下,假阳性率下降至每名患者3.0%和每椎间盘2.1%。在慢性疼痛患者中,假阳性率分别为每名患者5.6%和每椎间盘3.9%。最高的假阳性率发生在椎间盘切除术后(每名患者15%,每椎间盘9.1%)以及躯体化障碍(每名患者50%,每椎间盘22.2%)的患者中。

少量研究提到在颈椎和胸椎中椎间盘造影假阳性的发生率。在一项由 Schellhas 等[36] 完成的研究中,10 名无症状的志愿者完成了 40 次颈部椎间盘造影,没有任何一名志愿者发生了曾报道过的疼痛或与疼痛相关的表情。在随后进行胸部椎间盘造影的研究中,Schellhas 等得到了略有不同的结论[37]。在 10 名无症状志愿者的 40 次椎间盘注射中,有 3 次引发了剧烈的疼痛(VAS 评分≥7),其中一名受试者两次发生剧烈疼痛。造成椎间盘造影不准确或假阳性结果的一个可能原因是,在注液过程中对椎间盘的加压导致相邻椎间盘的压力增加,这可能会破坏椎间盘的特异性[38]。

假阴性造影结果的问题受到较少的关注,但它可以导致不准确的诊断、不必要的干预措施,以及在其他情况较好的患者中未进行有利的治疗。造成这种现象的原因是未能检测椎间盘内压力升高的不足,这主要是由于缺乏压力监测、注射速度太慢、过度镇静、过度使用 LA 以及大量的造影剂外溢引起严重的椎间盘退化。未能在退化椎间盘中引发疼痛的情况更容易在老年患者中发生[39]。在一项由 Cohen 等[40] 完成的综述中,作者估计有 15%~25% 的退化椎间盘未能在刺激下造成一致的疼痛激发。假阴性反应事件与非疼痛性椎间盘之间的比例是一个有待解决的问题。

总之,假阳性的造影结果可以发生在任何节段的脊椎检查中,但在未行脊椎手术的人群中发生率较低。在有很高的概率得到 FP 结果的人群中行腰椎间盘造影术需对其潜在的风险和收益进行慎重评估,因为这其中的许多因素也与治疗失败有关。如果在此类人群中进行腰椎间盘造影术,应当考虑获取相邻两椎间盘的造影结果以及与疼痛相关的心率测量和(或)面部表情的结果[30,41]。仍有其他因素可能提高 FP 结果出现的风险,包括极度焦虑、在激发疼痛平复前再次对椎间盘刺激、不慎的环形注射、造影剂对神经组织的刺激、造影剂注射针头位置不佳致使终板扭曲以及快速或过度地对椎间盘施压(表 69.1)[40]。

表 69.1 对假阴性椎间盘造影术的临床研究

研究年份	检查部位	受试者	入组标准	结果
Holt,1964[42]	颈部	50 例男性志愿者,148 例椎间盘	疼痛激发＋造影剂外泄	所有的造影剂注射均引起严重疼痛。造影剂外泄在所有的患者(93%的椎间盘)中出现
Massie 和 Stevens,1967[43]	腰部	52 例男性受试者,156 例椎间盘	未提供	没有假阳性结果的报道,但是声明"造影剂注射偶尔产生症状"
Holt,1968[29]	腰部	30 例男性志愿者,70 例椎间盘(20 例造影剂注射失败)	疼痛激发	在所有患者中假阳性率为60%,在椎间盘中为37%
Walsh,1990[30]	腰部	10 例男性志愿者,30 例椎间盘	3/5 疼痛激发＋2/5 疼痛相关行为	假阳性率为 0
Schellhas,1996[36]	颈部	10 例志愿者,40 例椎间盘	7/10 疼痛激发＋面部表情	假阳性率为 0
Wood,1999[37]	胸部	10 例志愿者,40 例椎间盘	7/10 疼痛激发＋面部表情	在所有患者中假阳性率为20%,在椎间盘中为7.5%
Carragee,1999[31]	腰部	8 例近期经历了与 LBP 无关的髂骨植骨男性,24 例椎间盘	3/5 一致性疼痛激发＋2/5 疼痛相关行为	在所有患者中假阳性率为50%,在椎间盘中为38%
Carragee,2000[32]	腰部	6 例躯体化障碍的受试者,10 例颈部手术失败的受试者以及 10 例经历成功颈椎手术后无痛的对照患者;78 例椎间盘	3/5 一致性疼痛激发＋2/5 疼痛相关行为	受试者假阳性率:躯体化障碍,80%;颈部手术失败,40%;对照组,10%。椎间盘假阳性率:躯体化障碍,33%;颈部手术失败,23%;对照组,3%

（续表）

研究年份	检查部位	受试者	入组标准	结果
Carragee, 2000[33]	腰部	47 例经历了单级椎间盘切除术的患者，20 例无症状患者，27 例持续背部和（或）腿疼痛患者；138 例椎间盘	3/5 疼痛激发＋2/5 疼痛相关行为	受试者假阳性率：无症状组，40%；背部手术失败组，56%。椎间盘 FP 率：无症状组，15%
Derby, 2005[34]	腰部	13 例受试者，43 例椎间盘	入组标准未提及；用 0～10 的疼痛评分和 0～4 的疼痛行为量表进行压力测试	疼痛评分 6 分作为阳性椎间盘判定标准。在压力≤50 psi 时，疼痛评分 4 分作为标准。假阳性率，受试者，23%；椎间盘，9%

（三）MRI 与椎间盘造影术检查结果间的相关性

有很多研究试图寻求影像学结果与椎间盘造影术间的相关性。最早在一项由 Gibson 等[44] 主持的研究中，将腰椎间盘造影术的结果与 MRI（对椎间盘病理检查最敏感的手段）进行了对比，最终在 50 例造影结果中，有 88% 的结果与 MRI 一致。在被检查的 6 例椎间盘中，有一例观察结果存在差异，有 5 例椎间盘造影术以及 1 例 MRI 未能检出椎间盘内破裂症。在这项研究中，相关性的确定完全是基于 X 线检查结果，并非激发试验结果。Collins 等[45] 报道发现，在 73 例患者中，椎间盘造影术的结果与 MRI 的相关性达到了 89%。在 8 例不一致的椎间盘诊断结果中，有 4 例在椎间盘造影术上显示出椎间盘退化但在 MRI 上显示正常。然而，也存在 4 例在 MRI 上显示椎间盘退化但在椎间盘造影术中提示正常。在椎间盘造影术以及 MRI 中，存在激发整合征的椎间盘均显示退化样病变。在一项由 Schneiderman 等[46] 主持的研究中，两种检测手段的相关性达 99%，仅在一例 13 岁的患者中两者检测结果不一致。

尽管如此，仍存在一个相关问题，即激发试验结果能否通过影像学检查来预测。Yoshida 等[47] 在 23 例患者中进行了 56 次椎间盘造影，探讨了激发性椎间盘造影术与 MR 图像间的关系。研究者发现，在钆增强椎间盘 T2WI 的检测中，其敏感性、特异性、阳性预测值和阴性预测值的分别是 94%、71%、59% 以及 97%。这些结果与 T1WI 结果相比，无明显差异。在一项由 Aprill 和 Bogduk[48] 主持的研究中，研究者发现，在 118 例椎间盘造影术结果中，不论是否存在高强度区域，对一致的疼痛激发而言，椎间盘造影术的敏感性、特异性以及阳性预测值分别为 97%、63% 以及 95%，其他人甚至发现了更高的相关性[49,50]。

并非所有的研究都报道了阳性结果。Zucherman 等[51] 报道了 18 例患者在 MRI 检测结果中正常，但在腰椎间盘造影中提示病变。在一项回顾性研究中，Sandhu 等[52] 在椎体终板信号的改变中，并未发现 MRI 和激发腰椎间盘造影术检测结果间存在明确的相关性。最后，在一项由 Horton 以及 Daftari[53] 主持的、包含 25 例患者的观察性研究中，作者发现在 MRI 和椎间盘造影中存在显著差异，两者均需在计划手术时参考。最后，在一项将激发性椎间盘造影、麻醉性椎间盘造影及 MRI 结果进行相关性分析的小型研究（n＝26）中，Putzier 等[54] 发现三个参数与高强度区及 Dallas 和椎间盘退变分级没有明显的相关性，麻醉性椎间盘造影和 Modic 改变只有弱相关性。

到目前为止，相关的颈椎观察性研究并不多见。在一项包含有 52 例患者（104 例椎间盘）的研究中，Parfenchuk 以及 Janssen[55] 发现，在 MRI 与疼痛激发之间，敏感性、特异性、假阳性以及假阴性的发生率分别为 73%、67%、33% 以及 27%。Schellhas 等[36] 随后在 10 名无症状患者与 10 例慢性颈部疼痛患者中进行了研究，探究了 MRI 与椎间盘激发试验结果间的相关性。在无症状患者中，共对 40 例椎间盘进行了检查，MRI 检测结果提示 50% 的椎间盘在形态上存在异常，但在椎间盘造影术检查中，异常结果达到 88%。即便如此，所有在影像学检查上提示不正常的椎间盘，在激发试验过程中都没有引发一致性疼痛。在有症状患者的 40 例椎间盘中，有 29 例在 MRI 上提示某种程度的异常。在 11 例正常的椎间盘中，10 例经椎间盘造影后，发现存在环形裂缝，这其中的 8 例患者在注射造影剂时发生疼痛。

综上所述,尽管在一致的疼痛激发与 MRI 检查结果上可以确定存在着显著的相关性,但较高的假阳性率和假阴性率表明,临床上需要一个可靠的方法以确定哪些图像上的异常是导致疼痛的病因。

五、对手术疗效的影响

(一) 脊柱融合术

尽管评价术前椎间盘造影对手术结果影响的非对照研究有好有坏,但最大、最新及设计最佳的研究表明,融合术前行椎间盘造影筛查可提高手术疗效。

在最早关注这一问题的研究中,Colhoun 等[56]发现,椎间盘刺激结果和骨融合结果中存在很强的正相关性。在 137 例非神经根型 LBP 的患者中,进行了椎间盘刺激以引发一致性疼痛,89% 的患者在平均 3.6 年的随访期中预后良好。与此相反,25 例仅有椎间盘形态学异常的患者中,52% 的患者未表现出明确受益的征象。虽然一些研究人员将此作为支持椎间盘造影的术前筛选手段的证据,但由于缺乏接受 MRI 的对照组和阴性刺激组相对较高的成功率,限制了研究结果的认可度。

但是,最近的研究未能重复类似结果。Esses 等[57]在 32 例难治性 LBP 患者中,回顾性分析了椎间盘造影术对外固定及融合结果预测的影响。综上,一致的疼痛激发以及形态学异常都不能预测外脊柱融合术或后续融合术的疼痛缓解。该研究的主要缺陷是研究设计并未针对椎间盘造影术对手术疗效的影响进行评估,因此,并非所有的患者都接受了术前椎间盘造影剂的注射。Madan[58]也对椎间盘造影术结果与脊椎融合术疗效间的关系进行了回顾性研究,该研究收录了 73 例慢性 LBP 患者。在至少 2 年的随访期中,两个匹配组间任何结局指标均无明显差异。在唯一一项对椎间盘造影术作为术前筛查工具进行评估的研究中,Derby 等[17]发现,相较其他治疗手段,具有化学敏化椎间盘的患者在椎体间融合术后表现出更好的治疗效果。

最近的一项随机对照试验支持使用椎间盘造影术作为外科筛查工具。Margetic 等[59]的研究中,310 例慢性腰痛患者按 2∶1 随机分组,即激发性椎间盘造影阳性后接受融合术组和未行椎间盘造影筛查的融合术组。在椎间盘造影组中,158 名受试者的椎间盘造影呈阳性,且排除抑郁和躯体化症状

后,进行了手术。在 1 年的随访中,椎间盘造影组的 ODI 变化 29.7%,与对照组 24.6% 的改善相比无统计学差异($P=0.12$)。而在椎间盘退行性疾病患者($n=127$)中,椎间盘造影组的功能改善较对照组差异有统计学意义(35% vs. 22%;$P<0.001$)。

在颈椎检查中,只有一项研究对择期手术患者行椎间盘造影术的预测价值进行了评估。Kikuchi 等[60]进行的一项对 MRI 发明前时期的回顾性研究对 138 例劳损型($n=41$)或神经根性($n=97$)颈部疼痛的患者进行研究,这些患者在椎间盘造影结果的基础上接受了前路椎间盘切除以及植骨融合术。术后一年,80% 的患者没有持续性疼痛或者仅仅感受到并不影响工作的轻度不适。在对照组中,未经过椎间盘造影便行颈椎融合术的患者中有 60% 受益。这与 Colhoun 等[56]的发现相似,对照组中 MRI 的缺乏和高成功率限制了这些发现的认可度。

(二) 手术节段的确定

另外两个研究探讨了椎间盘造影术对已经选择行脊柱融合术患者的治疗节段的判定。在一项包含了 193 例存在神经症状和患有颈部疼痛患者的研究中,Hubach[61]对术中行椎间盘造影以选择操作节段进行了评价。在初始组中($n=23$),患者未行椎间盘造影术便进行了骨融合。在随后的长期随访中,35% 的患者发展为近融合端疼痛。在随后收录的 156 例患者中,骨融合在行椎间盘造影术后才进行,其中只有 12% 的患者在相邻阶段产生疼痛。然而,在随后开展的一项关于腰椎的前瞻性研究中,Willems 等[62]并未证明行腰椎间盘造影以决定融合节段对患者有益。综上,术前椎间盘造影术是否是一种有效的筛选脊柱融合术治疗节段的工具,目前是有争议的(表 69.2)。

(三) 椎间盘置换术

腰椎间盘置换术首次出现于 20 世纪 60 年代。20 世纪 80 年代后它在欧洲用以治疗椎间盘源性的 LBP,而在美国它的应用则始于 21 世纪初期。腰椎间盘置换术的适应证包括排除神经根病变或小关节病变一或两个节段的机械性椎间盘源性的背部疼痛。大量已发表的研究在各个方面对腰椎间盘置换术的结果进行了评估,包括入组标准、结果测定以及随访周期。在这些研究中,成功率波动在 50%～90% 之间。与融合相比,几乎所有的随机试验都显示非劣效性,大多数也显示运动范围的改善和更快

表 69.2　对照研究评估椎间盘造影对融合结果的影响

作者, 年份	检查部位	研究设计	患者	结果
Colhoun, 1988[56]	腰部	前瞻性观察性研究	162 例非背根性 LBP 患者	137 例椎间盘造影阳性患者中 89% 有较好的效果 vs. 椎间盘造影阴性的患者中 52% 有较好的效果。平均随访期为 3.6 年
Esses, 1989[57]	腰部	回顾性研究，脊柱融合术前评估外部脊柱固定器的作用	35 例 LBP 患者，其中 32 例进行了术前椎间盘造影	椎间盘造影术结果不能对外部脊柱固定器或关节融合术的结果进行预测。随访时间未提及
Derby, 1999[17]	腰部	回顾性研究	96 例具有慢性 LBP 有手术指征的患者	在化学敏化椎间盘患者中（一致性疼痛＜15 psi 开放压力）椎间盘融合术患者成功率（89%）要高于其他手术或未手术患者。平均随访期为 28 个月
Madan, 2002[58]	腰部	回顾性研究	41 例未接受椎间盘造影即行融合术患者；32 例基于阳性造影术结果进行手术的患者	81% 的未行造影术患者对手术结果满意 vs. 行造影术患者中，76% 对手术满意。造影术组的平均随访期为 2.4 年，MRI/临床组的平均随访期为 2.8 年
Carragee, 2006[63]	腰部	前瞻性观察性研究	32 例非背根性 LBP，单个（＋）低压椎间盘有柱融合术	约 43% 行椎间盘造影的患者获得"满意"结果 vs. 不稳定腰椎滑脱的对照组满意率为 91%
Willems, 2007[62]	胸部	前瞻性观察性研究	82 例未能确诊的患者，基于外部脊柱固定器进行骨融合手术	是否行椎间盘造影对手术效果没有影响；平均随访期为 80 个月
Ohtori, 2009[64]	腰部	随机对照研究	42 例轴向 LBP 患者分为刺激椎间盘造影组与无痛椎间盘造影组	无痛椎间盘造影组的 15 例患者对比 15 例刺激椎间盘造影组的患者有更好的手术结果；随访期为 3 年
Margetic, 2013[59]	腰部	随机对照研究	310 例拟行融合术的 LBP 患者，以 2∶1 的比例随机接受椎间盘造影阳性后的融合术，或未行椎间盘造影的融合术	一年后椎间盘造影术筛选后手术患者 ODI 降低了 30%，而未行造影术筛选的患者降低了 25%；在退行性椎间盘疾病患者（n＝127）中，这种有利于治疗组的差异更为明显（35% vs. 22%）
Kikuchi, 1981[60]	颈部	回顾性研究	138 例颈臂疼痛患者进行单级盘切除术和前路融合	术后 1 年，80% 的患者生活质量提升，而 54 例未行椎间盘造影术即进行融合术的患者成功率为 39%
Hubach, 1994[61]	颈部	前瞻性观察性研究	193 例颈椎神经根病变和（或）脊髓病变的患者接受前路椎间盘切除骨融合术	156 例基于术中椎间盘造影进行骨融合患者中 12 例（8%）发生相邻节段疼痛，而 23 例未行椎间盘造影患者中 35% 发生；平均随访期为 10.4 年

的获益[65]。尽管先前阳性的椎间盘造影术筛选结果认为是腰椎间盘置换术的选择标准，但大量已发表的上市后研究并没有要求一定要进行术前椎间造影术。在根据临床和放射学检查进行手术的患者与根据椎间盘造影术行手术的患者之间，虽然没有直接的研究比较两者的手术结果，但间接比较未能证明在手术效果上存在任何显著差异[40,66]。

与腰椎间盘置换术适应证相比，颈椎间盘植入主要在有或没有存在神经症状的患者中进行。大量的针对颈椎间盘置换术后效果的临床研究表明，在 1～3 年的随访期中，超过三分之二的患者对手术满意[67]。一些外科医师主张将颈椎间盘造影术作为椎间盘置换前的一种外科筛查工具[68]，由于没有使用诱发性椎间盘造影术作为椎间盘置换术前的常规检查手段的研究，该过程的预测价值未得出任何结论。

六、诱发性椎间盘造影术的替代检查手段

为找到一种较椎间盘造影术创伤较轻的检查方法，Yrjama 和 Vanharanta 开发了骨振动测试（bony vibration test，BVT）。BVT 使用一个钝性的振动物体压在棘突的皮肤上方以诱发疼痛。在一些研究中发现，与诱发性椎间盘造影术及影像学检查相比，该试验具有较高的敏感性和特异性[69]。排除完整的环形裂缝、椎间盘突出和腰椎手术失败综合征后，试验的敏感性上升至 90%。随后，研究者发现，结合椎间盘超声造影可进一步提高其准确性。

与其他类型脊柱疼痛的诊断测试类似，一些研究者已经提出了使用"无痛"椎间盘造影术来替代或补充传统的诱发性椎间盘造影术。在一项由 Kotilainen 等[70]主持的研究中，当患者接受了椎间盘内布比卡因注射后，80%LBP 患者的疼痛症状在短期内得到改善。Osler[71] 和 Roth[72] 发现，通过椎间盘内注射 LA 以缓解疼痛，80%接受颈椎前路融合的患者收到了良好的结果，这与行诱发性椎间盘造影术的患者比有明显提升。在较近的一项研究中，将传统椎间盘造影术和使用 0.75 mL 0.5% 布比卡因行镇痛椎间盘造影术进行了比较，以此对行颈椎前路椎间盘切除术和椎体间融合术的患者进行筛选。Ohtori 等[64]发现，基于镇痛椎间盘造影术选择的 15 例手术患者表现好于数目相等的基于传统椎间盘造影术选择手术的患者。相较诱发性椎间盘造影术，镇痛椎间盘造影术的优点在于可以降低假阳性的发生率。

麻醉性椎间盘造影术的优点是可以降低用激发性椎间盘造影术假阳性结果的高发生率，但评价这一结果的研究结果是混合的。尽管有一些研究报告显示麻醉性椎间盘造影的阳性率低于激发性椎间盘造影[73]，但另有 73 例报告显示两种造影技术的差异不大[74]，且麻醉剂局部注射后的镇痛反应使得阳性率增高[54]。

七、解释

（一）诱发疼痛或镇痛反应

患者对椎间盘内注射的主观疼痛反应是进行椎间盘造影术最重要的方面。进行椎间盘造影术有一个前提，即正常椎间盘的神经支配是稀少的。然而，已经受损的椎间盘有着相对丰富的神经支配，而且已经存在由于炎症介质浸润而发生了痛觉过敏。椎间盘造影的基础源于三个假设：第一个假设是，任何类型的疼痛刺激，包括对一个不会引起疼痛的椎间盘加压，都可激发慢性疼痛患者的症状。因此，为确诊椎间盘源性腰痛，必须获得一个对照椎间盘节段。当对非目标椎间盘增压未能引出一个典型的疼痛反应时，一个真正用于对照的椎间盘才能确定。IASP 以及脊柱介入协会（Spine Intervention Society，SIS）均认为，一个引起疼痛的椎间盘节段加上相邻的两个对照椎间盘节段可以高度提示椎间盘源性腰痛。对多个椎间盘中的单个阳性对照椎间盘节段进行疼痛再现，无法对椎间盘源性腰痛进行确诊。在没有对照椎间盘节段的情况下，对可能病变的椎间盘进行疼痛激发无益于椎间盘源性腰痛确诊。

第二个假设是，对未引起疼痛的椎间盘进行刺激引发的疼痛是不同于患者平素感受到的疼痛的。因此，只有诱发疼痛的反应与患者平素的典型疼痛类似时，才能确诊该椎间盘是疼痛可能的来源。第三个假设是，对不引起疼痛的椎间盘进行的刺激是能够引起轻微疼痛的。总之，只有产生了明显的疼痛，才可以作为椎间盘源性腰痛的确诊证据。明显的疼痛定义为 6～7 分的疼痛（以 0～10 分作为疼痛分级）[40]。尽管如此，这一假设存在许多缺陷：第一，并未考虑患者的基线疼痛。例如，一个基线疼痛评分为 4 分的慢性疼痛患者，如果激发痛评分为 5 分，则在椎间盘造影中得出阴性结果；而另一名患者在短时间内的基线疼痛评分为 10 分，若其激发疼痛评分为 6 分，则在椎间盘造影中得到阳性结果。第二，椎间盘造影往往是患者在镇静及非功能卧位下进行的，在这种情况下，一致与不一致、显著与不显著疼痛间的区别可能难以分辨。

除了激发疼痛反应的质量和程度，诱发疼痛压力的大小也是诊断的关键。椎间盘造影的关键原理是，对受损椎间盘施加最小的压力即可以激发疼痛（类似于异常疼痛或痛觉过敏），而在正常的椎间盘间，较高的椎间盘内压力也不会引起疼痛[75]。为了规范椎间盘刺激强度，腰椎检查中引入了加压椎间盘造影。首次观察到造影液流入椎间盘内的压力称为开口压，而在注射过程中达到的最大压力称为峰值压力。然而，椎间盘压力随着生理变化而显著改变——椎间盘内压力在人站立时较高，而在人平卧时较低。事实上，在受损的椎间盘间的压力通常是

较低的,在严重退化的椎间盘上施加中等或者较高的压力可能是不可行的。在关键压力(即开启压力,疼痛激发压力,造影液泄漏时提示压力)测量上进行量化是很必要的,这样,只有当压力低于某个阈值时所引起的一致的激发疼痛才能被认为是"阳性"的椎间盘造影结果。

根据大多数指南,无症状腰椎间盘在低于 15 psi 的压力下是不可能引起疼痛的[17,40]。因此,如果低于此水平的压力可以激发疼痛,则椎间盘源性腰痛(如化学敏感性椎间盘)的可能性很大。另外,如果峰值压力过大(如压力高于 90 psi),正常的椎间盘也会引起疼痛。在 15~90 psi 压力下出现疼痛的含义是不太清楚的。如果在 15~50 psi(高于开启压力)的压力下反复引起某个椎间盘疼痛,而相邻椎间盘为对照椎间盘,则提示该椎间盘是疼痛产生的部位。尽管如此,不能排除其他引发疼痛的原因。这一点有时可以用于机械敏感性椎间盘的诊断[17,40]。椎间盘在 50~90 psi 压力下产生疼痛,则该椎间盘不太可能是引发疼痛的部位,但也无法完全排除(如未能确诊的椎间盘)。目前,仍然缺乏基于加压椎间盘造影对治疗效果以及患者预后进行评估的研究。在一项回顾性研究中,对化学敏感性椎间盘行加压椎间盘造影检查,其椎体间融合术的结果是优越的[17]。高于 100 psi 的压力对椎间盘的完整结构是有害的,所以,加压椎间盘造影的一个潜在优势可能是能够避免椎间盘损伤。

在颈椎和胸椎,并不经常使用压力测试。在一项由 Menkowitz[76] 进行的尸体研究中,作者发现,正中开口的压力是 30 psi,而椎间盘破裂的平均压力波动在 36.5 psi(C4~C7 椎间盘)~53 psi(C2~C3、C3~C4 和 C7~T1 椎间盘)之间。

麻醉性椎间盘造影术作为一种独立的技术还没有得到强有力的支持,但有时作为椎间盘刺激的辅助手段。在评估麻醉性椎间盘造影的研究中,将确定椎间盘为"阳性"所需要的疼痛缓解范围从减少 30% 到几乎完全缓解疼痛[54,73]。在解释麻醉性椎间盘造影时,一个固有的难题是如何协调镇痛反应与多椎间盘的评估,因为局部麻醉浸润后的疼痛缓解可能持续数小时甚至数周(图 69.2)。

(二) 体积测量

椎间盘造影术间进行的体积测量包括造影剂的注射量以及各种终点的测定。正常的腰椎间盘能够

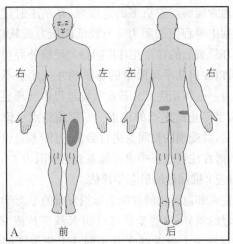

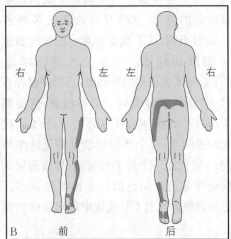

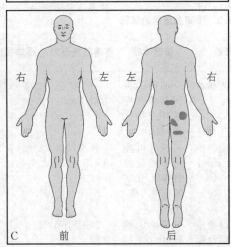

图 69.2　有症状的 L3~L4 的疼痛转移模式。A. L4~L5;B. L5~S1;C. 椎间盘。(引自 Ohnmeiss DD, Vanharanta H, Ekholm J. Relation between pain location and disc pathology: a study of pain drawings and CT/discography. Clin J Pain. 15: 210-217,1999.)

注射不到 1 mL 的造影剂,直至遇到最大阻力,即最大阻力终点。在颈椎以及胸椎间盘中,分别大致可以注射 0.25 mL 以及 0.5 mL 的造影剂。退化的椎

间盘通常能够注射更多的造影剂,并在注射过程中仅遇到中等程度的阻力——较低的压力或软终点。当有环形裂缝的存在并且椎间盘与硬膜外腔相连通时,可以注射几乎无限量的造影剂并且几乎不会遇到阻力——体积终点。若在激发过程中出现显著疼痛,应当停止造影剂的注射——疼痛终点。值得注意的是,对受损的椎间盘进行激发,可能不会引起疼痛,同时在注射过程中也可能不会遇到阻力[40]。

(三) 椎间盘的形态学评估

正常和退行椎间盘间造影剂分布的形态学图案有明显的差异,这些差异可以在 X 线平片或 CT 成像中观察到。与 X 线平片不同,CT 成像能够看到椎间盘内部的异常,这些异常通常在 X 线透视或 MRI 中观察不到。CT 成像所显示的椎间盘造影已经有了细致的描述。一个经改进的评分标准是[40,77]:0 级代表正常的椎间盘,造影剂仅存在于髓核间;1~3 级代表轻微病变的椎间盘,造影剂分别存在于纤维环的内、中、外三分之一处;4 级代表广泛退化的椎间盘,多个环形裂缝延伸至纤维环形带的外周;5 级代表一个较大的裂缝,导致造影剂沿圆周方向延伸超过椎间盘圆周总长度的 30%。椎间盘造影的疼痛激发与 CT 成像中环形裂缝的延伸有

良好的相关性。3 级撕裂通常引起一般的疼痛,2 级撕裂很少出现疼痛,0 级以及 1 级无法激发出疼痛[78]。IASP 以及 SIS 的指南均指出,显著环形裂缝的存在是椎间盘源性腰痛诊断的必要条件(图 69.3 和表 69.3)。

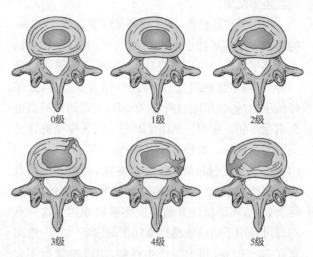

0级 1级 2级

3级 4级 5级

图 69.3 基于 CT 成像的 Dallas 修订椎间盘环形裂缝分级。[引自 Modified from Sachs BL, Vanharanta H, Spivey MA, et al. Dallas discogram description. A new classification of CT/discography in low-back disorders. Spine 12(3): 287-94;1987.]

表 69.3 椎间盘造影的解释

诊断	备选诊断	疼痛激发压力	疼痛强度	疼痛反应位置	PDCT 上的造影剂分布	对照注射水平	解释
椎间盘源性疼痛	明确的椎间盘源性疼痛/化学敏化椎间盘	开放压力<15 psi	>6~7/10	与患者通常的疼痛类似	>3 级的环形裂缝	>2 对照椎间盘无痛	该椎间盘很有可能是疼痛产生的原因
假定的椎间盘源性疼痛	极有可能是椎间盘源性疼痛/化学敏化椎间盘	开放压力在 15～50 psi 之间	>6~7/10	与患者通常的疼痛类似	>3 级的环形裂缝	>1 对照椎间盘无痛或>1 对照椎间盘有<5/10 不同于通常的疼痛	该椎间盘很有可能是疼痛产生的原因;其他原因不能排除
难以确定的椎间盘源性疼痛	不确定椎间盘	50~90 psi 之间	>6~7/10	与患者通常的疼痛类似	>3 级的环形裂缝	>1 对照椎间盘无痛或>1 对照椎间盘在 50 psi 压力下有<5/10 不同于通常的疼痛	该椎间盘不太可能是疼痛产生的原因;但也不能排除
正常椎间盘	—	>90 psi	0/10	—	—	—	正常椎间盘
医源性椎间盘损伤		>100 psi	—	—	—	—	在医源性损伤的椎间盘中应当避免如此压力

八、并发症以及椎间盘损伤

由于椎间盘没有血管分布,它很容易受到医疗感染并且难以用抗生素治疗。这些因素导致的椎间盘炎是椎间盘造影最可怕的并发症。然而,操作引起的相关疼痛并不少见,任何患者,只要发现新的神经症状或者在有创操作后仍然受疼痛困扰,都应当对病情进行再评估。至少,椎间盘造影术后检查应当包括集中病史收集、体检,包括血沉、C-反应蛋白以及白细胞计数在内的实验室筛查[40]。如果红细胞沉降率超过 50,对终板进行高分辨率的 MRI 检查是必要的。

对于医源性椎间盘炎的发病率以及是否需要进行操作前常规预防给药,已经有一些综述予以评论。在一篇由 Willems 等[79]完成的综述中,统计了 4 891 例未进行预防性应用抗生素患者的 12 770 次腰椎间盘造影术,结果发现椎间盘炎的发病率在总患者中为 0.25%,在总椎间盘中为 0.09%。作者的结论是,目前没有足够的证据支持常规预防性应用抗生素。Sharma[80]以及 Kapoor[81]等也得出了相同的结论。在 Kapoor[81]的综述中,对 4 804 例患者的 14 133 次椎间盘造影进行了评估,结论为,感染的发生率在总患者中为 0.44%,在总椎间盘中为 0.15%。在 21 篇案例报道中,呈报时间从 3 天到 3 个月不等。如果进行预防性使用抗生素,可通过胃肠道或椎间盘内途径,有研究表明,两种给药途径有着相同的效果[82]。

关于椎间盘造影的另一个争议是椎间盘压力的急性升高是否会加重背部疼痛或对椎间盘造成伤害。对 69 例尸体进行了生化检查,Iencean 发现[83],导致椎间盘突出症的压力与椎间盘退变的压力是成反比的,压力波动在 108~188 psi 之间。这与许多造影医师认定的 100 psi 的压力限制相一致的。在颈椎,一项尸体研究表明,导致颈椎间盘破裂的平均压力为 40 psi[76]。然而,进行压力测量应当是谨慎的,因为有报道提示,在较低压力下,椎间盘造影曾引起了腰椎间盘突出[84]。

椎间盘刺激是否会引起长期不良反应是存在争议的。动物模型清楚地表明,环形穿刺能引起椎间盘退变[85],但其对人类的影响尚不清楚。在早期的研究中,对椎间盘造影的临床和解剖后遗症进行了评估,多个研究表明,没有证据显示椎间盘造影对椎

间盘造成损害[40]。然而,只有一项研究使用 MRI 对间隔椎间盘病理进行分辨[86],并且在该研究中平均随访时间仅有 72 天。

在一项最近的研究中,Carragee 等[87]质疑了椎间盘造影与长期后遗症没有关系的假设。作者对 7~10 年前接受了椎间盘造影的 52 例有症状或轻微症状的患者进行了反复 MRI 扫描评估,对照组包含 50 例患者。研究发现,通过反复成像,相较未行椎间盘造影的患者,做过造影的患者更有可能出现椎间盘退变,并且腰椎间盘突出症的可能性增加了 2.5 倍。在一项较早的研究中,同组研究人员发现,有疼痛的椎间盘注射以及环形裂缝对先前不存在背部症状 LBP 患者的预测不佳[88]。

Ohtori 等[89]最近进行的一项小型前瞻性研究与 Carragee 等[87]的发现相矛盾。作者对 36 例接受激发性椎间盘造影($n=18$)及麻醉性椎间盘造影($n=18$)的患者与 10 例对照组患者的结果进行比较。他们评估了术前和术后 5 年的活动范围和MRI,发现两组之间没有差异。然而,由于患者人数较少,随访时间较短,因此很难得出明确的结论。椎间盘造影的其他并发症包括头痛、造影剂引起的抽搐、恶心和呕吐、严重的背部疼痛、血肿、脑膜炎、蛛网膜炎、神经根损伤、椎旁肌肉痉挛、血管迷走神经反应以及过敏反应[40]。

九、总结

椎间盘造影是唯一着眼于症状与病理相关的测试。考虑到成本、并发症以及脊柱手术相关的高失败率,其选择标准急需改进。近年来,有证据支持椎间盘造影有助于改善腰椎融合术的疗效。虽然主张使用麻醉性椎间盘造影作为一种降低椎间盘造影FP 的方法,但这在临床研究中尚未得到证实。需要更多的研究来证实椎间盘造影是否可以改善手术效果,尤其是在椎间盘置换和微创手术中,以及它是否会引起临床相关的椎间盘损伤。

◆ 要 点 ◆

● 椎间盘造影术是将椎间盘病理与症状联系起来的唯一方法,但没有参照试验,这是无法证明的。

● 椎间盘造影在个体有很高的 FP 率,诊断椎间盘阳性,至少要有一个阴性椎间盘作为对照。

● 椎间盘造影的解释应考虑疼痛诱发、一致性、椎间盘形态和其他因素(如面部表情、心率变化、对照椎间盘的存在)。

● 有微弱的证据表明椎间盘造影可以改善手术效果。

● 有证据表明椎间盘造影可加速椎间盘退变。

● 寻找激发性椎间盘造影替代方法的工作仍在继续,但仍是可望而不可及的。

参考文献

请于 ExpertConsult. com 在线访问参考文献。

第 70 章 椎体成形术和椎体后凸成形术

Haroon Hameed，MD；Mariam Hameed，MD；Steven P. Cohen，MD
翻译：田文海 余 威 审校：宋 莉

一、绪论

椎体成形术（vertebroplasty，VP）和椎体后凸成形术（kyphoplasty，KP）是一种利用各种聚合物（如丙烯酸基水泥）植入椎体内来矫正椎体压缩性骨折（vertebral compression fracture，VCF）和（或）替换继发于肿瘤病变致髓内骨质丢失的介入技术。在行 KP 时，注入丙烯酸基水泥（通常是含有聚甲基丙烯酸甲酯或其他材料的硫酸钡）之前，还会通过使用球囊、骨凿等器械或其他方法在椎体内形成灌注骨水泥的空腔，这些水泥混合物中通常都含有不透射线的硫酸钡。

最初，使用丙烯酸类材料的骨水泥矫正 VCF 被描述为一种开放的外科手术，最早从 20 世纪 70 年代就在临床开始使用[1]。1987 年，Galibert 等发表了第一篇经皮 VP 治疗疼痛性 C2 椎体血管瘤的报道[2]。从那以后，对这一手术的适应证和技术进行了重大改进，并且开发出了多种配方的丙烯酸基水泥聚合物。虽然最常使用的还是含硫酸钡的聚甲基丙烯酸甲酯，但市面上非丙烯酸类水泥聚合物也有出售，并且处于不同的发展阶段。

二、适应证

VP 和 KP 的临床适应证一直存在争议。但不管怎样，两种方法对症状性 VCF 的有效治疗被公开出版的文献广泛报道。

骨质疏松症是 VCF 的最常见病因，此外还包括多发性骨髓瘤、转移性疾病、疼痛性椎体血管瘤以及其他（如 Kümmell 病）等继发性疾病的椎体强化手术适应证。尽管自从 2009 年《新英格兰医学杂志》发表了两篇阴性结论的文章后，骨质疏松症成为一个有争议的适应证，但它仍然是人们接受椎体强化手术的最常见原因。

三、骨质疏松症

骨质疏松症是一种骨骼疾病，骨组织本身是一种结缔组织，负责造血、机械和结构支撑以及无机盐和有机矿物质的储存。它被分解并不断地重建，以提供最佳的骨性支撑和其他功能。一旦骨转换的平衡有利于骨吸收，就会发生骨质流失，并且在 35 岁左右达到峰值骨量后，骨质会持续减少直至死亡。骨质疏松症是一种常见的、有时使人衰弱的代谢性骨病，当骨吸收增加和新骨形成减少导致化学成分不变但单位体积的骨量减少时就会发生。反过来，这会导致骨骼功能和弹性降低，进而导致脊柱畸形以及脆性骨折。

流行病学特征

- 骨质疏松症对女性的影响比男性大，因为女性在成年时的骨总量比男性少 10%～25%。
- 白种人和亚洲女性由于低骨密度（bone mineral density，BMD）的原因，患骨质疏松性骨折的风险最高[3-5]。
- 在美国，65 岁以上的女性中有 35%，绝经后的白人女性中有 15% 患有骨质疏松症[6]。
- 在美国，这种衰竭性疾病每年导致 100 万人骨折，治疗费用达 140 亿美元[7]。
- 女性每年髋骨和椎体骨折的发生率分别为 250 000 和 500 000 例。此外，男性每年还会发生

250 000 例骨折[8-9]。

● 随着更年期的临近,女性的椎体骨折率会增加。在老年人中,女性与男性的骨折比例为 2∶1[10]。

由于各种与内分泌有关的因素(如雌激素分泌减少),女性在更年期开始前会损失 3%～7% 的 BMD,接着在绝经后每年下降 1%～2%。虽然随着年龄的增长男性骨小梁的丢失率与绝经后女性相似,但他们直到 75 岁仍能通过骨膜沉积增加皮质骨的数量[11-12]。

骨质疏松症主要有三种类型:原发性、继发性和医源性。Riggs 和 Melton 指出,原发性骨质疏松症的两种类型是绝经后和老年性(表 70.1)[13]。在诊断原发性骨质疏松症之前,必须排除继发性和医源性原因(表 70.2)[9]。医源性骨质疏松症的常见原因包括:长期服用皮质类固醇、呋塞米、抑制促甲状腺素(thyroid-stimulating hormone,TSH)产生的甲状腺素补充剂、抗惊厥药、肝素、锂(通过引起甲状旁腺功能亢进)和细胞毒性药物[9]。

表 70.1　原发性骨质疏松症的类型

Type I	Type II
绝经后	老年
骨小梁为主	皮质骨为主
6∶1(女∶男)年龄 51～65 岁	2∶1(女∶男)年龄≥75 岁
无缺钙	缺钙、维生素 D 减少和甲状旁腺激素活性增加
雌激素缺乏	无雌激素缺乏
椎体和 Colles 骨折普遍存在	骨盆、髋关节、胫骨近端和肱骨近端骨折普遍存在
危险因素:低钙摄入、减肥治疗、吸烟、过度饮酒	与钙摄入低相关

表 70.2　继发性骨质疏松症

Paget 病
吸收不良综合征
甲状旁腺功能亢进
多发性骨髓瘤
甲状腺功能亢进
长期药物治疗
性腺机能减退性骨软化症

四、诊断和初步评估

● 为确定某人是否患有骨质疏松症,医学评估应当进行全面的病史采集和体格检查,包括家族史和既往病史。

● 继发原因或并存疾病可能是导致骨质流失或加剧骨质流失的催化剂。

● 应进行全血细胞计数、血清化学分析和包括 pH 在内的尿液分析。

● 考虑测定促甲状腺激素、24 小时尿钙排泄量、红细胞沉降率、甲状旁腺激素和 25 -羟基维生素 D 浓度,进行地塞米松抑制试验、酸碱度评估、血清或尿蛋白电泳、骨活检和(或)骨髓检查,并酌情进行髂骨活检。

● 美国临床内分泌学会推荐对腰椎和股骨近端进行双能 X 射线吸收法(dual-energy X-ray absorptiometry,DXA)[14]筛查以下情况:所有 65 岁及以上的女性;无严重创伤而有骨折史的成年人;具有临床危险因素的发生骨折的年轻绝经后妇女。

● 可以选择普通的 X 射线照片,但通常只有在骨量损失超过 30% 时才能检测到变化,表明这不是一个具有敏感性的筛查工具。

1994 年,WHO 建立了基于 DXA 测量的骨质疏松症诊断标准[15]。正常人的 BMD 值为年轻成年人平均值的一个标准差。如果 BMD 测量的标准差位于年轻成年人平均值的 1.0～2.5 之间,则表示骨质减少;如果 BMD 测量的标准差小于年轻成年人平均值的 2.5 或更多,则表示骨质疏松症。

当存在一个或多个伴随的脆性骨折时,多表明存在严重的骨质疏松。低体重指数与骨折的可能性增加具有相关性[3-5]。根据这些标准,在 70 多岁的白人女性中,约 38% 的人会患有骨质疏松症,这个群体中 94% 的人有典型的低骨量表现[11,16-18]。这些标准是 WHO 为确定患病率而制订,并不作为治疗指南。

五、预防

抗骨吸收治疗和预防措施分别适用于骨质疏松症的治疗和预防。在采取适当的预防和治疗措施来对抗骨质疏松症之前,必须慎重考虑众多因素。可能的选择:

● 补充钙和维生素 D[19]。

● 双膦酸盐[20-25]。

- 降钙素[26]。
- 选择性雌激素受体调节剂[27]。
- 甲状旁腺激素或类似物(如甲状旁腺素)[28,29]。
- 氟化钠[30-33]。
- 锻炼。
- 可改变的危险因素,如吸烟、过度饮酒和潜在继发因素的治疗(见表 70.2)。

其他骨折

多发性骨髓瘤是最常见的原发性脊柱恶性肿瘤,很少累及脊柱后部[34-36]。这一肿瘤的发病率为每 100 000 人中 2~3 例,并且对放疗敏感,在某些情况下也对化疗敏感。该病通常是多发性的,一般不需要行椎体切除和椎体植骨支撑融合的手术。然而,单节段病变可以通过椎体切除获得一定的疗效。最初,有患者的症状可能会因症状性 VCF 而报告重度疼痛并对镇痛治疗效果不佳。

椎体强化为立即缓解疼痛、增强骨骼和恢复活动提供了一个可行的途径。尽管椎体强化可以恢复椎体的物理完整性并缓解疼痛,但是并不能阻止肿瘤的生长。因此,放疗和(或)化疗联合增强是适宜的,因为它们并不影响骨水泥的性能,又可抑制肿瘤的生长,并能减轻疼痛,促进脊柱强度的增加[37]。一项最近的对 VP 和 KP 两种干预措施对多发性骨髓瘤所致 VCF 的效果进行的系统回顾发现,在 1 周内、1 周至 1 年和 1 年以上的疼痛评分和镇痛药物使用方面,两者都有同样显著的改善[38]。两组患者的 Oswestry 功能障碍指数得分在所有时间段都有改善的趋势。虽然有 11%~29% 的患者出现骨水泥渗漏,但对术后疼痛评分没有任何影响[38]。

血管瘤是良性的脊柱骨性病变,由于其无症状的特点,所以通常是被偶然发现的。它们通常在评估背痛和随后的常规影像检查过程中被检测到。病变软组织增生可能压迫脊髓和神经根,导致神经症状甚至硬膜外出血[39-40]。如果血管瘤广泛生长,椎体的完整性就可能受损,导致骨折并伴有病变节段的疼痛。血管瘤的侵袭性可以通过临床症状和影像学检查来确定。椎体塌陷、椎弓根的侵犯和软组织肿块扩张即是侵袭性病变的影像表现,也可是椎体强化的适应证。椎体强化术的适应证也包括淋巴瘤和嗜酸性肉芽肿的患者。

在美国,约有 10% 的转移性肿瘤患者会在脊柱中发展为恶性病变[41]。每年,在 120 000 名脊柱转移性病变的新增患者中有 10%~15% 会发生 VCF。最常见的位置是胸椎,但是所有节段都会受到影响,通常累及多个节段。每一种恶性肿瘤都会扩散到脊柱,最常见的罪魁祸首是乳腺癌、肺癌和前列腺癌[41]。

六、禁忌证

禁忌证见表 70.3。

表 70.3　椎体强化的禁忌证

绝对禁忌证	相对禁忌证
无法纠正的凝血障碍	年轻人
对聚甲基丙烯酸甲酯或造影剂过敏	椎体高度损失 ≥ 80%(椎体成形术)
脊柱不稳	后壁破坏 ≥ 20% 后突伴椎管狭窄
妊娠	既往椎管狭窄
手术部位感染或败血症	椎板、椎弓根骨折和爆裂性骨折
与骨折无关的疼痛	多次手术后
实体组织或成骨细胞瘤	肺部状况不佳
大于 3 处压缩性骨折	

七、VP 和 KP 技巧

只有经过适当训练的、有经验的医师才能进行椎体强化手术。必要的流程包括:静脉通路、镇静或全身麻醉、影像引导、静脉预防用抗生素(例如,切皮前 60 分钟内使用头孢唑啉 1 g 或克林霉素 600 mg)和无菌消毒预防措施。

手术刚开始时,VP 和 KP 在 LA 使用和影像引导方法上是相似的。放置介入套管针主要有两种方法:经椎弓根入路和椎弓根旁入路。对于经椎弓根入路,也可以采用两种方法:AP 透视下,保持椎弓根内侧缘可视入路与保持椎弓根外侧缘可视的同轴入路,无论采用何种入路,都应利用头位倾斜和侧位透视来确定进入椎体的准确角度。

对于 AP 入路,套管针靶点部位是椎弓根的外上限,在 AP 位椎弓根视图上有时分别描述为左侧椎弓根的 10 点位或右侧椎弓根的 2 点位。如果使用同轴视图,则最好将套管针放置在椎弓根的中心(图 70.1),但是对于较窄的椎弓根来说,中心旁开放置是可以接受的。LA 做椎弓根骨膜浸润麻醉。

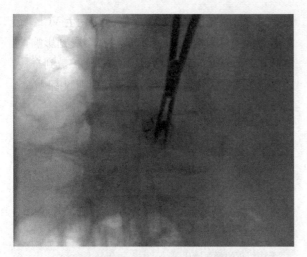

图 70.1　当使用经椎弓根同轴方法时,引导针指向椎弓根的中心

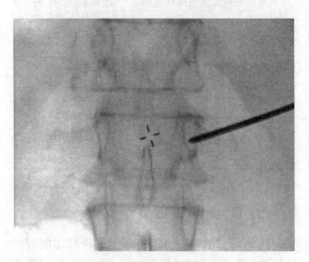

图 70.2　在经椎弓根椎体强化术中的 AP 视图中,或者采用 AP 方法,或者采用同轴方法采用间歇性 AP 视图,要确保在穿刺针未插入椎弓根之前不会侵犯椎弓根的内侧边界,直到在侧位视图上套管针在椎弓根内

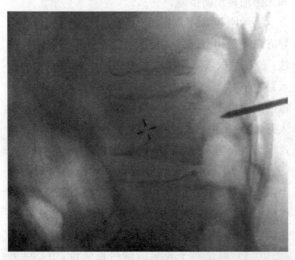

图 70.3　一旦针头固定在椎弓根内,就会获得侧视图,以确保套管针的轨迹准确,椎弓根的上、下缘和椎体的上、下终板不受侵犯

然后,用 11 号的手术刀做一个小切口,使用旋转进针技巧或用矫形锤轻轻敲击套管针(图 70.2),将套管针推进到椎弓根。一旦正确进入,即透视 AP 和侧位视图,以确认椎弓根的内侧缘、上壁和下壁保持完整(图 70.3)。对于 VP,套管针进入到椎体的前 1/3;对于 KP 而言,则进针至后 1/3(图 70.4)。

经椎弓根旁入路是将套管针置于椎弓根外侧边缘,沿椎弓根表面向前直接进入椎体。在侧位影像上,椎体到椎弓根交界处看起来会更偏前。当椎弓根显示不清或骨折时,这种方法是有用的。这种方法更为常用的是将套管针置入到靠近椎体中心的位置,从而避免再次使用套管针(图 70.5)。

KP 的套管针置入与 VP 入路相似,只是套管针进入后没有超过椎体后 1/3 的位置,套管针的型号可能稍大。进入椎体后缘后,取出导引器,保留套管。在侧位影像中,单手操作将钻头推进到椎体的

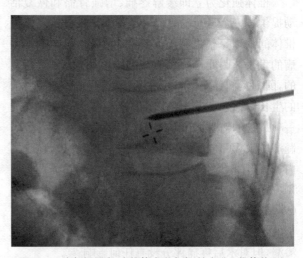

图 70.4　在侧视图中,在椎体成形术中,针尖进入椎体前 1/3

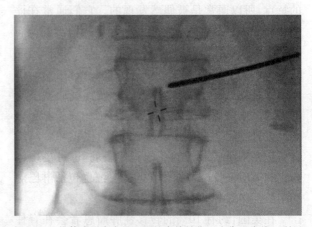

图 70.5　椎体成形术中最理想的套管针位置应靠近中线。利用椎弓根旁侧入路可以更容易置入到中心位置

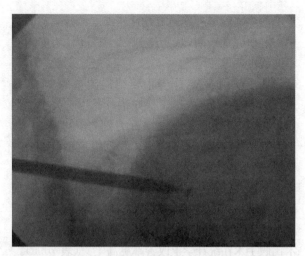

图 70.6 后凸成形术套管针的理想位置是在椎体的后 1/3 处。将球囊推进到先前用扩孔工具创建的通道中并展开。在用造影剂向球囊充盈之前,球囊的远端和近端标记都必须在椎体内

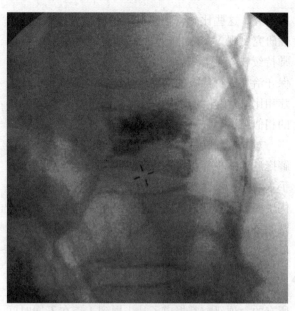

图 70.7 椎体强化后侧位片

前 1/4,注意不要越过椎体前缘。AP 成像的理想位置是在中线。

移除钻头,通过套管将一个负压的、放掉气的球囊推进到椎体内。如果使用双侧入路,则应以类似的方式将第二个导引器和气球放置在对面。每一个球囊通过一个带压力计的锁紧注射器缓慢地注入碘化造影剂以测量压力,或者直到球囊膨胀到达皮质边缘,然后将球囊排空并取出(图 70.6)。

聚甲基丙烯酸甲酯(polymethyl methacrylate, PMMA)是通过向含钡的粉末中添加生理盐水来制备的。所有原料混合后,通常有个较短的工作时间,该时间随室温和配方变化而不同。作为 PMMA 的替代品,市场上还有一种密度更高的具有生物活性的玻璃陶瓷聚合物(如菱硅钙钠石),据报道其功效相近[42]。

使用这两种配方时,都需要将套管连接到套管针上,并在侧面实时透视监测下开始缓慢注入水泥,但要经常通过 AP 观察以避免通过骨折线的侧面泄漏。当到达后 1/3 到 1/4 或皮质边缘时,停止注射。如果观察到不希望的水泥扩散,可等待几分钟使水泥变硬或调整套管位置再恢复注射,这样可以防止水泥进一步扩散到不想要的区域。在拔除套管针之前,应将管芯针放回套管中,以避免水泥向椎弓根或神经系统的渗漏(图 70.7)。

尽管一些专家曾报道指出,骨水泥注入量与成功与否无关,但最近一项评估瑞士国家脊柱学会的研究发现,在 KP 期间注入大于 4.5 mL 的骨水泥填充物是疼痛缓解的有力预测指标[43-44]。

八、并发症[45-49]

并发症包括但不限于感染、出血和椎管周围血管、主动脉、心脏和肺的骨水泥栓塞。在接受 VP 的患者中,虽然有 25% 的可能发生肺栓塞,但通常缺乏临床意义(表 70.4)。

表 70.4 椎体强化术并发症

并发症
骨髓炎
血肿(椎旁或硬膜外)
肋骨骨折
邻近椎体骨折
椎弓根骨折
PMAA 的肺栓塞
低血压
脊髓压迫
硬膜外脓肿
神经系统并发症
对比剂或 PMAA 的过敏反应

注:PMMA,聚甲基丙烯酸甲酯。

九、KP 和 VP 治疗椎体压缩骨折的临床证据

(一)椎体强化技术与保守治疗的前瞻性研究

已有几项前瞻性、非随机、比较 VP 和 KP 疗效

的研究。这些比较 VP 和保守治疗的开放性、前瞻性研究发现 VAS 疼痛评分和功能指标在短期内（通常持续 6 个月以上）都有显著改善[50-51]。将 KP 与保守治疗进行比较的前瞻性研究得出了与非干预治疗相比，持续性的疼痛评分和功能维持有显著改善的相似结论[52-54]。

对这些前瞻性队列研究的荟萃分析发现，在缓解疼痛和减少骨折再发方面，KP 气囊和 VP 优于非手术治疗[55]。发现 KP 在生活质量的提高方面显著优于 VP，但在残疾改善方面仅稍好一点。此外，KP 既能更好地改善后凸畸形，又能降低水泥外渗的风险[55]。

（二）VP 与保守治疗的随机对照试验比较

有六个高质量的 RCT 比较了 VP 和保守治疗。所有的六项研究都报道了从 1 周到 1 年在不同时间

点上的疼痛缓解程度，VP 均优于保守治疗[56-61]。其中一些研究还表明，从 1 年到 36 个月内，功能均有不同程度的改善[59-61]。

两个使用 VAS 作为主要结局测量的 RCT 报道，KP 在 1～2 年内优于保守治疗[62-64]。关于生活质量，这些研究发现 KP 在 6 个月到 2 年的随访期优于保守治疗[62-65]。第三个 RCT 也报道治疗组在 2 年后，后凸指数有了更好的改善[65]。

相比之下，两项比较椎体成形术和假手术的对照研究发现，假手术在缓解疼痛、功能和生活质量方面与椎体成形术相同，尽管其中一项研究显示椎体成形术比假手术在统计学上改善率更高[66,67]（表 70.5）。

（三）椎体成形术与椎体后凸成形术的前瞻性随机对照研究

与 VP 类似，KP 使用丙烯酸骨水泥，但在使用

表 70.5　VP 与保守治疗的 RCT 比较

作者,年	作者专业	患者(例数)	观察指标	结果
Voormolen 等, 2007[66]	介入放射学	VP(18) CC(16)	VAS, RM, QUALEFFO	VP>CC 2 周
Rousing 等, 2009[67]	脊柱外科	VP(26) CC(24)	VAS, SF-36	VP>CC 1 个月
Wardlaw 等, 2009[62]	骨科	KP(149) CC(151)	VAS, RM, SF-36, EQ-5D	KP>CC VAS 评分 KP>CC ODI 1 年内 KP>CC SF-36 6 个月内 KP>CC EQ-5D 1 年内
Buchbinder 等, 2009[66]	风湿病学和流行病学	VP(38) Sham(40)	VAS, RM, AQoL, QUALEFFO, EQ-5D	VP=假手术 6 个月
Kallmes 等, 2009[67]	神经介入放射学	VP(68) Sham(63)	VAS, RM, EQ-5D, SF-36	VP=假手术 1 个月
Klazen 等, 2010[58]	放射学	VP(101) CC(101)	VAS, RM, QUALEFFO, EQ-5D	VP>CC 1 年
Farrokhi 等, 2011[59]	神经外科学	VP(40) CC(42)	VAS, ODI	VP>CC 疼痛 6 个月,功能 36 个月
Berenson 等, 2011[64]	血液学/肿瘤学	KP(70) CC(64)	RM, SF-36, NRS, PCS	KP>CC 1 个月
Boonen 等, 2011[63]	医学—骨病	KP(149) CC(151)	RM, EQ-5D, VAS, SF-36	KP>CC 疼痛 2 年,QOL 6 个月
Blasco 等, 2012[66]	MD(医学博士) 神经介入放射学	VP(47) CC(48)	VAS, QUALEFFO-41	VF>CC 疼痛 2 个月 VF>CC QOL 6 个月
Van Meirhaeghe 等,2013[65]	脊柱外科	KP(149) CC(151)	SF-36 PCS	KP>CC 2 年
Chen 等, 2014[61]	骨科	VP(46) CC(43)	VAS, ODI, RM	VP>CC 1 年。骨折率无差异

注：CC,保守治疗；EQ-5D,欧洲五维度生活质量评价；KP,球囊后凸成形术；NRS,数字疼痛评分表；ODI,Oswestry 功能障碍指数；PCS,SF-36 身体健康评分；QOL,生活质量；QUALEFFO,欧洲骨质疏松症生活质量评分；RM,Roland-Morris 功能障碍评分问卷；SF-36,short from-36；VAS,视觉模拟评分法；VP,椎体成形术。

表70.6 VP 与 KP 的 RCT 比较

作者,年	专业	患者	观察指标	结果
Liu 等,2010[73]	神经外科学	KP(50)与 VP(50)	VAS,后凸角度纠正	KP>VP 后凸角度纠正 KP=VP 6 个月内 VAS 改善
Dohm 等 2014[74]	骨科	VP(190) KP(191)	新 VF,VAS	KP=VP 24 个月内疼痛、残疾评分和新 VF。KP>VP 对于后凸成形术,2 年内无骨折存活时间更长,骨水泥渗漏更少
Vogl 等 2013[75]	放射学	VP(28) KP(49)	水泥渗漏	KP>VP 12 个月内骨水泥渗漏的影像结果

注:CC,保守治疗;KP,椎体后凸成形术;VAS,视觉模拟评分法;VF,椎体骨折;VP,椎体成形术。

表70.7 椎体强化与保守治疗的最近系统回顾比较

作者,年	研究数量	治疗比对(n)	结果
Papanastassiou 等,2012[55]	27	KP VP CC(1923)	KP 和 VP>CC 7 周内疼痛和 QOL 评分改善
Shi 等,2012[76]	9	VP,KP,假手术,CC(886)	VP=假手术,VAS 180 天内两组 VAS 均有显著改善。VP>假手术,30 天内 RM 和 QUALEFFO 评分。VP=假手术,RM 在 90 天和 EQ-5D 在所有时间点。VP=假手术新发 VF 一些纳入的实验没有依据适应证来区分患者
Anderson 等,2013[77]	6	VP,KP,CC,假手术(877)	VP>CC VAS,RM,和 ODI 在<12 周到>26 周
Song 等,2014[78]	13	VP,KP,CC(1459)	VP=KP=CC 12 个月内骨折发生率
Buchbinder 等,2015[103]	12	VP,CC(1320)	趋势 VP>CC 1 个月时疼痛评分、QOL、疗效自我评估和新 VCF 的(约 6%),尽管作者得出 VP=CC 的结论,这一结果并没有统计学意义

注:CC,保守治疗;EQ-5D,欧洲五维度生活质量评价;KP,椎体后凸成形术;ODI,Oswestry 功能障碍指数;QOL,生活质量;QUALEFFO,欧洲骨质疏松症生活质量评分;RM,Roland-Morris 功能障碍评分问卷;VAS,视觉模拟评分法;VCF,椎体压缩性骨折;VP,椎体成形术。

球囊或其他器械为水泥注入创造空腔之外的同时恢复椎体高度,从而导致肺功能的改善。最后,VP 和 KP 的主要目的是在至少 4 周的保守治疗失败后能予以快速恢复(表 70.6)。

虽然大多数前瞻性研究对比显示,VP 和 KP 在疼痛缓解和功能改善方面在一年内没有差异,但有其他研究表明 KP 的效果更好[68-69]。只有两项对比研究证明这两种椎体强化方式具有同等效果,通常认为 KP 相对于 VP 或保守治疗的优势是椎体高度的恢复[70-71]。研究(自由研究者)发现患者的后凸角度矫正越大,生活质量越高;另一项研究则显示肺功能得到改善[62,72]。两个评估后凸角度矫正程度的 RCT 研究发现 KP 优于 VP,尽管两种椎体强化术

(vertebral augmentation procedures,VAP)在疼痛缓解程度上是相同的[73,74]。与 VP 相比,在关于减少水泥外渗方面 KP 同样也更安全[74,75]。

(四)椎体强化与保守治疗的最近系统回顾比较

大多数系统回顾已经得出结论,VP 和 KP 比保守治疗能提供更大的疼痛缓解和生活质量改善[55,76-77]。大多数系统回顾也得出结论,VP 或 KP 术后骨折复发的风险并不比保守治疗的大[76,78-79](表 70.7)。

十、讨论

如上所述,围绕 VP 和 KP 有效性的争议在过去

几年中不断增加。在 Buch binder 等和 Kallmes 等公开高调发布阴性研究之后,与保守治疗相比,这些干预措施带来的疼痛缓解和残疾改善一直存在着争议[66,67]。大多数前瞻性对比研究和 RCT 研究表明,椎体强化相比非手术干预的改善更大,有两个 RCT 研究显示,VP 术后跟假手术相比较并无改变。多位作者概述了对他们数据的关键性解释。

对这两个 RCT 的批评指出,它们在评估疼痛缓解和日常生活活动(activities of daily living,ADL)改善方面的能力不足,包括固有的选择偏差、使用不适当的非手术组(如小关节阻滞,这已经被证明可给 VCF 提供显著的长期疼痛缓解)及质疑骨折的程度是否适合[66-67,80-82]。在这些研究中质疑患者选择的作者也提到了,同意参加他们研究的患者比例非常低[81,83]。Buchbinder 等的研究报道中,219 名符合条件的患者中有 78 人同意参与;而在 Kallmes 等的研究中,431 名符合条件的患者中只有 131 名加入[66-67]。更大的可能是,在这两项研究中大多数的患者没有急性或亚急性的骨折。其他的批评结论指出,在一项研究中治疗组的高度交叉降低了其科学有效性,其他潜在的疼痛来源(如关节突关节和反射性肌肉痉挛)没有被充分排除,椎弓根注射 LA 反应的可能,这些都可以解释对照组的高反应率[80-81]。值得注意的是,跟研究椎体强化行业积极赞助的 RCT 相比较,这两项阴性研究报告中 VP 组的疼痛减轻程度与之相仿[62,66-67]。

VCF 的风险增加跟不同的因素密切相关,如后凸畸形角度和骨质疏松程度[84-85]。一些研究表明,当骨水泥通过椎体终板渗漏进入椎间盘间隙时,相邻节段椎体骨折可能存在相对倾向性[85-88]。另一些研究则认为是骨水泥的弹性和硬度跟生物组织两者之间存在差异所以增加了 VP 导致骨折的风险[89]。然而,大多数前瞻性研究发现 VAP 后骨折发生率降低,或与保守治疗相比无差异[89]。迄今为止,还没有研究表明 VAP 成为判定增加相邻节段或远端椎体 VCF 发生率的最重要指征。

关于矫正 VCF 的最佳窗口期,目前尚无共识。根据 VERTOS Ⅱ 对保守治疗(conservative care,CC)患者疼痛缓解的研究数据分析表明,大多数患者在 3 个月内疼痛缓解,基于这些,作者建议应在 CC 3 个月失败后进行骨折矫正治疗[90]。一项包含 321 名患者的回顾性研究发现介于急性、亚急性和慢性 VCF 的结局没有差异[91]。其他作者建议在经过 2~6 周的保守治疗试验后再进行 VP 或 KP,因为过早的介入干预可能导致不必要的手术,而过晚的介入干预又可能减少 VAP 的益处。一个折中的方案是保留对高危骨折(如严重塌陷或爆裂性骨折)的早期干预,并建议对低危骨折进行 3~6 周的试验性保守治疗[89]。

一项回顾性研究显示,接受 VP 或 KP 治疗患者的生存率比仅接受保守治疗的患者高 10%[92]。另一项研究发现接受 KP 治疗的患者 3 年生存率为 59.9%,与接受 VP 或保守治疗的患者分别为 49.7% 和 42.3% 的生存率相比,前者更为有利[93],作者认为这是因为肺功能的改善。然而,一些专家将此差异归因于选择偏差,并报道在校正倾向性评分后椎体强化和 CC 之间死亡率相似[94]。

十一、影响

根据美国卫生和公共服务部门的数据,在 2008 年,基于已淘汰的 ICD-9 编码 733.13 统计的住院总人数(VCF)为 133 647 人[95]。在这些患者中行 KP 治疗的为 40 800 人[96],行 VP 治疗的为 16 970 人[97]。2013 年,在美国,共有 108 190 名 VCF 患者入院[98]。在这些患者中,只有 23 870 例患者接受 KP 治疗[99],8 025 例患者接受了 VP 治疗[100]。手术率的急剧减少可能预示着发病率的下降,也可能是前面提到的阴性研究在广为报道后对症状性 VCF 治疗的紧迫性在下降。另外,这些统计数据也可以表明,由于骨质疏松症和骨质减少的预防和治疗以及恶性肿瘤的早期发现,VCF 的不良后果在减少。

一项对医疗保险人群椎体强化使用比例的回顾性分析显示,从 2006 年到 2010 年,VP 手术减少了 42.6%,使用率的下降趋势没有显著变化[101]。总的来说,在接受椎体强化术的患者和那些选择保守治疗长达 4 年的患者之间,医疗成本是相似的,这使得 VAP 在经济上成为 VCF 治疗一项可行的选择[102]。

十二、总结

绝大多数的前瞻性研究、RCT 和荟萃分析都支持 KP 和 VP 在治疗亚急性(3~6 个月)VCF 相关

疼痛和残疾的作用。有证据支持 KP 可能在恢复
椎体高度、改善肺功能、减少骨水泥外渗等方面优
于 VP。少数有影响力的刊物发表的部分关于椎
体强化的内容与大量证据相矛盾。在目前费用报
销模式的背景下，这些阴性研究结果与评论的传
播造成了更大的影响，导致了对 VAP 适应证（覆
盖范围）的否定。与大多数其他手术类似，这些疗
法在患者治疗中最终所占据的市场定位将由联邦
和商业付款人制订的指导方针决定，这意味着对
大型的、精心设计的、实用的临床试验的强烈
需求。

◆ 要 点 ◆

● VP 和 KP 是缓解椎体压缩性骨折疼痛的
有效技术。

● 主要适应证包括因继发于骨质疏松的椎
体压缩性骨折、多发性骨髓瘤和其他恶性肿瘤导
致的椎体疼痛。

● 与 VP 相比，使用 KP 的优势包括减少骨
水泥的外渗，有可能恢复椎体高度，改善肺功能。

● 尽管 RCT 研究的广泛报道有很大影响，
但绝大多数文献支持 VP 和 KP 在改善疼痛性椎
体压缩骨折患者的疼痛和功能方面的有效性。

参考文献

请于 ExpertConsult. com 在线访问参考文献。

第71章 交感神经毁损

Sandy Christiansen, MD; Michael Erdek, MD

翻译：蔡振华 张静月 审校：周华成 宋 莉

癌症相关的疼痛可能起源于躯体性、内脏性或神经病理性疼痛，大约50％的癌症患者在诊断时合并有多种类型的疼痛。当内脏被牵拉、压迫、侵蚀或扩张时，就会引起局部不适的伤害性疼痛。内脏疼痛的患者通常将疼痛性质描述为模糊的、深在的、压榨性的、痉挛性的或绞痛。其他临床症状和体征包括牵涉痛，如由肿瘤侵犯膈膜引起的肩痛、恶心和呕吐。

与癌症相关的内脏痛可以通过口服药物治疗缓解，包括联合使用非甾体抗炎药、阿片类药物和辅助性治疗药物。交感神经毁损术也是控制癌性内脏痛的一种有效方法。因此，交感神经毁损术应该作为药物治疗的重要辅助手段来减轻严重的癌性相关疼痛。然而，由于躯体性疼痛和神经病理性疼痛并存，这些神经毁损术很少能完全消除癌性疼痛。因此，必须持续口服较低剂量的药物。交感神经轴毁损术的目的是：①使阿片类和非阿片类镇痛药的镇痛效果最大化；②减少这些镇痛药的用量，以减轻棘手的不良反应。

神经毁损技术并非没有风险。因此，合理完善的临床判断和患者对减少不良反应的充分理解至关重要。本书没有描述这些毁损技术的操作细节，如果读者想了解该方面内容，须参考其他刊物[1,2]。

一、腹腔神经丛阻滞

腹腔神经丛位于上腹部的腹膜后，T12和L1椎体的水平，位于膈脚前方。环绕着腹主动脉和腹腔动脉，向下走形组成肠系膜上丛和肠系膜下丛。

腹腔丛由来自交感神经系统和副交感神经系统的神经纤维网组成，它包含1~5个大神经节，这些神经节接收3种内脏神经(内脏大神经、内脏小神经和内脏最小神经)的交感神经纤维。胸内脏神经位于横膈膜上方和后方，T12椎体前方。腹腔神经丛也接收来自迷走神经的副交感神经纤维，并向肝脏、胰腺、胆囊、胃、脾、肾、肠、肾上腺以及血管提供自主神经支配。

(一)适应证

腹腔神经丛毁损术已被用于治疗恶性和慢性非恶性疼痛。对急性或慢性胰腺炎患者有显著的治疗效果[3]。同样，对有剧烈内脏痛成分的上腹部癌症患者效果也很好[4]。

(二)操作技术

有多种经皮后入路方法可以阻断上腹部内脏的伤害性冲动，包括通过膈脚后入路的内脏神经阻滞和经膈脚前(或穿膈脚)入路的腹腔神经丛阻滞，该入路也可能穿经主动脉。膈脚后入路操作时，在第1腰椎正中线双侧旁开5~7 cm为两个进针点，针尖向T12椎体方向前进；经膈脚后及膈脚前入路时，针尖向L1椎体方向前进更常见。左侧针尖恰好位于主动脉的后部，右侧针尖则可再向前推进1 cm。如果采用单针经椎间盘膈脚后入路，最终针尖位置位于椎体中线即可。同样，膈脚前入路双侧进针方法常用，但单侧进针、针尖的最终到达中线位置，通常也能够满足要求。如名称所显示，膈脚前入路的穿刺针必须穿过膈膜，这在右侧可以直截了当地操作，但在左侧由于主动脉的存在使操作相对困难。因此，在左侧采用单针经主动脉入路操作时，操作者可以用回吸方法确认是否经过主动脉。无论膈脚后入路还是膈脚前入路，放射线透视下都可以显示出造影剂在横膈膜后面和椎体前面扩散。

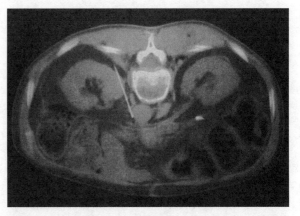

图 71.3 CT 扫描显示穿刺针接近主动脉外侧壁,位于膈脚的前方

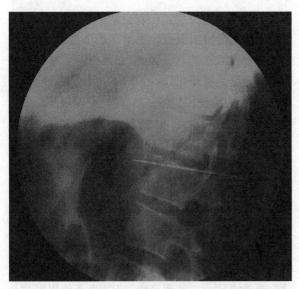

图 71.1 侧位 X 线片显示针尖的位于 L1 椎体前方 1.0～1.5 cm

(三) 药物和剂量

神经毁损性治疗常使用 50%～100%乙醇,每侧 7～15 mL,膈脚后入路需要的容量要少些。单纯注射酒精时会产生剧烈的疼痛,因此,建议在注射酒精前 5 分钟先注射 2%利多卡因和 0.25%～0.5%布比卡因的混合液 5～10 mL,或将 100%的酒精用 LA(0.25%～0.5%布比卡因)稀释到 50%,也可以用终浓度为 10%的苯酚,其优点是注射时无疼痛。酒精和苯酚的疗效相似。

(四) 并发症

腹腔神经丛阻滞相关的并发症与使用的操作技术有关:如膈脚后入路、经膈脚入路[5,9]或经主动脉入路[6]。Ischia 等[4] 在纳入 61 例胰腺癌患者的前瞻性随机研究中,比较了 3 种不同入路的腹腔神经丛阻滞术(celiac plexus neurolysis, CPN)治疗胰腺癌疼痛的疗效和并发症发生率。膈脚后入路(50%)和内脏神经毁损技术(52%)的体位性低血压发生率比膈脚前(10%)入路更高。相比之下,短暂性腹泻的发生率经主动脉腹腔神经丛毁损(65%)高于双侧化学性内脏神经毁损术(5%),但不高于膈脚后入路(25%)。感觉障碍、肩胛间背痛、打嗝、血尿的发生率在 3 组之间的差异无统计学意义($P > 0.05$)。

最近,Davis[10] 对 1986 年至 1990 年间的 2 730 例行腹腔神经丛毁损术患者的并发症发生率进行了评估。主要并发症,如截瘫、膀胱和肠道功能障碍的总发生率为 1/683。但是作者并没有描述具体使用了何种神经毁损入路。

(五) 特殊并发症诊断与处理的特别注意事项

1. 在注射神经毁损药物之前,我们必须利用放射线或者其他影像学引导方法确认穿刺针位置准确

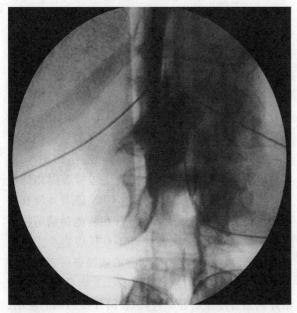

图 71.2 前后位的 X 线片显示膈脚前入路右侧针给药,造影剂后向双侧尾端扩散;膈脚后入路左侧针给药,造影剂后向单侧头端扩散

除了放射线引导技术[5,6],CT[7] 和超声[8] 引导也可用于经皮腹腔丛阻滞技术。CT 引导下经皮后入路经常采用单侧或者双侧进针,左侧的针尖接近中线并且位于主动脉的前外侧,或穿过主动脉。图 71.1～图 71.3 显示了针的最终位置和穿刺成功后理想的造影剂扩散情况。也有疼痛科医师在 CT[7] 和(或)超声[8] 引导下采用经腹部入路行腹腔神经丛毁损术。此入路通常用于无法耐受俯卧位或侧卧位的患者,或肝脏太大而不能采用后入路者。

无误,因为针尖可能在血管内、腹膜腔内或内脏里。目前使用的成像技术包括双平面 X 线透视、CT 或超声。Wong 和 Brown[11]对 136 例胰腺癌患者使用或者不使用放射线引导行腹腔神经丛阻滞的回顾性研究发现,使用放射线引导并不会改变毁损的效果或并发症的发生率。然而,没有描述有多少患者进行了影像学引导。假设有一半的患者没有用放射线引导,那么并发症的 95% 置信上限是 5%,可以说,如果不进行常规影像引导,这个发生率太高了[12]。Erdek 等对比放射线与 CT 引导下腹腔神经丛阻滞,发现在 CT 引导下操作结果会更理想(P=0.06)[13]。

2. 1%～3% 的患者在阻滞后 5 天内可发生体位性低血压。治疗方法包括卧床休息、避免体位突然改变和补充液体。一旦代偿性血管反射完全激活,该不良反应消失。对要求在治疗后的第一周就需要走动的患者,可使用弹性绷带从脚趾到大腿捆绑下肢,改善体位性低血压患者的症状。

3. 背痛的原因可能是:①穿刺过程中的局部创伤,最严重的并发症是腹膜后血肿;②酒精对腹膜后结构的刺激;③腰丛损伤。腹膜后出血罕见,但已有报道。因此,出现体位性低血压的患者在考虑是毁损的生理反应之前,必须排除出血情况。同样,持续性背痛患者应该检查红细胞压积。如果红细胞压积下降,需要影像学检查排除腹膜后血肿。红细胞尿检阳性提示肾损伤。如有需要,可以请外科会诊。

4. 腹泻可能是由于肠道的交感神经阻滞引起,治疗方法包括补液和应用止泻药。虽然任何抗胆碱能药物都可以使用,但口服洛哌丁胺是一个很好的选择。Matson 等[14]报道毁损后腹泻引起的脱水几乎是致命的。因此,在虚弱的患者中,必须积极治疗腹泻。

5. 腹主动脉夹层也有报道[15,16],主动脉损伤的机制是在阻滞操作过程中穿刺针的直接损伤。显而易见,膈脚前入路更容易发生此并发症。如果有证据显示腹主动脉有广泛的动脉粥样硬化疾病,最好避免使用这种方法。

6. CPN 后可能会发生截瘫或者短暂的运动麻痹[17-23],目前认为原因可能是提供脊髓血运的部分腰椎动脉痉挛[21]。事实上,狗的腰动脉在酒精和苯酚的作用下均会持续收缩[24]。大多数情况下,对苯酚的反应程度与浓度直接相关,而酒精诱发的反应则与浓度成反比关系。在人主动脉平滑肌细胞中,低浓度的酒精增加细胞内钙离子的浓度,产生更明显的血管收缩效应[25]。因此,如果患者主动脉存在明显的动脉粥样硬化,提示脊髓的血运可能已经受到损害,应避免使用酒精。然而,也有使用苯酚后出现截瘫的病例报道[16],提示其他因素,如直接血管或神经损伤,或药物逆行蔓延到脊髓,也可能引起并发症。这些并发症进一步提示在操作时必须进行放射影像学引导。

(六) 疗效

有 6 个 RCT 旨在确定 CPN 对成人胰腺癌的疗效、安全性或不良影响[26]。其中一项研究评估了 CPN 与 NSAID 和吗啡镇痛治疗对 21 例患者生活质量的改善情况[27]。该研究中,CPN 患者使用阿片类药物相对较少,生存期的生活质量评分也没有 NSAID 组和吗啡组下降快。第二项研究对 20 例胰腺癌癌痛患者进行了 CPN 与口服药物治疗的比较,作者发现 CPN 与 NSAID-阿片类药物联合治疗相比,VAS 降低程度相当[28]。然而,阿片类药物的消耗在神经毁损术组显著降低。此外,接受口服药物治疗的患者中不良反应的发生率更大。第三个 RCT 也对 24 例胰腺癌患者的 CPN 治疗和药物治疗进行了比较[29]。该研究中,与药物治疗相比,CPN 能更好地缓解短期疼痛,并出现了短暂腹泻和低血压。虽然与药物治疗患者相比,CPN 患者并没有表现出更持久的镇痛效果,但 CPN 患者的镇痛药物消耗量更低,恶心、呕吐、便秘等不良反应更少。第四项对照研究将 100 名不能切除的胰腺癌患者随机分为 CPN 组和假注射组,结果显示,6 周后接受 CPN 治疗的患者疼痛明显减轻,但在阿片类药物的使用、阿片类药物的不良反应、生活质量或生存率方面无差异[30]。Lillemoe 等采用随机、对照、双盲的研究方法,对 137 例不能切除的胰腺癌患者在术中施行酒精内脏神经毁损术,在术后 2 个月的随访期间(直到死亡),患者生存率得到了改善[31]。这些结局的可能原因是神经毁损组的患者阿片类药物用量较少,结果较好地保留了免疫功能,且不良反应,如恶心和呕吐发生率较低,使患者食欲改善。最后,Zhang 等的第六项研究对 56 例胰腺癌患者进行了比较,发现接受 CT 引导下 CPN 治疗的患者 VAS 评分显著低于药物治疗组。然而,与 Lillemoe 等的研究不同,本研究的 CPN 并没有给患者的生存率带来益处[32]。

一个 Cochrane 系统回顾纳入了 358 例成人胰腺癌疼痛患者,发现在腹腔神经丛毁损术患者中,CPN 术后 4 周的 VAS 评分与术前比较有显著的统计学差异,直至死亡前镇痛药物的使用也相应减少[26]。在此荟萃分析中,无严重并发症,镇痛药物治疗的主要不良反应是便秘。由于缺乏足够研究,该综述无法评价不同 CPN 技术的相对有效性。

除了随机对照试验,还有几项回顾性研究进一步阐明了 CPN 的益处。最近的一项回顾性统计分析显示,吗啡等效剂量少于 250 mg/d、在诊断性操作中没有接受镇静的患者,更有可能从腹腔神经丛或内脏神经毁损术中获得成功的结果[13]。一项荟萃分析评估了 21 项包含 1 145 名患者的回顾性研究,结果 89% 的患者在手术后的前 2 周内可获得足够满意的疼痛缓解[33]。存活的患者中,术后 3 个月内大约 90% 的患者、超过 3 个月有 70%～90% 的患者在去世之前,可以部分或完全缓解疼痛。胰腺癌和上腹部其他恶性肿瘤的疗效相似。需要强调的是,这些结果是基于回顾性评估,提供的数据可能不可靠,并可能有发表偏倚。此外,用于 meta 分析采用的统计方法必须考虑到患者选择标准所产生的异质性、神经阻滞的技术差异、神经毁损药物和剂量的选择、疼痛评估工具的多样性以及不同的治疗目标。

CPN 的疗效可能与胰腺肿瘤发病部位和受累程度有关。Rykowski 和 Hilgier 发现,92% 的胰头癌患者(36 例中的 33 例)得到了持续且有效的疼痛缓解,但胰体和尾部癌患者仅有 29%(14 例中的 4 例)缓解了疼痛[34]。阻滞失败的 13 名患者可能是由于肿瘤生长浸润包绕了腹腔干,CT 扫描予以了证实。

口服阿片类药物、NASID 和辅助用药经常用于癌痛治疗。然而,证据表明长期使用高剂量阿片类药物可能对免疫功能产生负面影响[35]。因此,这些有创镇痛技术可以降低阿片药物消耗量,对患者结局有积极作用。

二、上腹下神经丛阻滞

肿瘤蔓延至盆腔的癌症患者可能会出现对口服或胃肠外阿片类药物无反应的严重疼痛。此外,一些患者可能会抱怨阿片类药物的过度镇静或其他不良反应,影响了治疗的依从性和效果。这部分患者可能需要一种更侵入性的治疗方法控制疼痛,改善生活质量。上腹下神经丛位于腹膜后腔,第 5 腰椎体的下 1/3 到第一骶椎体上 1/3 的双侧。阻断上腹下神经丛可以减轻与癌症相关的盆腔疼痛和与慢性非恶性肿瘤相关的盆腔疼痛[36-39]。一项对 32 名患者的研究旨在评估哪些患者会受益于上腹下神经丛毁损术。结果发现,上腹下神经丛毁损在老年患者、骨盆外疼痛和膀胱癌患者中更易于取得积极效果(疼痛缓解≥50% 持续至少 1 个月)[40]。上腹下神经丛毁损对盆腔器官有镇痛作用,其原因是支配盆腔脏器的传入纤维与交感神经、神经干、神经节和神经分支伴行,可被神经毁损阻断。内脏痛的交感神经切除术类似于躯体痛的周围神经切除术或背根神经节切除术。另一项研究表明,即使在晚期,内脏疼痛也是盆腔脏器癌患者疼痛综合征的重要组成部分[37]。因此,经皮入路上腹下神经丛毁损术应该在盆腔癌晚期患者中有更多应用。

(一)操作技术

患者俯卧位,骨盆下部垫枕,使腰椎前凸变平。逐层肌肉局部浸润麻醉,根据患者的身高和腰围长度,进针点定位于 L4～L5 椎板间隙中线旁开 5～7 cm。两个带斜面短针(17.78～22.86 cm、22G)以斜面朝中间方向,与正中线成角 45° 和尾部成角 30° 进针,进针到 L5～S1 椎间隙的前外侧。进针时反复回吸避免刺入到髂血管。如果回吸有血液,可以选择经血管入路。

使用双平面透视法验证针尖位置的准确性,前后位针尖应位于 L5～S1 椎间盘水平,侧位针尖位置刚好超过椎体的前外侧缘。注射 2～3 mL 水溶性造影剂验证针尖的准确位置,并排除血管内注射。前后位下造影剂应在椎体中间扩散,侧位下造影剂呈与腰大肌前筋膜相对应的光滑后轮廓,说明针尖到达了合适的深度。图 71.4 和图 71.5 为上腹下丛神经毁损前理想的针尖位置和造影剂分布。也有研究发现经 L5～S1 椎间盘入路的上腹下神经丛毁损术与经盘外技术一样有效。类似于 L5～S1 椎间盘造影术,但需要针尖穿过椎间盘,到达椎间盘前面。

上腹下神经丛毁损前,建议每侧给予 0.25% 的布比卡因 6～8 mL 进行诊断性阻滞,经椎间盘入路需要的药物剂量少一些。为了达到治疗的目的,在诊断性阻滞后,每侧可以注射总量 6～8 mL 10% 的苯酚或 80%～100% 的酒精进行神经毁损。

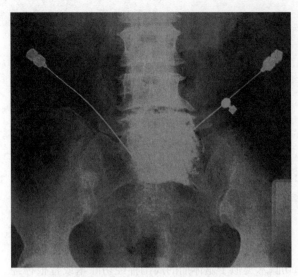

图71.4 放射线前后位片显示双侧针尖的正确位置及良好的造影剂分布

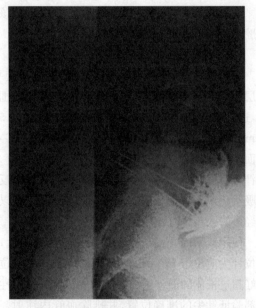

图71.5 放射线侧位片显示双侧针尖的正确位置及良好的造影剂分布

（二）并发症

潜在的并发症与上腹下丛的解剖位置有关。并发症包括腹膜后血肿、出口神经根或脊髓的损伤、包括输尿管在内的盆腔脏器损伤、意外的血管内、硬膜外、硬膜下或者蛛网膜下腔注射、椎间盘损伤、椎间盘炎，以及由于髂动脉粥样硬化斑块脱落引起的急性足部缺血。此外，上腹下神经丛是支配泌尿生殖系统的唯一主要神经，因此上腹下神经丛的损伤与逆行射精有关，但通常是一过性[41]。尽管所有这些潜在的并发症既往都有报道，但墨西哥癌症研究所、

罗斯威尔帕克癌症研究所和安德森癌症中心的200多例病例的综合经验却未能发现与该毁损相关的神经并发症[38]。另外，经椎间盘入路上腹下丛毁损未见椎间盘炎、椎间盘突出或椎间盘破裂的报道[42-43]。

（三）疗效

最初通过VAS评分的显著下降证明毁损是有效的。Plancarte等研究表明，上腹下神经丛毁损可有效降低70%癌性盆腔疼痛患者的VAS评分[36]。本研究被纳入的患者绝大多数为宫颈癌患者。在随后的研究中，69%的患者VAS评分下降。此外，成功组平均每日吗啡剂量减少了67%（从736±633 mg/d降至251±191 mg/d），失败组平均每日吗啡剂量减少了45%（从1443±703 mg/d降至800±345 mg/d）[37]。在最近的一项多中心研究中，对159例癌性盆腔疼痛患者进行了评估。总体来说，115名（72%）患者经过1~2次神经毁损术后，疼痛得到了满意的缓解。所有研究的患者在治疗3周后，阿片类药物的平均使用量下降了40%，等效吗啡消耗量从58±43 mg/d降至35±18 mg/d。成功组（从56±32 mg/d降至32±16 mg/d）和失败组（从65±28 mg/d降至48±21 mg/d）阿片类药物消耗量均显著下降[38]。在这两项研究中，毁损有效的定义是在毁损后3周内类阿片消耗量减少大于50%，VAS评分减少至少4分（4/10）[37-38]。30名患者随机分配到经椎间盘入路组与经典的后入路组，结果显示经椎间盘组手术时间显著缩短（24.4分钟vs.67.9分钟）。组间疼痛评分或吗啡消耗的无差异，经椎间盘组未发现椎间盘炎或椎间盘突出症[42]。最后，近期一项RCT分析了超声引导下前入路上腹下神经丛毁损治疗盆腔癌患者的疗效，发现与单独口服吗啡相比，前者是降低VAS评分的有效方法[39]。

通过这些研究的结果，我们可以得出3个重要结论。第一，上腹下神经丛毁损可以显著降低疼痛评分和阿片类药物消耗量，即使是晚期盆腔癌性疼痛。这表明内脏痛可能是癌性疼痛的一个重要组成部分，即使在疾病的晚期很难区分躯体痛和内脏痛的时候。第二，在有明显腹膜后淋巴结受累的情况下，神经毁损效果欠佳（20%vs.70%的有效率）[37]，这可能与神经组织受累或肿瘤扩散至骨盆内的躯体结构有关。然而一项研究表明，广泛腹膜后转移累及盆腔的患者，在前后位透视下造影剂分布到中线者获得了良好的镇痛[37]。第三，根据失败组和成功组患

者应用阿片类药物减少的经验,癌性盆腔内脏痛早期使用神经性毁损治疗可能更经济[37-38]。

Rosenberg 等的一个病例报道,描述了上腹下神经丛阻滞有效缓解了经尿道前列腺切除术后严重的慢性非恶性阴茎疼痛[44]。尽管患者没有接受神经毁损治疗,但用 0.25% 的布比卡因和 20 mg 醋酸甲泼尼龙进行了"诊断性"阻滞,有效地缓解疼痛超过6个月。然而,这种阻滞应用于慢性良性疼痛的报道较少。

三、奇神经节阻滞

奇神经节,也被称为 Walther 神经节,是一个位于骶尾骨交界处的孤立的腹膜后结构,是两条交感神经链的终末汇合处。

与恶性肿瘤相关的会阴部内脏疼痛可用奇神经节毁损治疗[45-46]。当患者经常出现模糊的、定位困难的、烧灼感和伴里急后重感的疼痛时,奇神经节毁损可能有效。然而,由于成功经验的报道较少,这种阻滞的临床价值不如腹腔神经丛和上腹下丛阻滞明确。

(一) 操作技术

奇神经节阻滞可以在双膝屈曲左侧卧位、截石位或俯卧位下进行。该技术的最初是使用一根22G、8.89 cm 的脊柱穿刺针,手工弯曲针体,以便于针尖能达到骶骨和尾骨凹前面。穿刺针凹面向后穿过肛尾韧带,在放射线引导下沿着中线抵达或靠近骶尾关节附近的骨质(图 71.6)。造影剂在腹膜后扩散,侧位上呈逗号形状。现在普遍应用的是改良方法,即俯卧位下经骶尾关节入路,据报道这种方法安全有效[47-48]。采用 20G、3.81 cm 的穿刺针在骶尾部韧带中线位置刺入,然后将针向前推进,直到针尖位于直肠后方。另一种不太常见的方法是将两个弯曲的穿刺针经外侧穿刺到骶尾部交界处,这样针尖向中间弯曲,恰好位于骶尾部韧带的前部。诊断性阻滞可以选择 4~8 mL 1% 的利多卡因或 0.25%

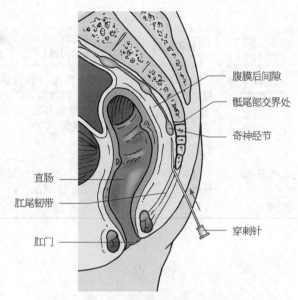

图 71.6 侧位示意图:奇神经节阻滞穿刺针正确位置

图中标注:腹膜后间隙、骶尾部交界处、奇神经节、直肠、肛尾韧带、肛门、穿刺针

的布比卡因,神经毁损可以选择 4~9 mL 10% 的苯酚或 80%~100% 的酒精。尽管该技术相对简单,我们也需要小心防止直肠穿孔和骨膜内药物注射。

(二) 并发症

奇神经节阻滞的并发症或不良反应未见报道,但直肠与奇神经节毗邻,如果肠管被穿透,可能会引发感染。

四、总结

交感轴毁损术是一种安全、经济、有效的治疗癌性内脏痛的方法,其益处不仅限于改善镇痛效果,还可减少阿片类药物的消耗和改善生活质量。长期大剂量的阿片类药物治疗对免疫系统和胃肠道系统有影响,因此交感神经毁损同时具有经济和临床意义。表 71.1 中比较了不同神经毁损术的适应证、并发症和疗效。目前有足够丰富的知识和精湛的技术保证该方法安全、迅速地实施。疼痛从业者最好将这种方法视为癌症疼痛成功治疗的辅助疗法。

表 71.1 各种交感神经阻滞的比较

	证据级别	适应证 (疼痛的起源)	神经阻滞的 解剖节段	并发症	评论
腹腔神经丛阻滞	Cochrane 回顾358 例胰腺癌患者发现 VAS 评分显著下降	胰腺、腹部血管、食管至横结肠、肝脏、肾上腺、输尿管	T12~L1	体位性低血压、背痛、腹泻、腹主动脉夹层、截瘫和短暂性运动麻痹	1/3 患者重复行 CPB 有效;对胰头癌镇痛效果更佳

（续表）

	证据级别	适应证 （疼痛的起源）	神经阻滞的 解剖节段	并发症	评论
上腹下神经丛阻滞	随机对照试验很少	子宫、卵巢、阴道、膀胱、前列腺、睾丸、降结肠和乙状结肠、精囊	L5	腹膜后血肿、脊神经出口根或脊髓损伤、盆腔脏器损伤，包括输尿管、椎间盘、椎间盘炎、逆行射精	上腹下丛阻滞对老年患者、骨盆外疼痛和膀胱癌患者镇痛效果更佳
奇节阻滞	仅限于小样本病例研究	会阴、直肠、肛门、阴道、远端尿道、外阴	尾骨	直肠穿孔、感染、血管内注射	局部疼痛难以定位、性质为烧灼样、伴里急后重样疼痛，效果可能更佳

◆ 要 点 ◆

● 交感神经轴毁损是癌症患者严重内脏疼痛药物治疗的重要辅助手段。神经毁损的目的是使阿片类和非阿片类镇痛药的镇痛效果最大化，同时减轻它们的不良反应。

● 与全身性镇痛治疗相比，腹腔神经丛毁损术对胰腺癌疼痛患者具有更好的镇痛效果，可以减少阿片类药物的使用，并减少了恶心、呕吐和便秘等不良反应。

● 一项研究中显示，不可切除的胰腺癌患者接受内脏神经毁损术后存活时间更长。这可能是由于阿片类药物使用量减少，保护了免疫功能，同时阿片类药物不良反应较少而改善了患者营养状况。

● 腹腔神经丛阻滞的并发症包括腹泻、体位性低血压、背痛、主动脉损伤、出血和截瘫。

● 已经证明上腹下神经丛毁损性阻滞在减少晚期盆腔癌患者的疼痛和阿片类药物消耗方面是有效的，且并发症极少，提示内脏痛是晚期盆腔癌患者疼痛的重要组成部分。

参考文献

请于 ExpertConsult.com 在线访问参考文献。

第72章 中枢神经及周围神经毁损

Kashif Saeed, MD; Meredith C.B. Adams, MD, MS; Robert W. Hurley, MD, phD
翻译：朱家丽 审校：杨 扬 宋 莉

一、前言

化学性神经毁损被用于镇痛已将近一个世纪。多年来无数种化学物质被用来行镇痛研究，但只有少数用于临床。甘油被用于三叉神经痛的治疗，苯酚和乙醇是仅有的两种常用于硬膜外或鞘内以及交感神经链、腹腔神经丛和内脏神经毁损的化学物质。使用神经破坏剂的决定通常是在许多其他治疗方法都不能提供益处之后做出的。化学和手术神经毁损术可能有非常严重的不良反应，它们的使用主要局限于晚期恶性肿瘤相关疼痛的患者。神经毁损可以使那些保守治疗无效或是不良反应严重、不适合行传统治疗的癌性疼痛患者受益。在终末期患者中，神经毁损术代表了一种缓解疼痛的姑息治疗方式以维持患者在最后的岁月里能和家庭及朋友正常交流。它能够改善那些由于使用大剂量阿片类药物形成的药物耐受、痛觉过敏和严重不良反应。是一种让患者使用较少全身性药物来控制疼痛并显著提高生活质量的方法。

二、患者的选择

当患者有神经毁损治疗的指征时（表72.1），必须要向患者解释清楚具体的目标和期望值。神经毁损治疗可以充分镇痛，通常显著减少全身作用的止痛药物剂量。尽管其局限性和并发症并不常见，但仍是患者和术者决策过程中的重要组成部分。虽然神经毁损术可以在阻滞有效的神经分布中提供镇痛，但不一定能缓解肿瘤扩大或新转移的疼痛。此外，这种疗法的效果可能是暂时的，并将随着时间的

推移而减弱，需要重新给予神经毁损剂。虽然这些药物通常能提供很好的止痛效果，但有时止痛水平不足以满足患者的期望或者止痛时间太短。也有报道过四肢无力、肠或膀胱麻痹的发生。通常情况下，选择硬膜外或鞘内神经毁损术的患者已经过了WHO的三阶梯镇痛治疗（图72.1A）但没有缓解，他们正经历标准镇痛药无法充分控制的疼痛，或者止痛药剂量产生了无法忍受的不良反应。也有一类患者已尝试过高阶的介入性镇痛治疗，但没有充分镇痛，或对这些手术有禁忌证（图72.1B）。相对于内脏痛或躯体痛的患者，神经病理性疼痛的患者使用神经毁损治疗通常效果较差。由于神经毁损的性质，它在控制单侧躯体集中于几个相邻神经节之内的疼痛效果较好。而对于椎管内肿瘤患者的疗效则较差，不适合使用。晚期或终末期恶性肿瘤以及躯体单侧疼痛的患者，神经轴索毁损是理想的治疗手段[1]。

表72.1 鞘内神经毁损术：神经轴索毁损性阻滞的适应证

难治性癌痛（晚期或终末期恶性肿瘤）
药物和介入镇痛治疗失败
难以耐受的不良反应
单侧疼痛
疼痛局限于1～4个皮节的水平
疼痛分布于躯干、胸部、腹部
初级躯体疼痛
椎管内无肿瘤扩散
LA阻滞镇痛有效
患者知情同意
符合现实的期望和家庭支持

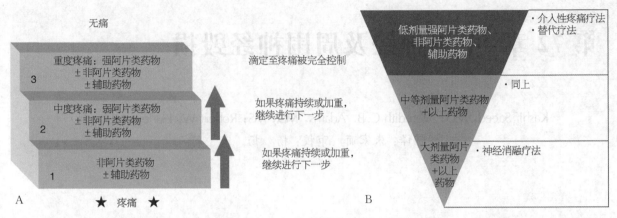

图 72.1　摘自 WHO《癌症和姑息治疗 2011》。在图(A)中,处理等级是由下往上递增;而在图(B)中,处理等级是由上往下递增

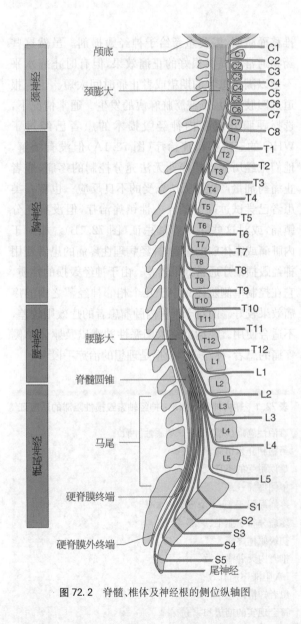

图 72.2　脊髓、椎体及神经根的侧位纵轴图

三、术前准备

在进行神经毁损之前,必须有一个明确的疼痛诊断,而且定位必须精确到每一个皮节上(图72.2)。实现准确定位的方法有很多,应当保证有效的神经阻滞适用于潜在的情况[2]。在确定计划后,应获得患者的知情同意,详细概述与特定手术相关的所有风险。在尝试任何侵入性技术之前进行彻底的神经系统检查,不仅对评估疗效至关重要,而且对于在发生任何潜在并发症时提供基准评估也至关重要。在理想的治疗方案中,应该由多学科组成治疗团队,并由其中一名成员执行这些神经阻滞,团队成员应对治疗过程中患者肿瘤病情及疾病转归了如指掌。患者和主要的肿瘤团队都应知道,在肿瘤快速进展的情况下,肿瘤的生长会降低毁损的效果。在毁损剂使用之前,最好先用 LA 进行诊断性阻滞以复制出效果。这样的预注射不仅可以确定针的位置,还可以评估神经毁损术的有效程度[3]。患者和医师应意识到,与 LA 相比,神经毁损剂具有更长的疼痛缓解时间,且可能不如 LA 起效迅速和阻滞全面。神经毁损剂的选择应该基于针的位置、患者达到手术要求体位的能力以及需要注射的剂量(表72.2)。毁损剂的比重可能对患者神经毁损剂的选择起决定性作用。苯酚的比重较大,和比重较小的乙醇相比,它更适合于鞘内和鞍区毁损。

四、神经毁损剂

(一)乙醇

乙醇(酒精)是经典的神经毁损剂之一,Dogliotti在 1931 年首先报道了乙醇的鞘内注射[4]。在美国,

表 72.2　神经毁损剂的特点

	乙醇	苯酚
物理性质	低水溶性	暴露于空气中吸收水分
室温稳定性	不稳定	稳定
浓度	100%	4%～7%
稀释剂	无	甘油
相对于脑脊液的比重	低	高
体位	侧卧位	侧卧位
倾斜度	半俯卧位	半仰卧位
疼痛方位	最高侧	最低侧
注射后的感觉	灼热感	无痛、温暖的感觉
起效时间	即刻	延迟（15 分钟）
脑脊液摄取结束时间	30 分钟	15 分钟
充分起效的时间	3～5 天	1 天

无水乙醇是可商购的（100% 浓度），为未稀释的 1 mL 和 5 mL 的安瓿。虽然商购乙醇没有稀释，但暴露于空气中时乙醇会吸收水分自动稀释。

乙醇在神经周围注射后可以产生沿神经走行的灼烧性感觉障碍。这种感觉对患者来说是非常不愉快的，可以持续几分钟到几周。为了缓解不适，大多数医师在使用酒精之前注射 LA，这也可以为正确的注射位置提供指导。

乙醇的神经破坏作用是通过凝集神经胆固醇、磷脂和脑苷脂，使黏肽沉淀产生的[5]。这些作用可以让神经纤维和髓鞘硬化，致使脱髓鞘[1]。但施万细胞的鞘基膜保持完整，使得新的施万细胞可以赖以生长，从而为随后的神经纤维生长提供了结构框架。结构框架可以促进轴突的再生，但前提是神经的细胞体没有被完全破坏[6]。变性的进程是非选择性的，在鞘内注射后可以观察到周围神经和脊神经根的变性。脊髓后柱、背外侧束和脊髓背根可观察到脱髓鞘区域，脊髓后角可观察到 wallerian 变性[7]。鞘内注射乙醇可导致乙醇的快速吸收和脊髓表面不同程度的损伤。

乙醇在脑脊液中快速地被吸收，10 分钟后只有 10% 的初始量剩余，30 分钟后只有 4% 的初始量剩余[8]。乙醇的快速扩散吸收使得其在使用剂量上要明显大于苯酚，这反过来又可能会导致局部的组织损伤[9]。在腹腔神经丛毁损中，乙醇被迅速吸收入血。有研究表明，腹腔神经丛毁损后，血中乙醇含量可高达 54 mg/dL，这对某些人来说，可能已经足以引起精神、运动方面的不良反应[10]。但乙醇的鞘内注射不太可能有明显的血管内摄取。

由于乙醛脱氢酶的抑制作用，乙醇作为神经毁损剂的使用可能会产生双硫仑样作用。病例报道显示，此类作用可发生于包括使用可抑制乙醛脱氢酶的 β-内酰胺抗生素拉氧头孢，甚至使用抗癌药物 5-氟尿嘧啶的患者当中[11]。患者在接受乙醇后的 15 分钟里会出现面色潮红、低血压、心动过速和出汗，4～6 小时后症状可缓解，并通过相应措施使血流动力学趋于稳定。两者均发生在腹腔神经丛阻滞后。对于镇痛医师来说，重要的是在用乙醇进行周围神经毁损之前，认识到可能引起双硫仑样反应的药物，如氯霉素、β-内酰胺类药物、甲硝唑、甲苯磺丁脲、氯磺丙脲和双硫仑[12]。

乙醇的比重小于 0.8，而脑脊液比重略大于 1.0。在脑脊液中，乙醇会逆重力向上"漂浮"。因此，在计划手术时，患者的体位是一个重要的考虑因素。

使用乙醇作为毁损剂也可能会产生灾难性的后果，乙醇在腹腔神经丛和鞘内毁损中都曾导致过暂时或永久性截瘫。据推测，这些并发症可能是由于乙醇直接作用于脊髓动脉导致了血管痉挛[9]。在暂时性瘫痪病例中，患者截瘫持续了 22 分钟，90 分钟内得到恢复。该患者在术后几周内取得了良好的镇痛效果，提示术中针尖位置的准确性以及术中不时的回抽防止乙醇注射入血管也是至关重要的。而在出现永久性瘫痪的病例中，患者接受的是乙醇鞘内注射毁损，术后 12 小时出现症状，尽管患者镇痛效果良好，但下肢却失去了行动能力。患者在几周后因为自身基础疾病恶化而死亡[13]。

（二）苯酚

苯酚是苯环一个氢原子被一个羟基取代而成。通常是由医院药房准备的，因为它没有预混液体的商业供应。苯酚难溶于水，在室温下仅形成 6.7% 的水溶液。因此，苯酚通常是用对比染料和无菌水、生理盐水或甘油制备的。当苯酚暴露于空气中时，它会被氧化成红色，如果避光冷藏，大约有 1 年的保质期。用甘油制备的苯酚扩散力有限，因此注射剂具有很好的局限性。在大鼠中，苯酚水溶液比甘油制剂具有更大的穿透神经膜和产生更大的神经内损伤的能力，但在鞘内注射实验中，两者无明显差异[14]。与乙醇不同，苯酚注射液具有初始局部麻醉作用，不产生灼烧感，但会有温暖和麻木感。这种感觉的分布可以帮助医师确认针尖合适的位置。通常用于神经毁损的浓度是 4%～10%。当使用甘油制备苯酚，它的比重是 1.25，比脑脊液的比重大。甘油制备的苯酚黏稠度高，因此注射难度较大。在注射前先行适当水浴加热可以降低苯酚甘油溶液的黏滞度[15]。准确的体位是很重要的，使苯酚沉淀到需要的位置，这一点与注射乙醇时要求的体位是相反的。

Putnam 和 Hampton 于 1936 年首次使用苯酚作为神经毁损剂。Mandl 于 1947 年将其用于动物交感神经节毁损中[16]。苯酚最早用于人类鞘内注射是在 1955 年[17]。一开始人们推测，苯酚对细无髓神经纤维，如 C 纤维传入神经和 A-δ 传入神经有选择性的毁损作用。但随后的研究表明，苯酚的浓度决定了其作用的神经类型和影响程度。稀苯酚鞘内注射可产生一过性局部麻醉作用，而随浓度增加则会产生显著的神经损伤[18]。苯酚的浓度与神经损伤的程度有直接关系。浓度低于 5%，苯酚可使轴突和周围血管的蛋白质变性；浓度大于 5%，苯酚能使蛋白凝固和非选择性节段性脱髓鞘[9]。Nathan 利用组织学研究结合 Aα 和 Aβ 纤维电生理变化的证据证实了苯酚对神经纤维的非选择性作用[19]。Smith 研究表明，鞘内注射苯酚在猫和人类中主要破坏脊髓背根和背柱的轴突，同时对腹根轴突也有影响[20]。Mather 和 Metha 指出，毁损运动神经需要大于 5% 的浓度，而鞘内注射小于 5% 浓度的苯酚则主要针对感觉神经[21]。在浓度较高时，损伤程度会显著增加，甚至导致轴突神经根损伤和脊髓梗死。高浓度苯酚注射也会引起蛛网膜炎和脑膜炎[22]。

与乙醇相比，苯酚似乎能在更短的时间内促进轴突再生。通过对猫周围神经损伤的电生理学研究发现，注射苯酚的猫在 2 个月后恢复了正常，而注射乙醇的猫在 2 个月后仍表现出复合动作电位的抑制[23]。然而，在另一项研究中，Smith 发现注射苯酚后 14 周神经再生才基本完成[20]。

由于苯酚对血管组织的亲和力要大于神经组织，曾经认为苯酚是通过局部缺血来实现毁损作用的[24,25]。Racz 等发现，与硬膜外注射不同的是，即使脊髓破坏区域的血管系统完好无损，鞘内注射仍

会导致组织破坏[26]。这表明苯酚可直接作用于神经组织而不完全是通过缺血起作用。苯酚的作用可能是直接的神经毒性作用和局部缺血作用的结合[27]。

Romero-Figuero 等发现血管内血栓形成可能是由于苯酚对内皮的腐蚀作用[28]。任何一种神经毁损剂对血管的作用都是显著的，特别是当这些药物注射在人工血管移植物附近时。但神经毁损剂对血管移植物的影响似乎取决于移植物本身的类型。GORE-TEX 移植物似乎能够承受神经毒性药物，而尼龙移植物暴露于 6% 的苯酚或 50% 的乙醇 72 小时后会出现拉伸强度减低[29]。体内的苯酚剂量超过 8.5g 会产生毒副作用，最初是出现抽搐，然后是中枢神经系统抑制，最后可导致心血管功能衰竭。低剂量血管内注射也会产生全身毒性。慢性长期接触可能会产生肾毒性、皮肤损伤和胃肠道反应。然而，苯酚并不是长期使用的经典毁损剂且一般使用剂量低于 100mg，不太可能产生全身毒副作用[1]。

五、神经轴索毁损术

(一) 乙醇鞘内注射

脊髓的神经根水平与骨性椎体水平不一致，因此，应在目标背根离开脊髓的位置而不是在穿过椎间孔的位置进行神经鞘内阻滞。精确的阻滞水平的评估应该根据神经的皮节和椎体节段分布进行定位，也可使用选择性的 LA 阻滞进行定位[30]。患者必须侧卧位，使得神经根［背根入髓区（dorsal root entry zone, DREZ）］位于注射部位上方[15]。如前所述，这是因为乙醇比重较低，在脑脊液中会漂浮向上[31]。对于患者来说，移动到正确的位置并保持其没有过度疼痛很困难。所以在操作过程中适当地使用枕头、毛巾、固定带和最大限度地调整手术台的位置，让患者较为舒适的保持固定体位很关键，否则会导致患者在阻滞完成前的移动。患者应该 45° 俯卧位，这将提高 DREZ 水平，使之高于腹侧神经根[15]。

患者置于妥善的体位后，必须获得正确的进针深度。将一根短的斜面针缓慢地插入直至硬膜外腔。最好利用空气阻力消失法证实进入硬膜外腔。由于患者的体位，悬滴技术可能难以操作。在确认到达硬膜外腔后，针头应缓慢前进并保持抽吸直至鞘内。一旦针到达鞘内，调整针尖位置使得针尖斜面朝向蛛网膜[32]。根据各家机构和医师自身条件，可以通过放射成像（图 72.3A 和图 72.3B）和造影

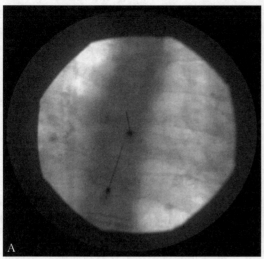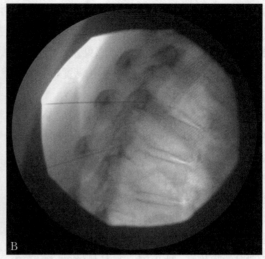

图72.3　正位(A)和侧位(B)片下神经毁损针的针尖位置

剂的使用来确认针尖位置。然后便可以注入乙醇或者提前注射小剂量的LA,如果不使用LA,在注射乙醇的过程中可能出现不适症状。无论是通过注射LA或注射乙醇后会出现的灼烧感来确定针尖的位置,如果患者主诉定位区域的疼痛没有任何改变,则可能需要额外的调整。使用结核菌素注射器,每次注射0.1 mL乙醇,间隔至少60秒(最好是90秒),总的乙醇量应不超过0.5~0.7 mL[32]。注射后,患者应保持体位15~30分钟,这样保证乙醇在局部起到最大作用,避免扩散。在30分钟后,应对患者进行神经系统检查。术后3~5天重新评估者的疼痛,以评估手术的有效性及决定是否需要重复注射。

(二)苯酚鞘内注射

在注射乙醇之前需要考虑的事项也适用于苯酚。疼痛的部位可通过神经的皮节和椎体节段分布进行定位,最好在透视下用诊断性的LA或造影剂进行确定。操作区域必须彻底清洁及应用标准无菌技术。乙醇和苯酚的给药有着根本的区别,当注射苯酚时患者必须仰卧位45°,且因为苯酚黏滞度较高,注射针应该更粗。

苯酚甘油制剂的比重较大,鞘内注射时其作用位置与乙醇完全不同。苯酚会"沉降"到其作用区域,这就要求需要毁损的神经在针尖的下方。虽然定位具有一定的挑战性,但可以通过折叠床位使床头轻轻抬高和患者仰卧45°来协助操作。转动患者可以优化神经根毁损的依赖体位。和注射乙醇的操作一样,一旦达到了预期的位置,就必须优化患者的

舒适度。利用如枕头、毛巾和泡沫等支撑设备,使患者更加舒适,以防止由于患者移动而导致操作失败。由于与这些手术相关的严重并发症,在神经毁损剂发挥作用的整个时期内对患者进行密切监测是必要的。注射苯酚产生的温暖感觉稍纵即逝,可能也会缓解一定程度的疼痛,但其神经毁损作用起效要比乙醇慢。苯酚可能15分钟后才发挥作用。虽然和乙醇相比,苯酚向周围扩散的相对较少,但仍要求患者在注射后保持固定体位30分钟。苯酚在24小时内达到最大效果,如果毁损不完全,可以重复注射。在大多数情况下,短的20G针头能够保证黏稠的苯酚正常注射,但是如果感觉困难,在注射之前使用温水水浴会使注射更加容易。和乙醇一样,苯酚每次注射量为0.1 mL,间隔时长60~90秒,总量为0.5~0.7 mL。

(三)硬膜外神经毁损

硬膜外神经毁损可缓解双侧疼痛,尽管其镇痛作用可能不如鞘内神经毁损彻底。硬膜外神经毁损可用于治疗内脏性或内脏性躯体性混合性腹部癌性疼痛[33]。硬膜外神经毁损的临床运用仍然很流行,不仅因为它的安全性更高、易于重复注射,而且它对胸部和颈胸交界处的疼痛效果更好。尽管后面我们会介绍传统的毁损方法,然而一项研究表明,当有指征时使用经椎间孔入路的方法可以获得极好的效果[33],不过必须注意避免注射到根动脉中。

根据选用的试剂类型选择适当尺寸的注射针。使用苯酚甘油需要大口径针,而使用苯酚水溶剂或

乙醇,则选择更细的针,在这种情况下也可使用硬膜外穿刺针或导管。使用硬膜外导管可以重复注射而不需要重复穿刺,但导管可能成为感染灶。导管是一种柔软、无扭结、可精确操作的固定装置,可以通过注射少量 LA 来确认位置。

与鞘内给药不同,针或导管尖端位置应靠近与患者疼痛区域皮节相对应的椎体水平,以便使毁损剂覆盖对应的神经根。注射应在无菌条件下进行。许多专家建议数天内进行重复注射,前提是假定注射在同一位置可以提高疗效和预后。

在确定了针头和患者的体位之后,可利用造影剂和 LA 来调节针的深度和位置。注射的剂量取决于神经毁损的程度,一般 2~5 mL 是足够的,随着位置向骶尾侧移动的剂量会逐渐增加。如前所述,建议每天进行注射,直到获得满意的结果。Racz 等建议进行每日注射,直到疼痛程度不再发生明显变化或患者保持无痛状态 24 小时。在硬膜外腔首次置入 3~5 cm 的硬膜外导管后的 3 天内,可以每天注射乙醇。每日给药前进行 LA 注射重新确定导管尖端位置可以减少患者的与乙醇相关的不适感[34]。通过导管每次注射 0.2 mL,20~30 分钟共注射 3~5 mL 乙醇。

虽然所有癌症患者的疼痛都可获得初步的缓解,但慢性非癌性疼痛患者的缓解效果不明显[35]。四项研究的结果都证实胸段硬膜外神经毁损术可以明显缓解癌性疼痛[6]。患者的疼痛缓解程度从 65%~100% 不等,平均为 80%。不同人群的疼痛缓解情况是不一样的,反映了疾病的严重程度。尽管如此,有的患者在死亡之前都是无痛的。在存活的患者中,疼痛缓解的时间从少于 1 个月到超过 3 个月不等。

虽然容易给药是一方面,但与鞘内神经毁损术相比,硬膜外神经毁损术的安全性并没有提高。Katz 等所做的一项研究表明,在一组灵长类动物腰硬膜外注射苯酚两周后,除了前神经根和脊髓的损伤,还发现了后神经根的损伤。这些研究对象也表现出下肢肌力减退的体征[36]。1 例患者在接受 Hayashi 等连续 3 次胸段硬膜外乙醇注射后 24 天后死亡,患者外 1/3 硬脊膜的层状结构被破坏,但脊神经根和脊髓未发现明显异常[37]。

(四) 鞘内和硬膜外神经毁损术的并发症

神经毁损术的并发症发生率为 1%~14%,而在严重程度上,从不完全毁损到四肢无力甚至膀胱/直肠麻痹均有可能发生[1]。与大多数介入性手术一样,最常见的并发症是疼痛未得到明显缓解。疼痛缓解欠佳可能有多种原因。常见患者对疼痛缓解的期望值很高而毁损术无法达到的情况。因此,对于疼痛科医师来说,在术前与患者进行良好的沟通以避免这些失望是非常重要的。另一种导致疼痛缓解不足的原因很简单,是因为毁损不完全,可以通过重复注射来解决。当肿瘤广泛生长或是横跨多个皮节,神经毁损术的效果可能较差。虽然这种毁损总是有可能起作用,但不幸的是神经毁损剂的局部扩散可能会造成周围损伤。

当毁损剂进入特定的解剖结构会产生相关的并发症,如硬脊膜穿刺后头痛、脑膜炎、蛛网膜炎以及外伤性神经损伤。硬脊膜穿刺产生的头痛通常在 1~5 天内会迅速消失。由神经毁损剂产生的并发症包括:由前神经根毁损导致的运动功能丧失、触觉和本体感觉的丧失以及括约肌张力丧失。这些潜在的并发症中,肠道或膀胱括约肌张力丧失是比较常见的。神经毁损剂引起的并发症通常是暂时的。Gerbershagen 观察了神经性并发症消除所需的时间,28% 的患者并发症在 3 天内消除,23% 的患者并发症在 1 周之内消除,21% 在 1 个月内,9% 在 4 个月内,但有 18% 会超过 4 个月[38]。如 Swerdlow 等对 145 名患者进行的研究那样,乙醇和苯酚在并发症发生率似乎相似[39]。并发症主要发生在脊柱周围神经毁损的区域。在颈椎水平,可能发生臂丛神经受损,最常见的表现为肢体感觉异常。相比于颈椎和腰椎水平,胸椎水平的并发症较少发生。在 L1 脊髓水平以下注射,注射剂可能扩散到马尾神经。由于马尾神经前根和后根没有分离,可能使运动和感觉神经的损害程度难以预料。

Hollis 等研究发现,鞘内完全阻塞的患者因穿刺部位的不一样,神经功能恶化的风险也会不一样。在完全阻塞部位上方的 C1~C2 进行穿刺,没有引起神经功能恶化;而在腰部完全阻塞部位下方穿刺,则有 14% 的患者有神经功能恶化[40]。这种并发症可能是由于病变下方的 CSF 去除后脊椎圆锥下移,在进行毁损术时应当考虑这些问题。

神经毁损术后患者服用阿片类药物的剂量会有所变化。术前服用大剂量阿片类药物的患者在毁损术成功后镇痛的药量会减少。阿片类药物的迅速停用会引起戒断反应,没有疼痛作为刺激,继续服用原剂量的阿片类药物可能会引起过度镇静和呼吸抑制。在术后几小时到几天内仔细观察患者可以规避这些问题。

六、周围神经毁损术

周围神经毁损术存有一定的争议。虽然有些人认为它在癌性疼痛治疗中没有真正的作用,但也有一些人已经发现肋间神经毁损在治疗癌性和某些罕见的非癌性躯体痛方面的作用。周围神经毁损是在使用 LA 成功地进行诊断性阻滞后进行的,可产生注射后神经炎和去传入性疼痛。尽管这些并发症令人不快,但它们可能比患者目前的疼痛更为可取,或者患者可能在这些并发症完全显现之前死于原发性疾病[3]。

(一)肋间神经毁损术

肋间神经毁损术有助于缓解源于胸壁、腹壁或会阴壁层的疼痛。肋间神经毁损是将注射针从肋骨下缘"移开"来完成的。通过透视和(或)患者的感觉异常来准确定位针尖位置。通常,首选苯酚作为毁损剂。注射 $1\sim2$ mL 5% 苯酚的效果是显著的,常重复给药几天。大多数并发症都与毁损剂和注射位置相关。如前所述,神经炎、感觉异常和疼痛是相对常见的不良反应。气胸是一个潜在的并发症,但是可以通过小心操作来尽量减少。已有报道乙醇和苯酚肋间神经毁损术后发生截瘫的病例[41,42],很可能是毁损剂向蛛网膜下腔的近端扩散引起的。

(二)其他神经毁损术

有文献报告了 2 例椎旁神经毁损术治疗胸椎癌性疼痛的病例[43]。此外,一项关于脊神经内侧支神经切断术和重复射频热凝消融术治疗非癌性胸腰椎小关节源性疼痛的 RCT[44] 发现,随访 24 个月后与重复神经射频消融术相比,接受酒精消融治疗的患者根据 NRS 缓解疼痛的时间更长,根据 ODI 报道的生活质量更好。射频消融术的基本原理是,它是一种"可控的"损伤。然而,当注射乙醇或苯酚等神经毁损剂时就失去了可控性。药物扩散可能更广泛,因此,它大大增加了不良反应的风险,如无意中扩散至神经根。对于难治性骶髂关节炎,有报道称 10 例

患者行苯酚消融术后疼痛得到长期缓解[45]。虽然也有神经并发症的报道,但是还没有研究表明苯酚消融术对小关节源性颈椎痛的有效性。

已经报道了其他几种神经毁损,然而相关证据较少,包括用于盆腔疼痛的阴部神经毁损和上腹下神经丛毁损,用于腹壁痛、癌性疼痛的腹横肌平面神经毁损,用于直肠痛的鞍区神经毁损和用于会阴疼痛的神经节毁损。

七、神经毁损的其他手段

冷冻镇痛技术和疼痛治疗的外科手术方法见其他相关章节。

◆ 要 点 ◆

● 神经毁损术是在其他镇痛疗法均无法缓解的情况下才考虑的治疗手段,主要用于晚期癌症患者。明确的治疗的目标和局限性需要在术前与患者进行充分的沟通。

● 神经毁损术可以减少全身镇痛药物的使用,从而提高患者的生活质量,并使患者有机会在人生的最后阶段能与所爱的人进行清晰地交流。

● 乙醇和苯酚是鞘内和硬膜外神经毁损术使用的主要神经毁损剂。乙醇在注射时会有灼烧感,因此在注射前先注射 LA 减少不适;苯酚注射相对无痛,会产生温暖的感觉。

● 应通过椎体节段、神经皮节体表定位和影像学检查来确定疼痛的部位。术中患者的体位应由患者的舒适度及注射的毁损剂来决定。与脑脊液相比,乙醇比重较小,在脑脊液中会"上浮";苯酚比重较大,在脑脊液中会"下沉"。

● 最常见的并发症是镇痛不足,精确的定位是成功与否的关键。通常疼痛缓解可能需要数次注射。

● 鞘内和硬膜外毁损的相关并发症包括运动功能丧失、触觉或本体感觉的丧失以及肠或膀胱括约肌张力的丧失。

参考文献

请于 ExpertConsult.com 在线访问参考文献。

第73章 脊髓电刺激

Shravani Durbhakula, MD；Khalid Malik, MD, FRCS

翻译：曾永芬 刘红军 审校：金 毅 宋 莉

一、引言

慢性疼痛给美国医疗保健带来的严重负担与癌症、心脏疾病和糖尿病并列。据估计，在任何时候都有1亿成年人遭受持续性疼痛，每年经济损失高达1000~3000亿美元[1]。随着阿片类药物在对神经病理性疼痛基于证据的治疗中失去地位，提供给慢性疼痛患者的药物治疗越来越有限，介入方法则变得比以往更加重要。神经调节为治疗慢性疼痛患者提供了一种重要的、不断发展的方法。

有趣的是，关于电刺激缓解疼痛的观念并非新颖，可追溯至公元前2500年，当时的古埃及人尝试在疼痛部位使用可产电的鱼来缓解疼痛[2]。然而，关于这项实践最早的书面医学报告来自于古罗马人，他们认为黑色雷鱼可以通过放电来缓解疼痛[2]。

1965年，Melzack和Wall提出疼痛的门控理论，该理论将中枢和周围神经系统连接起来，参与复杂的疼痛感知和过程。它推测Aδ纤维、C纤维和Aβ纤维的所有突触均在脊髓后角处[3]，这里是它们信号传导必须通过的单向生理"闸门"。

Aδ纤维和C纤维传递来于机械、热或化学的伤害性传入信号[4]。Aδ纤维有髓、中等直径，而C纤维无髓、小直径。因此Aδ纤维较C纤维传递痛觉更快（40 mph *vs*. 3 mph）[4]，在疼痛感知过程中形成短暂间隔的两个阶段。例如，一个人在触摸热炉之后即刻感觉剧痛是Aδ纤维传递的结果，而在手离开热炉之后持续的深部搏动样疼痛则是C纤维传递的结果。与此同时，Aβ纤维参与触觉、压觉和本体感觉的传导，并且不会传导痛觉[4]。

门控理论解释了为什么在软组织受损或昆虫叮咬处摩擦可缓解疼痛。如果"闸门"被来自Aβ纤维的非痛觉输入所堵塞，则无法传输伤害性Aδ和C纤维的输入。尽管上述描述可能过于简单化了，但是Melzack和Wall的理论为脊髓电刺激（spinal cord stimulation, SCS）奠定了基础。

1967年，即他们的理论发表2年之后，Norman Shealy成功地在背柱附近的鞘内植入了单根SCS电极[5]。患者的神经病理性疼痛得到明显改善，使神经调节成为人们关注的焦点，并且从那以后这一领域有了显著的发展。

二、作用机制

目前对SCS作用机制仅部分了解，还需要进一步研究。SCS用于多种适应证，范围从神经病理性疼痛到心绞痛，它可以通过诱导局部自主神经系统或内脏反射的改变来影响多个器官系统[6]。其缓解疼痛的机制很可能因所治疗的病理状态不同而不同。例如，SCS缓解神经病理性疼痛与缺血性疼痛的作用机制就不同。SCS缓解神经病理性疼痛机制中抑制中枢兴奋性可能是关键[6]；而对于缺血性疼痛，血管舒张和抑制交感神经传出更可能是其缓解因素[6]。

SCS的动物研究已从病理生理学角度提出一些假设。由于神经病理性疼痛是SCS目前最为常见的适应证，下面详细介绍有关神经病理性疼痛和SCS的动物模型研究结果。

● 已发现神经损伤后背角广动力范围（dorsal horn wide dynamic range, WDR）神经元过度兴奋性，可能由于局部脊髓γ-氨基丁酸（gamma-aminobutyric

acid，GABA）系统功能紊乱或脊髓后角兴奋性神经
递质释放增加（如谷氨酸）所致[6]。

- SCS 抑制脊髓后角 WDR 神经元的兴奋性，增加 GABA 释放以及减少谷氨酸释放[6]。
- SCS 增加背角血清素、去甲肾上腺素和腺苷的浓度[6]。
- 节段性假说：SCS 只需要少数脊髓节段参与，附加极少的来自大脑的抑制信号[6]。
- 椎管上假设：脊髓上通路被激活。下行抗伤害通路抑制了背角神经元[6]。

三、患者选择和术前注意事项

选择植入神经刺激器的患者须满足以下标准：①患者的诊断对该治疗有效；②患者保守治疗失败至少 6 个月；③排除了心理问题；④无非法药物滥用病史；⑤测试试验显示疼痛缓解[7]。然而单纯的神经病理性疼痛综合征比较少见，而混合性的伤害性/神经病理性疾病，如腰椎手术失败综合征（failed back surgery syndrome，FBSS）（图 73.1），则较为常见。此外，许多慢性疼痛患者往往伴有一些抑郁症状，因此心理筛查非常有助于避免植入患有严重精神疾病的患者。Olson 等[8]的一项有趣研究表明，一项复杂心理测试中的多个项目与对 SCS 试验的良好反应之间有高度的相关性。建议在实施介入性治疗之前，确保对患者进行广泛风险/效应讨论和支持。

为了最大限度地改善功能愈后及缓解疼痛的可

能性，将功能目标的建立作为术前评估的一部分。这样做可以强化患者观念，即该治疗的主要终点不是疼痛改善，而是功能活动恢复[9]。疼痛意味着伤害令患者害怕，而这种观念将限制他们的康复，即使疼痛有所改善[10]。对功能目标的咨询辅导是值得讨论的问题甚至有可能打破不正确的观念。

术前应仔细检查影像资料以便制订最佳手术方案，应考虑脊柱解剖的变化和变异。硬膜外瘢痕形成、椎板切除术术史、年龄相关性改变、椎间盘退变以及椎板间隙过窄，这些都有可能使经皮电极的放置变得极为复杂，在某种情况下甚至不能放置[11]。严重的椎管狭窄或手术瘢痕可能导致硬膜外腔的堵塞，增加了植入刺激器的并发症风险，包括植入电极压迫脊髓[11]。

四、设备

SCS 是一项富有挑战性的介入/外科的疼痛治疗技术。神经解剖学知识、手术技术和围术期患者护理均需要大量的培训和理解。为使神经刺激治疗取得最佳疗效，推荐疼痛医师和脊柱外科医师之间合作。SCS 涉及将铂合金电极置入后硬膜外腔电刺激脊髓背柱。对介入疼痛医师来说，了解可选择的设备极为重要。

SCS 电极有两种类型：经皮电极和桨式电极（图 73.2）。经皮电极为柔性圆柱形聚氨酯导管，其远端有不同数量、长度和间距（取决于型号和厂商）的铂合金电极触点[4]。这些电极在透视下经穿刺针

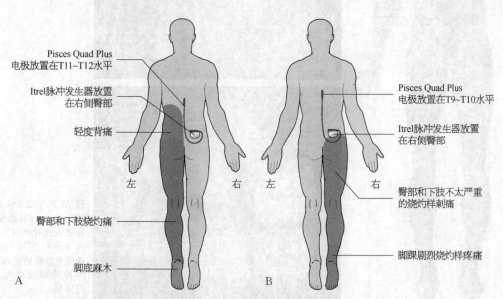

图 73.1 （A 和 B）理想的候选者：FBSS/CRPS。注意根性神经痛与轴性腰痛模式的比较。（Courtesy Medtronic Inc.）

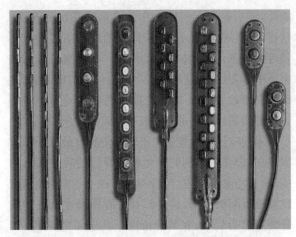

图73.2　神经刺激电极：（左到右）经皮电极到桨式电极。（Courtesy SJM Inc.）

置入硬膜外腔，通常由介入疼痛医师放置，因为与外科桨式电极相比，经皮电极侵入性更小。经皮电极通常有8～16个触电。由于其圆柱形设计，可以产生圆周电流。这可能会刺激背柱结构，如黄韧带，进

而产生不适[4]。

　　桨式电极扁平而宽，远端为矩形。一面是绝缘材料，另一面是盘状触点，可多达32个。传向脊髓的为单向电流，因此桨式电极产生的电场较经皮电极效率更高，并且可以避免脊柱结构受到刺激[4]，但这些电极置入的方法更具侵入性，须在脊柱外科医师行椎板切开或椎板切除术后直视下置入硬膜外间隙。Rosenow等[12]进行的一项大型回顾性研究中显示，与经皮电极相比，桨式电极的置入增加并发症、骨折、感染的发生。然而，到目前为止没有充分的前瞻性研究对经皮电极和桨式电极进行比较。当解剖结构、术后改变或硬膜外瘢痕使经皮电极置入困难时，可选择桨式电极[13]。此外，如果由于电极移位而需要重置电极、患者遇到不希望部位的刺激或需要电极位置更为稳定时，应该考虑桨式电极[13]。

　　电源选择有三种类型：一次性电池可植入式脉冲发生器（implantable pulse generator，IPG）、可再充电电池IPG和RF单元（图73.3）。RF单元是第

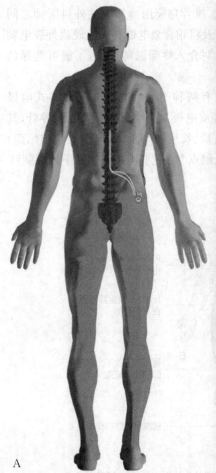

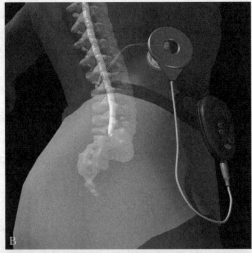

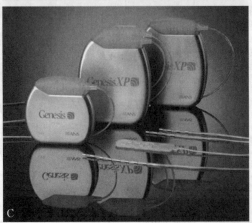

图73.3　A. IPG系统示意图（Courtesy Medtronic Inc.）；B. 植入式射频SCS系统示意图（Courtesy SJM Inc.）；C. 典型的带有电极的植入式脉冲发生器神经刺激单元。（Courtesy SJM Inc.）

一个植入 SCS 设备,其不受电池寿命的限制,但需要外部电源。患者必须要用胶带将触角固定在接收器上方的皮肤上,这种不便可能导致皮肤刺激[13],因此现今很少使用 RF 单元。一次性电池 IPG 基于起搏器技术于 1980 年问世。尽管他们往往更大、寿命更短,仅 3~4 年,但由于其不需要充电或不干扰日常活动而基本不需要维护。再充电电池 IPG 已被引入,其含有锂电池,使用寿命长达 9 年。

五、步骤

SCS 试验应在无菌条件透视下进行,通常是经皮放置 1~2 根电极。建议预防性使用抗生素以预防感染,目前推荐的是头孢菌素,如头孢唑啉[4]。当患者对 β-内酰胺过敏时,建议使用克林霉素,如果患者耐甲氧西林金黄色葡萄球菌(methicillin-resistant Staphylococcus aureus, MRSA)阳性,可以选择万古霉素[4]。采用套件提供的 14 号,9 英寸 Tuohy 引导针,经皮穿至背侧硬膜外腔后,使用正常阻力消失技术,通过硬膜外穿刺针将 SCS 电极引入硬膜外腔(图 73.4)。一旦进入硬膜外腔,在透视引导下将 SCS 电极引导至后侧正中硬膜外腔,直至到达所需的解剖位置。尽管在后硬膜外腔并列置入两根 SCS 电极最为常见,并且提供更好的刺激选择,但如果能够充分覆盖疼痛区域,单根电极就足够了。对于传统 SCS(除了高频 SCS),更倾向于短效镇静,这样患者在电极放置后可以很容易被唤醒,以评估疼痛区域异常感觉的覆盖范围。在硬膜外电极放置成功后,小心退出硬膜外穿刺针以避免任何电极移位。

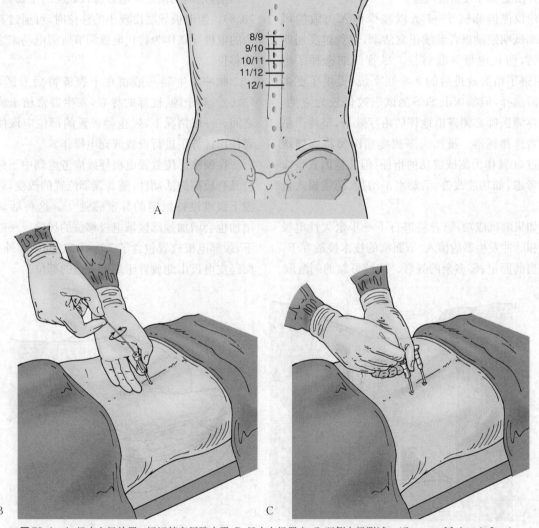

图 73.4 A. 经皮电极放置:标记棘突间隙水平;B. 经皮电极置入;C. 双侧电极测试。(Courtesy Medtronic Inc.)

通过透视最终确认电极位置后,使用不可吸收线和(或)专用的固定装置将导线锚固于皮肤上,最后覆盖无菌敷料。

当患者经皮放置的电极测试完成后,移除敷料,剪断缝线,移除并丢弃导线。如果测试成功,新的导线置入并在植入 SCS 时将其与植入式 IPG 相连接。

另外,SCS 测试电极可以通过脊柱背侧开放性切口,采用与经皮电极相似的技术置入。这样一开始将 SCS 电极埋于皮下,只有隧道延伸部分(连接导线)离开皮肤的情况下,如果测试成功,在永久性植入期间,只需丢弃延长部分,而初始测试的电极仍可与植入式发生器连接。这种方法的优势在于,保留了成功测试时相同的电极位置,但是它在初始测试时增加了一个切口,这会增加术后疼痛,并混淆测试结果。此外,通过开放性切口植入测试电极较直接经皮方法更易导致感染风险。

建议谨慎测试 5~7 天以减少植入失败的风险。测试期鼓励患者继续正常活动,避免过度屈曲或扭转,防止电极导联移位。尽管仔细选择了患者,引进了精简改进后的多导联系统,提供了更多的刺激选择,但临床上 SCS 测试失败仍较为常见。专业疼痛医师必须谨慎地评估治疗效果,坚持严格的患者选择标准。虽然大多数疼痛医师将疼痛缓解超过 50% 作为测试成功的指征,但其他因素也应纳入考虑,如功能改善、活动水平增加、药物摄入量减少。

如果测试成功,患者将进行下一步永久性电极导联和脉冲发生器的植入,所面临的技术挑战在于:①适当的固定;②多余的导联。持续可靠的刺激取

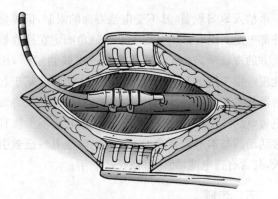

图 73.5　锚定电极。(Courtesy Medtronic Inc.)

决于将电场稳定在一个小面积的脊髓表面。由于导联伸展性有限,某些身体动作可以明显地拉伸电极并致使导联移位。虽然从长远来看,植入电极周围硬膜外组织的硬化改变可以起到固定作用,但在植入初期,正确的锚定是电极植入成功的主要因素(图 73.5)。当电极导联出现小的移位时,可通过其他多余的电极导联作为替代电极调节所需电场来适应小的移位。

脉冲发生器一般植在下腹或臀后上区域(图 73.6)。对于颈、枕部的导联,发生器常植于肩胛骨之间。一般情况下,发生器放置的部位应该便于患者使用优势手进行设置或充电操作。

在颈椎部位放置电极导线应考虑到中下颈椎部位具有较高的活动性,随着颈部位置的改变,强直刺激下很难维持恒定的异常感觉[11]。这种活动性的增加也会增加颈部区域电极移位的风险。一般情况下,颈部电极放置包含了 T1~T4 之间硬膜外腔[11],而经皮电极由此放置于颈椎合适的部位。

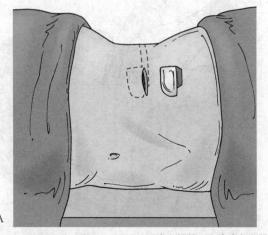
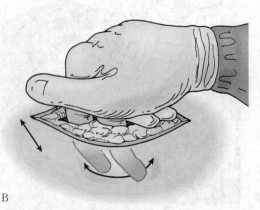

图 73.6　(A,B)永久性植入:脉冲发生器植入体内。(Courtesy Medtronic Inc.)

胸椎区域较为稳定,减少了电极移位。在 T5 水平,CSF 直径最大,脊髓最小[14,15]。因此,当电极置于 T5 水平时,刺激阈值更高,体位变化也可能出现问题[11]。

当尝试缓解盆骨、骶骨或足部疼痛时,电极应放置于腰椎,电流指向脊髓圆锥或马尾[16]。由于脊髓神经在该水平呈自由浮动,刺激很容易受到患者运动影响,并且刺激效果不佳[11,13]。

六、并发症

SCS 并发症包括从一些小问题,如适当的异常感觉覆盖缺失,到严重的并发症,如瘫痪、神经损伤、死亡。总的发生率在 28%～42%[17]。Cameron 的一篇系统回顾报道,最常见的并发症是电极导联移位或断裂,占植入患者的 22%[17]。Barolat 和 May 的研究中报道,由于导联移位的再手术率分别占 4.5% 和 13.6%,而由于导联断裂的再手术率分别占 0% 和 13.6%[18,19]。如果体型发生变化影响到原来的植入位置,发生器也可能需要再次手术进行调整。

研究表明,浅表感染率为 2.5%～7.5%,幸运的是,只有在很罕见的情况下才会发展严重的感染(<0.1%)[7,18,20,21]。为避免感染性并发症,操作环境应确保无菌。此外,应对患者在伤口护理以及对感染症状、体征的识别上进行健康教育。许多浅表的感染可以口服抗生素治疗,但严重的感染需要手术探查,取出装置。尽管罕见,但硬膜外脓肿如不及时处理可能导致瘫痪和死亡,因此必须十分警惕。金黄色葡萄球菌是经皮导管硬膜外导管相关感染的主要病原菌[21]。

七、编程和技术概述

对 SCS 的充分认识需要理解欧姆定律:I=V/R,电流(I)等于电压(V)除以电阻(R)。在 SCS 电路中,电压由 IPG 提供,电阻是导线电极之间的阻抗(由电极周围包括背柱的组织决定),这两个变量决定了 SCS 电极之间的电流大小[4]。硬膜外纤维化、硬膜外间隙较大或任何特定节段水平脊髓直径小和 CSF 层较厚等因素,可能增加电极间电流的电阻或阻抗 IPG,需要更高的电压来维持足够的刺激[4]。因此,要了解脊髓的解剖结构,尤其是不同节段水平硬膜外腔的大小/形状十分重要。研究证实,导联放置在脊髓较大且硬膜外间隙狭窄的颈椎较放置在脊髓直径较小且硬膜外间隙较大的下胸椎的阻抗更低[22]。电阻增加意味着需要更高的电压以维持最佳的电流。由于功率与电压和电流成正比,因此适当地控制这些变量可能会带来更好的功效[4]。迄今为止,以下因素尚未与阻抗变化相关:年龄、脊柱手术、导联数目或型号。而男性胸椎的阻抗比女性高 21%,没有明确的生理学解释[4]。

传统的强直性神经刺激有四个基本参数:振幅、脉宽、频率和电极选择[23],可以通过调整这些参数在疼痛区域产生感觉异常刺激,从而减轻患者疼痛(图 73.7)。

振幅是每个脉冲的强度,可由电压或电流控制。尚无证据表明两者哪个更具优势。但电流控制系统理论上对由于硬化和患者体位改变而引起组织内电阻变化的影响力较小。因此,数学建模可预测更为稳定的异常感觉[24]。振幅对每个患者是可变的,但通常初始设置为运动阈值的 60%～90%[6]。脉宽是

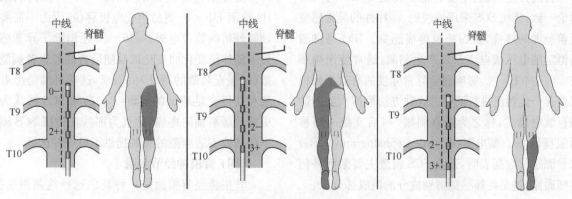

图 73.7 不同正负极组合下覆盖的传统模式(Courtesy Medtronic Inc.)

指脉冲的持续时间,以微秒(μs)为单位,通常设置在 $100 \sim 400 \mu s$ 之间。与增加振幅类似,更大的脉宽为每个脉冲提供了更多的能量,通常提供了更广泛的覆盖。起始设置常采用 $200 \mu s$[6]。频率是以 Hz 或周期每秒为单位,在 $20 \sim 150$ Hz 之间。在低频率下,患者可能感觉肌阵挛性振动;而在高频率下,感觉更像是一种嗡嗡声。极高频率(>500 Hz)被认为可增加血流并减少血管阻力[25]。

电极放置的靶点是一个复杂的热点。Barolat 等[26]绘制了 106 位患者电极在硬膜外不同位置下的感觉反应与覆盖模式。绝大多数患者的刺激器都采用电极选择来编程,使患者获得解剖覆盖范围,然后通过调整脉宽和频率使其获得最大的舒适度。

几个重要和经常使用的靶点的电极放置如下:

C2:下半部脸[13]

C2~C4:颈、肩、手[13]

T5~T6:腹部[13]

T7~T9:背[13]

T10~T10:腿部[13]

T12~L1:足部[13]

L1:盆骨[13]

所有参数应设置在最低的有效值以保护电池寿命。其他省电的编程模式包括循环模式,即根据患者确定的时间间隔(分钟、秒或小时)刺激器循环开或关。患者的程序可能会随着时间的推移发生改变并需要重新编程。

八、SCS 类型:传统模式、高频模式、暴发模式

(一)传统 SCS

目前为止,我们主要讨论了传统 SCS。与门控理论一致,传统 SCS 采用愉悦的、治疗性的异常感觉覆盖患者的疼痛,从而掩盖疼痛感觉。IPG 通过激活恒定的电压或电流系统产生刺激,通常使用频率在 $50 \sim 150$ Hz[4]。影响感觉异常强度的有效振幅根据患者个体情况进行调整。这种方法模拟大脑中的强直放电模式,称之为强直刺激[27](后文统一简称为强直 SCS)。脑电图(electroencephalogram,EEG)信号源定位数据表明,强直 SCS 刺激主要激活外侧疼痛通路,这是疼痛感觉辨别成分的组成部分[27]。

(二)暴发式 SCS

暴发式 SCS 具有独特的波形,为患者提供最小

程度的感觉异常。暴发式刺激产生 5 个 500 Hz 尖波的脉冲序列,每秒 40 次,脉宽为 1 毫秒,电流恒定[28]。这种形式的 SCS 模拟了神经系统丘脑细胞的突发性放电,并且根据于功能性 MRI(functional magnetic resonance imaging,fMRI)和 EEG 信号源定位数据,推测刺激了内侧和外侧疼痛通路[27]。外侧疼痛通路(受强直和暴发模式影响)被认为是疼痛辨别成分,而内侧通路(受暴发模式影响)被认为是疼痛的情感动机成分[13]。尽管缺乏异常感觉,暴发式 SCS 仍然需要根据 Borolat 图对不同脊髓水平电极刺激的感觉反应定位,将 SCS 电极放置于硬膜外腔合适的位置。暴发式 SCS 被认为可以提供更好的疼痛控制,以及缓解传统 SCS 难以覆盖的轴向背部疼痛,有人建议可以作为在强直刺激下失败患者的补救方案。

(三)高频 SCS

高频 SCS(HF-10)是一种无感觉异常的 SCS 模式,用于缓解轴向和神经根痛。HF-10 采用高频(10 kHz)、低振幅($1 \sim 5$ mA)脉冲,持续时间短(30 msec),充电均衡,双向波形[11]。这些脉冲是通过位于 T8~T11 水平硬膜外间隙电极触点发出,常放置两根电极。HF-10 缓解疼痛的确切机制尚不完全清楚。然而,根据大鼠和山羊模型,推测 HF-10 降低脊髓后角 WDR 神经元的活性,减少伤害性痛觉信号传递,并降低整体兴奋性[13]。Shechter 等[29]在大鼠模型进行的一项研究中支持了频率和强度依赖性的镇痛作用,结果显示,与传统 SCS 相比,高频 SCS 对神经病理性机械性超敏反应的抑制作用更大。HF-10 无须异常感觉与疼痛区域重叠一致,因此消除了术中对异常感觉描述的需求,并允许实施深度镇静甚至全身麻醉[13]。与强直刺激相比,推测 HF-10 更易耐受电极移位,因为不需要在硬膜外精确放置电极。HF-10 还消除了异常感觉强度随体位变化而变化以及随后需调整患者刺激参数(即强直刺激的特征)的需求,这些可能是患者满意和获得充足睡眠的关键[13]。高频 SCS 被认为能更好地缓解轴向疼痛,并且为那些在传统 SCS 模式下疼痛或不适刺激的患者提供了另一种选择。

(四)背根神经节刺激

背根神经节刺激是一种新的选择性刺激途径。因为第 75 章专门讨论了这个主题,这里不再进一步讨论。

九、效果：传统 SCS 临床研究

SCS 疗效研究正在不断发展，需要更好的研究来完善这项技术，追求更高的效率，限制并发症的发生。许多初步证据均来自观察性或比较有效性的研究。这是由于这种方式的侵入性以及由于双盲或安慰剂治疗(特别是在需要异常感觉反应的传统强直刺激病例中)，都是难以实现，关于传统型 SCS 疗效的重要研究详见后文，见表 73.1。

(一) FBSS

有两篇著名的关于 SCS 治疗 FBSS 的 RCT 的文献。North 等选择了 50 例 FBSS 患者随机行再次椎板切除术或 SCS 治疗，并在 6 个月后允许组间交叉[31]。26 例再次手术的患者，54%(14 例)交叉到 SCS 治疗，24 例 SCS 治疗的患者中 21%(5 例)选择交叉再次手术。平均随访 3 年，90% 的患者长期随访评估显示，采用标准评估工具，SCS 仍比再次手术治疗更有效[31]。

第二个 RCT 为国际多中心研究，随机选择 100 例神经病理性根痛的 FBSS 患者，分为 SCS+常规治疗(conventional medical management，CMM)组(SCS 组)和 CMM 组，研究时间为 6 个月[34]。主要疗效为疼痛缓解大于 50%，次要疗效包括生活质量、功能改善、止痛药物的使用、满意度和并发症。间隔 6 个月，允许采用意向性治疗模式进行组间交叉，并随访患者一年。结果显示，SCS 较 CMM 在主要(P<0.001)和次要(P<0.05)治疗效果方面均具有统计学上的显著优势，止痛药物使用量呈下降趋势，但无显著性差异。在研究中点后，50 例 SCS 患者中 5 例交叉到 CMM 组，50 例 CMM 患者中 32 例交叉到 SCS 组。32% 的 SCS 患者研究结束后出现设备相关的并发症[34]。2 年的随访研究结果分别在 2008 年发表，并且提供相似的结果。随机分到 SCS 的 46 例患者和随机分到 CMM 的 41 例患者都完成了随访[33]。

有 3 篇关于神经刺激治疗脊柱源性慢性疼痛的

表 73.1 强直型脊髓刺激临床结局研究

研究	设计细节	结果显著性	分析
Kemler 等 (2004)[30]	• n=54 　• 队列：CRPS 　• 随机 2∶1SCS+PT∶PT • RCT • 前瞻性 • 2 年随访	SCS+PT 组 • VAS↓2.1(PT 组未↓) • 患者满意度更高	• 与 PT 相比，SCS 治疗 CRPS 可以更好地缓解疼痛 • 38% 并发症 可能为旧装置的反映 局限性 • 非盲法
North 等 (2005)[31]	• n=50 　• 队列：FBSS • 难治性疼痛 • n=45 随访 • SCS∶再次手术 • RCT，可选交叉 • 前瞻性 • 3 年随访	疼痛减轻>50% • 9/19 SCS 组 • 3/26 再手术组 • SCS 组好于再手术(P<0.01) • 再手术组的阿片类药多于 SCS (P<0.025) • SCS 组患者更少进行交叉(P<0.02)	• 相对 FBSS，SCS 比再手术有更好的结局 局限性 • 非 ITT 分析(交叉数量作为结局测量)[32] • 一些再手术患者转为 SCS 尽管符合成功标准 • 非盲法
Kumar 等 (2008)[33]	• n=100 　• 队列：FBSS • 神经病理性疼痛 • SCS+CMM∶CMM • RCT • 多中心 • 前瞻性 • 2 年随访 • 1 年的结果分次发表(详见文本)	• 2 年间≥50% 疼痛 • 修订 ITT：37% SCS 组 vs. 2%CMM(P=0.003) • 治疗分析：47% SCS 组 vs. 7%CMM(P=0.02) • SCS 组：基于 ODI、QOL 及患者满意度的次要结局更好 • 镇痛药用量方面无统计学差异	• SCS+CMM 治疗 FBSS 比 CMM 更有效 局限性 • 非盲法 • 对照组并非真正的安慰剂对照

注：CMM，常规治疗；CRPS，复杂区域疼痛综合征；FBSS，腰椎手术失败综合征；ITT，意向性治疗；ODI，Oswestry 残疾指数；PT，物理治疗；QOL，生活质量；RCT，随机对照试验；SCS，脊髓电刺激；VAS，视觉模拟评分法。

系统回顾。Turne 等完成了从 1966—1994 年 SCS 治疗 FBSS 相关文献的 meta 分析。尽管有 59% 的患者疼痛缓解超过 50%，但是作者认为，未能从文献中得出足够的证据证实 SCS 相对于不治疗或其他治疗更有效的结论[35]。North 和 Wetzel 的综述包括病例对照研究和两项前瞻性对照研究。结论是在测试期间疼痛至少缓解了 50%，并且镇痛需求和活动水平改善或稳定的患者将受益于永久性 SCS[36]。

(二) 复杂性区域疼痛综合征

关于 SCS 和 CRPS 的高质量研究有限，但是现有的疼痛缓解、生活质量、镇痛药物使用以及功能方面的数据取得了压倒性优势。

IASP 建议，当保守治疗不能提供成功疗效时，应在 12~16 周植入 SCS[11]。荷兰康复医师协会和荷兰麻醉医师协会的 CRPS-I 工作组成立于 2010 年，旨在提供有关 CRPS-I 治疗的循证指南。在研究现有文献后，研究小组得出结论，SCS 治疗 CRPS-I 可以产生长期的疼痛缓解以及生活质量改善，但是在功能方面没有改善。他们认为，精心选择其他治疗方法难治的 CRPS-I 患者，SCS 是一种合理的治疗选择[37]。

Kemler 等发表了一项用 SCS 和保守方法治疗 CRPS 的 RCT。上肢 CRPS 病史超过 6 个月的患者随机分为 SCS+物理治疗和单独物理治疗组[38]。经过 2 年的随访评估，SCS 组的患者疼痛明显减轻，满意度更高[30]。作者认为，SCS 可以在短期内缓解累及上肢的 CRPS 患者的疼痛，并改善生活质量。然而，5 年的随访评估数据显示 SCS 的疗效随着时间增长而逐渐降低[39]。

神经电刺激治疗 CRPS 的几个重要的病例系列报道目前已经发表。Calvillo 报道了一系列使用 SCS、周围神经电刺激 (peripheral nerve stimulator，PNS) 或两者皆用来治疗长期 CRPS 患者的研究。在 3 年的随访中，使用 SCS 的患者疼痛评分在统计学上显著降低，疼痛缓解并且重返工作[40]。作者认为，在 CRPS 的后期，如果其他治疗方法失败，神经刺激 (SCS 或 PNS) 是个合理的选择[40]。

Oakley 报告了另一个病例系列，评估了 CRPS 患者对 SCS 治疗的反应[41]。该研究随访了 19 例患者，并使用了复杂的疗效组合工具[McGill 疼痛分级指数 (McGill Pain Rating Index)、疾病影响程度量表 (Sickness Impact Profile，SIP)、ODI、贝克抑郁量表 (Beck Depression Inventory，BDI) 和 VAS]进行评估。平均 8 个月的随访后，SCS 治疗后所有评分均显示出统计学上的益处，并且所有患者疼痛至少得到部分缓解[41]。由 Geurts 等在 2013 年发表的一项前瞻性观察性病例系列，随访了 79 例在 1997 年至 2008 年的 11 年间置入 SCS 治疗的 CRPS-I 患者。作者发现，41% 的患者有至少有 30% 疼痛缓解[42]。

有两项长期随访研究。2011 年，Kumar 等发表一项关于 25 例接受颈椎 SCS 治疗的 CRPS-I 患者的随访结果 (平均随访 7 年)[43]。他们注意到镇痛药物需要量减少，以及疼痛评分、功能状态、生活质量均有明显改善。他们发现，40 岁以下以及在发病的第 1 年内植入 SCS 患者的成功率更高[43]。同样，2011 年 Sears 等发表了一项关于 18 例采用桨式电极 SCS 治疗 CRPS 患者的随访结果。在 5 年的随访中，他们报道患者疼痛明显缓解以及满意度提高。然而，SCS 的疗效随时间延长而逐渐降低[44]。

Stanton-Hicks 用 SCS 治疗 CRPS 的文献综述包括 7 篇病例系列研究。这些研究的病例数范围从 6~24 例，在 8~40 个月的时间段，结果"优良"的患者超过 72%。该综述认为，SCS 为治疗 CRPS 患者提供了强有力的工具[45]。

(三) 外周缺血和心绞痛

Cook 在 1976 年报道，SCS 有效地缓解周围缺血引起的疼痛[46]。这一结果多次被报道，并且发现尤其对于血管痉挛如雷诺病，有特殊的治疗效果。许多研究表明，SCS 治疗顽固性心绞痛的效果令人瞩目，一些研究中报道总的成功率大于 80%[47]。这些适应证在美国以外的国家得到广泛应用。这是一个活跃的研究领域，其文献数量增加迅速。因为超出本章范围，鼓励有兴趣的读者可对文献做出自己评价。

十、暴发式 SCS 临床研究

暴发式 SCS 的研究文献正在不断发展，由于不需要感觉异常，故比传统 SCS 更容易采用安慰剂对照、双盲试验。重要的研究在下文和表 73.2 中详细说明。

表 73.2　暴发式脊髓刺激临床结局研究

研究	设计细节	结果	分析
De Ridder 等，2014[48]	• $n=102$ 　• 队列：FBSS/PDN 　• 研究前 tSCS×6 个月 　• 两组：对 tSCS 反应组 vs. 不反应组 　• 都转为暴发式 • 回顾性 • 多中心 • tSCS vs. 暴发测试	• 对 tSCS 有反应的 94.8％在暴发式下有缓解 　• 轴性痛：暴发式 29％优于 tSCS 　• 肢体痛：暴发式 31％优于 tSCS • 62％对 tSCS 无反应被暴发式挽救	• 暴发式可能挽救对 tSCS 无反应的患者 • 暴发式比 tSCS 在对 tSCS 反应和无反应两组中都更好地缓解疼痛 局限性 • 无对照组 • 只随访 2 周
Schu 等，2014[49]	• $n=20$ 　• 队列：FBSS 　• 都使用 tSCS×3 m • 暴发 vs. tSCS vs. 安慰剂 • 患者接受每种模式×1 周 • 前瞻性、随机、双盲、安慰剂对照	• 80％更喜欢暴发式 • 与其他对比暴发式 NRS 疼痛强度评分↓（$P<0.05$） NRS 　• 暴发组：4.7 ± 2.5 　• 强直组：5.6 ± 1.7 　• 安慰组：8.3 ± 1.1 • 暴发疼痛 SFMPQ 分数↓（$P<0.05$）改善疼痛质量 　• 暴发组：19.5 ± 10.5 　• 强制组：25.0 ± 7.1 　• 安慰组：33.5 ± 11.8	结论 • 与强直组和安慰组对比，暴发组改善了 FBSS 患者的疼痛强度和疼痛质量评分 局限性 • 每种模式只进行评估 1 周 • 可能后续效应 • 小规模研究
De Vos 等，2014[50]	• $n=48$ 　• 队列：神经病理性疼痛（FBSS、PDN） 　• 都使用 tSCS≥6 m 　• 3 组：对 tSCS 反应良好的 FBSS＝24，对 tSCS 反应差的 FBSS＝12，PDN＝12 • 暴发式治疗 2 周 • 前瞻性	• 暴发式相对基线 VAS↓ 　• 77％ PDN，57％ FBSS，23％ PR（所有 P 值<0.01） • 暴发式 vs. tSCS 　• 暴发式：PDN 44％更好缓解（$P<0.001$），FBSS 28％更好缓解（$P<0.01$） 　• 在差反应组无统计学差异	60％ tSCS 患者在暴发式治疗中获得更好的疼痛缓解 局限性 • 仅 2 周随访 • 潜在遗留效应 • 非随机、安慰剂对照、双盲研究
De Ridder 等，2013[28]	• $n=15$ 　• 队列：肢体和轴性背部疼痛 • 暴发 vs. tSCS vs. 安慰 • 患者经历每种模式×1 周 • VAS 评分评估 • 前瞻性、随机、双盲、安慰剂对照	• 所有患者更喜欢暴发式 • 疼痛缓解： • 暴发 vs. 安慰，VAS↓ 　• 轴性：51.3％ vs. 18.9％ 　• 肢体：52.7％ vs. 11.7％ 　• 全身：55.0％ vs. 10.9％ 　• 所有 $P<0.01$ • 暴发 vs. tSCS，VAS↓ 　• 轴性：51.3％ vs. 30.3％ 　• 全身：55.0％ vs. 30.9％ 　• 两者 $P<0.01$ • 感觉异常 　• tSCS：比暴发和安慰剂更多感觉异常（$P<0.05$） • 在安慰和暴发组中，感觉异常无统计学差异	• 暴发式 SCS 比安慰和强直对背部和全身疼痛提供更好的缓解，更少感觉异常 局限性 • 每种模式仅评估 1 周 • 潜在后续效应 • 小样本量 • 性别人口统计不平衡

（续表）

研究	设计细节	结果	分析

De Ridder 等，2010[51]	• $n=12$
	• 队列：神经病理性疼痛（11/12 FBSS，1/12 PDN）
	• 前瞻性
	• 片状电极
	• tSCS vs. 暴发，试验期间 VAS 评估
	• 植入选择性模式，随访1年
		• 所有患者更喜欢暴发式
		• 试验期间疼痛缓解
		• 轴性痛：VAS↓
		  • tSCS：1.83 pts（$P=0.05$）
		  • 暴发：5.25 pts（$P<0.001$）
		• 肢体痛：VAS↓
		  • tSCS：4.41 pts（$P<0.001$）
		  • 暴发：7.29 pts（$P<0.001$）
		• 暴发式1年后有明显的疼痛缓解（轴性58.7%，肢体70.2%）
		• 感觉异常：17%暴发，91%强直
			• 暴发式比强直型有更好的疼痛缓解和更少的感觉异常
			局限性
			• 无安慰剂对照，非双盲研究
			• 小样本量

注：FBSS，腰椎手术失败综合征；NRS，数字评定量表；PDN，痛性糖尿病性神经病；PR，反应差；SFMPQ，简短的 McGill 疼痛问卷；tSCS，强直性脊髓电刺激；VAS，视觉模拟评分法。

De Ridder 等在 2010 年发表了一篇关于 12 例神经病理性疼痛患者的前瞻性数据，大部分患者为 FBSS[51]。患者被随机分为两组，每隔 1 天分别行 1 小时的强直模式和相同时长的暴发模式治疗。所有的患者更喜欢暴发模式，患者表示暴发模式比强直模式对轴性疼痛和肢体疼痛在 VAS 评分上有更好的缓解作用。此外，17% 的暴发式 SCS 患者有异常感觉，而强直 SCS 则有 91%。在 1 年的随访中，暴发模式治疗下的患者轴性和肢体疼痛仍有明显缓解[51]。然而这项研究的样本量较小，并且不是安慰剂对照、双盲试验，但它突出显示了暴发式 SCS 无异常感觉刺激和缓解轴性疼痛的可能性。

2013 年，De Ridder 等对 15 例伴有混合性肢体和轴性背部疼痛的患者进行了一项前瞻性、随机、双盲、安慰剂对照研究[28]。将暴发式 SCS、强直 SCS 及安慰剂作了对比研究。患者按随机顺序接受每种模型治疗 1 周，并行 VAS 评分。研究结果表明，与安慰剂组比较，暴发式 SCS 显著降低了轴性疼痛、肢体疼痛和全身疼痛的 VAS 评分。与强直型 SCS 相比，在缓解轴性和全身疼痛方面，暴发型 SCS 更具优势，而在肢体疼痛方面两者无明显差异[28]。由于每种模式的评估时间只有 1 周，故此结论仅限短期评估。该研究还存在样本量小及性别人口学偏斜的局限性，因为该样本包含 4 名男性和 11 名女性[28]。

2014 年，De Vos 等对 48 例由 FBSS 或痛性糖尿病神经病（painful diabetic neuropathy，PDN）继发的神经病理性疼痛患者进行了前瞻性研究[50]。在该

项研究之前，所有的患者均使用强直 SCS 治疗至少 6 个月。设立以下三组：①对强直 SCS 反应良好的 FBSS 患者，24 例；②对强直型 SCS 反应较差的 FBSS 患者，12 例；③PDN 患者，12 例。所有组别都转换为暴发模式治疗 2 周。总体来看，与强直 SCS 相比，60% 的患者在暴发式 SCS 治疗下经历了更好的疼痛缓解。亚组分析显示，暴发式 SCS 使 PDN 患者疼痛缓解 44% 以上、FBSS 患者中疼痛缓解 28% 以上[50]。这项研究并非随机、安慰剂对照、双盲研究。此外，该研究的局限性在于随访仅 2 周时间、未能将该队列隔离至一种神经病理性疼痛状态、模式之间转换间隔时间的质疑以及潜在后续效应的可能性。

同样在 2014 年，Schu 等进行一项与 De Ridder 在 2013 年试验设计相似的研究，但主要观察了已经接受强直型 SCS 刺激治疗达 3 个月的 FBSS 患者[49]。这是一项前瞻性、随机、双盲、安慰剂对照研究，并测试暴发型 SCS 与强直型 SCS 和安慰剂的对比。患者按随机顺序接受每种模式治疗 1 周。同时进行 NRS 疼痛强度评分和简化 McGill 疼痛问卷（short-form McGill pain questionnaire，SF‐MPQ）疼痛质量评分。对于已经使用强直型 SCS 治疗的 FBSS 患者，与强直型 SCS 和安慰剂组对比，暴发型 SCS 组在 NRS 和 SF‐MPQ 评分上都有统计学上改善[49]。但是值得注意的是，每种模式仅评估 1 周，且在强直刺激的基础上，可能存在潜在的后续效应，并且这项研究规模较小。

最后，De Ridder 等发表一项回顾性、多中心研

究,研究对象是 102 例在研究之前已经使用强直 SCS 治疗至少 6 个月的 FBSS 或 PDN 患者[48]。将患者分为对强直 SCS 有反应组和无反应组,两组都转换为暴发模式 SCS。有趣的是,在对强直 SCS 有反应的患者中,其中 94.8% 的患者在暴发式刺激下有进一步的疼痛缓解。此外,在对强直 SCS 无反应的患者中,其中有 62% 的患者被暴发式 SCS 所"拯救"。由此可得出以下结论:①暴发式 SCS 可以挽救那些对强直 SCS 无反应的患者;②对强直 SCS 有或无反应,暴发式 SCS 均较强直 SCS 提供更大的疼痛缓解作用[48]。这项研究的局限性在于其是回顾

性研究、缺乏对照组,以及 2 周的短期随访。

十一、高频型 SCS 临床研究

关于高频型 SCS 值得关注的研究在接下来讨论并总结于表 73.3。最近,Kapural 等在 2016 年发表了一项多中心、前瞻性 RCT,研究对象为 198 例伴有背部和腿部疼痛且并未接受过 SCS 治疗的患者[56]。将患者按 1∶1 比例随机分接受强直 SCS 或 HF - 10SCS 治疗,并且将轴性疼痛缓解 ≥50% 定义为治疗成功[56]。在 2 年的随访中,HF - 10 比强直 SCS 能更好地缓解背部和腿部疼痛[52]。这项研究

表 73.3　高频型脊髓电刺激临床结局研究

研究	设计细节	结果	分析
Kapural 等,2016[52]	• $n=198$ • 队列:背±腿部痛 • $n=171$ 试验成功并植入从未使用 SCS • 多中心、前瞻性、随机、对照试验 • 随访:24 个月	• 响应:HF vs. tSCS • 腿痛:76.5% vs.49.3% • 背痛:72.9% vs.49.3% • $P<0.001$ 疼痛 • 响应程度:HF vs.tSCS: • 背痛:66.9%±31.8% vs.41.1%±36.8% • 腿痛:65.1%±36% vs.46%±40.4% • $P<0.001$	10 kHz 的 HF 比强直型 SCS 在长期治疗上能更好地缓解背部和腿部疼痛 局限性 • 非盲法 • 无安慰剂组
Tiede 等,2013[53]	• $n=24$ • 队列:背痛>腿痛 • 多中心病例系列 • 前瞻性、非盲 • 先 tSCS 测试 4 天然后 HF 4 天	• 相比 tSCS,88% 更喜欢 HF • HF 治疗下,背痛和总体疼痛的 VAS 相较于基线下降 77%($P<0.001$)	患者可能更喜欢 10 kHz 的 HF 并对轴性疼痛治疗有效 局限性 • 非随机对照 • 无安慰剂组 • 持续时间短 • 小样本量
Van Buyten 等,2013[54]	• $n=83$ • 队列:LBP 疼痛(81% FBSS) • $n=72$ 植入 • 前瞻性、多中心、非盲、观察性 • 随访:6 m	• 6 个月 VAS 从基线 • 背痛:8.4~2.7 • 肢体痛:5.4~1.4 • $P<0.001$(两者) • 6 个月时 ODI↓17 个点较于基线($P<0.001$) • 6 个月时,75% 患者有>50% 的疼痛缓解 • 11/14 对 tSCS 失败的患者被 HF 挽救 • 与保守型 SCS 安全性类似	10 kHz 的 HF 对背部/肢体疼痛较于基线有所改善并改善残疾评分。可能挽救对 tSCS 无反应者 局限性 • 非随机对照研究 • 无安慰剂组
Perruchoud 等,2013[55]	• $n=40$ • 队列:tSCS 治疗稳定缓解 • $n=33$ 有结果 • 随机、对照、双盲研究 • 5 kHz 的 HF(而不是 10 kHz)vs. 安慰剂组 • 持续 2 周时间	• 5 kHz HF 的平均效益与安慰组相比无显著性差异 • 强"间隔效应"($P<0.006$)	10 kHz 的 HF 可能有效,而 5 kHz 的 HF 无效[11] 局限性 • 治疗适应阈值以下的 kHz • 持续时间短 • 未对未使用 SCS 的患者进行研究

注:HF,高频刺激;ODI,Oswestry 残疾指数;SCS,脊髓电刺激;tSCS,强直性脊髓电刺激;VAS,视觉模拟评分。

的局限性在于缺乏安慰剂组且非盲法。由于只有一种刺激模式产生异常感觉，使得这些局限性难以完善。

Van Buyten 等 2013 年发表了一项针对 83 例 LBP(81% FBSS)患者的前瞻性、多中心、非盲、观察性研究，其中 14 例传统强直 SCS 治疗失败[54]。在测试成功后，72 例患者植入了 HF－10 系统，6 个月随访时，75%的患者获得了至少 50%的疼痛缓解。VAS 评分显示，背部和肢体疼痛评分较基线有显著改善，同时在功能(ODI)和睡眠方面均有显著改善。值得注意的是，对强直 SCS 反应失败的 14 例患者中，11 例对 HF－10 SCS 有反应。作者认为，对强直刺激无反应的患者可以被 HF－10 挽救[54]。这是一项非随机、对照、且缺乏安慰剂组的研究。

由 Perruchoud 进行的一项随机、对照、双盲试验，对高频 SCS 的疗效性提出了挑战[55]。该试验募集了 40 例在强直 SCS 治疗下具有稳定疼痛缓解的患者，接受 5 kHz(而不是 10 kHz)、60 msec 脉宽和低强度单相脉冲的高频 SCS 治疗，与安慰剂对照，疗程为 2 周。33 例患者的数据显示，在这种参数修改后的情况下，SCS 的平均效益与安慰剂组对比无统计学差异。结果显示，虽然高频 SCS 在 10 kHz 下可能有效，但在 5 kHz 下是无效的，并且疗效等同于安慰剂组[55]。由于患者在高频 SCS 治疗前对强直 SCS 治疗具有积极反应，他们有可能将异常感觉与设备的工作联系起来，并且这种先入为主的观念可能混淆结果[11]。这项试验的局限性包括持续时间短以及未纳入那些并未使用过 SCS 治疗的患者。

十二、费用效益

Kumar 等在 2002 年，Bala 等随后在 2008 年，评估了 SCS 治疗慢性腰背痛的费用成本效益。Kumar 前瞻性地随访了 104 例 FBSS 患者，其中 60 例行 SCS 植入，剩下的采用保守治疗[57]。两组均经过为期五年的观察。刺激组的年成本为 29 000 美元，而对照组为 38 000 美元，非刺激组的高额费用在于药物、急诊就诊、拍片和就医[57]。Bala 的小组进行了一项文献系统回顾，包括一项回顾性队列研究和 13 个病例系列，得出结论，SCS 治疗 FBSS 有效且长期费用更低[58]。这些研究结果均显示 SCS 初始成本较高，但长期总的费用效益优于 CMM。

Bell 对 FBSS 患者 SCS 治疗的医疗费用进行了分析，并与外科手术和其他干预治疗的医疗费用进行了比较[59]。尽管成功的 SCS 治疗对疼痛的缓解和生活质量的改善无法用价格来衡量，但作者认为，SCS 治疗可以减少平均医疗费用，并在 5.5 年内支付其本身所需的成本。对于 SCS 治疗有效的患者仅在 2.1 年内即可付清成本[59]。

Kemler 等表示，SCS 比标准治疗方案的费用更低[60]。即使在第一年接受 SCS 治疗患者的治疗费用超过对照组 4 000 美元/人，从生命周期来分析，每名患者要比对照组低 60 000 美元[60]。

十三、周围、皮质和脑深部刺激

除了 SCS，神经电刺激还成功地用于周围和中枢神经系统的其他部位以提供镇痛。周围神经刺激在 20 世纪 60 年代中期由 Wall、Sweet 和其他一些人提出。已证明这项技术对周围神经损伤疼痛综合征以及 CRPS 有效，该技术使用可植入的片状电极，用筋膜覆盖电极而不损伤神经[61]。运动皮质和脑深部电刺激是一种治疗高度顽固性神经病理性疼痛的技术，包括中枢痛、三叉神经痛等其他疼痛。深部脑刺激已经成为一种广泛用于治疗运动障碍的技术，即使有许多脑深部电刺激治疗高度顽固性中枢疼痛综合征的病例报道[62]，而对于疼痛适应证则较少。对这些神经刺激模式的进一步探讨超出了本章范围。

十四、推荐

以下(表 73.4)是作者根据现有文献、临床经验和来自国际神经调节学会(International Neuromodulation Society，INS)的神经刺激治疗委员会(Neuromodulation Appropriateness Consensus Committee，NACC)的建议而提出的一些推荐[11]。

表 73.4　SCS 测试和植入推荐

普遍接受的适应证	• FBSS 中不断进展的轴性/难治性疼痛(如果没有神经损伤或需要进一步手术的证据) • 慢性难治性疼痛 • 重度神经病理性疼痛 • CRPS Ⅰ和Ⅱ • 更倾向使用暴发式或 HF SCS 的轴性疼痛 • 缺血性疼痛、雷诺病

（续表）

禁忌证	• 不可控制的精神性疾病 • 患者不能安全停用抗凝药物 • 全身感染 • 疼痛发生原因不明[11] • 无自行照顾能力 • 无法理解设备使用
血液	• 血小板<100 k • SCS测试和植入："高出血风险"符合 ASRA2015脊柱介入指南[63]
术前护理	• 术前应用抗生素 　• 头孢菌素（如头孢唑林）[4] 　• 如果β-酰胺类过敏，用克林霉素[4] 　• 如果患者MRI[4]阳性，用万古霉素 • 获取/回顾术前MRI，以评估解剖变化 • 优化糖尿病患者血糖控制 • 怀孕测试视情况而定 • MRSA/MSSA筛查 • 排除活动性感染，必要时进行治疗 • 尿分析 • 与处方医师合作，适当停用抗血小 板/抗凝药物 • 高危患者的心脏间歇（室性早搏）[11] • 确定电池植入部位 • 患者/护理人员教育
植入者资质	• 经介入疼痛管理训练的医师和脊柱 外科医师[11] • 在测试之前（自我或他人），植入步骤 熟记于心[11] • 并发症发生率高的医师应获得治疗 培训[11]
谨慎鼓励	• 多部位疼痛（如背部及颈部疼痛）[11] • 起搏器/AICD：适当术中监测和必要 心脏功能评估[11] • 患者因共病需频繁MRI：选择与 MRI兼容的系统 • 主要为轴性背痛：考虑片状电极、暴 发式、高频系统 • HIV神经性疾病：查看药物和疾病 状态[11] • 截肢后疼痛：无法预测结果[11] • 脊髓损伤 • 怀孕 • 在SCS工作时希望驾驶的患者[11]

注：AICD，自动植入心律转复除颤器；ASRA，美国区域麻醉和疼痛医学会；CRPS，复杂区域疼痛综合征；FBSS，腰椎手术失败综合征；HF，高频；HIV，人体免疫缺陷病毒；MRI，磁共振成像；MRSA，耐甲氧西林金黄色葡萄球菌；MSSA，甲氧西林敏感金黄色葡萄球菌；SCS，脊髓电刺激。

· 要 点 ·

• SCS缓解疼痛可能存在多种机制。抑制中枢兴奋性可能是神经病理性疼痛缓解的机制[6]；而血管舒张和交感神经抑制可能是缓解缺血性疼痛的机制[6]。

• 神经刺激的合适患者需符合以下标准：①诊断符合该治疗；②保守治疗至少6个月且失败；③排除了严重心理问题；④无非法药物滥用病史；⑤测试显示疼痛减轻[7]。

• 由于中下颈椎脊髓具有高度的活动性，故将电极置放在颈椎区域很难维持持续的异常感觉[11]。

• 在胸段，脊髓较为固定，电极移位较少。在T5水平，CSF直径最大而脊髓最小[14,15]。因此，电极放置在节段水平，所需刺激阈值更高，且体位变化也会带来问题[11]。

• 传统SCS使治疗产生的异常感觉与患者疼痛部位分布重叠，从而覆盖疼痛感觉。

• 暴发式SCS具有独特的波形特征，使患者产生最小程度的异常感觉。

• 暴发式SCS被认为可以提供更好的疼痛控制和缓解传统SCS难以覆盖的轴性背痛。

• 高频SCS（HF-10）是一种不产生异常感觉的SCS模式，它采用高频（10 kHz）、低振幅（1~5 mA）、短时程（30秒）脉冲，充电均衡、双向波形[11]。根据动物模型推测HF-10降低了脊髓后角WDR神经元活性，减弱了伤害性疼痛信号的传递，以及降低整体兴奋性[13]。

• 传统SCS的对照研究显示其对FBSS、CRPS、周围缺血和心绞痛有效。

• 暴发式SCS治疗FBSS和PDN的研究结果很有希望。

• 对高频SCS的初步研究结果不一。

参考文献

请于ExpertConsult.com在线访问参考文献。

第 74 章 周围神经电刺激

Moustafa Ahmed, MD；Marc Alan Huntoon, MD

翻译：刘红军　陈浩飞　审校：金　毅　宋　莉

慢性顽固性神经病理性疼痛越来越常见，并且影响患者生活质量[1]。典型的神经病理性疼痛治疗可能没有效果，并且仅对常见的疼痛综合征进行过彻底研究，如痛性糖尿病多发性神经病[2]。对于保守治疗失败的患者，可以考虑神经调节技术并可能改善患者生活质量[3]。PNS 和 SCS 技术以不同的速度发展，后者占主导地位。然而，技术的进步使得 PNS 广泛用于治疗各种慢性疼痛疾病，如肢体单一神经的神经病理性疼痛或神经卡压、幻肢和残肢痛、CRPS 以及不适合 SCS 治疗的区域疼痛[4-8]。PNS 也尝试被用于改善功能状态，但不限于功能状况，如迷走神经刺激治疗肥胖、颈动脉窦刺激治疗难治性高血压和心力衰竭、舌下神经刺激治疗阻塞性睡眠呼吸暂停（obstructive sleep apnea，OSA）、蝶腭神经节刺激治疗神经血管性头痛/丛集性头痛、腓神经刺激治疗足下垂、胫神经刺激治疗膀胱过度活动症和盆腔痛，以及枕神经电刺激（occipital nerve stimulation，ONS）治疗偏头痛。

本章将重点介绍 PNS 通过刺激周围神经治疗躯干、头部和四肢神经病理性疼痛。

一、历史和病理生理

在现代医学之前，人们就已经通过各种基本手段利用电来调节疼痛[3]。埃及人早就在使用鳗鱼、鲶鱼或鱼雷鱼放电治疗各种疾病。罗马人用活的鱼雷鱼接触来止痛，这种鱼可释放高达 220 V 的电压[9]。自 1967 年 Wall 和 Sweet 著作问世之后，PNS 在现代领域的应用正式走过 50 年。首次行自我眶下神经刺激测试之后，他们又进行了一组小样本量患者测试[10]。PNS 的首次使用是基于门控理论的假说，即刺激大的有髓纤维可阻断小的无髓痛觉纤维传递至中枢神经系统[11]。尽管自那时起对疼痛病理生理的认识有了进步，但目前尚无关于神经调节如何影响慢性疼痛的统一理论。除了门控理论，抑制神经瘤放电、选择性调节疼痛神经递质以及脊髓/脊髓以上水平的下行调制均为可能的机制[12-15]。应用电荷平衡式千赫兹交频电流（kilohertz frequency alternating current，KHFAC）刺激 30 分钟之后可出现长时程镇痛（数分钟至数小时），这与阻滞电极下方的动作电位脱敏（动作电位的进程被阻止）导致了确切的神经传导阻滞有关[4,16]。与 KHFAC 相比，需要更多的研究以进一步了解"标准频率 PNS"的机制。

二、证据

在一项由 Deer 等[8]进行的前瞻性、多中心、随机、双盲、部分交叉研究中，验证了一种新技术，该技术采用了超声（ultrasound，US）引导下的柔性经皮穿刺电极。这种新型 PNS 设备（StimRouter，Bioness）的有效性和安全性得到证实，现在已经获得美国 FDA 的批准，用于治疗源自周围神经的难治性慢性神经病理性疼痛患者。这项技术一个令人兴奋的应用是腋窝神经刺激治疗慢性脑卒中后肩部疼痛（图 74.1）。在 PNS 的另一项试验中，一种新型的 KHFAC 设备就下肢截肢后疼痛进行了可行性测试[4]。试验测试了不同皮节区的疼痛、功能、药物使用和患者满意度，并提供了其治疗残肢痛和幻肢痛两者安全性和有效性的证据。这项试验发现了持久

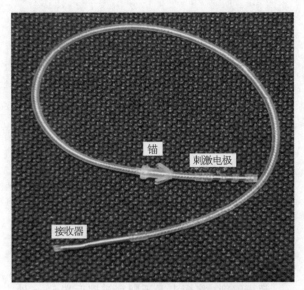

图 74.1 Bioness StimRouter 周围神经刺激器电脉冲发送器（electrical pulse transmitter，EPT）显示锚、刺激电极和接收器

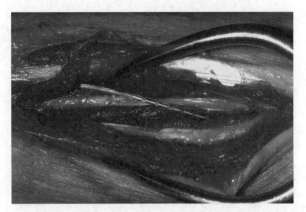

图 74.2 新鲜尸体模型中经皮电极最终放置于正中神经处的解剖图

的镇痛效应，尽管暂停刺激，仍可持续镇痛数分钟到数小时，这是一个令人兴奋的结果，表明在某些疼痛综合征中可间断使用。

三、技术因素

对于下文描述的每根肢体神经解剖部分都会有同样的考虑。Sunderland 注意到一个特定神经干的神经束数目、位置、大小均存在显著差异[17]。当试图刺激感觉束时，上肢神经复杂的束支排列是一个重要的考虑因素。简要地说，周围神经内有一至数根神经束，在神经内的走势位置经常改变。因此，如果所需刺激的神经束在神经的内侧边，理想的是将靶电极放置在尽可能接近该区域的位置。通常，这些神经束的位置是经皮穿刺的优势。开放式神经外科手术只允许在术中使用神经刺激进行运动测试，除非术者进行唤醒测试。在上肢，周围神经的定位基于神经内部结构的变异[17,18]。刺激的目标神经通常比较浅表，US 下足以看得很清晰。US 还允许周围关键软组织结构的可视化，并且在每次穿刺针抵达神经的路径上都应小心谨慎，避免刺破肌肉间隔和血管结构[19-21]。对植入的患者，导联可以采用应力释放环锚定在浅表肌筋膜上。因为神经通常会在神经血管间隔内走行多达数毫米，故留有尽可能多的可用触点或高级编程能力极为重要（图 74.2）。值得注意的是，这些技术见解仅仅是示例，并不包含所有内容。

四、桡神经

解剖：肱骨中部区域的桡神经非常接近肱骨外侧表面，位于桡神经沟（外上髁近端 10～14 cm 处）。肱动脉深支走行在桡神经外侧。

超声解剖：将探头置于肱骨后外侧正中区域，能够识别肱三头肌，并在肱三头肌深部可见肱骨的低回声影。桡神经像蜂窝一样夹在肱三头肌和肱骨之间。彩色多普勒可用于识别位于桡神经外侧的深部肱动脉。

扫描技术：使用线性 38 mm、高频 10～12 MHz 探头，通过选择适当深度、增益和聚焦范围来优化机器图像。通常从肘部外侧开始，将探头置于短轴视图方向（横向放于手臂），然后头侧对齐（将探头沿纵轴移至扫描结构）向近端移动探头直至确定所需图像（图 74.3）。

穿刺进针/电极放置：穿刺针可由后外侧向前内侧平面推进到神经和肱骨之间的位置。可能会不可避免地刺到肱三头肌外侧头。

可能治疗的疾病包括前臂骨间后神经病变或难治性肱骨外上髁炎（网球肘）。

五、尺神经

解剖：尺神经位于肱三头肌内侧头的浅表面。在解剖学可行性研究中，该神经在上臂的内后侧，距肱骨内上髁 9～13 cm 近端处，容易被识别[20,21]。

超声解剖：将探头置于肱骨后内侧正中区域，可立即识别皮肤下方肱三头肌内侧头。定位到尺神经，采用彩色多普勒鉴别伴随尺神经周围的血管结构。

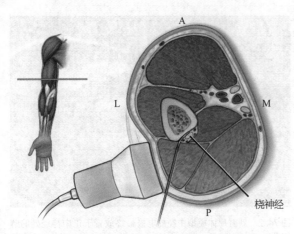

桡神经

图 74.3 经皮超声引导技术下放置周围神经刺激电极和穿刺针位置示意图。A,前方;L,外侧;M,内侧;P,后侧。(引自 Huntoon MA, Huntoon EA, Obray JB, et al. Feasibility of ultrasound-guided percutaneousplacement of peripheral nerve stimulation electrodes in a cadaver model. Part I, lower extremity, Reg Anesth Pain Med. 33; 551–557,2008.)

扫描技术:使用线性 38 mm,高频 10～12 MHz 探头,通过选择合适的深度、增益、聚焦范围以优化机器图像。超声从肘部开始扫描,将探头置于短轴视图方向(横向放于手臂上),然后对准(将探头沿纵轴移动至扫描结构),向近端移动探头直至清晰看到神经束排列(呈蜂窝状)。

穿刺进针/电极放置:穿刺针可以从手臂后侧向前进入到神经和肱骨之间的位置,置于肱三头肌内侧头表面。电极方向根据具体设备情况可以横向或纵向放置。

由于尺神经位于三头肌内侧头表面,因此其植入或许是所有上肢神经中最为简单的。需要谨慎的是避免损伤臂内侧皮神经以及尺动脉。

六、正中神经

解剖:正中神经进入肱二头肌及其肌腱内侧的肘前窝,位于肱动脉内侧。正中神经穿过旋前圆肌的两个头之间,行于指浅屈肌与指深屈肌之间。就所需的刺激模式而言,前臂正中神经和尺神经之间常见神经束交通支是要重要考虑因素。

扫描技术:使用线性 38 mm,高频 10～12 MHz 探头,通过选择合适的深度、增益、聚焦范围以优化机器图像。超声从肘前折痕开始扫描,将探头置于短轴视图方向(横向放于手臂上)。肱动脉是一个很好的标记点。动脉内侧显示高回声蜂窝状(即正中神经),继续远端[11]或近端扫描直至确定所需

位置。

穿刺进针/电极放置:肘上或肘下都可以行正中神经刺激。在某些情况下,在解剖学测试期间,超声探头纵向放置可使神经与更多的电极触点接触(图 74.2)。

七、腘窝区域

腓总神经和胫后神经

解剖:腓总神经和胫后神经是坐骨神经的分支。它的分支点位于腘窝皱褶的近端 6～12 cm。腓总神经从分支点发出,沿股二头肌内侧缘向外侧和下方走行,当进入腿外侧肌群时绕腓骨颈。胫后神经常与腘动脉表面相连。

超声解剖:将探头置于腘窝皱褶近端 5 cm 处,内侧有两块肌肉(半膜肌和半腱肌),外侧是股二头肌。彩色多普勒可识别腘动脉和浅静脉,腘动脉上方为胫神经,外侧为腓总神经。

扫描技术:使用线性 38 mm,高频 10～12 MHz 探头,通过选择合适的深度、增益、聚焦范围以优化机器图像。超声从腘窝皱褶处开始扫描,将探头置于短轴视图方向(横向放于肢体上),识别腘动脉和静脉。动脉表面高回声结构为胫神经。然后继续向近端对齐,直至识别与胫神经共同汇合成坐骨神经的外侧腓总神经(图 74.4)。腘窝附近坐骨神经分叉为胫神经和腓总神经的超声图像。

穿刺进针/电极放置:电极可以横向也可以纵向放置,横向放置有利于活动,而纵向放置能使神经接触到更多的触点。为了避免穿过股二头肌,穿刺针可以由后外侧向前内侧稍倾斜前行。某些情况

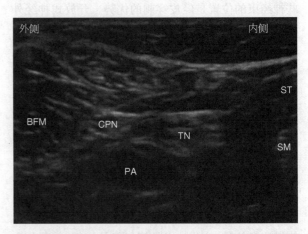

图 74.4 腘窝区坐骨神经超声图像。胫神经和腓总神经位于腘动脉后浅表、股二头肌内侧、半腱肌和半膜肌外侧

下,在坐骨神经分叉处共同的神经鞘内,可同时触及胫神经和腓总神经。必须扫描清楚腓肠神经分支,避免损伤。腘窝周边具有丰富的脂肪组织,为超声扫描提供了一个很好的声学比对。

八、选择性 PNS

(一) ONS 治疗偏头痛

ONS 治疗颈源性头痛将在第 22 章探讨。第 19 章将探讨偏头痛的药物治疗。ONS 也被用于治疗慢性偏头痛,一项系统回顾和荟萃分析显示其比安慰剂更有效[22]。纳入的 RCT 有双盲或单盲[23-26]和非盲研究[27]。平均效益考虑为适中,并且可能被继发于盲法问题的偏倚夸大。Chen 等回顾了三项研究,三项研究中的患者在其研究中的盲法部分进行了 12 周的随访,然后开放性随访 1~3 年[23-25]。一项具体随访数据显示,头痛天数得以改善,疼痛强度降低了 30% 和 50%,就残疾评估和患者满意度而言,仍显示有所改善[28]。

(二) 舌下神经刺激治疗睡眠呼吸暂停

OSA 与睡眠和上呼吸道关闭期间颏舌肌活性缺失之间的联系,促使研究者通过刺激舌下神经来缓解 OSA。目前发表的大多为病例系列研究。一项系统回顾和荟萃分析纳入 6 项前瞻性研究,包括 200 例患者[29-34]。在第 12 个月时,联合固定效应分析显示呼吸暂停-低通气指数、氧饱和度降低指数和 Epworth 嗜睡量表(Certal)均有统计学的显著降低[35]。作者认为,舌下神经刺激对药物治疗失败的 OSA 患者可以作为考虑,他们还呼吁进行随机对照研究[35]。

九、不良事件

ONS 治疗偏头痛的设备和操作相关的不良事件分析显示,植入式脉冲发生器设备口袋的位置靠近电极(如在锁骨下区域)与不良反应较少发生有关[36]。刺激和硬件相关的不良事件如电极移位、感染和疼痛,随着植入者经验增加而减少。

Abrecht 等从国家麻醉临床结果登记处(the National Anesthesia Clinical Outcomes Registry, NACOR)提取围术期并发症数据[37]。登记处包含 15 184 例 PNS。最常见的并发症为泌尿功能障碍、植入并发症、排便功能障碍和膀胱疼痛综合征。

十、周围神经刺激的未来应用

(一) 腓神经刺激治疗足下垂

足下垂是脑卒中后常见并发症。常规治疗是佩戴踝足矫正器。已有尝试通过足下垂刺激进行功能性电刺激,其中在步态摆动相电刺激腓总神经分支使足背弯曲成为可选择的方法。一项已发表的系统回顾研究显示,踝足矫正器和小腿腓神经刺激两者在提高步态速度方面均有效[38]。在电刺激的研究中,电极置于皮下。脑卒中后足下垂是 PNS 的一种可能应用,未来 RCT 可以检测直接刺激腓神经的效果。

(二) 胫神经刺激治疗大便失禁、膀胱过度活动征和盆腔疼痛

经皮胫神经刺激治疗大便失禁的有效性一直存在争议[39,40]。对于膀胱过度活动征,有报道胫后神经刺激可控制这种令人厌恶的症状[41,42]。经皮电极头向内踝放置,其基本原理是,胫神经的刺激可改变腰骶脊髓的传出反应、对膀胱产生直接影响,或对排尿中枢产生中枢效应。胫神经刺激通过骶神经丛传递调控信号至骨盆底[41]。逼尿肌活性的抑制可能是胫后神经刺激治疗盆腔疼痛有效性的原因[43]。疼痛医师应该跟上这些发展的步伐,因为直接刺激胫神经可提供更好的疗效。

十一、总结

PNS 在慢性和急性疼痛医学中是一个有前途的"新"前沿领域。针对各种应用进行的研究总体上呈现出积极的效果,尽管随着技术和临床应用的发展,进一步的试验是必要的。该领域需要解决的关键问题是:

● 与外科平板电极或袖套电极相比,经皮穿刺电极的长期安全性和耐用性如何?

● 由于摩擦/运动的增加,经皮电极是否会导致更多的纤维化和神经外膜瘢痕?

● 经皮电极最优化的编程考虑因素是什么?

● 电极需要和神经距离多近才能发挥最佳的刺激特性?

● 使用新一代刺激程序和设备后,超声下横断面肌束图是否还有意义,也就是说,不必要的运动刺激仍然是一个问题吗?

● 当涉及单一神经或区域时,与背根神经节刺

激系统相比,PNS 系统适合在哪里应用?

疼痛医师在超声引导的协助下,具备确定重要解剖结构和精确放置导联的能力。未来的对比研究和新电极的开发可能有助于促进此项介入技术的发展。PNS 的一些应用(腰部刺激)可能不需要超声引导,其他参考文献可提供适当的技术说明。

◆ 要 点 ◆

● PNS 系统在永久植入以前可以在超声引导下进行测试。然而,一些新型微创系统得以简化,允许初始即可永久性植入。

● 永久性植入经皮电极的长期安全性尚不明确,但较新的电极设计看起来很有希望。

● 虽然经皮超声引导 PNS 与围术期神经阻滞置入周围神经导管相似,但使用大型号穿刺针、皮鞘套管、导丝、电极配置和锚固原则完全不同。这些差异要求采用非常严格的方法将这些新型技术运用于实践。

● 随着技术和现有系统的发展,周围神经刺激器系统编程正在发生改变,以便可以指示运动刺激和感觉刺激(如脑血管意外后肩痛)以及采用高频传导阻滞的潜在用途即将出现[4]。

● 当使用微创技术时,须透彻了解横断面解剖以避免周围结构损伤。

● PNS 采用现有经皮 SCS 电极不适合长期使用,除非出现更好设计的装置并有了关键性的修改。

参考文献

请于 ExpertConsult.com 在线访问参考文献。

第 75 章 背根神经节刺激

Jean Pierre Van Buyten, MD, phD

翻译：樊肖冲　任　欢　审校：宋　莉

一、导言

自古以来，电就被用来治疗疼痛。最特别的是，希腊人曾通过电鳐放电来减轻分娩和手术的疼痛。在古罗马的文献记载中，我们发现有使用电鳐来治疗头痛和痛风的记载。在过去的 100 年里，电以不同的形式应用于疼痛的治疗。

由 Melzack 和 Wall 提出的闸门理论[1] 被认为是 SCS 技术发展的基石。该理论认为，粗大的 Aβ 传入神经纤维通过激活脊髓后角的抑制性中间神经元来减弱疼痛信号在脊髓内的上升传递。1967 年 Shealy 报道了第一例应用脊髓脊柱电刺激治疗难治性癌性疼痛的病例[2]。自 1989 年经美国 FDA 批准后，SCS 被用于治疗不同的慢性疼痛综合征。

为了提升治疗效果，降低并发症，电极和脉冲发生器在逐步完善。最初的刺激电极直接植入在硬膜下的脊髓后索，后来改为植入到硬膜外甚至脊髓的腹侧。接触点的形状、大小和数量都进行了调整，以适用于经皮穿刺置管和实现刺激调控[3]。现有数据表明，SCS 对 FBSS[4]、CRPS[5]、心绞痛[6] 和无法手术纠正的慢性严重腿部缺血征[7] 有效。

临床上，强直式脊髓电刺激（tonic SCS）以相应的脊髓节段为靶点，刺激产生异感覆盖疼痛区域。然而，由于解剖的特异性并不那么精确，使刺激电极很难在椎管内准确定位。所以，既要满足刺激的异感覆盖疼痛区域，又要让这种麻刺感的强度在可接受水平是很难平衡的。例如，要求刺激的异感覆盖在脚、手或腹股沟等部位的病例。覆盖不足是 SCS 治疗失败的主要原因之一。也有报道称，即使最初完全覆盖，随着时间的推移电极的移动也会使其效果降低。

接受 SCS 的患者也许会感觉到神经刺激随体位的改变而改变。当体位从直立改变为仰卧或俯卧时会引起刺激增强或减弱。这种刺激强度的变化主要是由脊髓和硬膜外电极之间 CSF 层厚度的变化引起的[8,9]，根据体位调整刺激参数可以解决这一问题。新的刺激模式，包括高频 SCS（10 kHz）和短阵快速脉冲刺激，不伴有异感。一些报道显示了这些新模式刺激仪对肢体的神经病理性疼痛也有较好的疗效[10-12]。尽管有报道称强直式 SCS 能够有效治疗各种慢性神经病理性疼痛综合征，但由于电极的摆放位置以及刺激参数设定上存在一定的困难，促使人们寻找其他刺激靶点。

二、背根神经节——疼痛传递的"守门人"

背根神经节（dorsal root ganglion，DRG）被比作守门人、铁路编组站和公路交叉口等。这些比喻足以说明 DRG 在感觉信号从周围传递到 CNS 中起着关键作用。

三、背根神经节的解剖结构

左右成对的"混合的"脊神经把周围自主的、运动的和感觉的信号传递给脊髓。这些脊神经由背侧感觉传入轴突（背根）和腹侧运动传出轴突（腹根）组成，它们从相邻椎体之间的椎间孔穿出[13,14]。背侧感觉神经根离开椎间孔形成 DRG。

DRG 位于硬膜外腔前外侧，背根远端的两旁。

人类有 8 对颈段、12 对胸段、5 对腰段和 4 对骶段 DRG。形态学上,DRG 在靠近尾端时变得更长更宽。它通常位于椎间孔内,椎动脉后方,由椎骨保护。健康人 L1~L4 节段 DRG 多位于椎间孔外,L4 节段 DRG 位于椎间孔附近。在 L5 节段,DRG 位于椎间孔内或少数位于椎管内[15]。在 S1 节段,大多数 DRG 位于椎管内。

DRG 由初级感觉神经元的双极细胞体组成,周围有胶质细胞和形成初级感觉传入神经的 DRG 感觉细胞轴突。DRG 神经元是由两个分支组成的假单极神经元,远端和近端由生长细胞体连接。DRG 含有人体最大的周围感觉神经部分,这些细胞负责传递内脏和躯体感觉信号,并将这些信号传递到中枢神经系统。细胞体通过感应某些分子并产生神经递质或调质来参与信号传导过程[16]。它们被卫星胶质细胞(satellite glial cell, SGC)层包围。DRG 不受血神经屏障的保护,允许大小分子甚至巨噬细胞穿过 DRG 神经元的 SGC 膜[17]。

SGC 在 DRG 内形成感觉神经元的一个功能单位,并"指导神经系统运行"[18]。DRG 神经元接受刺激之后,通过神经胶质之间一种叫做"三明治突触(sandwich synapse, SS)"[19]的通路触发一种延迟和持久的反应。SGC 上的受体结合趋化因子、细胞因子、三磷酸腺苷(adenosine-5′-triphosphate, ATP)和缓激肽参与 DRG 内的信号传递。当周围传入纤维损伤后,神经胶质细胞的形态和生化功能会发生改变,在中枢和周围神经系统变得更加活跃。

四、背根神经节在冲动传递中的作用

初级感觉神经元起始于神经元的周围感受器,其胞体位于 DRG 内。周围的刺激会改变神经元的电势,产生冲动并传到 CNS。这一过程始于脊髓的背角,止于丘脑和大脑的相关核团[20]。DRG 内的假单极神经元轴突从胞体发出后分为周围支和中枢支(图 75.1)。在其分叉处,有一种叫做 DRG "T 节"的结构阻止伤害性刺激从感受器到背根的传递,尤其是它可以滤过周围的电信号来阻碍电脉冲的传播(图 75.2)[21]。

温度的感知发生在 DRG 内的 C 纤维细胞中,这些细胞能够传递伤害性刺激,直径小且无髓鞘。细胞内含有 P 物质或降钙素基因相关肽(calcitonin gene-related peptide, CGRP),作为神经调质和神经

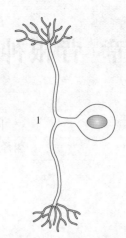

图 75.1 假单极神经元的图示,一个轴突分成两个独立的分支,一个从周围到细胞体,一个从胞体到脊髓。(引自 Krames ES. The role of the dorsal root ganglion in the development of neuropathic pain. Pain Med. 2014;15:1669-1685, with permission.)

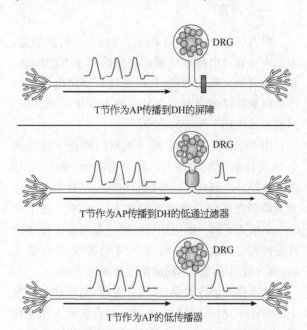

图 75.2 T 节在动作电位传播中的潜在作用。AP,动作电位;DH,背角;DRG,背根神经节。(引自 Krames ES. The role of the dorsal root ganglion in the development of neuropathic pain. Pain Med. 2014;15:1669-1685, with permission.)

递质发挥作用。低阈值的机械感受器位于粗大的有髓 A 纤维神经元末梢[21]。

当初级感觉神经元受到损伤时,DRG 中的施万细胞和 SGC 释放促炎介质,如类花生酸类、缓激肽、5-羟色胺、神经营养因子、细胞因子(如白介素、TNF-α)、干扰素,生长因子、趋化因子、ATP 和活性氧等[21]。

初级感觉神经元的离子通道和受体具有三种功能:感觉信号的转导、传递和调节。在 DRG 外周端

的末梢分布有瞬时受体电位通道、Na⁺通道、酸敏感离子通道和 ATP 敏感受体,它们负责将伤害性刺激转换为电信号[22]。动作电位的传播涉及 Na⁺ 和 K⁺ 通道,而突触传递的调节是通过电压门控的 Ca²⁺ 通道和谷氨酸受体来完成的。谷氨酸受体在脊髓后角初级传入神经终末的突触前膜上表达。

五、背根神经节的体感定位研究

DRG 内的细胞体是根据神经躯体分布而有序排列的。在逆行追踪后绘制成年大鼠 L4 DRG 中坐骨神经和股神经感觉神经元胞体的分布[23]。示踪剂用于单根神经的近端横断端,或在同一动物的两个神经上。从 L4 DRG 的连续切片中,对标记神经元的分布进行了三维重建,L4 背根神经节是这两条神经唯一共有的神经节。结果显示,股神经神经元在背侧和头侧分布,而坐骨神经神经元在内侧和腹侧分布(图 75.3)。这一发现表明在成年动物背根神经节中存在不同周围神经的体表定位[23]。理论上,这使得靶点精确成为可能。

六、以背根神经节为靶点治疗慢性疼痛

背根神经节的可操作性及其在疼痛传递和转导

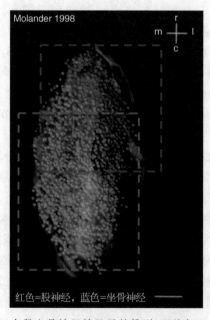

图 75.3　大鼠坐骨神经神经元的排列。(引自 Puigdellivol-Sanchez A, Prats-Galino A, Ruano-Gil D, Molander C. Sciatic and femoral nerve sensory neurones occupy different regions of the L4 dorsal root ganglion in the adult rat. Neurosci Lett. 1998;251: 169-172.)

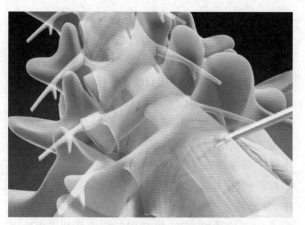

图 75.4　经硬膜外间隙入路背根神经节的示意图

中的关键作用使其成为治疗慢性疼痛的首选靶点(图 75.4)。

七、背根神经节切除术

背根节切除术在 20 世纪 60 年代和 20 世纪 70 年代极为流行。然而,这项技术有一定的局限性,限制了其使用。它需要开腹手术、椎板切除术和椎间孔切开术以暴露 DRG。即使发生在同一个节段的神经根疼痛情况下,单节段神经节切除术疗效差,因为外周疼痛传入纤维连接多个相邻的 DRG[24]。因此有人建议,为了改善预后,不但要切除与躯体上疼痛对应节段的 DRG,还要切除相邻头侧和尾侧DRG。这使得该过程成为一个大型、多节段、有潜在并发症的手术。一些病例分析和回顾性研究中报道了神经节切除术的治疗效果,这些研究针对神经病理性疼痛的治疗,如 CRPS、胸壁疼痛、单侧坐骨神经痛、枕神经痛和带有神经病理性成分的颈源性头痛[24]。这些研究的质量不足以证实该方案治疗顽固性疼痛的有效性。如前所述,由于感觉传入神经的汇聚,单节段神经节切除术不足以控制疼痛。神经节切除术的并发症包括去传入性疼痛、感觉迟钝、痛觉超敏,甚至 CRPS[25-27]。

八、邻近背根神经节的射频技术

RF 治疗是指在神经或神经节附近施以高频电流的一种治疗手段。高频电流产生热量,进而导致神经组织的破坏。RF 治疗最初被认为对细小的 Aδ 纤维具有选择性。传统射频治疗用于神经根性疼痛也有报道[28]。一项 RCT 未能证明射频治疗与安慰剂相比在治疗腰骶神经根性疼痛方面的优越性。然

而,一项早期的小样本量 RCT 却发现,颈椎背根节附近的射频治疗比安慰剂疗效更为显著[29]。另一项研究比较了射频治疗的温度对结局的影响,发现 67 ℃ 与 40 ℃ 两组疼痛均有改善[30]。

大神经的热损伤可能导致去传入性疼痛,因而推动了 PRF 发展。PRF 是由短脉冲串的高频电流和随之较长的静默期组成。该模式可散热,从而将电极尖端维持在 42 ℃ 的神经消融温度。在对慢性颈神经根性疼痛患者的一项小样本量的双盲研究中,发现邻近颈部 DRG 的 PRF 治疗优于假 PRF 治疗[31]。一项腰椎 DRG 的 PRF 治疗腰骶神经根性疼痛的非对照前瞻性研究显示,50% 以上的患者疗效显著,并可持续 6 个月[32]。

九、背根神经节的神经刺激

神经刺激是一种微创、可逆的治疗慢性疼痛的方法。多年来,SCS 在慢性神经病理性疼痛综合征中的疗效已在 RCT[33-35]、前瞻性及回顾性研究中得到证实。

SCS 的缺点包括:

● 有些患者的疼痛只减轻了一部分,甚至没有减轻。

● 在疼痛区域获得满意的异感覆盖可能是困难的。

● 即使最初实现了异常感觉完全覆盖,电极也可能随着时间推移而移位。

● 患者会感知到体位变化对刺激的影响,需要调整刺激程序以重新达到理想效果。

DRG 刺激是 SCS 的一种具有潜力的替代方法,因为 DRG 刺激涉及脊髓和脊髓以上依赖 Aβ 纤维的结构。DRG 包含所有感觉和纤维类型的感觉神经元胞体,刺激感觉传入神经可直接调节 Aδ 和 C 纤维。感觉神经元的刺激降低了神经元的兴奋性,从而影响疼痛的发病机制。

十、体外研究

体外研究表明,30 V 或更高电压刺激神经节会即刻发生反应,刺激时 Ca^{2+} 水平升高,停止刺激后 60 秒内恢复到基线水平[36]。

刺激神经节可抑制动作电位发生,并在整个刺激期持续抑制[36]。刺激神经节后,慢传导纤维的传导速度明显减慢。据推测,临床电刺激背根神经节

激活感觉神经元,引起 Ca^{2+} 内流,触发 Ca^{2+} 依赖过程,进而导致躯体兴奋性降低和增加过滤高频传入动作电位。生理状态下,外周低阈值单位产生的兴奋会传入伤害性感受器,然后到达脊髓后角进行调制整合。由此,DRG 刺激可能对慢性疼痛患者产生有益的效果。

十一、人体背根神经节刺激的研究

技术方面

DRG 的特性和体外疼痛模型的发现使其成为神经刺激的合理靶点。颈源性头痛、带状疱疹后遗神经痛和椎间盘源性疼痛的病例报告表明该治疗方案有显著的疗效。然而,用于中线脊髓背柱刺激的传统设备不容易放置在 DRG 上。电极导线必须被手动弯曲,触点之间的距离、硬度和间距可能会压到 DRG,从而激惹非目标的靶点,如 DREZ 和运动纤维。此外,传统的硬膜外设备常导致运动刺激,因此需要专业改装的设备。

电极导线应灵活,其形状应与 DRG 的曲线相适应。触点之间的距离应该适应其体位,也应使调控者能够增加刺激强度,以便对神经组织的电流进行微调。考虑到感觉传入神经的皮肤和节段性解剖分布,脉冲发生器应允许多个导联连接。

St. Jude 医疗的 Axium 神经刺激器系统包括一个刺激器装置[一个在测试期间使用的外部试验神经刺激器(trial neurostimulator, TNS),如果测试满意,随后是一个植入式神经刺激器(implanted neurostimulator, INS)],可多达 4 个四极经皮电极导线和无线的患者-医师调节装置。TNS 和 INS 都是恒压装置。

在监测镇静下,通过标准的硬膜外阻力消失法进行穿刺,将电极导线顺行或逆行放置于硬膜外腔。然后在透视引导下到达椎间孔的 DRG 附近。在患者苏醒后,通过程控仪调节合适的电极导线位置,以确保异常感觉与疼痛区域重叠。如果通过调控没有实现疼痛-异常感觉区域重叠,则在透视下重新放置电极导线并再次调控。DRG 在解剖学上位置比较固定,因此电极导线位置应准确反映刺激神经节的能力。由于细胞体位于神经节而不位于神经根,许多膜的改变发生在初级感觉神经元的细胞体而不是神经根,这些结构之间存在电生理差异。在一定程度上,与神经根相比,在神经节周围提供电场可产生

更强的急性、特异性皮下覆盖的能力。尽管之前的研究人员已经尝试过 DRG 刺激，但在电极导线放置后调控以及提供专门刺激方案等方面都存在局限性。

放置 DRG 电极导线有一个陡峭的学习曲线。进入神经孔可能很困难，这取决于植入电极导线的神经节段。例如，对于椎间孔狭窄或退行性椎间盘病，进入 L4～L5 或 L5～S1 神经孔极具挑战性的。因此，许多研究人员使用可以转换为永久电极导线的延伸导线进行试验。根据患者在手术过程中疼痛区域异常感觉覆盖的反馈，使用程控仪进行调控。第二阶段包括使用或不使用延长线将导线连接到电池，具体取决于囊袋位置（即臀肌或腹部）。当使用应变释放环时，电极导线不需要锚定（图 75.5 至图 75.9）。

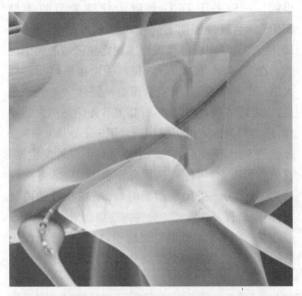

图 75.5　DRG 上的电极导线位置示意图

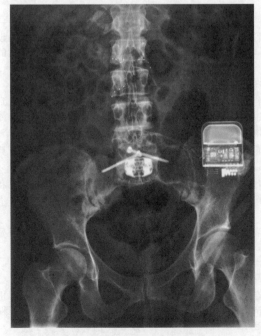

图 75.6　DRG 刺激（三导联）治疗 FBSS

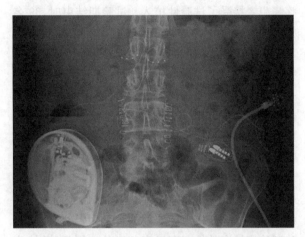

图 75.7　鞘内治疗失败患者的双侧 DRG 刺激

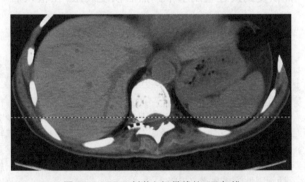

图 75.8　DRG 刺激电极导线的 CT 扫描

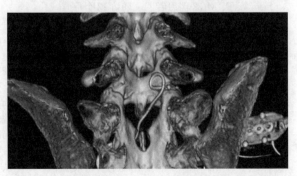

图 75.9　在 CT 扫描的基础上，用于 DRG 刺激的电极导线（请注意应变释放环）的脊柱三维重建

十二、临床结果

一项针对 10 名慢性背部和肢体疼痛患者的试验研究显示,DRG 刺激在 90% 的患者中至少缓解 30% 的疼痛(表 75.1),超过 70% 的患者减少了止痛药的剂量。作者观察了特定解剖区域疼痛缓解情况,如腿部、背部和足部,这些区域通常很难用 SCS 覆盖[40]。

在一项多中心前瞻性研究中,51 名慢性顽固性疼痛患者接受了试验性植入。试验期结束时,39 名疼痛缓解超过 50%,7 名患者没有进行植入式刺激,2 名患者没有提供拒绝的理由,1 名患者在试验后疼痛没有复发,1 名患者一侧足部疼痛 100% 缓解,另一侧足部疼痛没有缓解,3 名患者因无关的医疗原因被撤回,因此,32 名患者接受了植入式刺激器。所有患者都有不同病因的慢性神经病理性疼痛,最常见的诊断是 FBSS 和 CRPS。永久植入后 1 周,患者的平均疼痛评分从 77.6 mm(基线)降至 34.9 mm(使用 100 mm VAS 疼痛评分表),术后 4 周平均疼痛为 36.6 mm。在为期 4 周的评估中,暂停刺激来验证治疗的有效性。在没有刺激的 1 周后,总体疼痛恢复到接近基线水平。然后恢复刺激,在植入后

3 个月,平均疼痛评分为 38.4 mm。在 6 个月时,疼痛继续缓解,平均疼痛评分略有下降至 33.5 mm[41]。

在 2015 年发表了为期 12 个月的随访,患者疼痛减轻了 56%,其中 60% 的患者疼痛缓解超过 50%[45]。患者生活质量和情绪也得到了一定的改善,满意度很高。在 12 个月的随访期内,疼痛-异感重叠保持良好。CRPS 具有挑战性。有证据表明 SCS 有效,但异常感觉完全覆盖疼痛区域可能是困难的。一份关于 DRG 刺激治疗膝关节的 I 型 CRPS 病例报告证明了完全覆盖的可能性[46]。在 L3 植入 DRG 电极导线没有实现疼痛区域的完全覆盖。在 L4 植入第二根导线提高了覆盖率,在 L2 植入第三个导线后,几乎完全覆盖。经过 8 天的刺激后,患者疼痛明显减轻,尽管膝关节外侧局部未被覆盖,患者对治疗效果仍很满意,NRS 评分从 6~9 分降低到 1 分,因此植入了一个永久性的脉冲发生器。在植入后 1 个月,疼痛区域完全覆盖,NRS 疼痛评分为 1~2 分。关闭刺激器时,疼痛在几分钟内复发,但重新打开刺激器 1 分钟内疼痛缓解。

在一项多中心前瞻性试验中,11 名保守治疗无效的 CRPS 患者在与其疼痛分布相关的背根神经节

表 75.1　背根神经节刺激镇痛的选择性研究

研究	干预	结果	结论
Deer 等,P、M;10 例慢性顽固性疼痛患者(DPN、LBP、PHN,周围神经病)[40]	刺激试验期的研究,向外侧硬膜外间隙插入 2~4 根导线,靠近背根神经节	1 名患者因病退出,疼痛平均减少 70%;9 名患者中有 8 名疼痛减轻>30%;9 名患者中有 7 名减少了止痛药	不良事件包括疼痛增加、设备失灵、导线迁移、对抗生素的不良反应
Liem 等,P、M;32 例慢性顽固性疼痛患者(CRPS、FBSS、LBP、术后疼痛)[41]	3 例随访 6 个月	超过一半的患者疼痛缓解 50% 及以上,在 6 个月时,总体疼痛评级比基线低 58%	当设备关闭时,疼痛恢复到基线,感觉异常强度不受身体姿势或位置的影响
Liem 等,P、M;32 例患者(患者同上,随访 12 个月)[41]	随访 12 个月	总体疼痛减轻 56%,60% 报告缓解 50% 以上,生活质量和情绪改善	DRG - SCS 与传统 SCS 具有可比性
Van Buyten 等,P、CS;11 例 CRPS 患者[42]	11 例患者中有 8 例永久植入成功	8 例患者疼痛均缓解,在 1 个月时,疼痛平均减少到基准值的 62%;持续 12 个月	部分患者水肿、营养状况和功能得到改善
Schu 等,R;29 例腹股沟疝修补术、FBSS、股血管通路及其他手术后患者[43]	在 T12 和 L4 之间的背根神经节植入导线,缓解>50% 的患者行永久性植入术	25 例患者行永久性植入术,平均随访 27.8±4.3 周,平均疼痛减轻 71.4±5.6%,86% 的患者疼痛减轻>50%	腹股沟疝术后队列分析显示有明显改善
Eldabe 等,R;8 例幻肢痛患者[44]	在试验结果令人满意后,进行了植入手术	平均随访 14.4 个月,疼痛评分从 85.5 mm 降至 43.5 mm,生活质量和功能得到改善	一些患者减少/停止服用止痛药,3 名患者的疼痛缓解程度有所下降

注:CRPS,复杂区域疼痛综合征;CS,病例系列;DPN,糖尿病痛性神经病变;DRG,背根神经节;FBSS,腰椎手术失败综合征;LBP,下腰痛;M,多中心;P,前瞻性;PHN,带状疱疹后神经痛;QOL,生活质量;R,回顾性;SCS,脊髓电刺激。

附近置入了四极经皮电极[42]。在试验刺激后，关闭 TNS 1 周。在试验刺激期间，疼痛缓解 50% 及以上的患者接受永久性植入。刺激重新开始 4 周后，关闭刺激器 1 周，一共随访 12 个月。疼痛强度的演变

如图 75.10 所示。除了疼痛减轻，发生紧张、抑郁和愤怒等情绪的次数减少。一例患者植入前后疼痛和感觉异常分布的病例分析指出神经血管的变化和活动能力也得到改善（图 75.11）。

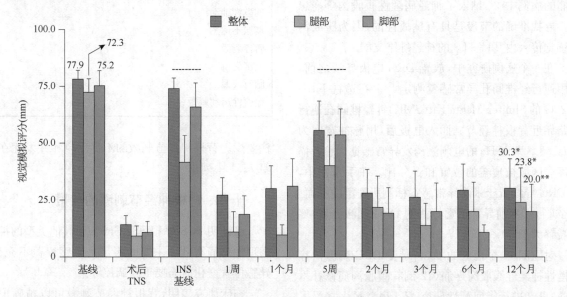

图 75.10 在背根神经节刺激治疗的试验和植入阶段，总体、腿部和足部的平均疼痛评分。误差条表示平均值的标准误，虚线表示关闭刺激的时间点。* P<0.05 和 ** P<0.005。INS，植入式神经刺激器；TNS，试验神经刺激器。（引自 Van Buyten JP, Smet I, Liem L, Russo M, Huygen F. Stimulation of dorsal root ganglia for the management of complex regional pain syndrome: a prospective case series. Pain Pract. 2015;15:208-216,with permission.）

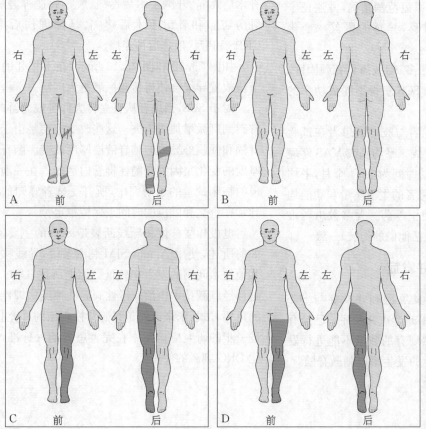

图 75.11 疗效好、具有代表性者在（A）基线和（B）1 周后的疼痛分布。在 12 个月时，（C）直立和（D）仰卧的患者异感分布都是相同的。（引自 Van Buyten JP, Smet I, Liem L, Russo M, Huygen F. Stimulation of dorsal root ganglia for the management of complex regional pain syndrome: a prospective case series. Pain Pract. 2015;15:208-216, with permission.）

慢性腹股沟疼痛严重影响患者的生活质量,药物和注射治疗往往效果不佳。PNS 和 SCS 治疗的疗效差异较大。治疗失败的主要原因是难以覆盖疼痛区域。在应用 DRG 刺激治疗神经病理性腹股沟疼痛的病例中[45],纳入了神经病理性腹股沟疼痛患者。寻找准确的节段是具有挑战性的,因为腹股沟的感觉传入由 T11～L3 的神经纤维支配。

在一个病例研究中,放置 DRG 电极导线之前,使用逆行经椎间孔异常感觉测定[47]。在透视下,一枚 22G 的 Sluijter-Mehta Kit(SMK)针经椎间孔逆行入路靠近背根神经节。插入电极后,用脉冲宽度为 1 ms、频率为 50 Hz 的电刺激诱发异常感觉。患者描述疼痛区域被覆盖的位置和百分比。在手术室中,将 DRG 导线置于术前异常感觉标测所确定的平面。3 名进行了术前异常感觉标测的 DRG 刺激患者,疼痛缓解大于 90%。

对欧洲 11 个地区的 29 名接受 DRG 刺激治疗的慢性神经性腹股沟疼痛(12 例有腹股沟疝修补术疼痛)患者进行了回顾性研究[43]。患者最多接受了 3 个导联来覆盖疼痛区域,25 名患者试验阳性并行永久性植入,随访 0～68 周,平均随访 27.8 周。随访时,80% 的患者疼痛减轻大于 50%,50% 的患者疼痛改善超过 80%。异感覆盖范围精确,并避免了多余刺激。随着时间的推移,异感的覆盖率变化很小[43]。

治疗幻肢痛的方案有很多,幻肢痛具有顽固性。体位特异性差异被认为是 SCS 获得不同成功率的重要原因之一。

在一个病例研究中,8 名幻肢疼痛患者在试验阳性后植入了 DRG 电极导线。平均基线 VAS 疼痛评分为 85.5 mm。平均随访时间为 14.4 个月,平均疼痛评分降至 43.5 mm。患者的生活质量和功能均有所改善,部分患者可停用止疼药。大多数患者报告异常感觉与疼痛区域(包括他们的幻肢)一致[44]。

十三、不良反应和并发症

现有试验中报告的不良反应和并发症与 SCS 一样。感染是所有介入技术的严重并发症。已经有电极导线移位的报道,虽然现有的数据不能进行发生率的估计,但这种并发症的发生率比刺激脊髓背

提要 75.1　背根节神经刺激的并发症和不良反应
感染
出血、血肿
导线移位
间歇性抽动
刺激不适感
暂停刺激
共济失调
脑脊液漏
短暂性运动刺激

柱要少。背根神经节刺激的不良反应和并发症在提要 75.1 中列出。

十四、背根神经节刺激的前景

已证明 SCS 对 FBSS、CRPS 和其他类型的神经病理性疼痛有效。主要的不足是异感覆盖不充分、异感位置变化时需要重新调控等。

临床研究表明,背根神经节刺激可以精确覆盖疼痛区域,甚至对单个脚趾也是如此。使得其在 CRPS 和腹股沟疼痛的治疗中得到重视。刺激 DRG 的最佳适应证是皮肤特异性疼痛综合征,如疝气修补术后疼痛、开胸手术后疼痛、放疗后遗神经病变、乳房切除和乳房手术后疼痛、足部创伤后疼痛、CRPS 和带状疱疹后神经痛。

如图 75.12 和图 75.13 所示,在不相邻的脊柱节段放置导线会使得覆盖区域更为广泛。

对于 SCS,当患者从直立转为仰卧或俯卧时,通常感到刺激增加或消失。这些改变主要是由于介导脊髓和硬膜外导线的脑脊液层厚度改变。脑脊液层厚度的变化是因为脊髓在椎管内运动。在一项大规模的临床试验的子研究中,所有受试者感知的感觉异常在直立和卧位的时间点保持稳定。

电极导线移位和导线断裂是 SCS 的主要问题。如前所述,使用 Axium SJM 刺激系统,导线移位或其他技术问题的发生率较低。综上所述,DRG 刺激是神经刺激技术中治疗慢性顽固性神经病理性疼痛的重要方式,未来可能是脊髓背柱刺激的补充技术。进一步的研究应该集中在完善患者纳入标准,以优化 DRG 刺激的使用。

单导线激活和刺激

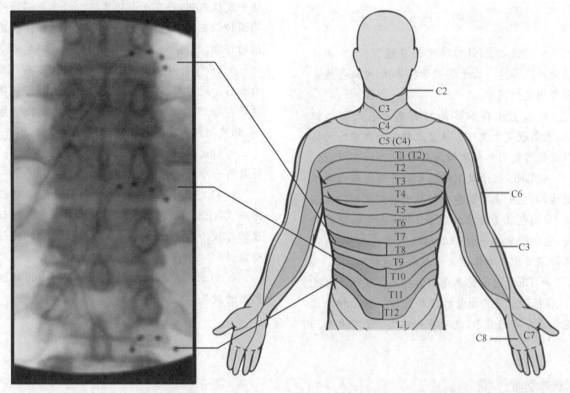

图 75.12 非相邻多节段刺激来覆盖大范围的皮肤，如这例从 T8～T12 的患者

双导线激活和刺激

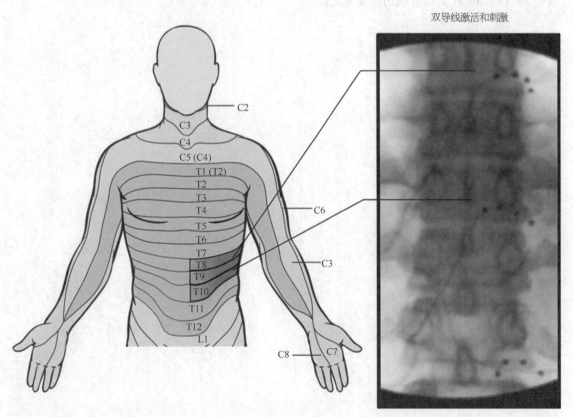

图 75.13 T8 和 T10 处的非相邻节段刺激可产生更广泛的覆盖范围

◆ 要 点 ◆

● 经典 SCS 针对特定的脊髓节段，在疼痛区域产生异感。由于解剖学特异性，电极导线在椎管内定位困难。

● 接受经典 SCS 治疗的患者在改变体位时，刺激也发生变化。从直立到仰卧或俯卧的体位变化可能引起刺激增加或消失。

● DRG 位于双侧硬膜外前外侧间隙内背根的远端，它们由初级感觉神经元的双极细胞体组成，周围包裹着胶质细胞和 DRG 感觉细胞的轴突，它们聚集在一起形成初级感觉传入神经，背根神经节中含有体内大多数的感觉神经。

● DRG 内的胞体是躯体特定区域的。大鼠 L4 背根神经节内坐骨神经和股神经感觉神经元胞体的分布图显示，这两条神经几乎没有重叠。

● 这一发现表明，存在一个躯体组织的代表不同的周围神经在 DRG 分布，从而提供了进行精确定位的可能。

● DRG 射频应用于治疗神经根性疼痛已显示出有一定疗效。然而，经典的射频热凝可能导致神经损毁后的并发症，因而脉冲射频使用增多，脉冲射频通过多种机制起作用。

● DRG 刺激需要专门和改装的设备材料，并且有一个陡峭的学习曲线。

● 研究显示 DRG 刺激对周围神经病理性疼痛、CRPS、腹股沟疼痛和幻肢痛患者有不同程度的疗效。已发表的文章多为回顾性或前瞻性研究。

● 仍需要随机对照研究来确定 DRG 神经刺激的效果。

参考文献

请于 ExpertConsult.com 在线访问参考文献。

第 76 章　植入式给药系统在慢性疼痛控制中的应用

David E. Jamison，MD；Steven P. Cohen，MD；Joshua Rosenow，MD，FAANS，FACS

翻译：陆丽娟　黄　莹　审校：宋　莉

一、引言

将药物输入 CSF 的技术历史悠久，最早可以追溯到 19 世纪后期 Corning 和 Bier 开展的脊髓麻醉技术[1,2]。随着 20 世纪 70 年代 CNS 中阿片受体的发现，人们认为通过 CSF 不仅可以进行麻醉，还可以进行止痛[3,4]。受益于植入式镇痛泵技术的进步，在随后的几十年，鞘内给药（intrathecal，IT）的应用范围逐步扩大，涉及多种药物，适应证也不再局限于慢性疼痛。

鞘内药物输送（intrathecal drug delivery，IDD）应用的基本原则是要达到或者优于口服给药的治疗效果，同时避免典型的剂量依赖性不良反应。有些药物可以通过植入泵长期安全地输送，而有些药物只能在特定的疼痛状态下单次应用。与任何侵入性治疗一样，实行鞘内治疗前，应仔细衡量潜在的风险和获益，综合考虑是否进行。

以下列举了一些筛选标准，用以判断哪些患者适合使用 IDD 并可能从中受益：

- 难治性慢性疼痛或痉挛。
- 其他给药系统出现难以克服的不良反应。
- 鉴别心理性并存疾病。
- 全身或手术部位无明显感染。
- 凝血功能正常。
- CSF 回流通畅。
- 预期寿命大于 3 个月。
- 试验性植入有效。

符合上述植入泵治疗标准的患者需要先接受试验性给药，取得满意的临床疗效之后再进行置入鞘内泵治疗。但也有专家认为，符合标准的癌性疼痛患者，可以直接开展植入泵治疗[5]。虽然单次硬膜外注射和单次鞘内注射均可用于试验性鞘内给药，但首选的方法是放置一个鞘内导管，以最好地模拟鞘内植入式给药系统。由于鞘内注射阿片类药物有出现延迟性呼吸抑制的可能，一般建议患者住院治疗，滴注使用剂量的同时便于监测不良反应。

二、并发症

IDD 可能的并发症与手术操作或使用的药物有关。操作相关的并发症出现在单次给药后或者鞘内泵植入术后，包括浅表组织和椎管内感染、椎管内及周围组织出血、硬脊膜穿刺后头痛和导管尖端肉芽肿形成。椎管内感染或出血虽然罕见，但可能带来灾难性的永久性后遗症。怀疑发生椎管内血肿或感染，必须及时完善影像学检查，并请神经外科专科评估。泵植入前也必须考虑可能的麻醉风险，尤其是患有多种合并症或晚期恶性肿瘤的患者。

使用植入式镇痛泵的患者在药物续充时仍然存在并发症的风险，包括填充药物错误、镇痛泵程序设置错误和填充操作不当等。错误识别镇痛泵的储液囊会导致药物被输入至皮下，进而导致灾难性后果。意外的"口袋填充"会使皮下积聚的大量药物以超出预期的速度吸收到体内。美敦力公司 2011 年的一份报告指出，在 1996 年至 2010 年间发生 351 例"口袋填充"，其中 8 例导致患者死亡[6]。放置针头时必须遵循推荐的药物填充流程，在无法触及储药泵时，应该通过超声或 X 线透视进行确认，如果怀疑患者有"口袋填充"的可能，应该严密监视。

镇痛泵的机械故障或程序错误也可能导致撤药

综合征,其症状的严重程度取决于所用药物的种类和使用剂量。阿片类药物戒断症状包括疼痛加剧、焦虑、出汗、腹泻和呕吐。尽管这些症状给患者带来不愉快的体验,但通常不会威胁生命,可以通过加强护理、口服或肠胃外途径给予阿片类药物来治疗[7]。γ-氨基丁酸(gamma-aminobutyric acid,GABA)激动剂(苯二氮䓬类或巴氯芬)突然撤药则会导致更严重的临床症状。鞘内巴氯芬的突然停药可能会导致一系列症状,包括痉挛加剧、体温过高、癫痫、昏迷、横纹肌溶解、多系统器官衰竭,甚至死亡[8]。怀疑巴氯芬停药的病例,除了即刻口服巴氯芬,还需要调查鞘内给药中断的原因,以防止再次出现撤药综合征。类似的症状也出现在苯二氮䓬类药物戒断的病例中[9],但是由于在长期鞘内给药中苯二氮䓬类药物的使用相对较少,所以很少出现这种症状。

表76.1总结了各种鞘内给药常见和严重的不良反应。

表76.1　各种鞘内给药常见及严重不良反应

药物种类	常见不良反应	严重不良反应
阿片类药物	便秘、出汗、恶心、尿潴留、瘙痒	呼吸抑制和吗啡、氢吗啡酮相关性肉芽肿
钙通道阻滞剂	头晕、眼球震颤、神志不清、发热	精神异常、癫痫、自杀倾向
LA	乏力、水肿	麻痹、肠道或膀胱功能障碍
GABA激动剂	镇静、低张力、头痛	危及生命的撤药综合征、呼吸抑制与过度
α-2肾上腺素能激动剂	低血压、恶心、镇静、心动过缓	幻觉、呼吸抑制
糖皮质激素	肾上腺抑制与亢进	粘连性蛛网膜炎

三、药物分类

虽然美国FDA批准的用于IDD系统的药物只有吗啡、巴氯芬、可乐定和齐考诺肽,但仍有许多药物被视为超说明书用药注入蛛网膜下腔。当单一药物不能提供满意的疗效,可以使用几种药物联合镇痛,最常见的形式是阿片类药物和LA的联合使用。

(一)阿片类药物

鞘内注射阿片类药物的镇痛效能研究始于20世纪70年代,至今,阿片类药物仍是鞘内镇痛最经典、使用最广泛的药物。最初阿片类药物主要用于治疗癌症相关的疼痛,随着口服阿片类药物使用率和脊柱手术率的增加,鞘内注射阿片类药物越来越多地应用于非恶性疼痛。

与口服阿片类药物相比,鞘内注射大约1/300的剂量就能达到相似的临床疗效。这种疗效的剧增是由于脊髓胶质区分布有高密度的阿片受体。阿片受体能够与疼痛的上行传导通路形成突触,当阿片类药物与μ受体结合以后,产生突触前和突触后效应,抑制疼痛信号从外周传递到大脑[10]。突触前结合导致前感受性神经递质释放减少,而突触后结合导致神经元动作电位下降[11]。

鞘内阿片类药物必须保留在脑脊液中才能作用到脊髓μ受体发挥作用,它们在脑脊液的维持时间主要取决于它们的亲水性。许多亲水性药物,如吗啡、盐酸二氢吗啡酮,在脑脊液中长时间保持溶解状态,从而延长作用时间,作用范围也超过鞘内导管尖端的节段。相反,亲脂性的阿片类药物,如芬太尼或舒芬太尼,在脑脊液中溶解性差,迅速从椎管内扩散出去。因此,亲脂性阿片类药物的脊髓效应持续时间较短,而且往往不会在导管尖端以外的脑脊液中分布[12]。表76.2总结了常用阿片类药物、巴氯芬和咪达唑仑的转换率。

表76.2　鞘内药物不同给药途径的转换指南

药物	口服 (mg)	肠道外 (mg)	硬膜外 (mg)	鞘内 (mg)
吗啡	300	100	10	1
氢吗啡酮	40～60	10	2	0.2
芬太尼	—	1	0.1	0.01
舒芬太尼	—	0.1	0.01	0.001
巴氯芬	1	—	—	0.005
咪达唑仑	—	5	—	1～2

注:剂量代表每种药物不同给药途径间的转换比率,而不是不同药物间的等效转换。

鞘内阿片类药物治疗慢性疼痛的证据虽然是正面的,但主要是基于非对照的前瞻性和回顾性研究。唯一的随机试验由Smith等在2002年发表,通过比较IDD联合传统治疗与单纯传统治疗的疗效[13]。共计202例顽固性癌性疼痛患者,随机分为二组,一组安装 IDD 接受阿片类药物治疗,另一组接受常规治疗,包括所有经典的治疗以及除 IDD 和脊髓索切开术以外的介入治疗。试验的主要结局指标包括在为期 4 周的随访中,VAS 至少降低了 20%,药物毒性至少降低 20%;次要结局指标包括个体药物毒性的差异、生活质量及医疗资源的占用。结果表明,与常规治疗组相比,IDD 组患者在 4 周的随访期内同时满足两个主要结局指标的比例更高(57.7% vs. 37.5%),不满足任一结局指标的比例更低(11.3% vs. 23.6%)。有趣的是,在 6 个月的随访中显示,IDD 组患者存活率较常规治疗组有增加的趋势(54% vs. 37%)。

非随机研究纳入了不同类型的试验设计,但普遍显示鞘内阿片类药物治疗癌性疼痛和非恶性疼痛具有良好的疗效。Paice 等进行了一项大型回顾性研究($n=429$),这项调查是由使用 IDD 的患者和他们的医师完成的[14]。结果显示使用 IDD 的患者疼痛平均减少了 61%,66.7% 的患者对 IDD 感到满意。但 IDD 设备故障率也很高,达到 20.1%,这主要是与导管相关,如扭结和脱管。Winkemüller 进行了一项相似的研究($n=120$),研究表明患者在使用 IDD 后 6 个月疼痛平均减少了 67%,随访 48 个月疼痛平均减少了 58%[15]。

使用 IDD 输注阿片类药物建议采用"微量给药"法,即患者先停用所有的阿片类药物,然后再予以鞘内输注远低于标准剂量的阿片类药物。2011 年发表的一篇系列病例报告了 20 名非恶性疼痛患者的治疗经验,他们在鞘内输注阿片类药物前 6 周停止口服阿片类药物[16]。吗啡的起始试验剂量是 $25\,\mu g/d$,逐渐增加剂量直到疼痛控制满意,最终平均的有效剂量为 $140\,\mu g/d$。研究人员在 2016 年的一项前瞻性研究中也得出了相似的结果,他们也遵循了之前的停药方案[17]。73 例非恶性疼痛患者在试验中接受了停药或小剂量阿片类药物,其中 60 例进行了泵植入。随访 36 个月,阿片类药物剂量(吗啡等效镇痛剂量)从 $221\,\mu g/d$ 增加至 $325.4\,\mu g/d$,但相较于鞘内阿片类药物的标准剂量,实质上药物剂量仍是明显减少了。Hamza 等在 2012 年也做了这项研究。非恶性疼痛患者在 IT 试验之前,要求使用微剂量的阿片类药物,但患者仅被要求减少 50% 的药物剂量[18]。对试验有阳性反应的患者要求完全停用阿片类药物 3~5 周,并在泵植入前 7~10 天保持

无阿片类药物。结果显示,随访 6 个月后,患者疼痛明显减轻,平均疼痛从 7.47 降到 2.97,6 个月后平均吗啡使用剂量约为 $1.4\,mg/d$,随访 36 个月后增加至 $1.58\,mg/d$。

虽然上述研究结果是令人振奋的,但"微量给药"法仍然存在很大的争议。那些在植入泵前成功停药的患者是否因为自身吗啡的需求较低才完成了试验?停药需持续多久?这些问题目前还不清楚。例如,Hamza 等的研究只把阿片类药物停用了 1 周,这对于洗脱阿片类药物诱导的痛觉过敏是不够的。对于恶性疼痛患者不建议使用"微量给药"法。后续需要对常规阿片剂量与微剂量开展随机试验。

鞘内输注阿片类药物与其他途径使用阿片类药物的不良反应相似,具体包括便秘、出汗、恶心、尿潴留、下丘脑-垂体轴抑制和镇静作用[19]。这些不良反应通常是剂量依赖性的,在鞘内给药途径中并不常见。然而,尿潴留、瘙痒和下肢水肿等不良反应却更多见于鞘内输注阿片类药物。呼吸抑制的发生多呈剂量依赖性,但低剂量阿片类药物扩散至脑干呼吸中枢时也可能发生呼吸抑制。单次注射量后 24 小时可能出现延迟性呼吸抑制,尤其是单次注射量大于 $0.2\,mg$ 或导管置入节段较高时风险更高[20]。

鞘内输注吗啡和盐酸二氢吗啡酮与鞘内炎性肉芽肿的发生相关。由于肿块压迫脊髓,导管尖端肉芽肿可能导致灾难性的神经系统后遗症,甚至需要行椎板切除术来治疗[21,22]。肉芽肿形成的原因是导管尖端的炎症反应,多种类型的免疫细胞包括嗜酸性粒细胞、巨噬细胞、淋巴细胞和成纤维细胞参与其中。典型的症状与脊髓受压有关,包括新出现或加重的神经性疼痛、神经功能缺陷、肠道或膀胱功能障碍。轻微病例可以通过更换阿片类药物、用生理盐水替代药物,或调整导管末端位置来处理。但严重的病例通常需要神经外科会诊决定是否切除肉芽肿。考虑到肉芽肿的形成需要一定的时间,肉芽肿在非恶性疼痛患者中更常见。增加吗啡或盐酸二氢吗啡酮的剂量或者提高浓度是肉芽肿形成的主要危险因素。较低的每日剂量和浓度似乎具有保护作用,而接受高浓度、高剂量的患者出现肉芽肿的风险最高[21]。表 76.3 总结了鞘内输注和单次注射药物的推荐剂量范围。

(二)钙通道阻滞剂

钙离子具有多种前感受效应,包括增加兴奋性

表 76.3　鞘内输注和单次注射药物的剂量范围

药物	标准输注剂量	标准起始剂量	标准单次追加剂量
吗啡	1～20 mg/d	0.1～1 mg/d	0.2～1.0 mg
氢吗啡酮	0.5～10 mg/d	20～200 μg/d	40～200 μg
芬太尼	20～300 μg/d	20～75 μg/d	25～75 μg
舒芬太尼	2～100 μg/d	1～20 μg/d	5～20 μg
布比卡因	4～30 mg/d	1～4 mg/d	0.5～2.5 mg
巴氯芬	50～1 000 μg/d	50～200 μg/d	50～75 μg
齐考诺肽	5～19 μg/d	0.5～2.4 μg/d	1～5 μg
可乐定	30～1 000 μg/d	30～100 μg/d	25～100 μg
咪达唑仑	不适用	不适用	1～2 mg
右旋美托咪定	不适用	不适用	5～10 μg
甲泼尼龙	不适用	不适用	60 mg

神经递质释放和激活脊髓、大脑内第二信使系统。研究发现，N型和T型电压门控钙通道在这些兴奋效应中起主要作用，这也使它们成为了抑制作用的靶点[23,24]。

目前，唯一批准用于鞘内给药途径的钙通道阻滞剂是齐考诺肽，商品名叫 Prialt。齐考诺肽来源于一种食肉性海螺的毒液，其作用是阻断脊髓后角的N型钙通道[25]。由于能减少前痛觉刺激，齐考诺肽被用于一系列神经性疼痛和躯体-神经性混合疼痛[26]。齐考诺肽是由一种强效神经毒素合成的，因此不良反应包括许多中枢神经系统效应。常见的不良反应包括神志不清和头晕，更严重的反应包括幻觉、新出现的或恶化的抑郁与自杀倾向[26]。齐考诺肽禁用于有精神病病史的患者。

随机试验表明齐考诺肽对神经病理性疼痛具有良好的治疗效果。2004年Staats等研究了111例因恶性肿瘤或获得性免疫缺陷综合征（acquired immunodeficiency syndrome, AIDS）引起的慢性疼痛患者，随机采用鞘内齐考诺肽或安慰剂治疗[27]。结果显示，在2周时齐考诺肽组患者疼痛缓解优于安慰剂组（52.9% vs. 17.5%）。但齐考诺肽组患者的不良反应也较安慰剂组高（97.2% vs. 72.5%），且严重不良反应的比率高于安慰剂组3倍以上（30.6% vs. 10.0%），其中一半为涉及CNS的不良反应。另外需要指出的是，由于最初的48名患者出现了不可耐受的不良反应，齐考诺肽的起始速率从0.4 μg/h降至0.1 μg/h以下。

Rauck等在2006年进行的试验进一步详述齐考诺肽的镇痛功效，同时研究了较慢的滴注是否会降低不良反应的发生率[28]。研究纳入了220例既往接受药物治疗或非齐考诺肽鞘内给药IDD治疗后疼痛控制不佳的患者，随机接受3周的齐考诺肽IDD或安慰剂治疗。起始输注速率为0.1 μg/h，3周内逐渐增加到目标平均剂量0.29 μg/h。齐考诺肽组镇痛效果再次优于对照组，其VAS疼痛评分较安慰剂组明显下降（14.7% vs. 7.2%），且更高比例的患者表示"满意"或"非常满意"（28.4% vs. 12.1%）。尽管使用齐考诺肽后报告的不良反应比率更高（92.9% vs. 82.4%），但严重不良反应的发生率低于先前的研究（11.6%），与安慰剂组（9.3%）相似。本研究表明，较低的起始剂量和缓慢的增加剂量可能减少一些严重的不良反应。一项15例患者的回顾性报告指出，在接受齐考诺肽起始剂量0.05 μg/h的治疗后没有产生严重的不良反应，进一步表明较低的起始剂量和缓慢的增加剂量是耐受齐考诺肽不良反应的关键[29]。

由于齐考诺肽是鞘内镇痛领域的新成员，尚不清楚其长期作用。一项意大利开展的长达12个月的回顾性研究，随访了104例使用齐考诺肽治疗的良恶性疼痛患者[30]。数据显示，只有43%的患者持续使用齐考诺肽治疗12个月，但这部分患者的疼痛评分平均下降了36.9%，剂量的稳定性表明，齐考诺肽的耐受性不像其他阿片类药物那样突出。

（三）局麻药

鞘内使用LA历史悠久，但直到20世纪90年代才被用于治疗慢性疼痛[31]。LA通过阻断钠通道,阻止动作电位的发展来抑制神经传递实现镇痛。LA通常作为鞘内输注的辅助药物,并要求给药位置接近疼痛区域对应的脊髓平面。可能的不良反应包括剂量依赖的局部麻醉效应,如乏力、麻木、肠或膀胱功能障碍。

支持鞘内使用LA的研究主要集于鞘内联合用药,包括布比卡因,其结果显示鞘内持续输注LA在神经病理性疼痛的治疗上有良好的疗效[32]。几项前瞻性研究结果显示,与鞘内单独输注阿片类药物相比较,阿片类药物与LA联合使用能够减少阿片类药物的用量[33-35]。

1999年,Van Dongen等对20例晚期癌症引起的慢性疼痛患者进行了研究,比较鞘内单独输注吗啡与鞘内吗啡联合布比卡因的疗效[34]。结果显示两组的疼痛缓解程度相似,但联合治疗组需要的吗啡剂量明显减少。此外,单纯吗啡治疗组中的5例患者因镇痛不足而转至联合用药组,还有1例患者需要额外口服吗啡止痛。2002年,Deer等的回顾性研究也得到了相似的结果。该研究比较了109例由吗啡组转为吗啡联合布比卡因输注组患者的疼痛缓解情况[35]。结果显示,由于布比卡因的加入,患者的疼痛明显减轻,次要指标包括口服阿片类药物的剂量减少、疼痛门诊就诊次数减少和患者的满意度提高。

(四) γ-氨基丁酸受体激动剂

GABA是中枢神经系统主要的抑制性神经递质,对GABAA和GABAB两种亚型受体发挥作用。GABAA受体是配体门控的氯离子通道,GABAB受体是G蛋白偶联复合体,激活任一受体都可以导致神经元超极化和兴奋性降低[36]。

GABAA激动剂种类繁多,包括乙醇、巴比妥酸盐、苯二氮草类、唑吡坦和右佐匹克隆。在这些激动剂中,只有咪达唑仑一直被提倡用于鞘内给药控制疼痛[37]。

支持鞘内使用咪达唑仑的文献不多,且有争议。动物模型虽有疗效[38-40],但同时伴有可能的神经毒性[41-42],临床研究数据多是基于围手术期的单次注射。在1992年开展的一项随机试验中,28例LBP患者接受硬膜外类固醇激素或鞘内咪达唑仑治疗(没有设安慰剂组)[43]。两组患者疼痛均有改善,但数据难以解释试验假设,其试验设计如下:类固醇组将类固醇激素溶于10 mL生理盐水注射至患者硬膜外腔,同时给予鞘内注射葡萄糖溶液;咪达唑仑组将咪达唑仑溶解于葡萄糖溶液中注射至鞘内,同时给予硬膜外注射生理盐水10 mL。2010年Dureja等进行了一项研究,150例带状疱疹后神经痛(postherpetic neuralgia, PHN)患者分别接受:①硬膜外甲泼尼龙;②鞘内咪达唑仑;③硬膜外甲泼尼龙联合鞘内咪达唑仑治疗[44]。结果表明,接受鞘内咪达唑仑的两组患者疼痛均得到改善,但联合类固醇组效果更显著。多项研究表明,咪达唑仑作为脊髓麻醉辅助用药效果良好[45-47],但鞘内持续输注的作用尚不十分明确。

GABAB受体激动剂不太常见,包括几种实验化合物,罕见的氨基酸异缬氨酸和巴氯芬。在这些药物中,只有巴氯芬应用于临床,并获得FDA批准可以通过鞘内给药治疗用于痉挛强直状态。脊髓水平GABAB受体的激活导致兴奋性神经递质释放减少,从而导致肌肉松弛[48]。虽然巴氯芬的确切镇痛机制尚不清楚,但已有多项研究表明巴氯芬对CRPS和中枢痛有镇痛作用。

2000年,van Hilten等率先设计了临床试验,评估鞘内使用巴氯芬对CRPS所引起的肌张力障碍的作用[49]。7例患者均放置了鞘内导管,每天随机注射不同剂量的巴氯芬或生理盐水,记录他们的肌张力障碍和疼痛程度。较高剂量的巴氯芬(50 μg或75 μg)与肌张力障碍和疼痛缓解相关,且这种效果持续到随访后6个月。2002年,Zuniga等的病例报告支持上述发现。两名没有明显痉挛和肌张力障碍的CRPS患者,在使用巴氯芬后疼痛得到了明显改善[50]。一项只有9例受试者的随机研究比较了鞘内注射巴氯芬对中枢痛患者的疗效,结果显示巴氯芬显著改善了患者的感觉障碍性疼痛,但这种改善似乎伴随着肌肉痉挛和肌张力障碍的改善[51]。Taira等在1995年的病例研究中也报道了类似的结果,他们发现在14例因脑卒中或脊髓损伤引起的中枢痛患者中,9例患者的触诱发痛和痛觉过敏明显减轻[52]。

巴氯芬用于伴有肌痉挛或肌张力障碍的疼痛得到了很好的支持,但对于其他类型疼痛的治疗效果还不十分明确。Zuniga等在2000年的病例系列报道中描述了鞘内使用巴氯芬治疗慢性疼痛的研究。这5例慢性疼痛受试者的原因包括残肢痛、椎板切除术后综合征和脑瘫[53]。3名患者既往接受鞘内吗啡输注后仍有持续疼痛,1名患者在植入脊髓刺激器后仍有疼痛，另一名患者同时接受 IDD 吗啡输注及脊髓电刺激术后仍有疼痛。在改为鞘内输注巴氯芬后，上述 5 名受试者的疼痛程度均有改善。其中 4 名患者单独使用巴氯芬治疗，一名患者鞘内使用巴氯芬联合吗啡治疗。2010 年，Schechtmann 等进行的随机试验比较了鞘内巴氯芬、可乐定和生理盐水在神经性疼痛和使用脊髓刺激器后镇痛不足患者中的效果[54]。10 名患者每日接受可乐定（25 μg、50 μg、75 μg）、巴氯芬（25 μg、50 μg、75 μg）或生理盐水，治疗后每隔 30 分钟评估 VAS 评分的变化直至恢复至初始状态。结果显示巴氯芬或可乐宁较安慰剂疗效

显著，巴氯芬的疗效随剂量呈线性增加，而可乐定 50 μg 组疗效最佳，IDD 与脊髓刺激器联用时患者疼痛程度进一步减轻。

使用巴氯芬是否有导致肉芽肿的风险尚不清楚，但可能很低。2007 年报道的 2 例接受巴氯芬单药治疗的肉芽肿患者，均通过改进导管得到改善[55]。随后对这些病例进行了重新评估，考虑到体外研究中巴氯芬会形成沉淀，可能也是引起导管尖端肉芽肿形成的原因[56,57]。

表 76.4 总结了使用鞘内药物治疗慢性疼痛的随机研究及其结局。

表 76.4 评价鞘内止痛药物的随机研究

研究者	研究设计分组	治疗	例数(疼痛类型)	疗效	评论
Smith 等，2002[13]	吗啡，CMM	输注	143；CA	4 周时 84.5% IDD 组患者疼痛及不良反应缓解大于 20%，而 CMM 组仅 70.8%	IDD 组较少的不良反应
Staats 等，2004[27]	齐考诺肽，安慰剂	输注	111；CA 或 AIDS	2 周时齐考诺肽组平均 VAS 评分下降 53.1%，安慰剂组仅 18.1%	治疗组随访时间短，不良反应严重（30.6% vs. 10%）
Rauck 等，2006[28]	齐考诺肽，安慰剂	输注	220；LBP	3 周时齐考诺肽组平均 VAS 评分下降 14.7%，安慰剂组仅 7.2%	缓慢的滴注产生的不良反应较小（11.6%）
Van Dongen 等，1999[34]	布比卡因，布比卡因联合吗啡	单次注射	15；CA	联合治疗后疼痛缓解略优	联合输注可降低吗啡剂量，延缓剂量增加
Serrao 等，1992[43]	咪达唑仑，ESI	单次注射	28；LBP	2 个月时两组患者疼痛均有明显缓解	数据不详细，也没有安慰剂组对照
Dureja 等，2010[44]	咪达唑仑，ESI，咪达唑仑联合 ESI	单次注射	150；PHN	12 周时联合注射缓解效果最佳（缓解 19%），咪唑安定组 5%，ESI 组 3%	没有安慰剂组
van Hilten 等，2000[49]	巴氯芬，安慰剂	单次注射	7；RSD	50 μg 及 75 μg 巴氯芬组 VAS 评分下降 54%，25 μg 组下降 18%，生理盐水组仅 4%~8%	每日注射 5 次（生理盐水 2 次）；巴氯芬 25 μg、50 μg、75 μg）
Herman 等，1992[51]	巴氯芬，安慰剂	单次注射	9；神经病理性疼痛	巴氯芬组平均 VAS 显著降低（与生理盐水组相比 1:9）	初始 VAS 未记录，个别 VAS 不详细
Schechtmann 等，2010[54]	巴氯芬，可乐定，安慰剂	单次注射	10；SCS 不能缓解的神经病理性疼痛	与安慰剂组相比，各组均有疗效。巴氯芬 75 μg 效果最好（VAS 下降 40%），可乐定在 50 μg 效果最好（VAS 减少 50%）	2 周内注射 8 次（2 次生理盐水；25 μg、50 μg 和 75 μg 可乐定；25 μg、50 μg 和 75 μg 巴氯芬）
Siddall 等，2000[58]	可乐定，吗啡，可乐定联合吗啡，安慰剂	单次注射	15；合并神经病理性疼痛的 SCI	吗啡及可乐定联合组平均 VAS 降低 37%，吗啡组 20%，可乐定组 17%，生理盐水组 0%	患者最初 3 天随机注射生理盐水、可乐定或吗啡。随后所有患者均接受可乐定和吗啡治疗 3 天

（续表）

研究者	研究设计分组	治疗	例数(疼痛类型)	疗效	评论
Kikuchi 等, 1999[59]	鞘内类固醇, ESI	单次注射	25;PHN	24 周时 92% 的 IT 组报告疼痛缓解良好或极好,ESI 组仅 16%	每周注射一次,连续 4 周。无安慰剂组
Kotani 等, 2000[60]	鞘内类固醇联合 LA,鞘内 LA,非介入	单次注射	277;PHN	24 周时 91% 的鞘内类固醇联合 LA 组疼痛缓解良好或极好,LA 组 15%,对照组 4.4%	每周注射一次,连续 4 周
Rijsdijk 等, 2013[61]	鞘内类固醇联合 LA,鞘内 LA	单次注射	10;PHN	8 周时 100% 的鞘内类固醇联合 LA 组疼痛缓解良好,LA 组 25%	每周注射一次,连续 4 周。试验因效果不佳而提前终止
Munts 等, 2010[62]	鞘内类固醇, 安慰剂	单次注射	21;CRPS	6 周时任何结果都没有显著差异	一次注射,6 周后第一次随访。试验因效果不佳而提前终止

注:AIDS,获得性免疫缺陷综合征;CA,癌症;CMM,全面医疗管理;CRPS,复杂区域疼痛综合征;ESI,硬膜外类固醇注射;IDD,鞘内药物输注;IT,鞘内;LA,局部麻醉药;LBP,腰背痛;PHN,带状疱疹后神经痛;RSD,反射性交感神经营养不良;SCI,脊髓损伤;SCS,脊髓电刺激;VAS,视觉模拟评分法。

(五) α-2 肾上腺素能受体激动剂

肾上腺素能受体分布于整个中枢和周围神经系统,介导交感神经系统的许多基本生理功能。α-2 受体因其在血管系统中抑制交感神经的特性而广为人知,但它也通过其 α-2A 和 α-2B 受体亚型产生镇痛和镇静作用[63]。α-2 受体激动剂通过减少突触前神经递质释放和增加突触后钾离子传导引起超极化来产生抑制作用。内源性激动剂包括儿茶酚胺、肾上腺素和去甲肾上腺素,而外源性鞘内药物包括可乐定和右美托咪定。

可乐定是美国 FDA 批准的可以鞘内使用的四种药物之一,但它通常是鞘内输注的辅助用药[64]。其可能的不良反应与全身交感神经抑制有关,包括低血压、心动过缓和镇静。与口服可乐定一样,突然停用可乐定可导致反弹性高血压。

使用可乐定治疗神经病理性疼痛已经得到动物和临床研究的支持,但一些试验产生了混合的结果。2000 年,Siddall 等比较了鞘内使用可乐定、鞘内可乐定联合吗啡或鞘内盐水对脊髓损伤后神经痛患者的疗效[58]。虽然最初 15 例患者的干预方法是随机分配的,但在为期 6 天试验的第 4 天,所有患者都改为联合注射可乐定和吗啡。亚组分析比较了不同输注方式的镇痛效果,发现联合输注可乐定和吗啡的疼痛缓解程度更明显(下降 37%),单独使用吗啡(下降 20%),单独使用可乐定(下降 17%),盐水(下降 0%)。另一个短期研究评估了 16 名志愿者在接受静脉注射可乐定,鞘内 50 μg 可乐定及鞘内 150 μg 可乐定后皮内注射辣椒素的疼痛反应[65]。结果显示,只有鞘内 150 μg 可乐定组疼痛显著降低。几项关于可乐定联合脊髓麻醉的随机试验也显示了可乐定良好的效果和较低的不良反应率[66-68]。

鞘内使用可乐定形成肉芽肿的确切机制仍不明确,但风险被认为是低于阿片类药物的。动物模型显示,在阿片类药物中添加可乐定对肉芽肿的形成具有保护作用[69],但这种作用在临床使用中尚未被普遍观察到。2005 年的一份病例报告描述了一名接受吗啡联合可乐定输注治疗的患者肉芽肿的发生,改为输注生理盐水后症状得到了改善[70]。2015 年,一项对瑞士两个中心大约 10 年时间内进行 IDD 治疗的所有患者的回顾性研究发现,204 例患者中有 13 例形成了肉芽肿。在这 13 例患者中,有 8 例使用了可乐定,但其是与浓度为 10~45 mg/mL 的吗啡联合使用的[71]。

右美托咪定是一种 α-2 肾上腺素能激动剂,于 1999 年被批准用于临床。右美托咪定对 α-2 受体的亲和力高于可乐定,作为镇静剂主要应用在重症监护和门诊手术中[72]。该药通过降低脑干兴奋产生镇静作用,但不会引起呼吸抑制。右美托咪定的镇痛作用已在动物模型中得到证实[73,74],但其长期用于 IDD 患者尚未见报道。

关于右美托咪定作为布比卡因的辅助用药用于脊髓麻醉的研究已有开展,结果显示其阻滞效果优于单独使用布比卡因,也优于布比卡因联合芬太尼或可乐定[75-77]。2016 年一项荟萃分析回顾了右美托咪定作为辅助用药用于脊髓麻醉的相关研究,发现其耐受性良好,且起效快、感觉阻滞持续时间长[78]。

(六) 类固醇激素

类固醇激素由于其强大的抗炎作用,已成为止痛药物的重要组成,但其应用于鞘内给药受到一定的限制。类固醇激素由肾上腺皮质产生,包括糖皮质激素和盐皮质激素。糖皮质激素抑制多种促炎介质,包括前列腺素、白三烯、细胞因子和 TNF,并可能上调参与抗炎的基因[79]。鞘内使用糖皮质激素曾常规用于治疗腰背痛和神经根病变,但因其与粘连性蛛网膜炎有关,自 20 世纪 80 年代起该方法逐渐被放弃[80-82]。而目前认为,聚乙二醇作为激素制剂中的防腐剂,更有可能是导致蛛网膜炎的原因[83]。但硬膜外使用类固醇激素仍然是治疗背痛和神经根病变的首选。尽管临床试验的结果是有争议的,鞘内单次注射糖皮质激素已被推荐用于治疗 PHN 相关的神经病理性疼痛和较轻程度的 CRPS。

PHN 是带状疱疹的后遗神经痛,是先前感染水痘带状疱疹病毒的潜在后遗症[84]。最初感染水痘带状疱疹病毒后,病毒可在背根神经节潜伏数年,然后重新激活引起带状疱疹的暴发。大约 10% 的带状疱疹会发展成 PHN,在老年人群和免疫功能抑制的个体中发病率明显更高[85]。PHN 的治疗具有挑战性,临床上主要依赖包括膜稳定剂、抗抑郁药、外用药和阿片类药物等。难治性病例使用鞘内类固醇激素可能获益,但须仔细考虑可能的风险。

随机研究表明,在治疗难治性 PHN 时,鞘内使用类固醇激素表现为混合效应。1999 年 Kikuchi 等开展的研究,随机将 25 例 PHN 患者分为类固醇激素硬膜外治疗组和鞘内治疗组,但没有设立安慰剂组[59]。所有患者每周治疗一次,连续 4 周,然后进行了长达 24 周的随访。结果显示,鞘内治疗组的镇痛效果在所有时间节点上都优于硬膜外治疗组,13 例患者中有 12 例在研究结束时疼痛缓解良好或极好,而硬膜外组只有 2 例患者的疼痛得到很好的缓解。随后 Kotani 等的一项随机对照研究将 277 例难治性 PHN 患者分为鞘内甲强龙联合利多卡因组、鞘内利多卡因组及非干预对照组[60]。每周治疗一次,连续 4 周,随访时间为 24 个月。研究结果强烈支持甲强

龙联合利多卡因组,91% 的患者在治疗结束时疼痛得到了很好的缓解,而鞘内利多卡因组的疼痛缓解率约为 15%,对照组仅为 4.4%。所有受试者未见严重不良反应,连续 CSF 检查未发现蛛网膜炎的证据。2013 年,Rijsdijk 等也进行了类似的随机试验。将 PHN 患者随机分为鞘内甲强龙联合利多卡因组和鞘内利多卡因组[61]。与之前的研究不同的是,鞘内甲强龙联合利多卡因组有 6 名患者的疼痛不仅没有缓解,反而在 6 周的随访中有所加重。由于疗效不佳,该研究提前中止了。2010 年一项对 CRPS 患者的研究中,鞘内使用甲强龙的治疗效果也不理想[62]。患者接受单次注射,并在随后的 6 周进行评估。结果显示使用类固醇激素后疼痛没有明显改善,而且由于不可接受的风险效益比,研究再次提前终止。表 76.5 总结了各种药物的推荐强度。

表 76.5　各种药物的推荐强度

药物类别	推荐强度
阿片类药物	强烈推荐用于恶性疼痛,不太推荐非恶性疼痛患者口服高剂量阿片类药物
钙通道阻滞剂	强烈推荐用于恶性疼痛,中等推荐用于非神经病理性疼痛
LA	中等推荐作为辅助用药用于癌性疼痛或神经病理性疼痛
GABA 受体激动剂	强烈推荐巴氯芬用于治疗痉挛,中度推荐巴氯芬用于其他疼痛状态,轻度推荐咪达唑仑用于神经病理性疼痛
α-2 肾上腺素能受体激动剂	中等推荐可乐定作为辅助用药用于神经病理性疼痛,轻度推荐右美托咪定的使用
类固醇激素	轻度推荐用于带状疱疹后神经痛

四、总结

与其他给药途径相比,鞘内给药可产生更强的镇痛效果,同时减少药物相关的不良反应。该领域受益于可植入泵技术的进步和阿片类药物及 LA 类别之外的稳步扩展。但在拟行鞘内给药操作前,需要平衡潜在获益及药物、操作风险。

总的来说,支持鞘内给药的研究并不多,而且几乎没有高质量的随机试验。阿片类药物用于癌症相关疼痛的治疗得到了强有力的支持,但只有微弱的

证据支持在非恶性疼痛状态中使用阿片类药物。现有证据强力支持巴氯芬应用于包含痉挛的疼痛状态，也有适度的证据支持其应用于其他神经病理性疼痛。齐考诺肽与 CNS 不良反应有关，治疗窗口窄，但有充分的证据证明其可应用于神经病理性疼痛。有充分的证据表明，可乐定和布比卡因都是有效的辅助药物，在长期联合使用时二者都显示出降低阿片类药物用量的作用。糖皮质激素治疗 PHN 的证据是薄弱和相互矛盾的。

鉴于现有文献的总体缺乏，未来的研究应涉及多个领域，但应致力于尽量减少不良反应和并发症，最大限度地提高成本效益，并改进选择患者的评估方法。

◆ 要 点 ◆

● 采用 IDD 的基本原则是在避免剂量依赖性不良反应的同时，达到与口服药物相似或更好的治疗效果。

● IDD 的并发症可能与操作流程或药物有关。操作相关并发症可发生在单针注射或泵植入术后，包括感染、出血、硬膜穿刺后头痛和导管尖端肉芽肿形成。

● 泵填充过程中的并发症包括用药不正确、泵重新编程错误和不正确的填充技术。泵填充口的错误识别可能导致药物进入皮下囊袋，这可能导致灾难性的后果。

● 阿片类药物的戒断症状包括疼痛、焦虑、出汗、腹泻和呕吐。GABA 激动剂的突然停用是一个严重的临床事件。鞘内巴氯芬的突然中止会导致痉挛、体温升高、癫痫、昏迷、横纹肌溶解、多系统器官衰竭，甚至死亡。

● 支持鞘内阿片类药物治疗慢性疼痛的证据是积极的，但主要是基于不受控制的前瞻性和回顾性研究。

● IDD 阿片类药物前建议实施"微量给药"，即患者在接受鞘内给药之前，停用所有阿片类药物，然后以远低于常规剂量的阿片类药物予以治疗。另一种微剂量方法建议鞘内给药前让患者减少 50% 的阿片类药物用量。尽管这些研究的结果是令人振奋的，但是"微量给药"法仍然是一个有争议的领域。

● 鞘内吗啡和盐酸二氢吗啡酮与炎性肉芽肿的形成有关。考虑到肉芽肿形成所需的时间，它们在非恶性疼痛患者中更常见。吗啡或盐酸二氢吗啡酮的剂量和（或）浓度的增加是炎性肉芽肿形成的危险因素。

● 齐考诺肽是一种钙通道阻滞剂，适用于各种神经病理性疼痛和混合躯体神经性疼痛。由于齐考诺肽是由一种强效神经毒素合成的，不良反应包括许多 CNS 效应。

● 鞘内吗啡联合布比卡因治疗可以更好地缓解下肢疼痛患者的症状，并降低其阿片类药物的使用剂量。

● 支持使用鞘内咪达唑仑的文献很少，而且相互矛盾。动物模型已显示出其益处和可能的神经毒性，而临床数据主要来自围手术期的单次注射研究。

● 巴氯芬主要用于包括痉挛或肌张力障碍的情况，而在其他疼痛状况下的应用尚不太确定。

● 可乐定是最常用作鞘内给药的辅助用药。

● 一项关于鞘内使用类固醇激素治疗 PHN 的研究显示了良好的结果。然而，随后的研究未能重复这些发现。

参考文献

请于 ExpertConsult.com 在线访问参考文献。

第77章 X线透视和辐射安全

Andrea L. Nicol, MD, MSC; Brian A. Chung, MD; Honorio T. Benzon, MD
翻译：李文媛 陈惠裕 审校：宋 莉

　　X线透视的应用革新了介入性疼痛治疗。须精确穿刺定位的复杂操作通常借助于X线透视的帮助，这些操作包括颈背痛的介入治疗如硬膜外腔类固醇激素注射、椎间关节注射治疗、小关节神经（内侧支）阻滞和神经根切断术、骶髂关节注射术、椎间盘造影术、脊髓电刺激电极放置和较新的介入治疗方法，如椎间盘射频热凝法、髓核成形术和椎体成形术。放射线透视也用于腰椎旁交感神经和腹腔交感神经阻滞如腹腔神经丛阻滞、上腹下神经丛阻滞和奇神经节阻滞。非脊柱邻近区域的阻滞如三叉神经阻滞也获益于X线透视的应用。

　　一些硬膜外腔注射类固醇的研究显示了X线透视的有效性。特别在肥胖、老年和关节炎患者中，解剖标志可能难于确定[1]。进入硬膜外腔的路径并非总是简单明确，特别是对于成年患者，其骶尾部体表标记并不清晰。此外，X线透视能向医师提供患者并不清楚的更多细节。例如，一位研究者曾经治疗过一个椎板切除融合术，表现为右L1神经根病变的患者（图77.1）。她并不清楚手术时曾在手术部位放置了一个刺激器。由于在X线成像中清楚地显示了该刺激器，避开该刺激器后，成功实施了右旁正中硬膜外腔类固醇注射治疗（图77.2）。

　　在2002年一项全美国调查中，调查者发现X线透视的使用存在较大差异。私人执业医师使用X线

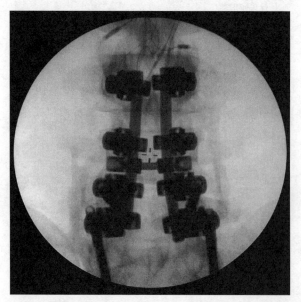

图77.1　椎板切除融合术患者的X线透视检查图像，另外还安置了骨刺激器

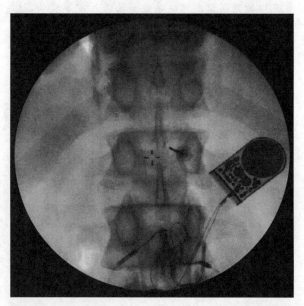

图77.2　X线透视图像显示右T12～L1旁正中硬膜外类固醇注射治疗完成，穿刺针经过骨刺激器附近。L1～L2椎间隙可见不透线的导线

透视比学术中心更为普遍。在颈部区域操作中,私人机构使用率达到 73%,而学术机构仅为 39%[2]。在有椎板切除术病史的患者行经椎间孔硬膜外注射治疗中,私人机构有 61% 的操作在 X 线透视下完成,而学术机构仅为 15%[2]。尽管这些数据或许已不合适现在的情况,但也说明相当多的疼痛科医师在脊柱治疗中并不使用 X 线透视。对类固醇硬膜外注射治疗而言,针尖位置的正确性和造影剂在硬膜外前间隙的扩散只能依靠 X 线透视或更先进的放射性成像技术证实。

一项硬膜外类固醇注射治疗的早期研究显示,100 个患者中有 83 个患者盲穿正确[1]。在该研究中,85% 患者由训练有素的麻醉医师经椎板间行腰部硬膜外置管,但位置错误率达到 17%。在另一项研究中,同样由训练有素的麻醉医师和一位骨科医师行盲穿,其正确置管率为 75%[3]。

在颈部硬膜外置管中,一项研究提示首次穿刺置管成功率为 47%[4],63% 的硬膜外置管(24/38)需要二次操作。阻力消失法缺乏可靠性的部分原因是由于颈部黄韧带的不连续性[5]。该研究[4] 的另一项发现是尽管作者进针时稍稍偏离中线,但单侧扩散发生率达到 51%(19/38)。除了进针时稍稍偏离中线,硬膜外背正中皱襞(分隔硬膜外后间隙的薄层)也是导致单侧扩散的原因。颈部背正中皱襞存在尚未被证实,但胸腰部的背正中皱襞将硬膜外后间隙分隔成室,进而阻碍了注入液体的自由扩散[6-8]。若发现造影剂单侧扩散,可以重新调整针尖的位置。Stojanovic 等[4] 另一项更有趣的发现是仅有 28% 的患者(11/38 硬膜外造影)造影剂分布于硬膜外腔的腹侧。由于突出的椎间盘与神经根相接触的部位位于硬膜外腔的腹侧,注射剂在硬膜外腔腹侧的扩散十分重要。药物在硬膜外腔腹侧的分布是经椎间孔硬膜外注射类固醇药物治疗的基础(第 63 章)。

骶部硬膜外类固醇注射治疗适合在 X 线透视下进行。如没有影像学的指导,即使有经验的放射科医师骶部置针错误率也达到 38%[9]。Renfrew 等[9] 显示操作经验有助于医师提高硬膜外导管盲管的成功率。少于 10 次硬膜外穿刺经验的医师成功率为 48%,而有经验的医师成功率为 62%[9]。另一项研究显示高年资理疗医师在首次尝试骶管穿刺的成功率为 74%[10]。当体表标志容易确定时,成功率上升为 88%[10]。穿刺失败的最常见原因是针尖位于骶

骨后面的筋膜下层。而当应用放射线引导时,成功率大幅提升。一项 116 例的 X 线透视下行骶部硬膜外类固醇注射治疗研究显示,放射科医师发现其成功率为 97%[11]。这项研究[11] 同时也发现,除了那些患有严重的椎管狭窄症患者,注入 9~15 mL 容量可以达到腰椎的中上段。

在有椎板切除术病史的患者中,成功进行硬膜外穿刺的尝试达到 2±1 次[12]。硬膜外穿刺困难的原因可能与黄韧带切除、硬膜外腔内纤维组织增生、粘连和导致阻力消失法的判断变得模棱两可有关。在 Fredman 等[12] 研究中,48 个患者中有 25 个 Touhy 针和硬膜外导管放置在目标脊椎水平的上下 1~2 个间隙。缺乏可靠的体表标志与手术切除棘突造成棘间隙定位困难有关。当注射 5 mL 造影剂时,仅有 26%(12/47)造影剂分布到达患者的病变部位,估计可能是术后粘连阻碍了造影剂扩散[12]。此项研究[1,3,4,9-12] 中穿刺成功率列示在表 77.1 中。

表 77.1 硬膜外穿刺成功率

路径盲穿/透视下医师经历/职员	成功率	引用
颈部透视下麻醉医师职员/住院医师	100[a]	4
有经验的腰部[b]盲穿麻醉医师	83	1
有经验的腰部盲穿麻醉医师和整形外科医师	75	3
腰部,s/p 手术麻醉医师主治医师	92	12
骶部盲穿放射科医师主治医师	48~62[c]	9
骶部盲穿/透视下放射科医师主治医师	74~88	10
骶部透视下放射科医师主治医师	97	11

注:[a]硬膜外穿刺不超过 4 次试穿。
　[b]85% 的穿刺在腰部。
　[c]有经验的放射科医师成功率为 62%,无经验的麻醉医师为 48%(见文)。

Machikanti 等[13] 强调了在硬膜外类固醇注射治疗中使用 X 线透视的重要性。由于盲探注射造影剂到达病变部位的概率较低,需要使用 X 线透视以减少针尖位置不正确的问题。造影剂扩散的情形和患者治疗反应相关联,然而需要指出的是造影剂和类固醇溶液其流动特性并不一致,造影剂的扩散并不能预测类固醇溶液的扩散。由于类固醇溶液易于在稀释剂(通常为 LA 或生理盐水)中产生沉淀,其更难扩散。

X线透视除了能证实正确的进针部位,另外一个主要的优势在于注射前能够确定针尖是否位于预期位置。尽管负压抽吸没有血液或 CSF 回流,意外的血管内注射或鞘内注射仍有可能发生。使用实时 X 线透视能及时发现造影剂在血管内扩散,或在注射造影剂后立即消失而怀疑血管内注射。经椎间孔路径血管内注射特别危险,因为与神经根伴行的根动脉供应脊髓。Smuck 等[14]完成了一项关于颈部经椎间孔硬膜外注射的前瞻性研究,观察同时发生硬膜外腔内注射和血管内注射的概率。在该研究中,有 13.9% 的患者仅发生血管内注射,而有 18.9% 的患者同时发生了硬膜外腔内注射和血管内注射。他们推荐在注射造影剂时行实时 X 线透视。他们完成的一项腰骶部区域注射的类似研究显示[15],尽管血管内注射、硬膜外腔内注射加血管内注射的发生率低于颈部区域,但仍然推荐在动态 X 线透视下进行操作。DSA 能进一步提高实时 X 线透视发现血管内注射的敏感性。McLean 等[16]在他们研究中发现,仅用实时 X 线透视血管内注射的发生率为 17.9%,而使用 DSA 则血管内注射的发生率上升到 32.8%。

鞘内注射的危害尽管没有动脉内注射那么严重但同样需要检测。例如,3 mL 1% 利多卡因意外注入鞘内足以引起明显的运动和感觉神经阻滞及相应的血液动力学改变。此外,当注射药物没有注射到预期的硬膜外腔时,也达不到其治疗效果。识别造影剂鞘内注射的扩散特征有助于避免这个并发症。在俯卧位患者的侧位影像上,可以发现特征性的造影剂液平线(图 77.3)。

在硬膜外类固醇注射治疗中,不使用 X 线透视的几个理由包括:避免辐射、X 线透视设备相关的技术人员和维护费用、X 线设备的场所、不方便安排和对碘造影剂过敏(因为有其他可替代的造影剂,因此并没有妨碍它的应用)。然而,由于具有识别针尖位置的优势使得 X 线透视在硬膜外类固醇注射治疗中值得推荐,并被推荐用于其他操作。X 线透视的更多益处包括可以证实造影剂是否在硬膜外前间隙内单侧扩散或者是否扩散到达病变的部位。证实正确的进针位置和注射药物的理想扩散有助于排除操作因素对治疗效果的干扰。正是由于这些原因,X 线透视联合造影剂注射成为硬膜外类固醇注射治疗和其他脊椎相关操作的标准。由 ISIS 出版的脊椎诊断和治疗操作实践指南要求经椎间孔硬膜外类固

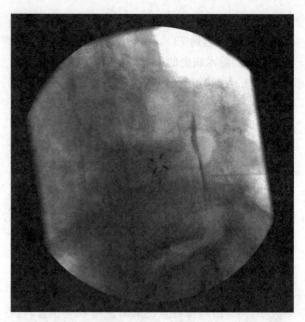

图 77.3 俯卧位患者行鞘内 25G 注射腰穿针在侧位 X 线透视下显示的图像。造影剂边缘不对剩(如偏前)形成造影剂-脑脊液后的线状显影

醇注射治疗和后内侧支神经阻滞均应在 X 线透视下进行[17,18]。应用 X 线透视指导脊椎操作的最后一个因素是保险支付问题。例如,在 2010 年 1 月 1 日建立的当代操作术语集(current procedural terminology,CPT)编码中,内侧支神经阻滞被删除,取而代之的是将内侧支神经阻滞和 X 线透视下穿刺合并为一个项目。非 X 线透视下完成的内侧支神经阻滞操作不再拥有单独的收费编码。

上述讨论主要集中在硬膜外类固醇注射时透视的重要性上。X 线透视对于 ESI、骶髂关节注射以及其他介入性疼痛治疗必不可少。

一、X 线透视设备

用于医学影像目的的 X 线可由电流产生。以毫安(mA)为计量单位的电流在 X 射线管内从加热的带负电荷的灯丝(阴极)到达高电压[千伏峰值(kilovolt peak,kVp)]的正极[19]。正极通常是高熔点的金属钨[20]。当电子和阳极相互作用时,能量以热和称为 X 线的光量子形式释放。这些 X 线从电子管中释放后或被患者吸收,或穿透患者。穿透患者 X 线的进入影像增强器,转化为在监视器上可见的图像或保存为永久的记录。

X 线透视设备的重要组成部分包括 X 线电子管、影像增强器、C 臂和控制面板(图 77.4)[21]。X

线电子管发射电子束通过高电压真空管形成 X 线从小孔射出。影像增强器收集电磁粒子并转化为在电视监视器上可观察的有用图像。C 臂使得 X 线源和记录仪(影像增强器)位于患者两侧。通过这个设计,医师可以方便地改变 X 线透视设备而获得患者的正位、斜位和侧位图像。控制面板(图 77.5)包含了技术员用于调整图像本身或产生图像参数的控制装置。对于后者,系统通常采用自动亮度控制(automatic brightness control,ABC)(见下文)。控制面板也包含图像放大和对准控制装置。许多设备也拥有 DSA 所需的软件,有助于发现血管内意外置管。图像对比度的性质取决于电子管电压(kVp)和电流的平衡[21]。kVp 是电子束通过 X 线真空管的

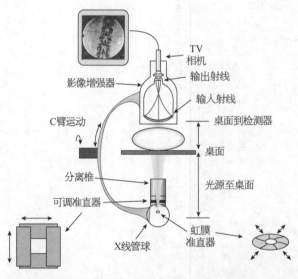

图 77.4 X 线透视设备的一般组成。(Fishman SM, Smith H, Meleger A, et al. Radiation safety in pain medicine, Reg Anesth Pain Med 27: 296-305, 2002, with permission from the American Society of Regional Anesthesia and Pain Medicine.)

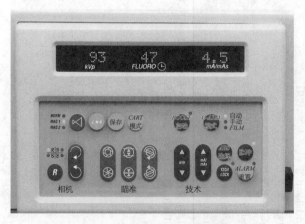

图 77.5 X 线透视设备控制面板

电压。提高 kVp 值增加了 X 线束对患者的穿透率,减少了吸收率。这样就产生了更明亮、曝光更充分的图像,但同时也减少了对比度。成人正常身材行脊椎透视从 75 kVp 开始,身材高大的患者需要较高的 kVp 值。背部检查通常需要 80~100 kVp,手部检查需要 50 kVp,腹部检查需要 70 kVp。Broadman[19]建议通过减少最高 kVp 值设定得到合适的对比度或灰度,以减少患者和工作人员的曝光度。电子管电流反映了经高电压真空管发射的电子数目。电子管电流设定在 1~5 mA,而较低的数值设置适合大部分介入透视操作。

影像的对比度取决于 kVp 和电流的平衡[19]。较高的 kVp 设置减少了 X 线吸收数量和曝光时间。然而,如果 kVp 设定值过高将造成可用影像所需对比度的缺乏。就得到的影像而言,就像曝光不正确的照片一样,所有物体过度曝光,难以分辨物体的特征。良好的透视设备采用 ABC 系统,其内部计算机能够自动分析影像的对比度,设置合适的电子管电流值,调整影像对比度和患者安全之间的平衡。推荐介入疼痛医师在进行大部分介入操作期间将设备设置为 ABC 系统。

二、辐射安全

X 线透视应用的增加使疼痛医师意识到辐射安全的重要性,应限制患者和工作人员的辐射暴露[22]。发表的社论、综述、书籍、专题报告、政府出版物能帮助介入疼痛医师更好地理解辐射安全的概念[19,21,23-28]。

辐射是能量以波或粒子的形式从辐射源释放的过程[21]。辐射包括 X 线、γ 射线、紫外线、红外线、雷达、微波和无线电波等。辐射吸收剂量(拉德,rad)是指来源于电离辐射累积在组织中的能量单位。在国际体系(international system,SI)中常用戈瑞(Gy)代替拉德(rad)。Gy 定义为 1 kg 被辐照物质吸收 1 焦耳的能量(1 J/kg)。1 Gy 等于 100 rad,等于 1 000 mGy。

不同类型的辐射可能具有类似的吸收剂量,但产生不同的生物效应[21]。为了预测 X 线职业辐射,术语辐射吸收剂量按 1∶1 转化为当量剂量雷姆(rem),在 SI 体系中,当量剂量对应的单位是西弗(Sv)。1 rem 等于 1 rad,100 rem 等于 1 Sv。

然而对于疼痛医师的电离辐射暴露和剂量仍缺乏足够的文献报道。大多数已发表的报道仅适用透视或暴露时间作为辐射剂量的参数(表 77.2)。总

表 77.2 各种介入性疼痛治疗平均辐射暴露时间

	介入性疼痛治疗透视时间（秒）											
	小关节神经阻滞		腰椎小关节神经阻滞	关节面去神经	骶管硬膜外间隙	经椎板硬膜外	经椎间孔硬膜外		交感神经阻滞		骶髂关节注射	SCS试验
	颈部	腰部					颈部	腰部	SGB	LSB		
Manchikanti 等[29]	5.9±0.07	5.7±0.09	—	12.7±1.49	3.75±0.13		8.8±0.78	10.9±0.72	6.5±0.68	12.0±1.49	—	—
Manchikanti 等[30]	5.8±0.11				3.7±0.29		10.6±0.60		7.4±1.09		—	—
Manchikanti 等[31]	4.5±0.07				2.7±0.27		8.4±0.5		4.0±0.35		—	—
Botwin 等[32]	—	—	—	—	12.55	—	—	—			—	—
Botwin 等[33]	—	—	—	—	—	—	—	15.16		—	—	—
Zhou 等[34]	81.5±12.8				—	46.6±4.2	—	—	—	—	—	—
Wininger 等[38]							—	—	—	—	50.6±41.9	133.4±84
Hanu-Cernat 等[36]	28.41±18.5		29.50±17.39	38.23±13.33	16±6.98		—	—	—	—	43±20.73	—

注：LSB，腰椎交感神经阻滞；SCS 脊髓电刺激；SGB，星状神经节刺激。引自 Nicol AL，Benzon HT，Liu BP. Radiation exposure in interventional pain management: we still have much to learn. Pain Pract, 15(5): 389-392, 2015.

表 77.3　介入疼痛治疗过程中的辐射暴露

研究者	过程	指环标识牌	眼镜标识牌	铅裙外标识牌	铅裙内标识牌	平均辐射暴露时间(秒)
Botwin 等[32]	骶尾部 ESI	4.10 mrem	2.47 mrem	3.98 mrem	0.15 mrem	12.55
Botwin 等[33]	腰椎 TF ESI	0.7 mrem	0.4 mrem	0.3 mrem	ND	15.16
Manchikanti 等[29]	骶尾部 & IL & TF ESI,关节面注射,肋间阻滞,交感神经阻滞,经皮粘连松解术	—	—	0.748 mrem	0 mrem	7.7±0.21
Manchikanti 等[30]	同上	—	—	0.834 mrem	NA	7.5±0.27
Manchikanti 等[31]	同上	—	—	0.362 mrem	0 mrem	4.9±0.11

注:读数是每次手术中的平均暴露剂量以 mrem 表示。
Manchikanti 等[29]:身体下部无防护措施。
Manchikanti 等[31]:保护措施包括从桌子到地板的铅屏蔽。
ESI,硬膜外类固醇注射;IL,经椎板;ND,未检出;TF,经椎间孔。
引自 Nicol AL, Benzon HT, Liu BP: Radiation exposure in interventional pain management: we still have much to learn. Pain Pract. 15 (5): 389-392,2015.

体来说,这些公布的数据显示,同具有监管员的大学机构相比,私人机构[29-33]具有更少的辐射暴露时间[34,35]。然而,在私人机构及大学机构的主治医师中,透视时间及辐射剂量差异很大[34]。由于使用不同的模式(持续或脉冲),放射科医师、技术员、介入手术者的经验,以及因退行性病变、患者体型而增加获得满意图像的难度等因素,产生的暴露时间也各不相同。同正常体重的患者相比,肥胖者所接受的辐射时间更长,辐射剂量更大[36,37]。

一些研究报道了各种介入疼痛治疗的辐射剂量测定。私人机构及大学机构的这些研究均显示,介入疼痛医师采取了适当的防护措施后,其辐射剂量水平在规定的可接受剂量范围内(表 77.3)[29-38]。但是这些研究的结果分析具有局限性,这是因为每一项研究采用了不同的 X 线透视模式,不同的屏蔽装备,以及在不同地点及不同暴露时间测量有效的辐射剂量。最终,尽管这些研究可以为这些操作者提供安全保障,认为其所接受的辐射暴露在安全值内,但由于长期累积的低剂量暴露还有待研究,因此这可能会带来一些虚假的安全感[39]。

目前,关于如何减少疼痛医师累积辐射暴露量的数据严重缺乏。在为数不多的现有研究中,过程及设备的改变、同等教育、指导和防护措施的改进确实有效地减少了辐射剂量。

(一)辐射生物学

辐射的生物学效应既有 DNA 等大分子物质的直接破坏,也可由细胞内水分子离子化而产生高度活性的自由基损害大分子物质。急性效应(非随机性效应或确定性效应)发生在相对较高的辐射剂量情况下,如放疗过程或辐射事故中。急性效应既指发生时间短,亦指照射剂量大;慢性效应是长期低剂量辐射所致。由于存在阈值效应,这些效应的严重性并不和照射剂量一致。因此慢性效应被称为随机性效应或非确定性效应。剂量低于 1 Gy,除了轻度细胞改变外通常不引起急性效应,然而在辐射暴露个体中增加了诱导癌症或白血病的概率。辐射当量达到 25 rem(0.25 Sv)可能造成血液系统抑制[21,25]。全身辐射剂量超过 100 rem(1 Sv)可能导致恶心、疲劳、放射性皮炎、脱毛、肠功能紊乱和血液系统抑制。平均每年来自医疗辐射剂量大约为 40 mrem (0.4 mSv)[21,25]。

(二)最大允许剂量

最大允许剂量(maximum permissible dose, MPD)是指个体不产生明显不良反应的最大辐射剂量。医师每年全身辐射剂量为 50 mSv。表 77.4 显示了各靶器官全年 MPD[21]。对胎儿而言,每年最大允许辐射量为 0.5 rem 或 5 mSv。假定采用合适的技术和性能良好的设备,患者和工作人员的散射辐射剂量应低于上述剂量。辐射剂量的减少需要通过选择检查方式和成像程序以降低对患者和工作人员的辐射,包括掌握放射检查的辐射值的知识、成像方式、尽可能使用剂量-效率相适应的设备及合适的安

表 77.4　靶器官每年允许最大辐射剂量

器官/区域	rem	mSv
全身	5	50
晶状体	15	150
甲状腺	50	500
性腺	50	500
肢体	50	500

注：引自 Fishman SM, Smith H, Meleger A, Sievert JA：Radiation safety in pain medicine. Reg Anesth Pain Med 27：296－305，2002，with permission.

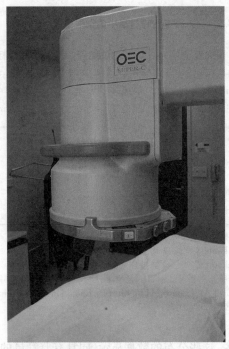

图 77.6 图像增强器上安装激光瞄准器。红点对应透视图像上的目标（类似十字线）

装和维护。减少辐射剂量的基本原则是可合理达到的尽量低原则（as low as reasonably achievable，ALARA）或者最低合理可行原则（as low as reasonably practicable，ALARP），这意味着在获得有价值的影像资料的操作过程中，所有步骤均采取最小的外部曝光方式。

（三）患者辐射防护

为了减少患者的辐射暴露，应该采取几个防范措施。由于辐射暴露和照射时间呈线性相关，总体辐射暴露量等于暴露率乘于暴露时间，应尽量减少曝光时间。推荐在 X 线透视设备的图像增强器上安装激光瞄准器（图 77.6）。激光瞄准器使得技术员在摄片前在体表标定感兴趣的区域，这将减少因确定正确部位而需要的透视搜索次数。X 线阴极管应该尽可能远离患者。增加 X 线阴极管和患者的距离可以减少对患者的辐射。将患者贴近图像增强器可以获得更为清晰优质的影像。推荐患者至少远离 X 线阴极管 30 cm 以上。在保证有足够完成操作的空间下，尽可能将患者贴紧图像增强器，以减少照射范围，从而减少患者所遭受的 X 线辐射。同样可以通过瞄准病变组织以减少散射而增加影像的质量。动态 X 线透视检查应当被降至最少，尽可能多的依赖于图像冻结功能。许多设备具有间隙性的动态 X 线透视检查功能。相比动态 X 线透视检查的平滑影像，这个功能会产生不连续的活动影像，但会降低辐射暴露。有些设备还有低剂量模式，可以提供缺少细节的较为粗糙的影像（如使用较高辐射剂量影像将变得清晰）（图 77.7）。在高质量或平滑动态影像并不必需的情况下尽可能使用这些设置。最后，放大倍率应该被限制，因为图像增加 1 倍辐射量增加 2.25 倍，而图像增加 2 倍则辐射量增加 4 倍[21]。

正如上面所述，胎儿每年的最大辐射剂量为 5 mSv。有一个称为"10 天规则"的过时理论认为，育龄妇女应该在月经开始后 10 天内行腹部 X 线检查，因为这段时间发生怀孕的可能性最小。如果发生了怀孕，胚胎此时对辐射效应最敏感。10 天规则可能是错误的，8～15 周胎儿对辐射效应最为敏感，因为这个期间大脑 DNA 增殖率达到最大[23]。妊娠期早期几周内任何明显的辐射有害反应都将可能导致自发性流产。

（四）工作人员辐射防护

影响职业辐射暴露的因素包括 X 线暴露的持续时间、与 X 线源之间的距离和辐射防护情况。对工作人员而言，主要放射源为患者和 X 线检查台，因为这两者作为散射辐射的介导。在不损害影像质量的前提下，患者接受的辐射剂量和发生的散射辐射可以通过应用最低阴极管电流（mA）而减少。辐照的时间应该保持最短，在大部分 X 线检查设备上设有一个 5 分钟报警装置。仅将必要的工作人员留在 X 线检查室，而且每次 X 线检查开始前应告知工作人员。当 X 线检查设备使用时，工作人员应尽量远离检查区域。随着与辐射源的距离增大，电离辐射强度相应下降。反平方定律表明辐射与距离（个体与辐射源之间的空间）的平方成反比。因此当距离增

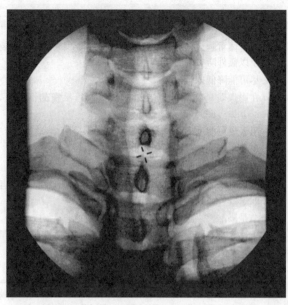
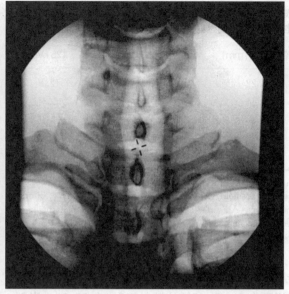

图 77.7 左侧图像采用标准 ABC 设置(kVp 71,2.2mA);右侧图像采用低剂量设置(kVp 75,0.84mA)。低剂量图像边缘显得模糊外,两者相比差异略有不同

加一倍时,暴露率降至四分之一[21]。最后,防护屏障常可用于整形外科、泌尿外科和放射科。

(五)床下管与床上管 X 线透视

常规的床下管 X 线透视通常将 X 线电子管位于检查床下,而放置影像增强器在检查床上方(图 77.8)。在这种情形下,当检查床处于水平位时,大部分散射辐射方向向下且被地板和检查床的侧板所吸收。在床上管 X 线透视时,X 线电子管和影像增强器的位置正好相反,斜位和侧位类似。在这种情形下,医疗工作人员很难得到合适的防护。散射辐射的最大数量来自于辐射入射面的反射和接受直接照射的患者侧面(即 X 线电子管侧面)。散射辐射在 X 线电子管侧面比影像增强器面高 2~3 倍。当拍摄侧位影像时,医师最好站在图形增强器的一侧,同时必须注意保证 X 线电子管和图形增强器在同一水平而不是高于患者的水平。同样在图像增强器周围安装铅橡胶围裙可吸收大部分来自于患者的散射辐射,保护医师免受部分散射辐射。

(六)屏障和防护

防护是指由设施吸收 X 线提供辐射保护。防护分类包括固定、移动和个人防护[23]。固定防护包括相当于 1~3 mm 铅的厚墙、门和防护室。移动屏蔽套适合于在 X 线透视过程中需要留在患者身边的工作人员。个人防护设施包括铅围裙、手套、围脖和眼镜。

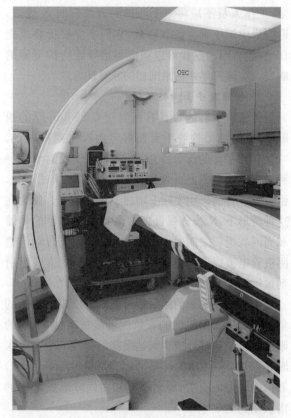

图 77.8 常规床下管装置,X 线球管位于检查床下,图像增强器位于检查床上方

1. 铅围裙

由于重量的原因,铅围裙通常具有 0.25~0.5 mm

表 77.5　单相电源(1 或 2 次脉冲)时,原始 X 射线的千伏电压和铅围裙的透射百分率

铅层厚度(mm)	75 kVp	100 kVp	125 kVp
0.22	4.5	12.1	12.8
0.44	0.7	3.7	5.1
0.5	<0.1	3.1	4.4
0.72	<0.1	1.4	2
1	<0.1	0.3	0.6

注:引自 Robinson A: Diagnostic protection and patient doses in diagnostic radiology. In Grainger RG, Allison D, editors: Grainger & Allison's Diagnostic Radiology: A Textbook of Medical Imaging, New York, 1997, Churchill-Livingstone, pp 169–189.

铅屏障的保护作用,并且仅有减轻辐射的作用。铅围裙吸收 90%～95% 的散射辐射(表 77.5)。当医疗工作人员需要花费许多时间转身背对患者时,"环绕式"铅围裙是有用的。如果没有穿戴环绕式铅围裙,工作人员不应将未受防护的背部转向 X 线束。铅围裙应该正确穿戴和存放,它们不应被折叠或扔在地板上,因为这样可以造成皱褶导致防护屏障的断裂。应该每年评估铅围裙的完整性。

2. 铅橡胶手套和铅眼镜

铅橡胶手套通常具有相当于 0.25 mm 厚的铅屏障,更厚的铅橡胶手套使得灵敏操作变得困难。"抗辐射"手套的保护作用并不明显,仅仅给予了一种虚假的安全感。当 X 线透视处于 ABC 模式下时,铅橡胶手套的应用实际上增加了 X 线曝光。因为在这种情形下,X 线透视设备探测到戴手套手的骨骼和周围软组织之间对比度不佳,ABC 系统自动调整阴极管电流以产生更佳的对比度,这样就造成辐射剂量增高。

带有侧翼防护的铅眼镜可能减少形成白内障的危险性。然而铅眼镜的有效性可能被高估,普通的眼镜也可能足够地减少到达眼部的射线剂量。单次曝光剂量 200 rem(2 Sv)或总曝光剂量 800 rem(8 Sv)和白内障形成有关,辐射暴露和白内障形成之间的潜伏期约为 8 年[21,25]。

(七) 减少和监测辐射

Wagner 和 Archer 推荐 10 个措施以减少来自透视的 X 线危险(表 77.6)[27]。美国联邦和州管理条例要求任何人在工作地点可能接受超过 25% 可允许季度辐射量(1.25 rem 或 1250 mrem),必须提

表 77.6　减少 X 线透视辐射的十项措施

- 患者体重越大,放射(剂)量率越大,剂量积累越快。需要予以额外防护
- 尽可能降低球管电流
- 在影像质量和降低患者辐射剂量取得平衡的情况下,kVp 尽可能高(mA 尽可能低)
- 患者尽可能远离 X 线球管
- 患者尽可能贴近影像增强器
- 不宜过度使用几何或电子放大倍率
- 如果影像质量不能下降,而且影像增强器不能靠近患者或患者体格较小时,在操作期间移除格栅
- 总是瞄准感兴趣的区域
- 工作人员必须穿戴防护围裙,应用屏蔽套,监测辐射剂量并且了解如何安排自身和设备的位置以减少辐射
- 保持 X 线使用时间最小

注:引自 Wagner LK, Archer BR: Minimizing Risks from Fluoroscopic x-rays, ed 3, Woodlands, TX, 2000, RM Partnership.

供监测设备或量器、辐射标识牌,或胶片式射线计。辐射标识牌是一套为个体监测辐射曝光量的感光胶片,能测量辐射的数量和性质(β 或 γ 射线)。胶片黑度变化的程度和胶片吸收辐射的数量相对应,可以利用光密度计来读取数值。辐射标识牌内部的胶片很容易被钢笔墨水和潮湿所破坏,并且由于胶片上图像的褪色,使用时间不超过 8 周。

医师在透视操作中常佩戴两种辐射标识牌。"颈部标识牌"佩戴在围裙外面身体的上部,通常位于甲状腺围脖上缘水平,辐射暴露量和眼晶状体相仿。"围裙后标识"佩戴在围裙后面,通常位于医师的腰部。这个标识的读数代表了性腺和主要造血器官的实际辐射剂量。胶片式射线计应该正确连续佩戴。医师互换标识牌的情形并非少见,在解释 X 线对医师危害时导致过失误差。

辐射标识牌应该及时送回,超时的标识牌将得出不准确的结果。应该意识到来自医院所有各部门(如放射科、心脏科/手术室等)的辐射标识牌一般同时送检读数,这会延迟检测送检辐射标识牌。报告以每月计算机打印方式发布(图 77.9)。

(八) 辐射防护的组织机构

每家医院设置一个安全办公室。办公室通常由一个医疗主任、一个辐射顾问和一个辐射安全检查员组成[23]。医疗主任通常是放射科医师或临床医师,负责制订患者检查方案和规程,涉及设备的选择和日常决策。辐射防护顾问(radiation protection

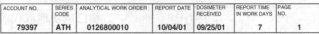
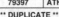

NORTHWESTERN MEM HOSP
251 E HURON
RADIATION SAFETY OFC
GALTER RM 8-138
CHICAGO IL 60611

LANDAUER®
Landauer, Inc. 2 Science Road Glenwood, Illinois 60425 - 1586
Telephone: (708)755-7000 Facsimile: (708)755-7016
www.landauerinc.com

RADIATION DOSIMETRY REPORT

ACCOUNT NO.	SERIES CODE	ANALYTICAL WORK ORDER	REPORT DATE	DOSIMETER RECEIVED	REPORT TIME IN WORK DAYS	PAGE NO.
79397	ATH	0126800010	10/04/01	09/25/01	7	1

** DUPLICATE **

PARTICIPANT NUMBER	NAME			DOSIMETER	USE	RADIATION QUALITY	DOSE EQUIVALENT (MREM) FOR PERIODS SHOWN BELOW			QUARTERLY ACCUMULATED DOSE EQUIVALENT (MREM)			YEAR TO DATE DOSE EQUIVALENT (MREM)			LIFETIME DOSE EQUIVALENT (MREM)			RECORDS FOR YEAR	INCEPTION DATE (MM/YY)
	ID NUMBER	BIRTH DATE	SEX				DEEP DDE	EYE LDE	SHALLOW SDE	DEEP DDE	EYE LDE	SHALLOW SDE	DEEP DDE	EYE LDE	SHALLOW SDE	DEEP DDE	EYE LDE	SHALLOW SDE		
FOR MONITORING PERIOD:							08/10/01 – 09/09/01			QTR 3			2001							
07377			M	P	COLLAR		M	M	M										8	07/99
				P	WAIST		M	M	M											07/99
					ASSIGN		M	M	M	M	M	M	18	11	13	18	14	18		
					NOTE		ASSIGNED DOSE BASED ON EDE 1 CALCULATION													
07379			M	P	COLLAR		M	M	M										8	07/99
					NOTE		ESTIMATED													
				P	WAIST		M	M	M											07/99
					NOTE		ESTIMATED													
					ASSIGN		M	M	M	M	M	M	13	10	11	13	10	13		
					NOTE		ESTIMATED													
					NOTE		ASSIGNED DOSE BASED ON EDE 1 CALCULATION													
07380			M	P	COLLAR		M	M	M										9	07/99
					NOTE		ESTIMATED													
				P	WAIST		M	M	M											07/99
					NOTE		ESTIMATED													
					ASSIGN		M	M	M	M	M	M	14	34	34	14	198	208		
					NOTE		ESTIMATED													
					NOTE		ASSIGNED DOSE BASED ON EDE 1 CALCULATION													
07507			M	P	COLLAR		M	M	M										8	02/00
				P	WAIST		M	M	M											02/00
					ASSIGN		M	M	M	M	M	M	15	9	10	16	10	11		
					NOTE		ASSIGNED DOSE BASED ON EDE 1 CALCULATION													

M: MINIMAL REPORTING SERVICE OF 1 MREM   QUALITY CONTROL RELEASE: **VG**   2S - PR   7326 - RPT130 - N1 C   - 09552

Accredited by the National Institute of Standards and Technology through **NVLAP** *

图 77.9　医疗人员辐射暴露报告表打印样式

adviser，RPA)通常由一位有经验的物理学家担任，负责对 X 线检查室的设计、患者和工作人员的辐射剂量监测提供建议，完成对放射设备的校正和安全检查。辐射安全检查员（radiation protection supervisor，RPS)通常由一位经验丰富的放射科全职工作人员承担，和 RPA 一起制订部门政策并保证职员遵守，确保职员佩戴辐射监护设备，并向部门主管、行政主管或 RAP 汇报医院中任何与辐射安全有关的任何事件。

三、放射造影剂

碘是唯一被证实可满意使用于血管内放射造影的元素，它的放射不透性来自于其高分子量。碘造影剂最高推荐浓度为每毫升 300 mg，最大推荐剂量为 3 g。碘吸收并不规律，其平均半减期为 12 小时，80%～90% 在 24 小时内通过肾脏排泄。根据渗透压将造影剂分成 2 类：高渗造影剂（high-osmolality contrast media，HOCM）和低渗造影剂（low-osmolality contrast media，LOCM）（表 77.7）[42,43]。HOCM 由离子单体组成，包括不同浓度的钠离子、葡甲胺或泛影酸葡甲胺钠盐和碘他拉盐，它们也被称为第一代造影剂。每个分子中含有 3 个碘原子，而在水溶剂中又被离解为 2 个粒子，故其碘原子数与粒子数比值为 3∶2，渗透压范围在 433～2 400 mOsm/kg 之间[28]。LOCM 为非离子化单体，即分子在溶液中并不离解，它们也被称为第二代造影剂，到目前为止是临床上最常用的造影剂。LOCM 提供碘原子数与粒子数比值为 3∶1，其渗透压范围在 411～796 mOsm/kg 之间[28]。LOCM 较少发生恶心呕吐，外周动脉注射时较少发生疼痛，和 HOCM 相比较，轻度、中度和重度不良反应的发生率较低（LOCM 不良反应发生率为 0.03%，而 HOCM 为 0.36%）。FDA 批准的 LOCM 造影剂配方可用于鞘内注射（碘帕醇 200 和 300，欧乃派克

TABLE 77.7 Contrast Media, Iodine Concentrations, and Osmolalities

Contrast Medium	Iodine (mg/mL)	Osmolality
HOCM		
Diatriazoate Na (Hypaque)	300	1522–1550 (Delete: Hypaque)
Diatriazoate Na	292	1422–1539
(8%)-meglumine	—	—
(52%) (Renografin)	—	—
Iothalamate meglumine	282	1400
(60%) (Conray)	—	—
LOCM		
Iohexol (Omnipaque)	300	709
Iopamidol (Isovue)	300	616
Ioversol (Optiray)	320	702
Ioxaglate sodium	320	600
(19.6%)-meglumine	—	—
(39.3%) (Hetabrix)	—	—

Source：Drug reviews from the formulary．Intravascular contrast media．Hosp Pharm. 26：275－278,1991.

180 和 210)。只有这些造影剂可以用于脊椎操作，因为任何注射均有可能意外造成鞘内注射。

(一) 造影剂的不良反应

造影剂使用过程中，我们应注意其产生的不良反应。对造影剂有高危风险的患者列于表 77.8[42]。对造影剂有过敏病史的患者应预先用药。Greenberger 和 Patterson[44] 推荐该类患者在操作前 13 小时、7 小时和 1 小时分别给予三次剂量的泼尼松 50 mg。同样推荐在注射造影剂前 1 小时口服苯海拉明 50 mg[27]。Lasser 等[45] 推荐在操作前 12 小时和 2 小时口服甲泼尼龙 32 mg。

表 77.8　放射造影剂严重不良反应的高危患者

对造影剂有不良反应病史的患者(除轻度皮肤潮红、恶心外)
哮喘患者
过敏和特异性体质患者
心功能失代偿患者，不稳定性心律失常，近期心肌梗死
肾功能衰竭，糖尿病肾病
虚弱的婴儿和老年患者
严重的全身虚弱患者或脱水患者
代谢性血液疾病患者

注：引自 Grainger RG：Intravenous contrast media. In Grainger RG, Allison D, editors：Grainger & Allison's Diagnostic Radiology：A Textbook of Medical Imaging, New York, 1997, Churchill-Livingstone, pp 35－45.

(二) 钆作为碘放射造影剂的替代品

钆螯合物[如钆贝葡胺(马根维显溶液)]是用于增强诊断性 MRI 血管结构的静脉造影剂。钆螯合物已成功地取代碘造影剂用于影像引导脊柱介入治疗，并已成为碘造影剂过敏患者的替代品。其放射不透性比碘造影剂低，因此在 X 线透视时产生较低清晰度的图像。尽管如此，注射 1～3 mL 的未稀释的钆贝葡胺可以成功将针头定位在硬膜外间隙和其他靶点的位置。钆螯合物注射入 CSF(也就是硬膜外类固醇注射时的"湿水龙头")中也被认为是安全的[46]。这种以钆为基础的造影剂可能会引起肾脏疾病患者发生肾源性系统纤维化这种罕见但灾难性的风险[47]。风险取决于肾功能不全的程度、造影剂的剂量和伴随疾病的严重程度，它的发生率在健康患者中可以忽略不计，在高危患者中可以达到2%～5%。该造影剂对肾小球滤过率(glomerular filtration rate, GFR)<30 mL/分钟 1.72 m² 的患者禁止使用，对 GFR 在 30～60 mL/分钟的肾功能中度下降的患者需谨慎使用[48]。考虑到在大多数 X 线透视辅助疼痛干预中使用的钆剂量较小，肾毒性的风险是可以忽略不计的。

◆ 要 点 ◆

● 研究表明，在疼痛介入治疗过程中，在肥胖、老年和椎管狭窄这些解剖标志难于确定的患者中，X 线透视显得极其有效。

● ABC 系统其内部计算机能够自动分析影像的对比度，设置合适的电子管电流值，调整影像对比度和患者安全之间的平衡。推荐介入疼痛医师在进行大部分介入操作期间将设备设置为 ABC 系统。但是当医师戴铅橡胶手套时辐射剂量会增加，这是由于戴手套手的不清晰成像会使得 ABC 系统自动增加电压以产生更清晰的影像。

● 除了铅板，保证辐射安全的措施还包括增加患者和 X 线阴极管的距离、脉冲模式的使用、间断性的透视、瞄准组织、限制放大倍率，以及增加介入医师和 X 线阴极管的距离。

● 同高渗透压造影剂相比,低渗对比剂因不良反应较少而更经常被采用。

● 对造影剂过敏史的患者应预先使用类固醇,联用或不联用苯海拉明。

● 钆螯合物造影剂因罕见过敏发生,可用于有造影剂过敏史的患者。它可能导致肾源性系统纤维化,不应用于肾功能不全患者。

参考文献

请于 ExpertConsult.com 在线访问参考文献。

第78章 神经病理性疼痛的介入治疗

Jiang Wu，MD；Brett Stacey，MD；Srinivasa N. Raja，MD

翻译：朱 丹 崔 剑 审校：宋 莉

一、前言

最近，神经病理性疼痛（neuropathic pain，NP）被定义为由躯体感觉系统引起的病变或疾病[1]。据统计，7%～9.8%成年人发生慢性疼痛，其中高达20%的慢性疼痛者为NP[2-3]。此外，据报告，NP患者可以伴发严重的焦虑、抑郁情绪，治疗费用高，经济负担重，严重影响患者生活质量[4-6]。然而现有药物或非介入治疗效果有限，很多严重疼痛的患者需要寻求其他更有效的治疗方法[7]。

介入治疗是指通过穿刺将药物输送到靶目标区或对该区域进行消融/调控以控制持续性疼痛的有创操作过程[8]，为难治性神经病理性疼痛患者提供了一种可选择的治疗方式。随着对疼痛机制不断了解和介入操作技术不断改善，对于难治性神经病理性疼痛患者来说，介入治疗具有很强吸引力，成为优先考虑的治疗方式。

然而，由于临床试验中安慰剂对照和标准平行对照难以实施，对于神经病理性疼痛患者介入治疗的文献支持是有限的[9-10]。此外，由于临床试验方法学研究的多样性，不同患者人群、不同方法所致结果不同[11]，以及较少的临床证据支持介入治疗对患者生活质量提高有作用[12-13]，就目前有限的临床证据和文献，介入治疗的疗效仍存在争议[14-18]。鉴于结果的一致性和临床数据的缺乏，并没有证据将介入治疗作为神经病理性疼痛患者的强烈推荐。但有大量研究证据支持，当神经病理性疼痛患者行非介入治疗无效时可以尝试选择介入治疗。

周围神经病理性疼痛疾病包括带状疱疹及其后遗神经痛、外伤或手术后神经病变、糖尿病周围神经病变及其他机械性原因所致的神经病变、中枢性神经病理性疼痛，如脊髓损伤和脑卒中后疼痛。此外，它还涵盖了两种并非单纯的神经病理性疼痛：CRPS和手术后疼痛综合征（如脊柱手术，又名FBSS）。

本章我们总结了关于介入治疗中神经阻滞和毁损治疗神经病理性疼痛有效性的最新科学证据。然而，这种证据效力充其量是中等的，且往往是有限或矛盾的。此外，对介入治疗有效性、风险性及成本的详细评估及分析内容将不在本章节叙述。由于神经病理性疼痛治疗的新方法——SCS及鞘内给药的有效性证据越来越多，已在单独的章节讨论（参见第73和第76章）。

二、神经阻滞治疗技术

（一）神经阻滞的诊断价值

外周局灶性神经痛患者，通过诊断性阻滞可以确定疼痛部位的神经支配。尽管目前拥有可视化下操作的先进技术，可以将小剂量LA注射至靶目标附近，但精准的神经阻滞操作技术并不简单。神经阻滞可以帮助我们了解临床疾病的相关信息，用于不同治疗方案（如药物、神经阻滞、手术治疗）的选择，或评估神经消融的疗效。诊断性阻滞的价值在于明确疾病诊断，进一步制订诊疗计划及评估疗效，例如，对上肢痛患者给予正中神经、尺神经或桡神经阻滞，对疝修补术后疼痛患者给予髂腹股沟和髂腹下神经阻滞。

诊断性神经阻滞对非神经根性的脊柱源性疼痛也十分有用，如对颈、腰椎的小关节源性疼痛行后内侧支阻滞。目前,对单一神经病变的神经病理性疼痛行周围神经诊断性阻滞的应用研究与日俱增,包括正中神经压迫(腕管综合征)、枕神经痛或根性痛患者行选择性神经根阻滞。然而,神经阻滞诊断技术很多操作细节缺乏明确的标准,涉及穿刺引导技术、穿刺针定位和注射方法(药物和容量)时需要开展对照和重复研究,或者与其他诊断技术进行对比观察。当我们应用这些技术时,也应知道它们的不足。

1. 神经根性疼痛

选择性神经根阻滞可以用来明确难治性神经根性症状的原因,特别是当临床症状定位不清,以及脊柱多节段退变导致出现多根神经根受压时。虽然这项技术可以用于支持手术决策,但用于手术效果评估的证据不足(主要为回顾性研究)[19]。因此,需要在个体化背景下,谨慎应用选择性阻滞技术做出诊断或效果评估。

几篇回顾性研究对选择性脊神经根阻滞在诊断疾病和预测手术效果中的作用做出分析。选择性神经根阻滞的阳性准确预测值高达 87%～100%(即通过选择性阻滞技术确定了神经根性痛患者具体的致病神经根,这与手术发现的病变节段相吻合)[20-23]。而仍有小部分手术患者的神经根阻滞效果为阴性,其预测的准确价值为 20%～38%(即神经根阻滞为阴性,手术探查也为正常神经根)[20,21]。值得注意的是,只有在手术治疗可行的条件下才予以考虑施行上述“诊断性”神经根注射技术。

诊断性注射 LA 中是否加入类固醇激素仍存在争议。一项关于脊神经根注射混有类固醇激素 LA 辅助预测脊柱手术疗效的回顾性研究显示,其假阳性率为 5%(即患者手术治疗效果差,但对注射治疗反应效果好),假阴性率为 35%(即患者手术治疗效果好,但对类固醇反应效果差)。这项研究表明,若患者行硬膜外注射类固醇后出现假阳性,手术的效果可能不佳;若出现假阴性,则可能会错失手术机会[24]。

2. 周围神经疼痛

周围神经痛诊断工具主要包括肌电图、超声、X线、MRI 检查。如果检查结果模棱两可,诊断性注射治疗可能会提供较有价值的信息。个案报道中,一例典型的膝关节以下截肢后神经病理性痛患者,通过超声引导行选择性神经根阻滞不仅明确了诊断,而且后续还帮助了外科医师成功切除了痛性神

经瘤,缓解了患者严重的神经病理性疼痛症状[25]。一项多中心回顾性研究评估了诊断性神经根阻滞方法在脉冲射频对枕大神经痛患者治疗中的作用。结果表明,约一半受试对象出现阳性结果(疼痛减轻程度超过 50%并持续至少 3 个月),而影响阳性结果的主要因素包括创伤性刺激事件的程度及诊断阻滞药物的容量[26]。

3. CRPS

CRPS 患者疼痛的发生和维持可能涉及到交感神经系统,因此交感神经阻滞具有诊断和治疗的双重作用。尽管历史悠久,但通过经典的星状神经节和腰交感干神经阻滞来鉴别非交感神经依赖性疼痛(sympathetically independent pain,SIP)和交感神经维持性疼痛(sympathetically maintained pain,SMP)的证据仍然是有限的[27]。

诊断性神经阻滞的价值的具体研究现状见提要 78.1。

提要 78.1	关于诊断性阻滞对神经病理性疼痛的研究现状
神经病理性疼痛	**评　价**
神经根性痛	35%患者对类固醇反应为假阴性
周围神经痛	缺乏诊断性阻滞疗效的支持数据
CRPS	行交感神经阻滞疗效的支持数据有限

4. 总结:诊断性神经阻滞的价值

● 诊断性神经根阻滞对慢性神经病理性疼痛患者的管理具有重要作用,它可以帮助定位引起疼痛的责任神经根以及确定治疗的靶点。

● 通过可视化技术引导行低剂量单纯 LA(而非类固醇药物)注射可能会提高诊断性阻滞的特异性。

● 经典的星状神经节和腰交感干神经阻滞是CRPS 患者常用的治疗方式,但以此来鉴别 SIP 和 SMP 还需谨慎。

(二)神经阻滞的治疗价值

神经病理性疼痛致病因素较多,其中软组织卡压神经和神经创伤是其中的重要因素[28]。神经损伤可以激活并分泌炎症介质,同时增加损伤的初级传入纤维异位放电[29,30],进而导致神经病理性疼痛的发生[31,32]。周围神经损伤可能会引起中枢疼痛传导异常和中枢敏化[33]。许多临床医师关注到,慢性

非癌性神经病理性疼痛患者行 LA 和类固醇注射可以缓解疼痛。然而，这种引起突触可塑性变化后再修复的具体机制仍不清楚。使用类固醇可以对损伤的神经纤维减轻自发痛和诱发痛，推测可能跟皮质类固醇抗炎和免疫抑制效应两种减轻水肿的机制有关[34]。目前，肉毒素是唯一一个被 FDA 批准用于治疗偏头痛的镇痛药物，文献也强烈建议用该药物治疗神经病理性疼痛。

1. 外周组织压迫或创伤后神经病理性疼痛

周围神经旁类固醇注射常用于治疗继发性创伤或外围组织压迫所致的慢性神经病理性疼痛患者[35-37]。2 项 RCT 表明，LA 结合类固醇可以增加疗效[38]，而注射不含类固醇的 LA 则对长期镇痛的患者有益[39]。近期，一篇系统回顾表明，神经痛患者注射类固醇后，随访发现平均疼痛程度降低了25%[18]，镇痛效应很可能同类固醇呈剂量相关性。一项对周围神经压迫或创伤相关的神经病理性疼痛患者的双盲、安慰剂对照研究显示，同注射 LA 或采用非有创的传统治疗（非注射）相比，给予 40～80 mg甲强龙或曲安奈德（等效剂量的激素）注射治疗后1～3 个月内患者疼痛症状缓解更明显[40]；另一项RCT 中，应用 80 mg 甲强龙治疗的神经病理性疼痛患者 3 个月后疼痛程度比应用 40 mg 甲强龙或曲安奈德的患者 1～2 月时的疼痛程度更低（证明80 mg 甲强龙治疗缓解疼痛更好，且维持时间更长）[38,41-44]。一项高风险偏倚的研究表明外周注射类固醇可以发挥显著的镇痛作用[38,42,44]。其他研究表明，安慰剂也有很强的镇痛效应，而外周注射混合镇痛药物也可能是类固醇吸收后的全身效应[45]。如果患者第一次注射治疗后获得了较好的临床疗效，那么连续多次注射类固醇可能是合理的。然而，目前仍缺乏证据支持多次注射类固醇对患者长期疼痛减轻有帮助。

腕管综合征是由腕管处正中神经卡压引起的局部单根神经病变所致。手术减压治疗前，通过局部注射 LA 和类固醇可在短期内减少疼痛及改善功能。这个方法被 3 篇高质量的 RCT 研究所支持，研究纳入 141 名腕管综合征患者，同安慰剂治疗相比，局部注射类固醇治疗后 1 个月内患者临床症状得到显著改善[46-47]。同时研究还观察到，同口服 8 周的类固醇患者相比，局部注射类固醇患者的手部疼痛症状及活动功能得到的改善更明显[48]。同 1 次局部注射类固醇相比，连续 2 次局部注射类固醇的患者虽然远期症状得不到更明显的改善[49]，但是前期局部注射类固醇并不会影响随后的手术结果[50]。

在注射技术上，正中神经在超声引导下获得更精准的定位后可能会取得更好的注射效果。一项Bayesian 网络进行的荟萃分析，纳入了 10 项临床研究包含 633 名患者，比较了由远端至腕部屈肌折痕法、由近端至腕部屈肌折痕法、超声引导下平面内技术和超声引导下平面外技术，这四种穿刺技术局部注射类固醇激素的临床效果。观察治疗 8 周左右的腕管综合征患者的腕部疼痛程度及功能活动的改变，结果显示超声引导下平面内注射类固醇激素的效果是最好的[51]。

一篇前瞻性研究分析了腕管综合征患者行局部类固醇注射对手术疗效的影响，结果表明，手术前注射类固醇可以长期有效地减轻腕部症状[52]。

目前，皮内注射 A 型肉毒杆菌毒素（botulinum neurotoxin-A，BTX-A）对神经损伤的手术或非手术治疗的疗效已有研究。一项随机、前瞻、双盲、平行队列研究发现 25 例手术后疼痛患者皮内注射BTX-A 后尽管会出现疼痛短暂的加重，但它可以显著地改善平均疼痛评分、触诱发痛和冷痛阈值[53]。

2. 带状疱疹

目前，文献报道治疗带状疱疹的神经阻滞方法多种多样，由于涉及到不同的注射次数、容量和不同的药物持续时间，很难对其研究结果做出合理的解释和分析。一项随机对照研究表明，带状疱疹发病初期，在硬膜外腔注射 LA 和类固醇药物可以减轻神经痛症状和触诱发痛[54]。另一项随机对照研究表明，发病 7 天内的带状疱疹患者行单次硬膜外注射甲强龙和布比卡因，48% 患者在 1 个月内疼痛有所减轻。然而，对于慢性疼痛超过 6 个月的患者其治疗后疼痛没有明显减轻[55]。

一项急性期带状疱疹治疗的随机对照研究发现，同给予口服阿昔洛韦和镇痛药的标准治疗方法比，在标准治疗基础上给予每 2 天一次椎旁注射 LA和类固醇药物后只有 13% 的患者有疼痛发生，而标准治疗组有 45% 的患者仍有疼痛发生。而随访带状疱疹患者治疗后的 3、6、12 个月，椎旁注射组出现带状疱疹后遗神经痛发生率较标准治疗方式明显降低[56]。

以上随机对照研究表明，早期带状疱疹患者行多次硬膜外注射 LA 和类固醇药物可以预防带状疱疹后遗神经痛发生[54,56]。这些结果与前期观察性队列研究评价带状疱疹患者行硬膜外单独注射 LA 或注射混合的 LA 和类固醇的结果相符[57]。

3. 疱疹后神经痛

在以下 3 篇随机对照研究中报道，神经病理性疼痛患者行蛛网膜下腔甲泼尼龙注射的有效性是矛盾的。其中一篇仅 25 例案例的文献，将患者分为 2 组，提示蛛网膜下腔注射甲泼尼龙较硬膜外注射有效[58]。此后，同一批研究人员对带状疱疹患者随访 1～2 年发现，行蛛网膜下腔注射甲泼尼龙和利多卡因（89 例）的疗效明显优于单独注射利多卡因（91 例）或未治疗的对照组（90 例）[59]。为了确认上述临床试验结果，一项独立的研究机构尝试重复该临床试验的发现。然而，这项临床试验被提前终止，因为同空白对照组中 1 人相比，随机纳入的 6 名疱疹后神经痛患者行蛛网膜下腔甲泼尼龙和利多卡因注射治疗后，随访到第 8 周疼痛症状明显加重[60]。由于该 RCT 结果缺乏可重复性和设计缺乏合理性[61-65]，同时存在蛛网膜炎和真菌性脑膜炎的潜在风险，引起了对鞘内注射甲泼尼龙合理性的广泛关注[66-68]。

几项非随机试验结果显示交感神经阻滞治疗对疱疹后神经痛患者几乎无益，因此基本没有研究推荐此类患者行交感神经阻滞[57,69,70]。

相比之下，两项双盲随机研究支持 BTX-A 治疗疱疹后神经痛患者的有效性。其中一项研究对比了三组患者给予皮下注射不同药物对疼痛减轻的疗效，包括 BTX-A 组、利多卡因组、生理盐水组，每组患者各 20 人。3 个月随访结果显示，同其他两组相比，皮下注射 BTX-A 可以更好地缓解疼痛，改善睡眠，及减少阿片类药物的使用剂量[71]。随后的一项研究也表明，相比安慰剂组，30 名成人皮下注射 BTX-A 也可以改善疼痛和睡眠[72]。这项研究结果在另外两项小样本量的回顾性研究中也得到证实[73,74]。

4. 腰骶和颈神经根痛

硬膜外注射类固醇治疗神经根性痛可以通过多种入路完成，其治疗方法的成功率和风险率也各不同。最常研究的三种方法入路是椎板间入路、椎间孔入路和骶管入路。一项不同入路类固醇注射的对比研究表明，椎间孔入路是最有效的缓解神经根性痛的方式[19]。应用椎间孔入路，注射剂可以扩散到腹侧硬膜外间隙（靠近椎间盘），而应用椎板间入路大约有 40% 病例未达腹侧硬膜外间隙这个靶目标[75,76]。三篇系统回顾和 meta 分析表明，对急性或亚急性神经根性痛治疗，行椎间孔入路硬膜外注射类固醇可以维持短期疗效（2 周至 12 个月）[15,77,78]。一项随机对照研究对硬膜外三种不同入路注射类固醇所产生的疗效进行分析，随访 3 个月结果显示，采用椎间孔入路治疗的患者其有效率达 70% 以上，而椎板间入路和骶管入路分别对应 60% 和 50%。此外，作者的专业所长也会较大程度地影响随机对照研究和系统回顾研究的结果，目前超过约 75% 的疼痛性文章作者为疼痛专科领域医师，而仅仅 30% 为非疼痛专业领域医师[19]。鉴于应用椎间孔入路可能发生潜在的严重并发症，一项通过旁正中入路的双盲 RCT 研究表明，同椎间孔入路相比，旁正中入路患者不仅疼痛减轻，功能得到恢复，而且并发症风险更小[79]。除了穿刺路径，还有其他的因素影响硬膜外类固醇注射的疗效。在一项前瞻性队列研究中表明，疼痛持续时间大于 12 个月、既往腰椎手术史、严重焦虑的患者腰硬膜外类固醇注射 3 个月后 ODI 改善不明显[80]。

有趣的是，硬膜外注射类固醇技术被认为是一项相对安全和经济的选择，它可以促进患者肢体功能的恢复和避免进一步手术。一项由骨科脊柱组医师进行的双盲、随机、对照研究，评估了椎间盘突出症或狭窄患者的手术率。随访 13～28 个月发现，行硬膜外注射类固醇的患者仅 29% 进行了手术治疗，而对照组（即未行硬膜外注射类固醇）有 67% 的患者进行了手术治疗，而且在随后 5 年的随访发现大多数患者避免了手术治疗[81]。近期系统回顾和 meta 分析评价了硬膜外注射类固醇的短期和长期有效性，研究表明，行硬膜外注射类固醇对短期内（<1 年）需要手术治疗的患者仅产生较小的预防作用，长期（>1 年）无明显预防作用[82]。另一项来自骨科组医师的随机、对照研究对 200 例行椎间盘髓核摘除术患者进行为期 2 年的随访，研究报道，同非类固醇注射组相比，术前行硬膜外注射类固醇治疗的手术患者平均住院日明显缩短 2 天（6 天 *vs.* 8 天），术后神经病理性疼痛减轻的患者数明显增多（70% *vs.* 44%），但两组患者的二次手术率无明显差异[83]。

5. FBSS 所致神经根性疼痛

脊柱手术后出现持续性疼痛常常称为 FBSS，这代表了一类重要且多样化的慢性疼痛患者群体,他们中许多人患有不同病理生理机制的神经病理性疼痛[16]。FBSS相关的神经根痛患者常常行硬膜外注射类固醇治疗。不幸的是,目前缺乏硬膜外注射类固醇疗效评价的高质量研究。一项具有前瞻性的网络注册研究表明,对此类患者行硬膜外注射类固醇的疗效不佳。该研究纳入239名脊柱退行性相关疾病患者,主要表现为腿痛、腰痛症状,连续行硬膜外注射类固醇进行ODI评价,结果表明,既往手术史降低了临床ODI差异的概率(即试验组需要更大样本量)[80]。

6. CRPS

相关证据表明CRPS的发生或维持涉及交感神经系统,交感神经阻滞通常用于缓解疼痛,并为更积极的康复治疗提供"机会之窗"[84]。几篇系统回顾总结了CRPS患者行交感神经局麻药阻滞治疗所获得的潜在疗效[85,86],在用此方法治疗后的部分患者中发现,疼痛的减轻时间显然比LA作用时间长[87-88]。一项随机交叉试验显示,对7例患者行交感神经阻滞治疗后疼痛减轻平均时间为3天[87]。另一项星状神经节阻滞组和胍乙啶Ⅳ局部阻滞组(即阳性对照)的随机对照研究显示,两组患者疼痛症状均有改善,且结果无显著差异[89]。一项长期、随机、多中心、阳性对照研究评估了36例诊断为CRPS Ⅰ型上肢痛患者对胸交感神经阻滞治疗的有效性,同对照组相比,行交感神经阻滞的患者McGill疼痛、抑郁量表评分明显降低[90]。此外,一项25例上肢痛CRPS患者的疗效研究,行3次/周的星状神经节阻滞治疗后,经过6个月的观察期有40%的患者疼痛完全减轻,36%部分减轻,24%无改善[91]。

鉴于肾上腺素能受体的活化和伤害性感受器的去极化作用,增加胆碱能神经元末梢释放的儿茶酚胺可能是引起SMP的分子机制,所以将BTX引入进而延长交感神经阻滞的持续时间。一项双盲、交叉、随机对照研究,对9名CRPS致下肢SMP患者行腰交感BTX神经阻滞,并观察其镇痛的持续时间。该研究报道,行腰交感BTX神经阻滞疗效的中位数时间为71天,而仅行标准的腰交感干神经阻滞后疗效的中位数不到10天。在这项探索性研究中得出结论,腰交感BTX神经阻滞的方式可以明显延长疼痛的缓解时间[92]。该方法镇痛的有效性和持续性同另一项2例CRPS下肢痛患者病例报告相

符,患者的疼痛程度和神经痛症状、体征明显减轻,此外触痛和冷痛消失,皮肤颜色也恢复到正常[93]。其他CRPS下肢痛患者个案也报道了相似的结果[94]。

由于BTX联合腰交感干神经阻滞方法应用方便,相对安全,以及CRPS替代治疗方案的局限性,在综合治疗中行该方法是CRPS患者药物和非药物非介入治疗的合理方案,尤其对那些在疾病早期的患者比选择更有侵袭性的治疗(如SCS)更有价值。

7. 三叉神经痛

肉毒杆菌毒素治疗神经病理性疼痛的绝大多数有效性证据来自于三叉神经痛。有近20篇报道,其中3项双盲[95-97]和1项单盲试验[98],描述了其良好的治疗效果并无严重的不良反应。另一项随机、平行设计、双盲、安慰剂对照研究评估了75 U肉毒杆菌毒素皮下注射治疗三叉神经痛所涉及的面部疼痛区域,注射治疗后13周患者疼痛发作的频率和强度明显下降。同生理盐水组相比,注射肉毒杆菌毒素组有更多的患者(肉毒杆菌毒素组21人 vs.生理盐水组19人)发生疼痛反应及不良反应,如面部轻度不对称和局部面部肿胀[95]。2年后,同一研究人员比较了低浓度(25 U)和高浓度(75 U)肉毒杆菌毒素对三叉神经痛患者的作用。这项研究再次证明了肉毒杆菌毒素的有效性,但低剂量组不良反应更轻[96]。另一项研究评估了注射50 U肉毒杆菌毒素对三叉神经痛患者的有效性,同安慰剂对照组(16人)比,注射肉毒杆菌毒素患者(20人)2个月后疼痛仅小幅改善,但3个月后肉毒杆菌毒素组VAS评分明显减低[97]。另一项单盲、随机、对照试验的20名患者研究结果显示,肉毒杆菌毒素组的VAS评分下降6.5分,而对照组下降了3分,皮下注射40~60 U肉毒杆菌毒素患者疼痛程度明显减轻[98]。

由于难治性三叉神经痛患者的治疗缺乏随机对照或前瞻性队列研究,几乎没有系统回顾会基于无对照组的LA介入性治疗进行评价总结[65,99-103]。尽管证据不充分,但从有限的文献报道中可以看出,注射LA的方法在特定的三叉神经痛患者中发挥了重要作用。

8. 糖尿病神经病理性疼痛和其他周围神经痛

近期,3项安慰剂对照、双盲试验和1篇meta分析支持肉毒杆菌毒素治疗代谢性疾病引起的周围神经病变及疼痛的有效性。目前,仍然没有对照研究来评估该方法在药物(如化疗药物)引起的疼痛性周

围神经病变的有效性。一项双盲、交叉性试验,给予 18 名患者在足部痛觉过敏及感觉异常的部位 4 U/部位皮内注射肉毒杆菌毒素,结果显示,治疗 12 周患者疼痛减轻和睡眠质量得到很大的改善[104]。另一项相似的研究报告显示,同治疗前相比,治疗后第 1、4、8、12 周患者触诱发痛明显改善和机械痛阈明显下降[105]。另一项对照试验评估了 66 例周围神经痛患者治疗方法的安全性和有效性,同安慰组(32人)相比,34 名患者多次行皮下注射 300 U 肉毒杆菌毒素,持续镇痛效果可以维持 24 周以上,唯一的不良反应为注射痛[106]。一项包含了 2 项研究的 meta 分析发现,给予糖尿病神经病理性疼痛患者注射肉毒杆菌毒素治疗后其 VAS 分数降低到 1.96 分,该分析表明肉毒杆菌毒素注射和疼痛改善明显相关[107]。关于神经阻滞治疗的价值详见提要 78.2。注射肉毒杆菌毒素治疗三叉神经痛和带状疱疹后遗神经痛的结论评价分别见表 78.1 和表 78.2。

提要 78.2　神经病理性疼痛患者行神经阻滞的疗效研究

神经病理性疼痛类型	评　价
外周组织压迫性神经痛	外周注射 LA 和类固醇有效
带状疱疹	2 项随机对照研究对皮疹患者发病后 1 周内行硬膜外注射类固醇预防带状疱疹后遗神经痛的疗效结果各有不同
带状疱疹后遗神经痛	后续研究中未发现鞘内注射类固醇的益处
腰部和颈部神经根性痛	单侧神经根痛患者,椎间孔入路比椎板间入路硬膜外注射类固醇更有效
FBSS	暂无针对硬膜外注射类固醇治疗 FBSS 的高质量的研究
三叉神经痛	皮下注射肉毒杆菌毒素可减少三叉神经痛患者的发作强度和频率
糖尿病神经病理性疼痛	皮内注射肉毒杆菌毒素可以减轻糖尿病神经病理性疼痛患者的痛觉过敏和痛觉超敏

表 78.1　随机对照研究关于肉毒杆菌毒素治疗三叉神经痛患者的结果分析

作者,年份	研究设计	患者人数	结果	评论
Wu 等,2012[95]	随机、平行设计、双盲、安慰剂对照	皮内和(或)皮下注射 75 U 肉毒杆菌毒素(n＝21)vs. 生理盐水注射组(n＝19)	疼痛的程度和发作频率明显减少,但介入组患者对治疗产生的疼痛反应人数更多	研究报告显示肉毒杆菌毒素的疗效及安全性
Zhang 等,2014[96]	随机、双盲、安慰剂对照	皮下注射 25 U 肉毒杆菌毒素(n＝27)vs. 75 U 肉毒杆菌毒素(n＝29)vs. 生理盐水组(n＝28)	随访并对比了低剂量组和高剂量肉毒杆菌毒素组的安全性和疗效	研究报告显示肉毒杆菌毒素的疗效及安全性
Zuniga 等,2013[97]	随机、双盲、安慰剂对照	皮下注射 50 U 肉毒杆菌毒素＋生理盐水(n＝20)vs. 生理盐水组(n＝16)	在治疗后 2 个月,VAS 分数只有略微改善,而在 3 个月后 VAS 分数明显降低	研究报告显示肉毒杆菌毒素的疗效及安全性
Shehata 等,2013[98]	随机、单盲	皮下注射 40～60 U 肉毒杆菌毒素(n＝10)vs. 生理盐水组(n＝10)	试验组平均 VAS 降低分数为 6.5 分,而安慰剂组为 3 分	研究报告肉毒杆菌毒素可以明显减轻疼痛

表 78.2　随机对照研究关于肉毒杆菌毒素治疗糖尿病神经病理性疼痛患者的结果分析

作者,年份	研究设计	患者人数	结果	评论
Yuan 等,2009[104]	双盲、交叉	皮内注射肉毒杆菌毒素(n＝18)	随访 12 周患者疼痛和睡眠质量明显改善	研究显示肉毒杆菌毒素的疗效及安全性
Chen 等,2013[105]	双盲、交叉	皮下注射肉毒杆菌毒素(n＝18)	介入组患者在治疗后第 1、4、8、12 周机械性痛阈和感觉异常明显改善	研究显示肉毒杆菌毒素的疗效及安全性
Attal 等,2016[106]	随机、双盲、安慰剂对照	皮下注射肉毒杆菌毒素 300 U(n＝34)vs. 生理盐水组(n＝32)	首次注射后,持续镇痛效果可以维持 24 周以上	研究显示肉毒杆菌毒素的疗效及安全性
Lakhan 等,2015[107]	系统回顾和荟萃分析	/	注射肉毒杆菌毒素治疗后患者 VAS 评分降低到 1.96 分	研究显示肉毒杆菌毒素同疼痛减轻具有相关性

9. 总结：神经阻滞的治疗价值

● 周围神经注射类固醇可以改善外伤或压迫性病因导致的慢性神经痛症状。

● 硬膜外或椎旁神经阻滞注射 LA 和类固醇可以减轻带状疱疹引起的急性疼痛。

● 硬膜外注射类固醇对急性期神经根性痛患者短期内有效，同时硬膜外注射类固醇可以促进功能恢复，减少手术干预的发生。

● 经皮穿刺三叉神经节的介入治疗是针对难治性三叉神经痛的治疗方案。

● 腕管综合征患者行局部类固醇注射可以缓解短期临床症状。

● 带状疱疹后遗神经痛患者应避免鞘内注射甲泼尼龙或交感神经阻滞[108]。

● 交感神经阻滞对药物及保守治疗无效的 CRPS 患者来说是一项合理的非介入治疗的选择，特别是在疾病早期可以结合康复一起治疗。肉毒素注射可以延长交感神经 LA 阻滞的疗效。

● 对难治性三叉神经痛、带状疱疹后遗神经痛、创伤后神经痛患者行肉毒杆菌毒素注射可以延长疼痛缓解的时间。每月重复注射肉毒杆菌毒素可以长期缓解疼痛，且仅伴有轻度的不良反应。

三、神经破坏和脉冲治疗技术

一旦疼痛的产生原因明确，以及在某些少见的情况（例如，疼痛是来自于仅有感觉功能的单根神经末梢，或者神经损伤致神经瘤形成），通过神经消融治疗，包括化学性神经毁损（苯酚或无水乙醇）、周围神经的低温或射频消融等对慢性神经病理性疼痛可能有长期益处[109,110]。

近年来，文献报道了一种新的射频新模式：PRF。PRF 是一种新的、更加安全的射频能量模式，使神经组织暴露在 42 ℃以下无破坏性的高频电场，从而避免神经损伤[111,112]。因此，脉冲射频常应用于难治性神经病理性疼痛的患者。

神经病理性疼痛患者只有在尝试其他治疗方式都失败后，才应谨慎考虑神经毁损的方法。比如，除了低温消融模式[113]，由于射频热凝消融对神经系统会产生额外的损伤，从而有进一步加重疼痛的风险，很少用该方法治疗神经病理性疼痛[114]。而晚期癌痛患者例外，因为通过射频热凝消融致疼痛缓解的时间通常长于患者的剩余生命时间。

（一）疱疹后神经痛

一项双盲随机对照研究对比了 96 名 T2～T11 节段的疱疹后神经痛患者行脉冲射频和假脉冲射频组的疗效[115]。带状疱疹患者接受 1 周/次、连续 3 周的肋间神经及疱疹区相对应的上下节段水平脉冲射频治疗。结果显示，同假脉冲射频治疗组相比，在治疗后 6 个月内脉冲射频组患者术后疼痛的分数及曲马多使用量明显降低，患者的生活质量也明显得到改善。一项非盲、前瞻性研究评估了 49 名难治性疱疹后神经痛患者行颈、胸、腰背根神经节脉冲射频治疗的有效性。结果表明，治疗后 4 周的 VAS 评分平均减少 55%（VA5 评分从基线的 7.2±1.7 降到术后的 3.4± 1.5），且疗效可继续维持 12 周[116]。尽管初步研究结果的前景看好，但仍需要通过对照试验来验证。

（二）颈、腰骶神经根性痛

经皮常规的射频技术可应用于减轻颈、腰骶部神经根性疼痛，同时背根神经节毁损术的有效性也被评估[117-119]。没有随机对照研究的结果支持射频毁损背根神经节对腰骶神经根性病的作用。另一项双盲随机对照研究，对 83 例腰骶神经根性痛患者行射频毁损背根神经节和假射频治疗组的疗效进行对比，结果并未证明有任何显著的优势[120]。相反，在系统回顾中描述了脉冲射频治疗腰骶神经根性痛患者具有良好的安全性和疗效性[121,122]。

在 2 项随机对照研究中，研究者评估了颈神经根痛患者行背根神经节脉冲射频治疗的疗效。其中一项研究报告，治疗 2 个月后，同 20 名假脉冲射频组患者疗效比较，经脉冲射频治疗的患者 VAS 评分及其他多项参数值均明显减低[123]。另一项研究观察到，61 名患者用不同针尖温度（40 ℃和 67 ℃）治疗 3 个月后，两组 VAS 分数均显著下降且无明显差异[124]。脉冲射频治疗颈部背根神经节和神经根的短期疗效在以下 2 项临床试验中得到证实。同一批研究者先后行一项案例报道[125]和一项小规模的随机对照研究[126]，结果表明脉冲射频治疗 23 名颈神经根痛患者后平均可以维持 3 个月的疗效。此外，1 项 27 名腰骶神经根痛患者的随机对照研究表明，同仅接受神经根局麻药阻滞治疗的对照组相比，脉冲射频治疗可以长期（治疗后随访 12 个月）减轻患者根性痛症状[127]。

（三）SMP

交感神经切除术已被外科医师应用多年，他们试图通过这种方法对 SMP 产生永久性阻断。多种非手术技术的应用也可以达到永久阻断的效果，包括化学毁损（如苯酚或无水乙醇）和射频消融。

射频消融技术比化学毁损注射更具可控性，比手术切除侵入性小。在 1 项大型病例研究报告中，对 110 名患者总共行 148 例上胸段交感神经射频消融。该研究用 18G 射频针电极尖端消融产生 3 个损伤病变从而毁损对应的神经节。在 3 年的随访中，尽管该研究没有评估肢体的镇痛效果及活动功能，但 91% 患肢的交感神经全部或大部分失去活性[128]。

现有的交感神经毁损相关文献只有非对照或弱对照研究[86]。虽然以案例形式的初步报告显示交感神经毁损可以为患者带来的短期益处，但是交感神经毁损后 6 个月到 2 年出现神经破坏所带来的并发症，如去传入神经综合征、交感神经切除术后神经痛等，因此交感神经毁损方法已经逐渐废用。报告显示，交感神经切除术后神经痛的发病率约为 44%[129]，而这些疼痛症状往往比原来的疼痛更剧烈[114]。使用苯酚或无水乙醇等化学性药物毁损神经也是如此，所以交感神经毁损术在很大程度上应

用于临终患者。迄今为止，还没有数据表明脉冲射频治疗交感神经节的有效性。

◆ 要 点 ◆

● 越来越多的证据表明疱疹后神经痛患者行肋间神经和背根神经节脉冲射频对疼痛减轻具有疗效。

● 对背根神经节行脉冲射频治疗腰骶神经根性痛患者的有效性证据有限，目前暂无证据表明射频毁损治疗的有效性。

● 慢性颈神经根痛患者行背根神经节和对应节段神经根脉冲射频的疗效证据有限。

● 交感神经消融或切断术已存在多年，但因切断神经后的疼痛问题仍未解决，所以目前没有高水平的证据显示并支持该技术的广泛应用。

● 鉴于交感神经消融术或切断术成功的证据不足以及存在严重的后遗症，谨慎的做法是应尽量避免使用消融或切断技术。

参考文献

请于 ExpertConsult.com 在线访问参考文献。

第九篇
疼痛医学中其他神经阻滞

SECTION IX
OTHER NERVE BLOCKS IN PAIN MEDICINE

第 79 章 疼痛治疗中的超声引导技术

Anuj Bhatia，MBBS，MD，FRCA；Philip Peng，MBBS，FRCPC，Founder（Pain Med）

翻译：石 英 审校：崔 剑 宋 莉

一、前言

超声是一种新的疼痛介入治疗的引导方法。传统的疼痛介入治疗引导方法有：解剖标志、X线、CT和神经电刺激，超声可以克服上述这些方法的一些局限。超声引导可以提高操作的准确性和安全性，同时能避免X线、CT的电离辐射和神经电刺激引起的肌肉收缩相关疼痛。超声还具有实时成像、便携和显示一些特殊解剖结构（如神经、肌肉、血管）的优势[1]。

超声引导也有一些局限性。随着扫描深度增加或遇到骨性结构，超声图像质量会受到影响，并且没有可靠的基于影像引导技术的能增强超声影像的对比剂。有限的视野、图像质量和对操作者技术的依赖性（操作员必须同时关注图像采集和操作技术）是超声面临的其他挑战。

应用于疼痛治疗的超声引导技术根据解剖部位大致分为两大类：中轴（脊柱周围）[2]和外周（神经和肌肉）[3]。本章将从以下几个方面：解剖学、超声解剖学、适应证、操作技术和要点总结介绍这两个类别操作方法。在这之前，我们先复习一下超声物理学和基础知识，这些知识是准确、安全应用超声引导技术和将患者不适减到最小所必需的。

二、超声基础知识

医用超声采用的是频率高于人类听觉上限的声波。医用超声的常用频率范围是1～18 MHz。超声波是由换能器（也称为探头）产生的，探头利用压电效应将电能转换成声波。这些波通过组织传播，并从密度不同的组织界面反射回换能器，利用反向压电效应从反射波中产生图像。声波通过组织的速度与波长和频率呈函数关系。频率越高，波长越短，反之亦然。较短的波长（即较高的频率）分辨率较高（区分两个相邻结构的能力）。因此，高频线阵探头（频率范围6～18 MHz）成像的分辨率更好，但扫查范围相对狭窄，其探查最大深度为6～7 cm；而低频凸阵探头（频率范围2～5 MHz）用于扫查较深结构，视野较宽，但分辨率较低。通过超声设备控制面板上的按钮，操作者可以对超声波的深度和焦点用进行调整，而增益（Gain）就是可以调节图像质量的特殊按钮。时间增益补偿（time gain compensation，TGC）是一种特殊性能，它通过增加接收信号的强度来减少超声波组织深度增加而衰减的影响，从而减少图像中的伪影。我们也可以使用彩色多普勒功能（物体向探头移动或离开探头时声波频率的变化）来评估组织的运动。这个有用的特殊性能在超声引导疼痛治疗中有助于发现小血管的存在，从而减少血管穿刺和注射的可能性。"彩色"功能在大多数超声机器上可用，反映了物体移动方向，红色表示向探头移动，蓝色表示远离探头移动。多普勒功能对物体运动更敏感，但不能反映物体的运动方向。

操作者应注意可能影响超声仪图像质量的各种伪影，包括各向异性伪影和混响伪影。各向异性是指由于超声探头角度变化而导致的目标结构图像特征的变化。它常见于肌腱，可导致肌腱撕裂的错误诊断。混响是在光滑的结构（如胸膜、金属植入物或液气混合）自身和探头之间来回反射声束，在结构深处产生线性回声的现象，它通常被称为"彗星尾"征。

通过改变内反射角度（即探头和皮肤之间的角度）可以减少混响伪影。总之，麻醉或疼痛科医师在进行超声引导操作前至少应考虑以下因素：探头类型、深度、增益和多普勒功能。通过倾斜或者摆动超声探头调整声束角度，可以减少混响。最后，应优化人体工程学在患者定位、超声设备、探头夹持结构和注射组件（针头、延长管、注射器）方面的应用。

三、脊柱周围神经阻滞超声引导技术

（一）颈椎小关节支配神经注射

1. 解剖

支配颈椎小关节（cervical facet joint，CFJ）的颈神经后内侧支起源于颈神经后支。CFJ 接受上下两个相邻节段颈神经后内侧支的双重神经支配，一支在关节上方，一支在关节下方。例如，第 3 颈椎下关节突和第 4 颈椎上关节突（C3～C4）之间的 CFJ 由第 3 和第 4 颈椎后内侧支支配。除了 C2～C3 小关节的神经支配，颈神经后内侧支自颈神经后支发出，沿着小关节的"腰部"（大约在关节柱的中部）横向走行。C3 神经后支有两个内侧支，内侧深支穿过 C3 关节柱腰部，支配 C3～C4 小关节；内侧浅支，即第三枕神经（third occipital nerve，TON）在 C2～C3 小关节的外侧和后方绕行，并向小关节发出分支支配小关节。

2. 超声解剖学

在颈部外侧长轴位扫查，扫查开始于耳后乳突上方。向足端和向后方滑动探头，可以看到外侧的 C1 横突尖端，缓慢滑动探头，C2 横突逐渐进入视野。也可以在这两个横突之间看到椎动脉的搏动。缓慢向后滑动探头，在 C2 横突尖的后方，可以见到波浪状高回声带声影结构，呈连续的"波峰和波谷"（图 79.1）。高回声结构显示的是颈椎小关节，波峰代表颈椎小关节，波谷代表小关节的"腰"，在波谷位置颈神经后内侧支从前向后横向走行。这些波峰中的第一个是 C2～C3 颈椎小关节，头侧出现的波浪状高回声的"下陷"表示 C2 下关节突头侧的斜坡样结构，这个结构提示了 C2 缺失上关节突（superior articular process，SAP）。在头半棘肌下面可见呈圆形或椭圆形结构颈神经后内侧支。通常可以在神经附近看到一条动脉伴行（通常是颈升动脉的一个分支）。

3. 适应证

颈神经后内侧支注射用于诊断和治疗保守治疗

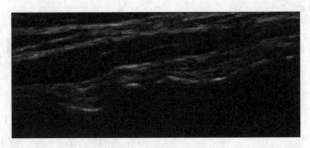

图 79.1　颈椎小关节长轴位超声影像。在颈椎小关节两侧的"波谷"最低处可见高回声的颈神经后内侧支（表现为小关节波浪状轮廓线"中断"）。（图片由 Anuj Bhatia 博士提供）

无效的颈源性头痛和（或）颈椎小关节相关的颈肩痛。患者常有挥鞭样损伤史或颈椎小关节炎的临床和（或）影像学证据。

4. 操作技术

患者取侧卧位，颈部处于中立位（头部下方垫小枕有利于体位摆放到位）。治疗侧朝上，操作者面对患者。建议在穿刺之前对注射部位进行彩色多普勒扫查，以避免在注射过程中穿刺到血管。注射的靶点是颈椎小关节两侧"波谷"处的颈神经后内侧支。用高频线阵小底面探头长轴位扫查来定位颈椎小关节柱，探头的头端边缘放置于耳后乳突的顶端。注射时，25 号针（长 4～8 cm）从探头前方平面外进针。然后缓慢推进穿刺针，直到针尖穿透头半棘肌筋膜，针尖到达神经附近（如果看不到神经，则进针到"波谷"的最深处）。超声探头转为短轴位可在平面内看到穿刺针。针尖位于小关节柱最突出的部分上方，横突后结节的后方。注意，第三枕神经位于 C2～C3 小关节的表面，通常是高回声。每支神经局麻药用量为 0.5 mL。

5. 要点

● 后结节前方可以见到颈神经根，应注意确保注射液不流向它。

● 这是一种平面外进针技术（至少在穿刺过程中），只有当针尖或针干穿过超声束时，才能看到针尖或针干。用注射器经延长管注入生理盐水分离组织可以定位针尖，但液体只能用小容量（每次 0.1 mL）。

● 因为后内侧支神经接近椎体、其他动脉和椎间孔，超声引导的颈神经后内侧支注射操作风险较高。建议操作医师在尝试此注射技术前，应先具备其他浅表神经或肌肉骨骼超声引导操作的经验。

（二）颈神经根注射

1. 解剖

颈神经根位于相应节段颈椎横突前后结节之间

（C7 除外，因为这个节段没有前结节）。神经根位于颈椎椎间孔的下部，上部为根静脉。椎动脉、颈升动脉和深部的颈动脉也在颈脊神经根附近，并且这些动脉分支常汇入根动脉灌注脊髓。上述动脉为神经根或对应节段脊髓供血，其中三分之一的血管从后部进入椎间孔，因此容易受到意外损伤或误注。

2. 超声解剖学

确定对应的节段进行注射是至关重要的，颈椎的两个解剖特征可有助于定位。C6 椎体横突有一突出的前结节（通常大于后结节），C7 椎体只有一个后结节和无/不发育的前结节。要定位目的节段，操作者可向尾侧滑动探头，直到显示出 C7 的横突（呈缓坡样结构，其突起最高处为后结节），从 C7 的横突开始向上计算颈椎节段。在 C7 后结节的腹侧可见到呈低回声的圆形结构的颈神经根，其前方可见搏动的椎动脉。将探头向 C6 的横突移动，可以看到呈高回声突出的前结节、较小的后结节。同样，C5、C4 和 C3 的横突可以通过横突结节来识别，这几个颈椎的横突结节通常大小/突出程度相同（与 C6 不同）（图 79.2）。由于前结节常较后结节稍偏向头侧，因此超声探头可能必须将短轴位稍做旋转才能同时看到两个结节。

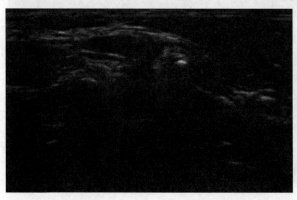

图 79.2 第六颈椎横突前（右）后（左）结节及两结节间脊神经根的超声影像。（图片由 Anuj Bhatia 博士提供）

3. 适应证

椎间盘突出或椎间孔狭窄压迫颈神经可引起根性疼痛。在压迫的颈神经根周围注射局麻药和（或）糖皮质激素可缓解症状，这种治疗也可用于预测颈椎间盘切除术或减压融合术的治疗效果。

4. 操作技术

患者于侧卧位，颈部处于中立位。治疗侧朝上，操作者位于患者后方。采用高频线阵探头，先放置

在环状软骨部位，然后横向移动到治疗侧。甲状腺的外侧叶包裹在气管的外侧壁上，然后是颈总动脉、颈内静脉和肌肉（浅层：胸锁乳突肌；深层：前中斜角肌、颈长肌和头长肌）。超声探头滑向侧后方将看到 C6 突出的前结节和较小的后结节，以及两个结节之间的神经根（图 79.2）。以此上下移动探头就可以找到拟行阻滞的神经根。为避免在注射过程中穿刺神经根附近的血管，要对注射部位进行彩色多普勒扫查。用 22 或 25 号钝针（长 4～8 cm）从探头背面（即靠近操作者的一侧）与皮肤呈 30° 进行穿刺。采用这种穿刺方法是因为与神经根的前部相比，神经根后部遇到血管的可能性较小。穿刺靶点就是后方紧挨神经根的区域。在抽吸无血排除针头未在血管内后，缓慢在神经根周围注射 1 mL 的药液。

5. 要点

● 大多数患者椎动脉通常在 C6 以下进入横突孔，但有 10% 的患者椎动脉可能位于 C6 的横突孔外。建议预先对目标神经根附近的所有异常血管进行彻底的扫查。

● 在注射过程中，未能观察到注射液在神经根周围的扩散可能是由于血管内注射或超声探头方向不正确。

（三）腰椎小关节支配神经注射

1. 解剖

腰后内侧支神经起源于腰神经后支，支配腰椎小关节（lumbar facet joint，LFJ）。每个 LFJ 接受来自两个内侧支的双重神经支配，一支来自关节上方，一支来自对应关节水平。例如，第 3 腰椎下关节突和第 4 腰椎（L3～L4）的上关节突之间的 LFJ 分别由穿过 L3 上关节突和横突以及 L4 上关节突和横突之间骨沟的第 2 和第 3 腰神经后内侧支支配。L5 神经后内侧支位于骶骨上关节突和骶翼的交界处，是阻断 L4～L5 或 L5～S1 小关节支配神经的靶点。与胸椎小关节相反，每个腰椎小关节都位于腰椎横突的背侧。

2. 超声解剖学

患者俯卧，腹部下垫枕头。最大限度地减小腰椎前凸，这样对增宽腰椎间隙和使超声束能垂直于腰椎小关节具有重要意义。用低频凸阵探头扫查腰骶椎。腰椎棘突很大，会反射大部分的超声束。腰椎棘突的上缘平上一节段腰椎横突的下缘。在中线部位进行矢状面超声扫查可显示腰椎棘突的尖端呈

高低起伏的影像,棘突较深处声束衰减明显。在这个视野中,最尾端(也是连续的)的阴影是骶骨正中嵴。旁正中矢状位扫查,探头向正中倾斜可显示椎板和椎间隙,并可以看到背侧硬脊膜和腹侧硬脊膜(图 79.3A)。利用这个视野,可对脊柱节段进行计数,并在皮肤上进行标记。将超声探头于旁正中矢状位垂直放置(不要内侧倾斜),显示关节突和腰椎小关节的"锯齿状"外观(图 79.3B)。在保持垂直方向的同时横向移动探头,可以在腰椎小关节更深的位置见到横突(图 79.3C),而从这个点稍微向中线移动则显示关节突和横突的接合处(图 79.3D)。旋转探头,沿中线从骶椎上部开始向头侧短轴位扫查,首先显示骶骨背部呈扁平状,突出的骶骨正中嵴("飞鸥"征),随后可见到骶椎和 L5 之间的椎间隙影像。超声探头在矢状位进一步向头侧扫查有助于确认椎间隙的计数。前、后侧硬脊膜可在下关节突

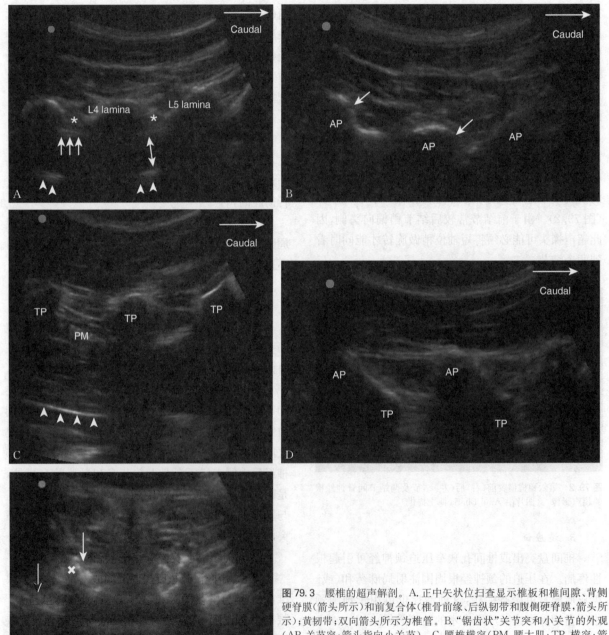

图 79.3 腰椎的超声解剖。A. 正中矢状位扫查显示椎板和椎间隙、背侧硬脊膜(箭头所示)和前复合体(椎骨前缘、后纵韧带和腹侧硬脊膜,箭头所示);黄韧带;双向箭头所示为椎管。B."锯齿状"关节突和小关节的外观(AP,关节突;箭头指向小关节)。C. 腰椎横突(PM,腰大肌;TP,横突;箭头指向腹膜)。D. 旁正中视野显示关节突与横突交界处。E."两步"的轴位影像:下关节突(第一步,白箭头),横突(第二步,黑箭头),小关节(白叉)。(经 Philip Peng 教育系列许可转载)

（第一步）和横突（第二步）"两步"的中间看到（图79.3E）。上关节突通常很难显示，因为它的方向与超声束平行。横突内侧的根部（横突与上关节突之间的骨沟）是腰神经后内侧支阻滞的靶点。

3. 适应证

用于对保守治疗无效的、有病史、临床和（或）影像学证据的腰椎小关节炎、脊柱源性背痛的诊断和治疗。

4. 操作技术

患者俯卧位，腹部下垫枕头，以减少腰椎前凸。如前所述的方法确定椎间隙（超声解剖学），超声探头定位在目标节段。将探头横向移至靶点同侧并获得"两步"影像。用22或25号针（长8或11 cm）从探头的外侧向内侧短轴位平面内进针。针尖触及横突（或骶骨翼）和上关节突的连接处的骨面。为了进一步确认针的位置，在抖动针的同时可将探头旋转到长轴位扫查（从而使针转为平面外）。正确的针头位置应该在横突的头侧边缘。必要时调整针头位置，然后注射0.5 mL局麻药。

5. 要点

● 腰椎的解剖变异将给定位靶点带来困难，解剖变异包括脊柱侧弯、腰椎滑脱、6个腰椎或由于第5腰椎骶化导致的4个腰椎。在进行操作前复习影像学资料（X线、CT或MRI扫描）有助于避免其中的一些失误。

● 如果感觉针尖到达横突深度仍没有触及骨质，不要继续进针。横突间韧带的回声可被错认为横突。然而，这种韧带不会阻挡进针，如继续进针可能会损伤从椎间孔发出的脊神经根。

● L5后支阻滞操作时由于髂嵴阻挡会增加技术难度，尤其是男性患者。如果髂嵴遮挡了视野，可采用短轴位平面外进针，若使用平面内穿刺，探头的外侧沿髂骨内侧缘的方向放置。

（四）骶髂关节注射

1. 解剖

骶髂关节（sacroiliac joint，SIJ）负责将上段身体的重量传递到身体下段。其下部有滑膜关节的特征。纤维囊覆盖关节后部，骶髂后韧带、骶结节韧带和骶棘韧带维持关节稳定性。

2. 超声解剖学

SIJ后方下部是关节内注射的靶点。骶骨后表面的骶正中嵴和骶中间嵴呈"海鸥"形的线样高回声，由于髂骨的斜面对超声束的反射不良，较难在关节外侧看到髂骨。可见到骶骨后表面轮廓线的中断即骶后孔，位于骶骨外侧嵴内侧。骶髂关节在前后关节面中间，骶髂关节的滑膜在第二骶后孔水平以下。

3. 适应证

继发于强直性脊柱炎或关节炎的骶髂关节功能障碍所导致涉及臀部和大腿后部的腰痛诊断和治疗。

4. 操作技术

患者俯卧位，腹下垫枕头，以减少腰椎前凸。在髂后上棘水平横向放置低频凸阵探头，并沿尾端方向移动。通常可以在这个水平上见到第一骶后孔。髂骨位置逐渐变深，可以见到骶骨和髂骨之间的关节腔。然后将探头尾端移动，直到刚好通过第二个骶后孔。髂骨在坐骨大切迹的位置消失。探头向头侧移动，直到骶髂关节再次出现。最后将探头位置固定在作为注射靶区有滑膜的骶髂关节下部。用8 cm的针从平面外或平面内向靶区（从内侧向外侧；图79.4）。针头刺穿关节后面的韧带复合体，当针尖进入骶髂关节时，通常会有阻力消失的感觉。可以注射药液（局麻药2 mL，加或不加糖皮质激素），但在注射结束时常常会看到关节后方组织周围药液"渗漏"。

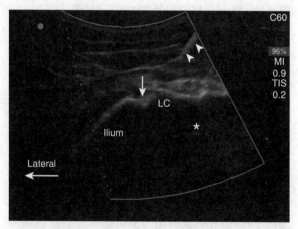

图79.4 骶髂关节下部注射的超声图像。（LC，骶外侧嵴；粗箭头，针；＊，第二骶孔阴影；细箭头，骶髂关节）。（经Philip Peng教育系列许可转载）

5. 要点

● 避免第二骶后孔上方的关节注射。

● 超声引导下关节周围（而非关节内）注射的概率高于X线或CT引导下的SIJ注射，但镇痛效果与上述影像引导技术相似。

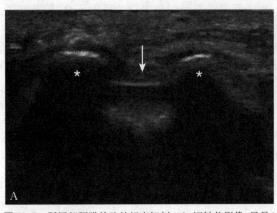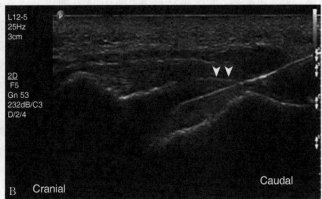

图 79.5 骶尾部硬膜外腔的超声解剖。A. 短轴位影像；星号（＊）表示骶角，箭头表示骶尾韧带。B. 骶尾部的长轴位影像显示骶尾韧带（箭头）、骶管的前壁和后壁，以及经骶尾韧带进入骶尾部硬膜外的穿刺针。（经 Philip Peng 教育系列许可转载）

（五）骶管硬膜外注射

1. 解剖

硬膜囊终止于骶 2（有时是骶 3）水平。由于第 4 和第 5 骶骨融合不完全形成骶裂孔，可以通过骶裂孔进入硬膜外腔。骶裂孔后方被骶尾韧带覆盖，侧面有两个骶角，前面是骶骨的后面。硬膜外腔内有骶尾神经根、终丝和硬膜外静脉丛。

2. 超声解剖学

将超声探头放置在呈高回声的两个骶角上，骶尾韧带位于中间的间隙（图 79.5A）。骶管的长轴位影像可显示骶尾骨韧带和骶管的前后壁（图 79.5B）。

3. 适应证

腰椎和骶椎疼痛的诊断和治疗中，脊柱手术后（如椎板切除术）或椎管狭窄患者行低位腰椎硬膜外腔穿刺困难时，尤其是骶角难以触及的高体重指数患者，可在超声引导下行骶管硬膜外穿刺。

4. 操作技术

患者俯卧，高频线阵探头放置在骶角之间骶裂孔的长轴上。硬膜外针（18、20 或 22 号，8 cm 长）平面内从尾向头侧方向进针（图 79.5B）。当针穿过骶尾韧带时，会有明显的阻力消失感。然后针逐渐向前推进，直到针尖开始消失在骶骨下面的声影内，此时可注射药物或置入导管注药。

5. 要点

● 我们在骶管硬膜外腔看不到针头和导管。避免针头/导管意外置入血管内或蛛网膜下腔的预防措施，包括回抽试验、在 X 线引导下注射造影剂以及使用试验剂量注射。

● 在多普勒彩色血流模式见到骶管内注射时出现的湍流影像是硬膜外注射成功的可靠征象，如没有湍流就提示针尖在血管内。

四、周围神经阻滞

（一）颈胸交感神经节注射（星状神经节）（见第 84 章）

1. 解剖

头颈部交感神经的节前神经元胞体位于第一和第二胸段脊髓前外侧角。由这些细胞的轴突从同水平的脊神经前根发出，通过交通支与上、中、下三个颈交感神经节相连。在 80% 的人群中，下颈交感神经节和第一胸交感神经节融合形成星状神经节，星状神经节从第一肋骨的上缘延伸到第七颈椎的横突下缘。它紧邻胸膜顶，位于锁骨下动脉后方。星状神经节的节后纤维经第七、八颈神经和第一胸神经发出交感神经支配上肢。星状神经节（或颈胸交感链）位于颈长肌前外侧和颈动脉鞘背侧后筋膜内，包裹在椎前筋膜里。

2. 超声解剖学

参考颈神经根注射的超声解剖部分，识别 C6 的横突和前结节。颈长肌位于横突前方和前结节内侧，厚约 1 cm。然后，在颈长肌表面的椎前筋膜增厚样组织结构为颈交感神经节的。还要识别穿刺路径中其他重要的结构：甲状腺的侧叶、血管（颈总动脉、颈内静脉、甲状腺下动脉、颈升动脉分支）、食管和颈神经根。

3. 适应证

颈胸交感神经节注射用于治疗多种疼痛，包括 CRPS、难治性心绞痛和周围血管疾病引起的上肢缺血性疼痛。

4. 操作技术

患者半侧位,注射侧朝上,颈部轻微伸展。将高频线阵探头短轴位置于环状软骨和 C6 节段横突水平,确认颈长肌。建议在注射前进行彩色多普勒扫查,以明确设计的进针路径中是否有血管。22 或 25 号、4 或 8 cm 的穿刺针从外侧向内侧平面内进针。调整扫查视野到 C6 消失的位置以避免进针时穿刺到神经根。颈内静脉可以用针"推开"来避免穿刺到,但仍可能被穿刺。针尖到达椎前筋膜的深处(以避免药物沿颈动脉鞘扩散),止于覆盖颈长肌前外侧表面筋膜的浅部(以避免药物注入肌肉)。可用 0.9% 生理盐水分离组织,确保针尖到达正确的层面(图 79.6)。然后将加入 1:20 万肾上腺素的 0.5% 布比卡因缓慢注入,最大剂量不超过 5 mL。这个容量已经被证明药液足以从第四颈椎扩展到第一胸椎。

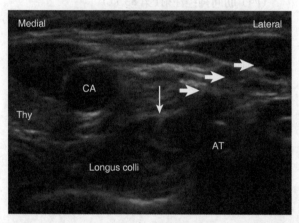

图 79.6 超声引导下 C6 水平颈交感神经节注射。颈动脉(CA)可见于内侧,颈长肌位于其深部,注射部位(箭头)位于 C6 椎体外侧和前结节内侧的肌肉表面(箭头表示穿刺针)。(图片由 Anuj Bhatia 博士提供)

5. 要点

● 在超声实时扫查下观察注射药物的扩散很重要,否则可能忽略血管内注射。建议在注射后 5~10 分钟内对患者进行连续的血流动力学和呼吸监测(心电图、血压、脉搏和血氧饱和度)。最初应先注射少量药物(0.5 mL)。针尖位置正确时注射的药液可在筋膜表面很好地扩散。注射时应实时监测,以确保没有血管内注射,应评估患者是否出现局麻药中毒的表现。

● 如果注射是为了缓解上肢的交感神经源性疼痛,那么在注射前应将皮肤温度探头放在两个上肢

上。皮温升高 1℃~3℃ 通常被认为是交感神经阻滞成功的标志,但这点在最近的文献中尚有争议。

(二) 枕大神经注射(第 82 章)

1. 解剖

枕大神经(greater occipital nerve, GON)是第二脊神经(C2)后支的内侧支,为支配枕部皮肤感觉的主要神经。它从寰椎后弓的下方发出,呈弧形绕过头下斜肌(obliquus capitis inferior muscle, OCIM)的下缘,从肌肉表面向头侧走行并通过枕下三角的顶部。然后,GON 转向背侧穿过头半棘肌,横向内侧走行一小段距离,然后潜入斜方肌深面。枕大神经穿过腱弓走行于略低于上颈项线的皮下。这个腱弓是由斜方肌和胸锁乳突肌形成。在此,GON 恰位于枕动脉内侧。

2. 超声解剖学

高频线阵探头从中线的枕外隆起向尾侧移动。首先确认 C1 平滑的后弓,然后是 C2 分叉的棘突(注意,第三颈椎的棘突也可以分叉)。向侧方移动超声探头,并倾斜探头使外侧指向 C1 的横突,可以看到高回声的 C2 和上覆的头下斜肌。头下斜肌起于 C2 的棘突,止于 C1 的横突。可见高回声椭圆形枕大神经,位于头下斜肌和较浅的半棘头肌之间的筋膜层。从这里向上移动探头,可以看到神经逐渐向内侧、头侧走行,直至穿出斜方肌。

3. 适应证

枕大神经阻滞治疗枕神经痛和颈源性头痛。枕神经痛的特征是在枕大神经的支配区出现阵发性刺痛,并伴有该区域的感觉减退或感觉障碍。常有受损神经的压痛。枕神经痛也可能是偏头痛或丛集性头痛临床表现。

4. 操作技术

患者俯卧位,线阵探头的内侧边缘置于 C2 的分叉棘突上。枕大神经位于头下斜肌和头半棘肌之间的筋膜平面上。用长 4 或 8 cm 的 25 号针头从侧面向内侧的方向平面内进针。针尖靠近神经时注入 1~2 mL 局麻药(含或不含糖皮质激素)(图 79.7)。

5. 要点

● 当椎动脉在 C2 和 C1 横突孔之间走行时,椎动脉位于穿刺平面的侧面和稍偏头侧。针从侧面到内侧穿刺可降低针尖穿刺动脉的可能。

● 第三枕神经通常位于枕大神经内侧的同一筋膜平面(更靠近 C2 的棘突)。

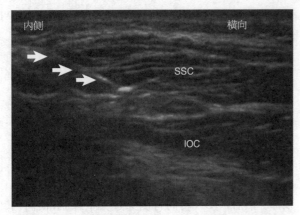

图 79.7 超声引导下枕大神经注射。针在平面内可见(箭头所示),可见注射药液在头下斜肌(inferior oblique capitis, IOC)和头半棘肌(semispinalis capitis, SSC)之间筋膜层枕大神经周围。(图片由 Anuj Bhatia 博士提供)

(三)肩胛上神经注射

1. 解剖

肩胛上神经起自于第 5、6 颈神经的腹侧支,二者共同组成臂丛神经的上干。在颈部肩胛上神经从肩胛舌骨肌下部穿行进入肩胛上切迹,随后在肩胛上横韧带下部穿出后进入冈上窝。背外侧支通过冈盂切迹进入肩胛下窝,在肩胛上窝两个切迹之间的神经直接贴在骨面上,此处伴行有肩胛上动脉。肩胛上神经主要支配冈上肌和肩胛下肌,也接收肩关节、肩锁关节、喙肱韧带、肩峰下滑囊、肩胛骨等处的感觉信号,但是不支配肩关节区域的皮肤感觉。

2. 超声解剖学

超声引导下肩胛上神经周围注射的最佳部位为冈上窝。神经位于冈上窝的底部,上面覆盖有厚厚的冈上肌和薄薄的斜方肌(图 79.8)。在这个部位

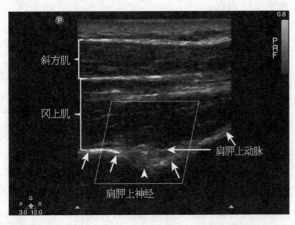

图 79.8 肩胛上神经(箭头所示)位于冈上窝底部(箭头所示),冈上肌较厚,斜方肌较薄。(经 Philip Peng 教育系列许可转载)

可以用超声探测到伴随在神经附近的肩胛上动脉。超声探头可以采用短轴放置。

3. 适应证

肩胛上神经注射可用于支配区域急慢性疼痛的治疗。急性疼痛包括肩关节的创伤或手术;慢性疼痛综合征包括退行性变(关节炎)、炎症(滑囊炎)和肩袖撕裂等。

4. 操作技术

患者坐位,超声探头放置于肩峰内侧,可以探测到肩胛上神经在冈上窝内与肩胛上动脉伴行。8 cm长 22~25G 穿刺针沿探头边缘中间位置行平面内穿刺至靶点,在神经附近注射 5 mL 药物。

5. 要点

● 不要尝试在肩胛上切迹位置进行注射,此处操作难度较大,如果注射太靠近胸膜有引起气胸的风险。

(四)肋间神经注射(第 83 章)

1. 解剖

肋间神经起自于胸段神经根。每根神经在前行延伸为前侧皮支之前发出外侧皮支。因为二者分开区域在肋骨角,所以在肋骨角位置(或腋后线)进行注射时可覆盖胸部侧方区域。共有 11 对肋间神经,起自第 12 肋神经根腹侧支的神经被称为肋下神经。肋间神经支配胸部和腹壁的皮肤和肌肉。通常情况下肋间神经位于肋骨的下缘并与肋间动脉、静脉伴行,但有时也位于上、下肋骨之间。肋间神经走行于肋间肌深面靠近胸膜位置。每个肋间隙同时受本处的肋间神经和上、下两个间隙的肋间神经共同支配。

2. 超声解剖学

采用超声高频线阵探头进行扫描,可以识别的重要结构包括肋骨、肋间外肌和肋间内肌以及胸膜。短轴位时可将探头与肋间隙垂直,长轴位时将探头与肋间隙平行。短轴位时,可自下向上定位肋骨及肋间隙,肋骨下缘与肋间隙交界处为靶点,应区分胸膜、肋间内肌及其深面的间隙。肋骨为短的线状高信号,胸膜为位于肋骨深面的高亮信号并随呼吸滑动。向头端倾斜彩色多普勒探头时可看到上位肋骨下搏动的肋间动脉。

3. 适应证

肋间神经阻滞用于治疗急慢性疼痛。急性疼痛包括肋骨骨折和胸部手术;慢性疼痛包括继

发于带状疱疹感染、手术或胸部肿瘤的肋间神经痛。

4. 操作技术

患者胸部垫枕俯卧位。超声探头可以采用短轴位或长轴位,穿刺可以使用平面内也可以平面外。短轴平面内技术最简单易用。通过计数肋骨确定穿刺肋间隙,将上、下肋骨及之间胸膜移动至视野中间。在肋间隙区分稍厚的肋间外肌及稍薄的肋间内肌。4 或 8 cm 长 22 或 25G 穿刺针从探头边缘中间进入行平面内穿刺。在针尖刚进入肋间内肌时最好采用注水方式判断针尖位置,确认针尖位置正确后可以给药 0.5～2 mL。胸膜可以被推开呈现"扇贝征"(图 79.9)。

5. 要点

● 为避免产生最严重的气胸并发症,应采用平面内技术和注水的方式随时确认针尖位置。如果采用平面外技术,注水技术更为重要。

● 肋间隙狭窄的患者采用短轴平面内技术比较困难,出现这种情况可以采用肋间隙长轴位平面内或平面外穿刺。在长轴位时肋骨和胸膜超声影像类似,穿刺前应仔细辨认较浅的肋骨和相对较深的胸膜。

(五)髂腹股沟和髂腹下神经注射

1. 解剖

髂腹股沟和髂腹下神经起自于 12 胸神经和第 1 腰神经的腹侧支,支配大腿和腹部的皮肤感觉。神经在腰大肌外侧缘穿出后延伸到腰方肌前表面,随后在髂前上棘外上方进入腹横肌和腹内斜肌之间的

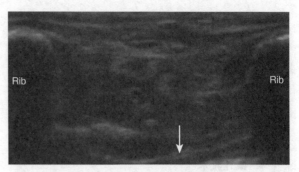

图 79.9 肋间神经阻滞的超声图像。胸膜(箭头所示)被注射药液往下推,呈鳞状。(图片由 Anuj Bhatia 提供)

间隙,髂腹下神经分出后位于髂腹股沟神经上前方,旋髂深动脉也位于此间隙并与两根神经邻近。髂腹下神经穿出腹内斜肌后走行于腹内、外斜肌之间的间隙,最后从腹外斜肌筋膜穿出后位于髂腹股沟管浅环表面,分为侧支和前皮支,分别支配下腹部和臀部皮肤的感觉。髂腹股沟神经在腹内斜肌下缘穿出,走行于腹股沟管浅环下角区域(精索前方),向阴茎根部、阴囊(女性为阴阜和大阴唇)和大腿内上方发出感觉神经纤维。

2. 超声解剖学

超声高频线阵探头尾方向放置于髂前上棘上方,探头的指示点指向对侧肩部。在腹横肌和腹内斜肌之间的间隙可探及髂腹下神经和髂腹股沟神经(图 79.10)。腹膜位于腹横肌深面,其深面可见蠕动的肠管。通过腹横肌向皮肤分层辨识比较容易分辨出髂腹下神经和髂腹股沟神经所处的腹横肌平面。两支神经可能单独存在,也可能合成一根神经束。

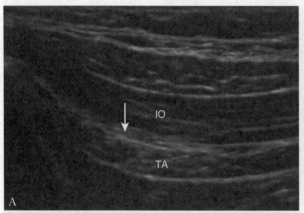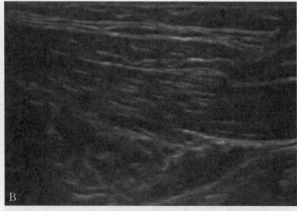

图 79.10 腹横肌(transversus abdominis,TA)和腹内斜肌(internal oblique,IO)之间的髂腹股沟神经和髂腹股沟神经筋膜间隙(箭头)注射之前(A)和之后(B)的超声图像。(图片由 Anuj Bhatia 博士提供)

3. 适应证

髂腹下神经和髂腹股沟神经注射可以用来治疗急慢性疼痛。治疗急性疼痛的适应证包括开放性腹股沟疝手术;慢性疼痛适应证包括持续性的腹部或盆腔手术后腹壁疼痛(开放性疝修补、经腹子宫切除术、剖宫产)和腹部炎症引起的腹壁神经病理性疼痛(炎性肠病、子宫内膜异位症、间质性膀胱炎)。

4. 操作技术

患者平卧位。超声探头放置于第 12 肋与髂嵴中点部位,长轴位探头的标示点指向对侧肩部,探头的侧边靠在髂嵴上(注意探头头端向上,尾端指向髂前上棘)。分辨出腹膜和下方的肠管,向浅层鉴别出位于腹横平面内的髂腹下神经和髂腹股沟神经。彩色多普勒扫描可以帮助分辨神经旁边的旋髂深动脉以避免误伤。穿刺使用 8 cm 长 22G 穿刺针,通常使用平面外技术进行穿刺,可以使用注水法确认针尖是否恰好位于腹横平面,注射 5~8 mL 液体后可以看到腹横间隙被撑开。

5. 要点

● 确认针尖位于腹横间隙而不是位于腹横肌或腹内斜肌内。

● 将探头向尾端倾斜(类似探查腹腔)可提高神经的可辨性。

(六) 股外侧皮神经注射

1. 解剖

股外侧皮神经(lateral femoral cutaneous nerve, LFCN)是腰 2 和腰 3 神经分出的感觉支,主要支配大腿前外侧膝关节以上部分的感觉,其前方和后方的分支还覆盖部分臀部的皮肤。从腰大肌侧方穿出后,在髂肌前面向下走行,经过一个大的转折后在缝匠肌表面走行。在腹股沟折痕位置或下方该神经在阔筋膜深面走行于缝匠肌和阔筋膜张肌之间的沟内。

2. 超声解剖学

在大腿外侧缝匠肌和阔筋膜张肌之间的间隙内可见高亮信号的 LFCN,一般位于髂前上棘下方 5~8 cm 处,可在此处与髂前上棘之间对神经进行探查。

3. 适应证

股外侧皮神经周围注射可用来治疗急慢性疼痛。股外侧皮神经阻滞可以用于植皮手术的麻醉或者其支配区域肌肉的活检。注射治疗也可以用来诊断和治疗感觉异常性股痛,该慢性疼痛综合征是由股外侧皮神经受压、外伤或牵拉引起的。

4. 操作技术

患者仰卧,高频线阵探头放置在腹股沟折痕下方,探头的中间标示点位于缝匠肌和阔筋膜张肌之间的沟内,定位神经后可尽量向近端探查。使用 4 或 8 cm 的 25G 穿刺针,尽可能向能分辨清楚神经的近端进行平面内穿刺。如果穿刺之前无法在阔筋膜和下方的筋膜间隙内分辨出神经可以采用注水法。针尖在神经旁边注射 2~4 mL 液体即可包绕神经(图 79.11)。

5. 要点

● 股外侧皮神经很细不易分辨,在肌间沟内注射生理盐水有助于辨别。

● 大腿近端的缝匠肌比髂前上棘部位更易于分辨,因为在髂前上棘缝匠肌起点处比较细小,此处股外侧皮神经也呈弱回声或低回声。

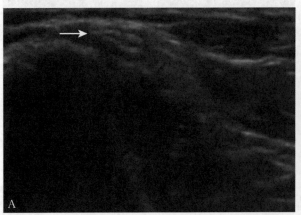
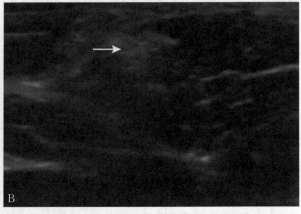

图 79.11　LFCN 在髂前上棘附近(A,箭头表示 LFCN)和阔筋膜张肌与缝匠肌之间(B,箭头表示 LFCN)的超声图像。两幅图像的左侧均为外侧。LFCN 是缝匠肌表面的椭圆形高回声结构。(图片由 Anuj Bhatia 博士提供)

● 股外侧皮神经在靠近髂前上棘处可发出分支,超声下呈现数个小气泡样形态。

◆ 要 点 ◆

● 超声图像质量受扫描深度和骨结构的影响,目前还没有可用的媲美 X 线下造影剂的超声影像造影剂。

● 超声引导所使用的频率通常为 1～21 MHz。

● 高频是短波,低频是长波。波长越短(高频),分辨率越高(分辨相邻结构的能力越强)。

● 高频线阵探头(6～18 MHz)对组织结构产生高分辨率的较窄视窗,最大深度为 6～7 cm;低频曲面探头(2～5 MHz)用来探测较深的组织结构,视窗较宽但是分辨率低。

● 各向异性是指探头与目标结构之间相对位置变化时发生的图像差异。

● 反射现象是指超声信号遇到光滑结构(如胸膜、金属移植物、混有气泡的液体)时在该结构与探头之间发生的声束反射,在光滑结构的下方可产生线性声影。反射干扰可以通过改变声波方向减弱(如改变探头和皮肤的角度)。

● 超声引导下脊柱旁注射是"高级"技术,建议介入医师在操作前先练习相对表浅神经或熟悉肌骨超声下穿刺。

参考文献

请于 ExpertConsult. com 在线访问参考文献。

第 80 章　深部肌内注射：梨状肌、斜角肌和髂腰肌注射

Ariana Nelson, MD；Honorio T. Benzon, MD；Juan Francisco Asenjo, MD, FRCPC

翻译：李　君　审校：宋　莉

一、简介

疼痛综合征可以由深部肌肉导致，通常是肌肉组织跨过神经血管结构时机械撞击所致。最常见的包括梨状肌综合征（梨状肌压迫坐骨神经）、胸廓出口综合征（thoracic outlet syndrome，TOS）（斜角肌压迫臂丛）。与之相反，髂腰肌相关的疼痛不会压迫或激惹神经。但是这三种病理状态都可以通过保守治疗、注射治疗或外科介入方法处理。

二、梨状肌综合征

尽管梨状肌综合征罕见，仅见于 $5\%\sim6\%$ 的患者，表现为腰痛或下肢疼痛，对这一综合征认识不足，因此需要对表现为单侧臀部与下肢疼痛的患者进行鉴别诊断。对该综合征更详细的讨论见第 67 章。

三、诊断

梨状肌综合征没有统一的诊断标准，疼痛形式与其他常见疼痛原因非常相似，如腰椎小关节骨关节病或腰椎间盘突出症。因此，梨状肌综合征不仅仅是临床诊断，也是排除性诊断。对单侧臀部/下肢疼痛的患者应将此病纳入鉴别诊断，但是体格检查时几个体征会增加临床可能性。与其他下肢疼痛来源不同，真正的典型梨状肌综合征患者不会出现腰痛。常见症状包括局限于单侧臀部的酸痛并向下肢后部放射，偶尔放射至小腿或足。梨状肌与坐骨神经关系异常时更易出现梨状肌综合征。六种异常关系见第 67 章。解剖变异可能会降低梨状肌注射的

有效率[1]。梨状肌综合征诊断基于症状、体格检查和对梨状肌注射 LA 的阳性反应。

四、保守治疗

与其他疼痛综合征一样，梨状肌综合征治疗首选保守治疗。梨状肌综合征的一线治疗是联合使用抗炎药物、肌肉松弛剂与物理治疗[2,3]。与仅使用物理治疗和药物的保守治疗相比，使用梨状肌注射的患者预后更好[4]。因此如果保守治疗患者症状缓解不佳，建议使用下一步的注射治疗。

五、注射治疗

没有影像辅助的注射在技术上有挑战性，因为梨状肌体积小且解剖位置深。常用影像引导方法包括超声和 X 线引导，可以单独使用，或者与肌电图（electromyography，EMG）联合使用[5-7]。也有介绍 CT 引导下注射技术，但临床上用处不大，因为增加了患者辐射暴露和操作时间[4]。无论选择哪种方法，患者取俯卧位，全程监测生命体征。使用 $20\sim$ 22 号针，超声引导时最好使用回声增强针，如果使用 EMG 则用电刺激针。所有技术均应用含酒精溶液消毒注射区域，用 1% 利多卡因麻醉皮肤穿刺部位及深部组织。

（一）X 线引导注射技术

可以注射到梨状肌肌腹，也可注射到肌腱。当在肌腱内注射时，使用前后位 X 片定位股骨近端。正确消毒铺巾后给予局部麻醉，进针至梨状肌在股骨大转子的止点。然后注射造影剂，观察在肌腱内的分布，回吸无异常后，给予 5 mL 局麻药和激素。

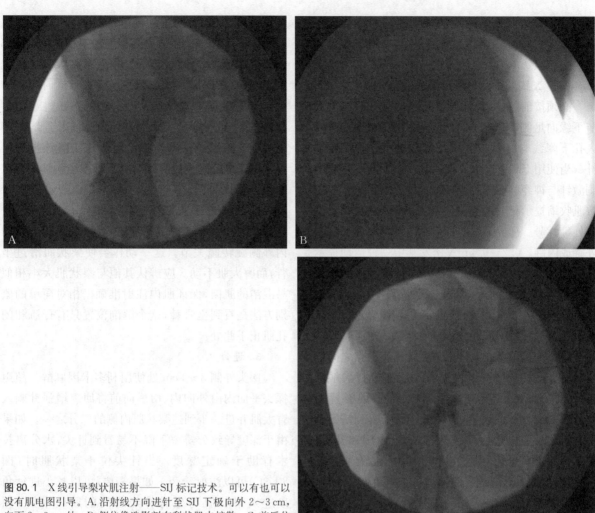

图 80.1　X 线引导梨状肌注射——SIJ 标记技术。可以有也可以没有肌电图引导。A. 沿射线方向进针至 SIJ 下极向外 2～3 cm，向下 2～3 cm 处。B. 侧位像造影剂在梨状肌内扩散。C. 前后位梨状肌成像

肌腹内注射有两种方法：骶髂关节标记法和髋臼标记法。

1. 骶髂关节标记法

前后位 X 线观察 SIJ。标记骶髂关节下缘足侧 2～3 cm、外侧 2～3 cm 处并用利多卡因麻醉。X 线引导下在该标记处穿刺，与沿射线方向进针 5～7 cm 刺入肌肉组织（图 80.1A）。然后侧位下进针至骶骨前缘，注射造影剂（图 80.1B）。在前后位确认梨状肌肌肉影像（图 80.1C），回吸无异常后，注射局麻药和激素[8]。

2. 髋臼标记法

另一种替代方法也可进入肌腹，但略偏外侧。X 线前后位，将髋臼内上缘置于图像中部。沿射线方向进针，朝向坐骨大孔下降线与骨盆线连接处形成的"X"解剖标记。操作者必须确保针尖位于骨盆入口曲线的外侧（图 80.2）。然后如前所述操作。

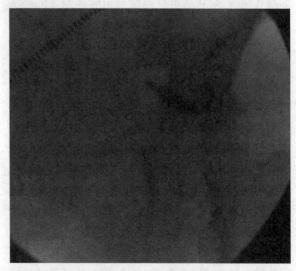

图 80.2　X 线引导梨状肌注射——髋臼标记技术。本图展示了前后位梨状肌影像。向坐骨大孔下降线与骨盆线连接点进针，应注意保持针在骨面上方，这样在骨盆线略偏外侧

使用这种方法向骨质进针,与 SIJ 入路相比提高了安全性,因为 SIJ 入路经过骨盆入口,必须小心避免损伤软组织。

(二) X 线与神经刺激技术联用

必须按前面描述的标记穿刺梨状肌(即骶髂关节下缘向足侧 2～3 cm,向外侧 2～3 cm)或者向坐骨大孔下降线与骨盆线连接处形成的"X"连接处进针。当使用 EMG 辅助 X 线引导时,将 6～10 cm 的刺激针与神经刺激器相连,参数设置为 2 Hz、1 mA。臀肌收缩提示针与坐骨神经和梨状肌接近,在其浅表处(后部)。针尖接近坐骨神经诱发足屈曲、背屈、外翻或内翻。0.2～0.4 mA 诱发其中一种运动提示针尖接近神经。退针 2 mm 确保针未在神经内,注射 5 mL 激素和生理盐水(避免下肢麻木)。然后退针 1 cm,注射 1～3 mL 造影剂,应能清晰显示出梨状肌肌腹,再注射 5 mL 激素和局麻药。

另一种技术是在大转子和坐骨切迹中点之间连线,标记连线中点。略由外向内进针直到针尖触及髂骨。退针 1 cm,连接神经刺激器,参数设置为 1 mA、2 Hz、0.2 ms。然后轻微调整针直到诱发合适的运动反应,同侧背屈、足屈曲、足内旋和外旋。接下来的步骤同前[2]。该技术最常用于没有影像方法时,但是考虑到 X 线和超声设备越来越容易获得,现在主要使用影像引导。

(三) 超声引导技术

如前所述,超声引导技术对软组织实现可视化,如血管结构、梨状肌本身以及与坐骨神经之间的关系[9]。超声仪器最好有多普勒装置,置于患肢对侧。尽管较瘦的患者可使用高频线阵探头,更常使用的还是低频凸阵探头(2～6 Hz)以保证能看到足够的深部结构。

1. 定位梨状肌

方法 1:为看到纺锤形的小梨状肌,经典探头位置为沿短轴(横轴)(图 80.3A)放置于骶髂关节,骶骨位于超声屏幕内侧,髂骨/臀大肌位于屏幕外侧。考虑到肌肉横行于骶骨和股骨大转子之间,将探头向足侧移动,这样骶髂关节仍在屏幕中间,但外侧的髂骨已消失。这意味着探头位于坐骨大孔的正上方,内侧可见骶骨的外侧缘。操作者应当能看到硕大的臀大肌跨过屏幕中部,在其深部,从骶骨前外侧缘发出沙丁鱼大小的小梨状肌。如果向下移动并旋转(左侧注射顺时针旋转,右侧注射逆时针旋转)探

头,可以看到梨状肌内侧部分深处的坐骨神经(图 80.3B)。应识别出位于坐骨神经内侧和梨状肌前部的臀下动脉,进针时应避开。坐骨起初表现为弧线形高回声(髋臼后部),当探头向足侧移动时表现为梨状肌深部的直线。

方法 2:另一种定位梨状肌的方法是连线大转子和坐骨结节。在这条线上放置探头确认坐骨神经。向头侧追踪神经直到看见坐骨神经浅部的臀大肌和梨状肌[2,9,10]。

2. 确认影像

将梨状肌置于超声屏幕中间,患侧屈膝 90°,向内外侧旋转髋关节。这一动作会使梨状肌滑过坐骨,而臀大肌不动。应辨认其他与梨状肌大小相似易混淆的肌肉,保证肌内注射准确。相对简单的鉴别方法是看到坐骨棘,这个解剖位置只有孖肌和闭孔肌止于此处。

3. 进针

探头外侧 3～4 cm 处使用利多卡因麻醉。超声探头平面内由外向内、由后向前将回声增强针刺入臀大肌并进一步到达梨状肌内侧的二分之一。如果由于深度导致分辨率下降不易看到针尖,水分离技术有助于确定深度。当针尖位于梨状肌时(图 80.3C)可以注射给药。如果需要,可以减小进针角度进入梨状肌与坐骨神经之间的筋膜平面(图 80.3D),可以额外给药。

(四) 超声和肌电图引导

用前述方法定位梨状肌后,可以使用 EMG 确定在梨状肌内,而不是在周围肌肉组织内。如果联合使用 EMG 和超声引导,应使用非电解质溶液做水分离,如 50% 葡萄糖,而单独超声引导时使用的是生理盐水[11]。

1. 治疗后监测

注射后患者可能出现坐骨神经支配区无力/麻木。应当提醒患者在局麻药作用时间内有跌倒风险,不应驾驶机动车。还应当提醒患者注射部位出血/瘀斑是正常现象。不良反应包括局部感染、出血/瘀斑和其他神经综合征,如大小便失禁,出现这些症状和体征提示医务人员应当将患者送至急诊室。

2. 技术之间的比较

超声引导和 X 线引导梨状肌注射在患者预后、并发症发生率或操作时间方面均无差异[12]。但是考虑到这些操作本身并发症发生率就很低,可能很

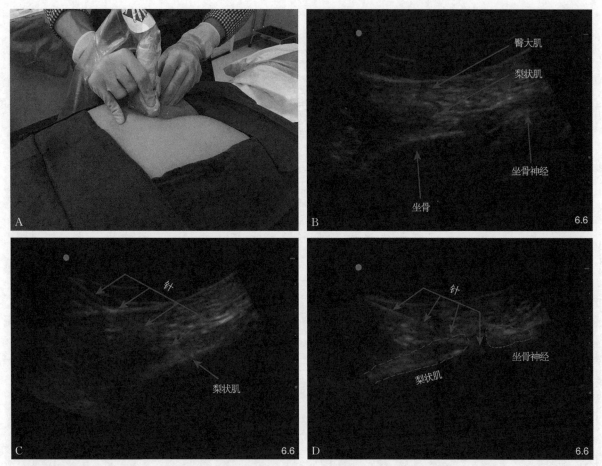

图 80.3 超声引导梨状肌注射。A. 梨状肌注射前超声探头位置外部观。B. 超声下梨状肌、臀大肌和坐骨神经的关系。C. 梨状肌肌内注射前针的理想位置。D. 针尖位置为坐骨神经周围注射时进针路线浅，并向内侧

难比较。超声引导的优势包括可看到软组织（如血管），但是看深部组织如梨状肌时分辨率下降。肥胖或体型大的患者成像更差，因为这时超声探头和深部肌肉组织之间的距离更大。

六、注射药物

保险公司核算时认为梨状肌注射属于痛点注射，尽管这一注射技术更困难。通常声称该注射可维持数月镇痛效果，但是受多种患者因素、连续注射次数和使用的注射药物影响，作用时长会有变化。常见的方案为 1% 利多卡因 5 mL 和颗粒状激素（甲泼尼龙或曲安奈德）40 mg。水溶性激素，如地塞米松或倍他米松是另一种选择。最近也可以使用肉毒素，通常单独使用，常用剂量为 100 单位溶于 2 mL 生理盐水[7]。表 80.1 为深部肌内注射研究总结。

（一）局麻药和激素

梨状肌综合征最常用的药物毫无疑问包括 LA（常用利多卡因）和颗粒状激素，通常为甲泼尼龙或曲安奈德。不推荐使用布比卡因作为 LA，因为它是所有 LA 中肌毒性最强的。同时，如果布比卡因漏到梨状肌外进入坐骨神经区域会导致麻木时间延长。尽管肉毒素缓解的时间可能更长，LA 和激素的不良反应和不良预后的风险更低，在 10 个月时疼痛最多可缓解 50%[13]。

（二）BTX

尽管肉毒素广为人知的作用是阻断神经肌肉接头的乙酰胆碱释放产生麻痹作用，现在发现肉毒素有直接镇痛作用，即使对神经病理性疼痛也有效[15,16]。这可能是由于直接抑制炎症介质和参与疼痛通路的神经递质释放。在非特异性扳机点注射肉毒素无效[17]，但是梨状肌综合征肌肉内注射可明显缓解疼痛，可能优于激素和 LA[5,6]。最有可能的机制是肌肉去神经支配后萎缩及脂肪浸润[18]。在小规模 RCT 中发现，与激素相比，肉毒素注射后 2 个月以上疼痛缓解更明显[7,19]。在其他非对照研究中，梨状肌综合征患者使用肉毒素后疼痛缓解的月份更多[20-22]。

表 80.1 注射治疗相关研究结果总结

所注射的肌肉	作者，出版年	病例数	研究类型	影像引导	注射药物	结 局
梨状肌	Porta, 2000[7]	23 7 10	RCT	CT	甲强龙 80 mg 或肉毒素 A 100 U 梨状肌 150 U 髂腰肌 80 U 前斜角肌	注射肉毒素后 60 天疼痛改善
	Fanucci 等，2001[64]	30	前瞻性	CT	(ona)肉毒素 A 100 U	注射 1～2 次后疼痛改善
	Fishman 等，2002[5]	21	RCT 双盲平行	EMG	(abo)肉毒素 A 200 U	大部分患者疼痛缓解大于 50%
	Childers 等，2002[19]	9	RCT 双盲交叉	EMG + FL	(ona)肉毒素 A 100 U	肉毒素 A 组疼痛，情绪，痉挛，功能状态都得到改善
	Fishman 等，2004[20]	27	前瞻性	EMG	肉毒素 B	大部分患者在术后 3 个月疼痛缓解大于 50%
	Lang, 2004[21]	20	前瞻性非盲法	EMG	肉毒素 B 500 U	注射后 6 周疼痛改善
	Yoon 等，2006[22]	20	回顾性	CT	(abo)肉毒素 A 150 U	疼痛和功能状态持续改善了 12 周
	Naja 等，2009[23]	19	RCT 双盲平行	EMG CT 确认	可乐定 150 mcg + 布比卡因 vs. 只用布比卡因	在术后 6 个月较布比卡因组对比，可乐定改善了疼痛
	Masala 等，2012[4]	23	前瞻性	CT	甲强龙 40 mg	与对照组相比，在术后 12 个月改善了疼痛
	Michel 等，2013[65]	122	前瞻性	EMG	(ona)肉毒素 A 50～100 U	大部分患者有好或者非常好的疗效
	Al-Al-Shaikh 等，2015[18]	12	回顾性	超声/CT	(ona)肉毒素 A	疼痛改善
	Albayrak 等，2015[8]	28	前瞻性	FL	甲强龙，剂量未知	改善了疼痛和功能状态
	Jeong 等，2015[47]	63	回顾性	超声	曲安奈德 40 mg	大部分患者疼痛改善
	Misirlioglu 等，2015[67]	47	RCT 双盲	超声	2%利多卡因 vs. 利多卡因 + 倍他米松	两组疼痛均改善
髂腰肌	Porta, 2000[7]	7	RCT	CT	甲强龙 80 mg 或 肉毒素 A 100 U 梨状肌 150 U 髂腰肌 80 U 前斜角肌	注射后 60 天，肉毒素 A 组疼痛改善
	Nunley 等，2009[24]	19	回顾性	FL	曲安奈德 40 mg + LA	大部分患者疼痛改善
	DeAndres 等，2013[49]	27	RCT	FL	肉毒素 A 50 U	疼痛改善 3 个月
	Liu 等，2014[40]	37	RCT	FL	肉毒素 A，按照体重配比（小儿的研究）	相比物理治疗组，运动功能和步态改善明显
	Rosseaux 等，2014[66]	11	前瞻性非盲法	EMG	(ona)肉毒素 A 300 或 400 U	改善了舒适度，痉挛和被动活动障碍
	Agten 等，2015[26]	39	前瞻性			

表 80.1　注射治疗相关研究结果总结

所注射的肌肉	斜角肌的靶点	作者，出版年	病例数	研究类型	影像引导	注射药物	结局
斜角肌	前斜角肌	Porta等，2000[7]	10	RCT	CT	甲强龙 80 mg 或肉毒素 A 100 U 梨状肌 150 U 髂腰肌 80 U 前斜角肌	注射肉毒素后 60 天疼痛改善
	前斜角肌	Jordan 等，2000[61]	22	前瞻性·非盲法	EMG + FL	肉毒素 A（余不详）	大部分疼痛缓解大于 1 个月
	前斜角肌和中斜角肌	Jordan 等，2007[62]	245	回顾性	EMG + FL	肉毒素 A 前斜角肌 12 U 肉毒素 A 中斜角肌 12～15 U	平均改善疼痛 5 个月，同引导方法无明显差别
	前斜角肌	Torriani 等，2009[55]	29	回顾性	超声	0.5% 布比卡因	大部分患者疼痛改善
	前斜角肌	Christo 等，2010[60]	27	前瞻性	CT	肉毒素 20 U	疼痛改善 3 个月
	前斜角肌和中斜角肌	Benzon 等，2012[54]	12	回顾性	超声	0.25% 布比卡因	疼痛缓解与臂丛神经阻滞无关
	前斜角肌	Lum 等，2012[59]	159	回顾性	超声	利多卡因或者肉毒素	斜角肌诊断性注射对缓解了疼痛，而且与手术疗效好相关
	前斜角肌与中斜角肌	Kim 等，2016[63]	20	RCT 交叉	超声	每个肌肉曲安奈德 20 mg	与物理治疗相比，改善了疼痛

注：尽管以上研究在质量上相差很大，但是所列的研究普遍证明在患者疼痛或其他结局指标都有改善。
Btx，肉毒素；CT，计算机断层扫描；EMG，肌电图；FL，X线；RCT，随机对照试验。

（三）可乐定

这种降压药是直接 α-2 拮抗剂，作为辅助镇痛药有很长的历史。双盲 RCT 研究显示梨状肌综合征注射后至少可缓解 6 个月[23]。

七、髂腰肌疼痛

髂腰肌疼痛是髋前部、腰部和腹股沟或大腿不常见的疼痛原因。这些症状可以在全髋关节置换术（total hip arthroplasty，THA）后出现，原因是髂腰肌肌腱撞击[24]或髂腰肌滑囊炎[25]。在非外科手术群体中，髂腰肌疼痛可能源于类风湿关节炎、关节前部骨质增生、前部盂唇撕裂或运动员过度使用[26]。髂腰肌功能障碍和疼痛可能是肌筋膜导致的，源于肌肉本身或者滑囊炎，尤其是全关节置换术后。另一种综合征，"弹响髋"，即跳跃髋（coxa saltans）的描述名，描述了运动时在髋部可听到或感到弹响，与疼痛可能有关也可能无关。弹响髋的一个亚型被称为"内部弹响髋"，与髂腰肌功能障碍有关。最常见原因是髂腰肌肌腱跨过髂耻隆起（髂骨和耻骨连接处的骨嵴）时弹响。另外，THA 术后髋臼假体可能出现弹响，或者在自体髋的股骨头或盂唇旁囊肿也可出现弹响。弹响还见于髋关节由外展外旋位回到中立位时，髂肌的一部分插入髂腰肌肌腱和骨盆。髂腰肌疼痛更可能出现于关节面手术或金属对金属 THA，因为股骨头比传统 THA 大，理论上导致髂腰肌肌腱断裂得更多[27]。最近发现髂腰肌肌腱分叉也会导致弹响髋，因为内侧头会滑过外侧头[28]。最常见的是肌腱或滑囊炎症，解剖无异常，但有疼痛和炎症。因此大多数时候，肌腱和滑囊都是髂腰肌综合征的疼痛来源[29]。

八、诊断

常见的综合征包括上楼梯、上下车或由坐位站起时疼痛。弹响髋时动态超声检查可辅助诊断，可以看到静态和动态的腰肌和滑囊[30]，髂腰肌相关疼痛时需做 MRI[31]。超声通常看不到滑囊炎或肌腱炎的证据，最好做 MRI，但是超声下髂腰肌肌腱的弹响运动通常很明显[28,32]。

九、相应解剖

髂腰肌肌肉肌腱复合体位于腹膜后间隙，由腰大肌和髂肌组成，共同的肌腱止于股骨小转子[31]。腰大肌起自 T12~L5 水平的横突和椎间盘，髂肌起自髂窝。腰大肌神经支配来自由 L1、L2 和 L3 前支组成的腰丛，髂肌神经支配来自股神经（通常由 L2 和 L3 前支组成）[33]。髂腰肌在腹股沟韧带下方和髋关节前部向前外侧走行，该轨迹使它成为髋关节最大的屈肌。髂腰肌功能是使髋旋转还是使躯干稳定尚有争议，但是毫无异议它是髋关节最大的屈肌。在 60% 的成人中，腰小肌起自 T12~L1，沿腰大肌内侧走行[31]。然而，这条肌肉不像髂腰肌那样附着在股骨的小转子上；相反，它附着在骨盆边缘的无名骨和髂筋膜上，因此不参与髋关节屈曲，而参与脊柱屈曲。最后，髂腰肌有一个用来减少肌肉和髂耻隆起周围骨之间摩擦的囊。它位于髋关节的前面，髂腰肌腱和股神经的后面，股血管的外侧。这个滑膜囊体积大壁薄，这使得除 MRI 以外的许多影像检查很难发现。这种囊很少与正常髋关节沟通，但创伤、炎症或手术探查很大可能会使其相通。髂腰肌撞击可能是髋关节前唇病变的一个原因，发生了这种情况通常需要关节镜手术治疗。由于髂腰肌撞击、滑囊炎和肌腱炎通过体格检查进行鉴别，且常同时存在，因此统称为髂腰肌综合征。

保守治疗

对于大多数患者来说，在出现症状后的急性期，适合用物理疗法和药物进行保守治疗。为期 3 个月的髋关节强化治疗髂腰肌综合征通常是非常有效的。尽管超声波治疗的收益证据有限，它作为物理治疗的一种方式也被使用。通常髂腰肌功能障碍仅需要标准的物理治疗措施进行干预性治疗，对于顽固性病例，可以进行注射治疗。

十、髂腰肌注射

髂腰肌注射影像引导和梨状肌注射很像，可以是 X 线、EMG 或超声引导。髂腰肌注射已被证实可以缓解自有髋关节疼痛。尽管假体使注射更有难度，髂腰肌注射也可以缓解髋关节置换术后患者的疼痛[24]。

（一）X 线引导技术

患者仰卧位，X 线前后位。定位外侧股骨头，该区域上方消毒铺巾，进针点和预计进针路径用利多卡因麻醉。X 线引导技术最常使用的是 22 号 3~5 英寸的脊柱穿刺针。

1. 髂腰肌内侧部分

与射线束平行进针，直到触及股骨头中心上方

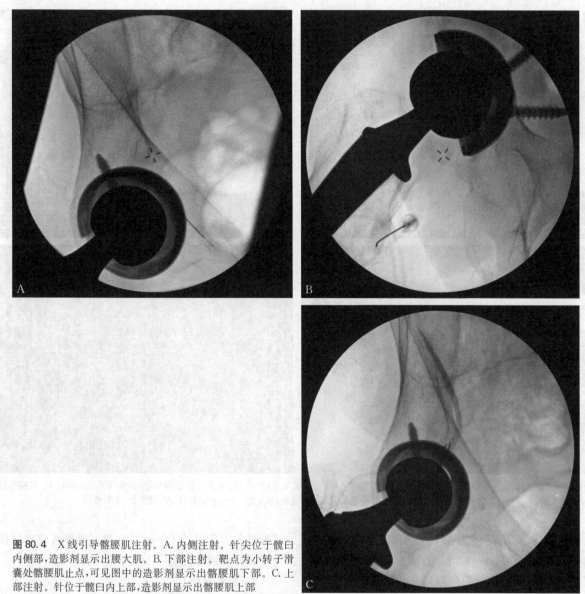

图 80.4 X 线引导髂腰肌注射。A. 内侧注射。针尖位于髋臼内侧部,造影剂显示出腰大肌。B. 下部注射。靶点为小转子滑囊处髂腰肌止点,可见图中的造影剂显示出髂腰肌下部。C. 上部注射。针位于髋臼内上部,造影剂显示出髂腰肌上部

的髋臼骨质表面。向内侧滑动针直至 X 线看见到达距离髋臼内侧缘 0.5 cm 处。注射造影剂确保针尖位于滑囊内,然后给予注射药物(图 80.4A)[39]。

2. 髂腰肌下部

平行于射线束进针,直至触及小转子表面的骨质。注射造影剂确保针尖在滑囊内,然后给予注射药物(图 80.4B)。

3. 髂腰肌上部

向髋臼上内部分进针,该靶点更接近髂腰肌起始部。注射造影剂确保沿肌肉扩散,然后给予注射药物(图 80.4C)。

(二) EMG 引导技术

使用 EMG 定位髂腰肌时,脉冲频率应设置为

3 Hz,电流强度 10～15 mA,从腹股沟皱褶区域开始扫查,在此处能用最低强度电流诱发出最强髋屈曲。在皮肤上标记这个区域,消毒液消毒,常规铺巾。此后电流降至 3 mA,脉冲频率不变,向肌肉组织内置入绝缘针,然后调整针直至最小电流诱发最大肌肉收缩,在这点给药[40]。

(三) 超声引导技术

超声引导行腰大肌内注射比较复杂,有三种方法。使用超声可以看到软组织结构和血管,操作安全性更高,但技术上的挑战要大得多。

1. 轴位放置探头

患者侧卧位(图 80.5A),使用凸阵超声探头在脊柱横轴位放置于腹外侧(图 80.5B)。上下移动探

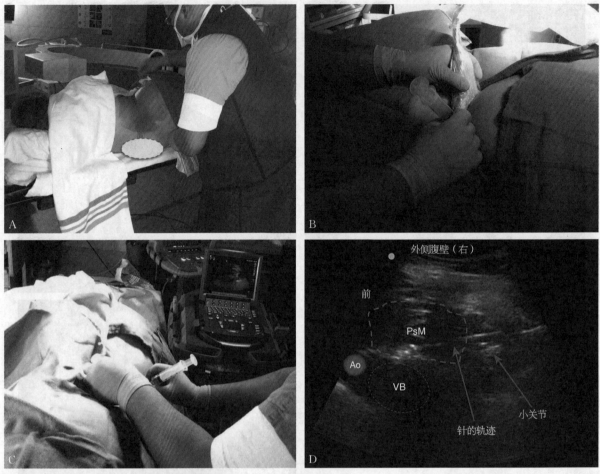

图 80.5　超声辅助髂腰肌注射。A. 患者侧卧位,患侧在上,注射区域消毒铺巾。B. 探头放置于腹外侧,向躯干中部扫描。C. 在探头后部的后方进针 3～4 cm。D. 超声影像可见平面内技术进入腰大肌间室针的轨迹。Ao,主动脉;PsM,腰大肌;VB,椎体

头确认椎体、肾脏、腰大肌、腰方肌和后部椎旁肌肉的侧方影像。在 L3～L4 区域,紧贴髂嵴上方放置探头。在探头后部,棘突外侧局麻皮肤(图 80.5C)。在探头内后部的内后方 4 cm 处,平面内进针。针由后向前依次穿过皮肤、脂肪、后部椎旁肌、横突间肌进入腰大肌后外部(图 80.5D),该处位于椎体外侧、横突前部。应当注意避开相应节段的动脉和神经根。可间断给予生理盐水确定针尖位置。我们的经验是这种入路只推荐用于 BMI＜35 的患者。体型更大的患者皮下脂肪厚,针尖看不清楚[41]。

2. 矢状位放置探头

患者俯卧位,腹下垫枕,超声探头沿长轴放置于 L3～L4 水平棘突上。然后向外侧移动探头显示出 L2～L3～L4 的椎板、关节柱和横突(屏幕上呈三叉戟征)。这时患者将同侧膝压向检查床,使腰大肌纤维在横突之间收缩和移动。皮肤消毒麻醉后,平面内技术进针,穿过 L3 和 L4 的横突之间。较横突后

部继续向深部进针 1.5 cm。注射时操作者应确保横突浅表处无液体充盈[42]。

3. 患者仰卧

髋关节中立位,探头平行于腹股沟韧带且贴在其下方放置。操作者应保持股骨头超声影像清晰,确保不会在髋关节内注射。相对于探头,由外向内平面内进针[43]。

可能的不良反应如下:第一种技术如果过于向前,注射液可能进入主动脉或下腔静脉。当然超声引导下这一不良反应的发生率更低。如果患者单侧下肢乏力,意味着腰大肌注射同时伴发了腰丛阻滞;如果双侧下肢乏力,说明由于针尖偏内侧或者药量过大,注射液进入硬膜外或蛛网膜下腔。

(四)梨状肌和髂腰肌注射治疗的结果

多个研究已证实了介入治疗的有效性,包括从触发点注射结合物理治疗到图像引导梨状肌注射的一系列侵入性治疗。尽管这一领域研究质量差别很

大,大多数均显示注射治疗可改善梨状肌综合征疼痛[2,4,6,8,9,11,13,21,44-48]。但是,不同注射液的相对疗效有争议,有些研究报道肉毒素比激素/LA有效[6],另一项研究显示肉毒素和LA注射无差异[49]。另一项病例报告力推干针结合拉伸[32]。如果患者对保守治疗和注射治疗均无反应,可以考虑外科延长术或内镜松解术[37]。表80.1为深部肌内注射疗效的循证医学简介。

十一、胸廓出口综合征

TOS不是一个常见病,可用斜角肌注射来诊断或治疗,是由于臂丛神经、锁骨下动脉和锁骨下静脉穿过颈腋管道时受压迫。TOS根据致病原因可以分为三型,神经型TOS占病例95%以上,剩下的病例为静脉型(2%~3%)或动脉型(>1%)[50]。神经型TOS对注射治疗反应最好,因为由臂丛神经被斜角肌压迫导致的;静脉或动脉型TOS对注射治疗反应不好,经常需要手术切除第一肋骨[51]。创伤,如挥鞭伤或反复运动压力,最高可占神经源性TOS病例的三分之二,剩下的病例与斜角肌和骨异常有关,极少病例与肿瘤转移或骨髓炎有关[50]。斜角肌损伤最多见于一次外伤,但偶尔源于反复的小损伤,导致瘢痕和痉挛继而压迫臂丛,造成同侧上肢疼痛和感觉异常[52]。

十二、诊断

TOS不易与其他导致单侧上肢类似的疼痛、肌肉无力和感觉改变的多种疾病鉴别。没有特异性诊断标准,影像检查对TOS完全不敏感或相对不敏感[51]。大多数患者通常主诉单侧上肢疼痛、感觉异常或畏寒,通常分布于尺侧。有一些特殊检查可以辅助诊断(表80.2)。影像很少能确定导致TOS的软组织结构异常,但是通常用于除外其他导致症状的疾病,如肩袖撕裂、颈肋或骨病,如骨折、骨肿瘤或骨髓炎。由于这一系列症状涉及到很多鉴别诊断,前、中斜角肌注射在鉴别诊断过程中也非常有用。尽管通常动脉甚至静脉源性的TOS需要手术,但神经源性TOS更有挑战性。误诊可能影响神经源性TOS患者的恢复[53],斜角肌注射的诊断价值在于鉴别TOS和其他导致上肢症状的疾病。注射后斜角肌松弛,进而第一肋向下移动使症状可持续缓解,而不仅仅是因为臂丛被阻滞[54]。实际上这种缓解甚

表80.2 诊断胸廓出口综合征的特殊试验

Roos试验	①手臂外展90°;②肘部屈曲90°、挺胸;③缓慢开合手掌 阳性表现=复制出症状,沉重感、无力
上肢张力试验	①上臂外展90°;②曲肘90°;③腕关节背伸;④颈部向同侧侧屈 阳性表现:第一步和第二步出现同侧疼痛 第三步出现对侧疼痛
Adson's试验	①旋转头部到检查侧肩部;②侧旋并肩、肘外展,伸展颈部;③深呼吸然后屏住 阳性表现:桡动脉搏动消失和复制出症状

注：以上描述的几项特异性的查体,用于帮助诊断胸廓出口综合征,Roos试验和Adson试验对于诊断血管型胸廓出口综合征非常有用；上肢张力试验则对诊断神经型胸廓出口综合征最有用。TOS,胸廓出口综合征。

至可与外科治疗媲美,而且患者风险明显更小[55]。

十三、相应解剖

典型的斜角肌由三块肌肉组成：前、中、后斜角肌。偶尔有第四块肌肉,小斜角肌,或者其他斜角肌肌束融合,导致起止点明显变异。前斜角肌起自C3~C6椎体横突前结节,止于第一肋斜角肌结节,它位于锁骨下动脉的近端和前方。中斜角肌起自C2~C7横突后结节,在前斜角肌后外侧和锁骨下动脉后部止于第一肋。斜角肌运动包括颈部前屈和侧屈。另外它们还辅助呼吸肌,在深吸气时抬高第一肋和第二肋[56,57]。前、中斜角肌形成斜角肌间三角,臂丛在这里走行,这是TOS出现疼痛症状的基础[52]。这种解剖关系既是把前、中斜角肌当作注射靶点的原因,也是使用LA注射后常见臂丛神经麻醉的原因。

十四、斜角肌注射

由于注射部位毗邻神经血管组织,不建议盲穿,最常用超声、X线或CT引导下注射。超声技术可见颈动脉、颈静脉、臂丛和甲状腺,目前是最推荐的注射方法。

(一)超声引导技术

患者仰卧位,颈部向疼痛对侧旋转15°~20°。选择线阵探头,频率设为12 MHz。

1. 由内向外

探头放于环状软骨上方,由气管向外侧移动,依次可见颈动脉和颈静脉,随后可见到斜角肌,在斜角

肌中间可见到臂丛。

2. 由下向上

紧贴于锁骨上方、胸锁乳突肌外侧放置探头。然后确认臂丛并向上追踪直至臂丛走行于前、中斜角肌之间的位置。

3. 注射

应选择 25 号、1.5 cm 的回声增强针，超声探头横轴位放置于颈部，平面内或平面外进针。分别注射前、中斜角肌，不要穿透将二者分隔开的筋膜，以避免阻滞臂丛。有介绍单独注射前斜角肌，也有同时注射前、中斜角肌[54,55]。最常使用的是同时注射前、中斜角肌，因为两块肌肉都会压迫臂丛（图 80.6）。

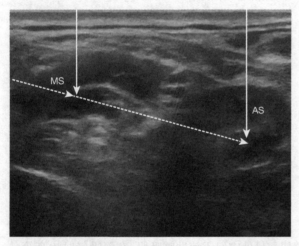

图 80.6 超声辅助斜角肌注射。用平面内和平面外技术的针注射斜角肌。[引自 Benzon HT, Rodes ME, Chekka K, Malik K, and Pearce W: Scalene muscle injections for neurogenic thoracic outlet syndrome: case series. Pain Practice. 2012;12(1):66-70.]MS=中斜角肌，AS=前斜角肌。箭头指示注射部位：实线=平面外技术；虚线=平面内技术

十五、注射结果

如前所述，斜角肌注射常用于诊断和治疗。尽管 TOS 不存在真正的诊断"金标准"，如果斜角肌注射后患者胸廓出口综合征症状缓解，即使短暂缓解，也预示着手术（如斜角肌切除术或第一肋切除）治疗TOS 预后好[58,59]。注射激素和局麻药时，通常做 3次注射为一个疗程，每隔 2～3 周一次。通过一个疗

程的治疗,疼痛缓解时间可以持续 1 周到连续的 4周[54]。但是，如果不够满意，患者需要升级治疗时可考虑肉毒素。已证明单次注射肉毒素可降低疼痛评分 3 个月以上[60]。肉毒素注射剂量为每个斜角肌 15 单位[60-62]，这个剂量相对较低。为延长效果，一位作者（Honorio T. Benzon）根据经验在前斜角肌注射 30～40 单位，中斜角肌注射 40～50 单位。如果注射药物内包含局麻药，患者可能出现明显上肢无力，这是因为臂丛直接在前、中斜角肌之间走行。因此，如果在肌肉周围的筋膜外注射 LA 或 LA 扩散到筋膜外，患者可能会丧失同侧上肢的运动功能。如果出现这种情况，为了安全性和舒适性，患者出院时应佩戴吊带。斜角肌注射常规加入局麻药，有人推测注射后疼痛缓解可能与臂丛阻滞部分相关。但是，也注意到是否缓解以及缓解时间与麻木不相关。近期一项研究发现单独注射激素与用药物和物理治疗相比，胸廓出口综合征患者确实明显改善[63]。

◆ 要 点 ◆

● 深部肌内注射通常为梨状肌、髂腰肌和斜角肌内注射。

● 深部肌肉导致的疼痛综合征通常是由神经血管或动脉结构周围肌肉的机械性压迫导致的。

● 由于注射靶点位置深，通常不能盲法注射或者仅根据体表标志注射。

● 可以使用 X 线、超声，甚至 CT 影像引导做深部肌内注射。偶尔也可使用 EMG。

● 注射有诊断或治疗作用，也可二者均有。

● 典型的首次注射液包括联合使用颗粒状激素和 LA。

● 如果患者注射激素/LA 后缓解好，但时间短暂，可注射肉毒素缓解更长时间。

● 注射通常是多模式治疗方案的一部分，还包括药物和物理治疗。

参考文献

请于 ExpertConsult.com 在线访问参考文献。

第 81 章　超声引导下肌肉骨骼注射治疗：肩部、髋部和膝关节

Sadiq Bhayani, MBBS, FRCA; Philip Peng, MBBS, FRCPC, Founder (Pain Med)

翻译：倪　勇　仰嘉轩　王　科　审校：宋　莉

全球范围内源自肌肉骨骼（musculoskeletal, MSK）系统的疼痛是主要的致残原因之一，也是患者就诊于初级和三级保健医师最常见的原因之一[1,2]。目前超声在肌肉骨骼系统检查和引导注射的应用越来越普遍和成熟。本章节主要介绍与肩关节、髋关节和膝关节超声引导注射相关的解剖学和超声解剖学知识。

一、肩关节

肩关节是人体相对容易出现损伤的位置，因此也是超声引导下肌肉骨骼系统注射最常见区域。常见的注射部位包括肩锁关节（acromioclavicular joint, ACJ）、肱二头肌长头（long head of the biceps, LHB）、肩峰下-三角肌下滑囊（subacro-mial subdeltoid bursa, SASDB）和盂肱关节（glenohumeral joint, GHJ）。

上肢带骨（肩胛带）由肩胛骨、锁骨和肱骨近端构成，形成单一的生物力学单位。由三个关节（盂肱关节、肩锁关节和胸锁关节）和两个滑移面（肩峰下和肩胛胸平面）组成，由此提供了比躯体其他任何关节都要大的活动范围[3]。

（一）肩锁关节

ACJ 骨关节炎是肩关节疼痛的常见原因之一。由于其在肩袖疾病中发病率较高，ACJ 骨性关节炎总是被临床医师所忽视。肩锁关节骨关节炎的正确诊断需要结合体格检查、X 线片和诊断性 LA 注射。肩锁关节注射的主要适应证为肩锁关节骨关节炎[4]。

肩锁关节是小滑膜关节，两关节面被一楔形纤维软骨盘部分或完全分开（图 81.1）。肩锁关节的关节囊由其上、下、前方和后方的肩锁韧带加强[5]。关节的尾侧也被来自于喙肩韧带的纤维所加强，该纤维与肩锁关节的底部相融合。喙锁韧带由锥形韧带和梯形韧带组成，该韧带将锁骨的一侧固定在喙突上，对维持肩锁关节垂直方向的稳定性发挥重要作用（图 81.2）。肩锁关节的下表面直接与肩峰下滑囊和肩袖肌肉相接触，因此其在肩峰撞击综合征这一病理过程中也可能发挥了一定作用（图 81.1）。

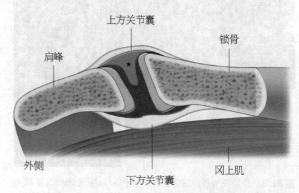

图 81.1　肩锁关节是滑膜关节，关节面由楔形纤维软骨盘（星号）隔开。关节的下表面与肩峰下滑囊以及冈上肌相接触，因此其可能参与肩峰撞击综合征。（经 Philip Peng 教育系列许可转载）

1. 肩锁关节超声解剖

使用高频线阵探头可以相对容易地对肩锁关节进行冠状面（长轴）以及矢状面（短轴）扫查。在年轻健康志愿者中，关节内纤维软骨盘在超声下呈现出附着在关节囊上部的稍高回声楔形结构（图 81.3）。约 16% 的患者超声下肩峰和锁骨远端的高回声骨性声影不在同一水平，这是由于关节存在倾斜角度[6]。

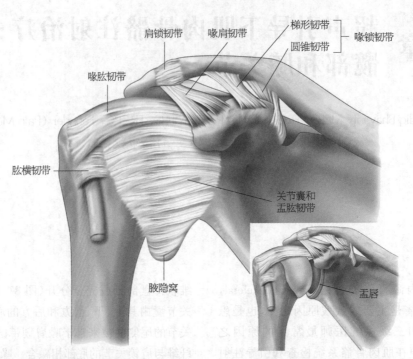

图 81.2 盂肱关节关节囊及其不同韧带。盂肱上韧带、盂肱中韧带和盂肱下韧带对前方关节囊起到加强作用。该插图展示了关节表面、关节突和关节盂唇。（经 Philip Peng 教育系列许可转载）

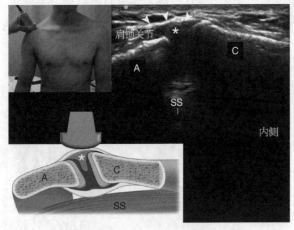

图 81.3 肩锁关节超声图像。上方插图展示患者体位以及探头摆放位置。下方插图展示超声探头位置及其下方解剖结构。A. 肩峰；C. 锁骨；SS. 冈上肌。＊为楔形纤维软骨盘；箭头所指为上方关节囊。（经 Philip Peng 教育系列许可转载）

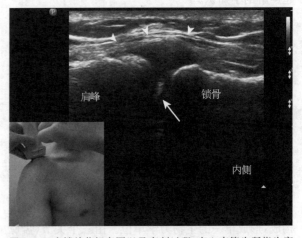

图 81.4 肩锁关节超声图以及穿刺过程，实心直箭头所指为穿刺针，箭头示意关节囊上方轮廓。左下插图展示探头摆放位置和平面外穿刺技术。（经 Philip Peng 教育系列许可转载）

2. 肩锁关节注射技术

肩锁关节骨关节炎是肩锁关节注射治疗的主要适应证[7]。患者可采取坐位或者仰卧位，手臂置于中立位，该体位下肩锁关节深部间隙最宽[8]。由于结构表浅，主要采用高频线阵探头。探头放置于肩峰内侧与锁骨对齐。超声下可见关节囊覆盖着两个高回声结构，即肩峰和锁骨（图 81.4）。对于年轻患者，超声下可识别肩锁关节内的纤维软骨。

肩锁关节平面外穿刺技术以及平面内穿刺技术均有报道，由于关节表浅，临床中首选平面外穿刺技术。穿刺过程中穿刺针几乎需要与探头侧方平行。由于关节深度很小，穿刺过深会导致穿刺针穿透深层关节囊进入到肩峰下间隙。肩锁关节的注射容量通常为 2 mL，超声下实时观察见到关节囊扩张关节间隙增大，提示注射成功。在尸体标本研究中发现，使用超声引导后,注射的准确率得到了大幅度提高(95%~100%)[9,10]。

(二) 肱二头肌长头肌腱和肩袖间隙

LHB 肌腱源自于盂上结节和关节盂上唇。肌腱的近端可分为关节内和关节外两部分[11,12]。肌腱在肱骨头前外上方斜行,通过由肱骨头前侧方大小结节形成的结节间沟出行到关节外(图 81.5 和图 81.6)。在结节间沟 LHB 肌腱被由肩关节滑膜层延伸而来的滑液鞘覆盖,滑液鞘向下延伸超过结节间沟远端 3~4 cm(图 81.7)。因此,腱鞘内的积液常常可以反映出肩关节疾病。在结节间沟,肱二头肌长头肌腱伴随着旋肱前动脉升支并被肱横韧带覆盖,肱横韧带是由肩胛下肌肌腱表层纤维形成的一种薄弱的韧带。

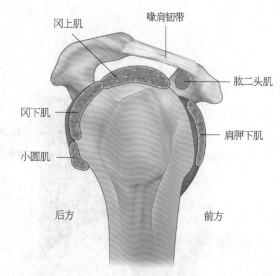

图 81.5　四块肩袖肌肉的排列：肩胛下肌、冈上肌、冈下肌和小圆肌。(经 Philip Peng 教育系列许可转载)

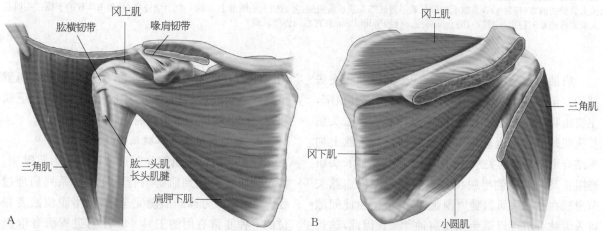

图 81.6　A. 肩前部视图,肩胛下肌和冈上肌。三角肌前部被拉开以显示下方的肩袖。B. 肩后部视图,冈下肌和小圆肌。三角肌后部部分移除以显示其下方肌肉。(经 Philip Peng 教育系列许可转载)

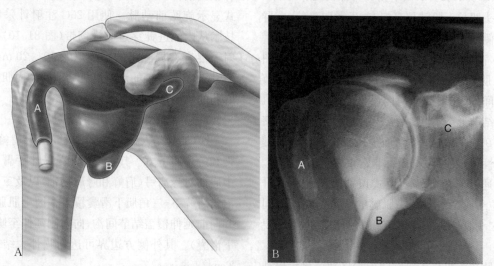

图 81.7　肩关节囊的三个隐窝：A. 肱二头肌长头肌腱腱鞘；B. 腋隐窝；C. 肩胛下肌上隐窝。(经 Philip Peng 教育系列许可转载)

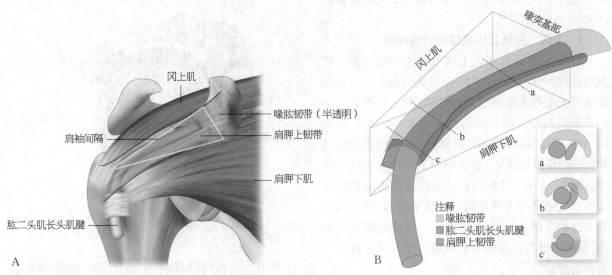

图81.8 A.肩袖间隙的前上视图,位于肩胛下肌肌腱(前)、冈上肌(后)与喙突底部之间。顶部为喙肱韧带(半透明),间隙内为肱二头肌长头肌腱(蓝色)和盂肱关节上韧带(绿色)。B.肩袖间隙及其内容物。盂肱关节上韧带,盂肱关节囊的局部增厚,最初走形于肱二头肌长头肌腱的前方(位置a)。盂肱上韧带与紧靠着肱二头肌长头肌腱,随后插入小结节上方的一个小切迹里(位置b),有助于肱二头肌长头肌腱弯曲处的稳定(位置c),防止其移位。(经 Philip Peng 教育系列许可转载)

肩袖间隙是位于肩胛下肌、冈上肌以及喙突底部的三角形空间[13,14]。肩袖间隙滑囊构成其顶部,主要由喙肱韧带(图81.8)组成,其内包含肱二头肌长头肌腱和盂肱上韧带[15]。喙肱韧带与盂肱上韧带结合形成复杂的关系共同作用于肱二头肌长头肌腱阻止其向前内侧半脱位[15]。肩袖间隙内盂肱关节滑膜在肱二头肌肌腱周围延伸,关节镜由此间隙进入盂肱关节可以避免损伤肩袖[16,17]。因此,这是关节科医师进入盂肱关节的一个位点。

1. 肱二头肌长头肌腱和肩袖间隙的超声解剖

肱二头肌长头肌腱超声扫查,患者取坐位,上臂置于身体侧面正中或者轻微内旋位置,肘部屈曲,手掌朝上。高频线阵探头放置于喙突水平(图81.9A)。肱骨短轴扫查可识别肱骨大结节、小结节以及结节间沟,在结节间沟内可见肱二头肌长头肌腱。两个结节形态不同,大结节圆隆,小结节尖而突出(图81.9B)。由于短轴切面上肱二头肌长头肌腱的各向异性,扫查时倾斜探头非常重要(图81.9B)。此外需要通过彩色多普勒模式识别旋肱前动脉升支,通常位于肱二头肌长头肌腱的侧方。在结节间沟内,肱二头肌长头肌腱滑液鞘内的积液也是需要关注的。

沿着肱二头肌长头肌腱向近端移动可显示肩袖间隙(图81.9C)。这一平面上,肱二头肌长头肌腱呈高回声椭圆形结构,夹在冈上肌肌腱和肩胛下肌肌腱之间。喙肱韧带形成肩袖间隙的顶部。

2. 肱二头肌长头肌腱注射技术

肱二头肌长头肌腱注射适应证主要为肌腱病,涉及到肌腱炎症到肌腱退行性变的一系列病理过程[4,18]。超声为诊断肌腱完全断裂、半脱位或者脱位的一种非常有用的工具[19]。注射过程患者取坐位。高频线阵探头放置于结节间沟(大约位于锁骨和腋窝前部的中间)扫查肌腱短轴。彩色多普勒模式显示旋肱前动脉。使用 25G 注射针采用平面外技术从内侧进针穿过肱横韧带(图81.10)。一次注射予混合有局麻药的甲泼尼龙 10～20 mg,总容量 4 mL。一次完善的注射可见结节间沟内肌腱周围局麻药的包绕(图81.10)。

(三) 肩峰下-三角肌下滑囊

SASDB 是人体最大的滑囊,位于肩峰、喙肩韧带和三角肌下方。其主要作用是减小手臂运动过程中肩袖对喙肩弓(肩峰和喙肩韧带)以及三角肌的磨损。肩峰下-三角肌下滑囊覆盖在冈上肌肌腱上方,并向前延伸覆盖结节间沟,向内侧延伸至喙突(喙突下滑囊)。其外侧方边界可达到肱骨大结节以下约 3 cm[20]。

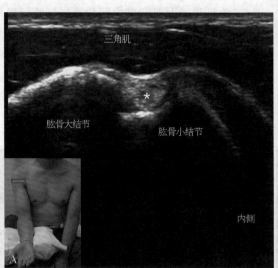

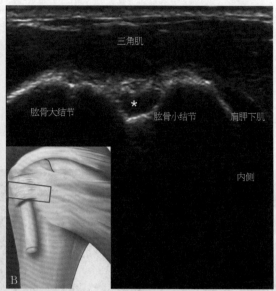

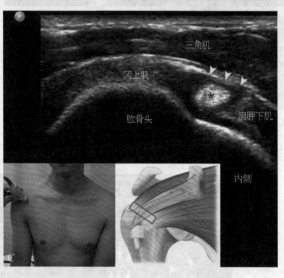

图 81.9　A. 超声显示结节间沟内的肱二头肌长头肌腱（＊）。插图示意患者扫查体位以及探头摆放位置。注意，肱二头肌长头肌腱超声下为高回声。B. 与图 A 相类似超声图像，只是超声探头扫查倾斜角度改变。超声图像展示了肱二头肌长头肌腱（＊）的各向异性，从高回声结构变成低回声结构。插图示意探头摆放位置以及下方相应的解剖结构。C. 沿着肱二头肌长头肌腱向近端移动，可获得肩袖间隙的超声图像。肱二头肌长头肌腱（＊）在这个水平上为高回声，外侧方为冈上肌肌腱内侧方位肩胛下肌肌腱。喙肱韧带（箭头）构成了间隙的顶部。左侧插图示意探头摆放位置和方向，右侧插图示意探头位置及其下方的解剖结构。（经 Philip Peng 教育系列许可转载）

1. 冈上肌腱以及肩峰下-三角肌下滑囊超声解剖

高频线阵探头放置于冈上肌腱长轴上，与肱二头肌长头肌腱平行。探头的内侧缘位于肩峰外侧缘，以获取冈上肌肌腱的长轴视图（图 81.11A）[4]。当手臂位于侧方中立位时仅可以看到冈上肌肌腱的远端部分。冈上肌肌腱像一个凸出的鸟嘴样结构附着在肱骨大结节上。患者手臂处于内旋位时的外展过程中，超声下可动态评估是否存在肩峰撞击。在这个动作过程中可以观察到冈上肌肌腱深入到喙肩弓。

一种改良的 Crass 体位（患者手臂向后伸展，手掌放在髂骨翼上方）被推荐用于冈上肌肌腱扫查，该方法可以更完整地显示肌腱（图 81.11B）[21,22]。正

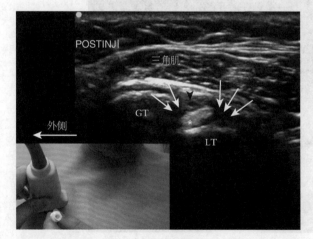

图 81.10　插图示意超声探头摆放位置以及平面外穿刺过程。超声图中可见结节间沟（白色直线箭头）内 LA 包绕肱二头肌长头肌腱（＊）。黑色箭头所指为旋肱前动脉。GT, 肱骨大结节；LT, 肱骨小结节。（经 Philip Peng 教育系列许可转载）

常情况下，肩峰下-三角肌下滑囊的滑膜无法被识别，但是可以在动态扫描过程中通过三角肌和冈上肌肌腱之间囊周脂肪进行评估（图81.11）。

2. 肩峰下-三角肌下滑囊注射技术

肩峰下-三角肌下滑囊注射的主要适应证为肩峰撞击综合征[4,23]。包括以下一系列情况：部分或全层肩袖撕裂以及肩袖肌腱病[24]。仰卧位和坐位均可注射，同侧手臂为改良 Crass 体位。在此体位下，三角肌和冈上肌肌腱之间的囊周脂肪可以勾勒出肩峰下-三角肌下滑囊（图81.12）。选择平面内穿刺技术从探头外侧方向向内侧进针。对于较瘦的患者，可将探头旋转90°放置使探头更加稳定。穿刺针可以从探头平面的前方向后方穿刺（图81.12）。

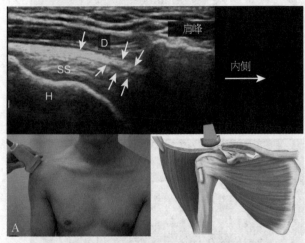
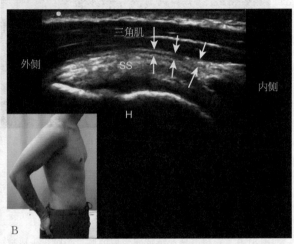

图81.11 （A）肩峰下三角肌下滑囊超声图。冈上肌肌腱附着于肱骨大结节侧面（H）。左侧插图示意患者体位和探头摆放位置；右侧插图示意探头位置以及下方的解剖结构：三角肌（D）；冈上肌（SS）。（B）改良 Crass 体位下冈上肌肌腱超声图。注意，该体位下肩峰外侧可暴露更长的冈上肌肌腱。插图示意改良 Crass 体位。直线箭头示意肩峰下-三角肌下滑囊囊周脂肪。（经 Philip Peng 教育系列许可转载）

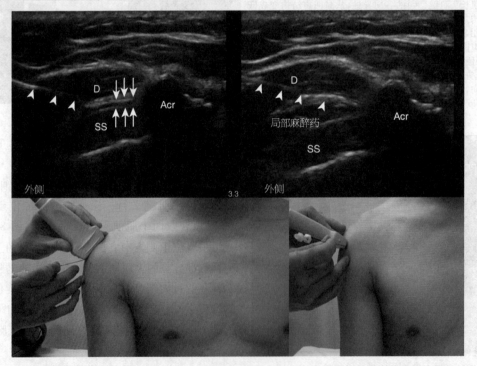

图81.12 左下方插图示意超声探头摆放位置以及平面内进针过程。注意，超声探头中部放在肩峰（acromion，Acr）上方。对于较瘦的患者，可旋转90°放置探头，如右下方插图所示。左侧超声图示意平面内技术肩峰下-三角肌下滑囊进针过程，箭头所指为穿刺针，直线箭头所指为肩峰下-三角肌下滑囊囊周脂肪。右侧超声图示意注射后麻醉药物分布，可见三角肌（D）与冈上肌（SS）肌腱分离。（经 Philip Peng 教育系列许可转载）

选择甲泼尼龙或曲安奈德40 mg混合局麻药注射，总容量控制在4～6 mL。

（四）盂肱关节

肩关节是球窝滑膜关节，由大而圆的肱骨头和相对小而平坦的关节窝组成。纤维软骨形成的肩胛盂唇，扩大了关节盂腔（图81.12）。只有1/3的肱骨头可被关节盂腔覆盖。虽然这样可以让肩关节获得大的活动范围，但这也给肩关节带来了内在的不稳定性，使其更容易出现半脱位和脱位[25-27]。关节囊附着在关节盂腔的内侧，延伸至喙突底部并横向附着于肱骨的解剖颈（图81.12）。滑膜内衬于关节囊深面覆盖在肱二头肌长头肌腱上。此处存在三个隐窝：外侧的肱二头肌长头肌腱腱鞘、内侧的肩胛下肌上隐窝以及下方的腋隐窝（图81.6）。GHJ的稳定性由韧带、肩袖肌腱和三角肌维持。

盂肱韧带（glenohumeral ligaments，GHL）是由三条薄弱的纤维组织（盂肱上韧带、盂肱中韧带和盂肱下韧带）组成，对关节囊前部起加强作用。喙肱韧带是由喙突发出的坚强的纤维束，纤维束插入到肱骨大小结节上面对肩关节囊起加强作用（图81.2）。

1. 盂肱关节超声解剖

盂肱关节可以从前路或者后路两种路径进行引导穿刺。这里只讨论后路穿刺方法，因为该路径上参与关节稳定的组织少（如喙肱韧带）以及缺少重要的关节结构（如盂唇-关节囊复合体），注射后外渗较少。患者取坐位或者侧卧位，同侧手臂搭到对侧肩膀。高频探头放置于冈下肌肌腱上尾端朝向肩胛冈

（图81.13A）。在这个扫查切面上，可以观察到肱骨头后部、关节盂突和盂唇。在盂肱关节的内侧通常可以观察到冈盂切迹（图81.13B）。肩胛上神经伴行肩胛上动脉绕过该切迹支配冈下窝内的冈下肌。

2. 盂肱关节注射技术

盂肱关节注射的主要适应证为骨关节炎和粘连性关节炎。骨关节炎以关节进行性损伤、不可逆破坏和软组织频繁侵袭为特征[28]。目前该疾病的确切发病率尚无明确的研究结论[29]。

患者取坐位或者半卧位，同侧手交叉到胸部。使用20G或者22G穿刺针从探头侧方平面内技术进针，针尖朝向盂唇边缘和低回声的肱骨头关节软骨之间（图81.14）。注射生理盐水后可见后侧关节囊移位。如果注射过程中出现阻力，可旋转针尖的斜面或者稍微退针。一次注射予混合有局麻药的甲泼尼龙或者曲安奈德40 mg，总容量5 mL。

二、髋关节

髋关节为球窝滑膜关节由股骨头和髋臼组成。髋臼唇为附着在髋臼边缘的纤维软骨环，它增加了髋臼的深度和表面（图81.15）。在髋关节的任何体位下，髋臼覆盖了接近40%的股骨头关节面[30]。关节囊包绕了髋臼的外表面，并向远端插入股骨转子间区和股骨颈的后部。前方关节囊由前后两层组成，两层之间由关节腔前隐窝隔开（图81.16）。每一层厚度相当小（2～4 mm），由较薄的滑膜组织[31]。

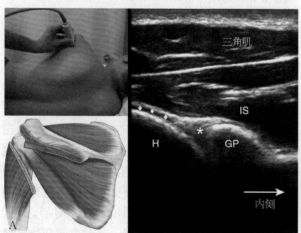
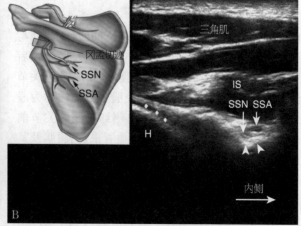

图81.13 A. 盂肱关节后方超声图像。肩胛盂突（glenoid process，GP）和肱骨头（humeral head，H）均呈高回声结构，伴后方无回声影。上方插图示意探头摆放位置和患者体位，中间插图示意探头摆放位置以及下方的解剖结构。B. 将探头稍向内侧移动可获得冈盂切迹的超声图像。插图示意探头放置位置以及肩胛上神经血管束的位置。IS，冈下肌；SSN和SSA，肩胛上神经和肩胛上动脉（超声图中直线箭头）。*，盂唇；◆，肱骨头关节软骨。（经Philip Peng教育系列许可转载）

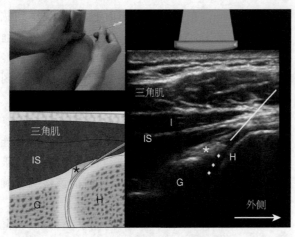

图 81.14 肩关节后方入路穿刺。上方插图示意探头摆放位置以及平面内穿刺过程。右侧为对应的超声图,图中白线示意穿刺路径,进针朝向关节盂上唇(＊)边缘与低回声的肱骨头(H)的透明软骨(◆)之间。G,关节盂;IS,冈下肌。左下方插图为超声图的解剖学绘图。(经 Philip Peng 教育系列许可转载)

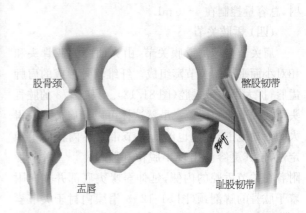

图 81.15 髋关节、髋臼和髋关节韧带的前方视图。坐股韧带位于后方,该视图无法看到。(经 Philip Peng 教育系列许可转载)

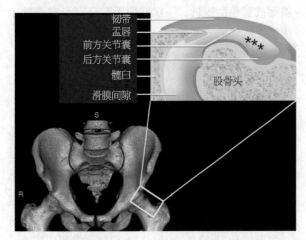

图 81.16 前滑膜隐窝(＊＊＊)。正常情况下,隐窝内的滑液保持在非常低的水平。右上图示意存在关节积液的髋关节。(经 Philip Peng 教育系列许可转载)

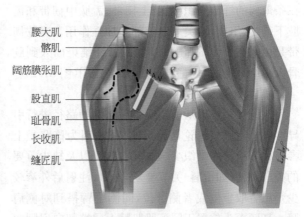

图 81.17 髋关节周围肌肉。股骨头和股骨颈(虚线)以及股神经血管束示意图。A,股动脉;N,股神经;V,股静脉。(经 Philip Peng 教育系列许可转载)

前层向尾侧走行并插入到股骨转子间线,在此处与骨膜融合。股骨大转子、股骨小转子以及股骨颈后方外侧 1/3 位于关节外部[30]。股骨头韧带为髋关节囊内韧带,附着于髋臼切迹以及股骨头上被称为股骨头凹的一个小压迹[32]。从内侧到外侧髋关节前部的结构如下:耻骨肌、股神经血管束、髂腰肌及其肌腱、缝匠肌和股直肌(图 81.17)。

(一)髋关节超声解剖

患者仰卧位,髋关节处于中立位,暴露腹股沟区。使用凸阵探头,放置于腹股沟下区域。超声下首先可识别股神经血管束(图 81.18A)[33],然后探头旋转到与股骨颈长轴平行显示股骨颈的前隐窝(图 81.18B)[33,34],接下来调整扫查以显示股骨头、股骨

颈和关节囊。

(二)髋关节注射技术

关节内注射具有诊断和治疗双重价值。骨关节炎是注射的主要适应证之一。注射的位点在股骨头和股骨颈之间滑膜隐窝下方的关节腔内(图 81.19)[33,34]。进针前需要通过彩色多普勒模式识别进针路径上的可疑血管。使用 22G、3.5 英寸长的穿刺针,采用平面内技术从探头外侧向内侧穿刺到股骨头和股骨颈之间。进针接触骨面后,退针 1 mm,避免针尖穿刺到囊后壁。实时监测药物扩散对于确保药物在关节腔内分布非常重要。予混合有局麻药的类固醇激素,总药量 5 mL。

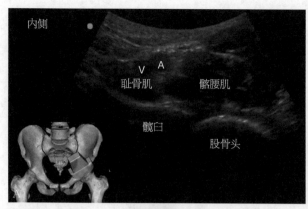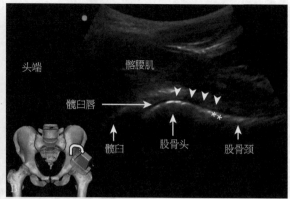

图 81.18 A. 腹股沟下方髋关节超声解剖。左侧插图示意探头摆放位置。＊＊，进针目标；A，股动脉；V，股静脉。B. 探头放置于股骨颈长轴上时，前方髋关节超声解剖图。箭头所指为髋关节前隐窝。左侧插图示意探头摆放位置。（经 Philip Peng 教育系列许可转载）

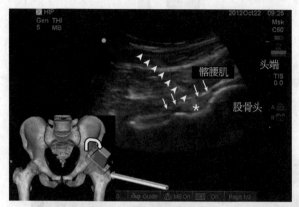

图 81.19 髋关节前隐窝（＊）穿刺。直线箭头示意髋关节囊轮廓，箭头所指为穿刺针。插图示意超声探头摆放位置以及进针过程。（经 Philip Peng 教育系列许可转载）

三、膝关节

膝关节是由三部分组成的复杂结构：胫股关节、髌股关节和上胫腓关节。胫股关节由内侧和外侧两个分隔部分组成（图 81.20）[35]。内外侧纤维软骨半月板增加了股骨髁和相对平坦的胫骨平台的接触面积（图 81.20）[35]。关节周围多种结构对关节囊起到加强作用，这些结构包括肌肉、肌腱、支持带以及韧带。关节前方是股四头肌和髌腱，髌骨内外侧韧带以及髌股韧带。膝关节内侧结构由内侧副韧带加强。膝关节外侧，由髂胫束、外侧副韧带、股二头肌肌腱及其筋膜延伸加强。胫股关节有很多滑囊，其中髌上隐窝（suprapatellar recess，SPR）最大（图 81.20），该隐窝起源于股四头肌下滑囊并与关节腔相通，在此注射药物可进入关节腔。股四头肌等长收缩或者髌旁区域施加压力挤压滑液，即使少量滑液也会使髌上囊扩张[36]。

（一）膝关节超声解剖学

使用高频线阵探头对膝关节进行检查。膝关节

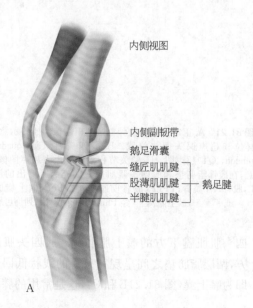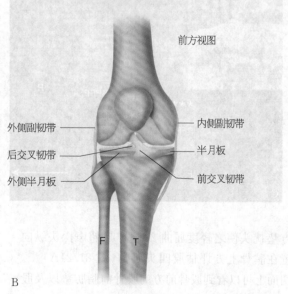

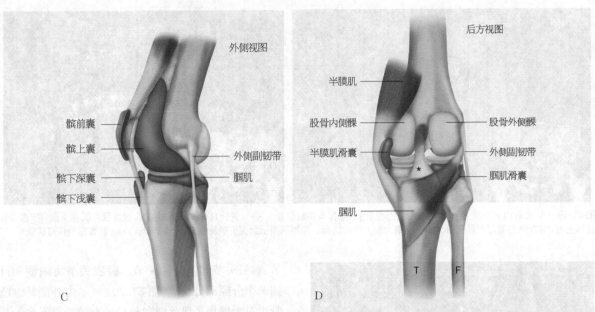

图81.20 膝关节韧带和关节囊的四种视图。A. 内侧视图。B. 前方视图。C. 外侧视图。D. 后方视图。后方视图切除腓肠肌内侧头，以暴露关节内结构。F, 腓骨; T, 胫骨。(经 Philip Peng 教育系列许可转载)

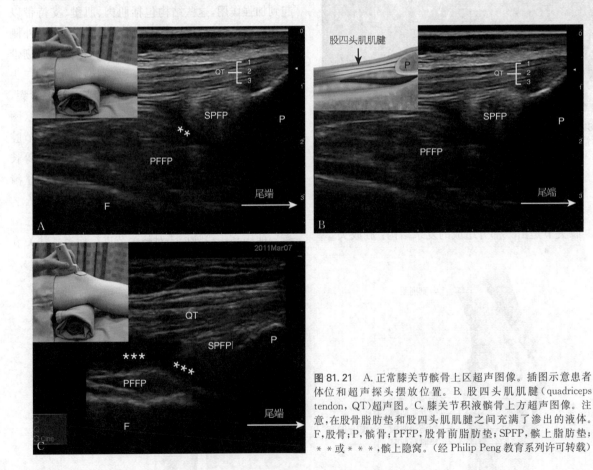

图81.21 A. 正常膝关节髌骨上区超声图像。插图示意患者体位和超声探头摆放位置。B. 股四头肌肌腱 (quadriceps tendon, QT) 超声图像。C. 膝关节积液髌骨上方超声图像。注意，在股骨脂肪垫和股四头肌肌腱之间充满了渗出的液体。F, 股骨; P, 髌骨; PFFP, 股骨前脂肪垫; SPFP, 髌上脂肪垫; ＊＊或＊＊＊, 髌上隐窝。(经 Philip Peng 教育系列许可转载)

下方垫枕头使之轻度屈曲 20°～30°，超声探头纵向放置在髌骨上方评估股四头肌腱(图 81.21A)[35]。该切面上可以看到股骨前方的股骨前脂肪垫以及股四头肌肌腱下方的髌上脂肪垫。股四头肌肌腱下方，两层脂肪垫之间呈现一条薄的线状低回声区域即为髌上囊(图 81.21B 和 C)，这是常用的膝关节关节腔注射部位。

（二）膝关节注射技术

膝关节骨关节炎是膝关节注射的主要适应证。目前研究表明髌上入路是最好的穿刺入路，具有最好的治疗效果，在这里主要描述这种穿刺方法[35]。膝关节下予支撑物使关节稍屈曲，在髌骨和股四头肌肌腱上放置高频线阵探头（图 81.22）。在正确的

位置上可见股骨前脂肪垫和髌上脂肪垫。一旦识别出髌上囊后，在髌骨上方 90°旋转超声探头。使用 20G 或者 22G 穿刺针采用平面内技术从探头外侧向内侧朝向髌上囊穿刺。注射前需要考虑是否进行关节腔积液的抽吸。给予混合有 LA 的类固醇激素，总药量 5 mL。

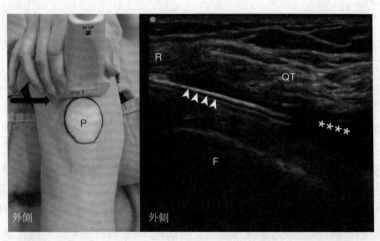

图 81.22 膝关节关节注射。首先将超声探头放置于髌骨和股四头肌肌腱之间然后旋转 90°，以显示 SPR。避开股四头肌肌腱从外侧向内侧进针。箭头所指为穿刺针，星号为髌骨上隐窝（＊＊＊＊）。F，股骨；QT，股四头肌肌腱；R，支持带。（经 Philip Peng 教育系列许可转载）

◆ 要 点 ◆

● 与传统的影像学方法相比，超声介入治疗肌肉骨骼系统疾病具有许多优点。
● 超声不仅可以避免辐射和造影剂相关风险，还可以显示软组织和血管，因此提高了治疗的准确性。
● 超声下可以进行大关节的关节内注射。相比之下，基于解剖标志的穿刺技术并不可靠，存在软组织或者神经损伤风险。

参考文献

请于 ExpertConsult. com 在线访问参考文献。

第 82 章 头颈部神经阻滞

Miles Day，MD；Rafael Justiz，MD；Antoun Nader，MD

翻译：胡 蓉 倪云成 审校：宋 莉

掌握头颈部的神经阻滞方法对麻醉医师或疼痛医师都十分重要。这些阻滞可用于区域麻醉和术后镇痛以及用于慢性疼痛的诊断和治疗。在慢性疼痛治疗过程中，若药物不能有效缓解患者疼痛，则可应用神经阻滞治疗。熟练掌握相关解剖结构以及使用X线/CT透视和超声将提高疗效并最大限度地减少并发症。

一、适应证和禁忌证

神经阻滞方法不同其适应证也不同，在治疗前需取得患者的知情同意。绝对禁忌证包括患者拒绝治疗、局部感染、败血症和颅内压升高（三叉神经节阻滞）。相对的禁忌证包括凝血障碍、正在行抗凝治疗、头颈部外伤史（可能发生解剖结构改变）以及既往存在的精神障碍。在停止任何抗凝治疗之前，须咨询处方医师以获取指导。还应考虑药物洗脱心脏支架。药物过敏可以是绝对的也可以是相对的禁忌证，具体取决于过敏的严重程度，可能需要使用 H_1 和 H_2 受体阻滞剂加皮质类固醇进行预处理。

二、三叉神经和神经节

解剖学

三叉神经节位于颅中窝[1-3]。此节为硬脑膜所包裹，形成一个围绕神经节后 2/3 的内陷。该区域称为 Meckel 腔，内含 CSF。神经节在内侧被海绵窦、视神经和滑车神经所包绕，上部毗邻大脑颞叶的下表面，后侧为脑干。神经节是由一系列源自脑干中脑桥部的细胞体融合而成的。神经节有三个主要的分支：眼支(V1)、上颌支(V2)和下颌支(V3)。眼支位于背侧，上颌支位于中间，下颌支位于腹侧。眼支离开神经节，经眶上裂入眶后进一步分为眶上神经、滑车上神经和鼻睫神经，支配前额和鼻子[3]。上颌支在颅中窝经圆孔，穿过翼腭窝，并经眶下裂入眶。其分支包括眶下神经、上牙槽神经、翼腭神经和颧神经，它们传导来自上颌骨及其皮肤、鼻腔、上腭、鼻咽和前颅中颅窝的脑膜的感觉信号[3]。下颌支经卵圆孔，分为颊、舌、下牙槽和耳颞神经。这些神经传导来自于颊区、头和头皮侧面以及下颌（包括牙齿、牙龈、舌前 2/3、下巴和下唇）的感觉信号。下颌支的运动成分支配着咬肌、颞肌、翼内侧和翼外肌。神经节通过睫状、蝶腭、耳和上颌下神经节与自主神经系统相连，它还与动眼神经、面部神经和舌咽神经相互作用[4]。

三、操作方法

（一）眼支神经阻滞

当我们治疗前额疼痛时可以阻滞眼支的 2 个末端分支，分别在眶上孔的出口处进行阻滞。滑车上神经出孔位于眶上孔内侧，而眶上神经在眶上缘的中间出孔。无菌准备后，触诊眶上裂并皮下注射 1～2 mL 局麻药。如疼痛缓解，则可行神经松解术治疗。

（二）上颌神经阻滞

上颌神经诊断和治疗的阻滞方法相类似。在治疗中透视引导为非必要检查，但是当不易触及体表标志或计划行射频治疗时，则需使用 X 线透视。该阻滞最常见的适应证是上颌手术的区域麻醉以及急性术后镇痛。在疼痛管理领域中，它被用于诊断和治疗三叉神经上颌神经分布区域的慢性疼痛。

对于局部疼痛,可通过眶下孔阻滞眶下神经。无菌准备后,触诊眶下孔,并在孔上注入 1~2 mL 局麻药。

上颌支阻滞,患者取仰卧位。触诊颧骨下方和颞下颌关节前方的下颌切迹。在无菌条件下,麻醉切迹部位的皮肤。将穿刺针(通常是 22G 8~10 cm 短斜角或相同尺寸的弯曲钝针)在水平面穿过下颌切迹,直至触到骨面(通常为翼外板)为止(通常为 4~5 cm)(图 82.1)。如果使用钝针,则先插入 18G 1.25 英寸血管导管针,拔出针头,并将针头向前向上穿过翼上颌裂进入翼腭窝,向前推进针 0.25~0.5 cm,此时上唇或牙齿上通常会有异感[5]。如果在透视下行此操作,针头与翼腭窝的上半部分成角度,在侧位图像显示"V"形。在前后图像上,针尖应高于中鼻甲水平,此时注射 3~5 mL 局麻药。如果使用透视,可以先注入 0.5~1.0 mL 造影剂,避免误入血管,拔下针头并冰敷脸颊。

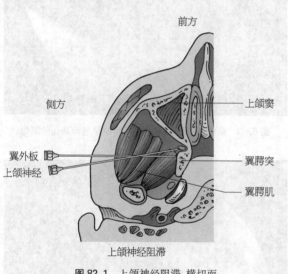

图 82.1 上颌神经阻滞,横切面

神经毁损可用 6% 的苯酚或无水乙醇。正确放置针头后,最多注入 1.0~1.5 mL 的神经毁损液。然后在取下针头之前应先用 0.5 mL 盐水冲洗。诊断性阻滞成功后,也可以实施脉冲射频调节。感觉刺激以 50 Hz,1 V 进行,低于 0.3 V 上牙即可出现异常感觉。确定后以 45 V,120 秒脉冲射频循环 2 或 3 个周期。

(三)下颌神经阻滞

下颌神经诊断和治疗的阻滞方法类似。透视引导为非必需的,但如果计划行疼痛治疗时建议使用

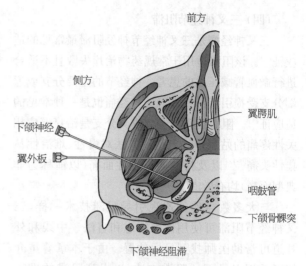

图 82.2 下颌神经阻滞,横断面

透视引导,因为其方便定位针尖位置。适应证与上颌神经阻滞相似,不同之处在于需要麻醉或治疗的区域是下颌和舌。操作过程与上颌神经阻滞完全相同,不同之处在于一旦用阻滞针触及了翼外板,须将针头稍退出并朝着尾侧和后方进针,直到下唇、下颌或同侧舌、耳朵产生感觉异常(图 82.2)[6]。深度应不超过接触翼外板的 0.1~0.25 cm[7]。总穿刺距离不应超过 5.5 cm。如果在 5.5 cm 深度未诱发异感,则应拔出针头并重新定向穿刺。

正确定位后,注入 2~3 mL 局麻药,拔出针头,然后冰敷脸颊。如果使用透视,从侧位开始,采用之前所述的方法进行操作。由于该技术需要阻滞卵圆孔出口处的下颌神经,可使用颏下斜视位(在本章后面的三叉神经节阻滞中进行介绍)以验证针尖与卵圆孔的位置关系,针尖应邻近或覆盖卵圆孔的阴影。如需排除血管内或鞘内注射,则注射 0.5~1.0 mL 造影剂,若无异常,则可注入上述的局麻药。

化学性神经毁损可使用 6% 的苯酚、50% 的甘油或无水酒精。成功完成诊断性阻滞并正确放置针头后,以 0.1 mL 增量注射神经毁损液逐渐增加至 1.0 mL。拔出针头之前,先用 0.5 mL 生理盐水冲洗针头。

对于脉冲射频调节,分别以 50 Hz,1 V 和 2 Hz,2 V 行感觉和运动刺激,以检查针的位置。应在低于 0.3 V 的情况下出现感觉异常,低于 0.6 V 的情况下出现咬肌收缩。关于射频的循环周期暂无定论,可使用 45 V,120 秒脉冲射频,循环 2~4 个周期。

（四）三叉神经节阻滞

三叉神经痛是三叉神经节神经阻滞最常见的适应证[8]。该阻滞适用于常规药物治疗失败且不适合进行微血管减压术的患者。神经节的主要分支或远端分支受损引起继发性三叉神经痛也是一种常见的适应证[4]。阻滞三叉神经节或其分支是治疗癌症相关性疼痛的姑息疗法。这一方法对慢性、难治性丛集性头痛[9-13]以及持续的特发性面痛（以前称为非典型面痛）均有效[14]。

与大多数当前的透视引导阻滞技术一样，三叉神经节阻滞可使用体表标志和盲法。中线和外耳道可帮助医师找到目标位置。由于本章着重介绍了透视引导下的阻滞方法，以提高阻滞的准确性和成功率，并减少并发症，因此在本章没有讨论盲法，但是如果卵圆孔很难找到，则了解体表标志可能对穿刺有所帮助。此阻滞的操作主要使用 20～22G 的弯曲钝针，也可使用脊椎或神经阻滞针。

首先开放静脉通路。患者仰卧位，头部略微后伸。可使用咪达唑仑和芬太尼进行轻度镇静，也可以使用异丙酚。消毒，准备并覆盖手术部位，使眼睛裸露。利用连续或间断的透视法，通过旋转 C 臂来定位卵圆孔，C 型臂图像发射器向患侧倾斜 20°～30°，然后将 C 臂图像增强器向尾侧倾斜 30°～35°，使卵圆孔进入手术视野。可能需要对 C 臂角度进行微调。直接在卵圆孔的阴影上方（距离嘴角 2～2.5 cm）定位穿刺点。将一根 16G 或 18G 的血管导管针刺入皮肤，并朝向卵圆孔进针。将戴手套的手指插入口腔，确认未刺破口腔黏膜。更换手套后，将 20G 或 22G 的弯曲钝头针穿过导管向前推进。通过透视来跟踪针头的前进轨迹，目的是使针在同轴方向朝卵圆孔推进（图 82.3）。通过向不同方向调整针尖来校正穿刺轨迹。如果通过体表标志来定位，针的轨迹将稍高于外耳道的平面，并在中线向内朝向瞳孔。以 1～2 cm 的增量推进穿刺针，直到碰到骨头。通过侧面图像以检查针头的位置。如果未穿过卵圆孔，则调整针尖（通常向后），并向前穿过孔 0.5～1.0 cm（图 82.4）。针尖不能越过斜坡的阴影。行 LA 阻滞时，对针尖深度要求并不像对神经毁损手术那么高。回抽无脑脊液或血液后，注入 0.5～1.0 mL 非离子水溶性造影剂，以确认 Meckel 腔的位置和充盈情况。如回抽有血，需要重新定位针头；

如回抽有脑脊液，则可以稍拔出针尖，直到回抽无脑脊液为止；如果回抽有大量的脑脊液，则应停止该操作；如果脑脊液大量渗漏，即使使用少量的局麻药也可能导致高位脊髓麻醉。脑脊液少量渗漏是否会导致高位脊髓麻醉暂无定论；如果存在这种情况，疼痛医师应谨慎。一次以 0.25～0.5 mL 的量逐步注射局麻药，最大为 1～2 mL，并观察效果。取下针头，冰敷脸颊。

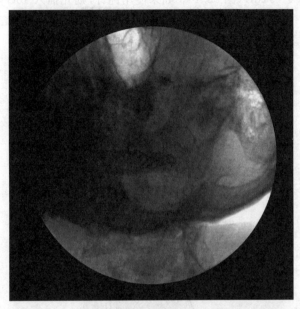

图 82.3 颏下斜位同轴透视下穿刺针穿过卵圆孔的图像

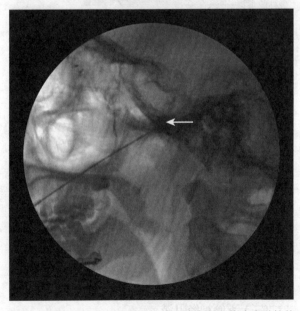

图 82.4 侧位透视显示位于颅中窝的穿刺针。箭头表示针的尖端

（五）神经阻滞技术

诊断性神经阻滞成功后，可以计划行神经毁损。除球囊压迫外，所有神经毁损的穿刺方法均与 LA 阻滞方法相同。射频技术可能有更为严格的镇静要求。

（六）常规射频治疗

对于常规的射频治疗，须使用 3～5 mm 射频针，针尖的深度取决于需要调节或毁损的三叉神经分支。下颌支主要位于腹侧及外侧，上颌支主要位于中间，眼支主要位于头侧及内侧。针尖的位置是否正确由神经节或神经支对感觉和运动刺激的反应（分别为 50 Hz、1 V 和 2 Hz、2 V）来决定。如果针尖位置正确，在低于 0.3 V 的条件下即可有异感，在 0.6～1.0 V 时轻微或几乎没有咬肌收缩[4]。如果未观察到收缩，则针尖位于眼支或上颌支上。一旦患者病变区域出现异感，即可注射 0.5 mL 的 0.25% 布比卡因或 0.2% 罗哌卡因与类固醇[11]。30～60 秒后在 60℃ 开始射频 90 秒。如果患者无法忍受，须停下来等待 30 秒，然后重试或再注入 0.5 mL LA，再继续操作。如果三叉神经的分支病变达 2 个及以上，则需重新穿刺并重复刺激测试，诱发病变位置产生异感，并对神经节进行几次射频。对于眼支，在每个操作期间和之后需评估角膜反射。行神经射频时温度通常保持 55℃～65℃，以保证角膜反射正常。建议 1 或 2 个周期后，如果角膜反射减弱，应停止操作。

（七）脉冲射频治疗

脉冲射频与温度无关，是一种可长期缓解疼痛的微创治疗[15]。穿刺到位后，在 45 V 进行 2～4 个周期的脉冲射频，每次 120 秒。针尖的温度通常不会超过 42℃，因此不需要局麻药。如果在操作过程中发现明显的咬肌收缩，须注射 1～2 mL 局麻药以减轻这种情况，或者在手术完成后用手保持患者的嘴闭合。

（八）化学药物神经毁损

过去曾使用苯酚和酒精进行神经毁损。但如果可行射频调节，则不推荐该治疗。甘油是首选的化学神经溶解剂。穿过卵圆孔后，继续向前推进针头直到脑脊液通过针头回流。将患者置于半坐位，屈曲颈部。将水溶性非离子造影剂以 0.1 mL 的等分液（最多 0.5 mL）注入[6]。造影剂显像或扩散失败需要重新穿刺。一旦显影良好，通过自由流动将造影剂吸回。造影剂的流动速度要慢于脑脊液。注入

等量的甘油，拔针前用 0.5 mL 盐水冲洗针头。术后嘱患者保持半坐 2 小时。在术中，患者通常会告知病变部位疼痛、烧灼感或感觉异常[16]。

（九）并发症

射频热凝导致感觉丧失（预期的不良反应）发生率最高（29.2%），其次神经毁损术和球囊压迫分别为 24.8% 和 16.1%[17]。如果针头进入到球后间隙，可能会导致血肿。眼球突出症继发于球后间隙出血。如果在穿刺时刺破了血管，可能会发生面颊血肿；如果下颌支受损，可能出现咬肌无力。这些并发症在球囊压迫时发生率最高（66%），射频热凝和甘油神经根切断术的发生率较低（分别为 24% 和 1.7%），但通常在 12 个月后即可恢复[6,18]。神经毁损手术后，有 3%～15% 的患者会出现角膜反射消失、角膜炎、溃疡和感觉减退[18]。射频消融术和甘油神经根切断术后更易发生角膜炎[17]。射频神经根管切断术的角膜感觉缺失发生率最高，为 7%；而甘油神经根切断术和球囊压迫则分别有 3.7% 和 1.5%[6]。接受 RFTC 的患者中，多达 4% 的患者会发生麻木性疼痛，其次是甘油神经毁损，发生率达 2%[6]。其他并发症包括脑膜炎、硬脑膜动静脉瘘、鼻漏、短暂性脑神经缺损、组织脱皮甚至死亡[17,19]。如果手术操作得当，术后预期可能发生三叉神经支配区感觉缺失：射频的发生率高达 98%，其次是球囊受压（72%）和甘油神经毁损（60%）[20]。

（十）超声引导的三叉神经阻滞

第二支（上颌，V2）和第三支（下颌，V3）从颅底通过相应的孔出行后可以被阻滞。上颌神经（V2）由圆孔出颅，横穿翼腭窝，进入眶下裂。在圆孔附近的翼腭窝内注入少量 LA 会导致注入物逆行扩散，从而阻滞相应神经节，导致三叉神经分支阻滞[21-23]。另外窝内所有内容物都将被阻滞，包括蝶腭神经节。

翼腭窝前缘以上颌骨为界，上缘以蝶骨为界，后以翼外侧板为界，被翼外侧肌覆盖。翼外肌的上头起源于蝶骨的颞下部，并插入颞下颌关节囊内。在上颌骨后方，翼外侧板前方，通过翼腭窝将 LA 注射至翼外肌的深部，会导致三叉神经的阻滞。超声引导可清楚地看到这些骨骼和肌肉结构。此外，易识别并避开与上颌神经相伴行的上颌动脉和静脉。

（十一）操作方法

嘱患者侧卧位，按美国麻醉学家学会（American Society of Anesthesiologists，ASA）的标准进行监测。

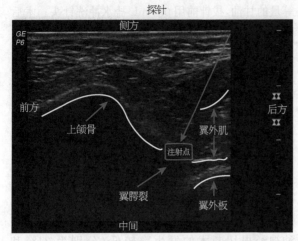

图82.5　超声引导下三叉神经阻滞

消毒颧骨下方,选择高频小线阵探头,如患者感到任何痛苦,则应确保静脉通路通畅并对患者进行镇静。将超声探头置于颧弓下的冠状切迹,可扫描到髁突前的颞下区,确定上颌骨和翼外板的声反射(可见上颌骨和蝶骨大翼间的翼腭窝)(图82.5)。确定翼外肌上头和上颌动脉。针从外侧到内侧,从后到前指向翼腭窝,针尖位于裂缝处,这时可以看到整个针的轨迹。通过翼外肌下方的翼腭裂注射总共 5 mL 的 LA 和类固醇。监测患者 20 分钟以了解局麻药毒性或广泛的局麻药扩散的迹象。上颌神经的脉冲射频消融操作手法相同[24]。

(十二) 并发症

尽管尚未报道该技术有重大并发症,但在翼腭窝内注射 LA 可能会导致局麻药入血。由于药物注入肌肉内(翼外肌)以及局麻药在颅底结构内广泛扩散可导致症状恶化,损伤上颌动脉可导致下颌骨萎缩。反复多次进行类固醇注射会导致有害的不良反应,包括注射部位的萎缩。

四、蝶腭神经节

(一) 解剖学

蝶腭神经节(sphenopalatine ganglion, SPG)位于翼腭窝内,翼腭窝前邻上颌窦,后邻翼内板,内邻腭骨,上邻蝶窦。针可通过翼腭裂进入翼腭窝,而翼腭孔位于神经节的内侧,中鼻甲的后方。窝约宽 1 cm,高 2 cm,在侧面透视图像上呈"V"形结构。大静脉丛覆盖在窝上,圆孔和翼管分别位于窝的上外侧和底侧,上颌动脉位于窝内,神经节由蝶腭神经"悬吊"于上颌神经,并位于上颌神经的内侧。神经节后部与视神经相连,该神经由深层的岩神经(上胸脊髓交感神经)和岩大神经(来源于唾液上神经核的副交感神经)形成。神经节发出分支,形成后上外侧的鼻神经和咽神经,并从尾侧发出腭大和腭小神经。感觉纤维来自上颌神经,穿过 SPG,并支配上牙槽、鼻黏膜、软腭和咽的一部分。少数运动神经通过感觉神经干传导信号。

(二) 适应证

SPG 阻滞和神经毁损的适应证包括蝶腭神经痛、三叉神经痛、偏头痛、丛集性头痛、非典型性面痛以及舌癌和口底癌。其他已报道但尚未广泛应用的疾病包括带状疱疹后神经痛、血管舒缩性鼻炎、下肢的 CRPS、LBP 和创伤后头痛[25-29]。

五、操作方法

(一) 经鼻法

经鼻行 SPG 阻滞可非常安全的阻滞方法,在普通治疗室可完成。SPG 位于中鼻甲以及鼻旁黏膜,可将涂抹了局麻药的棉头涂药器插入鼻孔进行麻醉。局麻药首选 4% 的可卡因,其血管收缩性较强。若不可使用该药物,则可用 1% 或 2% 利多卡因或 0.25%~0.5% 布比卡因或罗哌卡因代替。如果选择了后者,可以先用新福林对鼻孔进行预处理以达到收缩血管的作用。嘱患者仰卧,通过从外部测量从鼻孔开口到下颌切迹的距离来估计插入深度。在棉签上标记与此对应的深度。将棉签在局麻药中浸泡几分钟,沿与颧骨平行方向缓慢插入鼻孔,尖端横向倾斜。请勿将棉签朝头的方向插进,不能超过涂药器上标记的深度。使用相同的方法放入第二根,不同之处在于将其前进比第一个更深 0.5~1 cm。如遇阻力,稍退出并重新引导插入。如患者鼻孔较小,一根棉签即可,将一个或多个棉签放置 30~45 分钟。SPG 成功阻滞的迹象包括同侧流泪、结膜充血和鼻塞。如果 SPG 是疼痛发生的原因或者是疼痛传导的途径,则会产生明显镇痛效果。如果在 20~30 分钟后没有阻滞的迹象,或者患者疼痛没有缓解,可沿棉签向下适当添加 LA。即使没有阻滞或镇痛的迹象,也要在 45 分钟后取出棉签,这表明 SPG 可能太深而无法被该技术阻滞或不是传导疼痛的途径。但行颧骨下入路前应排除上述两种情况。

(二) 颧下入路

对 SPG 行阻滞的颧下入路法要求技术熟练。

因此,推荐使用透视引导,这将提高阻滞治疗的成功率并减少并发症的发生。使用无创监护仪记录生命体征,可使用咪达唑仑和芬太尼保持患者轻度镇静,如需行射频毁损术则需要更深的镇静,但脉冲射频消融不需要深度镇静。

嘱患者仰卧,消毒、铺巾,盖住健侧。获取侧面透视图像。触诊下颌切迹并麻醉局部皮肤,如果该切迹不明显,可在侧位透视下识别该切迹。在侧位上识别翼腭窝(显示为"V"形),通过调整 C 臂将左、右窝重叠(图 82.5)。将 4.5 英寸,22G 的短斜面针尖端弯曲 30°,或 10 cm,20G 或 22G 的弯曲钝针进行穿刺。充分表麻后插入 1.25 英寸的 16G 导管针,往前推入直到针尖刚好到达下颌支的内侧,通过 AP 进行确认,将阻滞针穿过导管,向内、前方和稍头侧推进。在侧位上检查针的方向,须进针至翼腭窝上部的中间位置(图 82.6)。在前后位上将针头朝中鼻甲方向推进,当针尖邻近腭骨时停止推进(图 82.7)。一旦有阻力,则把针退至皮下并改变方向。由于翼腭窝较小,可能需要频繁的在 AP 位和侧位上调整进针方向。进入翼腭窝后,注入 0.5～1 mL 非离子水溶性造影剂,观察针头在鼻内的位置,避免其进入血管。确定位置后注射 2 mL 局麻药,含或不含类固醇。

(三)射频热凝和脉冲式射频

成功诊断阻滞后,可行传统的射频热凝固术(radiofrequency thermocoagulation,RFTC)和脉冲式电磁场射频(pulsed electromagnetic field radiofrequency,P‑EMF)。将带有 3 mm 或 5 mm 射频针头的绝缘射频针经颧下入路放入翼腭窝,确认位置后,以 50 Hz,最高 1 V 电压行感觉刺激。如果针尖与 SPG 相邻,则患者的鼻根部位应在 0.3 V 以下产生异感。如硬腭有异感时,应将针头向头侧和内侧调整重新穿刺。如上牙槽有异感常表明刺激了上颌神经,这时应将针头向尾部和内侧调整。无须进行运动测试,经过适当的感觉测试后,可以在 67 ℃～80 ℃的温度下执行 RFTC 90 秒,循环 2 个周期。热凝消融前,应注射 2～3 mL 局麻药。为了避免无意中损伤邻近 SPG 的神经,推荐使用 3 mm 的针。进行脉冲射频时,针尖的大小并不重要,因为电磁场是从针尖而不是从针身投射的。在 45 V 下进行 120秒的 P‑EMF,循环 2～4 周期,P‑EMF 不需要局部麻醉。成功阻滞后是行 RFTC 还是 P‑EMF,取决

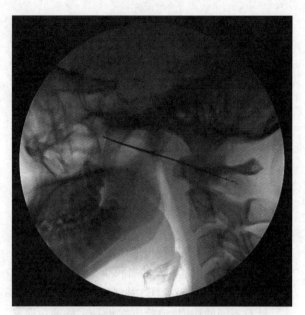

图 82.6　翼腭窝中部穿刺针的侧位透视图像

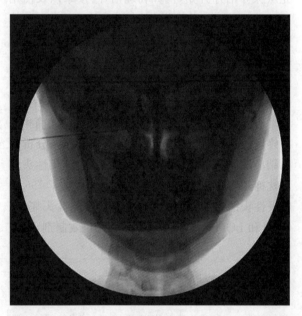

图 82.7　在中鼻甲水平上与腭骨相邻的穿刺针的 AP 透视图像

于疼痛医师的判断。

(四)并发症

并发症包括瘀伤、出血、感染、神经损伤、球后血肿引起的眼球突出、感觉异常或 RFTC 后麻木。在 RFTC 和 P‑EMF 期间观察到可能发生心动过缓(Konen 反射),可以通过阿托品或格隆溴铵的预处理来预防[30]。

六、枕神经阻滞

枕部头痛(称为枕神经痛)可能有多种原因。枕

神经痛一词最初于1821年引入，用以描述源自枕部和枕下区的头痛。该术语描述了枕大神经（greater occipital nerve，GON）和（或）枕小神经（lesser occipital nerve，LON）被激惹而产生的疼痛[31,32]。国际头痛学会将枕神经痛定义为GON、LON或第三枕神经（third occipital nerve，TON）分布区的阵发性刺痛，有时伴有受累区域的感觉减退或感觉障碍。病变神经往往有压痛，并且LA阻滞常可缓解疼痛[33]。

枕神经痛病因包括枕大神经和枕小神经的创伤，因颈椎退行性改变，颈椎间盘突出对枕大神经或枕小神经或C2、C3神经根的压迫，肌筋膜疼痛，同侧三叉神经病变引起的牵涉痛和涉及到C2和C3神经根的肿瘤引起的C2和C3神经根变性[34]。

针对不同的病因，治疗方案也是多样的。通常先从保守治疗开始，例如物理治疗、按摩以及使用NSAID、肌松药、三环类抗抑郁药和抗惊厥药。当枕神经痛是由于解剖结构发生病变产生时，则应针对病因进行治疗，可进行手术治疗（如减压或切除）。进行结构毁损是很少见的，大多数患者采用局麻药阻滞、BTX注射、药物和枕神经刺激器来进行治疗。

研究表明枕神经阻滞可明显改善枕神经痛相关的疼痛。Tobin和Flitman进行了文献回顾分析并总结出枕神经阻滞是治疗颈源性头痛、丛集性头痛和枕神经痛的有效方法[35]。Anthony评估了796例特发性头痛患者，其中128例患有颈源性头痛，在GON和LON区域里注射甲泼尼龙长效制剂，可使180例颈源性头痛患者中169例患者的头痛完全缓解，缓解时间为10～77天[36]。

（一）解剖学

支配头颈后部的皮肤神经来自于颈神经。在枕部神经痛的治疗中，必须了解这些颈神经的走形，因为它们途经的肌肉病变可能会导致压迫和刺激这些神经而导致疼痛。GON主要起源于第二颈神经的背侧支，小部分起源于第三颈神经的背侧支。该神经在头下斜肌和半棘肌之间穿行，并向上穿过半棘肌和斜方肌。在这里与枕动脉伴行，支配头后部的皮肤，一直向前直到头骨顶点。在枕骨内上方，该神经与TON连通，并与侧边的LON连通。LON由第二和第三颈神经腹支的分支组成，并平行于胸锁乳突肌的后缘向枕骨上升。在头皮附近，穿出深筋膜，并在枕骨上方继续延伸，支配头皮后外侧和耳郭背面上方皮肤。TON从第三颈神经背支的内侧支发出从斜方肌深处伸出，该神经上升到GON的内侧，并在枕骨上与GON相连，并且当GON途经头下斜肌的下缘时，会与之相连。TON的内侧末端分支支配邻近枕外隆凸枕区的皮肤（图82.8）[37]。

（二）操作方法

取坐位或俯卧位，头部略向下弯曲。然后确定以下标志：枕骨隆突、颈上项线、枕动脉和乳突。GON的位置通常在枕骨内侧，在颈上项线上枕骨隆突与乳突连线内1/3处。LON通常位于颈上项线上枕骨隆突与乳突连线外2/3处。摸到枕动脉搏动，GON位于枕动脉内侧。但是，解剖结构具有个

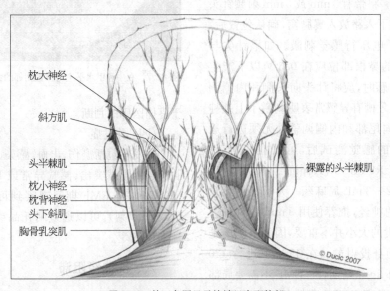

枕大神经
斜方肌
头半棘肌
枕小神经
枕背神经
头下斜肌
胸骨乳突肌
裸露的头半棘肌
© Ducic 2007

图82.8 枕三角图显示枕神经支配枕部

体差异性,GON 可能会位于枕动脉的外侧。在颈上项线,将 1.5 英寸的 22G 或 25GB 斜面针插入皮肤中,进针至骨面。然后稍退针,回抽后,共注射 3~5 mL LA。许多作者在注射局麻药时主张采用扇形方法。我们建议避免使用这种方法,因为这样会刺破枕动脉。相反,稍微抽出针头,然后在回抽无血后注射局麻药。如果计划行诊断性阻滞,则应使用少量(1~1.5 mL)麻醉药,以避免在区分枕神经痛和肌筋膜疼痛时产生混淆。LON 阻滞在其位置以类似方式执行。最严重的并发症是刺穿枕动脉并引起出血,压迫枕动脉通常可以有效避免此并发症。

(三) 枕下区注射

与枕部疼痛相关的治疗手段繁多。但是,最佳诊断和治疗方法尚无明确共识。枕神经痛的治疗理论是枕骨下区和枕后区的肌肉和筋膜对神经的卡压。阻滞 GON 的传统方法是在穿刺针穿透斜方肌后,将含或不含类固醇的局麻药注入神经周围的皮下组织。沿神经渗透的目的是阻断伤害性信息的传递。当卡压的位置很表浅时,这种治疗是有效的;但是卡压位置位于深处的枕下三角区时该治疗则无效。目前,其他治疗方法包括药物保守治疗、物理治疗、神经刺激器、C2 神经节切除术、C2~C3 神经根切断术/神经根减压术、射频消融和头下斜肌松解术[38,39]。上述治疗方法大部分均显示出良好的效果,但仅持续数周至数月。相比之下,实施手术如枕下区神经减压术等可长期有效。尽管与非手术治疗相比,手术已显示出更好的结果,但风险增加,发病率和死亡率更高。当前,有另一种方法来治疗枕下三角区内神经卡压引起的枕神经痛。Racz 于 1980 年提出了枕下区注射,在过去的 5 年中广泛应用。最近,Justiz 等对使用枕下区注射治疗的 29 例枕神经痛确诊患者进行了回顾性研究,这项研究随访了 58% 的患者,结果显示该治疗可使超过 50% 患者的头痛缓解达 6 个月。在一年的随访中,仍有 34.5% 的患者疼痛明显缓解[40]。Lauretti 等比较了传统方法阻滞以及枕下区 GON 阻滞技术治疗颈源性头痛的疗效[41],与枕下区 GON 阻滞方法后第 24 周相比,经典的 GON 阻滞术可持续 2 周的镇痛时间和使用较少的镇痛剂进行解救(P<0.01),经典 GON 阻滞术和枕下区 GON 阻滞术后第 2 周和第 24 周,患者生活质量均得到明显提高(P<0.05)。由于这是枕下三角内最常见的卡压部位之一,与这种微创治疗相关的并

发症很少,因此该治疗已在临床广泛使用。

(四) 解剖学

枕下三角区位于颈后部,在该区域中神经可在多个位置受到卡压。三角区由骨关节、韧带和纤维脂肪组织构成,以三块肌肉为界:头后大直肌、头下斜肌和头上斜肌。三角区内含枕下神经、GON、TON 和椎动脉。当这些神经进入和离开三角区时,弯曲前行且存在个体解剖学差异性[42]。这些神经特别是 GON 穿过包围三角区的肌肉时,有可能发生挤压。三角区内最常见的卡压部位是头下斜肌、三角区外则是斜方肌。

最初,GON 起源于枕下三角内,向下走形,并向后外侧走形出现在头下斜肌下缘,在该位置,GON 呈弧形绕过头下斜肌下缘,向内侧向上走形越过头直肌上方直至到达半棘肌头部。在这里,GON 从深部组织穿出至表浅部位而形成另一个弯曲,GON 神经向上走形在半棘肌的背侧和斜方肌深面之间,可穿过半棘肌或一直向上延伸,穿过斜方肌并向上直至抵达枕骨底部。

(五) 操作方法

嘱患者俯卧位,颈部略微弯曲。触诊颈上项线并确定枕骨隆突。在颈上项线上,枕骨隆突外 2~3 cm 处,用 1% 利多卡因麻醉皮肤。此后,将一根 22G,1.5~3.5 英寸锋利或钝的 Stealth(Epimed International,New York)针以垂直于皮肤的后前方向向 C1 后弓推进(图 82.9)。一旦将针头刺入组织

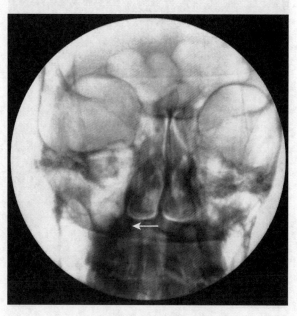

图 82.9 穿刺针前后透视图像,箭头表示针

2~3 cm后，即观察侧位图。在侧位下，由连续透视引导针头进一步向C1后弓推进。进针时，应注意当穿透每个肌肉筋膜层时会有2~3次的细微声响（图82.10）。一旦将针尖穿刺到C1的后弓处，就在侧位下注入造影剂。造影剂的扩散应限制在围绕枕下区的肌肉周围，且不能入血管（图82.11）。成功确认针头位置后，总共注射5~10 mL局麻药（0.2%罗哌卡因或0.25%布比卡因）和类固醇（20 mg甲泼尼龙或4 mg地塞米松）。该方法并发症较少，但手术后患者可能诉头晕。

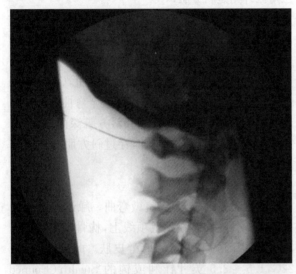

图82.10 侧位透视显示为针尖位于C1后弓水平的穿刺针

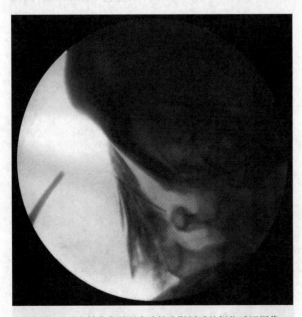

图82.11 注射非离子型水溶性造影剂后的侧位透视图像

七、超声引导下枕神经阻滞

（一）解剖学

第二颈神经的后支及其主要分支GON可在枕下三角区的头下斜肌和半棘肌之间被阻滞。从寰枢椎之间的脊髓发出第二颈神经，在寰枢关节后方颈2神经分出前支和后支，C2的后支在头下斜肌和头半棘肌之间向头侧方向走行，可在这里被阻滞。头下斜肌起源于C2棘突，止于寰椎横突，在此平面上容易辨认头下斜肌肌腹[43]，椎动脉位于头下斜肌外侧缘的深处。TON（C3的后支）仅支配C2~C3关节，在同一筋膜平面中从外侧向内侧走行[44]。在同一平面的外侧可找到第一颈神经和第三颈神经外侧支组成的交通支。

（二）操作方法

嘱患者取坐位，应用ASA标准监测，准备并消毒好颈上项线下方的区域，选用高频线阵探头。如果患者焦虑或心动过缓，则应确保静脉通路通畅并进行轻度镇静。在C2的棘突和C1的横突之间找到头下斜肌，半棘肌位于头下斜肌表面，椎动脉位于肌肉外侧的深面。在分开的两块肌肉的平面上找到GON，针尖朝向神经方向从内侧向外侧刺入，共注射1~3 mL的局麻药和类固醇。在此筋膜平面内注射局麻药可引起GON、LON和TON（C2~C3关节）支配区的镇痛。

（三）并发症

尽管这种注射最常见的并发症是血管迷走神经综合征，但在筋膜平面注射会可能导致局麻药入血，或由于肌肉内注射或局麻药广泛扩散到脑干而导致症状恶化。

八、舌咽神经阻滞

（一）解剖学

舌咽神经（glossopharyngeal nerve，GN）起源于延髓的颅部。它的根丝形成一个神经根，向外侧走行，直至到达颈静脉孔。当它离开颈静脉孔时，与迷走神经和副神经汇合，并在颈内静脉（internal jugular vein，IJV）和颈内动脉（internal carotid artery，ICA）之间穿行。它继续下行至ICA的前面，向茎突后内侧下行，紧邻迷走神经、副神经和IJV，出现在茎突尖端下方并延伸到其末端分支。GN是包含感觉、运动和自主神经的混合神经。它支配声带上方舌后三分之一、中耳、腭扁桃体、口腔和咽部的黏膜感觉。另外,它还支配颈动脉窦和颈动脉体。运动纤维支配茎突咽肌,其自主功能通过耳神经节与腮腺有关。GN 与迷走神经和副神经毗邻,在茎突中点分开。有报告称 GN 阵发性发作伴有心动过缓和心搏停止,这种现象是由迷走神经和 GN 之间的紧密连接造成的[45]。GN 毁损可以通过孤束核向迷走神经的背侧运动核发送传入冲动,从而导致反射性心动过缓或心搏停止[46]。虽然没有报道与副神经或舌下神经阻滞相关的不良事件,但发现了阻滞 GP 神经后出现的并发症。由于意外阻滞邻近的神经可能会导致咽部和斜方肌无力。

(二) 适应证

GN 的阻滞用于治疗舌咽神经痛(glossopharyn-geal neuralgia, GPN)。GPN 是一种罕见的面部疼痛综合征,其特征是舌咽神经(Ⅸ)和迷走神经(Ⅹ)的耳和咽分支的感觉区域出现阵发性剧烈疼痛。可以使用 LA 进行诊断性阻滞,以确定患者是否确实患有 GPN,也可增加类固醇进行治疗。该阻滞也可用于手术麻醉,或在清醒的气管插管或牙髓治疗中作为辅助手段来抑制咽反射。如果考虑采用神经毁损,则应在神经毁损之前使用该方法进行阻滞作为是否进行毁损的指标。

(三) 操作方法

1. 口外入路

操作前,做好监测和开放静脉通路。首先必须确定两个体表标志:下颌前角和乳突后突。患者仰卧位,头部转向健侧。确定位置后,在侧位下显示下颌骨和乳突的角度,标记后,在耳下方的将这两个点做一连线,茎突应位于这两点连线的中间。确认穿刺靶点后,以 1% 利多卡因进行表面麻醉,并垂直向茎突刺入 22G 1.5 英寸针头。大约在 3 cm 触到骨面,稍退针,越过茎突继续向前推进约 0.5 cm。在连续透视下注入 1 mL 造影剂。使用造影剂实时成像,避免误入血管,继续注入 2~3 mL LA(0.2% 的罗哌卡因)和类固醇(4 mg 地塞米松)。

2. 口内入路

既往手术或肿瘤导致解剖异常时,则可选取此方式。嘱患者仰卧位,张嘴,并使用压舌板或喉镜片将舌头向下内压。该神经位于扁桃体的下部,并通过腭舌皱襞进入。确定位置,使用局部麻醉喷雾剂并加入 1 mL 肾上腺素的生理盐水收缩血管。将

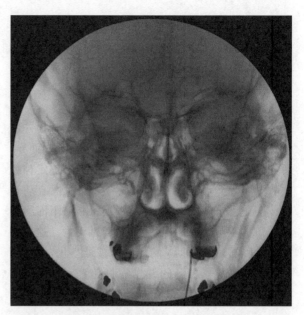

图 82.12 舌咽神经阻滞的前后荧光图像

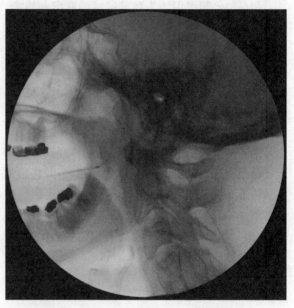

图 82.13 侧位透视显示舌咽神经阻滞针的位置

22G 或 25G 的针头稍向远端弯曲(25°)刺入腭舌皱襞,使其进入黏膜的深度不超过 0.5 cm。回抽,注射 2~3 mL LA(0.2% 罗哌卡因)和类固醇(4 mg 地塞米松)(图 82.12 和图 82.13)[47]。

(四) 并发症

该阻滞可能会导致多种并发症,因此在操作过程中需谨慎。阻滞的方法不同,并发症也不同。口外方法操作本来就比较困难,所以可能导致脑神经Ⅸ、Ⅹ、Ⅺ、Ⅻ阻滞或受损的并发症。

可能会意外穿刺血管,导致血管外伤和血肿形成。同样,将药物注入 ICA 或 IJV 血管内也可能导致癫痫发作,甚至导致心血管衰竭。口内入路可能会引起血管损伤和神经毒性,但概率远低于口外入路。

意外阻滞脑神经 X、XI 和 XII 也会引发其他并发症。如前所述,这些并发症会因阻滞方法不同而异。通过口外入路,可能会意外阻滞上述神经;迷走神经的阻滞可导致心动过缓、心搏停止、反射性心动过速、晕厥以及同侧声带麻痹导致发音困难;阻滞脑神经 XI 和 XII 可导致斜方肌和舌头暂时性无力。这些并发症可以通过控制 LA 的用量而被最小化,但难避免。大多数受累神经的并发症将随着 LA 代谢而消除。

九、颈丛阻滞

颈丛神经阻滞用于头颈部区域的麻醉和镇痛。颈丛由颈 1~4 神经前支构成,臂丛是由第 5~8 颈神经前支和第 1 胸神经前支构成。颈丛位于肩胛提肌、斜方肌上方,胸锁乳突肌下方,IJV 的深处。神经丛分为 2 个独立的分支,每个分支分为升支(颈浅神经丛)和降支(颈深神经丛)。除了第一个支,每一支均与相应的神经在相应的水平上形成环路。

第一颈支(枕下神经)主要是运动神经。即使缺乏皮神经支配,它也具有一定的感觉功能,并将感觉信号传递到枕下区域的深层肌肉。颈丛神经阻滞时通常阻滞不到 C1,因为 C1 位于颈区的后部和深处。第二、第三和第四颈神经分别离开它们各自的横突,位于椎动脉的前方和外侧。C2 和 C3 继续前行,在胸锁乳突肌后缘中点出现并向目的地走形。C2 沿着胸锁乳突肌向上移动至头皮的后部和侧部。发出支配耳后头皮、耳廓上,后、乳突和下颌角皮肤的枕小神经和耳大神经。C3 分成前支和降支,前支向前斜行,成为颈横神经,支配从下巴到胸骨的颈外侧皮肤。降支沿着胸锁乳突肌走形到颈阔肌和颈深筋膜下面的颈后三角,并连接第四颈神经。这些神经和锁骨上神经一起为上斜方肌、肩部和胸膜区提供皮肤神经支配(图 82.14)[48]。

颈深丛分支分为内侧支和外侧支。内侧支主要支配颈前肌和颈外侧肌,经第四颈神经发出膈神经为主要分支。外侧深支在 C1 和 C2 与迷走神经和舌下神经之间形成交通支。此外,颈深神经丛会发出多个肌肉分支,支配多个肌肉。这些分支分别支配头外侧直肌(C1)、前直肌(C1,C2)、长直肌(C1~C3)和颈长肌(C2~C4)。外侧支与副神经相连,并通过交通支支配斜方肌的深表面。肌肉分支分布于胸锁乳突肌(C2~C4)、斜方肌(C2,C3)、肩胛提肌(C3,C4)和中斜角肌(C3,C4)[48]。

适应证

颈丛神经阻滞是一种区域性操作,可用于颈部、上肩和后头皮的前外侧部位的手术麻醉,是全身麻醉的安全替代方案。它的潜在适应证很多,包括浅表颈部手术、甲状舌骨囊肿手术、甲状腺切除术、颈部淋巴结清扫术、颈淋巴结活检、颈动脉内膜切除术和其他头颈神经痛。颈丛的感觉和运动部分可以分别或一起被阻滞。颈深丛神经阻滞可同时阻滞产生运动和感觉部分,而颈浅丛神经阻滞则只阻滞颈丛的感觉部分[49]。

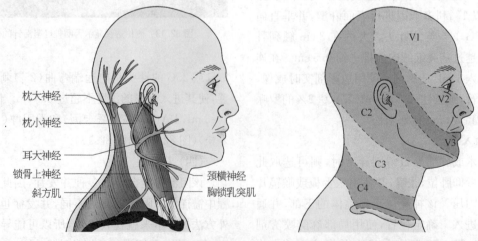

图 82.14 头部和颈部的周围皮肤(左)和皮节神经(右),包括颈浅神经丛的分支和枕大神经

颈浅丛阻滞可为头皮后外侧和耳廓的前后皮肤、颈部前外侧以及肩上区域提供麻醉和镇痛作用。颈浅丛神经阻滞可用于术后镇痛,减轻鼓室乳突区域手术引起的恶心和呕吐,以及用于简单的浅表手术的麻醉,如整形手术或颈部浅表组织的活检。此外,有时在颈动脉内膜切除术和甲状腺手术中也会用该方法阻滞。颈浅丛的分支包括枕小神经、耳大、颈横神经和锁骨上神经。为了阻滞深部的结构和运动部分,必须保证有效的颈深丛神经阻滞。颈深神经丛阻滞可为颈前外侧直至肩上区域的浅表和深层肌肉提供麻醉和镇痛作用。由于在发出运动和感觉分支之前将神经根麻醉,上述区域的运动和感觉成分都可被阻滞。此技术可用于手术麻醉、术后镇痛以及颈部、后部头皮和上肩区疼痛的诊断和治疗。进行颈深丛神经阻滞是为了在局部麻醉下进行如甲状腺切除术、气管切开术和撕裂损伤修复之类的手术,或者需要放松颈部肌肉的任何手术。最常见的适应证之一是清醒状态下的颈动脉内膜切除术,这有助于在术中发生任何神经系统损害时向外科医师和麻醉师提供即时反馈,从而使他们能够及时采取措施[50]。因为深支支配着膈肌,可用于治疗顽固性呃逆这种少见的适应证。

十、操作方法

(一)颈浅丛阻滞

该操作的重点是确定胸锁乳突肌。嘱患者仰卧位,头偏向健侧,找到胸锁乳突肌的后缘。确定两个重要的体表标志:乳突和 C6 的 Chassaignac 结节(前结节)。在胸锁乳突肌表面,从乳突到 Chassaignac 结节画一条线。或者,嘱患者抬头,识别胸锁乳突肌后缘,画出的线应覆盖在胸锁乳突肌后缘上方的颈浅神经丛路径上。针头进入的点应位于从乳突到 Chassaignac 结节连线的中点,这是浅神经丛分支穿出胸锁乳突肌后缘的位置。在胸锁乳突肌后缘中点,22G 或 25G 4~5 cm 的针头插入皮下 2~3 cm,注射 3~5 mL 局麻药。然后拔出针头,向上方乳突方向重新定位穿刺,以扇形方式注射 3~5 mL 局麻药。然后将针头朝下方 Chassaignac 结节方向重新定位穿刺,以扇状方式注射 3~5 mL 局麻药,该方法能充分阻滞颈浅丛的 4 个所有的主要分支。

(二)颈深丛阻滞

颈深丛神经阻滞与颈浅丛神经阻滞类似,不同之处在于颈深丛主要以 C2~C4 的横突为靶目标。患者仰卧位,头偏向健侧,确定两个体表标志:乳突和 C6 横突的颈动脉结节(图 82.14)。在胸锁乳突肌表面,从乳突到 C6 横突的颈动脉结节画一条线。确定胸锁乳突肌后,通过环状软骨来确定 C2、C3、C4 和 C6 的横突,从环状软骨的下缘到胸锁乳突肌划出一条线。这两条线成直角相交的点就是 C6 横突。接下来,触诊甲状腺软骨的上角,确定位置后与胸锁乳突肌画一条连线,两条线相交的点就是 C4 的横突。一旦确认了 C4 横突,就很容易识别 C2 和 C3 的横突。将 C4~C6 横突之间距离的一半作为每个横突之间的距离。一旦确定了每个横突的距离,就沿着从乳突到 C6 横突的颈动脉结节做一连线,从 C4 横突开始,朝乳突方向向上测量上述距离找到 C3 横突。从 C3 到乳突向上测量相同的距离后确定 C2 横突(图 82.15),横突距离通常相距约 2 cm。因为横突的位置可能不同,有人主张在乳突至 C6 横突的颈动脉结节之间连线后 1 cm 处画第二条线。

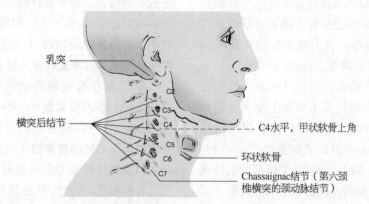

图 82.15　用于颈丛深部阻滞的骨性标志。(引自 Raj PP, Pai D, Rawal N: Techniques of regional anesthesia in adults. In: Raj PP, editor: Clinical Practice of Regional Anesthesia, New York: Churchill Livingstone, 1991, p 271.)

确定位置之后,消毒、铺巾。使用22G的1.5英寸针头,垂直进入皮肤来定位横突。针头始终朝着内侧及尾侧,避免意外进入椎动脉、硬膜外、硬膜下或脊髓。缓慢进针直到接触横突,通常为1.5~2.5 cm。横突的深度将随患者的个体差异而不一样。一般而言,往下进针时,其他横突将更明显。因为脊神经位于横突的正前面,如穿刺过程中出现异感,则将针稍向后移动。碰到骨面时,将针拔出1 cm,回抽后无血,缓慢注入3~5 mL局麻药,并在其他两个横突重复整个过程。该操作存在可能无法碰触横突的问题,如针没有接触到横突骨面时,应拔出针头并向尾端向下重新定位,约15°进针,直到碰到横突为止,如仍没法触到骨面,则应撤回针头并重新进行体表定位。切勿将针偏向头侧或深于3 cm,否则可能会损伤颈髓。

(三) LA 的选择

局麻药有多种选择,具体取决于手术时间和所需的阻滞时间。对于时间较短的阻滞,可首选2%利多卡因和甲哌卡因,因为它们可以达到4小时的阻滞效果。对于更长的手术,可使用罗哌卡因或布比卡因,这可能会将阻滞时间延长至8小时。在术中使用较高浓度的局麻药不需要外科医师再进行表麻补充。Umbrain等的研究表明,与0.5%或0.375%的浓度相比,浓度为0.75%的罗哌卡因持续时间更长[51]。起效时间会因所使用的局麻药不同而不同。利多卡因的起效时间比甲哌卡因、罗哌卡因或布比卡因快[52]。此外,颈部是血管丰富的区域,在这里进行阻滞时必须考虑LA的毒性。单独实施颈浅丛阻滞或颈深丛神经阻滞或两种方法联合阻滞时局麻药的总量不同。通常认为总量为0.4~0.5 mL/(kg·d)(最多30 mL)足以进行浅表或深部阻滞或二者结合的阻滞[53]。此外,在局部使用肾上腺素可降低毒性和减少麻醉药物的吸收。肾上腺素将使布比卡因和利多卡因的全身吸收降低20%以上[54]。与局麻药一起使用的另一种辅助药物是可乐定。可乐定与利多卡因一起使用的效果不如肾上腺素。添加5 mg/mL的可乐定不会改变起效时间或阻滞持续时间,并可能导致利多卡因的潜在毒性[55]。然而,已证明可乐定与罗哌卡因合用可减少择期颈动脉内膜切除术患者的起效时间并改善手术麻醉效果[56]。

(四) 并发症

进行颈丛神经阻滞时会出现多种并发症。但仔细操作及熟练掌握颈椎解剖学,可将并发症降到最低。如果出现并发症,则可通过适当的护理和对可能发生的意外进行及时正确的处理而将并发症的影响降到最低。与介入治疗一样,该操作存在感染的风险,严格执行无菌操作可避免该并发症的发生。当进行颈丛神经阻滞时,可能出现血肿。为了降低血肿的发生,如果初次穿刺失败,则应尽量减少穿刺的次数。如果出现了血肿,则应在该部位持续压迫5分钟,并评估气道是否可能因血肿扩大而受压。如果气道受压,则需要进行紧急气道处理或外科会诊。

颈深丛神经阻滞常会发生暂时性膈肌轻瘫,这种阻滞方法不能避免膈神经的阻滞,因此,此阻滞绝对不能双侧同时进行。在实施该阻滞时,患者的选择至关重要,患有慢性呼吸道疾病的患者可能不适合作为候选者,因为他们会出现膈肌偏瘫和呼吸困难。颈浅丛神经阻滞不会引起膈神经的阻滞。任何操作都需要考虑局麻药的毒性,颈部区域血管丰富,因此颈丛神经阻滞时需尤为注意。局麻药入血可发生在静脉或动脉中,椎动脉通常位于横突尖端下方0.5 cm处,由于椎动脉或颈动脉紧邻阻滞部位,都有可能会被刺穿。局麻药入血可导致CNS或心脏毒性作用。CNS的毒性反应有个体差异,但最常见的包括口周麻木、镇静、耳鸣甚至癫痫。如血液中局麻药水平较高,可能会导致心脏毒性反应。可通过注射局麻药前小心和频繁回抽,以及在手术过程中不断与患者沟通早期发现神经系统毒性反应来降低此风险。

神经损伤是另一种可能发生的并发症,在手术时如果小心穿刺是可以完全避免的。避免进行多次反复穿刺,两次穿刺失败后,再次进行穿刺前需重新定位解剖标志。如果患者抱怨注射剧烈疼痛或注射药物时阻力很强,也不要注射局麻药,这可能表明针已插入神经或神经鞘内,在这种情况下注射局麻药可能会导致神经缺血和永久性损伤。

最后,高位脊髓麻醉是该手术的潜在并发症。避免将针头插入得太深,因为可能会注入颈髓或椎管内。如前所述,避免在阻力很高时注射局麻药。在神经周围的硬脑膜套内注入局麻药可能导致一些药物回流到硬膜外腔甚至蛛网膜下腔,从而导致较高的脊髓阻滞,表现为低血压和意识丧失。治疗主要是控制气道和心血管支持治疗,直到局麻药从中枢神经系统代谢。

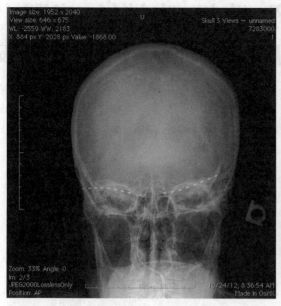

图 82.16 两个经皮八接触枕神经刺激器导联前后位视图

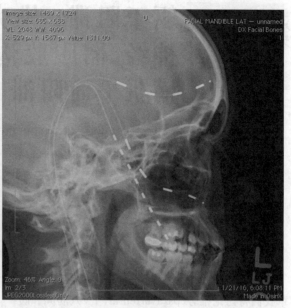

图 82.17 经皮周围神经刺激器导联三叉神经的三个分支疼痛的侧视图

（五）神经调控

疼痛医师在临床中会遇到通过药物管理和神经阻滞手术治疗后，疼痛仍未得到很好治疗的患者，但很少见。幸运的是，在最近几年中，枕神经的刺激和周围神经刺激已经得到了成功的应用。经皮导联，将其放置在周围神经的位置（图 82.16），使疼痛区域产生感觉异常并期望产生镇痛效应。2015 年，Sweet 等发表的系统回顾中提出将枕神经刺激术作为难治性枕神经痛的Ⅲ级（推荐）治疗方法[57]。这种推荐强度基于一系列病例的证据、与历史对照的比较研究、病例报告、专家意见以及有缺陷的 RCT。枕神经刺激也已成功用于治疗难治性偏头痛和丛集性头痛，以及 Chiari 畸形导致的难治性头痛[58-60]。刺激三叉神经周围分支已用于治疗疱疹后三叉神经痛、创伤后三叉神经痛、神经性疼痛和特发性面部疼痛（图 82.17）[61]。电极移位移是最常见的并发症。第 74 章对周围神经刺激进行了更详细的讨论。

十一、总结

当非侵入性治疗不再有效时，可以将微创阻滞方法纳入头颈部疼痛的治疗。了解相关的解剖结构是关键，它将增加阻滞的成功率并减少潜在的的并发症。对于大多数难治性病例，应考虑神经调节。

◆ 要 点 ◆

● 可以盲法或在透视的引导下阻滞三叉神经的分支，也可在超声引导下阻滞三叉神经。

● 鼻内或通过透视引导的颧下方法阻滞蝶腭神经节。

● 枕神经可以在枕大隆突外侧进行盲法阻滞。借助超声，可在颈背部的头下斜肌区域进行阻滞。

● 舌咽神经紧邻迷走神经和副神经，阻滞该神经的口外入路法可能会发生更多的并发症。

● 颈深丛神经阻滞会导致运动和感觉障碍，而颈浅丛神经阻滞仅导致感觉障碍。

参考文献

请于 ExpertConsult.com 在线访问参考文献。

第 83 章　躯干阻滞：椎旁、肋间、胸神经、肩胛上神经、髂腹股沟神经、髂腹下神经和腹横肌平面阻滞

Rohit Rahangdale, MD；Luminita Tureanu, MD；Honorio T. Benzon, MD

翻译：李　君　审校：宋　莉

躯干阻滞常用于围术期镇痛和慢性疼痛管理。本章我们将讨论椎旁（paravertebral，PV）、肋间和腹横肌平面（transversusabdominis plane，TAP）阻滞。不再提及胸膜间阻滞，因为现在很少使用这种阻滞。胸神经阻滞用于围术期镇痛和慢性疼痛治疗有效，将在本章讨论。因为肩胛上神经、髂腹股沟神经和髂腹下神经阻滞用于缓解躯干疼痛，也将在本章讨论。在我们的讨论中，将很少提及阻滞的有效性，尤其是围术期的有效性，而是聚焦于阻滞的操作方法。

一、椎旁阻滞

近年来躯干神经阻滞，尤其是超声引导下的神经阻滞等区域麻醉技术有所复苏，再次引起了人们的重视。和硬膜外麻醉相比，PV 阻滞在开胸手术患者应用时两者的效果无明显差异，疼痛评分在术后24 小时和48 小时，都是 4～8 分。同时阿片类药物的使用总量无明显差异。但椎旁阻滞的肺部并发症、低血压、尿潴留、恶心和呕吐等不良反应少，椎旁阻滞的失败率和并发症的发生率更低[1]。

（一）解剖

PV 间隙是脊柱两侧的楔形腔隙，包含交感神经链、脊神经的背支和腹支（肋间神经）、白交通支，以及脂肪组织和肋间血管（图 83.1）。PV 的内侧缘构成了椎旁楔形间隙的底部，旁边是椎间盘和椎间孔，并通过椎间孔与硬膜外腔相通。PV 间隙的后壁是肋横突上韧带，其向外延伸成为肋间内肌的腱膜。肋间内膜分布于肋骨之间，肋横突上韧带从上位横突下缘到下位肋骨结节上缘。楔形间隙逐渐向外横向延伸，和肋间隙形成连续的空间。楔形间隙的前

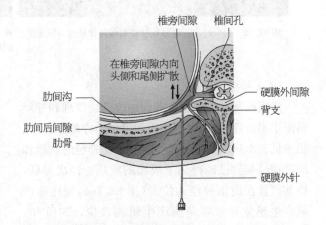

图 83.1　椎旁间隙与周围间隙毗邻。箭头指出局麻药向肋间、硬膜外及上方和下方的椎旁间隙扩散。（引自 Chan VW, Ferrante FM：Continuous thoracic paravertebral block. In Ferrante FM, Vade Boncoeur TR, editors：Postoperative pain management, New York：Churchill Livingstone, 1993, p 408.）

部和外侧是壁层胸膜。在椎旁间隙内的脊髓神经本身没有筋膜鞘，容易被局麻药阻滞。然而，在椎旁间隙内有胸内筋膜，是包裹在胸腔内的深筋膜，可以影响注射溶液的分布[2]。

（二）技术操作

1. 传统技术

传统技术认为阻力消失即到达椎旁间隙。用较细的 Tuohy 针在棘突上缘旁开 2.5 cm 垂直穿刺，持续进针直到触及横突。退针至皮肤，向足侧或头侧偏移 15°再次进针，穿刺至肋横突上韧带，感觉阻力消失时即到达。为了避免穿刺进胸腔，穿刺针深度只可超过横突深度 1 cm（不要超过 1.5 cm）。最好避免进针时朝向内侧，以尽量减少将麻醉药物注射到

硬膜套。当然也应避免向外倾斜针，因为 PV 间隙外侧更窄，会增加刺进胸腔的风险。

2. 超声引导技术

在胸椎旁阻滞时使用超声引导可以辅助确定进针部位、横突和胸膜的深度以及针尖位置。可以使用高频线阵探头，在某些情况下，使用凸阵探头更容易穿刺进入椎旁间隙。下面描述了几种主要的超声引导入路。

一种方法主要利用超声确定横突。在超声引导下一旦确认横突位置，则使用传统的阻力消失法。为看到横突，中线旁开 2.5 cm 长轴、旁矢状位放置超声探头。一般情况下，向外侧倾斜 5～10° 最容易看到横突，横突显示为凹型高回声结构，宽约 1 cm，下方为无回声区域，这通常被称为"指纹征"。TP 深部约 1 cm 处均可看到壁层胸膜，图像为明显的高回声线（图 83.2）。到 TP 的深度不定，取决于阻滞节段和患者体型。T3～T5 横突最表浅，通常距离为 1.5～2.5 cm，而头侧及尾侧更深。已证明，超声成像显示到横突和到椎旁间隙的距离具有良好的相关性[3,4]，通常由于超声探头对皮肤的压迫，会低估距离 0.3～0.7 mm。初次穿刺横突应该用 22 号针头给予局麻药。通常用大量局麻药液浸润以尽量减少椎旁肌肉的不适反应，有助于针尖的定位。一旦探针接触横突后，记录深度，换 Tuohy 针或钝斜面针。使用带有厘米刻度的针和测量气压的封闭注射器系统有助于尽量减少胸腔穿刺的风险。利用超声平面外进针法与传统技术相似，触及横突后调整方向，向尾侧越过横突再进针 1 cm（最多不超过 1.5 cm）。用生理盐水测试阻力消失后注射局麻药，助手在推药时间断回吸，同时保持超声图像持续可见。须注意阻力消失不总是出现，可能很轻微。超声观察到壁层胸膜向下压被视为局麻药位置正确。如果使用 Tuohy 针，保持针尖朝向外侧或头侧可以放置导管。操作者在置入导管时能感觉到轻微的阻力，如果没有遇到阻力，针尖可能在胸腔内。

另一种方法较之第一种方法略有改变，使用平面内或平面外技术进入椎旁间隙[5]。探头放置的位置同前，长轴旁矢状位，直接穿刺进入椎旁间隙，无须先穿刺横突。如果采用这种方法，准确看到针尖非常重要。如果很难看到针尖，可以逐步注入局麻药或盐水，通过水分离法跟踪针尖的轨迹。此外，当穿过肋横突后韧带时会感到"噗"，即阻力消失。

还有另一种方法，首先采用类似的长轴旁矢状位看到横突，然后旋转、倾斜探头，以便获得肋横突后韧带和楔形椎旁间隙的最佳图像。使用平面内技术小心进针[6,7]（图 83.3）。

Krediet 等在一篇配有高质量图片的优秀综述中，讨论了椎旁阻滞的不同方法[8]。横轴或旁矢状位放置超声探头，平面内或平面外进针。"外侧进针"目标为接近横突尖端或肋骨之间，而"内侧进针"

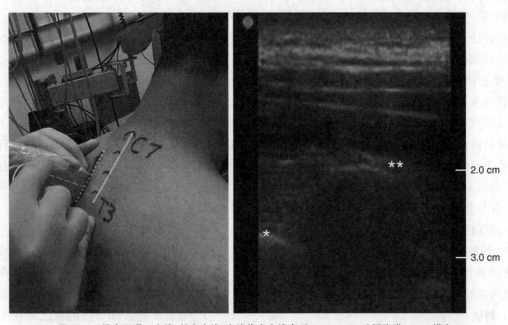

图 83.2 椎旁阻滞。实线，棘突中线；虚线代表中线旁开 2.5 cm；*，壁层胸膜；**，横突

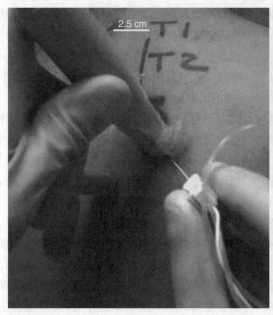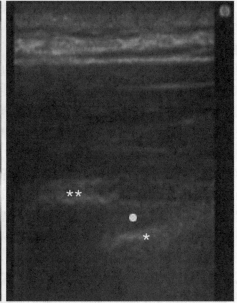

图83.3 椎旁阻滞。＊,壁层胸膜;＊＊,横突;点,椎旁间隙

在肋横突关节内侧操作。所有方法的解剖标志都一样:横突、肋骨和胸膜。对于初学者,作者建议将探头放置在中线旁开2 cm的旁矢状位。由于相邻横突的距离近,平面内技术进针角度需更陡峭。因此,有时可能需要使用平面外技术。对于有经验的操作者,横轴平面内技术是一种选择。使用平面内技术,由外向内进针,针尖穿过肋间内膜。典型的最终注射部位在肋间间隙和椎旁间隙的连接处,相应横突尖的前外侧。这种入路针显像好,因为比旁矢状位入路更靠外,因此更浅表。但是,如果这种入路进针点更靠内的话,该处椎旁间隙更大,有硬膜外或鞘内扩散的相应风险,操作者必须考虑到这点。

椎旁间隙内的胸内筋膜可以影响注入溶液的扩散,因此有些学者认为可使用神经刺激辅助阻力消失技术。神经刺激可使椎旁间隙内的LA位置更为精确,也就是说,可让LA进入胸内筋膜的前部[9,10]。此外,在椎旁间隙前部注入药物,可使药物在脊椎旁的"沟槽"内向头尾侧更好地分布,不必在多节段注射药物。在使用超声引导之前一直未研究这项技术。相反,其他专家认为在椎旁间隙内调整针的穿刺方向可能会增加血管内给药以及气胸的发生率[11],多节段椎旁间隙注射可实现真正的LA定量注射,可以使椎旁间隙腔内注射的药液分布得更好[12]。

(三)剂量

预计单次注射15 mL药物可提供胸段超过3～

4.6个皮区的镇痛作用[12]。药物最初在注射平面扩散,沿着肋间神经分布,并逐渐在椎旁间隙内的"沟槽"里扩散,覆盖上方一个皮节,下方两个皮节。大多数研究显示注射液易于向尾侧扩散[12],单次注射通常能产生6～12小时的镇痛作用。如果放置导管,可输注0.2%～0.5%罗哌卡因,4～8 mL/h,血药浓度与放置硬膜外导管相似。

(四)并发症

预计气胸的发生率最高为0.5%,但大多数患者没有明显的临床症状,可进行保守治疗。与常见观点相反的是,壁层胸膜被穿破不会导致空气进入胸腔,除非脏层胸膜也同时被刺破,空气才会进入胸腔形成气胸。大多数患者会突然出现刺激性咳嗽或感觉胸部锐痛。如果壁层胸膜被刺破,则变成胸膜内阻滞。须谨记穿刺时阻力消失并不是进入椎旁间隙的恒定标志,对于这些患者使用超声进行定位具有特殊的价值。另外值得注意的是,既往有开胸病史的患者,其椎旁间隙可能有粘连,放置导管可能有困难[9]。

椎旁间隙阻滞危及生命的并发症发生于以负荷量给药时,药物可偶然注入鞘内、硬膜外腔或进入血管。很多作者争论,单次剂量给药后药物在鞘内或血管内扩散,这是造成并发症的最大风险,而不是气胸[13]。尽管证实绝大部分注射液已留在了椎旁间隙和肋间隙,仍有大约70%的患者出现单侧硬膜外扩散[14,15]。可以通过同侧硬膜外腔或椎前间隙扩散造成双侧硬膜外扩散，常与负荷量给药或进针时角度偏内有关。有报道误穿刺患者血管的发生率最高为3.8%[14]。因此，建议通过导管给药或多个注射点给药。椎旁间隙阻滞是否应用于抗凝患者仍存在争议，应尽可能避免，因为该空间与硬膜外腔直接相通，且不可压迫止血。

二、肋间神经阻滞

对于脊柱畸形、创伤或有脊柱手术史的患者，硬膜外或椎旁解剖已改变，这时使用肋间神经阻滞有助于胸壁镇痛。

（一）解剖

肋间神经离开椎旁间隙进入肋间隙，位于肋间最内肌和胸膜之间。椎旁肌肉外侧可触及突出的肋角，作为肋间神经阻滞时的主要标志。在肋角处，肋间神经位于肋间最内肌和肋间内肌之间。另外，在此位置肋骨的厚度约8mm，肋沟最宽[15]。普遍认为肋间神经位于肋骨下缘肋间动静脉的下方。然而，尸检研究发现，处于典型肋下位置的肋间神经只有17%[16]，最常见分布于肋间隙中线（73%），某些尸体分布于肋骨上沿（10%）。肋间神经是胸神经T1～T11的主要分支。大多数T1神经纤维和C8共同形成臂丛下干。从T2和T3发出的神经纤维形成肋间臂神经，和臂丛神经的颈支一起支配胸壁上部。肋间神经T4～T11支配从乳头水平至脐下的胸腹壁。T12神经其实是肋下神经，有分支至髂腹下神经和髂腹股沟神经[17]。

（二）操作技术

患者理想体位是俯卧位，腹下垫枕，双上肢垂床两侧，最大限度地拉开肩胛骨，暴露上部肋骨。这样可从两侧进行阻滞，后入路进入肋骨角，以提高该穿刺的安全性和成功率。对于肋骨骨折，单侧开胸手术以及放置胸腔引流管等操作时，侧卧位也是比较令人满意的。仰卧位也可用于腋中线水平两侧的阻滞，但是该处肋骨和肋间隙较窄。

经典技术：定位肋角（大约中线旁开8cm处），使用22号短斜面针穿刺接触肋骨后再向下，到达肋缘下方再进针3mm，可在其他需要阻滞的肋间隙重复注射。最近，有学者推荐超声引导下穿刺[18,19]。超声成像有助于识别棘突旁开8cm处肋间内肌和肋间最内肌之间的间隙，注射D5W或生理盐水有助

于明确筋膜内针尖的位置以及其前方胸膜的下压。Ben-Ari等报告的病例中，如上文所描述的方法确定肋间隙，随后置入19号针和金属线强化导管[18]，将导管再推进7cm进入椎旁间隙，可获得5个皮节的镇痛作用。

（三）剂量和并发症

单次肋间神经阻滞预期仅能提供6～8小时的镇痛作用。在神经周围置管可以提供更持久的镇痛作用，如上所述导管还能够进入椎旁间隙。注射到硬膜套中引起全脊麻是一种罕见但危险的并发症[20]。肋间隙血运丰富快速吸收负荷量，局麻药中毒与之有关。此外，气胸、肝包膜下血肿是潜在的并发症。超声引导下操作能更好地控制针尖并尽可能减少这些并发症的发生。

三、胸神经阻滞

胸神经阻滞，也称为Pecs阻滞，适用于围术期镇痛和乳腺术后慢性疼痛治疗，最早由Blanco等报道。由PecsⅠ和PecsⅡ阻滞组成[21,22]。Ⅰ型阻滞适用于乳腺扩大切除术和假体置入术，这时主要影响胸小肌；Ⅱ型阻滞适用于乳腺切除术和腋窝清扫术，胸长神经和胸背神经受影响[23]。另一种阻滞，前锯肌平面阻滞，主要阻滞胸部肋间神经，提供胸部外侧镇痛[24]。

（一）解剖

胸大肌向上附着于锁骨下部，向外附着于肱骨近端，向内附着于胸骨内侧，向下至第7肋。胸小肌附着于肩胛骨喙突上外侧，第3、4、5肋内下方。胸大肌神经支配来自C5～T1。臂丛的分支胸外侧神经和胸内侧神经，支配胸大肌。它们从臂丛分出后在胸大肌和胸小肌之间走行[25]。

（二）操作技术

最早的PecsⅠ型阻滞将针置入胸大肌和胸小肌之间的筋膜平面（图83.4）。超声探头放置于锁骨下，与锁骨下神经阻滞相似。可看到胸肩峰动脉的胸肌支。胸外侧神经总是与该动脉伴行，在该区域给予10mL LA（如0.25%布比卡因）[21]。在该技术基础上的变化包括将超声探头沿横轴放置于锁骨外三分之一下方（图83.5A）[26]。在原始技术中，须辨认胸大肌、胸小肌、胸肩峰动脉和头静脉。由内向外平面内进针，直到针尖到达胸肌间平面内。这一技术的优点包括降低血管和胸膜穿刺的风险，更容易

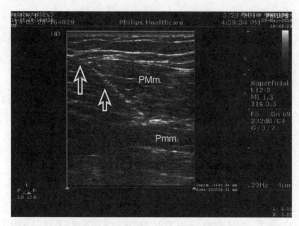

图 83.4 PecsⅠ型阻滞显示针尖位于胸大肌和胸小肌之间的筋膜平面。PMm,胸大肌;Pmm,胸小肌。(Reprinted with permission from Bashandy GM, Abbas DN: Pectoral nerves Ⅰ and Ⅱ blocks in multimodal analgesia for breast cancer surgery. A randomized clinical trial. Reg Anesth Pain Med. 40: 68-74,2015.)

辨认胸小肌的外侧缘。

PecsⅡ型阻滞用于阻滞肋间臂神经、第 3、4、5 肋间神经和胸长神经。操作中,超声探头放置位置与 PecsⅠ型相似。探头向腋窝移动直到看见第 2、3、4 肋骨上方的前锯肌。将针置入胸小肌和前锯肌之间的筋膜平面,注射 20 mL 局麻药(见图 83.5B)。前锯肌平面阻滞时,超声探头矢状位放置于锁骨中区,在第 5 肋腋中线,平面内置入 22 号 50 mm 穿刺

针,针尖到达更浅表的背阔肌和前锯肌之间的平面。在两个肌肉之间、前锯肌深部、肋间外肌浅处总共注射 20~25 mL LA[24]。

(三) 临床应用

PecsⅠ型阻滞对乳腺扩大切除术后或肌肉下方置入乳腺组织扩张物后的疼痛有效[25]。在改良乳腺根治术后,PecsⅠ型和 PecsⅡ型阻滞与椎旁阻滞相比,疼痛评分更低,术后吗啡使用量更少[23]。单侧改良乳腺根治术后,PecsⅠ型和 PecsⅡ型阻滞也有效。与对照组相比,Pecs 阻滞可减少术中芬太尼用量、降低疼痛评分术后吗啡使用量、降低术后恶心呕吐发生率、缩短麻醉后恢复室停留时间和住院时间[27]。目前正在进行 PecsⅠ型和 PecsⅡ型阻滞及前锯肌阻滞用于乳腺手术的进一步研究。尽管还缺少确定证据,这些阻滞改变了乳腺手术患者围术期发病率。

四、肩胛上神经阻滞

肩胛上神经阻滞(suprascapular nerve block,SSNB)用于缓解滑囊炎、关节囊撕裂、肩周炎、肩关节炎引起的急慢性疼痛。据近期报道,SSNB 对于继发于恶性肿瘤的顽固性肩痛也有效[28]。在一组研究中,34 例冻结肩患者接受了一系列为期 3 周,每

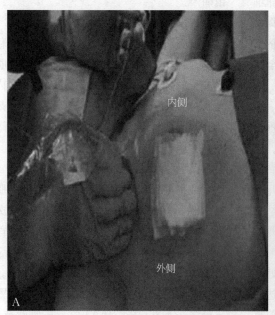
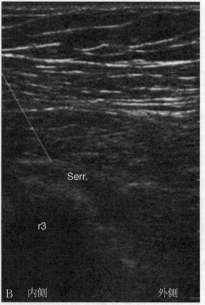

图 83.5 PecsⅠ型阻滞。(A)图片显示超声探头位置。(B)图片显示针尖在胸小肌下方,前锯肌上方。R3,第 3 肋;Serr,前锯肌(Reprinted with permission from Bashandy GM, Abbas DN: Pectoral nerves Ⅰ and Ⅱ blocks in multimodal analgesia for breast cancer surgery. A randomized clinical trial. Reg Anesth Pain Med. 40: 68-74,2015.)

周一次的 SSNB 治疗,使用 10 mL 0.5%布比卡因或生理盐水,每周进行肩胛上神经阻滞。1 个月后,治疗组 McGill 疼痛问卷多维度的疼痛评估得分下降 64%,安慰剂组下降 13%[28]。在另外一项 RCT 中,由于肩关节炎致慢性肩痛的 83 例患者,总共 108 个受累肩接受了单次的 SSNB,治疗组使用 10 mL 0.5%布比卡因＋40 mg 醋酸甲泼尼龙,对照组使用生理盐水。在第 1、4 和 12 周,治疗组与对照组相比,所有患者的 VAS 疼痛评分、肩部疼痛障碍指数、SF-36 和部分患者的肩部运动范围评分改善[29]。结合物理治疗,SSNB 增加患侧肩部的活动范围。在一项前瞻性 RCT 中,给予粘连性滑囊炎的患者超声引导下肩胛上神经脉冲射频术,治疗组疼痛、障碍评分和活动度明显改善[30]。

在一项前瞻性随机双盲研究中,进行肩关节镜检查时,与肌间沟神经阻滞相比,SSNB 是一个合适的替代治疗[31]。在各种关节镜手术前用 SSNB 做超前镇痛,在术后 1～3 天有明显受益[32]。近期 SSNB 与腋神经阻滞结合用于肩部手术麻醉与镇痛,包括全肩关节成形术[33,34]。

（一）解剖

肩胛上神经起源于臂丛神经(C4～C6)上干,从颈后三角穿过,向深部行走至斜方肌。该神经横跨肩胛上切迹并向深部进入冈上肌和冈下肌,支配这两个肌肉和大约 70%的肩关节。感觉神经部分支配肩关节及关节囊的后部和后上部,以及肩锁关节。

（二）操作技术

患者取坐位,最好手臂交叉放置于腹部。从肩峰尖端到肩胛骨内缘沿肩胛冈划一道线。在这条线的中点做垂线平行于脊柱,作外上象限的平分线。穿刺针进针点距离角的顶点 2.5 cm。选择 3 英寸(7.5 cm)22 号针垂直于皮肤进针。进针 5～6.5 cm 时针尖接触骨质(肩胛上切迹周围的区域),稍退穿刺针,根据情况重新调整针头方向,直到它滑入切迹。最多可注射 10 mL 局麻药。阻滞后无皮肤区域的镇痛效果。肩部外旋转无力可证实阻滞成功[35]。气胸的发生率小于 1%。

还有一个改良的外侧入路法[36]。锁骨外端、肩峰和肩胛冈形成的角内进针,向内后下方进针。整个冈上窝内给予 5～10 mL 局麻药[36]。操作时有各种引导方法,包括 X 线、X 线＋神经刺激、CT 引导和实时超声引导技术。超声技术较便宜,容易获得,而且可避免医务人员和患者的辐射暴露。

（三）超声引导技术

患者取坐位,把高频超声探头横向放置在肩胛冈上方,扫描冈上窝和上方的冈上肌。轻微向外侧移动探头可见肩胛上切迹。SSN 是肩胛上横韧带下方的高回声结构(图 83.6)[37]。高频超声也可用于评估肩胛上切迹。采用彩色多普勒检查时,在 96%和 86%的志愿者中分别可观察到肩胛上韧带和动静脉复合体[38]。

Siegenthaler 等介绍了一种新的超声引导方法。在锁骨上区域,肩胛舌骨肌下方可见 SSN。注意在这个位置 SSN 接近臂丛和胸膜[39]。

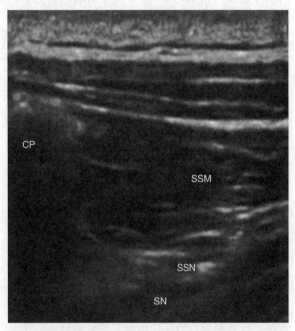

图 83.6 肩胛上神经超声成像。CP:喙突;SN:肩胛上切迹;SSM:冈上肌;SSN:肩胛上神经

五、髂腹股沟神经和髂腹下神经阻滞

髂腹股沟神经和髂腹下神经阻滞可用于下腹部手术或疝修补术后耻骨上和腹股沟慢性疼痛的诊断和治疗,可以和生殖股神经联合阻滞。这些神经阻滞还可以应用于神经痛和神经嵌压综合征患者的管理。髂腹下神经和髂腹股沟神经阻滞也是腹股沟区局部麻醉的重要组成部分,通常用于腹股沟疝修补术。近期 Baerentzen 等一项 60 例男性患者的随机对照双盲研究显示超声引导神经阻滞用于术后镇痛,可降低在麻醉恢复室(postanesthesia care unit,

PACU)的静息和运动疼痛评分[40]。使用 0.5% 布比卡因做双侧髂腹股沟神经阻滞可降低全麻剖宫产术后 24 小时镇痛药的需求量和疼痛评分[41]。近期一项随机双盲安慰剂对照试验还表明,剖宫产术后患者使用多节段双侧髂腹股沟和髂腹下神经阻滞能够降低吗啡的用量,但是不能降低阿片类药物相关的不良反应[42]。这些阻滞没有内脏镇痛作用。

(一) 解剖

髂腹下神经(T12~L1)和髂腹股沟神经(L1)从腰大肌外侧缘穿出,绕行于腹壁,穿过腹横肌和腹内斜肌,支配下腹部及腹股沟区。髂腹下神经前皮支紧贴髂前上棘(anterior superior iliac spine, ASIS)内侧穿过腹内斜肌内侧,位于腹外斜肌的旁边。然后,它穿过腹股沟浅环上方的腹外斜肌支配耻骨上区域。髂腹股沟神经位于较深的两层肌肉之间,它穿过腹股沟管,支配大腿上内侧和腹股沟上区域。在 ASIS 内侧对这两支神经进行有效阻滞应在多个深度、多个筋膜平面内进行。生殖股神经(L1~L2)穿过腰大肌并沿其前面走行,在腹股沟韧带上方分成生殖支和股支。生殖支与精索伴行,支配髂腹股沟神经支配区下方的生殖器。

(二) 操作技术

患者仰卧位,膝下垫枕。主要解剖标志是 ASIS,通过触诊可定位。注射部位约距离 ASIS 头侧 2 英寸,内侧 2 英寸。选用 25 号 1.5 英寸的针,垂直于皮肤穿刺,注意有两次落空感,穿透每层筋膜时均会产生。在每个深度浸润注射约 10 mL 局麻药,形成扇形区域。可能需要在腹股沟手术区域补充做切口浸润和(或)区域阻滞。生殖股神经的生殖支阻滞可给予 5~10 mL 局麻药,选用 25 号 1.5 英寸的穿刺针紧贴耻骨结节外缘和腹股沟韧带下方进针。在出腹股沟管处行精索周围浸润注射,也是一种有效的技术[43]。

利用解剖标志确定阻滞区域可能会导致不同的结果,更不用提对于瘦弱的患者尤其儿童,可能有内脏穿孔的风险[44]。

超声引导下的神经阻滞可以精确定位神经和周围解剖结构,使药物扩散可视化,看到腹膜、肠管和血管结构,提高操作的安全性。Schmutz 等提示即使在超声引导下使用小容量药物也不能选择性阻滞这些神经[45]。超声引导操作的方法已用于儿童[46]和成人[47]。Eichen-Berger 等在一项尸体研究中发现,如果以 ASIS 头侧 5 cm 和深部 5 cm 为靶点进行模拟阻滞穿刺,成功率可达 95%[48]。超声引导下的 LA 阻滞最佳用量为 0.075 mL/kg[49]。最近有报道发现采用超声引导行连续多次髂腹股沟神经阻滞可治疗青年人的慢性腹股沟神经痛[50]。但是在一项 2012 例患者的随机双盲安慰剂对照研究中,Bichoff 等发现在超声引导下阻滞这些神经对于疝修补术后慢性疼痛的诊断与治疗并无差异[51]。

(三) 超声引导技术

患者取仰卧位,高频超声探头放置于 ASIS 内上方、ASIS 和肚脐之间的连线上。通常在腹内斜肌和腹横肌之间可看到神经。平面内技术是髂腹股沟神经和髂腹下神经的最佳入路,水分离技术有助于更好地显示狭窄的筋膜平面。利用彩色多普勒可识别筋膜平面里的小血管,包括旋髂深动脉,也可识别腹横肌深处的壁层腹膜和肠道(图 83.7)。

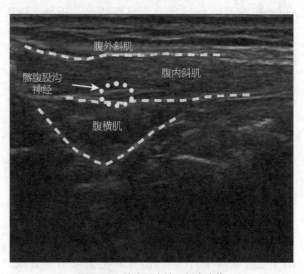

图 83.7 髂腹股沟神经超声成像

(四) 并发症

这类阻滞有一些并发症,包括瘀斑、血肿、内脏穿孔、LA 中毒和感染,也可能意外阻滞股外侧皮神经,部分阻滞股神经。

六、腹横肌平面阻滞

(一) 解剖

TAP 阻滞最早由 McDonnell 在 2007 年提出,利用解剖标志经 Petit 三角到达平面[52]。Petit 三角以背阔肌为后界,腹外斜肌为前界,ASIS 为底部。前

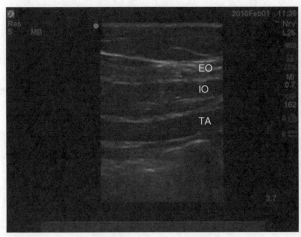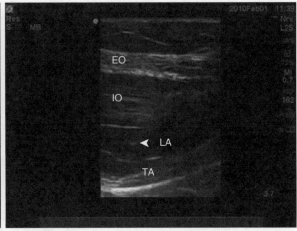

图 83.8　腹横肌平面超声成像。EO：腹外斜肌；IO：腹内斜肌；LA：腹横肌平面内的 LA；TA，腹横肌；箭头，腹横肌平面内的针尖

腹壁的神经支配来自 T7～T12 和 L1 神经前支，其末端分支行走于腹内斜肌和腹横肌之间的筋膜平面——TAP。

（二）操作技术

利用解剖标志穿过 Petit 三角到达 TAP。用"双落空感"技术来证实穿刺针通过腹外斜肌筋膜，接着穿过腹内斜肌和腹横肌之间的筋膜平面。

（三）超声引导技术

如果把超声探头放置在 ASIS 上方，很容易看见三层肌肉：腹外斜肌、腹内斜肌和腹横肌，以及腹内斜肌和腹横肌之间的进针平面[53]。

可以使用平面内或平面外技术。在平面处使用水分离技术有助于精确定位穿刺针。通常每一侧注射 15～20 mL 局麻药（图 83.8）。

超声引导 TAP 阻滞已被用于下腹部手术的术后镇痛，包括腹股沟疝修补术、开腹子宫切除术[54]、剖宫产术[55]和耻骨后前列腺切除术[56]。肋下入路可用于腹腔镜胆囊切除术[57]，还可用于其他上腹部手术的术后镇痛，包括腹腔镜手术，如阑尾切除术和切口疝修补术[58]。

尸体研究证实可扩散至 T9～L1[59]，肋下入路可扩散至 T9～T11[60]。放射学研究已证实 TAP 可扩散至椎旁和肋间隙。TAP 阻滞不会有任何血流动力学影响，且无内脏镇痛作用。

有趣的是，Stoving 等在一项随机安慰剂对照的志愿者试验中发现皮肤感觉阻滞区域不是按节段分布[61]，而是向尾侧和外侧扩散更多，与外侧腹壁肌肉明显松弛有关，平均持续 10 小时。

持续 TAP 置管已作为多种腹部手术多模式镇痛的一部分，减少阿片类药物用量，提高患者满意度。

TAP 新用法可用于慢性胰腺炎患者的暴发痛，也提出了可能有内脏镇痛作用的问题[62]。

有报道用乙醇做 TAP 毁损可有效控制 3 例患者继发于腹壁转移的慢性腹痛[63]。患者 1 注射的 67％乙醇 12 mL，75％乙醇 13 mL（用局麻药稀释乙醇）；患者 2 注射 60％乙醇 25 mL；患者 3 注射 33％乙醇 15 mL。直至患者死亡，疼痛控制满意的时间分别为 50 天、6 个月和 17 天。

◆ **要　点** ◆

● 开胸手术时，与硬膜外麻醉相比，椎旁阻滞置管提供了等效的镇痛，而且肺部并发症、低血压、尿潴留、恶心呕吐和阻滞失败的发生率更低。

● 胸段椎旁间隙单次注射 15 mL 预计可提供超过 3～4.6 皮节的镇痛，注射液更易向尾侧扩散。

● 超声成像时通常会低估皮肤到横突和椎旁间隙的距离，通常低估 0.3～0.7 mm，这是由于探头压迫了皮肤。

● 进行椎旁阻滞和肋间神经阻滞时药物注射入硬膜套引起全脊麻是一种罕见但危险的并发症。

● Ⅰ型和Ⅱ型 Pecs 阻滞对隆胸术后疼痛和单侧乳腺根治切除术围术期疼痛有效。

- 已经证实 SSNB 可明显缓解肩关节炎或冻结肩患者的疼痛并改善其功能。
- 超声引导下髂腹股沟神经阻滞似乎不能有效诊断或缓解疝修补术后的慢性腹股沟疼痛。

- 超声引导下的 TAP 阻滞是多种腹部和盆腔手术多模式镇痛很有吸引力的一部分。
- TAP 毁损可为继发于腹部转移的腹壁疼痛患者提供有效镇痛。

参考文献

请于 ExpertConsult. com 在线访问参考文献。

第 84 章 放射线透视和超声引导下的交感神经阻滞：星状神经节阻滞、腰交感神经阻滞和内脏交感神经阻滞

Michael Gofeld, MD；HariharanShanker, MD；HonorioT. Benzon, MD

翻译：张嘉航 张静月 审校：周华成 宋 莉

一、前言

自主（交感）神经系统的镇痛性和毁损性阻滞起源于上世纪初。在不同的急、慢性疼痛时经常能观察到自主神经活动的现象，促使医师研究和发明阻断交感神经通路的方法，以减轻慢性疼痛。椎旁阻滞最初主要应用于外科手术麻醉，现被引入用于内脏痛的诊断和治疗。最终，"椎旁阻滞"的定义得以进一步发展。针对交感神经节和交感神经所采用的干预措施被命名为"交感神经阻滞"。

根据对应的脊柱节段，交感神经阻滞在解剖学上被分为颈段、胸段、腰段和骶段。腹部自主神经节（如腹部、肠系膜）被内脏和血管结构包绕，位于脊柱的腹侧；特殊镇痛药物和神经毁损技术也已经得到进一步发展。

阻滞何种类型和结构的神经细胞和神经纤维能够产生镇痛作用，一直尚不明确。虽然传出神经可明确分为神经节前和节后纤维，但是不能确定传导疼痛信号的传入神经是否与神经节建立连接。除了单纯的自主神经通路，伴随躯体神经的感觉交感无髓鞘神经纤维与椎前神经节或脑神经节建立连接。因此，阻滞较大的混合神经会不可避免地引起某些自主神经现象。自主神经系统解剖和分类的详细内容不在本章范围之内。这足以说明，无论阻滞自主神经节还是走行神经纤维，最终结果都是消除交感神经的张力（例如，血管舒张、皮肤或者黏膜干燥、体温升高），从而减轻以烧灼感、弥漫性和令人烦恼为典型表现的交感神经维持性疼痛。

二、星状神经节阻滞和颈交感神经链阻滞

颈部交感神经镇痛和毁损技术常用于诊断和治疗上肢的交感神经介导的疼痛和血管功能不全。此外，星状神经节阻滞已被提倡用于治疗多种疾病，如幻肢痛、带状疱疹后神经痛、癌性疼痛、心律不齐、口面部疼痛和血管性头痛。近来，颈部交感神经阻滞被认为是预防和治疗脑血管痉挛以及创伤后应激障碍的有效方法[1]。

星状神经节，也称为颈胸神经节，是由交感神经干的颈下神经节和第一胸节融合而成。人群中星状神经节出现率为 80%。星状神经节的解剖结构和位置已经被解剖学、MRI、CT 详细描述[2-6]。星状神经节通常位于第一肋骨颈前的颈长肌外侧缘，椎血管后方，与颈胸膜之间被胸膜上膜的下极隔离。星状神经节长 1~2.5 cm，宽约 1 cm，厚 0.5 cm，可能呈梭形、三角形或球形。

尽管可以通过 C7 路径可到达星状神经节，但常规根据以下解剖标志在 C6 水平作阻滞：明显的横突前结节（Chassaignac 结节）、环状软骨和颈动脉。鉴于只在 C6 水平发现走行的交感神经纤维或颈中神经节，因此，该神经阻滞更准确的名称应是颈交感神经阻滞。颈中神经节或走行交感神经纤维位于颈长肌肌腹的前外侧。毫无疑问，这样一个"便利"的位置使诊断或治疗性阻滞变得更容易。

尽管目前强烈推荐在放射线透视引导下操作，但传统上是依据体表解剖进行颈交感神经阻滞（即"盲"穿）。操作者通常触到 Chassaignac 结节（第 6

颈椎横突前结节），轻轻推开颈动脉，在气管旁进针，直至抵及骨质，然后退针 1～5 mm，注射药液。这种操作被认为足以穿刺到颈长肌外侧，星状神经节所在的位置。然而，这种"盲法"的气管旁注射技术的效果并不可靠，会导致很多的不良反应和并发症，包括血管内注射、血肿、暂时性喉返神经麻痹、椎间盘炎和食管损伤。

在 C6 水平左侧的"盲法"穿刺，可能会误穿食管。血肿的形成可能与穿透甲状腺血管或者损伤甲状腺下动脉有关[7]。阻滞后声音嘶哑归因于喉返神经损伤，尽管非常幸运的是暂时性的。

放射线透视引导技术降低了"盲穿"相关的整体风险。尽管颈交感神经干（cervical sympathetic trunk，CST）的解剖位置与 X 线图像可能只是大致相关，但它具有识别骨性解剖结构的优势。CST 完全被椎体前的软组织（例如，颈长肌、筋膜和颈动脉）包绕。预先注射造影剂应沿颈长肌产生"蜂窝"状纵向扩散。然而，造影剂经常是肌肉内扩散，且不规律。从表面上看，无论是"盲穿"还是放射线透视引导注射均不能保证疗效和防止不良后果。

在 C6 水平注射麻醉药有悠久的历史，但星状神经节阻滞的可靠性最近才得以验证。颈交感神经阻滞的成败取决于穿刺针的位置是否精准，也因此完全取决于 CST 的解剖位置和颈长肌的厚度。一些临床和尸体试验试图阐明液体在 C6 水平注射时的扩散方式，这些研究的结果相互矛盾。这些差异可能与研究设计的差异：尸体与活体、注射剂容量大小，以及 CT 与放射线透视有关。一项尸体的研究结果表明，只有将溶液渗透到椎体前"筋膜间间隙"，才能确保扩散到星状神经节[8]。颈前筋膜附着在颅底，并跨过椎前肌肉（头长肌、头直肌和颈长肌），延伸至 T4 椎体，覆盖在颈长肌表面。筋膜的这种解剖形成了可以让注入液体流动的间隙。

尽管一些解剖学和影像学研究显示交感神经链位于筋膜下，但也有研究认为 CST 的路径在筋膜上的平面。两项公开发表的研究明确地证明了 CST 的真正解剖走形[9,10]。一项利用尸体解剖的研究证实星状神经节位于筋膜下，这项研究描述了颈长肌的厚度变异较大，这可能是"盲穿"失败的原因[9]。第二项研究使用逐步验证的新的超声引导方法（如下所述）。三维（three-dimensional，3D）超声检查发现交感神经干位于筋膜下，并通过尸体解剖予以了

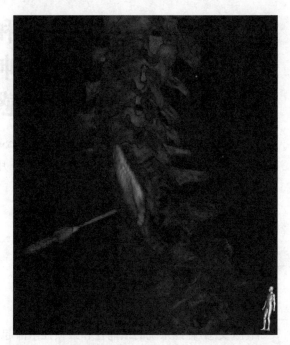

图 84.1　星状神经节阻滞的三维重建图。造影剂在肌肉内扩散

证实。此外，这项研究在 C6 水平上测量了颈长肌的厚度，发现该肌肉的厚度是既往区域麻醉文献中报道的 2～10 倍[10]。因此，用传统的常规注射方法最终大部分是肌肉内注射，尽管 CST 可能也会在注射剂溢出和扩散的情况下被阻滞。即便 CT 引导也不能保证针尖处于筋膜层之间的精准位置（图 84.1）。

超声引导是确保软组织内精准注射的合理解决方案。CST 阻滞时，超声对大块的肌肉、筋膜、血管、内脏，以及骨骼表面的成像更清晰，优于放射线透视。1995 年，Kapra 及其同事等在一项病例报道中描述了超声引导技术[11]。作者发现，与"盲法"注射相比，超声引导下星状神经节阻滞需要麻醉用药量较少（5 mL vs. 8 mL），无血肿形成（盲法注射组 3 个患者有血肿形成），并可诱导霍纳综合征快速出现。然而，由于在 C7 水平以下组织可视度差，作者认为该方法仅适用于 C4～C7 水平的局麻药注射，并推测上肢交感神经反应的消失与星状神经节阻滞本身无关。他们的发现与 Hogan 和 Erickson 的研究结果一致[5]，但 Gofeld 等不认同这个观点，他们发现所有的造影剂均可扩散至 C4 到 T1 水平之间，偶尔可达 T2 水平[10]。

Shibata 等首次提出筋膜下注射会使注射剂弥散更好，并产生更可靠的交感神经阻滞[12]。但该项研究发表的图像与肌肉内注射更为吻合。这种注射

可能是药物起效和扩散的限制因素。在 Gofeld 及其同事的一项研究中，将 5 mL 的 LA 注射于筋膜下，但在颈长肌表面，可确保药液持续扩散至星状神经节[10]。最近，临床试验研究更支持超声引导技术，认为其优于放射线透视引导技术。

（一）技术

超声引导 CST 阻滞有两种入路：改良气管旁平面外"前"入路和新的平面内"侧"入路。这两种技术都可以使用低频凸阵或高频线阵超声探头。低频超声影像是广角视野，有利于制订进针计划；而高频探头对相关解剖和筋膜平面的分辨率更高。

1. 前路法

患者取仰卧位，可以低位颈椎下垫枕，使颈部适当伸展。头向注射侧对侧轻度旋转，增加颈动脉和气管之间的距离，使超声图像更清晰。随后消毒、铺巾，应用无菌超声凝胶。探头用无菌透明敷料或套筒覆盖。超声探头初始置于环状软骨水平、胸锁乳突肌前方做颈前区域超声检查。短轴超声显示典型的 C6 横突影像——突出的前结节、短的后结节和C6 出口神经根（图 84.2）。向尾端和背侧扫描可看到 C7 横突，C7 横突没有前结节。C7 神经根位于后结节的正前方（图 84.3）。在 C6 水平，颈长肌超声下影像为一个椭圆形结构，与横突和椎体的基底部毗邻（图 84.2）。有时也可以看到头长肌的尾部。CST 显示为一个梭形结构（颈中神经节），通常位于颈长肌表面的后外侧。如果无法识别 CST，椎前筋膜下方的一些扁平组织通常被视为 CST。一旦确定注射靶点，并确认周围的解剖结构后，即可进行"前路"穿刺。通常情况下，颈动脉和气管之间的距离足够宽，因此，进针点和颈长肌之间只能看到甲状腺组织和颈部浅表肌肉。轻柔加压可以有效地缩短皮肤到靶点间的距离，并进一步将颈动脉与气管分离。应进行附加扫描确认甲状腺下动脉是否横贯于进针路径上。采用短轴平面外的方法注射（图 84.4）。局部麻醉后，使用脊麻针（22～25G、2～3.5 英寸长）穿刺，接三通和延长管，延长管接两个注射器，一个装 0.9%氯化钠溶液，另一个装局麻药。在超声实时引导下穿刺至颈长肌的表面。无论是直接或间接的（通过组织运动），看到针尖接近目标后，注入 1～2 mL 的生理盐水，以确认针尖位于椎前筋膜下，使用无回声液体分离组织层面的方法非常受推崇（图 84.5）。如果看到注射液在筋膜上或肌肉内，必须

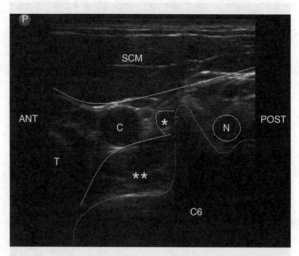

图 84.2 线阵探头位于环状软骨水平的超声图（右侧）。＊，头长肌；C，颈动脉；C6，C6 椎体；＊＊，颈长肌；N，C6 神经出口根；SCM，胸锁乳突肌；T，气管

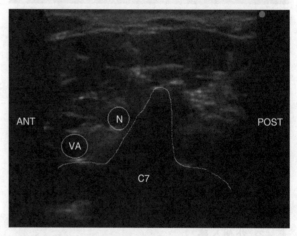

图 84.3 C7 椎体水平的超声图。C7，C7 椎体；N，C7 神经出口根；VA，椎动脉

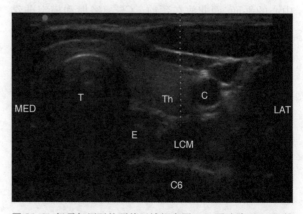

图 84.4 轻柔加压下的颈前区域超声图。C，颈动脉；C6，C6 椎体；E，食管；LCM，颈长肌；Th，甲状腺；T，气管；白色虚线，皮肤到目标距离（2.2 cm）

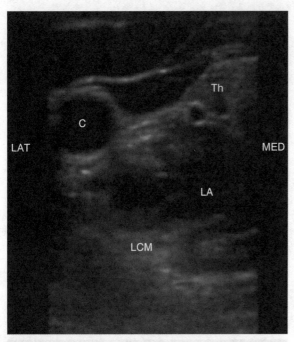

图 84.5 将局麻药注射到颈长肌(longus collimuscle, LCM)表面和椎前筋膜下方。颈长肌被药物下压,呈"高回声"。C,颈动脉;Th,甲状腺

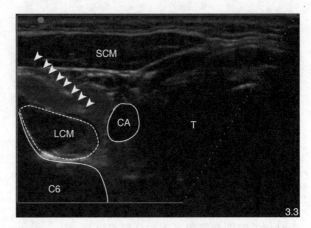

图 84.6 平面内法将阻滞针(箭头)置入到 LCM 表面。药液(蓝色)覆盖在 LCM。C6,C6 椎体(注意:仅见前结节);CA,颈动脉;SCM,胸锁乳突肌;T,甲状腺

小心地重新定位进针。如果药物扩散适当,则注射 5 mL 局麻药,然后拔出穿刺针。

如果出现下列情况时,则必须放弃"前路"法,尝试另一种"侧路"法:①前路声像图显示颈动脉和甲状腺之间的距离狭窄;②甲状腺下动脉在图像中不能避开;③食管在颈长肌上方(左侧);④明显的甲状腺囊肿。

2. 外侧入路

患者采用半侧卧位,治疗侧朝上。准备工作和超声检查如前所述。不同的是,探头置于 C6 横突为中心的平面,而非放在颈前。C6 神经根和横突前结节的定位至关重要。正确放置探头后,进针点附近只能看到 C6 横突前结节,而在进针点与颈长肌的前外侧表面之间应无内脏或神经组织。进针路径应该完全在肌肉内,穿过胸锁乳突肌、前斜角肌,或同时经过两者。偶尔穿刺路径中可看到颈内静脉,但在探头轻微压力下会被压扁。在超声探头后方立即进行皮肤麻醉。在实时超声引导下,采用短轴平面内技术进针(图 84.6)。外侧入路的优势,除了避免穿过甲状腺,可在平面内控制从进针到靶点的整个穿刺过程。针尖位置确认和其余部分的过程同前路法。注射 5 mL 局麻药通常会在 C3~T1 椎前扩散,并完全阻滞 CST 和星状神经节(图 84.7)。如果不

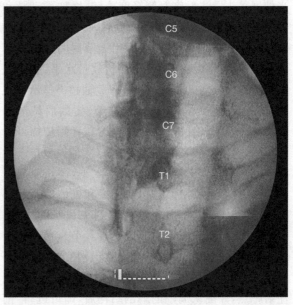

图 84.7 颈椎的前后位放射线影像。造影剂在 C5 和 T2 椎体水平筋膜间(非肌肉内)清晰可见

希望阻滞颈上神经节,可谨慎地将注射液的容积控制在 3 mL 以内。

3. 放射线透视引导法

患者仰卧位,下颈部颈下垫枕,颈部适当伸展。头部向注射侧对侧轻度旋转,增加颈动脉和气管之间的距离。调节图像增强器的位置,获得颈椎前后位影像。必要时还需进一步调整以消除下段颈椎间盘的影像偏移并修正棘突的影像方向。皮肤消毒铺巾后,确定穿刺靶点——C6 横突与椎体之间的交界处。进行表面麻醉,并使用"隧道视图",将阻滞针置入直至触及骨面。在进针之前,触诊颈前区,以确认在进入点处没有颈动脉搏动。如果触到颈动脉搏

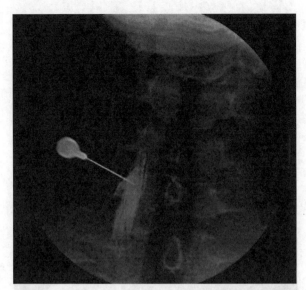

图 84.8　放射线前后位透视。显示正确的穿刺针位置，以及注射的造影剂在肌肉内扩散

动，则将图像增强器稍微轴向旋转，或放弃使用"隧道视图"。一旦触及骨面后，将针轻轻退回 3～5 mm，然后注射造影剂。尽管"蜂窝状"的纵向扩散被证实是沿 CST 的筋膜间扩散，但最常见的扩散还是肌肉内扩散（图 84.8）。尽管针尖未直接位于 CST 处，但注射 10 mL 的 0.25% 布比卡因或其他 LA 通常会在 10～15 分钟导致面部和上肢交感神经阻滞。这种特征性延迟现象是由于药液继发扩散至 CST。

（二）并发症

气管旁盲穿技术的效果不可靠，常伴有多种不良反应和并发症，如血管内注射、血肿形成、暂时性喉返神经麻痹、椎间盘炎和食管损伤[7,13,14]。放射线透视引导可能会预防与血管、神经根或神经轴注射有关的不良后果。但是，仍然可能会发生软组织、实质器官和血管损伤[15]。

（三）结论

目前的文献和临床应用趋势已使超声成为 CST 阻滞的首选影像学引导方法。在正确的筋膜平面注射 5 mL 药液可以产生可靠的交感神经阻滞。超声引导可以预防盲法或透视引导技术相关的并发症和不良后果。

（四）要点

● 星状神经节通常位于第一肋骨颈前方的颈长肌外侧。

● 鉴于只能在 C6 水平上发现走行的交感纤维

或颈中神经节，星状神经节阻滞应更准确地命名为颈交感神经阻滞。

● 在下颈部，交感神经干通常位于颈长肌后外侧的椎前筋膜下方。

● 超声引导下阻滞是一种标准的方法，其可实时显示相关解剖结构、穿刺针置入和局麻药的扩散情况。

三、腰交感神经阻滞

1924 年 Brunn 和 Mandl 首次报道了腰椎交感神经阻滞（lumber sympathetic block，LSB）技术[16]，他们将腰椎交感神经注射技术作为椎旁入路腰椎混合脊神经阻滞的一部分。同时期，Kappis 也描述了一种腰交感神经的 LSB 技术和外科切除术[17]。在 1950 年代，Bonica 详细描述了 LSB 的重要性，特别是在治疗二战后军人的灼性神经痛和创伤后反射性营养不良方面[18]。

两个椎旁交感神经干对称性分布于脊柱两侧。胸腰段交感神经纤维起源于脊髓前柱的背外侧区域，并在所有胸椎和上 2、3 根腰椎的脊神经腹根内延伸。这些节前纤维形成与交感神经链相连的交通支。一些交通支绕过椎前神经丛连接到侧副神经节（如腹腔神经丛）。支配下肢血管收缩的细胞体位于下 3 个胸椎节段和上 3 个腰椎节段。每个腰交感神经链由左右横膈膜脚下方进入腹膜后间隙，在椎体前外侧和腰大肌起点之间的间隙向下继续进入骨盆和 L5～S1 间盘。在后方，骨膜覆盖于腰椎和腰大肌及其筋膜的纤维腱膜起点。腹膜顶部返折位于前方，主动脉位于左主干的前内侧，而腔静脉位于右主干的前方。值得注意的是，白交通支和灰交通支在附着于椎体中部的腰大肌纤维弓的下方与各自的神经节交通。

腰交感神经链的交感神经节在数量和位置上均存在变异。同一个人的一侧很少能找到全部 5 个神经节。在大多数情况下，仅可找到 4 个。多数人 L1 和 L2 神经节融合，并且聚集在 L2～L3 和 L4～L5 椎间盘水平[19]。另外，神经节的大小也有很大的变异，一些为梭形，长达 10～15 mm，另一些为圆形，约 5 mm 长。

LSB 的适应证可分为三大类：

（1）腿部循环功能不全，包括动脉硬化性血管疾病、糖尿病性坏疽、Buerger 病、雷诺现象和雷诺病,以及动脉栓塞后的血管重建手术。

(2)肾绞痛、Ⅰ型和Ⅱ型 CRPS、顽固性泌尿生殖器疼痛、残端痛、幻肢痛和冻伤。

(3)其他疾病,如多汗症、红斑肢痛症和肢端发绀。

尽管缓解疼痛的机制尚不完全清楚,但阻滞交感神经系统可能有 2 个作用:①打断神经节前和神经节后交感神经传递可能影响初级传入神经元的功能;②与交感神经伴行的腿部深层结构的传入神经可能被阻断。

(一)放射线透视引导法

患者俯卧位,首先将 C 臂置于前后位,然后调整 C 臂至注射同侧斜位。通常在 L3 水平进针。根据 L3 棘突影像调整倾斜角度,L3 棘突必须覆盖对侧关节突关节。当 L3 横突与 L3 椎体外侧中心对齐时,旋转 C 臂,使横突影像在视野中消失,以确保穿刺路径无阻挡。先进行皮肤和皮下组织麻醉。然后在隧道视图引导下置入 22G 5～7 英寸穿刺针,向前进针,直至触及椎体(图 84.9)。应在两个平面上透视以确认穿刺针位置和角度,以引导穿刺针重新指向椎体前外侧的最终位置。侧位透视下做最终调整,确保针尖恰好位于椎体的前外侧缘。注射 3～5 mL 的造影剂以确认正确的组织平面(图 84.10)。如果造影剂扩散仅限于一个节段,则用第二根针在 L2 或 L4 椎体处重复该过程。造影剂应扩散成一条与椎体前外侧缘一致的线。

诊断性交感神经阻滞时通常使用短效局麻药。长效 LA,如布比卡因或罗哌卡因,对治疗和预后均有利,可使患者有更长的时间来评估交感神经毁损的效果及其对疼痛的任何影响。浓度为 0.375% 布比卡因或 0.5% 罗哌卡因,无须加入血管收缩剂,可提供最佳的持续时间。

(二)超声引导方法

交感神经链位于腰椎的前外侧,因此放射线透视仍然是 LSB 的标准引导方法。尽管超声引导介入手术尚处于起步阶段,但在减少放射线辐射和软

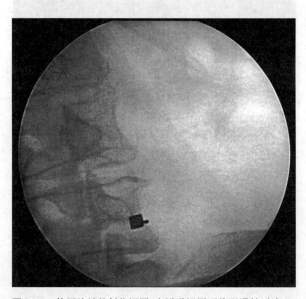

图 84.9 使用陡峭的斜位视图,在隧道视图下将阻滞针对准 L3 椎体前外侧

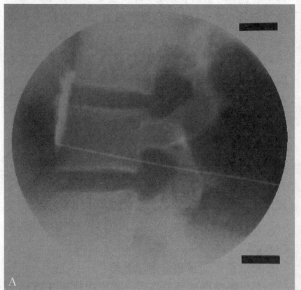

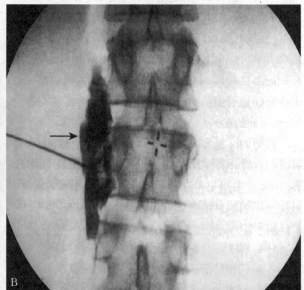

图 84.10 (A)侧位和(B)前后位放射线透视影像证实造影剂在椎体前的扩散(黑色箭)

组织结构的可视化方面，其优于经典的放射线透视和 CT 引导方法。Kirvelä 及其同事在 1992 年描述了超声引导下的 LSB[20]，遗憾的是，他们对该技术描述不清楚，且超声图像质量不佳。

（三）技术

患者俯卧位，使用凸阵探头行脊柱超声检查，确认脊柱节段和目标位置。注射靶点位于 L3 椎体最腹侧和内侧。无菌准备和局部麻醉后，使用平面内入路置入 20G 或 18G 的 Touhy 针，触及 L3 椎体侧面（图 84.11）。使用阻力消失技术向深处进针。通常再前进 1～2 cm 后到达椎前间隙，然后注射 5～10 mL 的 1％ 利多卡因。由于超声可视范围有限，目前尚不推荐超声引导下行腰交感神经毁损术。

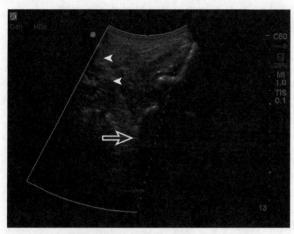

图 84.11 L3 椎体和椎旁解剖短轴超声影像。穿刺针置入（箭头），直至触及椎体前外侧缘（空心箭）

（四）并发症

LSB 是一种在椎旁深处置入穿刺针的操作，因此并发症多与出口神经根、肾脏和内脏损伤有关。其他并发症，如全脊麻和阴茎异常勃起，可能与注射局麻药的意外扩散有关。神经毁损药物可能会损伤生殖股神经和股外侧皮神经。

（五）结论

LSB 适用于可通过降低交感神经张力来缓解的各种疼痛和无痛症状。

目前推荐放射线透视引导作为标准操作方法。

（六）要点

● 支配下肢血管收缩的细胞体位于胸椎下 3 个节段和腰椎上 3 个节段。

● 在 L3 水平进行放射线透视引导注射。

● 注射的造影剂应至少扩散 2 个椎体节段，以获得确切的交感神经阻滞效果。

四、腹部交感神经阻滞

（一）腹腔神经丛阻滞

慢性内脏痛是人群中的常见病。主要病因包括胃肠道功能紊乱、内脏恶性肿瘤和慢性胰腺炎。治疗这些疼痛的方法可以选择药物和介入治疗。继发于胰腺、胃、十二指肠和近端小肠肿瘤的慢性内脏痛可通过腹腔神经丛毁损术（neurolytic celiac plexus block，NCPB）[21] 缓解。也有报道称 NCPB 对治疗慢性胰腺炎引起的腹痛有益处[22]。NCPB 在疼痛治疗中研究最多的是胰腺癌[23-25]。大约 75％ 的胰腺癌患者遭受中度至重度疼痛，严重影响机体功能和生活质量，NCPB 是其治疗的一个补充，是姑息治疗的标准组成部分。

1. 临床相关的解剖学

腹腔神经丛大约位于第 12 胸椎和（或）第 1 腰椎的水平，由 2～5 个腹腔神经节及其神经纤维网组成。腹腔神经丛围绕腹主动脉和肠系膜上动脉的根部。它位于腹主动脉和横膈膜角的前部，胃和网膜囊的后部。神经丛的突触前交感纤维由起源于 T5～T12 椎旁交感神经节发出的内脏大、小、最小神经组成。继而，腹腔神经丛通过多个小神经丛和伴随动脉的神经纤维支配各腹部脏器。此外，神经丛还接收迷走神经的副交感神经纤维。腹腔神经丛支配腹部各种结构，包括膈膜、肝、胃、脾、肾、肾上腺、卵巢和睾丸、小肠和结肠脾曲。腹腔神经丛也发出分支到肠系膜上神经丛和肠系膜下神经丛。

2. 适应证

NCPB 可以缓解胃、肝脏、胰腺、脾脏和近端小肠等器官肿瘤引起的疼痛，但不包括肾上腺[26]。腹腔神经丛毁损或局部麻醉也曾用于减轻慢性胰腺炎疼痛和胆道介入操作引起的疼痛。

3. 可用的技术和方法

1919 年，Kappis 依靠体表定位完成了经皮腹腔神经丛阻滞（celiac plexus block，CPB）[17]。随着放射线透视、CT、超声和 MRI 的引入，安全实施 CPB 的影像引导需求越来越明显，尽管目前没有研究比较不同成像方式的效果。目前有很多的 CPB 技术，包括内镜下经十二指肠超声引导 CPB、术中 CPB 和经皮 CPB[27-29]。CPB 前入路和后入路法已经在应用。经皮、内镜下超声引导和术中 CPB 使用前入路法[30]；放射线透视、MRI 和体表定位注射法使用后入路法。CT 引导的 CPB 可以通过前入路法或后入路法进行，尽管通常首选后入路法。放射线透视和 CT 引导增加辐射暴露的风险。CT 可提供神经丛、腹腔动脉和邻近结构更详细的信息，以提高安全性和更好的靶向性[31]。使用骨性标志引导，放射线透视引导有软组织损伤的风险。CT 和 MRI 是昂贵且不易获得的设备，这限制了它们在临床中的常规使用。MRI 已用于 CPB 引导，成功率约 57%，明显不令人满意[32]。内镜下超声引导 CPB 在神经节清晰可见的情况下可安全实施，但是需要深度镇静和胃肠介入治疗。尽管如此，与 CT 引导的 CPB 相比，内镜下 CPB 可能在经济上更划算。经皮超声引导已成功应用于 CPB 多年，具有低成本、便携、可在床边操作、没有辐射等多种优点。另外，仰卧位对于患者来说更舒适。超声下腹主动脉、腹腔干和肠系膜血管清晰可见，可实时观察注射剂的扩散。超声引导的缺点是较深在的结构可视性差（包括胰腺），以及胃或肠道空气的回声干扰。与 CT 引导类似，它可能会损伤内脏空腔器官、胰腺或者肝脏。

文献中已经报道了各种各样的技术和方法，包括膈脚后、膈脚前、经膈脚、经间盘、经动脉和内脏神经毁损[27,28,33,34]，可以使用单针或双针技术完成。每种技术都有支持者和反对者，声称各自有优缺点。CT 所见的癌症扩散情况可能决定手术入路。诊断性局部麻醉后，通常用 6%～10% 的苯酚或 50%～100% 的酒精进行 NCPB，尽管诊断性阻滞价值低且有假阴性[35]。

4. 腹腔神经丛毁损的应用证据

已证实 NCPB 可有效改善胰腺癌疼痛，结合其他方法时，可有效缓解大约 80% 的患者疼痛。如果在疾病的早期阶段进行 NCPB，止痛效果似乎更好。研究已经证明了 NCPB 可以减少阿片类药物的消耗[36,37]。有人提出 NCPB 能够延长生存期，但统计上没有显著意义。也可能严格的统计标准妨碍了对细微差异的检测。NCPB 对生活质量的影响仍有争议，一些 RCT 报道了改善，而另一些则没有[38-40]。NCPB 阳性结果与既往使用阿片类药物有关，阿片类药物使用较少的患者改善更多。有关此内容的详细讨论，请参阅第 71 章。

5. 放射线透视引导经膈肌脚后入路法

患者俯卧于放射线检查台上。通常，在患者胸部和骨盆下方放置支撑垫以减轻腹部不适，否则患者可能无法忍受。为了防止内脏血管舒张导致的血压突然下降，可静脉输注 500 mL 等渗液体。经过常规的无菌准备后，进行胸腰椎放射线透视，并将 L1 椎体放置在透视图像的中心。接下来，将图像增强器旋转到倾斜位。通常根据棘突的对侧移动判断倾斜角度，直至棘突与对侧关节突关节对齐。此外，头侧或尾侧倾斜使 L1 横突在视野中"消失"。放射线下的靶点是 L1 椎体中部。局部麻醉后，在同轴视图下置入 20G 或 21G 的 Chiba 型穿刺针（图 84.12）。

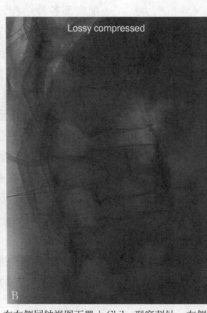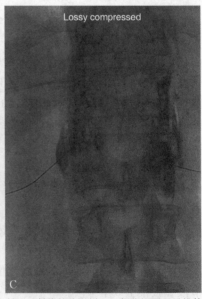

图 84.12　放射线透视引导下的 CPB。A. 在右侧同轴视图下置入 Chiba 型穿刺针。左侧注射不透射线的造影剂。B. 侧位视图显示椎体前方造影剂纵向分布。C. 前后位视图中，造影剂"蜂窝状"外观

针尖必须在距离 L1 椎体内侧缘仅 1～2 mm 处触及 L1 椎体，否则向前进针比较困难。一些操作者手动弯曲针尖 10°～15° 的角度以利于调整方向。触及骨质后，图像增强器旋转到侧位，并在此视图下继续进针。有研究者建议取下针芯，并连接装有 0.9% NaCl 或空气的阻力消失装置。一般情况下，一旦针头超过 L1 椎骨前方约 1 cm 时，阻力就会急剧下降，并可看到椎前/主动脉前造影剂纵向扩散（图 84.12）。在前后位视图上可看到"蜂窝状"造影剂影像（图 84.12）。

以类似的方式在对侧进行同样的操作，如果观察到有动脉血或注射的造影剂产生了主动脉造影，则该操作可改为经主动脉单针技术。在这种情况下，针头继续前进穿过主动脉前壁，并注入剩余的造影剂。造影剂扩散应局限于腹膜后间隙。一旦确认针尖位置后，注入 5～10 mL 混合有造影剂的局麻药，密切监测患者是否有血管内注射或神经轴阻滞的迹象。3～5 分钟后，缓慢注入 20～40 mL 的 50%～80% 酒精。可以将酒精与造影剂混合以确保准确注射。

6. 后路经膈肌脚（经典）CT 引导法

患者的体位和准备与放射线透视引导的方法类似。CT 引导可以采用标准的网格标记或通过 3D 重建和锥形束来引导。前者完成 CT 规划，要注意进针方向和深度。把患者从 CT 扫描仪移开，开始穿刺，然后进行第二次 CT 扫描确认最终穿刺针位置。如果位置满意，则注入造影剂并用 CT 进一步确认，或进行放射线辅助透视，或缓慢注入神经破坏药（图 84.13）。如果穿刺针位置不正确，则重复该过程。该方法费时且有大量的辐射暴露。

新型锥形束 CT 的辐射剂量比传统 CT 扫描降低 50%～70%，并兼具 CT 扫描和放射线透视的功能。该操作使用专用软件规划进针点、进针方向和深度（图 84.14），然后在叠加到 CT 成像上的实时透视引导下操作。这种放射学方法可以有效地减少辐射照射，并在不牺牲技术精度的前提下缩短手术时间（图 84.15）。

7. 经皮超声引导 CPB 技术

患者仰卧位，常规生命体征监测，建立外周静脉通道。在手术过程中，某些时候可能会要求患者控制呼吸。通常使用 3～5 MHz 低频凸阵探头。从上

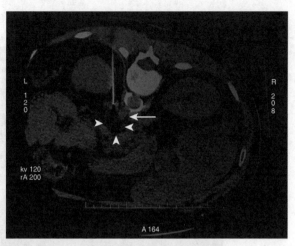

图 84.13 CT 引导 CPB。针尖位于靠近主动脉的位置，注入酒精（白色箭头指向黑色阴影）。白箭：腹腔干

腹部行短轴扫描，向尾侧移动观察主动脉、椎体和肝脏（图 84.16）。看到腹腔干后，打开彩色多普勒确认血管位置（图 84.17）。然后，将探头转为纵向，找到腹腔干和肠系膜上动脉（图 84.18）。再次彩色多普勒确认血管。穿刺靶点是一个典型的高回声（灰色）区域，环绕腹腔干头侧和（或）腹腔干侧面。神经毁损药物的扩散可能更多取决于受癌症和先前手术影响的局部解剖结构，而非针的位置。定位扫描也有助于根据穿刺针路径上的结构规划穿刺方法。

定位扫描后，区域消毒、铺巾。将探头置于无菌套中，再次确认穿刺靶点。用 22G、15 cm 长的 Chiba 针在纵向视图中，向头侧腹腔干方向进针。也可采用主动脉短轴扫描平面内进针，通常穿过肝脏（图 84.19）。穿刺方法的选择取决于到达目标区域的最安全路径和医师的个人习惯。针头连接延长管，回吸无血液后，注射 3 mL 试验剂量以排除任何血管内吸收，药物为含肾上腺素的利多卡因。随后，实时引导下注射以 5 mL 为 1 个注射单位的神经毁损药，药物的总剂量为 10～50 mL 不等。所用酒精的浓度从 50%～100% 不等。如用苯酚，浓度范围为 6%～10%。手术结束时，用 1 mL 局部麻醉药冲洗穿刺针，以清除针管内残留的神经毁损药。

另一种是双针技术，从探头侧面进针，横向视图下可看到腹腔干。这种方法可更好地观察注射剂扩散情况。超声引导下的经皮腹腔神经丛毁损治疗可有效缓解腹部肿瘤或胰腺炎所导致的疼痛[41]。

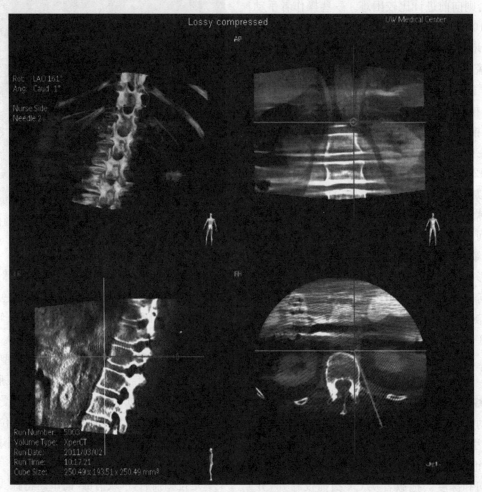

图 84.14 锥形束 CT 扫描图上制订穿刺计划

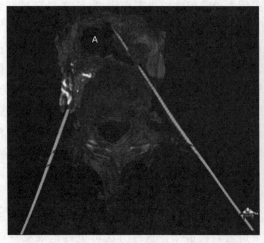

图 84.15 三维轴向重建图。造影剂包绕主动脉（A）

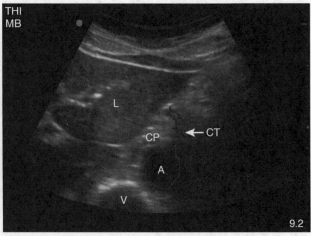

图 84.16 下腹横断面超声图像显示腹腔干相关的各种结构。A：腹主动脉；CP：右腹腔神经丛；CT：腹腔干；V：椎体

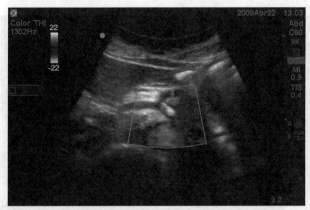

图 84.17 腹腔干和腹主动脉的彩色多普勒横向超声图

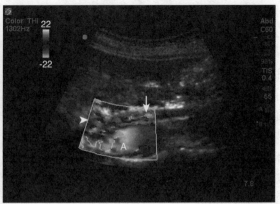

图 84.18 腹腔干和肠系膜上动脉的纵向超声图。箭,肠系膜上动脉;箭头,腹腔干

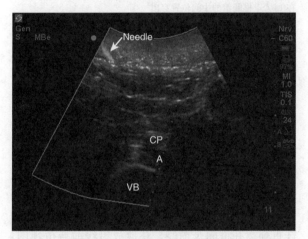

图 84.19 腹主动脉和高回声腹腔神经丛横向视图。阻滞针通过肝脏向腹主动脉(A)和高回声腹腔神经丛(CP)推进。VB,椎体

(二)并发症

CPB 后不良反应,如体位性低血压的和暂时性腹泻的发生率分别是 38% 和 44%。最常报道的并发症之一是注射部位的疼痛,发生率大约为 90%。其他罕见的并发症包括腹膜后血肿、胸膜和肺部损伤导致的气胸、肾脏和肠道损伤,以及神经毁损药物误入硬膜外或椎管或意外注射至 Adamkiewicz 动脉而继发的截瘫,所有这些并发症的发生率不到 1%。有酒精注射后导致肠系膜上静脉血栓形成的报道[42]。血管内注射神经毁损药物或局麻药可能导致心血管系统衰竭和癫痫发作[43]。

(三)结论

放射线透视或 CT 引导的 CPB 是标准的推荐技术。超声引导的 CPB 是一种安全、实时的操作,可以在床旁采用前入路操作,尤其适合于俯卧困难或无法移动的患者。其应用的主要困难包括规划安全穿刺路径、调整呼吸和主动脉搏动,以及陡峭的进针角度。辅助技术的协助,如穿刺针导航软件或支架,可以提高精确度并增强信心。

(四)要点

- 腹腔神经丛由源自 T5~T12 的内脏大、小神经和最小神经组成。
- 腹腔神经丛由 5 个神经节和相互连接的神经组成,位于腹腔干和主动脉的交界处。
- 超声引导 NCPB 可行前入路操作,相对安全且无辐射。
- 前入路消除了在包括神经轴在内的后方结构中意外注射神经破坏药物的风险。
- 穿刺靶点是围绕腹腔干的高回声组织。
- 腹腔神经丛阻滞对慢性内脏痛,尤其是胰腺癌疼痛,有显著的缓解作用。

五、上腹下神经丛阻滞

上腹下神经丛(superior hypogastric plexus, SHGP)在腹膜后、位于 L5 椎体下 1/3 和 S1 椎体上 1/3 的前面。SHGP 是双侧椎旁交感神经链的延续。上腹下神经丛阻滞属于"内脏交感神经阻滞",主要用于缓解盆腔恶性肿瘤相关的下腹部疼痛。

SHGP 位于腰大肌的前内侧和髂血管分叉的尾侧,由来自主动脉丛和腰部内脏神经的多个无髓鞘神经分支构成[44],向下延续为腹下神经形成下腹下神经丛。SGHP 有多个分支,延展到向卵巢以外的盆腔内脏提供交感神经传出神经支配的多个小神经丛。此外,SHGP 包含骶段脊髓发出的副交感神经

分支。感觉传入沿着神经节内无突触的交感纤维向脊柱背侧内脏通路传递。

1990 年，Plancarte 及其同事首次将 SHGP 阻滞用于盆腔疼痛的治疗，该技术是一种放射线透视引导的后路双针技术，治疗靶点为 L5 椎体的前侧[45]。随后，其他方法也有报道，包括单针技术、放射线透视引导的椎间盘后路和前路技术，以及超声引导技术[46-49]。CT 引导技术已有相关报道，但是有 2 篇报道文章仅涉及 1 或 2 个患者[50,51]。一项 30 例患者参与的试验研究显示，CT 引导技术可缩短手术时间，提高患者满意度[52]。

Mishra 及其同事在 2008 年描述了一种超声引导下的 SHGP 阻滞，采用经腹部入路，以 L5 椎体的最前方为靶点[53]。他们在一项前瞻、随机、对照研究中纳入 54 例晚期妇科恶性肿瘤患者，对 SHGP 阻滞技术进行了临床验证，并将其与口服吗啡镇痛进行了比较。最近，一项尸体成像研究证实了经腹超声引导技术的准确性，并提出了确保手术成功的技巧[54]。

（一）放射线透视引导经间盘穿刺入路

Erdine 等（2003 年）和 Turker 等（2005 年）分别描述了后路放射线引导经椎间盘穿刺技术[55,56]。两种技术均以 L5/S1 椎间盘的前缘为首选靶点。椎间盘入路技术已被证实与最初描述相反，其技术简便、速度快，且安全性更高，在视觉模拟疼痛评分和吗啡消耗量方面有相似程度的降低。经椎间盘入路的方法也被用作双针技术无效的补救技术。然而，经椎间盘入路存在椎间盘炎、椎间盘破裂或椎间盘突出的风险，尽管尚无文献报道。

（二）放射线透视引导技术

患者俯卧在放射线检查床上。腹下垫枕，以减少腰椎前凸的影响。在术前 30 分钟预防性静脉使用抗生素（克林霉素 600 mg 或万古霉素 1 g）。确保严格的术区和 C 臂无菌术，穿戴完整的手术服。由于手术过程可能较为痛苦，最好采用清醒镇静技术。

为了方便 C 臂倾斜旋转和创造更好的手术条件，右利手的医师通常选择右侧入路进针。消除 L5/S1 间盘的双边影后，将 C 臂旋转远离操作者，形成斜视图。旋转的程度取决于 S1 上关节突（superior articular process，SAP）与髂骨之间的距离。通常，仅需适度旋转即可消除这些结构之间的"窗口"。目的是使 S1 的 SAP 与 L5/S1 间盘侧方相

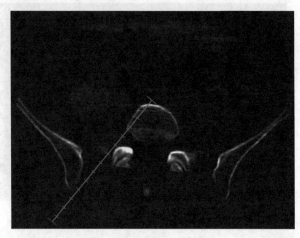

图 84.20 斜位透视下 CT 轴位图像。C 臂倾斜 30°，预计穿刺针在 L5/S1 椎间盘的中间位置穿出

距 1～1.5 cm 距离（图 84.20）。皮肤和深层组织麻醉后，置入穿刺针（如 22G、5～7 英寸的 Chiba 针），向前穿过椎间盘。我们不建议在椎间盘内使用抗生素和（或）造影剂，尽管有医师建议使用。可选择使用同轴穿刺系统来增加对感染的防护并提高操作准确性。首先将较粗的穿刺针（引导针）插入，并将其推进到纤维环后外侧缘，然后将较细的穿刺针通过引导针穿过椎间盘。无论采用何种方法，一旦穿刺针进入了椎间盘，C 臂就要旋转到侧位视图，向前进针直到离开椎间盘前缘。获取放射线前后位视图。最理想情况，针尖应位于椎间盘的中间。

确认针尖位置满意后，注入 1～3 mL 造影剂（例如，碘海醇 240 mgI/mL）。造影剂的扩散看起来应该像松散的堆积物覆盖 L5 椎体下 1/3 并延伸至骶骨。从侧面看，应限于椎前组织平面（图 84.21）。然后，缓慢注入 10～20 mL 的局麻药或神经破坏药（图 84.22）。

（三）超声引导入路

根据已发表的试验和临床研究，推荐的技术如下[54,57]。

患者必须在手术前排尿。给予预防性抗生素（如头孢唑啉）。患者仰卧位，轻度的头低脚高位，使肠腔向头侧移位。使用凸阵低频超声探头，进行矢状长轴扫描显示 L5/S1 椎间盘（图 84.23）。确认 L5/S1 椎间盘后，将探头旋转 90°。椎间盘表现为低回声凸面结构。前纵韧带有时可呈高回声影。须使用彩色多普勒仪来识别椎前血管，以防止血管意外损伤或血管内注射。通过适当的患者准备和定位，

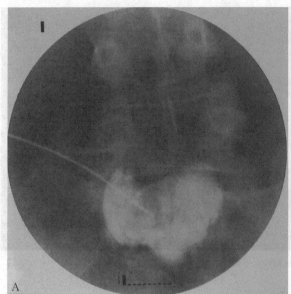
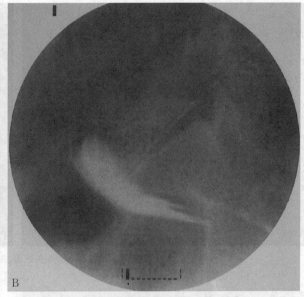

图 84.21　L5/S1 椎体节段造影剂的前后位视图（A）和侧位视图（B）

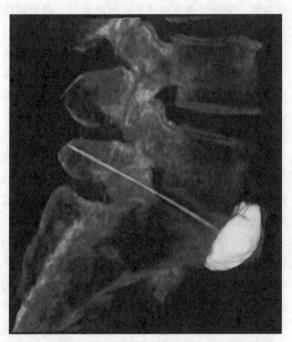

图 84.22　注入造影剂后的 3D 重建图

在探头和穿刺目标（L5/S1 椎间盘中心）之间只有腹壁结构。以平面内方式向 L5/S1 椎间盘前面进针。一旦看到针尖到达在椎间盘平面的中间位置，注入10 mL 的局麻药或神经破坏药（图 84.24）。建议实时观察注药情况，以确保双侧扩散。如果发现是单侧扩散，则应调整针尖以确保双侧扩散。或者，于单侧注射一半药液，然后调整针尖于对侧注射剩余的药液。操作完成后，拔出针头，并于注射部位覆盖

敷料。

（四）并发症

血管内注射、扩散不充分、疼痛缓解不完全，以及长时间的感觉和运动功能缺失均有报道。其他潜在的并发症包括经椎间盘入路的椎间盘炎、大血管的粥样斑块脱落、腹膜后血肿，以及前入路造成的肠道或膀胱穿孔。

（五）结论

SHGB 是治疗盆腔恶性肿瘤顽固性下腹部内脏痛的有效干预手段。放射线透视和超声引导下注射麻醉药物或神经破坏药物，有助于提高准确性和安全性。

（六）要点

● SHGP 位于腹膜后，L5 椎体的尾侧 1/3 和 S1椎体头侧 1/3 的前方。

● 与传统的双针穿刺相比，放射线透视引导经间盘入路更快、更简单。

● 超声引导前路方法是效果可靠且容易操作的替代术式。

六、奇神经节阻滞

双侧椎旁交感神经链向前终止于中线形成 1 个融合奇神经节（Walther 神经节），为会阴提供交感神经支配。1990 年，Plancarte 首次描述了奇神经节阻滞缓解会阴疼痛[58]。由于直肠穿孔的潜在风险和高失败率，这种最初基于体表定位的注射并不受欢

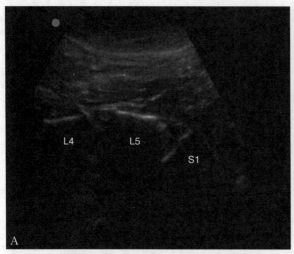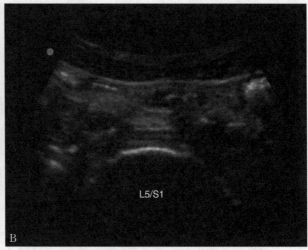

图 84.23　腰骶椎正中矢状面(A)和轴向平面(B)的超声图像

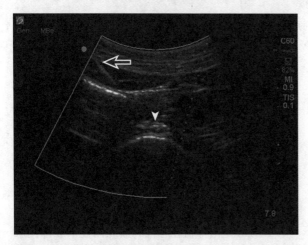

图 84.24　将穿刺针(箭)于平面内置入,以 L5/S1 椎间盘前表面中心为靶点。注射剂(箭头)围绕在椎间盘中心的表面。苯酚通常会产生高回声影。局麻药通常为无回声影

迎。此后,随着影像学引导广泛应用,人们对该神经阻滞又重燃了兴趣。

(一)临床相关的解剖学

奇神经节是一个形状不规则的交感神经链的末端神经节,通常位于中线附近。形状各异,长约 4 mm,可位于从骶尾关节到低位尾椎体前方的任何位置。确切位置以第 1～2 尾椎为中心呈正态分布。直肠位于奇神经节的前面。发自神经节的神经纤维沿着灰交通支传导至骶神经。

(二)适应证

奇神经节阻滞适用于肛门、直肠远端、尿道和阴道等部位交感神经介导的疼痛[59-61]。对创伤、感染、退行性改变和半脱位后诱发的尾骨痛也有治疗效果[62]。

(三)奇神经节阻滞应用的证据

许多轶事证据证明了各种奇神经节阻滞技术的有效性。放射线透视引导下经骶尾关节入路奇神经节阻滞治疗多种会阴疼痛疾病,疼痛缓解率超过 50%。对 CT 引导的奇神经节阻滞的回顾性研究显示,患者疼痛评分下降超过 75% 可长达 6 个月,未见不良反应的报道。最近,已证实超声引导和放射线透视引导奇神经节阻滞也是成功的方法[63,64]。

(四)可用的技术和方法

奇神经节阻滞最初是一种盲穿技术,使用弯曲的针头穿过肛尾韧带,并用一根手指插入直肠检测是否穿孔。影像学引导显著提高了操作成功率。放射线透视促进了技术的发展,包括经尾骨、经关节、经椎间盘、尾骨内和尾骨旁入路[65-71]。使用造影剂来观察药物的扩散,安全保障得到进一步提高。但是,直肠内气体影有时会妨碍正常的显影。其他的局限性包括无法看到邻近的软组织,包括肿瘤浸润和辐射暴露情况。CT 引导的外侧入路技术可以显示神经节和软组织。超声引导技术具有实时可视化和避免辐射的优势。为了提高安全性,大多数使用超声引导的医师建议在注射神经破坏药物之前,使用放射线透视来确认造影剂的扩散情况,因为单独使用超声时由于尾骨的阻挡无法看到针尖。在最初的弯针设计和某些支持者认为安全的基础上,穿刺针又有了一些改进,包括弧形针和双弯针。弯曲穿刺针的缺点包括无法进行冷冻消融或射频消融,以及穿刺到位后难以拔出针芯。针内针技术可能会避免椎间盘和尾骨的损伤,并减少经尾骨入路过程中

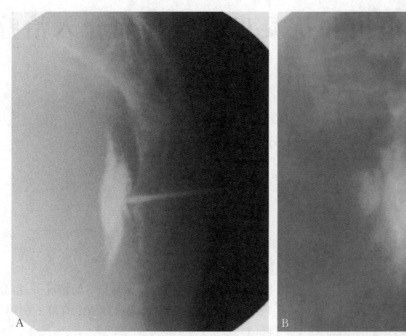

图 84.25 经尾骨穿刺入路的骶骨和尾骨（A,侧位和 B,前后位）的透视图像,显示造影剂沿尾骨前面扩散

的断针概率[72],也可能降低将会阴部的菌群带入骨结构的机会。诊断性 LA 注射后,可以进行神经破坏药物的注射、奇神经节的冷冻消融或射频消融[73,74]。

（五）并发症

存在直肠、肛门和邻近血管穿孔的可能性,这可能会导致针道感染,包括椎间盘炎。另外,由于会阴的位置特殊,会阴部的菌群污染也会一直存在。

（六）放射线透视引导的奇神经节阻滞技术

患者选择舒适俯卧位,骨盆下方垫枕,臀部向外旋转以暴露会阴部。将放射线增强器置于侧位视图,确定骶尾部节段。随后,使用适当的消毒液进行消毒,并覆盖无菌单。在进针点用 1‰ 利多卡因麻醉皮肤、皮下组织和骨膜。使用一根短的、大口径的皮下注射针穿过第一个尾骨间关节。一旦针尖向前推进至腹侧骨面,进行前后位放射线透视以确保穿刺针位于中线位置。一些医师更喜欢通过第一根针置入第二根同轴针,如 2 英寸 22G 的腰穿针（Quincke 针）。侧位放射线透视进一步确认,针尖应该刚好位于尾骨前方。在注射 LA、类固醇激素或神经破坏药物之前,先注入 0.5~1 mL 的造影剂,使

用放射线透视确认造影剂的正确扩散范围（逗号样）（图 84.25）。笔者习惯在类固醇注射或神经破坏药物之前,先注射 LA 以确认此方法是否能够减轻疼痛。所需的总容量通常为 2~4 mL。

（七）结论

因对会阴内脏痛的治疗作用,奇神经节阻滞现受到疼痛医师的广泛欢迎。奇神经节阻滞时,超声引导可提供实时可视化效果,并显著减少辐射剂量。

◆ **要 点** ◆

● 奇神经节是终末中线交感神经节。

● 奇神经节通常位于第一尾椎体和骶尾骨交界处。

● 奇神经节神阻滞可缓解尾痛症和直肠下部、肛门、尿道和阴道的疼痛。

● 奇神经节阻滞的影像引导方法包括放射线透视、CT 和超声,每种方法都有其固有的优点和缺点。

参考文献

请于 ExpertConsult. com 在线访问参考文献。

第85章 抗血小板和抗凝患者行疼痛介入治疗指南

Honorio T. Benzon, MD

翻译：胡　蓉　余珊子　审校：宋　莉

一、概述

美国局部麻醉和疼痛医学学会（American Society of Regional Anesthesia，ASRA）已经发布了患者行抗凝治疗时局部神经阻滞的指南。在美国，临床医师已经开始使用该指南，而且在其他国家，区域麻醉组织也将该指南作为模板使用[1]。该麻醉指南仍在不断更新中，当前最新版本是 2010 年出版的第三版。由于缺乏单独的疼痛介入治疗临床指南，大多疼痛医师在临床中遵循 ASRA 指南。但是，即便患者凝血功能正常，并在遵循该指南的情况下，也会出现 ESI 或放置脊髓电刺激后导致全脊麻的病例（表85.1）[2-14]。

即使在凝血功能正常并遵循 ASRA 指南的情况下，也会发生椎管内血肿，究其原因如下：

（1）疼痛科的患者大部分是老年人，而年龄大是众所周知的可增加抗凝药物作用的危险因素。

（2）老年性患者大多伴有椎管狭窄，硬膜外间隙变小，少量血肿即可导致脊髓受压，加上硬膜外间隙变窄，症状的进展会更加快速[15-17]。

表 85.1　ESI 或脊髓刺激器置入后发生脊髓血肿的报道

报道	患者概况	结局	其他药物
Williams 等	63，男性，CESI	完全恢复	吲哚美辛，别嘌呤醇
Ghaly	57，男性，CESI	完全恢复	双氯芬酸，阿米替林
Reitman 和 Watters	62，女性，CESI	部分恢复	一般凝血功能检查
Ain 和 Vance	85，女性，LESI	运动恢复，左脚趾留有麻木感	华法林在 ESI 后的第 2 天晚上恢复使用，依诺肝素在 24 小时后恢复使用，次日 INR 为 1.2
Xu 等	78，女性，LESI	完全恢复	华法林在 ESI 后 8 小时恢复使用，依诺肝素在 30 小时后恢复使用
Giberson 等	2 个病例：53，男性；66，女性	患者 1：残留左腿无力；患者 2：完全恢复	患者 1 在拔除导管当天服用阿司匹林；患者 2 在试验前 7 天内未服用阿司匹林
Buvanendran 和 Young	73，女性	完全恢复	日常服用小剂量阿司匹林
Takawira 等	52，男性	自行康复	患者未服用抗凝药，试验后第 3 天出现症状；血肿可能是通过导管转移形成的
Smith 等	2 个病例：44，男性；66，女性	患者 1：没有恢复；患者 2：T8 以下	一般凝血功能检查
Kloss 等	50，男性	部分恢复	未提到药物治疗或康复

注：CESI，颈椎硬膜外类固醇注射；LESI，腰椎硬膜外类固醇注射；ESI，硬膜外类固醇注射；INR，国际标准化比值。

（3）脊神经根炎的患者若在注射前出现麻木或无力,则会混淆脊髓血肿的临床表现。

（4）接受椎板切除术的 LBP 患者,可能产生纤维粘连和瘢痕组织,从而进一步导致硬膜外腔狭窄。

（5）脊髓电刺激一般采用长斜面的硬质粗直径穿刺针,为了将电极放置在合适的位置上,可能需要反复穿刺及置入电极,这就容易对硬膜外腔血管组织造成多次创伤。

（6）疼痛门诊的患者可能正在服用一些药物,如抗惊厥药卡马西平、奥卡西平、丙戊酸盐和左乙拉西坦以及选择性 5 - 羟色胺选择性重摄取抑制剂 (selective serotonin reuptake inhibitor, SSRI)[18-23],而这些药物通常被认为不会影响凝血过程。同时,老年疼痛患者为了预防心血管或 CNS 血栓会服用抗血小板药物。同时服用几种抗血小板效应药物会进一步增加出血风险[24]。

因此,ASRA 董事会建议《局部麻醉与疼痛医学》杂志成立一个委员会来制订单独的疼痛介入治疗指南。这一指南得到了欧洲区域麻醉协会、疼痛治疗学会、美国疼痛医学学会、国际神经调节学会、北美神经调节学会和世界疼痛研究所的认可[25]。

在本章中,将讨论以下主题:①根据手术类型、抗血小板药物、传统抗凝剂、新型口服抗凝药 (novel oral anticoagulant, NOAC)、抗抑郁药和中草药对出血风险进行分级;②指出 ASRA 局部神经阻滞和疼痛介入治疗之间的差异。目前 GP Ⅱ b/ Ⅲ a 抑制剂使用很少,而且患者即使服用了该药物,也通常会用 P2Y12 抑制剂进行维持治疗。因此,本章节将不对其做详细阐述。

二、风险分级

与局部神经阻滞指南不同的是,疼痛指南是根据疼痛手术的类型对出血风险进行分级(表 85.2)。这是因为不同的手术出血导致的血肿对出血位置的压迫不同而导致出血的进展和后果不同。一方面,腹腔和盆腔交感神经阻滞靠近大血管结构,故不易受压,而且因注射导致的血肿相关症状还不明确。但椎体内及椎旁手术可使脊髓受压,导致严重的后果。另一方面,痛点注射、关节腔注射和浅表神经阻滞(如头皮下的枕神经阻滞)都是无血管、浅表性的,其出血风险微乎其微。当风险和不良后果较小时,可以使用轻度的抗凝药预防患者发生脑卒中、

表85.2 根据发生严重出血的潜在风险选择相应疼痛手术方式

高风险手术方式	中风险手术方式	低风险手术方式
SCS 测试和置入	椎板间 ESI	周围神经阻滞
鞘内置管及镇痛泵置入	小关节 MBB 和 RFA	外周肌骨关节注射
椎体成形术及球囊扩张椎体成形术	椎旁阻滞	扳机点及梨状肌注射
椎间孔镜及减压手术	椎间盘内治疗	骶髂关节注射
	交感神经阻滞	骶骨 LBB
	Pocket 调整及 IPG/ITP 替换	

注:ESI,硬膜外类固醇注射;IPG,鞘内泵入;LBB,侧支传导阻滞;MBB,内侧支传导阻滞;RFA,射频消融术。出血高风险的患者在接受低风险或者中等风险的手术时,应分别将其视为中等风险或高风险。出血高风险的患者包括老年人,并正在使用抗凝药物、体重低,或伴有严重的肝肾疾病。

心肌梗死或静脉血栓栓塞(venous thromboembolism, VTE)。

三、阿司匹林、磷酸二酯酶抑制剂和非甾体抗炎药

阿司匹林(acetylsalicylic acid, ASA)的抗血小板聚集作用有多种机制。ASA 更容易阻滞 COX - 1,并通过丝氨酸乙酰化使 COX - 1 不可逆地失活[26,27]。阿司匹林通过不可逆抑制 COX - 1 活性,阻断血栓素生成,延长血小板形成周期,达到抑制血小板活性,减少血小板聚集以及抗血栓作用。除了影响血小板周期,阿司匹林也使骨髓中成熟巨核细胞(负责血小板生成的骨髓细胞类型)中的 COX - 1 失活。阿司匹林还通过非 TXA2 介导作用影响凝血功能。由于阿司匹林乙酰化纤维蛋白原,使纤维蛋白溶解增加,从而使二级止血和血栓稳定性受损[28]。与 NSAID 不同,阿司匹林降低凝血酶的形成[29],大剂量阿司匹林通过抑制血管内皮细胞 COX - 2 合成[28],从而降低内皮细胞前列环素的生成,前列环素可抑制血小板聚集并刺激血管舒张。

阿司匹林摄入后迅速从胃肠道吸收,30 分钟达到峰值,1 小时后出现显著的血小板抑制[30,31]。肠溶型 ASA 血药浓度峰值被延迟至摄入后 3~4 小

时[28,32]。服用阿司匹林后，可产生至少 48 小时的
COX 活性抑制。阿司匹林对巨核细胞的影响可以
解释 COX 活性恢复的延迟[33,34]。血小板平均寿命
为 7～10 天[35,36]，每天血液循环中 10％的血小板池
被替换[37]，这就意味着 5 天后，体循环中 50％的血
小板功恢复正常功能。

与 ASRA 的局部神经阻滞指南类似，在行低风
险疼痛手术时患者可以继续服用阿司匹林。但是，
两份指南对椎管内注射意见相左。ASRA 允许椎管
内注射，而疼痛指南不允许，这是服用阿司匹林的患
者行 ESI 后出现椎管内血肿的病例报道（表 85.1）。
停药时间长短取决于患者服用阿司匹林的原因：一
级预防为 6 天（服用阿司匹林的无明显心血管疾病
患者），二级预防为 4 天[25,38]。该药物可在 24 小时
后恢复使用。

常用的磷酸二酯酶（phosphodiesterase，PDE）
抑制剂有双嘧达莫和西洛他唑，这些药物可抑制血
小板表达 PDE 的同工酶[39]。PDE 抑制剂影响环磷
酸腺苷（cAMP）和环磷酸鸟苷（cGMP）水平。PDE‐3
抑制剂（西洛他唑）提高 cAMP 水平，而 PDE‐5 抑
制剂增加 cGMP 水平。西洛他唑抑制 PDE‐3，双嘧
达莫抑制 PDE‐3 和 PDE‐5，故双嘧达莫与阿司匹
林合用效果更佳。这些药物通过抑制细胞内第二信
使 cAMP、cGMP 和 PDE 来减少血小板聚集和增加
血管舒张。该类可以降低大约 40％的血小板聚
集[40]。双嘧达莫的半减期为 10 小时，双嘧达莫缓释
剂联合阿司匹林具有 13.6 小时的半减期[41]。西洛
他唑的血药浓度在 2 小时达到峰值，血小板聚集率
则在用药后 6 小时达到最大值[39,42]。与双嘧达莫相
似，西洛他唑的半减期也为 10 小时，经过 5 个半减
期即 50 小时后，约有 97％的药物被消除[43]。因此
建议停药 2 天，并且可在 24 小时后恢复用药。

与阿司匹林一样，NSAID 也是通过抑制 COX 来
抑制前列腺素的合成。与阿司匹林不可逆性的抑制
效应相比，这种抑制效应是可逆的。编撰委员会通过
药物的半减期来指导非甾体抗炎药在疼痛治疗前的
停用时间[44-47]。如同此前提到过，5 个半减期的时间
间隔已足够，因为这意味着 97％的药物已经被消除
了[43]。所以手术前布洛芬、双氯芬酸、酮咯酸和吲哚
美辛需停用 1～2 天；萘普生和美洛昔康需停用 4 天；
萘丁美酮需停用 6 天；奥沙普秦和吡罗昔康需停用
10 天。这些药物可在术后 1 天恢复使用（表 85.3）。

表 85.3 停用 ASA、PDE 抑制剂和 NSAID 的时限

药物	半减期（小时）	基于 5 个半减期后的停用时间
阿司匹林	20～30 分钟[a]	二级预防 4 天，一级预防 6 天
西洛他唑	10	2
双嘧达莫	10	2
双氯芬酸	1～2	1
布洛芬	2～4	1
酮咯酸	5～6	1
依托度酸	6～8	2
吲哚美辛	5～10	2
萘普生	12～17	4
美洛昔康	15～20	4
萘丁美酮	22～30	6
奥沙普秦	40～60	10
吡罗昔康	45～50	10

注：[a]阿司匹林对血小板有不可逆性效应，停药是以血小板恢复为
基础的。引自 Patrick J，Dillaha L，Armas D，Sessa WC：A
randomized trial to assess the pharmaco-dynamics and
pharmacokinetics of a single dose of an extended-release aspirin.
Postgrad Med. 127：573‐580,2015.

四、P2Y12 抑制剂氯吡格雷、普拉格雷和替格瑞洛

P2Y12 受体主要分布在血小板表面，血小板致
密颗粒释放的 ADP 与两种血小板 G 蛋白偶联受体
P2Y1 和 P2Y12 结合，P2Y1 是一种 Gq 偶联受体，通
过刺激磷脂酶 C 和磷脂酰肌醇信号通路来抑制
ADP 诱导的血小板聚集。P2Y12 是一种 Gi 偶联的
七跨膜结构受体，通过抑制腺苷酸环化酶介导的信
号通路，降低细胞内 cAMP 水平，从而介导血小板活
化。细胞内 cAMP 水平的降低和 GPⅡb/Ⅲa 受体
的激活导致血小板聚集降低和加强血管扩张[48]。
P2Y12 还参与强激动剂诱导血小板内致密颗粒释放
的过程。P2Y12 受体在血小板活化和稳定血栓形成
中的重要作用使其成为治疗和预防动脉血栓形成的
重要靶点。P2Y12 抑制剂包括氯吡格雷、普拉格雷、
替格瑞洛和坎格雷洛。对有心血管疾病的患者，医
师通常会使用 P2Y12 抑制剂和阿司匹林的联合处
方，即所谓的"双联抗血小板治疗"，但在行疼痛手术
前要停用这些药物。

氯吡格雷和普拉格雷是不可逆的 P2Y12 抑制

表 85.4　P2Y12 抑制剂停止和恢复使用之间的推荐时间间隔以及中度和高风险的疼痛手术方式

药物	停药到疼痛手术的时间	恢复使用该药
氯吡格雷	7 天,若血小板功能恢复良好,则为 5 天	负荷剂量后 12 小时,日常维持剂量 24 小时
普拉格雷	7 天	24 小时
替格瑞洛	5 天	24 小时
坎格雷洛	1～2 小时	a

注:a 患者服用坎格雷洛时通常一并口服 P2Y12 抑制剂。

剂。这两种药物都是前体药物,需要 2 个步骤来形成活性药物。9% 患者对氯吡格雷不敏感,可能的原因是基因多态性。氯吡格雷可抑制 60% 的血小板,而普拉格雷对血小板的抑制高达 90%[49]。因此,对于中、高风险的手术,建议术前将两种停药 7 天(表 85.4)[50]。欧洲和斯堪的纳维亚指南分别建议在区域麻醉前停用氯吡格雷 7 天和 5 天[51,52]。一项研究表明,大多数患者在停药 5 天后未出现血小板抑制的表现,而其余患者仅轻微的抑制现象,因此术前停药 5 天已足够[53]。由于脊髓电刺激的调试需要几天时间,大多数疼痛科医师推荐停药 5 天。如果仅仅只是停药 5 天,可进行血小板活性测试以证明血小板的功能显著恢复,常用的 P2Y12 受体抗血小板活性的试验包括 VerifyNow P2Y12 系列或血栓弹力图。

与氯吡格雷和普拉格雷不同,替卡格雷直接抑制 P2Y12 受体活性,对血小板聚集抑制率达 90%,停药 5 天后血小板功能恢复正常[54]。坎格雷洛是另一种直接抑制 P2Y12 的抑制剂,静脉注射。该药已被批准用于临床经皮冠状动脉介入治疗[55]。它使用后几分钟快速起效,半减期是 3～7 分钟。血小板功能约在停药 1 天后恢复正常。因此,如必须进行疼痛手术,应至少观察 1 小时。因患者常口服维持剂量的 P2Y12 抑制剂,故此情况很少发生。

普拉格雷和替格瑞洛在 2～4 小时内便可起效,通常在术后 24 小时开始服用;若给予氯吡格雷的日常维持剂量(75 mg),由于其需要 1～2 天才能完全起效,故通常在疼痛手术后 12 小时开始服用。但是若给予氯吡格雷的负荷剂量(300～600 mg),其发挥效用的时间则缩短为给药后几小时,故通常在术后

24 小时开始服用。

五、传统的抗凝剂:华法林、肝素、低分子肝素、纤维蛋白溶解药

华法林抑制维生素 K 依赖性凝血因子的 γ-羟基化。这些因子的半减期各不相同:Ⅶ 因子的半减期为 6～8 小时,Ⅸ 因子的半减期为 20～24 小时,Ⅹ 因子的半减期为 20～42 小时,Ⅱ 因子的半减期为 48～120 小时[56,57]。华法林通过减少 Ⅶ 因子而起到抗凝作用。然而,因其同时降低蛋白 C 的浓度,导致抗凝作用减弱[57]。所以在华法林治疗初期的国际标准化比值(international normalized ratio, INR)检测结果不可靠[57,58]。华法林的抗凝作用在用药后第 4 天达到顶峰,此时 Ⅱ 因子水平显著降低。凝血因子浓度达到正常的 40% 及以上时即可保证正常凝血功能[59],低于 20% 时易发生出血[60]。现有的口服抗凝药物中欧洲常用醋硝香豆素,美国常用华法林。两种药物的主要区别在于两种药物的 INR 正常化时间:醋硝香豆素需要 3 天,而华法林需要 5 天。

华法林通过影响凝血级联的外在途径(抑制 Ⅶ 因子的活性)、内在途径(通过抑制 Ⅸ 因子),以及内外途径(抑制 Ⅹ 因子)和凝血的最终产物(抑制 Ⅱ 因子),从而成为一种强效的抗凝药物。由于华法林的治疗指数相对较窄,并且由遗传因素导致的不同患者间的剂量差异较大,因此华法林的剂量常难以把握[61]。携带 CYP2C9 和(或)VKORC1 基因的患者仅需要低剂量的华法林,但在他们的研究中因为基础的剂量在患者中存在差异[62-64]。美国心脏病学会不推荐根据不确定的临床试验药代动力学结果而给药。

对于未使用华法林的患者,INR 在 1.4 及以下可以进行椎管内注射。但是,对于使用华法林的患者,ASRA 指南建议对于高危或中危的疼痛介入治疗,华法林应暂停 5 天,且 INR 需恢复至正常范围(1.2 或以下)[25]。欧洲和 Scandinavian 的指南与其不同,他们认为华法林停药 5 天后,INR 恢复至 1.4 或以下是安全的[51,52]。但一项研究发现,有两名患者在停用华法林 5 天后,其凝血因子 Ⅹ 和 Ⅱ 的水平低于 40%,因此将 INR 延长至 1.3～1.4 有待考证[65]。

VTE 高危患者可考虑用低分子肝素(low-molecular-weight heparin, LMWH)行"桥接"疗法。但

在一项关于房颤患者的研究中,停用华法林不加桥接治疗的疗效不逊于达肝素桥接治疗[66]。两种疗法对于预防动脉血栓栓塞的发生率没有差异,而桥接组发生大出血的概率显著增高。但这项研究可能只适用于心房颤动患者,而不适用于人工心脏瓣膜置换的患者。另一项研究表明,在行全髋关节置换术前使用桥接疗法的患者术后愈合时间较慢,住院时间延长[67]。

普通肝素可使凝血酶(凝血因子Ⅱa)、凝血因子Ⅹa和Ⅸa失活[1]。静脉给予肝素可立即产生抗凝作用,而肝素皮下注射的起效时间为1小时[68],肝素的半减期为1.5~2小时,作用时间可维持4~6小时,其半减期随着剂量增加而延长:25 U/(kg·d)的剂量为30分钟,100 U/(kg·d)的剂量为60分钟,400 U/(kg·d)的剂量为150分钟[69,70]。可采用活化部分凝血活酶时间(activated partial thrombo-plastin time,APTT)监测肝素的抗凝作用,当APTT达到初始值的1.5~2倍时,意味着达到了治疗性的抗凝作用[71]。可使用鱼精蛋白进行逆转肝素的抗凝作用,剂量为1 mg鱼精蛋白拮抗100 U肝素。

因为疼痛介入手术大多是择期手术,静脉注射肝素的患者应避免进行,应选择非介入治疗,如药物(阿片类药物、抗惊厥药物、抗抑郁药物)和辅助治疗来减轻患者的疼痛。如果必须行疼痛介入手术,则至少停用静脉注射肝素5小时以上,该时间间隔是由基于静脉注射肝素临床剂量[100 U/(kg·d)]的五个半减期(60分钟)决定的,但由于静脉注射肝素的半减期随剂量的不同而有所改变,最后一次静脉注射肝素到行疼痛介入手术之间的时间应根据剂量应作相应调整。

ASRA区域麻醉指南认为,使用最小剂量肝素每日2次皮下注射不是椎管内注射的禁忌证,而疼痛指南建议行择期疼痛介入治疗前皮下注射肝素应至少停8小时。该时间比药物的5个半减期(5~6小时)要长,这是为了适应对肝素反应过度及皮下给药吸收缓慢的患者[72]。手术后2小时可以重新使用肝素。皮下注射肝素TID的患者不推荐进行疼痛介入治疗。两项研究表明,对皮下注射肝素TID的患者行椎管内干预可能是安全的。使用TID肝素的714例患者在拔除硬膜外导管后未发生硬膜外血肿,20例患者拔除硬膜外导管时部分凝血活酶时

间(partial thromboplastin time,PTT)大于35秒[73]。另一项研究显示,928名患者行胸段硬膜外麻醉后未出现脊髓血肿,115名患者的活化凝血活酶时间大于40秒[74]。但这两项研究中的患者数量不足,不足以纳入指南。

对于LMWH,ASRA局部麻醉指南建议,依诺肝素预防性剂量应停用12小时再行椎管内操作。应用达肝素或更大剂量治疗剂量的依诺肝素[即1 mg/(kg·d)]时间隔时间应为24小时。该药可以在低风险疼痛手术后4小时恢复使用,这与最新美国FDA发布的药物安全通讯建议的时间间隔一致[75]。

在中、高风险手术发生出血的情况下,操作后恢复用药的间隔时间为24小时(表85.5)。如局部麻醉指南中所述,最好不要合用可诱发出血的其他药物(抗血小板药、NSAID、SSRI和其他抗凝药物)。

表85.5 行疼痛介入手术时停用及恢复使用旧式抗凝药的时间间隔

药物	停药和减轻疼痛	恢复使用该药
华法林	5天,INR恢复正常	24小时
IV肝素	4小时	2~24小时
BID皮下	8~24小时	2~4小时
肝素	1~2小时	—
TID皮下	—	
肝素[a]		
LMWH,预防剂量	12小时	4~24小时
LMWH,治疗量	24小时	4~24小时
LMWH,达肝素	24小时	4~24小时
纤维蛋白溶解剂[a]	—	

注:[a]不推荐行疼痛介入手术。

溶栓药物可使纤维蛋白溶解原和血栓转变成纤维蛋白溶解酶,从而溶解纤维蛋白凝块。纤溶酶来源于其不活跃的前体纤溶酶原。这些药物包括可以溶解血栓和激活纤溶酶原的链激酶、尿激酶以及对纤维蛋白选择性更强、对纤溶酶原影响最小的阿替普酶和替奈普酶。尽管溶栓药物的血浆半减期仅有数小时,但是抑制纤溶酶原和纤维蛋白原活性的作用可长达27小时。因此,手术或其他不易压迫的出血风险高的介入手术,建议停止10天[1]。因为关于使用纤溶剂的患者行局部麻醉的数据非常少,所以

ASRA 区域麻醉指南不明确。另外，ASRA 疼痛指南建议近期行纤溶治疗的患者应避免行疼痛介入操作，如果必须行疼痛操作治疗，则停用溶栓药物和疼痛操作至少间隔 48 小时可能是安全的。该时间间隔略长于 Scandinavian 指南，其推荐椎管内操作之前 24 小时停止溶栓[52]。考虑到缺乏此类患者的数据，建议延长时间。

六、凝血因子抑制剂：磺达肝葵钠和新型口服抗凝剂

凝血因子 X 位于凝血级联反应中内源性和外源性通路的交界处。磺达肝葵钠是一种合成的 X a 因子抑制剂。NOAC，也称为直接口服抗凝剂（direct oral anticoagulants，DOAC），是 X 因子抑制剂，包括瑞巴沙班、阿哌沙班和依度沙班（图 85.1）。另一种是达比加群酯，一种直接凝血酶抑制剂。凝血的最终产物是凝血酶，凝血因子 X 抑制剂和凝血酶抑制剂已经成为制药公司的研究重点。近几年已经出版和修订了几篇有关药理学、药物适应证、药物代谢动力学和逆转药物的文章[76-85]。尚无关于 NOAC 在局部麻醉和疼痛介入手术中安全性的文献报道。为了确保抗凝血药物在血浆中处于低浓度水平，ASRA 疼痛指南建议间隔五个半减期。下一版的 ASRA 局部麻醉指南将根据该类药物的五个半减期编撰。

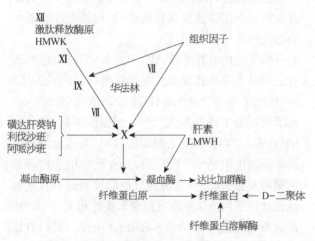

图 85.1 抗凝药在凝血级联反应中的作用位点

磺达肝葵钠是一种合成的抗凝药物，选择性抑制凝血因子 X a。生物利用度为 100%，药物高峰在给药后 2 小时出现，半减期为 17～21 小时[86]。磺达

肝葵钠引起椎管内血肿的实际风险尚不清楚。一项研究显示，1 603 例行椎管内置管或深部周围神经置管的患者未见明显并发症[87]。该研究相当严格并不能完全复制实际的临床情况，并排除了椎管内阻滞过程中置管困难（3 次尝试失败）、操作中并发出血、正服用抗血小板药物以及拟于手术次日拔除鞘内导管的患者。术后 6～12 小时给予磺达肝葵钠 2.5 mg，导管在最后一次磺达肝葵钠后 36 小时拔除，拔除导管后 12 小时再给予磺达肝葵钠[87]。36 小时的间隔相当于 2 个半减期，这对于椎管狭窄以及椎板切除术瘢痕形成的老年疼痛患者可能并不安全。ASRA 指南建议在行高危的疼痛操作治疗前，停药时间应达 5 个药物半减期，相当于 3～4 天，并在 24 小时后重新使用磺达肝葵钠。

美国、加拿大和欧洲已批准使用达比加群酯预防非瓣膜型房颤引起的脑卒中。在欧洲和加拿大，达比加群酯还被批准用于全髋关节或膝关节置换术后 VTE 的预防，但是美国并没有批准[88]。这可能是因为欧洲的研究结果提示它是有效的，但是北美的研究显示在全关节手术后预防 VTE 作用不如一天两次使用依诺肝素[89]。达比加群酯是一种前体药物，在口服药物后 1.5～3 小时达血浆峰浓度，半减期为 14～17 小时[90]。达比加群酯 80% 通过肾脏代谢，在终末期肾病患者，达比加群酯消除的半减期由 14 小时增加至 28 小时[91]。建议达比加群酯停药 5 个半减期后再进行中高危疼痛操作治疗，相当于 4～5 天（表 85.6）。对于终末期肾病患者，由于达比加群酯的半减期可延长至 28 小时，我们推荐术前停药 6 天。术后 24 小时可恢复用药。

美国、加拿大和欧洲已批准使用利伐沙班预防非瓣膜型房颤引起的脑卒中，全关节手术后深静脉血栓[78]。利伐沙班直接抑制凝血因子 X a，起效迅速，可在给药后 2.5～4 小时达血浆峰浓度，半减期为 6～9 小时[92,93]。1/3 的药物从肾脏代谢，1/3 的药物从粪便/胆汁途径代谢，剩余 1/3 转变为无活性的代谢产物。建议利伐沙班停药 5 个半减期后再进行中高危疼痛操作治疗，相当于 3 天。术后 24 小时可恢复用药。

阿哌沙班为特异性凝血因子 X a 的抑制剂。美国、加拿大和欧洲已批准阿哌沙班用于房颤患者脑卒中以及预防全膝关节和全髋关节置换术后的血栓形成。达峰浓度时间为 1～2 小时，半减期为 13±9

表 85.6　停用及恢复使用新型抗凝药物、疼痛介入治疗、实验室检查和逆转的推荐时间间隔

药物	停药及疼痛手术治疗	恢复用药	实验室检查	逆转
磺达肝葵钠	4 天	24 小时		
达比加群酯	4 天（肾病患者 6 天）	24 小时	稀释 TT ECT	透析 2 小时内使用活性炭
利伐沙班	3～5 天	24 小时	PT 抗 Ⅹa 试验	8 小时内使用活性炭 4 因子 PCC
阿哌沙班	3 天	24 小时	抗 Ⅹa 试验	3 小时内使用活性炭
依度沙班[a]	3 天（肾病患者 6 天）	24 小时	抗 Ⅹa 试验	

ECT：Ecarin 凝固时间（不易获得）；PCC：凝血酶原复合物浓缩物；PT：凝血酶原时间；TT：凝血酶时间。

[a] 恢复使用抗凝药的依据。

小时[94,95]。对该药物的药代动力学研究很少，导致其半减期（13±9 小时）差异很大。对于出血风险不高的患者，我们推荐阿哌沙班停药 5 个半减期后再进行中高危疼痛操作治疗，相当于 3 天。对于抗凝药物更敏感的患者（老年人、低体重、肝脏和肾脏问题），应考虑间隔延长至 4～5 天。术后 24 小时可恢复用药。

依度沙班是 Ⅹa 因子抑制剂，已被批准用于预防房颤患者的脑卒中以及治疗深静脉血栓和肺栓塞。给药后 2 小时内达到峰浓度，该药的生物利用率为 60%，肾脏清除率为 50%，半减期为 8.75～10.4 小时。5 个半减期（55 小时或 2.5 天）是指没有肾脏问题的患者行介入手术之前须停药 3 天。由于肾脏有明显的清除作用，因此肾脏疾病的患者应考虑间隔更长时间（如 5～6 天）。术后 24 小时可恢复用药（表 85.6）。

ASRA 疼痛指南建议介入手术后 24 小时可以恢复抗凝药物。而欧洲区域指南则建议 6～8 小时[51]，6～8 小时间隔是基于血小板栓子形成稳定的血凝块约需要 8 小时，并已被众多研究证明[78]。已有研究证明 7 小时后血凝块可完全溶解[97]。尽管脑血栓后 6 小时内使用溶栓药仍有效，但脑卒中 3 小时内给予溶栓药效果更好，这意味着抗凝药物在 8 小时后对血凝块裂解并没有作用[98,99]。脑出血 24～48 小时后给予依诺肝素并没有使血肿增大。因为大手术后 24 小时内重新开始抗血栓治疗可能会增加操作后出血的风险[100]，所以其他专家建议使用一种保守的恢复抗凝时间的方法[77]。Liew 和 Douketis 推荐出血性风险低的患者至少需间隔 24 小时后，而出血性风险高的患者则需延长至 48 小时。总体而言，间隔 24 小时可能是足够的。

七、新型口服抗凝剂的实验室检测和逆转

由于缺乏实验室检查来监测 NOAC 的疗效，因此阻碍了 NOAC 的广泛使用。直到现在，除了更先进的学术医学中心，尚无法进行精准的监测。对新型抗凝剂，凝血试验应考虑最后给药剂量、药物药代动力学和肾功能。每次 NOAC 都需要进行特定的分析测试，也就是说，阿哌沙班的测试正确校准结果与利伐沙班不同，反之亦然。用于监测因子 Ⅹa 直接抑制剂的抗 FⅩa 生色试验包括测试特定于分析物的校准和质量控制、评估患者与已知样品的相关性、建立标准操作程序、在实验室信息系统中培训和开发测试程序以及联系其他部门，包括医疗服务中心和药房[101]。

给予达比加群酯后 APTT 延长，但是试验和药物之间并不是线性关系。在低浓度（≤200 ng/mL）时，线性关系大于线性增长，而较高浓度（>200 ng/mL）时两者呈线性相关[81,82]。凝血酶时间（thrombin time，TT）又称凝血酶凝固时间，对达比加群酯的作用高度敏感[82,83,102]。目前，在医学中心已可监测稀释凝血酶时间（血凝块凝血酶抑制试验），它与达比加群酯的血浆浓度呈药理学线性相关[81,83]。蛇静脉酶毒凝血时间（ecarin clotting time，ECT）直接测量凝血酶的产生（蛇静脉酶是一种可购买的蛇毒，可将凝血酶原转化为甲硫唑凝血酶可直接监测凝血酶的产生，且与达比加群酯浓度呈正线性和剂量依赖性[81,90,102,103]）。ECT 是监测达比加群酯抗凝作用的最敏感方法，但是很少有机构能检测。凝血酶原

时间（prothrombin time，PT）的敏感性最差。达比加群酯的监测应使用稀释 TT 和 ECT[81]。

当用凝血酶原时间测定试剂盒检测时，利伐沙班的效应与 PT 呈线性相关（表 85.6）[82,102]。PT 试剂对利伐沙班的敏感性存在明显差异，因此每个实验室都应该对利伐沙班的 PT 特异性进行校准[104]。不建议使用 INR 监测利伐沙班的活性，因为 INR 依赖促凝血酶原激酶试剂，而促凝血酶原激酶对利伐沙班的敏感性差异很大。APTT 对利伐沙班的抗凝作用不敏感，而且不能延长 ETC[82,102]。可采用凝血因子 Ⅹa 水平用代替于利伐沙班血浆浓度的监测[105]。总体来说，PT 和抗 Ⅹa 是监测利伐沙班效应的最好指标。

与利伐沙班相比，阿哌沙班常规的临床剂量对 PT 的几乎无影响[82]。每个实验室都应专门校准 PT 试验对阿哌沙班的敏感性。稀释 PT 监测将凝血活酶试剂被稀释 16 倍，与传统 PT 比较有更好的敏感性[82]。抗 Ⅹa 活性与阿匹沙班的低、中、高血药浓度呈线性相关。因此，抗 Ⅹa 活性测定可用于阿哌沙班抗凝作用的评估（表 85.6）[106]。抗 Ⅹa 因子活性比 PT 更敏感，与稀释 PT 监测的敏感性相似，因而可能是临床监测阿哌沙班抗凝作用的最佳选择[81]。

依度沙班以剂量依赖的方式线性延长 PT，但该测定方法灵敏度低[107]。该药物还以剂量依赖的方式延长 APTT。PT 相较于 APTT 灵敏度更高，但存在相互作用的差异，并且一些 PT 测试在谷浓度下不敏感。正在接受依度沙班治疗的患者，在没有其他干预的情况下出现 PT 延长说明该药物已生效。但是，PT 正常的情况下也不能排除依度沙班发挥作用的可能性。凝血酶生成试验（thrombin generation assay，TGA）比 PT 或 APTT 灵敏更高，但尚未广泛使用。依杜沙班的抗 Ⅹa 活性呈剂量依赖性增加。该测试表面了与依杜沙班血浆浓度的最佳相关性[107]。

八、逆转新型口服抗凝剂

达比加群酯摄入 2 小时内服用活性炭可防止药物在肠道内吸收（表 85.6）。透析可加速药物代谢，但在临床中少见。重组凝血因子 Ⅶa（诺其、普林斯顿、新泽西）被建议用于控制出血[80]，但其临床报道病例很少。凝血酶原复合物（prothrombin complex concentrates，PCC）或浓缩血浆制品包含 3 种（凝血因子 Ⅱ、Ⅸ 和 Ⅹ）或 4 种（凝血因子 Ⅱ，Ⅶ，Ⅸ 和 Ⅹ）凝血因子。建议使用含 4 种凝血因子的 PCC[83,102]，但 PCC 有可能无法逆转达比加群酯的抗凝作用[108]。并且联合使用重组凝血因子 Ⅶ和 PCC 有血栓形成的风险。

艾达司珠单抗是一种单克隆抗体片段，它能与游离的及与凝血酶结合的达比加群酯结合[109]。初步研究表明，该药物在健康和老年人中可逆转达比加群酯的功效[110,111]。一项针对 90 名患者的前瞻性队列研究表明，艾达司珠单可在几分钟内使 88%～98% 的患者升高的 ECT 恢复正常[112]。在该研究中，严重出血组的平均止血时间为 11.4 小时。在另一组即急诊手术组中，36 名患者中有 33 名发现术中可正常止血，在另外的 1 名和 2 名患者中分别发现了轻度和中度异常止血。艾达司珠单抗使用剂量为 5g，分 2 次静脉推注，每次 2.5mg 配 50 mL 溶剂，两次间隔不超过 15 分钟[112]。艾达司珠单抗最近已被 FDA 批准。

口服利伐沙班 8 小时内可使用活性炭清除利伐沙班[102]。用药后 3 小时内给予活性炭可减少阿哌沙班的吸收。重组因子 Ⅶa 已被证明可逆转磺达肝癸钠的抗凝作用，但对新型口服抗凝药所致出血无效[102]。由于存在血栓形成的风险，FDA 对在其批准的适应证之外使用 rFⅦa 发出了黑框警告。包含 4 种凝血因子的 PCC 尽管对达比加群酯无效，但可逆转利伐沙班对健康人群的体外抗凝效应[102]。PCC 能否控制阿哌沙班引起的出血尚缺乏足够的试验依据。

Andexanet 是重组修饰的人 Ⅹa 因子诱导蛋白，可结合并隔离血管内的 Ⅹa 抑制剂，从而恢复内源性 Ⅹa 的活性。测量凝血酶的产生和凝血因子 Ⅹa 活性可证实抗凝血酶的活性降低[113]。最近在老年健康人群中进行了一项由两部分组成的随机对照研究[114]。在阿哌沙班治疗的患者中，抗凝血因子 Ⅹa 的活性在服用 Andexanet 后减少了 94%，使用安慰剂组则减少了 21%；在利伐沙班治疗的患者中，Andexanet 治疗后抗凝血因子 Ⅹa 活性减少了 92%，使用安慰剂的患者则降低了 18%[114]。在这项研究中，Andexanet 以 400 mg 静脉推注（30 mg/分钟）或静脉推注 400 mg 后再以 4 mg/分钟速度持续输注 120 分钟（总共 480 mg）。在一项多中心、前瞻性、开放性的单组研究中，对给予因子 Ⅹa 抑制剂后 18 小时内出现大出血的患者给予了Andexanet[115]。使用Andexanet后，服用利伐沙班患者的抗凝血因子Ⅹa活性中位数较基线下降了89%，而服用阿哌沙班患者的中位抗凝血因子Ⅹa活性中位数较基线则下降了93%。注射Andexanet后12小时，在47例患者中有37例（79%）的临床止血被判定为良好或优异。Andexanet目前正在美国进行第4期临床试验。

九、抗抑郁药

三环类抗抑郁药和非5-羟色胺类抗抑郁药似乎与出血的增加无关[25]。相反，5-羟色胺再摄取抑制剂（serotonin reuptake inhibitor，SRI）可降低血小板对血液中5-羟色胺的摄取。由于血小板本身不能合成5-羟色胺，必须依赖再摄取。当血小板-5羟色胺的含量耗尽，会导致5-羟色胺介导的血小板聚集功能受抑制[21,22,116,117]，从而增加出血风险[116-119]。尽管SRI引发出血的绝对风险并不是很高（约相当于小剂量的布洛芬），但对老年患者、肝硬化患者、使用抗凝药和其他抗血小板药物的患者，出血的风险会增加。

十、草药

草药会影响凝血。大蒜主要的作用是影响血小板聚集，每天25mg便会抑制血小板的聚集[120]。一病例报告指出，有篇病例报道报告了一名发生自发性硬膜外血肿的老年男性患者，该患者除了每天食用约2000mg大蒜，并无其他的出血危险因素[121]。故应在疼痛手术前7天停止食用较多量大蒜。当归可增强华法林的抗凝作用，而丹参则能减慢华法林的清除，同时服用这些药物患者应检查INR。银杏叶可抑制血小板活化因子，建议术前停药36小时[25]。

十一、总结

当遵循ASRA局部麻醉指南时，椎管内血肿的发生促成了抗血小板和抗凝患者行脊柱介入治疗指南。有时正常凝血功能正常的情况下会发生椎管内血肿。疼痛抗凝指南的一个重要特征是，其是根据出血风险的程度对手术进行了分级，允许在风险较小的情况下继续使用某些抗凝剂。与局部麻醉指南不同，疼痛抗凝指南建议在行中、高风险手术前停用阿司匹林和NASID。对于传统抗凝剂华法林、LMWH、纤维蛋白溶解剂和磺达肝癸钠，这两个指南的建议大多相似。对于NOAC，建议在停用药物和疼痛介入手术治疗之间间隔5个半减期。最近在NOAC的效用监测和逆转方面有了新的进展，从而改善了患者护理水平。遵守ASRA和其他协会的建议时应避免椎管内血肿发生，同时预防产生静脉血栓。

参考文献

请于ExpertConsult.com在线访问参考文献。

第86章 疼痛介入手术和感染风险

David A. Provenzano, MD; Michael C. Hanes, MD; Timothy R. Deer, MD

翻译：王江林　蒋文臣　审校：宋　莉

一、引言

与疼痛介入手术和植入式装置相关的感染因目标位置、致病菌、涉及的解剖结构、附带损害和严重程度的不同而有很大差异。手术部位感染(surgical site infection, SSI)已被证明可显著提高死亡率，延长住院时间，降低健康相关的生活质量[1,2]。此外，SSI每年给美国医疗保健系统造成的损失估计为35亿～100亿美元[3]。在美国，单次SCS感染的总费用在28 500美元～54 500美元之间[4]。

最近，各国家、国际机构及协会都在全球范围内强调，要创建和推广推荐的最佳方案以降低SSI发生率[5-10]。尽管作出了这些努力，SSI的发生率并没有显著下降[11]。SCS感染率高于包括心脏起搏器和全关节置换术在内的其他可植入装置[12]。近来，针对506名实施SCS植入术的医师进行了一项国际调查，以检查疾病预防控制中心(Centers for Disease Control and Prevention，CDC)、国家健康与临床卓越研究所(National Institute for Health and Care Excellence，NICE)和外科护理改进项目(Surgical Care Improvement Project，SCIP)感染控制方案建议的依从率[5,7,10]。15个问题中只有4个依从率≥80%，进一步突出了医师在这一方面的教育需求。目前植入式疼痛治疗装置发生的感染率和调查结果都表明需要改进对疼痛介入医师感染控制方案的教育。

本章将总结当前关于常见疼痛介入手术的文献对SCS和鞘内药物输注系统（intrathecal drug delivery system，IDDS)等植入式装置手术和非植入式装置手术(包括硬膜外类固醇注射、小平面阻滞、神经干和神经根阻滞、关节注射、交感神经阻滞、射频、椎间盘造影和椎体成形术)（表86.1和表86.2)的相关建议。对于植入式疼痛治疗，将为整个围手术期(术前、术中和术后)提供更详细的建议。

表86.1　用于指导感染控制措施的疼痛程序分类

A	B	C	植入式疗法
触发点注射 周围神经阻滞	椎板间硬膜外类固醇注射(C、T、L、S) 经孔硬膜外类固醇注射(C、T、L、S) 小关节和内侧支神经阻滞注射与射频消融 肌肉骨骼和关节注射 骶髂关节注射和骶侧支阻滞 椎旁阻滞(C、T、L)交感神经阻滞(星状、胸、内脏、腹腔、腰、下腹) 鞘内单次给药试验 鞘内泵灌注	椎间盘内手术(C、T、L) 周围神经刺激试验 脊髓刺激试验 留置导管(硬膜外、鞘内) 椎体扩大术(椎体成形术和后凸成形术)	鞘内导管和泵植入/调整 周围神经刺激试验/植入 脊髓刺激植入/调整

注：C，颈部；L，腰部；S，骶骨；T，胸部。

表86.2　基于术式的降低手术部位感染风险技术推荐总结

降低风险的技术♯	A	B	C	植入式疗法
患者危险因素的识别与优化	X	X	X	X
金黄色葡萄球菌的筛查与其携带者的去定殖			植入性试验ª	X
术前静脉注射抗生素			X	X
用肥皂和水或酒精擦手洗手	X	X	X	X
2～5分钟外科洗手			X	X
不要佩戴手饰品或手臂饰品		X	X	X
无菌手套	X	X	X	X
双层手套				X
无菌手术服			X	X
手术帽和口罩		X	X	X
氯己定皮肤消毒	X	X	X	X
全身铺巾			X	X
细针的使用		X		X
无菌C形臂套			X	X
无菌超声探头套和凝胶	X	X	X	X
无菌生理盐水冲洗伤口				X

注：ª仅推荐用于植入式疼痛治疗试验。
　　有关手术分类，请参阅表86.1。

（一）手术部位感染的定义

SSI已由CDC定义[5]。SSI的诊断基于局部疼痛/压痛、肿胀、红斑、发热或脓性引流液的体格检查结果，以及微生物培养和放射学检查结果（图86.1）。浅部SSI累及皮肤和皮下组织，深部SSI累及筋膜和肌肉层。在没有植入装置的情况下发生的浅部和深部SSI被定义为发生在手术后30天内。在植入装置情况下，深部SSI被定义为发生在植入后1年内。

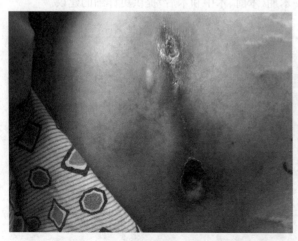

图86.1　鞘内泵腹部切口的手术部位感染

（二）与手术部位感染相关的病原菌

引起SSI的微生物可分类为内源性与外源性。最常见的致病菌由高到低依次为金黄色葡萄球菌、表皮葡萄球菌、链球菌、大肠杆菌和铜绿假单胞菌。最常见的感染源是患者自己的菌群[8,13,14]。已经证明，从感染伤口分离出的致病性金黄色葡萄球菌与从患者鼻孔分离培养的匹配率为80%～85%[15]。

（三）疼痛介入手术的范围和感染风险

根据正在治疗的疼痛病症、医师技术和手术室环境不同，疼痛介入手术和开放手术有很大的不同。手术的侵袭性各不相同，因此必须考虑不同的感染控制方案。CDC、NICE和SCIP已经发布了预防SSI的建议（表86.3）[5,8,10,16]。

二、感染率

尽管强调减少SSI，但其感染率在过去20年中保持相对稳定。在美国，每年大约发生50万起SSI，占所有医院感染的17%。据估计，脊柱旁注射后CNS感染的相对风险约为1/1000（0.1%）[17]。据报道，1930例用于术后镇痛的留置导管中有1例发生硬膜外脓肿的风险（0.05%）[18]。与单次周围神经阻滞相关的感染率也低。一项回顾性研究调查了

表 86.3　术前、术中和术后 CDC、NICE、SCIP 以及作者的推荐

86.3.1　术前推荐				
推　荐	CDC 证据排名	SCIP 护理绩效衡量流程	NICE 指南	作者的补充推荐
识别和治疗所有远处感染	I A			
确定患者风险因素				✓ [13,33,36]
优化血糖控制	I B			
戒烟	I B			
要求患者在手术前用消毒剂淋浴或洗澡	I B			
SA 携带者的术前筛查和去定殖				✓ [44,45,52,54,55]
不要例行鼻腔 SA 的去定殖			✓	
根据医院病原菌和手术类型合理选择静脉注射抗生素预防措施	I A	✓	✓	
依据体重的抗生素剂量				✓ [62,63]
术前 1 小时内使用适当的预防性抗生素(万古霉素为两小时)	I A	✓		
皮肤抗菌剂的适当选择(聚维酮碘或氯己定)	I B		✓	
万古霉素不应常规使用	I B			
术前使用适当的抗菌剂进行至少 2～5 分钟的外科擦洗。从手和前臂擦洗到肘部	I B		✓	
保持短指甲,不戴人造指甲	I B		✓	
无菌手术衣和手套	I B		✓	
不佩戴手饰品或手臂饰品	II		✓	
不要定期使用脱毛	I A		✓	
如果脱发,请在手术前立即使用电动理发刀剃发	I A	✓	✓	
评估皮肤损伤或局部感染区域				✓
术前向皮肤周围的同心圆涂抹皮肤抗菌剂	II			
充分准备和铺巾				✓

86.3.2　术中推荐				
推　荐	CDC 证据排名	SCIP 护理绩效衡量流程	NICE 指南	作者的补充推荐
如果无菌器械暴露在手术室,请戴上外科口罩	I B			
在手术室里戴上帽子或头巾,把头发完全遮住	I B			
当手套穿孔风险高、污染后果严重时,应戴两副无菌手套			✓	✓ [88]
使用无菌手术服,这样可以在潮湿条件下起到有效的隔离作用	I B		✓	
如果使用切口保护膜,请使用含碘手术薄膜			✓	
手术室的层流和高效过滤器	I B			
限制手术室流量	II		✓	
在操作过程中保持手术室门关闭	I B			
放置脊髓或硬膜外导管时应遵守无菌原则	I A			
限制组织创伤,维持止血,消除死腔,避免组织表面电灼	I B		✓	
球囊注射器充分冲洗伤口				✓ [100,102]
限制手术时间				✓ [38,93]

（续表）

86.3.3　术后推荐

推　　荐	CDC 证据排名	SCIP 护理绩效衡量流程	NICE 指南	作者的补充推荐
预防性抗菌药在手术后 24 小时内停用		✓		
敷料覆盖至少 24～48 小时	Ⅰ B		✓	
一期愈合的手术伤口不要常规地使用局部抗菌剂			✓	
持续共病优化				✓
密切观察术后伤口情况				✓[28]
当怀疑 SSI 时,使用一种覆盖可能致病微生物的抗生素。在选择抗生素时,要考虑局部耐药模式和微生物检测结果			✓	
如果有任何感染的迹象或警告信号,请咨询传染病专科医师				✓[163,164]
换药前后要洗手	Ⅰ B			
使用无菌技术进行换药	Ⅱ		✓	
教育患者和家属正确的切口护理、SSI 症状和报告症状的重要性	Ⅱ		✓	

注：CDC,疾病预防控制中心；HEPA,高效空气过滤；NICE,国家健康与临床卓越研究所；OR,手术室；SCIP,外科护理改进项目；SSI,手术部位感染。

CDC 推荐排名类别：
Ⅰ A：强烈建议实施,并得到精心设计的实验、临床或流行病学研究的支持。
Ⅰ B：强烈建议实施,并得到一些实验、临床或流行病学研究和强大的理论基础支持。
Ⅱ：建议实施,并由提示性的临床或流行病学研究或理论基础支持。

7 476 例使用低水平消毒技术结合无菌透明膜屏障的超声引导下单次周围神经阻滞的患者,未发现与阻滞相关感染的迹象[19]。虽然周围神经阻滞导管的总体细菌定植率很高,但报道的感染风险却很低[20]。目前仅有少数与小关节注射相关的感染性并发症的报道,因此真实发病率尚不清楚[21-26]。椎间盘造影术的椎间盘感染发生率估计每个患者为 0.15％,每次注射为 0.08％[27]。据已经发表的系统回顾报道,SCS 和 IDDS 感染率分别为 3.4％～10％ 和 2.4％～4.6％[28-32]。

三、降低术前风险

（一）患者风险因素

医师应在实施手术之前确定与患者相关的风险因素,并应努力纠正任何可控制的风险因素（表86.4）[33-36]。SCS 和 IDDS 植入物上市后的监测数据发现,分别有 38％ 和 70％ 接受了 SCS 和 IDDS 手术的患者患有增加感染风险的医学共病[13]。吸烟可能通过微血管疾病,导致组织缺血和伤口愈合不良增加了 SCS 感染的风险[29,37]。尽管癌症和化学治疗药物的生物学作用会削弱宿主的免疫力,但一项

表 86.4　手术部位感染的患者相关危险因素

年龄较大
营养状况差
糖尿病
吸烟
肥胖
身体远处部位并存感染
金黄色葡萄球菌定植
免疫状态改变

注：Modified from Mangram AJ, Horan TC, Pearson ML, Silver LC, Jarvis WR: Guideline for prevention of surgical site infection, 1999. Hospital Infection Control Practices Advisory Committee. Infect Control Hosp Epidemiol. 20：250～278,1999；quiz 279～280.

回顾性研究表明,采取适当的感染控制措施后,癌症患者仍可以使用植入性镇痛治疗,而不会显著增加 SSI 的风险[38]。

在术前,所有患者应进行彻底的病史和体格检查,以确定其危险因素。针对这些危险因素,很多措施可以用来降低 SSI 的风险,如优化血糖、戒烟（至少 4 周）、优化 HIV 患者的病毒载量、最大限度地减少/

避免围手术期类固醇使用,以及治疗远处感染(如泌尿道)。不可控制的危险因素需要记录在案,并且应在疼痛干预之前与患者讨论相关的感染风险增加问题。

(二)金黄色葡萄球菌携带者

金黄色葡萄球菌是 SSI 的主要原因,约占所有 SSI 的 20%,植入式心脏复律除颤器(implantable cardioverter-defibrillator, ICD)植入物的 30%,以及所有人工关节感染的 60%[33,39-42]。80%以上的医院内金黄色葡萄球菌感染是内源性的,耐甲氧西林金黄色葡萄球菌(methicillin-resistant S. aureus, MRSA)SSI 的病例数量正在增加[5,43]。据报道,根据研究人群的不同,金黄色葡萄球菌鼻腔定殖率从 20%~80%不等[44-48]。

甲氧西林敏感的金黄色葡萄球菌(methicillin-sensitive S. aureus, MSSA)和 MRSA 携带者患 SSI 的风险明显更高(2~9 倍)[48-50]。因此,识别携带者并去定植化对于降低 SSI 的发生率至关重要,并已被建议作为一种感染控制措施[28, 44, 45, 51-53]。金黄色葡萄球菌携带者的去定植化也被证明是一种具有成本效益的治疗方法[45]。

去定植化规程描述了 2%莫匹罗星鼻膏每天两次的应用,结合葡萄糖酸洗必泰肥皂在手术前 5 天内每天进行全身洗涤[44,54]。在被定植的个人中使用去定植化方案可以将术后感染率降低 50%以上[44,55,56]。没有数据支持在金黄色葡萄球菌定植检测未呈阳性的患者中使用常规去定植化方案[49]。

(三)抗生素预防

手术前预防性使用抗生素可以显著降低 SSI 的风险,并且无论手术类型如何,伤口感染的发生率都可降低约 50%[57]。对于植入性疼痛治疗(即试验和植入阶段),推荐使用抗生素预防(表 86.5)。适当的抗生素选择、给药途径、剂量和时机是至关重要的,因为已经发现,次优的实施会使感染风险增加 2~6 倍[58,59]。建议将头孢菌素类药物作为一线用药。如果患者对 β-内酰胺类过敏,克林霉素或万古霉素是替代抗生素。对于患有 MRSA 或 MRSA 高危人群(例如,MRSA 感染率高的机构),建议使用万古霉素[7,60]。

为了使抗生素预防有效,必须在手术切开前达到最低抑菌浓度(minimum inhibitory concentrations, MIC),并在整个手术过程中保持 MIC。术前抗生素应在切口时间(切口前 30~60 分钟或切口后 120 分钟)前静脉注射。术前 15 分钟和术前 60 分钟注射头孢美唑 2 g 后,整个手术过程中血液和组织样本均显示 MIC90,平均持续 2.1~2.4 小时[61]。为了达到 MIC,需要基于体重的剂量[62,63]。胃成形术前以体重为基础的剂量(在病态肥胖患者中使用 2 g 的头孢唑林)显示将 SSI 率降低至 5.6%,而施用 1 g 的头孢唑林则降低 16.5%[63]。

用于外科手术预防性使用的抗生素大部分经肾脏排泄。克林霉素是例外,它主要通过胆道系统排泄。因此,在服用抗生素之前必须考虑肌酐清除率。如果手术时间长于所用抗生素的两个半减期,则需要重新调整(表 86.5)。

对于清洁的手术伤口,不建议在术后超过 24 小时内继续使用抗生素。在术后期间长时间使用抗生

表 86.5 预防性抗生素推荐

抗生素	标准静脉给药	切开前的时间	再次给药间隔	适应证
头孢唑啉	1 g≤80 kg 2 g>80 kg 3 g>160 kg	30~60 分钟内	3~4 小时(CrCl>50 mL/min) 8 小时(CrCl 20~50 mL/min) 16 小时(CrCl<20 mL/min)	(1) 一线
克林霉素	600 mg≤80 kg 900 mg>80 kg 1 200 mg>160 kg	30~60 分钟内	6 小时(CrCl>50 mL/min) 6 小时(CrCl 20~50 mL/min) 6 小时(CrCl<20 mL/min)	(1) β-内酰胺过敏
万古霉素	1 g≤80 kg 2 g>80 kg 3 g>160 kg	120 分钟以内	8 小时(CrCl>50 mL/min) 16 小时(CrCl 20~50 mL/min) 无(CrCl<20 mL/min)	(1) β-内酰胺过敏 (2) 已知 MRSA 定植

注:Modified from Bratzler DW, Houck PM, Surgical Infection Prevention Guidelines Writers W, et al: Antimicrobial prophylaxis for surgery: an advisory statement from the National Surgical Infection Prevention Project. Clin Infect Dis. 38: 1706~1715, 2004; and Alexander JW, Solomkin JS, Edwards MJ: Updated recommendations for control of surgical site infections. Ann Surg. 253: 1082~1093, 2011.

素不会改善结果,可能会导致更差的结果[64,65]。具体地说,术后期间继续使用抗生素与体温延迟正常化和C反应蛋白(C-reactive protein,CRP)水平升高有关[64]。SCIP指南建议在手术后24小时内停止使用抗生素[7]。

没有推荐或证据表明在大多数常规介入疼痛手术(即硬膜外类固醇注射、小关节阻滞)中应预防性使用抗生素。然而,对于那些被认为感染风险较高的手术(即留置导管和器械试验/植入物),建议使用抗生素预防[5,8]。对于椎间盘造影术和其他椎间盘内操作,是否需要静脉和(或)椎间盘内注射抗生素存在争议[8,66]。静脉注射抗生素不能可靠地达到足够的椎间盘内浓度。因此,椎间盘内抗生素已被推荐使用。然而,体外研究检测高浓度抗生素对培养的人椎间盘环形细胞的影响表明其对细胞存活、细胞增殖和代谢率具有有害影响[67]。Bogduk等用汇总数据证明,不使用抗生素时椎间盘炎的患病率为0.24%(95%置信区间:0.11%~0.37%),高于报道的每位患者0.15%的总发病率[27,68]。

(四)外科洗手

在外科手术前适当的擦洗手和前臂属于美国CDC制订的ⅠB和NICE分类建议[5,10]。在美国,可购买的灭菌消毒剂通常含有酒精、氯己定和(或)聚酮碘。有证据表明,氯己定洗涤剂与聚酮碘洗涤剂相比,能够减少菌落形成单位的数量。然而,缺乏支持其临床相关性的数据。手术擦洗的持续时间似乎是确保足够的手部卫生和有限细菌计数的最重要因素。相比于较短洗手时间,在2~5分钟之间的手术洗手时间能够显著减少CFU数量[70]。

在外科手术前摘掉戒指和手腕珠宝属于CDC制订的Ⅱ和NICE分类建议,同时是ASRA对于进行局部麻醉操作人员的建议。手饰品的存在能够增加医护人员手上的细菌数量,即使在外科洗手后也是如此[5,10,16,71]。

尚未明确规定减少介入性疼痛手术感染风险所需的手部卫生方法。在进行区域麻醉操作之前,Hebl建议用酒精灭菌剂彻底洗手,但不推荐特定的方法或持续时间[16]。对于进行可植入装置和留置导管操作,建议使用完全的外科性洗手法。

(五)适当祛除毛发

美国CDC制订的ⅠA和NICE分类要求不建议通过例行去除毛发来降低SSI的风险,如需祛除毛发,剪刀是可选择的[5,10]。脱毛的时机和方法似乎是最重要的考虑因素。一项针对脱毛技术进行的荟萃分析发现,不脱毛与使用化学手段或剪刀祛毛相比,SSI发生率没有显著差异。然而,剃毛方法确实增加了SSI的风险[72]。在手术前24小时或更长时间剪毛和剃毛都会显著增加SSI的风险[5,73,74]。在介入性疼痛手术前,没有数据评估脱毛策略的有效性。

四、降低术中感染风险

(一)手术室患者皮肤准备

最常用于患者皮肤准备的灭菌溶液是含有异丙醇、聚酮碘和(或)氯己定的灭菌溶液。在使用皮肤灭菌剂之前,应清除切口周围的显著污染(CDC分类ⅠB)[5]。一项随机对照试验和Meta分析表明,与聚酮碘相比,氯己定的使用能够显著降低SSI的发生率,并节省了成本[75-77]。

对于介入性疼痛诊疗,由于缺乏临床安全试验,美国FDA尚未批准使用氯己定用于神经外科手术。然而,并未发现氯己定用于脊髓麻醉会增加神经并发症[78]。在硬膜外置管前使用氯己定已被证明在降低导管细菌定植率上优于聚酮碘[79]。虽然没有研究直接比较葡萄糖酸氯己定和聚酮碘用于介入性疼痛手术后的感染率,但根据其他外科亚专业的数据外推,基于氯己定的产品可能会提高感染控制率。

(二)铺巾

目前尚不清楚塑料手术粘附铺巾和防水铺巾在降低SSI发生率中的作用[80]。然而,不建议在植入式器械手术中使用传统的布质铺巾,且已证明在其潮湿时可增加细菌的渗透[5,81]。

碘伏浸湿的铺巾可减少术后皮肤组织培养阳性的比例[82-84]。然而,尚无数据支持其常规应用可减少SSI[85,86]。虽然在高危患者中可以考虑使用碘伏浸湿的铺巾,但在文献中并不支持普遍应用。

(三)手术服

CDC分类ⅠB、NICE和SCIP建议采取最高级别的无菌屏障预防措施(手术帽、口罩以及无菌手套和隔离衣)。2004年,CDC和医疗保健感染控制实践咨询委员会(Healthcare Infection Control Practices Advisory Committee,HICPAC)发表了一份声明,由于8例细菌性脑膜炎的发生与实行神经外科手术的医师未戴口罩相关,建议在神经外科手术中佩戴口罩[87]。

建议使用无菌手套进行介入性疼痛治疗和植入

治疗措施。尽管尚无研究直接比较使用单层手套与双层手套后发生 SSI 的风险大小，但多项研究已明确指出双层手套可减少内层手套破损的风险[88]。因此，在进行植入式器械手术治疗时，应考虑佩戴双层手套，此举既可以降低 SSI 发生的风险，又可以保护手术医师不被感染。

（四）手术技术以及手术过程的影响

尚未有直接证据证明电灼会影响 SSI 的发生率，并且 NICE 指南明确规定不要使用电灼来降低 SSI 发生的风险[10]。然而，有研究表明，电灼与减少术中失血、减少切皮时间及减轻术后疼痛相关[89,90]。尽管应避免在组织表面进行电灼，但其可能有利于最大限度地止血并减少手术时间，而这两者均与 SSI 发生率升高有关[91]。

小心处理组织不仅对优化愈合非常重要，而且还可能降低 SSI 的发生率。CDC ⅠB 类推荐采用温和的手法处理组织并尽量减少失活的组织[5]。

适当的外科手术训练也已证明有助于减少 SSI 的发生率。已证明医师经验不足、低手术量和手术时间延长可能是 SSI 发生的危险因素[92-94]。特别是对于植入式疼痛治疗，一项针对癌症患者的 IDDS 和 SCS 植入物的回顾性分析表明，手术时间的延长可能是 SSI 发生的危险因素[38]。因此，应尝试限制手术时间[28]。此外，SCS 的最新调查数据显示，手术量与手术时间之间存在显著的反比关系[95]。神经调节适当性专业委员会（Neuromodulation Appropriateness Consensus Committee，NACC）已发出通告，要求改善神经调节植入训练。NACC 建议在正式培训期间，将来的初级手术医师应在培训期间至少执行 10 个受监督的手术案例[96]。

（五）伤口冲洗

在伤口缝合之前，冲洗伤口有利于清洁手术部位。有效的伤口冲洗取决于几个因素，包括冲洗方法、冲洗容量体、冲洗溶液的种类以及添加的药物类型等。关于高压和低压脉冲灌洗的使用存在争议，因为它们可导致细菌深入播种到裸露的组织中并损害伤口愈合[97]。关于最佳冲洗量的使用尚无共识。然而，动物研究表明，使用越多的冲洗溶液效果越好[98]。

冲洗溶液通常由生理盐水、去污剂或抗生素组成。动物研究表明，使用橄榄香皂对预防铜绿假单胞菌感染更有效，而苯扎氯铵对预防金黄色葡萄球菌感染最有效[99]。然而，苯扎氯铵和杆菌肽都会影响伤口愈合[100,101]。杆菌肽溶液尚未显示出在减少伤口细菌感染方面优于生理盐水[100,102]。如果对植入式疗法进行伤口冲洗，建议通过球状注射器使用生理盐水。

（六）局部抗微生物制剂

已经以浸湿敷料、局部涂抹制剂和包膜的形式研究了预防 SSI 的局部抗菌剂使用方法。一项使用氯己定浸湿敷料用于硬膜外导管的 RCT 表明，导管部位定植菌减少了 7 倍以上，其导管留置时间平均为 3.6 天[103-105]。在 SSI 高风险患者中，任何情况下均强烈建议使用氯己定浸湿敷料以应对导管或导线长时间暴露导致感染的高风险（例如，SCS 试验、IDDS 导管试验和留置硬膜外导管）。

手术部位使用万古霉素粉剂已广受欢迎，尤其在脊柱手术中[106]。但是，FDA 目前尚未批准其此种应用方式。根据相关报道，万古霉素粉剂降低 SSI 的疗效仍是矛盾的[107-113]。荟萃分析和系统回顾表明，手术部位应用万古霉素粉剂可有效预防 SSI，特别是在植入硬件时[114-117]。Amrani 报道也表明其用于 SCS 植入物时，SSI 发生率显著降低；而 Ghobrial 等报道，将其用于巴氯芬泵植入物中的感染率更高[118,119]。目前，在支持植入式疼痛治疗中常规使用万古霉素粉剂这一措施，有必要进行更多的研究。

2008 年，FDA 批准了用于 ICD 植入物的抗菌包膜（TYRX，Medtronic，爱尔兰都柏林），并在 2013 年批准其在神经调节植入物中的使用。抗菌包膜是可生物吸收的聚丙烯网，可于体内释放米诺环素和利福平。已证明，根据经验使用，其可将 ICD 感染率降低 60%，若选择性应用于 SSI 高危患者，则可将其发生率降低 87% 以上[120-122]。目前尚无具体数据支持其在 SCS 和 IDDS 植入物的治疗中。但是，对于 SSI 高风险的患者，可以考虑使用它。

（七）手术室环境

通风和手术室交通流量可能影响 SSI 的发生率。与传统的气流系统相比，已经证明层流手术室和高效微粒空气过滤器可以减少 SSI 和伤口污染[123-125]。

人员是手术室中主要的污染来源[126]。手术室中人员数量及人员流通量与空气污染程度成正相关[127]。教育、术前计划、沟通和限制手术时间是减少流通量最有效的措施。

有许多潜在的污染源来自于手术室内的设备

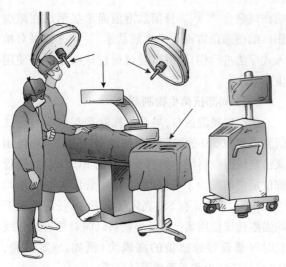

图86.2 显示潜在污染源的手术示意图,包括人员、C臂、灯手柄和仪器支架

(如无影灯手柄、透视C臂、超声探头)(图86.2)。据报道,无菌灯柄的污染率高达14.5%,因此对手术室无影灯的调节应该尽可能减少[126,128]。Biswas等[129]评估了25例脊柱手术术后,每个套在C臂上的无菌保护套的无菌性,每例术后所有无菌保护套均受到污染,尤其在图像增强仪的前端、上半部和在最顶端具有较高的污染率。所有手术室内人员应避免与C臂接触。

(八) 伤口愈合

在伤口闭合过程中尽可能减少死腔是很重要的。死腔内积攒的浆液和血液为细菌提供生长的环境。分层闭合伤口技术有助于减少死腔和组织张力,这样也能促进伤口愈合[130]。某些缝合线的类型和材料可以促进细菌定植。例如,多丝缝合线(如丝线、可吸收缝线)可能促进细菌在细丝间的定植。然而,目前缺乏证据支持使用一种类型的缝合线优于另一种可以减少SSI[131,132]。

关于缝合方法(缝合线 *vs.* 缝合钉)的益处,是否缝合钉比缝合线增加SSI的风险,存在相互矛盾的证据[133]。一项针对妇产、普外、头颈和血管手术RCT的mete分析表明,缝合钉显著减少SSI[134]。一篇循证医学回顾分析得出,没有足够证据表明在体外循环手术中取静脉移植物后,缝合线与缝合钉缝合的腿部伤口时SSI的发生率有差异[135]。

(九) 穿刺针污染

尽管有充分的皮肤准备,穿刺针还是会发生污染。尽管用10%的聚维酮碘溶液来充分皮肤消毒,

但是硬膜外针的污染率仍然被报道出高达35%[136]。在椎间盘造影术中使用无导针的单针技术比有导针的双针技术,椎间盘炎的发生率更高(1.4% *vs.* 0.4%)[14]。所有的神经轴索手术都应使用有导针的双针,因为此技术可以减少取芯时将皮肤细菌引入到注射部位的风险,而且那些并发症为感染的高发病率手术中(如椎间盘内手术)也应该考虑使用双针技术。对于椎间盘造影术而言,减少盘内针扎时间可以减少椎间盘炎的发病率[137]。

(十) 超声引导下局部麻醉和疼痛手术

超声耦合剂凝胶和探针都可以作为感染的载体。患者在超声引导下进行局部麻醉和疼痛手术操作时,应采取措施减少通过超声耦合剂凝胶和探针造成的污染及交叉感染。

受污染的超声耦合剂凝胶已被证明与许多医院内感染有关,这导致了FDA的安全通报,要求使用无菌的超声凝胶进行经胸超声心动图检查(表86.6)[138-145]。加拿大卫生部在2004年发布了指南,建议在所有通过组织的手术操作中使用无菌凝胶[146]。最近在美国,根据专家共识,提出了尽量减少临床风险的建议(表86.7)[142]。这些建议是基于加拿大卫生部的指南推荐,即在涉及新生儿的侵入性操作检查、涉及无菌设备或非完整皮肤的所有操作检查以及黏膜周围的操作中使用一次性无菌凝胶。此外,几位专家认为推荐在所有疼痛的介入性手术中使用无菌凝胶[142,147-150]。非无菌包装的超声凝胶通常含有苯甲酸酯,然而,我们已经知道苯甲酸酯类有抗生素耐药性,所以超声凝胶包装瓶在患者使用之前就已经存在细菌和真菌污染[148]。一次性无菌超声耦合剂凝胶被推荐用于疼痛介入手术及局部麻醉中[147]。

超声设备也可以作为医院内感染的潜在载体[151-153]。虽然还没有数据评估无菌探头盖或透明胶布敷料降低手术感染率的有效性,但它们仍被推荐用于疼痛的介入手术和局部麻醉[147]。

(十一) 药物瓶

多名患者共用一次性药瓶(single-use vial,SUV)导致金黄色葡萄球菌感染暴发。因为10例疼痛介入手术治疗中暴发的金黄色葡萄球菌感染,所以在2012年,美国CDC发布了一份声明,强调合理正确使用SUV的重要性[154]。最后的建议是:①SUV的药物应以无菌方式用无菌注射器取出;②药物应立即使用;③药瓶及任何剩余的药物应处理掉;

表86.6 超声耦合剂凝胶引起的院内感染1例病例报道

作者	凝胶使用	抗菌剂	确认的微生物	污染物的来源	相关操作	院内感染类型
Chittick 等[149]	其他声速:新泽西州纽瓦克市医药创新公司	未显示	铜绿假单胞菌	在使用的及未启封的凝胶瓶	经食管超声心动图	呼吸道感染
Olshtain-Pops 等[141]	250 mL 不明凝胶瓶	未显示	木糖氧化无色杆菌	250 mL 正在使用的凝胶瓶	经直肠前列腺活检	菌尿和败血症
Marigliano 等[145]	未显示	甲基氯异噻唑啉酮和甲基异噻唑啉酮	洋葱伯克霍尔德菌	未显示	超声心动图检查	未显示
Jacobson 等[138]	4 瓶 250 mL 不明制造商的凝胶瓶	丙基和苯甲酸甲酯	洋葱伯克霍尔德菌,克雷伯杆菌,嗜麦芽窄食单胞菌,皮氏罗尔斯顿菌,成团泛菌,黄疸肠杆菌,稳定伯克霍尔德菌	250 mL 正在使用的凝胶瓶	诊断超声	呼吸道感染,菌尿,皮肤伤口
Hutchinson 等[140]	250 mL 不明凝胶瓶,5 L 已开的库存瓶	羟苯甲酯	洋葱伯克霍尔德菌,阴沟肠杆菌	在制造过程中本身已污染的凝胶	经直肠前列腺活检	尿路感染和败血症
Weist 等[143]	500 mL 未明凝胶瓶	未显示	甲氧西林敏感金黄色葡萄球菌	调剂抹刀和500 mL 在使用的凝胶瓶	新生儿髋关节超声	脓皮病
Gaillot 等[139]	250 mL 超声凝胶瓶,法国埃拉尼Echos Contacts公司	未显示	产超广谱β-内酰胺酶肺炎克雷伯菌	广口散货集装箱	急诊室超声扫描	尿路感染和皮肤损害
Keizur 等[150]	未显示	未显示	洋葱假单胞菌	便携式配药瓶及打开的散装药及分配器	经直肠前列腺活检	尿路感染

注:Used with permission from Provenzano DA, Liebert MA, Steen B, et al: Investigation of current infection-control practices for ultrasound coupling gel: a survey, microbiological analysis, and examination of practice patterns. Reg Anesth Pain Med. 38: 415-424,2013.

表86.7 超声引导下感染控制操作指南

- 按照CDC的指导方针,对卫生保健设施中的超声换能器进行消毒和灭菌
- 在进行超声扫描之前,确认设备清洁、消毒正确
- 使用无菌超声鞘或无菌黏接剂透明敷料
- 单剂量无菌超声透射凝胶应用于以下步骤:①进行活检或穿刺;②涉及黏膜的操作;③扫描非完整的皮肤;④在手术伤口附近扫描;⑤扫描新生儿和危重儿童患者
- 非无菌超声凝胶可用于低风险、无创性的完整皮肤手术和低风险患者
- 密封多剂量的非无菌凝胶容器,并在空瓶时更换
- 不要重复使用超声凝胶容器,并在空瓶时更换
- 加热超声凝胶时,干热是首选方法

注:Modified from Oleszkowicz SC, Chittick P, Russo V, Keller P, Sims M, Band J: Infections associated with use of ultrasound transmission gel: proposed guidelines to minimize risk. Infect Control Hosp Epidemiol. 33: 1235-1237,2012; and Narouze SN, Provenzano D, Peng P, et al: The American Society of Regional Anesthesia and Pain Medicine, the European Society of Regional Anaesthesia and Pain Therapy, and the Asian Australasian Federation of Pain Societies Joint Committee recommendations for education and training in ultrasound-guided interventional pain procedures. Reg Anesth Pain Med. 37: 657-664,2012.

④SUV 不应使用于多个患者;⑤如果 SUV 使用在多个患者身上,药物只能由合格的医护人员严格遵执美国药典797 标准,在层流净化罩条件下从一个未使用过的 SUV 分离到另外多个 SUV 或注射器中[155]。

五、降低术后风险

(一)伤口敷料

CDC 和 NICE 建议使用无菌封闭敷料覆盖伤口24~48 小时(ⅠB类)[5]。早期研究表明,封闭敷料可增强伤口愈合,降低 SSI[156,157]。然而,最近的荟萃分析表明,使用封闭敷料、高级伤口敷料(即水胶体、软聚合物)、抗菌敷料或将伤口暴露以降低 SSI 发生率的证据不足[158,159]。封闭敷料超过48 小时的疗效尚不确定。

(二)患者教育与术后伤口监测

在术后期间,应继续优化伴随疾病,包括戒烟和控制血糖。患者和家庭成员应接受有关新出现的SSI 症状和体征、感染护理以及报告感染迹象重要

性的教育。患者应在手术后 10～14 天内就诊，以评估适当的伤口愈合和 SSI 的迹象[28]。任何出现 SSI 的迹象都需要更密切的随访。

六、感染管理

及时发现感染是适当处理 SSI 的最重要步骤。白细胞（white blood cell，WBC）、CRP 和血沉（erythrocyte sedimentation rate，ESR）等实验室检测有助于鉴别。植入性手术后，由于机体对手术的应激反应，术后 WBC、ESR 和 CRP 均明显升高。系统性疾病如恶性肿瘤和风湿病会影响血沉和 CRP 基线水平。急性组织损伤后 4～6 小时，CRP 水平升高，在全关节置换术后第 2 天或第 3 天达到峰值[160,161]。ESR 水平升高较慢，在术后第 4 天或第 5 天达到峰值。与 ESR 相比，CRP 恢复正常的速度更快（14～21 天），而且可以预测[161,162]。术后 CRP 动力学对感染的反应和预测更为灵敏[161]。因此，CRP 水平异常或 CRP 急剧升高是 SSI 的高度敏感预测因子。同样，正常的 CRP 水平，缺乏鉴别 SSI 高度敏感。

如果发现任何脓性引流，应送样培养和药敏实验。对于神经外科手术和植入式疼痛治疗，通常建议使用影像学来确定硬膜外腔是否存在感染。如果植入装置仍然存在于体内，则应在行 MRI 之前确定可植入系统的 MRI 兼容性。有或没有钆的 MRI 是首选的成像方式。

除了某些表面感染应该用适当的伤口护理和抗生素治疗，感染通常还需要移除植入式设备。当移除设备时，应将导线/导管送去进行培养和药敏实验。生物膜的形成使得根除涉及任何硬件的感染变得非常困难。据报道，发生囊袋感染后，半数以上的 ICD 患者会复发[163]。同样，保守治疗深部脑刺激器感染的成功率不到 40%[164]。因此，建议咨询感染性疾病的医师。以经验性抗生素治疗开始，然后进一步优化，直到病原体被确定。此外，只有当感染完全控制时，才应考虑重新植入。

七、结论

手术部位和手术感染与患者的发病率、临床结局和经济成本密切相关。实施介入治疗的医师必须

理解并实施适当的感染控制指南。当感染发生时，需要及时的识别和适当的治疗。此外，为了进一步确定指导方针和建议，有必要对介入性疼痛操作进一步专门研究。

◆ 要 点 ◆

- SCS 感染率高于其他植入装置，包括心脏起搏器和全关节置换术。

- SSI 的鉴定是基于体格检查发现的局部疼痛/压痛、肿胀、红斑、发热或脓性引流，以及培养和放射发现。

- 最常见的病原菌是金黄色葡萄球菌、表皮葡萄球菌、链球菌、大肠埃希菌和金黄色葡萄球菌。最常见的感染源是患者自身的菌群。

- 上市后监测显示，分别有 38% 和 70% 的 SCS 和植入给药系统感染患者，伴随疾病增加了他们的感染风险。吸烟增加了 SCS 感染的风险。癌症和化疗药物的生物学效应会削弱宿主的免疫力。

- 应在切口前静脉注射术前抗生素（切口前 30～60 分钟或切口后 120 分钟注射万古霉素）。对于清洁的手术伤口，术后 24 小时内不建议继续使用抗生素。

- 对手和前臂进行适当的外科擦洗是 CDC 的 ⅠB 类建议。

- CDC 的 ⅠA 类和 NICE 不建议常规脱毛以降低 SSI 的风险，如果脱毛，可以选择剪发器。

- 与聚维酮碘相比，氯己定的使用显著降低了 SSI 的发生率并节省了成本。

- CDC 的 ⅠB 类、NICE 和 SCIP 类推荐外科手术使用最大无菌屏障预防措施包括：手术帽、面罩、无菌手套和防护服。

- 人员是手术室的主要污染源。手术室内的设备（即光手柄、透视 C 形臂、超声波探头）有许多潜在污染源。

- WBC、CRP 和 ESR 等实验室检测有助于鉴别 SSI。

参考文献

请于 ExpertConsult.com 在线访问参考文献。

索 引